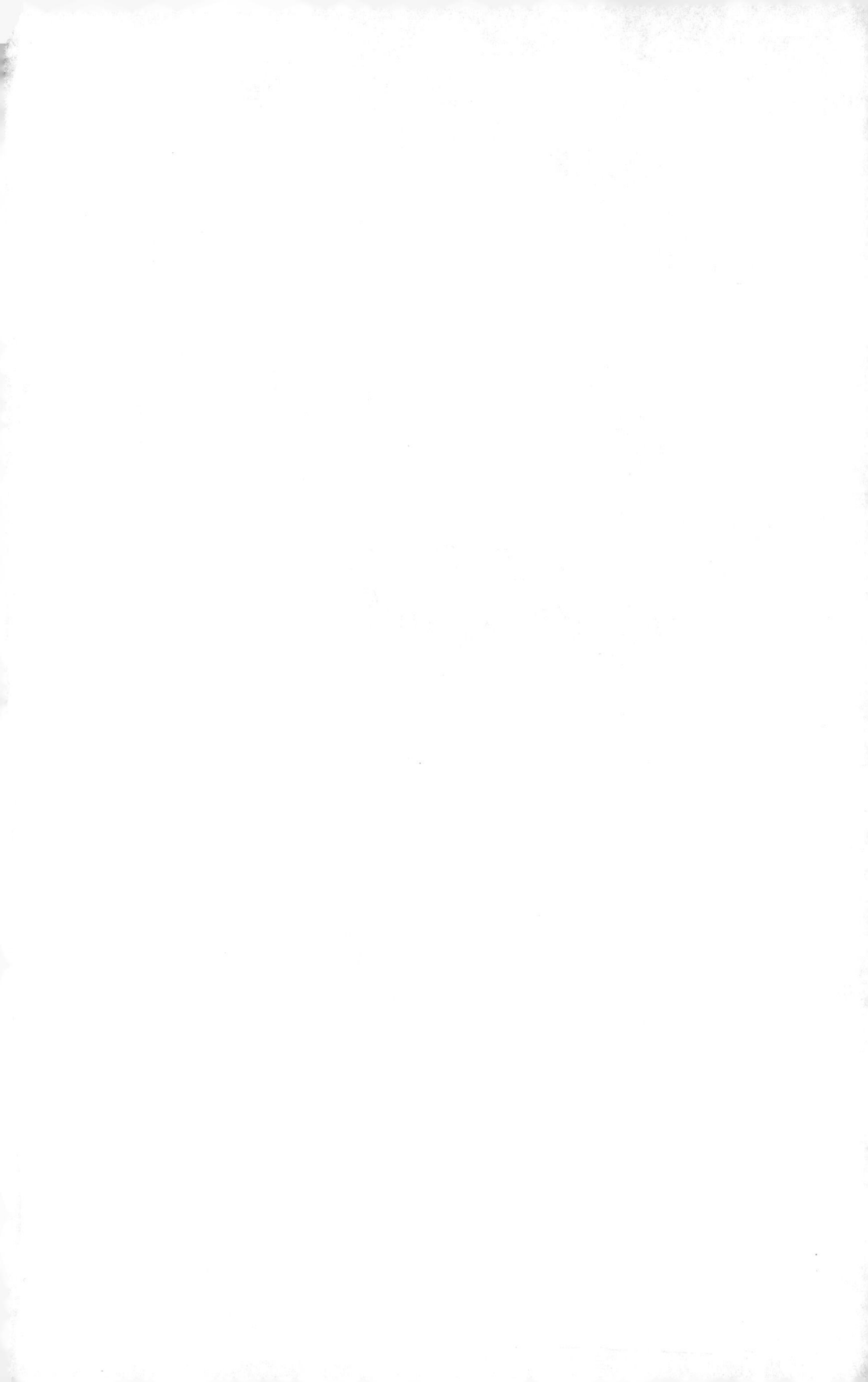

NOUVELLE PRATIQUE
MÉDICO-CHIRURGICALE
ILLUSTRÉE

TOME IV

COLLABORATEURS

F. ALLARD — BACH — A. BAUER — BAUMGARTNER
BOIX — BONNETTE — P. BONNIER — BOUFFE DE SAINT-BLAISE
BOURGES — BRÉCY — CARRION — CHEVASSU — CHEVRIER
CLERC — COUVELAIRE — CROUZON — DESCOMPS
DOPTER — P. DUVAL — ENRIQUEZ — J.-L. FAURE — FEINDEL
FIEUX — FORGUE — FRUHINSHOLZ — GOSSET
GOUGEROT — GRÉGOIRE — GRENET — GUIMBELLOT — HALLION
HERBET — JEANBRAU — KENDIRDJY — MARCEL LABBÉ
LABEY — LAPOINTE — LARDENNOIS — LAUNAY — LECÈNE
LENORMANT — LEPAGE — LEREBOULLET — P. LONDE
ÉT. MARTIN — DE MASSARY — H. MEIGE — MOCQUOT — MORAX
A. MOUCHET — F. MOUTIER — OUI — PARISET — PÉCHIN
PIQUAND — POTOCKI — RATHERY — SAUVEZ
SAVARIAUD — A. SCHWARTZ — M. SÉE — J.-A. SICARD
SOUQUES — TOLLEMER — TRÉMOLIÈRES — TRÉNEL — VEAU
WALLICH — WIART — R. WURTZ

P. M. C.

NOUVELLE PRATIQUE
MÉDICO-CHIRURGICALE
ILLUSTRÉE

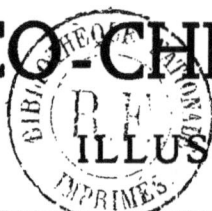

CHIRURGIE — MÉDECINE — OBSTÉTRIQUE
THÉRAPEUTIQUE — DERMATOLOGIE — PSYCHIATRIE
OCULISTIQUE — OTO-RHINO-LARYNGOLOGIE — ODONTOLOGIE
MÉDECINE MILITAIRE — MÉDECINE LÉGALE — ACCIDENTS DU TRAVAIL
BACTÉRIOLOGIE CLINIQUE — HYGIÈNE — PUÉRICULTURE
MÉDICATIONS — RÉGIMES — AGENTS PHYSIQUES
FORMULAIRE

DIRECTEURS :

E. BRISSAUD, A. PINARD, P. RECLUS

Professeurs à la Faculté de Médecine de Paris.

SECRÉTAIRE GÉNÉRAL

HENRY MEIGE

TOME IV

GÉRODERMIE — KYSTES

MASSON ET Cᴵᴱ, ÉDITEURS
LIBRAIRES DE L'ACADÉMIE DE MÉDECINE
120, BOULEVARD SAINT-GERMAIN, PARIS
1911

MÉDICO-CHIRURGICALE

ILLUSTRÉE

TOME IV

G

(SUITE)

GÉRODERMIE GÉNITO-DYSTROPHIQUE. — Rummo a décrit sous ce nom une dystrophie qu'il a comparée au myxœdème, à l'acromégalie, à la paralysie pseudo-hypertrophique, etc. ; éventuellement, elle pourrait s'associer à d'autres dystrophies.

Le caractère clinique le plus apparent est l'état sénile du tégument des sujets (*gérodermie*); la cause serait l'état plus ou moins rudimentaire de leurs glandes génitales (*génito-dystrophie*), les lésions des organes génitaux, et spécialement des testicules, devant être à la gérodermie génito-dystrophique ce que les lésions de la thyroïde sont au myxœdème.

La peau, couleur de vieille cire, est flasque, ratatinée, plissée, rugueuse, glabre, ou seulement recouverte d'un duvet blond-roux aux joues, aux lèvres, au pubis, aux aisselles. Le ventre est gros, en besace; les mamelles flasques et pendantes.

Front bas, crâne microcéphale avec dolichocéphalie, zygomas saillants, maxillaire inférieur petit, oreilles en anse, complètent ce signalement. Il peut s'y joindre de la scoliose dorsale.

Aux membres, les déformations sont surtout causées par la pseudo-hypertrophie des muscles suraux (quelquefois avec réaction de dégénérescence), par la difformité des épiphyses (genu valgum, mains et pieds d'acromégaliques), enfin par une infiltration trophœdémateuse des extrémités.

La sensibilité génitale est amoindrie ou nulle, les organes génitaux fort mal développés; les malades parlent d'une voix de fausset, nasale et faible.

Aucun trouble psychique, mais un pauvre développement mental.

Le tableau clinique montre que la gérodermie génito-dystrophique a des liens de parenté avec plusieurs autres affections dystrophiantes, notamment l'infantilisme, l'acromégalie, la myopathie. Plusieurs systèmes sont altérés simultanément : la peau, les os, les muscles. Mais, c'est surtout avec les infantiles, les vieux infantiles, les infantiles plus ou moins géants, que les sujets décrits par Rummo paraissent offrir des ressemblances (V. GIGANTISME).

Il en a été observé un certain nombre de cas parmi les populations misérables de la Sicile, parfois deux ou trois dans une même famille.

Quelques-uns ont été traités par l'opothérapie testiculaire ou ovarienne qui aurait donné des résultats assez satisfaisants.

HENRY MEIGE et FEINDEL.

GERONTOXON (ARC SÉNILE). — C'est une dystrophie, une dégénérescence cornéenne caractérisée par le dépôt dans les couches de la cornée de très fines gouttelettes de graisse. On peut en constater la présence depuis la membrane de Bowmann jusque vers la membrane de Descemet, où l'on trouve également des dépôts hyalins ou calcaires. Ces gouttelettes de graisse siègent dans les lamelles mêmes de la cornée, et non dans les fentes inter-lamellaires. L'arc existe d'abord à la partie supérieure de la cornée, puis avec le temps il apparaît à la partie inférieure, les arcs supérieur et inférieur se reliant sur les côtés par une ligne grisâtre plus ou moins marquée. Il est quelquefois double, c'est-à-dire qu'il y a deux arcs situés à proximité l'un de l'autre, mais séparés par une zone transparente intermédiaire. L'anneau est constitué par une bande petite, étroite, grisâtre, concentrique ; plus tard il devient jaunâtre. Le gerontoxon n'est pas contigu au limbe, comme les scléroses partielles de la cornée, il en est séparé par une zone, un liséré transparent.

Il est l'apanage de l'âge avancé, des artério-scléreux, des séniles précoces par alcoolisme, et paraît dû à l'atrophie du limbe de la conjonctive avec destruction d'une partie des anses vasculaires qui siègent en cette région (V. ATHÉROME). *PÉCHIN.*

GIBBOSITÉS. — V. CYPHOSE, SCOLIOSE, LORDOSE, POTT (MAL DE).

GIGANTISME. — Le gigantisme, relégué autrefois dans le domaine de la tératologie, est entré, depuis quelques années, dans celui de la médecine.

Comment définir le *géant?* — Tout simplement : *C'est un individu de très grande taille par comparaison avec la moyenne des individus du même âge et de la même espèce.* Mais il est impossible de dire à partir de quel centimètre on peut être qualifié de géant.

Chacun sait reconnaître un homme de grandeur excessive. Sans recourir à la toise, nous avons tous la notion de la taille moyenne de nos semblables aux différents âges de la vie. Ceux qui dépassent notablement cette moyenne attirent d'emblée notre attention ; nous les qualifions de géants, et c'est exact au sens général du mot.

On peut être géant à tout âge. Il y a des *fœtus gigantesques*, des nouveau-nés monstrueusement grands et, presque toujours aussi, monstrueusement gros.

Il existe un *gigantisme passager*, un autre *définitif*; enfin, il existe un gigantisme *progressif*.

Exemples. — Un enfant de taille moyenne jusqu'à sa douzième année se met à grandir, de telle façon qu'à seize ans il dépasse de la tête les sujets de son âge : c'est un adolescent géant. Mais sa croissance s'arrête, et, parvenu à l'âge d'homme, il n'est pas notablement supérieur à la moyenne. Voilà un *gigantisme passager*.

La croissance excessive, au lieu de s'arrêter à la quinzième année, peut se continuer jusqu'à la vingtième. Une fois adulte, le sujet aura atteint une taille très supérieure à la moyenne. Si, à cette époque, il cesse de grandir, il représente un spécimen du *gigantisme définitif*.

Supposons maintenant que la croissance exagérée en longueur, au lieu de s'arrêter, comme il est de règle, vers le temps de la majorité, se prolonge au delà ; nous aurons affaire à une véritable *maladie progressive de la croissance* : c'est le *gigantisme progressif*.

On a décrit aussi des *gigantismes partiels*. Cette dénomination prête à la confusion. Mieux vaut désigner les hypertrophies excessives de tel ou tel segment ou de tel ou tel organe par un nom spécial : *macrodactylie* pour les doigts, *cheiromégalie* pour les mains, *splénomégalie* pour la rate, etc. Ces hypertrophies limitées n'ont en effet rien à voir avec le gigantisme, trouble général par excès de la croissance.

Étude clinique. — On voit communément des individus qui, par leur stature, dominent de plus ou moins haut leurs congénères : ils sont grands, parfois très grands, mais sans anomalies ni difformités appréciables ; toutes les parties constituantes du corps humain, os, muscles, viscères, glandes, peau, poils, etc., se retrouvent chez eux avec leurs caractères normaux et leurs proportions respectives, sauf que tout en eux est agrandi. *Ils ne diffèrent pas d'un sujet moyen qu'on regarderait à la loupe.* Enfin, leur santé est parfaite, leurs fonctions physiques et mentales ne laissent rien à désirer. Sont-ce des géants ? — Assurément. Mais cette harmonieuse et saine grandeur n'a rien à voir avec le gigantisme pathologique.

Tout autres sont les géants qui, depuis quelques années, ont été incorporés, à juste titre, dans la nosographie. Ces derniers, cela va sans dire, sont aussi de grande taille ; mais ils sont disproportionnés : ce sont des difformes, et ce sont des malades.

Dans ce gigantisme pathologique on distingue deux types cliniques :

1° *Les géants infantiles* qui, malgré l'élévation inusitée de leur taille, et malgré leur âge, conservent des caractères somatiques et psychiques normalement propres à l'enfance : un appareil génital incomplètement developpé, peu ou pas de poils sur le visage et sur le corps, la peau fine, une voix grêle, les traits d'un enfant vieillot (fig. 1).

A ces signes on reconnaît les caractéristiques de l'*infantilisme*. Il faut en ajouter quelques autres, dont le principal est un *allongement disproportionné des membres, surtout des membres inférieurs* (Launois et P. Roy) (à l'inverse de ce qu'on observe chez les infantiles non géants chez qui le tronc est proportionnellement plus long que les membres, par comparaison avec la morphologie de l'adulte moyen normal).

Enfin, les géants infantiles présentent souvent des malformations osseuses des membres inférieurs. Le *genu valgum* est chez eux très fréquent.

Gigantisme.

A ces signes physiques s'ajoutent presque toujours un état mental qui appartient encore à l'infantilisme : légèreté, pusillanimité, versatilité, enfantillage.

Dans l'état général domine la nonchalance, la lenteur des gestes, la répugnance pour l'effort, la lassitude rapide.

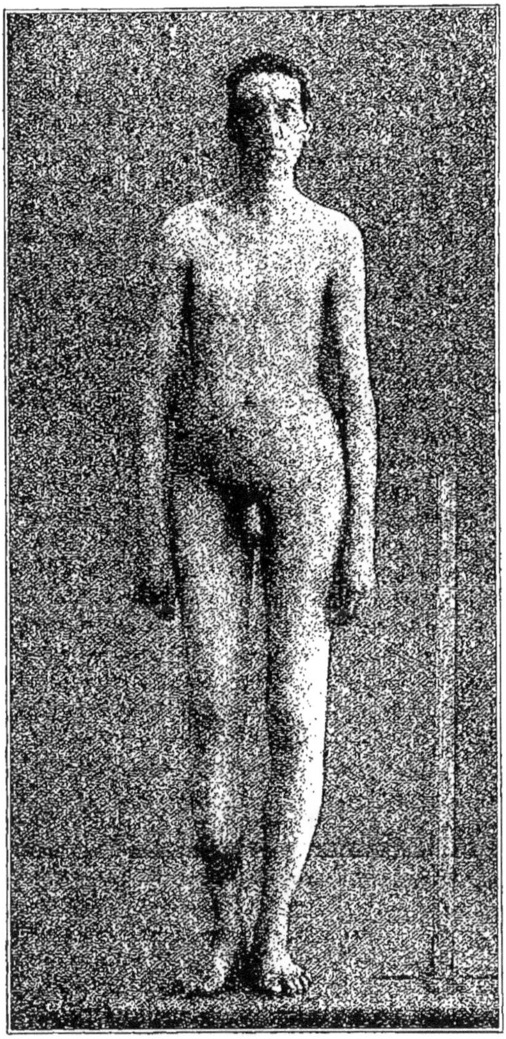

Enfin, l'examen radiographique montre que les cartilages juxta-épiphysaires de conjugaison ne sont pas complètement ossifiés. Et cette non-soudure des épiphyses peut se constater même à un âge assez avancé.

2° *Les géants acromégaliques.* — Cette seconde variété clinique du gigantisme n'est pas moins facile à reconnaître que la précédente.

Il s'agit ici de sujets de grande taille qui présentent les malformations caractéristiques de l'acromégalie : une grosse tête, à la mandibule proéminente, aux pommettes saillantes, un torse tassé et bombé, des mains et des pieds disproportionnés, non seulement par leur longueur, mais aussi par leur largeur excessive. La peau est épaisse, de teinte foncée, le nez gros ainsi que la langue, la voix très grave. L'appareil génital, les poils, peuvent être normalement développés (fig. 2 et 5).

La radiographie montre que, non seulement les cartilages juxta-épiphysaires sont soudés, mais que les extrémités osseuses sont augmentées de volume dans tous les sens. Elle fait voir aussi que les os du crâne sont épaissis, la fosse pituitaire et les sinus de la face très élargis (fig. 5).

Les géants acromégaliques sont lourds et lents, comme accablés par une torpeur triste.

Fig. 1. — Gigantisme infantile.
Le géant Ernest (H. Meige).

En dehors des déformations morphologiques de l'acromégalie, ils présentent parfois des signes fréquents dans cette affection, indices d'une tumeur de la pituitaire : céphalée, troubles visuels, troubles de l'odorat, etc.

Telles sont les deux modalités cliniques qu'affecte le gigantisme pathologique. Mais entre ces deux types on rencontre dans la nature tous les intermédiaires, et l'on conçoit qu'il en soit ainsi, car le gigantisme acromé-

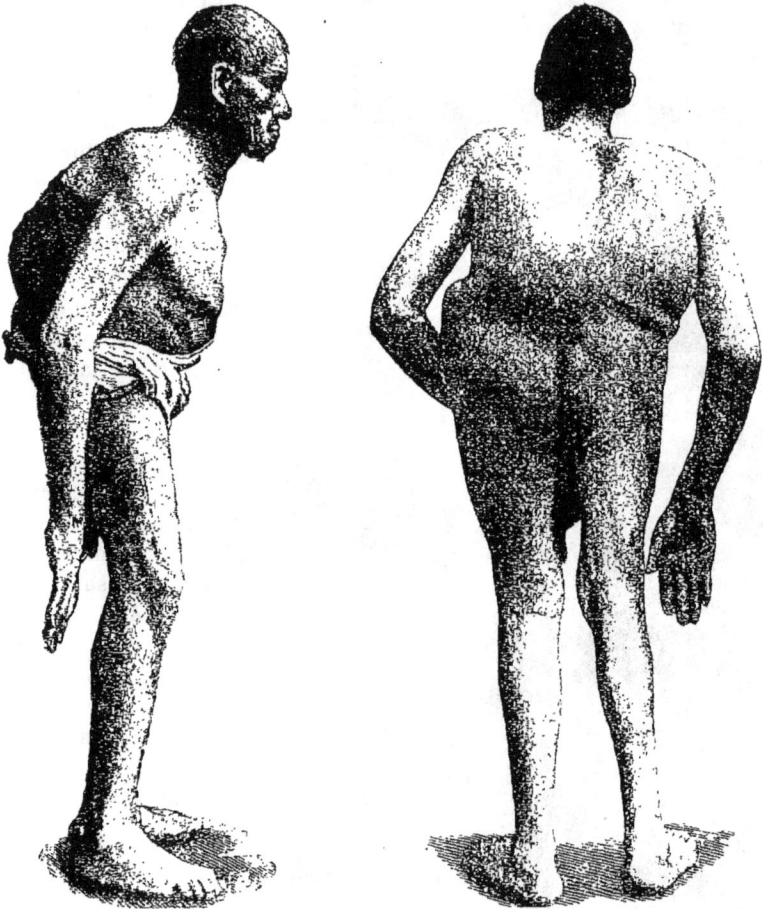

Fig. 2 et 3. — Gigantisme acromégalique. *Jean Pierre de Montastruc.* (Brissaud et H Meige.)

galique est fréquemment l'aboutissant du gigantisme infantile. On va comprendre comment et pourquoi.

Étude pathogénique. — Tout d'abord, il importe de se rappeler comment s'opère la croissance en longueur. Elle est due à l'allongement des différentes pièces du squelette, grâce au travail ostéogénique qui a lieu au niveau de *cartilages juxta-épiphysaires* de conjugaison reliant entre elles les diaphyses et les épiphyses des os longs.

Normalement, les cartilages ostéogéniques disparaissent à l'âge adulte ; à ce moment les épiphyses se soudent définitivement aux diaphyses, et, la production osseuse ne pouvant plus se faire, le squelette cesse de s'accroître en longueur; le sujet a réalisé sa taille définitive. Il ne peut plus la dépasser.

Telle est la marche normale de la croissance. Le gigantisme en représente une anomalie.

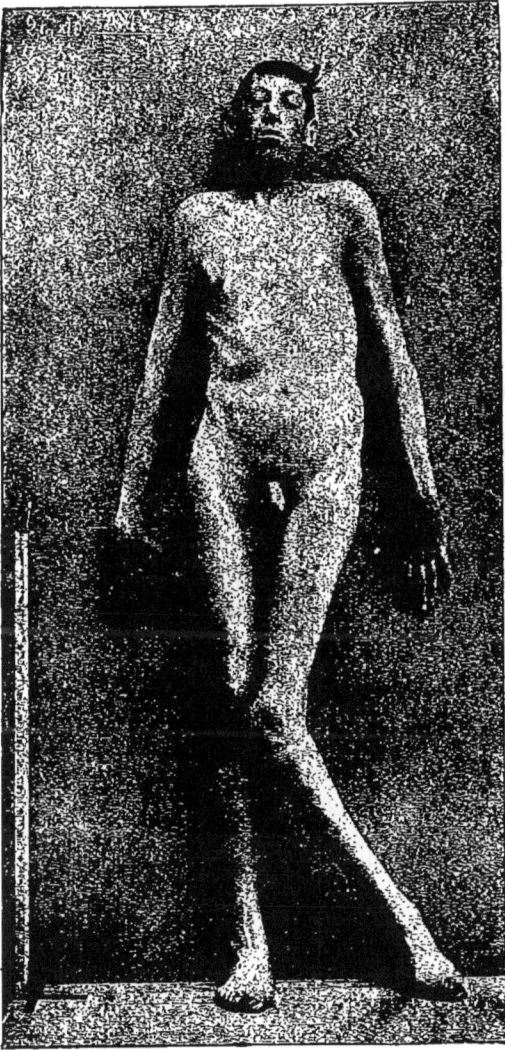

Fig. 4. — Gigantisme infantile.
Le géant Charles à 30 ans (2ᵐ,04). (Launois et P. Roy.)

Ici, sous l'influence d'on ne sait quelle stimulation, le processus ostéogénique du cartilage juxta-épiphysaire est activé : la croissance en longueur s'exagère. Si la cause excitatrice est passagère, l'excès de croissance est aussi passager. C'est ainsi qu'à l'occasion d'une maladie infectieuse, fièvre typhoïde en particulier, on peut voir survenir chez un adolescent de brusques poussées de croissance ; l'agent infectieux ou ses toxines paraissent exercer une action stimulante sur les surfaces ostéogéniques ou sur les centres trophiques dont dépend leur activité.

Il y a plus : une stimulation de la fonction ostéogénique peut se produire chez un sujet dont les épiphyses sont déjà soudées ; mais le squelette ne peut plus croître en *longueur*, puisqu'il n'y a plus de cartilages juxta-épiphysaires. C'est alors que se manifeste l'action d'un autre tissu ostéogénique, le périoste, qui, lui aussi, est capable de produire du tissu osseux. Seulement, l'accroissement se fait, non plus en longueur, mais en *épaisseur*.

Ce mode de croissance intempestive est surtout évident là où les saillies osseuses sont le plus nombreuses, c'est-à-dire aux extrémités des membres, aux mains, aux pieds, et aussi à la face. Et les déformations qui en résultent sont justement celles qui caractérisent l'*acromégalie* de Pierre Marie (v. c. m.).

Ainsi l'acromégalie apparaît comme une sorte de gigantisme tardif.

A ne considérer que la taille, les acromégaliques ne sont pas tous des géants. Cependant, il résulte des statistiques (Sternberg) qu'une moitié environ des cas d'acromégalie ont été observés chez des sujets de grande taille.

De plus, on peut faire les constatations suivantes (Brissaud et H. Meige) :

1° L'acromégalie ne précède jamais le gigantisme ;

2° L'acromégalie succède souvent au gigantisme ;

5° Lorsque l'acromégalie est associée au gigantisme, celui-ci est presque toujours antérieur en date à celle-là ;

4° Assez souvent les déformations de l'acromégalie surviennent chez des sujets dont les ascendants ou les collatéraux étaient de taille gigantesque. On a même signalé plusieurs cas d'acromégalie héréditaire, comme aussi nombre d'exemples de gigantisme héréditaire ;

5° L'acromégalie succède quelquefois à une maladie fébrile, ce qui la rapproche des poussées de croissance observées de tout temps dans la convalescence des fièvres ;

6° L'apparition des premiers symptômes de la maladie de Pierre Marie est souvent précédée d'un accroissement très rapide, et parfois gigantesque, de la taille ;

7° Si l'on passe en revue les symptômes accessoires du gigantisme et de l'acromégalie, on s'aperçoit que la plupart d'entre eux sont communs aux deux états : faiblesse générale, diminution et même disparition de l'activité sexuelle, torpeur psychique, troubles circulatoires et sécrétoires, glycosurie, etc. ;

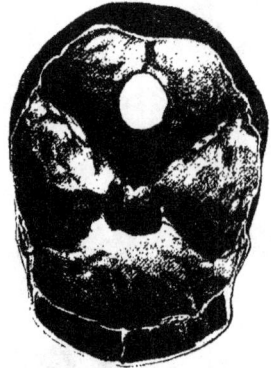

Fig. 5. — Base du crâne de la géante française Lady Aama (Woods Hutchinson).

8° Finalement, les autopsies de géants, pratiquées depuis quelques années, ont révélé très souvent l'existence de tumeurs de la glande pituitaire, en tous points comparables à celles qu'on rencontre dans un assez grand nombre d'observations d'acromégalie.

Cet ensemble de faits a conduit à admettre les conclusions que voici (Brissaud et H. Meige) :

« Le gigantisme et l'acromégalie sont une seule et même maladie ; ou, du moins, s'il s'agit de deux maladies nosographiquement différentes, la même cause semble provoquer l'une comme l'autre et en diriger l'évolution.

« Dans celle-ci comme dans celle-là, l'hypertrophie du squelette se produit dans un laps de temps déterminé, puis le processus ostéogénique s'arrête.

« Si cette période de temps, pendant laquelle l'exubérance de l'ossature s'accomplit, appartient à l'adolescence et à la jeunesse, le résultat est le *gigantisme*, et non l'acromégalie.

« Si elle appartient à l'âge adulte, c'est-à-dire à *une époque de la vie où la stature est depuis longtemps un fait acquis, le résultat est l'acromégalie.*

Gigantisme.

« Si, enfin, après avoir appartenu au temps de la jeunesse pendant laquelle la taille continue de s'accroître, elle empiète sur le temps où l'on est homme fait, en d'autres termes sur la phase de l'existence qui ne comporte plus de développement ostéogénique, le résultat est la *combinaison de l'acromégalie et du gigantisme.* »

En somme, le gigantisme et l'acromégalie sont deux états parfaitement distincts chez un grand nombre de sujets. Mais les géants *peuvent* devenir acromégaliques, tandis que les acromégaliques *ne peuvent pas* devenir géants. En d'autres termes, l'acromégalie est un cas particulier d'un processus ostéogénique qui *aurait pu* engendrer le gigantisme; mais le gigantisme n'est pas, et ne peut pas être, un cas particulier de l'acromégalie.

Résumons. Lorsque le processus anormal, quel qu'il soit, qui provoque un excès de la croissance, se manifeste chez un sujet qui grandit encore, il porte sur toutes les extrémités épiphysaires non encore soudées, sur les points mêmes où s'effectue régulièrement la croissance des os. Chacune des épiphyses subit l'influence de cette fonction trophique exagérée. Le résultat est une excessive augmentation en longueur du squelette : l'adolescent devient *gigantesque.*

Si, au contraire, le trouble de la fonction du développement survient chez un sujet dont les cartilages juxta-épiphysaires sont déjà ossifiés, la stature ne peut plus guère se modifier. Mais ce travail de formation osseuse, qui reparaît anormalement sur le tard, siège encore aux extrémités des os, et il est plus prononcé là où il existe le plus d'extrémités osseuses, en particulier aux pieds et aux mains. Là, l'augmentation ne se fait plus en longueur, elle se fait en largeur et en épaisseur. On voit alors survenir l'élargissement des plateaux du tibia, des condyles du fémur, des malléoles, des apophyses du poignet, des clavicules, etc., et surtout l'hypertrophie des mains, des pieds, de la face. En un mot, l'affection se traduit par une *hypertrophie massive des os des extrémités et des extrémités des os.* C'est précisément la formule ingénieuse imaginée par Pierre Marie pour caractériser l'acromégalie.

L'acromégalie, quelle qu'en soit la cause, lorsqu'elle survient chez un sujet adulte, par exemple chez un homme de 55 ans, qui, depuis 15 ans, a cessé de grandir, n'est qu'une sorte de reprise de la croissance. Chez le même individu, ce même travail pathologique, débutant dans l'adolescence, donne lieu au gigantisme et, se continuant plus tard, produira l'acromégalie. On s'explique ainsi qu'il soit fréquent de voir des géants, parvenus à l'âge adulte, devenir acromégaliques.

Il importe de remarquer que la période dite de croissance ne saurait être mathématiquement définie. Elle varie suivant les individus. Au même âge, certains continuent à grandir, alors que d'autres ont déjà atteint leur taille définitive. Aussi ne faut-il pas s'attendre à trouver toujours en clinique des faits catégoriquement tranchés. L'apparition des déformations acromégaliques peut se faire avant que la soudure des cartilages de conjugaison soit tout à fait complète. Dans ce stade intermédiaire le sujet croît à la fois en longueur et en largeur : il continue à grandir tout en s'acromégalisant.

Mais, d'une façon générale, on peut considérer comme exacte, dans la majorité des cas, la formule de Brissaud :

« Le gigantisme est l'acromégalie de la période de *croissance* proprement dite ;

« L'acromégalie est le gigantisme de la période de *croissance achevée* ;

. « L'*acromégalo-gigantisme* ou *gigantisme acromégalique* est le résultat d'un processus commun au gigantisme et à l'acromégalie, empiétant de l'adolescence sur la maturité. »

Avant d'arriver à la phase d'acromégalie, si tant est qu'il l'atteigne, le géant ne se distingue pas seulement par une élévation inusitée de la taille D'autres caractères morphologiques importants lui donnent une physionomie clinique très particulière.

Nous avons dit qu'un assez grand nombre de géants restent impubères : leurs organes génitaux sont peu développés ; ils n'ont pas de barbe et souvent pas de poils ; leur sens génital ne s'éveille pas. Ce sont, en un mot, des *infantiles*.

Capitan, nous-même, avons attiré l'attention sur ces faits, étudiés depuis lors avec détails par Launois et P. Roy. Ceux-ci ont, notamment, relaté l'observation d'un sujet, le grand Charles, haut de 2 m. 04, qui, à l'âge de 30 ans, n'avait pas encore terminé sa croissance (fig. 4). La radiographie a fait voir que ses cartilages épiphysaires n'avaient pas complètement disparu. Cependant ils tendaient à s'ossifier, et en même temps les extrémités osseuses augmentaient de volume, prélude de l'acromégalie menaçante. Les mêmes auteurs ont rapporté des faits analogues d'un grand intérêt qui sont venus confirmer l'existence d'un *type infantile du gigantisme* (observation du géant Constantin) (fig. 6). Une belle observation de Thibierge s'y est ajoutée récemment.

L'infantilisme marchant souvent de pair avec un retard de l'évolution sexuelle, on a été amené à supposer que ce retard était la cause même du gigantisme infantile. Ici, ce ne seraient plus la glande pituitaire, ni le corps thyroïde, ni le thymus, qu'il faudrait mettre en cause, mais bien les glandes sexuelles.

Cette hypothèse est défendable. « Des faits assez nombreux, avons-nous dit dès 1898, tendent à prouver qu'il existe des relations intimes entre l'état de l'appareil sexuel et le développement du squelette. Chez les sujets qui, congénitalement ou accidentellement, ont subi un arrêt de développement des organes génitaux, il n'est pas rare d'observer des irrégularités de la croissance des os.

« Il est notoire que les eunuques sont le plus souvent de grande taille et, d'autre part, on a de tout temps remarqué que les géants ont une activité sexuelle très modérée.

« Les anomalies par excès de croissance s'observent aussi chez les animaux qui ont subi la castration, et il est à remarquer qu'elles portent surtout sur les membres postérieurs. On sait que les chapons sont généralement pourvus de longues pattes. Le bœuf a les membres postérieurs notablement plus longs que le taureau, son train de derrière est plus relevé. »

L'observation et l'expérience permettent donc d'entrevoir une relation entre le développement des glandes génitales et celui du squelette ; on peut y trouver une explication du gigantisme infantile.

Et même, en ce qui regarde le gigantisme acromégalique, on peut

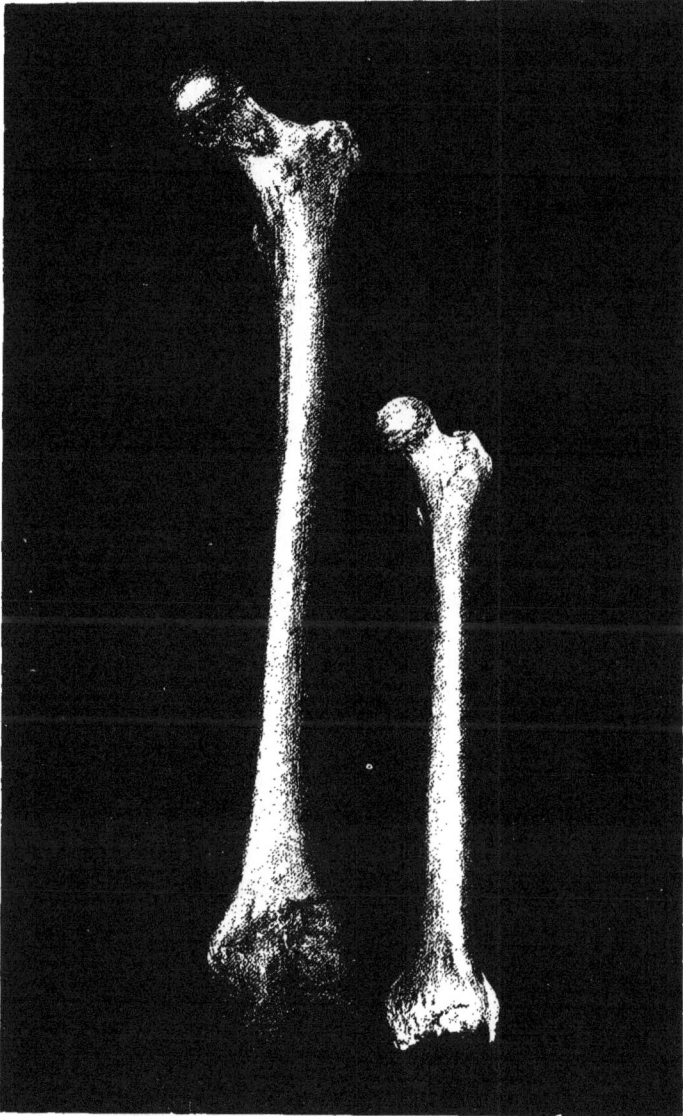

Fig. 6. — Le fémur du géant Constantin comparé avec le fémur d'un adulte normal. L'épiphyse inférieure vient à peine de se souder chez le géant, âgé de 30 ans.
(P. Launois et P. Roy.)

faire remarquer que, chez les femmes, l'arrêt de la fonction sexuelle est constant, chez les hommes, l'activité génitale est presque toujours amoindrie.

On ne saurait donc mettre en doute les rapports du développement sexuel et de la croissance.

En définitive, un trouble général domine le processus, soit du gigantisme, soit de l'acromégalie, isolés ou combinés. Ce « trouble » n'est, en somme, qu'une exagération de l'ostéogénie de croissance. Suivant l'*âge* auquel il survient, en d'autres termes suivant la précocité ou le retard des soudures épiphysaires, on voit se produire : tantôt le gigantisme, tantôt l'acromégalie.

Quant à la cause première de cette perturbation par excès de la fonction ostéogénique, on ne saurait quant à présent la préciser de façon certaine. La glande pituitaire tient peut-être une place importante dans cette pathogénie. D'autre part, le rôle non douteux que joue le corps thyroïde dans le développement général permet de supposer que les altérations de cette glande ne sont pas étrangères à la production des anomalies de croissance osseuse. Ne sait-on pas aujourd'hui qu'une insuffisance de la fonction ostéogénique est intimement liée à des altérations ou à l'atrophie du corps thyroïde ? N'est-on pas arrivé à obtenir des reprises de croissance véritablement merveilleuses par l'administration du corps thyroïde ? N'existe-t-il pas également des relations très étroites entre l'arrêt de l'évolution de l'appareil sexuel et l'état d'infériorité de la fonction thyroïdienne ?

Enfin, les glandes génitales, elles-mêmes, peuvent être directement incriminées.

A l'heure actuelle, malgré les progrès incessants de la physiologie et de la pathologie glandulaires, il serait encore prématuré d'accepter sans réserves l'une ou l'autre de ces théories pathogéniques, qui d'ailleurs ne sont pas exclusives l'une de l'autre.

Et, en se plaçant au point de vue thérapeutique, il n'est pas téméraire de prévoir le jour où l'on pourra, par des moyens opothérapiques, refréner les excès de la croissance, de la même façon qu'on est parvenu à provoquer des reprises de croissance, notamment chez les dysthyroïdiens. Il est avéré aujourd'hui qu'on peut faire grandir des nains. Ce n'est plus une utopie que de prévoir qu'on pourra, non pas réduire la taille des géants, mais enrayer la marche du gigantisme.   *HENRY MEIGE.*

GINGIVITES. — V. Stomatites et Grossesse (Pathologie).

GIROFLE (CLOUS DE). — Les clous de girofle sont des boutons floraux de l'*Eugenia caryophyllata* (Myrtacées), séchées au soleil ; ils contiennent une huile essentielle d'odeur et de saveur caractéristiques.

L'essence de girofle, antiseptique, trouve son utilisation en art dentaire ; le clou de girofle ou son essence entrent aussi dans la préparation de plusieurs produits officinaux (alcoolat de Fioravanti, alcoolat de Garus, alcoolat de mélisse composé, liniment de Rosen, baume Nerval, etc.).

La teinture de girofle constitue un stimulant digestif assez efficace ; elle se prescrit à la dose de 5 ou 10 gr. en potion.   *E. F.*

GLACE. — La glace trouve de nombreuses utilisations en thérapeutique ; elle est employée à l'intérieur et en applications externes.

A l'intérieur, elle combat nausées et vomissements et peut arrêter certaines hémorragies. On donne la glace pilée par cuillerées à café contre les vomissements de la péritonite, de la chloroformisation, etc.; le lait tenant en suspension de petits fragments de glace est plus facilement retenu par un estomac intolérant. Même prescription de glace pilée dans les gastrorragies, les hémoptysies; les boissons glacées, le champagne frappé, répondent aux mêmes indications anti-vomitives et anti-hémorragiques.

En applications externes, la glace est surtout utilisée pour combattre l'inflammation, atténuer la douleur, provoquer la vaso-constriction. La glace est enfermée dans un sac de caoutchouc de forme et de dimensions appropriées à la région à réfrigérer et au but qu'on se propose d'atteindre. Souvent il y aura lieu d'adopter un dispositif pour suspendre le sac au-dessus de la région malade qui n'en saurait supporter tout le poids.

L'eau de fusion doit être remplacée par de la glace nouvelle aussi souvent qu'il sera nécessaire, afin que la température du contenu du sac de caoutchouc se maintienne basse; on aura toujours le soin d'interposer une flanelle entre la peau et le sac de glace, afin d'éviter la production d'escarres; il faut se rappeler aussi que, lorsqu'on s'est décidé à recourir à ce moyen de traitement, le succès ne peut être obtenu qu'au prix d'une certaine persévérance.

C'est en applications sur l'abdomen que la glace est d'un emploi fréquent; on a recours au sac de glace dans les gastrorragies, les gastralgies avec vomissements, les salpingites aiguës, les appendicites aiguës ou subaiguës, la péritonite généralisée, les hémorragies intestinales, les métrorragies (v. c. m.).

Sur le crâne, le sac à glace agit comme sédatif de la céphalée des méningites et comme modérateur de l'excitation cérébrale dans les délires.

Sur la région précordiale, la glace calme les palpitations et prévient les défaillances du cœur dans les pyrexies.

Enfin la théorie peut prévoir l'indication des applications du sac à glace sur le cou, le dos, la région lombaire, le rachis tout entier.   *E. F.*

GLAND (MALADIES). — V. Pénis, Épispadias, Hypospadias.

GLANDES VASCULAIRES (INSUFFISANCES PLURIGLANDULAIRES ET SYNDROMES PLURIGLANDULAIRES). — I. — « Sous le nom d'**insuffisance pluriglandulaire endocrinienne**, il faut comprendre tous les syndromes cliniques dus à l'insuffisance associée de plusieurs glandes à sécrétions internes ou endocrines : thyroïde, testicule, ovaire, surrénale, hypophyse. » (Claude et Gougerot), quelle que soit la cause de ces lésions. Autrefois on n'avait décrit que des syndromes uniglandulaires, myxœdème par hypothyroïdie, maladie d'Addison par hypo-épinéphrie, etc.; des recherches plus approfondies portant sur l'ensemble des glandes ont montré que les lésions pluriglandulaires sont la règle et les lésions uniglandulaires l'exception.

Cette conception et cette dénomination ont été proposées en 1907 par Claude et Gougerot, à propos du syndrome *d'insuffisance thyroïdo-testiculaire*; plusieurs observations avaient déjà été publiées de ce syndrome, mais

sous d'autres noms qui indiquent une interprétation pathogénique toute différente : myxœdème acquis de l'adulte avec reversion sexuelle à l'état pré-
pubère, infantilisme reversif de l'adulte ou infantilisme tardif de Gandy;
(V. Claude et Gougerot, *Revue de Médecine*, 1908). Le malade de Claude et
Gougerot était un exemple démonstratif de ces insuffisances associées ; il était
atteint d'insuffisance thyroïdienne, testiculaire, surrénale et hypophysaire
d'origine tuberculeuse. Cliniquement l'insuffisance thyroïdo-testiculaire
s'était imposée dès le début (fig. 7) : « à la convalescence d'une poussée de
néphrite aiguë, étaient apparues progressivement et rapidement l'abolition
des fonctions génitales, la disparition des caractères sexuels secondaires,
l'atrophie des testicules et des organes génitaux externes ; ce syndrome
indiquait l'insuffisance des testicules. En même temps on constatait
l'asthénie, un état épais du tégument et la desquamation de l'épiderme, la
chute de la barbe, de la moustache, des poils axillaires et pubiens ; le corps
thyroïde était atrophié et l'insuffisance thyroïdienne s'imposait. Enfin, dans
les derniers mois survinrent des pigmentations diffuses et un abaissement
marqué de la tension artérielle qui traduisaient l'atteinte des surrénales »
(fig. 8). L'autopsie confirma ces diagnostics et révéla en outre des lésions
de l'hypophyse, du foie, des reins, etc. Ce syndrome thyroïdo-testiculaire
semble jusqu'ici le plus fréquent (Gandy), et on peut lui homologuer les
cas d'insuffisance thyroïdo-ovarienne (Brissaud et Bauer).

Mais il existe d'autres variétés de syndrom·s d'insuffisances pluriglandulaires (insuffisance testiculaire et hypophysaire (Dalché); hypothyroïdie et
hypopancréatie...) et il faut insister sur le *polymorphisme* éventuel de ces
insuffisances pluriglandulaires; leur tableau clinique variera *suivant* l'âge
du sujet, le nombre des glandes atteintes, le degré d'insuffisance de chacune
des glandes lésées, la simultanéité ou la succession des lésions, l'ordre dans
lequel les glandes sont prises, la rapidité du processus, l'addition des
symptômes de la maladie causale ou d'affections secondaires.

II. — Sous le nom d'**hyperfonctionnements pluriglandulaires**, il faut
comprendre tous les syndromes cliniques dus à l'hyperfonctionnement associé de plusieurs glandes vasculaires internes (Claude). Ces faits semblent
rares : dès 1905 Claude signalait un syndrome d'hyperfonctionnement des
glandes vasculaires internes, et Gilbert Ballet et Laignel-Lavastine citaient, à
l'autopsie d'un acromégalique de 72 ans, l'hyperplasie de l'hypophyse, de la
thyroïde, des surrénales. On a retrouvé des observations d'acromégalie avec
goitre exophtalmique.

III. — Sous le nom de **syndromes polyglandulaires** (Rénon et Arthur
Delille), **pluriglandulaires** (Claude et Gougerot), il faut comprendre les cas
complexes où se mélangent des syndromes d'hyperfonctionnement et d'hypofonctionnement des glandes vasculaires internes. Cette conception a été
individualisée par Rénon et Arthur Delille, à propos d'un cas d'acromégalie
compliquée d'insuffisance thyro-ovarienne et par Claude et Gougerot, à
propos d'un cas plus complexe encore : sur la même malade âgée de 22 ans,
au même moment se trouvaient associés l'hypothyroïdie (myxœdème) et
l'hyperthyroïdie (goitre exophtalmique), l'hypo-ovarie (ménopause anticipée),
et des troubles surrénaux ! Il ne fut pas difficile de retrouver de semblables

associations dans des observations anciennes : acromégalie avec myxœdème ; goitre exophtalmique avec hypo-ovarie ou avec maladie d'Addison, etc. Ces faits se multiplient : Rénon et Arthur Delille viennent de publier une belle observation d' « insuffisance thyro-ovarienne et d'hyperactivité hypophysaire (troubles acromégaliques) « l'opothérapie thyro-ovarienne améliora la plupart des symptômes; par contre, les troubles acromégaliques furent nettement aggravés par la médication hypophysaire, comme nous pûmes le constater sur une radiographie de la selle turcique ».

Tous ces faits prouvent la *fréquence des lésions associées des glandes endocrines*. Il y a plus encore. Là où il est classique de n'admettre qu'une *lésion uniglandulaire*, les autopsies ont découvert des altérations pluriglandulaires; chez les myxœdémateux infantiles il est de règle de trouver les testicules atrophiés, les autres glandes sont peu ou pas développées et les lésions de l'hypophyse sont parmi les plus fréquentes. A l'autopsie d'une femme adulte atteinte de myxœdème typique, Sainton et Rathery découvrirent une atrophie de la thyroïde, ovaire, surrénales, et une destruction complète de l'hypophyse.... Chez les acromégaliques on rencontre des lésions de plusieurs ou de toutes les glandes endocrines (Roussy et Gauckler).

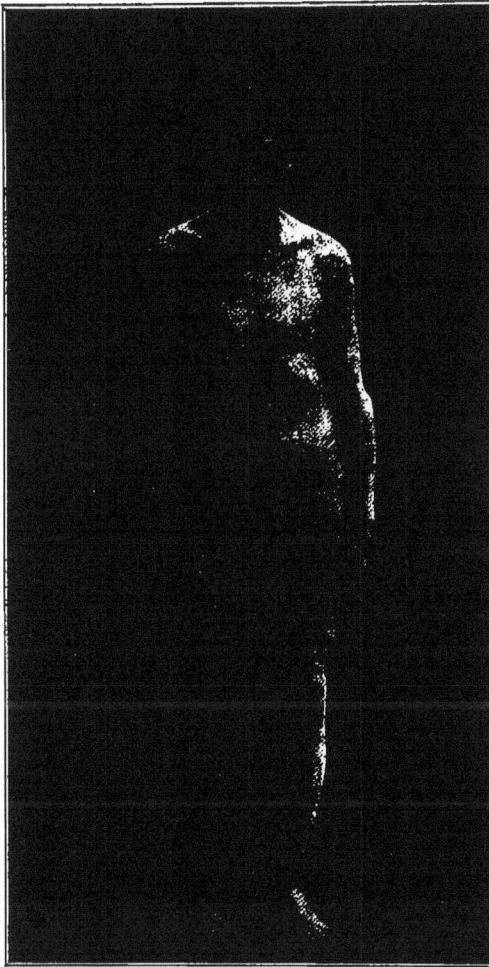

Fig. 7. — Insuffisance pluriglandulaire endocrinienne, thyroïdo-testiculaire, surrénale, etc. (Claude et Gougerot).

Chez les addisoniens on a cité l'hypertrophie de l'hypophyse, de la thyroïde, la réviviscence du thymus. Dans un cas d'insuffisance surrénale aiguë tuberculeuse, Rénon a découvert à l'autopsie des lésions d'hypothyroïdie, hypo-ovarie et hyperhypophysie..., etc. La clinique prévenue sait maintenant retrouver quelques-uns de ces syndromes pluriglandulaires frustes associés à un syndrome uniglandulaire prédominant qui seul jusque-là accaparait l'attention. Tous ces faits nous démontrent que beau-

coup de syndromes qui nous paraissaient uniglandulaires doivent être inter-
prétés comme des syndromes pluriglandulaires avec lésion uniglandulaire
prédominante; ils relèvent eux aussi de l'opothérapie mixte. La méthode
mixte obtiendra peut-être des succès là où l'opothérapie uniglandulaire a
souvent échoué.

L'étude des lésions pluriglandulaires a encore éclairé la *pathogénie restée*

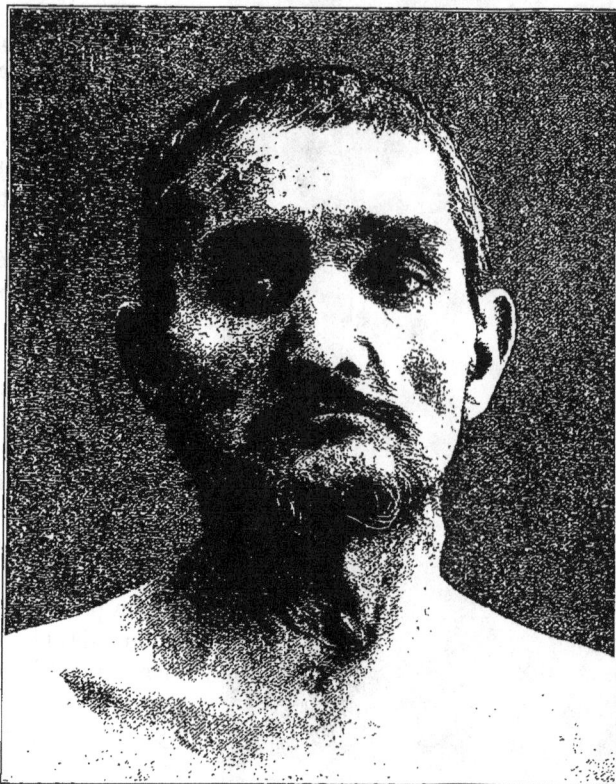

Fig. 8. — Insuffisance pluriglandulaire endocrinienne (même malade que figure 7). Thyroïde atrophiée atteinte de tuberculose scléreuse avec fistules :.état épais du tégument sans myxœdème,
chute des poils, pigmentation sur le front.

obscure de plusieurs syndromes, qui semblaient à première vue relever d'un
tout autre mécanisme : Cl. Vincent et A. Delille ont guéri une *myasthénie*
grave par la médication ovaro-hypophysaire. Roger. Garnier, Thaon ont
montré l'importance des lésions simultanées de la thyroïde, surrénale, hypophyse dans les infections : érysipèle, variole, typhoïde, scarlatine, tétanos,
pneumonie, tuberculose..., dans les auto-intoxications : urémie, diabète;
Thompson, Lucien notent dans l'athrepsie « la dégénérescence de la thyroïde,
surrénale, hypophyse. » Dans les dermatoses bulleuses et les érythèmes des-
quamatifs d'origine si obscure, Gastou et Bogolepoff décrivent des lésions
de la thyroïde et des surrénales. Dans la *maladie de Dercum*, Guillain et

Alquier signalent à l'autopsie la sclérose associée de la thyroïde et de l'hypophyse ; Sicard, Rénon, démontrent cliniquement l'insuffisance thyro-ovarienne en améliorant leurs malades par l'opothérapie mixte. Dans un cas de sclérodermie, Alquier et Touchard notent une sclérose très intense de la thyroïde, des surrénales, des testicules, une sclérose moins prononcée de l'hypophyse ; dans un autre cas, Rénon a signalé une insuffisance thyro-ovarienne. Claude et Schmiergeld ont montré la fréquence des lésions pluriglandulaires dans l'épilepsie. Rénon insiste sur l'importance des troubles associés des fonctions ovarienne et thyroïdienne dans la pathologie de la puberté, de la grossesse, de la ménopause.... Enfin, il faudra peut-être ajouter au chapitre des lésions pluriglandulaires certains cas de myopathies, de maladie de Parkinson.... Tous ces faits ont en pratique une importance considérable, car le diagnostic de lésion pluriglandulaire indique l'opothérapie associée, et déjà par cette méthode on a pu guérir des malades pour lesquels on était réduit jusqu'alors au seul traitement symptomatique.

Étiologie. — L'étiologie de ces syndromes pluriglandulaires reste souvent inconnue, les causes doivent être multiples, et déjà on connaît quelques-unes d'entre elles, ce sont surtout des infections : tuberculose, syphilis.

Le *mécanisme* des lésions pluriglandulaires a prêté à discussion, il est sans doute différent suivant les cas. Chez l'enfant, Brissaud a bien montré que les lésions de la thyroïde étaient les premières en date et tenaient sous leur dépendance les altérations des autres glandes. Chez l'adulte, Claude et Gougerot pensent que la plupart des insuffisances pluriglandulaires sont effets d'une même cause, car la lésion d'une glande ne peut atrophier une autre glande bien développée. Ils admettent, pour expliquer cette localisation pluriglandulaire, une prédisposition congénitale ou acquise, sorte de débilité du système endocrinien, comparable à ces abiotrophies qui portent sur le système musculaire, sur les cordons blancs de la moelle. — Dans les syndromes complexes d'hypo et d'hyperfonctionnement, on peut, au contraire, penser avec Rénon et Delille qu'une insuffisance d'une ou de plusieurs glandes peut amener l'hyperfonctionnement compensateur d'une glande et peut-être son insuffisance ultérieure par épuisement.

Le *diagnostic* de lésions pluriglandulaires est donc un diagnostic qu'il ne faut plus négliger. Il faut connaître et rechercher avec soin les syndromes frustes de chacune des glandes endocrines (V. THYROÏDE, SURRÉNALE, etc.), même dans les cas qui semblent étrangers à la pathologie glandulaire.

Traitement. — La sanction pratique est l'**opothérapie mixte** que Rénon et A. Delille ont si bien étudiée, et les résultats des essais opothérapiques serviront d'indications diagnostiques. Lorsqu'on a reconnu quelles glandes sont atteintes, on commencera par donner l'extrait de la glande dont l'insuffisance semble prédominante ; si l'amélioration n'est pas rapide on associera à cet extrait des extraits d'une ou de plusieurs des autres glandes insuffisantes. Il faudra tâtonner dans ces combinaisons d'extraits glandulaires et dans leurs doses réciproques, en se souvenant qu'un extrait peu actif lorsqu'il est donné seul peut devenir très actif et parfois trop actif lorsqu'on le donne associé : Rénon a vu l'extrait thyroïdien donné en même temps que de la poudre d'ovaire, déterminer à la fin de l'hyperthyroïdie. L'association des extraits surrénal et hypophysaire total (ou extrait de lobe postérieur) peut être dangereuse, car l'extrait surrénal, outre l'élément toxique qu'il apporte, ajoute son action hypertensive à celle déjà très notable de l'extrait hypophysaire. Dans l'association ovaro-hypophysaire le produit ovarien supprime plus ou moins complètement l'hypofonctionnement que l'extrait hypophysaire total ou postérieur possède sur la thyroïde. Dans l'association thyro-hypophysaire, l'extrait thyroïdien annule cette action dépressive exercée par l'hypophyse sur la thyroïde et empêche la cachexie thyroïdienne de s'établir. Cette méthode d'opothérapie mixte est donc délicate ; elle doit être dosée pour chaque malade, elle exige une surveillance continue : il faudra noter attentivement la diminution ou l'exagération des symptômes glandulaires, mesurer la tension artérielle, imposer les analyses d'urines. Si l'opothérapie mixte est bien supportée, on la continue pendant un mois, puis on revient à l'opothérapie uniglandulaire pour reprendre plus tard les extraits associés. Les insuffisances sont les plus faciles à traiter. Contre les syndromes d'hyperfonctionnement nous sommes moins armés ; on pourra tenter de donner l'extrait d'une glande dont on sait l'effet modérateur sur la glande hyperactive : l'hypophyse par exemple modère la thyroïde.

· Cette conception nouvelle des syndromes pluriglandulaires a donc une importance doctrinale et nosographique, pratique et thérapeutique, qu'on ne saurait trop souligner.   *H. GOUGEROT.*

GLAUCOME. — L'essence même du glaucome ne peut être définie actuellement, et c'est moins à la pénurie des enseignements que peut fournir l'anatomie pathologique qu'à notre ignorance des lois de la sécrétion et de l'excrétion oculaires que nous devons de ne pouvoir donner cette définition, si tant est encore que ces troubles de l'excrétion et de la sécrétion ne sont pas eux-mêmes soumis à une autre cause d'ordre général.

Altérations sclérales, épaississement inflammatoire de la sclérotique avec rétraction secondaire de cette membrane, lésions cornéennes (œdème, pannus), éléments figurés dans la chambre antérieure, soudure irienne périphérique, altérations des vaisseaux de l'iris, lésions de la trame irienne, néomembrane préirienne, dilatation du grand cercle artériel de l'iris et des artères du corps ciliaire, infiltration de cellules du corps ciliaire, atrophie du muscle ciliaire et des franges ciliaires, lésions choroïdiennes, ramollissement et liquéfaction du vitré, atrophie des couches nerveuses et lésions vasculaires de la rétine, excavation papillaire, névrite et atrophie optiques, atrophie des nerfs ciliaires, etc..., toutes ces lésions diverses ont été trouvées dans les yeux glaucomateux et la plupart d'entre elles ont servi à l'édification de théories du glaucome. Or, la vérité est que l'anatomie pathologique est restée impuissante à désigner la lésion initiale.

Étiologie et pathogénie. — Bien que la physiologie ne nous ait encore que bien incomplètement renseignés sur les fonctions de sécrétion et d'excrétion oculaires, sur leur mécanisme et les conditions de leur équilibre, on a fait des essais de théories d'hypersécrétion en invoquant la choroïdite

séreuse (de Graefe); la suractivité sécrétoire par irritation des nerfs sécrétoires (Donders) ou par excitation des fibres vaso-dilatatrices du sympathique cervical (Abadie, Jonnesco); les altérations et l'oblitération des vaisseaux de l'iris comme lésion initiale avec hyperémie des procès ciliaires,
hypersécrétion, augmentation de volume du vitré, propulsion du cristallin,
de l'iris, et oblitération de l'angle irido-cornéen comme lésions consécutives
(Ulrich); une exsudation en grande abondance et non expliquée unie à une
rétention mise sur le compte de la rigidité sénile de la sclérotique (Hache),
la même rigidité sclérale avec hypersécrétion d'origine nerveuse et stases
veineuses (Schmidt-Rimpler); et enfin une lésion initiale du système des
artères ciliaires longues et cilio-iriennes troublant la tension sanguine qui
est elle-même le modérateur des sécrétions oculaires (Schnabel). Mais toutes
ces théories d'hypersécrétion, pour utiles qu'elles sont en tant qu'hypothèses, ne sont pas démontrées et ne résistent guère à cette critique, que
l'œil ne peut être à la merci d'une hypersécrétion quelconque tant que les
voies d'excrétion sont perméables. Aussi les théories dites de rétention par
difficulté d'excrétion ont-elles plus de crédit, et parmi ces dernières on a
tendance à accepter celle qui est basée sur l'oblitération de l'angle irien ou
irido-cornéen, oblitération qui dépend elle-même de causes occasionnelles
telles que stase veineuse ou dilatation pupillaire. Et encore cette théorie,
qui paraît jouir d'une certaine faveur, n'est-elle pas à l'abri de toute critique.

Cette esquisse pathogénique du glaucome était nécessaire pour expliquer
l'absence d'une définition exacte et précise d'une affection qui tient une si
grande place dans la pathologie oculaire.

Et si la pathogénie est si obscure, nous devons nous attendre à une
étiologie qui ne présentera pas grand intérêt et servira tout au plus d'indice
dans les recherches à faire.

Le glaucome (glaucome simple) survient chez les personnes généralement
âgées, mais les jeunes sujets n'en sont pas exempts. Tantôt la santé générale paraît parfaite, tantôt il s'agit d'artério-scléreux, de brightiques, de
syphilitiques, de malades atteints d'affections fébriles de diverse nature. On
a signalé dans certains cas les vives émotions (glaucome émotif) et la
conformation hypermétropique de l'œil qui prédisposerait, avec l'augmentation sénile du cristallin, au rétrécissement de l'espace périlenticulaire. Mais
l'hypermétropie risque de devenir une indication étiologique inutile puisque
nous trouvons le glaucome simple chez des myopes et même des myopes
forts. Enfin toutes les causes capables de dilater la pupille peuvent provoquer le glaucome comme celles capables de le contracter peuvent éloigner
ou faire cesser les accidents glaucomateux.

Description. — Le glaucome simple est toujours bilatéral; mais les
yeux peuvent être atteints séparément et à un intervalle de temps variable.

Les symptômes principaux sont l'hypertonie avec ses conséquences et la
diminution de l'acuité visuelle. L'œil paraît normal extérieurement, il n'y a
pas de symptômes inflammatoires. L'acuité visuelle baisse progressivement,
sans douleur, sans réaction oculaire. C'était là avant la découverte de
l'ophtalmoscope (1851) un type de l'amblyopie et de l'amaurose. A présent,
ce mot est délaissé parce que l'examen ophtalmoscopique permet de voir au

fond de l'œil la lésion qui entraîne la cécité, c'est-à-dire, ici, l'excavation de la papille avec atrophie des fibres optiques.

L'excavation a une profondeur variable; la papille paraît évidée, elle est excavée dans toute son étendue (fig. 9); les bords escarpés sont formés par l'anneau scléral qui apparaît sous la forme d'un liséré blanchâtre. Au niveau de cet anneau les vaisseaux dessinent un coude caractéristique; ces vaisseaux ont souvent perdu leur calibre normal, les artères sont diminuées, les veines augmentées et tortueuses, et lorsque les phénomènes glaucomateux, de compression, durent depuis quelque temps, l'excavation est bordée d'un anneau blanc ou jaunâtre dû à l'atrophie choroïdienne (halo glaucomateux).

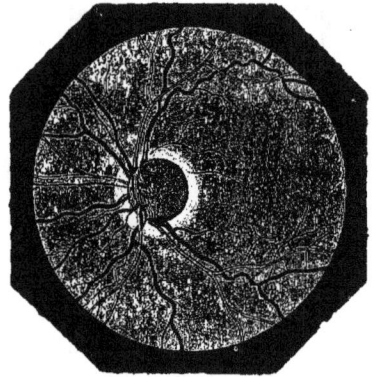

Fig. 9. — Excavation glaucomateuse.

Cette excavation doit être distinguée de l'excavation physiologique, qui est toujours partielle et non profonde, et de l'excavation atrophique due à l'atrophie des fibres nerveuses papillaires. Dans l'atrophie l'excavation est bien totale comme dans l'excavation glaucomateuse, mais elle n'est pas profonde ou l'est peu, parce que la lame criblée est restée en place et ne s'est pas déprimée.

L'hypertonie est la cause de l'excavation; pourtant certains auteurs admettent qu'il s'agit en premier lieu d'une névrite particulière, glaucomateuse, sorte de névrite rétro-bulbaire, évoluant même sans hypertonie. Ces types de glaucome, sans hypertonie, ont été désignés sous le nom d'*amaurose sans excavation* (de Graefe).

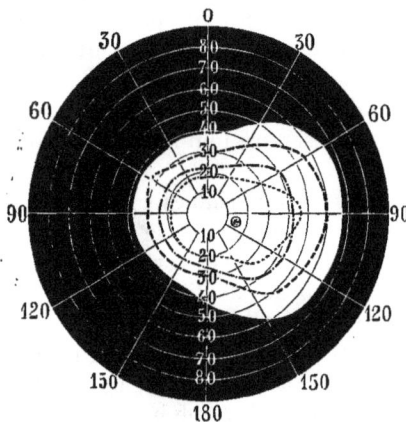

Fig. 10. — Champ visuel glaucomateux.
— — — — — — — — bleu.
—·—·—·—·—·—· rouge.
- - - - - - - - - - - vert.

La vision baisse progressivement; le champ visuel se rétrécit généralement du côté nasal (partie temporale de la rétine insensible) (fig. 10), mais peut offrir certaines particularités de rétrécissement en rapport avec des localisations diverses de foyers d'atrophie optique. La forme hémianopsique a été constatée. La vision centrale finit par être atteinte. C'est la cécité incurable.

Souvent les malades se plaignent de troubles visuels qui ne sont pas propres au glaucome, mais qui ont une grande valeur; la vision baisse pendant un certain temps pour se relever ensuite, ou bien les objets paraissent voilés par un léger brouillard, et les flammes des lampes sont entourées d'anneaux colorés (couleurs d'arc-en-ciel, iridopsie).

Généralement la chambre antérieure est diminuée de profondeur, l'iris décoloré, la pupille immobile, dilatée; mais on trouve des yeux glaucomateux aveugles, ou avec une vision périphérique déjà très diminuée, qui ont conservé une chambre antérieure normale et un iris qui jouit de tous ses mouvements.

La pupille peut perdre son aspect ordinaire par la présence d'une fine membrane conjonctive partie du bord pupillaire ou de la face antérieure de l'iris et qui va se perdre sur la cristalloïde antérieure, ou passe au-devant de la pupille comme un écran.

Les obnubilations passagères périodiques qui forment la caractéristique du glaucome sont les premiers symptômes, puis survient la diminution progressive de la vision périphérique et enfin celle de la vision centrale, l'œil restant toujours avec un aspect normal. Ces obnubilations peuvent s'accompagner de douleurs et faire croire à une attaque de migraine ophtalmique. Telle est la marche habituelle, typique, du glaucome simple. Il peut être le siège d'attaques inflammatoires; il se transforme alors en glaucome inflammatoire.

Diagnostic. — On se basera, pour reconnaître le glaucome simple, sur les troubles visuels évoluant avec intermittence sans douleur, sans lésions apparentes et sans phénomènes inflammatoires. On fera de bonne heure un examen du champ visuel. L'affection pourra être ainsi reconnue au début; plus tard, lorsqu'il y aura une excavation papillaire, l'examen ophtalmoscopique ne laissera aucun doute.

En cas d'absence d'hypertonie appréciable on admettra l'amaurose avec excavation, que jusqu'à nouvel ordre on doit considérer comme distincte du glaucome proprement dit.

Dans certains cas, il sera difficile de différencier l'atrophie optique avec excavation peu accentuée d'une atrophie optique primitive. On fera un examen fonctionnel approfondi qui seul sera capable de distinguer le glaucome d'une atrophie avec excavation exagérée.

La vision d'anneaux colorés peut être due à des opacités légères, diffuses du cristallin, mais il faudra éviter de confondre un glaucome simple avec une cataracte, confusion grossière à laquelle on sera exposé si l'on ne pratique pas l'examen ophtalmoscopique.

Lorsque les crises rappelleront celles de la migraine ophtalmique, on devra, avant de s'arrêter à ce dernier diagnostic, s'assurer que pendant la crise l'œil ne présente aucun symptôme de glaucome irritatif.

Traitement. — On doit s'appliquer à faire le diagnostic aussitôt que possible afin de ne pas tarder à pratiquer l'iridectomie, qui aura d'autant plus de chance de sauvegarder la vision qu'elle sera faite avant que l'excavation et les lésions des fibres optiques aient eu le temps de se produire. Ce qui ne veut pas dire que l'iridectomie faite à temps soit capable de toujours arrêter le processus glaucomateux. Certainement l'iridectomie est indiquée; on doit la faire contre cette affection, qui se termine habituellement par la cécité; mais, malgré l'iridectomie, on voit malheureusement trop souvent le glaucome suivre inexorablement son cours.

Le traitement médical a ses partisans, et lorsque, grâce aux myotiques, l'acuité visuelle reste bonne avec un champ visuel satisfaisant, il est permis d'hésiter à brusquer les choses en proposant une iridectomie qui peut tout compromettre, car l'iridectomie a ses dangers elle aussi, et ses insuccès.

Il est facile de soutenir que des yeux soignés par les myotiques, et malgré cela devenus aveugles, auraient pu être sauvés par une iridectomie; mais sur quoi repose cette affirmation?

Les myotiques les plus employés sont les collyres à la pilocarpine et à l'ésérine. (V. Collyres).

Nitrate neutre de pilocarpine . . . . 0 gr. 20
Eau distillée. . . . . 10 grammes.

Lorsqu'on veut que l'effet du collyre soit persistant, continu, on devra faire des instillations toutes les 4-5 heures.

Sulfate neutre d'ésérine . . . . 0 gr. 02 à 0 gr. 05
Eau distillée . . . . 10 grammes.
Ésérine . . . . 0 gr. 10
Huile d'olives . . . . 10 grammes.

Tant qu'un état satisfaisant sera obtenu par les instillations journalières des myotiques, on pourra les continuer, mais il ne faudra pas s'y attarder s'ils paraissent insuffisants; l'iridectomie sera indiquée. La technique de cette opération est spéciale et diffère de celle suivie dans l'iridectomie optique ou celle pratiquée dans l'opération de la cataracte.

L'incision sera faite un peu en arrière du limbe. L'iris saisi entre le bord pupillaire et la base d'insertion sera sectionné en plusieurs fois afin d'obtenir une large brèche.

Poursuivant le but déjà recherché par de Wecker avec la sclérotomie antérieure, c'est-à-dire la formation d'une cicatrice filtrante, Lagrange a pratiqué la scléro-iridectomie et a obtenu des succès. A présent Lagrange ne pratique plus systématiquement la sclérectomie et l'iridectomie, il fait seulement la sclérectomie. La section est faite avec un fin couteau de de Wecker; elle passe au niveau du canal de Schlemm, comprend toute l'épaisseur de la sclérotique et sectionne le tendon du muscle ciliaire. On réséque avec des ciseaux très courbes la lèvre antérieure de la plaie. Grâce à cette résection de la sclérotique, les liquides oculaires sont évacués sous la conjonctive, les espaces choroïdiens sont mis en communication avec la chambre antérieure et la cicatrice filtrante est constituée. Cette cicatrice filtrante assure la filtration des liquides oculaires et s'oppose à l'hypertonie cause de tous les accidents. Quoi qu'il en soit de la pathogénie du glaucome, on doit reconnaître que l'iridectomie et aussi la sclérectomie sauvent des yeux qui sans elles étaient voués à la cécité. Mais pour que ces opérations soient utiles on devra les pratiquer de bonne heure.

Variétés. — I. **Glaucome inflammatoire irritatif.** — Le glaucome simple peut passer presque sans transition à l'état de glaucome inflammatoire avec crises espacées, sans atteindre jamais un état aigu; il s'agit alors du glaucome inflammatoire chronique. Le glaucome inflammatoire procède par attaques prodromiques caractérisées par des obnubilations, la vision d'anneaux colorés autour d'une flamme, de la céphalée, des névralgies, un trouble uniforme, diffus, de la cornée. Ces attaques sont, pour ainsi dire, des attaques glaucomateuses avortées, et, au fur à mesure qu'elles se répètent, la vision diminue et les lésions dues à l'œdème inflammatoire deviennent plus persistantes. Ces attaques prodromiques ne sont que le prélude de l'attaque aiguë avec œdème des paupières, chémosis conjonctival, cornée mate et insensible, chambre antérieure rétrécie, iris décoloré, pupille large, immobile, veines ciliaires antérieures dilatées, œil inéclairable et très dur, douleurs oculaires et péri-orbitaires intenses et s'accompagnant parfois de troubles généraux graves. Dans les intervalles des attaques prodromiques, l'œil revient plus ou moins à l'état normal; mais, après l'attaque aiguë, il est très compromis. Parfois survient une certaine amélioration; la vision, quoique très abaissée, remonte; mais avec les attaques suivantes l'habitus glaucomateux reste définitif et l'hypertonie constante. Une seule attaque est capable de déterminer pareil résultat, c'est le *glaucome aigu foudroyant* qui ne permet aucun retour à la vision. L'œil atteint de glaucome absolu est très compromis dans sa vitalité et sa nutrition, aussi va-t-il devenir le siège de dégénérescences glaucomateuses : kératites bulleuses, vésiculeuses, ectasies cornéennes et scléroticales (V. pl., fig. 1), pannus, cataracte glaucomateuse.

Diagnostic. — Dans la plupart des cas, le diagnostic ne présente pas de difficultés. Pourtant, il arrive fréquemment aux médecins, non familiarisés avec l'ophtalmologie, de faire des erreurs de diagnostic. Que de glaucomes sont pris pour des conjonctivites et soignés par des collyres au sulfate de zinc! C'est là l'erreur grosse et profonde que je souligne à dessein, ainsi que je l'ai fait déjà à l'article « Conjonctivites ». La conjonctivite n'est pas douloureuse, elle donne lieu à de la sécrétion; l'œil atteint de conjonctivite n'a pas un passé pathologique comme l'œil qui est arrivé par étapes successives à l'attaque aiguë ou subaiguë du glaucome; à part une certaine gêne due à la sécrétion, la vision est intacte dans la conjonctivite. Il suffit d'être prévenu pour ne pas confondre cet état avec le glaucome. La douleur, l'hyperémie avec injection ciliaire, sans sécrétion, l'hypertonie, les attaques prodromiques précédentes, l'aspect de la cornée, l'immobilité pupillaire et surtout le trouble de la vision sont significatifs. L'iritis et l'irido-cyclite ont des symptômes particuliers, et la confusion est d'autant plus funeste qu'elle se complique d'un traitement par l'atropine. Le diagnostic différentiel avec la migraine ophtalmique et des douleurs névralgiques et rhumatismales ne présente pas de difficultés. Enfin, les phénomènes généraux peuvent être assez graves (vomissements, perte de connaissance) pour égarer le diagnostic, si l'on ne songe pas à examiner l'œil.

Traitement. — Ici, plus que dans le glaucome simple, l'iridectomie peut donner de bons résultats. Autant que possible, on fera l'iridectomie dans l'intervalle des attaques. On la fera large et périphérique en plaçant la section plutôt dans la sclérotique que dans le limbe. L'opération pourra être faite même sur un œil perdu pour la vision, afin de le mettre à l'abri d'autres attaques et de la dégénérescence glaucomateuse. Dans le cas où l'iridectomie serait impossible ou se serait montrée inefficace, on fera la

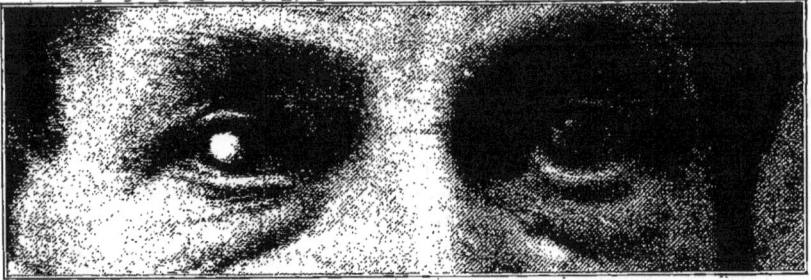

Fig. 1. — *Staphylome cornéen développé sur un œil atteint de glaucome. L'œil gauche est également glaucomateux (glaucome chronique simple).*

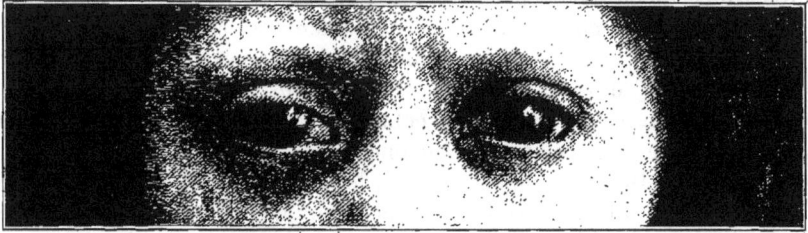

Fig. 2. — *Glaucome infantile unilatéral (œil gauche) et familial.*

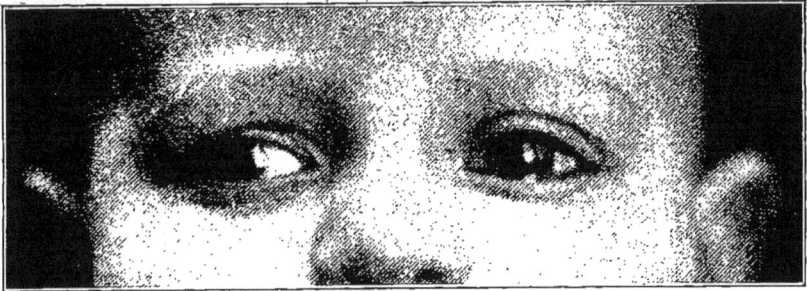

Fig. 3. — *Glaucome infantile bilatéral (le frère est représenté dans la figure 2) chez une fillette de 5 ans.*

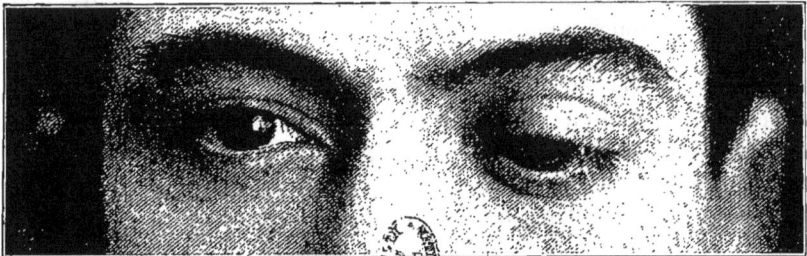

Fig. 4. — *Glaucome infantile unilatéral (œil gauche).*

sclérotomie antérieure, qui a l'avantage de pouvoir être renouvelée. L'énucléation est réservée aux yeux perdus pour la vision et qui sont, par les
douleurs, une cause de tourments pour les malades.

II. **Glaucome secondaire.** — On désigne, sous ce nom, tout glaucome qui
est la conséquence d'un état pathologique oculaire, d'une affection oculaire
qui se complique d'hypertonie. Le glaucome secondaire n'est plus bilatéral
comme le glaucome simple ou le glaucome inflammatoire, il reste cantonné
à l'œil malade. Il prend des formes variées en rapport avec l'affection primitive, génératrice.

Il est consécutif aux ectasies de la cornée compliquées d'enclavement
irien, aux ectasies scléroticales, aux ectasies de la région ciliaire, aux lésions
de la cornée et de la région ciliaire pouvant entraîner une oblitération des
voies antérieures de filtration (angle irido-cornéen, ligament pectiné, canal
de Schlemm), à la fistule cornéenne qui se ferme après avoir duré quelques
temps, à l'uvéite antérieure hérédo-syphilitique, à la séclusion pupillaire,
l'irido-cyclite, la choroïdite, la luxation et les blessures du cristallin, les
tumeurs intraoculaires (sarcome de la choroïde, gliome, hémorragies rétiniennes (V. ci-dessous).

Le *traitement* est celui de la lésion initiale auquel on ajoutera l'iridectomie ou les ponctions pour combattre l'hypertonie.

III. **Glaucome hémorragique.** — Ce glaucome est lié à l'artério-sclérose :
on le rencontre chez des sujets âgés et sur des yeux qui ont souvent été
atteints d'infiltration sanguine de la rétine. Les malades paraissent sains ou
bien ont présenté des troubles cérébraux dus à l'artério-sclérose.

La marche des accidents est le plus souvent aiguë ou suraiguë. Un œil
sain apparemment ou dont la vision est déjà mauvaise par le fait d'anciennes
hémorragies rétiniennes devient rouge, douloureux, hypertone. Les douleurs
peuvent céder spontanément en quelques jours et une guérison survenir,
mais la vision est le plus souvent perdue irrémédiablement. Dans d'autres
cas, les douleurs et l'hypertonie persistent, la vision est perdue et l'énucléation devient la seule ressource.

Encore dans le glaucome hémorragique on devra éviter toute confusion
au début avec une conjonctivite. La conjonctive bulbaire est rosée, légèrement chémotique, la sécrétion muqueuse légère, mais cette infiltration sanguine n'a rien de commun avec une conjonctivite.

IV. (**Hydrophtalmie congénitale. Kératoglobe. Mégalocornée. Glaucome infantile**). — Maladie de l'enfance, non fréquente, se manifestant dès
la naissance ou dans les premières années; atteignant parfois plusieurs
membres dans la même famille (V. pl., fig. 2 et 5). L'œil est gros, dans tous
ses diamètres (V. pl., fig. 4). La sclérotique et la cornée ont des dimensions
anormales. La cornée (mégalocornée) répond par ses diamètres à la dimension scléroticale. La sclérotique est bleuâtre, amincie surtout dans sa partie
antérieure. La cornée reste transparente ou devient opaque, et dans ce
dernier cas, elle offre un aspect analogue à celui de la kératite parenchymateuse. La pupille devient immobile. Le cristallin n'a pas un développement proportionnel à celui des membranes oculaires, aussi la zonule de
Zinn le fixe-t-elle d'une façon défectueuse et le cristallin est exposé à la

luxation. Affection presque toujours bilatérale. On l'a vue coïncider avec le lymphangiome des paupières, l'hémihypertrophie faciale, l'angiome temporale. Et dans ces cas il n'y a pas qu'une simple coïncidence; ces hypertrophies relèvent de la même cause et dans une observation de Cabannes, un angiome temporal tenait sous sa dépendance l'hypertrophie faciale et le glaucome infantile.

L'acuité visuelle est exceptionnellement normale. Sous l'influence de la tension oculaire, la papille s'excave.

Pronostic. — La maladie peut s'arrêter dans son évolution et l'œil conserver une vision suffisante; mais lorsque le processus glaucomateux poursuit son cours les lésions aboutissent à la cécité.

Traitement. — L'iridectomie et la sclérotomie peuvent donner de bons résultats. Cela dépend de l'âge du malade et de la gravité des cas.

PÉCHIN.

GLOSSITES. — Les glossites sont les inflammations de la Langue (v. c. m.) : elles ne sont qu'une localisation des inflammations de la bouche en général (V. Stomatites).

GLOSSITE EXFOLIATRICE MARGINÉE. — La glossite exfoliatrice marginée est une affection de la muqueuse linguale caractérisée par une desquamation en plaques aberrantes, nettement limitées du côté où elles s'étendent par une sorte de bourrelet blanc, circiné, géographique, à convexité le plus souvent externe.

La multiplicité des termes dont on la désigne : *pityriasis lingual* (Rayer). *excoriations chroniques de la langue* (Möller), *état lichénoïde lingual* (Gubler), *eczéma en aires ou marginé desquamatif de la langue* (Besnier), *desquamation marginée aberrante de la langue* (Brocq), etc., prouve qu'on en ignore encore la nature.

Certains auteurs, comme Gautier et Guinon, tendent à la dissocier en plusieurs espèces; les autres, comme Lemonnier, A. Fournier, Besnier et Brocq, la considèrent comme une entité morbide.

On doit toutefois reconnaître qu'elle se présente sous des formes différant notablement les unes des autres par leurs caractères objectifs et leur évolution.

Étiologie. Pathogénie. — C'est dans les six premières années de la vie que la glossite exfoliatrice marginée est la plus fréquente et surtout de 6 mois à 2 ans, période très active de l'évolution dentaire. Elle atteint surtout les enfants débilités, anémiés, dyspeptiques, souffrant de muguet, de stomatite ulcéro-membraneuse.

Elle n'est pas exceptionnelle à l'âge adulte; elle coïncide alors assez souvent avec l'alcoolisme, le nervosisme, l'arthritisme, la syphilis, les dyspepsies, les éruptions eczémateuses, herpétiques, etc. Rien de net ne se dégage de cette énumération.

Les malformations congénitales de la langue (langue fissuraire, langue scrotale, etc.), favorisent son apparition.

Les relations manifestes qui existent entre certaines formes d'eczéma et la desquamation linguale ont conduit Besnier à supposer que celle-ci est une sorte d'eczéma lingual circiné. Son aspect pourrait le faire croire parasitaire, mais on n'en connaît pas de cas de contagion.

Frappé des analogies objectives et évolutives qui existent entre cette glossite et la pelade, Unna considère la lésion linguale comme une tropho-névrose ; les travaux de Jacquet sur la pelade semblent légitimer cette hypothèse.

Symptômes. — On observe rarement le début de la glossite exfoliatrice marginée : mais, au cours de cette affection, on peut étudier l'apparition d'une aire nouvelle. D'abord apparaît près de la pointe ou vers les bords de la langue une petite tache blanchâtre, arrondie, en léger relief.

Cette tache s'étend rapidement ; son centre desquame, devient rosé et se déprime : la couche supérieure de l'épithélium lingual paraît manquer ; les papilles filiformes ne sont plus visibles, les papilles fungiformes sont, au contraire, particulièrement apparentes. La bordure de la tache, annulaire ou en croissant, reste saillante, et forme un bourrelet épidermique grenu, blanc grisâtre ou parfois jaunâtre, taillé à pic vers sa concavité.

La plaque s'étend parfois excentriquement, tandis que l'épiderme se reforme en son centre ; mais d'ordinaire elle ne progresse que par une partie de sa circonférence, tandis que l'autre disparaît. Sans cesse en évolution, elle change d'aspect d'un jour à l'autre. Des plaques voisines s'unissent souvent, dessinant des sinuosités, des festons. En grandissant, les lésions tendent à se porter vers la ligne médiane et la base de la langue, tandis que leur concavité regarde vers les bords ou la pointe de l'organe.

Au toucher, les plaques desquamées sont quelquefois légèrement épaissies et indurées. La langue, parfois variqueuse et œdématiée, garde souvent sur ses bords l'empreinte des dents, ainsi que la muqueuse buccale, dont la coloration est plus vive.

Au niveau des plaques, le derme n'est pas sensiblement altéré. L'épithélium ne disparaît jamais complètement et laisse au moins une couche mince au sommet des papilles.

On n'a trouvé, au niveau des plaques desquamées, que des parasites d'ordre banal.

Nul trouble fonctionnel n'accompagne les lésions de la glossite exfoliatrice marginée ; tout au plus la sensibilité est-elle à leur niveau légèrement exaltée.

Quand la plaque desquamée est arrivée au terme de son développement, le bourrelet qui l'entoure s'efface graduellement, sa coloration rouge s'atténue : la muqueuse reprend son aspect normal.

Les lésions de la glossite exfoliatrice marginée sont d'ordinaire multiples et se présentent aux divers aspects de leur évolution : certaines, à peine ébauchées, coexistent avec d'autres plus ou moins étendues.

Formes. — Il existe d'autres formes de desquamation aberrante, reliées au type fondamental par des transitions insensibles.

Dans le *type géographique* de Bergeron, ou *à découpures nettes* de Gautier, la circination est remplacée par une ligne dentelée qui sépare l'aire desquamée de la portion restée saine ; la bordure ne forme pas de bourrelet appréciable ; la lésion semble peu mobile.

Guinon a décrit une forme *à bords diffus* où un seul élément, sans limites nettes, sans bords saillants, occupe la ligne médiane de la face dorsale de la langue.

Quand les aires desquamées accompagnent des malformations congénitales ou acquises, elles sont souvent douloureuses : ces cas répondent à la *glossodynie exfoliatrice* de Kaposi.

Évolution. — La glossite exfoliatrice marginée évolue par poussées successives, qui se produisent souvent à l'approche des règles. Les maladies aiguës, les grandes pyrexies en particulier, font disparaître les lésions, passagèrement ou pour toujours.

L'affection dure de quelques mois à un grand nombre d'années. Elle guérit spontanément chez les enfants vers 5 ou 6 ans. Au-dessus de cet âge, sa durée est illimitée ; mais l'affection est toujours absolument bénigne.

Diagnostic. — Le véritable *eczéma de la langue* diffère de la desquamation en aires ; la muqueuse eczémateuse est fort rouge, parfois un peu sèche, parfois très enflammée, tuméfiée, fort douloureuse ; les fonctionnels sont des plus marqués.

Les *plaques leucoplasiques*, d'un blanc nacré, sans liséré, ni figuration spéciale, sont absolument immobiles.

L'enduit blanchâtre du *muguet* se détache facilement ; on y découvre facilement au microscope les spores et le mycélium du saccharomyces albicans.

Dans le *lichen plan buccal*, des plaques ou des traînées blanchâtres et sans liséré coïncident avec d'autres éruptions caractéristiques.

Ce sont les syphilides linguales qui ressemblent surtout à la glossite exfoliatrice marginée. Mais les *plaques muqueuses érosives*, dépourvues de liséré périphérique, blanchâtres, sont souvent exulcérées et douloureuses : elles ne progressent pas. Les *plaques lisses*, « fauchées en prairies », sont parfois d'un diagnostic très difficile ; leur plus grande fixité, les antécédents du malade, l'efficacité du traitement spécifique, jugeront la question.

La *langue montagneuse* ou *scrotale*, d'origine congénitale, est parcourue par des sillons sinueux, très profonds, entrecroisés.

Traitement. — La glossite exfoliatrice marginée guérissant spontanément chez l'enfant, n'étant douloureuse que par exception chez l'adulte et toujours étant d'une extrême bénignité, ne nécessite pas une énergique intervention thérapeutique.

Traitement général. — Il ne faudra pas négliger les indications causales. Aux enfants débilités, rachitiques, syphilitiques, dyspeptiques, on prescrira une médication interne appropriée. On soignera le tube digestif des adultes. L'emploi de l'arsenic, recommandé par Vanlair et L. Brocq, semble justifié par la nature exclusivement épithéliale et desquamative de l'affection.

Traitement local. — On recommandera au malade de soigner ses dents et de se laver régulièrement la bouche, surtout après les repas. S'il s'agit d'un adulte faisant des excès ou que ses lésions linguales font souffrir, on lui conseillera de s'abstenir de tabac, d'alcool, de mets trop épicés.

Pendant les poussées aiguës douloureuses, la médication locale consistera

en bains de bouche tièdes avec une décoction de guimauve et pavot alcalinisée avec le borate ou le biborate de soude.

Lorsque l'affection présente un caractère torpide, on peut essayer la
médication sulfureuse. Unna conseille aux malades de se rincer la bouche.
trois fois par jour, après un nettoyage minutieux, avec le collutoire suivant :

Eau sulfureuse		ãa 100 grammes.
Eau de menthe		
Fleur de soufre		ãa 20 —
Sirop simple		
Gomme		2 —

Agiter avant de s'en servir.

puis de décanter le dépôt de soufre qui se sera formé pendant cette opération et de s'en frotter la langue avec une brosse à dents très douce.

Ce traitement peut ne pas être sans inconvénient. On peut lui substituer
les eaux minérales sulfureuses en bains de bouche et en pulvérisations.

L'eau oxygénée a été employée par Colleville en badigeonnages associés
à la faradisation.   *FERNAND TRÉMOLIÈRES.*

GLOTTE (ŒDÈME). — Infiltration séreuse et, dans certains cas, séro-puru-
lente de la région glottique. La muqueuse laryngée est relativement peu
adhérente aux tissus sous-jacents, dont elle est par endroits séparée par une
couche cellulaire qui se laisse facilement infiltrer. Cette laxité de la muqueuse,
au niveau des replis aryténo-épiglottiques, des aryténoïdes et des cordes
vocales, fait que ces parties sont déformées et distendues au moindre prétexte,
local ou général, d'infiltration séreuse.

Cette infiltration peut être *sus-glottique, glottique* ou *sous-glottique*, ou trachéale. L'œdème dit de la glotte n'est donc qu'une variété d'œdème laryngé.
C'est le plus souvent au-dessus de la glotte que se forment les infiltrations.
soit parce que cette région est la plus mobile, la plus active, celle où les
stases se produisent le plus aisément, soit aussi parce qu'elle est le plus
souvent atteinte par les congestions actives.

A l'examen laryngoscopique, la muqueuse est boursouflée, pâle ou rouge
selon les cas. La région épiglottique peut seule être affectée, et l'épiglotte,
tendue et épaisse apparaît comme une masse informe qui obture le vestibule de la glotte et s'oppose à tout examen. Sous l'épiglotte, les replis aryténo-épiglottiques, normalement assez minces et tendus, sont comme distendus, irréguliers, épais et forment de grosses nodosités. Les bandes
ventriculaires sont, dans certains cas, gonflées ou chevauchent l'une sur
l'autre, même dans l'attitude d'inspiration. Les cordes vocales sont déformées, boudinées, et certains de leurs segments peuvent se gonfler au point
de former de véritables productions polypiformes. La muqueuse trachéale
se montre aussi, dans le cas d'œdème sous-glottique ou d'œdème généralisé,
boursouflée au point de fermer l'orifice aérien au-dessous du plan glottique.

L'œdème laryngé peut être primitif ou secondaire ; un refroidissement
brusque, une brûlure, l'irritation d'un corrosif ingéré, détermineront l'apparition très rapide d'un œdème plus ou moins généralisé à toute la région
glottique.

Dans d'autres cas, l'œdème vient compliquer une inflammation aiguë, variole, érysipèle, scarlatine, fièvre typhoïde, tuberculose, d'où des ulcérations, des abcès, ou encore des tumeurs cancéreuses ou autres. Dans la scarlatine ou dans la fièvre typhoïde, c'est surtout au décours de la maladie qu'apparaissent ces œdèmes.

Mais c'est surtout dans la maladie de Bright que cet œdème est fréquent, et d'autant plus dangereux qu'à l'œdème glottique s'ajoute souvent l'œdème pulmonaire et que la dyspnée a des causes multiples, toutes graves. Le diagnostic de cet œdème se fait par la recherche des signes d'insuffisance rénale, de néphrite aiguë ou chronique, scarlatineuse ou syphilitique, etc. Il y a souvent d'autres œdèmes, mais l'œdème des cordes vocales est un des plus précoces et nous savons que toute la région se prête au gonflement sous-muqueux. L'œdème glottique, surtout au cours de néphrites chroniques, peut être très lent à se manifester cliniquement. En thèse générale, il y a presque toujours un peu d'œdème chez les brightiques et l'examen laryngo-scopique permet souvent d'attirer l'attention sur un état brightique latent par ses autres symptômes. L'œdème des malléoles, l'œdème des paupières, sont généralement moins précoces que l'œdème laryngé. Il n'est pas le premier symptôme de l'état brightique, mais quand il prend une forme vive, intense, il est le premier symptôme qui, par lui-même, attire l'attention du malade et du médecin, bien que l'investigation clinique ait pu trouver, dès lors, d'autres petits signes, entre autres l'œdème léger et inoffensif de la région sus-glottique.

En même temps que cet œdème léger du larynx, mais beaucoup plus apparent, existe presque toujours l'œdème de la luette et du voile du palais, et parfois des poussées brusques d'œdème, avec gêne de la déglutition, etc. Chez les goutteux, la poussée d'œdème aigu du voile peut être énorme, douloureuse, avec dysphagie, suffocation. Quand s'y adjoint l'œdème laryngé, la situation du malade devient immédiatement des plus précaires. Dans certains cas, les œdèmes palatin et glottique ne sont qu'une poussée d'origine nerveuse, atteignant le nez et les parties supérieures de l'appareil respiratoire, pouvant se résoudre en hydrorrhée comme dans l'asthme des foins, ou rester à l'état d'œdème sous-muqueux.

Certaines angines aiguës, d'ailleurs souvent compliquées de néphrite, scarlatineuses ou autres, s'associent de vives poussées d'œdème pharyngé et souvent glottique.

Ces œdèmes brightiques peuvent durer des semaines ; dans ces cas, ils s'associent à des œdèmes pulmonaires assez fréquemment, ou encore à des épanchements pleuraux.

Chez les syphilitiques, l'œdème laryngé appartient surtout à la période tertiaire, mais certaines ulcérations secondaires du larynx peuvent néanmoins devenir le point de départ de brusques poussées d'œdème. Toutes les lésions tertiaires du larynx peuvent rapidement se compliquer d'œdème, surtout quand il y a néphrite chronique. Certains œdèmes des cordes vocales gonflent subitement des productions granuleuses au point d'en faire de grosses masses polypiformes qui obturent la lumière glottique.

La voix est généralement éteinte dans l'œdème glottique; le principal symptôme est la dyspnée, tantôt lente, tantôt rapide.

Sauf dans le cas où l'œdème est très apparent au niveau du pharynx et du voile du palais, le diagnostic d'œdème de la glotte ne peut se faire que par l'examen laryngoscopique. Certains de ces symptômes lui sont communs avec les polypes du larynx, l'abcès rétropharyngien, l'asthme et la laryngite striduleuse, l'anévrisme de la crosse de l'aorte, le croup, et même le spasme de la glotte (v. c. m.).

Traitement. — Dans les cas très graves, il faut, sans tarder, pratiquer le tubage et même la trachéotomie, faire des émissions sanguines au niveau du cou, appliquer des sangsues, des compresses très chaudes, prescrire des gargarismes chauds, scarifier les parties trop saillantes, maintenir la langue en avant, de façon à redresser l'épiglotte et à tendre les replis aryténo-épiglottiques.

Traiter la néphrite quand elle est cliniquement reconnue; déchlorurer, et, en cas de syphilis, appliquer le traitement intensif, sans retard. Éviter par-dessus tout, chez les néphritiques, l'iodure de potassium, cause fréquente d'œdèmes aigus.   *PIERRE BONNIER.*

GLOTTE (SPASME). — Contraction tonique des adducteurs et constricteurs de la glotte, qui peut durer de quelques secondes à un temps suffisant pour amener la suffocation.

Elle peut être provoquée par une irritation d'un des récurrents (tumeur du médiastin, anévrisme de l'aorte, ganglions cancéreux ou tuberculeux). L'action sphinctérielle qui ferme la glotte se produit par l'irritation d'un seul récurrent, et l'anneau musculaire se contracte en masse dans l'effort et dans le spasme. Une irritation plus superficielle détermine aussi, mais par voie réflexe, le spasme glottique. C'est ce qui se passe dans le croup, dans le faux croup, dans l'œdème de la glotte, dans certaines ulcérations douloureuses du vestibule glottique, intervention thérapeutique, fausse déglutition, aspiration de gaz irritants. De même pour des irritations centrales, comme dans le tabes, la tétanie et dans le cas de troubles nucléaires des centres bulbaires de l'occlusion glottique, et il s'agit le plus souvent, dans ce dernier cas, de spasme idiopathique de l'enfance, d'accidents syphilitiques héréditaires (Dieulafoy).

Ce spasme glottique des enfants apparaît brusquement comme le faux croup, comme l'asthme infantile dans certains cas, comme une crise comitiale. C'est une convulsion tonique de la glotte, le plus souvent sans prodromes. C'est un degré de plus que la constriction glottique du faux croup, c'est la fermeture complète de la glotte, avec angoisse extrême, asphyxie, cyanose, sueurs profuses, affolement du cœur; la respiration est suspendue : puis la scène change rapidement, et, après quelques secondes de suspension absolue de la respiration, la constriction cesse, le calme reprend subitement, l'enfant respire normalement, terminant sa crise par une sorte de cri qui rappelle celui par lequel commence quelquefois la crise comitiale. La crise est d'ailleurs une épilepsie glottique, symptomatique d'une irritation probable des centres purement fonctionnelle.

Les crises, dans certains cas, se répètent d'assez près, et la crise peut durer plus d'une heure. Les crises vont se rapprochant et deviennent très fréquentes, sans que l'enfant semble souffrir dans sa santé générale. Mais il semble aussi que, plus tard, une lésion centrale gagne des noyaux voisins de ceux du spinal, car le malade tombe bientôt dans le marasme et la consomption. La maladie peut durer plusieurs mois, mais elle peut aussi évoluer rapidement. Le pronostic est mauvais, car tout paraît indiquer que les phénomènes laryngés ne sont que le symptôme glottique d'une affection des centres bulbaires inférieurs, affection probablement spécifique.

Cette forme de spasme frappe en général les très jeunes sujets, de quelques mois; la laryngite striduleuse survient plus tard et l'enfant résiste mieux. Le spasme de la glotte, symptomatique et essentiel, paraît donc d'autant plus grave que le sujet est plus jeune, soit par l'intensité du phénomène, soit par la moindre résistance de l'organisme à l'asphyxie.

Traitement. — En présence du spasme glottique, quel qu'il soit, la première chose à faire est d'essayer d'obtenir que le malade, qui, dans son effarement, cherche à prendre l'air par la bouche, ferme au contraire la bouche et s'efforce de respirer par le nez. Il suffit parfois d'imposer une seconde le type normal de la respiration, le type nasal, pour faire subitement cesser le désarroi fonctionnel et avec lui le spasme. Dans les manœuvres locales de la pratique laryngologique, le spasme survient assez facilement chez certains sujets, et ce procédé réussit presque invariablement pour couper le trouble laryngé dans sa racine. Les aspersions d'eau froide, les frictions sur le corps agissent aussi par réaction. Le titillement de la luette peut aussi, dans certains cas, faire subitement tomber le spasme. De même la douche d'air dans les trompes par la poire à insufflation.

Le traitement général de l'irritabilité nucléaire, le traitement local du nez et du larynx dans certains cas de végétations adénoïdes qui peuvent par réflexe produire ce spasme, ainsi que l'irritation profonde des conduits auriculaires, le traitement spécifique dans le cas de syphilis héréditaire, seront entrepris sans tarder. Tubage ou trachéotomie.   *PIERRE BONNIER.*

GLYCÉRINE. — Elle provient de la saponification des corps gras neutres. La glycérine purifiée est un liquide de consistance sirupeuse, incolore, inodore, de saveur sucrée, miscible en toutes proportions avec l'eau et avec l'alcool. Son pouvoir dissolvant s'étend à un grand nombre de substances médicamenteuses; elle-même est insoluble dans l'éther, le chloroforme, les huiles grasses et les essences.

La glycérine a été employée comme agent d'épargne dans la tuberculose pulmonaire (v. c. m.) et comme succédané du sucre dans le diabète (v. c. m.). Elle excite la sécrétion de la bile et les fonctions de l'intestin; dans la colique hépatique (v. c. m.) on en donne 20 ou 30 gr. dans de l'eau de Vichy au moment des paroxysmes; dans un but laxatif, l'administration par voie gastrique est beaucoup moins utilisée que par voie rectale (lavements, suppositoires, ovules).

La glycérine assouplit la peau intacte et en répare promptement les érosions légères ; sur la peau dénudée et sur les plaies, elle provoque une vive cuisson ; ses applications en dermatologie sont multiples.

Potion (lithiase biliaire).

Glycérine officinale. . . 50 grammes.
Crème de tartre soluble. 10 —
Hydrolat de fleurs d'o-
　ranger. . . . . 90 —
Sirop des cinq racines. 50 —
2 à 6 cuillerées à soupe par jour.

Glycérine solidifiée (excipient pour suppositoires, ovules, crayons, etc.)

Gélatine blanche. . . . 10 grammes.
Eau distillée . . . . . 30 —
Glycérine. . . . . . . 60 —

Lavement glycériné.

Glycérine neutre . 40 à 60 grammes.
Eau . . . . 500 —

Suppositoires glycérinés.

Glycérine pure à 30°. . 2 grammes.
Beurre de cacao. . . . 5 gr. 60
Cire blanche. . . . . . 0 gr. 40

E. F.

GLYCÉROLÉS OU GLYCÉRÉS. — On donne le nom de *Glycérés* à des médicaments qui ont pour base la glycérine seule, ou un mélange de glycérine, d'eau et d'amidon que l'on chauffe pour lui donner la consistance de l'empois.

Les glycérés peuvent revêtir un grand nombre de formes pharmaceutiques et être employés aux mêmes usages que les collutoires, les liniments, les pommades.

Glycéré d'amidon (Codex).

Amidon de blé pulvé-
　risé. . . . . 10 grammes.
Eau distillée . . . . 10 —
Glycérine officinale. . 130 —
Délayez l'amidon dans le mélange de glycérine et d'eau distillée ; faites chauffer dans une capsule de porcelaine, en remuant avec une spatule, jusqu'à ce que la masse commence à se prendre en gelée.

Glycéré d'oxyde de zinc (Codex).

Oxyde de zinc . . . . . 10 grammes.
Glycéré d'amidon. . . . 20 —
Mêlez au mortier.

Glycéré de tanin (Codex).

Tanin officinal pulvé-
　risé. . . . . 10 grammes.
Glycéré d'amidon . . . 50 —
Mêlez. *E. F.*

GLYCÉRO-PHOSPHATES. — V. Phosphore.

GLYCOSURIE. — V. Urines (Examen), Diabète, Grossesse (Pathologie).

GOITRES. — Les goitres sont des tumeurs du corps thyroïde caractérisées *anatomiquement* par l'hypertrophie circonscrite ou diffuse du tissu glandulaire, et sa dégénérescence fréquente suivant des types variables ; *cliniquement* par la tuméfaction partielle ou totale de la glande et l'évolution ordinairement bénigne de la tumeur.

Étiologie. — Certaines conditions de sexe, d'âge, d'hérédité ont une influence *prédisposante.*

L'accord est unanime pour admettre une grande prédominance du goitre chez la femme. Baillarger, sur 13 000 cas, a trouvé 8484 femmes, un peu plus des deux tiers. D'autre part, si le goitre peut exister exceptionnellement à la naissance, la puberté et la grossesse sont les deux époques de prédilection pour son apparition, comme si la congestion thyroïdienne intense qu'entraînent ces deux états physiologiques favorisait la néoformation ou la mettait en évidence. Par contre, l'influence de l'hérédité est fort difficile à apprécier, parce que les enfants, dès leur naissance, se trouvent dans les mêmes conditions d'habitat que leurs parents.

Les causes *déterminantes* de l'affection sont encore mal connues.

Elle se montre, à l'état *endémique*, dans certaines contrées montagneuses (en France les Alpes, les Pyrénées, les Vosges, le Plateau central), alors que les zones maritimes sont indemnes; dans ces régions goitrigènes ce n'est pas sur les hauts plateaux que gîtent les goitreux mais dans les vallées profondes encaissées entre de hautes montagnes, non pénétrées par la lumière, humides, voire même marécageuses et dont les habitants se nourrissent mal et vivent dans l'oubli de toutes les règles de la propreté.

A l'état *sporadique*, le goitre a été rencontré exceptionnellement chez des sujets n'ayant jamais quitté leur pays natal, plaine éloignée des montagnes ou même bord de la mer; le plus souvent, les goitres sporadiques ne le sont qu'en apparence; les malades ont fait dans leur enfance un séjour de quelques années ou de quelques mois dans un pays à goitre et y ont contracté le germe de la maladie.

Enfin, le goitre peut apparaître parfois à l'état *épidémique* dans les casernes, les collèges, les prisons et y frapper la moitié ou les deux tiers des individus, mais la chose ne s'est présentée jusqu'ici qu'en des pays infestés par l'endémie.

Tous ces faits doivent faire admettre que des influences telluriques président à la formation du goitre; mais comment agissent-elles?

Pathogénie. — La croyance populaire, les conclusions des deux grandes commissions française et piémontaise, un ensemble de faits indiscutables semblent prouver que l'eau est la grande coupable; mais le mécanisme de sa nocivité est loin d'être élucidé.

Elle peut s'expliquer soit par sa composition chimique, soit par son infection par des agents microbiens.

La *composition chimique* de l'eau a probablement une grosse importance; mais on ignore encore quels sont les éléments dont l'excès ou le défaut peut déterminer la formation du goitre. La faible teneur en iode des eaux de montagne, dûment constatée par Chatin en 1852, a été longtemps invoquée et semblait une explication d'autant plus satisfaisante qu'elle cadrait fort bien avec les bons effets que produit la médication iodée et la richesse en iode du corps thyroïde lui-même. Mais il y a contre elle de graves objections : le goitre disparaît sur les hauts plateaux et les sommets élevés, où l'iode est pourtant très rare; et les iodures que contient l'eau de l'Allier n'empêchent pas le développement du goitre sur ses rives. Bien plus, des animaux ont pu être abreuvés durant des mois et des années avec de l'eau distillée sans jamais devenir goitreux; et tout récemment l'usage exclusif de l'eau distillée a été préconisé avec succès dans le traitement des goitres.

L'eau peut, d'autre part, exercer son influence nocive en servant de véhicule à des *microbes spéciaux* : staphylocoques de virulence atténuée. Carle et Lustig, Kocher et Tavel, Jaboulay ont soutenu cette théorie parasitaire que Combes admet aussi, mais en considérant l'air comme le principal agent de transport des microbes. Les recherches de Rivière ont paru tout d abord lui être favorables en décelant la présence de micro-organismes dans de nombreux goitres; mais Rivière lui-même, et peu après Dor et Bérard ont montré que l'existence des microbes n'était pas constante et que l'inoculation aux animaux de ceux qu'on y rencontre parfois était toujours restée sans résultat.

La découverte, déjà vieille de quinze ans, de *combinaisons iodées* dans la glande thyroïde et dans les glandules a orienté dans une autre voie l'étude de la pathogénie des goitres. On en est venu à considérer ceux-ci non pas comme les types particuliers d'une affection bien définie, mais comme un ensemble de lésions consécutives à un défaut d'assimilation puis d'utilisation de l'iode dans l'organisme (Bérard). Les uns, avec Louis Dor, admettent la présence dans les eaux goitrigènes de principes solubles sous l'action desquelles l'iodothyrine, produit de transformation de l'iode par les cellules thyroïdiennes, est précipitée dans le sang et ne peut aller aux autres cellules de l'organisme, à la vie desquelles elle est pourtant indispensable. Reprise par des phagocytes, l'iodothyrine est transportée par eux vers des organes hématopoiétiques. Il naît là des anticorps, qui provoquent, au niveau de la glande, une réaction de défense, une prolifération cellulaire. L'hypertrophie simple ainsi déterminée est bien vite transformée par des infections microbiennes ou des auto-intoxications, et ces transformations multiples sont l'origine des diverses variétés de goitre. D'autres, avec Répin, rapportent l'action des eaux goitrigènes à la soustraction qu'elles effectuent d'un élément iodé, indispensable à l'économie. « L'hypertrophie de la thyroïde serait une hypertrophie fonctionnelle, de compensation, suite de la raréfaction de la combinaison iodée qui est en quelque sorte la matière première élaborée par la thyroïde. » (Répin.)

Lésions. — Deux faits capitaux dominent l'histoire anatomo-pathologique du goitre : l'un d'importance surtout doctrinale, l'autre particulièrement intéressant au point de vue opératoire. En premier lieu, comme l'a démontré Virchow, il faut admettre que toutes les variétés de goitre résultent de transformations évolutives ou de modifications régressives ayant pour base originelle la prolifération de l'épithélium glandulaire.

En second lieu, chacune de ces formes différentes peut se présenter de deux façons distinctes : la tumeur est *nodulaire*, encapsulée et par conséquent énucléable du parenchyme glandulaire; ou *diffuse*, sans aucune délimitation, sans plan de clivage permettant de la séparer du tissu thyroïdien, si bien que son ablation nécessite l'excision de la portion de la glande atteinte.

Ceci dit, nous allons examiner rapidement : 1º la lésion élémentaire et son origine histologique; 2º les formes anatomiques qu'elle revêt et les dégénérescences dont elle est susceptible ; 3º son siège; 4º ses rapports avec les organes voisins.

1º **Histogénèse.** — En principe, l'hypertrophie glandulaire peut avoir deux origines : l'*hypertrophie* de vésicules thyroïdiennes adultes, dont les cellules, en proliférant, peuvent augmenter le volume et même le nombre ; la *néoplasie* ou prolifération pathologique de débris thyroïdiens embryonnaires qui sommeillent normalement dans la couche corticale de la glande

Virchow a toujours soutenu la première de ces deux opinions; pour lui, tout se passe comme si la glande continuait sa croissance naturelle : les follicules adultes prolifèrent et donnent naissance à des bourgeons pleins qui envahissent le tissu conjonctif, s'étranglent en chapelet et donnent naissance à des vésicules thyroïdiennes nouvelles. Le processus aboutit à la formation du goitre folliculaire ou parenchymateux.

Wolfler, d'autre part, donne pour origine aux goitres des débris embryonnaires, restes de la formation de la glande, qu'on rencontre presque exclusivement dans la zone corticale, interposés entre les acini. Lorsqu'ils prolifèrent, ces débris cellulaires donnent naissance à l'adénome thyroïdien de Wolfler, lésion élémentaire du goitre susceptible d'évoluer suivant deux types : tissu thyroïdien fœtal, fait de tubes glandulaires, c'est l'adénome fœtal ; tissu thyroïdien adulte, formé de vésicules glandulaires, c'est l'adénome gélatineux (goitre colloïde classique) avec des variétés déterminées par les modifications ultérieures. Ainsi se forment les principaux types anatomiques du goitre.

2° **Formes anatomiques.** — Le *goitre folliculaire* ou *parenchymateux* se présente sous la forme diffuse, mais son accroissement irrégulier donne à la tumeur un aspect noueux et bosselé. Macroscopiquement et microscopiquement, il ressemble beaucoup au corps thyroïde normal. Ce serait une forme fréquente, au dire de Virchow. Wolfler, au contraire, la croit très rare et pense que Virchow la confond avec la suivante.

L'*adénome fœtal* affecte surtout la forme nucléaire. Les noyaux sont gros, durs, distincts, émergeant de la substance thyroïdienne, ou bien plus petits, du volume d'un pois, d'une noisette, inclus au sein du tissu glandulaire et s'y laissant découvrir seulement par une palpation attentive. A la coupe, la teinte est gris jaunâtre ou rouge, lorsqu'une hémorragie s'est produite. Le microscope montre du tissu thyroïdien fœtal sous forme d'amas cellulaires ou de tubes, avec une circulation lacunaire abondante, d'où la fréquence des infiltrations hémorragiques, et, sous leur influence, la transformation fibreuse ou myomateuse du tissu conjonctif interstitiel.

Le *goitre colloïde* atteint les plus grandes dimensions et forme ces énormes colliers qu'on voit descendre parfois jusqu'à l'ombilic. Sa coupe est régulière, lisse, translucide et le montre formé d'une infinité de loges de dimensions très variables remplies d'une gelée jaunâtre ou rosée, poisseuse comme de la colle ; c'est la matière colloïde, résultat de la sécrétion des cellules.

Le *goitre fibreux* est tantôt un goitre folliculaire modifié par la sclérose généralisée qui ratatine le goitre et risque de le rendre constricteur, surtout s'il entoure la trachée ; tantôt le résultat d'une sclérose localisée de foyers adénomateux, sous forme de brides ou de travées rayonnantes blanchâtres criant sous le scalpel, ou de noyaux indurés contenus dans une coque dont ils sont énucléables.

Le *goitre kystique* est constitué par des cavités uniques ou multiples, petites ou grandes. D'ordinaire, il en est une qui l'emporte sur les autres par son volume. D'abord ronde, la tumeur devient irrégulière et bosselée ; à mesure qu'augmente son volume, elle s'énuclée du corps thyroïde, si bien qu'elle peut acquérir un volume considérable sans déterminer de troubles graves de compression.

Les parois sont minces et souples, ou bien fermes et rigides, parfois épaisses de plusieurs centimètres et contenant des plaques calcaires; la cavité est lisse ou cloisonnée par des saillies plus ou moins marquées, ou hérissée de végétations contenant des vaisseaux à parois minces, embryonnaires, éminemment fragiles; d'où la fréquence des hémorragies. Le contenu est rarement limpide, onctueux, albumineux; plus souvent il a une coloration brunâtre, café au lait, lie de vin, due aux ruptures hémorragiques de la paroi, ou une teinte jaunâtre qui s'explique par la transformation de l'hématine; il y nage des paillettes de cholestérine, des cellules épithéliales.

Le goitre est dit *vasculaire* enfin, lorsqu'il s'y rencontre une exubérance toute spéciale du système vasculaire, et depuis longtemps Th. von Walther en a distingué deux variétés : goitre anévrismateux ou *artériel*, lorsque la dilatation porte sur les artères, depuis les gros troncs qu'elle semble affecter de préférence jusqu'aux dernières ramifications et même aux capillaires; goitre variqueux ou *veineux*, où les veines superficielles surtout sont atteintes formant de véritables ampoules et un lacis vasculaire dont la masse masque la tumeur.

5° **Siège de la tumeur.** — La néoplasie siège le plus souvent dans le corps thyroïde proprement dit et elle y est totale ou partielle, limitée à un seul lobe, le droit surtout. L'isthme est le plus souvent respecté, parfois il est seul pris et constitue le goitre *globuleux* de Wolfler. La pyramide de Lalouette peut être le siège d'une tumeur qui se pédiculise, s'isole et paraît indépendante de la glande. C'est une variété de goitre *aberrant*.

D'autres variétés de ce même goitre aberrant, beaucoup plus graves au point de vue des accidents qu'elles déterminent, évoluent vers la profondeur : tels le goitre *rétro-sternal* qui, parti le plus souvent de l'isthme, vient se placer entre le sternum et la trachée; le *rétro-claviculaire*, le *rétro-pharyngien* ou *rétro-œsophagien* qui, né dans un prolongement de la corne supérieure, se porte derrière le tube digestif en s'isolant du reste de la glande. La plupart de ces goitres sont des goitres kystiques, et tous sont rattachés au corps thyroïde par un pédicule.

Enfin, des goitres peuvent naître dans les glandes thyroïdes accessoires; ce sont des raretés pathologiques; on les désigne sous le nom de *goitres erratiques* et l'on en trouvera plus loin la description.

4° **Rapports avec les organes voisins.** — Les *plans superficiels* présentent des modifications en rapport surtout avec le volume du goitre. La peau est distendue, amincie, souvent sillonnée de veines nombreuses; les muscles subissent la dégénérescence graisseuse et les aponévroses s'amincissent. Au-dessous d'eux, le goitre, comme le corps thyroïde lui-même, est entouré d'une gaine viscérale, nettement isolable de l'organe, et qu'il faut distinguer absolument de la capsule vraie du corps thyroïde fortement adhérente au parenchyme et richement vascularisée.

La *trachée* peut être le siège d'altérations fort importantes. Elles sont de deux sortes : déformations mécaniques, déformations d'ordre trophique. Des déformations mécaniques, Wolfler signale quatre types : aplatissement sagittal unilatéral, lorsque le goitre unilatéral, pressant sur une des faces, produit une véritable scoliose de la trachée et déforme sa lumière en un croissant orienté d'avant en arrière; aplatissement bilatéral, sagittal, qui déforme la trachée en fourreau de sabre, le dos étant formé par la crête antérieure, les deux plats de la gaine s'accolant au point de n'intercepter qu'une simple fente; compression annulaire, où la trachée est étranglée circulairement; compression frontale, produite ordinairement par la poussée d'avant en arrière d'une tumeur rétro-sternale. Les déformations d'ordre trophique sont le résultat de la dégénérescence graisseuse des anneaux cartilagineux et des muscles lisses. S'il faut en croire Rose qui les a fait connaître, elles peuvent atteindre un degré tel que la trachée, lorsqu'elle cesse d'être soutenue par les tissus environnants, s'affaisse pendant l'inspiration et s'obture par coudure pendant les mouvements de flexion du cou; de là des morts rapides au cours de l'opération, et la nécessité, pour parer à de tels accidents, d'user de longues canules trachéales qui servent de tuteur à l'organe.

La compression atteint beaucoup plus rarement le *larynx*; on l'a vu pourtant déjeté de côté, aplati, tordu sur la trachée.

Le développement des lobes latéraux entraîne le refoulement en dehors du *paquet vasculo-nerveux*. La carotide bat parfois sous la peau au côté externe du sterno-mastoïdien. La veine jugulaire et le pneumogastrique suivent l'artère.

Certains *nerfs* peuvent être lésés. Le laryngé inférieur est souvent, dans les vieux goitres, adhérent à la capsule, enflammé, sclérosé. Le sympathique est tiraillé dans ses anastomoses avec les nerfs laryngés ou ses filets cardiaques.

L'*œsophage* échappe le plus habituellement à la compression.

Symptômes. — Le goitre se révèle à nous surtout par ses signes physiques; les signes fonctionnels n'existent guère en dehors des complications.

Le *début* de l'affection passe en général inaperçu et la nécessité pour la malade d'élargir ses cols est le premier phénomène qui lui révèle le gonflement de son cou. Un début brusque marque simplement l'apparition d'une poussée inflammatoire qui met en évidence un goitre latent.

La *tumeur*, dès qu'elle devient volumineuse, altère la forme du cou de façon variable avec son siège. Si toute la glande est prise, elle forme, à la partie inférieure de la région, une saillie médiane prolongée par deux cornes latérales ascendantes qui peuvent atteindre l'apophyse mastoïde. Lorsqu'un seul lobe est dégénéré, la tumeur est latérale. Par contre, tant que la tumeur est petite, ou si elle porte sur une glande accessoire, rien ne la révèle à la vue. Sur la tumeur, lorsqu'elle existe, la peau reste d'aspect normal, à peine semble-t-elle amincie ou sillonnée de veines dilatées.

La palpation du goitre révèle des caractères primordiaux communs à toutes les variétés : indépendance de la peau qui glisse facilement sur la tumeur; mobilité transversale assez étendue, mais au cours de laquelle la tumeur entraîne avec elle le larynx et la trachée; immobilité verticale absolue. Par contre, dans les mouvements de déglutition, lorsque le tube aérien s'élève, la tumeur s'élève avec lui ; ce dernier caractère est de premier ordre.

Le palper fait connaître aussi la consistance de la tumeur souvent variable en ses divers points ; l'état de sa surface, lisse ou bosselée ; ses limites nettes en bas du côté du creux sus-claviculaire ; les rapports de son bord postérieur avec la carotide, souvent refoulée, mais qu'on peut presque toujours sentir battre. Bien plus, il permet, dans une certaine mesure, de diagnostiquer la forme anatomique du goitre.

Le *goitre folliculaire* est le plus souvent diffus ; il envahit toute la glande de façon uniforme, si bien qu'elle s'hypertrophie en conservant sa forme normale ; ou de façon irrégulière, affectant un lobe plus que l'autre. En général, cependant, la tumeur est assez régulière, de volume moyen, de consistance uniforme, mollasse, de surface lisse ou très légèrement bosselée ; sa marche est très lente et les accidents de compression très rares.

Lorsqu'il est circonscrit, le goitre folliculaire (adénome fœtal) tranche par sa consistance toujours plus ferme sur celle plus molle du tissu thyroïdien. Il a d'habitude une forme sphérique et pourrait être confondu avec un kyste très tendu du même organe. La ponction peut seule alors fixer le diagnostic.

Le *goitre colloïde* est mou, tremblotant, fluctuant même par places ; il est très déformant. C'est celui de tous les goitres qui est susceptible d'acquérir le plus grand volume. On le confond souvent avec les tumeurs kystiques, et le diagnostic n'est parfois possible qu'après une ponction.

Le *goitre fibreux* est petit et d'une consistance dure toute particulière ; parfois la sensation de résistance est telle, qu'on peut soupçonner une transformation cartilagineuse ou osseuse de la tumeur ; son évolution est féconde en accidents de compression, surtout du côté de la trachée, qu'il entoure parfois d'un véritable anneau fibreux (goitre constricteur).

Le *goitre vasculaire* est de consistance molle, de forme aplatie, au début, pour devenir de plus en plus arrondie à mesure que la tumeur devient plus rénitente. La tumeur se montre d'abord à la partie supérieure de la glande et se développe de haut en bas. Elle possède une réductibilité incomplète, mais manifeste ; elle augmente de volume dans les efforts et la flexion du cou.

Il en est deux variétés : la *variété veineuse* ou *goitre variqueux* s'accompagne d'un réseau veineux sous-cutané très développé avec de grosses veines efférentes et une dilatation marquée des veines du cou. La *variété artérielle* ou *goitre anévrismal* laisse percevoir des bruits de souffle continu ou intermittent, des pulsations, voire même de l'expansion.

Le *goitre kystique* enfin, s'il est volumineux, est extrêmement facile à reconnaître ; la fluctuation évidente fait le diagnostic. Il faut savoir que les gros kystes ont, en général, une forme très irrégulière : ils portent des bosselures, tantôt médianes, tantôt latérales, occupant même parfois les deux côtés de la glande, mais alors généralement plus développés d'un côté que de l'autre.

Les petits kystes, au contraire, sont réguliers, arrondis, et ont une surface lisse. Il est parfois très difficile d'y percevoir la fluctuation, à cause de leur tension et de leur petit volume ; la confusion avec des tumeurs solides est très aisée, et la ponction exploratrice le plus souvent nécessaire au diagnostic.

La percussion de tous les goitres donne de la matité. Par elle, on peut reconnaître si un lobe plongeant en arrière du sternum descend plus ou moins profondément dans le médiastin.

L'auscultation, pratiquée au-devant du cou, ne révèle d'ordinaire que le souffle trachéal normal ; le goitre lui-même peut pourtant être le siège d'un bruit de souffle systolique.

La laryngoscopie et, dans les rares cas où elle est possible, la trachéoscopie haute de Kilian peuvent apporter des renseignements précieux sur les changements survenus dans la situation et la forme du larynx, l'état des cordes vocales, la congestion de la muqueuse laryngée, enfin les altérations des parois trachéales.

Enfin la radioscopie et la radiographie seront parfois de la plus grande utilité dans l'examen des goitreux, non seulement pour indiquer les dimensions de la tumeur, la direction et la situation de ses prolongements thoraciques, mais encore pour préciser le siège et le degré des déformations de la trachée (Bérard).

Complications. — Elles sont de trois ordres : phénomènes de *compression* qu'on décrit d'habitude comme signes fonctionnels, mais qui manquent, en réalité, dans beaucoup de goitres, et sont souvent intermittents dans ceux où ils se produisent : *hémorragies ; inflammation*.

Les phénomènes de *compression* portent avant tout sur la *trachée* et sont le propre non des tumeurs les plus volumineuses mais de celles qui déterminent, au niveau de l'organe, les altérations anatomiques étudiées plus haut. Or, il est une condition nécessaire à la production des déformations trachéales, c'est la nature fibreuse, la consistance ferme du goitre. S'il est mou, son tissu s'étale autour du tube respiratoire, se développe vers la peau ou fuit vers quelque endroit où le tissu cellulaire est lâche et la place facile à prendre. Dur, au contraire, il a vite fait de vaincre la résistance des cartilages et de diminuer le calibre de la trachée.

Certaines variétés morphologiques ou topographiques de goitres sont particulièrement dangereuses à ce point de vue : le goitre *constricteur*, dit aussi *suffocant annulaire*, qui, formant autour un anneau élastique, l'enserre et détermine son étranglement annulaire ; le goitre *rétro-sternal*, fait d'une tumeur petite mais dure, développée aux dépens de l'extrémité inférieure des lobes, de l'isthme ou de quelque lobule aberrant et qui vient se caler entre le sternum et la trachée. Celle-ci, arrêtée en arrière par la colonne vertébrale, ne peut se dérober à la pression de la tumeur et s'aplatit d'avant en arrière. Par un mécanisme analogue, mais inverse, les goitres *rétro-pharyngiens* et *rétro-œsophagiens* entraînent souvent aussi l'aplatissement de la trachée.

La compression de la trachée a pour premier résultat un symptôme des plus importants, car à lui seul il trahit la diminution de calibre du conduit aérien : c'est la *toux de compression* (Bérard). Forte, bruyante, profonde,

sonore, caverneuse, elle revient fréquemment et sans cause nette, « elle
peut être la seule manifestation des goitres plongeants, et dès qu'on l'entend, il faut songer à rechercher ces tumeurs, même et surtout s'il n'y a
aucune masse cervicale visible ».

A cette toux se joint bientôt toute une série de troubles dyspnéiques
qu'on a englobés sous le nom d'*asthme des goitreux*. Le plus bénin d'entre
eux, c'est une oppression légère, mais permanente, qui s'accentue au
moindre effort. Parfois, dès cette période, une poussée congestive ou
inflammatoire au niveau du goitre provoque une attaque d'asphyxie aiguë
qui souvent rétrocède par le repos, mais entraîne parfois la mort immédiate. Ainsi s'expliquent les morts foudroyantes constatées chez les femmes
enceintes ou après une ponction suivie d'injection iodée au niveau d'un
petit goitre jusqu'alors très bien toléré. Dans ces crises asphyxiques, les
troubles circulatoires jouent un grand rôle. Il suffit, en effet, de la persistance d'une fente minime dans la lumière du conduit aérien pour que la
respiration puisse s'accomplir aisément; mais que le goitre se congestionne
et augmente de volume, que soudainement cette congestion entraîne de
l'œdème de la muqueuse trachéo-bronchique, le conduit s'obstrue et le
malade asphyxie.

L'oppression prend au bout d'un temps plus ou moins long un caractère
plus alarmant : au moindre effort, souvent même sans cause apparente,
surviennent des accès de suffocation avec inspiration sifflante, cornage, et,
si l'accès se prolonge, tous les signes de l'asphyxie : cyanose et refroidissement des extrémités, faiblesse du pouls, perte de connaissance, collapsus.
Les malades peuvent traverser une série d'accès de ce genre, mais ils
finissent par y succomber (Peyrot).

Ces accidents dyspnéiques ont une répercussion marquée sur le poumon
et sur le cœur : rapidement les bronches se dilatent, l'emphysème s'établit,
et au moindre coup de froid la bronchite s'installe et parfois la broncho
pneumonie chronique. Le cœur droit à son tour se dilate en même
temps que sa fibre musculaire surmenée et en outre intoxiquée par les
produits de la sécrétion thyroïdienne s'altère de plus en plus. Toutes les
causes qui sont susceptibles de congestionner le poumon aggravent encore
tous ces troubles, et à ce titre les anesthésiques doivent être maniés très
prudemment dans toutes les interventions sur les goitreux dyspnéiques
(Bérard).

Il faut ajouter aussi à ces troubles divers la dyspnée nerveuse qui résulte
de la compression des nerfs au niveau du hile du poumon, et la dyspnée
centrale et réflexe due à l'excitation prolongée des centres respiratoires
par un sang trop riche en acide carbonique.

Des troubles de parésie ou de paralysie laryngée résultent de la compression des *récurrents*; c'est d'abord le spasme des muscles adducteurs, puis
leur contracture et enfin leur paralysie; ces lésions se manifestent par de
l'enrouement, la voix se voile (voix goitreuse), parfois apparaît une toux
quinteuse. L'examen laryngoscopique, difficile à pratiquer à cause de la
dyspnée qu'il provoque, permet de connaître l'état des cordes vocales.

La déglutition est rarement gênée; cependant certains goitres rétro-pharyngiens, à tendance scléreuse, auraient pu étrangler l'œsophage au point de causer la mort par inanition.

Parfois la face vultueuse, cyanosée, œdématiée d'un côté ou des deux, révèle la compression d'une ou des deux jugulaires, l'œdème du membre supérieur suit celle du tronc veineux brachio-céphalique.

Lorsque des symptômes analogues de tout point à ceux du goitre exophtalmique (exophtalmie, tremblement, tachycardie, palpitations), viennent compliquer un goitre de petit volume, faut-il y voir le résultat de la compression ou du tiraillement par la tumeur de certains filets du sympathique? c'est un point de pathogénie que nous ne discuterons pas; — retenons seulement ce fait important, les accidents disparaissent après l'ablation du goitre.

Il faut savoir, enfin, que certains goitres rétro-sternaux, dits à cause de cela *goitres plongeants*, sous l'influence de l'aspiration thoracique, tendent à s'enfoncer de plus en plus dans la poitrine et peuvent aller se loger au milieu des organes du médiastin antérieur. Pour peu qu'ils s'y développent, ils provoqueront souvent le syndrome classique des tumeurs du médiastin et pourront nécessiter une intervention spéciale.

Les *hémorragies* ont pour origine un effort, une quinte de toux, un traumatisme, et pour résultat une augmentation de volume de la tumeur qui devient tendue et douloureuse. Aussi l'on conçoit qu'un pareil accident, survenant lorsqu'existait déjà un certain degré de compression des voies aériennes, puisse conduire à la mort à bref délai par suffocation. Dans les kystes, le sang qui s'épanche augmente la pression sur la paroi, peut la faire éclater et parfois même perforer la peau; alors les accidents septiques se joignent aux hémorragies répétées pour entraîner une mort rapide.

L'*inflammation*, dont les causes ont été étudiées plus haut, peut entraîner la suppuration de la tumeur, la production de fusées purulentes dans le médiastin et une broncho-pneumonie infectieuse qui emportent le malade.

Marche et Pronostic. — La marche de l'affection est donc éminemment variable; subordonnée de tout point à l'évolution anatomique de la tumeur, elle peut, avec elle, changer rapidement de caractère. Tel goitre, resté depuis longtemps stationnaire, détermine presque subitement les accidents les plus graves, ou prend toutes les allures d'une néoplasie maligne. Dans la majorité des cas, cependant, le goitre peut être considéré comme une tumeur innocente (Broca) et tout au plus ennuyeuse par la saillie disgracieuse qu'elle produit. Si sa guérison spontanée, quoique possible, est tout particulièrement rare, nombreux sont les cas où, à partir d'un certain moment, elle s'arrête dans son évolution et reste stationnaire.

Et pourtant le pronostic ne saurait être considéré comme absolument bénin; l'avenir de tout goitreux reste incertain, puisqu'il comporte deux éventualités inquiétantes : l'apparition à chaque instant possible de complications graves; une prédisposition certaine au cancer thyroïdien.

Diagnostic. — Le diagnostic d'une tumeur de la région antérieure du cou nécessite la solution des trois problèmes suivants (Broca) :

1° Est-ce une tumeur thyroïdienne?

2° Si oui, est-ce un goitre?

5° Quelle est la variété exacte de ce goitre et son état anatomique?

1° *La tumeur est-elle thyroïdienne?* — La réponse est généralement des plus aisées lorsqu'il s'agit d'un *goitre ordinaire* occupant la thyroïde normale. Trois signes surtout sont caractéristiques : le *siège de la tumeur, sa mobilité latérale transmise au larynx, son ascension pendant les mouvements de déglutition.* Une tumeur ganglionnaire, ordinairement tuberculeuse, peut, à la rigueur, adhérer à l'arbre aérien et dès lors suivre les mouvements du larynx lors de la déglutition, mais la multiplicité habituelle des nodosités, l'empâtement, l'adhérence à la peau, l'existence de cicatrices anciennes, l'état général permettent le diagnostic. A un autre point de vue, un goitre pulsatile peut simuler un anévrisme carotidien, mais l'examen attentif de la tumeur et l'étude du pouls temporal permettront d'éviter l'erreur.

Il est parfois beaucoup plus difficile de reconnaître les *goitres aberrants,* car ils ne possèdent aucun des trois signes sur quoi nous insistions plus haut. Aussi presque toujours la confusion est faite avec une adénopathie, d'où le nom de goitres ganglionnaires que leur avait donné Albers. Seule l'absence de toute lésion causale, tuberculose, syphilis ou cancer latent du larynx et de l'œsophage, aidée parfois par l'hypertrophie légère du corps thyroïde, éveillera dans l'esprit l'idée d'un goitre aberrant sans jamais permettre d'en affirmer l'existence.

2° *La tumeur thyroïdienne est-elle un goitre?* — Oui, dans l'énorme majorité des cas; il est d'ailleurs presque impossible d'en différencier cliniquement les tumeurs rares : kystes hydatiques, actinomycose, tubercules, et l'on croit presque toujours à un goitre sporadique bien localisé. Pour le cancer, nous verrons plus loin que ses caractères différentiels sont malheureusement bien obscurs, au moins au début, et que la notion de l'âge, jointe à la rapidité de la marche, sont les deux données principales sur quoi l'on peut baser un diagnostic.

3° *Quelle est la variété du goitre et son état anatomique?* — Il est une première variété qu'il faut éliminer d'emblée, le *goitre exophtalmique* (v. c. m.). La chose est aisée lorsque le syndrome est au complet, elle l'est beaucoup moins dans ses formes frustes; enfin le problème devient tout à fait complexe en présence d'un goitre secondairement exophtalmique. Il y a pourtant à le résoudre un gros intérêt thérapeutique, puisque, dans cette dernière catégorie de cas, l'intervention chirurgicale donne d'incontestables succès (Tillaux). C'est en déterminant avec précision l'importance et la date de la tumeur thyroïdienne, par rapport à l'importance et à la date de l'exorbitisme et des palpitations, qu'on fera le départ entre les deux ordres de faits.

Pour ce qui est de la *variété anatomique* du goitre, nous avons assez insisté, lors de l'étude des symptômes, sur les différents caractères des tumeurs parenchymateuses, fibreuses, kystiques, etc.; il est inutile d'y revenir.

Traitement. — Il est prophylactique, médical et chirurgical.

Traitement prophylactique. — Il tient tout entier dans l'usage d'eaux salubres.

Traitement médical. — Il est d'une efficacité remarquable, mais qui malheureusement semble passagère, dans les goitres diffus, surtout dans les formes folliculaires, molles, à marche rapide. La diminution de volume se fait en quelques jours, la tumeur se ramollit, le tissu hyperplasique régresse et disparaît; par contre, les nodosités et les kystes persistent inaltérés. Il n'en faudrait pas conclure qu'on doive repousser, dans les goitres fibreux ou kystiques, toute tentative médicale. Bien au contraire, sauf accidents pressants, il faut commencer par elle; car, autour du kyste ou du noyau induré, le processus adénomateux n'est pas toujours éteint et sur lui le traitement interne peut agir.

Il comportait autrefois la *médication iodée*, dont Coindet, il y a quelque cinquante ans, a su mettre en relief l'efficacité. On la remplace presque toujours aujourd'hui par la **médication thyroïdienne**, corps thyroïde en nature (un ou deux lobes de corps thyroïde de mouton), ce qui correspond à 1 ou 2 grammes de glande fraîche; — ou encore des tablettes de substance thyroïdienne desséchée, titrées à la même dose; — ou enfin et mieux, à cause de la constance du produit actif, l'iodothyrine à la dose de 10 à 40 centigrammes par jour.

Mais ce traitement médical doit être soumis à certaines règles, car il comporte des dangers. L'iode, à la longue, en dehors des accidents classiques d'intolérance, peut entraîner une véritable cachexie dont les stigmates rappellent ceux du basedowisme. Il devra donc être prescrit à doses faibles pendant un mois, avec une interruption de quatre à cinq jours toutes les deux semaines. L'amélioration vient vite, si elle doit venir. Quant au traitement thyroïdien, il exige une surveillance presque quotidienne; commencé à doses minimes, il doit être interrompu tous les quinze jours pendant une semaine, et ne point être prolongé plus de deux ou trois mois.

Traitement chirurgical. — Le traitement du goitre peut être palliatif ou curatif.

a) Le *traitement palliatif*, purement symptomatique, s'adresse aux accidents respiratoires que provoque la compression de la trachée. De plus en plus délaissé aujourd'hui, car les opérations curatives sont presque toujours possibles, il peut se trouver indiqué pourtant dans quelques cas spéciaux et urgents. Les procédés qu'il emploie sont la ligature atrophiante des artères; l'exothyropexie, la dislocation du goitre, l'isthmectomie et la trachéotomie.

Les *ligatures atrophiantes* ont été préconisées autrefois contre les goitres vasculaires et parenchymateux. Les échecs sont fréquents et l'intervention malaisée; aussi est-elle bien rarement employée.

L'*exothyropexie*, luxation, exposition et fixation au dehors de l'un ou des deux lobes du corps thyroïde, imaginée et exécutée par Jaboulay et Poncet, convient, par sa rapidité et sa bénignité, à certains goitres gros à lésions diffuses et à vascularisation très développée où les accidents sont pressants et les lésions de la trachée fort à craindre. L'opération a un double but : parer aux troubles mécaniques qui sont sous la dépendance du goitre et obtenir l'atrophie des portions goitreuses en les modifiant sous un pansement antiseptique. Mais elle entraîne la persistance au cou d'une plaie souvent fort longue à guérir et qui laisse après elle une cicatrice disgracieuse. Aussi pratique-t-on d'ordinaire aujourd'hui l'extirpation secondaire du goitre exothyropexié lorsque le malade a repris une respiration assez calme pour que l'ablation ne présente plus de dangers sérieux (Bérard).

Sous le nom de *dislocation du goitre*, Wolfler a décrit une manœuvre qui peut rendre de grands services dans les cas de tumeurs suffocantes qu'on ne veut pas enlever. Elle consiste dans la dénudation et le soulèvement de la portion du goitre qui comprime la trachée et dans sa fixation par quelques points de suture aux muscles superficiels.

La *trachéotomie* n'est efficace, en cas de goitre suffocant, qu'autant qu'elle se termine par l'introduction d'une canule qui dépasse l'extrémité inférieure du segment sténosé. Des canules spéciales, assez souples pour s'accommoder aux déviations de la trachée, et assez longues pour arriver au voisinage de sa bifurcation, sont donc nécessaires. « A la rigueur, en cas d'urgence absolue, un tube de caoutchouc assez résistant et coupé à la longueur voulue peut suffire. » (Bérard).

L'*isthmectomie médiane* de Sydney Jones suffit parfois pour faire disparaître tous les accidents dyspnéiques.

b) Le **traitement curatif**, qu'il faut, en principe, toujours chercher à appliquer, a des indications et des contre-indications d'ordre général, ainsi que des moyens d'action qu'il faut connaître avant d'étudier ceux que réclame chaque forme prise en particulier.

Les indications générales ont été divisées par Reverdin en indications d'urgence fournies par les troubles respiratoires menaçants; de nécessité, relevant de troubles fonctionnels accusés, de l'accroissement de la tumeur, de l'inefficacité des moyens médicaux; cosmétiques, enfin, auxquelles la bénignité habituelle de l'opération autorise à céder souvent. Pour les contre-indications, elles ont cessé presque absolument de dépendre du volume de la tumeur et même de l'âge de celui qui la porte pour se tirer uniquement de l'état général du goitreux. D'un autre côté, les interventions qu'on peut opposer aux diverses formes de l'affection sont les diverses variétés de **thyroïdectomie**.

Tout d'abord, la *thyroïdectomie totale* n'est plus une opération permise, depuis que les Reverdin ont signalé la fréquence, à sa suite, des phénomènes cachectiques nommés par eux myxœdème opératoire.

La *thyroïdectomie partielle* peut consister dans l'ablation d'un lobe entier de la glande avec ou sans l'isthme : c'est l'*extirpation partielle*; ou dans l'ablation d'un segment plus ou moins grand de la glande entre deux parties laissées en place : c'est la *résection* (J. Reverdin). Dans certains cas, selon le volume et le siège des portions hypertrophiées de la tumeur, on peut combiner à volonté les deux opérations types, extirpation et résection : ce sont les *opérations combinées*.

D'une façon générale, toutes ces thyroïdectomies partielles sont des opérations *extra-capsulaires* et comportent tous les accidents et dangers de cette variété d'intervention.

On peut leur opposer les opérations *intra-capsulaires* ou énucléations. L'une, *énucléation intra-glandulaire* ou opération de Socin, a pour objectif l'extirpation des tumeurs enkystées en respectant le tissu thyroïdien avoisinant. L'autre, *énucléation massive*, opération de Poncet, est une véritable thyroïdectomie partielle intra-capsulaire, par conséquent plus prudente et moins dangereuse que l'autre.

Les indications respectives de la thyroïdectomie partielle et de l'énucléation de Socin dans le goitre *parenchymateux* sont dictées par la forme anatomique qu'il revêt. Est-il nucléaire, c'est l'énucléation intra-glandulaire qui convient; est-ce une tumeur ancienne qui a pu englober peu à peu dans sa capsule les organes voisins, ou quelque goitre nodulaire multiple, il faut faire l'énucléation massive. S'agit-il au contraire d'une tumeur diffuse, d'un goitre charnu lobaire très vasculaire, non adhérent, la thyroïdectomie est la seule opération radicale logique et souvent la seule possible.

Le goitre kystique, jadis ponctionné et traité par l'injection iodée, doit être, autant qu'il est possible, énucléé et extirpé en entier; très exceptionnellement, on peut être obligé de se contenter de l'incision du kyste; on suture alors les lèvres de la poche à celles de l'incision cutanée, et l'on fait bourgeonner cette cavité sous un pansement aseptique.

Enfin, lorsqu'il s'agit de goitres *fibreux*, et surtout de goitres constricteurs, l'énucléation ne saurait être de mise, puisqu'on laisserait ainsi autour de la trachée la virole qui précisément est la cause des accidents graves, mortels même à brève échéance, contre lesquels on doit intervenir (Broca).

Les diverses interventions palliatives que nous avons indiquées plus haut peuvent trouver là des indications lorsque les accidents sont pressants, mais la thyroïdectomie partielle reste encore l'opération la plus complète et la plus profitable qu'on puisse diriger contre cette forme grave.

Quelle que soit la variété d'opération employée, thyroïdectomie ou énucléation, et quelle que soit la forme anatomique du goitre, la récidive est rare. Bien souvent, après une ablation même incomplète des tissus patho-logiques, le processus est enrayé définitivement et la guérison peut être considérée comme radicale. *PIERRE WIART.*

GOITRES ERRATIQUES. — Nous englouberons sous cette dénomination nouvelle certaines variétés de goitre qui ont pour caractère commun de naître en dehors du corps thyroïde lui-même ou de ses prolongements, mais aux dépens d'organes de même nature que lui.

Les variétés erratiques ont deux origines possibles : les vestiges du tractus thyréo-glosse ou les glandes thyroïdes accessoires, d'où deux classes bien tranchées dans ce groupe de tumeurs.

A) Les **goitres et les kystes provenant du tractus thyréo-glosse** et de ses dérivés peuvent siéger dans la langue : *goitres et kystes linguaux*; dans le plancher buccal et la région médiane du cou : *kystes buccaux et cervicaux médians*; enfin, au voisinage de l'os hyoïde : *kystes péri-hyoïdiens.* Leur étude est faite ailleurs et ne saurait trouver place ici (V. Langue, Cou, Kystes congénitaux).

B) Les **goitres développés aux dépens des glandes thyroïdes accessoires** sont intra-laryngés ou intra-trachéaux; rétro-pharyngiens ou rétro-œsophagiens; endothoraciques.

1° Les *goitres intra-laryngés* et *intra-trachéaux* ont une origine encore discutée : prolifération, pour les uns, d'inclusions embryonnaires de tissu thyroïdien dans le larynx ou la trachée; adhérences congénitales, pour les autres, entre le corps thyroïde et la paroi du conduit laryngo-trachéal dont les tuniques ont été peu à peu pénétrées par des grains thyroïdiens de la glande principale.

Ils se présentent sous forme de tumeurs lisses, arrondies, largement implantées sur les parois postérieure ou latérale du larynx et de la trachée, et ils ont à la coupe l'aspect d'adénomes colloïdes.

Des troubles dyspnéiques, aggravés de crises asphyxiques, une inspiration bruyante avec un frémissement spécial aisément perçu en appliquant la main sur la trachée, enfin des altérations variables de la voix, tels en sont les principaux symptômes fonctionnels, assez peu caractéristiques d'ailleurs.

Seul l'examen laryngoscopique ou trachéoscopique peut permettre de reconnaître et d'affirmer l'existence de la tumeur.

Le traitement interne, en pareil cas, n'a rien donné; la trachéotomie n'est qu'un palliatif; seule l'extirpation, au travers d'une fissure laryngo-trachéale, a donné à Bruns des guérisons définitives.

2º Les *goitres rétro-pharyngiens* et *rétro-œsophagiens* naissent dans les glandes thyroïdes accessoires postérieures de Gruber échelonnées en arrière du pharynx et de l'œsophage depuis la base du crâne jusqu'au médiastin. Leur étude est encore très incomplète.

3º Les *goitres endo-thoraciques* vrais, c'est-à-dire ceux qui se développent aux dépens d'une thyroïde accessoire, sont loin d'être les seuls goitres à développement thoracique, un grand nombre en effet de ces derniers ont pour origine un prolongement issu de l'isthme ou de l'un des lobes latéraux et constituent le groupe des goitres plongeants rétro-sternaux.

Les vrais goitres endothoraciques coïncident parfois d'ailleurs avec une lésion analogue de la glande principale ; plus souvent peut-être ils s'accompagnent de l'insuffisance congénitale de celle-ci, et lui constituent alors un organe de suppléance.

Disposition anatomique. — Elle est presque toujours la même. La tumeur, médiane ou latéralisée, charnue d'ordinaire, du volume d'une châtaigne à celui d'un poing d'adulte, est placée immédiatement derrière le sternum et entourée par les branches de la crosse aortique. Elle refoule de côté ou écrase sur la colonne l'œsophage et la trachée ramollie jusqu'à sa bifurcation; elle écarte ou englobe le récurrent gauche, le pneumogastrique, le phrénique, le plexus cardiaque. Elle repousse, lorsque son volume augmente, la coupole pleurale, comprime le poumon et le cœur. A la longue, la cage thoracique se déforme, le sternum bombe et les côtes s'abaissent latéralement (Bérard).

Symptômes. — La symptomatologie de ces goitres peut être singulièrement fruste, il existe même des goitres endothoraciques qui restent absolument latents pendant des années et ne révèlent leur existence qu'à l'occasion d'accidents pulmonaires ou cardiaques surajoutés.

D'ordinaire les troubles fonctionnels sont plus marqués : ce sont des accidents de suffocation progressifs avec crises asphyxiques provoquées par des efforts minimes ou survenant spontanément. L'inclinaison de la tête en avant et la compression des vêtements sur la région sus-claviculaire ramènent ces crises, alors qu'au contraire l'extension de la tête et la traction en haut exercée à travers les téguments du cou sur les parties molles et le larynx calment la dyspnée.

Des accès de toux aboyante et profonde — toux de compression — viennent s'ajouter à la suffocation et en exagérer les effets.

La dysphagie reste toujours modérée, car la compression de l'œsophage n'est jamais très marquée ; par contre, l'atteinte des nerfs vague, sympathique et phrénique est rapidement suffisante pour entraîner des troubles caractéristiques.

Au début, les signes physiques restent fort imprécis ; à peine si à la percussion l'on trouve un élargissement de la matité rétro-sternale et à l'auscultation un souffle tubaire spécial.

Mais bientôt apparaissent l'exophtalmie et l'inégalité papillaire, la cyanose et la distension des troncs veineux. Le doigt explorateur reconnaît la déviation de la trachée en arrière du sternum et prend contact avec une masse arrondie dure, et souvent animée de battements synchrones au pouls.

La percussion révèle une matité sternale et sous-claviculaire en hausse-col (Potain) qui se continue souvent avec la matité cardiaque.

Enfin l'auscultation fait entendre dans le creux sus-claviculaire un souffle trachéal prolongé.

Malheureusement tous ces signes sont loin d'être pathognomoniques, et le *diagnostic* resterait presque toujours en suspens si l'on n'avait pour l'éclairer la laryngo-trachéoscopie qui permet d'examiner le calibre trachéal sur toute son étendue jusqu'à sa bifurcation, et la radioscopie qui peut apporter les plus précieux renseignements sur la situation, les dimensions, les limites du goitre et ses rapports avec la trachée et les bronches.

Traitement. — Le *traitement médical* des goitres endothoraciques n'a donné que des guérisons exceptionnelles, et son emploi, susceptible d'engendrer de graves accidents, exige une surveillance minutieuse.

Le *traitement chirurgical*, qui s'impose souvent d'urgence, tient tout entier dans l'ablation de la tumeur.

A l'aide d'une incision parallèle à la clavicule et intéressant, s'il est nécessaire, les deux chefs de l'un ou des deux sterno-mastoïdiens, on tente l'énucléation souvent possible de la tumeur hors du thorax.

Lorsque cette tumeur est trop adhérente ou trop volumineuse, on peut encore en essayer l'énucléation intra-capsulaire ; mais il est plus simple d'ordinaire, pour se donner vers la tumeur un accès facile, de réséquer la poignée du sternum.

Au cours de ces manœuvres opératoires, la trachéotomie devient parfois indispensable, elle n'a d'efficacité qu'à la condition d'être pratiquée avec de longues canules.   *PIERRE WIART.*

GOITRE ET GROSSESSE. — La femme enceinte peut présenter soit un goitre simple, soit un goitre avec syndrome de Basedow.

L'influence des organes génitaux sur le corps thyroïde et réciproquement est connue depuis longtemps ; le corps thyroïde augmente de volume d'abord au moment de la puberté, puis lors des premiers rapprochements sexuels.

La grossesse et l'accouchement agissent fréquemment dans le même sens, mais surtout chez les femmes ayant un corps thyroïde déjà malade, prédisposées au goitre par hérédité ou par leur naissance dans un pays à endémie goitreuse.

Chez quelques-unes il existait déjà avant la grossesse un goitre léger, chez d'autres les lésions thyroïdiennes étaient latentes. Dans quelques cas très rares, on a observé des thyroïdites suppurées.

Le plus souvent l'hypertrophie thyroïdienne disparaît ou diminue sitôt après l'accouchement, et à aucun moment elle ne met en danger l'existence des malades ; mais il n'en est pas toujours ainsi : le goitre par son développement énorme et surtout par sa situation anatomique (goitre plongeant) peut quelquefois comprimer la trachée et donner lieu à des accidents d'asphyxie parfois mortels.

Conduite à tenir. — En présence d'un goitre simple existant chez une femme enceinte et n'ayant pas de tendance à se développer, il n'y a rien à faire. En présence d'un goitre avec syndrome de Basedow, le repos, le régime (diète lactée), permettent le plus souvent à la grossesse d'aller à terme (Pinard).

Mais si le goitre menace l'existence, que faut-il faire ? Certains auteurs ont, dans des cas semblables, provoqué l'accouchement. Nous ne conseillons pas de les imiter, car on s'expose à faire une besogne inutile de par sa lenteur, indiquée seulement dans les cas de suffocation menaçante où il faudrait aller vite, inutile aussi puisque les accidents n'ont pas toujours été enrayés par l'évacuation de l'utérus.

Il faut se tenir prêt à pratiquer la trachéotomie d'urgence, ou même, dans le cas où celle-ci échouerait en raison de la profondeur du siège de la compression trachéale, une intervention plus radicale, telle que l'exothyropexie, par laquelle, en attirant le corps thyroïde au-dessus du sternum et en l'y fixant, on mettrait fin aux accidents asphyxiques.   *G. LEPAGE*.

GOITRE EXOPHTALMIQUE. — Les noms de Flajani, de Graves, et surtout de Basedow, sont attachés à cette affection. Elle est caractérisée par une triade symptomatique : *goitre, exophtalmie, tachycardie*, à laquelle s'ajoute un *tremblement* spécial. Les autres symptômes sont inconstants.

Étiologie. — Le goitre exophtalmique est environ 5 fois plus fréquent chez la femme que chez l'homme ; il apparaît entre 20 et 40 ans, surtout chez des névropathes, et dans des familles de nerveux et d'arthritiques. On en a signalé quelques exemples chez les enfants, quelques autres, très rares, héréditaires.

Les émotions violentes, les chagrins répétés, les traumatismes, sont des causes occasionnelles assez fréquemment signalées ; aucune d'elles cependant n'est franchement déterminante. Par contre, les infections, et notamment le rhumatisme, semblent jouer un rôle étiologique plus important.

Symptomatologie. — Le goitre exophtalmique débute insidieusement et se développe peu à peu.

Tachycardie. — Presque toujours, la *tachycardie* est le premier signe, tantôt à peine soupçonnée par les malades, tantôt s'accompagnant de palpitations pénibles, si violentes qu'on peut, dit-on, les percevoir à distance.

Cette tachycardie est permanente, mais sujette à des paroxysmes de durée et d'intensité variables. Au repos, on compte à l'ordinaire 100 à 120 pulsations par minute. Sous l'influence d'une excitation, le pouls atteint 160, 180, plus même, il devient incomptable. Chez certains malades, le pouls n'est pas seulement rapide, il est irrégulier. Les crises paroxystiques simulent tantôt celles de l'asystolie, tantôt celles de l'angine de poitrine.

Et cependant l'examen du cœur ne donne guère la clef de ces troubles cardiaques; il est gros, parfois très gros, avec une voussure apparente; mais on ne perçoit aucun signe stéthoscopique anormal. Dans les cas de date ancienne, on entend parfois un souffle systolique à la pointe, sans lésion orificielle nette. A la base, un souffle diastolique indique plus souvent l'existence d'une insuffisance aortique concomitante. En somme, les lésions cardiaques bien caractérisées n'apparaissent qu'à une période avancée de la maladie, avec la cachexie. Lorsqu'on constate ces lésions, dès le début, elles doivent être considérées comme une coïncidence et non comme une complication.

L'éréthisme vasculaire est général. Sous la main, et même à la simple inspection, le corps thyroïde est pulsatile, frémissant; les artères du cou battent vigoureusement et rapidement, les veines jugulaires sont saillantes; on observe des battements épigastriques, hépatiques. Et, par contraste, le pouls radial reste faible et petit ; il n'y a pas d'élévation de la pression artérielle.

Goitre. — Certains malades s'aperçoivent que leur cou grossit progressivement : ils sont obligés de faire élargir leurs cols. On a vu plus rarement le corps thyroïde atteindre un volume excessif en quelques jours. Ordinairement, le goitre se développe par poussées successives coïncidant avec une exacerbation des troubles cardio-vasculaires. Il est exceptionnel qu'il soit très gros; souvent, il faut le rechercher. Il est symétrique ou non, plus gros à droite qu'à gauche, de consistance variable, molle ou fibreuse; il frémit à chaque pulsation cardiaque.

Lorsque la tumeur s'accroît rapidement, on peut voir survenir des accidents congestifs et de graves phénomènes de compression.

Exophtalmie. — C'est peut-être le signe le moins constant de la triade basedowienne, c'est cependant le plus frappant. Les yeux saillants, largement ouverts, d'un éclat bizarre, donnent à la physionomie une étrange expression d'égarement et de dureté (fig. 11 et 12). L'exophtalmie n'est pas toujours symétrique; elle peut être unilatérale.

Les malades n'en sont incommodés que si elle est extrêmement accusée; ils se plaignent alors de larmoiement; et l'on a vu survenir des ulcérations de la cornée.

L'exophtalmie n'est pas le seul trouble oculaire de la maladie de Basedow. Plusieurs de ces accidents sont connus aujourd'hui sous des noms spéciaux. Un des plus fréquents, appelé *signe de de Graefe*, consiste en un défaut de synergie entre les mouvements des paupières et ceux du globe oculaire : ce dernier se relève plus vite dans le regard en haut.

On appelle *signe de Stellwag* l'allongement de la fente palpébrale et l'occlusion incomplète des yeux quand le malade croit les avoir fermés; ce n'est d'ailleurs qu'une conséquence de l'exophtalmie; pour la même raison, certains Basedowiens dorment les yeux ouverts, et chez la plupart d'entre eux les mouvements de nictitation sont diminués de fréquence et d'amplitude.

Le *signe du frontal* (Joffroy, Sainton) se traduit par l'asynergie des mouvements associés du muscle frontal, des paupières et du globe oculaire. Normalement, dans le

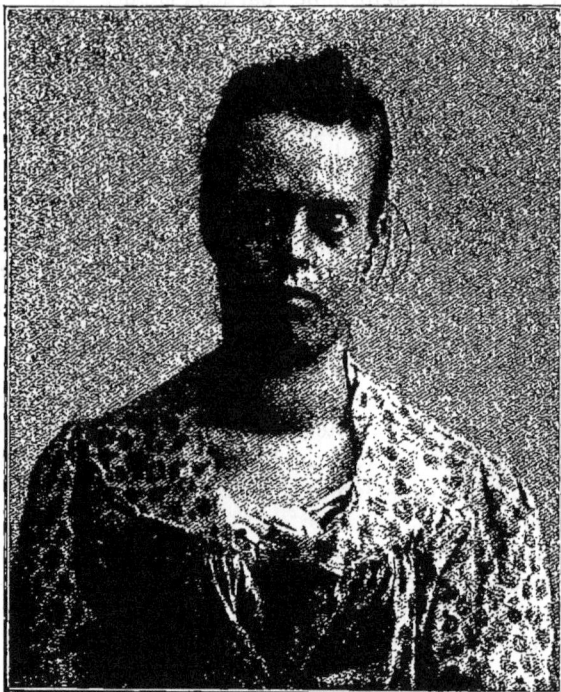

Fig. 11. — Goitre exophtalmique.

regard en haut, en même temps que l'œil s'élève, le front se plisse. Dans le goitre exophtalmique, la contraction du muscle frontal ne se produit pas, ou se fait avec un retard de quelques secondes.

Enfin, le *signe de Mœbius* est la difficulté de la convergence des yeux.

Il existe encore d'autres troubles oculaires, d'ailleurs inconstants. On a signalé divers types d'ophtalmoplégie externe; mais la musculature interne de l'œil est presque toujours respectée.

L'hyperémie rétinienne est parfois une conséquence de l'éréthisme vasculaire; les basedowiens voient des flammèches, des mouches volantes. Presque tous ont de la *photophobie*.

Quant à la fonction visuelle proprement dite, elle n'est compromise que lorsque l'exophtalmie est considérable [V. GOITRE EXOPHTALMIQUE (TROUBLES OCULAIRES)].

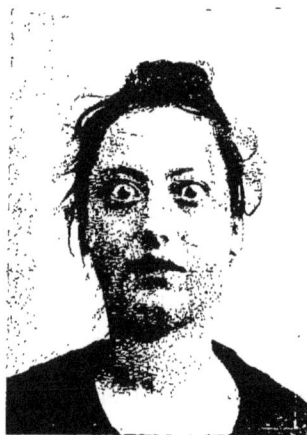

Fig. 12.
Goitre exophtalmique (Brissaud).

Tremblement. — Pour le percevoir, on appuie légèrement les mains sur les épaules du malade en le priant de se tenir sur la pointe des pieds. On peut aussi lui faire étendre les mains. C'est un tremblement menu, fait d'oscillations brèves, régulières, visibles au repos, et que les mouvements intentionnels ne modifient pas; son rythme est de 8 ou 10 secousses par seconde.

Symptômes accessoires. — 1° *Troubles moteurs.* — Un phénomène assez spécial aux malades atteints de goitre exophtalmique est une sorte de paraparésie qui se traduit par un *dérobement des jambes* subit, et de très courte durée. Le basedowien a l'impression d'un effondrement brusque.

Plus rarement, on a noté des phénomènes paralytiques des membres supérieurs, des monoplégies passagères, et parfois aussi des crises épileptiformes, des mouvements choréiformes. Les accidents spasmodiques et les contractures sont plus fréquents. Dans quelques rares cas, on a vu apparaître un syndrome myasthénique (Brissaud et Bauer).

2° *Troubles sensitifs.* — Ceux-ci sont surtout subjectifs; objectivement, on ne constate qu'une exaltation diffuse de la sensibilité, d'ailleurs inconstante.

Les névralgies frontales ou oculaires ne sont pas rares. Mais, surtout, les malades se plaignent de crises viscérales douloureuses, à type gastralgique, ou rappelant les crises d'angine de poitrine.

3° *Troubles psychiques.* — Les basedowiens sont des agités, d'une instabilité et d'une irritabilité extrêmes; ils ont un caractère insupportable. Aucune modération dans leurs colères, leurs joies, leurs tristesses. Pour un rien, ils rient, pleurent, s'irritent, se désespèrent. Ils parlent avec volubilité; les idées et les mots se précipitent, souvent sans logique.

Ils dorment mal, avec des réveils brusques, des cauchemars. Enfin, dans quelques cas, les troubles mentaux sont plus accentués : hallucinations, idées délirantes, souvent de forme hypocondriaque. Il n'est pas démontré que ces graves désordres psychopatiques soient en relation directe avec la maladie de Basedow. Mais on peut admettre qu'ils sont sous la dépendance du même processus toxi-thyroïdien.

4° *Troubles vaso-moteurs et thermiques.* — Au moment des crises basedowiennes et parfois aussi dans les intervalles, les malades se plaignent de bouffées de chaleur. De fait, ils ont de brusques poussées de rougeur au visage; en même temps, la sueur perle sur la figure, sur les mains; quelques-uns ont des transpirations profuses généralisées. La plupart se plaignent d'une sensation intolérable de chaleur : ils recherchent les courants d'air; au lit, ils rejettent leurs couvertures, tourmentés par un incessant besoin de fraîcheur, véritable thermophobie. La peau cependant n'est pas chaude, et cette sensation de chaleur n'a d'ailleurs aucun rapport avec les variations du milieu extérieur. La température centrale reste normale habituellement. Cependant les basedowiens sont sujets à des poussées thermiques, sorte de *fièvre basedowienne*, qui dure de quelques heures à quelques jours.

Les œdèmes sont assez fréquents. Ils relèvent de causes différentes : les uns sont dus à des lésions cardiaques ou rénales, les autres sont des trophœdèmes passagers ou durables, diversement localisés, et survenant en dehors de toute lésion du cœur ou des reins. L'œdème des paupières a été plusieurs fois signalé.

5° *Troubles cutanés.* — Ce sont surtout des troubles de la pigmentation : tantôt des plaques foncées, jaunâtres, irrégulières, tantôt des taches de vitiligo.

Sainton décrit sous le nom de *signe de Jellinek*, du nom de l'auteur qui a attiré l'attention sur ce fait, une pigmentation brunâtre des paupières, qui n'est pas rare chez les basedowiens, et surtout chez les basedowiennes. Cette pigmentation serait l'indice d'une réaction surréno-sympathique consécutive au trouble de la fonction thyroïdienne.

On voit aussi survenir des poussées érythémateuses, et des éruptions d'urticaire, des taches télangiectasiques. Il existerait même une pelade spéciale à la maladie de Basedow. L'alopécie frontale serait fréquente (Walsh).

Enfin l'association de la sclérodermie et du goitre exophtalmique a été plusieurs fois signalée.

6° *Réactions électriques.* — La diminution de la résistance électrique a été indiquée par Vigouroux (1 000 ohms et au-dessous, au lieu de la moyenne 4000). Il ne semble pas que ce phénomène puisse être rattaché à l'abondance de la transpiration, car il fait défaut dans nombre de maladies où la diaphorèse n'est pas moins considérable.

D'ailleurs, il n'est pas constant. Il manque, dit-on, quand le goitre exophtalmique est associé à l'hystérie, dans laquelle on aurait constaté une augmentation de la résistance électrique. Mais, sur les associations de la maladie de Basedow avec l'hystérie, on doit faire aujourd'hui de sérieuses réserves.

7° *Troubles urinaires.* — C'est surtout la *polyurie*, qui précède habituellement les paroxysmes basedowiens, et qui disparaît quand ils s'atténuent. L'albuminurie, moins constante, n'est pas nécessairement liée à une lésion cardiaque ou rénale. On la considère comme d'origine congestive ou nerveuse. La glycosurie est rare.

8° *Troubles digestifs.* — L'appétit est irrégulier, capricieux, excessif, ou nul. Parfois des vomissements, des crises gastralgiques, mais surtout des *crises de diarrhée*; ce dernier signe est un des plus constants parmi les troubles viscéraux de la maladie de Basedow. On a observé aussi des crises de ptyalisme. L'*ictère* a été signalé, dans ces dernières années, comme un phénomène assez fréquent et de pronostic grave (Mouriquand et Bouchut, L. Zadoc-Kahn).

Tous ces désordres sécrétoires qui surviennent par accès ont été rapprochés des crises analogues des tabétiques.

9° *Troubles respiratoires.* — La compression exercée par le goitre sur le larynx peut suffire à déterminer des troubles laryngés; la voix se modifie, devient rauque, bitonale; les gros goitres, qui compriment la trachée, causent du sifflement respiratoire, même du cornage. En outre, les basedowiens sont sujets à des poussées pulmonaires congestives; certains respirent comme des asthmatiques.

D'ordinaire, leur respiration est accélérée (20 à 50 inspirations par minute), superficielle, avec impossibilité d'exécuter des inspirations forcées. Ils ont aussi souvent une petite toux sèche, répétée, fatigante, en relation avec des phénomènes de congestion ou de compression.

10° *Troubles génitaux.* — L'aménorrhée est presque constante chez les basedowiennes, et souvent la leucorrhée remplace les règles. Tout l'appareil sexuel est déchu, y compris les mamelles. La grossesse est quelquefois menée à bien; d'autres fois, elle aggrave tous les symptômes.

Chez l'homme, on a noté exceptionnellement une exaltation passagère du sens génésique, plus souvent la frigidité.

En somme, tous les appareils peuvent être atteints au cours de la maladie de Basedow. Mais il est rarissime que tous ces troubles secondaires coexistent chez le même sujet.

En présence d'un ensemble symptomatique aussi capricieux, on peut prévoir que l'évolution de la maladie ne sera pas moins irrégulière.

Évolution. Pronostic. — Le phénomène initial le plus constant est l'excitabilité du cœur que traduit la tachycardie; goitre et exophtalmie apparaissent ensuite, ensemble ou séparément. Encore cette règle comporte-t-elle de nombreuses exceptions. On connaît aujourd'hui plus d'un cas de maladie de Basedow dans laquelle le début s'est fait par l'hypertrophie thyroïdienne, sans plus, ou par l'exophtalmie; d'autres fois, la triade a été précédée d'une période d'amaigrissement, d'anémie, par des troubles menstruels, ou par des désordres viscéraux, les crises diarrhéiques surtout.

Et, quel que soit d'ailleurs le mode de début, il est impossible de prévoir l'évolution essentiellement capricieuse de l'affection. On doit cependant savoir qu'elle se fait par *poussées successives*, qu'elle est sujette à des paroxysmes souvent rattachés à des fatigues, des émotions. Entre ces phases aiguës, le malade est dans un bien-être relatif, son état général s'améliore ou s'aggrave, suivant que les crises vont en s'espaçant ou en se rapprochant.

La maladie de Basedow peut guérir; c'est même un mode de terminaison assez fréquent. Les paroxysmes deviennent de plus en plus rares; les symptômes primordiaux et secondaires s'amendent; mais longtemps le malade reste dans un état de susceptibilité nerveuse tel que la guérison définitive menace d'être compromise à la moindre occasion.

Il y a aussi des cas graves, surtout quand se prolongent les désordres viscéraux: l'anorexie, la diarrhée, l'ictère, l'albuminurie, l'anurie, l'amaigrissement, vont croissant : alors survient la *cachexie basedowienne*; les malades tombent dans le collapsus, ou bien, dépourvus de toute résistance, ils sont emportés par quelque maladie intercurrente, la tuberculose souvent.

Plus rarement, la mort survient brusquement, sans cause connue, ou du fait d'une complication : compression de la trachée, asystolie, hémorragies, en particulier les hématémèses.

On conçoit qu'il soit impossible de fixer la durée de l'affection. Exception faite pour les formes les plus graves, heureusement les plus rares, la maladie de Basedow se prolonge pendant plusieurs années.

Les formes frustes (Pierre Marie) évoluent lentement; de même lorsque la maladie débute à un âge avancé.

Goitre basedowifié. — On a donné ce nom aux cas de maladie de

Basedow qui surviennent chez des sujets porteurs depuis longtemps d'un goitre simple, dont l'apparition et l'évolution ne s'étaient accompagnées d'aucun autre signe.

Sans cause connue, on voit apparaître les symptômes propres au goitre exophtalmique; généralement, c'est la tachycardie qui annonce que le goitre simple s'est *basedowifié*.

La tumeur thyroïdienne est volumineuse, s'accompagne de dyspnée et de sialorrhée; elle se rencontre chez des sujets âgés.

Diagnostic. — Quand le syndrome du goitre exophtalmique est complet, son diagnostic s'impose, du premier coup d'œil.

Ces gros yeux, brillants, exorbitants, comme égarés, ce gros cou bossué, palpitant, sillonné de grosses veines, ce frémissement de tout le corps que perçoit la main posée sur une épaule, et ce pouls si rapide qu'on a peine à le compter, — aucune hésitation : c'est la maladie de Basedow.

Mais l'exophtalmie peut manquer, le goitre peut être minuscule, le tremblement à peine perceptible et le pouls moyennement accéléré. De là de sérieuses difficultés diagnostiques quand l'affection ne fait que débuter ou quand manquent les éléments essentiels de sa triade symptomatique. On recherchera alors les accidents d'ordre secondaire : dérobement des jambes, crises diarrhéiques, troubles menstruels, thermophobie, œdèmes, sans négliger l'enquête psychique. Et c'est ainsi qu'on a pu prédire plus d'une fois l'apparition de la maladie de Basedow chez des sujets qui se plaignaient seulement de palpitations, de crises d'angor ou de diarrhée, ou simplement de faiblesses subites des jambes.

Plusieurs affections doivent être éliminées : d'abord toutes les *maladies oculaires* qui peuvent produire l'exophtalmie, les tumeurs orbitaires (mais elles sont généralement unilatérales) et la forte myopie (beaucoup de myopes ont de l'exorbitisme).

On songera au *tabes* en raison des paralysies oculaires et palpébrales, du dérobement des jambes et des crises viscérales.

Il faut aussi penser aux autres *tumeurs de la thyroïde*, au *goitre simple*, s'enquérir du pays d'origine (V. GOITRE).

L'accélération du pouls fera envisager l'hypothèse de la *tachycardie essentielle paroxystique*, mais dans cette dernière le pouls redevient subitement normal dans l'intervalle des crises. En tous cas, vérifier l'état du cœur, surtout s'il existe des œdèmes.

On s'assurera que l'éthylisme n'est pas la cause du tremblement, que le malade ne manie pas le mercure ou le plomb.

L'amaigrissement, les sueurs abondantes imposent une auscultation attentive : se méfier de la tuberculose.

Enfin, ne pas faire fi des modifications du caractère et tenir compte des remarques de l'entourage du malade à ce sujet.

Nature et pathogénie. — Gauthier (de Charolles), le premier, songea à rattacher le goitre exophtalmique à un trouble de la sécrétion thyroïdienne, ou, comme on dit maintenant, à une dysthyroïdie. Mœbius accusa l'exagération de la sécrétion glandulaire, l'hyperthyroïdie ; Moussu, l'insuffisance thyroïdienne. Selon Launois et Esmein, l'hyperthyroïdie existerait au début de la maladie ; vers la fin, les accidents seraient dus, au contraire, à l'insuffisance thyroïdienne; en fait, cliniquement, on connaît plusieurs cas où des phénomènes myxœdémateux se sont montrés associés ou consécutifs au syndrome basedowien.

Ces théories sont défendables; la première cependant est la plus accréditée. Mais on ne peut rejeter délibérément les hypothèses qui rattachent la maladie de Basedow à une affection du grand sympathique ou à une altération des centres bulbaires.

L'anatomie pathologique n'a fourni, il est vrai, que des renseignements insuffisants. En effet, l'examen du corps thyroïde a montré toutes les variétés possibles de lésions, depuis la simple congestion jusqu'aux processus les plus destructifs, accompagnés ou non de productions kystiques. Brissaud et Létienne ont signalé une modification portant à la fois sur le tissu sécréteur de la thyroïde et sur son tissu de soutien (*cirrhose hypertrophique thyroïdienne*).

La reviviscence du thymus, l'hypertrophie de la pituitaire, constatées dans quelques cas, sont loin d'être constantes; et pareillement les lésions du sympathique ou de ses ganglions, les petites hémorragies du bulbe et de la moelle.

On reste donc dans l'incertitude sur la cause première de la maladie de Basedow. Un seul fait paraît bien acquis : cette affection est inséparable d'un trouble de la fonction thyroïdienne. Et il est possible que l'altération de la thyroïde soit la conséquence d'une infection.

Des faits dignes de remarque tendent à prouver qu'il existe entre la maladie de Basedow et le *rhumatisme aigu* des relations assez proches. H. Vincent a signalé chez les rhumatisants aigus la fréquence d'une tuméfaction de la thyroïde accompagnée de douleur à la pression (signe thyroïdien); d'ailleurs les affections rhumatismales sont fréquemment incriminées comme causes de la maladie de Basedow ; le traitement salicylé est souvent efficace dans celle-ci, comme le traitement thyroïdien se montre assez fréquemment favorable dans celles-là (Sergent).

L'*origine tuberculeuse* du goitre exophtalmique est aussi défendue par certains auteurs (Poncet, J. Dumas).

Malgré tous ces arguments en faveur de l'origine infectieuse de la maladie de Basedow, les partisans de la théorie nervo-vaso-motrice conservent leurs positions, invoquant, non sans raison, les expériences physiologiques sur le sympathique, dont l'excitation est capable de déterminer la plupart des phénomènes basedowiens : exophtalmie, tachycardie, congestion thyroïdienne.

Enfin, les éclectiques admettent que le syndrome de Basedow relève, suivant les cas, de causes diverses : lésions thyroïdiennes, lésions du sympathique, lésions des centres bulbaires. Certains même supposent qu'il s'agit d'un syndrome pluriglandulaire.

La diversité de ces conceptions pathogéniques, comme la variabilité des phénomènes observés dans le goitre exophtalmique, comme aussi l'inconstance des procédés thérapeutiques, médicaux ou chirurgicaux, préconisés contre la maladie de Basedow, commandent la circonspection. On doit

admettre, à l'heure actuelle, malgré les importantes études du Congrès de
médecine de Paris (1907) (Ballet, Sainton, Delhomme) et du Congrès de
chirurgie (Paris, 1910), que, si cette affection est très bien connue cliniquement, sa nature et sa pathogénie demeurent encore hypothétiques.

Traitement. — **Traitement sérothérapique.** — En présence d'une
affection qu'on avait tout lieu de croire liée à l'hyperfonction d'une glande
à sécrétion interne, on a cherché à utiliser une sérothérapie appropriée.
C'est à Gilbert Ballet et Enriquez que l'on doit les premiers essais, en
France, de la sérothérapie basedowienne. Cette méthode a été utilisée
également en Suisse et en Allemagne où le sérum de Ballet et Enriquez, à
peine modifié, est connu sous le nom de sérum de Mœbius. Le traitement
en question a eu pour point de départ cette hypothèse de Gauthier (de
Charolles), que le fonctionnement exagéré du corps thyroïde détermine les
principaux symptômes basedowiens; ceux-ci résulteraient d'une intoxication
de l'organisme par un excès des produits thyroïdiens déversés dans le sang.
La maladie de Basedow serait l'inverse du myxœdème, celui-ci étant lié à
un défaut de sécrétion de la même glande. Le sang du basedowien et celui
du myxœdémateux présenteraient des qualités réciproquement complémentaires, en sorte que si l'on pouvait gémeller deux sujets, l'un basedowien,
c'est-à-dire hyperthyroïdé, l'autre myxœdémateux, c'est-à-dire hypothyroïdé,
l'équilibre normal se rétablirait dans la constitution dans leurs humeurs,
dans le fonctionnement de leurs organes.

On a donc éthyroïdé des animaux et injecté leur sérum à des basedowiens. Le goitre, le tremblement, la tachycardie ont paru favorablement
influencés, l'exophtalmie demeurant plus rebelle.

Otto Lanz a préconisé le lait de chèvres éthyroïdées; mais l'emploi du
lait est, en général, peu pratique : les conserves s'altèrent et prennent une
saveur désagréable. L'emploi du sang d'animaux éthyroïdés a prévalu.

Le sérum de Mœbius n'est autre chose que du sérum de mouton éthyroïdé additionné d'acide phénique. L'injection sous-cutanée n'est pas nécessaire; l'ingestion buccale en offre les avantages sans causer aucun ennui.

Au sérum phéniqué de Mœbius, Hallion a jugé préférable le sang total
additionné de glycérine, produit désigné sous le nom d'*hémato-éthyroïdine*.
Rien ne prouve en effet que le sérum soit, dans le sang, la seule partie
efficace, ni même la plus efficace. Il se pourrait que la substance spécifique,
unique ou multiple, fût surtout dans les éléments figurés du sang et que le
sérum n'en contînt qu'une partie relativement moindre. D'un autre côté, la
glycérine est un excellent conservateur des propriétés biologiques délicates
appartenant aux humeurs ainsi qu'aux tissus. Le sang du mouton ou du
cheval est meilleur que celui du chien. En tous cas, il convient de n'em-
prunter le sang qu'à des animaux ayant subi la thyroïdectomie depuis plus
d'un mois.

A quelles doses faut-il employer le produit? — On peut obtenir des
résultats avec des doses assez faibles : une à deux cuillerées à café d'hémato-éthyroïdine par jour, à prendre diluée dans un peu d'eau, avant les
repas.

Ou bien : trois cuillerées à café par jour pendant une semaine, trois cuillerées à entremets pendant la semaine suivante; trois cuillerées à soupe pendant la troisième semaine (Enriquez).

Dans bien des cas, les troubles basedowiens, et même les complications qui s'y ajoutent, sont amendés d'une façon manifeste. Breton a rapporté l'observation d'une pleurésie hémorragique, survenue chez une basedowienne, et qui a été manifestement enrayée, en même temps que les signes du goitre exophtalmique s'atténuèrent sous l'influence de l'hémato-éthyroïdine donnée à raison de quatre cuillerées par jour. Toutefois, le succès ne paraît pas toujours assuré. Le goitre basedowifié serait moins sensible au traitement sérothérapique que la maladie de Basedow typique. Par contre, d'après Pierre Marie, le traitement thyroïdien proprement dit réussirait dans les goitres basedowifiés et n'aurait que peu d'influence sur les cas de véritable maladie de Basedow.

A l'opothérapie thyroïdienne on a songé logiquement à associer l'*opothé-rapie hypophysaire* ; on sait en effet que les extraits d'hypophyse exercent une action vaso-constrictive générale, portant spécialement sur le corps thyroïde (Hallion).

Les extraits de thymus, d'ovaire, de rate, de glandes surrénales, de para-thyroïdes, ont été également employés avec des résultats très inconstants.

Une autre méthode biothérapique a été appliquée à la maladie de Basedow. Elle est dictée par le principe suivant : restreindre la suractivité fonction-nelle de la thyroïde en détruisant ses produits de sécrétion. Or, on sait que, si l'on injecte à un animal les produits de broiement du corps thyroïde, on détermine dans le sérum de cet animal l'apparition de substances capables d'exercer une action destructive, élective, sur la glande thyroïde elle-même. Le sérum devient, comme on dit, thyro-toxique (Rogers et Beebe). Dès lors, si on l'injecte à un basedowien, il doit avoir pour effet d'atténuer l'activité exagérée des cellules thyroïdiennes.

Les résultats obtenus par cette méthode de traitement ne diffèrent guère de ceux qu'avait donnés l'hémato-éthyroïdine. D'une façon générale, l'un et l'autre de ces procédés comptent à leur actif des améliorations, partielles ou générales, quelques guérisons : d'autres cas ne paraissent pas avoir été influencés, ni en bien ni en mal.

En fin de compte, les médications opothérapiques ou sérothérapiques appliquées au goitre exophtalmique n'ont pas une efficacité constante; employées avec circonspection, elles ne paraissent pas présenter de danger; mais un dosage prudent et une surveillance attentive sont indispensables ; enfin toutes les formes de maladie de Basedow ne paraissent pas justiciables de ce mode de traitement.

Traitement médicamenteux. — Avant l'emploi des méthodes opothé-rapiques, le traitement symptomatique a été longtemps le seul usité. Les toniques (fer, arsenic), les médicaments cardiaques (digitale, strophantus), les stimulants (strychnine), les sédatifs (opium, bromure, antipyrine) ont donné parfois de bons résultats. L'atropine peut tarir les sueurs profuses.

La *quinine*, en raison de son action vaso-constrictive portant surtout sur les vaisseaux de la tête et du cou, a été judicieusement employée. Lancereaux et Polesco conseillent d'administrer 1 gramme à 1 gr. 50 de sulfate neutre de quinine pendant 15 à 20 jours par mois, le soir, en 5 prises.

Les relations maintes fois signalées du goitre exophtalmique avec le rhumatisme ont fait utiliser le *salicylate de soude* (Ballet).

Aucun de ces médicaments ne jouit d'une efficacité absolue; mais les deux derniers doivent être essayés.

Traitement général. — Il en est tout autrement de l'action indubitablement bienfaisante des moyens sédatifs, en particulier de l'*alitement*. Il faut mettre les basedowiens au lit, au *lit absolu*, pendant des semaines, surtout au moment de leurs paroxysmes; on ne leur permettra de se lever que peu à peu, pendant quelques heures, en réduisant très lentement la durée du séjour au lit. Dès que l'agitation menace de reparaître, faire reprendre le lit. La *cure de repos* est le plus sûr calmant de l'agitation physique et psychique et c'est un préservatif contre la cachexie basedowienne (Brissaud). Le régime alimentaire sera surveillé. Éviter les excitants, conseiller le lait. Suralimentation très modérée.

L'hydrothérapie doit être maniée avec une grande prudence. Jamais de douches froides: mais des tubs tièdes ou des douches très courtes à la température du corps.

L'électricité a donné parfois des résultats intéressants. Eichhorst a utilisé la galvanisation, Vigouroux la faradisation. On tend actuellement à les associer [V. plus loin Goitre exophtalmique (Traitement électrique)].

La *radiothérapie* a été fréquemment appliquée au goitre exophtalmique dans ces dernières années. D'après les travaux de Holland et de Schwarz, les rayons X exerceraient une action favorable sur l'état général et les troubles nerveux; mais sur la tachycardie, le goitre et l'exophtalmie, les effets obtenus sont inconstants. Ici encore, il faut procéder avec beaucoup de prudence, afin d'éviter une série d'inconvénients ou même d'accidents imputables aux rayons X; la radiodermite d'abord, le développement possible d'adhérences périthyroïdiennes, et enfin la possibilité de provoquer brusquement, tantôt une insuffisance thyroïdienne, tantôt au contraire des accidents aigus d'hyperthyroïdisme.

Traitement chirurgical. — La chirurgie a le louable désir de triompher du goitre exophtalmique. Sans parler des injections de teinture d'iode ou d'iodoforme dans le goitre qui ont exposé à bien des mécomptes, entre autres la mort subite, on a eu recours à la thyroïdectomie partielle, à l'exothyropexie, à la ligature des artères thyroïdiennes. Toutes ces interventions comptent à leur actif des succès et des insuccès. Quant aux opérations sur le sympathique cervical, section, résection partielle ou complète, unilatérale ou bilatérale, elles ont été suivies quelquefois, comme les interventions thyroïdiennes, d'améliorations transitoires, mais non pas de véritables guérisons; et, sans parler des difficultés ni des dangers opératoires, il n'est pas démontré qu'elles n'aient pas aggravé la situation de certains basedowiens.

En présence de ces résultats, il semblerait sage de déconseiller les interventions chirurgicales, alors même que les malades, exaspérés par leurs souffrances, se déclarent prêts à tout affronter. Une telle abstention serait aussi coupable que de conseiller d'opérer dans tous les cas.

Le traitement chirurgical du goitre exophtalmique vient d'être l'objet d'importants rapports et de notables communications au Congrès de l'Association française de Chirurgie (octobre 1910). Des conclusions formulées par les rapporteurs X. Delore et Lenormant on peut dégager les conseils pratiques suivants (Lenormant) :

D'une façon générale, l'intervention sanglante est plus en faveur à l'étranger qu'en France ; mais, si les résultats obtenus par les chirurgiens étrangers semblent plus satisfaisants, c'est que ceux-ci sont intervenus dans des cas où l'affection était moins grave et moins avancée.

Il serait téméraire de soutenir que ces opérations sont absolument inoffensives ; même dans les formes légères, on n'est pas à l'abri de tout danger. D'autre part, il n'est pas douteux que le goitre exophtalmique peut guérir spontanément, sans aucun traitement médical ou chirurgical. On ne saurait donc conseiller d'opérer systématiquement tous les cas.

L'intervention est permise, lorsque, après avoir essayé différents traitements médicaux, aucune amélioration n'est survenue ; mais, pour opérer, il ne faut pas attendre l'apparition de graves troubles cardiaques ou nerveux, et moins encore la cachexie basedowienne.

Lorsqu'il s'agit de goitre basedowifié, c'est-à-dire quand le syndrome de Basedow paraît manifestement secondaire à une tumeur thyroïdienne, l'opération, presque toujours inoffensive et efficace, doit être conseillée.

Dans le goitre exophtalmique primitif, vrai, lorsque les accidents débutent brusquement et s'aggravent rapidement, l'opération devrait être précoce. Dans les formes moyennes, chroniques, il ne faut l'entreprendre qu'après un examen prolongé du malade et après l'échec des moyens thérapeutiques médicaux.

L'existence de troubles mentaux graves est une indication d'opérer sans retard, l'intervention ayant pour effet, dans la majorité des cas, d'atténuer et souvent même de faire disparaître les désordres psychopathiques.

Lorsque l'exophtalmie prend des proportions insolites et que l'œil est menacé de complications sérieuses, on opérera encore.

Enfin, d'après Kocher, si l'examen du sang révèle une forte lymphocytose, il faut opérer aussi.

On devra tenir compte de l'état social du sujet ; l'opération sera surtout conseillée à ceux qui ont un pressant besoin de reprendre rapidement toute leur activité de travail.

La cachexie basedowienne, les complications viscérales, cardiaques, hépatiques, rénales, etc., les phénomènes de grande toxémie thyroïdienne enfin, doivent mettre le chirurgien en garde contre une intervention qui non seulement serait inopportune, mais qui pourrait être dangereuse.

Dans tous les cas où l'on aura à intervenir, une période de préparation à l'intervention est indispensable. Le repos au lit, les médications calmantes favoriseront les chances de succès. Enfin, l'intervention devra être proportionnée à la résistance du malade.

On évitera les ablations massives. La thyroïdectomie totale, d'emblée, a donné une mortalité formidable. On procédera au contraire par étapes : ligature d'une des artères thyroïdiennes supérieures, puis de l'autre ; ensuite, résection d'une portion de la thyroïde, un peu plus tard d'une autre portion, s'il y a lieu.

En s'inspirant de ces conseils, et si l'on se décide à recourir au chirurgien avant que le malade soit trop gravement atteint, les dangers opératoires seront moindres et les résultats meilleurs [V. Thyroïdienne (Chirurgie)].

HENRY MEIGE et E. FEINDEL.

GOITRE EXOPHTALMIQUE ET GROSSESSE. — De ce que l'on sait de l'action de la grossesse sur le goitre (V. Goitre et grossesse) il semblerait résulter que l'apparition d'une grossesse au cours d'une maladie de Basedow est nécessairement une cause d'aggravation. Il n'en est rien dans beaucoup de cas, ainsi que cela résulte des observations de Charcot, Trousseau et Tarnier, dans lesquelles les malades ont bénéficié d'une amélioration considérable, persistant parfois après la grossesse. Cependant la maladie peut quelquefois s'aggraver sous l'influence de la grossesse.

La maladie de Basedow ne semble pas avoir d'action sur la marche de la grossesse et de l'accouchement, ni sur le produit de conception. Elle ne présente donc pas pour l'accoucheur d'indications thérapeutiques particulières.

G. LEPAGE.

GOITRE EXOPHTALMIQUE (SYMPTÔMES OCULAIRES). — L'étude du goitre exophtalmique relève surtout de la pathologie interne, mais il y a lieu de consacrer un chapitre spécial aux symptômes oculaires en raison de leur grande importance.

L'*Exophtalmie* est un des symptômes principaux de la maladie de Basedow, d'où l'appellation de goitre exophtalmique ; ce qui ne signifie pas que l'exophtalmie est constante ; elle peut faire défaut ou n'apparaître que tardivement. Bien que n'étant pas habituellement le premier en date, ce symptôme est souvent le premier remarqué en raison de la physionomie toute particulière qu'il donne. Presque toujours double d'emblée, il se peut qu'il soit d'abord unilatéral et dans certains cas exceptionnels l'unilatéralité a persisté pendant toute la durée de l'affection. Dans de pareils cas d'unilatéralité persistante, on devra s'assurer par une étude sémiologique attentive de l'exophtalmie qu'il ne s'agit pas d'une lésion orbitaire ou des sinus. Exceptionnellement encore, l'exophtalmie est l'unique symptôme et reste tel, ou bien se complique plus ou moins tardivement des autres signes (palpitations, goitre, tremblement). Les degrés d'exophtalmie sont variables, parfois légers, à peine sensibles, assez peu marqués pour permettre un diagnostic ferme ; chez certains malades, l'exophtalmie est tellement prononcée qu'elle devient un sujet d'inquiétude pour tout le monde et oblige souvent le malade à cesser ses occupations. L'exophtalmie est directe, la mobilité oculaire intacte ou légèrement diminuée même dans les cas les plus prononcés. Souvent même l'exophtalmie n'est pas réelle, mais il y a apparence d'exorbitisme parce que la paupière supérieure rétractée donne à la fente palpébrale une largeur inaccoutumée.

Que l'œil soit propulsé ou qu'il y ait surtout rétraction de la paupière et défaut de clignement, il se constitue un lagophtalmos dangereux pour la cornée.

Pour expliquer les *lésions cornéennes* on a invoqué des troubles trophiques d'origine neuro-paralytique ou l'action des germes de l'air ou des culs-de-sac conjonctivaux donnant lieu à une infection que favorise la desquamation épithéliale d'une cornée exposée à l'air. Quoi qu'il en soit de ces explications pathogéniques on ne doit pas oublier la possibilité des graves complications cornéennes capables d'amener la cécité, aussi devra-t-on veiller à la propreté minutieuse du globe de l'œil et au besoin pratiquer la blépharorraphie.

La pathogénie de cette exophtalmie est obscure et, si l'on a parlé facilement d'hyperthyroïdation, il suffit de rappeler que la thyroïdectomie expérimentale chez des lapins détermine l'exophtalmie. Il est vraisemblable que l'exophtalmie est due à la fois à des troubles de l'innervation (excitation des fibres du muscle de Müller, des muscles de la capsule de Tenon) et à des troubles vasculaires de l'orbite.

Les troubles d'innervation des paupières se manifestent par deux signes de grande importance, le signe de de Graefe et le signe de Stellwag.

Signe de de Graefe. — Il est l'expression d'un défaut de synergie dans les mouvements du globe et de la paupière supérieure; autrement dit, il y a absence de parallélisme entre l'abaissement du globe de l'œil dans le regard en bas et l'abaissement du bord libre de la paupière supérieure. A l'état normal dans le regard en haut comme dans le regard en bas, la paupière supérieure suit les mouvements du globe de l'œil: il y a synergie d'action, les mouvements de l'œil et de la paupière sont des mouvements d'ensemble; l'harmonie dans ces mouvements vient-elle à diminuer ou disparaître, on a le signe de de Graefe. Lorsque le malade suit un objet, le doigt par exemple, qu'on dirige devant lui de haut en bas et inversement, on remarque une discordance dans les mouvements palpébral et oculaire; la paupière suit mal le globe, ou elle retarde sa marche, ou elle la précipite ou elle la suspend et cette discordance se traduit par une bande blanche de sclérotique qui apparaît soudainement. Le signe de de Graefe ne dépend pas, au moins uniquement, de l'exophtalmie, car il peut exister sans celle-ci et, d'autre part, il n'accompagne pas l'exophtalmie d'autre origine. De plus, ce signe n'est pas constant et cette inconstance peut se remarquer chez le même malade. Féré l'a observé dans l'épilepsie, mais il reste le symptôme caractéristique de la maladie de Basedow: il est d'autant plus important qu'il existe dès le début de l'affection, et même avant l'apparition de l'exophtalmie. On l'attribue à un trouble d'innervation du grand sympathique qui anime le releveur à fibres lisses des paupières.

Signe de Carion, de Stellwag. — Il consiste dans l'élargissement de l'ouverture palpébrale quand l'œil est ouvert et son occlusion incomplète lorsque le sujet croit avoir complètement fermé les yeux. Les yeux paraissent largement ouverts, d'où l'expression d'étonnement, de frayeur: il y a rétraction de la paupière supérieure vraisemblablement par spasme du muscle de

Müller. Dans le regard en bas, la paupière ne reste pas contracturée comme dans la contracture des paupières.

Signe de Rosenbach. — C'est l'absence ou la rareté du clignement palpébral qui contribue à donner au regard sa fixité particulière.

Signe de Mœbius. — Le malade peut avoir de la difficulté pour faire converger les yeux. Ce signe existe dans les degrés élevés d'exophtalmie. On évitera de confondre cette asthénopie de convergence avec les symptômes superposés d'une ophtalmoplégie.

Toute la musculature externe peut être intéressée ; on a observé de véritables *ophtalmoplégies et des paralysies* isolées entraînant de la diplopie.

L'*état des pupilles* est variable ; on a noté l'inégalité pupillaire fixe ou à bascule, de la dilatation ou du rétrécissement symétrique, de la dilatation puis du rétrecissement.

On a noté également dans quelques cas des *troubles de la circulation artérielle* (pouls artériel).

Le *larmoiement ou la sécheresse* observés dans quelques cas sont considérés comme la conséquence de l'hypersécrétion ou de l'hyposécrétion de la glande lacrymale.

Les *paupières peuvent être gonflées*, le gonflement est diffus et paraît dû à une vaso-dilatation du réseau veineux antérieur de l'orbite.

On a signalé la *dépigmentation rapide des cils* (poliose ciliaire) et des *troubles de la pigmentation cutanée à la localisation périorbitaire* (signe de Teillais-Jellineck). Par ce signe on entend une pigmentation brunâtre, diffuse, des paupières, généralisée à toute leur étendue, accentuée au niveau de la paupière supérieure. Limitée en haut par les sourcils. la pigmentation se termine en bas vers le bord de l'orbite ; elle a une disposition régulière ; elle est de plus strictement limitée. Ce signe est le plus souvent précoce. La pigmentation peut s'atténuer au cours de l'évolution de l'affection. La pigmentation peut n'être pas limitée aux paupières et s'étendre à toute la surface du corps sous forme de plaques brunâtres, rappelant ainsi la maladie d'Addison avec laquelle quelques auteurs admettent une coïncidence. On a admis un rapport entre ces troubles pigmentaires et les anomalies de la glande thyroïde ; ces troubles seraient la traduction d'une réaction surréno-sympathique se produisant à la suite du trouble profond de la fonction thyroïdienne.

Pronostic. — La kératite par lagophtalmos est une grave complication. On devra surveiller les yeux et intervenir à la première alerte.

Diagnostic. — En général facile. Dans le cas d'exophtalmie unilatérale, le diagnostic peut présenter de grandes difficultés avec une tumeur de l'orbite. L'évolution de la tumeur orbitaire s'accompagne souvent de douleur, de chémosis ; la vision baisse. Ces symptômes n'existent pas dans le goitre. On recherchera les signes de de Graefe, de Stellwag, de Rosenbach, de Mœbius. Et d'ailleurs, si l'exophtalmie est parfois unilatérale, c'est exceptionnel.

Traitement. — Tant que la cornée est indemne, il est inutile d'intervenir ; et si l'occlusion des yeux est difficile on appliquera un bandeau occlusif pendant le sommeil. Si la moindre lésion cornéenne apparaît on fera aussitôt une tarsorrhaphie (V. PAUPIÈRES).

PÉCHIN.

GOITRE EXOPHTALMIQUE (TRAITEMENT ÉLECTRIQUE). — Le traitement électrique du goitre exophtalmique doit comprendre :

1° *La galvanisation du cou* ;

2° *La faradisation de l'orbiculaire des paupières, du ganglion cervical du sympathique, de la région précordiale.*

1° *Galvanisation du cou.* — Une plaque souple recouvrant toute la région antéro-latérale du cou et s'y adaptant aussi rigoureusement que possible est reliée au pôle négatif de la pile médicale. Une plaque de 200 cm² est placée sur la nuque et le dos et reliée au pôle positif. L'intensité est augmentée progressivement et portée à 20 ou 40 milliampères pendant 15 minutes, elle est ensuite diminuée progressivement.

À l'application du courant galvanique il faut ajouter :

2° *Faradisation locale.* — Laissant en place la plaque de la nuque, on la relie à un appareil faradique (bobine à fil moyen) dont l'autre pôle, en forme de tampon olivaire, est appliqué sur le point moteur de l'orbiculaire des paupières ; on règle les intermittences et l'intensité de façon à produire une contraction tétanisante nette, une minute sur chaque orbiculaire.

Avec la même électrode, on faradise le ganglion cervical du sympathique ; pour cela on place l'électrode à l'angle de la mâchoire inférieure, entre l'os hyoïde et le bord antérieur du sterno-mastoïdien et on l'enfonce en faisant incliner la tête du côté qu'on électrise jusqu'à ce qu'on perçoive, par l'intermédiaire du manche, les battements de la carotide. Une minute de chaque côté avec une intensité suffisante pour produire une bonne contraction du peaucier. Enfin on faradise la région précordiale en appliquant à la place où bat la pointe du cœur un tampon rond de 20 c. c., pendant 5 minutes, avec une intensité suffisante pour produire une contraction nette du grand pectoral.

Chaque séance doit comprendre toutes ces applications, elle sera faite tous les jours pendant deux ou trois mois suivant la gravité des cas.

Sous l'influence du traitement, le goitre diminue rapidement de volume et l'état général s'améliore en même temps. Le tremblement cède ensuite en même temps que la tachycardie. Le symptôme le plus rebelle est l'exophtalmie et surtout l'œdème des paupières qui l'accompagne souvent. Il faut convenir néanmoins que l'électricité constitue le traitement de choix du goitre exophtalmique. Presque tous les malades sont améliorés par un traitement bien réglé, un grand nombre guérissent, ce qui est à considérer en présence du peu de succès des traitements médicaux et des dangers des traitements chirurgicaux.

F. ALLARD.

GOMME ADRAGANTE. — Mucilage durci provenant d'incisions pratiquées sur les tiges de l'*Astragalus gummifer* (Légumineuses-Papilionacées). La gomme adragante, dépourvue d'odeur et de saveur, se présente en morceaux vermiculés ou en rubans. Elle entre, à titre d'adhésif, dans la composition des tablettes médicamenteuses et constitue avec l'eau, à des titres variant de 50 centigr. à quelques grammes pour 100 gr., des mucilages permanents capables de retenir en émulsion des huiles, des poudres, des substances diverses.   *E. F.*

GOMME ARABIQUE. — Elle est fournie par l'*Acacia arabica*, l'*Acacia Senegal* et d'autres espèces de Légumineuses-Mimosées; le produit d'exsudation des tiges et des branches de ces arbres se présente en larmes et en petits morceaux globuleux blonds ou rougeâtres. L'odeur en est à peu près nulle, la saveur faible et mucilagineuse.

C'est un adoucissant, véhicule usuel de nombreux médicaments (potions, pâtes). Le mucilage de gomme arabique joue aussi en thérapeutique dermatologique le rôle de vernis protecteur.

Potion gommeuse, Julep gommeux (Codex).

Poudre de gomme . .	10 grammes.
Sirop simple	50 —
Eau distillée de fleur	
d'oranger.	10 —
Eau distillée.	100 —

Sirop de gomme (Codex).

Gomme blanche lavée.	100 grammes.
Sucre blanc.	560 —
Eau distillée	340 —

Pâte de gomme dite pâte de guimauve (Codex).

Gomme du Sénégal .	1000 grammes.
Sucre blanc	1000 —
Eau distillée.	1000 —
Eau de fleur d'oran-	
ger.	100 —
Blancs d'œufs.	N° 12

Poudre diurétique adoucissante.
Poudre des voyageurs.

Poudre d'azotate de potassium.	10 grammes.
Poudre de gomme. . .	60 —
— de guimauve. .	10 —
— de réglisse. . .	20 —
— de sucre de lait.	60 —

Mêlez.

On délivre cette poudre en paquets de 10 gr. Pour l'employer on en délaie, au moment du besoin, un paquet dans un litre d'eau et on agite pour prendre en même temps la poudre mélangée à l'eau.

        E. F.

GOMME-GUTTE. — Gomme-résine produite par le *Garcinia Hanburyi* (Clusiacées). C'est un drastique violent (**à séparer**) qui s'emploie à la dose de 10 à 30 centigr., ordinairement associé à des agents analogues (aloès, scammonée, jalap) lorsqu'il est nécessaire d'obtenir des évacuations séreuses abondantes (hydropisies) ou une dérivation énergique (apoplexie).

Pilules d'aloès et de gomme-gutte.
Pilules écossaises. Pilules d'Anderson (Codex).

Aloès pulvérisé.	1 gramme.
Gomme-gutte pulvérisée.	1 —
Essence d'anis.	0 gr. 10
Miel blanc	Q. S.
Pour 10 pilules.	

Pilules.

Gomme-gutte	
Résine de jalap	⎫
— de scammonée.	⎬ āā 5 centigr.
Aloès.	⎭
Savon médicinal. . .	Q. S.

Pour 1 pilule; de 1 à 4, le matin à jeun.

        E. F.

GOMMES. — V. Syphilis.

GONOCOCCIE. — V. Blennorragie.

GOUDRON VÉGÉTAL. — Le goudron de Norvège ou des Landes est un produit pyrogéné obtenu avec les troncs de plusieurs espèces de pins et les résidus provenant de leur exploitation. C'est un corps semi-liquide, d'un brun noirâtre, d'odeur forte et de réaction acide. Il est très peu soluble dans l'eau, mais se dissout facilement dans l'alcool, l'éther, les huiles fixes et volatiles.

Le goudron végétal, fort différent du goudron de houille, est seul employé à l'intérieur (20 centigr. à 1 gr.) en qualité de modificateur de la sécrétion bronchique ou de la muqueuse des voies urinaires et comme antiseptique intestinal. Pour l'usage externe, c'est un topique que l'on oppose au psoriasis, à la séborrhée du cuir chevelu, à l'eczéma sec (v. c. m.).

Pilules.

Goudron purifié. . . . ⎰ āā 10 centigr.
Baume de tolu . . . . ⎱
Poudre de Dover. . .   15   —
Pour une pilule ; 1 à 4 par jour.

Sirop de goudron (Codex).

Goudron végétal pu-
rifié . . . .   10 grammes.
Grès siliceux, calciné
et lavé.   15   —
Eau distillée. 1000   —
Sucre blanc . . . . .   Q. S.
Filtrez le goudron divisé par le sable et allongé d'eau tiède ; ajoutez ensuite le ucre.

Pommade de goudron (Codex).

Goudron végétal pu-
rifié. . . . .   10 grammes.
Axonge.   90   —

Eau de goudron.

Goudron végétal pu-
rifié. . . . . . .   5 grammes.
Sable siliceux légère-
ment calciné. . . .   15   —
Eau distillée. 1000   —
Filtrez.

Émulsion de goudron
(Codex 1884).

Goudron purifié. .   20 grammes.
Teinture de quil-
laya . . . . . . ⎰ āā 100
Alcool à 90°. . . . ⎱
Eau distillée chau-
de   780   —
Une cuillerée à café. aux repas, dans un peu d'eau.

E. F.

GOURME. — V. Impétigo.

GOUTTE. — Si, comme du temps d'Arétée, il est vrai de dire encore aujourd'hui que « les dieux seuls sont fixés sur la *véritable nature* de la goutte », nous avons, du moins, appris à mieux connaître les manifestations cliniques de cette maladie, et à rattacher à la même diathèse goutteuse des symptômes, en apparence et au premier abord, fort disparates entre eux.

Les Grecs ont désigné la goutte sous des noms différents d'après son siège. Lorsqu'elle occupait le pied, ils la nommaient *podagre*, πούς, pied, et ἄγρα, prise (le piège dans lequel l'animal est pris par le pied) ; *chiragre*, de χείρ, main, quand elle occupait la main ; et *gonagre*, de γόνυ, genou, quand elle siégeait au genou. Le mot *goutte* a prévalu. Il date du xiiie siècle, et fut introduit par Rodulfe. Il vient de cette idée que l'humeur peccante est distillée *goutte à goutte* dans les articulations. De là des termes à peu près équivalents dans les différentes langues : « gout » anglais : « gicht » allemand ; « gotta » italien ; « gota » espagnol.

Localisations articulaires aiguës ou chroniques, tophus avec ou sans suppuration, localisations viscérales primitives ou secondaires sur la gorge, l'œil, le rein, le cœur, etc., sont autant de signes de la maladie goutteuse, de cette affection protéiforme qui, plus que toute autre, est la maladie « totius substantiæ ». Trousseau disait d'elle : « totum corpus est podagra », signifiant ainsi, par cet axiome, que dans la goutte. maladie essentiellement chronique, toute crise aiguë, mais celle en apparence la plus primitive et la plus légitimement individualisée et isolée, n'est, au demeurant, qu'un épisode aigu, un réveil brutal de la maladie restée sommeillante.

Pathogénie générale de la goutte. — Médecins et biologistes s'entendent presque tous à l'heure actuelle pour accorder à l'acide urique un rôle primordial dans la pathogénie des accidents goutteux. Les recherches chimiques de ces dernières années n'ont servi qu'à préciser le pourquoi et le comment de cette action. Voici très rapidement résumées les théories pathogéniques en litige. Je passe sous silence celles qui n'accordent *aucun rôle* à l'acide urique. Concevoir la goutte sans acide urique paraît une impossibilité nosologique. Cet acide, qui, à l'état normal, est éliminé par les urines, s'accumule donc dans le sang et les tissus des goutteux.

Par quel mécanisme se produit cette accumulation ?

1° *Par élimination retardée, entravée, d'acide urique.*

Théorie de Garrod : La rétention d'acide urique dans l'économie a pou cause un vice d'excrétion urinaire par lésion ou insuffisance rénale. « Le rein est la pierre angulaire de l'édifice pathogénique de la podagre, l'acide urique en est le ciment. » (Critzman.)

2° *Par destruction trop lente d'acide urique.*

Théorie de Bouchard : La destruction trop lente, non seulement d'acide urique, mais surtout de l'*acidose*, en général, de l'organisme, serait due à un ralentissement de la nutrition. Ainsi se comprendrait la parenté qui existe entre la goutte, la lithiase, l'obésité. Les combustions organiques sont incomplètes ; les albumines, introduites par l'alimentation, ne sont ni brûlées ni transformées complètement ; l'étape terminale, urée, n'est pas atteinte, le cycle évolutif s'arrête au stade intermédiaire d'acide urique, d'où production exagérée de cet acide, et d'autres acides organiques, également « gouttogènes ».

Théorie de Lancereaux : Une névrose primitive influencerait les actes d'assimilation et de sécrétion, favorisant le défaut de destruction normale de l'acide urique. Ces théories ont été rajeunies par l'étude récente des ferments oxydants, des oxydases, diastases, qui seraient diminuées ou inhibées chez les goutteux.

3° *Par production exagérée d'acide urique.*

Théorie de Lecorché : La goutte est caractérisée par une augmentation exagérée des échanges moléculaires. (Théorie inverse de celle de Bouchard.)

Théorie de Murchinson : Il existe une déviation nutritive de la matière azotée *dans le foie*. Il fait plus d'acide urique qu'il ne devrait. (Théorie hépatique.)

4° *Par défaut de solubilité.*

Théorie de Schmoll : A l'état normal, l'acide urique serait dans le sang en combinaison stable avec un autre acide dérivant, lui aussi, des albumines et des nucléines, acide nucléique pour Minkoswki (1900), acide thymique pour Schmoll (1905). Cette combinaison stable faciliterait l'élimination urique. Or, chez le goutteux, l'acide nucléique ou thymique faisant défaut, la solubilité de l'acide urique disparaîtrait, et ce corps étant, par suite, très difficilement éliminé par le rein, s'accumulerait dans le sang, et se déposerait dans les tissus sous forme d'urates.

Pathogénie spéciale de la précipitation des urates. — L'état uricémique dûment constitué, pourquoi et comment, dans les tissus, au niveau des articulations, au niveau des tophus, cet acide urique se précipite-t-il sous forme d'urate de soude?

D'après Ebstein, l'acide urique est une substance toxique qui cause des modifications inflammatoires et nécrosantes des tissus ; or, au contact du tissu *mort*, l'acide urique serait précipité sous forme d'urate de soude.

Van Loghem (d'Amsterdam) (1904, Ann. Pasteur) a étudié expérimentalement la précipitation de l'acide urique par injection sous-cutanée ; il a observé que cet acide est très facilement dissous (et non phagocyté dans les humeurs « in vivo ». Par contre, quand ces humeurs sont au préalable très riches en acide urique, *tout apport nouveau sous-cutané* de cet acide facilite sa précipitation en urate. Ces cristaux d'urate sont ultérieurement résorbés par les phagocytes. Ainsi se trouve expliqué, chez le sujet uricémique, le rôle des traumatismes locaux qui provoquent si souvent la crise goutteuse locale. L'épanchement qui suit le traumatisme s'accompagne de mise en liberté sous le tégument d'acide urique facilement précipitable en urate dont la présence va provoquer bientôt le gonflement douloureux. La guérison s'obtient par phagocytose des cristaux uratiques.

Étiologie. — Bien des inconnues subsistent encore avant que l'on puisse formuler une étiologie et une pathogénie générale définitives. Ne sait-on, par exemple, que, dans les leucémies avec hyperproduction d'acide urique, on n'observe pas d'accidents goutteux? Aussi doit-on se contenter de mettre en lumière trois éléments directs : *prédisposition générale*, plus ou moins soumise aux lois de l'hérédité, *vie physique sédentaire* et *alimentation défectueuse*, non seulement riche en albumine, mais surtout en nucléo-protéides (riz de veau, foie, rein, cervelle, etc.), ou encore en boissons chargées de tanin (vin de Bourgogne). La France, l'Angleterre, pays de vie plantureuse et de « chère lie », sont les terres classiques de la goutte. Le sexe *masculin* paye à la maladie un tribut plus considérable. L'âge moyen du début de la goutte est entre 25 et 35 ans. On a cité des cas de goutte chez de tout jeunes enfants; on a cité encore des vieillards atteints, à 72, 75 ans, de leur première crise légitime de podagre.

Symptomatologie. — La goutte a des manifestations variables. Elle peut se révéler :

1° Sous la *forme aiguë*, articulaire ou viscérale ;

2° Sous la *forme chronique*, articulaire ou viscérale : la seconde de ces formes pouvant succéder à la première, ou, au contraire, survenir d'emblée.

I. **Goutte aiguë articulaire.** — La goutte aiguë est un épisode aigu de la maladie goutteuse.

Il existe donc des *prodromes* et des *signes avant-coureurs* de cette goutte aiguë. Quels sont-ils ?

Prodromes. — C'est, dans l'enfance et l'adolescence, la tendance aux migraines, aux dermatoses, à l'eczéma, à l'impétigo, à l'herpès récidivant de la verge. C'est encore la tendance aux épistaxis, aux hémorroïdes, parfois à la calvitie précoce, à la pharyngite granuleuse, à la bronchite sèche durant les mois d'hiver, aux conjonctivites à réplétion, à l'écoulement urétral interminable à la suite de la gonorrhée.

Signes avant-coureurs. — Mais la maladie goutteuse est restée jusqu'alors latente. Elle couve, elle n'a pas encore éclaté. Elle n'attend qu'un prétexte pour se révéler sous le *type articulaire aigu*, et ce prétexte lui est fourni par un repas copieux et de bonne chère, un refroidissement, une fatigue physique, un traumatisme, même simplement la compression du pied par une chaussure trop serrée, ou encore par un surmenage intellectuel ou une émotion trop vive. Les signes immédiatement précurseurs seront une *céphalée* plus ou moins accusée, un certain degré de photophobie, des troubles digestifs, une gêne musculaire pouvant aller jusqu'à la raideur, et même faire place à des symptômes localisés de crampe et de contracture (De Grandmaison), un certain état vertigineux coïncidant avec de l'apathie physique et morale.

Parfois une détente paraît se produire. Le malade de la veille redevient gai. C'est une alerte, une accalmie toute momentanée. La crise aiguë va brutalement éclater.

La crise du gros orteil. — Brusquement, suivant la description classique, au chant du coq (*sub galli cantu*), comme disait Sydenham, entre minuit et deux heures du matin, le malade est réveillé par une douleur vive dans le gros orteil, ou plus exactement dans l'articulation métatarso-phalangienne du gros orteil. Cette douleur spontanée procède par élancements pénibles,

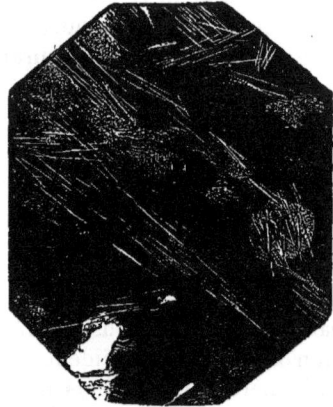

Fig. 15. — Papilles du rein. Fines aiguilles allongées, disposées en faisceaux irréguliers, ou isolées et comme jetées au hasard (Brissaud et Brécy).

par lancinements, broiements. Elle reste contusive dans l'intervalle des paroxysmes douloureux. Elle s'exaspère à devenir horriblement douloureuse par le frôlement des couvertures, par le moindre mouvement. Le simple toucher superficiel de la région est un supplice pour le malade, et lui arrache des cris. Le goutteux aigu est, du reste, d'une irritabilité extrême, protestant contre toute tentative de thérapeutique locale, n'acceptant comme palliatif externe que des compresses humides, et surtout le « cerceau » protecteur qui isole le membre malade des contacts extérieurs.

L'arthrite ne survient que trois ou quatre heures après l'apparition de ces vives douleurs ; c'est alors que l'articulation métatarso-phalangienne d'un seul côté ou des deux côtés présente les signes classiques de l'inflammation : chaleur, rougeur, tuméfaction. La jointure est gonflée, œdématiée, la peau est tantôt rosée, pelure d'oignon, plus souvent rouge violacé, pivoine, comme prête à s'ulcérer. La rougeur peut s'étendre en dehors des limites de l'arthrite. La région malade est chaude, et le palper impraticable, tant la douleur est vive.

Évolution. — Après trois à cinq heures de terrible souffrance, le malade, brisé par la fatigue, sent ses douleurs diminuer et s'endort d'un sommeil agité. Les douleurs reparaissent dans la journée, la nuit suivante, souvent moins fortes, et peu à peu s'atténuent, pour disparaître vers le 5e ou le 6e jour. Au point de vue local, progressivement, les signes de l'inflammation s'atténuent, la jointure diminue de volume, quelques sueurs localisées surviennent ; puis, vers le 4e ou le 5e jour, en même temps qu'une desquamation caractéristique, se déclare un prurit localisé très violent. Le malade se gratte, et, parfois, malgré la douleur qu'il provoque ainsi, s'excorie l'épiderme de ses ongles.

La crise de goutte du gros orteil est terminée.

Symptômes généraux. — Au cours de la crise de goutte, les symptômes généraux sont variables. Il existe le plus souvent des troubles digestifs, une langue très saburrale, une haleine fétide, une soif vive, des sensations nauséeuses, une sensibilité particulière de la région hépatique, quelques râles de bronchite, quelques palpitations cardiaques.

La *fièvre* est souvent fréquente, entre 38 et 39°, pouvant s'élever à 40°. Elle mesure pour les uns l'intensité de l'attaque ; pour Bouchard, elle n'est en rapport, ni avec le nombre, ni avec l'intensité des fluxions, ni avec l'acuité de la douleur. Elle disparaît, en général, quand la desquamation survient. Elle peut tomber alors au-dessous de la normale, ou persister au contraire pendant quelque temps.

La température locale est toujours plus élevée

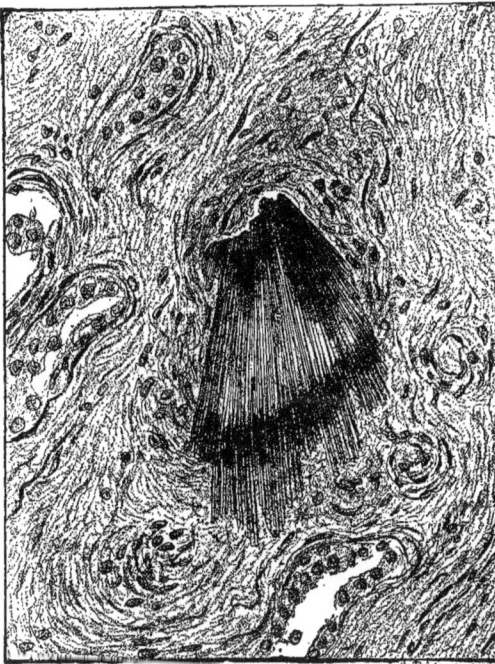

Fig. 14. — Aiguilles allongées, comme dans la figure précédente, mais disposées en faisceaux et sortant d'un tube dilaté (Brissaud et Brécy).

qu'au niveau de la région symétrique saine.

L'*examen du sang* a, jusqu'ici, été négligé au point de vue des numérations quantitatives et qualitatives des globules. Au contraire, la teneur du plasma ou du sérum en acide urique a été bien étudiée. Le procédé du fil de Garrod est classique, 3 à 4 centim. cubes de sérum sont prélevés aseptiquement. Il faut, en effet, éviter la pullulation microbienne qui pourrait fausser la réaction. Le sérum est mis à dessécher partiellement. On a, au préalable, déposé en son sein quelques brins de fil, et ajouté quelques gouttes d'acide acétique dilué. L'acide urique se précipitera sur les fils et l'on pourra y déceler au microscope les cristaux caractéristiques.

D'après Garrod, la présence de 2 milligr. d'acide urique rapporté à

500 centimètres cubes de *plasma* est nécessaire dans le sang circulant, pour la précipitation « in vitro » de quelques cristaux ; à 10 milligr. d'acide urique pour 500, il existe une abondance exceptionnelle de cristaux. Un simple calcul nous montre qu'à ce taux la proportion d'acide urique peut s'élever dans le sang total du goutteux de 2 à 10 centigr. environ. Ajoutons que Debove a trouvé le sérum lactescent dans trois cas de goutte ; lactescence, qu'avec Widal nous avons signalée chez certains brightiques.

L'*examen de l'urine* fait voir que chez les goutteux, en dehors des attaques aiguës, l'excrétion urique se comporte comme chez les sujets sains, qu'au contraire, dans la goutte aiguë, il y a une diminution très nette de l'excrétion urique au début de l'accès, suivie d'une augmentation à la fin de l'accès. Même, assez longtemps après la crise, on peut constater une proportion anormale d'acide urique urinaire.

Telle est la description de la crise franche de goutte aiguë.

Cette crise peut être la seule manifestation goutteuse durant la vie entière du sujet, ou au contraire récidiver à plus ou moins longs intervalles. Un malade pourra avoir des accès de goutte aiguë qui resteront immuablement aigus sans passer à l'état chronique, ou, au contraire, les accès sont subintrants, la jointure ne revient plus à l'état normal, la chronicité s'établit.

Il existe certaines autres modalités de l'arthrite goutteuse aiguë, modalités dans la durée du temps d'évolution (2 jours à 3 semaines), modalités dans l'intensité des douleurs, modalités dans la localisation de l'arthrite ou dans la généralisation de cette arthrite. Toutes les articulations peuvent être prises, simulant ainsi l'attaque de rhumatisme articulaire aigu.

II. **Goutte aiguë viscérale.** — La « fluxion » goutteuse peut d'une façon irrégulière se porter primitivement sur le pharynx, l'œil, le poumon, le tube digestif. Certains auteurs considèrent les vomissements avec acétonémie chez les enfants comme les équivalents de goutte larvée infantile. On comprend combien le diagnostic peut être, dans ces cas, difficile, si la localisation viscérale est primitive. Le plus souvent le diagnostic rétrospectif est alors seul possible, grâce à l'apparition ultérieure de la crise du gros orteil. Au cours de l'accès articulaire régulier de goutte, on peut voir survenir des complications viscérales goutteuses redoutables au niveau du poumon, des centres nerveux, du cœur (goutte remontée, métastases goutteuses).

III. **Goutte chronique articulaire.** — La goutte chronique atteint généralement les sujets âgés. Elle est rarement chronique d'emblée, elle est précédée par des attaques plus ou moins fréquentes de goutte aiguë. Le malade en proie à la goutte chronique est voué à l'impotence. Les pieds, les genoux, les mains sont déformés, les articulations métacarpo-phalangiennes sont parfois le siège de déformations considérables. A la goutte chronique appartient l'histoire des *tophus*, concrétions formées d'urate de soude, d'urate et de phosphate de chaux. Les concrétions se développent dans le tissu cellulaire sous-cutané et siègent de préférence au niveau des mains, des orteils, des oreilles. Dans quelques cas, le tophus se résorbe : parfois, au contraire, la peau s'ulcère et la matière tophacée est déversée en dehors, entretenant ainsi de véritables *fistules crayeuses*.

Goutte.

La goutte thermique peut entraîner à sa suite un véritable état de *cachexie goutteuse*.

IV. Goutte chronique viscérale. — *La goutte et le rein*. — La goutte peut se manifester au niveau des reins sous différentes formes : gravelle, colique néphrétique, hématurie, mais un type surtout demande à être individualisé, c'est le type du rein goutteux, de la néphrite goutteuse. Anatomiquement, il s'agit d'un petit rein rouge scléreux, granuleux, rétracté, à productions kystiques fréquentes, avec présence de cristaux d'acide urique et d'urate de soude, qui se déposent soit à l'intérieur des tubes urinifères, soit à l'extérieur dans le tissu conjonctif (fig. 13 et 14). Les signes de la néphrite goutteuse sont ceux des néphrites chroniques en général (v. c. m.), c'est-à-dire s'accompagnant d'hypertrophie ventriculaire gauche, de galop, d'œdème malléolaire, de dyspnée, d'hémorragie rétinienne, d'hypertension artérielle, etc.

L'albuminurie est très fréquente dans ces cas et parfois abondante. Dieulafoy a isolé une forme d'albuminurie, sorte de diabète albumineux goutteux, qui peut durer des années sans aboutir au mal de Bright.

Diagnostic. — Le diagnostic de la goutte larvée (goutte viscérale aiguë primitive) est souvent difficile ; celui de la goutte aiguë articulaire ne présente aucune difficulté.

L'étiquette nosologique à donner à certains cas de rhumatisme articulaire chronique, *de parenté goutteuse* (en dehors, par conséquent, de la goutte articulaire chronique *classique* avec *tophus*), est parfois des plus embarrassantes. Rhumatisme noueux déformant ? Rhumatisme goutteux ?

Deux caractères légitiment le second diagnostic (J. Teissier, de Lyon) : 1° la lésion primitive, non du cartilage ni de l'articulation elle-même, mais des tissus péri-articulaires ; 2° la présence de dépôts d'urate de soude au niveau des déformations osseuses ou des tissus péri-articulaires, qui tranchent, à l'épreuve radiographique, par leur teinte pâle (imperméabilité des urates aux rayons X). Il existe en outre quelques cas intermédiaires dans lesquels rhumatisme goutteux et rhumatisme noueux déformant semblent s'être donné rendez-vous.

Pronostic. — L'accès de goutte articulaire n'est pas grave en lui-même, mais la goutte emprunte ses facteurs de gravité à la possibilité des accidents terribles de la goutte remontée, aux métastases goutteuses, et surtout à la fréquence des lésions cardio-aortiques et néphrétiques. Le goutteux récidivant meurt le plus souvent par son cœur et son rein, il devient presque fatalement un réno-cardiaque.

Lésions. — Au point de vue histologique, les dépôts d'urate de soude se font d'abord autour des cellules cartilagineuses profondes, puis il se forme des incrustations plus ou moins étendues sur les surfaces articulaires, dans l'épaisseur des ligaments, des tendons, des gaines tendineuses et même parfois sur les prolongements aponévritiques des muscles.

Traitement de la Goutte. — A propos du pronostic parfois sévère de la goutte, un goutteux illustre, le grand Sydenham, disait : « Pour les humbles comme moi, il existe pourtant une consolation dans cette pensée que la goutte, contrairement aux autres maladies, tue plus de riches que de pauvres, et surtout plus de gens d'esprit que de sots ». Peu de goutteux se contenteront de la douce philosophie de Sydenham, ou de la thérapeutique peu compliquée de Füller : « abstinence, flanelle, patience, repos », et demanderont à la thérapeutique, sinon une guérison de leur diathèse, du moins l'atténuation des manifestations de cette diathèse.

I. **Thérapeutique générale.** — 1° Il faut *réduire, par un régime alimentaire approprié, la formation de l'acide urique.* Le goutteux tendra à devenir végétarien et à rester petit mangeur. La chair animale ne sera permise qu'une fois par jour, à l'exclusion du gibier faisandé, et surtout des viandes jeunes et riches en nucléo-protéides, telles que foie, rein, cervelle, et surtout ris de veau. Les œufs, le caviar, sont permis ; la laitance de poisson, riche en nucléine, doit être interdite. Le lait est autorisé ; son albumine, comme l'albumine de l'œuf, est en effet une paranucléine qui n'est pas susceptible de donner de l'acide urique. Les graisses, le beurre, sont indifférents ; les hydrates de carbone particulièrement recommandables, surtout le riz, la pomme de terre, *beaucoup plus que le pain, dont le goutteux doit se méfier* (Gautier).

Parmi les légumes verts prohibés (haricots verts, petits pois, oseille, épinards), les tomates ne méritent pas l'ostracisme dont elles ont été frappées (Gautier) ; mais les asperges peuvent être nuisibles (nucléo-albumine). Le goutteux peut faire usage des fruits mûrs, des oranges surtout. Il n'a pas à se méfier du citron, qui jouirait même de propriétés curatives.

Quelque bien que l'on ait dit de l'ingestion d'alcool, le goutteux devra s'en abstenir ; au contraire, il pourra user avec modération de thé, de café.

2° *Il faut favoriser, par les exercices physiques, l'oxydation de l'acide urique formé* ; mais, comme le diabétique, le goutteux ne devra jamais user qu'avec modération des nombreux sports qui se pratiquent à l'excès (escrime, chasse, bicyclette, cheval, etc.). Les frictions sèches le matin, le massage non précédé de sudations calorifiques excessives, sont des adjuvants utiles à la cure.

3° Enfin, pour *aider à la solubilisation et à l'élimination de l'acide urique,* on a recours à la médication alcaline, dont le but est de diminuer l'acidité du sang et d'empêcher la précipitation de l'acide urique.

La médication lithinée (benzoate, carbonate, citrate de lithine) vise à substituer les urates de lithine aux urates de soude, ceux-là étant plus solubles que ceux-ci.

La médication *solvante* de l'acide urique est représentée par l'emploi de la piperazine, du lycétol, du sidonal. On a également essayé tout récemment, en se basant sur les données pathogéniques que nous avons exposées au sujet des combinaisons plus ou moins stables de l'acide urique dans l'organisme, de donner de l'acide thymique (combinaison qui favorise la solubilité et l'élimination urique). Le produit est spécialisé sous le nom de « solurol ».

II. **Thérapeutique spéciale.** — Faut-il intervenir dans l'accès de goutte aiguë ? Et quand on aura badigeonné la région enflammée avec du laudanum tiédi, et qu'on l'aura protégée contre les heurts extérieurs, faudra-t-il donner du colchique, le médicament quasi spécifique de la goutte ? — Oui,

Goutte.

pour Lecorché, et dès le début de l'accès. — Non, pour Bouchard, Dieulafoy, Legendre et bien d'autres cliniciens. L'accès de goutte *aiguë* étant regardé par ces auteurs comme une sorte d'émonctoire qu'il faut respecter, on ne donnera du colchique que lors de la détente critique, vers le 6e, 7e, 8e jour, et l'on calmera momentanément les douleurs du malade par du *salicylate de soude*, de l'aspirine, du pyramidon.

En tous cas, plusieurs préparations de *colchique* peuvent être employées, et, à ce propos, certaines spécialités commerciales doivent être connues et citées : la liqueur Laville, les pilules Lartigue, la teinture de Cocheux, la colchicine Houdé.

L'administration du colchique ne sera, du reste, que passagère, durant trois, quatre jours, une semaine au plus. On ne répétera cette cure qu'après l'apparition d'un nouvel accès. Ce n'est qu'au cours des crises subaiguës, avec tendance à la chronicité, que le colchique pourra être moins parcimonieusement distribué.

Voici la composition réelle de la liqueur Laville et des pilules Laville :

Liqueur :

	Convallaria Majalis	0 gr. 10
	Gentiana Lutea	0 gr. 10
Principes actifs de	Hermodactylus [1]	0 gr. 10
	Fraxinus excelsior	0 gr. 20
	Scilla maritima	0 gr. 15
	Chin. und Cinchonin	0 gr. 30
Chlorate de Calcium		0 gr. 30
Phosphate de Sodium		0 gr. 15
Vin et Alcool		60 grammes.

Pilules :

Extrait de Physalis Alkekengi		10 grammes.
Natr. Silicis :		5 —
Principes actifs de	Fraxinus excelsior	0 gr. 50
	Convallaria majalis	0 gr. 50

F. s. a. 150 Pilules.

Les pilules Lartigue contiennent, chacune d'elles, 5 centigr. d'extrait de colchique, 1 centigr. d'extrait de digitale et 4 centigr. d'extrait de quinquina.

La colchicine rallie à elle nombre d'adhérents.

Aux goutteux cachectiques, on donnera du fer et de l'arséniate de soude, et l'on permettra une alimentation substantielle. C'est encore dans le cas de goutte *chronique asthénique* que l'on peut retirer les meilleurs effets de l'emploi de l'acide phosphorique. Personnellement, nous l'avons employé chez un goutteux chronique du service de Brissaud, avec un réel succès, à la dose de 2 gr. 50 à 5 grammes quotidiennement durant trois mois. L'acide phosphorique a agi dans ce cas merveilleusement après échec de toutes les médications longtemps essayées. Il n'est pas douteux que, chez certains malades, il puisse exister une double étape biochimique, l'étape d'*hypoacidité*, pouvant plus ou moins rapidement succéder à l'étape d'hyperacidité des humeurs.

Quant au traitement hydrominéral, Évian, Vittel, Martigny, Contrexé-

---

1. Hermodacte (doigt d'Hermès, doigt curateur du dieu égyptien) est le nom donné par les anciens au colchique d'automne. (Delpeuch, *la Goutte et le Rhumatisme*.)

ville sont des stations réputées. Les eaux de Vichy conviennent surtout aux
goutteux gras *avec gros foie*, et Châtel-Guyon aux *goutteux constipés*.

Les *goutteux rénaux* bénéficient du régime diététique avec *déchloruration*, sans adjuvant de cure thermale.

La goutte chronique relève de la Bourboule, d'Aix, de Bourbonne-les-Bains.

On voit que le goutteux doit se garder, dans la thérapeutique diététique
ou médicamenteuse de sa diathèse, de toute règle trop sévère ou trop exclusivement systématique. A nul mieux qu'à lui ne s'appliquent ces paroles de
J.-J. Rousseau : « Il faut savoir être sobre avec sobriété ».

Traitement chirurgical. — Un malade se plaint sans cesse de ses tophus
douloureux. C'est un tophus du coude, de la main, du pied qui va provoquer une gêne douloureuse constante, parfois même paroxystique, sous
l'influence d'un heurt. Si, dans ces cas, l'état général est bon, et s'il n'existe
pas de tares viscérales accusées, l'ablation des concrétions doit être tentée.
Plusieurs succès définitifs ont été publiés à la suite de telles tentatives
(Sicard, Friedel, Laurent).   *J.-A. SICARD.*

GOUTTE SATURNINE. — Cette affection, mise en doute par certains auteurs,
ne laisse pas d'être réelle (Musgrave, Garrod, Charcot, Potain), mais elle
est rare. Les peintres en bâtiment payent un plus large tribut à la maladie
que les autres professionnels maniant des substances plombiques.

La goutte saturnine est un exemple de goutte directement acquise, sans
intervention de diathèse héréditaire. Il semble que l'intoxication saturnine
héréditaire favorise l'accumulation d'acide urique dans l'organisme, en
modifiant l'action des ferments oxydants, après avoir provoqué des lésions
du rein et surtout des troubles de la fonction hépatique. La goutte saturnine se distinguerait de la goutte ordinaire par l'absence de tophus, la
généralisation *rapide* des accès articulaires, leur durée plus longue, leur
localisation aux grosses jointures, enfin par l'aspect anémique des malades
et la précocité des lésions vésicales, surtout rénales.

Les accidents dus au saturnisme peuvent évoluer parallèlement : coliques
de plomb, paralysies diverses, etc. Il faut être très saturnin et depuis longtemps pour devenir goutteux saturnin. Cette nécessité d'une imprégnation
marquée de l'organisme par le plomb explique comment de nombreux saturnins échappent à la goutte.

Le *traitement* vise à la fois la cure du saturnisme (v. c. m.) et de la goutte
commune (v. c. m.).   *J.-A. SICARD.*

GOUTTES (POIDS DES). — Le dosage des médicaments par gouttes est très
usité lorsqu'il s'agit de liquides actifs.

Des circonstances nombreuses influent sur la formation des gouttes et
modifient leur volume. Le volume des gouttes et, par conséquent, leur
poids changent avec la nature du liquide qui les constitue et avec les conditions de leur production ; le nombre des gouttes fournies par un gramme
de liquide varie donc aussi sous les mêmes influences. On a été conduit,
pour doser avec la précision nécessaire les liquides par gouttes, à faire

usage d'instruments spéciaux, que l'on désigne sous le nom de *compte-gouttes*.

L'instrument qui a été adopté comme compte-gouttes normal est constitué par un tube ou un récipient de verre, dont la forme peut être variable et auquel est soudé un tube d'écoulement. L'instrument doit satisfaire aux conditions suivantes :

1° Le diamètre extérieur du tube d'écoulement doit être égal à 3 millimètres (Convention internationale);

2° Le diamètre intérieur du même tube doit être égal à 6 dixièmes de millimètre;

3° L'écoulement du liquide doit toujours se faire en chute libre.

Vingt gouttes d'eau distillée, comptées avec le compte-goutte normal, doivent, à la température de 15°, peser un gramme, à moins de deux centigr. près.

Poids des gouttes, à la température de 15°, des principaux médicaments liquides, inscrits dans la Pharmacopée française.

	POIDS DE		NOMBRE DE GOUTTES POUR 1 GRAMME
	XX GOUTTES	C GOUTTES	
	grammes.	grammes.	
Acétique (acide) cristallisable, D = 1,0553	0,358	1,790	56
— dilué	0,648	3,240	31
Alcool absolu	0,295	1,475	68
— à 95°	0,315	1,575	64
— à 90°	0,330	1,650	61
— à 80°	0,347	1,735	57
— à 70°	0,358	1,790	56
— à 60°	0,380	1,900	53
Alcoolature d'aconit (feuilles)	0,377	1,885	53
Ammoniaque diluée	0,879	4,395	23
— officinale, D = 0,925	0,803	4,015	25
Ammonium (acétate d') dissous	1,002	5,010	20
Amyle (azotite d')	0,272	1,360	73
Azotique (acide) dilué	0,969	4,845	21
— officinal, D = 1,394	0,840	4,200	24
Bromhydrique (acide), D = 1,077	0,981	4,905	20
Chlorhydrique (acide) dilué	0,993	4,965	20
— officinal, D = 1,171	0,942	4,710	21
Chloroforme anesthésique (contient 5 gr. d'alcool éthylique dans 1000 gr. de chloroforme). . . .	0,335	1,675	60
Chloroforme rectifié	0,340	1,700	59
Créosote officinale, D = 1,085	0,487	2,435	41
Cyanhydrique (acide) dissous (soluté contenant 2 gr. d'acide pur pour 100 gr.; F. I.)	0,883	4,415	23
Eau distillée	1,000	5,000	20
Eau distillée de laurier-cerise	0,897	4,485	22
Élixir parégorique	0,375	1,875	53
Essence d'anis	0,478	2,390	42
— de menthe poivrée	0,385	1,925	52
— de térébenthine	0,358	1,790	56
Éther alcoolisé	0,267	1,335	75
— anesthésique officinal, D = 0,720	0,214	1,070	93
Éthyle (acétate d')	0,316	1,580	63
— (bromure d')	0,288	1,440	69
Eucalyptol	0,378	1,890	53

	POIDS DE		NOMBRE DE GOUTTES POUR 1 GRAMME
	XX GOUTTES	C GOUTTES	
	grammes.	grammes.	
Fer (perchlorure de) officinal, D = 1,26	1,091	5,455	18
Huile au biiodure de mercure	0,400	2,000	50
— de croton.	0,398	1,990	50
Huile phosphorée au centième.	0,400	2,000	50
Lactique (acide) officinal, D = 1,24.	0,515	2,575	39
Laudanum de Sydenham (formule nouvelle). . .	0,468	2,340	43
Liqueur de Fowler.	0,592	2,960	34
Méthyle (salicylate de).	0,537	2,685	37
Phénol aqueux.	0,521	2,605	38
Phosphorique (acide) dilué	1,014	5,070	20
— officinal, D = 1,349.	1,032	5,160	19
Pyridine.	0,491	2,455	41
Soluté d'arsénite de potasse.	0,592	2,960	34
— officinal de bromoforme	0,333	1,665	60
— de digitaline cristallisée, au millième . .	0,356	1,780	56
— de chlorhydrate de morphine, au cinquantième.	1,004	5,020	20
Sulfurique (acide) alcoolisé	0,349	1,745	57
— dilué	1,014	5,070	20
— officinal, D = 1,84.	0,781	3,905	26
Teinture d'aconit.	0,350	1,750	57
— d'arnica	0,369	1,845	54
— de belladone.	0,351	1,755	57
— de camphre concentrée.	0,335	1,675	60
— de cantharide.	0,352	1,760	57
— de colchique.	0,355	1,775	56
— de digitale	0,351	1,755	57
— de fèves de Saint-Ignace composée . .	0,372	1,860	54
— d'iode.	0,327	1,635	61
— de jusquiame.	0,350	1,750	57
— de lobélie.	0,351	1,755	57
— de noix vomique.	0,348	1,740	57
— d'opium.	0,354	1,770	56
— de scille	0,355	1,775	56
— de strophanthus	0,351	1,755	57
— de valériane	0,371	1,855	54

E. F.

GRANULATIONS. — V. Angines, Conjonctivites.

GRANULES. — Ce sont de petites pilules du poids de 3 à 5 centigrammes.

On les prépare avec de la poudre de gomme et du sucre de lait pulvérisé. Les granules du Codex renferment chacun soit un dixième de milligr., soit un milligr. de substance active. Ceux qui renferment le dixième de milligr. de substance active sont colorés en rose.

Les *granules de dioscoride* du Codex sont dosés à un milligr. d'acide arsénieux (2 à 10 par jour); les granules de sulfate d'atropine (1 par jour) et de sulfate de strychnine (3 par jour) renferment également un milligr. de substance active.

Les granules d'aconitine (2 par jour), d'azotate d'aconitine (2 par jour), de digitaline cristallisée (3 par jour), de strophantine (5 par jour), sont au dixième de milligr.

Les granules constituent un moyen pratique de manier les substances extrêmement toxiques. Leur administration nécessite, bien entendu, de grandes précautions et une surveillance de tous les instants.

E. FEINDEL.

GRANULIE. — V. Phtisie aiguë.

GRAVELLE. — V. Rein (Lithiase).

GREFFES ET AUTOPLASTIES. — Sous le nom de greffes on désigne la transplantation en un point quelconque du corps de tissus complètement séparés de la région où ils ont été pris.

Nous ne nous occuperons ici que des greffes cutanées de beaucoup les plus employées.

Ces greffes sont indiquées toutes les fois qu'une plaie tarde trop à se cicatriser, ou que l'on pense que la cicatrice aura des inconvénients graves soit par la difformité qu'elle occasionnera, soit par la gêne qu'elle apportera au fonctionnement d'un membre. C'est ainsi que les greffes cutanées trouveront leur indication dans les ulcères étendus qui ne se cicatrisent pas, dans les grandes brulûres dont la réparation risque de provoquer une rétraction cicatricielle importante, et aussi dans la réparation d'une perte de peau consécutive à l'ablation d'un épithélioma, ou d'une tuberculose superficielle.

Pour qu'une greffe donne de bons résultats, il faut, quelle que soit la méthode adoptée, que la plaie sur laquelle on l'applique soit propre et recouverte de bourgeons vivaces, non exubérants : si donc la plaie est infectée, il faudra, avant de faire la greffe, la désinfecter jusqu'à ce qu'elle cesse de suinter et de sentir mauvais ; si elle est recouverte de bourgeons atones, on l'irritera en appliquant un emplâtre de Vigo ; si au contraire elle est recouverte de bourgeons exubérants, on la cautérisera au nitrate d'argent.

La méthode à suivre pour faire les greffes est assez variable ; en pratique on peut distinguer trois variétés de greffes : 1° greffes épidermiques ; 2° greffes dermo-épidermiques ; 3° greffes cutanées.

1° **Greffes épidermiques.** — Cette *méthode, due à Reverdin*, consiste à

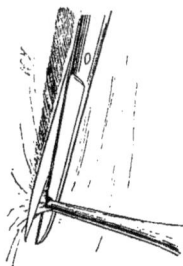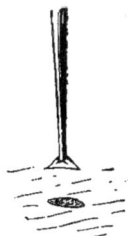

enlever de petits fragments d'épiderme qui sont appliqués et maintenus sur l'ulcère qu'il s'agit de combler. La plaie à greffer doit être couverte d'un pansement sec aseptique pendant un jour ou deux, puis au moment des greffes elle sera lavée au sérum ou simplement à l'eau bouillie. Les greffes pourront être prises en un point quelconque ; le plus souvent, on les prend sur la cuisse du sujet. La région où l'on va prendre les greffes devra être rasée, lavée, au savon, à l'alcool et à l'eau bouillie. Pour enlever les greffes, on se sert

Fig. 15.   Fig. 16.

Prise des lambeaux pour la greffe de Reverdin (Victor Veau, in *Précis de techn. opér.*).

d'un bistouri ou d'une lancette bien coupante, dont on fait pénétrer la pointe parallèlement à la surface de la peau, de façon à tailler par transfixion de petits lambeaux de 4 à 6 millim. de diamètre ; on peut aussi se servir de ciseaux courbes, très fins, avec lesquels on excise de petits lambeaux épidermiques, soulevés avec une pince à griffe (fig. 15 et 16).

Quoique la greffe de Reverdin soit désignée sous le nom de greffe épidermique, comme il est à peu près impossible d'enlever exclusivement de l'épiderme, et que presque fatalement on excise en même temps une petite couche de la surface du derme, il s'agit en réalité d'une greffe dermo-épidermique. Les greffes ainsi prises sont portées sur la plaie à combler, étalées par une douce pression et placées à 15 ou 20 millim. les unes des autres, jusqu'à ce que toute la plaie soit garnie (fig. 17). Comme pansement, on applique sur la plaie une compresse de gaze stérilisée, enduite de vaseline, maintenue par un pansement modérément serré. Le membre sera immobilisé avec le plus grand soin et le pansement renouvelé seulement au bout de 10 jours. Si les greffes ont bien pris, on remarque que chacune d'elles semble s'être enfoncée dans la couche des bourgeons charnus, puis, au bout de quelques jours, on voit se développer à sa circonférence un liséré cicatriciel qui va s'élargissant de plus en plus. Autant de greffes, autant d'îlots épidermiques qui marchent à la rencontre les uns des autres et vers la périphérie de l'ulcère ; de plus, l'application des greffes semble déterminer à la périphérie de l'ulcère un travail de cicatrisation

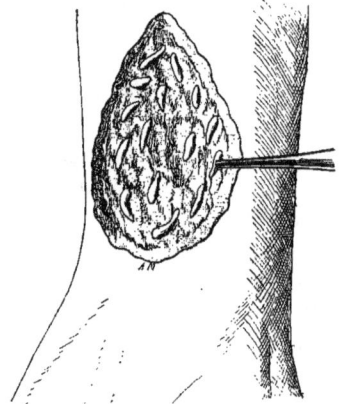

Fig. 17. — Application de greffes de Reverdin sur un ulcère (Victor Veau. in *Précis de techn. opér.*).

beaucoup plus actif. La durée du travail de réparation est ainsi considérablement abrégée. La greffe de Reverdin ne fournit pas seulement d'excellents résultats immédiats, elle donne en outre une cicatrice plus solide que celle qui résulterait de la réparation spontanée ; aussi, en cas de récidive, les îlots épidermiques répondant aux greffes ne se laissent pas facilement entamer, et persistent au milieu de l'ulcération.

2° **Greffes dermo-épidermiques.** — Cette méthode ou *greffe d'Ollier-Thiersch*, qui comprend l'épiderme et la couche superficielle du derme, diffère de celle de Reverdin, surtout par l'étendue plus considérable des lambeaux transplantés, et aussi par ce fait que la plaie à combler doit être totalement recouverte de greffes, ne laissant aucun intervalle entre elles. La méthode de Thiersch diffère de celle d'Ollier en ce que le premier enlève d'abord avec une curette toute la partie granuleuse superficielle de l'ulcère à combler pour placer la greffe sur la couche sous-jacente lorsque tout écoulement sanguin a cessé.

La prise des greffes se fait d'ordinaire sur la face externe d'une ou des deux cuisses préalablement lavées comme pour les greffes de Reverdin. Pour tailler les greffes, il importe que la peau soit bien tendue. Un aide empaumera avec ses deux mains la face postérieure du membre et tirera fortement les téguments dans le sens transversal, tandis que de sa main gauche le chirurgien tirera sur la peau dans le sens longitudinal; la peau étant ainsi bien fixée, avec un rasoir posé bien à plat on enlève un lambeau de 2 à 3 cent. de largeur mesurant à peu près la longueur de la plaie que l'on veut combler. Au fur et à mesure de la section, le lambeau se plisse et reste sur le dos du rasoir (fig. 18). La mise en place du lambeau est très délicate et doit être faite avec beaucoup de soin : appliquez l'extrémité libre du lambeau à un des bouts de la plaie et fixez-la avec une pince, puis tirez doucement le rasoir jusqu'au bas de la plaie; le lambeau s'étale en suivant le mouvement du rasoir, mais les bords restent recroquevillés, et il faut les redresser et les tirer très soigneusement avec deux pinces.

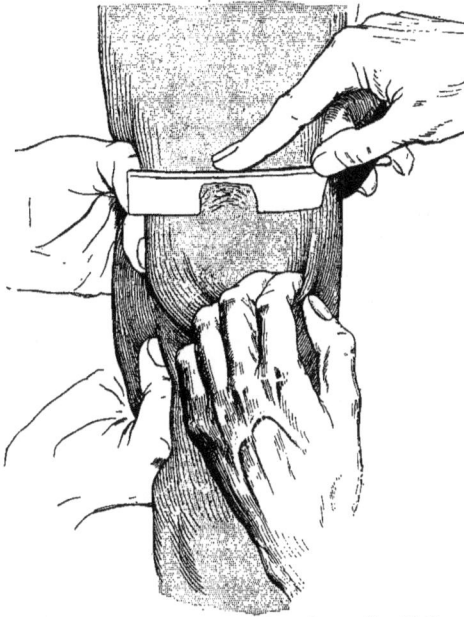

Fig. 18. — Taille du lambeau dans la greffe d'Ollier-Thiersch (Victor Veau, in *Précis de techn. opér.*).

Le premier lambeau étant ainsi placé, on en taille un second que l'on applique à côté du premier, puis un troisième, jusqu'à ce que toute la plaie soit recouverte (fig. 19). Il importe, en effet, qu'il ne reste aucun point non épidermisé, car il s'y produirait de la sécrétion qui imbiberait toutes les greffes et altérerait leur vitalité. Le pansement sera le même que pour la greffe épidermique et ne sera renouvelé autant que possible qu'au bout de 8 à 10 jours.

La greffe d'Ollier-Thiersch présente le grand avantage de permettre de recouvrir en une seule séance une large surface; de plus, quand elle réussit, la guérison est obtenue d'emblée; par contre, cette greffe est plus difficile à faire que celle de Reverdin; elle détermine une douleur très vive qui nécessite l'anesthésie générale; enfin la cicatrice fournie par la petite greffe de Reverdin paraît peut-être plus solide que celle donnée par les greffes à grands lambeaux d'Ollier-Thiersch : si donc ces greffes sont à conseiller dans les cas de grandes pertes de substance, les greffes de Reverdin paraissent préférables pour les petites ulcérations.

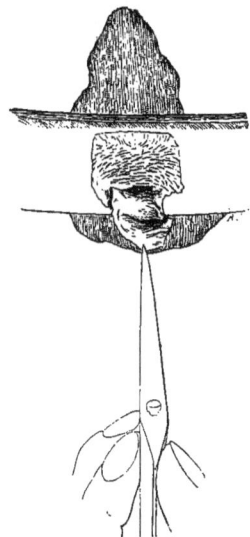

Fig. 19. — Greffe d'Ollier-Thiersch. — Application du premier lambeau préalablement curetté et bien exsangue (Victor Veau, in *Précis de techn. opér.*).

5° **Greffe cutanée totale.** — Elle consiste dans la transplantation de lambeaux comprenant toute l'épaisseur de la peau et dont les dimensions correspondent à celles de l'ulcère. Le lambeau sensiblement plus grand que l'ulcère à combler doit être pris sur une région où la peau soit fine, peu couverte de poils, peu chargée de graisse, par exemple sur l'avant-bras ou sur la face interne du bras. Le lambeau comprenant toute l'épaisseur de la peau est coupé, puis disséqué au bistouri, et débarrassé de toute la graisse qui lui adhère, ensuite on la transporte sur la plaie et l'on en retranche toutes les parties exubérantes, de façon qu'il s'adapte exactement. Il est préférable de ne placer aucune suture et de maintenir simplement la greffe par un pansement aseptique modérément serré. Ainsi pratiquée, la greffe cutanée constitue une opération douloureuse qui a le grave inconvénient de créer une nouvelle plaie souvent très longue à fermer; de plus et surtout ces transplantations de lambeaux réussissent rarement, en particulier aux membres. Aussi, ce mode de greffe ne paraît guère devoir être conseillé, et, en présence d'une grande perte de substance difficile à combler par une greffe dermo-épidermique, il est préférable d'avoir recours à une autoplastie.

AUTOPLASTIES. — Les autoplasties sont des opérations destinées à combler des pertes de substance cutanées au moyen de lambeaux de peau pris en des points divers du corps, mais restant reliés au moins pendant un certain temps par un pédicule à la région sur laquelle ils ont été pris. C'est l'existence de ce pédicule qui différencie l'autoplastie de la greffe.

Les autoplasties ont pour but soit de combler de vastes pertes de substance sans tendance à la cicatrisation, soit de remplacer des tissus cicatriciels par de la peau saine : elles sont ainsi fréquemment indiquées pour fermer une plaie résultant d'un traumatisme ou de l'ablation d'une tumeur, pour permettre la guérison d'un ulcère rebelle, pour remplacer par une peau souple une cicatrice rétractile gênant le fonctionnement d'une articulation, enfin pour remédier à l'absence d'une lèvre ou d'un nez détruit par une cause quelconque.

Trois méthodes principales d'autoplasties sont employées : 1° autoplasties par glissement, méthode française; 2° autoplasties au moyen de lambeaux pris dans le voisinage de la perte de substance à combler et amenés par torsion de leur pédicule, méthode hindoue; 3° autoplasties au moyen de lambeaux pris à distance, méthode italienne.

1° **Autoplastie par glissement.** — C'est la méthode la plus simple, elle est surtout employée lorsque, après l'ablation large d'une tumeur, on ne peut fermer par simple suture la plaie opératoire; dans ce cas, si la perte de substance n'est pas trop étendue, il suffit souvent de décoller autour la peau et le tissu cellulaire sous-cutané pour pouvoir amener au contact et suturer les bords de la plaie qui ne pouvaient être rapprochés avant ce décollement. Si la perte de substance est trop étendue pour que ce simple décollement soit suffisant, on augmentera beaucoup la mobilité de la peau en faisant à chaque extrémité du lambeau décollé deux incisions qui le séparent de la peau voisine.

Lorsque les deux lèvres de la plaie sont ainsi amenées au contact, on les suture comme s'il n'y avait pas eu de décollement et on obtient le plus souvent la réunion par première intention.

Greffes et autoplasties.

2° **Autoplastie suivant la méthode hindoue.** — Elle consiste à détacher un lambeau de peau au voisinage d'une perte de substance et à l'amener par torsion de son pédicule. L'opération est surtout indiquée pour remédier à la destruction du nez, d'une paupière, d'une lèvre, mais elle peut aussi être indiquée pour amener la cicatrisation d'un ulcère rebelle ou pour supprimer une bride cicatricielle particulièrement au niveau de l'aisselle.

Avant de faire l'opération il faut étudier minutieusement la perte de substance à combler et voir comment on pourra tailler sur la peau voisine un lambeau suffisamment étendu pour recouvrir largement toute la plaie, pourvu d'un pédicule assez large pour qu'il soit bien nourri, et assez long pour qu'on puisse le mettre en place sans aucun tiraillement. Tenant compte de ces diverses conditions, le chirurgien taille un patron en makintosh représentant le lambeau et son pédicule tel qu'il se propose de les tailler, en se rappelant que le lambeau doit être d'un tiers plus grand que la surface à recouvrir en raison de la rétraction de la peau; le patron ainsi taillé sera appliqué sur la partie où doit être pris le lambeau et on s'assurera que de ce point il recouvre facilement la surface à combler sans que le pédicule soit trop fortement tordu. Ces précautions préliminaires étant prises, on marque sur la peau les contours du patron au moyen d'un crayon au nitrate d'argent, et on incise en suivant exactement la ligne tracée; on détache ensuite au bistouri la peau et le tissu sous-cutané des plans sous-jacents.

Le lambeau étant bien libéré, on l'amène sur la brèche à combler en tordant le moins possible son pédicule, et on suture ses bouts au pourtour de la plaie qui a été préalablement avivée, puis on applique un pansement légèrement compressif qui sera laissé en place une quinzaine de jours.

3° **Autoplastie suivant la mode italienne.** — Elle consiste essentiellement à prendre un lambeau sur une partie du corps éloignée de la perte de substance à combler mais pouvant en être maintenue rapprochée pendant quelques jours : ainsi, pour combler une perte de substance de la main, on pourra prendre un lambeau sur la peau du tronc; pour combler une plaie de la tête, on prendra un lambeau sur le membre supérieur; pour remédier à un ulcère de jambe, on prendra la greffe sur la face postérieure de l'autre jambe.

Là encore il faut étudier soigneusement à l'avance la perte de substance à combler et rechercher avec soin sur quelle région susceptible d'être amenée à son contact on pourra prendre un lambeau qui soit assez étendu pour recouvrir largement la plaie, qui soit muni d'un pédicule assez large pour bien le nourrir et assez long pour être mis en place sans tiraillement. L'emplacement étant déterminé, on taillera comme précédemment un patron trop grand d'un tiers, on l'appliquera sur la région où on se propose de tailler le lambeau et on s'assurera qu'il peut facilement être amené au contact de la plaie à combler sans que le pédicule soit trop fortement tordu. Il sera bon d'habituer quelques jours à l'avance le malade à la position qu'il devra garder après l'opération.

Ces précautions bien prises et le malade étant endormi, on commence par aviver soigneusement la perte de substance à combler. Ensuite on taille le lambeau en suivant exactement les contours du patron et on le détache jusqu'au niveau de son pédicule. Le membre étant alors placé dans la position choisie pour amener les deux régions au contact, les contours du lambeau sont aussi exactement que possible affrontés et fixés aux bords de la plaie à combler au moyen de crins de Florence. La plaie résultant de la dissection du lambeau est également suturée.

On applique sur toute la région opératoire un pansement aseptique très soigné, entouré d'une épaisse couche d'ouate que l'on maintient au moyen de bandes. Ensuite on applique soit simplement des bandes, soit mieux un appareil plâtré destiné à maintenir la position du membre dans une fixité absolue sans que le moindre tiraillement s'exerce sur le lambeau, et sans que le malade éprouve une grande fatigue.

Un premier pansement sera fait au bout d'une dizaine de jours pour enlever les fils, mais sans modifier en rien la position des parties maintenues au contact. Au bout de 15 à 20 jours, on fait un nouveau pansement et on sectionne le pédicule du lambeau. Au bout de 25 à 30 jours, on retranche la partie exubérante de ce pédicule et on suture dans toute l'étendue restée libre au bord de la plaie préalablement avivée.   *PIQUAND.*

GREFFE DENTAIRE. — On désigne ainsi l'opération qui a pour but de replacer dans un alvéole une dent qui en a été momentanément séparée. La greffe est *simple*, si l'opération consiste dans la mise en place d'une dent accidentellement ou volontairement luxée ; elle est *thérapeutique*, si elle est pratiquée après que la dent extraite a été traitée hors de la bouche ; enfin elle est *prothétique*, lorsque la dent que l'on vient d'extraire est remplacée par une autre dent prise sur le sujet ou sur un autre sujet, ou encore lorsque l'on creuse artificiellement un alvéole pour y implanter une dent. L'expérience prouve que la greffe dentaire est utile et donne des résultats appréciables : la dent replacée dans son alvéole, ou placée dans un autre alvéole, reprend des connexions solides et sa durée est prolongée de plusieurs années ; toutefois, on ne doit pas compter sur une durée de la dent implantée ou réimplantée supérieure à dix années. Dans la pratique journalière, on peut avoir à faire une greffe dentaire, une dent ayant été luxée et expulsée de son alvéole par un traumatisme quelconque, une chute par exemple, ou encore au cours de l'extraction de la dent voisine. Dans ce cas, les soins porteront à la fois sur l'alvéole et sur la dent. Du côté de l'alvéole, qui généralement s'est trouvé plus ou moins atteint par le traumatisme, il importe d'abord de réparer les désordres, de rapprocher les fragments s'il y a eu fracture, d'enlever les esquilles, d'arrêter l'hémorragie. On pratique des lavages antiseptiques à la seringue, la dent est soigneusement aseptisée, les canaux sont bouchés par l'apex légèrement réséqué ; elle est soignée et obturée s'il y a lieu. Puis on replace la dent dans son alvéole, aussi exactement que possible ; on maintient l'organe au moyen de procédés et appareils divers ; le plus simple est de faire une ligature en huit, prenant point d'appui sur les dents voisines. Souvent toute ligature est inutile et la dent n'a pas de tendance à sortir de son alvéole. La consolidation est obtenue en une semaine, parfois plus ; l'asepsie est une condition de la réussite de l'intervention, la suppuration empêchant toute consolidation et étant suivie de l'expulsion de l'organe réimplanté. D'autre part, l'opération réussira d'autant mieux qu'elle sera pratiquée plus tôt ; toutefois, le temps séparant le traumatisme de la réimplantation n'est pas une contre-indication, lorsque sa durée n'est pas supérieure à une demi-journée : même alors on peut tenter l'opération et on doit le faire.

La greffe dentaire rend de rares services dans la pratique spéciale : elle permet de redresser certaines dents, de soigner des affections dentaires (kystes radiculaires) et de restituer à un sujet un organe manquant. Nous ne pouvons insister sur cette thérapeutique par trop spéciale. Toutefois, on peut utiliser la technique précédente pour la correction des anomalies par rotation sur l'axe. Disons seulement que l'extraction d'une dent qui doit être réimplantée doit être entourée de soins très particuliers, car de l'intégrité et de l'alvéole et de la dent dépend en grande partie la réussite de l'intervention.   *E. SAUVEZ.*

GRENADIER (RACINE DE). — L'écorce de la racine de grenadier (*Punica granatum*, Myrtacées), de saveur amère et astringente, renferme deux alcaloïdes actifs, la pelletiérine et l'isopelletiérine.

C'est un ténifuge efficace contre le tænia armé (v. c. m.). La prescription la plus commode est l'apozème du Codex, avec 60 gr. d'écorce pour l'adulte et 20 gr. pour l'enfant ; deux heures après son administration on donne l'huile de ricin.

La pharmacie retire de l'écorce de grenadier un mélange de sels de *pelletiérine* et d'*isopelletiérine* dit sulfate de pelletiérine. Cet excellent ténifuge (*à séparer*) a pour inconvénient sa toxicité, malgré l'atténuation que l'on en obtient en associant le tanin au sulfate de pelletiérine ; des crampes dans les membres inférieurs, des nausées, des vertiges, des troubles visuels, sont à craindre après l'administration du remède. Aussi est-il recommandé au patient de rester couché les yeux fermés.

Apozème d'écorce de racine de grenadier (Codex).	Ténifuge.
Écorce sèche de racine de grenadier en poudre grossière . . . . 60 grammes.	Sulfate de pelletiérine . . . . 0 gr. 50
Eau distillée . . . . . 750 —	Tanin . . . . 1 gramme.
Faites macérer la poudre pendant 6 heures, dans la quantité d'eau prescrite. Chauffez le tout au bain-marie jusqu'à réduction aux deux tiers. Passez et filtrez.	Eau distillée . . . . Sirop simple . . . . } āā 30 grammes.
	Alcoolature de citron . . . . X gouttes.
	A prendre en 2 ou 3 fois, à une demi-heure d'intervalle. *E. F.*

GRENOUILLETTE. — La *grenouillette* est, d'après la définition classique, une tumeur enkystée d'origine salivaire, siégeant dans l'épaisseur du plancher de la bouche. Cette définition n'est pas tout à fait exacte, car il est d'usage de décrire, avec les grenouillettes, les kystes de la glande de Nühn-Blandin, — qui siègent à la langue et non pas au plancher, — et certains kystes à épithélium cilié qui sont manifestement congénitaux.

En fait, au point de vue anatomique et pathogénique, il y a lieu de démembrer ce groupe des grenouillettes qui renferme des kystes absolument dissemblables ; en clinique, au contraire, ce groupe artificiel peut être conservé, car toutes ces tumeurs ont une symptomatologie identique. Il faut cependant maintenir la distinction classique en *grenouillette sublinguale* et *grenouillette sus-hyoïdienne* ; nous étudierons successivement ces deux variétés.

Nous ne parlerons ni de la *grenouillette aiguë*, ni de la *grenouillette congénitale* ; ces deux affections n'ont de commun que le nom avec les kystes dont nous nous occupons ici ; elles en diffèrent aussi bien anatomiquement que cliniquement. La première est cette tuméfaction diffuse et passagère qui accompagne souvent les coliques salivaires liées à la présence d'un calcul dans le canal de Wharton [V. SALIVAIRE (LITHIASE)]. La grenouillette congénitale est une malformation fort rare, due à l'imperforation du canal de Wharton et à la rétro-dilatation consécutive.

I. — GRENOUILLETTE SUBLINGUALE. — La grenouillette sublinguale est une maladie assez fréquente ; elle est, en tout cas, bien moins rare que la grenouillette sus-hyoïdienne. On la rencontre surtout chez des individus jeunes, plus souvent chez la femme que chez l'homme. On a incriminé, sans grandes preuves, comme causes prédisposantes, le surmenage vocal et les stomatites.

Lésions. — Il faut distinguer, dans les kystes décrits sous ce nom, deux variétés absolument différentes : la grenouillette à revêtement épithélial cilié et la grenouillette ordinaire.

1° **Grenouillette à épithélium cilié.** — Cette variété est très rare et il n'en a été publié que quelques cas. Le kyste, toujours congénital, mais qui peut ne devenir apparent que pendant la seconde enfance ou à l'âge adulte, est uniloculaire ; il renferme un liquide visqueux, jaunâtre, n'ayant aucun rapport avec la salive ; sa paroi est revêtue d'une couche uniforme d'épithélium cylindrique à cils vibratiles. On admet que ces kystes ont pour origine les débris du canal thyréoglosse de Bochdalek ou de ses diverticules ; il serait donc logique de les décrire avec les kystes thyro-hyoïdiens et les kystes mucoïdes de la base de la langue plutôt qu'avec les grenouillettes.

2° **Grenouillette sublinguale ordinaire.** — *Siège.* — La majorité des grenouillettes sont développées aux dépens de la *glande sublinguale* (Suzanne, von Hippel) ; le kyste siège au-dessous de la muqueuse buccale, qui ne lui adhère pas, et repose sur le mylo-hyoïdien ; il repousse en bas et en dehors les débris de la glande qui lui sont adhérents ; en dedans de lui, on trouve le canal de Wharton, toujours perméable, et le nerf lingual.

A côté de cette grenouillette vraiment sublinguale, on peut observer des kystes plus rares siégeant dans la *glande de Nühn-Blandin* (Recklinghausen, Sonnenburg) ou dans la *glande incisive* (von Hippel, Suzanne) ; ces derniers sont exactement médians.

Structure macroscopique. — Le kyste est presque toujours uniloculaire. Il renferme un liquide clair, filant, parfois teinté de sang ; ce liquide, très riche en albumine et en mucine, diffère de la salive normale par l'absence de sulfocyanure et de ptyaline. La face interne du kyste est lisse ; sa paroi est très mince.

Structure histologique (fig. 20). — La paroi d'une grenouillette sublinguale ordinaire est formée par la superposition de trois couches qui sont, en allant de dehors en dedans, une couche *fibro-élastique*, renfermant des vaisseaux et parfois des fibres musculaires striées (Recklinghausen, Suzanne), — une couche *embryonnaire*, d'épaisseur variable, riche en capillaires très friables, — une couche *épithéliale*, très variable avec les cas (couche uni- ou pluristratifiée de cellules cylindriques, polyédriques, etc.); cette couche épithéliale peut faire défaut en certains points et même (Imbert et Jeanbrau, Mintz) dans toute l'étendue du kyste.

On rencontre parfois, dans l'épaisseur de la paroi kystique, des culs-de-sac glandulaires qui sont tantôt normaux, tantôt atrophiés, tantôt enfin kystiques; ils constituent, dans ce dernier cas, de véritables « grenouillettes en miniature » suivant l'expression de Bazy, et leur présence explique peut-être les récidives après ablation incomplète de la poche.

Fig. 20. — Coupe de la paroi d'une grenouillette sublinguale : en haut, la muqueuse buccale normale; en bas, le revêtement de la paroi kystique de la grenouillette; au milieu, quelques acinées de la glande sublinguale atteints d'inflammation chronique. (Lenormant, in *Précis Path. chir.*)

Pathogénie. — Deux théories principales ont actuellement cours au sujet de l'origine de la grenouillette ordinaire. Les uns admettent que ces kystes, comme les kystes salivaires de la parotide, ont une origine *glandulaire* : ils sont l'aboutissant d'une transformation muqueuse de tous les éléments de la glande (Suzanne), ou d'une sclérose interstitielle inflammatoire qui étouffe les canaux excréteurs et provoque ainsi la dilatation des acini (von Hippel).

Pour d'autres (Imbert et Jeanbrau, Cunéo et Veau), la grenouillette ordinaire, tout comme la grenouillette à épithélium cilié, aurait une origine *embryonnaire* ; elle proviendrait de débris de l'épithélium buccal inclus dans le fond du sillon paralingual externe, aux dépens duquel se développe la glande sublinguale, d'où ses rapports constants avec cette glande.

Symptômes. — Le *début* de la grenouillette est insidieux : comme elle est toujours parfaitement indolente, il faut, pour qu'on la reconnaisse, qu'elle soit devenue assez grosse pour gêner les mouvements de la langue.

Les *troubles fonctionnels* restent modérés, car on intervient toujours avant que la tumeur soit devenue très volumineuse ; le malade bredouille, se mord la langue en mangeant, a quelque peine à effectuer le premier temps de la déglutition ; il a surtout une sensation de gène assez désagréable due à la présence de la tumeur et à la maladresse de la langue.

Les *signes physiques* sont, au contraire, tout à fait caractéristiques et permettent un diagnostic immédiat (fig. 21). La tumeur est toujours latérale (sauf le cas exceptionnel de grenouillette de la glandule incisive) et il faut qu'elle soit relativement très grosse pour atteindre la ligne médiane et

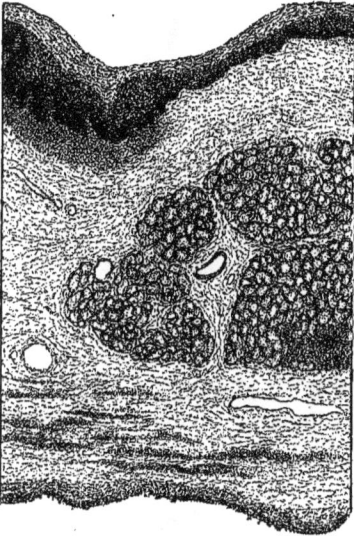

soulever le frein de la langue. Sa surface est lisse et unie. La muqueuse buccale, qui la recouvre, conserve toute sa mobilité et laisse voir, par transparence, la coloration bleuâtre de la poche kystique. — A la palpa-tion, la tumeur est manifestement liquide ; habituellement peu tendue, elle est molle, dépressible, très fluctuante ; plus rarement elle est rénitente ; la palpation n'est aucune-ment douloureuse.

La secrétion salivaire ne paraît pas modi-fiée ; la tumeur n'augmente pas de volume au moment des repas. Le canal de Wharton peut être cathétérisé sans difficulté ; on peut aussi mettre en évidence sa perméabilité, en provoquant un afflux de salive à son embou-chure par le contact d'un grain de sel avec la langue.

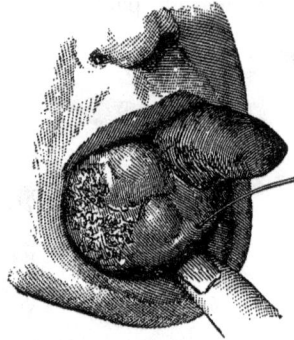

Fig. 21. — Grenouillette sublinguale.
(Follin et Duplay.)

Le kyste s'accroît lentement, peut rester stationnaire, mais ne régresse jamais. On a vu quelquefois la *rupture spontanée* de la poche dont le contenu se vide dans la bouche : la tumeur s'affaisse, mais se reproduit bientôt quand la rupture s'est cicatrisée.

L'*infection* du kyste et sa suppuration sont rares et constituent un acci-dent généralement sans gravité, qui guérit rapidement après ouverture spontanée ou chirurgicale de la poche ; il est exceptionnel d'observer la diffusion de l'infection au plancher de la bouche.

Il faut signaler encore, à titre de complication rare, une *déformation mécanique* du maxillaire et des dents, qui s'éversent en avant, quand une grenouillette volumineuse se développe chez un enfant, avant la fin de la croissance (Küttner, Morestin).

Mais il faut bien savoir que toutes ces complications sont rares, et presque toujours peu graves. Le *pronostic* de la grenouillette sublinguale est donc absolument bénin ; le seul ennui est la fréquence des *récidives* quand la poche n'a pas été très complètement enlevée au cours de l'intervention.

Diagnostic. — Les caractères objectifs de la grenouillette sublinguale sont trop nets pour que le diagnostic en soit bien difficile ; les affections avec qui elle pourrait être confondue sont d'ailleurs beaucoup plus rares qu'elle. Les *kystes dermoïdes du plancher de la bouche* sont presque tou-jours exactement médians ; ils pointent vers la peau plus que vers la muqueuse et ne forment jamais, du côté de la bouche, une saillie molle et bleuâtre semblable à la grenouillette ; ils adhèrent au maxillaire inférieur ou à l'os hyoïde.

Les autres kystes du plancher (hydatiques, mucoïdes, etc.) sont trop rares pour être discutés ; les *lipomes* et les *angiomes* du plancher sont des tumeurs molasses, mal limitées, non fluctuantes.

La *dilatation kystique du canal de Wharton* est fort rare, et son existence, en dehors de la lithiase salivaire, n'est pas démontrée ; on la distinguerait facilement de la grenouillette par l'impossibilité de faire le cathétérisme du canal.

Grenouillette.

II. — GRENOUILLETTE SUS-HYOÏDIENNE. — Sauf dans des cas exceptionnels, la grenouillette sus-hyoïdienne n'a jamais été rencontrée à l'état isolé. Toujours elle est associée à une grenouillette sublinguale : tantôt les deux kystes coexistent, tantôt la grenouillette sublinguale est apparue d'abord seule, a été opérée, et c'est après sa guérison que se développe la grenouillette sus-hyoïdienne.

Anatomie pathologique et pathogénie. — Le kyste, dans la grenouillette sus-hyoïdienne, est situé au-dessous du muscle mylo-hyoïdien ; il est recouvert par l'aponévrose superficielle et par la peau.

Il est démontré aujourd'hui que, malgré son siège, la grenouillette sus-hyoïdienne se développe, elle aussi, aux dépens de la glande sublinguale. Cadiot et Gosselin croyaient qu'elle est une récidive de grenouillette sublinguale qui, gênée dans son développement vers la bouche par la cicatrice d'une opération antérieure, s'est insinuée à travers les fibres du mylo-hyoïdien et vient pointer sous la peau ; cette conception paraît juste dans bien des cas ; mais elle n'explique pas ces grenouillettes qui, sans avoir jamais été opérées, comprennent deux poches, communicantes ou non l'une au-dessus et l'autre au-dessous du mylo-hyoïdien. Morestin a eu le mérite de mettre en évidence un fait anatomique qui explique clairement cette disposition : il a vu, chez beaucoup de sujets, des prolongements de la glande sublinguale qui font hernie à travers les insertions maxillaires du mylo-hyoïdien, et s'étalent au-dessous de ce muscle (fig. 22) ; il est facile de comprendre qu'un de ces prolongements peut dégénérer en même temps que la partie principale de la glande ou après elle ; il est même possible qu'il subisse seul la transformation kystique, la glande principale restant indemne : on aura alors une grenouillette sus-hyoïdienne isolée, comme dans un cas de Gross.

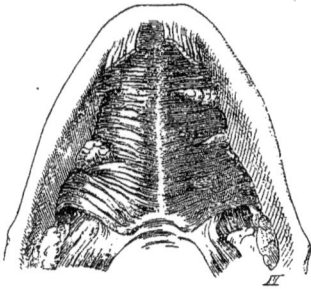

Fig. 22. — Prolongements de la glande sublinguale à travers le mylo-hyoïdien (d'après Morestin).

La structure du kyste et son contenu sont les mêmes dans la grenouillette sus-hyoïdienne que dans la grenouillette sublinguale.

Symptômes. — Qu'il y ait ou non coexistence d'une grenouillette sublinguale, dont les caractères cliniques ont été indiqués plus haut, le kyste sus-hyoïdien se présente comme une tumeur toujours latérale, étalée dans la région sous-maxillaire où elle forme une saillie plus ou moins considérable. La peau qui la recouvre est normale. La consistance de kyste est très molle, fluctuante et dépressible ; on a l'impression d'une poche renfermant un liquide peu abondant, sous une tension très faible ; parfois, lorsqu'il y a coexistence d'une grenouillette sublinguale, on peut faire refluer le liquide d'une poche dans l'autre.

Il n'y a ni douleur, ni trouble fonctionnel d'aucune sorte. Le canal de Wharton est perméable au cathétérisme. L'évolution est la même dans la grenouillette sus-hyoïdienne que dans la grenouillette sublinguale.

Diagnostic. — La confusion avec un kyste dermoïde ou un lipome du plancher de la bouche serait ici plus excusable que dans la grenouillette sublinguale; les éléments du diagnostic différentiel de ces affections ont été indiqués plus haut (siège médian du kyste dermoïde, adhérence osseuse, etc.). L'erreur qui consisterait à prendre une adénite pour une grenouillette sus-hyoïdienne, ou réciproquement, semble bien difficile à admettre.

Traitement des grenouillettes. — La *ponction* et l'*incision simple* de la poche sont constamment suivies de récidive rapide.

L'injection dans le kyste, non vidé de son contenu, de quelques gouttes d'une solution concentrée de *chlorure de zinc* a été recommandée par Th. Anger et Le Dentu; mais ce procédé, qui a donné autrefois des succès, est complètement abandonné aujourd'hui.

L'*excision large* de la partie saillante de la poche, suivie d'une cautérisation énergique de la partie restante, est un assez bon moyen de traitement; son exécution est facile et se fait par la bouche (grenouillette sublinguale); mais ce procédé, comme les précédents, expose aux récidives.

Seule l'*extirpation complète* de la poche assure une guérison certaine et définitive. Elle est, à l'heure actuelle, le traitement de choix de toutes les variétés de grenouillettes. On se contente en général d'exciser la paroi kystique; peut-être est-il plus prudent d'enlever avec elle la totalité de la glande sublinguale, comme le conseillent von Hippel et Mintz. L'opération se fait, d'ordinaire, par la bouche pour la grenouillette sublinguale et par la voie cutanée pour la grenouillette sus-hyoïdienne. Quelle que soit la voie d'accès, cette extirpation est toujours assez délicate, parce qu'il faut qu'elle soit complète et qu'elle doit cependant ménager les organes voisins de la tumeur, tels que le canal de Wharton, le nerf lingual, l'artère sublinguale. Avant de l'entreprendre, le chirurgien doit être prévenu qu'elle peut s'accompagner d'une hémorragie assez abondante et dont il n'est pas toujours facile de se rendre maître. Bien que sans danger, cette petite intervention demande une certaine habitude de la technique chirurgicale, faute de laquelle il vaut mieux recourir à la simple excision partielle du kyste.   *CH. LENORMANT*.

GRIFFES. — V. CICATRICES.

GRIFFES NERVEUSES. — La griffe nerveuse est caractérisée par l'extension des phalanges sur le métacarpe et la flexion des phalangines et phalangettes sur les phalanges. En un mot, c'est le syndrome caractéristique de l'*atrophie des interosseux*. Mais il est exceptionnel que la griffe existe aussi pure et aussi complète. Souvent quelques doigts seulement sont déformés, souvent encore d'autres atrophies atteignent différentes régions de la main, de l'avant-bras, atténuant ou compliquant le schéma tracé plus haut. Nous examinerons rapidement les différentes modifications de la main dépendant d'atrophies musculaires; les figures ci-jointes nous dispenseront d'ailleurs de longs développements. Remarquons encore que l'atrophie peut n'être point seule en cause : des contractures réalisent des attitudes analogues, et tardivement enfin des rétractions et des adhérences tendineuses en assurent la pérennité.

Main simienne avec griffe. — Elle est caractérisée par l'atrophie des masses thénarienne, hypothénarienne et des différents interosseux (fig. 23). Cette atrophie est rarement également répartie. Elle commence et prédomine au niveau de l'éminence thénar, et le résultat immédiat en est la perte des mouvements d'opposition du pouce. La prédominance du long extenseur accole ce dernier à l'index, la face palmaire sur le plan des autres doigts, d'où l'aspect simiesque pris par la main. La paume est en même temps flasque, aplatie.

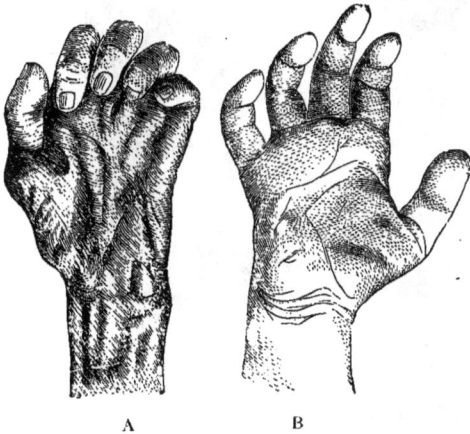

A   B

Fig. 23. — Main simienne avec griffe : A, main appelée communément « main de Duchenne-Aran » ; B, main que Duchenne considérait comme typique de son atrophie musculaire progressive : elle appartenait, selon toute probabilité, à un syringomyélique (P. Marie et A. Léri).

L'atrophie des interosseux n'est pas très marquée d'ordinaire ; elle se caractérise tout d'abord par l'impossibilité de rapprocher les doigts préalablement écartés, plus tard seulement par une griffe plus ou moins accusée. Les doigts sont étendus, leurs phalanges extrêmes infléchies vers la paume de la main. Enfin, il peut y avoir hyperextension des phalanges avec renversement sur la tête des métacarpiens ; la griffe est alors tout à fait caractéristique. Ajoutons qu'avec l'impossibilité d'étendre les 2es et

5es phalanges, de fléchir les 1res, coïncide l'impossibilité non plus seulement de rapprocher les doigts, mais encore de les écarter.

Cette main de singe est typique dans l'atrophie musculaire progressive ; on l'appelle communément main de Duchenne-Aran. Il convient de noter toutefois que la main, considérée jadis par Duchenne comme caractéristique de son atrophie progressive, appartenait probablement à quelque syringo-myélique (P. Marie). Du reste, la main simienne avec griffe n'a aucune valeur spécifique ; on peut la rencontrer dans de très nombreuses affections. Le plus ordinairement, on l'observe dans cette *sclérose latérale amyotrophique* qui absorbe de plus en plus les cas de *poliomyélite antérieure chronique* ou *atrophie musculaire progressive*. Mais elle est également belle dans la *syringomyélie*, dans l'atrophie du *type Charcot-Marie*. Nous ne pouvons d'ailleurs insister sur toutes les maladies capables de réaliser le syndrome décrit. Celui-ci peut en effet dépendre de lésions *médullaires*, comme celles que nous venons de décrire et auxquelles il convient de joindre l'*hématomyélie* et la *paralysie infantile*, aussi bien que de lésions *névritiques* et même de *myopathies*. L'atteinte des nerfs est elle-même innombrable en ses causes : *pachyméningite, mal de Pott, fractures, névrites infectieuses* (lèpre) ou *toxiques, lésions traumatiques du plexus brachial* ou des *nerfs périphériques*. C'est ainsi que le *saturnisme* (névrite toxique) peut donner lieu au syndrome simien; mais le tableau clinique est parfois un peu différent. Le plomb atteignant fréquemment les muscles extenseurs, et

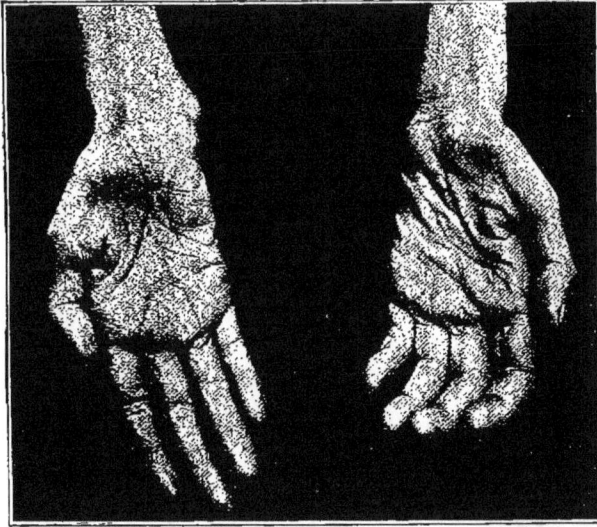

Fig. 24. — Mains simiennes dans la sclérose latérale amyotrophique.
La main droite (à gauche sur la figure) représente la « main de cadavre » (Dejerine).

ceux des doigts médians de préférence, il en résulte une attitude spéciale : le malade fait les cornes. Dans la lèpre (fig. 24) comme dans la syringo-myélie, la griffe peut être secondairement modifiée par des troubles tro-phiques résorbant les articles osseux ou amputant les doigts (panaris).

Main de cadavre. — La main de *cadavre*, de *squelette*, n'est qu'une variété de la précédente (fig. 25). L'atrophie des masses du talon de la main

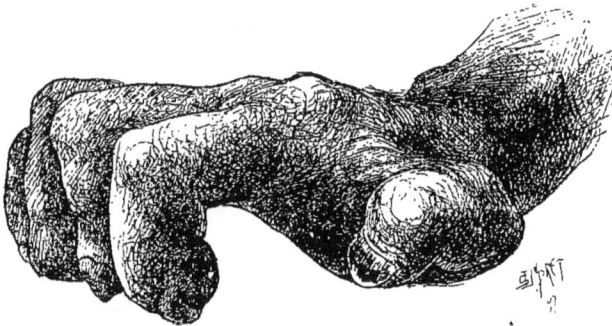

Fig. 25. — Griffe lépreuse. Disparition du premier interosseux dorsal :
résorption partielle des phalangettes (Jeanselme).

est à son maximum, et l'ossature tout à fait décharnée. Il n'y a pas de griffe à proprement parler, les doigts sont allongés, légèrement concaves sur leur face palmaire.

Main de prédicateur. — Elle se rencontre surtout dans la *syringomyélie* (fig. 26), sans doute également dans la *pachyméningite cervicale hypertrophique.* Il existe une griffe des plus marquées; mais si le médian et le.

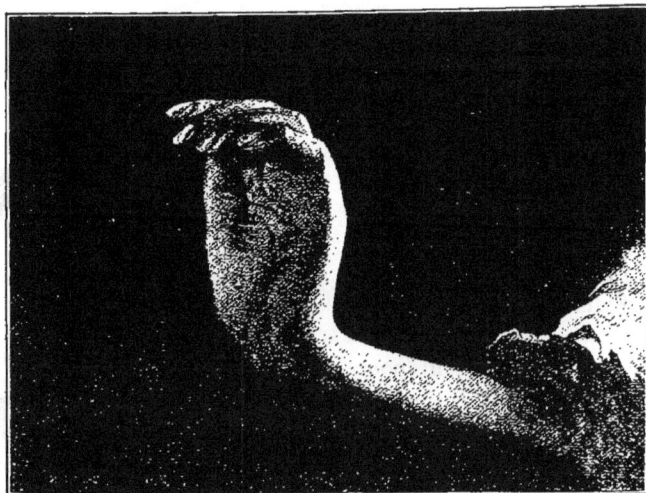

Fig. 26. — Main de prédicateur dans la syringomiéyél (Dejerine).

cubital sont atteints, le radial est intact, et cette intégrité détermine la déformation étudiée. Charcot l'appelait *main du prédicateur emphatique.*

Griffe cubitale. — La paralysie du radial détermine la chute de la main; l'intégrité du médian permet l'extension relative des phalanges extrêmes de

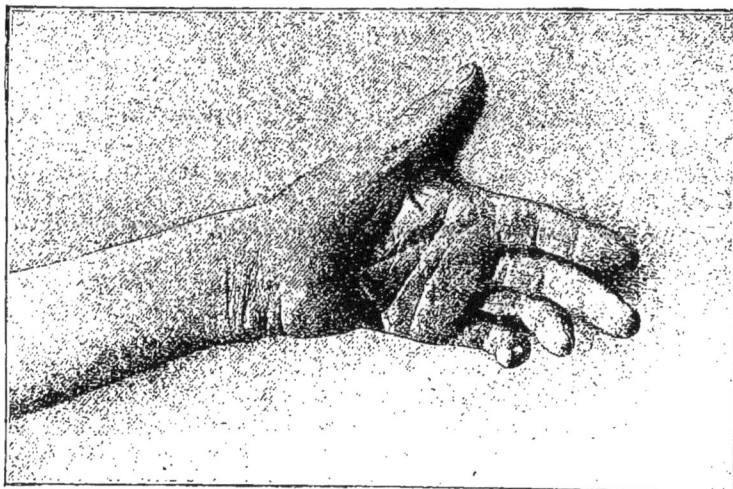

Fig. 27. — Griffe cubitale (Dejerine).

l'index et du médius; l'atteinte du cubital, traumatisme. section, névrite, produit une déformation typique, dite *griffe cubitale* (fig. 27). L'index et le médius sont légèrement fléchis, l'annulaire l'est presque complètement, le petit doigt l'est au maximum; l'adduction du pouce est impossible. La main est penchée faiblement sur le bord radial. Cette déviation augmente dans la flexion volontaire sur l'avant-bras; elle dépend de la paralysie du cubital antérieur.

Déformations de la main par contractures. — Les déformations de la main peuvent devenir excessives; il s'agit alors le plus souvent de contractures en flexion. Ces déformations s'observent chez les *lépreux*, les *syringomyéliques*, les *parkinsoniens*, dans l'*hystérie* et l'*hémiplégie organique* surtout (fig. 29).

Il peut en résulter des altérations extraordinaires avec pénétration des ongles dans la paume (*main de fakir*) (fig. 28). Dans ces différents cas, on ne discerne plus de griffe à proprement parler. Certaines déformations les rappellent pourtant. C'est ainsi que le *doigt en*

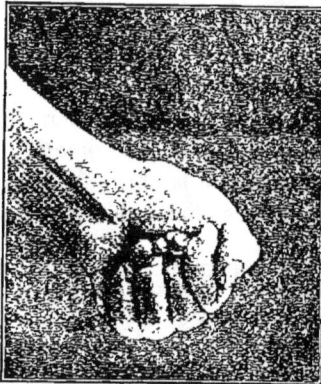

Fig. 28. — Main de fakir (Dejerine).

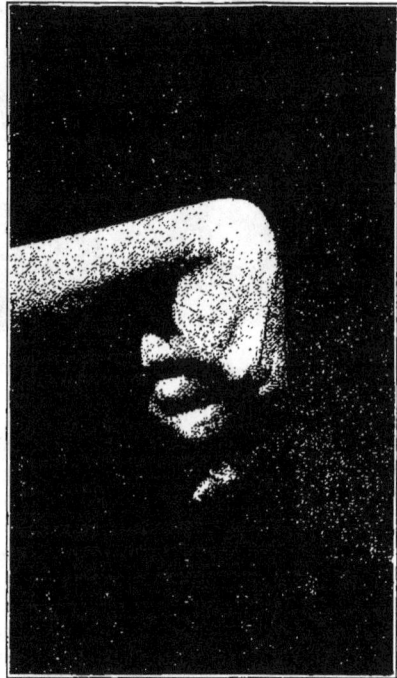

Fig. 29. — Main d'hémiplégique (Dejerine).

baïonnette est caractérisé par la flexion-palmaire de la 5ᵉ phalange : « la 2ᵉ, au contraire, est en hyperextension telle sur la 1ʳᵉ que la face dorsale du doigt est concave, et qu'à la face palmaire il y a une véritable subluxation de la 2ᵉ phalange sur la 1ʳᵉ qui est en flexion palmaire ». (Dejerine.) On peut voir encore dans la *syringomyélie* les 5 doigts extrêmes fermés par flexion maxima; le pouce écarté, l'index à demi fléchi, forment une sorte de pince tout à fait caractéristique [*main en pince de homard* (Marie et Guillain).

Diagnostic différentiel. — Certaines déformations digitales d'origines diverses ne doivent pas être désignées du nom de griffes. Le *rhumatisme chronique déformant* (v. c. m.) détermine des altérations beaucoup plus polymorphes, et ne s'accompagne pas primitivement d'atrophie musculaire. La *sclérodermie* (v. c. m.) immobilise les doigts, les fige sous un tégument lisse et dur, qui éclate au niveau des articulations phalangiennes. Enfin, la *rétraction de l'aponévrose palmaire* (v. c. m.), qu'on l'attribue au

Grippe.

rhumatisme chronique, à la pellagre, à la syringomyélie, est facile à reconnaître ; et les mutilations *lépreuses* ou *gliomateuses trophiques* présentent en général un tout autre aspect clinique (V. Lèpre, Syringomyélie).

FRANÇOIS MOUTIER.

GRINDÉLIA. — Les sommités fleuries de *Grindelia robusta* (Composées), agglutinées par le produit des sécrétions de la plante, servent à préparer un extrait fluide et une teinture dont les effets antispasmodiques sont utilisés contre la coqueluche, l'asthme, l'emphysème, les dyspnées de différente nature. L'extrait fluide se donne à la dose de 50 centigr. à 2 gr. par jour et la teinture à celle de XXX à LX gouttes ; aux enfants on donne 5 à 10 centigr. d'extrait ou V à X gouttes de teinture par année d'âge.

Potion (asthme infantile).

Extrait fluide de grindélia . . . . } āā 1 gramme.
Teinture de lobélia. }
Alcoolature d'anémone pulsatile . . 2 grammes.
Sirop de fleurs d'oranger. . . . . . 40 —
Eau de tilleul. . . . 60 —
A prendre en 1 ou 2 jours.

Mixture (dyspnée de l'artério-sclérose).
Extrait fluide de grindélia . . . . 10 grammes.
Extrait de convallaria . 5 —
Teinture d'opium camphrée. . . . . 20 —

Potion (coqueluche).

Extrait fluide de grindélia . . . . 3 grammes.
Teinture de drosera. . 2 —
Teinture de lobélie. . . 5 —
Infusé d'hysope . . . . 90 —
Sirop de codéine. . . . 80 —
3 à 6 cuillerées à soupe par jour.

Pilules (asthme).

Extrait de grindélia . . . . . 0 gr. 10
Scille pulvérisée. . . . . . . Q. S.
2 à 5 pilules par jour.

E. F.

GRIPPE. — La *grippe* ou *influenza* est une *maladie toxi-infectieuse générale* qui est à la fois *épidémique, pandémique, endémique* et *contagieuse*, qui peut ne se traduire que par une sorte de *fièvre essentielle* à seuls symptômes généraux, sans aucune localisation appréciable, véritable *septicémie*, mais qui se manifeste le plus souvent sur tel ou tel organe ou sur plusieurs, à la fois ou successivement. Capricieuse, polymorphe, véritable protée, elle se présente sous les aspects les plus variés. Mais toujours, quel que soit le masque qu'elle emprunte, une caractéristique la trahit au clinicien : c'est *l'intoxication immédiate plus ou moins profonde, mais durable, du système nerveux.* C'est là ce qui véritablement fait la grippe et donne à ses diverses localisations un cachet tout spécial.

Peu de maladies ont une synonymie aussi riche : *tac* ou *horion, coqueluche, catarrhe épidémique, follette, cocote,* etc.

Épidémicité. Bactériologie. — L'histoire de ses épidémies est aussi fort longue. Depuis 876, un grand nombre, venues presque toujours d'Orient, se sont abattues sur l'Europe. A retenir celles de : 1580 qui fit 9000 victimes à Rome et ravagea bien des pays ; 1676, magistralement décrite par Sydenham ; 1750, qui éclata en Russie ; 1773-75, étudiée par Stoll et Heberden ; 1802, 1830, 1833 (Prian, Pétrequin, Bourgogne) ; 1855, la grande épidémie du siècle dernier dont Graves s'est fait l'immortel historien ; enfin 1889-90, la plus récente et une des plus meurtrières, où notre génération a fait de la maladie qu'elle ne connaissait guère que par les livres une expérience étendue et une étude instructive. Avec les quelques épidémies postérieures, moins importantes, elle a ouvert l'ère des recherches microbiennes qui est loin d'être close encore aujourd'hui.

Ce n'est pas que l'idée d'un contage dans la grippe ne soit très ancienne. Du temps de Kant on invoquait la présence d'insectes qu'on accusait les commerçants russes d'avoir rapportés de la Chine. Mais les faits positifs ne commencent qu'en 1883, avec Seiffert, qui décrit comme spécifique un *coccus en chaînettes* trouvé dans les crachats et le mucus nasal. Depuis 1889, successivement on a cru spécifiques un *hématozoaire* (Klebt), des *diplocoques* (Fischel), le *streptocoque* (Ribbert, Finkler, Vaillard et Vincent), des *pneumocoques*, encapsulés ou non (Weichselbaum, Prior, Lévy, Jolles, etc.), une *diplobactérie* (Teissier, Roux et Pittion).

Aucun de ces agents n'ayant été reconnu vraiment spécifique, puisque aucun n'existait dans la grippe à l'exclusion des autres et qu'on pouvait les y trouver tous isolément ou simultanément (Bouchard, Netter, Ménétrier, Leyden, Friedreich), on se contenta de leur attribuer un rôle important dans les diverses infections secondaires de la maladie, reconnaissant que le microbe inconnu de l'influenza leur donnait un renforcement de virulence tout spécial. — Certains auteurs (Kühn, Weichselbaum) nièrent même qu'un organisme spécifique fût nécessaire, se demandant si cet accroissement de virulence des divers micro-organismes, hôtes habituels de nos cavités normales, ne se produisait pas simplement sous des influences météorologiques et ne suffisait pas à expliquer les diverses manifestations ainsi que le caractère épidémique et contagieux.

Mais, en 1892, Pfeiffer (de Berlin) décrit son *cocco-bacille*, bâtonnet très court, très fin, à peine plus long que large, arrondi à ses extrémités, parfois associé par deux (diplobacilles), immobile. Pur ou associé, il se rencontre très abondant dans la salive, le mucus bronchique et le suc pulmonaire des grippés.

Il se colore assez mal par les couleurs basiques, mais très bien par la fuchsine phéniquée étendue de Ziehl.

Aérobie, il est très difficile à cultiver et à repiquer, ne poussant pas sur les milieux ordinaires, mais seulement sur des milieux ensanglantés (gélose recouverte d'une mince couche de sang d'homme, de lapin, surtout de pigeon), à une température de 37°, lentement (24 heures).

Les colonies sont extrêmement petites, souvent invisibles sans la loupe, transparentes, arrondies, ne confluant pas. Les cultures vieillissent vite et ne se repiquent plus au bout de quelques jours; elles présentent bientôt un polymorphisme très marqué (formes filamenteuses, allongées ou enchevêtrées).

Il n'est pas pathogène pour les animaux de laboratoire, ou, du moins, ne tue les animaux que par toxhémie et à hautes doses. Mais, chez le singe, il détermine des accidents comparables à ceux de l'influenza humaine.

La découverte de Pfeiffer fut confirmée par de nombreux auteurs. Pfeiffer n'avait jamais trouvé son bacille dans le sang. Mais Canon, Bruschetti, Borchardt, Chantemesse et Cornil, enfin H. Meunier (de Pau) l'ont décelé dans le torrent circulatoire.

H. Meunier a pu reproduire chez le lapin une maladie toxhémique (par injections de cultures stérilisées), caractérisée par une hyperthermie intense, de l'anorexie et de l'abattement; exceptionnellement (par cultures vivantes), des lésions anatomiques plus ou moins graves des poumons et des reins. Il a aussi constaté que le sérum des malades ou des animaux inoculés n'avait pas de propriétés agglutinantes pour le cocco-bacille.

La spécificité du microbe de Pfeiffer fut très discutée en 1900 par Rosenthal qui le considéra comme un simple saprophyte (cocco-bacille hémophile), microbe banal de la flore pathologique du poumon. Cependant, Slatinéano (1904) ayant exalté sa virulence en utilisant la propriété chimiotaxique négative de l'acide lactique, a obtenu une septicémie qui tue les animaux en 6 à 24 heures : ils succombent avec une péritonite intense, une hypothermie d'ordre essentiellement toxique, le microbe n'existant ni dans le sang, ni dans les organes. Les quelques animaux qui ont échappé à l'infection immédiate finissent par succomber au bout de 10 à 12 jours, en proie à une cachexie intense qui leur fait perdre presque la moitié de leur poids. Cantani a pu, par l'injection intra-méningée de cultures de Pfeiffer, vivantes ou stérilisées, déterminer chez 350 animaux, avec une forte élévation de la température, une paralysie progressive se terminant par la mort (1).

Des tentatives intéressantes d'immunisation ont été faites par Bruschetti, Cantani, Slatinéano.

Bezançon et Israëls de Jong (1905) ont dénié au bacille de Pfeiffer toute spécificité, sous prétexte qu'ils ne l'avaient trouvé que rare et associé à d'autres espèces microbiennes bien plus abondantes dans une série de déterminations pulmonaires, et sont revenus à l'idée de Kühn et Weichselbaum que la grippe n'est pas une maladie spécifique, et qu'elle est produite par un accroissement de virulence des divers agents microbiens ordinaires sous des influences météorologiques. Certains médecins ont même, à leur suite, nié l'existence de la grippe elle-même (2). La clinique se chargera de nous la démontrer.

Mais les recherches de Guedini (1907) paraissent décisives pour la spécificité. Non seulement il a retrouvé le B. de Pfeiffer dans les crachats de tous les cas de grippe qu'il a examinés, mais encore 18 fois sur 28 dans le sang et 8 fois sur 14 dans le suc splénique chez des malades atteints de formes sévères et pendant la période fébrile. L'influenza vraie, dit-il, est causée par le B. de Pfeiffer comme la pneumonie est causée par le pneumocoque.

Ce qui est certain, c'est qu'à côté du B. de Pfeiffer, il n'est pas de maladie où les infections secondaires soient plus nombreuses, plus variées, et jouent un rôle aussi considérable : pneumocoque, streptocoque, staphylocoque, pneumo-bacille de Friedländer, entérocoque, pseudo-diphtériques,

---

1. D'où l'on peut conclure que la fatigue, qui accumule dans l'organisme de l'acide sarcolactique, est une condition favorable de réceptivité et d'exaltation de la virulence du microbe de la grippe, comme des autres maladies infectieuses.

2. Voir : E. Boix. La grippe existe-t-elle ? *Archives générales de médecine*, n° 17, 25 avril 1905, p. 1047.

micrococcus catarrhalis, para-tétragène-zooglćique, etc. Ces divers micro-
organismes, mais surtout le streptocoque, semblent trouver dans le bacille
de la grippe un puissant auxiliaire pour se manifester au plus haut degré
de leur virulence, tantôt réalisant pour leur compte l'infection générale ou
la septicémie, tantôt créant des infections locales : pleurales, pulmonaires,
méningées, tantôt enfin jouant le rôle de simple agent pyogène. « Dans
bien des cas, le streptocoque se substitue au bacille de l'influenza et commande seul à la fois la symptomatologie et le pronostic de l'infection. »
(Hanot.)

On peut, en effet, considérer l'agent spécifique de la grippe comme jouis-
sant, vis-à-vis des autres microbes, saprophytes ou spécifiques eux-mêmes,
d'une propriété d'exaltation remarquable. C'est ce qu'a démontré Livierato
(1907) en injectant aux animaux, en même temps que des cultures de différents microbes pathogènes (pneumocoques, B. d'Eberth et de Koch), des
toxines artificiellement préparées du bacille de la grippe. Ses expériences
confirment merveilleusement les données de la clinique. On peut aussi, se
rappelant quel poison du système nerveux et sans doute des leucocytes est
la toxine grippale, comprendre que les agents secondaires aient plus facilement raison d'un organisme de résistance ainsi amoindrie et livré sans
défense aux parasites habituels. Les deux processus peuvent d'ailleurs
entrer en jeu simultanément et l'on peut dire avec H. Meunier que c'est la
grippe qui condamne et la surinfection qui exécute.

Symptômes. — La **période d'incubation** est si courte d'ordinaire
qu'elle ne dépasse pas 24 heures (cas précis de contagion).

L'**invasion,** quelquefois marquée par des prodromes tels que frissonne-
ments, malaises, etc., n'existe pour ainsi dire pas, car le *début* de la maladie
est d'une *brusquerie pathognomonique.* Même quand un léger coryza, un
malaise insignifiant existent depuis 1 ou 2 jours, la grippe proprement dite
entre bruyamment et soudainement en scène et terrasse pour ainsi dire le
malade par quelque coup solennel : frisson violent avec refroidissement des
extrémités (rarement série de petits frissons), défaillance subite, syncope
même, courbature généralisée, rachialgie plus ou moins intense, céphalalgie générale ou localisée, douleurs oculaires temporales ou occipitales,
névralgies dentaires, douleurs irradiées aux membres, point de côté, constriction thoracique douloureuse, angoisse mortelle, angine de poitrine,
délire, convulsions (chez les enfants), torpeur, coryza, épistaxis, vomissements, tels sont les symptômes qui, associés ou isolés, marquent la capitu-
lation de l'organisme.

« Mais ce qui semble être le caractère prodromique propre de la grippe
et ce qui la distingue à cet égard des autres maladies aiguës analogues,
c'est une sensation de faiblesse profonde, avec une paresse et une gêne des
mouvements allant quelquefois jusqu'à la douleur, une sorte de prostration
accompagnée d'inquiétude et d'anxiété, phénomènes qui sont en disproportion manifeste avec le peu de gravité réelle de la maladie, mais qui semblent
révéler à la fois, dès le début, une influence pathogénique générale portant,
non sur un seul organe ou système d'organes, mais sur l'organisme tout
entier; c'est, en un mot, le *caractère asthénique* de l'affection qui va se

développer. A ces prodromes se joint parfois une sorte d'effort ou de molimen hémorragique vers les membranes muqueuses, se terminant par une épistaxis ou une hémoptysie, qui semble ajouter encore à la signification caractéristique de ces prodromes. L'état normal des sujets, pendant cette période, répond à cet ensemble de signes plus ou moins sérieux en apparence. Ils sont en proie à une vague inquiétude. comme s'ils avaient le pressentiment qu'ils vont subir une affection grave. » (Brochin. D. D.)

Une courbature très accentuée, dit Widal, puis une lassitude, une *fatigue invincible*, s'emparent du malade ; même dans les cas légers, l'anéantissement, la *dépression* physique et intellectuelle, le manque d'énergie, l'impossibilité de réagir, sont tout à fait hors de proportion avec le caractère bénin de la grippe.

Tous les auteurs dénoncent, en y insistant, cette atteinte profonde, dès le début, du système nerveux : « Je crois, et c'est chez moi une conviction absolue, que *le poison qui cause l'influenza agit sur le système nerveux.* » (Graves.) Peter la met en relief d'une façon saisissante. C'est qu'en réalité c'est là la signature, l'essence même de la maladie. Cette asthénie se prolonge à travers les divers symptômes jusqu'à la convalescence, dominant chaque forme et donnant à chaque localisation une allure toute particulière, une note dépressive caractéristique.

La *fièvre* fait presque aussitôt après son apparition et achève de constituer la **période d'état**. On ne peut donner de la courbe thermique un type valable. Elle oscille, en général, entre $58^o,5$ et $59^o,5$, mais atteint souvent 40° et 41°. Tantôt c'est une ascension subite atteignant le maximum dès le premier ou le second jour pour descendre ensuite presque immédiatement par un lysis oscillant, cet accès restant unique ; les températures matinales et vespérales peuvent constituer une sorte de plateau ou présenter entre elles de grandes différences ; on a vu aussi le type inverse : ascension matinale, déclin vespéral. Tantôt c'est une fièvre quasi continue, avec des rémissions plus ou moins fréquentes, sorte d'accès successifs, inégale d'ailleurs en intensité et en durée. Tantôt, après quelques jours d'une fièvre intense, une crise ramène brusquement le chiffre normal. Enfin, selon la participation de tel ou tel organe, des ascensions se produisent au cours de la maladie et la courbe prend sensiblement l'allure d'une pneumonie, d'une pleurésie, d'une fièvre typhoïde même. On comprend cette variété en songeant aux multiples facteurs microbiens qui interviennent dès le début, au cours ou à la fin de la maladie, et qui laissent si rarement l'agent spécifique seul maître du terrain. La *durée* de la fièvre est donc, comme sa forme, fonction des infections secondaires et des complications, d'où l'absence d'un type unique.

Le *pouls*, quelle que soit la forme, est aussi capricieux que la température et son accélération n'est pas toujours, comme dans d'autres affections, proportionnée à celle-ci. Presque toujours rapide au début, plein ou non, bien souvent déprimé ou dépressible, avec des intermittences, il peut se ralentir par la suite, puis reprendre ou rester lent, ou au contraire garder sa fréquence après la chute de la fièvre (tachycardie prolongée). Il peut être instable, normal comme rythme et comme fréquence lorsque le malade est couché, mais montant soudain de 20 à 120 pulsations lorsqu'il se met sur son séant (Huchard).

La *tension artérielle* est souvent diminuée. Le *cœur* a tendance à l'embryocardie, fréquemment réalisée. C'est que, en raison même de la dépression nerveuse, et aussi, parfois, à cause de la myocardite possible, les symptômes cardiaques jouent dans la grippe un rôle important et commandent dans une certaine mesure le pronostic. Les *syncopes* ne sont pas rares.

Les *urines* présentent le caractère fébrile : rares, hautes en couleur, contenant toujours de l'urobiline, assez souvent de l'albumine et des urates.

Même en dehors de toute complication digestive, l'état de la langue est spécial et la description de Faisans mérite d'être reproduite, pour bien fixer le clinicien sur la *langue grippale, langue opaline, langue de porcelaine.*
« Cette langue n'est pas altérée dans sa forme ; elle n'est pas large et épaisse comme dans l'embarras gastrique, ni petite, contractée et pointue comme dans la fièvre typhoïde. Peut-être, dans certains cas, est-elle très légèrement étalée ; le plus souvent elle conserve sa forme et ses dimensions normales. Elle est toujours humide, ou tout au moins présente l'état d'une langue qu'on vient d'essuyer avec une compresse. Quand elle a tendance à sécher, c'est qu'une complication phlegmatique est imminente ou déjà réalisée. Elle est lisse et unie, sans aspérités et sans sillons, et les saillies des papilles n'y sont point apparentes.

« Mais ce qui fait la caractéristique de cette langue, c'est sa coloration : c'est une teinte d'un blanc bleuté, assez analogue à celle de la porcelaine ; cette teinte rappelle celle de certaines leucoplasies buccales, ou mieux encore, celle des plaques muqueuses bucco-pharyngées : en un mot, elle est *opaline.*

« Cette coloration opaline est tantôt uniforme et tantôt tachetée ; dans le premier cas, l'organe est comme recouvert, sur toute sa surface, d'un très mince émail blanc bleuté transparent qui a partout la même apparence ; dans le second cas, la partie médiane de la langue et sa base sont uniformément opalines, mais ses parties latérales et son extrémité sont comme tigrées de très petites taches arrondies, lesquelles présentent la même coloration opaline, mais plus claire, ou bien une couleur rouge vif.

« La coloration opaline de la langue ne tient pas à la présence d'un enduit surajouté : on peut exercer sur l'organe les frictions les plus énergiques sans en diminuer ou modifier la coloration.

« Si la grippe s'accompagne de catarrhe des voies digestives, la langue devient plus large, plus épaisse, et se recouvre à la base et jusqu'à la partie moyenne d'un enduit saburral. Mais elle ne cesse pas, pour cela, d'être caractéristique, car on observe toujours sur ses parties latérales, au voisinage des bords et de la pointe, la teinte opaline, uniforme ou tigrée.

« La langue opaline apparaît dans les deux ou trois premiers jours de la grippe. Elle dure autant que la maladie elle-même et elle est souvent le seul signe qui permette de dire que celle-ci n'est pas terminée. Il n'est pas rare de l'observer encore plusieurs jours et même plusieurs semaines après que les malades sont débarrassés de toute souffrance et se croient complètement guéris. Or, tant que la langue n'est pas redevenue normale, l'évolution morbide n'est point achevée et les malades restent sujets à des *recrudescences*, que l'on appelle à tort des *rechutes*.

« La langue grippale se montre absolument rebelle aux purgatifs, aux vomitifs et aux éméto-cathartiques. Quand il y a coïncidence de langue grippale et de langue gastrique, la médication évacuatrice fait disparaître souvent l'enduit saburral, mais ne modifie pas la teinte opaline. »

Le *foie* ne présente que rarement une augmentation de volume, non plus que la *rate*, sauf dans les formes graves ou compliquées.

Les traits ne sont pas à proprement parler altérés et l'expression « *face grippée* », justifiée quelquefois dans la grippe, se rapporte plutôt à des complications intestino-péritonéales graves qu'à l'influenza elle-même.

Tels sont les phénomènes généraux propres à la grippe moyenne, sans localisation bien marquée; ils peuvent se modifier selon les complications et les formes dont l'étude va nous permettre de passer en revue les localisations sur les divers systèmes et appareils.

Formes. — On a coutume, en dehors de la forme commune, d'en décrire trois : la forme nerveuse, la forme thoracique et la forme gastro-intestinale. En réalité, ces modalités cliniques sont de véritables syndromes qui n'altèrent en rien l'unité de la grippe, pas plus que ne se trouve compromise l'unité de la fièvre typhoïde ou de la tuberculose par les aspects fort disparates qu'elles peuvent revêtir. C'est dire que la grippe n'est pas, plus qu'une autre maladie, capricieuse, *polymorphe*, insaisissable. Elle garde toujours sa personnalité, ses traits caractéristiques, qu'elle soit atténuée ou maligne, défigurée ou pervertie, accompagnée ou compliquée. Tout est dans le *terrain pathologique*, et si, chez tous, elle s'attaque d'abord au système nerveux, elle se fixe ensuite sur tel ou tel organe qui présente plus de faiblesse qu'un autre, sur le *locus minoris resistentiæ*. En cela elle est grandement aidée par les microbes secondaires, et l'on peut même dire que, gardant pour elle, en général, l'occupation du système nerveux dans son ensemble, position capitale d'où elle domine tout l'organisme, elle abandonne à ses satellites le soin d'attaquer telle ou telle région. Là est le secret des diverses modalités cliniques et c'est ainsi que la grippe reste une dans son essence et garde intacte sa spécificité.

Il est à noter cependant que telle ou telle forme a caractérisé plutôt telle ou telle épidémie. C'est ainsi qu'en 1837, par exemple, c'est surtout le système respiratoire qui a fait les frais de la grippe (coryza, bronchites, broncho-pneumonies), laissant à cette génération cette idée que le catarrhe des muqueuses en était la vraie signature, tandis qu'en 1889, les formes nerveuses ont d'abord et surtout été observées. Mais au cours d'une même épidémie d'autres formes se montrent, et il est rare que le cycle entier des types morbides ne soit pas complet.

I. **Formes nerveuses.** — Elles sont multiples, car la grippe imprégnant le système nerveux dans son ensemble, peut léser plus spécialement telle de ses parties et réaliser les symptômes ou les combinaisons de symptômes dont elles sont le substratum.

La grippe nerveuse générale se traduit par la prédominance et l'exagération de presque tous les symptômes signalés plus haut; mais il est rare qu'elle ne se cantonne pas surtout dans un département.

Grippe cérébrale. — La *céphalalgie* peut être telle que les patients la comparent à la plus violente migraine et qu'elle s'accompagne de photophobie, de vomissements et d'une somnolence voisine du coma. Cet état peut durer plusieurs jours ou seulement quelques heures, faisant place alors à une *excitation* vive, survenant surtout le soir, avec un malaise inexprimable, un état d'angoisse qui se prolonge jusqu'au matin.

Le *délire* est souvent observé : il peut se montrer sous les formes les plus variées et à toutes les périodes de la maladie : simple rêvasserie nocturne, délire bruyant, stupeur mélancolique, mélancolie passagère, délire de persécution durant toute la maladie, délire avec agitation maniaque, hallucination, manie aiguë, etc.

Le *méningisme* (ou pseudo-méningite) se voit surtout chez les enfants : céphalalgie, cris, vomissements, irrégularité et ralentissement du pouls, convulsions, raideur de la nuque, ventre en bateau, raie méningitique; puis phénomènes d'apathie et de somnolence, aphasie, paralysies diverses, etc. La guérison est la règle.

La *méningo-encéphalite* vraie, toujours grave, souvent mortelle, avec exsudat fibrineux ou suppuré, peut se manifester par l'apoplexie ou par les symptômes propres à toute méningite infectieuse ([1]).

Grippe bulbaire. — Les deux syndromes *vago-paralytique* et *vago-hyperkinétique* se rencontrent indifféremment : *tachycardie* avec hypotension artérielle, inégalité et petitesse du pouls qu'on qualifie de bas, enfoncé, mou, fuyant sous le doigt (Huchard a compté jusqu'à 500 pulsations), ou au contraire *bradycardie* (jusqu'à 44), coïncidant avec des lésions pulmonaires graves que nous retrouverons plus loin. L'*arythmie* s'observe dans les deux cas et se prolonge souvent d'ailleurs jusque dans la convalescence.

L'*angine de poitrine* revêt la forme de simple angoisse précordiale, ou de douleur rétro-sternale aiguë, sans irradiation brachiale cependant, mais avec la sensation d'arrêt vital et quelquefois syncope.

La *dyspnée* sans catarrhe ni lésion pulmonaire, comparable à celle de l'urémie, n'est pas un des moins curieux de ces phénomènes bulbaires. Le *type de Cheyne-Stokes* peut s'observer, avec accélération ou ralentissement du pouls, en dehors de toute complication, rénale ou autre.

La *syncope* est fréquente dans cette forme; elle peut même être mortelle sans lésion préalable du myocarde. Le *collapsus cardiaque*, tel qu'on le voit dans la fièvre typhoïde, se produit au déclin de la maladie, alors que la convalescence semblait commencer. On doit le redouter dans toute grippe prolongée, avec ou sans lésion pulmonaire, même légère, lorsque le pouls garde de l'irrégularité, de l'instabilité, de la lenteur, lorsque des lipothymies se sont déjà produites et que persistent un peu de dyspnée et quelques vertiges.

Grippe médullaire. — Dans ce groupe trouvent place la *rachialgie* souvent si intense, la faiblesse des membres inférieurs, la *paraplégie* passagère

1. Voir : **J. Marty.** Contribution à l'étude des accidents cérébro-spinaux dans la grippe. *Archives générales de médecine*, nov. 1898, p. 515.

ou durable, la *myélite* ascendante aiguë, la *méningite spinale* ou *cérébro-spinale*. Mais ces derniers symptômes sont plutôt des complications.

Grippe périphérique. — Les *névralgies*, les *myalgies* et les *arthralgies* sont monnaie courante dans la grippe; elles peuvent acquérir un degré d'acuité remarquable, mais cèdent bientôt à la médication. Pourtant la *névralgie sus-orbitaire* présente parfois une rare ténacité jusqu'à la fin de la convalescence et même au delà. Quant aux névrites périphériques isolées ou associées, elles ne se montrent que plus tard, comme conséquences de la maladie.

II. **Forme thoracique.** — « Si la grippe tue, c'est qu'elle frappe au thorax » (Galliard). Cet aphorisme montre, en sa concision, de quelle gravité sont le plus souvent les déterminations broncho-pulmonaires de l'influenza. Mais graves ou bénignes, elles empruntent au « génie » de la maladie des allures spéciales qui les distinguent cliniquement des rhumes, bronchites et pneumonies non grippales auxquels on a tenté, à diverses reprises, de les identifier.

Le mouvement fluxionnaire sur les organes respiratoires est soudain, violent et rapidement extensif.

Le *coryza* diffère du coryza commun par l'abondance souvent extrême de l'écoulement séreux et parfois sanguinolent, par sa propagation immédiate aux sinus frontaux et maxillaires, aux voies lacrymales, à la conjonctive, par la céphalalgie intense qui l'accompagne (différente de la céphalalgie proprement dite de l'influenza sans catarrhe), céphalalgie surtout sus-orbitaire, s'étendant quelquefois au vertex, avec sentiment de plénitude et de tension, d'autres fois avec sentiment de déchirement et d'éclatement. L'*anosmie* est la règle et persiste longtemps après la guérison du coryza; de même pour l'*agueusie*. Cette perte prolongée du goût et de l'odorat est très remarquable dans la grippe, tandis qu'elle est insignifiante et tout à fait passagère dans le rhume ordinaire. La généralisation à l'arrière-gorge, aux trompes d'Eustache et à la caisse, au larynx, à la trachée, aux bronches, se fait en un temps très court.

La *laryngite* se révèle par la raucité de la voix, l'aphonie, la chaleur locale, la douleur à la pression externe du larynx. Le malade éprouve une sensation presque incessante de chatouillement et de picotement qui provoque une toux quinteuse, répétée, fatigante.

Cette laryngite peut même revêtir, surtout chez les enfants, la forme *striduleuse* (v. c. m.) et constitue une forme de début. D'autres fois, mais exceptionnellement, il y a de la laryngite *œdémateuse*, du véritable œdème de la glotte (v. c. m.). Mais la guérison est ici habituelle.

L'inspection au miroir laryngé permet, dans les cas ordinaires, de constater la rougeur de l'espace inter-aryténoïdien, le gonflement des cordes vocales, etc. On a signalé des exulcérations sur la muqueuse et les cordes, avec paralysie passagère. Des abcès peuvent en être la conséquence.

La *trachée* est bientôt prise à son tour et provoque la douleur rétro-sternale particulière à la trachéite, mais avec une sensation de sécheresse brûlante accompagnée de spasme trachéal tout à fait désagréable.

La *toux* est alors à son acmé et nous devons insister sur son caractère éminemment spasmodique, quinteux, coqueluchoïde, sans reprises cependant. « Elle est opiniâtre, déchirante, irrégulière, parfois suffocante, revenant par quintes comme dans la coqueluche, ébranlant douloureusement toute l'économie, provoquant un spasme fatigant des bronches et augmentant les douleurs sternales ou pleurodyniques, et cette névralgie si remarquable des attaches du diaphragme qui entoure la poitrine comme d'une ceinture de douleur. » (Pétrequin, 1857). Chaque quinte exaspère aussi la céphalalgie et ébranle si péniblement toute la tête que le malade a la sensation qu'elle va éclater.

L'*expectoration* est nulle, ou à peu près, à cette période.

L'invasion descendante peut s'arrêter là et tout au plus intéresser les *grosses bronches* en même temps que la trachée. A la toux sèche du début succède alors une toux moins douloureuse, avec expectoration mousseuse, aérée, avec des mucosités pelotonnées ou nummulaires.

Mais le plus souvent l'arbre bronchique participe au processus inflammatoire et la *Bronchite* fait partie presque constamment du tableau clinique de la grippe avec plus ou moins de prédominance.

Elle peut revêtir trois formes : bronchite aiguë simple, bronchite fibrineuse à fausses membranes, bronchite capillaire.

La *bronchite aiguë simple* intéresse les bronches de gros et de moyen calibre. Les signes stéthoscopiques sont ceux de la bronchite ordinaire dite *a frigore*. Mais outre les caractères de la toux déjà signalés, l'expectoration prend rapidement le caractère muco-purulent ou purulent, comme s'il s'agissait d'une bronchite ancienne. Les crachats sont opaques, gris jaunâtres, compacts, privés de bulles d'air (Graves), nummulaires (Huchard). D'autre part, un signe qui n'appartiendrait qu'à la grippe, serait : la diminution du murmure vésiculaire aux deux bases apparaissant avant tout signe stéthoscopique de bronchite (Woillez, Ferrand, Rendu.)

La *bronchite fibrineuse à fausses membranes* (v. c. m.), signalée dans la grippe par Nonat (1837), offre dans cette maladie des moules bronchiques de couleur jaune ambré, comme certains caillots agoniques, non canaliculés, avec des bulles d'air emprisonnées et de structure leucocyto-fibrineuse au microscope ([1]). Les signes physiques et fonctionnels sont ceux de ce genre de bronchite avec, en plus, les phénomènes généraux propres à la grippe et une tendance plus marquée à la bronchoplégie.

La *bronchite capillaire* (v. c. m.) s'observe surtout chez les enfants, les adultes affaiblis et les vieillards. Elle a d'autant plus dans la grippe le caractère asphyxique que l'affaiblissement pulmonaire diminue encore l'accès de l'air. Le pronostic est toujours grave ; et chez le vieillard et les débilités, toutes les réactions étant amoindries, la mort est à peu près fatale.

Nous avons déjà parlé d'un état particulier des bronches et des poumons, *bronchoplégie, affaissement pulmonaire*, précédant et accompagnant les

---

1. Dans la *diphtérie bronchique*, les moules sont blancs, opaques et souvent canaliculés, non aérés ; au microscope, structure fibrino-épithéliale. Dans la *bronchite pseudo-membraneuse chronique*, ils sont blancs, transparents, souvent canaliculés, et histologiquement muco-albumineux, ou fibrineux, ou graisseux.

déterminations thoraciques de l'influenza, et comparable à l'*atélectasie.*

Ferrand le décrit ainsi : « Une diminution de perméabilité du parenchyme pulmonaire, avec augmentation de densité de ce parenchyme, s'étendant à un ou plusieurs lobes ou même à un poumon tout entier; cet état, que je crois être congestif et peut-être sous la dépendance d'une congestion nerveuse, m'a paru pouvoir entrer en résolution sans se caractériser davantage, tandis que, dans d'autres circonstances, il a manifestement précédé une altération véritablement pneumonique. »

Huchard, revenant sur la *paralysie du poumon* suivie de mort signalée par Graves en 1857, a observé, pendant l'épidémie 1889-90, cette paralysie bronchique ou pulmonaire qu'il appelle *forme bronchoplégique de la grippe.* Elle peut venir compliquer une localisation pulmonaire constituée, *bronchoplégie secondaire* par conséquent, le plus souvent mortelle. Mais le poison grippal peut frapper d'emblée les muscles bronchiques et donner lieu ainsi aux accidents les plus graves, *bronchoplégie primitive,* dont voici le tableau : dyspnée intense, respiration embarrassée, gros râles trachéo-bronchiques perceptibles à distance, aucun signe de bronchite ou de congestion pulmonaire à l'auscultation, pas de fièvre; asphyxie rapidement progressive, cyanose des extrémités, toux incessante et inefficace pour l'expulsion des mucosités bronchiques, asphyxie au bout d'une semaine.

Cet état de *broncho* et de *pneumoplégie* dominant souvent les déterminations thoraciques de la grippe et leur donnant une note caractéristique, il était nécessaire de les mettre ici en relief.

La *congestion pulmonaire* (v. c. m.) est, dans la grippe, presque aussi fréquente que la bronchite.

On en distingue plusieurs modalités, actives ou passives. Elle peut aussi revêtir une *forme hémoptoïque,* caractérisée par le rejet d'une plus ou moins grande quantité de sang rouge, rutilant ou noirâtre, le plus souvent privé de bulles d'air.

La congestion *active* grippale est parfois *bilatérale* et, caractère clinique important, elle est souvent *centrale,* ce qui explique en grande partie ce désaccord entre l'intensité de la dyspnée et l'absence ou la bénignité apparente des lésions. Cette hyperhémie pulmonaire reste ainsi centrale pendant quelques jours et quand elle a fini par s'étendre jusqu'aux parties superficielles du poumon (c. corticale), on constate sa présence sur une petite étendue. On peut faire alors une erreur de pronostic en la jugeant sans aucune gravité et restreinte, quand au contraire elle a pu envahir en bloc tout le centre du poumon (Huchard).

Elle peut être *erratique,* passant successivement de la base du poumon gauche à la partie moyenne du poumon droit, et de nouveau du poumon droit au sommet du poumon gauche (Gaucher).

Ces congestions actives se compliquent parfois d'*œdème pulmonaire* qui se traduit par : des râles extrêmement fins, surtout dans les grandes inspirations, qui commencent souvent à la base de la poitrine et qui envahissent rapidement de bas en haut la totalité du poumon; une expectoration abondante, mousseuse, le plus souvent sanguinolente, dont la signification pronostique est grave; l'existence d'un souffle lointain accompagné de râles très fins, *souffle crépitant*, sorte de bruit de taffetas (Huchard).

Les congestions *passives* évoluent sournoisement, sans point de côté, sans réaction inflammatoire, peu de fièvre et souvent ralentissement du pouls. Plus ou moins étendues, elles se prolongent plusieurs semaines, traînantes, tenaces, même en dehors de toute maladie du cœur ou des reins (Gaucher). Elles se réclament de la pneumoplégie propre à l'influenza.

On a observé aussi la *splénisation pulmonaire* grippale. C'est tantôt la forme classique de Grancher, avec allures un peu spéciales; elle survient au cours de la grippe et se manifeste par un point de côté et des symptômes généraux graves. Tantôt elle complique la congestion passive : obscurité respiratoire ordinairement sans râles, souffle avec submatité et augmentation des vibrations thoraciques, fièvre et dyspnée intense et souvent crachats hémoptoïques. Elle persiste quelquefois indéfiniment et, si elle siège au sommet, peut simuler la tuberculose (Lemoine).   '

La *broncho-pneumonie* prend si souvent, dans la grippe, la forme pseudo-lobaire qu'il est ordinairement difficile de la distinguer de la pneumonie. Cependant elle peut garder sa personnalité clinique. Le début est moins brutal que dans la pneumonie, les signes stéthoscopiques indiquent des lésions moins massives et permettent de reconnaître les signes de la bronchite en même temps que les foyers d'induration. Les lésions sont moins fixes et l'on constate ces déplacements qui caractérisent la pneumonie dite migratrice ou érysipélateuse. L'asphyxie est plus marquée. Au lieu de crachats rouillés ou sucre d'orge, il y a une expectoration aérée, simplement striée de sang, quelquefois purulente. La température présente d'ordinaire des oscillations beaucoup plus grandes (Netter).

Les *déterminations pneumoniques* de la grippe sont de deux ordres, et il convient de les distinguer nettement :

a) Une *pneumonie lobaire franche*, type classique, peut éclater avec son imposant cortège soit au début, soit plus souvent au cours d'un état grippal *où n'existait pas encore de localisation* sur l'appareil broncho-pulmonaire. On retrouve d'ailleurs, soit dans les crachats, soit à l'autopsie, l'agent habituel, le pneumocoque. Cette pneumonie n'a donc rien de spécifique (Menetrier, Netter), mais elle emprunte au terrain sur lequel elle évolue certaines particularités d'allure : elle est le plus souvent très grave; elle s'accompagne plus fréquemment de localisations extra-pulmonaires (pleurésie, péricardite, endocardite, méningite, otite, etc., pneumococciques); sa durée est ordinairement plus longue et elle se termine plus volontiers par suppuration ou gangrène. La résolution peut se faire avec une lenteur extrême, et on a vu des cas d'induration persistante.

b) Voici maintenant la forme à laquelle on peut vraiment réserver le nom de *pneumonie grippale* et qui n'est en réalité qu'une *broncho-pneumonie à forme pseudo-lobaire*, donnant les signes physiques de la pneumonie lobaire, tout au plus avec quelques nuances, mais dont l'évolution est toute différente et trahit l'allure de la broncho-pneumonie. C'est elle qu'ont en vue presque tous les auteurs qui ont parlé de la pneumonie grippale.

Elle présente une série de caractères que nous résumerons ainsi :

Grippe.

1º Elle n'est *jamais primitive*, au sens absolu du mot, ou plutôt au sens anatomique, car elle est toujours précédée d'une localisation bronchique plus ou moins légère de l'influenza. C'est en somme une propagation aux alvéoles de l'inflammation des bronches. C'est la marche descendante propre à la grippe, c'est la marche des broncho-pneumonies ;

2º Elle n'est donc *jamais pure*, car elle s'accompagne de râles de bronchite plus ou moins persistants, et, quelquefois, plus ou moins loin de son foyer, de petits foyers de broncho-pneumonie ;

3º Elle est souvent *bilatérale*, rarement d'emblée, quelquefois à un ou deux jours de distance, le plus souvent par foyers successifs, le second survenant quatre ou cinq jours après le premier, ou seulement au moment où le premier entre en résolution ;

4º Elle a un *début insidieux*, sans frisson initial, quelquefois sans point de côté. La grippe générale durait déjà depuis huit ou dix jours quand une dyspnée plus ou moins forte ou un point de côté léger attire l'attention et fait découvrir le foyer pneumonique ;

5º *Pas de crachats rouillés*, visqueux, adhérents, mais liquide muqueux, filant, aéré, médiocrement adhérent aux parois du vase, généralement peu abondant et ressemblant beaucoup plus aux crachats de la bronchite qu'à ceux de la pneumonie ; parfois striés de sang ;

6º *Irrégularité du tracé thermique*; fréquence de rémissions et poussées fébriles, en rapport avec le caractère suivant ;

7º *Pas de marche cyclique*; elle procède par poussées, comme la broncho-pneumonie ;

8º *Désaccord entre le pouls et la température* (Valleix). Le pouls est mou, sans résistance, souvent ralenti (Landau), au contraire du pouls large et plein de la pneumonie franche. Apyrexie possible ;

9º Elle s'accompagne de *sueurs*, non seulement à la fin, mais pendant toute la durée : sueurs abondantes, parfois profuses, venant par accès ; dans quelques cas, le malade est constamment en transpiration ;

10º *Prolongation considérable* de la maladie, avec persistance de signes physiques. Elle dure dans tous les cas toujours plus de 3 semaines avec, au déclin, sueurs nocturnes abondantes, troubles nerveux variés, céphalée, rachialgie, insomnie, lassitude extrême ;

11º *Fréquence, multiplicité et gravité* des complications ;

12º *Fréquence des abcès et de la gangrène* du poumon (secondaire).

La *plèvre* n'échappe pas à la grippe, qui peut y déterminer soit des épanchements séro-fibrineux et purulents, soit de la pleurite sèche.

Les pleurésies *séreuses*, qui se produisent en même temps que la congestion pulmonaire ou à son déclin, comme une crise, n'ont rien de particulier cliniquement.

Les pleurésies *purulentes*, rares d'emblée, sont le plus souvent consécutives à des phénomènes de broncho-pneumonie, et empruntent à l'agent secondaire qui les a produites (pneumocoque ou streptocoque) leur allure clinique. Elles sont assez souvent interlobaires, diaphragmatiques, bref partielles et enkystées. Aussi les *vomiques* ne sont-elles pas rares ; mais les vomiques peuvent provenir d'abcès du poumon.

Les pleurésies *sèches*, primitives ou secondaires, sont ordinairement unilatérales. quelquefois bilatérales. Elle peuvent occuper le premier plan de la scène à l'exclusion des manifestations pulmonaires. Laurent les décrit ainsi : début par point de côté brusque, lancinant, des deux côtés de la poitrine et au foyer d'élection diaphragmatique sous-mammaire, rétro-mammaire, rétro-sternal supérieur, interscapulaire, cervico-claviculaire, augmentés par la pression d'un seul doigt. Au cinquième jour, frottements pleuraux très légers, comparables à des râles sous-crépitants fins, mais à timbre doux. Intégrité du poumon : le murmure demeure d'une pureté remarquable. Quoique se produisant sur la surface entière des deux poumons, ces frottements ont une zone d'élection triangulaire, à sommet axillaire, à base costo-diaphragmatique. Leur intensité semble diminuer de haut en bas. Ils peuvent persister de trois à dix semaines, jusqu'à une année. Ils peuvent disparaître pour reparaître plus tard. Ils ne s'accompagnent jamais de fièvre.

III. **Forme gastro-intestinale.** — Fréquemment font partie de l'attaque d'influenza ces phénomènes gastro-intestinaux communs à bien des infections, et on serait tenté de porter le diagnostic d'embarras gastrique simple, n'était l'état général de courbature et de prostration inséparable de toute forme, quelle qu'elle soit, de la grippe, n'était aussi la langue grippale (Faisans) dont nous avons donné les caractères et qu'on retrouve sous la saburre plus ou moins épaisse. Mais quelquefois les symptômes digestifs prédominent en se manifestant au maximum et constituent une véritable forme abdominale.

L'inappétence est absolue, la soif très vive. La langue, très chargée, peut même être sèche dans les cas graves.

Les phénomènes d'intolérance gastrique apparaissent dès le début. Les *vomissements* se montrent à la suite de l'ingestion des médicaments, de la moindre cuillerée de liquide et même spontanément, vomissements bilieux qui laissent de pénibles nausées; même quand l'estomac ne contient plus rien, le malade continue à faire des efforts : « il vomit à vide ».

En même temps s'accuse au niveau de l'estomac une douleur soit simplement gravative, soit aiguë, souvent sous forme d'*accès de gastralgie* avec irradiations dans tout l'abdomen et la région dorsale (douleur en broche); l'épigastre est très douloureux à la palpation.

La constipation, habituelle au début, fait bientôt place à une *diarrhée* plus ou moins intense, coliques intestinales violentes, ténesme incessant, crampes de l'abdomen et des membres, refroidissement des extrémités. Le facies se grippe et on a véritablement sous les yeux le tableau du choléra. En effet, l'influenza peut simuler le *choléra* ou l'*intoxication stibiée*.

Elle peut aussi affecter quelquefois une ressemblance avec la *dysenterie* : on a signalé le melæna, la diarrhée sanguinolente, la rectite dysentériforme, la gastro-entérite ulcéreuse hémorragique.

Enfin les symptômes abdominaux peuvent être tels que, joints à la stupeur, à l'insomnie, à l'agitation et au délire, ils peuvent en imposer pour une *fièvre typhoïde*. D'autant qu'au ballonnement du ventre, à la diarrhée, à la douleur dans la fosse iliaque droite, à la congestion du foie, à l'hypertrophie douloureuse de la rate, viennent s'ajouter les épistaxis, la bronchite, l'urine albumineuse et les *taches rosées lenticulaires*. On fait bien ressortir la brusquerie du début, mais elle n'est pas toujours évidente. De sorte que bien souvent le diagnostic reste en suspens. Bien plus, on a vu de véritables diothiénentéries succéder à une grippe abdominale du 8ᵉ au 15ᵉ jour (Moissenet, Hérard, Brochin, Potain) [1], et j'ai moi-même assisté à une série de cas dont on ne pouvait dire s'il s'agissait de grippe à forme typhoïde ou de dothiénentérie légitime, la grippe sévissant à ce moment en même temps que la fièvre typhoïde. C'était, selon toute apparence, une combinaison des deux, des « fièvres typhoïdes mâtinées d'influenza » (Hanot). Ces formes étaient particulièrement graves, et l'autopsie montrait les lésions de la dothiénentérie : quelques-unes cependant guérirent après une courte durée, véritables grippes typhoïdes, celles-là.

Un pareil diagnostic serait singulièrement facilité aujourd'hui par le séro-diagnostic de Widal. Mais, dans certains cas, fût-il positif, on n'aurait peut-être pas le droit, tout en reconnaissant la réalité de la fièvre typhoïde, de rejeter toute participation de la grippe au processus si la clinique avait nettement parlé en sa faveur.

On a décrit encore une forme de *grippe abdominale* d'une très grande gravité qui s'accompagne de météorisme avec constipation, due sans doute à une paralysie du système nerveux de l'intestin (Lemoine).

IV. **Association et dissociation des diverses formes.** — Les formes précédentes peuvent se combiner diversement, l'une ou l'autre étant toujours prédominante. Mais les phénomènes de *dissociation morbide* sont aussi très fréquents dans la grippe :

1º L'influenza multiplie ses formes cliniques en dissociant entre eux les symptômes du syndrome ordinaire. — 2º La dissociation se fait souvent aux dépens de la fièvre qui peut diminuer plus ou moins et même disparaître, pendant que un ou plusieurs symptômes particuliers prennent de la prépondérance; la forme clinique, ayant perdu son caractère d'affection générale, simule une affection localisée. — 3º Parfois le caractère d'infection générale est conservé, mais il n'est plus représenté par l'hyperthermie, mais bien par la consomption fébrile et la forme clinique prend l'allure d'une véritable cachexie. — 4º Parfois la dissociation a pour effet la disposition en série des symptômes ou groupes de symptômes qui ordinairement se présentent en tableaux, et la forme clinique prend une marche prolongée. — 5º Ces trois formes : *localisée, cachectique, prolongée* peuvent se combiner et on a ainsi les formes dissociées *mixtes*. — 6º Enfin l'influenza dissocie aussi les syndromes qu'elle emprunte à d'autres maladies; elle altère l'ordre et la portée des symptômes; on a ainsi les *formes dissociées à syndrome étranger* (Arena).

1. « Il n'est pas rare, surtout si ces deux affections règnent simultanément à l'état épidémique, de les voir succéder l'une à l'autre, soit que la fièvre typhoïde vienne à se développer intercurremment en pleine évolution de la grippe, comme si celle-ci lui avait en quelque sorte préparé et ouvert les voies, à titre de prédisposition, soit que, les deux maladies ayant été contractées en même temps, la période d'incubation de la fièvre typhoïde étant beaucoup plus longue généralement que celle de la grippe, la première de ces affections n'accuse sa présence que lorsque l'autre a déjà parcouru une partie de son cycle. » Brochin, D. D.

Épiphénomènes et complications. — Il nous reste à passer en revue quelques déterminations de la grippe susceptibles d'apparaître en une quelconque des formes et qui ne sont que des symptômes surajoutés ou des complications.

Appareil circulatoire. — L'*endocardite* et la *péricardite* sont rares et relèvent sans doute des infections secondaires. La *myocardite* parenchymateuse a été parfois constatée à l'autopsie.

L'*artérite* n'est pas exceptionnelle et on l'a vue produire la gangrène des membres inférieurs. Elle peut frapper l'aorte, l'artère centrale de la rétine, les artères cérébrales.

La *phlébite* a été signalée par plusieurs auteurs, sans pneumonie antérieure (Troisier, Rendu), ou consécutivement à la pleuro-pneumonie (Ferrand, Bucquoy, Rendu, Galliard, Antony).

Les *hémorragies* (épistaxis, hémoptysies, hématémèses, entérorragies, hématuries, métrorragies), sont fréquentes, parfois si abondantes, si répétées qu'on pourrait penser à une forme hémorragique de la grippe. En général, cependant, elles ne sont pas graves comme dans les autres maladies infectieuses; elles semblent plutôt être sous la dépendance du molimen congestif caractéristique de l'influenza.

Exanthèmes. — Nous avons déjà signalé les *taches rosées lenticulaires* dans la forme typhoïde; on peut les retrouver, à titre de simple éruption, dans des cas où les symptômes abdominaux ne sont pas prédominants. Mais ce sont surtout des *rashs* qu'on observe dans les premiers jours de la maladie, avec ou sans angine, et avec une fréquence variable selon les observateurs, surtout chez les enfants et les adolescents; ils peuvent être *scarlatiniformes*, ou *morbilliformes*, ou *mixtes*; ils ne sont que rarement suivis de desquamation. On a signalé aussi l'*érythème polymorphe*, avec ou sans arthropathies, l'*érythème papuleux*, les *exanthèmes pityriasiformes* et *vésiculeux*, l'*urticaire*, le *rash purpurique*, le *purpura*, les *sudamina*, l'*herpès*, le *zona*. L'*érysipèle* et la *furonculose* ont pu quelquefois survenir comme complications pendant la convalescence.

Articulations. — Le *pseudo-rhumatisme* infectieux a été vu dans la grippe par J. Teissier, Ollivier, Huchard, sous forme d'arthralgies, de monoarthrites, de polyarthrites subaiguës, pouvant s'accompagner de troubles cardiaques. Il guérit vite en général par les salicylates et leurs succédanés. Hanot a rapporté un cas d'arthrite suppurée à streptocoques.

Appareil digestif. — La bouche et les dents peuvent présenter des lésions variées : *stomatites* aphteuse, ulcéro-membraneuse, *périostite* alvéolo-dentaire, *glossite* phlegmoneuse, *pharyngite* érythémateuse simple, *amygdalite*, enfin *angines* de diverse nature, même herpétique, mais en général bénignes et de courte durée.

On sait le rôle qu'on a voulu, dans ces dernières années, faire jouer à la grippe, comme cause déterminante ou provocatrice de l'*appendicite*. Quelques arguments qu'on ait apportés, il est permis de rester dans le doute à cet égard.

L'*hépatite* ou l'*ictère* catarrhal ne se montrent qu'exceptionnellement et chez des sujets dont le foie est tout désigné aux diverses infections par des intoxications ou des atteintes antérieures.

La *péritonite* suppurée a quelquefois accompagné la pleurésie purulente, ou quelque streptococcie endocardique, péricardique, splénique même, ou une lésion pulmonaire.

Appareil respiratoire. — Nous n'avons à signaler, comme complication de la forme thoracique, que la *gangrène* pulmonaire, la *pleurésie putride* et le *pyo-pneumothorax*, conséquence de la gangrène, complications rares d'ailleurs. Mais il faut insister sur les *rhinites* aiguës ou chroniques, suppuratives, ulcératives, avec ou sans participation des sinus frontaux et maxillaires.

Appareil génito-urinaire. — La *néphrite* grippale n'est pas une rareté, au moins dans ses formes légères, et elle peut compter comme facteur d'un mal de Bright ultérieur. Mais elle peut se montrer parfois avec une telle intensité que, dès le début, on constate l'anurie, l'urémie convulsive ou comateuse (J. Teissier). Il sera toujours prudent de s'assurer de la parfaite perméabilité rénale non seulement pendant, mais après la grippe.

La *cystite* est assez fréquente.

L'*orchite* a pu être signalée. Quant aux *métrorragies* et *fausses couches*, elles sont une conséquence connue de l'influenza qui, d'ailleurs, ouvre facilement la porte à l'infection puerpérale. Labadie-Lagrave admet l'existence d'une *endométrite aiguë grippale*.

Organes des sens. — L'oreille est un des organes de prédilection de la grippe, à ce point que Lermoyez fait de l'*otite* une signature de cette maladie. Elle est frappée presque aussi souvent que le poumon (Galliard). De fait, on observe en grand nombre, soit de simples bourdonnements, de l'otalgie, de la surdité passagère, de l'otorragie, soit l'*otite moyenne*, survenant à la période d'état ou à la convalescence. Cette otite s'ouvre spontanément au dehors et suppure abondamment; mais elle peut se compliquer d'*abcès intra-mastoïdiens* et de *méningite*. L'oreille interne est généralement respectée.

Les *douleurs rétro-oculaires* si pénibles, sont, dans quelques cas, un phénomène capital du début. Comme lésions plus tardives, on peut rencontrer la conjonctivite simple, purulente ou hémorragique, la kératite serpigineuse ou herpétique, la blépharite, simples orgelets ou abcès orbitaires et péri-orbitaires très graves, l'irido-cyclite, l'amblyopie, la xanthopsie, la dyschromatopsie, la migraine ophtalmique, l'amaurose passagère, la cécité, la thrombose rétinienne, l'atrophie tardive du nerf optique; enfin les paralysies de l'accommodation et les paralysies motrices incomplètes ou systématisées.

Glandes. — La *parotidite*, congestive ou suppurative, toujours bilatérale, est souvent accompagnée ou suivie de pneumonie (Roland).

On a publié un cas de *thyroïdite* aiguë d'origine grippale terminée par la résolution (Galliard).

Marche. Durée. Terminaison. — La marche et la durée sont éminemment variables. L'évolution des diverses formes décrites, plus courte peut-être pour la forme nerveuse sans complication, est liée, non seulement à l'infection grippale elle-même, mais encore aux infections secondaires et à leur localisation sur les divers organes.

Telle grippe, même à début violent, peut se terminer en 2 ou 3 jours, telle autre, quel qu'ait été le début, peut se prolonger 2, 3 semaines, quelquefois davantage. Le déclin est presque toujours plus ou moins lent et progressif.

La chute de la fièvre marque en général la fin de la maladie et s'accompagne d'un syndrome critique caractérisé par des sueurs, de la diarrhée, de la polyurie, de l'herpès.

Mais ce qu'il ne faut pas oublier, c'est que la grippe est une *maladie à rechutes*, et les rechutes, extrêmement fréquentes, se produisent avec la plus grande facilité : une sortie prématurée, une imprudence alimentaire, un courant d'air, suffisent à les provoquer quand elles ne se font pas d'elles-mêmes, sans cause apparente. Les reprises peuvent affecter des formes différentes, une grippe abdominale ou thoracique pouvant succéder à une grippe nerveuse.

La grippe est enfin une *maladie à récidives*. Une première atteinte, loin de conférer l'immunité, prédisposerait plutôt à contracter la maladie dans une épidémie ultérieure, même très atténuée.

Il y a plus. Certains malades — et ils sont nombreux — voient depuis 1889, tous les ans, dans la saison froide, renaître en quelque sorte leur grippe, le plus souvent sous la même forme et toujours avec l'affaissement nerveux caractéristique, même alors qu'il n'existe pas d'influence épidémique proprement dite. C'est ce qui a fait dire que l'influenza était devenue *endémique*. Mais pour qu'une maladie soit endémique, il faut que le contage trouve, pendant les mois peu propices à sa virulence, un refuge en quelque élément : eau, terre ou air. C'est le fait de la plupart des maladies infectieuses exogènes. La retraite du microbe de l'influenza n'est pas connue, mais il est à présumer que ce sont les malades eux-mêmes qui le conservent, réalisant ainsi le *microbisme latent* démontré pour certains contages, le streptocoque par exemple ; et l'on comprend comment, sous les influences climatériques, la maladie se réveille facilement chez eux. Tels individus font des récidives d'influenza comme d'autres font des récidives d'érysipèle, victimes d'une sorte de *grippe chronique à répétition*[1], les attaques ultérieures étant moins fortes que la première.

Convalescence. — On peut dire de la convalescence de la grippe ce qu'on a dit de celle de la fièvre typhoïde, qu' « elle est une seconde maladie ». Cela est vrai, même pour une attaque courte et bénigne. Elle se caractérise d'un mot : *asthénie*, qui résume bien la dominante de la maladie tout entière, sa caractéristique, le fond sur lequel se détachent toutes les autres déterminations. A supposer que toute lésion d'organes ait disparu, l'affaissement cérébro-spinal persiste et pendant longtemps, jusqu'à 5 mois (Huchard).

« On voit persister, après la cessation des principaux symptômes d'état, une toux fatigante, un reste de courbature, une grande impressionnabilité au froid et aux variations de la température, une disposition facile au fris-

---

1. C'est une vue toute personnelle que j'émets ici, mais elle est basée sur une observation de vingt années et n'est pas sans quelque apparence de logique. Néanmoins, elle reste discutable jusqu'aux notions définitives sur l'agent de l'influenza.

sonnement, de l'anorexie, quelquefois avec persistance de dérangement des fonctions digestives, et quelques douleurs vagues dans les membres, enfin de la faiblesse allant jusqu'à l'abattement à l'occasion du moindre exercice. » (Brochin.)

« La grippe entraîne après elle un état remarquable de dépression physique, intellectuelle et morale (Huchard). Des hommes robustes qui paraissent complètement guéris, ont l'horreur des mouvements (Ferrand). Indifférence absolue, paresse des facultés, de la mémoire, de l'attention et surtout de la volonté (Séglas).

« L'asthénie *vaso-motrice* se traduit par les sueurs abondantes, intermittentes, non périodiques; l'asthénie *gastrique* par l'anorexie invincible, malgré l'état normal de la langue; l'asthénie *intestinale* par la constipation parfois assez difficile à vaincre pour simuler l'obstruction mécanique de l'intestin. Parmi les asthénies viscérales, la plus saisissante est la *cardiaque* : faiblesse des contractions du cœur, ralentissement du pouls, qui est dépressible et instable, arythmie persistante, syncope même. » (Galliard.)

Les *névralgies* sont une des manifestations les plus pénibles de la convalescence : sciatique, intercostale, diaphragmatique, crurale, cervico-occipitale, cranienne, scapulo-humérale. La plus fréquente est la *névralgie sus-orbitaire*, le plus souvent unilatérale, intermittente, venant tous les jours à heure fixe. Elle peut dégénérer en tic douloureux de la face.

L'amaigrissement est toujours plus ou moins prononcé.

Séquelles et conséquences de la grippe. — A plus ou moins longue échéance, la grippe provoque, réveille ou active les affections les plus diverses.

Système nerveux. — La neurasthénie, l'hystérie, la chorée, le basedow, l'aliénation mentale, sous diverses formes, la myélite aiguë, subaiguë ou chronique, la polynévrite, des paralysies comparables aux paralysies post-diphtériques, etc.

Appareil respiratoire. — Bronchites chroniques, sclérose pulmonaire, dilatation bronchique, adhérences pleurales, adénopathie trachéo-bronchique.

Appareil circulatoire. — Cardiopathies, artérites et phlébites chroniques. Des hémorragies post-grippales (épistaxis, hématémèses, hémorragies cérébrales) ont été signalées (Cheinisse).

Rein. — Mal de Bright.

Tuberculose. — La grippe frappe volontiers les tuberculeux, elle est plus grave chez eux, et la mortalité des tuberculeux est très marquée en temps de grippe. Mais toujours, si elle ne crée pas la tuberculose, elle donne un coup de fouet aux lésions préexistantes, soit que ces lésions fussent très manifestes avant la grippe, soit qu'elles ne deviennent bien évidentes qu'à la suite. On a vu la granulie succéder à l'influenza.

Diagnostic. — Pronostic. — La description des diverses formes rend inutile un diagnostic détaillé. Mais certains points doivent être précisés.

On a largement abusé du mot *grippe*, et on a souvent décrit sous ce nom le simple *rhume* saisonnier, isolé et surtout plus ou moins épidémique. Mais toujours le catarrhe oculo-nasal et la laryngo-trachéo-bronchite vraiment dus à l'influenza, sont marqués, en plus de leur intensité plus grande, des caractères spasmodiques que nous avons fait ressortir. La notion d'épidémicité, la coexistence d'autres formes de l'influenza, les phénomènes généraux, l'asthénie nerveuse en particulier effaceront le doute du début.

Je ne m'arrête pas sur les nombreuses affections que peut simuler la grippe en raison de la multiplicité de ses manifestations et de ses formes. Il faut insister cependant sur la *tuberculose*.

a) Il existe une *grippe à forme pseudo-tuberculeuse*, localisée plus ou moins longtemps au sommet.

b) La grippe peut aussi simuler la *pneumonie tuberculeuse du sommet*.

c) Elle peut donner lieu à une *bronchite unilatérale*.

d) Elle peut enfin aboutir à une *dilatation bronchique* avec signes de caverne.

Dans tous les cas, la recherche du bacille de Koch tranchera la question.

Le **pronostic** de la grippe est plus dans le *terrain* que dans les organes sur lesquels elle évolue. Bénigne en elle-même, l'influenza peut déterminer des localisations mortelles chez des individus déjà malades ou affaiblis par quelque tare organique ou par l'âge.

Traitement de la grippe. — Légère, l'influenza guérit seule, « les pieds sur les chenets » ; grave, elle déroute souvent tous les efforts, et quand elle guérit, laisse pour longtemps le malade affaibli, à la merci de toute contamination. Mais comme on ne sait jamais ce qu'une attaque de grippe, même d'apparence bénigne au début, portera avec elle, il faut la combattre énergiquement dès le premier jour.

Prophylaxie. — La prophylaxie *régionale* n'existera probablement jamais (Galliard), car la propagation de peuple à peuple est trop rapide pour qu'on ait le temps d'instituer les mesures d'usage contre le choléra ou la peste. La prophylaxie *locale* ne peut être que l'effet d'un heureux hasard pour les établissements fermés (couvents, prisons). Seule la prophylaxie *individuelle* peut être mise en œuvre avec quelque chance de succès.

En temps d'épidémie, si un ou plusieurs cas éclatent dans une communauté (écoles, pensionnats, casernes, etc.), *isoler* immédiatement le ou les sujets atteints, et au besoin *licencier* sans retard l'établissement. Dans les familles, pratiquer l'*isolement* le plus rigoureux possible et organiser le service du malade comme pour toute maladie contagieuse([1]). Pratiquer dans la chambre et l'appartement des *vaporisations* d'essences antiseptiques (thymol, eucalyptol, etc.). Ne pas épousseter, ni balayer à sec, mais essuyer avec un linge humide d'une solution au millième. *Désinfecter les selles et l'urine* du malade dès leur émission. Tant dans l'intérêt du malade que dans celui du visiteur, interdire l'entrée de la chambre à toute personne souffrante susceptible d'apporter des germes pathogènes ou d'aggraver par l'influenza sa propre maladie. Après la maladie, désinfecter la pièce et même l'appartement au *formol*; passer à l'étuve la literie et le linge du malade préalablement mis à part.

Individuellement, fuir, si possible, le contact des grippés, éviter les excès

---

1. La *grippe* ne figure pas dans la liste des maladies pour lesquelles, aux termes de la loi du 15 février 1902, la déclaration par le médecin et la désinfection sont obligatoires. La déclaration est simplement facultative.

de toute sorte, les fatigues, les refroidissements, le brouillard, les salles de spectacle, les grands magasins, tous les lieux de réunion en général, qui sont aussi des milieux à poussières.

Le germe grippal pénétrant habituellement par les voies respiratoires, faire vaporiser chez soi des essences antiseptiques et observer l'antisepsie minutieuse du nez et de la bouche : pulvériser dans le nez, plusieurs fois par jour, avec un « atomizer », de l'*huile de vaseline mentholée* à 2 pour 100. Ces mêmes précautions s'appliquent à toute grippe au début, même sans catarrhe des premières voies, pour prévenir au moins toute infection secondaire.

Médication générale dite « spécifique ». — Il n'en existe pas à proprement parler, bien qu'on ait vanté comme tels de nombreux médicaments. Seuls les *sels de quinine* semblent donner d'excellents résultats contre l'infection en général (Gellie, Mossé, Teissier). On les donne dès le début, sous forme de sulfate ou de chlorhydrate, à la dose de 1 gr. par jour. La seule contre-indication pourrait être la trop grande faiblesse cardiaque, car, à doses trop fortes ou prolongées, ce médicament stimulant, tonique et antiseptique devient un dépresseur du cœur.

Le *tanin* est également un excellent médicament de l'influenza (Alison); outre ses propriétés toniques, il diminue les fluxions des muqueuses et tarit leurs sécrétions, il calme les douleurs et la surexcitation cérébrale et est un véritable antiseptique et antitoxique intestinal. Il faut l'administrer aux doses de 1 gr. 50 à 2 gr. 50 par jour, en cachets, chez l'adulte; chez l'enfant, en lavements, aux doses de 40 à 60 centigr. à partir de quatre à cinq ans, de 20 centigr. aux enfants d'un an.

Une indication générale est de favoriser par tous les moyens l'élimination de la toxine grippale et de n'apporter par les aliments que le minimum de poison. A ce double point de vue le *régime lacté* s'impose, sinon absolu, au moins prédominant. Les *laxatifs* et les *diurétiques* seront des adjuvants. Parmi ces derniers il convient de placer en première ligne l'*iodure de caféine*, doublement diurétique par ses composants, et à la fois dépuratif et tonique. On ne peut le prescrire qu'en solution dans du café, à la dose de 50 centigr. à 2 gr. par jour.

Traitement abortif. — Dès qu'on se sent atteint d'influenza, il importe de recourir à la *purgation* classique (calomel ou huile de ricin, de préférence aux purgatifs salins) et d'absorber, en attendant ou peu après, 1 gr. de sulfate ou de chlorhydrate de *quinine* et 1 gr. 50 de *tanin*.

On a vanté le *calomel* comme abortif dans l'influenza. G. Freudenthal l'emploie systématiquement : il administre, avant le troisième jour à partir du début de la grippe, 20 centigr. en deux prises; chez l'enfant, autant de centigrammes que le petit malade compte d'années. Ce traitement aboutirait à la guérison en deux ou trois jours. Mais l'emploi du calomel proscrit tout autre médicament, même et surtout les analgésiques. On peut le donner associé à la poudre de Dower :

Poudre de Dower. . . . . 0 gr. 60
Calomel à la vapeur. . . . . 0 gr. 18
Bicarbonate de soude. . . . . 0 gr. 12

M. s. a. pour un cachet unique par jour.   (O'NEILL).

Le *grand bain tiède*, administré dès l'apparition des premiers malaises, selon la méthode russe, peut faire avorter la grippe (Manasseïne, Teissier).

Traitement des symptômes et des formes. — 1° *Système nerveux.* — La douleur d'abord, courbature, céphalalgie ou névralgie, demande un traitement immédiat. Il vaut mieux *renoncer à l'antipyrine*, tant employée en 1889-90, parce que c'est un dépresseur du système nerveux et qu'elle diminue la sécrétion urinaire : « elle bouche le rein ». On lui préférera *l'aspirine*, à la dose de 1 à 3 gr. par jour, associée ou non à la quinine, ou le *pyramidon*, de 50 centigr. à 1 gr. 50. Les sueurs qui suivent l'administration de ces deux médicaments ne diminuent pas sensiblement la diurèse et soulagent beaucoup le malade. Si les névralgies étaient trop violentes, on pourrait recourir à l'*aconitine* cristallisée qu'on donnera par quart de milligramme toutes les six heures [1].

Contre l'hyperexcitabilité générale, l'agitation, le délire, on emploiera les *valérianates*, ou la racine de valériane en tisane ou en lavements, de petites doses de *bromure de sodium* ; on évitera les opiacés. Le *grand bain tiède*, donné accidentellement ou systématiquement, rendra les plus grands services. On pourra aussi recourir au drap mouillé, aux lotions vinaigrées ou à l'enveloppement froid permanent s'il y avait en même temps hyperthermie.

L'insomnie est justiciable des hypnotiques habituels : de préférence *chloral* et *véronal*.

La neuroplégie grippale réclame une médication tonique, soutenue ou d'urgence. La première sera réalisée par les *sels de quinine à petite dose* (30 à 50 centigr. par jour) et par les *boissons alcooliques* (potion de Todd, champagne), le *thé*, le *café*, l'*alcoolature de noix de kola* fraîche (une cuillerée à café dans une tasse de thé chaud). La seconde par la *caféine* [2] en potion ou en injections sous-cutanées, les injections d'*éther* et d'*huile camphrée* [3]. Mais le vrai médicament de l'asthénie grippale, à toutes les périodes de la maladie, est certainement la *strychnine*, qui se donne soit en pilules, soit en injections sous-cutanées. On prescrira donc :

> Arséniate de strychnine . . . . 1 milligramme.
> Excipient . . . . Q. S.
>
> Pour une pilule *très molle*.
> 1 à 4 pilules par 24 heures.

Ou la solution suivante :

> Sulfate de strychnine . . . . 0 gr. 01
> Eau distillée stérilisée . . . . 10 grammes.
>
> F. S. A. Solution pour injections hypodermiques.
> Injecter 3 ou 4 demi-seringues dans les 24 heures.

1. Ne jamais prescrire les granules dits « dosimétriques » qu'on trouve dans le commerce ; leur dosage est éminemment suspect. Les pilules classiques de Mousselte sont plus rigoureusement titrées.

2. Se méfier de la *caféine* si le malade a tendance à délirer et, en général, dans les formes cérébrales de la maladie.

3. Dont la formule est :

> Camphre . . . . 25 grammes.
> Huile d'olives stérilisée 100   —

Une seringue de Pravaz entière toutes les 2 ou 4 heures, dans les cas graves.

Grippe.

Les accidents encéphaliques, bulbaires, myélitiques ou méningés ne laissent guère de prise au traitement. Ces derniers cependant pourront être justiciables de la ponction lombaire et surtout des bains chauds dans la forme spinale.

2° *Tube digestif.* — On pratiquera l'antisepsie minutieuse de la bouche. Contre la stomatite, Lemoine recommande des lavages avec la *liqueur de Labarraque* à 5 pour 100, faits au moyen du bock ordinaire deux fois par jour.

Ces irrigations donnent aussi d'excellents résultats dans l'amygdalite et la pharyngite; on peut encore se servir de la solution suivante :

Acide lactique.	2 gr. 50
Essence de menthe	X gouttes.
Eau distillée.	250 grammes.

L'otite, complication de la pharyngite, se traitera en versant dans le conduit auditif externe, 5 fois par jour, une petite cuillerée à café de la solution suivante tiédie (Lemoine) :

Résorcine	0 gr. 50
Hydrate de chloral.	0 gr. 50
Glycérine.	0 gr. 20
Eau distillée	30 grammes.

La douleur, souvent très vive, sera calmée par la préparation ci-après dont on verse quelques gouttes dans l'oreille plusieurs fois par jour (Noquet) :

Têtes de pavot.	n° 5

Faire bouillir dans 500 grammes d'eau jusqu'à réduction à 50 grammes, puis ajouter :

Chlorhydrate de morphine.	0 gr. 20
Hydrate de chloral.	0 gr. 50
Acide borique.	1 gramme.

Dès que la suppuration sera établie, ce que dénoncera la diminution de la douleur, on pratiquera la *paracentèse du tympan* en ponctionnant à la partie la plus déclive.

Lemoine injecte directement dans la caisse, par la trompe, de l'*huile de vaseline iodoformée.* On fait le cathétérisme de la trompe et, quand la sonde est en place, on introduit à son extrémité une seringue graduée; on injecte très peu de liquide. D'après Lemoine, ce traitement serait rapide et sûr.

Le traitement de la forme gastro-intestinale de la grippe est celui de l'embarras gastrique simple (v. c. m.), fébrile ou non : *purgatif* (calomel de préférence) antiseptiques intestinaux (calomel, 2 centigr. par jour; tanin, 1 gr. 50 par jour), *lavage du gros intestin* à l'eau bouillie ou boriquée à 2 pour 100, une ou deux fois par jour, *quinine* en injections hypodermiques, *régime lacté* absolu ou diète hydrique (tisanes diurétiques, eaux légèrement alcalines, surtout l'eau antitoxique de La Preste), ou alimentation rectale s'il existe de l'intolérance gastrique. Dans ce dernier cas, les vomissements réclameront la *potion de Rivière*, les boissons et le champagne glacés, celui-ci coupé d'eau.

On appliquera à la grippe dysentériforme et cholériforme la médication de la dysenterie et du choléra.

Quant à la grippe typhoïde, c'est aussi le traitement de la dothiénentérie qui sera mis en œuvre, y compris les bains tièdes. Lemoine vante l'*acide lactique* (2 gr. 50 en potion) contre la diarrhée.

La forme de grippe abdominale asthénique (Lemoine) sera combattue par les injections de *strychnine*, les grands *lavements froids*, la *glace* sur le ventre, au besoin les *courants continus* (un pôle à l'anus, l'autre sur l'abdomen) et les *lavements électriques*, enfin *calomel* à doses fractionnées, comme antiseptique et laxatif.

Pour les complications telles que : appendicite, hépatite, ictère (v. c. m.) se reporter aux traitements correspondants ;

5° *Appareil respiratoire.* — Contre le catarrhe des premières voies, les traitements habituels seront employés, surtout les pulvérisations nasales d'*huile de vaseline mentholée* (v. plus haut). On a préconisé l'*eau iodée* (2 c. c. de teinture d'iode dans 10 gr. d'eau chaude) pour ces pulvérisations naso-pharyngées.

Les manifestations bronchitiques, simples, fibreuses ou capillaires, ne comportent pas de traitement autre que celui de ces localisations en dehors de la grippe.

De même pour les diverses congestions pulmonaires. Contre les crachats hémoptoïques, les injections d'*ergotinine* et surtout celles de *chlorhydrate d'hydrastinine* (10 centigr. pour 1 c. c. une fois par jour).

La bronchoplégie et le collapsus pulmonaire trouveront d'excellents remèdes dans la *caféine*, la *strychnine*, l'*ergotinine*, l'*hydrastinine*, l'*éther* et l'*huile camphrée* en injection : au besoin, inhalation d'*oxygène*, *électrisation* du sympathique au cou, *révulsifs* sur la région bulbaire.

Dans la broncho-pneumonie grippale, dont le traitement est le même que celui de la broncho-pneumonie en général, les *grands bains* à 35° ou 36° et, chez les enfants, l'*enveloppement permanent du thorax* avec la serviette froide.

Les pneumonies grippales pourront être traitées comme les pneumonies vulgaires. La *digitaline* cristallisée (1 milligr. en une seule dose et un seul jour, 50 gouttes de la solution au millième) donne d'excellents résultats. Meilleurs encore sont ceux de l'*iodure de caféine* à 2 gr. par jour. Ce médicament sera toujours prescrit avec succès dans toutes les formes thoraciques de l'influenza.

Dans tous ces cas, le cœur, si facilement défaillant, sera journellement surveillé et soutenu. Les injections de *sérum artificiel* seront pratiquées de bonne heure.

Les grippes qui simulent la tuberculose seront rapidement améliorées par l'*acide salicylique* (50 centigr. matin et soir, associés à 50 centigr. de benzoate de soude) qu'on donnera avec du lait, ou en suppositoires si l'estomac était rebelle.

Pour les dilatations bronchiques avec expectoration catarrhale ou purulente, etc., Lemoine emploie le *salol* (2 à 5 gr. par jour), à moins que le rein ne soit malade.

Le traitement des pleurésies grippales ne présente rien de particulier.

De même pour toutes les autres déterminations et complications de la grippe dont la thérapeutique rentre dans le cadre habituel.

Grossesse.

Traitement de la convalescence. — Avant tout, il importe de ne laisser sortir le malade que quelque temps après la complète terminaison des accidents aigus, pour éviter les rechutes et les complications toujours menaçantes.

On tonifiera, par tous les moyens, d'une façon prolongée, le système nerveux déprimé : *quinquina* (extrait mou de Grandval, 6 à 10 gr. dans une potion ou dans l'eau glycérinée à 5 pour 100), *arsenicaux, quinine* (25 centigr. par jour), *kola, coca, café, frictions sèches, hydrothérapie* tiède et prudente, etc.

Le *changement d'air* s'impose. Souvent le malade, tout en reprenant ses occupations, traîne malgré tous les moyens employés jusqu'à ce qu'il puisse se déplacer et se reposer assez longuement, de préférence dans une station thermale de montagne ou au bord de la mer. *ÉMILE BOIX.*

GRIPPE ET GROSSESSE. — Il ne semble pas que la grossesse ait une action sur la grippe ; celle-ci a au contraire sur la grossesse une action qui a été signalée par divers observateurs et qui se manifeste par l'expulsion prématurée du fœtus.

Cette expulsion prématurée est-elle fréquente ? Non ; la grande majorité des cas évolue sans incidents. Du reste, il est impossible de fixer la proportion des accouchements prématurés qui varie beaucoup suivant les auteurs, c'est-à-dire suivant les épidémies. — Cette action de la grippe serait surtout à craindre à la fin de la grossesse ; elle reconnaîtrait pour causes l'hyperthermie, l'hyperhémie de la muqueuse utérine (donnant lieu à des hémorragies même en dehors de la grossesse) et enfin l'intensité de la toux.

Le *diagnostic* de grippe est surtout intéressant pendant les suites de couches où il faut la distinguer de l'infection puerpérale, de la fièvre typhoïde, de la tuberculose.

Nous ne nous arrêterons que sur le diagnostic différentiel avec l'infection puerpérale ; il est exceptionnel que la grippe ne s'accompagne pas de symptômes pulmonaires, il faut donc ausculter les malades avec soin ; en l'absence de signes stéthoscopiques, la notion d'épidémicité, la prostration des malades, la marche capricieuse de la température, atteignant souvent 40° et 41°, avec, d'autre part, des lochies normales comme quantité, aspect et odeur, tels sont les éléments qui servent de base au diagnostic. Il va sans dire que, ici comme dans la fièvre typhoïde, grippe et infection puerpérale peuvent coexister, il ne faut donc pas se laisser distraire de l'observation de l'utérus par l'existence d'une grippe confirmée.

Conduite à tenir. — Combattre l'hyperthermie et la toux, causes principales de l'expulsion du fœtus et surveiller la grossesse. Lorsqu'une femme est atteinte de grippe fébrile au moment où elle accouche, il est bon de l'isoler de son enfant, celui-ci pouvant être contaminé d'une manière dangereuse. *G. LEPAGE.*

GROSSESSE. — La grossesse est l'état fonctionnel particulier dans lequel se trouve la femme pendant toute la durée du développement de l'œuf humain. Cette définition, donnée il y a quelques années par Pinard, indique que, pour qu'il y ait grossesse, il faut qu'il y ait un œuf en voie de développement ; aussi, d'après Pinard, la grossesse cesse lorsque l'œuf cesse de se développer. La femme n'est plus, à proprement parler, en état de grossesse, elle est en état de *rétention fœtale*, c'est-à-dire que le fœtus mort est retenu dans la cavité utérine.

Pinard a défini d'une manière plus générale la gestation « *l'état fonctionnel particulier que présentent les femelles des mammifères qui, après avoir été fécondées, portent et nourrissent le ou les produits de conception* ». Il ajoute que la « femelle véritablement gestante est celle qui donne en même temps le logement et la nourriture ».

Nombre de questions relatives au début de la grossesse (c'est-à-dire au moment où commence à se développer l'ovule fécondé), à la durée de la grossesse, etc., sont encore à l'étude : l'exposé, basé sur ce qui s'observe, non seulement chez la femme, mais aussi dans la série animale, en a été fait d'une manière très détaillée par A. Pinard dans le *Dictionnaire de physiologie* de Ch. Richet. Nous renvoyons le lecteur à cet article Gestation pour ce qui concerne l'étude des modifications apportées à l'organisme maternel par la grossesse ; nous ne nous occupons ici que de la symptomatologie, du diagnostic et de l'hygiène de la grossesse.

Symptomatologie. — Les symptômes observés chez la femme enceinte sont trop connus pour qu'il soit nécessaire de les décrire en détail. On rangeait autrefois, parmi les signes de la grossesse, les nausées, les vomissements bilieux ou alimentaires, etc. ; nous ferons remarquer que ces signes sont des signes pathologiques et n'ont rien à voir avec la symptomatologie de la grossesse.

En réalité, la *suppression des règles*, qui est constante, est un symptôme dont la signification est réellement importante. Pajot insistait sur ce que les écoulements sanguins qui surviennent chez les femmes enceintes diffèrent des règles par leur *durée*, leur *quantité*, leur *qualité*. Pinard affirme qu'il n'a pas encore observé une seule fois la persistance des règles chez une femme enceinte : la suppression des règles est donc un signe de grande valeur en faveur de la grossesse, de même qu'inversement leur persistance est incompatible avec l'existence d'une grossesse.

Les autres signes de la grossesse sont nombreux. *Localement*, la femme constate une augmentation du volume du ventre liée elle-même au développement de l'utérus ; puis plus tard, l'apparition de vergetures sur la paroi abdominale et d'une ligne pigmentée sur la ligne médiane.

A une époque de la grossesse un peu variable, la femme perçoit les mouvements actifs du fœtus : chez les femmes qui s'observent et surtout chez celles qui connaissent bien ces sensations pour les avoir déjà ressenties, les mouvements actifs peuvent être perçus vers trois mois et demi. Par contre, d'autres femmes ne sentent remuer qu'à une époque avancée de la grossesse. Les sensations qu'éprouve la femme enceinte ont été comparées au chatouillement produit par la patte d'une araignée sur la peau, ou bien à une sorte de pincement, de choc. Le mouvements du fœtus perçus par la femme sont des mouvements partiels ou de totalité : ces derniers sont ceux que le fœtus exécute lorsqu'il se déplace en masse, lorsqu'il se retourne dans la cavité utérine ; les mouvements partiels sont ceux des membres qui viennent frapper contre la paroi utérine.

Quelquefois les mouvements du fœtus sont *rythmés*, c'est-à-dire qu'ils se reproduisent au même endroit d'une manière régulière : ces mouvements, sur la nature desquels on n'est pas fixé, n'ont aucune signification fâcheuse.

Durée de la grossesse. — Il est pour ainsi dire impossible de préciser la durée de la grossesse, puisqu'on ne sait pas à quel moment exact elle commence, c'est-à-dire à quel moment se fait la rencontre de l'ovule et du spermatozoïde.

La durée de la grossesse est calculée sur les moyennes observées chez un certain nombre de femmes, c'est-à-dire en comptant le nombre de jours écoulés depuis le coït fécondant (s'il n'y a eu qu'un seul rapport), depuis la date des dernières règles, et depuis l'apparition des mouvements actifs.

En réalité, alors même que l'on connaît — sans qu'il puisse y avoir de cause d'erreur — la date du coït fécondant, on n'est pas fixé sur le moment où l'ovule fécondé commence à se développer, si l'on s'en rapporte aux expériences de Lataste.

1° *Date du coït fécondant.* — De nombreuses statistiques ont été faites chez les animaux pour étudier le laps de temps qui s'écoule entre le coït fécondant et la parturition ; chez la vache, sur 1505 observations réunies par Tessier et Spencer, on a noté que la parturition avait eu lieu :

Du 253e au 259e jour	. . . .	18 fois.	Du 281e au 287e jour	. . . .	574 fois.
— 260e au 266e —	. . . .	12 —	— 288e au 294e —	. . . .	280 —
— 267e au 273e —	. . . .	75 —	— 295e au 301e —	. . . .	43 —
— 274e au 280e —	. . . .	287 —	— 302e au 321e —	. . . .	44 —

Chez la femme, la moyenne du nombre de jours écoulés entre le coït fécondant et l'accouchement est, suivant les statistiques, de 268 à 277 jours. Le chiffre le plus élevé est 294 jours : ce qui donne raison à l'article 315 du Code civil d'après lequel « la légitimité de l'enfant né 300 jours après la dissolution du mariage pourra être contestée ».

2° *Date de la dernière menstruation.* — Plus nombreuses sont les statistiques indiquant le nombre de jours qui s'écoulent entre le dernier jour des dernières règles et la date de l'accouchement : ce nombre est de 275 à 280 jours, 277 jours, si l'on veut prendre un chiffre moyen. Il ne faut pas oublier que ce chiffre n'est qu'une moyenne et qu'il est presque impossible, sauf erreur variant de 20 à 25 jours, d'évaluer la durée probable d'une grossesse dans un cas déterminé. L'erreur peut même être plus considérable chez les femmes qui sont mal réglées ou dont les règles ne viennent qu'avec des retards de deux ou trois semaines.

3° *Date d'apparition des mouvements actifs.* — C'est un point de repère qui ne peut guère servir à évaluer d'une manière un peu précise l'âge de la grossesse ; nous avons vu que souvent c'est à la fin du 4e mois ou 15 jours après qu'apparaissent les mouvements actifs du fœtus. Il y a, à ce point de vue, des différences individuelles très marquées : certaines femmes sentent remuer un mois avant d'autres. De plus, quelques femmes n'indiquent pas la date à laquelle elles ont pour la première fois perçu les mouvements actifs, mais, se basant sur des calculs très approximatifs, elles disent

qu'elles ont senti remuer à quatre mois et demi. En réalité, ce renseignement de la date des mouvements actifs est un renseignement qui ne peut
permettre d'évaluer l'âge de la grossesse.

Du reste, ce qui gêne pour préciser la durée normale d'une grossesse,
c'est qu'un certain nombre de causes peuvent la modifier ; c'est ainsi que la
grossesse dure plus ou moins longtemps suivant que la femme se repose ou
non dans les derniers temps de la grossesse. Les statistiques de Pinard,
faites sur des femmes ayant séjourné au refuge-ouvroir ou au dortoir de la
clinique Baudelocque et sur des femmes ayant travaillé jusqu'au moment
de l'accouchement, démontrent le fait d'une manière évidente. Le poids
moyen des enfants nés de femmes ayant travaillé jusqu'au moment de leur
accouchement est de 3000 grammes alors qu'il est de 3290 grammes et de
3366 grammes chez les femmes ayant séjourné au moins dix jours au refuge-
ouvroir ou au dortoir de la clinique Baudelocque. De même, certaines
dispositions de l'œuf, telles que l'insertion basse du placenta peuvent
également diminuer la durée de la grossesse [V. PLACENTA (INSERTION
VICIEUSE)], en amenant l'expulsion prématurée du produit de conception.

Certaines causes (durée des règles, âge des procréateurs, sexe du fœtus)
ont été signalées comme ayant une influence sur la durée de la grossesse :
en réalité, elles ne semblent pas agir d'une manière indiscutable. Quant à
la parité, Pinard et Gaston pensent que la grossesse dure plus longtemps
chez les multipares que chez les primipares ; ce fait a été observé depuis
longtemps par les éleveurs. Ce qui rend très difficile l'appréciation de l'âge
d'une grossesse, c'est que même en connaissant la date du coït fécondant,
on n'est pas renseigné sur l'époque à laquelle a lieu la rencontre de l'ovule
et du spermatozoïde. Certaines causes peuvent retarder le début de la grossesse ; c'est ainsi qu'expérimentalement il semble démontré que chez une
femelle qui allaite le début de la grossesse peut être retardé.

EXAMEN DE LA FEMME ENCEINTE. — Lorsqu'on examine une femme
enceinte, on a recours, outre l'interrogatoire, à différents procédés d'exploration dont les plus importants sont : *A*) le palper ; *B*) l'auscultation.

A) **Palper abdominal.** — La femme doit être couchée sur le dos, débarrassée de tous ses vêtements, sauf la chemise : la tête ne doit pas être trop
élevée et repose sur un oreiller ou sur un traversin. Les membres supérieurs
sont allongés le long du corps sur le plan du lit, les membres inférieurs
sont allongés et modérément rapprochés l'un de l'autre (Pinard).

Il est utile qu'il y ait eu assez récemment une garde-robe, la replétion
de l'intestin pouvant, surtout dans les premiers temps de la grossesse, soulever l'utérus et le faire paraître plus volumineux qu'il ne l'est en réalité. Il
est en outre nécessaire que la vessie soit vide : volumineuse elle peut
masquer l'utérus gravide repoussé en arrière, ou bien, à la fin de la grossesse, elle peut gêner l'exploration de la partie fœtale qui se trouve en bas.

Les doigts de la personne qui pratique le palper ne doivent pas être froids :
car, s'ils ne sont pas à une température à peu près égale à celle de la paroi
abdominale, leur contact est désagréable à la femme et produit une contraction réflexe des muscles abdominaux qui gêne l'exploration. En hiver il

est donc utile, avant de pratiquer le palper, de se laver les mains à l'eau tiède.

Les renseignements recueillis à l'aide du palper seront d'autant plus nets qu'on aura soin d'explorer avec la face palmaire des doigts réunis et non pas avec l'extrémité des doigts. Le palper ne doit jamais produire de sensation douloureuse; il renseignera d'autant mieux que la femme ne contractera pas instinctivement ses muscles abdominaux.

Pinard donne le conseil, avant d'explorer le globe utérin, de se rendre compte d'abord de l'épaisseur et de la sensibilité de la paroi abdominale : on en saisit de chaque côté de la ligne médiane la peau et le pannicule adipeux entre le pouce et l'index.

L'utérus n'est guère accessible au palper abdominal que lorsqu'il est gravide de plus d'un mois ; si l'on examine une femme enceinte d'un mois et demi à deux mois — à la condition qu'il n'y ait pas de rétroversion — on sent au-dessus de la symphyse, remontant à deux ou trois travers de doigt, une tumeur arrondie dont le fond est plus élevé que les parties latérales. Il est souvent nécessaire, pour bien s'assurer qu'il s'agit de l'utérus gravide, de pratiquer le palper et le toucher combinés.

Lorsque la femme est enceinte de trois mois, l'utérus est déjà devenu davantage organe abdominal ; son fond est plus rapproché de l'ombilic que de la symphyse, ses dimensions transversales ont notablement augmenté. En explorant avec la face palmaire des doigts cette tumeur, on a une sensation de résistance molle qui est partout la même ; assez souvent survient une contraction qui modifie en entier la consistance de la tumeur et donne la sensation d'une tumeur quasi solide. Ce *durcissement intermittent du muscle utérin* est un signe précieux de la grossesse; du moins c'est un signe qui permet d'affirmer que la tumeur qu'on a sous la main est l'utérus augmenté de volume. De plus, pendant la contraction, on peut se rendre un compte assez exact du volume et de la forme de la tumeur utérine.

A partir de trois mois et demi et surtout à partir de quatre mois, le palper méthodiquement pratiqué permet de constater : 1° les *mouvements passifs du fœtus* ; 2° les *mouvements actifs*.

1° *Perception des mouvements passifs.* — Pour produire ces mouvements on explore le fond de l'utérus, lorsqu'il n'est pas en état de contraction. En déprimant doucement la paroi utérine, on sent qu'elle est comme doublée par une partie solide en contact avec elle ; avec la pulpe de deux ou trois doigts réunis (index, médius, annulaire), on déprime légèrement, mais d'une manière assez brusque, la paroi utérine : la partie fœtale s'éloigne, plonge dans le liquide et au bout de deux ou trois secondes vient se mettre en contact à nouveau avec la paroi utérine, donnant aux doigts qui sont restés en place la sensation dite de *choc en retour*.

C'est à l'ensemble de ces diverses sensations qu'on donne le nom de *ballottement abdominal*. C'est dans la région péri-ombilicale qu'on trouve habituellement ces mouvements passifs : chez certaines femmes, le ballottement abdominal peut être perçu en d'autres points, par exemple un peu au-dessus des éminences ilio-pectinées : chez la même femme, par suite de la mobilité même du fœtus, le ballottement peut ne pas être trouvé à l'endroit où on l'avait perçu quelques instants auparavant.

2° *Perception des mouvements actifs*. — C'est un signe relativement tardif de l'existence du fœtus, on peut le percevoir dès le quatrième ou cinquième mois, mais c'est surtout pendant les trois derniers mois de la grossesse que la main appliquée sur l'utérus sent les mouvements partiels des membres ou les mouvements du fœtus qui se déplace en totalité.

B) **Auscultation**. — Lorsqu'on a pratiqué le palper, si la femme est vraisemblablement enceinte de trois mois et demi à quatre mois, on pratique chez elle l'auscultation.

Pour bien ausculter, il faut avoir un stéthoscope à large ouverture dont les bords sont arrondis, et ayant de dix à quinze centimètres de hauteur.

Lorsqu'on applique le stéthoscope sur l'utérus d'une femme enceinte, on peut entendre des bruits de voisinage tels que les borborygmes intestinaux, les pulsations des gros vaisseaux de l'abdomen et même les bruits du cœur de la femme qui peuvent être transmis dans la cavité abdominale, mais ce qu'on entend surtout, ce sont: A, *le bruit de souffle maternel* : B, *les bruits du cœur fœtal*.

a) Bruit de souffle maternel. — Le caractère principal de ce bruit de souffle est d'être isochrone avec le pouls maternel, ce bruit de souffle est d'un timbre doux, on l'a comparé au bruit qui est fait lorsqu'on prononce la syllabe vous. « Tantôt sibilant, il ressemble assez bien au bruit qui est produit par l'air s'échappant à travers une porte mal close; tantôt ronflant, il est comparable à la note grave que donne sous l'archet une corde de basse; dans certains cas, il ressemble à une plainte ou à un piaulement ». Son rythme est variable, il est plus souvent intermittent, quelquefois il est continu, il varie d'intensité suivant les causes qui font varier le calibre des vaisseaux utérins, telles que la pression du stéthoscope, les pressions exercées par les membres du fœtus sur la paroi utérine.

Sous l'influence de la contraction utérine, le bruit de souffle est d'abord plus fort, plus intense; puis il diminue progressivement au fur et à mesure que la contraction augmente d'intensité et reprend peu à peu son timbre normal lorsque la contraction tend à disparaître.

C'est vers le troisième ou quatrième mois qu'on commence à le percevoir aux alentours de la ligne médiane au-dessus du pubis; à une époque plus avancée de la grossesse c'est sur les parties latérales de l'utérus qu'on l'entend le mieux. Tantôt on ne l'entend que dans une zone assez restreinte, tantôt il est perçu au contraire sur presque toute la surface antérieure de l'utérus et gêne pour l'auscultation des bruits du cœur fœtal. Chez la même femme ce bruit peut se déplacer à quelques minutes d'intervalle. Nombreuses ont été les théories émises par les auteurs pour expliquer le mécanisme de ce bruit de souffle : les uns ont localisé ce bruit dans les vaisseaux du placenta, d'autres au niveau des gros troncs artériels (aorte, artères iliaques), d'autres enfin au niveau de l'artère épigastrique.

La théorie la plus généralement acceptée est celle d'après laquelle le bruit de souffle se produirait dans les vaisseaux utérins; si cette théorie est la plus vraisemblable, elle ne saurait être admise seule à l'exclusion des autres. Ce qu'il importe de savoir, c'est que ce bruit de souffle est d'origine maternelle et ne constitue pas un signe de certitude de la grossesse.

b) Bruits fœtaux. — Plus importants sont les bruits provenant du fœtus qui peuvent être perçus à l'aide de l'auscultation. Ce sont : 1° *le bruit du choc fœtal*; 2° *les bruits du cœur fœtal* ; 5° *les bruits de souffle fœtal.*

1° Le *bruit de choc fœtal* est produit par le choc d'une partie fœtale contre la paroi utérine au voisinage de l'endroit où est appliqué le stéthoscope. « Sous la pression du stéthoscope, dit Pajot, on éprouve en même temps, à l'instant où le mouvement se produit, une double sensation de choc et de bruit brusque, mais d'une extrême légèreté, et l'oreille frappée simultanément dans sa sensibilité générale et dans sa sensibilité spéciale reçoit à la fois une impression tactile et auditive. »

Tarnier a comparé ce bruit à celui produit par la pulpe du doigt frappant sur une étoffe tendue. Pinard l'a plus heureusement rapproché du bruit qu'on entend avec l'oreille sur laquelle est appliquée une main que l'on percute avec un doigt. Ce signe est important parce qu'il permet de reconnaître l'existence d'un fœtus vivant dans la cavité utérine, alors qu'on ne perçoit pas encore nettement les bruits du cœur.

2° *Bruits du cœur fœtal.* — Comme les bruits du cœur de l'adulte, ceux du fœtus *in utero* sont doubles : ils sont constitués par deux bruits séparés l'un de l'autre par un court intervalle; un intervalle plus long sépare un bruit double du suivant. Le nombre moyen des battements du cœur fœtal est le plus souvent de 140 par minute; leur intensité varie suivant les fœtus et pour le même fœtus augmente au fur et à mesure que la grossesse avance en âge. Les bruits du cœur fœtal sont perçus vers la fin du quatrième mois, quelquefois seulement à quatre mois et demi, rarement plus tard. Cette perception est rendue quelquefois difficile par certaines conditions anatomiques (épaisseur de la paroi abdominale, insertion du placenta sur la face antérieure de l'utérus, exagération du liquide amniotique). Du 4e au 6e mois, c'est généralement au voisinage de l'ombilic que les battements du cœur sont le plus facilement perçus ; plus tard, comme nous le verrons à propos du diagnostic des présentations, l'endroit maximum où l'on entend les bruits du cœur, c'est-à-dire le foyer d'auscultation, varie suivant l'attitude du fœtus.

Dans la majorité des cas, il est facile de distinguer les bruits du cœur fœtal des pulsations de l'aorte maternelle transmises à l'utérus ou des bruits du cœur maternel entendus jusque dans la cavité abdominale. Il suffit de prendre le pouls radial de la mère pour constater qu'il y a synchronisme entre les bruits entendus et les battements de la radiale; le diagnostic peut cependant être embarrassant lorsque, sous l'influence d'une maladie fébrile, les battements du cœur maternel dépassent 120.

Nombre de médecins ont cherché à diagnostiquer le sexe du fœtus d'après la fréquence des bruits de cœur fœtal : des recherches nombreuses ont montré qu'il était impossible de se baser sur la fréquence des bruits du cœur du fœtus pour savoir s'il s'agit d'un garçon ou d'une fille.

5° *Bruits de souffle fœtal.* — Ces bruits sont isochrones aux battements du cœur fœtal. On distingue : α) le *souffle funiculaire*; β) le *souffle cardiaque.*

α) *Souffle funiculaire.* — Il s'entend à une distance variable du foyer d'auscultation, il peut être temporaire et dû à une compression passagère du cordon; dans d'autres cas (Pinard), ce souffle serait produit par une diminution de calibre des vaisseaux ombilicaux dus à des replis existant à l'intérieur des vaisseaux. Le bruit de souffle serait simple quand il n'y aurait d'oblitération partielle que dans la lumière d'un vaisseau; il serait double quand ces lésions existeraient sur deux vaisseaux.

β) *Souffle cardiaque.* — Dans certains cas exceptionnels, il existe au niveau du foyer d'auscultation un bruit de souffle accompagnant le premier bruit; ce bruit de souffle, qui s'entend surtout au niveau de la région où l'on perçoit le mieux les bruits du cœur fœtal et qui est permanent, est dû à une altération de l'endocarde fœtal.

DIAGNOSTIC DE LA GROSSESSE. — Le diagnostic de la grossesse doit être divisé en deux chapitres distincts suivant qu'on examine la femme avant ou après l'apparition des signes de certitude. Dans le premier cas, c'est un diagnostic de probabilité; dans le second, c'est un diagnostic de certitude. Dans les deux cas, il faut procéder à l'interrogatoire minutieux de la femme et lui faire préciser quel est l'état habituel de sa menstruation. La suppression des règles est un signe important lorsqu'elle a lieu chez une femme jeune, habituellement bien réglée, chez laquelle on ne trouve aucune cause d'aménorrhée; par contre, la persistance des règles avec leurs caractères habituels est un signe qui permet presque a priori d'affirmer qu'il n'y a pas de grossesse. Bien entendu, tous ces renseignements fournis par la femme sur l'état de sa menstruation, sur l'augmentation du volume du ventre et des seins, sur les troubles digestifs, sur la perception des mouvements actifs, etc., doivent être enregistrés avec soin, mais ils ne peuvent être acceptés que sous bénéfice d'inventaire et ils n'ont d'importance qu'autant qu'ils concordent avec les résultats donnés par l'examen direct de la femme.

Diagnostic de probabilité. — En dehors des renseignements qui sont fournis par la femme sur le retard de ses règles, sur les symptômes habituels de la grossesse (nausées, vomissements, etc.), le diagnostic est basé sur l'examen direct de l'organe fait à l'aide du toucher et du palper combinés : il va de soi que ce diagnostic est d'autant plus facile que la grossesse est de date plus ancienne. Nous avons vu, au chapitre du palper, que chez une femme enceinte de 1 mois 1/2 à 2 mois, s'il n'y a pas de rétroversion, le fond de l'utérus est accessible au-dessus de la symphyse pubienne. C'est en pratiquant le palper et le toucher combinés, en introduisant deux doigts dans le vagin, en les portant dans le cul-de-sac antérieur en avant du col que l'on peut apprécier l'augmentation de l'organe utérin dans ses différents diamètres antéro-postérieur et vertical; s'il y a doute au point de vue de l'existence de la grossesse, on réserve son diagnostic en examinant la femme 3 semaines après.

Il est possible, dans la pluralité des cas, de constater si l'utérus a augmenté de volume; à ce point de vue, le diagnostic est généralement plus facile chez les primipares que chez les multipares dont l'utérus reste souvent un peu gros dans l'intervalle des grossesses. Il est ainsi possible, chez une femme enceinte de deux mois, de dire qu'il y a probablement grossesse : ce diagnostic peut être porté avec assez d'assurance pour constituer une sorte de diagnostic de certitude clinique qui permet d'affirmer pratiquement, sinon au point de vue médico-légal, que la femme est enceinte. Chez quelques femmes à paroi abdominale épaisse ou résistante, à paroi utérine un peu flasque, il est moins facile de sentir le globe utérin et ce n'est parfois qu'à une période beaucoup plus avancée de la gestation qu'on peut être fixé sur l'existence de la grossesse. Lorsque l'utérus est en rétroversion, il suffit le plus habituellement de le réduire, de le remettre en situation normale pour mieux en apprécier le volume et pour reconnaître qu'il est gravide. Quelquefois, surtout chez les primipares, la réduction n'est pas toujours facile et l'on peut cependant reconnaître que l'organe est augmenté de volume. Plus la grossesse est avancée, plus il est important de rechercher avec soin si l'organe volumineux qui occupe la région hypogastrique se contracte; cette contraction signifie qu'il s'agit bien de l'utérus.

Diagnostic de certitude médico-légale. — Il peut être établi dès qu'existe un signe de certitude trahissant l'existence du fœtus. Le signe qui généralement peut être constaté le premier est le ballottement senti, soit à travers la paroi abdominale par la main qui palpe, soit par le toucher explorant le cul-de-sac antérieur. Ce ballottement ne permet d'affirmer qu'il s'agit d'un fœtus flottant dans l'utérus qu'à la condition de voir ou de sentir sous la main l'utérus se contracter et le ballottement disparaître à ce moment. Quelquefois le ballottement n'est perçu qu'assez tard, vers quatre mois et demi ou cinq mois; c'est l'auscultation qui permet, lorsque le fœtus est vivant, d'affirmer l'existence de la grossesse. Nous avons vu qu'assez souvent la perception des mouvements actifs à l'aide du stéthoscope permet de dire que la femme est enceinte; lorsque l'oreille de l'observateur n'est pas suffisamment éduquée pour bien apprécier cette sensation, la perception des battements du cœur du fœtus peut être nécessaire pour éclairer le diagnostic. Inutile de rappeler que l'audition d'un bruit de souffle maternel ne peut aucunement servir le diagnostic à faire, puisqu'on le rencontre avec les mêmes caractères, dans les cas de tumeur.

Le médecin ne peut affirmer, surtout au point de vue médico-légal, l'existence de la grossesse qu'autant qu'il a nettement constaté un signe de certitude; s'il y a doute, il doit réserver son diagnostic. Par contre, ce diagnostic devient d'une netteté parfaite lorsque, chez la même femme, les différents procédés permettent de reconnaître plusieurs signes de certitude.

Dans la seconde moitié de la grossesse, lorsque tout est normal, c'est-à-dire lorsqu'il n'y a pas d'anomalies du côté de l'œuf ou de l'utérus, le diagnostic est généralement très facile. Pendant les cinquième et sixième mois, le ballottement peut être perçu, les bruits du cœur entendus; pendant les derniers mois il suffit le plus habituellement de mettre la main sur l'organe dépassant l'ombilic pour le sentir se contracter et pour constater, dans l'intervalle des contractions, l'existence de parties fœtales et de mouvements actifs. Les difficultés du diagnostic créées par la présence d'une tumeur de l'utérus (fibrome) ou de voisinage (kyste de l'ovaire), par l'exis-

tence d'hydramnios (avec ou sans grossesse double), par la mort du
fœtus, etc., seront étudiées dans chacun de ces chapitres.

Si dans la majorité des cas, l'interrogatoire minutieux de la femme et
l'examen méthodique, répété s'il est nécessaire, permettent d'éviter les
erreurs de diagnostic, il faut cependant savoir que parfois des erreurs
peuvent être commises, soit parce que la femme fournit volontairement ou
non des renseignements erronés sur l'état de sa menstruation, soit parce
que le médecin commet une erreur d'interprétation des signes qu'il constate,
prend par exemple pour des bruits du cœur fœtal les propres battements
de ses vaisseaux, ou les battements des vaisseaux maternels. Voyons les
principales de ces erreurs qui peuvent être rangées en deux catégories
suivant qu'elles font : 1° *Croire à l'existence d'une grossesse qui n'existe pas;*
2° *Méconnaître l'existence d'une grossesse qui est réelle.*

1° *Croire à tort à l'existence d'une grossesse.* — L'erreur la plus classique
est celle qui consiste à croire enceinte une femme chez laquelle il existe ce
qu'on appelle une grossesse nerveuse ou par illusion pure : l'expression est
impropre puisqu'en réalité il n'y a pas de grossesse. Il s'agit généralement
d'une femme mariée depuis un certain temps, plus ou moins mal réglée,
tourmentée du désir très vif d'avoir des enfants. Des modifications des
règles plus ou moins marquées, qui peuvent aller jusqu'à l'aménorrhée, se
produisent; la femme se croit enceinte et désireuse de mener à bien cette
grossesse, elle mène une vie très sédentaire, garde au besoin le repos à la
chambre ou au lit. Sous cette influence, l'embonpoint survient, l'adipose se
localise au niveau de la paroi abdominale et rend l'abdomen plus volumineux. Les règles qui, au début, étaient retardées, peu abondantes, cessent
complètement, ce qui confirme la femme dans l'espoir qu'elle est enceinte;
elle éprouve les différents symptômes de la grossesse y compris l'augmentation de volume des seins, bientôt même elle prend pour des mouvements
actifs du fœtus le déplacement de sa paroi abdominale surchargée de sa
graisse. Dans certains cas, l'idée qu'elle est enceinte s'ancre d'autant plus
dans son esprit qu'elle a consulté un médecin ou une sage-femme qui se
sont contentés des renseignements fournis par la femme et n'ont basé leur
diagnostic de grossesse que sur les modifications de la menstruation et sur
l'augmentation du volume du ventre. On a même vu quelques-unes de ces
femmes, à l'époque présumée du terme, accuser des douleurs abdominales,
perdre un peu de sang par les organes génitaux et faire appeler la personne
chargée de les assister. En réalité, il suffit d'un peu d'attention pour s'assurer qu'il n'y a pas de grossesse. Il faut interroger les femmes avec soin :
la plupart du temps, on apprendra qu'il n'y a pas suppression complète des
règles, mais que chaque mois il y a un très léger écoulement sanguin. De
plus, si la paroi abdominale n'est pas trop épaisse, surtout dans la région sus-
pubienne, il est possible d'amener, avec deux doigts introduits dans le vagin,
l'utérus au voisinage de la symphyse, pour constater qu'il est anormalement petit dans toutes ses dimensions.

Lorsque l'adipose abdominale est très accentuée, le diagnostic de vacuité
peut ne pas être fait dès le premier examen; on soumet la femme à une
cure d'amaigrissement, au bout de 15 jours à 3 semaines de traitement la

paroi abdominale a un peu diminué d'épaisseur, il est possible de constater que l'utérus est petit. Ces faits de pseudo-grossesse montrent qu'il est nécessaire, pour la femme qui se croit enceinte, de se faire examiner au moins une fois par une personne de l'art, pour que l'existence de la grossesse puisse être constatée.

Ces considérations de diagnostic différentiel peuvent s'appliquer à la femme d'un certain âge qui, au voisinage de la ménopause, voit ses règles se supprimer en même temps que son ventre augmente et que surviennent des troubles généraux de la santé; ici encore c'est l'exploration méthodique de l'utérus qui permet de reconnaître qu'il n'est pas gravide; il est souvent gros, mais il n'a pas les caractères de l'utérus contenant un produit de conception.

Nous laissons de côté le diagnostic avec la *tympanite abdominale* et l'*ascite*, que la percussion, méthodiquement pratiquée, permet toujours de reconnaître; une vessie distendue par l'urine ne peut être prise pour un utérus gravide, si l'on a soin, suivant les règles du palper méthodique, de veiller à ce que la femme ait uriné avant d'être examinée. Le cathétérisme, en cas de difficulté, suffit à enlever toute espèce de doute.

Des *tumeurs de l'ovaire* ont été prises pour un utérus gravide : la persistance des règles, les caractères de tumeur liquide, la constatation d'un utérus petit situé à côté de la tumeur permet habituellement d'éviter l'erreur. Dans certains cas cependant où les règles sont supprimées (il s'agit généralement de tumeurs bilatérales), où la tumeur est composée de parties solides et liquides, le diagnostic peut être un peu plus difficile, surtout si le corps de l'utérus est masqué par la tumeur. La consistance de la tumeur kystique, qui diffère de celle de l'utérus gravide, l'absence de contraction empêchent la confusion; cependant, les conditions anatomiques rendent parfois le diagnostic assez difficile pour qu'on ne puisse le faire qu'à l'aide d'un examen pratiqué sous le chloroforme.

La *péritonite tuberculeuse*, qui s'accompagne d'aménorrhée, parfois d'épanchement liquide enkysté, d'augmentation de volume du ventre, a pu faire croire à l'existence d'une grossesse; elle peut donc rendre le diagnostic hésitant, gêner l'exploration de l'utérus, mais comme elle n'en augmente pas le volume, elle ne fera faire d'erreur de diagnostic qu'à ceux qui, imprudemment, disent grossesse sans avoir constaté que l'utérus présente les caractères de la gravidité.

Un diagnostic plus délicat — rare il est vrai — est celui qui consiste à distinguer un utérus gravide d'un utérus qui contient simplement du sang dû à de la rétention par atrésie congénitale ou par oblitération de l'orifice utérin. Ici pas d'apparition des règles, utérus augmenté de volume, deux signes importants en faveur de la grossesse, mais si l'on pratique avec soin le toucher, on constate des caractères anormaux du col (qu'on peut d'ailleurs ne pas trouver) et même une imperforation du vagin.

Le diagnostic de grossesse peut être porté à tort lorsque chez une femme mal réglée on constate un utérus augmenté de volume soit par congestion, soit par suite de métrite chronique; en réalité, ces utérus diffèrent par leurs caractères de l'utérus gravide, ils sont plus durs, plus résistants. Il suffit de pratiquer un second examen au bout de 3 semaines pour constater que le volume de l'utérus n'a pas augmenté. Ce sont surtout les fibromes utérins qui ont causé le plus grand nombre d'erreurs de diagnostic : des observateurs superficiels ont pu prendre pour des parties fœtales, soit par le toucher, soit par le palper, des tumeurs fibreuses plus ou moins irrégulières. En réalité cette erreur ne peut être commise que lorsqu'on n'a pas l'habitude de sentir des parties fœtales contenues dans l'utérus. Un peu d'attention montrerait que dans l'utérus fibromateux, qui peut se contracter, les tumeurs prises pour des parties fœtales deviennent plus saillantes lorsque l'utérus se contracte; on sait qu'au contraire, lorsqu'il s'agit de parties fœtales, elles ne sont plus perceptibles au moment où survient la contraction.

2° *Erreur qui consiste à ne pas reconnaître la grossesse.* — Le médecin doit d'autant plus s'attacher à ne pas tomber dans cette erreur, qu'à notre époque d'intervention chirurgicale facile, elle peut conduire à une opération chirurgicale pour le moins inutile. Ce sont surtout les utérus fibromateux, dans lesquels l'existence de l'œuf a été méconnue. Si, dans certains cas — où l'œuf est pour ainsi dire masse infime au milieu de blocs volumineux — le diagnostic est presque impossible à poser, il n'en est pas moins vrai qu'il est presque toujours possible de reconnaître qu'un utérus fibromateux est devenu gravide en ayant soin de ne pas prendre pour des règles des écoulements sanguins qui en diffèrent notablement; en explorant avec soin la tumeur utérine, on peut même dans les premiers mois, faire le diagnostic de grossesse avec assez de probabilité pour suspendre l'emploi du bistouri. A plus forte raison, le diagnostic utérus fibromateux gravide peut-il être porté d'une manière certaine lorsqu'on a constaté les signes de certitude. Si souvent le diagnostic de grossesse n'a pas été fait, c'est qu'on a suivi plus ou moins la conduite de ce chirurgien provincial qui, pensant enlever un utérus simplement fibromateux, fut surpris d'y trouver un fœtus de 2 kg 800, vivant, et qui vécut! Ce n'est qu'après l'opération que par l'interrogatoire le chirurgien apprit que les règles avaient cessé depuis 8 mois; l'absence de ce renseignement lui avait fait négliger de pratiquer l'auscultation!

Sans doute chez une femme obèse, chez une nourrice qui n'est pas menstruée, chez une femme au voisinage de la ménopause qui croit simplement à la disparition physiologique de ses règles, la grossesse peut ne pas être reconnue lorsque l'examen est fait un peu superficiellement, mais si l'on emploie avec méthode les différents procédés d'exploration, il sera bien exceptionnel qu'on n'arrive pas à reconnaître l'existence d'un utérus gravide.

Les renseignements fournis par l'examen sont habituellement assez précis pour permettre d'affirmer la grossesse chez une fille qui se dit vierge ou chez une femme qui nie tout rapport sexuel récent.

Diagnostic de l'âge de la grossesse. — Le médecin est souvent consulté à différentes époques de la grossesse pour donner son avis sur l'age de la grossesse et, comme corollaire, pour dire à quelle époque se fera l'accouchement. Nous avons vu, au chapitre de la durée de la gros-

Grossesse.

sesse (v. ci-dessus), combien elle pouvait varier, suivant différentes conditions tenant à l'état de la femme, et combien il était difficile, alors même
qu'il n'y avait eu qu'un seul rapport sexuel, de préciser l'époque de l'accouchement. Cependant, tout en spécifiant bien qu'il est impossible, à 15 jours
ou 3 semaines près, de prévoir la date de l'accouchement, on peut cependant indiquer une date plus ou moins approximative. Lors donc qu'on est
consulté par une femme enceinte qui désire savoir de combien elle est
enceinte, on se base sur les renseignements fournis par elle et sur les
constatations cliniques que l'on fait soi-même.

A) **Renseignements fournis par la femme sur** : 1° *La date de la dernière menstruation.* — C'est un renseignement important, surtout chez les
femmes qui sont habituellement bien réglées : l'accouchement a lieu en

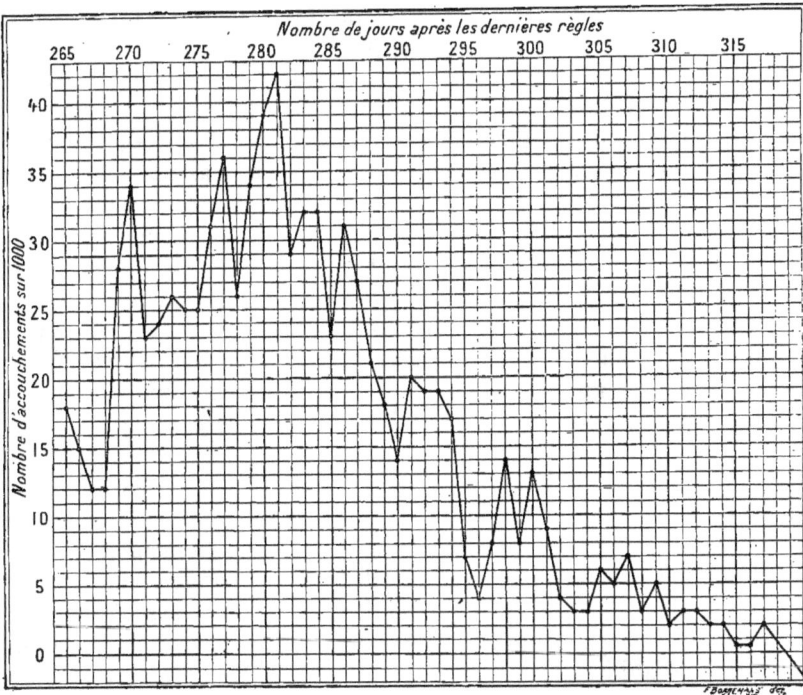

Fig. 30. — Tableau graphique de la durée de la grossesse comptée à partir de la fin des dernières
règles ; résumé de 1000 observations (H. Varnier).

moyenne de 275 à 280 jours après la fin des dernières règles. Comme ces
chiffres n'indiquent qu'une moyenne, on ne peut dire qu'une chose, c'est
que l'accouchement se fera dans le mois qui suit la neuvième suppression
des règles. C'est ce que montre bien le graphique ci-dessus dressé par
H. Varnier (*Obstétrique journalière*, p. 64).

Si ce graphique démontre que l'accouchement a lieu le plus souvent du
275e au 285e jour après les dernières règles, il montre aussi que l'accouchement peut avoir lieu à n'importe quelle époque du dixième mois qui
suit les dernières règles.

2° *Date de la perception des mouvements actifs du fœtus.* — C'est habituellement dans la première moitié du cinquième mois que les femmes
perçoivent nettement les premiers mouvements actifs, mais il existe à cet
égard de grandes différences. Certaines femmes perçoivent les mouvements
actifs de bonne heure, au début de la seconde moitié du quatrième mois,
d'autres ne se rendent compte de ces sensations qu'à une époque plus
avancée de la grossesse, à la fin du cinquième mois, dans le courant du
sixième; d'aucunes, à sensibilité particulièrement obtuse, déclarent ne
jamais percevoir les mouvements de l'enfant. Enfin la même femme percevra d'autant plus tôt les mouvements qu'elle a déjà éprouvé et analysé
cette sensation lors de grossesses antérieures. Plus exceptionnellement une
femme, grande multipare, ne percevra que tard les mouvements actifs en
raison des dispositions particulières de l'œuf, telles que l'insertion du placenta sur la face antérieure de l'utérus. Quoi qu'il en soit, la date d'apparition des mouvements actifs, même lorsque la femme peut la préciser, ne
peut permettre de préciser d'une manière certaine l'âge de la grossesse.

3° *Date du coït fécondant.* — Lorsqu'il n'y a eu qu'un rapport sexuel et
que la femme peut en indiquer la date exacte, c'est là un renseignement
utile, puisque nous avons vu que dans 45 pour 100 des cas environ, l'accouchement a lieu du 274e au 280e jour, mais il ne faut pas oublier qu'on a vu des
femmes n'accoucher que 288, 290 et même 294 jours après le coït fécondant.

B) **Examen direct.** — Lorsque le développement de l'utérus est normal,
l'examen pratiqué par le médecin peut permettre de reconnaître, avec une
précision très relative, l'âge de la grossesse. La hauteur du fond de l'utérus
au-dessus de la symphyse donne des renseignements surtout utiles dans les
derniers temps de la grossesse; on sait, en effet, que chez une femme près
du terme, ayant un fœtus de poids moyen, le fond de l'utérus remonte à
34 centimètres environ (Pinard). Si donc l'utérus ne mesure que 27 ou
28 centimètres, on en peut inférer, le fœtus étant en position longitudinale,
que la grossesse n'est guère que de 7 mois 1/2 à 8 mois; mais très nombreuses
sont les causes (volume du fœtus, engagement ou non engagement de la
présentation, tonicité de la paroi utérine et de la paroi abdominale, etc.) qui
font varier la distance qui sépare le fond de l'utérus de la symphyse.

Pinard attache une certaine importance à la situation du fond de l'utérus
par rapport à l'ombilic : pour lui, lorsque la grossesse est de 4 mois, le fond
de l'utérus avoisine l'ombilic, lorsque la grossesse est de 4 mois 1/2, il est
rare que le fond de l'utérus ne dépasse pas l'ombilic. Si, dans nombre de
cas, ces mensurations donnent des renseignements exacts, assez souvent il
arrive qu'ils sont erronés : l'ombilic n'est pas toujours à la même distance du
pubis, l'utérus peut être plus ou moins développé transversalement, il peut
contenir plus ou moins de liquide; l'état de réplétion ou de vacuité du
rectum le fait plus ou moins remonter dans la cavité abdominale.

Nous pouvons conclure qu'il est impossible d'affirmer, sauf erreur de
20 ou 25 jours, l'âge d'une grossesse et, par conséquent, la date certaine de
l'accouchement : il faut donc être très réservé dans les appréciations que l'on
donne à ce sujet et savoir résister aux sollicitations de la femme enceinte
qui désire être fixée sur l'âge de sa grossesse.

Grossesse.

Diagnostic de l'attitude du fœtus par le palper. — Pour que l'exploration à l'aide du palper donne des renseignements utiles, il faut que le fœtus ait déjà acquis un certain volume. Chez certaines femmes dont les parois abdominale et utérine sont amincies et permettent facilement l'exploration, ce n'est donc guère que dans les trois derniers mois de la grossesse que l'on pourra, par l'exploration abdominale, reconnaître quelle est la situation du fœtus. Les sensations ainsi obtenues seront d'autant plus nettes que la grossesse sera plus avancée; de plus, il est nécessaire de connaître les raisons anatomiques qui forcent pour ainsi dire le fœtus à occuper presque toujours la même situation à la fin de la grossesse.

Dans les premiers mois de la grossesse, le fœtus est très mobile dans la cavité utérine et se déplace d'une minute à l'autre suivant les lois de la pesanteur et d'après les mouvements qui lui sont imprimés du dehors et surtout d'après les mouvements qu'il exécute spontanément. Quand le fœtus a acquis un certain développement, il est obligé d'occuper dans la cavité utérine la situation le plus en rapport avec ses propres dimensions. D'une manière générale, on sait qu'au fur et à mesure que l'utérus gravide se développe, il présente la forme d'un ovoïde à grosse extrémité supérieure; or, jusqu'à la fin du sixième mois, la partie la plus large du fœtus est l'extrémité céphalique, le fœtus aura donc jusqu'à ce moment, la plupart du temps, le siège en bas et la tête en haut; mais bientôt à l'étroit dans la cavité utérine, il est obligé de se ramasser pour ainsi dire sur lui-même, de se pelotonner : la tête se fléchit, les membres supérieurs sont croisés en avant du thorax, les avant-bras fléchis sur les bras; de même les membres inférieurs se mettent dans l'attitude de flexion, les cuisses fléchies sur le bassin, les jambes croisées l'une sur l'autre et les pieds fléchis sur les jambes. Par suite de cette attitude, c'est le siège qui est devenu la partie volumineuse du fœtus, c'est lui qui, sous l'influence des contractions utérines, va se glisser et s'élever pour occuper le fond de l'utérus.

Cazeaux a insisté sur ce que l'attitude du fœtus était régie par la forme de l'utérus et son mode de développement aux diverses époques de la grossesse : « Le fœtus, dit-il, renfermé dans un vase clos, sans cesse agité par des mouvements, doit, non pas instinctivement, mais mécaniquement, être placé dans la position où les parties les plus volumineuses correspondent aux points les plus spacieux de l'organe. » Tarnier fait jouer un rôle plus considérable aux mouvements actifs du fœtus : « Le fœtus, dit-il, placé obliquement ou transversalement dans un utérus de forme ovale, se trouve pressé par les parois utérines; il réagit contre cette pression qui le gêne et cherche une position plus commode, où il ne soit plus soumis qu'à une pression moyenne, et par ses mouvements inconscients relativement au but qu'ils doivent atteindre, il adapte la forme de l'ovoïde qu'il représente à celle de l'ovoïde utérin. La cavité utérine est une sorte de moule dans lequel le fœtus évolue jusqu'à ce que sa forme soit adaptée à celle de sa cavité ».

Pajot a résumé dans une formule la loi de l'accommodation. « Quand un corps solide est contenu dans un autre, si le contenant est le siège d'alternatives de mouvements et de repos, si les surfaces sont glissantes et peu anguléuses, le contenu tendra sans cesse à accommoder sa forme et ses dimensions aux formes et à la capacité du contenant. »

Pinard a montré que cette loi s'appliquait non seulement aux phénomènes d'accommodation du fœtus pendant le travail, mais aussi et surtout aux phénomènes d'accommodation pendant la grossesse.   *G. LEPAGE.*

GROSSESSE (PRÉPARATIFS POUR L'ACCOUCHEMENT). — Dès la fin du septième mois, le médecin ou la sage-femme doivent conseiller à leurs clientes de tenir préparé tout ce qui est utile pour l'accouchement. Nous ne pouvons indiquer ici que l'indispensable.

1° *Le lit.* — Lit quelconque, assez haut pour que l'accoucheur n'ait pas à se plier en deux, matelas suffisamment résistant pour que l'accouchée n'enfonce pas par son propre poids dans un véritable trou. Le matelas sera protégé contre les liquides (liquide amniotique, sang) par une large toile caoutchoutée interposée entre le drap et le matelas. Un drap plié en alèse, et séparé du drap de lit par une toile imperméable, sera placé sous le siège de la parturiente. Enfin, pour la période d'expulsion, un ou deux draps pliés seront tenus en réserve pour soulever le siège de la parturiente ;

2° *Matériel de lavages* : bassin en tôle émaillée destiné à être placé sous le siège de la parturiente pour recevoir les liquides du savonnage vulvo-périnéal et des lavages vaginaux; bock en tôle émaillée avec tube de caoutchouc et canule vaginale en verre à trous exclusivement *latéraux* ; 3 cuvettes en tôle émaillée pour le lavage des mains (1 pour le savonnage, 1 pour le rinçage dans la solution antiseptique) et la préparation des toilettes. Le tout sera bouilli avant d'être employé.

Une dizaine de litres d'eau bouillie froide seront tenus en réserve et dès le début de l'accouchement plusieurs litres d'eau bouillante seront préparés pour être mélangés à l'eau bouillie froide dans la proportion nécessaire suivant les besoins.

3° *Matériel de pansements* : ouate hydrophile stérile ;

4° *Solutions antiseptiques* : pour les mains de l'accoucheur et le vagin de la parturiente :

> *a*) Biiodure de mercure . . . .   0,50 centigrammes.
> *b*) Iodure de potassium   0,50   —

mettre dans un litre d'eau bouillie chaude. On obtient un litre de solution de biiodure à 1 pour 2000, qui sera étendue d'un litre d'eau bouillie ;

5° *Pour le nouveau-né* : un fil de soie ou de Bretagne qui, stérilisé ou simplement bouilli, servira à la ligature du cordon (V. Cordon); une solution de nitrate d'argent à 2 pour 100, pour les yeux (V. Nouveau-nés (Ophtalmie).

6° L'accoucheur doit avoir à sa disposition des crins de Florence pour l'éventuelle réfection du périnée, du sérum artificiel pour les cas d'anémie aiguë post-hémorragique, une canule à injection intra-utérine, une flûte de Ribemont.   *COUVELAIRE.*

GROSSESSE ECTOPIQUE. — Il y a grossesse ectopique ou extra-utérine lorsque l'œuf fécondé se greffe et se développe en dehors de la cavité utérine normale.

Grossesse ectopique.

Étiologie. — Elle était jadis considérée comme une rareté. Sa fréquence réelle a été démontrée par les interventions chirurgicales et l'examen microscopique des hématosalpinx dont un grand nombre est d'origine gravidique (V. HÉMATOCÈLE PELVIENNE). Sa pathogénie est obscure. On a incriminé toutes les causes qui peuvent s'opposer à la migration de l'ovule fécondé (lésions de la trompe, coudures par adhérences, etc.). Un fait étiologique intéressant, mis en lumière par Varnier, est la fréquence de la récidive de la greffe ectopique ; récidive qui tend à évoluer dans la trompe opposée suivant le même type que la première grossesse extra-utérine. Quand une grossesse survient consécutivement à la grossesse extra-utérine, elle est d'ailleurs plus fréquemment utérine qu'ectopique.

Notions anatomiques sur la greffe ectopique de l'œuf. — Le siège primitif de l'œuf est le plus souvent la trompe, exceptionnellement l'ovaire. La grossesse abdominale primitive, très rare, est encore contestée.

La greffe de l'œuf se fait dans des conditions anormales. L'œuf ne trouve ni dans la trompe, ni dans l'ovaire, une muqueuse capable de l'encapsuler, de réglementer l'apport sanguin dans les espaces intervilleux et de limiter l'extension des tissus ovulaires dans l'organisme maternel.

La paroi tubaire est envahie par les villosités choriales qui effondrent ses vaisseaux. Il en résulte, d'une part, un amincissement progressif de la paroi qui prédispose à la rupture de la trompe, et des hémorragies qui décollent l'œuf. Ces deux accidents anatomiques : rupture du sac et hémorragie intra-tubaire décollant l'œuf (hématosalpinx), constituent les modes de terminaison les plus fréquents des grossesses ectopiques. Rares sont les grossesses ectopiques dont l'évolution, plus ou moins accidentée, se poursuit au delà des premiers mois.

Le développement ectopique de l'œuf détermine du côté de l'utérus des modifications importantes : la matrice s'hypertrophie et sa muqueuse se transforme en caduque.

Évolution clinique. Diagnostic. — La grossesse extra-utérine se présente au clinicien sous des aspects très divers. Suivant son âge, suivant son évolution, suivant les complications dont elle est l'origine, suivant que le fœtus est vivant ou mort, l'aspect clinique change. Aussi est-il indispensable de décrire, non pas une évolution clinique, univoque et schématique de la grossesse extra-utérine, mais les principales modalités cliniques de l'évolution des kystes fœtaux ectopiques.

1° Grossesses ectopiques pendant les premiers mois, avant que l'existence du fœtus puisse être constatée avec certitude. — Pendant les premiers mois, la grossesse ectopique se présente à l'examen gynécologique (palper abdominal et toucher vaginal combinés) comme une *tumeur annexielle* se développant à côté d'un *utérus augmenté de volume* chez une femme présentant les symptômes habituels du début de la grossesse, symptômes dont le seul constant est la *suppression des règles*.

La *tumeur annexielle* ne présente aucune particularité pathognomonique. Ainsi s'explique qu'elle puisse parfois, et souvent faute d'un examen complet de la malade, être prise pour une salpingo-ovarite, un kyste de l'ovaire, un fibrome, voire même le corps utérin gravide, latérofléchi ou rétrofléchi et incarcéré.

L'utérus est repoussé le plus souvent en avant, parfois latéralement, quelquefois il garde sa situation habituelle. Le col est et reste ramolli tant que l'œuf est vivant, mais ce ramollissement est moins accentué que dans la grossesse utérine de même âge. Le corps est hypertrophié et sa cavité (qu'il faut se garder d'aller explorer) est agrandie.

Au cours de l'évolution de la grossesse ectopique, la tumeur annexielle se développe plus rapidement que l'utérus.

Habituellement, l'examen gynécologique est imposé par des troubles fonctionnels en rapport avec les modifications anatomiques presque constantes qui se produisent au niveau de l'utérus et du sac fœtal.

a) Au niveau de l'utérus, ce sont des *écoulements sanguins* plus ou moins abondants, rouges ou noirs, poisseux, intermittents, accompagnés de douleurs pelviennes. Parfois des débris membraneux, quelquefois même un *sac membraneux* complet, moule de la cavité utérine, sont expulsés. Ces membranes tomenteuses, criblées de petits orifices, ressemblent absolument à la caduque pariétale de la grossesse utérine. Elles sont, en effet, constituées par la muqueuse utérine hypertrophiée et caduque.

Ces écoulements sanguins, lorsqu'ils constituent le symptôme prédominant, peuvent être la cause d'erreurs de diagnostic.

Les symptômes de grossesse, la suppression d'une époque menstruelle, conduisent la malade et le médecin au diagnostic de grossesse; les écoulements sanguins, l'expulsion d'une caduque au diagnostic d'*avortement*. Faute d'examen complet, rendu d'ailleurs souvent difficile par la sensibilité douloureuse du ventre, le siège ectopique de l'œuf est méconnu.

Dans d'autres cas, une analyse superficielle du symptôme métrorragie a fait méconnaître la suppression des règles et partant la grossesse.

Ces erreurs, lorsqu'elles entraînent la mise en jeu d'une thérapeutique intra-utérine active, ont les conséquences les plus graves. L'introduction du doigt, de laminaires, de la curette dans l'utérus, ont maintes fois entraîné la rupture cataclysmique du sac.

b) L'*expansion du sac fœtal* détermine habituellement des *douleurs pelviennes* avec irradiations variables et des troubles fonctionnels du côté de la vessie et du rectum.

Les perturbations qui, presque fatalement, se produisent dès les premiers mois dans le sac fœtal, déterminent des accidents qui se présentent sous deux formes principales.

Tantôt c'est une *hémorragie intra-tubaire* décollant l'œuf, tantôt une *rupture du sac fœtal*.

α) L'*hémorragie intra-tubaire* aboutit à la formation d'un hématosalpinx. Elle s'accompagne de symptômes douloureux accompagnés parfois d'état syncopal passager et de réaction péritonéale. Ces crises douloureuses se reproduisent d'ailleurs à intervalles plus ou moins éloignés, tandis que se constitue dans le petit bassin une *hématocèle* enkystée (V. HÉMATOCÈLE PELVIENNE).

L'évolution anatomique de l'hématosalpinx rend compte de cette évolution clinique. En effet, les hémorragies intra-tubaires qui décollent l'œuf ont comme caractère essentiel la répétition. La résorption du caillot est exceptionnelle. La trompe distendue, adhérente aux organes voisins, se fissure,

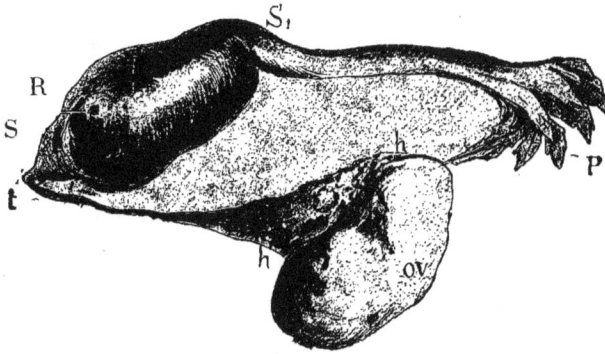

Fig. 31. — Grossesse tubaire isthmique (Couvelaire). Trompe enlevée cinquante jours après la fin des dernières règles. Hémorragie intra-péritonéale cataclysmique. L'orifice de rupture R est ponctiforme. *t*, section de la trompe au niveau de la corne utérine ; *SS*, sac fœtal ; *P*, pavillon ; *hh*, hile de l'ovaire *Ov*.

donnant lieu à des hémorragies intra-péritonéales limitées et bientôt enkystées. D'autre part, le pavillon tubaire resté perméable peut permettre à l'hémorragie intra-tubaire de trouver issue vers la cavité péritonéale. L'œuf peut même, dans les grossesses ampullaires, s'insinuer dans l'ostium abdominal (fig. 51), et être expulsé par le pavillon (avortement tubo-abdominal). Cette évolution par hémorragies successives, rapidement enkystées, n'a pas le caractère cataclysmique, ni la gravité immédiate de la rupture franche du sac fœtal.

β) La *rupture* qui se produit au niveau de l'insertion placentaire détermine une hémorragie intra-péritonéale considérable (elle peut être de plusieurs litres), rapidement mortelle si l'on n'intervient pas. Elle est habituellement précoce (fig. 32). La déchirure peut être de dimensions très petites : une solution de continuité de quelques millimètres suffit à tuer la femme.

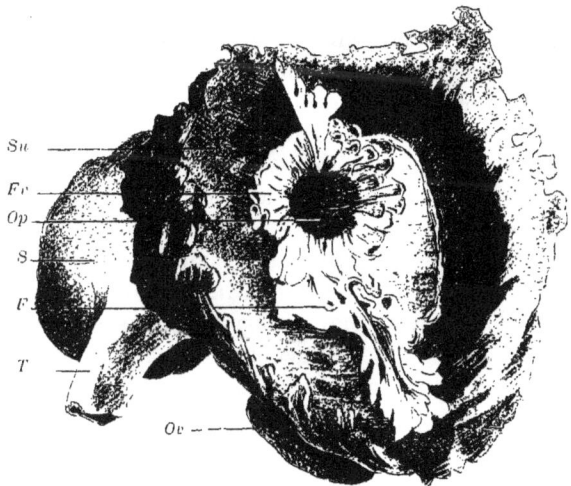

Fig. 52. — Grossesse tubaire avec avortement tubo-abdominal (Couvelaire). *T*, portion isthmique ; *S*, sac fœtal ampullaire ; *Op*, orifice du pavillon largement ouvert faisant communiquer le sac tubaire avec une poche abdominale secondaire *Su* à la surface de laquelle est accolé l'ovaire, *Ov*, et à la surface de laquelle on voit les franges du pavillon *Fr* et la frange tubo-ovarique *F*.

La soudaineté des accidents n'a d'égale que leur intensité : douleur brusque à caractère syncopal, signes d'hémorragie interne (pâleur, accélération du pouls, refroidissement des extrémités, collapsus, etc.).

L'examen par le palper et le toucher combinés ne permettent pas toujours, dans les heures qui suivent la rupture, de faire des constatations bien nettes, car la trompe gravide est souvent trop peu volumineuse pour être perçue. Seule l'histoire de la malade (suppression des règles), le point de départ pelvien des douleurs, la constatation d'un léger écoulement sanguin, fera faire le diagnostic.

Lorsque la rupture se produit alors que la grossesse est un peu plus avancée, la tumeur annexielle que forme le sac fœtal sur les côtés de l'utérus hypertrophié est facilement perçue. On hésitera peut-être sur sa nature et on pourra penser à l'existence d'une tumeur annexielle à pédicule tordu compliquant une grossessse utérine au début.

Peu importe d'ailleurs, car l'état de la malade commande l'intervention chirurgicale immédiate (V. HÉMATOCÈLE PELVIÈNNE).

2° **Grossesses ectopiques ayant dépassé le 4ᵉ mois, le fœtus étant vivant et accessible à l'exploration.** — A la vérité, les cas de ce genre sont rares. Peu de grossesses ectopiques échappent aux accidents qui, d'une façon brutale ou insidieuse, arrêtent le développement de l'œuf, et continuent leur évolution au delà des premiers mois.

L'expansion du sac fœtal s'est faite soit vers le *ligament large*, soit vers la *cavité abdominale*. Le sac ne reste plus exclusivement tubaire; le fait est du moins exceptionnel. L'expansion abdominale se fait soit par l'ostium abdominal, soit par effraction de la paroi tubaire. Le placenta reste en son point d'implantation primitive, doublé d'une coque néo-membraneuse qui le fait adhérer aux organes voisins, intestin, ovaire, etc. L'œuf membraneux et le fœtus font hernie dans la cavité abdominale, enveloppés de néo-membranes adhérentes aux organes voisins, en particulier à l'intestin. Il est plus rarement inclus dans un sac libre d'adhérences.

L'hypertrophie de l'utérus continue, mais ne dépasse pas le volume d'un utérus gravide de 3 mois.

Dans les cas où l'évolution de la grossesse dépasse le 4ᵉ mois, il est presque constant que les premiers mois aient été troublés par des douleurs, des écoulements sanguins, même par l'expulsion d'une caduque (expulsion qui n'implique pas la mort du produit de conception). Très exeptionnellement, ces symptômes anormaux peuvent manquer, la grossesse ectopique évoluant cliniquement comme une grossesse utérine normale.

Habituellement, c'est à l'occasion de douleurs pelviennes et abdominales, d'écoulements sanguins, de symptômes de péritonite ou d'occlusion intestinale, etc., que la femme se présente à l'examen. La grossesse ne fait pas de doute, le palper des parties fœtales, la perception des mouvements actifs et des bruits du cœur fœtal confirment aisément son existence. Ce qu'il faut déterminer, c'est le siège extra-utérin du fœtus.

Ce diagnostic ne peut être établi que si on reconnaît nettement l'*indépendance de l'utérus hypertrophié.*

Le palper méthodiquement pratiqué permet en général de délimiter deux tumeurs : l'une petite, d'origine pelvienne, plus ou moins repoussée en avant par le kyste fœtal. Elle est *contractile*, et la perception d'une contraction vient apporter au diagnostic un élément précieux.

L'autre tumeur, plus volumineuse, irrégulière, s'élève dans la cavité abdominale. Elle n'est pas, comme l'utérus gravide normal, mobilisable, mais pour ainsi dire *maçonnée* dans le ventre. En l'explorant doucement, la main perçoit des parties fœtales. Suivant l'abondance du liquide amniotique, ces parties seront plus ou moins mobilisées; en général, elles le sont peu.

Par le toucher, le doigt explorateur rencontre le *col* utérin *ramolli*, presque toujours *déplacé*; le plus souvent il est repoussé en avant, derrière le pubis, par la partie pelvienne du sac fœtal qui occupe le cul-de-sac de Douglas. Le ramollissement du col, dans le cas de grossesse ectopique à terme, est aussi accusé dans le cas de grossesse utérine (Pinard).

Par le toucher combiné au palper, l'indépendance de l'utérus sera affirmée. Dès lors le diagnostic est fait.

3° **Grossesses ectopiques au voisinage du terme.** — L'évolution des grossesses ectopiques ayant dépassé le 5e mois est souvent exempte des accidents graves, si redoutables pendant les premiers mois.

Lorsqu'arrive le terme de la grossesse, l'enfant meurt. Il se produit alors un ensemble de manifestations auxquelles on a donné le nom de *faux travail*. La femme ressent des douleurs revenant par intervalles et ayant les caractères des contractions utérines douloureuses du travail. C'est en effet l'utérus qui se contracte.

Ce faux travail peut donner lieu, dans le cas où le siège ectopique de l'œuf est méconnu, à des erreurs de diagnostic. Ces erreurs sont fatales lorsque, croyant à une dystocie d'origine cervicale, l'accoucheur entreprend l'extraction artificielle du fœtus par les voies naturelles.

4° **Rétentions fœtales.** — A partir du moment où le fœtus meurt, un nouveau cycle évolutif commence. Il n'y a plus grossesse, mais rétention fœtale. Le fœtus subit alors des modifications diverses : momification, macération. Le liquide amniotique se résorbe. On peut cependant assister à une augmentation du liquide pendant les premiers mois qui suivent la mort du fœtus et surtout au moment de la réapparition des règles, cinq à six semaines après la mort du fœtus (Pinard). Les parois du sac se rétractent. Le placenta s'atrophie, mais lentement : il faut attendre deux mois avant que la circulation placentaire soit suffisamment arrêtée pour que le risque d'hémorragie, lors du décollement placentaire, ait disparu.

Cette rétention s'accompagne habituellement d'accidents. Tandis que le fœtus mort *in utero* ne se putréfie pas tant que l'œuf est intact, le fœtus mort dans un sac ectopique ne tarde pas à s'infecter. Cette *infection* est, peut-être, d'origine intestinale

La fièvre s'allume, des phénomènes inflammatoires se produisent au niveau du sac. Si le foyer infecté n'est pas ouvert, la femme cachectique meurt d'infection ou de péritonite.

Le kyste fœtal infecté a *tendance à s'ouvrir*, soit au niveau de la paroi abdominale (aux environs de l'*ombilic*), soit dans l'*intestin*, soit dans le vagin ou la vessie. Le fœtus peut être ainsi éliminé par fragments. Habituellement l'ouverture est insuffisante et le kyste s'infecte secondairement.

Exceptionnellement, il y a rétention sans infection. Le fœtus et le sac se calcifient, formant un *lithopœdion*. Ces lithopœdions sont souvent retenus indéfiniment sans accident. Cependant ils peuvent, comme toute tumeur abdominale, déterminer des troubles de compression et même l'obstruction intestinale. Leur diagnostic ne peut être fait qu'en reconstituant l'histoire clinique d'une ancienne grossesse ectopique. Ils doivent être traités chirurgicalement.   *A. COUVELAIRE.*

Traitement. — Le traitement de la grossesse ectopique en évolution régulière diffère profondément de celui de la grossesse rompue. Celui-ci est étudié ailleurs (V. Hématocèle pelvienne).

La grossesse ectopique est une affection des plus sérieuses. Les cas d'interruption de la grossesse par rupture ou avortement tubaire et par résorption progressive du sang épanché dans le péritoine ne sont pas très rares. Mais on n'a pas le droit de compter sur eux ; car les cas où la grossesse se termine par des accidents graves sont beaucoup plus communs. Aussi devons-nous accepter comme une loi le précepte formel de Pinard : « Toute grossesse extra-utérine diagnostiquée commande l'intervention chirurgicale. » Mais à quel moment cette intervention devra-t-elle être exécutée et comment faudra-t-il la conduire? Pinard et Segond ont mieux que personne formulé les règles de ce traitement difficile. La conduite du chirurgien doit changer du tout au tout suivant que la grossesse ectopique est reconnue *avant* ou, au contraire, *après le cinquième mois*. C'est qu'en effet, après le cinquième mois, les chances de rupture sont considérables, et d'autre part, le moment ou le fœtus sera viable est encore trop éloigné pour qu'on ait le droit de faire courir à la mère les risques par trop redoutables d'une grossesse semblable. Après le cinquième mois, au contraire, les chances de rupture sont beaucoup moins grandes, parce que l'évolution même de la grossesse jusqu'à ce terme relativement très avancé montre que le fœtus n'est probablement pas contenu dans une trompe ou dans un sac susceptible de se rompre, et qui se serait déjà rompu. Il est sans doute dans la cavité abdominale, et, dans ces conditions, il peut se développer presque aussi bien que lorsqu'il est dans l'utérus, sans faire courir à la mère de dangers trop sérieux : car une opération au huitième mois ne diffère pas beaucoup d'une opération au sixième.

Avant le cinquième mois, la grossesse ectopique doit être opérée aussitôt qu'elle est reconnue. Et il n'a y a qu'une façon de l'opérer, c'est de pratiquer la laparotomie comme une tumeur pelvienne commune et de conduire ensuite son opération suivant les circonstances.

La tumeur fœtale peut être enfermée dans une trompe lisse, régulière, sans adhérences aux parties voisines. Dans ces conditions, l'opération sera conduite comme l'extirpation d'un kyste de l'ovaire ou d'une tumeur annexielle quelconque. La pédiculisation peut être difficile, la vascularisation plus abondante ; mais la physionomie de l'opération demeure la même. Parfois, cependant, il peut y avoir des adhérences très étendues avec l'utérus et les organes voisins. Dans la grossesse tubo-interstitielle, l'utérus peut même être accolé si intimement à la tumeur qu'il en fait pour ainsi dire partie, de sorte que l'on peut être conduit, ne fût-ce que pour faciliter l'opération, à pratiquer l'hystérectomie, qu'il faudra faire par un procédé adapté aux lésions existantes. Si le sac fœtal est inclus dans le ligament large, ce qui est rare, il peut y avoir de très grosses difficultés opératoires. Il en est de même si, comme il arrive dans la grossesse abdominale, le placenta se trouve inséré sur les intestins et sur les viscères pelviens, avec cette différence qu'avant le cinquième mois l'œuf est encore relativement petit, que l'hémorragie qui résulte de son décollement est moins redoutable et que l'opération est en somme moins difficile et moins émouvante que plus tard.

Après le cinquième mois, la conduite à tenir n'est plus aussi simple. Et d'abord il n'est plus indiqué d'opérer immédiatement. Lorsque la grossesse s'est poursuivie sans encombre jusqu'à cette époque relativement avancée, il y a des chances sérieuses pour que le fœtus ne soit pas contenu dans la trompe, qui ne peut guère se distendre à ce point sans se rompre. Il est alors généralement libre dans la cavité abdominale, séparé seulement des intestins et des viscères par ses enveloppes propres et par de fausses membranes non organisées dues à la réaction péritonéale. Le placenta est fixé sur les organes voisins, presque toujours, en tout ou en partie, sur les anses intestinales. Dans ces conditions le fœtus, repoussant devant lui les viscères abdominaux, se développe, en général, sans qu'il y ait pour la mère de très grands dangers. Il y a donc avantage à ne pas trop précipiter les évènements et à attendre que le fœtus soit dans de bonnes conditions de vitalité. Pinard conseille d'attendre, en surveillant, bien entendu, la femme de très près, que le huitième mois soit accompli. Mais il ne faut pas dépasser sensiblement ce terme, de peur d'être surpris par un faux travail invariablement suivi de la mort du fœtus.

Ainsi donc, au huitième mois on opérera. Mais lorsque le fœtus est vivant, c'est là une opération difficile et émouvante, à cause de l'hémorragie formidable qui peut survenir du fait du placenta.

L'extraction du fœtus est en général très simple, et dès l'incision de la paroi abdominale, l'œuf se présente presque toujours de lui-même, à moins que le placenta ne soit inséré précisément derrière la paroi, au niveau de l'incision, ce qui est très exceptionnel. Il suffit d'ouvrir les membranes et d'extraire l'enfant. Mais c'est ici que les difficultés commencent, et elles tiennent à la présence du placenta.

Le décollement du placenta inséré en des points en général mal déterminés, mais presque toujours, au moins en partie, sur des anses intestinales, donne lieu à une hémorragie qui peut devenir terrible, et que le chirurgien n'est pas toujours sûr de pouvoir maîtriser. Aussi est-il plus sage, suivant l'avis de Pinard et de Segond, d'abandonner le placenta et de marsupialiser la poche en la tamponnant pendant un certain temps. La guérison est plus longue, mais elle est plus sûre. L'arrêt de la circulation fœtale amène rapidement une atrophie du placenta maternel, et le placenta fœtal s'élimine peu à peu, en faisant courir à la femme moins de risques par l'infection qui accompagne fatalement l'élimination lente du placenta, qu'elle n'en court par l'hémorragie immédiate qui accompagne son extirpation. Pinard, en suivant cette conduite, sur dix-sept malades n'en a perdu qu'une, — encore avait-elle été opérée *in extremis*.

Il est cependant des cas, par exemple lorsque le placenta est en partie décollé et que l'hémorragie est abondante, dans lesquels on peut être obligé de l'enlever immédiatement. Il faut avoir sous la main une grande quantité de compresses stérilisées qui permettent de tamponner la surface saignante, et faire appel à tout son calme et à toute sa présence d'esprit.

Il est évident qu'il n'y a, en cette matière, rien d'absolu. Dans certains cas, le placenta peut paraître facile à décoller, et l'être en réalité. L'extirpation immédiate a été faite assez souvent et a donné de très beaux succès. Lorsqu'elle réussit, elle est évidemment beaucoup plus satisfaisante. Mais il ne faut la tenter que lorsqu'elle paraît devoir être facile ; en tous cas, il ne faut pas trop insister et se souvenir des conseils de prudence donnés par Pinard et Segond.

Lorsque le fœtus est mort depuis un certain temps, il n'en est pas de même. Le cas n'est pas rare et l'opération est beaucoup plus simple. Le placenta est atrophié, les villosités maternelles le sont également ; dans ces conditions, le décollement est beaucoup plus facile : il ne s'accompagne que d'une hémorragie relativement légère.

Si le fœtus meurt, comme il est en général bien toléré, on aura avantage à attendre quelque temps, six semaines environ d'après Pinard, afin que le placenta maternel se soit suffisamment atrophié pour qu'il n'y ait plus de gros risques d'hémorragie.

Dans ces conditions, l'opération sera indentiquement conduite comme lorsque le fœtus est vivant. Mais le déplacement du placenta étant beaucoup moins dangereux, j'estime qu'on devra le tenter sans insister outre mesure, autant pour éviter des déchirures intestinales que par crainte d'hémorragie, et en se souvenant qu'ici, comme lorsque le fœtus est vivant, il peut être plus sage de l'abandonner en marsupialisant la poche et de le laisser s'éliminer peu à peu.   *J.-L. FAURE.*

GROSSESSE GÉMELLAIRE. — La grossesse gémellaire est plus ou moins fréquente suivant les pays, en moyenne 1 sur 90 accouchements. L'*hérédité* maternelle est incontestable et la fréquence est plus grande chez les multipares ; l'hérédité paternelle plus que probable.

Signes. — Autrefois, avant la découverte du palper, on prétendait faire le diagnostic de la grossesse gémellaire par l'habitus extérieur de la femme : la grosseur énorme de l'abdomen sans qu'il y ait en elle aucun soupçon d'hydropisie, surtout s'il existait deux saillies latérales séparées par un sillon ; l'œdème sous-pubien et l'enflure des membres inférieurs.

Nous ne retenons de ces signes (communs à toute femme affligée d'un gros ventre, par tumeur ou autre cause) que le volume exagéré de l'abdomen, qui doit faire penser à la grossesse gémellaire, surtout si, comme dit Pajot, le point important est de se douter de la chose. Donc, chaque fois que l'utérus est plus volumineux que ne le comporte l'âge de la grossesse, doit surgir l'hypothèse d'une grossesse multiple. Dans ce cas on recherchera les signes suivants :

Interrogatoire. — Y a-t-il concordance entre le volume du ventre et les réponses de la femme pour les dernières règles? Y a-t-il hérédité?

Les phénomènes d'intoxication ont pu se manifester plus rapidement et d'une manière plus intense. Les phénomènes de compression sont plus hâtifs et importants, œdème, dyspnée, etc., mais peuvent manquer surtout si la femme est *grande* et multipare.

Examen. — Le *développement* de l'utérus est exagéré pour l'âge de la grossesse; sa *forme* peut être anormale avec une dépression médiane.

Palper. — *Examen de la paroi et de la tension.* — Il existe souvent une tension permanente de la paroi que l'on sent très nettement en appliquant simplement les mains sur l'abdomen. Cette tension peut même être inégale pour les deux côtés du ventre (Pinard), si les deux œufs sont inégalement remplis de liquide, si par exemple il y a hydramnios d'un seul œuf. Cette tension inégale peut être un bon signe de grossesse double quand l'examen est difficile. Quoi qu'il en soit, on emploiera pour palper la méthode générale de recherche du ou des fœtus. On recherchera d'abord l'existence d'un pôle inférieur qui est dans l'excavation, au-dessus ou sur l'un des côtés. Quand celui-ci aura été nettement senti, on recherchera à l'extrémité opposée du diamètre utérin dans lequel se trouve ce premier pôle, le second pôle ou pôle supérieur. Partant de celui-ci on recherchera le plan latéral résistant qui doit le réunir au pôle inférieur; si on sent nettement ce plan terminé par un pôle à chacune de ses extrémités, on a la perception nette d'un fœtus complet, et on passe à l'exploration de la seconde moitié de l'utérus dans laquelle on ne devrait trouver que des petites extrémités, si le fœtus est unique. On reconnaît ainsi l'existence d'un troisième pôle, qui lui-même se continue dans quelques cas avec un plan résistant terminé lui-même par un pôle, le quatrième senti. Cela est ainsi dans les cas où les deux fœtus sont à côté l'un de l'autre en présentation longitudinale tous les deux et leurs quatre pôles accessibles. Parfois le palper est différent : le pôle que l'on avait d'abord senti en bas n'appartient pas au même fœtus que le pôle accessible en haut et que le premier plan résistant exploré. Dans ce cas, la recherche du plan résistant se termine par la reconnaissance d'un pôle situé sur le côté du premier pôle inférieur et l'examen revient au même.

Souvent aussi les quatre pôles ne sont pas accessibles, on ne peut en trouver que trois; le second plan résistant et le quatrième pôle restent inaccessibles au palper à cause de la situation oblique du second fœtus dans un œuf plus ou moins hydramniotique. Dans ces cas, la reconnaissance *indiscutable* de trois pôles fœtaux permet d'affirmer l'existence de deux fœtus. Les caractères ordinaires de ces pôles permettent le diagnostic des présentations respectives des deux enfants.

Par le palper on pourra aussi reconnaître approximativement le volume d'un enfant, peu en rapport avec la grosseur du ventre, surtout si l'enfant paraît petit et que la distance qui sépare deux pôles paraît considérable.

En résumé, le palper permettra de reconnaître trois pôles fœtaux ou quatre, ou deux plans résistants. Ces signes ne seront pas toujours perçus au premier examen, mais quelquefois seulement après des expériences répétées et prolongées.

La reconnaissance de *nombreuses petites extrémités* en des endroits divers est un signe très relatif.

Auscultation. — Il est certain qu'on entendra deux foyers d'auscultation, là où se trouvent les deux cœurs. Mais pour que la reconnaissance de ces deux foyers fût la preuve de l'existence de deux fœtus, il faudrait que deux observateurs, auscultant en même temps, partant exactement du même moment, pussent compter ensemble un nombre différent de bruits, pendant le même temps, car l'existence de deux foyers différents d'auscultation ne prouve rien, puisque le même fœtus peut les fournir dans certaines conditions (Dubois, Pinard).

Toucher. — *Pendant la grossesse*, il servira seulement à reconnaître et affirmer bien exactement la présence d'un pôle déterminé dans le bassin ou au-dessus de lui. *Pendant le travail*, on peut sentir deux poches des eaux très nettes engagées ensemble dans l'orifice cervical.

Diagnostic. — Les signes énoncés par les anciens accoucheurs, qui ne sont en somme que des signes de compression causés par l'énorme dilatation de l'abdomen, ne nous apprendront donc rien que ce que nous savons ; c'est que l'utérus est dilaté plus qu'il ne l'est normalement. Du reste ces symptômes ne surviennent qu'à la fin de la grossesse, ils manquent souvent et il faut pouvoir faire le diagnostic auparavant.

L'élément de diagnostic le seul exact sera le palper abdominal ; pour l'exercer avec fruit, il faut être renseigné exactement sur la situation que peuvent occuper les deux fœtus.

Il faut savoir que, de même que dans la grossesse simple, les fœtus sont assujettis à la loi de l'accommodation et aux lois générales de l'équilibre. « Lentement, dit Pinard, deux facteurs nouveaux entrent en jeu : la duplicité du fœtus et le plus souvent la présence d'une cloison élastique mobile et dont la situation est très variable. D'où l'accommodation spéciale est plus variable. » Il faut donc admettre comme premier principe que les deux fœtus ne peuvent se placer l'un directement devant l'autre. Comment accepter que l'un des fœtus se tienne en équilibre sur la colonne vertébrale et le second en équilibre sur le premier? ce sont là des positions acrobatiques, en lutte perpétuelle avec l'équilibre, et par conséquent instables au premier chef. Les deux fœtus sont le plus souvent l'un en avant et d'un côté de la colonne vertébrale, l'autre en arrière et de l'autre côté, se regardant par la face ventrale. L'un des fœtus (Varnier) est toujours plus superficiel, plus directement accessible que son congénère. Les deux pôles inférieurs peuvent être au même niveau, ou bien l'un se présente au détroit supérieur et l'autre est dans une fosse iliaque (signe excellent qui n'existe jamais dans la grossesse simple). Les deux pôles supérieurs, au contraire, tendent à diverger; à la rigueur même, l'un des pôles pourra se cacher dans la concavité ventrale du second fœtus ou être inaccessible au palper. Chez certaines multipares, les deux fœtus peuvent se placer transversalement l'un au-dessus de l'autre, mais pas l'un devant l'autre.

Le palper permettra donc de reconnaître l'existence des quatre pôles dans la plupart des cas, de trois pôles dans tous les cas et souvent des deux plans résistants. Il permettra donc seul d'affirmer le diagnostic dans les cas simples.

On a vu le secours que pouvaient offrir l'auscultation et le toucher, pendant la grossesse. Le palper permettra donc de reconnaître la situation respective de deux jumeaux, élément très important à déterminer pour la conduite à tenir plus tard. Ce diagnostic sera fait par les caractères particuliers à chaque pôle.

Difficultés du diagnostic. — *Extrême tension de la paroi* par suite du volume exagéré de l'utérus, soit par volume exagéré des enfants, ou par abondance énorme du liquide. *Hydramnios des deux œufs ou de l'un d'eux.* La différence de tension dans des endroits différents du ventre pourra renseigner sur la *mort de l'un des fœtus.* Dans ce cas, l'auscultation ne peut rien apprendre naturellement, et le palper ne peut être net si le fœtus est mort depuis quelque temps. Existence d'une tumeur à la partie inférieure.

Diagnostic différentiel. — *Gros œuf* dans lequel sont contenus un petit fœtus, un gros placenta et beaucoup de liquide. *Hydramnios considérable.* Dans ce cas, le diagnostic est presque impossible et les fœtus peuvent se soustraire presque complètement à l'exploration extérieure et même à l'auscultation. *Existence d'une tumeur qui simule un pôle fœtal,* et l'on croit constater avec les deux pôles fœtaux l'existence de trois pôles. Tumeur presque toujours fibreuse et siégeant au segment inférieur, au-dessus ou à côté du détroit supérieur.

Évolution de la grossesse gémellaire. — Tout ce que nous savons des conditions dans lesquelles se produisent souvent les accouchements prématurés nous apprend pourquoi la grossesse gémellaire peut aller rarement à terme. L'accouchement prématuré a lieu très fréquemment, surtout chez les primipares et chez les femmes petites (Pinard). On comprend que ces dernières en particulier subissent plus rapidement l'impotence fonctionnelle et les accidents de compression inévitables, surtout quand il y aura *hydramnios concomitante* ou que la femme *continuera à travailler.*

Cependant on voit des exemples de fœtus ayant achevé complètement leur développement. On a observé des fœtus pesant ensemble entre 7 et 8 kilogrammes. Mais cela ne se produit guère que chez des femmes grandes, multipares et qui se sont reposées pendant leur grossesse.

Conduite à tenir pendant la grossesse. — La femme devra donc *se reposer* plus particulièrement, dès que le diagnostic de grossesse multiple aura été fait.

Si la femme *avorte,* on croit généralement que la rétention placentaire est plus fréquente. Il n'y a pas de règle spéciale pour ces cas. On ne connaît pas de cas bien établi dans lequel un œuf puisse être expulsé, le second œuf restant dans l'utérus et continuant à s'y développer.

Faire tout ce que l'on pourra pour éviter l'accouchement trop prématuré. Lutter par le repos, le séjour au lit, etc.

On pourra observer dans ce genre de grossesse des troubles de compression graves du côté des poumons, du cœur et de l'intestin. On y remédiera par les moyens ordinaires. Mais il peut arriver que, dans certains cas particuliers, chez certaines cardiaques, pulmonaires ou intoxiquées (car les toxémies gravidiques sont plus fréquentes et plus graves), on pourra se trouver acculé à la provocation de l'accouchement. Cette intervention reconnaîtra les indications générales qui la régissent dans les autres cas (V. AVORTEMENT et ACCOUCHEMENT PRÉMATURÉ).

Quand le diagnostic sera fait pendant la grossesse, on reconnaîtra également la situation respective des deux jumeaux et celle des deux pôles inférieurs. Quel que soit le nom du pôle qui se présente, on ne cherchera jamais à transformer par exemple une présentation du siège en présentation du sommet par des manœuvres externes. Cependant si la présentation était transversale, on ferait tous ses efforts pour que l'un des fœtus présente une de ses extrémités.

On a publié des cas dans lesquels l'un des fœtus mort a été expulsé, puis la grossesse a continué pour le second fœtus, qui aurait été expulsé à terme. Cela est dans tous les cas très rare. Mais on peut voir le fœtus mort s'aplatir, se momifier et être expulsé en même temps que l'œuf vivant, ou bien, ce qui est plus fréquent, l'expulsion du fœtus mort entraîne celle du contenu complet de l'utérus, soit en un, soit en deux temps.

Pendant le travail de l'accouchement. — Si l'un des fœtus se présente par l'une de ses extrémités, aucune règle particulière pendant le travail; quand la dilatation sera complète et si la femme présente des signes évidents de surmenage, on pourra trouver là une indication d'intervenir. Dans l'accouchement double (Tarnier), le premier a, au point de vue des phénomènes physiologiques du mécanisme et de la durée, les allures d'un accouchement simple, et le deuxième peut sans inconvénient, et par conséquent doit suivre presque immédiatement le premier.

Donc rien de particulier pour le premier accouchement, à moins d'indications précises.

Si les fœtus se présentent transversalement, on fera tous ses efforts pour ramener une extrémité en bas, même au début du travail, et on ouvrira la poche des eaux pour fixer la présentation.

Que se passe-t-il d'ordinaire quand le premier fœtus a été expulsé? Eh bien! il faut savoir que même dans les cas où les deux fœtus ont une extrémité placée en bas, le second fœtus, après l'expulsion du premier, ne présente pas toujours à l'ouverture du bassin cette extrémité qu'il avait en bas. Très fréquemment, de suite après l'expulsion du premier enfant, l'utérus fatigué ne se contracte pas pendant quelques instants; le second fœtus, n'étant pas sollicité à conserver son accommodation longitudinale, tombe sur le côté, son pôle inférieur restant dans la fosse iliaque où il était, et ainsi se trouve constituée une présentation de l'épaule secondaire qui, si on n'y met ordre immédiatement, nécessitera une version interne, qui elle-même deviendra plus difficile à mesure qu'on attendra. Voici le moyen d'éviter cette complication :

Dès que le premier enfant sera sorti, avant même de lier le cordon, on cherchera, par une exploration abdominale externe, à reconnaître comment se présente le second fœtus. S'il ne présente pas le siège ou la tête, on ramènera *immédiatement* au-dessus du détroit supérieur le pôle le plus rapproché ; cette manœuvre est *toujours* très facile, si on la pratique immédiatement après l'accouchement, pendant cette période de relâchement qui dure toujours quelques instants. Puis, après avoir pris les précautions antiseptiques habituelles à l'aide du perce-membranes, *on ouvrira immédiatement la seconde poche* des eaux qui fera hernie dans l'orifice, en faisant fixer le pôle fœtal au-dessus du bassin pour que le liquide en s'écoulant n'entraîne pas le cordon, et ensuite pour que la poche étant vide d'eau, le muscle utérin puisse se contracter sur le second fœtus, qui ne sera plus mobile, et puisse l'engager et l'expulser quand il aura retrouvé sa force contractile. Inutile de discuter ici toutes les différentes conduites conseillées depuis les anciens, et même de nos jours, à ce moment de l'accouchement gémellaire. Ce procédé empêchera la présentation de l'épaule, coupable dans ce cas, de nombreuses ruptures utérines. Il hâtera l'accouchement du second fœtus qui suivra presque toujours immédiatement, et par conséquent diminuera les risques, pour la mère et pour l'enfant, presque toujours prématuré et par là plus fragile.

Ligature du cordon du premier enfant. — Il est classique et prudent de faire une double ligature sur le cordon du premier enfant.

Dès que l'utérus aura recouvré sa contractilité, il ne tardera pas à expulser aussi le second enfant, surtout si celui-ci est peu volumineux; on surveillera cette expulsion de la façon ordinaire, prêt à intervenir pour l'extraction si le fœtus ou la femme présentent quelques signes de fatigue.

Cependant, si la période de seconde activité utérine tardait à revenir, ce qui est très rare, et si l'orifice montrait une tendance à se resserrer sur lui-même, et l'utérus à se refermer, il serait absolument indiqué de ne pas laisser l'accouchement se terminer seul : on interviendrait immédiatement.

Dystocie dans l'accouchement gémellaire. — 1° Si l'un des fœtus présente la tête et l'autre le siège, celui-ci étant expulsé le premier, il peut arriver qu'au moment de l'engagement de la tête dernière, celle-ci en soit empêchée par la tête du second fœtus qui est engagée la première (Lachapelle-Couvelaire); on essayera avec la main de désenclaver la tête du premier, et presque toujours celui-ci succombera. S'il est mort on pourra, en sectionnant le cou, libérer ainsi la tête du second fœtus que l'on pourra extraire immédiatement par le forceps (Couvelaire).

2° *Accouchement simultané.* — Les deux pôles inférieurs peuvent chercher à pénétrer ensemble dans l'excavation. Ils ne peuvent y pénétrer ensemble que s'ils sont remarquablement petits ou le bassin très grand (V. Besson, *Th. Paris*, 1877)

Les deux fœtus se présentent par le sommet et s'accrochent par le menton, ou bien le premier fœtus se présente par le siège et le second par le sommet et on peut avoir le cas de dystocie relaté plus haut. Quand il existe deux présentations du siège, l'engagement des deux fœtus peut se faire plus profondément, ou bien encore il peut y avoir une présentation de la tête pour le premier fœtus et du tronc pour le second. — Toutes les combinaisons de présentation peuvent se rencontrer.

Diagnostic. — Quand l'expulsion du premier enfant se fera attendre trop longtemps, et surtout quand le diagnostic de grossesse gémellaire aura été bien établi, il faudra pratiquer le toucher digital et même le *toucher manuel*, si celui-là ne renseigne pas suffisamment. On sera ainsi très vite instruit du cas de dystocie et on appliquera le *traitement*. Il faut bien savoir que, dans ce cas, la vie des enfants est très compromise et que, avant tout, il faudra protéger la parturiente, car, dans ces cas, on a toujours affaire à des prématurés d'un petit volume et souvent d'une viabilité très amoindrie. Si, donc, il n'est pas possible de remonter *très facilement* la partie la moins engagée, n'oublions pas que cette manœuvre est très délicate et peut s'accompagner facilement de rupture utérine; on aura recours aux opérations mutilatrices, variables suivant les cas, à l'éviscération, à l'embryotomie cervicale, etc....

3° *Grossesse gémellaire dans un utérus bicorne* (Gein). — Un fœtus dans chaque corne utérine.

4° *Fœtus adhérents*. — Adhérence au niveau de la tête, du siège ou du tronc. — Si la membrane unissante est assez simple, on a vu des cas où le dégagement du premier fœtus pouvait se faire complètement, sans être gêné par le second fœtus.

S'il y a un engagement simultané, ce cas rentre dans la précédente.

Conduite à tenir pendant la délivrance. — Il peut y avoir une seule masse placentaire. Il peut aussi y en avoir deux, séparées par un espace membraneux quand il n'y a qu'un seul placenta. Rien n'est plus simple et la délivrance est semblable à celle que l'on pratique dans la grossesse simple; mais le placenta est énorme et souvent il faut surveiller et guider son engagement, surtout quand il se présente par sa face.

Quand il y a deux masses séparées, il faut attendre avec beaucoup de patience pour ne pas déchirer les membranes, mais il peut arriver que la première masse se décolle et veuille s'engager avant l'engagement du second enfant. La surveillance du second œuf, de l'engagement du pôle inférieur facilité par la rupture immédiate de la poche des eaux, empêcherait cette complication.

Dans tous les cas, il ne faudra jamais chercher à faire la première délivrance avant que le second enfant soit sorti. S'il y a une indication quelconque, il faut d'abord extraire le second enfant, *puis* pratiquer alors seulement la délivrance artificielle.

Dans la délivrance par tractions et expression, sur quel cordon faut-il tirer? Il paraît rationnel de faire des tractions sur le cordon du placenta qui est engagé ou qui tend à s'engager quel qu'il soit.

Ne jamais tirer sur les deux cordons.

Les hémorragies peuvent s'observer à la suite de l'accouchement gémellaire, à cause du volume énorme de l'utérus et de sa fatigue musculaire. Il ne faudra donc pas tarder à intervenir, soit pour une délivrance artificielle, soit pour vider l'utérus de ses caillots.

Enfin, surveiller très attentivement la contractilité utérine pendant plusieurs heures.

Pronostic. — Moins favorable que dans la grossesse simple. Plus d'accidents d'intoxication, plus de compression, plus d'œdème, plus de surmenage. Accouchement plus difficile et plus long. Délivrance délicate, souvent compliquée d'hémorragie. Enfin, on constate plus souvent de l'albuminurie pendant la grossesse.

Pour les enfants, pronostic moins bon également, à cause de l'accouchement prématuré très fréquent, surtout chez la primipare petite.

Il faudra faire tous ses efforts pour que la femme enceinte se repose: C'est une condition *sine qua non* de prolongation de grossesse.

On va même jusqu'à conseiller le repos au lit : le but bien déterminé étant d'obtenir deux enfants aussi près du terme que possible.

BOUFFE DE SAINT-BLAISE.

GROSSESSE MOLAIRE. — V. MOLE.

GROSSESSE MULTIPLE. — **Trois enfants**. — 1 sur 6 à 8000 accouchements chez les grandes multipares et dans les familles très fécondes, surtout quand il existe une hérédité maternelle ou paternelle. Pour la délivrance, très souvent, il n'existe qu'un seul placenta, rarement trois. De même il peut n'y avoir qu'une ou deux poches.

Diagnostic. — Développement énorme du ventre dès le cinquième mois, sans qu'on puisse l'attribuer à de l'hydramnios. Le palper a permis à Pinard de faire pour la première fois le diagnostic de grossesse triple, en 1875. L'auscultation aurait servi deux fois à faire le diagnostic. Les règles données pour l'accouchement gémellaire sont applicables à toutes les grossesses multiples. Le pronostic pour les enfants est plus grave que dans la grossesse double, les enfants étant ordinairement expulsés très prématurément.

Quatre enfants. — Le diagnostic n'a jamais été fait.

BOUFFE DE SAINT-BLAISE.

GROSSESSE (HYGIÈNE). — Nombreuses sont les questions qui sont posées au médecin par la femme enceinte, ou par son entourage, sur les précautions à prendre pendant la grossesse, pour éviter les complications, et sur les changements que doit apporter la femme à ses habitudes journalières. Il est évident qu'à cet égard, on ne peut que formuler des règles générales.

Hygiène alimentaire. — Si la femme enceinte se porte très bien, si elle ne présente aucun signe d'auto-intoxication, elle peut continuer son régime alimentaire habituel ; mais assez nombreuses sont les femmes chez lesquelles, surtout dans les premiers mois, il existe des signes d'insuffisance hépatique. A ces femmes, il faut prescrire un régime alimentaire qui produise peu de ptomaïnes et qui se compose surtout de lait, de viandes blanches, d'œufs, de purées, de pâtes ; il faut leur interdire les viandes rouges et surtout les viandes de conserves. Le lait est un aliment de premier ordre, lorsqu'il est toléré : non seulement il entretient les forces, mais il favorise la diurèse et contribue au développement du fœtus.

Comme boisson, la femme enceinte s'abstiendra le plus possible de boissons alcooliques ; elle peut prendre un peu de vin coupé fortement avec de l'eau, de la bière non alcoolisée, du thé léger, un peu de café, mais elle doit renoncer aux liqueurs fortes et aux vins trop généreux.

Hygiène générale. — Sauf contre-indication particulière, la femme peut et doit continuer pendant sa grossesse les soins d'hygiène corporelle dont elle a l'habitude; elle peut donc faire des lotions froides ou tièdes sur tout le corps, elle peut, même dès les premiers mois de la grossesse, prendre des bains entiers à la condition qu'ils ne soient pas trop longs (10 min. environ) et que leur température soit inférieure à 35°; certaines femmes supportent cependant, parce qu'elles y sont habituées, des bains de température plus élevée et de durée plus longue. Bien entendu, si les bains causent des malaises (céphalée, bouffées de chaleur, etc.), la femme doit s'en abstenir. Les douches froides, tièdes ou chaudes peuvent être continuées, cependant il faut éviter qu'un jet violent, portant sur l'utérus saillant ou sur la colonne vertébrale, puisse éveiller trop tôt la contraction utérine.

Exercices. — La femme peut continuer à vaquer aux soins du ménage, il est même utile qu'elle fasse un peu d'exercice au grand air, en évitant les exercices violents. L'usage de la bicyclette est mauvais. Les promenades en automobile ont moins d'inconvénient, à la condition de n'être pas trop prolongées, d'éviter les ressauts brusques; elles ont l'avantage, surtout pour les citadines, de les aérer et d'exciter les fonctions digestives.

Voyages. — La femme enceinte peut circuler en chemin de fer, à la condition cependant de ne pas répéter trop fréquemment les voyages et surtout de ne pas rester trop longtemps dans un compartiment surchauffé et mal aéré. Certaines femmes éprouvent à chaque époque correspondant aux règles qui manquent des sensations de pesanteur, de douleurs dans la région lombaire, des phénomènes congestifs pouvant aller jusqu'à des suintements sanguins; les femmes qui présentent ces particularités doivent éviter toute fatigue à cette époque et s'abstenir de voyager.

Vêtements. — Les vêtements de la femme enceinte doivent être amples et ne gêner ni la circulation abdominale ni la circulation des membres; les jarretières sont proscrites et doivent être remplacées par des jarretelles qui fixent les bas au corset. Le corset ordinaire doit être supprimé de bonne heure et remplacé par un corset dépourvu de busc ou en ayant un extrêmement souple et muni sur les parties latérales d'entre-deux de tissu élastique.

Chez les femmes bien musclées, la sangle abdominale suffit à maintenir l'utérus augmenté de volume; chez d'autres femmes, l'utérus gravide ne s'élève que lentement dans la cavité abdominale et, lorsqu'il est devenu volumineux, il existe un écartement plus ou moins large entre les muscles droits : par suite de ces déformations, l'utérus a tendance à être projeté en avant, la femme conserve difficilement son centre de gravité et éprouve des malaises dus à cette antéversion exagérée. Chez ces femmes, il est bon de conseiller le port d'une ceinture abdominale en tissu élastique, qui, dans certains cas, sera maintenue avec avantage par des bretelles passant sur les épaules.

Les chaussures doivent être confortables et avoir des talons bas et larges, de manière à ce que la femme ait une base de sustentation solide.

Professions et repos. — On sait quelle influence a le repos sur la marche de la grossesse ou plutôt combien les fatigues physiques produisent souvent l'accouchement prématuré (V. ACCOUCHEMENT, GROSSESSE). Il résulte de ces données que, pendant toute la grossesse, la femme ne doit pas se livrer à des travaux pénibles, et que de plus, pendant les trois derniers mois de la gestation, elle doit se reposer ou du moins éviter la fatigue, le travail debout. Cependant les nécessités de l'existence font que le plus souvent les femmes continuent à travailler de leur métier pendant leur grossesse; il est certaines professions, telles que celles de cuisinière, de blanchisseuse, qui sont particulièrement insalubres, à cause des émanations d'oxyde de carbone auxquelles sont exposées les femmes. D'une manière générale, il est mauvais que la femme enceinte vive et travaille dans une atmosphère où l'aération ne se fait que très imparfaitement et où la ventilation n'est pas suffisante.

Quelle que soit la profession de la femme, il importe qu'elle ne se surmène à aucune époque de sa grossesse et surtout qu'elle se repose pendant les trois derniers mois. Nous avons vu quelle était l'importance de ce repos, au point de vue du développement des enfants. « Si les enfants, dit Pinard, sont plus volumineux chez les reposées que chez les surmenées, c'est tout simplement parce que leur vie intra-utérine n'a pas été troublée, leur incubation a été parfaite. Ils sont sortis parce qu'ils étaient mûrs pour la vie extra-utérine. Chez les autres, expulsés prématurément, le surmenage est le coup de vent qui fait tomber les fruits verts..., la femme, pendant la gestation, ne doit pas être surmenée. »

Hygiène génitale. — La femme enceinte doit faire, matin et soir, des lavages à l'eau savonneuse des organes génitaux externes; dans le dernier mois de la grossesse on peut ajouter à l'eau un antiseptique à faible dose. Une question très controversée est celle de l'utilité des *injections vaginales* pendant la grossesse. Il est évident que nombre de femmes accouchent sans avoir fait aucune injection vaginale antiseptique ou non et ne présentent aucun incident immédiat ou tardif pendant les suites de couches. D'autre part, il est certain que, chez quelques femmes, il existe des vaginites qui nécessitent des lavages pendant la grossesse, si l'on veut éviter les affections oculaires chez le nouveau-né, des accidents fébriles et des complications locales chez la femme. Chez les femmes qui ont des écoulements vulvaires pendant la grossesse, l'usage des injections vaginales antiseptiques est utile, mais il est nécessaire qu'elles soient faites avec certaines précautions, de manière à ne pas traumatiser le col et à ne pas être une cause d'infection.

Rapports sexuels. — C'est une question délicate à trancher — et souvent posée par les intéressés — que celle des rapports sexuels pour la femme enceinte. Il est évident qu'au point de vue idéal de l'évolution normale et jusqu'à terme de la grossesse, l'abstention complète — que Pinard préconise actuellement — est préférable. Les rapports sexuels doivent être interdits dans les derniers mois de la grossesse, surtout chez les primipares; la tête étant engagée, il peut y avoir traumatisme du col et éveil avant l'heure des contractions utérines. L'abstention complète sera conseillée chez les femmes dont les grossesses antérieures n'ont pu être menées jusqu'à terme sans qu'aucune cause bien nette ait pu expliquer cet incident, et surtout lorsque, très nettement, l'avortement ou l'accouchement prématuré auront été causé par un coït intempestif.

Soins à donner aux mamelons. — Les femmes, qui ont le vif désir d'allaiter, demandent souvent conseil, pendant leur grossesse, pour savoir s'il est utile de faire des lotions des mamelons avec des liquides astringents ou autres, afin d'éviter les crevasses; l'expérience semble montrer que les lotions faites avec des liquides antiseptiques astringents n'empêchent pas le développement des crevasses. Il est donc inutile de conseiller ces lotions. Si cependant la femme y tient absolument, on peut lui prescrire des onctions au glycérolé de tanin, ou des lotions avec un liquide alcoolisé.

Certaines femmes, ayant le mamelon peu développé, cherchent pendant la grossesse à le rendre saillant à l'aide de succions faites avec une pipe, avec une ventouse ou avec une pompe; ces manœuvres doivent être proscrites, d'abord parce qu'elles sont inutiles, mais surtout parce qu'elles peuvent produire l'accouchement prématuré en provoquant des contractions utérines.

Conduite à tenir pendant la grossesse. — Nous venons d'envisager les questions les plus fréquentes qui sont posées au médecin pendant le cours d'une grossesse; il doit se garder de donner, tant au point de vue du régime alimentaire que des précautions à prendre, des conseils trop rigoureux qui risquent de ne pas être suivis, c'est de sa part affaire de tact et de mesure. Il faut, du reste, chez les multipares, tenir grand compte de ce qui s'est passé lors des grossesses antérieures; c'est ainsi que le repos devra être imposé d'une manière assez rigoureuse aux femmes qui ont accouché plus ou moins prématurément.

Il est une recommandation capitale à faire, c'est l'*examen des urines au point de vue de la présence de l'albumine;* le médecin doit insister sur la nécessité absolue de cet examen pratiqué tous les mois pendant les 5 premiers mois, tous les 15 jours pendant les 6e et 7e, tous les 8 jours pendant les 8e et 9e; il doit faire comprendre à la femme les dangers qu'elle pourrait courir et qu'elle ferait courir à son enfant, en omettant de répéter cet examen. Il doit insister sur ce que cet examen est surtout nécessaire dans les dernières semaines de la grossesse.

Il est bon, au cours de la grossesse, de pratiquer à 2 ou 5 reprises un examen médical au point de vue de l'état des principaux viscères (cœur, poumons).

Le toucher vaginal, dont s'abstiennent à tort certains accoucheurs, doit être pratiqué au moins deux fois : une première fois dans les premiers mois de la grossesse pour s'assurer qu'il n'y a pas d'anomalie du côté des organes génitaux internes et surtout pour être certain qu'il s'agit bien d'une grossesse utérine et non pas d'une grossesse ectopique; le second examen, fait dans les 2 derniers mois de la grossesse, a pour but de rechercher si le bassin est normal et s'il n'y a pas de tumeur faisant saillie dans le vagin. Le palper peut être fait beaucoup plus souvent; il permet de se rendre compte de l'augmentation progressive du volume de l'utérus, de diagnostiquer en temps utile la grossesse gémellaire, de reconnaître l'existence d'une complication telle.que l'hydramnios et, à une époque avancée de la grossesse, de diagnostiquer l'attitude du fœtus dans la cavité utérine.

L'accommodation du fœtus doit être surveillée de près, à l'aide du palper, pendant les deux derniers mois de la grossesse. Chez la primipare, lorsque la tête est bien engagée, on peut être tranquille puisque l'accommodation peut être considérée comme définitive. Chez la multipare, l'engagement n'a souvent lieu qu'au moment de l'accouchement : il faut donc surveiller si la présentation est longitudinale dans les dernières semaines de la grossesse.

G. LEPAGE.

GROSSESSE (MÉDECINE LÉGALE). — a) **Diagnostic clinique.** — La question du diagnostic médico-légal de la grossesse peut être posée dans diverses circonstances. Certaines femmes, affirmant leur état de grossesse, en font état pour imposer, à un séducteur réel ou imaginaire, la responsabilité d'une paternité ; — ou pour atténuer leur responsabilité personnelle lorsqu'elles ont commis un délit ; — ou dans le but d'empêcher la nullité d'un mariage, d'avoir droit à une succession, de favoriser une substitution d'enfant, etc.

Dans d'autres circonstances, certaines femmes dissimulent et nient leur état de grossesse soit pour contracter mariage, soit pour toute autre raison. Le médecin, qui sera commis pour les examiner, n'a qu'à rechercher les signes objectifs de la grossesse [V. GROSSESSE (DIAGNOSTIC)]. Hors de ces signes objectifs il n'y a pour lui que causes d'erreurs, car la femme qu'il doit examiner cherche presque toujours à le tromper, ou plus exceptionnellement se trompe elle-même. Il n'affirmera donc dans son rapport que les faits scientifiquement constatés par lui, en tenant compte dans ses conclusions de leur valeur séméiologique scientifique.

b) **État psychique pendant la grossesse.** — Sans aucun doute, il est des femmes, — ce sont le plus souvent des prédisposées, — chez lesquelles l'état de grossesse détermine des troubles psychiques plus ou moins accentués, des impulsions plus ou moins irrésistibles.

c) **Age de la grossesse.** — Question des plus difficiles à résoudre, même en admettant la connaissance exacte de la dernière apparition des règles, fait que le médecin ne peut presque jamais constater scientifiquement. On se bornera donc à une approximation probable d'après le volume de l'utérus (V. GROSSESSE). Ne pas confondre état de *Gestation* avec état de *Rétention*.

d) **Durée de la grossesse.** — Au point de vue légal, cette question, qui se pose à propos des naissances dites précoces et tardives, est résolue par les articles suivants du Code civil :

Article 312 du Code civil. — L'enfant conçu pendant le mariage a pour père le mari. Néanmoins celui-ci pourra désavouer l'enfant s'il prouve que, pendant le temps qui a couru depuis le trois centième jusqu'au cent quatre-vingtième jour avant la naissance de cet enfant, il était soit pour cause d'éloignement, soit par l'effet de quelque accident, dans l'impossibilité physique de cohabiter avec sa femme.

Article 314 du Code civil. — L'enfant né avant le cent quatre-vingtième jour du mariage ne pourra être désavoué par le mari dans les cas suivants : 1° s'il a eu connaissance de la grossesse avant le mariage ; 2° s'il a assisté à l'acte de naissance et si cet acte est signé de lui ou contient sa déclaration qu'il ne sait signer ; 5° si l'enfant n'est pas déclaré viable.

Article 515 du Code civil. — La légitimité de l'enfant trois cents jours après la dissolution du mariage pourra être contestée.

e) **Mort subite pendant la grossesse.** — L'autopsie seule permettra de reconnaître — et pas toujours — la cause de la mort. En mettant à part les causes banales de mort subite ou rapide, il faut signaler : l'hépato-toxémie, les ruptures cataclysmiques de grossesse ectopique (V. GROSSESSE ECTO-PIQUE), et enfin les morts par inhibition à la suite de traumatisme même léger du col utérin (injection vaginale) dont quelques exemples, avec autopsie démontrant l'absence de toute lésion macroscopique, ont été publiés.   *A. PINARD et A. COUVELAIRE.*

GROSSESSE (MORT SUBITE DE LA FEMME ENCEINTE). — On peut observer la mort subite de la femme enceinte, soit au cours d'une affection générale (maladie du cœur par exemple), soit par suite d'une complication telle qu'une embolie.

Cette mort subite présente un intérêt particulier lorsqu'elle se produit dans les deux derniers mois de la grossesse, alors que l'enfant est suffisamment viable ; presque toujours l'enfant continue à vivre *in utero* pendant quelque temps après la mort de la mère. Lorsque le médecin est appelé dans ces conditions, dix minutes ou un quart d'heure après que la mère a cessé de vivre, il doit rapidement s'assurer de l'état des battements du cœur fœtal ; s'il les entend, l'intervention qui donne le plus de chance de survie au fœtus est l'opération césarienne, pratiquée séance tenante, avec les instruments qu'on a sous la main (bistouris, ciseaux, couteaux, etc.). Bien entendu, à moins de se trouver dans une Maternité où l'on a à l'avance des boîtes d'instruments stérilisés, il ne faut pas perdre du temps à faire bouillir ou flamber ces instruments, les minimes chances qu'on a d'extraire un fœtus vivant sont d'autant plus grandes qu'on prend plus rapidement la décision d'intervenir.

Si, dans les Maternités, on a pu ainsi sauver quelques enfants chez des femmes mortes subitement, le fait est beaucoup plus rare dans la pratique de la ville, pour des raisons multiples. Il est exceptionnel qu'un médecin se trouve à proximité immédiate de la femme qui cesse de vivre brusquement. Si, par hasard, le médecin peut voir la femme quelques instants après sa mort, il perd généralement un temps précieux à essayer de la ranimer, de plus il lui faut parlementer avec une famille affolée pour qui la vie du fœtus n'est trop souvent à ce moment qu'une quantité négligeable.

Il y a du reste en pareil cas une telle responsabilité à assumer qu'on a conseillé, au lieu de pratiquer la seule intervention rationnelle (l'opération césarienne), d'extraire le fœtus par les voies naturelles en faisant de la dilatation forcée. En intervenant ainsi on sauvegarde peut-être la réputation du médecin, mais on diminue fortement les chances d'extraire un fœtus vivant (V. CÉSARIENNE).   *G. LEPAGE.*

GROSSESSE (PATHOLOGIE). — **Toxémies gravidiques. Hépato-toxémie gravidique.**

> *Résumé pathogénique de l'insuffisance hépatique.*
> *Conditions qui favorisent la production de l'insuffisance hépatique.*

Manifestations de la toxémie gravidique.

Traitement prophylactique et curatif des toxémies gravidiques.

Peau : Éruptions diverses.
Bouche : Gingivite. — Ptyalisme.
Estomac : Vomissements. — Hématémèse.
Reins : Néphrites. — Albuminurie du travail.
Sang : Anémie pernicieuse. — Hydropisies.
Système nerveux : Convulsions. — Accélération du pouls. — Psychoses. — Névrites.
Foie : Altérations cellulaires.

Depuis quelques années, un chapitre nouveau doit être ouvert dans les traités d'accouchement. Ce chapitre, qui englobe une grande partie de la pathologie de la grossesse, a révolutionné l'ordre admis généralement dans l'étude de ces phénomènes. Un lien est venu réunir des faits qui paraissaient jusqu'alors différents. C'est en étudiant leur pathogénie, leur anatomie pathologique et leur traitement, que l'on est arrivé à faire un tout de choses aussi disparates.

Nous avons prouvé qu'il existe une lésion nécrobiotique du foie, constante. Les autres lésions sont secondaires.

Les accès éclamptiques ne sont qu'un épiphénomène d'un état général de la grossesse : l'auto-intoxication gravidique.

C'est une insuffisance hépatique (Pinard, Bouffe), insuffisance qui peut revêtir des formes bien diverses, s'attaquer à des organismes qui réagissent de façon différente en produisant des états différents, insuffisance qui peut être légère, chronique, aiguë, etc. C'est ce fait que Pinard a mis en lumière en adoptant ensuite le nom d'*hépato-toxémie gravidique.*

Nature et pathogénie. — Que sont ces toxémies gravidiques? C'est un état particulier aux femmes enceintes, qui est la conséquence d'une insuffisance hépatique envers les toxines ou poisons de l'économie d'origine diverse, presque toujours alimentaire. Cette insuffisance peut être précédée, favorisée ou compliquée de phénomènes pathologiques antérieurs ou concomitants, du foie ou d'autres organes tels que le rein; et elle a pour conséquences des accidents très différents suivant le *locus minoris resistentiæ* de la malade; ses hérédités, son tempérament, son genre de vie, ses écarts de régime, la saison dans laquelle elle se trouve.

Mais cette recherche me paraît secondaire dans la question.

Nous croyons que ces toxémies sont multiples, que si leur origine peut être, comme le pense Pinard, dans une sécrétion ou une résorption se faisant au niveau de l'ovaire, déterminant tout d'abord l'impotence fonctionnelle du foie plus ou moins rapidement, les altérations cellulaires de la glande hépatique font que cet organe ne peut plus rien sur les poisons d'origine intestinale.

Dans la plupart des cas, par conséquent, l'état de l'intestin, le genre d'alimentation, les écarts de régime seront le facteur ou l'adjuvant principal des états toxiques plus ou moins graves de la grossesse. Cela est si certain que le même traitement sera applicable dans presque tous les cas, que chaque variété d'accidents reconnaîtra, il est vrai, un traitement spécial, mais que ce traitement échouera s'il n'est accompagné ou précédé du régime particulier qui rendra le rôle du foie inutile contre les toxines alimentaires.

Ce n'est pas ici le lieu d'exposer en détail quelles lésions la cellule hépatique présente dans les cas que nous étudierons. Qu'il suffise de savoir que c'est une nécrose cellulaire dont le point de départ est le voisinage des espaces portes.

Ces données étaient nécessaires pour que, par exemple, devant une femme enceinte qui vomit, le médecin ne soit pas tenté de la négliger, sous prétexte que toutes les femmes enceintes vomissent, et que les phénomènes sympathiques de la grossesse ne doivent être examinés avec attention que quand ils s'accompagnent d'un état général grave. Il faut savoir, au contraire, que la gestation n'est pas une maladie; il faut savoir aussi que tous ces faits, même les moins importants en apparence, peuvent être le point de départ ou le premier degré de choses plus importantes; que c'est en ne dédaignant pas le début, en se préoccupant des plus petits troubles que l'on évitera souvent des ennuis sérieux ou des accidents graves; enfin que toute femme enceinte doit être suivie, interrogée et examinée avec soin.

Conditions qui favorisent la production de l'insuffisance hépatique. — Il est certain que tous les faits plus ou moins graves que nous étudierons plus loin ne surviennent pas au hasard chez les individus. Certaines femmes sont *marquées*, pour ainsi dire, pour en être atteintes, et l'on peut les prévoir même avant la grossesse.

C'est ainsi que l'*hérédité* jouera un rôle indéniable; on voit dans certaines familles les formes de la grossesse se perpétuer presque indéfiniment. Les unes sont affligées de vomissements graves, les autres de ptyalisme, de névrites, d'éruptions cutanées, etc., etc. On devra donc s'inquiéter avec soin des antécédents héréditaires de la femme. Elle-même pourra présenter des *antécédents personnels* qui rendront son foie facilement insuffisant.

Manifestations de la toxémie gravidique. — Ce chapitre si vaste ne peut être étudié d'une façon générale. On ne peut énoncer d'abord les signes communs à toutes pour entrer ensuite dans l'étude de chacune en particulier. Il est impossible également de commencer par les moins graves pour finir par les plus importantes. Nous sommes donc obligés d'adopter la classification artificielle la plus vulgaire, c'est de prendre les uns après les autres les différents appareils, et de voir quels organes peuvent être atteints et de quelle façon.

I. — MANIFESTATIONS CUTANÉES.

A) **Éruptions.** — On peut trouver sur la peau, pendant la grossesse, les manifestations toxiques les plus diverses, allant depuis la simple démangeaison, le simple érythème, jusqu'à cette manifestation, assez grave pour que les dermatologistes aient pu la considérer comme une entité morbide, manifestation que l'on a appelée herpes gestationis, prurigo autotoxique de Besnier, c'est une *éruption* de papules siégeant aux membres, analogue aux prurits parasitaires. Elle se reproduit dans les différentes grossesses.

L'apparition de l'éruption est souvent précédée de céphalalgie, de sueurs et de prurit. Elle peut survenir dans les premiers mois, se continuer pendant toute la grossesse et même dans les jours qui suivent l'accouchement.

L'éruption débute par les membres, mais peut envahir tout le corps, et dans ce cas s'accompagner de symptômes généraux : frissons, fièvre, état saburral, etc. Elle est, d'habitude, *symétrique* (Pinard), donne lieu à des sensations de brûlure et de cuisson plus ou moins intenses.

Cette symétrie montre bien que l'éruption est sous la dépendance du système nerveux. On la retrouve dans toutes les éruptions toxiques de la grossesse.

Les papules peuvent s'ulcérer et s'infecter. On a vu des lymphangites de la peau consécutives; les urines sont diminuées dans leur quantité et dans celle des matières excrétées, et la guérison, qui surviendra presque toujours spontanément, s'accompagnera d'une sorte de polyurie critique et du retour des urines à leur composition normale.

Le pronostic, rarement grave pour la mère, serait sérieux pour l'enfant.

Le traitement local échoue toujours; on peut calmer les démangeaisons avec des bains, des lotions chaudes, simples ou chloralées. On a tout conseillé, l'arsenic, la quinine, la belladone, le fer, etc. Une seule chose réussit, le régime lacté absolu et la diète hydrique (Pinard), ou l'usage du lait écrémé et les purgations répétées.

B) Taches pigmentaires. — Fréquentes chez les femmes enceintes, s'accompagnant de démangeaisons, de prurit; se voient plutôt sur la figure : elles sont analogues aux taches pigmentaires que l'on observe dans les maladies du foie. Elles comporteront donc le même traitement et, si après l'accouchement elles ne disparaissent qu'imparfaitement, des attouchements avec une solution de sublimé à 1 pour 2000 aideront souvent à leur disparition.

II. — MANIFESTATIONS PORTANT SUR LE TUBE DIGESTIF.

Gingivite (Pinard). — Les gencives peuvent devenir rouges et saignantes. Complication assez fréquente vers le 4e mois. Cette complication n'a, d'habitude, aucune influence sur la carie dentaire, mais peut déterminer le déchaussement et la chute des dents. Elle gêne très souvent la mastication et la nutrition.

Pinard conseille les lavages fréquents de la bouche avec du chloral à 1 gr. 200 et les attouchements des gencives avec : Hyd. de chloral et alcoolat de cochléaria par parties égales après un nettoyage des dents et enlèvement du tartre.

Ptyalisme. — La salivation exagérée est la compagne ordinaire des vomissements graves de la grossesse, à tel point qu'il peut mettre quelquefois sur la voie du diagnostic de la grossesse. Cependant on l'observe chez des femmes qui paraissent ne pas être atteintes d'insuffisance hépatique. Mais, en interrogeant soigneusement, le médecin découvrira toujours quelque vomissement ou de l'écœurement après les repas, ou des pituites matinales, ou quelque antécédent hépatique. Cette salivation peut être plus ou moins abondante; comme les vomissements elle peut débuter dans les premières semaines de la grossesse et être plus ou moins abondante. On voit des femmes simplement gênées par l'abondance de la salive; d'autres, au contraire, expectorer dans les 24 heures jusqu'à 12 et 1500 grammes de liquide. Les femmes ne peuvent plus sortir, sont obligées de cracher dans un récipient pendant qu'elles vous parlent, et cette salivation, plus abondante pendant la digestion, ne se tarit cependant pas dans l'intervalle, contrairement à la salivation abondante des dyspeptiques. Elle ne s'accompagne d'habitude pas de lésions de la muqueuse ni de fétidité de l'haleine, comme dans la stomatite mercurielle. Quoique ce symptôme ne soit pas spécial à la grossesse et qu'il fasse partie du cortège symptomatique de certaines affections du foie, il constitue cependant parfois une sorte d'état morbide spécial, qui a besoin d'être traité spécialement. Aussi a-t-on essayé de tout, médicaments alcalins, hydrothérapie, oxygène, etc. C'est la pathogénie qui guidera encore ici le traitement en nous faisant instituer le régime qui sera étudié plus loin. Lui seul réussit, quelquefois d'une façon extraordinairement rapide, à la condition d'être appliqué exclusivement.

Vomissements. — (V. c. m.).

Hématémèse. — Cet accident se produit quelquefois chez les femmes qui vomissent, à la seconde et à la troisième période ; il s'ajoute aux autres signes qui démontrent la gravité de l'état de la malade, et pèse encore davantage sur la décision immédiate de l'intervention de la grossesse.

Constipation. — Ce symptôme n'est qu'un des éléments des différents états toxiques pendant la grossesse. Cependant, chez les femmes les mieux portantes en apparence, on la rencontre d'une façon presque régulière. Elle peut être la source d'ennuis sérieux si, comme quelquefois, elle ne cède que difficilement aux laxatifs : elle est presque toujours la conséquence d'un défaut de fonctionnement du foie et s'accompagne du reste de phénomènes de petite dyspepsie, tels que des brûlures d'estomac ou d'œsophage, du météorisme, des éructations, etc., de la colite. Elle peut causer des accidents mécaniques, des douleurs abdominales, congestionner les organes du petit bassin et déterminer des hémorroïdes ; on a même signalé des cas où la tête du fœtus, gênée par le coussin fécal, ne pouvait s'accommoder ni s'engager. Enfin quelques auteurs ont attribué à cette congestion certaines hémorragies de la grossesse, des contractions utérines prématurées et même l'avortement. Ici encore il faudra déterminer la cause et étudier le terrain, et, autant que possible, on se contentera comme traitement des lavements chauds émollients. Certaines femmes ne peuvent conserver suffisamment le lavement pour qu'il agisse ; dans ce cas, il faudra le prendre au lit, couchée sur le dos ou sur le côté droit, et, mieux encore, avec une canule de caoutchouc mou de 20 centimètres de longueur. Par ce procédé, tout le liquide ne s'amassera pas dans l'ampoule, il pénétrera dans tout le gros intestin et son effet sera beaucoup plus actif.

Les lavements médicamenteux réussissent aussi, mais ils ont le désavantage d'agir autrement que mécaniquement, et la glycérine en particulier, outre le ténesme qu'elle produira, rendra le fonctionnement ultérieur de l'intestin impossible spontanément. Quelques femmes sont réfractaires à l'action des lavements simples : on pourra se servir, dans ce cas, de laxatifs doux pris le soir avec le potage. La poudre de cascara sagrada en cachets de 30 ou 40 centigrammes, ou bien les solutions de cascarine, ou encore les sels purgatifs en pilules, tels que les sels de Marienbad, etc., etc., seront administrés avec succès. Ces laxatifs seront nécessaires chaque fois que la constipation sera d'origine hépatique. Dans les cas graves, c'est-à-dire ceux dans lesquels les laxatifs, les lavements et même les purgatifs n'agissent point, on pourra se trouver bien du massage et de l'électricité. Enfin le régime alimentaire devra être suivi avec exactitude.

Diarrhée. — La diarrhée est souvent une complication hépatique de la grossesse. Elle existe quelquefois concurremment avec des coliques hépatiques, ou bien elle alterne avec la constipation sous forme de débâcles. Il faudra agir sur elle par le régime plutôt que par les opiacés, le régime lacté réussit souvent. Tarnier a publié un cas dans lequel la diarrhée était tellement intense, qu'elle avait mis la vie de la femme en danger et qu'il fallut provoquer l'avortement. Mais un tel accident n'est plus de la diarrhée simple, mais bien de l'entérite suraiguë.

III. — MANIFESTATIONS RÉNALES, NÉPHRITES GRAVIDIQUES.

L'albuminurie, pendant la grossesse, n'est qu'un symptôme comme du reste dans toute la pathologie. Si on l'a très souvent étudiée dans un chapitre spécial, c'est que ce symptôme est prédominant et que, jusque dans ces dernières années, il était le seul signe qui puisse faire prévoir les attaques d'éclampsie. Nous avons vu que cette relation étroite de cause à effet n'existe pas, et que si l'albuminurie appartient d'habitude au cortège symptomatique de ces accès, soit en les précédant, soit en les suivant, elle n'est pas le seul signe à considérer, puisque même dans certains cas elle n'existe pas.

Nous ne continuerons pas l'usage qui a prévalu d'appeler une maladie du nom de son principal signe, et, au lieu de dire *albuminurie gravidique*, nous dirons *néphrites gravidiques*, ce qui est beaucoup plus scientifique. Du reste, néphrite ne veut pas dire nécessairement maladie de Bright, ni lésion irrémédiable du parenchyme rénal. Mais du moment que celui-ci a été suffisamment touché, même superficiellement, pour qu'il y ait de l'albuminurie, il existe une néphrite.

L'albuminurie que l'on observe pendant la grossesse n'a rien de spécial à cet état. Elle est analogue à celle que l'on rencontre dans toutes les maladies à toxines ou à poisons, et même dans certains empoisonnements minéraux. Il est donc peu logique de la dire gravidique. Mais ce qui est bien spécial à la grossesse, c'est que celle-ci puisse, par l'intermédiaire de l'insuffisance hépatique, faire circuler dans l'économie des poisons spéciaux qui irriteront le tissu rénal.

D'un autre côté, il est certain qu'une femme enceinte, dont le rein est déjà touché plus ou moins grièvement, du fait d'une intoxication, d'une maladie, ou d'une grossesse antérieure, sera plus qu'une autre en état d'infériorité, au point de vue toxémique.

Il faut donc distinguer les néphrites brightiques préexistantes, la néphrite albumineuse, signe d'insuffisance rénale, compliquant l'insuffisance hépatique, et l'albuminurie du travail analogue aux albuminuries dues au surmenage musculaire.

Une femme brightique peut devenir enceinte, quoi qu'on en ait dit, et si son albuminurie, suite d'une maladie infectieuse, d'artério-sclérose ou d'une grossesse antérieure n'a pas encore revêtu le caractère définitif du brightisme, la grossesse aura sur elle une action mauvaise; et l'insuffisance hépatique pourra prendre en elle son point de départ. On voit cependant ces malades n'être pas influencées par la gravidité, mais il faudra surveiller les urines avec un soin extrême, et c'est dans ces cas qu'une analyse jour nalière avec le tube d'Esbach, quoique n'étant pas d'une exactitude parfaite, pourra rendre des services en renseignant sur l'augmentation possible de la *quantité* du précipité, car une brightique, quoique n'étant pas fatalément vouée à la toxémie, peut pourtant voir celle-ci se surajouter à son état, et être ainsi exposée à toutes ses conséquences.

Mais il faut bien savoir que cette maladie peut évoluer chez la femme enceinte de la même façon que chez une autre, et déterminer chez elle les complications ordinaires, dont la plus rare est l'attaque d'urémie vulgaire, qui ne ressemble en rien aux accès éclamptiques.

A. — NÉPHRITE TOXÉMIQUE. — Il y a bien longtemps que les auteurs parlent de cette complication.

Formes et nature. — Elle peut revêtir des formes bien différentes. On peut, en effet, constater de temps en temps de l'albumine dans les urines à la suite de la marche, d'une fatigue, d'un travail excessif. Cette albuminurie disparaît avec le repos, mais est symptomatique d'une fatigue du rein et d'un excès du coefficient uro-toxique. D'autres fois, elle survient sans cause appréciable, plus souvent chez la primipare, plus souvent aussi pendant la saison froide et humide. Cette albuminurie, en rapport direct avec l'état du foie, est la véritable albuminurie gravidique et n'est pas transitoire comme la précédente; mais elle ne s'accompagne pas, la plupart du temps, de lésions profondes du rein puisqu'elle guérit presque toujours très rapidement après l'accouchement, même dans les cas les plus graves. C'est une albuminurie très semblable à celle que l'on trouve dans les maladies infectieuses, à la suite desquelles cependant, plus souvent, s'installe définitivement une lésion de sclérose.

La lésion rénale est ici le plus souvent une simple inflammation superficielle de l'épithélium des tubes ou des glomérules, par exagération du travail excrétoire, qui lui est infligé à la suite d'une quantité considérable de poisons non transformés par le foie insuffisant.

Étiologie. — Les statistiques sont très différentes suivant les auteurs, les villes et les saisons. Étant donné que l'albuminurie survient plus souvent chez des femmes jeunes, primipares, et plutôt à la fin de la grossesse, ces statistiques doivent varier profondément. Les conditions hygiéniques d'habitation, de métier, influencent singulièrement son apparition. C'est ainsi que certains refuges de femmes enceintes, mal installés, humides et malsains, fournissent aux services une quantité énorme d'albuminuriques. Les habitations au rez-de-chaussée, dans des rues étroites et sombres, y prédisposent aussi particulièrement. Certains tempéraments de femmes blondes, lymphatiques, y sont exposés plus que d'autres; de même enfin les femmes dont l'utérus est distendu outre mesure par une grossesse gémellaire, un gros œuf, de l'hydramnios ou une tumeur. Nous reconnaissons ici toutes les causes de compression et d'hyperfonctionnement qui favorisent la toxémie et l'insuffisance du foie et du rein.

Pathogénie. — Nous ne parlerons que pour mémoire des nombreuses théories qui ont cherché à expliquer sa production : la théorie dyscrasique ou modification du sang pendant la grossesse, la superalbuminose de Gubler ou exagération dans le sang de la quantité d'albumine qui s'élimine par les reins, théorie de l'excès de tension vasculaire par augmentation de la masse du sang, puis filtration dans le rein du sérum en masse par excès de pression, théorie de la compression des vaisseaux rénaux par l'utérus, ou encore compression de l'uretère ou des uretères, congestion du rein consécutive et albuminurie. D'autres ont invoqué une lésion du rein, une véritable néphrite gravidique. Enfin nous avons démontré que chacune de ces théories contenait quelque chose d'exact et pouvait rentrer dans celle de l'auto-intoxication. En effet, il est certain que la compression mécanique gêne la circulation rénale, artérielle ou veineuse; que, par suite, le parenchyme est disposé à se congestionner et que la tension vasculaire augmente, ce qui arrive dans toutes les toxémies.

A la suite de cette intoxication, il survient naturellement une dyscrasie sanguine, et aussi, mais secondairement, des lésions du parenchyme. Au lieu donc de les détruire complètement, notre théorie de l'intoxication les accepte toutes, mais en remettant chaque fait à sa véritable place, et en évitant de prendre l'effet pour la cause.

Symptômes. — Contrairement à ce que disent la plupart des auteurs, la néphrite toxémique, qu'ils appellent albuminurie gravidique, n'est pas seulement caractérisée par la présence de l'albumine dans les urines, elle est presque toujours précédée d'autres signes : ceux de l'insuffisance hépatique. On la verra donc apparaître chez des personnes qui, depuis quelque temps, ont de l'œdème des pieds, des mains, de la face; qui ont eu un ou plusieurs saignements de nez, quelques maux de tête, une constipation plus intense que d'habitude, de la dyspepsie, etc., etc. Quelquefois aussi, surtout à l'automne et au printemps, on voit l'albuminurie apparaître en même temps que ces symptômes, mais à la suite d'un refroidissement. Nous en avons vu plusieurs cas causés par une promenade en automobile découverte. On se méfiera particulièrement des malades pâles, blondes, lymphatiques, et de celles qui ont eu à une grossesse antérieure des accidents toxémiques. On observera aussi plus scrupuleusement celles qui ont été atteintes, dans les dernières années, de quelque infection ou suppuration grave, qui aurait pu être la cause de lésions hépatiques ou rénales.

Les urines étant examinées très fréquemment, deux ou trois fois par mois, surtout chez les primipares et dans les derniers mois de la grossesse, seront donc reconnues albumineuses; l'examen complet sera le même que dans l'insuffisance hépatique au point de vue des antécédents héréditaires et personnels. La quantité totale des urines rendues en 24 heures est normale ou un peu plus abondante, enfin on peut y constater des déchets biliaires. La quantité d'albumine est fort variable, depuis des quantités indosables jusqu'à 2 et 3 grammes ; il est rare qu'on en trouve davantage, sauf dans les cas aigus tout voisins de complications très graves.

Dans ces dernières années un signe nouveau est venu se joindre aux autres, c'est l'*hypertension artérielle*. Cette notion, définitivement établie en pathologie générale par Traube, rendue plus facile à constater par Potain, Vaquez, etc., étudiée au point de vue obstétrical par Queirel, Chirié et d'autres, rendra de très grands services pour le diagnostic et le pronostic de la toxémie albuminurique. L'hypertension artérielle peut être transitoire ou permanente : quand elle est le meilleur symptôme de l'insuffisance du rein et sera suivie à bref délai d'albuminurie et de ses complications. On verra ailleurs quel est le mécanisme de sa production et les accidents qui en résultent.

Tous ces phénomènes peuvent augmenter d'intensité d'une façon considérable sous l'influence d'un manque de régime, d'une mauvaise hygiène, du froid ou par l'évolution naturelle des lésions.

La malade, qui, jusqu'alors, avait supporté cette complication de sa grossesse sans pour ainsi dire s'en apercevoir, est prise de malaises, de céphalée, d'œdème plus accentué ; l'albumine de l'urine augmente, quelques troubles de la vue surviennent, enfin apparaît le tableau complet de l'insuffisance hépatique aiguë, compliquée de rétention rénale. Nous étudierons cet état dans le chapitre suivant. C'est en effet en étudiant l'hépatoxémie que nous passerons en revue ses complications qui, jusqu'ici, ont été à tort attribuées à l'insuffisance rénale pure. Les complications de cette dernière sont celles du brightisme, depuis le doigt mort jusqu'à l'urémie aiguë ; cet état du rein n'a trouvé dans la grossesse qu'un élément de gravité plus grande et nous l'avons déjà étudié plus haut.

Complications. — Tous les signes que nous venons d'étudier peuvent s'exagérer et certains peuvent devenir de ce fait de véritables complications. C'est ainsi que l'œdème, qui d'habitude est peu prononcé, peut devenir extrêmement intense. On voit des femmes dont tout le tissu cellulaire s'infiltre de sérosité : la face est bouffie, pâle, les yeux disparaissent, les traits perdent leur forme, les membres deviennent le siège d'un gonflement qui efface les saillies musculaires et osseuses ; les bagues sont quelquefois impossibles à enlever, les grandes lèvres deviennent saillantes, tendues, transparentes, et l'on assiste ici au tableau si fréquent de l'insuffisance rénale dans les différentes maladies, cœur, rein, etc.

Cette forme d'œdème intense est rare dans la néphrite toxémique, elle accompagne plutôt les autres maladies, brightisme, maladie du cœur, cirrhoses, auxquelles la grossesse a donné un coup de fouet. Nous étudierons plus loin un état particulier de la femme grosse, caractérisé par un œdème généralisé, signe fréquent d'intoxication et qui, souvent, existe sans albuminurie.

La néphrite particulière qui nous occupe peut aussi s'accompagner, quand elle devient aiguë, d'accidents pulmonaires et cardiaques graves, mais ici nous retombons dans l'étude des complications du brightisme qui n'ont rien de spécial à la grossesse.

Diagnostic et pronostic. — Le diagnostic de l'albuminurie sera donc

fait facilement par la surveillance des femmes enceintes et l'examen fré
quent de leurs urines. Les femmes attacheront souvent peu d'importance
aux symptômes qui pourraient mettre le médecin sur la voie de l'albuminurie; il faudra par conséquent pratiquer ces examens très fréquemment en
prévenant les malades de vous en adresser plus fréquemment encore s'il
survenait un phénomène quelconque, douleur, constipation plus grande,
céphalée, manque de sommeil, démangeaisons, battements de cœur, saignements de nez, etc., etc. Dans les examens d'urine, on aura soin de s'assurer
que l'albumine n'est pas celle du pus vésical ou d'écoulements vaginaux. La
présence de cylindres hyalins ou granulo-graisseux aura ici son importance
habituelle pour le diagnostic et le pronostic. Quant au pronostic général, il
est le même que celui de la toxémie hépatique.

Le fœtus et ses annexes pourront être sérieusement touchés par la
néphrite toxémique. En effet, les lésions placentaires que l'on remarque
chez les femmes albuminuriques et qui sont de notion courante (hématomes
du parenchyme placentaire, infarctus blancs des Allemands, placenta truffé
de Pinard), ont sur le fœtus une influence directe en rétrécissant la surface
de l'hématose par la destruction d'un certain nombre de cotylédons. L'enfant sera donc atteint doublement dans sa nutrition. Son sérum sanguin
coopérera à la dyscrasie du sang maternel, et, en second lieu, son sang
propre recevra moins d'oxygène et de matières nutritives.

Dans beaucoup de cas, par conséquent, il succombera, ou bien il naîtra
maigre, quoique bien développé dans ses organes, et apte à la vie (enfants
araignées de Pinard). L'hémorragie placentaire peut être également l'origine du décollement du placenta normalement inséré par formation d'un
hématome entre le placenta maternel et le placenta fœtal, accident grave
entre tous.

Il faut savoir aussi que la femme albuminurique, tant par la composition
de son sang que par les lésions vasculaires qui peuvent l'avoir atteinte, est
plus que les autres sujette aux hémorragies avant et après la délivrance,
enfin on redoutera davantage les infections des suites de couches.

Traitement. — La conduite du médecin, chaque fois qu'il se doutera
d'un degré quelconque d'intoxication, sera donc de surveiller très attentivement sa malade au point de vue des urines. Il devra les examiner fréquemment comme nous venons de le dire. Il aura tout avantage à faire ses
examens lui-même, car ainsi il sera certain de leur régularité et en rappel-
lerait au besoin la nécessité. Il pourra se servir des procédés les plus usuels
au point de vue seulement qualitatif, et ne demanderait une analyse complète à un chimiste que s'il en avait découvert lui-même une certaine
quantité, ou bien, si, n'en trouvant pas, il constatait cependant certains
symptômes inquiétants. Le procédé le plus facile est celui de l'ébullition
dans le tube à essai dont on se sert dans toutes les consultations hospitalières;
on expose à la flamme la partie supérieure d'un tube rempli aux trois quarts
d'urine filtrée. S'il se forme un précipité, celui-ci peut être albumineux ou
composé de phosphates. Pour s'assurer de sa nature, on ajoute, avec un
compte-goutte, une seule goutte d'acide nitrique ou d'acide acétique cristal-
lisable. Les phosphates se dissolvent immédiatement avec mise en liberté

de nombreuses bulles gazeuses. L'albumine, au contraire, achève de se précipiter et commence immédiatement à tomber dans la portion liquide non chauffée, sous forme de petits grumeaux blanchâtres. Il faut savoir que si l'on ajoutait trop d'acide, le précipité même albumineux pourrait disparaître, certaines albumines étant solubles dans un excès d'acide.

On se trouvera quelquefois bien de l'emploi du procédé d'Esbach : le liquide d'Esbach précipite, il est vrai, bien d'autres choses que l'albumine, mais il pourra renseigner sur les changements brusques de quantité qui sont si fréquents. Il présentera aussi l'avantage de pouvoir être employé tous les jours par les malades eux-mêmes ou leur entourage. Rien ne sera plus facile, en effet, que de demander à n'importe qui, pourvu qu'il soit consciencieux, de verser dans le tube de l'urine jusqu'à la lettre U et de compléter ensuite avec du réactif jusqu'à la lettre R, de recouvrir avec un bouchon de caoutchouc, d'agiter deux ou trois fois et d'abandonner l'appareil à lui-même pendant vingt-quatre heures. Le médecin serait prévenu de la moindre augmentation, et on serait ainsi averti aussitôt des décharges toxiques imprévues et brusques qui peuvent accompagner des accidents très graves dans l'intervalle de ses visites. Ce procédé peut n'être employé que chez les femmes déjà reconnues albuminuriques.

L'analyse par l'acide nitrique fumant dans un verre à expérience est plus délicat pour un médecin non chimiste. La reconnaissance du disque albumineux demande une assez grande habitude, et les petites quantités peuvent passer inaperçues. Cependant, il a l'avantage de démontrer l'existence d'une cholémie par la présence d'un disque biliaire.

Une fois la présence de l'albumine reconnue dans les urines, suivant sa quantité et surtout suivant la coexistence et l'importance des autres signes, on pourra n'arriver que progressivement au régime lacté absolu. C'est ainsi que, quand il n'existe qu'un précipité presque indosable avec une émission normale d'urine et une santé générale bonne, on peut permettre encore l'usage des légumes, des féculents et des fruits cuits; mais à la condition de voir les urines tous les jours, et c'est ici que le tube d'Esbach pourra rendre de grands services. S'il survenait d'autres signes et si la quantité d'albumine augmentait, il faudrait astreindre immédiatement la malade au régime lacté absolu, de la même façon que nous avons dite plus haut.

Le lait est le seul aliment, surtout quand il est dégraissé, dont la digestion ne s'accompagne pas d'intoxications quand la fonction biliaire est diminuée ou abolie, ainsi que l'ont montré de nombreuses expériences. C'est en outre un aliment complet contenant le minimum de sel de potasse si toxique; il est en outre diurétique.

Dans ces derniers temps, on a reproché au lait la quantité de chlorure de sodium qu'il contient normalement (1 gr. 50 par litre). Il s'opposerait ainsi à la cure de déchloruration en faveur actuellement pour tous les malades atteints d'œdème. Nous avons vu, du reste, que l'œdème, si important à considérer chez la femme enceinte, n'est pas un signe nécessaire de la néphrite toxémique. Ensuite, la cure de déchloruration s'attaque à toutes les lésions œdémateuses viscérales et on ne connaît pas encore son effet dans les formes sans œdèmes. Or, chez la femme enceinte, l'œdème, quand il existe, n'est pas toujours symptomatique de la plus ou moins grande gravité de l'intoxication. Le régime lacté a fait ses preuves, tant au point de vue de la femme que des lésions placentaires, si souvent cause de la mort de l'enfant, et, aussi longtemps qu'on ne nous aura pas démontré la puissance égale de la déchloruration, notre devoir sera de l'ordonner. Les lésions placentaires, en effet, s'arrêtent dans leur évolution à partir du moment précis où la femme cesse de s'intoxiquer par les aliments : L'examen des différentes sortes d'infarctus frais, anciens ou dégénérés, chez les femmes soumises ou non au régime lacté, le démontre surabondamment.

Mais ce n'est pas tout que d'enseigner à la femme à ne plus introduire dans son économie de poisons alimentaires, il faut l'aider à supporter la toxémie préexistante et celle qui est entretenue par le jeu des organes. On évitera donc tout surmenage musculaire, les sorties le soir ou par les temps froids et humides; dans les cas sérieux même on défendra toute sortie. On fera séjourner la malade dans une chambre chaude (17 à 18°), on la couvrira de flanelle pour aider à la transpiration et faciliter l'excrétion de la peau ; celle-ci sera tenue très proprement par des bains savonneux pris avec les plus grandes précautions contre le froid, et matin et soir on se trouvera bien de frictions sèches sur les membres et les reins.

On veillera ensuite, et ceci est capital, à l'intégrité des fonctions intestinales; on les sollicitera journellement par des lavements, des laxatifs, et, de plus, on administrera au moins une fois par semaine un purgatif drastique (eau-de-vie allemande, 12 gr.), qui réveillera ou excitera la fonction hépatique et balaiera l'intestin de ses déchets.

Les inhalations d'oxygène et les ventouses sèches sur la poitrine rendront service dans les cas de complication pulmonaire ou dyspnéique.

Quand il existera une tension œdémateuse considérable des téguments des membres et en particulier des parties génitales, on pourra pratiquer des mouchetures à l'aide d'une aiguille flambée ou d'une aiguille de Pravaz aseptique. L'écoulement qui résultera de ces piqûres soulagera les malades, et c'est ici qu'on pourrait discuter l'opportunité d'une cure de déchloruration. Nous pensons qu'on n'y serait autorisé qu'à la condition que l'on eût affaire à une cardiaque ou à une brightique pure; en effet, ces malades ne sont pas particulièrement menacées d'éclampsie, et l'urémie ordinaire n'a aucune ressemblance, ni clinique, ni pathogénique, avec l'éclampsie. Mais si quelque signe permet de penser que les œdèmes sont d'origine hépato-toxémique, nous croyons, comme plus haut, que le régime lacté est absolument nécessaire.

Chez les femmes qui, malgré le régime sévèrement appliqué, ne voient pas diminuer la quantité reconnue considérable d'albumine, surtout si l'on voit survenir quelque complication ou signe plus sérieux, on pourra discuter l'opportunité de l'interruption de la grossesse. C'est en effet le seul traitement qui puisse être conseillé pour mettre un terme rapide à des accidents qui pourraient devenir dangereux. Ici, comme dans les autres cas d'accouchements prématurés thérapeutiques, il ne peut être question de sacrifier l'enfant pour sauver la mère, puisque cet enfant court lui-même de grands risques, si l'on n'intervient pas, et qu'il sera mort avant sa mère.

Pinard dit : « Quand chez une femme enceinte on a constaté l'existence d'une albuminurie grave (anasarque, troubles persistants de la vue, urémie gastro-intestinale dyspnéique, etc.), et que, sous l'influence du régime lacté absolu continué pendant 8 jours au moins, l'albuminurie ne diminue pas ou continue à faire des progrès alors que les autres symptômes s'aggravent, on doit, dans l'intérêt de la mère, interrompre le cours de la grossesse. »

Si l'enfant succombait, il ne pourrait plus être question de déterminer artificiellement son expulsion, puisque sa mort s'accompagne de la cessation des accidents, la grossesse physiologique étant terminée.

Pendant l'accouchement, on saura que les lésions vulvo-vaginales sont très fréquentes, les tissus œdématiés ayant perdu toute élasticité : ceux-ci peuvent même plus tard devenir le siège de sphacèles étendus, que l'on combattra avec du chloral à 5 pour 100, de la teinture d'iode ou de l'eau oxygénée. Enfin, pendant les suites de couche, on craindra plus particulièrement les septicémies et l'on redoublera d'asepsie. On fera bien de continuer le régime lacté pendant assez longtemps; généralement l'albuminurie persiste encore quelques semaines, et, s'il n'existe pas de lésions irrémédiables du rein, la guérison sera complète, quoique les accidents puissent se reproduire à chaque grossesse consécutive.

Il faut aussi attirer l'attention sur une catégorie de malades qui, jusqu'alors, avaient seulement présenté quelques signes légers de toxémie avec une albuminurie très peu abondante, et qui subitement, après un coup de froid ou toute autre cause, voient, pendant quelques heures, la quantité de l'urine diminuer, celle-ci devient très albumineuse et disparaîtra complètement. En même temps, la pression sanguine augmente énormément, et la malade en quelques heures est dans le coma. C'est là que les sangsues, les ventouses scarifiées rendent de grands services, et même, dans un cas de coma persistant, Chanbrelent et Pousson ont décapsulé les reins et incisé le tissu rénal. De suite après, le robinet de l'urine s'est remis à couler. Mais cette forme rentre davantage dans le tableau du brightisme que dans celui de l'hépato-toxémie.

Albuminurie du travail. — On voit quelquefois apparaître, chez les femmes dont le travail est prolongé, une albuminurie plus ou moins abondante. Cette complication du travail est de même ordre que les albuminuries par surmenage musculaire, que l'on peut observer chez les coureurs. Généralement elle survient dans des organismes fatigués ou tarés, et son pronostic n'est donc pas bon nécessairement. Si, d'habitude, dès que la femme est reposée, tout disparaît dans les 48 heures, quelquefois aussi elle peut avoir été précédée des signes de l'intoxication gravidique et être suivie des complications possibles de cet état. On peut observer, en effet, des accès d'éclampsie après l'accouchement, quelques heures et même quelques jours après, et cette albuminurie, pour ainsi dire aiguë, peut être, dans ces cas-là, analogue à celle qui accompagne ou suit immédiatement cette complication. Il faudra donc ne pas s'en désintéresser complètement, et, chez ces femmes, terminer l'accouchement le plus rapidement possible; enfin se tenir prêt à obvier immédiatement aux accidents possibles en administrant le chloral à la dose élevée de 4 ou 8 gr., en donnant un lavement purgatif, et en pratiquant une saignée si la tension vasculaire restait haute, malgré l'écoulement de sang physiologique de l'accouchement.

Anémie pernicieuse. — Jusqu'en ces dernières années, tous les auteurs ont fait de cette maladie une entité morbide spéciale à la femme enceinte, mais bientôt on démontra qu'elle pouvait survenir aussi chez l'homme, et qu'elle était simplement une maladie des reins, quand elle survenait pendant la grossesse (Pinard). Elle est caractérisée par une oligocytémie extrême, des lésions hématiques spéciales, une faiblesse qui arrive rapidement à sa dernière limite, et une marche rapidement grave, malgré la conservation de la graisse.

Ce qui aurait dû plutôt la faire ranger parmi les néphrites aiguës, ce sont les conditions étiologiques qui favorisent sa production. On sait, en effet, qu'elle arrive à des femmes à mauvaise hygiène, à vomissements plus ou moins graves, fatiguées par des grossesses et des allaitements prolongés. Son début est presque toujours insidieux, il existe quelques signes digestifs et du dégoût pour les aliments, puis la faiblesse augmente, la malade ne peut plus se lever, elle est d'une pâleur cireuse, a des étourdissements et, sauf l'amaigrissement, son état rappelle la troisième période des vomissements incoercibles. Il peut exister en même temps des pétéchies, des hémorragies superficielles ou profondes des gencives, du fond de l'œil, des épistaxis, etc., tous signes communs aux néphrites. La température, généralement, ne s'élève pas avant les derniers jours. Il peut survenir de l'ictère, et nous voyons ici poindre l'influence hépatique; du reste, les urines, rarement albumineuses, renferment de l'urobiline et des déchets biliaires.

Tous ces signes montrent nettement que l'on a affaire à une intoxication d'origine rénale. La question n'est pas encore jugée de savoir si la dyscrasie sanguine n'est pas en rapport avec une insuffisance hépatique, de même que celle que nous avons déjà étudiée; quoi qu'il en soit, son pronostic est très grave; on lui appliquera le même traitement que ci-dessus, en y ajoutant de l'arsenic en injections sous-cutanées et l'oxygène.

Si l'on ouvre la plupart des livres classiques, on voit au contraire conseiller la suralimentation, la viande crue, etc. Quant à l'accouchement provoqué, il ne paraît pas avoir sur l'issue de la maladie une bonne influence, cependant il n'y a peut-être là qu'une question de moment à choisir étant donné le pronostic très grave. On pourrait peut-être être autorisé à supprimer la grossesse, dès que le diagnostic serait établi, et sans attendre les accidents ultimes.

B. — HYDROPISIES.

Œdèmes. — L'œdème, pendant la grossesse, peut atteindre toutes les parties du corps. Il est la plupart du temps mécanique, mais aussi peut venir d'une cause générale. Il faudra donc d'abord, chez une femme qui se plaint de cette complication, en reconnaître la cause. Son siège aura, sur le diagnostic, une importance considérable. Les œdèmes des pieds, des jambes, des membres inférieurs, des organes génitaux et de la partie inférieure du ventre, seront presque toujours causés par la compression de l'œuf sur la circulation veineuse ou par des varices. Plus l'utérus sera distendu par une grossesse gémellaire, de l'hydramnios ou une complication de tumeur, plus aussi le gonflement sera prononcé puisqu'on en a fait même un élément de diagnostic de la grossesse multiple. Mais si cet œdème inférieur se généralise, s'il atteint les doigts, ce qui frappera la malade qui ne pourra plus mettre ses bagues, ou bien la face et en particulier les paupières et le dessous des yeux, il faudra s'en préoccuper sérieusement. Souvent la malade se félicitera devant vous d'avoir engraissé, mais vous ne vous y tromperez pas en examinant la bouffissure des traits, l'effacement des rides, les yeux moins ouverts, les lignes du nez moins nettes et l'élargissement de la face. Ce signe éveillera donc l'attention et l'on pourra être, si l'on n'est pas prévenu, étonné de ne pas trouver d'albumine dans les urines. Il faut savoir qu'elle manque très fréquemment, mais les autres signes chimiques de l'urine existent, et une analyse complète faite par un chimiste les révélera. Ensuite, il est très rare qu'il n'existe pas, en même temps, quelque autre des phénomènes que nous venons de passer en revue. L'œdème aura donc servi à appeler l'attention et c'est l'un des meilleurs signes de l'intoxication gravidique. Il nécessitera un traitement sévère, presque aussi sévère que s'il existait de l'albuminurie; du reste, il rendra nécessaires des examens d'urine journaliers, quoique l'apparition de l'albuminurie ne doive pas assombrir particulièrement le pronostic, mais compléter le tableau clinique.

On appelait autrefois *cachexie séreuse* l'état consécutif à cette intoxication non traitée et caractérisée par de l'anasarque, de l'amaigrissement, de la faiblesse, de la pâleur.

Le diagnostic pourra ainsi être établi d'une façon très précoce, et il est presque inutile de dire que plus vite on pourra agir par un traitement rationnel, et plus vite on sera maître des accidents pour les guérir ou pour les prévenir. Mais il existe encore bien des cas, dans lesquels le médecin aura négligé d'interroger ou de surveiller les femmes grosses, ou bien celles-ci auront omis de se faire soigner, le jugeant inutile, ou encore, les accidents prémonitoires auront été si peu intenses, qu'ils n'auront pas attiré l'attention, enfin les faits graves se présenteront avec une telle brusquerie, dans l'intervalle de deux visites du médecin, qu'on ne pourra éviter toujours de graves complications.

Urines des intoxiquées. — Les urines décèleront des signes chimiques très importants en dehors de la présence de l'albumine. L'urée diminue considérablement, et son abaissement progressif serait la mesure de l'altération des cellules. On constate en même temps la présence d'une grande quantité de sels biliaires qui pourraient causer le prurit préhépatique de Hanot. Le rapport azoturique (Hélouin), c'est-à-dire le rapport de la quantité d'azote éliminé sous forme d'urée à celle de l'azote urinaire total, traduit exactement le travail de la cellule hépatique. Ce rapport varie suivant le régime, le travail musculaire, le poids corporel, etc., entre 84 et 90, mais, quand il atteint une valeur inférieure à 80, l'insuffisance hépatique est certaine.

La quantité d'acide urique est considérablement accrue, et les matières extractives apparaissent dans l'urine et augmentent sa toxicité, leucine, xanthine, hypoxanthine, tyrosine. Apparaissent encore l'urobiline, l'indican et de la glycosurie alimentaire. La toxicité urinaire augmente au moment où survient l'insuffisance hépatique, et diminue quand le rein devient insuffisant. Quand donc le coefficient urotoxique diminue, après une augmentation, le pronostic est mauvais. L'hydrogène sulfuré (Roger) passerait directement dans le sang des intoxiqués du foie ; enfin l'épreuve du bleu de méthylène ne pourra renseigner que sur la perméabilité du rein.

La *glycosurie*, reconnue par Blot chez beaucoup de femmes enceintes, et annoncée d'habitude comme un phénomène normal et adjuvant de la sécrétion lactée, ne doit pas être considérée comme un phénomène sans importance.

La cellule hépatique malade ne fixe plus le glycogène et laisse passer le sucre dans le sang, et Hanot disait que si cette glycosurie coexistait avec l'urobilinurie et l'hypoazoturie, c'était un élément important de diagnostic. On a dit que le sucre, étant de la lactose, venait des seins. D'abord on y trouve également de la glucose, puis quand bien même le lait ou la sécrétion lactée inemployée jetterait dans la circulation de la lactose en abondance, le fait de sa non-transformation prouverait l'insuffisance de la cellule du foie, car un foie incapable de fixer le sucre est en même temps incapable d'arrêter le poison (Roger et Surmont). Comme conclusion, la présence du sucre dans les urines d'une femme enceinte ne peut être considérée comme un phénomène normal, mais n'implique pas non plus l'existence du diabète. Il faut rapprocher ce fait des glycosuries anhépatiques de Gilbert et Lereboullet, transitoires et sous la dépendance d'une fatigue ou d'une insuffisance de la cellule hépatique. Les femmes gravides deviennent ainsi des cholémiques avec toutes les conséquences.

Hydropisie des séreuses. — On ne peut en faire une maladie particulière, elles ne sont que des complications d'une maladie du cœur ou du foie, au même titre que l'anasarque, et il n'y a ici, encore une fois, rien de spécial à la grossesse. Cependant, l'ascite pourra, survenant chez une femme enceinte, devenir très rapidement intolérable. On sera peut-être plus tôt forcé de pratiquer une ponction, surtout si les fonctions du cœur et du poumon en sont gênées. La production de ces épanchements pourra être un élément de discussion pour la provocation de l'avortement ou de l'accouchement.

IV. — MANIFESTATIONS NERVEUSES. INSUFFISSANCE AIGUË. CONVULSIONS.

On a longtemps cru que les convulsions de la femme enceinte ou récemment accouchée constituaient une maladie. Nous ne discuterons pas ici toutes les théories qui ont été invoquées pour expliquer le mécanisme de leur production. L'ensemble de cet article montre, surabondamment, par toutes les preuves cliniques, physiologiques et anatomiques, qu'elles ne sont qu'une terrible complication de la toxémie particulière, qu'on observe chez les femmes enceintes, quand le foie ne fonctionne pas et que le rein est fatigué par la double fonction à laquelle il est astreint. Nous ne nions pas, encore une fois, que d'autres éléments ne puissent unir leur action à la principale, et les différentes qui y ont été invoquées peuvent s'unir pour redoubler le surmenage hépatique, mais ne peuvent être invoquées seules, tant que le foie reste puissant. .

Signes. — Certaines femmes seront désignées d'avance pour cette complication, et le médecin se méfiera quand son interrogatoire lui aura révélé certaines particularités.

Importante sera la reconnaissance des vestiges d'une maladie antérieure à la grossesse, qui aura laissé un peu d'hypertrophie du foie ou un léger bruit de galop, etc. Enfin, auront apparu les signes du début communs à toutes les insuffisances hépatiques, quelle qu'en soit l'origine. Ce seront le changement de caractère, la fatigue générale, la céphalée frontale et les vertiges, l'insomnie, la somnolence dans la journée, les bluettes oculaires, le prurit localisé ou généralisé, le ptyalisme à quelque degré que ce soit, les troubles dyspeptiques, la constipation et les vomissements, les taches pigmentaires, le xanthélasma, les épistaxis, les gencives saignantes (Pinard), les œdèmes avec ou sans albuminurie, l'albuminurie, la coloration jaune de la peau, les ictères et quelquefois la douleur hépatique. Nous avons déjà énoncé le rapport étroit qui réunissait l'état du rein et la toxémie hépatique ; on sait que la néphrite toxémique peut exister sans albuminurie, et Dieulafoy a montré qu'on pouvait trouver dans ces cas ce qu'il appelle le petit brightisme, c'est-à-dire le doigt mort, les épistaxis, l'œdème, la pollakyurie, la céphalée, etc. L'interrogatoire et l'examen devront donc porter également sur l'état du rein.

L'albuminurie, signe d'une néphrite, existe presque toujours chez les femmes qui deviendront éclamptiques, mais pas nécessairement (Bouffe) ; cependant, il est certain que quand le rein devient à son tour insuffisant, il peut être la cause déterminante dans l'apparition des attaques.

Il y a donc à décrire un état particulier que présentent les malades quelque temps auparavant. On l'a même appelé le prééclampsisme (Bar).

C'est cet état dont les médecins doivent bien connaître les signes, pour prévenir leur malade de les appeler immédiatement, s'il en survenait quelqu'un.

L'augmentation brusque du précipité dans le tube d'Esbach, l'insomnie, l'agitation, le changement de couleur des urines (nous avons observé une malade qui eut trois jours avant ses attaques une émission d'urine noire sans hématurie, urine qui contenait 18 grammes d'albumine par litre, ce signe doit être considéré comme d'un pronostic très grave) ; les épistaxis, la céphalée nocturne, la céphalalgie frontale, ou sensation de casque, surtout au lever, les troubles de la vue, enfin la douleur épigastrique de Chaussier, pourront précéder de quelques jours, ou de quelques heures, la perte de connaissance. Si on complète l'examen, on trouvera dans les urines les signes décrits plus haut à un degré considérable, et, de plus, la pression sanguine sera énorme, 18 à 20. Enfin, les urines sont hypoacides (Bouquet).

Qu'on se hâte, car on pourrait être surpris comme chacun de nous l'a été, et nous verrons tout à l'heure, en étudiant le traitement, qu'on peut encore, jusqu'à un certain point, empêcher la complication de survenir. Mais dans beaucoup de cas, malgré le traitement, à plus forte raison s'il n'en a pas été institué, l'agitation augmente. Si c'est pendant la nuit, le sommeil agité est troublé de réveils brusques et de cauchemars, la céphalalgie devient insupportable, la vue devient impossible, et la constriction au niveau du creux de l'estomac accompagne souvent de la dyspnée. Quelquefois aussi la malade est somnolente, divague légèrement, est indifférente à tout ce qui l'entoure, et, s'il existe de l'anasarque et une énorme albuminurie, l'aspect habituel de la femme en imminence d'accès est constitué.

Accès. — *Période d'invasion.* — L'accès commence par des convulsions fibrillaires des muscles de la face et des paupières, puis celles-ci et les globes oculaires sont animés de mouvements rapides, les yeux se dévient en haut et à gauche, les pupilles sont paralysées, les lèvres se contractent, avec ou sans déviations des commissures, et les mâchoires se resserrent violemment.

Période de convulsions toniques. — Au bout d'une demi-minute environ, tous les muscles s'immobilisent en contracture, les membres, le tronc, le cou et la face. La tête est renversée en arrière, la face à gauche, et le tronc forme une ansellure dorso-lombaire. En même temps, les muscles respiratoires, diaphragmes et intercostaux, se contracturent également, arrêtant la respiration ; la figure tuméfiée, bleue, prend un aspect effrayant, d'autant plus que, si on n'y remédie immédiatement, la langue projetée au dehors peut être coupée par les arcades dentaires, et le sang mêlé de bave souille la face, les cheveux et le lit. Quelquefois cependant, chez les sujets très œdématiés et pâles, la congestion de la face peut être remplacée par une lividité particulière ; enfin, à cette période, les bras sont en pronation et les mains fermées, les quatre doigts pliés sur le pouce. Cette période est très courte, heureusement, puisque la malade est en apnée, et, à mesure qu'elle dure plus longtemps, l'aspect asphyxique augmente ; elle ne peut durer plus de 20 secondes.

Période de convulsions cloniques. — Les convulsions proprement dites commencent, la respiration se rétablit stertoreuse, et tous les muscles qui tout à l'heure étaient contracturés s'agitent, d'une façon brusque et presque régulière, les membres se tendent et se détendent, la face est grimaçante, les yeux s'agitent en tous sens, mais les mouvements, tout en étant très violents, déplacent rarement le corps. La face prend un aspect particulier de tension vasculaire et le mélange de cette congestion avec l'œdème habituel lui donne un aspect effrayant. Puis la respiration, encore très irrégulière pendant cette période convulsive, se rétablit, gênée par les mucosités qui remplissent le pharynx, et reste ronflante et stertoreuse pendant quelque temps.

Terminaison de l'attaque. — Certains malades reprennent connaissance tout de suite après l'attaque : on les voit ouvrir leurs yeux, regarder autour d'elles d'un air étonné, prononcer quelques mots plus ou moins intelligibles, surtout quand la langue a été mordue. D'habitude cela se produit dans les deux ou trois premières attaques quand elles sont en série, mais, à mesure qu'elles se produisent, le coma devient de plus en plus intense entre les crises et on ne peut réveiller ni sensation ni connaissance. Quand la malade parle après l'attaque, on voit que son cerveau est dans une torpeur difficile à vaincre ; si on lui parle elle répond, mais avec peine, et souvent la mémoire est lente ou abolie, et la sensation dominante est un mal de tête violent. D'autres fois, au contraire, les attaques sont suivies d'une période de demi-coma pendant laquelle on ne peut découvrir aucun signe de connaissance. Ce coma peut durer plusieurs heures si les attaques sont très éloignées les unes des autres, mais fréquemment les accès se succèdent assez rapprochés, sans que le cerveau puisse retrouver un fonctionnement quelconque.

Les accès sont d'habitude assez nombreux : on peut cependant n'en rencontrer qu'un seul, et hâtons-nous de dire que le pronostic n'en est pas meilleur ; on voit en effet des femmes mourir n'ayant eu qu'une seule attaque. Il n'existe aucune régularité, ni dans le nombre, ni dans l'intensité, ni dans la production des crises convulsives, et le tableau clinique est des plus variables.

Signes qui font prévoir l'arrivée d'une nouvelle attaque. — Quand la femme est dans le coma, et qu'elle dort de ce sommeil lourd et abruti, elle peut, à un certain moment, montrer de l'agitation ; sa respiration s'active, et, si l'on observe ses pupilles, on voit celles-ci s'élargir. A ce moment, craignez une nouvelle attaque, et faites tous vos efforts pour la faire avorter, comme nous le verrons plus loin.

L'*état général* est très variable. Sa température peut s'élever au début des attaques ; en général, elle est presque normale, mais son élévation paraît être d'un mauvais pronostic. Le pouls est rapide, peut s'élever jusqu'à 120, 130, et il assombrit aussi alors le pronostic. Nous avons vu que l'aspect général pouvait être très différent, suivant que le coma était plus ou moins profond.

Les *urines* sont généralement normales comme abondance, il est mauvais qu'elles soient rares, mais elles renferment presque toujours une quantité colossale d'albumine, et cela même dans les cas où il n'y en avait pas auparavant. Nous avons cependant observé des cas où il n'y en eut à aucun moment. Leur toxicité est diminuée en même temps que celle du sang est augmentée, enfin elles contiennent des déchets biliaires en quantité considérable.

Marche et terminaisons. — La mort est fréquente, elle survient quelquefois pendant un accès, mais plus souvent ceux-ci se rapprochent et sont suivis du coma qui ne se termine que par la mort ; ou bien la terminaison fatale est causée par une des complications que nous verrons tout à l'heure, ou enfin les accès cessent, mais la malade, même si elle a repris connaissance, reste dans un état de somnolence d'où on la tire difficilement, son pouls s'élève petit à petit, ainsi que sa température, et elle finit par mourir, quelquefois même après quelques jours.

Mais la guérison peut aussi se produire ; après l'attaque ou les attaques, la malade reprend connaissance, l'urine devient très abondante, l'albuminurie diminue, la céphalalgie s'efface, petit à petit la mémoire revient : tous ces signes sont d'un excellent pronostic, et, s'il ne survient pas d'autre complication, la malade guérit sans que presque jamais il subsiste aucune trace de cet abominable état.

Complications de l'attaque. — On sait que l'intoxication, qui, par son action sur le système nerveux central, est la cause des convulsions, détermine une dyscrasie sanguine avec exagération de la pression vasculaire ; d'un autre côté, les tissus gorgés de poisons voient leurs petits vaisseaux et leurs capillaires s'altérer dans leurs parois, il n'est donc pas étonnant que l'un des effets les plus fréquents de l'attaque qui congestionne les tissus et donne une pression considérable du sang soit suivi très fréquemment d'*hémorragie viscérale*. La plus fréquente est l'*hémorragie cérébrale* qui peut se produire pendant l'attaque ou dans les périodes intermédiaires ; elle n'est pas fatalement mortelle, mais, suivant son abondance et le territoire où elle s'est produite, elle peut déterminer les paralysies, les hémiplégies, de l'aphasie et tous les phénomènes que l'on observe dans l'hémorragie cérébrale, ou bien le foyer hémorragique peut se produire *dans le foie*, les foyers microscopiques de nécrose que l'on voit gorgés de globules sanguins peuvent se réunir, et former de véritables noyaux, quelquefois très étendus ; l'épanchement sanguin peut ainsi former des infarctus et, s'il est superficiel, décoller la capsule. Celle-ci peut elle-même se rompre quand la tension devient trop grande, et nous avons ainsi observé plusieurs cas d'abondant épanchement de sang dans le péritoine. De pareils hématomes peuvent se produire encore dans les muscles, la rate, le corps thyroïde, la plèvre et les poumons ; le rein peut aussi être le siège d'hémorragies qui donneront lieu à des hématuries. En résumé, tous les organes, viscères, séreuses, muscles, méninges, cerveau, peau, peuvent être parsemés d'un semis de petites hémorragies superficielles. Les poumons sont souvent œdématiés, et leur état congestif et apoplectique peut gravement compliquer la situation dans les jours qui suivent les attaques.

Une complication très grave est l'ictère. Nous avons écrit n'avoir jamais vu guérir une éclamptique atteinte d'ictère. Cela n'est pas absolument exact, mais néanmoins son apparition à la suite des attaques, alors que la femme reste dans cet état semi comateux, dont il est impossible de pronostiquer l'issue, assombrit considérablement le pronostic. Cet ictère devient rarement très accentué ; il s'accompagne comme ses autres variétés d'une coloration foncée des urines, mais il se rapproche des ictères graves par l'aspect de la malade, son mode de production, probablement mécanique, par destruction du parenchyme hépatique.

La fonction cérébrale peut aussi rester abolie assez longtemps ; on a vu des femmes ne recouvrer la mémoire et l'intelligence que plusieurs mois après, et quelques-unes présentent quelque temps de la manie puerpérale (V. plus loin).

On voit aussi les complications oculaires persister longtemps, l'amaurose peut être partielle ou totale : quand elle est sous la dépendance d'un simple œdème, elle guérit assez vite, mais lorsqu'il existe une hémorragie du fond de l'œil, le pronostic dépend de son importance. Tantôt la vue est incomplète ou, au contraire, elle n'existe plus, suivant qu'un œil est pris seul ou que les deux sont atteints ; on ne pourra faire le diagnostic qu'avec l'ophtalmoscope, et nous avons observé une femme qui ne recouvra la vue qu'au bout d'un an.

Toutes les autres complications sont celles de la toxémie principale ;

telles sont les névrites, les psychopathies, les éruptions que nous allons étudier.

Pronostic. — Il est très grave. Les statistiques sont très variables pour la mère comme pour l'enfant. Tarnier donne 30 pour 100 de mortalité maternelle et 32 de mortalité fœtale. Olshausen 25 pour 100 pour les femmes et 28 pour les enfants. Notre calcul personnel est plus élevé et nous a donné 37 pour les femmes et 28 seulement pour les enfants.

Pronostic pour les femmes : tout dépend de la lésion plus ou moins profonde dont est atteint le foie et des complications possibles. Il est fort difficile de porter un pronostic certain en s'appuyant sur l'état de la malade, sur le nombre de ses attaques, sur la forme, en un mot, des accidents. Nous avons vu, en effet, des femmes mourir après une seule attaque, nous en avons vu résister à une série considérable ; cependant il est certain que l'accès convulsif lui-même, par ses complications mécaniques possibles, par la dypsnée et l'asphyxie qui l'accompagnent, augmente le danger, et qu'il sera de toute nécessité de le supprimer dans la mesure du possible. Mais il faut bien savoir que la cessation des attaques, pas plus du reste que l'accouchement, ne rendent la situation moins sérieuse, car on voit mourir beaucoup de femmes plusieurs jours après, sans que la connaissance soit revenue, ou même lorsque le cerveau recommence à fonctionner, le foie ne pouvant guérir ses lésions : l'ictère en est, comme nous l'avons vu, un signe très important.

La marche de la température et le pouls peuvent être néanmoins observés avec fruit. Quand la température est élevée et le pouls rapide, et qu'au bout de peu de temps il n'y a pas une rémission marquée de ce côté, il faut craindre une issue fatale ; plus encore, si une élévation se produit graduellement : cela montre l'apparition d'un état infectieux ou toxique aigu. Dans les formes avec ictère, la température sera quelquefois au contraire au-dessous de la normale.

La quantité d'urine ne peut donner aucun renseignement utile. La mort survient parfois, alors que sa quantité est considérable, et cela est logique, puisque la toxicité de l'urine est toujours diminuée, les poisons étant retenus dans l'économie, et le rein, même très actif, ne pouvant arriver à tout éliminer. La quantité d'albumine qu'elle contient peut inquiéter lorsqu'elle ne diminue pas très rapidement.

Pronostic pour le fœtus. — Les statistiques que nous avons énoncées montrent que l'enfant succombe dans un très grand nombre de cas. Il meurt intoxiqué lui-même et asphyxié par les lésions placentaires de la dyscrasie sanguine. On trouve en effet, dans le placenta, quand l'enfant est mort, des cotylédons entiers supprimés et des hémorragies considérables qui se sont produites récemment. Cependant, quelques fœtus, et cela surtout dans le dernier tiers de la grossesse, continuent à évoluer, et on ne compte plus les observations dans lesquelles la femme, ayant guéri, mène à terme sa gestation, à la condition que le régime soit observé strictement jusqu'à la fin. Pour lui, le nombre des attaques a une très grosse importance, car il meurt souvent par l'insuffisance d'hématose qu'elles produisent. Enfin, l'enfant peut présenter aussi des lésions du foie et des reins (Cassael) analogues à celles de la mère, et produites par le passage des poisons à travers le placenta.

Le pronostic, très sérieux par conséquent pour la femme et pour l'enfant, devra aussi être étudié au point de vue des complications immédiates. Certains cas, peu graves en eux-mêmes, se termineront brusquement par une hémorragie cérébrale, ou bien les lésions causales, continuant à évoluer, causeront un coma tardif alors que les accidents aigus paraissent calmés.

Enfin, le pronostic est également assombri par la continuation de certaines complications, telles l'amaurose, la cécité, les psychopathies, etc.

Une femme éclamptique, qui doit guérir, reprendra très vite connaissance, verra s'effacer rapidement sa céphalalgie, les troubles de sa vue ; l'albuminurie diminuera considérablement, souvent en quelques heures, mais ne disparaîtra complètement que longtemps après. Les œdèmes seront plus tenaces, et en quelques jours la malade aura repris l'intégrité de ses fonctions.

Diagnostic. — Par l'examen de tous ces signes, le diagnostic différentiel sera presque toujours facile. Il ne sera délicat que lorsque l'examen des urines révèlera peu ou pas d'albuminurie, ce qui est très rare. Si l'on est témoin de l'attaque, il faudra penser à l'épilepsie ou à l'hystérie. Dans la première il existe une aura et un cri initial, la connaissance revient presque immédiatement, l'aspect est tout différent, il y a une émission involontaire d'urine, ce qui est rare dans l'éclampsie, la température est d'habitude normale et il n'y a pas d'albuminurie. Pour l'hystérie, le diagnostic est facile ; aucun des signes généraux n'existe, l'attaque est précédée de symptômes nerveux, il n'y a ni dyspnée, ni cyanose, ni coma. Les convulsions de la colique de plomb seront reconnues par les commémoratifs, le liséré, etc. La question sera plus difficile à résoudre quand on n'aura pas vu l'attaque ; on ne pourra la résoudre que par l'interrogatoire et l'examen actuel de la malade si souvent variable.

Le coma éclamptique sera distingué : 1º du coma de l'épilepsie comme plus haut ; 2º du coma de l'ivresse par l'odeur de l'haleine et des vomissements ; 3º du coma cérébral par le début de la maladie, les paralysies, etc.; 4º d'un empoisonnement comme par le phosphore (Lepage).

Le diagnostic des complications sera facile par les signes ordinaires, en particulier pour l'hémorragie cérébrale, les maladies pulmonaires, l'ictère, etc. Les hémorragies viscérales seront plus difficilement reconnues.

Traitement. — Tout ce que nous avons écrit montre que tout l'effort du médecin pendant la grossesse est de *prévenir* cette terrible complication. Alors qu'on croyait que l'albuminurie précédait toujours d'assez longtemps son apparition, on se croyait tranquille en examinant les urines assez fréquemment, mais on sait maintenant qu'elle peut survenir très peu de temps après l'apparition de l'albuminurie, entre deux examens par conséquent, ou même que cette albuminurie peut manquer au moins avant les attaques. On ne peut cependant voir les urines tous les jours comme dans un service hospitalier ; il faut donc examiner les malades à d'autres points de vue, dépister l'insuffisance hépatique et sa toxémie par d'autres signes et, quand on les aura reconnues, appliquer strictement le traitement, même dans les cas qui ne paraissent pas graves.

Ce traitement sera celui que nous étudierons tout à l'heure au chapitre du traitement général.

Il ne faut donc pas laisser la malade arriver à cet état caractéristique dans lequel on doit craindre l'apparition des convulsions. Pour cela on ne se fiera pas à l'absence d'albuminurie, et on attribuera une très grande importance aux antécédents. Deux des femmes chez qui nous avons observé des convulsions non précédées d'albuminurie avaient présenté de l'ictère pendant leur jeunesse.

On sait aussi qu'une maladie intestinale quelconque, aiguë ou chronique, peut infecter le foie d'une façon latente et le préparer à l'insuffisance en ralentissant son fonctionnement. Les dyspeptiques, les alcooliques, les constipées sont des hépatiques. Il suffit d'un embarras gastrique léger, avec ou sans fièvre, pour réaliser cet état (Chauffard), et nous trouverons dans ces principes des données précieuses pour la conduite hygiénique des femmes enceintes.

Traitement pendant la période prééclamptique. — S'il survient quelqu'un des signes prémonitoires des attaques, avant que le régime ait pu en mettre à l'abri, on attachera une assez grande importance à la pression vasculaire. Quand la pression est normale, on pourra se contenter des moyens ordinaires : chloral à haute dose, 4 à 8 grammes, en potions ou en lavement, ventouses scarifiées sur la région des reins, sangsues aux apophyses mastoïdes, eau lactosée (50 cent. pour 1000) pour tout aliment, inhalations de chloroforme, même en cas d'agitation très grande : en un mot, considérer le système nerveux pour l'empêcher de réagir. Si la pression est énorme, nous n'hésitons pas à pratiquer une saignée de 500 gr. et même davantage ; nous savons que celle-ci n'est pas souveraine, mais comme ensuite la pression diminue considérablement, on est en droit de la tenter ; en même temps on administrera un grand lavement purgatif et, si on en a le temps, 15 gr. d'eau-de-vie allemande.

Quand l'**accès** survient, si on est présent, on saisira immédiatement un mouchoir, le bord du drap, ou quelque étoffe que l'on insinuera entre les mâchoires pour appuyer la langue sur le plancher de la bouche et l'empêcher d'être mordue ou coupée. On la maintiendra ainsi pendant toute l'attaque ; s'abstenir surtout de tout corps étranger mis entre les mâchoires et surveiller les pièces dentaires qui pourraient être aspirées dans les voies aériennes.

Il est inutile de faire aspirer du chloroforme ou de l'éther pendant l'attaque, c'est du temps perdu puisqu'ils ne peuvent rien sur une attaque commencée, mais ils pourront servir à *prévenir leur retour*. Beaucoup d'auteurs les redoutent à cause de leur action sur le rein, ils préfèrent la morphine à haute dose, jusqu'à 27 cent. en 4 jours (Olshausen) : nous la rejetons, ainsi que les opiacés, parce qu'ils congestionnent les centres nerveux et diminuent la quantité d'urine. Nous préférons les anesthésiques. Le sommeil arrivera d'autant plus vite que le chloral, administré à haute dose, l'aura déjà préparé, et nous avons vu, avec une surveillance incessante, faire avorter un très grand nombre d'accès et éviter ainsi beaucoup de complications mécaniques. Mais endormir la malade au chloroforme pendant plusieurs heures consécutives et maintenir son système nerveux sans réaction au prix d'une quantité considérable d'anesthésique aspirée nous semble extrêmement dangereux, tant au point de vue du rein qu'au point de vue des poumons et du cœur.

Dans l'intervalle des attaques, on maintiendra la femme, si elle est agitée, et on la calmera par des lavements de chloral administrés avec une longue sonde pour qu'ils ne soient pas rendus immédiatement. On a pu en faire digérer ainsi jusqu'à 16 gr. dans les 24 heures. On le donnera mélangé à du lait pour empêcher son action caustique sur l'intestin. Si la femme peut avaler, on le lui donnera par l'estomac, mélangé à un peu de lait. Tarnier attribuait une grande importance à la quantité de lait avalé et il faisait de celui-ci une sorte de médicament actif puisqu'il conseillait même l'emploi de la sonde œsophagienne quand les mâchoires étaient contractées. Nous croyons que la portion active du lait doit être seule administrée : les graisses et le caillot étant difficiles à digérer et très souvent vomis ; une eau minérale légèrement diurétique sucrée avec de la lactose fera plus efficacement le lavage du sang.

Puis on fera fonctionner l'intestin très violemment à l'aide d'un purgatif drastique et de lavements purgatifs. Porak préfère laver l'intestin et obtenir son antisepsie par de grandes irrigations rectales d'eau salée, et laver le sang par des injections intra-cellulaires d'une quantité considérable de sérum salé. Nous pensons que l'on ne doit mettre dans le sang que la quantité d'eau qu'il peut supporter, sans que la tension vasculaire soit élevée, et nous savons que le sérum salé, mis en abondance sous la peau, l'élève singulièrement ; de plus, il possède une action irritante sur le rein et son emploi est en contradiction absolue avec les théories nouvelles de la déchloruration. On emploie encore les bains chauds et le veratrum viride, 10 gouttes toutes les heures.

C'est ici que se posent deux questions très importantes : la saignée et le traitement obstétrical.

La saignée est encore défendue par un très grand nombre d'auteurs. On a même prétendu faire le lavage du sang en remplaçant une quantité de sang donné par la même quantité d'eau salée. Ce lavage est purement illusoire, car tous les tissus sont gorgés de toxines, la quantité que l'on pourra soustraire à l'économie par une saignée même importante sera minime, et presque immédiatement après le niveau toxique sera rétabli. La saignée ne peut donc être défendue que par son action sur l'hypertension ; à ce point de vue nous l'admettons et nous avons l'habitude de la pratiquer quand celle-ci est considérable (18 à 20). Nous la pratiquons aussi quand la malade présente un aspect asphyxique, que sa face est bleue, congestionnée, parsemée de petites veines apparentes.

Traitement obstétrical. — Les accès éclamptiques peuvent, nous l'avons vu, tuer l'enfant, ou le laisser vivant, et la grossesse peut continuer. Les statistiques sont des plus variables, et, suivant que l'on s'appuie sur l'une ou sur l'autre, la conduite à conseiller varie. Pendant la grossesse, nous avons conseillé de pratiquer l'accouchement prématuré chaque fois que l'albuminurie et les signes d'intoxication ne cèdent pas très rapidement au traitement. Le même conseil doit-il être donné au moment où apparaissent les signes précurseurs de l'attaque? Pinard et Tarnier sont d'avis qu'à ce moment l'excitation utérine nécessaire pour ouvrir la cavité ne peut être qu'un adjuvant à redouter pour l'apparition de la crise quand elle est encore inévitable.

Quand les accès sont apparus, nombreux sont les auteurs qui, avant tout traitement, conseillent de vider l'utérus immédiatement et, par conséquent, de dilater l'orifice, si fermé qu'il soit, par un moyen quelconque : ballon, dilatation manuelle, dilatateur, etc. Dans le but d'éviter le traumatisme de la dilatation forcée de l'orifice, Dührssen conseille l'accouchement par le cul-de-sac postérieur incisé ou, quand il existe un col dilatable et presque effacé, d'extraire le fœtus par les voies naturelles à la suite d'incisions du col.

Les accoucheurs français sont d'avis qu'en règle générale, chez une femme éclamptique au cours de la grossesse, il ne faut recourir ni à l'accouchement provoqué, ni à l'accouchement forcé.

Quand la femme est en travail, il faut terminer l'accouchement le plus rapidement possible et ici peut-être est-on autorisé à hâter artificiellement la dilatation. On sait que très fréquemment chez ces femmes le travail marche avec une rapidité extrême (se méfier de l'accouchement qui est passé quelquefois inaperçu, pendant la période agonique). On redoublera de soins antiseptiques et on saura combien les déchirures des parties molles sont faciles, fréquentes et étendues.

Si la femme est amenée agonique avec son enfant vivant, on a conseillé l'opération césarienne immédiate : dans tous les cas, on ne sera autorisé à la pratiquer qu'en mettant en œuvre toutes les règles usuelles, l'aspect agonique des éclamptiques n'étant pas toujours une véritable agonie.

Telle est la conduite à tenir quand l'enfant est vivant. Quand il est mort, toutes ces questions ne sont plus à discuter; si le travail apparaît, on hâtera l'accouchement par une craniotomie dès que l'orifice sera suffisant, et il sera bon de terminer par une délivrance artificielle comme du reste dans les autres cas.

Quant l'utérus est vidé, le pronostic n'est pas extrèmement amélioré et le fait de l'accouchement et de la délivrance ne supprime pas les effets toxiques. En effet, le coma peut continuer de même que les attaques, et celles-ci apparaissent même quelquefois plusieurs heures et même plusieurs jours après la délivrance.

En résumé, on ne sera autorisé à pratiquer l'ouverture de l'utérus que quand la malade sera mourante et que son état ne pourra plus être aggravé par le traumatisme considérable de la dilatation forcée.

L'*hémorragie cérébrale* peut également survenir dans le cours des toxémies, sans être causée par une attaque convulsive. Elle est alors la conséquence de l'altération des vaisseaux, elle-même suite de l'altération du sang.

Accélération du pouls. — L'accélération du pouls démontre que la toxémie influence l'innervation du cœur. Ce signe peut survenir en dehors des accidents toxiques dans lesquels nous les avons déjà vus. Il présente à lui seul, pendant la grossesse, une importance considérable, et commande, dans tous les cas, le régime lacté absolu et le régime anti-toxique. Il survient particulièrement chez les nerveuses d'hérédité ou de tempérament, et en dehors de toute lésion cardiaque. Quand il complique les vomissements, il prend une gravité particulière et son apparition commande l'intervention thérapeutique immédiate.

Névrites toxémiques. — Pinard, le premier, a rapporté une observation de névrite gravidique bien avant l'avènement des théories toxémiques (1889). Toutes les névrites se rencontrent pendant la grossesse, mais elles ne sont pas toutes sous la dépendance de l'intoxication gravidique. Leur pathogénie est semblable à celle des névrites toxiques et en particulier de la névrite alcoolique. Puyo décrit une polynévrite généralisée ou localisée aux membres supérieurs et inférieurs et des mononévrites. Elles sont toujours précédées des symptômes ordinaires des intoxications et en particulier des vomissements, de la céphalée et surtout des vomissements incoercibles constatés dans la moitié des cas. (V. NÉVRITES, POLYNÉVRITES.)

La névrite débute par des troubles sensitifs, puis surviennent les troubles moteurs et il se constitue une paraplégie flasque. Aux membres supérieurs on peut n'observer qu'une parésie, les muscles antéro-externes de la jambe, du mollet, des extenseurs et des fléchisseurs des doigts, les élévateurs et rotateurs du bras s'atrophient. Le facial, le pneumo-gastrique et le phrénique peuvent se prendre. Enfin les troubles sensitifs peuvent être très variés et les malades peuvent ressentir des douleurs atroces. Peu de troubles trophiques, mais des troubles intellectuels et de la paralysie des sphincters. La paralysie peut être bornée aux membres inférieurs ou seulement aux membres supérieurs, et dans ce cas les nerfs médian et cubital sont plus souvent malades.

La guérison survient après l'accouchement dans un temps variable, depuis une semaine jusqu'à huit mois et plus. Le pronostic n'est pas forcément bénin, puisqu'on a observé quelques cas de mort.

Les *mono-névrites gravidiques* sont plus fréquentes, mais passent très souvent inaperçues. La plupart des troubles de la vue sans albuminurie en sont un exemple. On observe l'amaurose ou l'amblyopie. Après l'accouchement, la cécité peut persister quand il y a une atrophie optique complète.

La surdité, les troubles de l'odorat et du goût sont des phénomènes de même ordre. Le diagnostic de ces névrites toxémiques devra être fait d'avec les névrites toxiques infectieuses, dyscrasiques, et leur traitement sera celui de toutes les intoxications gravidiques. Mais la provocation de l'accouchement pourra être conseillée dans les cas graves et en particulier dans la névrite optique.

Psychopathies. Manie puerpérale. — Ces complications peuvent apparaître pendant la grossesse et les suites de couches par différentes causes. La toxémie gravidique en est certainement une, mais a besoin de trouver un terrain préparé par l'hérédité et le tempérament propre de la malade.

On peut remarquer différentes sortes de vésanies. Les formes les plus simples, comme les envies bizarres, peuvent se rencontrer, mais aussi les plus graves comme la véritable folie (V. FOLIE PUERPÉRALE).

Les multipares sont plus atteintes que les primipares, et, chez les primipares, le surmenage du travail paraît avoir une certaine influence, puisque chez elles les accidents apparaissent plutôt après l'accouchement.

Pendant la grossesse, on peut voir survenir des envies singulières, des impulsions ou obsessions délirantes, la manie, etc., et très fréquemment la mélancolie, quelquefois de la kleptomanie. Ces folies peuvent être à rechutes pendant les différentes grossesses et aussi leur survivre indéfiniment. Les femmes déjà aliénées voient généralement leur état empirer pendant la grossesse. Pendant le travail, les accidents peuvent éclater au moment de l'accouchement.

Pendant les suites de couches, leur fréquence paraît être en rapport avec la longueur du travail ou les complications consécutives ; ils arrivent quelquefois tardivement pendant l'allaitement, mais alors ne sont plus en rapport avec les accidents que nous étudions, sauf quand ils sont consécutifs à des accès éclamptiques, ce qui est fréquent.

Le pronostic sera très variable suivant les signes concomitants, la forme et le terrain. Le traitement dans les formes nettement en rapport avec l'intoxication sera le même que dans ses autres manifestations, et il faudra dans les cas graves ne pas hésiter à supprimer la grossesse.

V. — MANIFESTATIONS HÉPATIQUES. ICTÈRES.

Il est impossible d'étudier en détail ce vaste sujet qui demanderait des volumes. L'ictère, en effet, pendant la grossesse, peut être causé par toutes les complications hépatiques que l'on trouve en dehors d'elle, depuis l'ictère simple jusqu'à l'ictère grave. On a même observé des épidémies d'ictère.

En général, il est certain qu'une malade qui a présenté dans les années qui ont précédé sa grossesse un ictère même bénin, se trouve posséder un antécédent qui favorise l'insuffisance hépatique. Lorsque la femme est grosse, l'ictère peut apparaître dans des conditions bien différentes : ou il est sporadique, et il est alors toujours la conséquence d'une altération fonctionnelle de la cellule hépatique, et dans ce cas pourra revêtir toutes les formes de gravité possibles, mais c'est toujours un symptôme sérieux qui montre que la cellule a été touchée profondément, et le pronostic en sera singulièrement aggravé ; on le rencontre secondairement aux signes bénins de l'insuffisance hépatique. Mais aussi il peut compliquer les états graves comme les vomissements incoercibles et les accès éclamptiques.

Il est donc impossible de décrire séparément toutes les formes des ictères pendant la grossesse ; nous avons du reste déjà fait ces descriptions, et cette nouvelle complication n'est qu'un syndrome plus ou moins grave d'états déjà connus. (V. ICTÈRES.)

Cependant il existe d'étroites relations entre la colique hépatique accompagnée d'ictère et l'insuffisance du foie, et, dans ce cas, son pronostic et son traitement rentreront dans l'étude de cette dernière.

La lithiase biliaire, souvent méconnue ou absente chez la jeune fille, éclate très fréquemment à l'occasion d'une grossesse ou pendant les suites de couches.

L'hygiène des femmes enceintes, ou la nécessité dans laquelle elles sont souvent de garder l'immobilité, favorise, de même que l'hérédité, l'apparition de ces accidents, de même la compression des voies biliaires, qui augmente à mesure que l'utérus se développe. Enfin elle est très fréquemment héréditaire.

Pendant la grossesse, son diagnostic sera généralement facile; on la distinguera de la gastralgie, de la colique néphrétique, de l'appendicite, d'un début du travail, et pendant les suites de couches d'une péritonite. Mais elle revêtira très fréquemment la forme de simple douleur d'estomac, avec quelques vomissements et souvent de la diarrhée. La grande colique hépatique avec ictère se verra rarement. Son pronostic sera presque toujours peu grave, à moins qu'une infection des voies biliaires d'origine intestinale ou puerpérale ne se surajoute, mais alors on verra apparaître de la fièvre et des accidents infectieux. (V. COLIQUE HÉPATIQUE et GROSSESSE.) Il faudra prévenir ces accidents par le traitement habituel, et l'attaque aiguë sera calmée par la morphine et les antispasmodiques.

Traitement général des toxémies gravidiques. Hygiène de la femme enceinte au point de vue toxémique. — On trouvera dans le corps de cet article les traitements appropriés à chacune des manifestations. Nous allons dresser ici un tableau rapide des indications générales que commande ce diagnostic fait à quelque moment que ce soit de la grossesse. Nous avons déjà dit que toute femme ayant une hérédité ou des antécédents hépatiques quelconques, ou qui avait déjà présenté pendant une grossesse antérieure quelque accident, devait être soumise à une hygiène particulière. Cette hygiène comportera un régime alimentaire et des précautions dans la vie ordinaire. Le *régime* sera celui des dyspeptiques et des personnes dont le foie est légèrement touché : on le désigne par les mots blanc, lacto, végétarien. Si malgré ce régime il survenait quelque ennui, on supprimera toute viande, toute graisse, et on les remplacera par du lait. Enfin si quelque complication sérieuse se montrait, on commanderait immédiatement le régime lacté absolu avec du lait pur coupé d'eau ou du lait écrémé. On trouvera toute cette partie du régime étudiée en détail au paragraphe des vomissements.

On n'hésitera pas à mettre au régime lacté absolu d'emblée, dès les premiers jours connus de la grossesse, toute femme qui aura auparavant, lors d'une précédente gestation, présenté des vomissements graves, des ictères ou des accès éclamptiques.

En dehors de ce régime alimentaire, la femme enceinte devra se protéger soigneusement contre les intempéries des saisons, et surtout le froid humide. Les femmes du monde feront bien de se couvrir plus soigneusement que d'habitude, et toutes en général fuiront les endroits humides, les habitations sur le bord de l'eau, le refroidissement en sortant du bain, etc.

Pour les examens d'urine on se reportera à ce que nous avons dit en étudiant la néphrite toxémique.

Enfin l'intestin sera suivi avec le plus grand soin, la constipation étant habituellement une infirmité de la femme enceinte. On ne craindra pas les laxatifs, ni les purgatifs, contrairement à ce que l'on croit encore souvent. On fera le plus soigneusement possible l'antisepsie de l'intestin, puisque, nous l'avons vu, la toxémie gravidique a presque toujours cet organe comme point de départ.

La quantité d'urine sera également surveillée très attentivement [V. Grossesse (Hygiène)].

Comme conclusion générale, nous pouvons dire que la plupart des maux
qui compliquent la grossesse sont d'origine toxémique, que cette toxémie
est causée par l'insuffisance du foie doublée très fréquemment de l'insuffisance du rein, et que tout accident, même le plus bénin en apparence, doit
être pris en considération.

La femme enceinte doit se soigner et être soignée.

                                                    BOUFFE DE SAINT-BLAISE.

GYMNASTIQUE MÉDICALE. — La gymnastique médicale se distingue de la
gymnastique pédagogique (tant suédoise que française) en ce qu'elle constitue un traitement véritable au lieu d'être seulement une 'simple méthode
de développement physique (V. Exercices physiques).

Les effets de la gymnastique sont d'augmenter le volume et la solidité des
os, la force et le volume des muscles, l'amplitude des mouvements articulaires, la synergie des mouvements.

La bonne exécution de la gymnastique médicale exige la connaissance de
certains principes. On doit savoir que l'*épaisseur* d'un muscle est proportionnelle à l'*effort* dont il est capable, et sa *longueur* à l'étendue des déplacements de ses points d'insertion, c'est-à-dire à l'*amplitude* du mouvement
qu'il provoque (Marey). En outre, un muscle possède son maximum d'action
quand il se trouve dans son état maximum d'allongement (Duchenne de
Boulogne). En faisant agir un muscle il est donc utile de faire coïncider
l'effort maximum de ce muscle avec son maximum d'allongement. L'action
particulière de la pesanteur est importante à connaître; sous son influence
seule, certains mouvements tendent à se produire spontanément, et ce sont
alors les muscles antagonistes de ces mouvements qui interviennent pour
les arrêter ou les modérer ; c'est ainsi que les fléchisseurs de l'avant-bras se
contractent quand ce segment de membre tombe dans l'extension par la
pesanteur en exécutant un mouvement qui semblerait devoir être attribué
aux extenseurs, qui en réalité restent inactifs. Cette action de la pesanteur
est à utiliser. L'*antagonisme* des divers groupes musculaires doit être parfaitement étudié, et l'on n'oubliera pas que, dans les mouvements effectués
sans résistance, le muscle antagoniste intervient pour modérer le muscle qui
produit le mouvement, alors que dans les mouvements avec résistance
comme dans ceux qui effectuent le soulèvement d'un poids, l'antagoniste
n'intervient pas, son action étant remplacée par la résistance ou le poids.

Les mouvements employés en gymnastique médicale sont de deux sortes :
les *mouvements actifs*, et les *mouvements passifs*, ceux-ci étant exécutés avec
ou sans *résistance*. Dans l'ordre naturel, c'est par les mouvements passifs que
l'on doit commencer, afin de mobiliser les articulations et de préparer le
jeu des muscles par l'activité circulatoire que l'on provoque dans la région ;
on sait que les os longtemps immobilisés sont moins résistants, et l'on
devra procéder avec douceur. Puis l'on passe aux mouvements actifs, qui
hâteront le développement des muscles. Pour mieux en limiter l'intensité,
l'amplitude et la durée, le médecin les fait exécuter après qu'il a effectué la

« prise » des segments du membre intéressé, suivant des règles qui vont être étudiées. Tout l'art de la gymnastique médicale est dans cette graduation méthodique de l'effort qui convient au malade.

Il est d'usage d'employer comme meubles le plint bas, sorte de lit de massage à dossier mobile, le plint haut qui est plus élevé, moins large, moins long et n'a pas de dossier mobile, mais comporte une courroie pouvant fixer les pieds du malade (pl. I, fig. 1), et un tabouret. On peut se servir plus simplement d'une table, d'une banquette et d'un tabouret ordinaire.

Les principaux mouvements sont les suivants :

Mouvement du tronc. — Le malade est assis sur un tabouret ou à cheval sur une banquette ; le médecin se place derrière lui, et le saisit avec la main droite sur l'épaule droite et la main gauche sous l'aisselle gauche ; il peut ainsi commodément lui faire exécuter des mouvements de flexion, d'extension, de latéralité, de torsion (pl. I, fig. 2).

Mouvements de l'épaule. — Le malade est assis sur le tabouret ; le médecin se place derrière lui, et saisit de la main droite l'avant-bras du malade près du coude (pl. I, fig. 3), tandis que de la main gauche il maintient l'épaule.

Mouvements du coude. — Le malade est assis, sa main est en supination ; le médecin la saisit de la main droite en même temps que le poignet, et fixe l'épaule et le bras de la main gauche en même temps qu'il appuie le coude du malade sur son genou (pl. I, fig. 4).

Mouvements du poignet. — Le malade est assis, et place son avant-bras sur une table de façon que la main en dépasse le bord ; le médecin saisit cette main de sa main droite et fixe l'avant-bras de sa main gauche (pl. I, fig. 5).

Mouvements de la hanche. — Le malade est étendu sur le plint bas, dans le décubitus dorsal pour les mouvements de flexion (pl. II, fig. 6) ; le médecin se place latéralement, saisit d'une main le cou-de-pied et de l'autre immobilise l'os iliaque. Pour le mouvement d'extension, le malade se couche sur le ventre, les prises sont analogues, si ce n'est que le médecin immobilise l'ischion. Les mouvements d'adduction et d'abduction sont exécutés dans le décubitus latéral (pl. II, fig. 7). Enfin les mouvements de rotation, ainsi que ceux d'adduction et d'abduction sont faits commodément, le malade étant étendu les genoux fléchis (pl. II, fig. 8).

Mouvements du genou. — Le malade est étendu sur un lit de massage, les jambes pendantes ; le médecin placé latéralement saisit le pied d'une main, et de l'autre fixe le fémur (pl. II, fig. 9).

Mouvements du pied. — Le malade étendu pose le bas de la jambe sur le genou du médecin, qui saisit le pied d'une main au niveau des têtes des métatarsiens et de l'autre fixe le cou-de-pied (pl. II, fig. 10).

La gymnastique médicale ainsi exécutée convient plus spécialement au traitement des affections chirurgicales : ankylose, scoliose, déformation, attitude vicieuse, pied plat, pied bot, avec l'aide de l'orthopédie ; mais en Suède, sous l'influence de Ling, la gymnastique est utilisée dans le traitement des maladies internes. Sans aller aussi loin que les Suédois, on peut admettre que la gymnastique médicale peut agir sur certains troubles circulatoires, dans les maladies de la nutrition et qu'elle entrera pour une part dans la rééducation motrice.   *PARISET.*

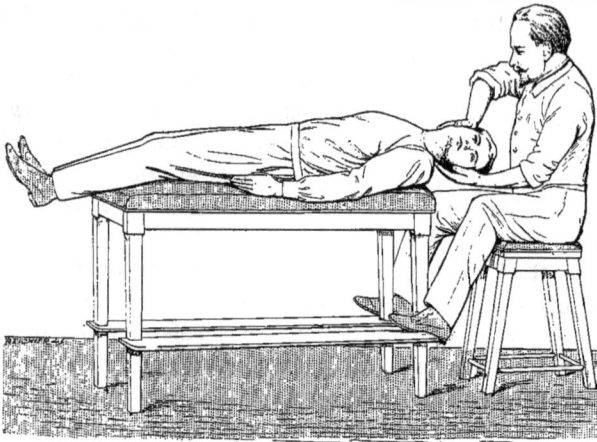

Fig. 1.
Mouvements de la tête. — Emploi du plint haut. (DESFOSSES.)

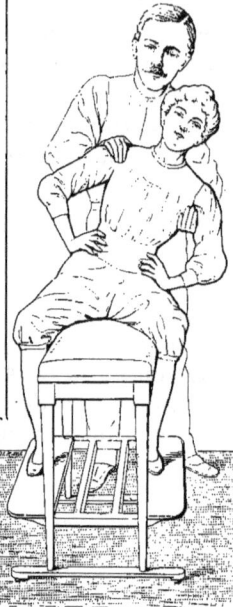

Fig. 2.
Mouvements du tronc. (DESFOSSES.)

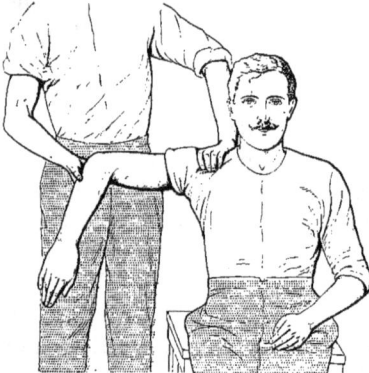

Fig. 3.
Mouvements de l'épaule. (DESFOSSES.)

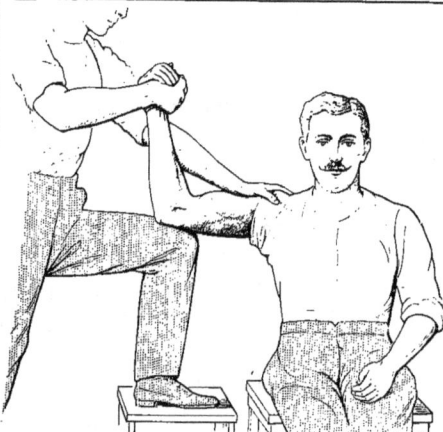

Fig. 4.
Mouvements du coude. (DESFOSSES.)

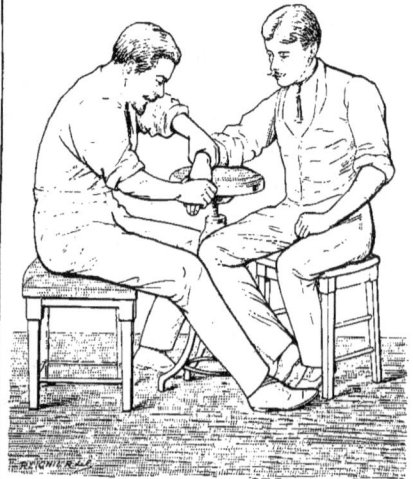

Fig. 5.
Mouvements du poignet. (DESFOSSES.)

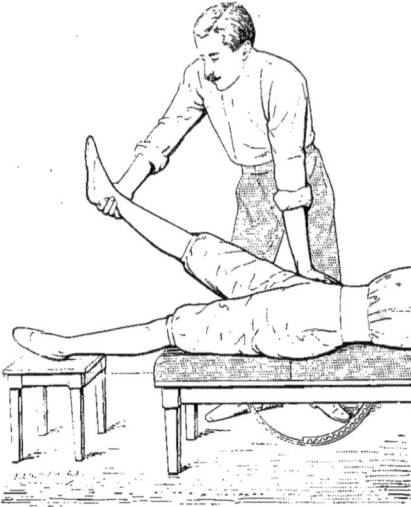

Fig. 6.
Mouvements de la hanche. (DESFOSSES.)

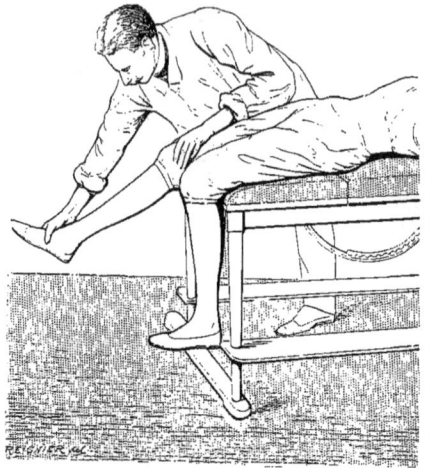

Fig. 9.
Mouvements du genou. (DESFOSSES.)

Fig. 8.

*Mouvements
de la hanche.
Rotation.*
(DESFOSSES.)

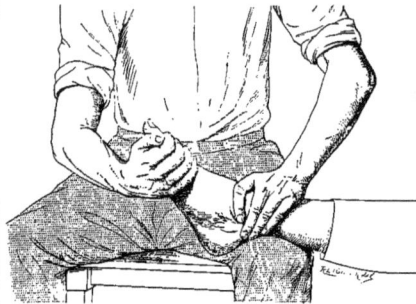

Fig. 10.
Mouvements du pied. (DESFOSSES.)

Fig. 7.

*Mouvements
de la hanche.
Abduction
et
Adduction.*
(DESFOSSES.)

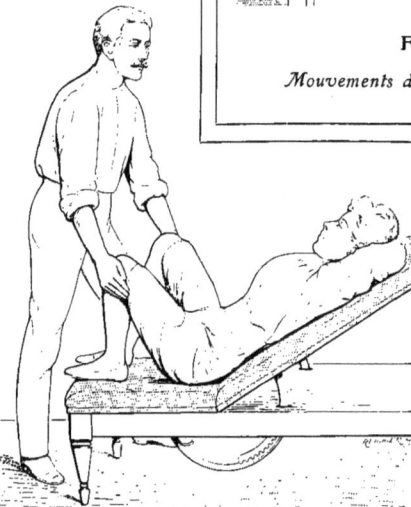

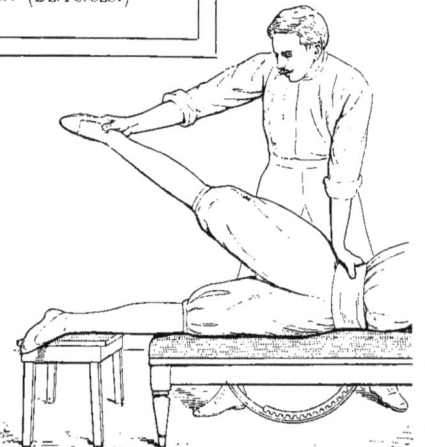

H

HABITATION (HYGIÈNE).

EMPLACEMENT DE L'HABITATION. — Le choix de l'emplacement d'une habitation est très important au point de vue sanitaire, bien que dans la pratique ce soient bien rarement des considérations hygiéniques qui le déterminent.

L'expérience a montré que les bords immédiats de la mer, des lacs et des cours d'eau, le fond des vallées rétrécies, le pied des montagnes et des coteaux, les dépressions en contre-bas des plaines sont trop humides. Par contre les hauts plateaux, les sommets des élévations de terrain sont battus par les vents et en conséquence trop froids. Il vaut mieux dans une région peu mouvementée choisir le sommet d'un dos de selle, dans les terrains accidentés construire à mi-flanc de coteau, à l'abri des vents violents et froids, en un point convenablement ensoleillé; dans la plaine, surélever l'habitation en l'édifiant sur un tertre artificiel d'un mètre environ de hauteur.

L'humidité du sol est défavorable à la salubrité de l'habitation. Il faut donc éviter les terrains imperméables, surtout les sols argileux, qui ne se laissent traverser que par une quantité extrêmement faible des eaux pluviales et retiennent l'humidité au maximum. Si la nécessité commande de construire dans des terrains par trop humides, on aura recours à des drainages préalables qui assécheront le sol, l'aéreront et y faciliteront l'oxydation des matières organiques. Les roches granitiques fournissent en général une pente assez prononcée pour que les eaux s'écoulent aisément et ne soient pas retenues sur place; elles peuvent donc, dans ces conditions, malgré leur imperméabilité, convenir à l'emplacement d'une habitation. Les terrains très perméables, comme le sable, le grès, le calcaire non marneux sont les meilleurs, à la condition qu'une couche imperméable trop voisine de la surface n'y retienne pas les eaux, car cette nappe d'eau souterraine trop superficielle entretiendrait forcément de l'humidité dans les premières couches de terrain. Ces observations montrent combien il est nécessaire, avant de s'arrêter à un emplacement, d'y déterminer la profondeur de la première nappe d'eau souterraine. C'est qu'en effet les matériaux de construction usuels sont plus ou moins perméables à l'eau, et lorsque le sol de l'habitation est humide, les murs s'imprègnent d'eau par capillarité. L'humidité forme alors dans la maçonnerie des dépôts de salpêtre (nitrate de chaux), sel éminemment hygrométrique. Il en résulte une évaporation constante à la surface des murs, qui refroidit l'atmosphère intérieure, expose les habitants au rhumatisme et favorise la conservation des germes des maladies infectieuses. Sous la même influence, les parois finissent par se recouvrir d'une véritable flore de moisissures, qui rongent les papiers, les boiseries et même la brique. Ce pouvoir d'ascension de l'eau du sous-sol varie beaucoup suivant la nature du terrain; il est favorisé par les calcaires, réduit au minimum par le sable et le gravier.

L'expérience a montré que pour que le terrain des caves et les murs de fondation restent secs, il faut que le niveau le plus élevé de la première nappe d'eau souterraine reste toujours à 5 mètres au-dessous de la surface du sol. Ce chiffre n'est suffisant que lorsque les fondations ne descendent pas au-dessous de la profondeur habituelle et qu'il n'y a qu'un étage de caves.

Il importe encore d'éviter de construire sur un emplacement qui a été contaminé par des souillures antérieures ou qui est exposé à en recevoir. Lorsqu'on se propose d'édifier une habitation sur un terrain où s'élevaient auparavant des constructions, on recherchera avec soin s'il n'y existait pas des dépôts de fumier ou d'ordures, des fosses recevant les excréments et les matières usées, et on n'hésitera pas à pratiquer la désinfection du sol. On arrosera les terrains souillés avec du lait de chaux ou une solution de sulfate de cuivre à 5 pour 100. Pour les parties les plus polluées (fosses, puisards, caniveaux) on peut employer les mêmes désinfectants ou mieux encore une solution contenant de 2 à 5 pour 100 d'un mélange à parties égales d'acide phénique impur du commerce et d'acide sulfurique du commerce; puis on enlèvera ces terres au bout de quelques jours, lorsque le désinfectant aura bien pénétré, avant d'y porter la pioche. Cette mesure devrait être appliquée systématiquement à tout terrain avant une reconstruction, comme l'exigent les règlements de police de la Seine. De plus, on n'oubliera pas que les souillures peuvent être entraînées plus ou moins loin de leur origine par les eaux de surface, et on recherchera avec soin s'il n'existe pas quelque voisinage dangereux (cimetière, dépotoir, usine insalubre), placé de telle façon que la pente entraîne leurs eaux vers l'emplacement choisi.

Les dimensions du terrain devront autant que possible être telles que l'habitation soit entièrement entourée d'espaces libres (cours et jardins), la séparant des maisons voisines, de façon à permettre la libre circulation de l'air et l'insolation maxima des façades. De plus, la quantité de souillures se multipliant avec le nombre des habitants, il y aura avantage à ce que l'habitation n'abrite qu'une seule famille.

Ces conditions de salubrité sont aisément remplies à la campagne et dans les centres urbains de moyenne étendue, mais dans la plupart des grandes villes le terrain fait défaut. Non seulement il faut renoncer aux espaces libres autour des habitations, qui sont accolées côte à côte de chaque côté des rues et adossées à des maisons donnant sur des rues différentes; mais encore on en est réduit à accumuler les étages les uns au-dessus des autres; on construit des immeubles de 6 à 8 étages à Paris, de 14 à 16 en Amérique; enfin chaque étage, divisé en appartements, comprend souvent le logement de plusieurs familles. Cet encombrement diminue pour chaque habitant sa part d'air et de lumière, accumule les souillures de toutes sortes, multiplie les occasions de contact et favorise par suite la dissémination des maladies transmissibles.

Aussi dans les grandes villes est-on amené à recourir à la réglementation pour maintenir les constructions dans des limites qui ne soient pas tout à fait inconciliables avec les principes de salubrité les plus élémentaires. D'une façon générale l'hygiène exigerait que la hauteur d'un bâtiment n'atteignît jamais la largeur de l'espace libre qui s'étend devant lui (rue, cour ou jardin). En France, les règlements sanitaires municipaux, comptant avec les nécessités locales, se montrent sensiblement moins exigeants.

ORIENTATION DE L'HABITATION. — Dans les villes l'orientation de l'habitation est généralement imposée par la direction des rues. Ailleurs elle peut être influencée par la configuration du terrain, par le paysage, par des considérations esthétiques; mais il est le plus souvent possible de tenir compte dans une certaine mesure des indications que nous allons donner.

L'habitation peut être éclairée et aérée par ses quatre façades, ce qui est le plus avantageux. Dans des conditions moins favorables elle recevra la lumière et l'air par les ouvertures de trois ou de deux de ses façades; ce dernier cas est celui qui se rencontre le plus fréquemment dans les grandes villes. On évitera de n'ouvrir des orifices que d'un seul côté de la maison, car si l'éclairage peut encore être assuré d'une façon satisfaisante dans ce cas, on ne pourra réaliser la ventilation par des fenêtres opposées, qui est de beaucoup la plus efficace.

Deux principes doivent surtout régler le choix de l'orientation :

1° Dans les régions autres que les parties très chaudes de notre pays, la façade du nord ne recevra que des ouvertures peu nombreuses et d'importance secondaire. Elle n'est exposée en effet aux rayons solaires que pendant l'été, et encore trois ou quatre fois moins que les autres façades; elle est donc mal éclairée pendant les deux tiers de l'année et, durant la saison froide, non seulement elle n'est chauffée à aucun moment par le soleil, mais encore elle est battue par les vents les plus glacés.

On réservera la façade nord aux locaux où peuvent se dégager des odeurs importunes, diffusant d'autant plus que la température est plus élevée, les cabinets, les cuisines (qui sont toujours trop chaudes); on y placera les vestibules, les escaliers, les paliers, les couloirs, où on ne fait que passer. Les ateliers de peinture ou de photographie, les laboratoires, qui ont besoin d'un éclairage uniforme sans que les rayons solaires y pénètrent d'une façon prolongée, seront avantageusement exposés au nord. Par contre, dans certaines parties du midi de la France, où les étés sont très chauds et les hivers doux, l'orientation du nord donne pendant l'été une fraîcheur délicieuse à des pièces qui restent encore habitables pendant l'hiver.

2° Dans les localités mal abritées et, principalement, sur le littoral et les territoires qui ne sont pas éloignés de la mer, il y a grand intérêt à ne pas exposer l'une des façades principales aux vents pluvieux (vents de sud-ouest en général chez nous). Une façade battue par la pluie reste en effet toujours humide, à tel point que dans les régions exposées, on est obligé de n'ouvrir aucun orifice sur cette façade et d'en recouvrir la surface d'enduits imperméables, de tuiles de bois, d'ardoises ou de briques vernissées.

Ces principes étant posés, examinons maintenant les avantages et les inconvénients respectifs des autres orientations. La façade sud reçoit beaucoup plus de chaleur en hiver (cinq fois plus) et pendant les saisons du printemps et de l'automne (deux fois plus) que les façades de l'est ou de l'ouest, qui s'en partagent en toute saison sensiblement la même quantité l'une que l'autre. En été la proportion est renversée, et la façade sud ne reçoit plus que les quatre cinquièmes de la chaleur distribuée à la façade est ou ouest. Tout paraît donc à l'avantage de l'exposition sud : chaleur plus grande pendant les saisons froide ou fraîche de l'année, moindre pendant la saison chaude. On a fait cependant remarquer que pendant l'été les rayons solaires brûlants n'atteignent, à cause de la grande élévation du soleil sur l'horizon que les parties les plus extérieures des pièces exposées au midi, tandis que le fond, restant constamment dans l'ombre, n'en est que plus froid et plus humide. Cet argument n'a de valeur que dans les régions particulièrement humides où la fraîcheur présente des inconvénients, même en été. Partout ailleurs l'orientation au midi paraît présenter des avantages très appréciables sur les autres.

Enfin on a fait valoir en faveur de l'exposition à l'est qu'elle assure toute l'année l'insolation si gaie et si salubre du matin.

Envisageons maintenant le problème suivant le nombre de façades libres de l'habitation. Avec quatre façades il sera facile de concilier toutes les opinions. Il nous paraît rationnel d'adopter, dans les pays qui ne sont pas trop humides, l'orientation nord-sud pour les façades principales et est-ouest pour les façades secondaires. On bénéficiera ainsi de tous les avantages de l'orientation au midi et on remédiera aux inconvénients de l'exposition au nord en plaçant, sur cette façade, les locaux qui ne réclament pas une insolation vive et prolongée (cuisines, cabinets, etc.), la salle à manger, et la salle de bains, où on ne passe qu'un petit nombre d'heures de la journée ; et enfin des pièces qui seront particulièrement agréables à habiter pendant la saison chaude et auxquelles on pourra donner un supplément d'éclairage et de calorique naturels, en y ouvrant une fenêtre donnant à l'ouest ou de préférence à l'est. Dans les contrées froides et très humides, on adoptera plutôt l'orientation principale est-ouest et l'orientation secondaire nord-sud pour les raisons que nous avons indiquées plus haut. L'affectation des locaux donnant au nord restera la même.

Lorsque trois façades sont libres et à plus forte raison deux seulement, on n'a souvent pas le choix de l'orientation qui est imposée par les circonstances. On aura avantage, quand cela sera possible, à élever les façades principales à l'est et à l'ouest ou mieux encore peut-être au sud-est et au nord-ouest ; dans ce dernier cas on bénéficiera partiellement des charmes de l'exposition au midi, sans avoir à sacrifier toute une façade aux rigueurs de l'orientation au plein nord.

MATÉRIAUX DE L'HABITATION. — Les matériaux de construction doivent être choisis de façon à mettre les habitants à l'abri des écarts de la température extérieure et à ne pas conserver d'humidité.

Ces deux conditions s'imposent surtout pour la *maçonnerie* des murs([1]) qui servent de parois à l'habitation. On peut établir comme règle générale que les matériaux les plus poreux, grâce à l'air qu'ils renferment dans leurs pores et qui est un excellent isolant, ne laissent passer que très lentement la chaleur et le froid et conservent bien la température acquise. D'autre part, ils se débarrassent d'autant plus vite de l'eau absorbée par eux que leurs pores sont plus grands.

Cependant, il ne faudrait pas, dans la pratique, en conclure que des murs construits en moellons tendres ou en briques spongieuses seraient les plus hygiéniques, surtout sous des climats humides ou pluvieux. Mieux vaut, en somme, choisir des matériaux moins poreux que de s'exposer à emmagasiner dans les parois une humidité dont celles-ci ne se débarrasseraient que plus ou moins incomplètement dans la suite.

La pierre meulière, surtout la variété caverneuse, remplit bien les deux conditions requises; car elle protège à la fois contre les intempéries et contre l'humidité. Aussi est-elle par excellence l'élément de choix des maçonneries bien faites, d'autant que, de plus, elle est presque indestructible. Malheureusement ses gisements font défaut dans beaucoup de contrées.

Les pierres de grès et de granit sont très peu perméables à l'eau, mais s'assèchent lentement et difficilement, si elles absorbent de l'humidité; de plus, elles se laissent aisément traverser par la chaleur et par le froid. Il en est de même, mais à un moindre degré, de la brique de bonne qualité, c'est-à-dire celle qui est dense et bien cuite. Les pierres calcaires dures constituent d'excellents matériaux. Quand le calcaire est trop tendre, il retient l'humidité; c'est pour cela qu'on le voit s'effriter au bout de peu de temps ou bien se fendre à la gelée. Lorsque les murs seront construits en blocages de moellons ou de caillasses réunis par un mortier ou autre liaison, leur valeur hygiénique dépendra surtout de la nature des éléments qui les composent. Ces matériaux plus fractionnés apporteront aux murs ainsi construits les mêmes qualités ou inconvénients qu'ils présentent lorsqu'ils sont utilisés en blocs. Cependant l'effet de protection de ces murs sera notablement augmenté par l'emploi d'un bon mortier de chaux hydraulique, surtout si on a soin d'étendre à l'extérieur un enduit lisse au lieu de laisser la maçonnerie rugueuse.

On doit choisir avec beaucoup de soin les matériaux destinés aux murs de fondations. Celles-ci sont des assises de maçonnerie qui supportent tout le poids de la construction. Elles descendent au moins à un mètre au-dessous de la surface du sol pour rester à l'abri de la gelée et elles reposent sur un lit de béton pour éviter l'ascension de l'humidité par capillarité à travers les porosités de la maçonnerie. Cette humidité qui provient du sol est en effet redoutable pour la salubrité de l'habitation.

1. Pour la construction des murs extérieurs, on emploie rarement des métaux (pans de fer, etc.), qui défendent mal contre les écarts de la température extérieure, et on utilise de moins en moins le bois.

On ne saurait donc prendre trop de précautions pour assécher les murs de fondation. Ils doivent être construits en matériaux aussi peu perméables à l'humidité que possible tels que : la meulière, le granit, les gros cailloux siliceux ou le grès compact, et isolés du sol par un revêtement en ciment. Depuis quelques années l'usage des murs en béton moulé donne d'assez bons résultats. A défaut de ces matériaux on peut user de la brique, mais à la condition qu'elle soit très cuite; encore sera-t-il prudent de la séparer du sol par un lit de béton dans la profondeur et latéralement de dehors en dedans par du granit et une couche isolante de laine de scories, comme l'indique la figure 33. En Angleterre, on complète ces précautions en disposant dans les murs, un peu au-dessus des fondations, une couche isolante formée de matériaux imperméables (brique vitrifiée, ardoise, etc.), qui interdisent absolument l'ascension de l'humidité.

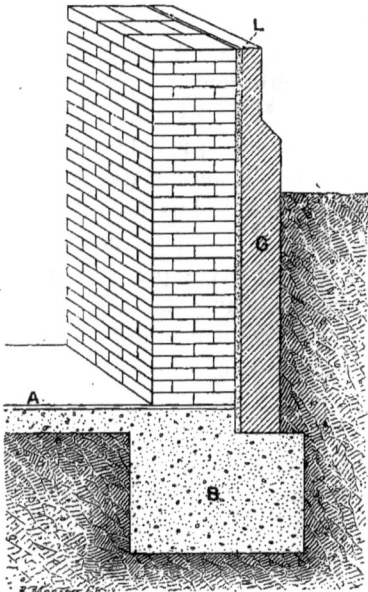

Fig. 33. — A, couche d'asphalte; B, béton; G, granit; L, couche de laine de scories.

Lorsqu'il s'agit de construire une fosse d'aisance on ne doit pas hésiter à n'employer que les matériaux les plus étanches, dont on pourra disposer, pour établir les parois de cette excavation. Cette maçonnerie sera doublée en dehors d'une couche de béton ou d'un épais corroi argileux. La capacité de la fosse doit être en général de 2/3 de mètre cube par habitant. Pour faciliter le nettoyage on donnera à la fosse une forme cylindrique, avec fond en cuvette, la hauteur restant toujours inférieure à la largeur. L'occlusion complète de la fosse sera assurée par une dalle en pierre ou une plaque de fonte.

Les éléments de la maçonnerie sont réunis et agglomérés au moyen de mortiers.

Les mortiers de terre ou de plâtre, très usités autrefois dans les petites constructions rurales, isolent bien des intempéries, mais ont le grave défaut de retenir l'humidité.

Le mortier de chaux hydraulique, le plus généralement employé actuellement, est très salubre, car il est mauvais conducteur de la chaleur et du froid et en durcissant devient à peu près impénétrable à l'humidité.

Le mortier de ciment est imperméable à l'eau, mais défend mal des écarts de température. Il est surtout employé comme revêtement dans les fondations et aux endroits exposés à l'humidité.

Pour défendre les assises de la maison contre les infiltrations de l'humidité extérieure, on établira sur le sol, au pourtour des murs, un pavage bien étanche et convenablement penté d'environ 2 mètres de large, ou encore un épais revêtement de béton ou de bitume.

De même, pour empêcher l'humidité et les gaz du sol de s'élever à l'intérieur de l'habitation, on étend sur tout le terrain recouvert par celle-ci une couche de béton, revêtu de ciment ou d'asphalte.

Il ne suffit pas d'employer des matériaux appropriés pour conserver une température égale à l'intérieur de l'habitation. Il faut encore donner une certaine épaisseur aux murailles, car leur pouvoir isolant est en raison directe de leur épaisseur et, en réalité, là est le principal facteur de protection. A ce point de vue, les vieilles maisons étaient bien mieux construites que les habitations actuelles : on ne ménageait pas les matériaux pour construire de larges murailles qui assuraient à l'intérieur une douce température en hiver, une agréable fraîcheur en été. Il serait temps de réagir contre l'erreur actuelle qui consiste à réduire, autant que cela est compatible avec le maintien de la solidité de la bâtisse, l'épaisseur des murs, par raison d'économie. On a bien essayé de satisfaire à la fois les intérêts du propriétaire et le confort des habitants, en élevant des murs doubles très minces séparés par une couche d'air; mais à l'usage ces parois n'ont pas montré les qualités isolantes qu'on en attendait, à cause de l'humidité qui se développe fatalement dans l'espace libre et des condensations qui se font sur les murailles qui le limitent. Il faut donc revenir aux murailles suffisamment épaisses (0 m. 45 pour les murs de briques et au moins 0 m. 50 pour les murs de pierres ou de moellons).

Lorsque la maçonnerie est terminée, il faut de toute nécessité la laisser bien sécher avant de la recouvrir de revêtements. Cette précaution a une très grosse importance au point de vue de l'hygiène. Le mortier de chaux qui a servi à la construction renferme les 3/4 de son volume d'eau. Une partie de cette eau se combine à la chaux pour former de l'hydrate de chaux, mais le reste doit disparaître par évaporation. Il faut donc attendre que l'asséchement soit complet pour revêtir les murs d'enduits qu'on s'efforce de rendre aussi imperméables que possible. Sinon on enfermerait l'humidité dans les murailles et on rendrait par la suite le séjour de l'habitation aussi insalubre que possible. Rien n'est plus dangereux que d'habiter une maison neuve avant que les murs soient secs; l'atmosphère humide prédispose au rhumatisme et à l'éclosion de nombre de maladies infectieuses; il est d'ailleurs de notion populaire qu'il ne fait pas bon « essuyer les plâtres ».

Pour que la maçonnerie puisse sécher rapidement et dans de bonnes conditions, il faut entreprendre les travaux de façon que la construction soit terminée au début de la saison chaude et que le soleil d'été et l'air sec puissent la débarrasser de son humidité. A défaut de ce moyen et pour aller plus vite, on chauffe parfois artificiellement l'habitation, mais alors l'asséchement de la maçonnerie se fait souvent aux dépens de la solidité du mortier, qui devient mou et friable.

Il est une cause qui empêche la maçonnerie de sécher rapidement, c'est la mauvaise confection du mortier pendant la construction des murs. Lorsque l'eau qui rentre dans la composition du mortier de chaux renferme une trop grande quantité de matière organique, les nitro-bactéries interviennent pour former des nitrates de chaux dont les efflorescences salpêtrent les murs et les laissent indéfiniment humides. De même si l'eau du mortier contient un excès de chlorures, ces sels essentiellement hygrométriques empêchent à leur tour l'assèchement des murailles.

Lorsque la maçonnerie est suffisamment sèche, on la protège par des *revêtements*. On n'en met pas extérieurement sur les murs de meulière ou de pierre de taille. Les revêtements extérieurs, aussi imperméables que possible, se font généralement en crépis au mortier de chaux hydraulique. On leur donne une coloration claire pour limiter l'absorption de la chaleur pendant l'été.

A la face interne des murs l'enduit est de règle. Dans beaucoup de logements d'ouvriers et surtout de paysans, on se contente d'étendre sur l'enduit de mortier de la face intérieure du mur un badigeon au lait de chaux, qui est un bon désinfectant et donne un aspect propre et riant aux locaux. Il est indispensable seulement de le renouveler dès qu'il se salit, tous les ans au moins et surtout chaque fois qu'un habitant aura été atteint d'une maladie transmissible. Habituellement l'enduit intérieur se fait en plâtre, excellent isolant contre les écarts de la température extérieure. Le plâtre sert aussi à recouvrir les plafonds. On aura bien soin de proscrire les moulures, corniches et macarons dont on ornait à profusion autrefois les plafonds : ce sont autant de dépôts de poussière. Pour la même raison on remplacera les angles des parois par des gorges arrondies. .

Au-dessus du plâtre qui recouvre les murs, le mieux serait d'étendre un enduit lisse et imperméable, qu'on puisse laver fréquemment. Il a été démontré expérimentalement que les microbes ne survivent pas longtemps lorsqu'ils sont déposés sur les enduits lisses, à la condition que le mur sous-jacent soit bien sec. Au contraire, un revêtement de simple mortier ou de peinture à la colle ne s'oppose pas à la longue persistance des germes. Les peintures à la colle contiennent de la gélatine, qui favorise la pullulation des germes ; elles ne supportent pas d'ailleurs les lavages. Les peintures ordinaires à l'huile se détériorent vite lorsqu'on les lave souvent. Le mieux serait d'employer des peintures vernissées, d'un prix un peu plus élevé, mais qui sont réellement imperméables et se nettoient à l'eau très aisément.

On fabrique depuis quelque temps des toiles vernies, qui se collent aux murs, sont gracieusement colorées et ornementées comme les papiers peints, mais résistent bien aux lavages. Leur emploi est très recommandable, mais elles ont le défaut d'être d'un prix élevé.

Malgré tout, l'usage et l'économie conservent l'antique et insalubre papier peint sur la plupart des murs, bien qu'il devienne rapidement malpropre, qu'il absorbe l'humidité, que la colle, qui le fixe, soit un excellent milieu de culture pour les microbes, et qu'enfin on ne puisse pas même passer un linge humide à sa surface.

Les étoffes tendues sur les murs sont peut-être encore moins hygiéniques, car elles laissent entre leur tissu et la muraille un espace vide où se forment des amas de poussière ; de plus, les mailles de ces étoffes en emprisonnent déjà une assez grande quantité.

On fabrique des papiers vernis, dits papiers anglais, qui retiennent moins les souillures que les papiers peints ordinaires, mais ils sont plus chers et ne résistent guère à des lavages sérieux et répétés.

Dans les installations luxueuses il faut donc s'en tenir au revêtement total avec des peintures vernissées ou des toiles vernies. Mais, ailleurs, il faudrait pouvoir trouver une solution moins onéreuse, tout en restant hygiénique. Voici ce qui nous semble à la fois le plus efficace et le plus économique. De nombreuses recherches bactériologiques ont montré que ce sont surtout sur les planchers et à la surface des parties inférieures des murailles que se déposent le plus grand nombre des microbes contenus dans une pièce; à une hauteur de 1 m. 50 ou 2 mètres ils deviennent rares, pour disparaître à peu près au niveau du plafond, à condition que celui-ci ne soit pas orné de moulures et de corniches (véritables nids de poussière) et que ses angles soient arrondis. Ces résultats expérimentaux s'accordent parfaitement avec ce que pouvait faire prévoir le raisonnement. Les parois doivent forcément être beaucoup moins souillées là où les habitants du local ne peuvent atteindre normalement, et cela doit être particulièrement exact pour les germes des maladies infectieuses qui ne peuvent guère être projetés par la toux ni déposés par les mains ou les objets souillés qu'à hauteur d'homme. Il semble donc suffisant d'appliquer sur les murs de la peinture vernissée jusqu'à hauteur d'homme, puis de tapisser au dessus avec du papier verni et imperméable.

Dans les logements de la classe ouvrière, il faudrait exclusivement adopter le badigeonnage à la chaux fréquemment renouvelé, que son aspect de propreté et ses qualités hygiéniques rendent spécialement recommandable.

Dans les pièces où les parois sont facilement mouillées, comme dans les offices, les cabinets de toilette ou les salles de bains, ou encore dans les cuisines, où les grands lavages quotidiens sont nécessaires, on recouvre les murs à hauteur d'homme de carreaux de faïence ou de grès émaillés. Le stuc est moins employé parce qu'il se crevasse facilement; il en est de même des enduits de ciment qui, de plus, sont d'une teinte moins agréable.

Le bois intervient de moins en moins dans la construction des parois de l'habitation et il est fréquemment remplacé par le fer dans la structure de la charpente. C'est qu'en effet le bois « joue » sous l'influence de l'humidité, se fend et se disjoint. De plus, il est facilement envahi par des parasites, qui le détruisent (bois vermoulu). En revanche, le bois reste d'un usage courant pour l'établissement des *planchers*. Les plus résistants à l'humidité et aux parasites sont les bois de teck (très dispendieux) et de chêne. Le pitchpin et surtout le bois de pin font un moins bon usage que le chêne, mais coûtent près de moitié moins cher.

La figure 34 montre la disposition des différentes parties d'un plancher ordinaire. On distingue de haut en bas les frises, puis les lambourdes, qui reposent sur des solives en fer (jadis poutres en bois). Un hourdis en briques creuses rejoint les extrémités inférieures des solives; à sa face inférieure se trouve l'enduit de plâtre du plafond. L'espace vide, qui s'étend entre les lambourdes et le hourdis de briques creuses, s'appelle l'entrevous : il s'oppose aux échanges d'air, de calorique et de bruit avec l'étage inférieur. L'entrevous ainsi constitué ne tarde pas à devenir un véritable magasin de poussières. Celles-ci passent aisément à travers les fentes des planchers disjoints et se soulèvent au moindre choc pour envahir l'atmosphère de la pièce placée au-dessus. On conçoit aisément comment un entrevous peut devenir une réserve de germes tenaces de maladies infectieuses (diphtérie, tuberculose, scarlatine, variole, etc.), réserve d'autant plus riche que les microbes y trouvent des conditions physiques de développement très favorables (obscurité, humidité, température élevée), et un milieu nutritif approprié, dû à l'abondance de la matière organique dans les poussières. Il est inutile d'aller chercher plus loin l'explication de l'insalubrité persistante de

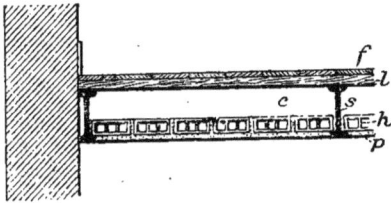

Fig. 3i. — *f*, frises; *l*, lambourdes; *s*, solives en fer; *e*, entrevous; *h*, hourdis et briques creuses; *p*, enduit de plâtre.

certains locaux, véritables foyers d'infection, où la même maladie frappe successivement, à intervalles plus ou moins éloignés, ceux qui viennent y demeurer : tels ces appartements où, chaque fois qu'il y a de nouveaux locataires, la diphtérie réapparaît; tels ces bureaux où le personnel est peu à peu décimé par la tuberculose, et cela malgré des désinfections répétées, mais impuissantes à agir sur le contenu de l'entrevous!

Pour se garder contre ces graves inconvénients il faut donc d'une part combler l'entrevous, de l'autre assurer le parfait assemblage et l'étanchéité des frises du plancher.

On remplit l'espace compris entre les lambourdes et le hourdis de briques de matériaux légers, imputrescibles, mauvais conducteurs de la chaleur et ne gardant pas l'humidité : aggloméré de liège ou d'amiante, laine de scories, terre d'infusoires, béton de pierre ponce ou de sable volcanique. Au rez-de-chaussée on peut remplir l'entrevous de béton, ce qui serait trop lourd aux étages supérieurs. Pour défendre le plancher contre l'humidité du sol il sera bon de placer les frises sur une couche imperméable d'asphalte ou de ciment.

Il est difficile d'obtenir un assemblage satisfaisant des frises; les meilleurs matériaux pour cela sont le bois de teck et le bois de chêne. Il se fait généralement à la longue un écart sensible entre les lames; on a proposé de le combler au moyen de mastics, qui malheureusement ne tardent pas à s'effriter. Le mieux est d'imperméabiliser les planchers au moyen d'huile de lin bouillante ou de paraffine, ce qui permet de les laver fréquemment et de les nettoyer chaque jour à la serpillière humide.

On fabrique depuis quelque temps un aggloméré de magnésie et de sciure de bois ou d'autres substances (xylolithe, stucolithe, etc.) qui permet de remplacer le plancher par une matière qui donne une surface unie, imperméable et légère. Le prix en est aussi élevé que celui d'un plancher de chêne. Il a fallu renoncer à placer ce produit nouveau sur de vieux planchers, ce qui aurait été une solution très pratique dans beaucoup de cas; car, sous l'influence de l'humidité et de la chaleur, les bois, en jouant, déterminent de larges fentes dans toute l'épaisseur de l'aggloméré. Celui-ci ne tient réellement bien que s'il est placé sur béton. Les lavages répétés lui donnent à la longue une couleur terne, peu flatteuse.

Le ciment, les mosaïques et surtout le carrelage (plus élégants) se lavent très aisément et sont complètement imperméables; mais ils ont le défaut d'être plus froids que les planchers et aussi plus lourds. On les réservera pour les cuisines, les offices, les cabinets de toilette, les salles de bains et les water-closets.

Quels que soient les matériaux qui recouvrent le sol des pièces, ils ne doivent en aucun cas rejoindre les murailles à angle droit; les poussières trouveraient en ces points un asile presque inviolable. On arrondit les angles de raccord au moyen de gorges en grès cérame ou en xylolithe, qui remplacent les plinthes de bois.

Les *portes* et leurs chambranles, les châssis et les croisillons des *croisées*, sont généralement en bois. Leur surface sera aussi lisse que possible, dépourvue de moulures, rainures ou ornements qui pourraient emmagasiner la poussière. Il est bon de les recouvrir de peintures vernissées, car toutes ces boiseries ont besoin d'être fréquemment lavées; on peut utilement placer des plaques de propreté en verre sur les parties des portes que l'on touche et que l'on salit habituellement avec les doigts.

Il vaut mieux disposer les croisées de façon qu'elles affleurent à la paroi interne du mur. On supprime ainsi les recoins des embrasures.

Si l'étage le plus élevé de l'habitation est directement placé sous le toit sans interposition de grenier, les chambres qu'il comprend ne sont protégées des intempéries extérieures que par la faible épaisseur de la couverture. Pour rendre ces locaux habitables, on les isole plus complètement en appliquant entre les chevrons de la charpente du toit une couche suffisante de matériaux appropriés, tels que la terre d'infusoires, la laine de scories, des agglomérés de liège ou d'amiante, mauvais conducteurs de la chaleur et du froid.

La *toiture* est formée d'une charpente qui supporte les matériaux de couverture. Pour faciliter l'écoulement des eaux de pluie ou de neige, on donne une inclinaison plus ou moins forte aux pans de la toiture et on ne la recouvre que de matériaux bien lisses. On a renoncé avec raison aux toits de chaume des habitations de la campagne. Le chaume protège mal de l'humidité, est très inflammable et devient rapidement un repaire de vermine. Les meilleurs matériaux de couverture sont les tuiles, qui isolent mieux l'habitation de la température extérieure que les ardoises et surtout que les revêtements métalliques.

L'eau des toits s'écoule au bord libre des pans dans des chéneaux ou des gouttières métalliques, qui les déversent dans des tuyaux de décharge bien étanches. Les gouttières doivent avoir une pente suffisante et ne pas laisser stagner l'eau, sinon les moustiques pourraient y pulluler. C'est là une cause fréquente et peu connue de la présence dans une maison de ces hôtes désagréables, à Paris en particulier. Une canalisation souterraine amène les eaux de pluie loin de l'habitation; on évite ainsi l'écoulement direct de ces eaux sur le sol qui entoure la maison et, en complétant de cette façon la précaution déjà prise de recouvrir le sol au pourtour des murs d'un pavage ou d'un revêtement imperméable, on préserve le sous-sol de l'habitation d'une des principales sources d'humidité.

DISTRIBUTION HYGIÉNIQUE DE L'HABITATION. — La distribution de l'habitation est généralement réglée suivant les convenances personnelles et les nécessités économiques. Certains principes hygiéniques méritent cependant d'être pris en considération.

Quelque humble que soit le logis, ses habitants ne devraient jamais être obligés de coucher là où ils font la cuisine et prennent leurs repas. Pour comprendre cette règle de salubrité, il suffit d'avoir respiré une seule fois l'atmosphère de ces taudis, où toute une famille cuisine, mange et dort dans la même pièce, où les relents de la soupe, l'odeur forte des enfants malpropres se mêlent à la buée des linges et des hardes qui sèchent au-dessus du fourneau. Tout logement comprendra donc au moins deux pièces, l'une servant de chambre à coucher, l'autre de cuisine.

Pour défendre efficacement l'habitation contre l'humidité du sol, il faut bâtir sur caves. Quand on ne peut bâtir de cave, au moins doit-on laisser entre le plancher du rez-de-chaussée et le sol un espace qui pourrait rester vide à la condition de l'aérer par des soupiraux. Mais cet espace, impossible à nettoyer, deviendrait un réceptacle de poussières et de détritus. On pourrait le combler avec des cailloux ou du gravier.

S'il y a des caves on les aérera au moyen d'ouvertures communiquant avec l'extérieur et disposées sur les façades opposées autant que possible. Malgré cette ventilation les caves restent encore trop souvent humides, car, surtout pendant la saison chaude, l'air extérieur est à une température plus élevée que les parois et il se fait à leur niveau une condensation de vapeur d'eau. Cet inconvénient, ainsi que le risque toujours possible de dégagements gazeux insalubres venant du sol, commande de ne jamais permettre un séjour prolongé et à plus forte raison l'habitation de nuit dans ces locaux. Pour les mêmes raisons il est imprudent de laisser coucher une personne dans une pièce communiquant librement et constamment avec les caves.

Le séjour habituel dans les caves n'étant pas salubre, on ne peut les utiliser que comme magasins de réserves pour les boissons et les combustibles. Si toute la maison est bâtie sur caves, celles-ci couvrent souvent une superficie disproportionnée avec leur utilisation possible. Aussi a-t-on songé à modifier les caves de façon à pouvoir y placer certains locaux, en les élevant au-dessus de la surface du sol de façon à pouvoir établir des ouvertures d'éclairage et d'aération suffisantes; on atténue ainsi l'obscurité et on diminue l'humidité froide du local, qui prend alors le nom de *sous-sol*. Celui-ci ne peut servir à l'habitation de nuit, mais on peut y placer une lingerie, une chambre à bains, une cuisine, à la condition de lui donner une hauteur suffisante (2 m. 60 au moins). Les cuisines en sous-sol ont fréquemment l'inconvénient, lorsqu'elles n'ont pas un tuyau spécial de ventilation, de répandre dans le reste de la maison leurs odeurs; cela tient à ce que leur aération n'est jamais aussi complète que si elles se trouvaient au-dessus du sol.

Pour améliorer l'aération du sous-sol on peut, comme cela se pratique couramment en Angleterre, ménager tout autour de ses murs une large tranchée « area », dont le fond, placé au niveau du bas du sous-sol, et la paroi sont recouverts d'un enduit de ciment.

Quoi qu'il en soit, les pièces placées en sous-sol ne seront jamais très salubres, et il vaut mieux renoncer à cette disposition, à moins de nécessité absolue.

Autant que possible, les chambres à coucher seront placées au-dessus du rez-de-chaussée trop souvent humide du fait de son voisinage avec le sol. S'il est impossible de surmonter d'un étage le rez-de-chaussée, celui-ci sera surélevé dans le but d'atténuer l'inconvénient que nous venons de signaler. On ne doit pas non plus placer les chambres immédiatement au-dessous des toits, sans interposition d'un grenier, sinon elles seraient glaciales l'hiver et torrides l'été, parce qu'insuffisamment protégées des intempéries extérieures par la faible épaisseur de la toiture. Les chambres de domestiques, au faîte des maisons de rapport parisiennes, réalisent le plus souvent tous les inconvénients du logement dans les combles, d'autant qu'en général, par économie, on diminue l'épaisseur des murs aux étages supérieurs.

On réservera l'exposition la plus ensoleillée (midi et est) aux pièces où on séjourne le plus longtemps : chambres à coucher, salles de réunion et de travail. Dans les parties chaudes de la France, les pièces dont la principale façade est au nord, mais qui ont une ouverture à l'est ou à l'ouest, sont très habitables l'hiver et d'une fraîcheur délicieuse pendant l'été.

En général l'exposition au nord est réservée aux locaux qu'on ne fait que traverser et où on ne se tient qu'une faible partie de la journée. Nous les avons déjà indiqués en détail (V. ORIENTATION DE L'HABITATION).

Toutes les *dépendances* où peuvent se dégager des odeurs désagréables doivent, autant que possible, être isolées de la maison. Il serait avantageux de placer les cuisines au rez-de-chaussée dans un pavillon relié à l'habitation seulement par un passage couvert et les water-closets dans une tourelle presque indépendante. Le vestibule, l'escalier et les corridors servant de cheminée de ventilation pour l'habitation doivent être bien éclairés et aérés.

On établira la buanderie, les écuries ou les étables de façon que les ouvertures en soient aussi éloignées que possible de l'habitation. Le sol en sera rendu imperméable et les pentes devront être suffisantes pour assurer l'écoulement des liquides dans une canalisation qui les conduira dans la fosse à purin. On aura soin d'annexer à ces bâtiments une fosse à fumier bien étanche, suffisamment éloignée des murs.

Chaque fois qu'il sera impossible de compter sur une évacuation des excréments à l'égout (V. ÉVACUATION) et qu'on n'aura pas l'intention de les collecter dans des fosses mobiles, il sera absolument nécessaire de construire en annexe de la maison une *fosse fixe*. Celle-ci sera constituée par une excavation creusée autant que possible un peu en dehors de l'aire de l'habitation, et au nord de préférence, cette exposition étant la moins favorable au dégagement d'odeurs incommodantes ; c'est là qu'aboutiront le tuyau de chute et le tuyau d'évent des cabinets d'aisances.

MOBILIER HYGIÉNIQUE (DE L'HABITATION). — Le *mobilier* n'est hygiénique qu'à la condition qu'on puisse le maintenir continuellement dans un
état de propreté absolue. C'est principalement dans les chambres à coucher
qu'il ne faut placer que les meubles indispensables au confort. Ils seront
tous en métal ou en bois verni, peint ou laqué, de façon à pouvoir être
nettoyés chaque jour avec un linge humide.

Le lit sera de préférence en fer ou en cuivre, muni d'un sommier entièrement métallique. Il n'est pas sain de coucher sur un lit trop mou, il vaut
mieux qu'il soit un peu dur. La literie comprendra donc un seul matelas
épais en laine, une couverture de laine, une couverture de coton, un couvre-
pieds plat, dit américain, et des draps de toile ; on peut naturellement faire
varier le nombre des couvertures suivant les goûts de chacun ; mais dans
une habitation convenablement chauffée, il est inutile de se couvrir à l'excès.
C'est, ainsi couché, qu'on obtiendra le meilleur repos pendant les 8 heures
de sommeil nécessaires à l'adulte. Le vieillard n'a pas besoin de dormir
autant. Il n'en est pas de même de l'enfant, comme nous l'indiquerons plus
loin à propos de l'hygiène de l'écolier (V. HYGIÈNE SCOLAIRE).

Un guéridon placé à la tête du lit remplace la table de nuit, toujours difficile à désodoriser. Le vase de nuit reste sous la table de toilette.

Les chaises et le fauteuil seront cannés. Si on préfère un fauteuil rem-
bourré, on le recouvrira d'une housse, qu'on changera fréquemment. La
table et l'armoire seront en bois uni verni, peint ou laqué. Le dessus des
meubles élevés est difficile à nettoyer ; aussi les poussières s'y accumulent-
elles. Il vaudrait donc mieux, chaque fois que cela sera possible, remplacer
l'armoire par une commode, et pendre les vêtements dans un placard dissimulé dans une paroi.

Les tentures, les rideaux, les tapis cloués, véritables réserves de poussières, seront supprimés. On garnira simplement la partie inférieure des
fenêtres de petits rideaux (brise-bise) en toile ou en mousseline, très souvent
renouvelés. En cas de besoin on y ajoutera des rideaux clairs en coton,
s'ouvrant en s'écartant latéralement.

Mieux vaut ne placer sur les planchers que le petit tapis mobile, dit
descente de lit. Les personnes qui ne peuvent se passer de tapis y ajouteront
une carpette qu'on peut enlever, secouer et battre chaque jour.

Le cabinet de toilette renferme la table de toilette et les ustensiles de
toilette. On construit actuellement des tables de toilette en marbre, en grès
vernissé ou en lave, qui sont très bien comprises, à la condition de ne pas
être garnies d'un coffre en bois pour les ustensiles accessoires ; car l'intérieur
de ce coffre n'est pas toujours facile à nettoyer, et il est fréquemment souillé
par les eaux de toilette. On peut établir à bon compte une table de toilette
parfaitement hygiénique. Il suffit d'entourer une grande table de bois de
rideaux légers, faciles à laver et à changer, dissimulant les accessoires
(bidet, seau de toilette, bain de pieds, vase de nuit). On recouvre cette table
d'une plaque de marbre blanc sur laquelle sont posés la cuvette, le pot à eau
et la garniture. Un tub, un grand broc en métal et une chaise cannée complètent ce mobilier. Il est très commode de munir chaque cabinet de toilette
d'un poste d'eau avec vidoir en grès vernissé à tuyau siphonné ; on a ainsi

de l'eau propre à volonté et on évacue immédiatement les eaux de toilette. On peut supprimer alors le seau de toilette qui dégage parfois des odeurs désagréables, surtout s'il est en métal. On construit aussi des tables de toilette dont la cuvette se déverse en basculant dans un vidoir muni d'un tuyau siphonné.

Le *nettoyage* de l'habitation doit avoir pour but d'enlever les souillures et de supprimer les poussières déposées sur le sol, les parois et les meubles. Le balayage à sec, le brossage et l'époussetage n'aboutissent qu'à soulever les poussières et à les déplacer, sans les chasser de l'intérieur de l'habitation. On construit de petites balayeuses mécaniques qui emmagasinent les poussières recueillies; un manche en bois actionne une brosse rotative qui rejette la poussière dans un récipient métallique : celui-ci est vidé après le balayage. Mais ces balayeuses ont le défaut de ne pouvoir pénétrer dans les angles, où s'accumule justement le plus de poussière.

On pratique très hygiéniquement le nettoyage des tapis et des tentures au moyen d'appareils dans lesquels le vide est produit mécaniquement et qui aspirent toutes les poussières contenues dans les mailles des tissus. Ces poussières sont ensuite détruites par le feu; c'est la solution la plus pratique. Les planchers seront fréquemment lavés; chaque jour ils seront nettoyés avec un linge humide ou de la sciure de bois légèrement humectée d'eau. Les nettoyages à grande eau ne peuvent être pratiqués quotidiennement que dans les pièces dont le sol est recouvert d'un carrelage.

Tous les meubles doivent être essuyés chaque jour au linge humide. Le dessus des meubles élevés (armoires ou buffets) devrait être soigneusement nettoyé au moins une fois par semaine, ce qui est très difficile à obtenir. Il faut veiller avec soin également au nettoyage du plancher sous ces meubles.

Les couvertures de lit emmagasinent autant de poussière que les rideaux et les tentures, si on ne prend pas la précaution de les secouer et de les battre chaque jour hors de l'habitation. Le matelas et le couvre-pieds doivent être quotidiennement exposés à l'air.   *WURTZ et BOURGES.*

HALLUCINATIONS. — Depuis Esquirol et Falret, l'hallucination se définit « une perception sans objet ». Cette définition la distingue de l'*illusion* avec laquelle elle coexiste fréquemment et qui est l'aperception inexacte d'un objet réel. L'hallucination, c'est l'apparition du roi; l'illusion c'est le nuage où Hamlet montre à Polonius une baleine, un chameau, une belette. Cependant la distinction des deux phénomènes n'est pas toujours évidente, et nombre d'auteurs ne les séparent pas dans leurs descriptions, comme nous le ferons pour la commodité de l'exposé. Il est certain que, dans les cas limites, il est souvent difficile de les différencier.

Le mécanisme de l'hallucination est complètement inconnu; on ne l'explique que par des hypothèses. L'hallucination pourrait être d'origine soit centrale, soit périphérique. A l'irritation (en prenant ce terme dans son sens le plus large) directe, autogène, des centres, à la mise en train spontanée de leur activité serait due l'hallucination proprement dite; l'hallucination, qui a pour origine une excitation périphérique, est déjà l'interprétation d'une sensation exogène et se rapproche de l'illusion; on trouve un phénomène non sans analogie avec cette dernière catégorie dans les phosphènes qu'on obtient par une simple pression sur le globe oculaire. Les hallucinations sont indépendantes de toute lésion constatable du sens correspondant, mais d'autre part la perte d'un sens n'exclut nullement les hallucinations de ce sens (hallucinations visuelles des aveugles, auditives des sourds). Ces derniers cas, tout en n'étant pas rares, sont une infime minorité des psychoses hallucinatoires, et rentrent apparemment dans les hallucinations d'origine périphérique. Les hallucinations qui sont rapportées aux viscères sont à rapprocher aussi de celles-ci, et l'interprétation de sensations réellement perçues, plus ou moins vaguement il est vrai, y joue un rôle qui a pu d'ailleurs parfois être constaté de façon certaine (exemple classique : un aliéné, atteint de cancer de l'intestin, entend tout un concile dans son ventre). (V. CÉNESTHÉSIE.)

Au point de vue séméiologique, on décrit des *hallucinations de chaque sens*, des *hallucinations de la sensibilité générale* ou *cénesthésiques*, et des *hallucinations psychiques*. Pour chaque catégorie, on distinguera les *hallucinations élémentaires* et les *hallucinations complexes*, qui se définissent par leur nom même. On admet aussi des *hallucinations réflexes*. Nous mentionnerons les *pseudo-hallucinations*.

L'hallucination de la vue est la première à étudier par le fait de sa simplicité, de la possibilité de la reproduire expérimentalement et de son existence consciente chez des individus non délirants. Le type le plus commun de l'hallucination chez l'individu non aliéné est l'*hallucination hypnagogique*; elle consiste en une apparition survenant au moment du sommeil; dans la règle elle est absolument stéréotypée : c'est la vision d'un être fantastique, de têtes, d'un visage familier; le patient la reconnaît comme hallucination, de la même façon que l'on reconnaît le rêve; elle est instantanée ou du moins extrêmement courte, immobile ou mobile, en général assez flou. Elle s'accompagne d'un sentiment d'angoisse. Elle se produit rarement d'une façon isolée, elle se répète en général, et peut être même quotidienne. C'est là souvent un symptôme pénible. Remarquons qu'une hallucination très semblable se rencontre dans l'épilepsie comme *aura comitiale*; par exemple, le malade voit un être fantastique, une lueur rouge, etc., et tombe en attaque. Les terreurs nocturnes des enfants ne seraient-elles pas en partie dues à un phénomène analogue? Ces rapprochements ne sauraient évidemment être faits que sous toutes réserves. L'hallucination hypnagogique joue-t-elle un certain rôle dans le développement de délires? Je ne sache pas qu'on l'ait dépistée bien spécialement chez les aliénés, sauf dans l'alcoolisme; pour notre part, nous ne l'avons rencontrée qu'une fois, indépendante de la maladie mentale, et antérieure à elle; il est vrai que les malades ne savent guère la différencier de l'hallucination vulgaire, et je la crois plus fréquente en réalité.

Très proche parente en est l'*hallucination spéculaire*, c'est-à-dire celle dans laquelle le patient voit son sosie. Elle a été décrite d'une façon saisissante, avec quelques exagérations apparemment (le jeune enfant vêtu de noir), par Musset, chez qui elle semble avoir pris la forme obsédante.

Comme l'hallucination hypnagogique, elle est rapide, transitoire, et est reconnue comme irréelle, quoique avec sentiment d'angoisse.

Il existe encore quelques observations d'hallucinations de la vue, conscientes chez des individus non délirants. D'une extrême rareté, ces faits ne sont pas non plus sans exagération littéraire.

Ce sont surtout les *intoxications*, et les plus diverses, qui donnent naissance aux hallucinations visuelles. Le type en est celles de l'alcoolisme avec leurs spectacles mouvants et terribles; c'est dans l'alcoolisme que l'on touche du doigt les rapports du rêve et de l'hallucination; car là, le début se fait bien réellement par les cauchemars effrayants où se succèdent les animaux (*zoopsie*), les morts, les têtes coupées, les squelettes qui se représentent ensuite dans les hallucinations du délire alcoolique. Leur caractère pénible est presque pathognomonique. Elles sont très vivantes et ont un caractère de réalité intense. Le malade défile des écheveaux qu'il tire sous ses ongles, se voit entouré de toiles d'araignées, aperçoit des rats, des mouches auxquels il donne la chasse, des chats qui soufflent, des chevaux, des lions qui l'épouvantent, des singes qui sortent et rentrent dans le mur, des assassins, des gendarmes, l'échafaud..., de la fumée, des incendies.... (V. ALCOOLISME, DELIRIUM TREMENS).

Les hallucinations des intoxications par les alcaloïdes végétaux sont d'une richesse aussi grande, mais sans caractère aussi pénible, et même au contraire elles sont agréables ou bizarres ou fantastiques; il suffit de citer les rêves des fumeurs d'opium (remarquer le terme de *rêve* employé ici classiquement), les hallucinations des haschischins, celles de l'empoisonnement par l'atropine et alcaloïdes voisins : une fillette de six ans intoxiquée par une potion belladonée cueillait joyeusement des fleurs dans son lit et les faisait admirer à l'entourage. *Chez tout individu ayant un délire hallucinatoire à prédominances visuelles, on doit songer à une intoxication.*

Ce n'est pas à dire pourtant que l'hallucination visuelle soit le propre de tels délires, car elle est quasiment universelle; on en voit même le type simple dans la vulgaire *carphologie* des délires fébriles (v. c. m.).

Des hallucinations visuelles sont fréquentes dans les délires mystiques et d'une couleur appropriée (Dieu, les Anges, la Vierge, Satan, etc.).

Les auto-intoxications peuvent s'accompagner d'hallucinations de la vue, et l'on a décrit par exemple un *delirium urémique*, rare d'ailleurs.

Bien singulières sont les *hallucinations visuelles des aveugles*; on a mal départagé jusqu'ici celles d'origine périphérique et celles d'origine centrale, qui prêteraient cependant à des différenciations intéressantes. Elles sont d'ordinaire extraordinairement riches et mouvantes, et non pénibles. Ce sont des masses d'hommes, des foules, des armées, qui défilent devant le regard aveugle. Les opérés de la cataracte présentent parfois un délire hallucinatoire de ce genre.

Plus curieuses encore, les hallucinations qui n'occupent que la portion aveugle du champ visuel chez les hémianopsiques (Lamy); elles sont immobiles, stéréotypées; de semblables hallucinations se retrouvent aussi chez certains amaurotiques dans des conditions encore mal définies (amaurose par tumeurs cérébrales et cérébelleuses).

Hallucinations.

Nous avons cité à l'instant les auras visuelles des épileptiques ; les hystériques présentent aussi des crises hallucinatoires ; la période passionnelle peut être uniquement hallucinatoire visuelle ; d'autres hystériques en dehors des crises ont des délires fantastiques où se déroulent des tableaux sans fin (V. HYSTÉRIE).

Les **hallucinations de l'ouïe** sont, en aliénation mentale, d'une fréquence égale à celles de la vue ; elles se combinent souvent avec celles-ci, principalement dans les intoxications. Les hallucinations élémentaires (*acoasmes*) ont un caractère musical ou non. Ce sont des tintements, des sons de cloches (le type s'en trouve dans ces sons de cloches du début de la narcose chloroformique, des bruits vagues, un murmure, puis apparaissent de brèves interpellations, des injures. Il est accoutumé que l'hallucination auditive débute par des hallucinations élémentaires dans les affections mentales destinées à une évolution chronique, et leur développement paraît souvent lié autant à des interprétations surajoutées qu'à leur propre perfectionnement.

Les hallucinations complexes (*phénomènes*) sont entendues comme *des voix* (c'est l'expression habituelle des malades) venant du dehors, paraissant sortir du plafond, du mur, du parquet, ou de quelque objet voisin ; tantôt elles sont très proches, tantôt très éloignées ; ce sont des voix chuchotées ou très distinctes au contraire, le malade entend la voix d'une ou plusieurs personnes colloquant entre elles ou avec lui ; ou encore répétant sa pensée (*écho de la pensée*) ou la lui dictant.

L'halluciné de l'ouïe a une allure très typique, l'air attentif, quelquefois souriant, plus souvent inquiet ou irrité, il prête, muet, l'oreille à ses voix ou

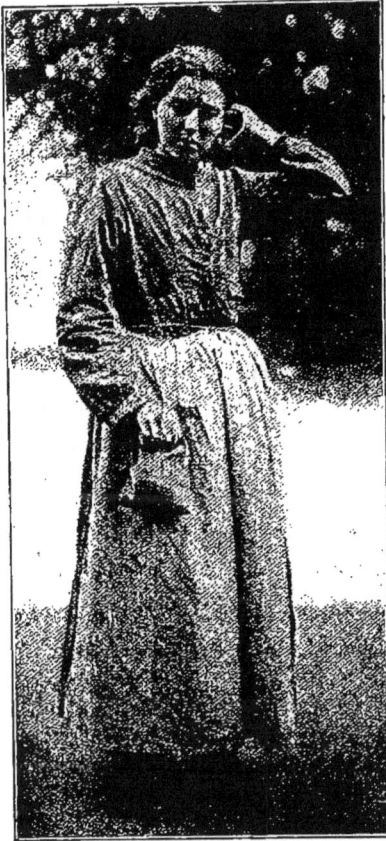

Fig. 35. — Excitation avec hallucinations intenses de l'ouïe. Confusion dans les idées (Trénel).

converse avec elles (fig. 35) ; beaucoup s'habituent à leurs hallucinations au point de vivre d'une vie à peu près normale en compagnie de leurs interlocuteurs imaginaires, sauf paroxysmes transitoires : une malade fait tranquillement le ménage, et, sa besogne soigneusement finie, va téléphoner dans le calorifère ; une autre interrompt subitement sa couture pour frapper à tour de bras le sol à coups de pantoufle afin d'imposer silence aux voix souterraines ; d'autres les fuient au contraire et se bouchent les oreilles ; certains de ces malades sont dans un état d'excitation permanente, un petit nombre cherchent à leur échapper en déménageant, en voyageant [aliénés migrateurs (Faville)]. Les hallucinations sont le plus souvent incessantes. Il arrive qu'elles ne surgissent qu'à l'occasion de quelque bruit extérieur, une voiture qui passe, le tic-tac de la pendule, le roulement d'un train. Un malade ne pouvait supporter le bruit de la pendule qui lui répétait d'une façon scandée : vo-leur, vo-leur. Souvent le malade attribue ses hallucinations à des agents physiques ou surnaturels (téléphone, etc.)

C'est dans les délires systématisés que les hallucinations de l'ouïe se montrent dans toute leur ampleur; elles sont même le symptôme prédominant pendant une période parfois longue de la maladie (V. Délire systématisé). Elles y sont habituellement accompagnées d'hallucinations des autres sens et de la sensibilité générale et génitale à l'exclusion des hallucinations de la vue. Elles y prennent un caractère d'intensité et de précision extrême au point de commander entièrement les actions des malades : dans certains cas, elles méritent le nom d'*hallucinations impératives*, sous l'influence desquelles ces malades commettent souvent des actes singuliers, des agressions contre les individus désignés par le délire ; ou elles imposent au délirant sa personnalité nouvelle. Ces hallucinations impératives se retrouvent d'ailleurs dans d'autres formes mentales, se rapprochant de l'obsession (*obsessions hallucinatoires, hallucinations obsédantes*. Séglas). La teneur des hallucinations de l'ouïe est différente suivant l'affection mentale où elles apparaissent : dans la mélancolie elles sont menaçantes, accusatrices, et ces accusations sont acceptées, ces menaces sont reconnues comme motivées : dans les délires systématisés elles provoquent, au contraire, des protestations, et souvent des réactions, parfois violentes, de la part des malades. Dans des cas rares, les hallucinations de l'ouïe sont *unilatérales, dédoublées, antagonistes*. Ces divers termes désignent des symptômes très voisins : le fait de n'avoir d'hallucinations que d'un côté, celui d'avoir des hallucinations différentes des deux côtés qui parfois se combattent ; les deux états peuvent se succéder. Ces cas sont rares, et leur pathogénie est loin d'être élucidée.

Les **hallucinations du goût** jouent un rôle particulièrement important dans le développement des idées de persécution, elles suscitent des idées d'empoisonnement, des refus de nourriture. Elles sont par leur nature même en général très élémentaires, très monotones, c'est toujours quelque goût de brûlé, de poison, de matières fécales, de viande pourrie, un goût fade ou âcre, etc. ; elles sont particulièrement pénibles chez les alcooliques, les persécutés systématisés.

Les **hallucinations de l'odorat** ont des caractères analogues et se constatent dans les même cas ; c'est l'odeur de fumée, de brûlé, de soufre, ou quelque chose d'approchant. Comme celles du goût, elles restent très élémentaires et ont un caractère pénible, rarement agréable, sauf peut-être dans la paralysie générale.

L'**hallucination tactile**, quoique existant parfois à l'état pur, se confond habituellement avec les hallucinations de la sensibilité générale et du sens génital. A l'état élémentaire c'est une sensation de contact, une horripilation, des fourmillements, se compliquant facilement d'interprétations délirantes ; c'est un fluide, l'électricité, les rayons X qui donnent lieu à des sensations que les malades expriment plus fréquemment que toutes autres par des néologismes. Elles ne coïncident que rarement avec des troubles objectifs de la sensibilité, sauf chez les hystériques ou, au contraire, les plaques d'anesthésie en sont parfois le point de départ. Dans certaines conditions, le siège en est sous-cutané, entre cuir et chair si l'on peut dire : le type le plus remarquable s'en rencontre dans la cocaïnomanie (le malade cherche à extraire avec une épingle les vers qu'il sent sous sa peau), parfois aussi dans l'alcoolisme. Des mutilations volontaires et aussi des réactions violentes, suicides et homicides, peuvent être la conséquence de toute hallucination de nature sensitive. Une mention spéciale, à ce point de vue, est à faire des *hallucinations génitales.* Celles-ci sont d'une extrême fréquence, et nulles ne sont accompagnées de plus d'interprétations délirantes. Elles eurent une floraison particulièrement riche au moyen âge chez les possédées, les sorcières incubes et succubes (V. DÉMONOMANIE). Elles se rencontrent chez les délirants systématisés. Chez les mystiques elles peuvent atteindre une intensité extrême (sainte Thérèse). Les rêves érotiques en sont sans doute fréquemment le point de départ.

L'homme explique ses pertes séminales parce qu'on lui suce le sperme la nuit ; la femme se sent violée. Ces malades sont particulièrement dangereux par leurs tendances à la vengeance contre leurs ennemis imaginaires.

La **sensibilité générale et viscérale** est affectée dans la plupart des cas de délires systématisés (v. c. m.). L'intensité des hallucinations de ce genre est des plus variables ; elles vont de la simple fatigue du neurasthénique aux sensations anormales de l'hypocondriaque, sensations qui atteignent chez les persécutés les modes les plus étranges, préparant les transformations de la personnalité ; elles s'accompagnent généralement d'interprétations délirantes qui, dans les récits de malades, s'intriquent intimement avec elles. Elles sont parfois le point de départ d'idées de possession, de zoopathie interne, de négation.

Les **hallucinations du sens musculaire** se rattachent intimement aux hallucinations cénesthésiques, se confondent même avec elles ; elles se traduisent par des fausses sensations de déplacement, de transport, soit partielles, soit de tout le corps ; dans ce dernier cas, on peut se demander s'il ne s'agit pas, non de véritables hallucinations musculaires, mais de troubles ayant leur origine réelle dans les organes de l'équilibre. On en retrouve le type dans la sensation de chute, de planement que chacun peut avoir éprouvé dans le rêve ; il semble même que, chez les aliénés qui accusent de semblables symptômes, il n'y ait là que des souvenirs de rêves.

Les **hallucinations psycho-motrices** forment une classe à part ; on désigne sous ce nom le phénomène par lequel le malade entend comme partant non point de l'extérieur, mais de son organisme même, les sons hallucinatoires. Il les localise, non dans ses organes auditifs, mais dans sa tête, sa bouche, sa poitrine, son abdomen (fig. 36). Il ne les extériorise pas. On peut conserver l'ancien terme d'*hallucination psychique,* imposé par Baillarger à tous les faits de cet ordre, pour désigner ceux dans lesquels il n'existe qu'une image tonale ainsi localisée ; les *hallucinations psycho-motrices* (Séglas) seraient alors celles dans lesquelles ce phénomène s'accompagnerait de symptômes verbaux-moteurs. A l'heure actuelle, on a tendance à confondre ces deux espèces, et de fait elles coexistent souvent.

La teneur des hallucinations psychiques est identique aux hallucinations auditives vulgaires : mais, plus fréquemment peut-être, elles affectent le mode de colloques entre le patient et son hallucination.

Souvent elles se présentent sous la forme bien spéciale, dont il a déjà été question plus haut, dénommée par les malades mêmes, *écho de la pensée*, ou encore *double pensée* : le phénomène se présente sous deux formes, soit que la pensée du malade soit répétée par l'hal-lucination, soit que celle-ci lui paraisse précé-der la pensée, la deviner. On conçoit facilement les troubles intenses et les réactions qui peu-vent accompagner de semblables symptômes ; parfois cependant les malades se bornent à s'en étonner, quelques-uns s'en glorifient, trouvant là un indice de supériorité mentale (prophé-tisme). Suivant les cas, les malades les mani-festent de la façon la plus évidente dans leurs gestes et leurs discours (fig. 37) ; ou au con-traire tout à fait réticents, ne les laissent devi-ner que par leur attitude et un marmottement perpétuel. Ils expriment leurs sensations d'une façon pittoresque : cela leur parle dans les dents, dans la tête, cela fait marcher la langue malgré soi ; ou bien ils les attribuent à des puissances occultes : c'est Satan, c'est les broyeurs de dents, etc. Le prophétisme s'ac-compagne souvent d'hallucinations psycho-motrices. Une formule consacrée des prophètes hébreux est textuellement : « Ainsi parla Jahvé *dans ma bouche.* » Les hallucinations psycho-motrices s'accompagnent parfois d'hallucina-tions musculaires vulgaires et de mouve-ments inconscients, comme certains spirites en montrent un exemple typique (V. SPIRITISME).

Fig. 36. — Attitude d'une malade ayant des hallucinations psycho-motrices. Elle presse des deux mains son abdomen d'où partent les hallucinations (Trénel).

Les hallucinations psycho-motrices appartiennent essentiellement aux cas chroniques ; néanmoins, on ne doit pas les considérer comme un indice certain de chronicité, car elles s'observent à l'état sporadique, dans quel-ques hallucinoses curables. Elles ne sont pas, comme on tend à l'admettre, un phénomène tardif uniquement, mais aussi, et même souvent, un symptôme précoce. Elles peuvent prédominer à ce point la scène morbide que dans nombre de cas on serait tenté de distinguer une hallucinose psycho-motrice pure ; parmi ces cas, de très frappants se présentent dans le jeune âge, et il existe, sans nul doute à mon avis, une hébéphrénie se caractérisant principalement par le syndrome psycho-moteur (fig. 36).

La nature de l'hallucination psycho-motrice est certes bien spéciale. On est en droit de considérer cette hallucination comme due au fonction-

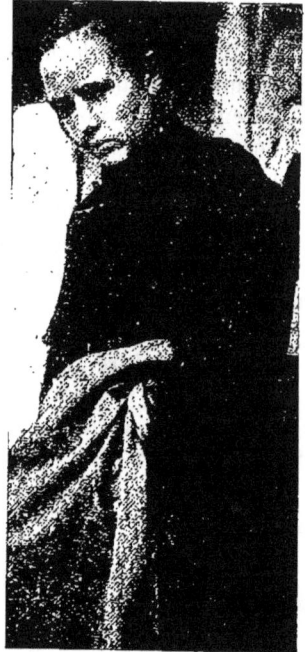

nement anormal de certains territoires limités de l'écorce, et, plus étroitement, des territoires de la zone motrice verbale. Les cas de paralysie
générale avec hallucinations psycho-motrices, où Sérieux a trouvé des
lésions localisées aux régions susdites, viennent à l'appui de cette opinion
et éclairent singulièrement toute la question de l'origine des hallucinations.

On rapproche en Alle-
magne les hallucina-
tions psychiques des
pseudo-hallucinations
(Hayem, Kandinsky),
dites encore *halluci-
nations de l'apercep-
tion* (Kahlbaum), *hal-
lucinations imaginati-
ves* (Kraepelin), qui
ne seraient que des
représentations men-
tales très vives, mais
n'atteignant pas la di-
gnité d'un phénomène
sensoriel comme l'hal-
lucination vraie.

Les **hallucinations
réflexes ou combi-
nées** sont celles qui
sont produites dans un
sens à la suite d'hal-
lucinations d'un autre
sens. Ces faits rares
sont d'une interpré-
tation discutable. Le
phénomène connu

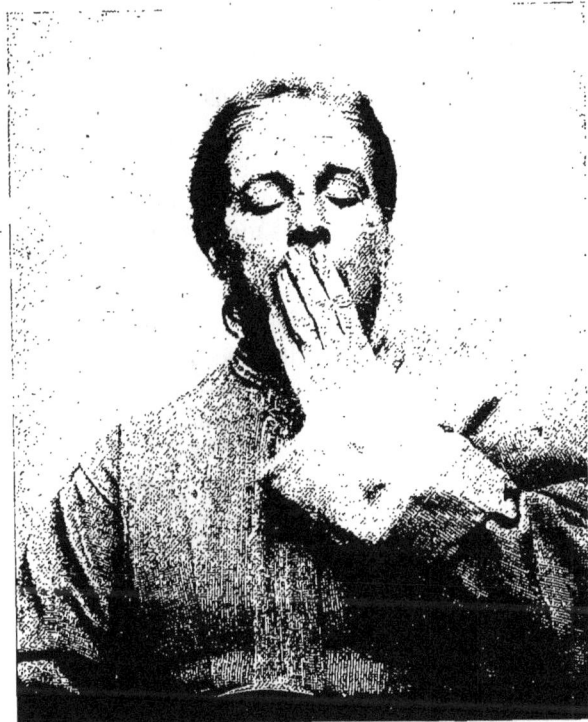

Fig. 37. — Attitude d'une malade ayant des hallucinations
psycho-motrices (Trénel).

sous le nom d'*audition colorée* en est comme la forme élémentaire : il consiste à percevoir telle ou telle couleur définie en entendant tel ou tel son
défini. Des hallucinations de tous les sens, et en particulier de la vue, peuvent être suscitées par des hallucinations de l'ouïe ; nous proposons pour
ce phénomène le terme de *visualisation* ou de *reflet de la pensée* (par imitation d'écho de la pensée) ; les hallucinations verbales graphiques (Séglas)
sont du même ordre. Ce sont surtout les hallucinations psycho-motrices qui
se présentent sous la forme combinée (Séglas). Mais on doit se garder de
prendre pour des hallucinations véritables ce qui n'est souvent qu'interprétations variées consécutives à des hallucinations. Le malade renchérit fréquemment sur son délire, il le perfectionne, le complète pour ainsi dire.

Diagnostic des hallucinations. — L'existence des hallucinations
est en général évidente ; elle se traduit par des attitudes, des gestes, une
mimique, des discours pour le détail desquels nous renvoyons aux articles
sur les diverses maladies mentales. Mais parfois les malades les cachent

volontairement pour donner le change, et une observation prolongée peut seule permettre de les surprendre. D'ailleurs, chez les malades les plus réticents même, on finit toujours par les dépister. Comme nous l'avons indiqué chemin faisant, il peut être difficile de distinguer nettement dans certains cas ce qui appartient à l'hallucination même et ce qui n'est que phénomène surajouté par les interprétations délirantes. Mais il n'y a là que des nuances qui n'influent guère sur le diagnostic même des affections où on les rencontre, tels que les délires systématisés.   *M. TRÉNEL.*

HALLUX VALGUS. — L'hallux valgus est la déviation en dehors du gros orteil. Cette affection très fréquente s'observe plus souvent chez la femme. On signale des cas congénitaux; ils sont tout à fait rares et s'accompagnent toujours d'autres malformations. L'hallux valgus est une affection de l'adulte et du vieillard. Il semble que les individus qui marchent beaucoup y sont prédisposés.

Les lésions siègent principalement sur la tête du 1er métatarsien, qui saillant en dedans n'est plus articulaire que dans sa partie externe. Il y a presque toujours torsion de cet os dont la face supérieure devient interne. Les sésamoïdes se sont déplacés, l'interne passe sur la face antérieure de la tête métatarsienne, l'externe s'enfonce comme un coin entre les deux premiers métatarsiens qui s'écartent souvent de 2 à 5 centimètres. L'articulation est le siège de lésions d'arthrites sèches. La phalange est peu modifiée, elle est seulement déplacée en dehors ; le tendon inférieur (fléchisseur de l'orteil) reste dans sa gaine, tandis qu'en haut l'extenseur se luxe en dehors, si bien que par sa contracture il exagère la déformation. La peau est épaissie sur la saillie métatarsienne et presque toujours il se forme un durillon au-dessous duquel est une bourse séreuse.

L'hallux valgus peut reconnaître des causes multiples. Le port de chaussures trop étroites est quelquefois incriminé et généralement sans raison. La contracture des muscles abducteurs ou la paralysie des abducteurs peut être une cause d'hallux valgus ; dans tous les cas l'action de l'extenseur contribue à maintenir et à aggraver la lésion.

Le relâchement des ligaments externes ou la rétraction des ligaments internes produisent l'hallux valgus. Le rhumatisme chronique en déterminant des lésions articulaires, peut être la cause d'hallux valgus. Mais il est probable que généralement la déformation est produite par une hyperostose de la partie interne de la tête métatarsienne.

Cliniquement, l'affection est des plus faciles à reconnaître. Le gros orteil se place à angle obtus ou droit sur le deuxième ; il passe presque toujours au-dessous des orteils voisins, mais il peut se placer au-dessus. Au début, l'affection est indolore, mais, quand il s'est formé un durillon, les douleurs peuvent être très vives sous l'influence de chaussures trop étroites ou dans certaines conditions climatériques.

L'affection est généralement symétrique, mais un côté se développe davantage. Après des années, quand le malade est trop gêné, il réclame une intervention. C'est souvent à cause de la suppuration de l'hygroma que le malade est appelé à consulter le médecin.

Traitement. — Pour prévenir la production de l'hallux valgus, il faut recommander au malade de porter des chaussures larges à talon bas. Quand la lésion est peu accentuée, on peut construire un petit appareil en gutta-percha prenant point d'appui sur le bord interne du pied et redressant l'orteil. Le traitement opératoire est la seule manière de guérir l'hallux valgus confirmé. Il est toujours bon de fixer le tendon extenseur pour empêcher sa déviation en dehors. On a proposé de faire une résection typique de l'extré-

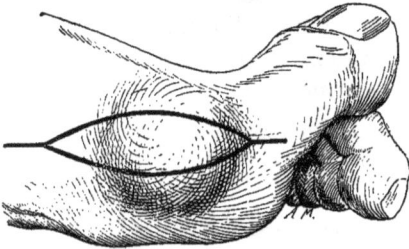

Fig. 58. — Traitement opératoire de l'hallux valgus. Incision qui permet de réséquer la bourse séreuse sous-cutanée (Labey).

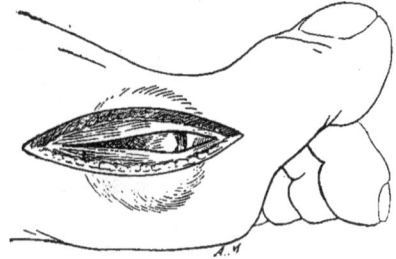

Fig. 59. — L'articulation est ouverte (Labey.)

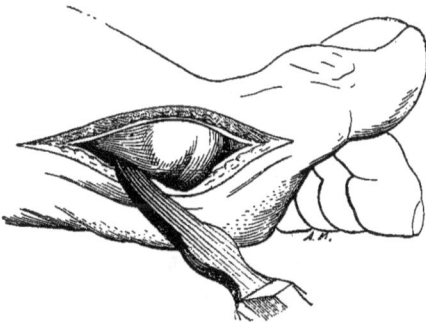

Fig. 40. — Les plans fibreux qui s'insèrent sur la tête sont désinsérés (Labey).

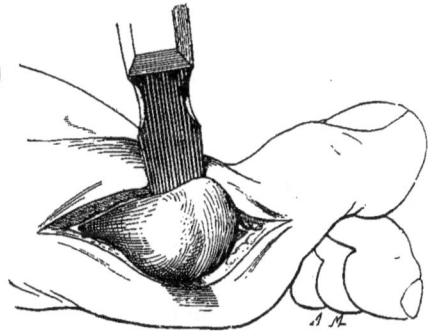

Fig. 41. — La tête est fixée prête à être réséquée (Labey).

mité du 1er métatarsien (fig. 58, 59, 40, 41). Par cette intervention on réduit facilement la déformation, mais il reste une ankylose ou une pseudarthrose qui peut être douloureuse.

Le mieux est de conserver les mouvements de l'articulation en respectant le segment articulaire du 1er métatarsien. *VICTOR VEAU.*

HAMAMÉLIS DE VIRGINIE. — Les feuilles de l'*Hamamelis virginica* (Hamamélidées) servent à préparer un extrait, un extrait fluide et une teinture, qui s'emploient à la dose de 4 à 12 gr. par jour. On utilise leur effet vaso-constricteur contre les hémorragies veineuses ou capillaires, les poussées congestives variqueuses ou hémorroïdaires, contre certaines métrorragies, certaines hémoptysies.

Élixir (hémorroïdes).

Extrait fluide d'hama-
mélis. . . . . 50 grammes.
Teinture de bourgeons
de peupliers . . . . 90 —
Sirop d'écorces d'oran-
ges amères. . . . . 60 —
3 à 4 cuillerées à soupe par jour.

Potion (Dujardin-Beaumetz).

Teinture de vanille.   XX gouttes.
Extrait fluide d'ha- ⎫
mamelis virginica. ⎪
Sirop d'écorces d'o- ⎬ āā 50 grammes.
ranges amères. . ⎭
4 à 6 cuillerées à café par jour.

On se trouve bien parfois de faire alterner l'hamamélis avec l'ergot de seigle et l'hydrastis canadensis (v. c. m.) ou d'associer les trois médicaments ; le mélange noir et trouble des extraits fluide d'hamamelis virginica et d'hydrastis canadensis se clarifie par addition de quelques gouttes d'un acide fort ou d'une certaine quantité de glycérine.

Potion (Martinet).

Extrait fluide d'ha- ⎫
mamelis virginica. ⎪
Extrait fluide d'hy- ⎬ āā 20 grammes.
drastis canadensis ⎭
Glycérine neutre Q.
s. p. . . . . 100 c. c.
Une cuiller à café 3 ou 4 fois par jour.

Pommade contre les hémorroïdes (Brocq).

Ergotine . . . . . . ⎫
Extrait fluide d'ha- ⎬ āā 2 grammes.
mamelis virginica. ⎭
Teinture de benjoin.   10   —
Lanoline . . . . . . ⎫ āā 10   —
Vaseline . . . . . ⎭
Usage externe.

Mixture (métrorragies).

Teinture d'hamamélis. 20 grammes.
    —   d'hydrastis. .   7   —
Ergotine 10   —
Alcoolat d'essence de
térébenthine 40   —
Cuiller à café, 6 à 8 fois par jour, dans un demi-verre d'infusion sucrée de petite centaurée.

Suppositoires.

Extrait de belladone. . .   0 gr. 02
Chlorhydrate de cocaïne.   0 gr. 03
Extrait sec d'hamamélis.   0 gr. 10
Orthoforme . . . . ⎫ āā Q. S.
Beurre de cacao. . . . . ⎭
Pour un suppositoire.

                         E. F.

HANCHE (ARTHRITES). — V. Arthrites, Coxalgie, Coxa vara.

HANCHE (LUXATION CONGÉNITALE). — La luxation congénitale de la hanche, étudiée depuis longtemps par Dupuytren, Humbert (de Morlay), Pravaz, Jules Guérin, Verneuil, n'est bien connue que depuis une vingtaine d'années, quand on commença à la traiter et qu'on sut la guérir (Paci, Hoffa, Lorenz).

Étiologie. — La luxation congénitale ne s'observe guère qu'à la hanche. Sur 100 luxations congénitales il y en a 91 à la hanche (Kronlein). — D'après Lorentz il y aurait 1 luxation congénitale sur 100 filles.

Le sexe a, en effet, une importance considérable, l'affection est 7 fois plus fréquente chez les filles que chez les garçons. Elle s'observe aussi bien à droite qu'à gauche ; elle est double dans 1/3 des cas.

L'influence de l'hérédité est plus considérable que pour toutes les autres malformations. Le médecin doit examiner très minutieusement les jeunes enfants dans une famille prédisposée. C'est probablement pour cette raison que la luxation congénitale est très fréquente dans certaines contrées (Bretagne).

Nous sommes mal fixés sur le rôle des races.

Pathogénie. — Le *traumatisme* a été invoqué pendant la grossesse (Cruveilhier) et surtout au moment de l'accouchement (J.-L. Petit, Bro-

dhurst). Mais les luxations traumatiques au cours de l'accouchement sont
très exceptionnelles et n'ont pas les caractères de la luxation congénitale.
— Dupuytren et Roser incriminent sans preuve une position anormale du
fœtus (flexion forcée et adduction de la cuisse).

Diverses *altérations primitives de la jointure* ont été accusées de produire
la luxation congénitale : hydarthrose intra-utérine (Parise), coxalgie (Broca),
ossification prématurée du cartilage en Y (Döllinger, Grawitz).

La théorie de Verneuil a joui d'une grande faveur. La luxation serait le
résultat d'une *paralysie* des fessiers consécutive à une altération du système nerveux. Cette théorie explique ce fait que la luxation n'est pas effectuée à la naissance, elle s'accuse progressivement quand l'enfant tend à
marcher. On lui objecte que l'examen histologique des muscles a toujours
été négatif et que les vraies luxations paralytiques ont une autre allure
clinique.

La luxation congénitale est un *arrêt de développement régional* (Kirmisson). Le Damany a montré (1904) qu'elle tient à l'évolution phylogénétique
de la cavité cotyloïde qui regarde en avant chez les animaux (situation
définitive) et chez le jeune fœtus (situation transitoire). La cavité se
déplace pendant la vie intra-utérine pour regarder en dehors ; il s'ensuit
une torsion de compensation dans le col du fémur. Si l'évolution de
ces deux segments ne concorde pas, il y a amorce de luxation (luxation
anthropologique).

Lésions. — La luxation congénitale de la hanche se fait toujours en
haut ou en arrière. Les cas de luxation antérieure pubienne ou inférieure
ischiatique sont des curiosités pathologiques. La luxation supérieure (sus-
cotyloïdienne) s'observe surtout chez le jeune enfant. La variété postérieure
(iliaque) est la règle chez l'adolescent ou l'adulte, comme si la tête sortait
par le pôle supérieur de la cavité et se déviait ensuite en arrière. En effet,
la tête évolue avec l'âge : la luxation n'existe pas encore à la naissance, elle
se forme dans les premières années et se transforme pendant l'adolescence.

A la naissance il n'y a pas encore de vrai déplacement, la tête est en
regard de la cavité cotyloïde ou chevauche à peine sur le rebord postéro-
supérieur. Cette cavité n'a pas la même profondeur, les bords sont sans
relief. La tête fémorale, plus petite, n'est pas régulièrement sphérique,
mais aplatie. La cavité aplatie est trop grande pour une tête petite. La
capsule est peu modifiée, mais elle est plus lâche que normalement et se
laisse facilement effondrer par la tête du côté de la fosse iliaque externe :
le ligament rond manque rarement.

Chez l'enfant, à l'âge où on traite la maladie, les lésions sont tout autres.
La tête est sortie en refoulant la capsule qui la coiffe, elle est dans la fosse
iliaque externe.

La cavité cotyloïde existe encore, mais petite et moins profonde que normalement, elle commence à devenir triangulaire. Un bourrelet net limite
cette cavité. Ce rebord a une grosse importance pour la réduction et le
maintien de la tête réduite. Généralement il est très net en avant et en
haut ; il est souvent assez marqué en arrière. Au moment de la réduction il
faut que la tête s'abaisse pour qu'elle dépasse ce butoir postérieur. Si le

rebord est saillant, la réduction est difficile, mais le maintien en bonne position est assuré.

D'autres fois, surtout dans le jeune âge, la saillie est peu marquée, la réduction peut être très facile, mais alors elle se reproduit facilement.

La tête se place quelquefois au-dessus du cotyle (fait rare), elle est généralement en arrière dans la fosse iliaque externe, mais non au contact de l'os, puisqu'elle a entraîné avec elle la capsule qui la coiffe. Comme elle n'a contact que par sa face antérieure elle s'aplatit, le cartilage disparaît sur sa face postérieure, elle est petite, mais jusqu'à 10 ans elle est presque toujours suffisante pour être réduite.

Le col est aussi très modifié, toujours plus court, tantôt plus horizontal (Lorentz), tantôt plus vertical (Kirmisson). Il est généralement déjeté en arrière ; aussi, quand on aura réduit cette luxation, la cuisse sera souvent en rotation externe.

La capsule s'est modifiée très inégalement. En avant, le ligament de Bertin se trouve relâché, puisque son insertion s'est élevée et reportée en arrière, il passe comme un voile sur la cavité déshabitée ; il se sclérose, s'épaissit avec l'âge et peut constituer un obstacle à la réduction. Inversement, la partie postéro-supérieure de la capsule s'est laissée effondrer ; elle s'amincit et forme une coque qui sépare la tête de la paroi iliaque ; entre la cavité ancienne déshabitée cotyloïdienne et la cavité normale iliaque, il y a une amorce de rétrécissement (disposition en sablier) ; mais, chez l'enfant, le rétrécissement n'est pas tel que la tête ne puisse le franchir. La capsule est très vasculaire et saignait beaucoup quand on faisait des interventions sanglantes.

En résumé, l'examen anatomique montre que la réduction est possible. J'ai pu le constater sur une pièce provenant d'un enfant traité par M. Brun. Les discussions semblent donc tranchées. Ce n'est pas toujours une reposition, comme le prétendait Paci, mais souvent une réduction, comme le soutenait Lorentz.

Chez l'adolescent et chez l'adulte, les lésions sont définitives. La cavité déshabitée est réduite à une dépression qui a la forme d'un triangle à base postéro-supérieure ; elle a perdu son cartilage et est comblée par une épaisse masse fibreuse, reliquat du ligament de Bertin.

La tête a perdu droit de domicile dans l'ancienne cavité. La nouvelle cavité se présente sous deux formes très différentes : tantôt il existe un toit osseux sur lequel s'appuie la tête ; ce fait s'observe surtout dans les luxations supérieures. La luxation *appuyée* n'a pas tendance à s'exagérer. La malade marche très convenablement. Tantôt la tête n'est arrêtée que par des plans fibreux (capsules, muscles fessiers) qui se laissent effondrer progressivement. La tête est *folle* le plus souvent dans la luxation iliaque. Les malades sont de véritables infirmes.

Les muscles se rétractent ; les adducteurs, le pectiné, sont particulièrement atteints ; il faut les rompre ou les sectionner lors de la réduction.

Symptômes. — La luxation congénitale n'est pas reconnue à la naissance, puisque nous avons vu que la malformation n'est pas encore constituée. L'enfant commence à marcher tard, vers l'âge de 18 mois ou de

2 ans. D'où cette règle de conduite dont le médecin ne devrait jamais se départir : faire radiographier tous les enfants qui ne marchent pas à 16 mois (fig. 42). On pourrait souvent prévoir l'infirmité grave qui menace l'enfant et en prévenir les parents.

La *claudication* est caractéristique quand la jambe malade repose à terre au moment où elle devrait supporter le poids du corps, le tronc s'effondre brusquement du côté correspondant. Quand la luxation est bilatérale, la

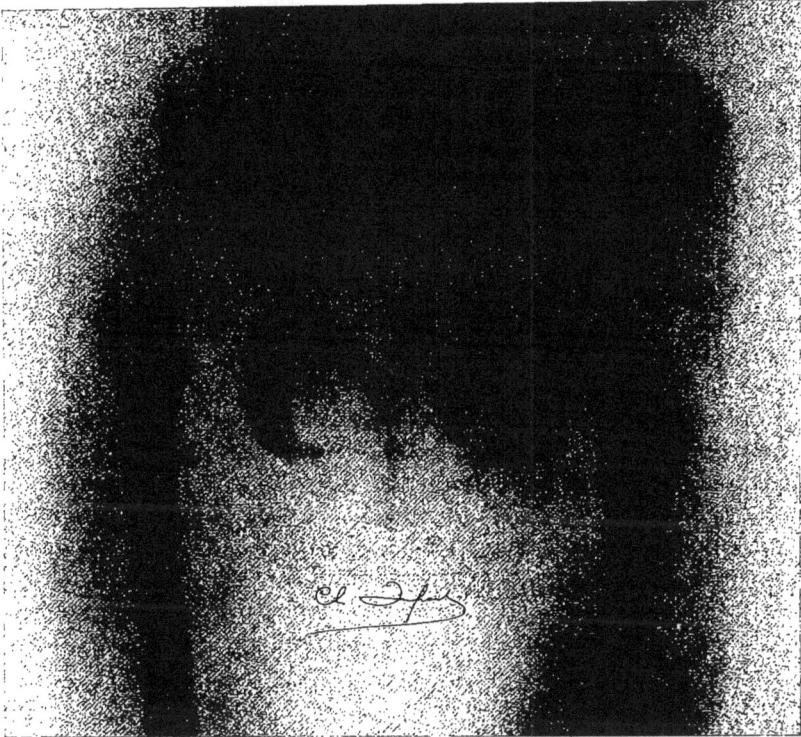

Fig. 42. — Radiographie d'une luxation congénitale de la hanche.

démarche de l'enfant rappelle celle des canards. Cette claudication est d'autant plus marquée que la luxation est plus postérieure et moins appuyée. Il est à remarquer que l'enfant boite moins quand il marche vite ; la claudication peut même disparaître pendant la course, la danse.

L'enfant se fatigue vite, tombe souvent.

La *déformation* s'accentue avec l'âge. C'est debout qu'elle est le plus marquée. Dans la luxation unilatérale, il faut avoir soin d'examiner l'enfant reposant sur la jambe malade. La déformation est constituée par trois facteurs : ascension du trochanter, vacuité de la cavité cotyloïde, ensellure lombaire.

La figure 43 montre la saillie du grand trochanter, accentuée encore dans la figure 44. Il s'ensuit que la région semble élargie. Le pli inguinal est déformé, et souvent une dépression manifeste se voit au niveau de la cavité cotyloïde, que la palpation montre déshabitée. L'ensellure lombaire est toujours marquée ; elle est d'autant plus évidente, que la tête est plus postérieure ; elle s'accentue avec l'âge.

Le raccourcissement est apparent à la vue, et la mensuration le montre variant de quelques millimètres chez les jeunes enfants, jusqu'à 6 ou 8 centimètres chez l'adolescent. On trouve cette longueur en mesurant la hauteur du trochanter au-dessus de la ligne de Nélaton-Roser.

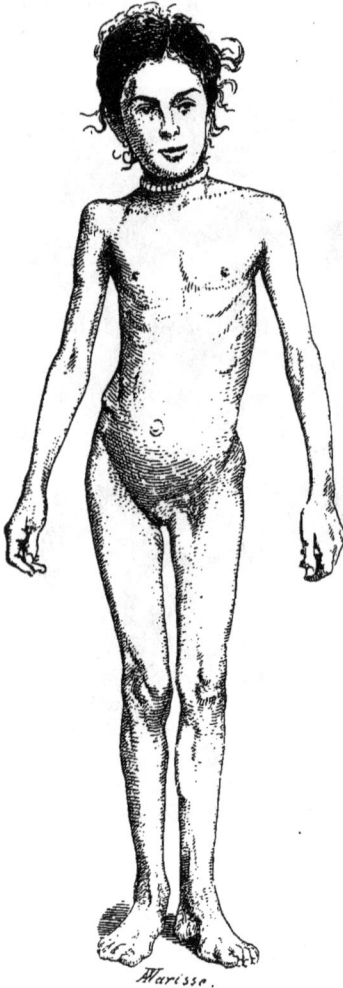

Fig. 43. — Luxation congénitale de la hanche
gauche, abaissement considérable du bassin
du côté malade (Kirmisson).

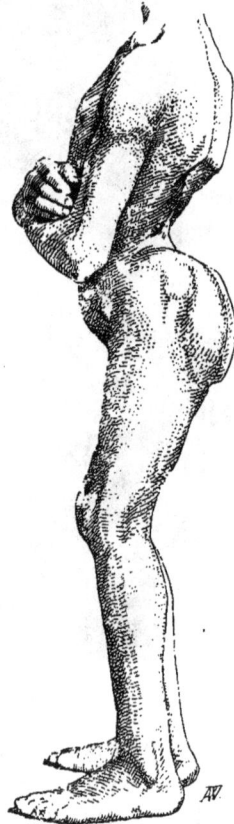

Fig. 44.
Double luxation congénitale de la hanche
(Kirmisson).

La *palpation* permet de reconnaître la situation de la tête. Dans la variété sus-cotyloïdienne, cette tête est sentie en dehors de l'artère fémorale, mais elle est masquée par les muscles couturier, tenseur du fascia lata. Dans la variété iliaque, la tête est facilement reconnue sur la face externe de l'os iliaque, tantôt près du cotyle, d'autres fois plus en arrière et plus haut.

Les *mouvements* doivent être recherchés ; ils indiquent le degré de rétractions musculaires. Pendant les premières années, les mouvements normaux d'adduction, de flexion, de rotation externe, peuvent être exagérés. Mais, à partir de 5 ans, l'abduction commence à se limiter.

En tirant suivant l'axe du membre, on peut l'allonger de 3 ou 4 centimètres.

La *radiographie* est le complément nécessaire de tout examen de luxation congénitale.

Pronostic. Évolution. Complications. — La luxation congénitale de la hanche est une affection grave ; les médecins ne sauraient trop insister auprès des parents sur cette infirmité qui rendra le malade impotent. Cette gravité est une raison qui milite en faveur du traitement, quelque incertain que puisse être le résultat.

Le sort de ces malades est d'ailleurs variable suivant que la luxation est appuyée ou ballante. La luxation appuyée est compatible avec une existence active. Le malade conserve une claudication disgracieuse, mais il peut marcher. Au contraire, dans la luxation ballante, la tête remonte progressivement, les déformations s'accentuent, les douleurs provoquées par l'arthrite font de ces malades de véritables impotents qui passent leur vie couchés ou assis.

Les attitudes vicieuses que prend l'enfant pour corriger la malformation créent des *déformations* qui peuvent devenir des complications. Le pied sain s'aplatit en raison de la surcharge, le genu valgum n'est pas rare. Le pied du côté malade se place en équinisme pour suppléer au raccourcissement de la jambe, il se creuse et bientôt le tendon d'Achille se rétracte : la déformation est définitive.

Du côté de la colonne il y a scoliose, en cas de luxation unilatérale : la lordose, dans les luxations bilatérales, peut atteindre de grandes proportions.

L'aplatissement du bassin peut être une cause de dystocie.

L'*arthrite* est la complication la plus à craindre, car elle crée l'impotence : elle succède quelquefois à un traumatisme, elle peut être tuberculeuse. Elle ne s'observe guère qu'à partir de l'adolescence.

Diagnostic. — La fréquence de la luxation congénitale comparée aux autres affections de la hanche rend le diagnostic facile. J'ai montré qu'il était impossible à la naissance, et très difficile à la fin de la première année. On devrait faire une radiographie de tout enfant (surtout les filles) qui ne marche pas au 15e mois.

La *coxa vara* (v. c. m.), l'inégalité de longueur des membres inférieurs peuvent simuler la claudication de la coxalgie. L'arthrite suppurée de la hanche chez les nourrissons peut détruire la tête et provoquer une pseudoluxation (Ducroquet). La paralysie des muscles fessiers est très rare. On sera facilement fixé par l'examen clinique et radiographique.

Traitement. — La gravité de la luxation congénitale est telle que le praticien commettrait une lourde faute de ne pas conseiller le traitement. Sans doute on ne guérit pas facilement et sûrement les enfants atteints de cette infirmité, mais on améliore toujours.

La **réduction sanglante** (méthode de Hoffa) est actuellement abandonnée, les dangers de l'intervention, la fréquence des récidives et surtout les raidéurs et les ankyloses qui compromettraient le résultat dans les cas les plus heureux firent de plus en plus réduire ses indications (Nové-Josserand).

La **réduction non sanglante** (Paci-Lorenz-Brun) est la méthode de choix.

L'âge de l'enfant a une très grosse importance sur les résultats. Il faut attendre que les enfants soient propres, aussi n'opère-t-on guère avant 2 ans. Passé 6 ans, les difficultés sont croissantes et à 10 ans la réduction est possible mais très aléatoire. C'est dans ces cas qu'on a observé les blessures des nerfs.

Dans les luxations bilatérales, chaque côté sera traité alternativement.

1° *Immobilisation du bassin* (fig. 45). — L'aide appuie très fortement sur la cuisse fléchie, comme s'il voulait l'enfoncer dans l'abdomen. Cette immobilisation a une très grosse importance, l'aide qui l'assure doit être vigoureux.

2° *Rupture des muscles* qui s'opposent à la réduction. Les adducteurs sont le principal obstacle, ils se tendent quand la cuisse est placée en demiflexion et abduction. Dans cette attitude le chirurgien les rompt en exécutant sur eux avec le poing fermé un mouvement de va-et-vient comme s'il voulait les scier, pendant que sa main gauche, cramponnée au genou, cherche à exagérer l'adduction (fig. 46); il se forme bientôt une encoche cor-

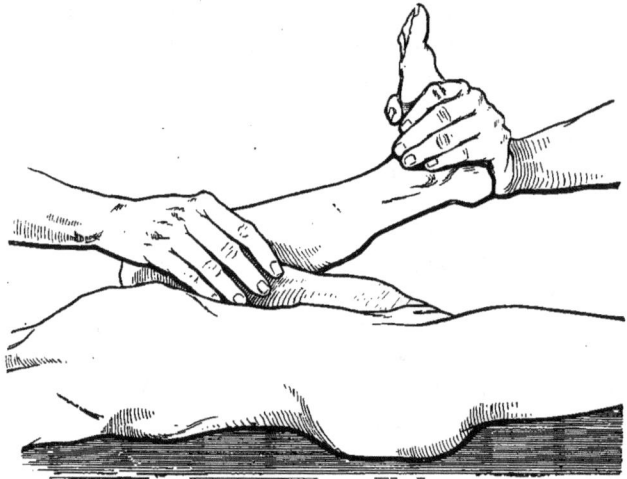

Fig. 45. — Immobilisation du bassin (Brun et Ducroquet).

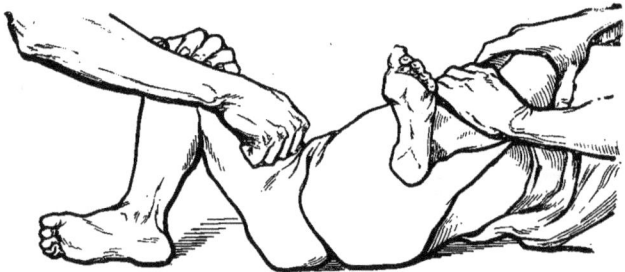

Fig. 46. — Rupture des adducteurs (Brun et Ducroquet).

respondant à la rupture. Ce temps est long, toujours pénible. Pour compléter la mobilisation, on exécute des mouvements étendus de circumduction.

5° *Réduction*. — On fait cheminer la tête le long du bord postérieur du cotyle et, quand elle est assez abaissée, on lui fait sauter ce bord.

a) L'opérateur, saisissant à pleine main droite l'extrémité inférieure de la cuisse demi-fléchie, exerce un triple mouvement de traction, flexion, rotation

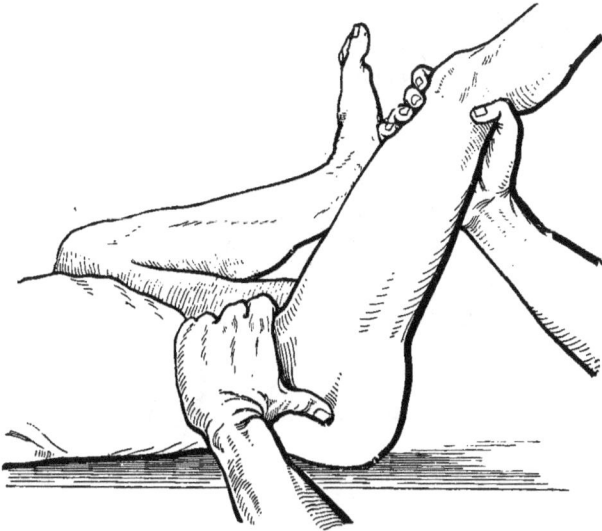

Fig. 47. — Première manœuvre et réduction. Flexion
(Brun et Ducroquet).

externe (fig. 47), pendant que sa main gauche embrassant le trochanter cherche à l'abaisser.

b) Quand la tête est arrivée en regard du segment inférieur du cotyle, l'opérateur porte la cuisse en abduction (fig. 48); généralement la réduction s'opère à ce moment, on perçoit un craquement particulier, quelquefois assez fort pour être entendu des assistants, en même temps on constate un ressaut de l'extrémité fémorale et un effacement de la région trochantérienne.

Si la réduction ne se produit pas au moment de

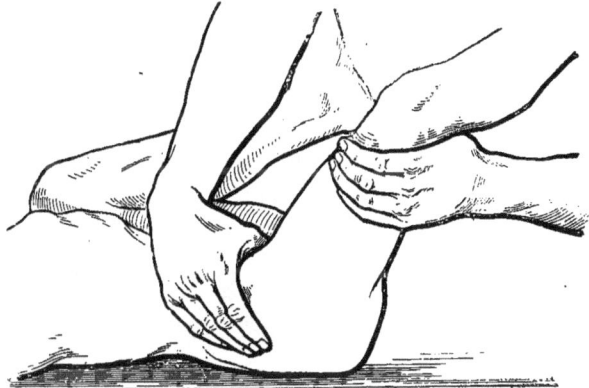

Fig. 48. — Deuxième manœuvre. Abduction (Brun et Ducroquet).

l'abduction de la cuisse, on peut exécuter la manœuvre indiquée figure 49.

Généralement, quand la tête est bien réduite, elle est fixée dans l'attitude d'abduction. Pour contrôler la réalité de la réduction, on

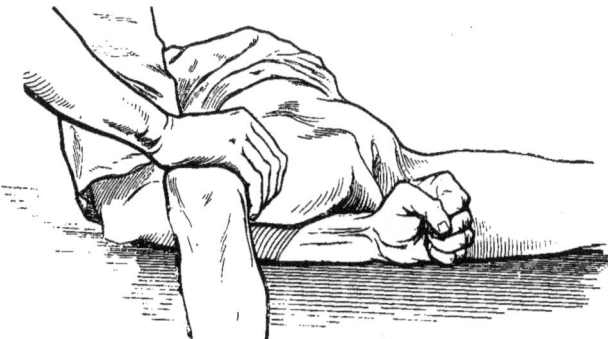

Fig. 49. — Propulsion de la tête en avant (Brun et Ducroquet).

provoque la luxation en diminuant l'abduction et la rotation externe. On la
réduit de la façon que j'ai indiquée.

4° **Immobilisation.** — *Premier appareil plâtré.* — L'enfant est porté sur le
pelvi-support (fig. 50) dans l'attitude d'abduction et rotation externe, un aide

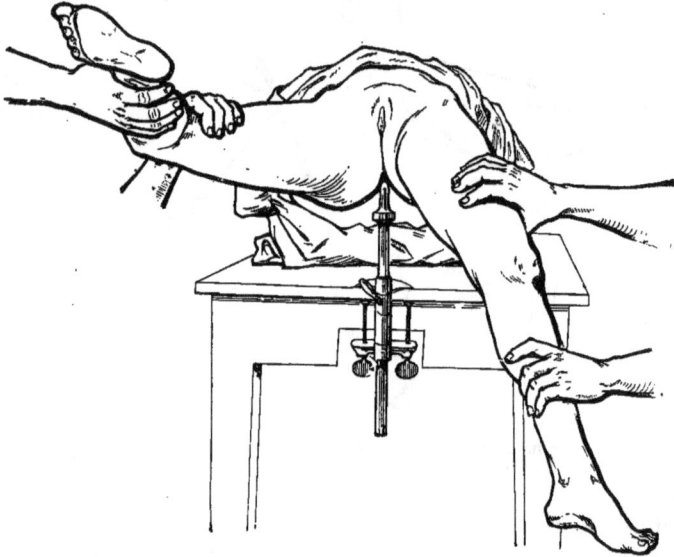

Fig. 50. — Position de l'enfant pendant l'application de l'appareil plâtré (1ʳᵉ position)
(Brun et Ducroquet).

l'immobilise très soigneusement dans cette attitude. C'est généralement à
ce moment que la luxation se reproduit ; aussi a-t-on construit des tables de
réduction compliquées mais souvent utiles (Schedé, Ducroquet). Sur un

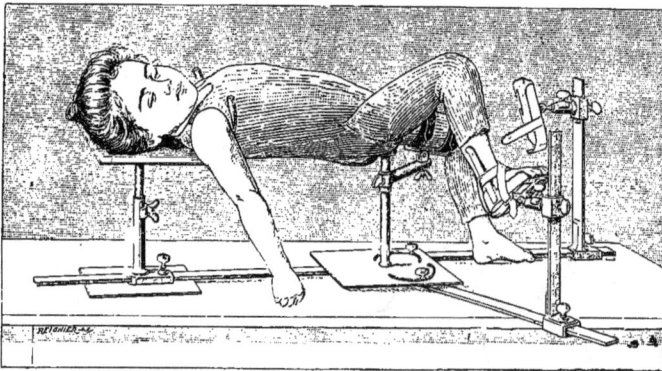

Fig. 51. — L'enfant est placé sur le petit support de Ducroquet.
Il est habillé d'un maillot, dans l'attitude fixe où sera confectionné l'appareil plâtré.

maillot très tendu on place un appareil plâtré descendant jusqu'au mollet et
moulant bien les épines iliaques, le pubis et la rotule (fig. 51).

Pendant 2 à 3 mois l'enfant est maintenu au lit dans cet appareil.

Le *second appareil* se place en extension, rotation externe. L'enfant est endormi, on enlève le plâtre et on procède avec précaution à ce changement de position (fig. 52). Les manœuvres nécessaires sont parfois assez laborieuses et il faut agir avec prudence, car on produit souvent des décollements épiphysaires des extrémités supérieures ou inférieures du fémur. Un nouvel appareil est confectionné, il restera en place 6 à 8 semaines.

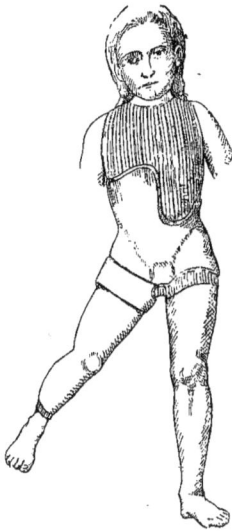

Fig. 52. — Immobilisation en seconde attitude (Ducroquet).

La *troisième position* peut être obtenue sans chloroforme chez les sujets résistants. Le membre est placé dans la rectitude et en rotation interne (fig. 53).

Ce nouvel appareil est enlevé après 6 semaines. Alors commence un traitement long, pénible et très important, qui doit faire disparaître la raideur de la hanche toujours considérable et reproduire les muscles de la fesse et de la cuisse atrophiés. L'enfant sera condamné au repos absolu pendant quelques semaines, on fera des massages sans chercher à

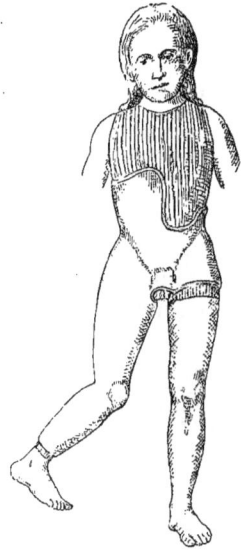

Fig. 53. — Immobilisation en troisième altitude (Ducroquet).

mobiliser la hanche, puis peu à peu on fera de très légers mouvements de flexion; quand celle-ci sera possible, on essaiera l'abduction. Ce traitement consécutif est très délicat, sa durée est variable. Le traitement d'une luxation congénitale est rarement inférieur à une année.

Traitement palliatif. — Quand les enfants ont dépassé l'âge de 12 ans, on ne peut provoquer qu'un traitement palliatif commandé souvent par les complications. La résection de la tête n'est indiquée que si les douleurs sont violentes et tenaces. L'ostéotomie sous-trochantérienne (Kirmisson) améliore l'état des malades chez qui l'adduction est très marquée.

L'immobilisation dans un appareil plâtré est la seule ressource dans les arthrites.

La ceinture orthopédique soulage les malades. Dupuytren a construit un appareil qui cherche à soutenir le trochanter en prenant point d'appui sous les aisselles. Lange, Schedé ont imaginé des ceintures légèrement différentes.   *VICTOR VEAU.*

HANCHE (LUXATIONS TRAUMATIQUES). — On les divise avec les classiques, depuis Bigelow, en *luxations irrégulières*, dans lesquelles le ligament antérieur en Y ou en V de Bertin est arraché, ce qui permet à la tête de prendre une position quelconque avec une attitude quelconque du membre, — et en *luxations régulières*, dans lesquelles l'intégrité du ligament de Bertin impose au membre une position toujours fixe pour une situation donnée de la tête fémorale. Ces luxations régulières peuvent être primitives ou secondaires. Dans les *primitives*, la tête sort par un point variable de la capsule pour occuper *directement* sa position fixe extra-articulaire. Dans les *secondaires*, la tête sort de la capsule, toujours par le même point, par la face inférieure, et n'atteint qu'*indirectement* sa situation définitive, après avoir occupé des positions intermédiaires et temporaires.

C'est à peu près uniquement des luxations régulières et secondaires que nous entendons parler.

Étiologie. — Cette lésion traumatique est relativement rare. C'est un accident de l'âge adulte, bien qu'on en connaisse des cas exceptionnels dans le jeune âge; on la trouve avec une grande prédominance chez l'homme. On la rencontre à la suite de violents traumatismes (éboulement, chutes de grande hauteur, écrasement sous une voiture très chargée). Ces traumatismes agissent directement sur la hanche, ou indirectement, sur le fémur, le bassin étant fixe — ou sur le bassin, la cuisse étant fixe.

Mécanisme. Lésions. — Il est essentiel à connaître, car on doit raisonner les manœuvres de réduction dans chaque variété, pour faire parcourir en sens inverse, à la tête luxée, le chemin qu'elle a fait, lors de son déplacement traumatique.

1° **Luxation primaire par flexion directe**. — Dans la flexion forcée sur le bassin, la tête fémorale saille à la partie inférieure de l'acétabulum, distendant la capsule dans sa partie la plus mince; celle-ci peut céder, la tête fémorale sort après déchirure du ligament rond et se place juste au-dessous de la cavité cotyloïde, s'arc-boutant contre le bord de l'acétabulum sur un point d'appui étroit et glissant : aussi cette forme, *luxation sous-cotyloïdienne*, est-elle très instable (fig. 54).

La capsule est intacte partout, sauf au niveau de l'orifice de sortie inférieur.

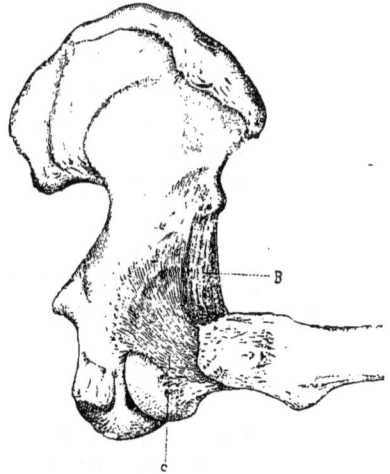

Fig. 54. — Luxation sous-cotyloïdienne (Bigelow).

Le fémur figure désormais un levier coudé à branches très inégales dont le point d'appui voisin de la coudure répond à l'insertion de la capsule et des muscles périarticulaires. Les 2 branches du levier se déplaceront toujours en sens inverse.

2° **Orientation secondaire de la luxation par rotation dans la flexion directe**. — Après la sortie de la tête, le moindre mouvement de rotation de la cuisse poussera la tête hors de sa situation sous-cotyloïdienne si instable et ceci sans augmentation sensible des lésions capsulaires. Une *rotation interne* de la cuisse porte la tête fémorale en arrière et en dehors sur la tubérosité de l'ischion : c'est la *luxation sous-ischiatique*; désormais le déplacement est amorcé par cette rotation surajoutée à la flexion, en arrière du plan passant par le centre de la cotyloïde, dans le sens *dorsal* par conséquent.

Une légère *rotation externe* de la cuisse déplace de même la tête dans le sens *ventral* : celle-ci se porte en regard et un peu en dehors de la branche ischio-pubienne, au voisinage du périnée : d'où le nom de *luxation périnéale latérale* : peut-être vaudrait-il mieux dire *luxation ischio-pubienne*.

5° **Évolution tertiaire par extension progressive.** — La force qui agit alors sur le membre et qui est ou bien le simple poids du membre, si le traumatisme est épuisé, ou bien la force traumatisante elle-même, se décompose par suite de la résistance que forment les ligaments et les muscles en deux forces, l'une verticale, l'autre horizontale, dont la résultante est variable. On peut dire, en tous cas, que, grâce à la résistance de la capsule et des muscles, *l'extension ne peut jamais se faire directement* : elle se fait *pour les déplacements ventraux par abduction, pour les déplacements dorsaux par adduction*, et le mouvement de latéralité de la cuisse est d'autant plus accusé que le degré d'extension permis par les lésions capsulaires est moins accentué : *il y a entre les deux mouvements un rapport inverse*.

a) *Déplacements ventraux*. — Si la capsule articulaire et les ligaments résistent obstinément, la force verticale ne peut se satisfaire, l'extension est impossible, la cuisse reste en flexion à angle droit, toute la force traumatisante agit dans le sens horizontal; l'abduction est très marquée : la tête fémorale ne peut pas remonter (puisque la cuisse ne descend pas), mais elle se porte beaucoup plus loin en dedans et en avant : on peut la trouver sur la ligne médiane du périnée. Pope l'a rencontrée sous le scrotum, Hodder sous le pubis. C'est la *luxation périnéale médiane* ou *périnéale vraie*.

La capsule peut céder plus largement en bas; sa partie antérieure s'arrache jusqu'au ligament pubo-fémoral qui est éraillé. Un peu d'extension est possible; la cuisse se met en demi-flexion : *l'intégrité du faisceau vertical du ligament de Bertin* ne permettrait plus d'extension que si la tête pouvait monter plus haut, car celle-ci est arrêtée par la capsule qui la bride et le

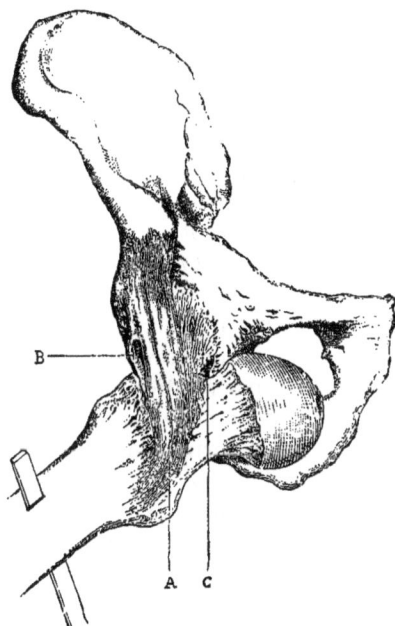

Fig. 55. — Luxation obturatrice (Bigelow).

point d'appui qu'elle prend sur le bord antérieur de la cavité cotyloïde : elle est en regard du trou ovale. La cuisse demi-fléchie est dans la rotation externe et en abduction moyenne. C'est la *luxation obturatrice* ou *ovalaire* (fig. 55).

Si tout le ligament pubo-fémoral cède ainsi que la partie antéro-interne de la capsule, la tête, n'étant plus bridée, perd son contact osseux et peut monter. Elle vient se placer au-devant de la branche horizontale du pubis :

c'est la *luxation pubienne* (fig. 56). La tête étant montée, le faisceau vertical de Bertin permet une extension beaucoup plus étendue sinon absolument complète. La cuisse est donc
presque droite en abduction très légère
et toujours en rotation externe.

Si toute la partie antéro-interne de la
capsule a cédé jusqu'à l'insertion du
ligament de Bertin, la tête peut monter encore plus haut et venir reposer
sur le bord supérieur du cotyle, juste
au-dessous de l'épine iliaque antéro-
inférieure repoussant le ligament de
Bertin : c'est la *luxation sous-épineuse*.
La cuisse est en extension complète,
l'abduction est minima, la rotation
externe accentuée. C'est là d'ailleurs
une variété exceptionnelle.

Toutes les *luxations ventrales* restent
antérieures, c'est-à-dire que les déplacements de la tête par la voie antérieure
ne peuvent jamais atteindre une demi-
circonférence, parce que le ligament de
Bertin est antérieur et ne permet pas
une excursion plus grande. Aussi dans
toutes les variétés trouve-t-on un caractère fixe : la *rotation externe associée à*

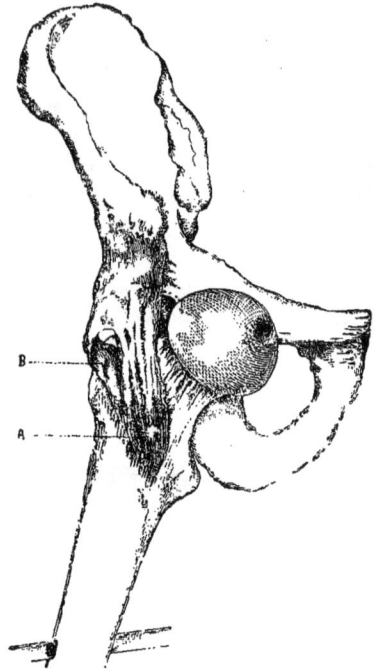

Fig. 56. — Luxation pubienne (Bigelow).

*un degré variable de flexion-abduction,
le degré d'extension et l'abduction étant
en rapport inverse.*

b) **Déplacements dorsaux**. — Après
son orientation postérieure en position
sous-ischiatique par rotation interne, la
tête par suite du mouvement d'extension remonte. La partie postérieure de
la capsule se désinsère, la tête charge
le muscle obturateur interne, mais ne
l'arrache pas : aussi ne peut-elle monter
plus haut. Elle déborde légèrement la
grande échancrure sciatique. C'est la
luxation ischiatique. Le col est solidement soutenu par le ligament de Bertin
dont le faisceau vertical arrête très vite
l'extension commencée, la tête n'étant
pas montée assez haut. La cuisse est
donc en demi-flexion, en adduction très

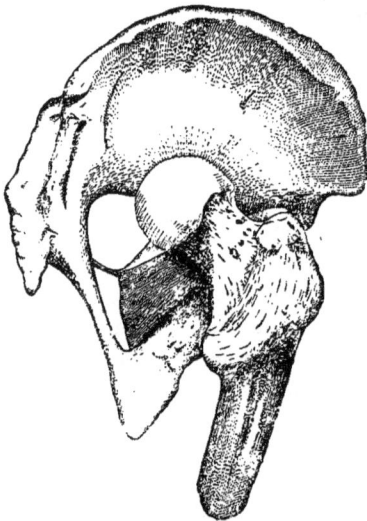

Fig. 57. — Luxation ischiatique (Bigelow).

marquée et en rotation interne. Cette dernière est maintenue par le faisceau
horizontal du ligament de Bertin (fig. 57).

Si l'obturateur interne et les jumeaux cèdent sous la pression de la tête, la partie postérieure de la capsule, moins résistante, se déchirant aussi, la tête monte plus haut et vient se placer en arrière et au-dessus de la partie postérieure de la cavité cotyloïde, débordant légèrement dans l'échancrure sciatique ; elle repose sur les moyen et petit fessiers plus ou moins déchirés. C'est la *luxation iliaque.* Le faisceau vertical du ligament de Bertin, relâché par l'ascension de la tête, permet une extension presque complète ; de ce fait l'adduction est peu marquée. La rotation interne est maintenue intégrale par le faisceau horizontal de Bertin. Exceptionnellement, par rupture de ce dernier, la rotation externe est rendue possible (luxation de Monteggia) : toutes ces *luxations dorsales* sont *postérieures* : la tête n'a pas encore parcouru dans son déplacement une demi-circonférence, elle est restée en arrière du plan passant par le centre de la cotyloïde, et ces luxa-

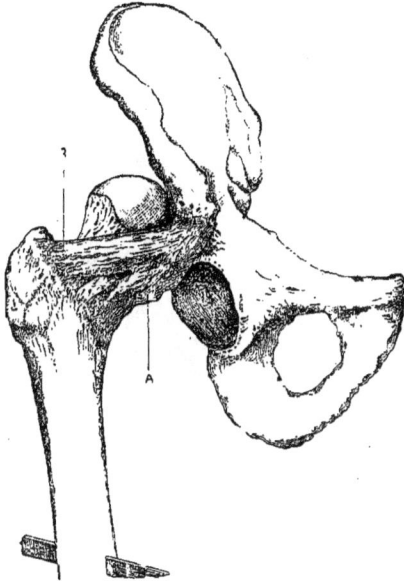

Fig. 58. — Luxation iliaque (Bigelow).

tions dorsales postérieures régulières ont des caractères constants : *rotation interne associée à un degré variable de flexion-adduction, le degré d'extension et l'adduction étant, comme toujours, en rapport inverse* (fig. 58).

Mais le déplacement peut aller plus loin, et la tête peut passer en avant de ce plan, *la luxation dorsale devient antérieure.* Pareille transformation ne peut s'effectuer qu'avec un changement profond des caractéristiques si constantes des luxations dorsales postérieures : bien que la tête soit en situation très haute, il va y avoir flexion très accentuée ; cependant, mise à part la transformation soudaine de l'extension à la flexion extrême, qui caractérise le passage de la dernière variété dorsale postérieure à la première variété dorsale antérieure, dans les formes de cette dernière, la loi générale se retrouve qui veut que la flexion soit d'autant moins marquée que la tête fémorale est plus haute.

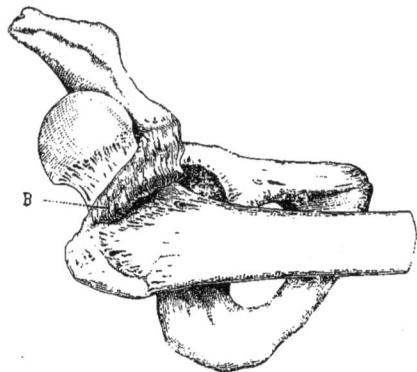

Fig. 59. — Luxation oblique antérieure (Bigelow).

De plus, la rotation interne caractéristique des luxations dorsales postérieures se transformera en rotation externe : seule l'adduction persistera.

Dans la *luxation oblique antérieure*, la tête fémorale est au-dessus et un

peu en avant de la cavité cotyloïde (fig. 59). Toute la partie postérieure et
supérieure de la capsule est arrachée; le faisceau horizontal de Bertin est
arraché ou du moins fortement éraillé et c'est sa lésion qui permet la rotation en dehors. La cuisse en rotation externe est en adduction extrême et
passe presque horizontalement au-
devant de la symphyse pubienne,
croisant perpendiculairement le
membre sain.

Dans la *luxation sus-épineuse*, la
tête, chassée en haut et en dedans, se
place devant l'épine antéro-inférieure
qu'elle masque; le col fémoral est à
cheval sur le faisceau vertical du ligament de Bertin, qui seul a résisté:
le faisceau horizontal est toujours
complètement rompu. Un certain
degré d'extension est rendu possible par l'ascension de la tête: le
membre est en demi-flexion, en rotation externe et en adduction marquées (fig. 60).

Luxations régulières primitives.
— Il n'est pas absolument forcé que,

Fig. 60. — Luxation sus-épineuse (Bigelow).

pour occuper ces diverses situations autour de la cavité cotyloïde, la tête fémorale ait accompli ce long parcours. Elle peut sortir par un point quelconque
en regard de la position qu'elle occupe: elle doit alors presque toujours
écorner le cotyle, créant une fracture marginale avec arrachement liga-
menteux: l'intégrité du ligament de Bertin impose aux luxations primitives
iliaques, obturatrices, pubiennes, ischiatiques, une attitude identique à celle
des luxations secondaires.

Luxations irrégulières. — Sous l'influence du traumatisme, la tête a arraché le ligament de Bertin, et, véritablement folle, elle peut occuper une
position quelconque déterminée par la direction et la violence du traumatisme, sans attitude fixe du membre.

Symptômes et Diagnostic. — Ayant suivi pas à pas l'évolution
progressive des luxations de la hanche et les déviations du membre qu'elles
entraînent, il m'est permis d'envisager la clinique à un tout autre point de
vue, rapprochant dans un même groupe des luxations de genre différent,
qui ont un caractère clinique analogue grossier.

Ce caractère clinique grossier et qui frappe à première vue, c'est le degré
d'inclinaison de la cuisse sur l'axe général ou plan normal du corps.

A) **La cuisse fait avec le plan normal un angle de 90⁰** (flexion ou
adduction).

1° *La cuisse est dans le plan sagittal*, c'est-à-dire en flexion à angle droit.

a) Dans la *luxation sous-cotyloïdienne en flexion* (fig. 61), la cuisse est
fléchie directement sur le bassin et le genou sort largement du lit: le
malade maintient ordinairement sa cuisse avec les deux mains. La jambe

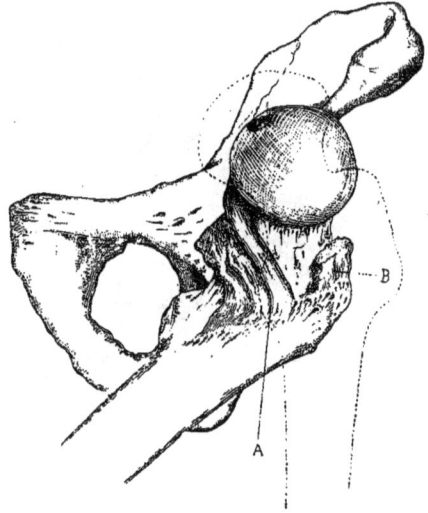

est fléchie au maximum sur la cuisse, le pied n'atteint pas le plan du lit; le malade cherche à faire reposer le pied sur un coussinet (formé par un amas de couvertures) pour que le poids de la jambe ne tire plus sur la cuisse.

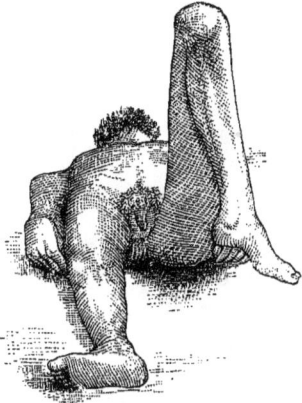

Fig. 61. — Luxation sous-cotyloïdienne (Bigelow).

La pointe du pied est dirigée en avant et à peine en dehors. Le talon ne touche pas la cuisse, mais se projette sur elle au-dessus mais dans le plan de l'ischion.

La palpation permet de sentir la tête fémorale juste au-dessous de la cavité cotyloïde, un peu en avant et en dedans de la tubérosité ischiatique.

b) Dans la *luxation sous-ischiatique*, la flexion de la cuisse est la même, mais elle n'est pas pure, il s'y ajoute une légère rotation interne, qui porte la pointe du pied en dedans, tandis que le talon se projette sur la cuisse un peu au-dessus et en dedans de l'ischion. La tête fémorale est sentie tout près de l'ischion, le masquant même parfois.

c) Dans la *luxation périnéale latérale* ou *ischio-pubienne*, à la même flexion est venue s'adjoindre de la rotation en dehors (la pointe du pied est tournée en dehors, et le talon répond à la partie externe de la fesse). La tête fémorale est sentie au-dessous de la branche ischio-pubienne.

2° *La cuisse est dans un plan mixte* (flexion à angle droit et abduction).

Dans la *luxation périnéale médiane*, à la flexion et à la rotation en dehors s'ajoute une abduction assez marquée. La tête fémorale est sentie près du centre du périnée (sous le scrotum, sous le pubis). Il y a presque toujours des troubles urinaires (rétention d'urine, difficulté de miction).

3° *La cuisse est dans le plan frontal* (adduction).

Dans la *luxation oblique antérieure*, l'adduction est extrême. La cuisse presque horizontale vient affleurer la symphyse et croise perpendiculairement la cuisse du côté opposé sur laquelle elle repose et s'appuie. La cuisse malade est très raccourcie (fig. 62).

Tout le membre blessé est en légère rotation externe. La jambe est légèrement fléchie. Le pied repose sur le lit par son bord externe, et les orteils regardent en avant et en dehors.

Dans tous ces cas de flexion ou d'adduction à angle droit, il n'y

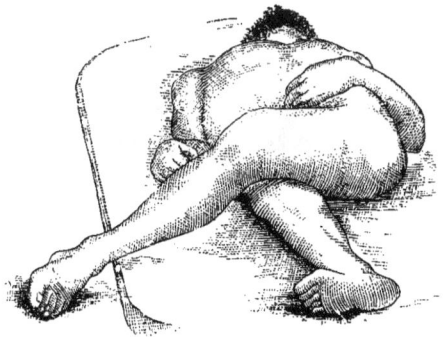

Fig. 62. — Luxation oblique antérieure (Bigelow).

a aucun diagnostic différentiel à faire. Pareilles déviations de la cuisse ne se voient que dans les luxations. Il suffit d'en caractériser la variété.

B) **La cuisse fait avec·le plan normal un angle de 45⁰.**

1⁰ *A la demi-flexion s'ajoute de l'abduction.*

Dans la *luxation obturatrice* ou *ovalaire*, à la demi-flexion qui soulève le genou dans la position couchée, à l'abduction caractéristique, s'ajoute une rotation externe marquée, qui fait re-garder la face antérieure de la cuisse légèrement en dehors. La jambe est légèrement fléchie et le pied, dont la pointe est dirigée en dehors, prend point d'appui sur le lit par les orteils et la partie tout antérieure seule-ment du bord externe (fig. 63).

La cuisse paraît légèrement allon-gée par suite de l'abduction.

Si on fait lever le malade, on con-state que la pointe de son pied étendu

Fig. 63. — Luxation obturatrice (Bigelow).

ne peut atteindre la terre ; le patient soutient sa cuisse de ses deux mains. On constate alors l'aplatissement de la fesse, l'abaissement du pli fessier.

L'adduction et la rotation interne active et passive sont impossibles.

La tête est perçue par la palpation à la partie antéro-interne de la cuisse. La recherche du grand trochanter, qui lui est opposé, révèle que la région trochantérienne est aplatie ; le trochanter est porté un peu en avant, et sa face cutanée, au lieu de regarder en dehors, regarde légèrement en arrière.

La demi-flexion et l'abduction révèlent toujours une luxation *ventrale basse*.

2⁰ *A la demi-flexion, s'ajoute de l'adduction.*

a) Dans la *luxation ischiatique*, luxation dorsale postérieure basse, à la demi-flexion et à l'adduction se joint de la rotation interne marquée. La cuisse malade croise la cuisse opposée un peu au-dessus du genou orientant en haut, en avant et en dedans sa face antérieure. La jambe est fléchie et repose sur le lit par le gros orteil et les saillies du bord interne du pied. La

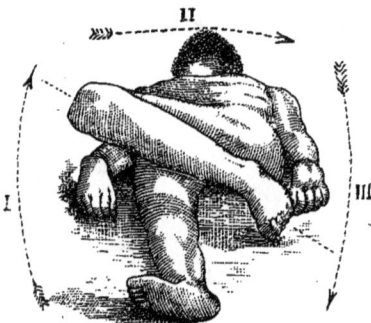

Fig. 64. — Luxation ischiatique (Bigelow).

cuisse est légèrement raccourcie de 1 cm. 5 environ. La position debout est plus facile que dans la luxation précédente, la jambe malade tombe verticale loin de-vant la jambe saine et n'atteint pas la terre du bout des orteils. La fesse est saillante en arrière, le pli fessier abaissé (fig. 64).

L'abduction et la rotation en dehors sont impossibles.

La tête est sentie en arrière et un peu au-dessus de l'ischion. Le trochanter, très saillant, est reporté en masse en arrière et oriente sa face cutanée en avant ; son bord supérieur est oblique en bas et en arrière à cause de la flexion. Si on tire la ligne de Nélaton, de l'épine iliaque antéro-supérieure à l'ischion, on constate que la tête fémorale et le sommet du trochanter sont au-dessus de la ligne (fig. 65).

Hanche (Luxations traumatiques).

Sur la radiographie voisine on peut lire (fig. 66) : que la tête est luxée parce que la limite supérieure du trou obturateur ne fait pas avec le bord inférieur du col fémoral une arcade régulière ; qu'il y a une rotation très marquée, parce qu'on ne voit pas le col du fémur, la tête et le grand trochanter en projection empiètent l'un sur l'autre, et qu'on ne voit pas non plus le petit trochanter ; que la rotation est interne, parce que la face externe du grand trochanter est en avant, et

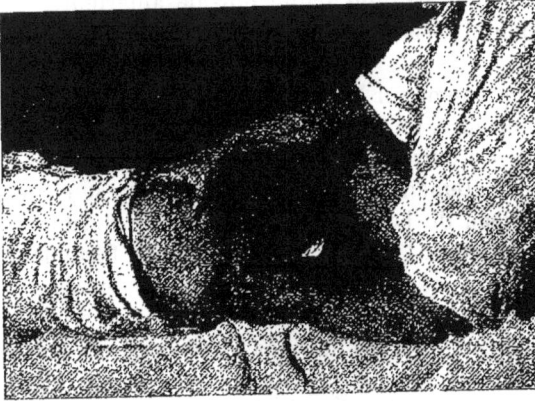

Fig. 65. — Recherche de la ligne de Nélaton-Roser. En demi-flexion, les index repèrent l'ischion et l'épine iliaque antéro-supérieure. Le pouce marque la situation du bord supérieur du grand trochanter sur une hanche normale (Chevrier).

Fig. 66. — Radiographie d'une luxation ischiatique de la hanche. L'obliquité du fémur traduit la flexion et l'adduction ; l'absence du col fémoral établit la rotation marquée. L'ombre de la tête au niveau du trochanter prouve que la luxation est basse (ce que traduit aussi la flexion) (Chevrier, cliché Infroit).

se continue avec la diaphyse fémorale; qu'il y a flexion marquée et adduction de la cuisse, parce que le fémur est oblique en bas et en dedans.

b) Dans la *luxation sus-épineuse*, luxation haute dorsale antérieure, la rotation ajoutée à la demi-flexion et à l'adduction est externe; et c'est là sa caractéristique.

La cuisse malade repose obliquement sur la cuisse opposée qu'elle croise, orientant en dehors sa face antérieure. La jambe est fléchie et le pied repose sur le lit par son bord externe. La cuisse est fortement raccourcie (de 4 à 5 centim. et plus). La fesse est fortement aplatie. Le pli fessier est élevé. La tête est très saillante, au niveau du bord antérieur du bassin masquant l'épine iliaque antérieure et inférieure. Le grand trochanter est fortement élevé et sa face cutanée regarde directement en arrière, presque en arrière et en dedans.

Dans ce groupe, la demi-flexion ne révèle donc pas une luxation forcément basse, puisque nous voyons voisiner une luxation basse et une luxation haute. L'association normale de l'adduction et de la rotation en dedans, qu'on connaît dans la plupart des maladies de la hanche, révèle bien une luxation basse, luxation dorsale postérieure, normale. L'association anormale d'adduction et de rotation en dehors est caractéristique d'une luxation anormale, dorsale antérieure, haute, malgré la flexion.

Dans toutes ces luxations dans la flexion à 45°, on peut encore dire qu'il n'y a pas à faire de diagnostic différentiel, mais uniquement celui de la variété.

C) **La cuisse est en extension presque complète.**

1° *L'extension est complète et pure.*

C'est la *luxation sous-cotyloïdienne en extension.* Le membre est allongé, dans la rectitude complète, et il n'y a aucune trace de rotation ni en dedans ni en dehors (Tillaux). Tout mouvement spontané ou provoqué est impossible. Cette variété de luxation va contre toutes les données classiques puisque c'est une luxation basse, en extension et se maintenant en extension sans adduction, ni abduction, ni rotation. Si son existence clinique est certaine, sa place anatomique ne saurait être indiquée, car il n'y a pas eu d'autopsie. Tillaux dit qu'il s'agit peut-être de luxation incomplète; peut-être est-ce de plus une luxation irrégulière.

2° *L'extension incomplète est combinée à l'adduction.*

L'association de l'extension, de l'adduction et de la rotation en dedans, indique une luxation dorsale haute, c'est la *luxation iliaque*, une des plus fréquentes. La cuisse est à peu près étendue, il existe cependant une très légère flexion. La jambe en extension repose sur le sol si le bassin veut bien s'incliner de ce côté : car il existe un raccourcissement de 3 à 4 centimètres

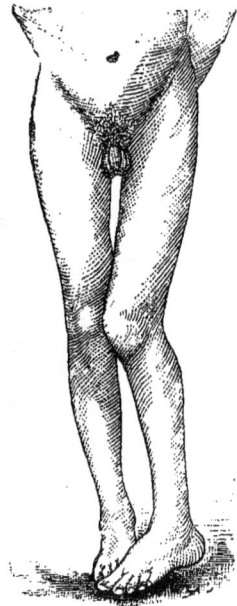

Fig. 67. — Luxation iliaque (Bigelow).

en moyenne. La rotation interne et l'adduction sont manifestées par la situation du genou, se projetant un peu en avant de celui du côté opposé, et orientant la face cutanée de la rotule en avant et en dedans. La fesse est saillante et le pli fessier élevé. Le grand trochanter est porté en masse en arrière et sa face cutanée regarde légèrement en avant, son bord supérieur est horizontal. Il est en arrière de la ligne de Nélaton. La tête fémorale est sentie dans la profondeur, dans la fosse iliaque externe (fig. 67).

Les mouvements d'abduction et de rotation en dehors sont impossibles.

Sur la radiographie voisine on lit (fig. 68) : que la tête est hors de la cavité cotyloïde, non seulement à ce qu'elle est distincte de contour sur

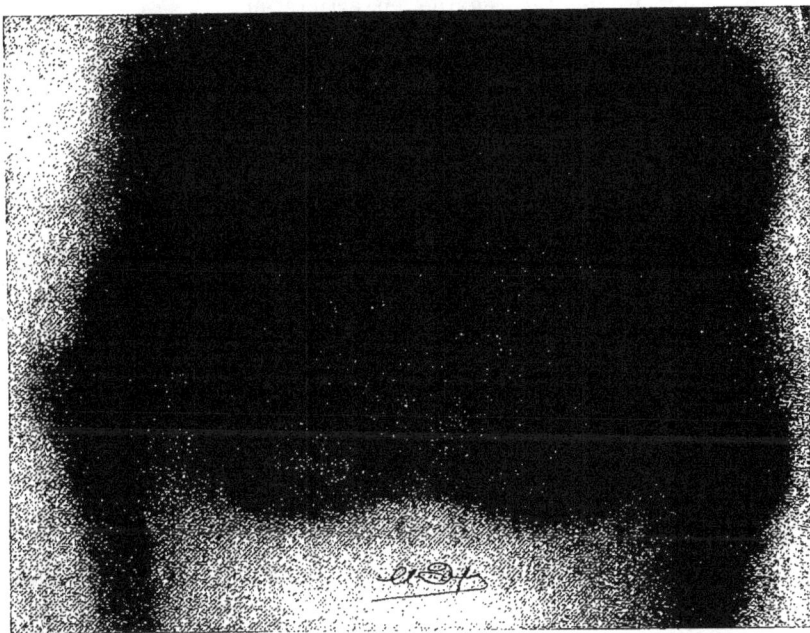

Fig. 68. — Radiographie d'une luxation iliaque de la hanche. La luxation se reconnaît à ce que le bord inférieur du col ne forme pas avec le bord supérieur du trou ischio-pubien une arcade régulière comme du côté sain. La brièveté du col, par rapport au côté sain, traduit la rotation. La rectitude du fémur indique l'extension presque complète (Chevrier, cliché Infroit).

toute son étendue et plus haute que celle du côté opposé, mais à ce que la limite supérieure du trou ischio-pubien ne fait pas une arche régulière avec le bord inférieur du col ; qu'il y a un peu de rotation parce que le col est moins long que du côté opposé et qu'on voit moins bien le petit trochanter ; que la cuisse est presque en rectitude, car le fémur se dirige peu en dedans.

3° *L'extension incomplète est combinée à l'abduction.*

La coexistence de l'extension, de l'abduction et de la rotation en dehors, caractérisent une luxation ventrale haute. C'est la *luxation pubienne* ou iliopubienne (fig. 69). Le membre est raccourci, quoique moins que dans l'iliaque. Le membre est légèrement écarté du membre sain et la rotule regarde un peu en dehors. La fesse est aplatie et le pli fessier élevé. La tête est sentie juste au-dessous de l'arcade crurale dans le pli de l'aine ; le trochanter est très effacé et sa face cutanée est tournée en arrière. Tout mouvement d'adduction ou de rotation interne est impossible.

Dans la *luxation sous-épineuse*, les signes sont à peu près les mêmes, mais le raccourcissement est un peu plus notable ; la tête fémorale dans le pli de l'aine est un peu plus haute et plus externe ; la rotation en dehors est beaucoup plus marquée et dominante dans le tableau clinique. La face cutanée du grand trochanter regarde en arrière et même très légèrement en dedans.

Luxations irrégulières. — Les luxations irrégulières sont impossibles à décrire, car leur attitude n'est pas fixe pour un déplacement donné, les ligaments essentiels étant déchirés. Ce qui les caractérise, c'est leur mobilité extrême ; tandis que dans les luxations régulières, les mouvements sont limités et certains même tout à fait impossibles, dans les luxations irrégulières tous les mouvements peuvent être tentés. Une luxation irrégulière mérite cependant d'être signalée à cause de la fixité de son attitude en extension, fixité liée non à une

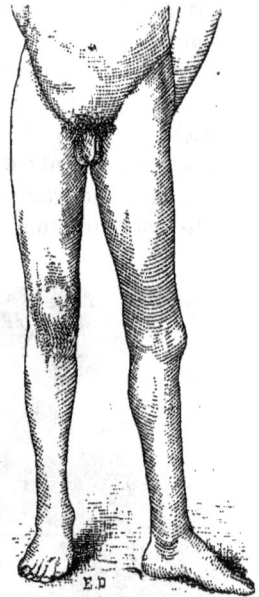

Fig. 69. — Luxation pubienne.
(Bigelow.)

cause ligamenteuse, mais à une cause osseuse. C'est la *luxation intra-pelvienne*.

La tête déplacée en haut et en avant et entrée dans le bassin repose par son sommet sur la ligne innomée ; le col est situé en entier dans la fosse iliaque, et le trochanter appuie sur l'épine iliaque et la partie externe de la branche horizontale du pubis. La tête est perçue derrière la paroi abdominale, sous l'arcade. Le membre est en adduction et en rotation en dehors. Pour permettre un pareil déplacement, tous les ligaments doivent être rompus.

Le *diagnostic différentiel* ne se pose que pour ces luxations en extension ; notons que les unes sont sans raccourcissement, les autres avec raccourcissement. La *contusion grave* de la hanche, l'*entorse*, avec la douleur, l'impotence, la rotation externe, l'abduction légère, la mobilisation impossible par contracture, sont souvent très difficiles à distinguer des *luxations sans raccourcissement* (sous-cotyloïdienne en extension).

La *fracture sous-trochantérienne* par son déplacement en dehors pourra prêter à confusion à première vue avec une luxation.

La *fracture du col du fémur*, surtout du col chirurgical, engrénée prêtera à erreur avec les *luxations en extension sans raccourcissement*. Mais l'état du trochanter est différent : déplacé mais normal et non douloureux dans la luxation, il est épaissi et douloureux dans la fracture. La recherche de la tête, lisse, et peu douloureuse tranchera toujours le diagnostic.

Pour faciliter le diagnostic des variétés de luxation, voici un tableau basé sur l'attitude macroscopique du membre et qui résume notre division clinique :

Cuisse à 90° de situation normale (flexion ou adduction).	Flexion à 90°.	pure . . . . — luxation sous-cotyloïdienne. en flexion.	
		+ rotation interne . . — luxation sous-ischiatique.	
		+ rotation externe . . — luxation périnéale latérale.	
		+ abduction . . . . . — luxation périnéale médiane.	
	Adduction à 90°. . . . . — luxation oblique antérieure.		
Cuisse à 45° de situation normale (flexion).	Flexion.	+ abduction . . . . . — luxation obturatrice.	
		+ adduction.	rot. int. — luxation ischiatique.
			rot. ext. — luxation sus-épineuse.
Cuisse en extension.	Complète sans rotation. . . . . . . — luxation sous-cotyloïdienne. en extension.		
	Incomplète.	+ adduction.	rot. int. — luxation iliaque.
			rot. ext. — luxation intra-pelvienne.
		+ abduction.	luxation pubienne.
			luxation sous-épineuse.

Complications. — Des fractures concomitantes nombreuses peuvent exister : fracture du corps du fémur, facile à reconnaître, mais très gênante pour la réduction ; fracture du col du fémur, d'un diagnostic très délicat et rendant la réduction impossible ; fractures du rebord cotyloïdien, augmentant les difficultés de la réduction et amenant la reproduction possible du déplacement. Dans les luxations ventrales, on a noté des lésions vasculaires assez fréquentes ; attrition ou rupture de l'artère ou de la veine fémorale, compression artérielle, thrombose veineuse, avec sphacèle possible du membre, ou embolie dans les efforts de réduction.

Les luxations dorsales, par compression ou contusion de sciatique, peuvent produire des douleurs tenaces et des troubles trophiques. La principale des complications est la non-réduction.

Luxations anciennes. — La non-réduction ne s'observe guère que pour les luxations non diagnostiquées, c'est-à-dire pour les luxations en extension, qui permettent la marche avec boiterie, par suite du raccourcissement du membre. Les phénomènes sont les mêmes que dans toutes les luxations anciennes. La boutonnière capsulaire se rétracte, se resserre, et les débris, retombant sur la cavité cotyloïde, la ferment comme par un voile ; les muscles périarticulaires se rétractent.

La cavité cotyloïde se comble peu à peu, tandis qu'en regard de la tête luxée, l'os s'excave au centre, s'épaissit au pourtour figurant une nouvelle cavité de réception. Les fonctions de l'article sont toujours limitées et mauvaises.

Traitement. — Dans les *luxations récentes*, les manœuvres de réduction doivent être raisonnées pour ramener la tête vers la cavité cotyloïde. Elles doivent reproduire en sens inverse le mécanisme de la luxation. Toutes ces manœuvres se feront, sous *anesthésie générale (chloroformique ou autre)*, le malade étant couché sur un matelas, par terre.

Luxation iliaque : Le mécanisme de production est : 1° flexion ; 2° rotation en dedans ; 5° adduction et extension. Pour réduire, nous ferons en trois temps les mouvements inverses (voy. planche).

1er *Temps* (réduisant le 5e temps du mécanisme). Soulevant la cuisse peu à peu et avec précaution (fig. A de la planche), on la met en flexion pro-

(A)

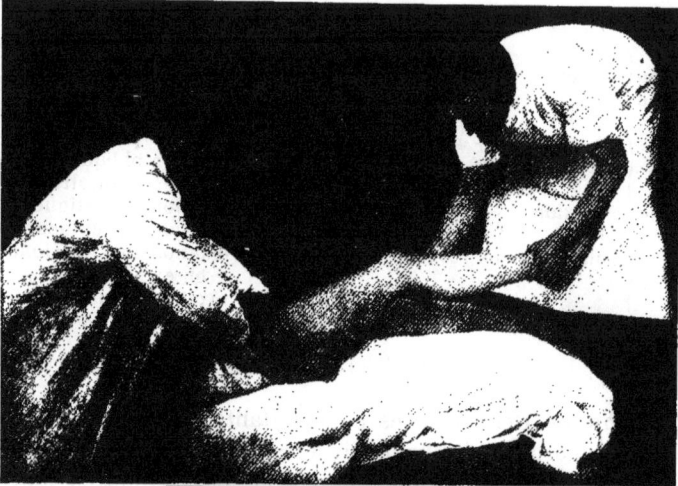

Réduction d'une luxation iliaque de la hanche. Flexion progressive et lente, le malade étant couché sur un matelas étendu par terre.

(B)

Flexion à 90° et traction légère en avant et en haut.

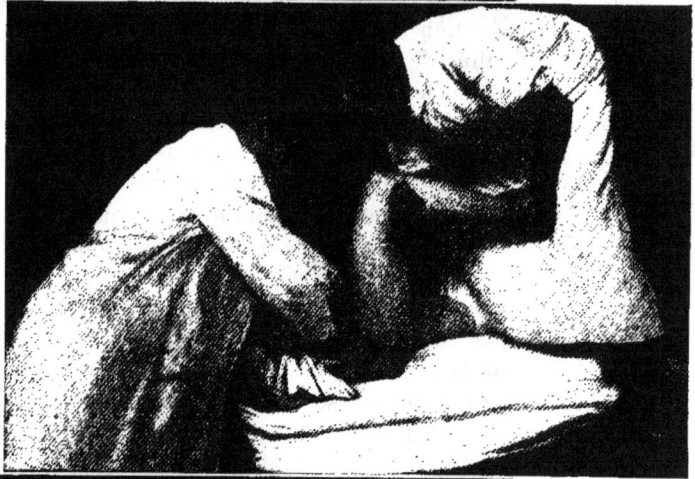

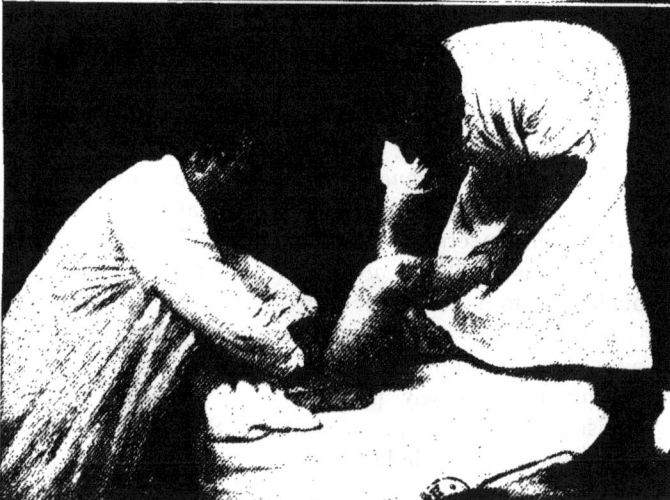

(C)

Abduction et rotation en dehors (portant le pied en dedans). Ce mouvement sera suivi d'extension.

gressive, et directe (réduisant l'adduction) jusqu'à dépasser l'angle droit. Quand la flexion directe est obtenue, il est bon de pratiquer une traction assez énergique dans l'axe de la cuisse (fig. B de la planche) pour achever de faire descendre la tête.

2e *Temps* (luttant contre le 2e temps du mécanisme). Pratiquer une légère rotation en dehors, jointe à un peu d'abduction (fig. C de la planche).

3e *Temps*. L'extension doit se faire facilement d'elle-même.

Luxation ischiatique. — Les manœuvres sont exactement les mêmes que pour la luxation iliaque, mais par suite de la position du membre, le 1er temps est beaucoup moins une flexion qu'une abduction. Dans les 2 cas, le moment dangereux est le 2e temps ou rotation externe, qu'il faut faire prudente. Quand elle est un peu exagérée, la tête dépasse l'orifice capsulaire, devient antérieure, et l'extension détermine une luxation antérieure, ordinairement ovalaire. Il faut être prévenu du danger pour éviter cette transformation ennuyeuse.

Luxation ovalaire. — C'est toujours le même type de manœuvre ; flexion à angle droit directe, qui est ici plus une adduction qu'une flexion à cause de la position du membre, traction, rotation en dedans prudente et extension.

Luxation pubienne. — Il est classique de commencer par transformer celle-ci en ovalaire, en exagérant l'abduction et en tirant en abduction, puis on réduit cette luxation ovalaire comme plus haut.

Il existe pour la réduction des luxations types bien des variétés de ces procédés, nous les omettons à dessein.

Quand une luxation datera de quelques jours, il sera bon, avant de tenter la réduction, de pratiquer un mouvement de circumduction qui libérera la tête, agrandira l'orifice capsulaire et rendra la réduction plus facile.

Dans les luxations rares, on transformera le déplacement en l'une des quatre variétés typiques : un diagnostic précis devra être fait pour ne pas essayer de transformer une luxation dorsale antérieure (oblique antérieure ou sus-épineuse) ou luxation ventrale : on ne réussirait pas ou on romprait le ligament de Bertin. Il faut les transformer en dorsales postérieures en exagérant l'adduction et la flexion, en appliquant une traction en dehors à la racine de la cuisse, grâce à une alèze passée en cravate au niveau du pli génito-crural, et en imprimant un brusque mouvement de rotation de dehors en dedans. La luxation étant transformée en dorsale postérieure (iliaque), on réduira cette dernière par le procédé type.

Luxations avec fracture du col. — Si la fracture du col est contemporaine de la luxation, il faut essayer par des pressions directes sur la tête, de la faire rentrer à sa place. Si on n'y parvient pas à cause de l'épaisseur des muscles, on met le fémur décapité en bonne position vis-à-vis de la cotyloïde, et on le maintient par l'extension continue : qu'il y ait cal osseux ou pseudarthrose, le fonctionnement sera le plus souvent suffisant, la résection immédiate de la tête n'est pas à faire.

Si le col se fracture au cours de manœuvre de réduction pénible, il est inutile de chercher à réduire la tête ; on fait l'extension continue et le résultat est le même que précédemment.

Si la fracture est consolidée et la luxation non réduite, il faut faire une ostéoclasie ou une ostéotomie, ou traiter la luxation ancienne.

Luxations anciennes. — Il est difficile de savoir quand une luxation est ancienne et irréductible. Cooper pense que la limite maxima des tentatives de réduction est de 2 mois; la plupart des classiques disent 5 mois; Hamilton, de 5 à 9 mois.

La réduction par les manœuvres de douceur doit d'abord être essayée après un assouplissement de la hanche et des tissus par circumduction.

En cas d'échec, on pourrait recourir aux manœuvres de force, aux moufles, pouvant donner des tractions de 200 kil., mais on a assez souvent des fractures et parfois des accidents plus graves, aussi ne les conseillerons-nous pas (fig. 70, 71).

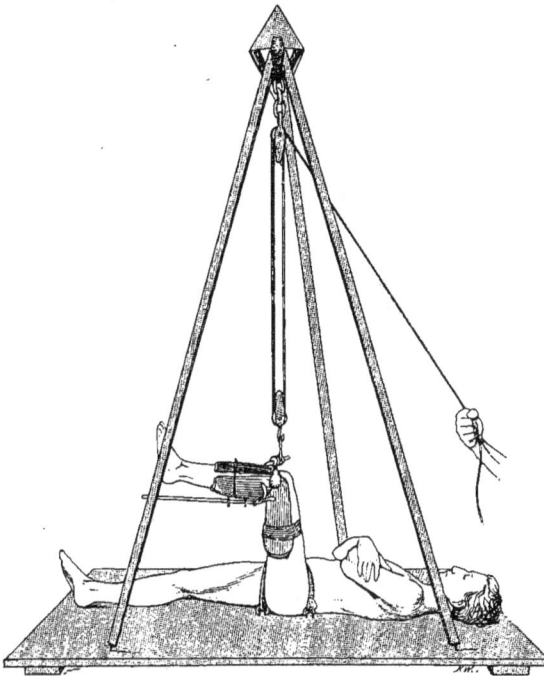

Fig. 70. — Trépied de Bigelow.

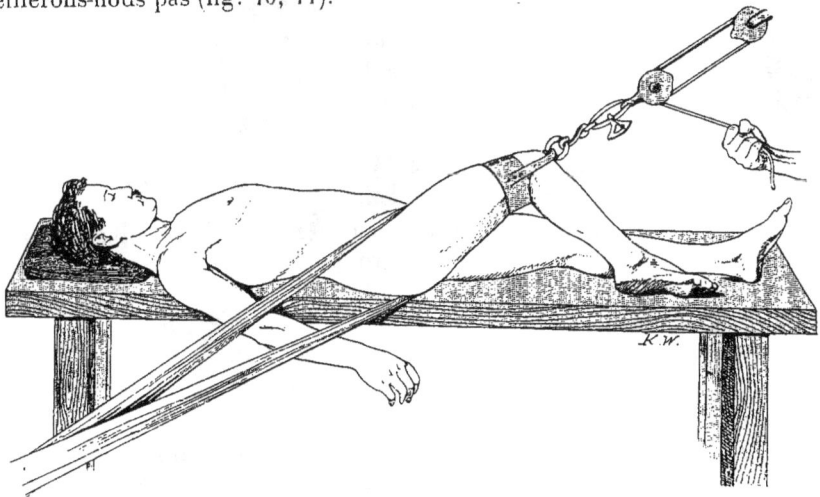

Fig. 71. — Traction exercée sur la cuisse fléchie et mise en adduction.

On peut essayer de remédier à la luxation par une intervention sanglante. La reposition de la tête par voie sanglante est illogique à cause des modifications osseuses et ligamenteuses considérables. On pourra ou bien faire la résection ordinaire de la tête et du col, sans essai de reposition, ou même après résection économique de la tête, essayer de remettre le col ou le moignon de tête dans l'ancienne cavité cotyloïde toujours assez grande pour lui (Ricard). Walther a présenté un malade opéré depuis longtemps par ce procédé avec un excellent résultat fonctionnel.

L'ostéotomie du fémur avec extension continue sera aussi une solution satisfaisante.   *CHEVRIER.*

HANCHE (RÉSECTION). — La résection de la hanche consiste essentiellement dans la résection de l'extrémité supérieure du fémur à laquelle on peut ajouter l'évidement de la cavité cotyloïde et l'abrasion du rebord cotyloïdien. L'opération est surtout indiquée dans les cas d'arthrite tuberculeuse ancienne avec lésions osseuses importantes et aussi dans les ankyloses en mauvaise position. Nous aurons surtout en vue la résection pour tuberculose.

Les instruments nécessaires sont : un bistouri ordinaire, un bistouri à résection, une pince à disséquer, deux paires de ciseaux, droits et courbes, trente pinces hémostatiques, une paire d'écarteurs, une rugine, une curette, une pince coupante, une scie droite et une scie à chaîne, deux aiguilles de Reverdin, droite et courbée.

Des catguts, 1 et 3, des crins de Florence, un drain, des compresses aseptiques, de l'ouate hydrophile et ordinaire, une bande de tarlatane et tout ce qu'il faut pour un appareil à extension continue.

Manuel opératoire. — L'anesthésie générale est indispensable; l'articulation devant toujours être abordée pour se faire externe, il faut coucher le malade sur le côté sain, le dos tourné du côté de l'opérateur.

L'opération peut se diviser en 5 temps.

1º **Incision de la peau**. — Plusieurs incisions cutanées peuvent être faites, la meilleure nous paraît être celle de Kocher; c'est une incision courbe, à convexité dirigée en avant, qui mesure 14 à 15 centimètres de hauteur et dont le milieu répond à la saillie qui termine en arrière le bord supérieur du grand trochanter. Il faut inciser la peau et la couche graisseuse sous-cutanée jusqu'à ce qu'on découvre le plan fibreux qui recouvre le grand trochanter; à la base du trochanter, on trouve ordinairement

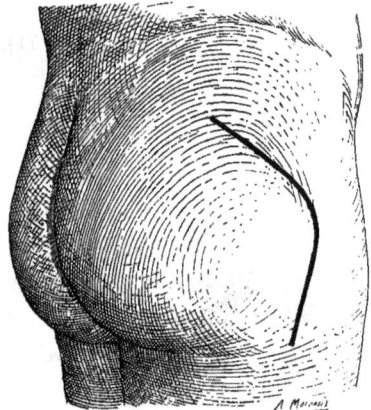

Fig. 72. — Résection de la hanche. Tracé de l'incision (Labey).

quelques rameaux artériels de la circonflexe externe qui sont coupés et liés.

2º **Libération et section des muscles fessiers**. — Le grand trochanter étant ainsi bien découvert, on fend sur sa face externe l'épais tendon aponévrotique commun au grand fessier et au tenseur du *fascia lata*, puis à petits coups de bistouri on remonte sur la fesse en sectionnant tout le long du bord antérieur du grand fessier l'aponévrose qui recouvre ce muscle; le bord antérieur du grand fessier ainsi bien dégagé, on libère le muscle avec la sonde cannelée et on le fait attirer fortement en bas et en arrière par un écarteur.

Cette rétraction du grand fessier découvre une couche graisseuse plus ou moins épaisse dans laquelle on aperçoit en haut et en avant les fibres du moyen fessier, en bas en arrière, celle du pyramidal; on recherche alors l'interstice qui sépare ces deux muscles, on pénètre dans cette interstice avec la sonde cannelée, et on dégage le moyen fessier en ayant soin de faire imprimer à la cuisse un mouvement de flexion et d'abduction, qui relâche les fibres du muscle. Lorsque le moyen fessier est suffisamment soulevé, on détache avec la rugine ses insertions sur l'angle posto-supérieur et sur la face externe du trochanter. Une fois le moyen fessier complètement désinséré, on le fait attirer en avant à l'aide d'un écarteur, de façon à découvrir le petit fessier; ce muscle est à son tour soulevé, puis détaché à la rugine du bord antérieur du trochanter; pour faciliter cette désinsertion, l'aide doit fléchir la cuisse et faire un peu de rotation externe, de façon à relâcher le muscle.

5º **Incision et désinsertion de la capsule.** — La désinsertion et l'écartement des muscles fessiers découvre largement la partie supérieure de la capsule articulaire, et il devient possible de fendre cette capsule le long du muscle pyramidal. Une fois la capsule ouverte, l'opérateur repasse le bistouri sur le col pour inciser profondément le périoste qui le tapisse, puis, introduisant la rugine dans la fente périostique ainsi pratiquée, il décolle soigneusement la lame périostique antérieure avec la capsule articulaire et les insertions du muscle pyramidal; ensuite, la cuisse étant placée en rotation interne, il décolle de même la lame périostique postérieure avec la partie postérieure de la capsule et les insertions des muscles obturateurs jumeaux et carré crural.

4º **Luxation et section de la tête fémorale.** — Le trochanter étant dépouillé de ces insertions capsulaire et musculaire, il suffit pour provoquer la luxation de fléchir la cuisse sur le bassin, et de porter le genou en adduction et rotation forcée; dans ce mouvement, la tête fémorale se luxe en arrière et vient faire saillie par l'incision de la capsule; il est alors facile de terminer la désinsertion du périoste fémoral jusqu'au niveau du point où on veut faire la section osseuse. Suivant l'étendue des lésions, la section pourra porter soit sur l'union de la tête et du col (résection de la tête), soit sur le col à son insertion sur le grand trochanter (résection de la tête et du col), soit au-dessous du grand trochanter (résection inter-trochantérienne). Quel que soit le point choisi, la cuisse est mise en adduction forcée et en flexion à angle droit; l'aide refoule le fémur de bas en haut, en appuyant vigoureusement sur le genou fléchi, de manière à énucléer le plus possible l'extrémité supérieure du fémur dont la tête est saisie avec un davier de Farabeuf; les chairs sont protégées à l'aide d'une compresse fendue, et on fait la section au point choisi à l'aide d'une scie droite ou d'une scie à chaîne.

5º **Nettoyage de l'articulation et de la cavité cotyloïde.** — Après résection de l'extrémité supérieure du fémur et ablation des fongosités, on peut juger de l'état de la cavité cotyloïde, et avec la curette maniée très prudemment pour éviter toute échappée dans le petit bassin, on ira détruire les lésions et enlever les séquestres ; on terminera en cautérisant au thermocautère la cavité et les parties fibreuses.

6° **Drainage et sutures.** — Pour obtenir un bon drainage il faut faire une contre-ouverture à la partie inférieure de la capsule et passer dans l'articulation un drain très volumineux dont les deux bouts sortent à chaque extrémité de l'incision cutanée ; ce drain étant placé et le membre ramené en extension, les parties molles (muscles et capsules articulaires) sont ramenées autour de l'extrémité supérieure du fémur et maintenues par quelques points de suture, puis la peau est suturée.

On fait un pansement aseptique assez fortement compressif, en ayant soin de mettre une couche assez épaisse d'ouate hydrophile, et on applique un appareil à extension continue aussitôt que le malade est remis dans son lit.

S'il n'y a pas de température, le pansement est laissé en place une douzaine de jours, puis on le défait sans modifier la position du membre pour enlever les fils et changer les compresses. Le drain ne sera supprimé que très tardivement ; on le retirera seulement au bout d'un mois au minimum, quand on sera certain qu'aucune reproduction de tissu tuberculeux ne s'est produite ; dans le cas contraire, on laisserait en place le drain qui servirait à l'injection de substances modificatrices, jusqu'à guérison complète.

L'immobilisation au lit devra être conservée pendant trois mois au moins, et quand le malade se lèvera, il faudra lui faire porter pendant longtemps, soit un appareil plâtré immobilisant la hanche en extension, soit un appareil orthopédique en cuir moulé avec attelles métalliques prenant point d'appui sur le bassin, de façon à maintenir le membre en extension et à le décharger en grande partie du poids du corps.   *PIQUAND.*

HANOT (MALADIE DE). — V. Cirrhose biliaire.

HASCHISH. — V. Poisons médicamenteux.

HÉBÉPHRÉNIE. — V. Démence précoce.

HECTINE — Le benzo-sulfone-para-aminophénylarsinate de soude (Balzer et Mouneyrat), ou *hectine*, contient 21 pour 100 d'arsenic et possède les propriétés curatives de l'atoxyl et de l'arsacétine (atoxyl acétylé) tout en étant beaucoup moins toxique ; l'administration du médicament en injections et par voie buccale est très bien supportée.

M. Balzer formule une solution d'hectine à 5 centigr. par cent. cube d'eau distillée ; l'injection est rendue presque indolore par l'addition d'un centième de novocaïne. Il prescrit des cures de dix jours à 10 centigr. par jour avec repos de dix jours. A ces doses, il n'a jamais vu d'intolérance ; Milian en a observé de petits symptômes après des cures de 15 jours à 10 et 20 centigr. avec 7 jours de repos seulement ; ces symptômes sont ceux de toute médication arsenicale un peu intense.

L'hectine semble corriger d'emblée les effets cachectisants et déprimants de la syphilis; les résultats thérapeutiques ont été surtout remarquables dans les formes malignes et ulcéreuses [V. SYPHILIS (TRAITEMENT)].

Dans le cas de syphilides cutanées ou muqueuses de la période secondaire, l'association du mercure à l'arsenic est quelquefois nécessaire.

E. F.

HELMINTHIASE. — V. TÆNIAS, BOTRIOCÉPHALE.

HÉMARTHROSE. — On entend par là l'épanchement du sang dans une articulation. Quand une certaine quantité de liquide sécrété par la synoviale vient s'ajouter au sang, on a une hydrohémarthrose. Comme pratiquement il en est presque toujours ainsi, nous décrirons ensemble ces deux syndromes, très voisins.

Étiologie. — L'épanchement sanguin peut se faire sans traumatisme, spontanément en apparence : ce sont les *hémarthroses pathologiques, inflammatoires* dans certaines pachysynosites analogues aux pachyvaginalites et aux pachyméningites (on en a vu dans certaines lésions tuberculeuses), *dyscrasiques*, au cours de certaines maladies sanguines (scorbut, purpura, hémophilie), *trophiques* dans certaines affections nerveuses (certaines hémiplégies par hémorragie cérébrale).

Mais presque toujours l'*hémarthrose* est *traumatique*. La source de l'hémorragie est parfois dans les parties molles (plaie articulaire à trajet très oblique, ou par balle, déchirure d'un ligament au cours d'une entorse) presque toujours on doit la chercher dans une lésion osseuse. Elle succède soit à une fracture articulaire franche (fracture de la rotule, de l'olécrâne, des extrémités inférieures de l'humérus ou du fémur) et passe alors au second plan, soit à un arrachement osseux parcellaire, au cours d'une entorse (arrachement d'un ligament croisé ou de la bandelette de Maissiat au genou, etc.).

Lésions. — Au cours d'une arthrotomie pour hémarthrose, on trouve un liquide rougeâtre dans lequel nagent parfois des caillots plus foncés. Ce liquide rouge d'après certains auteurs se coagulerait dans un verre, pour d'autres il aurait perdu toute coagulabilité.

Qu'est en effet ce liquide ? pour certains auteurs, du sang non encore coagulé, pour d'autres, du sang très rapidement coagulé après écoulement dans l'article, puis en partie redissous; peu importe d'ailleurs au point de vue pratique : redissous ou non coagulé, le sang est étendu de toute la sécrétion de la synoviale irritée.

Symptômes. — Après une douleur locale, variable suivant l'étiologie, le malade voit son articulation augmenter de volume en une heure ou deux; cette tuméfaction progressive et rapide s'accompagne d'une douleur progressive aussi et très vive.

A l'examen, l'articulation est globuleuse et les méplats de la région ont disparu. A la palpation on sent de la résistance, parfois de la fluctuation. Au genou le choc rotulien est difficile à obtenir à cause de la tension élevée du contenu articulaire; quand on l'obtient, il est toujours voilé, pâteux en quelque sorte.

Parfois la recherche du choc rotulien ou l'exploration un peu attentive des culs-de-sac donne une sensation de crépitation (crépitation sanguine), malheureusement trop rare, car elle emporte le diagnostic.

Marche. — L'épanchement se résorbe ordinairement assez vite, sous l'influence d'un bon traitement. Cependant il peut persister pendant assez longtemps un certain degré de distension articulaire.

On voit assez souvent après les hémarthroses des raideurs parfois rebelles dues à l'organisation d'adhérences : ces adhérences ne sont point des résidus de caillots sanguins, car normalement ces caillots sont entièrement résorbés, elles sont le résultat d'infection très atténuée. On sait en effet avec quelle facilité s'infectent toutes les collections sanguines.

Diagnostic. — (V. Hydarthrose).

Il faut rechercher avec soin la lésion causale et dépister derrière l'hémarthrose la fracture intra-articulaire.

Traitement. — Le traitement de l'hémarthrose se confond avec celui de l'affection causale, lorsqu'il existe une fracture importante. Dans les simples petits arrachements osseux, l'hémarthrose est traitée pour elle-même.

Plusieurs méthodes s'offrent et donnent de beaux succès.

Dans la *compression* simple, avec usage de l'eau chaude [V. Entorse (Traitement)], on entoure le membre d'épaisses couches de ouate et on fait une compression sérieuse. On peut se servir également de la bande élastique.

Cette compression, avec usage de l'eau chaude sera avantageusement pratiquée à l'aide des coussins de caoutchouc d'Heitz Boyer [V. Hydarthrose (Traitement)]. L'auteur recommande d'ajouter, dans le cas d'hémarthrose du genou, son dispositif pour fracture de la rotule, qui permet de faire fléchir le genou, sans changer en rien la compression. De cette façon, on évitera toute raideur articulaire. Par cette méthode, dans le service du professeur Reclus, quelques hémarthroses ont disparu en 3 jours et même en 48 heures.

Si l'épanchement ne diminue pas très rapidement par la compression, pour éviter une distension accentuée de la capsule, qui resterait définitive, il est bon de pratiquer la *ponction* du contenu de l'article, au niveau d'un des culs-de-sac les plus superficiels. Cette ponction devra être absolument aseptique pour ne pas être dangereuse.

L'*arthrotomie* enfin, pratiquée dans des conditions d'asepsie parfaite, permettrait de faire non seulement l'évacuation du liquide intra-articulaire, mais aussi d'enlever complètement les esquilles osseuses qui pourraient être plus tard des corps étrangers. Pour être utile, cette arthrotomie (v. c. m.) doit être très aseptique, mais doit le rester uniquement. Pas de lavage articulaire antiseptique qui irriterait la synoviale et la ferait sécréter et réagir après suture. L'assèchement aux compresses stériles suffit. Si on croit un lavage utile, on ne doit pas le faire avec autre chose qu'avec du sérum physiologique très chaud. *Massage* hâtif et soigneux et *mobilisation active* imposant aux muscles un travail *progressivement croissant* (attacher à l'extrémité du membre des sacs de plomb d'un poids progressivement ascendant.   *CHEVRIER.*

HÉMATÉMÈSE. — L'hématémèse est le *vomissement de sang* venant des voies digestives, c'est une hémorragie, dont il faut sans retard déterminer l'origine anatomique et étiologique, afin d'en traiter d'une part les effets immédiats, d'autre part la lésion causale.

L'hématémèse se présente dans des conditions qui varient suivant la qualité et la quantité du sang vomi : flot de sang presque pur rendu subitement dans l'ulcère de l'estomac ou l'anévrisme de l'aorte, petites hématémèses noires, parfois minimes, de certains cancéreux ou cirrhotiques, tels sont les *deux types* extrêmes à côté desquels se placent les variétés moins caractéristiques d'hématémèses.

1° L'hématémèse survient souvent de façon tout inopinée, surprenant le malade en pleine santé : une sensation de lourdeur, de chaleur à l'épigastre, un malaise général, des bouffées congestives au visage ou plus souvent une pâleur immédiate, de l'angoisse, un goût de sang dans la bouche, et de suite le sang est abondamment vomi, tantôt d'un seul jet, tantôt avec efforts et quintes de toux. Le *sang est rutilant, liquide,* pur ou quelque peu mêlé d'aliments. Quand l'hémorragie s'est produite moins rapidement, le sang est en partie coagulé, et les caillots rejetés, rouges ou noirs, peuvent être très volumineux. La couleur rouge du sang indique que l'hématémèse a suivi de près la gastrorragie, que le sang n'a pas séjourné dans l'estomac. Il est tout à fait exceptionnel (mis à part les cas de rupture d'anévrismes) que l'hématémèse soit assez abondante pour causer la mort immédiate. Par contre, les symptômes des grandes hémorragies sont fréquemment observés, surtout si l'hématémèse se répète deux ou trois fois de suite, comme il arrive souvent.

2° L'hématémèse n'est précédée et n'est accompagnée d'aucun trouble particulier : au milieu des mucosités et des aliments plus ou moins digérés que le malade a vomis, on voit surnager une poussière noirâtre que l'on a coutume de comparer à du *marc de café,* à de la *suie* délayée ; c'est un sang altéré par un contact prolongé avec le contenu de l'estomac. La quantité de sang rejeté de la sorte peut être considérable ; mais souvent elle est si minime que l'hématémèse passe inaperçue, si elle n'est recherchée. Passagères, ces hématémèses n'ont, par elles-mêmes, aucune gravité immédiate, tout en ayant une grosse importance diagnostique ; répétées, elles peuvent amener une anémie profonde.

D'une façon générale, la quantité de sang noir ou de sang rouge, liquide ou coagulé, vomi par le malade, donne à chaque hématémèse son aspect particulier. Fait essentiel : hématémèses rouges, hématémèses noires, s'accompagnent presque toujours de *melæna.*

Tels sont, dans l'ensemble, les caractères de l'hématémèse.

Diagnostic. — Bien qu'il paraisse assez simple d'en faire le diagnostic, et s'il est des cas où la présence du sang est trop évidente pour qu'il y ait hésitation, il en est d'autres plus embarrassants où il faut savoir distinguer le sang des diverses substances qui peuvent prêter à confusion (en particulier les *vomissements noirs biliaires*). Pour affirmer la présence du sang, on se base sur les résultats fournis par l'examen microscopique, spectroscopique et chimique des matières vomies [V. INTESTINALES (HÉMORRAGIES)].

Avant de porter le diagnostic d'hématémèse, il est encore nécessaire d'éliminer quelques causes d'erreur : il suffit d'un rapide examen local, qu'il s'agisse d'*hémorragies pharyngées*, d'*hémorragies buccales ou nasales* déglu-ties, puis rejetées, ainsi qu'il arrive particulièrement chez l'enfant pendant le sommeil ; la *pituite hémorragique* (v. c. m.) survient dans des conditions et avec des caractères particuliers ; quant à l'*hémoptysie* (v. c. m.), elle peut être, en tant que symptôme isolé, fort difficile à distinguer de l'hématé-mèse, car, d'une part, l'hématémèse provoque souvent la toux et, d'autre part, l'hémoptysie peut être suivie de vomissements ou seulement de nau-sées autorisant le malade à dire qu'il a vomi le sang. Mais le passé patholo-gique du malade, les signes concomitants, gastriques dans le cas d'hématé-mèse, thoraciques dans le cas d'hémoptysie, donneront les éléments néces-saires au diagnostic.

Variétés étiologiques. — Lorsqu'on est appelé auprès d'un malade qui a ou qui vient d'avoir une hématémèse, on songe tout de suite à attribuer ce symptôme à un *cancer* si l'hématémèse est noire, à un *ulcus* si l'hématémèse est rouge et abondante. Ce sont bien là, en effet, les deux maladies qui causent le plus souvent l'hématémèse ; mais s'il est légitime, dans la recherche du diagnostic, de rapprocher de l'ulcus l'hématémèse rouge et du cancer l'hématémèse noire, il ne faut pas oublier que cette règle géné-rale est loin d'être absolue. L'ulcus, aussi bien que le cancer, peuvent provoquer tous les types de vomissements hémorragiques.

L'hématémèse noire du cancer de l'estomac est souvent peu considérable, parfois minime ; mais elle peut se répéter avec une fréquence inquiétante. Il en est généralement ainsi parce que l'hémorragie a pour point de départ de petits vaisseaux qui saignent peu, mais souvent. Que l'ulcération cancé-reuse ouvre une artériole importante et l'*hématémèse rouge* pourra se pro-duire, analogue à celle que l'on a coutume d'attribuer à l'ulcus. Alors, plus que jamais, il est nécessaire, pour établir un diagnostic, de se fonder sur les signes propres au cancer (anorexie, amaigrissement, vomissements répétés, hypochlorhydrie, teinte jaune paille, tumeur gastrique, etc.).

C'est d'ailleurs à l'aide de ces mêmes symptômes que l'on peut différen-cier l'hématémèse noire cancéreuse des hématémèses noires observées par-fois dans le cours de la *gastrite chronique* (*gastrite alcoolique* surtout). Le *cancer du duodénum* (*parapylorique*) reste d'un diagnostic fort embarras-sant. Les *érosions hémorragiques* (emboliques ou thrombosiques) qui par-sèment souvent l'estomac dans l'*asystolie*, la *tuberculose*, la *cirrhose du foie* et, d'une façon générale, dans toutes les *cachexies*, donnent lieu également à des hématémèses noires, d'abondance très variable ; mais ces hématémèses ne représentent d'habitude qu'un épisode dans le cours d'une maladie déjà reconnue.

La plupart des autres causes d'hématémèse, provoquant de préférence des vomissements de sang rouge, nous les grouperons autour de l'hématé-mèse rouge de l'ulcus.

L'hématémèse rouge de l'ulcère de l'estomac, parfois annoncée par une exa-cerbation des douleurs, apparaît en général 3 à 4 heures après le repas. Ce vomissement de sang, qui souvent vient confirmer ou imposer le diagnostic d'ulcus seulement soupçonné jusque-là, peut être unique ; mais il n'est pas rare de le voir se répéter 2 ou 3 fois dans les 24 heures, pour ne plus se reproduire de sitôt. Le pronostic des hématémèses de l'ulcère, bien que toujours grave, varie avec l'importance de l'hémorragie et l'état général du malade : le retour rapide à la santé (6 à 7 semaines) est presque la règle, et il est tout à fait exceptionnel qu'une première hématémèse d'ulcus soit immédiatement mortelle.

L'*ulcère du duodénum* donne lieu parfois à des hématémèses de même caractère ; mais ici le melæna est plus important encore que dans l'ulcus gastrique. Le siège de la douleur à droite de la ligne médiane, l'existence d'un syndrome de Reichmann, peuvent aider à localiser l'ulcère.

Parmi les causes plus rares d'hématémèses, nous ne ferons que signaler les autres lésions inflammatoires et ulcéreuses de la paroi de l'estomac (*exulceratio simplex, ulcère syphilitique, ulcérations tuberculeuses, ulcérations typhiques*) et de l'œsophage (*cancer de l'œsophage*). Les ulcérations produites par l'*ingestion de substances caustiques* provoquent tantôt une hématémèse immédiate, tantôt une hématémèse correspondant à la chute des escarres.

Les *anévrismes miliaires* des artérioles de la muqueuse gastrique, les *varices des veines de l'estomac et de l'œsophage*, si fréquentes dans les cirrhoses, ont pu déterminer quelquefois des hématémèses foudroyantes. Ces hématémèses sont la règle quand un gros *anévrisme de l'aorte* s'ouvre dans la cavité gastrique.

Une place spéciale doit être réservée aux *affections hépatiques*. Elles sont presque toutes susceptibles de provoquer des hématémèses. Chaque fois que la circulation porte est entravée, qu'il y a hypertension portale, l'hématémèse est un accident à craindre ; sa pathogénie est variable (varices, érosions, congestions). Au premier plan : les *cirrhoses alcooliques* (hypertrophique et atrophique), affections dans le cours desquelles l'hématémèse se produit souvent dès la période préascitique et parfois très abondante, les *tumeurs du foie*, la *pyléphlébite*, etc.

Diverses maladies générales hémorragipares (infectieuses ou toxiques) peuvent se compliquer d'hématémèse (*scorbut, purpura, variole hémorragique, ictère grave, endocardite infectieuse, peste, fièvre jaune*, etc., *intoxication phosphorée* et *arsenicale*). Dans ces cas, l'hématémèse, incident important au point de vue du pronostic, est d'un diagnostic étiologique facile.

Le diagnostic étiologique est d'ordinaire aisé quand l'hématémèse survient après un *traumatisme stomacal*.

Il y a peu de temps encore on ne mettait pas en doute l'existence d'hématémèses hystériques survenues généralement à la suite d'un léger traumatisme ou d'une émotion plus ou moins violente ; elles étaient caractérisées par leur persistance fréquente en dépit de tout traitement, l'atteinte minime de l'état général malgré leur abondance et l'existence de stigmates hystériques. Aujourd'hui, la plupart des observateurs ont tendance à ne plus admettre la réalité des hématémèses hystériques ; les faits anciens d'hématémèses dites hystériques devant être attribués soit à des ulcus méconnus, chez des sujets grands névropathes, soit à la simulation. On sait, en effet, depuis les travaux de Babinski, quelle importance il faut accorder à la simulation dans la genèse des nombreux faits autrefois groupés sous l'étiquette d'hystérie (v. c. m.). On attribuait parfois aussi à l'hystérie les *hématémèses supplémentaires* de certaines femmes et les hématémèses que l'on observe de temps à autre chez les *tabétiques* sujets aux crises gastriques.

En somme, à côté du cancer et de l'ulcère, se place en seconde ligne une troisième cause fort importante d'hématémèses : l'hypertension portale (en particulier, hématémèses des cirrhoses alcooliques).

Traitement. — Le traitement est presque toujours médical ; en de rares occasions il est chirurgical.

Le **Traitement médical** comprend deux indications fondamentales : le *repos* et l'usage de *moyens hémostatiques*. En cas de grave hématémèse, il est nécessaire de mettre le malade au *repos le plus absolu*, immobilisé au lit dans le décubitus dorsal. Un sac de glace sur l'épigastre contribuera, en plus de son rôle hémostatique, à maintenir le malade au repos ; boules d'eau chaude aux pieds. L'*alimentation* doit être complètement *suspendue*, de manière à immobiliser dans la mesure du possible l'estomac lui-même. On ne permet que quelques rares cuillerées d'eau (1/3 de litre environ dans les 24 heures) ou de solution faible de chlorure de calcium et quelques petits morceaux de glace à avaler sans les sucer. M. Mathieu utilise parfois la solution gélatineuse suivante qui a donné de bons résultats hémostatiques : gélatine 4 gr., chlorure de calcium 2 gr. 50, sucre 50 gr., eau 250 gr. Le bouillon de jarret de veau, non salé, qui contient une certaine quantité de gélatine, peut aussi être employé. Grand lavement d'eau très chaude à 48°-50° (matin et soir). Injections de petites quantités de sérum artificiel. Injections de morphine à petite dose ou extrait thébaïque en pilules de 1 centigr. prises toutes les heures (10 à 12). Surveiller la quantité d'urine.

L'emploi du perchlorure de fer a été recommandé par certains observateurs, soit sous forme de lavages de l'estomac faits avec une solution à 1 p. 100, soit sous forme de tablettes de gélatine au perchlorure de fer. L'eau de Rabel en potion, l'ergotine en potion et l'ergotinine en injections peuvent rendre service dans quelques cas. Si l'hématémèse est assez violente pour mettre en danger la vie du malade, tout de suite ligature des membres et prescriptions sus-indiquées.

Cette suppression complète de toute alimentation doit durer deux jours. On a recours ensuite aux *lavements alimentaires*, aux *injections de petites quantités de sérum* artificiel. L'usage des lavements alimentaires doit être prolongé le plus longtemps possible, et l'on ne fera reprendre l'alimentation buccale (alimentation liquide) que 14 à 15 jours après l'hématémèse ; le plus tard sera le mieux, aussi bien pour éviter la reprise de l'hématémèse que pour prévenir, dans la mesure du possible, la tendance de l'ulcus à la chronicité. En moyenne, après une dizaine de jours de repos absolu et de diète, on pourra instituer le traitement de l'ulcus (v. c. m.).

Même lors de petites hématémèses rouges, il est toujours sage d'instituer un régime très sévère.

Contre les hématémèses noires les mêmes prescriptions pourront être utilisées, mais ces hématémèses seront surtout justiciables du traitement de leur cause même.

Le **Traitement chirurgical** ne peut être appliqué qu'aux hémorragies de l'ulcus gastrique et de l'exulceratio simplex ; l'opération est indiquée en cas d'hémorragies répétées, abondantes et ne cédant pas au traitement médical (hémostase directe sur l'ulcère). Dans les hémorragies chroniques et dans les hémorragies graves qui, après avoir cédé au traitement médical, reviennent dès que l'on modifie le régime alimentaire du malade, la gastro-entérostomie est, s'il s'agit d'un ulcère de la région pylorique, l'opération qui s'impose.

Traitement de la cause. — V. Estomac (Cancer, Ulcère).

A. BAUER.

HÉMATIDROSE. — V. Sudoraux (Troubles).

HÉMATOCÈLE PELVIENNE. — On désignait autrefois sous le nom d'*hématocèle péri-utérine, rétro-utérine, hématocèle pelvienne*, une affection caractérisée par l'accumulation et l'enkystement d'une certaine quantité de sang dans l'intérieur du bassin, et en particulier dans le Douglas. Nous savons aujourd'hui que ce sang provient pour ainsi dire toujours de la même cause, la rupture ou l'interruption d'une grossesse tubaire. Il est donc nécessaire d'étendre un peu ce terme d'hématocèle et de décrire sous ce nom les hémorragies intra-péritonéales consécutives à la rupture d'une grossesse ectopique ou à l'avortement tubaire, que ces hémorragies soient *diffuses* ou qu'elles soient *enkystées*. L'enkystement qui permet aux caillots sanguins de constituer dans le bassin une véritable tumeur est, en réalité, un phénomène secondaire. L'accident principal, c'est l'*hémorragie*.

Lorsque la trompe distendue par un œuf qui s'accroît de jour en jour s'est rompue, ou lorsque, par suite du décollement de l'œuf, il se produit un avortement tubaire (V. Grossesse extra-utérine), le sang coule dans le ventre. Suivant l'importance des vaisseaux déchirés, l'hémorragie est plus ou moins abondante. Elle peut même devenir rapidement mortelle. Lorsqu'elle est copieuse, au point d'atteindre 2, 3, 4 litres et davantage, elle se répand dans le péritoine, remontant plus ou moins haut, quelquefois jusque dans la région épigastrique, et se dédouble en liquide séro-sanguinolent, qui est en partie résorbé, et en caillots dont les masses abondantes remplissent le bassin et s'infiltrent entre les anses intestinales. L'embryon plus ou moins volumineux est souvent retrouvé dans les caillots, car ces grandes hémorragies restent *diffuses*.

Au contraire, lorsque l'hémorragie est moins abondante, le sang se collecte dans le cul-de-sac de Douglas et la réaction péritonéale détermine la production de fausses membranes qui isolent les caillots et constituent ainsi au fond du bassin une poche remplie de sang plus ou moins altéré, mais le plus souvent de caillots épais et noirâtres. La déclivité naturelle fait que cette collection sanguine siège presque toujours dans le Douglas. C'est l'*hématocèle rétro-utérine* (fig. 73). Mais quelquefois, en particulier à la suite de l'oblitération du Douglas par des adhérences, elle peut siéger en avant de l'utérus et donner lieu à une *hématocèle ante-utérine*. Les débris embryonnaires peuvent également, bien que moins fréquemment, être retrouvés dans l'hématocèle enkystée.

Dans quelques cas très rares, la rupture tubaire peut se faire entre les deux feuillets du ligament large qui constituent à la trompe un véritable méso. Le sang coule alors hors du péritoine, dans le tissu cellulaire du ligament large. C'est l'*hématocèle extra-péritonéale* qui peut infiltrer tous les espace celluleux du bassin.

Symptôme et diagnostic. — Rien n'est plus brutal, ni plus caractéristique que le début d'une hématocèle diffuse. La rupture a presque toujours lieu dans les trois premiers mois, au moment de la première et surtout de la seconde poussée congestive qui tient lieu de règles absentes. La malade, en pleine santé, est prise d'une douleur violente qui siège dans le bas-ventre avec prédo-

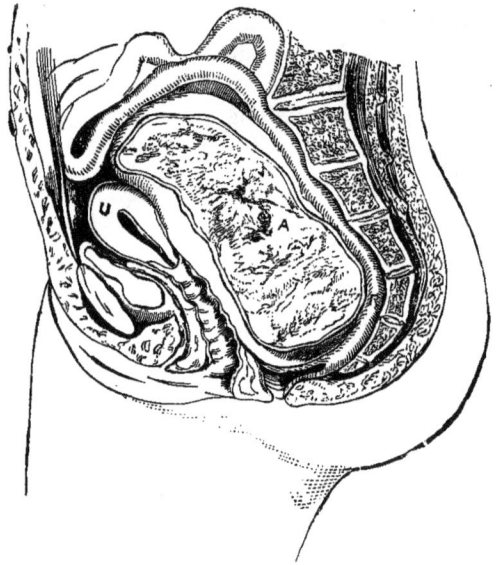

Fig. 73. — Hématocèle rétro-utérine (Pozzi).

minance ordinaire dans un des côtés. Cette douleur peut être assez forte pour arracher des cris et provoquer une syncope.

Dans les cas les plus graves, les signes d'une hémorragie interne se mani-festent (pâleur, petitesse du pouls, sueurs froides, etc.), et la malade peut être emportée en quelques heures d'une façon presque foudroyante : c'est l'*hématocèle cataclysmique*.

Mais souvent, après les phénomènes graves qui marquent la rupture tubaire, l'état semble s'améliorer et la malade reprend connaissance. Si l'on n'intervient pas et que l'hémorragie continue avec une certaine lenteur, la situation s'aggrave de nouveau peu à peu et la malade peut succomber en 2 ou 3 jours. Mais plus souvent peut-être, lorsque la rupture n'intéresse pas de gros vaisseaux, l'hémorragie s'arrête spontanément et c'est alors qu'on assiste à l'enkystement des caillots et à la production d'une tumeur intra-pelvienne, qui constitue l'hématocèle proprement dite.

Dans l'*hématocèle diffuse*, les signes physiques sont à peu près nuls. Par-fois, lorsque l'épanchement sanguin est considérable, on constate une matité dans les fosses iliaques. Mais le toucher vaginal ne donne rien, le liquide qui remplit le bassin fuyant sans résistance devant le doigt qui déprime les culs-de-sac vaginaux. Cependant le toucher permet d'apprécier les dimensions et la consistance de l'utérus, qui est augmenté de volume et dont le col est légèrement ramolli comme au début d'une grossesse normale.

C'est dans l'*hématocèle enkystée* que les signes objectifs ont beaucoup d'importance. On constate une tumeur presque toujours rétro-utérine, remplissant le cul-de-sac postérieur et remontant plus ou moins haut dans le bassin, quelquefois jusqu'à l'ombilic, de consistance variable, tendue et résistante ou quelque peu pâteuse, souvent assez douloureuse. L'utérus, comme dans la forme diffuse, est gros, et en général repoussé en avant, contre la symphyse. Il est parfois très difficile à isoler de la tumeur, et fait absolument corps avec elle.

Tous ces signes physiques n'ont rien de caractéristique, et c'est seulement par l'étude attentive des commémoratifs, du mode de début des accidents et de leur évolution ultérieure que l'on peut reconnaître l'hématocèle. Lorsqu'une femme qui se croit enceinte ressent, vers l'époque de ses premières et surtout de ses deuxièmes règles absentes, une douleur violente dans le ventre, avec phénomènes généraux graves, et presque toujours hémorragie utérine et expulsion d'une caduque, il faut avant tout songer à la rupture tubaire, et l'on sera pour ainsi dire toujours dans le vrai. Les signes physiques et en particulier la tumeur rétro-utérine de l'hématocèle enkystée ne feront que confirmer une opinion qui doit être déjà fixée par un interrogatoire bien conduit.

L'hémorragie diffuse peut guérir totalement. Il en est de même de l'hématocèle enkystée. Le sang, puis les caillots se résorbent peu à peu, et il peut n'en rester aucune trace. Mais ordinairement les choses ne se passent pas aussi simplement. Il y a souvent des poussées successives. L'hémorragie, arrêtée pendant un certain temps, quelques heures ou même quelques jours, peut reprendre et donner lieu à de nouveaux phénomènes généraux graves et à l'accroissement de la tumeur pelvienne. Et ces poussées successives peuvent encore s'arrêter spontanément ou au contraire devenir de plus en plus graves.

La poche sanguine peut aussi s'infecter, soit directement par la cavité de la trompe, soit par quelque inoculation venant de l'intestin. Des phénomènes douloureux ou fébriles viennent témoigner de cette complication qui est quelquefois fort grave et le serait toujours s'il n'était en général assez facile de lutter contre elle.

Traitement. — Dans l'*hématocèle diffuse*, dans l'*hémorragie intrapéritonéale*, il est bien simple. Il faut, sans perdre une minute, aller arrêter l'hémorragie. Dès que le dignostic est posé, ou simplement probable, il faut mettre la malade sur le plan incliné et lui ouvrir le ventre. Celui-ci est plein de caillots et de liquide sanguinolent; on enlève les caillots dans lesquels il n'est pas rare de trouver un embryon, puis on extirpe la trompe saignante et on referme, avec ou sans drainage, suivant les cas. Quand il y a beaucoup de liquide hématique dans le péritoine, il est bon de laisser un drain. Cette opération est en général assez simple, et elle doit être aussi rapide que possible, car, dans ces hémorragies parfois formidables, les malades sont souvent exsangues, presque moribondes et hors d'état de supporter une opération de quelque durée.

Cette intervention donne tous les jours des résultats admirables, et la mortalité par rupture tubaire et hémorragie diffuse, autrefois très grave et qui donnait 85 pour 100 de morts, donne aujourd'hui 85 pour 100 de guérisons.

Dans l'*hématocèle enkystée*, la conduite est plus délicate. Dans la forme légère, il n'y a qu'à mettre la malade au repos pour voir bien souvent la guérison survenir spontanément. Dans les cas plus sérieux, si la poche est bien limitée, si elle n'est pas le siège de poussées hémorragiques successives, si elle a fini de saigner, la *colpotomie* (v. c. m.) postérieure doit être recommandée, car elle donne tous les jours et à bien peu de frais des résultats admirables. Mais il ne faut la faire que lorsqu'on est certain que l'hémorragie est arrêtée, car le saignement d'une poche d'hématocèle ouverte dans le vagin peut entraîner des accidents graves, et nécessiter une laparotomie immédiate ou secondaire.

Mais si l'hémorragie n'est pas arrêtée ou si l'on a quelque doute sur le diagnostic ou l'état des annexes, comme il arrive souvent dans des hématocèles anciennes, il faut ouvrir le ventre et agir directement.

Le gros danger de cette opération, c'est la blessure d'une anse intestinale. La poche artificielle qui contient les caillots est en effet constituée par des fausses membranes adhérentes aux intestins. Il ne faut pas songer à en séparer ces membranes, à énucléer cette poche hématique qui n'est pas énucléable.

Presque fatalement, si l'on veut tenter de l'isoler, on verra se déchirer les parois de quelque anse grêle. Il ne faut dans ces conditions jamais tirer sur l'intestin. Il faut chercher un des points accessibles de la poche, qui apparaît en général noirâtre à cause du sang qu'elle contient. Puis, la poche reconnue, l'ouvrir et la débarrasser des caillots qui l'encombrent.

Parfois les fausses membranes sont si épaisses et la physionomie de la région si modifiée, qu'il est impossible de reconnaître les annexes malades. On s'efforcera de le faire, cependant, en se repérant sur l'utérus. Et parfois on sera conduit, soit par nécessité technique, et pour arrêter un suintement sanguin grave, soit par suite de l'existence de lésions annexielles du côté opposé, à pratiquer l'*hystérectomie*. On sera parfois obligé de tamponner cette poche, de tous côtés saignante et déchirée.

En résumé, les hématocèles diffuses devront être traitées sur l'heure par la laparotomie.

Les hématocèles enkystées anciennes sans poussées hémorragiques remplissant le cul-de-sac de Douglas sont justiciables de la colpotomie.

Les hématocèles récentes mal enkystées, avec poussées successives et hémorragie probable, doivent être traitées par la laparotomie, qui seule permet de voir ce qu'il faut faire, et de l'exécuter facilement.

Les hématocèles enkystées, compliquées de suppuration, seront ouvertes et drainées par *colpotomie*.　　　　　　　　　　　　　　　　*J.-L. FAURE.*

HÉMATOCÈLE VAGINALE. — **Pachyvaginalite**. — L'expression d' « hématocèle vaginale » devrait théoriquement servir à désigner tout épanchement sanguin de la cavité vaginale, qu'il fût d'ordre traumatique ou d'ordre pathologique. L'usage a fait dévier l' « hématocèle » de sa signification première. En fait, les épanchements traumatiques ne sont pas localisés à la seule tunique séreuse, ils infiltrent toutes les enveloppes du testicule, ce sont plutôt des hématomes des bourses; leur étude rentre dans la catégorie des contusions du scrotum.

On réserve le nom d'hématocèle aux épanchements sanguins pathologiques liés à des altérations de la vaginale; il sont fonction de pachyvaginalite. Comme ils ne sont souvent qu'un stade tardif dans l'évolution de cette pachyvaginalite, il est, sinon logique, au moins clinique, de désigner, par extension, sous le terme impropre d'hématocèle, toute pachyvaginalite avec épanchement.

Entre l'hydrocèle ou vaginalite chronique et l'hématocèle ou pachyvaginalite il n'existe qu'une différence de degré ou plutôt une différence d'âge. On peut dire que toute vaginalite séreuse tend naturellement à passer à l'état de pachyvaginalite. Cependant l'âge de la vaginalite n'est pas tout; certaines hydrocèles se transforment rapidement en pachyvaginalites, alors que d'autres conservent presque indéfiniment leur paroi souple et leur liquide citrin; certaines hématocèles semblent pour ainsi dire apparaître d'emblée : peut-être la nature de l'infection vaginale, tuberculose, syphilis, joue-t-elle là un rôle encore mal connu? A l'heure actuelle le rôle des chocs répétés, des efforts violents, est le seul qu'on puisse invoquer avec quelque certitude pour expliquer l'accroissement de l'hématocèle, sinon son apparition.

Le contenu de l'hématocèle est tantôt du sang en caillots, tantôt un liquide sanguinolent brunâtre, tantôt un liquide plus clair, se rapprochant de la teinte du liquide de l'hydrocèle et dans lequel miroitent des paillettes de cholestérine.

La poche une fois vide est irrégulière, tomenteuse, tapissée de néo-membranes, infiltrée de plaques hémorragiques; son aspect ne rappelle plus en rien la paroi lisse de la cavité vaginale, c'est que celle-ci a disparu sous l'apposition successive de lames de fibrine; ainsi son épaisseur peu à peu s'accroît. L'organisation de chaque lame suit de peu son apparition, des vaisseaux l'infiltrent, venus de la paroi, vaisseaux fragiles, prêts à se rompre, prêts à accroître la quantité de sang contenu dans la cavité et à fournir pour la construction d'un nouvel étage de la paroi une nouvelle provision de fibrine; dans certaines hématocèles très vieilles, la paroi infiltrée de sels calcaires forme une véritable carapace.

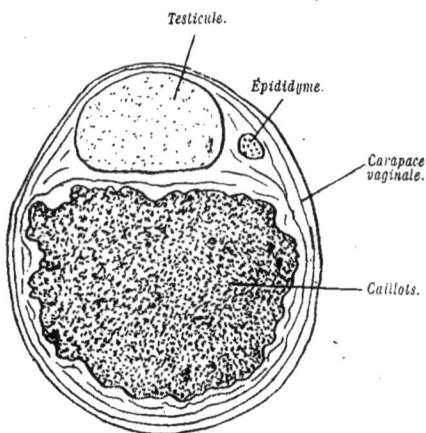

Fig. 74. — Coupe transversale d'une hématocèle.

Au niveau des culs-de-sac de la vaginale les deux feuillets tendent à s'accoler; le cul-de-sac sous-épididymaire se comble, l'épididyme finit par être englobé dans un bloc de tissus pathologiques; le testicule s'aplatit et s'atrophie à son tour, il s'incruste dans la paroi, finit par faire corps avec celle-ci, ne forme plus aucun relief à la surface de la poche, si bien qu'*il devient très difficilement reconnaissable.*

Ainsi l'hématocèle aboutit à la suppression fonctionnelle du testicule.

Symptômes. — Pas de douleurs, quelques tiraillements, c'est simplement une gêne mécanique. Quelques sujets porteurs d'une hydrocèle qu'ils connaissent, s'inquiètent de la dureté progressive de leur tumeur, ou de son accroissement brusque par poussées.

Les signes physiques diffèrent suivant que la poche, souple encore, permet de déceler la fluctuation du liquide sous-jacent, ou qu'au contraire la poche indurée forme une coque résistante, donnant tout à fait l'apparence d'une tumeur solide.

Dans le premier cas, l'hématocèle ne diffère de l'hydrocèle vulgaire que par son absence de transparence. Pyriforme à grosse extrémité inférieure, elle offre une surface tout à fait lisse, englobant le testicule, dont seule la sensibilité spéciale à la pression permet de déceler l'existence à la partie postérieure et inférieure de la poche; *l'épididyme n'est pas appréciable;* la fluctuation en est en général moins « éclatante » que dans les poches minces d'hydrocèle et l'on conçoit tous les intermédiaires entre cette fluctuation nette encore et l'absence totale de fluctuation propre aux hématocèles à coque rigide.

Dans cette deuxième éventualité, l'aspect clinique est celui d'une tumeur solide. A mesure, nous l'avons vu, que les parois de l'hématocèle s'épaississent, la forme primitive de la cavité vaginale se modifie; il s'ensuit qu'elle perd peu à peu son aspect pyriforme pour devenir assez régulièrement ovoïde. Les téguments sont normaux et mobiles à la surface. A elle seule, cette tumeur solide remplit tout le scrotum, on ne distingue ni épididyme ni testicule, on n'obtient même pas, dans bien des cas, de sensibilité spéciale permettant de soupçonner la situation de ce dernier; les éléments du cordon viennent se perdre insensiblement à la partie postéro-supérieure de la tumeur. La surface de celle-ci est lisse. La consistance est dure, sans élasticité, elle est partout égale; pas de transparence, bien entendu.

La marche lente de l'hématocèle est coupée d'augmentations brusques de volume, parfois douloureuses; elles répondent à la production d'hémorragies nouvelles, peuvent être spontanées, mais sont liées surtout à l'existence de menus traumatismes.

La rupture de l'hématocèle est rare; sa suppuration, beaucoup moins; elle peut survenir au cours d'une infection générale; autrefois elle suivait volontiers une ponction insuffisamment aseptique. Chez certains vieillards, la suppuration prend le type gangreneux, il s'ensuit un phlegmon gangreneux du scrotum, souvent mortel.

En dehors de toutes complications, l'hématocèle aboutit normalement à l'atrophie du testicule; son pronostic fonctionnel est donc grave.

Diagnostic. — L'hématocèle à coque rigide, tumeur non transparente, non fluctuante, ne rappelle en rien une tumeur liquide; elle est, en fait, une tumeur solide des bourses. Arrondie, ovoïde, elle simule les « gros testicules » néoplasiques ou syphilitiques, à un point tel que leur différenciation ne repose que sur des nuances.

La *consistance* de l'hématocèle lui est assez spéciale, elle résiste par sa coque tandis que le gros testicule résiste par sa masse ; l'hématocèle présente une consistance partout égale, tandis que les gros testicules syphilitiques peuvent être irréguliers, incrustés de grains de plomb ; de même les gros testicules néoplasiques peuvent présenter par points des bosselures plus molles. On connaît cependant des hématocèles « diverticulaires » dont les diverticules plus mous peuvent être pris pour des bourgeons néoplasiques.

On ne peut rien conclure de l'*indolence* de la tumeur : elle existe dans l'hématocèle comme dans la syphilis. Il en est de même des augmentations brusques de volume ; on les rencontre dans les néoplasmes comme dans l'hématocèle.

Le *pincement de la vaginale* est au contraire un signe d'une réelle valeur. Les gros testicules sont en effet entourés par une vaginale souvent normale qu'on peut pincer à leur surface ; dans l'hématocèle, au contraire, le feuillet séreux est transformé en carapace ; impossible de le pincer ; mais que de gros testicules sur lesquels la vaginale adhérente est impossible à pincer !

J'attache une particulière importance au *pincement de l'épididyme*. Les gros testicules quels qu'ils soient sont surmontés par l'épididyme ; la tête de l'épididyme tout au moins est très longtemps respectée à leur sommet ; en la cherchant au point où le cordon s'implante sur la tumeur, on arrive à la pincer entre les doigts ; au contraire, *dans les hématocèles, il est toujours impossible de pincer l'épididyme*, englobé qu'il est dans la vaginale.

Il semblerait que *les hématocèles encore fluctuantes* dussent être d'un diagnostic plus facile ; il n'en est rien ; si leur absence de transparence les sépare des hydrocèles et de la plupart des tumeurs fluctuantes des bourses, *elles peuvent parfaitement être confondues avec les cancers mous du testicule, qui donnent une impression très franche de fluctuation* ; le pincement de la vaginale, surtout le pincement de l'épididyme, peuvent seuls ici encore éviter l'erreur.

Quelques néoplasmes, recouverts par une légère lame d'hydrocèle, sont, de ce fait, fluctuants, tout en restant opaques ; mais on arrive, en déprimant la couche liquide, à sentir la tumeur testiculaire sous-jacente.

Quant aux lipomes du cordon qui peuvent englober le testicule et donner l'impression de la fluctuation, ils sont plus irréguliers que l'hématocèle et beaucoup plus rares d'ailleurs.

La ponction exploratrice n'est d'aucun secours pour le diagnostic, elle peut être nuisible, elle doit être rejetée.

Traitement. — Il existe un traitement préventif de l'hématocèle, c'est le traitement précoce de l'hydrocèle qui presque toujours la précède (V. HYDROCÈLE). Toute hématocèle, dès qu'elle est diagnostiquée, relève du traitement chirurgical au bistouri. Même pour les hématocèles à paroi encore souple la ponction avec injection modificatrice est une méthode insuffisante.

Il arrive que, malgré tout, le diagnostic soit hésitant entre une hématocèle, une syphilis du testicule et un cancer ; *on n'a pas le droit de trainer les choses en longueur et d'attendre la marche des événements*. Si après huit jours de traitement mercuriel intensif la tumeur n'a pas nettement diminué de volume, le chirurgien doit intervenir, le premier acte de son intervention étant une incision exploratrice.

On n'entreprendra jamais l'opération d'une hématocèle avant d'avoir obtenu du patient l'autorisation de sacrifier le testicule, s'il est nécessaire.

L'opération de choix est la *résection de la vaginale*, à condition qu'elle soit possible.

Elle est facile quand la vaginale est encore souple, quand le testicule, l'épididyme, les éléments du cordon sont encore reconnaissables. Elle est délicate quand ces divers organes sont enfouis dans les fausses membranes d'une vaginale très épaisse. Elle peut devenir dangereuse par la section involontaire d'un de ces organes. Aussi importe-t-il d'inciser prudemment sur la tumeur, surtout si l'on n'est pas arrivé pendant l'opération à déceler au moins à peu près la situation du testicule. Une fois dans la cavité, on cherche à s'orienter; si le testicule et l'épididyme sont encore reconnaissables, on n'a plus qu'à réséquer la poche au ras de ces deux organes, sans chercher à reconstituer au testicule une séreuse nouvelle, et en assurant par un surjet l'hémostase de la tranche vaginale.

Si les fausses membranes sont à ce point épaissies ou calcifiées qu'aucun élément normal ne soit plus reconnaissable, on peut essayer de les enlever par clivage en pratiquant une véritable *décortication*; une fois découvert le testicule point de repère, on réséquera les deux valves de la vaginale comme précédemment; cependant, l'état du testicule ainsi conservé est à ce point précaire que beaucoup de chirurgiens préfèrent en pareil cas pratiquer immédiatement la castration.

Bien des fois, enfin, malgré son désir de conserver au malade un testicule au moins moral, le chirurgien sera conduit à pratiquer la castration quand même, si l'on peut appeler castration l'ablation complète d'une poche dans laquelle, même pièces en main, on n'arrive à reconnaître qu'avec peine ce qui reste du testicule.   *MAURICE CHEVASSU.*

HÉMATOCOLPOS. — L'hématocolpos désigne l'accumulation du sang menstruel dans le vagin par imperforation de l'hymen ou atrésie de la portion inférieure du canal vulvo-vaginal. La rétention sanguine dans l'utérus porte le nom d'*hématomètre*; celle des trompes, le nom d'*hématosalpinx*.

Le vagin, distendu, refoule et déplace les organes voisins. On a vu, dans certains cas, la tumeur remonter jusqu'à l'ombilic.

Les parois vaginales s'amincissent par places et peuvent même se rompre. D'autres fois, elles s'hypertrophient.

Dans le cas de vagin double, l'hématocolpos occupe l'un des canaux ou les deux à la fois.

Si l'atrésie correspond à la moitié inférieure du vagin, c'est la moitié supérieure qui est le siège de l'hématocolpos, auquel le col de l'utérus et l'utérus lui-même participent à la longue.

Abandonné à lui-même, l'hématocolpos n'a aucune tendance à la résorption. Il peut s'ouvrir au dehors par rupture de l'hymen ou de la paroi qui cloisonne le vagin. D'autres fois, la rupture se fait dans les grandes lèvres, d'où la formation d'un thrombus. Enfin, la collection peut s'infecter et suppurer.

Ces *complications*, la rupture et l'infection, sont loin d'être aussi graves pour l'hématocolpos que pour l'hématomètre et surtout pour l'hématosalpinx.

Le traitement, en cas d'atrésie ou d'imperforation de l'hymen, consiste dans l'*incision* de cette membrane, incision qui sera petite, de façon que l'évacuation se fasse lentement et que les parois aient le temps de revenir sur elles-mêmes.

Si l'hématocolpos est partiel par suite d'atrésie de la moitié inférieure du vagin, le traitement de choix consiste à créer un vagin artificiel, ce qui assure en même temps l'évacuation du sang. Plus tard, on cherchera à assurer la continuité du vagin avec la poche et à prévenir la rétraction cicatricielle. *KENDIRDJY.*

HÉMATIMÈTRE, HÉMATIMÉTRIE. — V. Sang (Examen).

HÉMATOME. — V. Tumeurs en général, Orbite, Oreille, etc., Nouveau-né.

HÉMATOMÈTRE. — C'est l'accumulation du sang dans la cavité utérine, à la suite de l'oblitération congénitale ou acquise de l'orifice du col. Lorsqu'il s'agit d'une oblitération congénitale, l'accumulation commence à la puberté. Au moment des premières règles, il y a des douleurs plus ou moins vives, mais aucun écoulement sanguin. Il en est de même aux règles suivantes. Les douleurs vont s'accentuant et peuvent prendre un caractère permanent. En même temps se constitue une tumeur utérine, dont le volume devient considérable, et qui pourra ultérieurement s'infecter ou se rompre en entraînant des accidents graves. Un examen local très attentif, qui fera reconnaître l'augmentation de volume de l'utérus et l'oblitération du col, permettra de faire le diagnostic.

Il n'y a qu'un *traitement*. C'est la création ou le rétablissement de l'orifice cervical par une incision appropriée [V. Utérus (Atrésie du col)].

J.-L. FAURE.

HÉMATOME. — V. Contusion et Hémorragie.

HÉMATOMYÉLIE. — L'hématomyélie est l'hémorragie de la moelle. Le sang s'épanche le plus souvent au niveau du segment postérieur médullaire, substance grise postérieure, cordons blancs postérieurs. Il a une grande tendance à fuser jusqu'au canal épendymaire (J. Lépine).

L'hématomyélie est à opposer à l'hématorachis. Dans l'hématorachis, en effet, l'épanchement sanguin n'est pas intra-médullaire : il reste immédiatement extra-médullaire, se cantonnant au sac arachnoïdo-pie-mérien, aux feuillets dure-mériens, à l'espace épidural.

Étiologie. — Selon que le raptus hémorragique se produit au cour d'une maladie confirmée de la moelle ou en tissu médullaire apparemmen' sain (au moins cliniquement), on dit que l'hématomyélie est *secondaire* ou *primitive*.

L'hématomyélie *secondaire* a été signalée dans l'évolution des différentes variétés de myélites; myélites aiguës, chroniques, méningo-myélites de nature diverse; notons également la part de la syringomyélie (Brissaud) dans la génèse de cette affection.

Les hématomyélies *primitives* peuvent être soit *spontanées*, soit *trauma-tiques*. Les *spontanées* sont évidemment précédées d'une friabilité particu-lière des vaisseaux spinaux, mais friabilité tout histologique, non décelable cliniquement, et c'est au cours d'un état médullaire, en apparence parfait, que la maladie se déclare. Les causes occasionnelles sont un effort brusque, le coït, un excès de marche, une quinte de toux violente, etc. Les *trauma-tiques* sont dues à une action directe, coup, chute, fracture, luxation, ou à une action indirecte, élongation de la moelle, élongation des racines, surtout chez les nouveau-nés, par manœuvres externes au moment de l'accouche-ment, application de forceps, flexions exagérées de la tête, tractions vives sur les membres, principalement sur les membres supérieurs.

Une cause plus singulière d'hématomyélie est celle que crée, pour ainsi dire, expérimentalement la *décompression*. Tous les appareils, en· effet (scaphandres, caissons, caisses à plongeurs), dans lesquels le sujet est sou-mis à une pression atmosphérique considérable, sont susceptibles d'occa-sionner de graves accidents nerveux, au cours d'une décompression trop brusque (P. Bert, Lépine, Boinet). Ces hématomyélies sont dues soit à l'ischémie et au ramollissement médullaire par embolie gazeuse, soit au dégagement *in situ* de gaz dissous dans les vaisseaux eux-mêmes, soit encore au refoulement brusque et très abondant du sang abdominal vers la moelle, sous l'influence de la distension gazeuse intestinale.

Lésions — La substance grise, plus vascularisée que la substance blanche, est le lieu de prédilection des hémorragies médullaires. En règle générale, la substance grise est détruite au niveau de la colonne de Clarke (cornes postérieures) et de la commissure grise postérieure. De telles hémor-ragies se développent surtout en hauteur, se présentant sous la forme tubu-laire fusiforme, et sont réparties parfois comme en une série de districts séparés et allongés verticalement.

Quand les lésions ont le temps d'évoluer, le ramollissement blanc fera suite au ramollissement rouge, puis se succèdent l'état lacunaire jaunâtre avec hématoïdine, enfin l'état lacunaire kystique avec ses conséquences : dégénérescence ascendante (cordons postérieurs, faisceaux cérébelleux, etc.) et descendante (faisceaux pyramidaux).

Cet ancien foyer hémorragique médullaire peut-il encore, en tant que cause constante d'irritation pour la névroglie, susciter, provoquer un pro-cessus de gliose ? Cette question n'a reçu aucune sanction définitive. Cependant Brissaud tient cette hypothèse pour vraisemblable ; il s'agirait même dans ce cas de *gliose légitime*, de vraie syringomyélie se déclarant ultérieurement. Pour d'autres auteurs, un processus de *fausse gliose* serait à invoquer.

Symptômes. — Le début de l'hématomyélie *secondaire* passe souvent inaperçu au milieu des autres signes de myélite, méningo-myélite, etc., dont l'hémorragie médullaire, en général légère, n'est qu'un épisode.

L'hématomyélie *primitive*, traumatique ou par décompression, a un début instantané ou à peu près instantané. La paraplégie est brusque et associée à une anesthésie correspondante V. MOELLE [(COMPRESSIONS), pour le tableau clinique de ces paraplégies].

- **Évolution**. — La terminaison fatale dépend de l'abondance de l'hémorragie et de sa localisation à la moelle cervicale, près de la région bulbaire. Dans les autres cas, l'amélioration est le plus souvent la règle. A la paraplégie flaccide du début (shok inhibitoire) fait place un certain état spasmodique (dégénérescence pyramidale) et le sujet recouvre en partie la liberté relative de ses membres inférieurs. La guérison peut chez certains sujets même être complète.

Formes. — L'hématomyélie *centrale* (Minor) se traduit par des symptômes moteurs peu accusés et par des signes sensitifs importants et durables. La dissociation sensitive syringomyélique y est à peu près constante.

Les hématomyélies avec *syndrome de Brown-Séquard* [V. Moelle (Compressions)] sont limitées à une moitié de la moelle.

Les hématomyélies *lombaire* et *cervicale* sont les plus fréquentes. Celles-ci s'accompagnent fréquemment de troubles oculo-pupillaires (myosis, exophtalmie, rétrécissement de la fente palpébrale) dus à la destruction des cellules d'origine du sympathique cervical. Également les muscles des mains *s'atrophient* rapidement (atrophie du type Aran-Duchenne).

Traitement. — Il faut à tout prix immobiliser le malade, lui éviter le moindre mouvement, heurt ou secousse, tout ce qui peut en un mot être l'occasion d'une hémorragie nouvelle. « Je crois que l'emploi de la gouttière de Bonnet, est, en présence de pareils accidents, le procédé de choix » (Brissaud).

Enfin, il faut prohiber les révulsifs vertébraux, pointes de feu, vésicatoires. Dans tous les cas de paraplégie subite, le plus anodin révulsif en apparence peut être le point de départ d'une escarre profonde, incurable, même mortelle, « primo non nocere ».

La ponction lombaire est également à déconseiller dans les premiers jours. Elle pourrait ultérieurement avoir son utilité.

Il est bien évident qu'au premier soupçon de syphilis, et même, systématiquement, dans certains cas, la cure hydrargyrique s'impose, suivie ultérieurement de légère ioduration.

Mesures prophylactiques concernant l'hématomyélie des plongeurs. — M. Boinet (de Marseille) base les mesures prophylactiques sur une enquête

PROFONDEURS	DURÉE MINIMUM DE LA DESCENTE	DURÉE MAXIMUM DU TRAVAIL EN IMMERSION	DURÉE MINIMUM DE LA MONTÉE	REPOS	NOMBRE DES PLONGÉES PAR 24 HEURES
Jusqu'à 10 mètres.	1 min.		1 min.	"	3
De 10 à 20 —	1 min.	De 5 à 3 h.	"	30 min.	De 3 à 6
— 20 à 30 —	1 min. 1/2	De 3 à 1 h.	1 min. 1/2	1 h.	De 6 à 2
— 30 à 35 —	1 min. 1/2	De 1 h. à 1/2 h.	"	1 h. 1/2	2
— 35 à 40 —	2 min.	De 30 à 20 min.	2 min.	1 h. 1/2	2
— 40 à 45 —	2 min.	De 20 à 10 min.	"	2 h.	2
— 45 à 50 —	2 min. 1/2	De 10 à 7 min.	2 min. 1/2	6 h.	2
— 50 m. et au-dessus.	3 min.	De 7 à 3 min.	3 min.	De plusieurs jours.	Une, suivie de quelques jours de repos.
		1 min.			

qu'il a faite auprès des scaphandriers des grands fonds de la côte provençale. Elles peuvent être résumées dans le tableau ci-contre (Boinet).

A partir de 20 mètres, les plongées doivent s'effectuer à jeun et la diète doit être absolue depuis vingt heures lorsque la descente a lieu dans des fonds dépassant 40 mètres. La plongée en profondeur de 60 mètres est l'extrême limite permise. *J. A. SICARD.*

HÉMATORACHIS. — V. Hématomyélie, Moelle (Compressions).

HÉMATOSALPINX. — Lorsque la trompe kystique renferme du sang plus ou moins altéré, il y a *hématosalpinx*. Cette accumulation de sang, qui peut être poisseux, fluide ou mélangé de caillots, survient dans des circonstances diverses, à la suite d'une atrésie génitale, et en partie de l'atrésie du col, dans certaines salpingites qui s'accompagnent de lésions hémorragiques, enfin, et c'est le cas de beaucoup le plus fréquent, dans la grossesse tubaire. C'est alors une hémorragie intra-tubaire qui entraîne presque toujours la mort de l'embryon, et dont on peut affirmer la nature par la présence de villosités choriales et autres vestiges de l'œuf.

L'hématosalpinx ne présente aucun caractère clinique permettant de le reconnaître et son traitement se confond avec celui des affections qui lui ont donné naissance (V. Atrésie du col, Salpingo-ovarites, Grossesse ecto-pique). *J.-L. FAURE*

HÉMATOZOAIRES. — V. Paludisme.

HÉMATURIE. — Le mot hématurie, *pissement de sang*, désigne une modification du liquide urinaire caractérisée par l'apparition du sang *pendant les mictions*, en d'autres termes par l'excrétion simultanée du sang et de l'urine. Il ne comprend par suite ni les *urétrorragies antérieures*, dans lesquelles le sang s'écoule en dehors de toute miction, ni l'*hématospermie*, constituée par le mélange de sperme et de sang.

On ne doit pas non plus en pratique entendre sous ce nom les *hématuries histologiques* dans lesquelles des hématies sont trouvées dans le dépôt ou même dans le culot de centrifugation, quelque intérêt que puisse avoir cette constatation au point de vue du diagnostic de certaines lésions rénales.

Étiologie. — Fréquemment observée, l'hématurie est un symptôme d'importance capitale, mais, pour en apprécier la valeur, il ne suffit pas de reconnaître qu'un malade pisse du sang, il faut encore savoir comment et sous l'influence de quelles conditions il le pisse. Il faut donc, dans son examen, comme dans son interrogatoire, avoir présentes à l'esprit les multiples causes qui peuvent amener l'apparition du sang dans l'urine.

Les hématuries sont traumatiques, inflammatoires, liées à des altérations spécifiques du rein ou de la vessie, sous la dépendance enfin de maladies générales.

I. **Hématuries traumatiques.** — Le pissement de sang peut être le résultat d'un *traumatisme externe* portant sur l'urètre postérieur, sur le rein, la vessie, etc., ou d'un *traumatisme interne* à la suite d'une exploration vésicale ou uretérale (cystoscopie, lithotritie, cathétérisme de l'uretère, etc.), l'hématurie dans ces conditions peut être due à une ulcération de la paroi vésicale; elle est d'autres fois la conséquence d'une perforation de la vessie (opératoire ou traumatique). Surtout l'hématurie résulte souvent de la présence d'un corps étranger (*calcul*) dans le bassinet ou la vessie, agissant par sa mobilisation. Enfin, on peut rapprocher de ces hématuries traumatiques celles dues à une brusque *décompression vésicale*.

II. **Hématuries inflammatoires.** — En dehors des inflammations spécifiques des reins ou de la vessie, certaines inflammations non spécifiques de ces organes peuvent provoquer une hématurie. Les unes sont dues à une infection canaliculaire (*urétrites*, *prostatites* et surtout *cystites*), les autres sont la conséquence d'infection d'origine sanguine (*pyélite*, *néphrite* et *cystite cantharidienne*, *pyélonéphrite hémorragique* de diverses causes).

III. **Hématuries par lésions spécifiques (tuberculose et cancer).** — La *tuberculose du rein et de la vessie* s'accompagne fréquemment d'hématuries; celles-ci sont le plus souvent précoces, liées à la congestion et non aux ulcérations tuberculeuses elles-mêmes.

Le *cancer* est aussi une cause importante d'hématuries, qui, en raison de leur apparition souvent rapide, ont une valeur souvent révélatrice. On les observe dans les *cancers de la prostate*, les *tumeurs de la vessie*, les *cancers du rein*.

IV. **Hématuries par maladies générales.** — On peut enfin voir survenir les hématuries au cours des maladies dites *hémorragiques* (variole, fièvre typhoïde, etc.), dans l'ictère grave, dans la leucémie, etc.; on a rattaché à l'*hémophilie* certaines hématuries dites *essentielles*, peut-être favorisées par les conditions organiques qui prédisposent aux hémorragies et notamment par une tare hépatique (cholémie familiale, lithiase biliaire, etc.); on a décrit aussi une hématurie *hystérique*, mais son existence est sujette à discussion. L'*hématochylurie* est due à la présence de la filaire du sang dans l'organisme et caractérisée par l'émission d'urines renfermant du chyle, de la lymphe et du sang. On doit en rapprocher l'hématurie d'Égypte due au distome de Bilharz, et celle due au strongle géant.

Nous n'avons fait qu'énumérer les diverses causes; nous avons ainsi mis en lumière leur multiplicité; suivant que l'hématurie est due à l'une ou à l'autre, qu'elle a son origine dans le rein, la vessie ou un autre point de l'arbre urinaire, elle peut revêtir soit en elle-même, soit dans ses conditions d'apparition un aspect clinique spécial qui permet un diagnostic précis.

Étude clinique. — Elle comprend d'une part l'examen des urines qui suffit le plus souvent pour faire connaître l'hématurie, d'autre part celui du malade, complété par son interrogatoire, qui permet le diagnostic étiologique.

I. **Examen des urines sanglantes.** — Lorsque les urines des 24 heures ont été conservées dans un bocal, ou dans un grand verre, on constate aisément s'il s'est formé un dépôt, et on peut analyser les caractères du dépôt, et ceux de l'urine qui surnage.

1° **La coloration du liquide urinaire** varie beaucoup. Dans certains cas exceptionnels seul le dépôt est sanglant, le liquide qui surnage reste clair; mais le plus souvent il est plus ou moins coloré, grâce à la facile dilution

du sang par l'urine, et surtout par l'urine aqueuse, d'où la possibilité d'hémoglobinuries urinaires, liées précisément à ces hématuries peu abondantes
(V. Hémoglobinurie). Il faut d'ailleurs une très petite quantité de sang pour
colorer fortement beaucoup d'urine. Mais si la coloration de l'urine par le
sang est habituelle, elle varie beaucoup d'intensité et de nuance, du rouge
clair, du rouge rose au rouge éclatant et au rouge sombre; l'urine peut
prendre une teinte brune ou noire, parfois brun sale, quelquefois bouillon
trouble, notamment dans certaines néphrites aiguës; la coloration brune, pas
plus que le mélange intime du sang et de l'urine, ne permet d'affirmer la
provenance de l'hématurie, tout en indiquant plutôt une origine rénale.
L'étude du dépôt et notamment des caillots a à cet égard plus d'importance.

2° Le **dépôt**, qui manque parfois dans les hématuries d'origine rénale, se
présente sous deux aspects; le sang peut y être mélangé à d'autres matières,
ou le constituer à lui seul.

Le *mélange du sang avec les dépôts d'autre nature* revêt deux formes.
Dans l'une, le dépôt est jaunâtre, strié de sang, et est constitué par des
bouchons légèrement glaireux dont chacun porte sa strie sanglante. Dans
l'autre, il y a, au fond du vase qui contient l'urine, une couche d'apparence
glaireuse, adhérente, de coloration rouge foncé; cette coloration est due à
une multitude de stries sanglantes, sillonnant et ponctuant l'épaisseur de la
couche glaireuse; il est toutefois facile de reconnaître la présence de pus.
Dans les deux cas il s'agit de *cystites*; le sang mélangé au dépôt ne colore
que peu ou pas l'urine qui surnage, le pus ayant pour ainsi dire englué les
hématies (Guyon).

Dans d'autres cas, il y a bien dans l'urine un dépôt de sang et de matières glaireuses ou floconneuses, mais *ces matières sont distinctes du dépôt
sanguin*, et toute l'urine est plus ou moins fortement colorée par le sang; il
s'agit alors d'une cystite modifiée dans son allure, qu'elle soit consécutive à
un calcul, ou qu'il y ait eu intervention intra-vésicale (lithotritie).

Enfin le dépôt peut contenir des *débris de tumeur*, petites masses du
volume d'un pois, ou d'un noyau de prune, de couleur jaunâtre, friables, se
désagrégeant facilement, ayant habituellement un aspect villeux, fram-
boisé; elles proviennent en général d'une tumeur de la vessie.

Dans tous ces cas, c'est moins le sang que la manière plus ou moins
intime dont il est mélangé au pus qui permet de préciser l'origine de l'hématurie, ce qui justifie l'assertion de Guyon, selon lequel le sang dans
l'urine indique qu'un problème pathologique est posé, mais ne sert pas à le
définir.

Dans d'autres circonstances, le sang est plus abondant et les urines sont
entièrement teintées; leur teinte est uniforme, si ce n'est dans les couches
les plus profondes où la nuance est plus sombre: celles-ci précèdent immédiatement le *dépôt formé de sang pur*. Ce dépôt présente ordinairement à
considérer deux parties distinctes : une sorte de crème noire rougeâtre et
des caillots. L'une et l'autre témoignent de l'abondance de l'hématurie. Les
caillots surtout sont importants à étudier; plus ou moins nombreux, plus
ou moins volumineux, atteignant fréquemment le volume du doigt ou du

pouce, ils sont e plus souvent semi-ovoïdes; quelquefois ils sont *allongés et minces*, et, à condition que leur longueur soit suffisante (14, 15 centimètres et plus) ils ont alors une grande valeur séméiologique, car cet aspect permet d'affirmer leur *origine uretérale* (probable, mais non certaine, lorsque les caillots sont de longueur moyenne ou de petites dimensions).

La coloration des caillots est noire, rouge foncé, rouge vif; quelquefois ils sont décolorés, grisâtres, maculés de sang sur fond grisâtre, ils prennent parfois, du fait du mélange avec le pus, l'aspect de morceaux de chair.

3° Dans quelques cas, l'**examen spectroscopique** de l'urine, par la présence des deux raies de l'oxyhémoglobine au milieu de la partie jaune du spectre, l'*examen microscopique* (avec ou sans centrifugation), par la constatation de globules rouges déformés ou crénelés, et parfois de cylindres hématiques apportent un appoint utile au diagnostic d'hématurie, le plus souvent facile à faire par le seul examen macroscopique. L'*examen chimique* peut aussi être parfois employé à l'aide d'une solution de potasse donnant aux urines une coloration vert bouteille, ou à l'aide de la teinture de gaïac, additionnée de quelques gouttes de térébenthine ozonisée, qui suscitent une coloration bleue. On peut enfin employer la phénol-phtaléine selon la technique de Meyer, dont Albarran et Heitz-Boyer, Triboulet ont montré la valeur. La *réaction de Meyer*, faite à l'aide d'un réactif à la phénol-phtaléine et à la potasse, mêlé dans la proportion d'un tiers à l'urine et additionné de quelques gouttes d'eau oxygénée, donne une coloration variant du rose vif au rouge noir; il est surtout utile de la rechercher lorsque l'on soupçonne la présence dans les urines d'une très petite quantité de sang.

L'urine hématurique est aisément différenciée des urines noires consécutives à l'*élimination de médicaments* (rhubarbe, séné, semen-contra, acide phénique, salol, etc.), au *passage de la bile*, à la présence d'urates en excès. Plus délicat est le diagnostic avec l'*hémoglobinurie*; mais l'hémoglobinurie, si elle entraîne les mêmes réactions spectroscopiques, ne s'accompagne pas de présence de globules rouges dans le dépôt; dans les cas douteux, la centrifugation de l'urine suffit souvent au diagnostic. Il faut toutefois avoir soin d'examiner une *urine fraîchement émise*; en effet, dans certaines urines hémo-nocives, les globules rouges qu'elles contiennent au moment de leur émission peuvent être détruits lorsqu'on les examine quelques heures plus tard (fausses hémoglobinuries urinaires); avec des urines fraîches, cette cause d'erreur est facilement évitée; toutefois, il faut savoir que certaines urines faiblement hématuriques peuvent être hémoglobinuriques dès l'émission, l'osmonocicité des urines s'étant exercée à l'égard des globules rouges dans l'appareil urinaire avant l'émission. Ce sont là des hémoglobinuries urinaires (J. Camus). Cette action globulicide de l'urine peut être provoquée ou exagérée par l'ingestion de boissons abondantes.

On doit enfin éliminer la possibilité du mélange à l'urine du *sang des règles* ou de celui venant d'une *urétrorragie antérieure*; dans le premier cas l'interrogatoire, dans le second l'écoulement du sang pur en dehors des mictions permettent de trancher rapidement le diagnostic.

L'existence d'une hématurie peut donc être reconnue par le seul examen des urines sanglantes, mais l'analyse des caractères d'évolution de l'hématurie, la recherche de l'état des reins et de l'appareil excréteur de l'urine, l'examen général du malade sont nécessaires pour préciser l'étiologie de cette hématurie.

II. **Examen du malade. — Diagnostic étiologique.** — Dans cet examen, il faut non seulement se rappeler les causes de l'hématurie, telles que nous les avons énoncées, mais connaître et bien connaître les phénomènes qui ont pu la précéder, les conditions qui la modifient lorsqu'elle est établie, les rapports qu'elle présente avec les différents temps de la miction, la fréquence, l'importance et la durée des crises, les symptômes qui l'accompagnent, se rendre compte de l'état général des malades, avoir sur la physiologie pathologique de l'hématurie les notions nécessaires (Guyon).

Il est toutefois des hématuries qui apparaissent spontanément, disparaissent sans raison appréciable, et évoluent sans autre phénomène morbide ; « dans leur disparition comme dans leur venue, l'imprévu tient la première place ». « Toutes les fois que l'hématurie survient et s'en va sans cause, qu'elle est le seul symptôme, que la maladie semble commencer et finir avec elle, l'esprit, loin d'être rassuré, doit être mis en éveil. Il faut craindre un *néoplasme* (Guyon). » On doit en outre penser à la possibilité d'une *tuberculose rénale*. Et la répétition et la durée de l'hématurie témoignent de la permanence de la cause qui la provoque. Il ne reste qu'à déterminer la nature de la lésion et son siège vésical ou rénal, ce que l'histoire clinique de l'hématurie peut permettre de résoudre.

Inversement, il est d'autres hématuries dont le diagnostic étiologique s'impose par la netteté même de leurs causes : chez un sujet qui a reçu un violent *traumatisme* de la région lombaire, ou qui est porteur à ce niveau ou à la paroi antérieure de l'abdomen d'une *plaie pénétrante*, la constatation d'une hématurie abondante et durable prend une grande valeur en montrant le plus souvent qu'un gros vaisseau a été déchiré et en commandant une intervention chirurgicale immédiate. Il est toutefois certains traumatismes violents, avec ou sans plaie extérieure, qui s'accompagnent d'hématurie sans que celle-ci soit liée à la rupture d'un gros vaisseau ; elle peut être le fait d'une contusion du rein avec déchirure plus ou moins étendue de l'organe. L'indication opératoire n'est pas moins formelle.

Lors de *maladie infectieuse* bien diagnostiquée, l'apparition d'une hématurie peut facilement être rattachée à sa cause, qu'elle indique une tendance hémorragique de la maladie, associée alors à des hémorragies par d'autres voies (peau, muqueuse buccale, épistaxis, etc.), qu'elle révèle une néphrite aiguë secondaire dont témoignent souvent en même temps d'autres symptômes.

Si enfin l'hématurie apparaît au cours d'une *néphrite aiguë* constituée ou comme manifestation d'une maladie organique déjà diagnostiquée du rein ou de la vessie (*calcul, tuberculose, cancer*), il n'est pas nécessaire de discuter longuement l'étiologie du pissement de sang.

C'est surtout lorsque l'hématurie survient comme *premier symptôme morbide* que son diagnostic étiologique est souvent délicat et que l'examen attentif du malade s'impose.

La première question à se poser est *si l'hématurie vient du rein ou de la vessie*. Dans ce but, on tiendra compte de divers éléments. Les *douleurs lombaires*, ou plus souvent *réno-uretérales*, précèdent parfois l'hématurie rénale, surtout lors de lithiase; symptomatiques de la congestion rénale et de l'expulsion de caillots par l'uretère, elles ont une certaine valeur diagnostique, les hématuries vésicales étant communément indolentes. Les *caractères des urines*, par la présence de caillots uretéraux, par l'aspect du dépôt et de l'urine qui surnage, aident à ce diagnostic de localisation; nous avons déjà indiqué comment. L'étude de l'hématurie par l'*épreuve des trois verres* (Guyon) a une grande importance révélatrice. Tantôt l'urine est *complètement rouge du début à la fin de la miction* (hématurie totale); tantôt l'urine, d'abord claire, devient *sanglante à la fin de la miction*; tantôt enfin le *sang se montre seulement au début de la miction*; l'hématurie terminale est un indice de lésion vésicale, l'hématurie initiale est symptomatique d'une lésion de l'urètre ou de la prostate; souvent alors le sang réapparaît dans les dernières gouttes de l'urine, l'hématurie est à la fois initiale et terminale: il en est de même dans certains cas d'hématurie vésicale; l'hématurie totale, si elle doit faire penser à une hématurie rénale, est parfois d'origine vésicale, mais alors souvent l'urine est d'autant plus foncée qu'on s'approche de la fin de la miction. La *marche* des hématuries peut aider au diagnostic, la brusque disparition suivie de prochain retour, l'*alternance réitérée d'urines sanglantes et d'urines claires ne se voyant guère que dans l'hématurie d'origine rénale*. L'*examen méthodique des organes* par le palper, le toucher vaginal, le toucher rectal, etc., facilitent également le diagnostic. Si cela ne suffit pas, on peut faire le *cathétérisme* qui permet de laver la vessie et de voir comment s'écoule le sang à la suite du lavage; si, lorsque l'eau du lavage est évacuée, les dernières gouttes seulement amènent du sang, on peut affirmer l'origine vésicale.

Le certitude sera plus grande encore en pratiquant la *cystoscopie* qui permet de voir, non seulement que c'est la vessie qui saigne, mais quel est le point en cause, et quelle est la nature de la lésion. Lors d'hématurie rénale elle permet aussi de voir l'éjaculation sanglante au niveau d'un orifice uretéral et de préciser ainsi le rein qui saigne sans qu'il soit besoin de recourir au *cathétérisme des uretères* ou à la *séparation des urines*. La cystoscopie est donc un moyen précieux surtout dans les cas, qui ne sont pas rares, où hématurie vésicale et hématurie rénale présentent les mêmes caractères. Elle est d'autant plus importante à pratiquer qu'elle permet souvent en même temps de préciser le diagnostic étiologique de l'hématurie et d'affirmer par exemple l'origine tuberculeuse.

Grâce à tous ces moyens, le diagnostic de localisation de l'hématurie est le plus souvent possible, et le diagnostic de la cause est complété par l'examen et l'interrogatoire du malade.

L'*urétrorragie postérieure* est due à une *lésion de l'urètre postérieur* ou de la *prostate*. Caractérisée par une hématurie initiale, elle est facile à rattacher à sa cause par la notion d'antécédents urétraux (blennorragie) ou prostatiques, parfois par celle d'un traumatisme externe ou interne. L'examen peut également révéler, notamment chez le vieillard, des lésions prostatiques évidentes, *hypertrophie prostatique, cancer prostato-pelvien*, parfois *tuberculose*.

L'*hématurie d'origine vésicale*, reconnue aux caractères que nous avons énumérés (hématurie souvent terminale, dépôt de pus et de sang mêlés, symptômes associés, etc.) est souvent due aux *cystites*. La *cystite aiguë*, cantharidienne, blennorragique ou autre, se reconnaît à ses douleurs, à la fréquence des mictions, à la pyurie, et sa nature est d'ailleurs précisée par les antécédents. L'hématurie y est ordinairement peu abondante, mais souvent assez persistante, si bien qu'elle peut, à la longue, provoquer l'anémie du malade. La *cystite tuberculeuse* peut s'accompagner d'hématurie au début de la tuberculose urinaire, due plus à la congestion qu'à des ulcérations constituées. Il s'agit alors d'une sorte d'hémoptysie vésicale, spontanée, non influencée ou peu influencée par le repos, mais déjà l'examen permet de constater des lésions tuberculeuses de la prostate, des vésicules séminales, etc. Quand l'hématurie survient plus tard, alors que les signes de la cystite sont au complet, c'est l'intensité de la douleur et les caractères spéciaux de la pyurie qui font supposer la nature tuberculeuse de la maladie, prouvée par la cystoscopie.

Les *calculs de la vessie* entraînent des hématuries à caractères spéciaux, provoquées par le mouvement (course, chasse, chute), de courte durée (un à deux jours), calmées par le repos, souvent associées à des douleurs; ce sont des hématuries terminales se produisant dans la situation debout, et cessant souvent dans le décubitus horizontal. L'exploration vésicale permet d'ailleurs de rattacher l'hématurie à sa véritable cause.

Lors de *tumeurs de la vessie*, les caractères sont tout autres. L'hématurie est spontanée, ne cesse pas par le repos, est communément très abondante, entraîne rapidement une anémie marquée. L'examen du malade par le toucher rectal, par la cystoscopie, permet de préciser le diagnostic; celle-ci peut montrer le rôle capital de la congestion dans les grandes hématuries vésicales symptomatiques de néoplasmes (Guyon).

L'hématurie vésicale peut encore résulter, lors de *rétention d'urine*, de la distension trop grande ou, au contraire, de la déplétion trop brusque de la vessie; elle est alors rarement abondante. Elle peut enfin être la conséquence de *varices du col vésical*, et est communément alors peu grave.

L'*hématurie d'origine rénale* a toute une série de caractères qui, réunis, ont une grande valeur, mais ne commandent pas toujours à eux seuls le diagnostic du siège; ce n'est que lorsque l'examen du rein révèle divers indices de lésions, lorsque inversement l'intégrité de la vessie est reconnue (notamment par la cystoscopie) que l'on peut affirmer que le point de départ est au rein.

Les *calculs du rein* sont la cause la plus fréquente. L'hématurie est alors provoquée par les secousses, disparaît par le repos, et l'existence de coliques néphrétiques antérieures ou actuelles, aide au diagnostic causal, que l'exploration du rein peut permettre de préciser et dont la radiographie facilite parfois l'affirmation (lors de calculs phosphatiques surtout).

Le *cancer du rein*, nous l'avons dit, s'accompagne souvent d'hématurie précoce, apparaissant et disparaissant sans cause, non influencée par le repos souvent indolore; le diagnostic causal est facilité lorsqu'à ces symptômes s'ajoutent une douleur gravative permanente, un varicocèle unilatéral de date récente, et surtout une tumeur abdominale donnant lieu au ballottement rénal. L'examen fonctionnel du rein par le cathétérisme montre qu'il fonctionne bien, sauf à une période très avancée; il n'y a pas de différence notable entre les deux reins au point de vue du taux des éliminations.

La *tuberculose rénale*, beaucoup plus fréquente, entraîne souvent une hématurie prémonitoire, difficile à reconnaître; on doit toutefois s'habituer à soupçonner la tuberculose rénale en présence d'une hématurie survenue sans cause, en pleine santé apparente, et quand cette hématurie a tendance à persister malgré le repos complet. La recherche des signes habituels de la tuberculose, l'examen des urines et la recherche du bacille (d'ailleurs fréquemment difficile, en raison des causes d'erreur), l'inoculation aux animaux, etc., peuvent, dans quelques cas, permettre un diagnostic précis que le cathétérisme des uretères ou la division des urines viennent compléter. Le cathétérisme doit être le plus souvent préféré à la division qui expose à des erreurs graves. Il permet par l'analyse comparative des deux reins de constater du côté lésé la diminution notable du taux de l'urée, la réaction moindre à l'épreuve de la polyurie expérimentale, etc. De plus, la cystoscopie montre des modifications de l'orifice urétéral du même côté. Ainsi peut être précisé le rein sur lequel on peut intervenir chirurgicalement. Quand l'hématurie survient alors que la tuberculose rénale est avérée, le diagnostic en est beaucoup plus aisé.

L'hématurie rénale peut encore être la conséquence d'une *néphrite aiguë* ou d'une poussée aiguë au cours d'une *néphrite chronique urémigène*. Et lorsque la néphrite est passée inaperçue on peut à tort croire à une *hématurie essentielle*. L'histoire de ces hématuries est encore assez obscure, car s'il est exact qu'il existe des *hématuries essentielles* ou *névropathiques* (Lancereaux), on peut actuellement reconnaître avec Castaigne que ce n'est là qu'un diagnostic d'exception; on ne doit le porter qu'alors que tous les autres ont été éliminés. Et il faut rechercher, avant de l'admettre, l'hypertension artérielle et les signes de petite urémie d'une part, les signes d'une tuberculose rénale ou d'un cancer latent, d'autre part.

L'hématurie, dans certains cas spéciaux, relève d'une *cause parasitaire*. Telles sont les hématuries des pays chauds, dues à la bilharziose ou à la filariose, dont le diagnostic se fait par la notion climatérique, les antécédents étiologiques, l'examen des urines (chylurie, lors d'hématurie filarienne, et surtout présence du parasite ou de ses œufs). On peut, quand on soupçonne la filariose, rechercher la filaire dans le sang, entre huit et dix heures du soir.

Elle est parfois également la conséquence de certaines maladies générales et semble quelquefois en rapport avec l'*hémophilie*. Mais si quelques cas assez probants ont été publiés (Broca), dans lesquels l'opération révéla l'intégrité du rein, il faut, le plus souvent, n'admettre qu'avec réserve ce diagnostic.

On doit encore penser à certaines maladies du sang, telles que la *leucémie*; nous avons vu récemment un malade considéré comme atteint d'hématurie calculeuse chez lequel la constatation d'une grosse rate et l'examen du sang permirent d'affirmer l'origine leucémique de l'hématurie mortelle ; de tels cas ne sont pas exceptionnels..

Guyon, enfin, a insisté sur les relations de certaines hématuries avec la *grossesse* et l'allaitement, et cité quelques observations dans lesquelles l'hématurie s'était produite au cours de la grossesse, sous l'influence de poussées congestives du côté des reins et ne reparut plus, celle-ci terminée.

Pronostic. — Le pronostic varie naturellement avec la cause des hématuries, mais lorsqu'elles sont abondantes ou trop souvent répétées, elles peuvent, à elles seules, amener un état d'anémie grave par lui-même. Il importe donc de pouvoir les traiter et les faire cesser, avant même de traiter l'affection qui les produit.

Traitement. — Le diagnostic du siège ou de la cause d'une hématurie étant porté, on en peut faire utilement le traitement, qui doit avoir pour base les notions de pathogénie et d'étiologie fournies par son étude. En outre, le traitement, pour être efficace, doit non seulement prévenir les pertes de sang, les combattre, mais s'attacher à en compenser les effets (Guyon).

Toutes les causes de congestion résultant de l'alimentation, de l'hygiène, des habitudes, de la manière de vivre, seront écartées. Pendant les crises hématuriques, comme dans leur intervalle, l'*alimentation* doit être réparatrice, mais non excitante, et Guyon conseille, à moins d'indications particulières, de laisser les malades se nourrir suivant leur appétit et leurs goûts, non de prescrire le régime lacté absolu. Le *repos* est le meilleur des agents thérapeutiques dans les hématuries calculeuses ; mais il n'agit pas de même dans les hématuries inflammatoires et congestives, il ne faut alors ordonner qu'un repos relatif, et craindre la prolongation du séjour au lit, en se réglant d'après la cause de l'hématurie, l'intensité de la crise, l'état du malade (Guyon). On peut utilement conseiller tout ce qui aide la circulation périphérique, la *révulsion*, notamment sur la région lombaire (ventouses, pointes de feu), les *frictions cutanées*, tout ce qui régularise la circulation pelvienne (lavements, laxatifs huileux ou salins). Les *applications locales* du froid, l'usage topique d'eau très chaude, n'ont pas paru à Guyon donner toujours des résultats probants.

Entre les crises, les mêmes prescriptions relatives à l'alimentation réparatrice, à la vie calme, mais non sédentaire, à l'hygiène de la peau et de l'intestin, doivent être conseillées. L'hydrothérapie est parfois utile.

Ce qu'on doit surveiller pendant les crises ce sont les *contractions de la vessie*, la manière dont la miction s'effectue. Un hématurique ne doit pas uriner avec efforts. La miction difficile, si elle n'est pas due à un rétrécissement, à une hypertrophie de la prostate, au siège de la tumeur, obturant le col, ne peut être occasionnée que par la présence de caillots. Lorsque la vessie se vide, les boissons abondantes qui diluent, la miction dans la position horizontale peuvent améliorer la situation qu'aggrave la position debout, à genoux ou accroupie. S'il y a rétention, c'est au *cathétérisme* qu'il faut avoir recours. L'évacuation sera lente, graduelle, antiseptique (Guyon). Si la vessie contient des caillots, un *lavage*, pratiqué avec douceur, les amène au dehors, s'ils sont peu nombreux et de petit volume ; il peut arriver qu'ils obturent la sonde et empêchent le retour du liquide injecté ; on pratiquera alors l'*aspiration* avec une seringue à large embout. Dans quelques cas, le sang coagulé constitue une masse compacte ; il faut alors fragmenter ce caillot avec une sonde à bec court et pratiquer l'évacuation secondairement. Il faut ainsi toujours chercher à bien évacuer la vessie, ne pas arrêter les lavages lorsque l'urine devient brusquement claire (il peut rester encore des caillots), mais attendre qu'elle reste claire après injections de deux seringues. Cette nécessité de vider la vessie se comprend aisément, toute contraction vésicale amenée par des caillots ou par le liquide intra-vésical entretient en effet la congestion de la vessie, suscite une contraction réflexe du rein (Albarran) et l'hématurie continue. C'est pour les mêmes raisons que, lors d'hématurie vésicale, la mise en place d'une sonde à demeure s'impose le plus souvent.

Les *lavages de la vessie* peuvent être faits avec des liquides divers, de préférence pas très chauds ou froids ; les substances hémostatiques sont contre-indiquées, quand le sang est dans la vessie en quantité notable, car elles risquent de coaguler la masse sanguine et de rendre l'évacuation difficile. L'eau bouillie, l'eau distillée, l'eau boriquée doivent être de préférence employées ; contre les petites hématuries, on a toutefois préconisé l'emploi d'une solution de tanin à 2 pour 100 et aussi celui d'une solution d'antipyrine à 5 pour 100.

Lorsque la miction est douloureuse, on peut lutter contre les contractions répétées de la vessie par la *médication opiacée*, employée en suppositoires ou sous forme d'injections de morphine.

Il est enfin des moyens qui ont action plus décisive parce qu'ils visent la cause. Le *broiement* ou l'*extraction des calculs de la vessie*, l'*enlèvement de calculs du rein* sont indiqués lors d'hématuries calculeuses répétées. De même l'*ablation d'un néoplasme rénal* ou *d'un néoplasme vésical* fait cesser toute hématurie relevant de cette origine. Lors d'hématurie d'origine rénale dont l'examen clinique ne permet pas de décider la lésion causale, on peut recourir à la *néphrotomie*, qui, même alors qu'elle ne révèle aucune lésion, ne paraît pas par elle-même devoir entraîner de résultats fâcheux. Dans quelques cas où une hématurie rénale abondante met la vie du malade en danger, on peut, si le rein du côté opposé est reconnu sain, tenter une néphrectomie d'urgence sur le rein qui saigne.

Dans les saignements prostatiques spontanés ou traumatiques, la *sonde à demeure* fait cesser l'hématurie. Dans les rétentions qui font saigner la vessie, une évacuation méthodique aboutit au même résultat. Dans les cystites, il faut combattre l'inflammation de la muqueuse et le *nitrate d'argent* est indiqué en instillations ou en lavages, réserve faite toutefois de la cystite tuberculeuse. Enfin, il est des cas où l'*ouverture de la vessie par voie hypogastrique* est formellement indiquée et assure la cessation des pertes de sang, lors d'hématurie vésicale rebelle.

Quant aux *médicaments internes*, ils n'ont qu'une influence secondaire, mais doivent être employés à titre adjuvant. Ils sont hémostatiques ou reconstituants. Parmi les *hémostatiques*, on doit placer, selon Guyon, en première ligne, l'essence de térébenthine et les boissons contenant des principes térébenthinés (eau de Léchelle); le tanin, l'antipyrine ont été conseillés. La limonade sulfurique est souvent prescrite de même que l'ergotine, l'hamamélis, le chlorure de calcium, sans que leurs effets dans les hématuries soient absolument démontrés; toutefois, parmi eux, le chlorure de calcium paraît l'agent le plus utile à employer comme dans la plupart des hémorragies, quel que soit leur siège. Les injections sous-cutanées de sérum gélatiné auraient été parfois efficaces. Le perchlorure de fer, le quinquina peuvent être utilisés moins comme hémostatiques que comme *reconstituants*, de même que les divers agents couramment employés dans ce but (kola, médication phosphorée, etc.). Nous avons dit la place qu'il fallait réserver aux médicaments calmants.

Quelle que soit la médication adoptée, il faut, l'hématurie cessée, s'efforcer d'en éviter la reproduction, et pour cela, instituer sans tarder le traitement causal, exposé aux divers articles traitant des maladies susceptibles de provoquer une hématurie.   *P. LEREBOULLET.*

HÉMÉRALOPIE ET NYCTALOPIE. — Héméralopie. — L'héméralopie consiste dans l'abaissement brusque et disproportionné de la vision dans les milieux faiblement éclairés. L'héméralope voit bien en plein jour, ce qui le différencie des amblyopes; mais lorsque le crépuscule arrive et, en général à un faible éclairage, sa vision baisse et devient insuffisante. Lorsque la rétine est excitée par une lumière suffisamment vive elle fonctionne normalement; l'excitation descend-t-elle au-dessous d'un certain degré, la rétine réagit mal (torpeur rétinienne). Les héméralopes ont de la peine à s'orienter le soir et éprouvent de grandes difficultés à s'adapter aux faibles éclairages.

Il n'y a pas de lésions du fond de l'œil, excepté dans l'héméralopie symptomatique de la rétinite pigmentaire. Cette héméralopie sans lésions ophtalmoscopiques est dite essentielle, idiopathique par opposition à l'héméralopie due à des opacités des milieux réfringents.

On a invoqué principalement les causes suivantes : l'éblouissement par une vive lumière, l'action prolongée du soleil, l'affaiblissement de la nutrition générale, une nourriture insuffisante ou de mauvaise qualité (forçats, prisonniers, soldats et matelots fatigués, épuisés, scorbutiques), les intoxications alimentaires, la débilité, les dyscrasies, le surmenage, les affections du foie, la cirrhose atrophique du foie, la fièvre palustre, l'albuminurie, l'alcoolisme chronique, la grossesse.

Les malades atteints de xérosis conjonctival dû à un mauvais état général y sont particulièrement sujets.

Elle peut être héréditaire et familiale; les 10 générations consécutives pendant 270 ans dans la famille des Nougaret en est un bel exemple. Des opacités cristalliennes périphériques ainsi que des opacités légères et diffuses de la cornée sont capables de déterminer un trouble analogue à l'héméralopie, lorsque l'éclairage baisse. La diminution de l'éclairage provoque la dilatation pupillaire, et les opacités des milieux transparents (cornée, cristallin) en déterminant la dispersion, la diffusion des rayons lumineux, abaissent notablement l'acuité visuelle.

Diagnostic. — Dans les cas qui ne sont pas très nets on appréciera la diminution du sens lumineux avec le photomètre de Förster. L'examen du cristallin et de la cornée fera reconnaître s'il s'agit d'un trouble visuel dû à des opacités.

Pronostic. — Le pronostic est souvent favorable ; il est lié à l'affection générale qui est la cause.

Traitement. — Relever les forces du malade par une bonne nourriture et une bonne hygiène. L'huile de foie de morue et l'opothérapie hépatique donnent de bons résultats.

Nyctalopie. — État opposé à l'héméralopie. Le nyctalope distingue nettement les objets, le soir, et à un faible éclairage, alors qu'il ne peut le faire en plein jour. A la lumière du jour, les objets paraissent indistincts, comme à travers un brouillard, tandis que la nuit, les objets paraissent distincts. Cet état paraît être sous l'influence de l'éblouissement de la rétine ou du séjour prolongé dans des milieux sombres. On l'observe au début des névrites rétro-bulbaires toxiques.   *PÉCHIN.*

HÉMIANESTHÉSIE. — On désigne sous ce nom un syndrome cérébral, caractérisé par la perte de la sensibilité générale dans la *totalité d'une des moitiés du corps.* Il ne sera pas question ici d'hémianesthésie d'origine spinale [V. Moelle (Compressions)].

Symptomatologie. — Ce qui frappe dès le premier abord dans ce syndrome, c'est la parfaite régularité de sa distribution : la limite de la surface ectodermique insensible n'est autre que la ligne médiane. Tout au plus observe-t-on, quand on cherche à déterminer avec une épingle les limites de l'insensibilité tégumentaire, que les excitations sont confusément perçues à quelques millimètres en dehors de la ligne médiane, sur toute la hauteur du côté insensible. Sur les muqueuses l'hémianesthésie s'arrête comme sur l'épiderme, exactement à la ligne médiane.

La *sensibilité tactile* est abolie ou diminuée, plus ou moins altérée. La nature, l'intensité et la localisation d'un contact ne sont pas appréciées ou le sont mal ; la simultanéité de deux contacts et l'espace qui les sépare ne sont pas distingués et jugés exactement. Il est à noter que les erreurs de localisation et l'agrandissement des cercles de sensation, évalués au compas de Weber, vont souvent de compagnie, encore que le fait ne soit pas constant.

La *sensibilité à la douleur* offre des troubles analogues. La localisation de la sensation douloureuse est erronée. Il y a ici *topoanalgésie*, comme il y avait là *topoanesthésie*.

De même pour la *sensibilité thermique* qui est tantôt abolie, tantôt diminuée, tantôt pervertie avec erreur d'interprétation et confusion.

La *sensibilité profonde* (articulaire, musculaire, osseuse, tendineuse) n'est pas moins altérée que la superficielle. Le courant électrique à travers les muscles, les vibrations du diapason sont peu ou pas sentis, la torsion des jointures peu ou pas douloureuse.

Les troubles du *sens musculaire et du sens stéréognostique* se rattachent étroitement à l'étude de l'hémianesthésie.

Sous le terme très discuté de *sens musculaire* on désigne généralement les perceptions que les membres fournissent à la conscience sur leur position, leurs mouvements, la pesanteur et la résistance des objets, et l'effort corrélatif qui en résulte (Courgeon). Les troubles du sens musculaire pré dominent au niveau de la main et des doigts. Pour les rechercher, en clinique, il faut voir si le malade a conservé les notions de position, de mouvement actif et passif, de résistance et de force. Le sens musculaire peut être aboli, ou diminué, ou perverti. Ces troubles relèvent vraisemblablement de la perte de la sensibilité profonde, et coexistent très souvent avec l'anesthésie cutanée. Redlich n'a jamais vu d'hémianesthésie sans trouble du sens musculaire.

On désigne sous le nom de *sens stéréognostique* la perception de la forme des objets par le palper manuel, par le toucher. A cette définition étymologique, on peut ajouter la perception des propriétés physiques des objets (Dejerine), ainsi que le nom et l'usage des objets.

Dans les cas d'hémiplégie avec paralysie et contracture marquée, ce sens est souvent difficile ou impossible à rechercher. L'inertie et la maladresse des membres sont une entrave à la notion de forme des objets. Il faut donc, dans ces cas, promener longuement l'objet dans la main ou les doigts sur celui-ci. En dehors de ces cas et en dehors de l'hystérie (Gasne), l'*astéréognosie* coexiste avec des troubles, minimes parfois, des sensibilités superficielles ou profondes. Il est à noter que les sujets ayant perdu le sens stéréognostique ne semblent faire aucun effort pour reconnaître les objets, comme si leurs associations cérébrales étaient troublées.

Il est difficile, en clinique, de séparer l'astéréognosie (v. c. m.) de l'*asymbolie tactile* de Finkelburg, qui consiste dans un trouble de la perception compliqué d'un trouble de la compréhension de l'objet (signification et usage), et de la *paralysie tactile* de Wernicke qui est caractérisée par l'impossibilité de reconnaître un objet par le tact, malgré l'absence ou l'insignifiance des troubles sensitifs.

Pour rechercher l'astéréognosie, il faut faire fermer les yeux du malade et lui mettre dans la main divers objets usuels qu'il palpera. Toutes ces investigations, malgré leur simplicité apparente, sont des plus délicates. Elles le deviennent davantage encore s'il existe des *troubles sensoriels* surajoutés à ceux dont l'origine est dans les organes tactiles. Mais les troubles de l'ouïe, du goût, de l'odorat sont véritablement exceptionnels dans l'hémianesthésie organique. Quand ils existent, ils sont bilatéraux et passagers, ces sens ayant une représentation bilatérale dans les deux hémisphères. Quant aux troubles de la vue, ils consistent en une hémianopie latérale homonyme (V. Hémianopie).

L'hémianesthésie tend naturellement vers l'amélioration. Cantonnée d'abord aux extrémités, elle disparaît peu à peu dans les segments les moins paralysés et les moins anesthésiés. Les sensations simples reviennent les premières, puis les sensations complexes (sens stéréognostique et musculaire). Il semble que l'hémianesthésie des hémiplégiques évolue rapidement en quelques jours ou en quelques semaines. Il existe cependant des troubles persistants, observés dans le quart des cas par Redlich.

D'après Verger, qui a consacré à cette étude un excellent travail, l'hémianesthésie se présenterait en clinique sous trois types :

1° L'*hémianesthésie totale* (sensitivo-sensorielle de Charcot), due à l'hystérie ;

2° L'*hémianesthésie incomplète*, la plus habituelle, prédominant à l'extrémité des membres ;

3° L'*hémianesthésie fruste*, caractérisée quelquefois par les seuls troubles stéréognostiques.

Diagnostic. — L'hémianesthésie d'origine cérébrale ne dépasse pas notablement la ligne médiane. Tantôt, surtout quand elle est d'origine capsulaire, elle est totale et intéresse la moitié du corps : face, tronc et membres du même côté. Tantôt, surtout quand elle relève d'un foyer cortical, elle est partielle et en rapport, du reste, avec l'hémiplégie qui se présente souvent sous le type de monoplégie associée.

Quelle que soit sa distribution, l'hémianesthésie cérébrale est complète ou incomplète. Dans le premier cas, assez rare du reste, elle rappelle l'hémianesthésie des hystériques : les sensations tactiles, douloureuses et thermiques, sont profondément abolies. Dans le second, ces sensations sont plus ou moins diminuées; quelques-unes peuvent même être entièrement conservées : le type de dissociation, qu'on connaît aujourd'hui sous le nom de « syringomyélique », a été noté par Landois et Mosler.

Nous savons que l'hémianesthésie cérébrale est ordinairement fugace et transitoire, puisqu'elle peut ne durer que quelques heures. Du moins il est très fréquent de la constater après l'ictus, et de ne plus la retrouver quelques jours après. C'est en raison de sa fugacité qu'elle paraît rare. Mais parfois aussi elle dure des mois et même des années, jusqu'à la mort. Elle peut aussi survivre à l'hémiplégie, qui s'atténue ou disparaît.

En présence d'une hémianesthésie sensitive, le problème qui se pose tout d'abord est celui-ci : ce signe relève-t-il d'une lésion organique ou de l'hystérie? Les hémianesthésies saturnine, alcoolique, etc., que l'on pouvait discuter autrefois, n'ont plus guère aujourd'hui d'autonomie, et relèvent semble-t-il, de l'hystérie. S'il y a hémiplégie avec exaltation des réflexes et trépidation spinale, si le signe de Babinski existe, il s'agit probablement d'une hémianesthésie d'origine organique. Mais l'hémiplégie spasmodique coexistante n'est pas constante, ainsi qu'en témoignent quelques observations, soit qu'elle n'ait jamais existé, soit plutôt qu'elle ait disparu. A défaut d'hémiplégie, la coexistence très fréquente d'hémichorée ou d'hémiathétose plaidera évidemment pour une lésion cérébrale matérielle. Cependant l'hémichorée et l'hémiathétose peuvent également faire défaut. On peut n'avoir affaire qu'à une hémianesthésie pure et simple ou, tout au moins, accompagnée de troubles moteurs assez légers pour passer inaperçus; et dans ce cas le diagnostic devient plus difficile. Toutefois, un hystérique qui a des troubles de la sensibilité d'un côté du corps présente généralement d'autres stigmates. Et, en outre son hémianesthésie qui est, le plus souvent, due à une suggestion d'ordre médical, est mobile, contradictoire, subconsciente, accessible à la suggestion directe ou indirecte, etc.

Dans l'hémianesthésie d'origine organique, l'anesthésie n'est jamais absolue comme dans l'hystérie. Elle est plus marquée au niveau des membres (du membre supérieur surtout) qu'au niveau du tronc et de la face, et au niveau des extrémités qu'à la racine des membres. Elle n'est jamais distribuée en segments et limitée par des lignes nettes ; elle va au contraire en se dégradant progressivement. Elle entraîne des troubles et une gêne du mouvement que ne produit pas l'anesthésie des hystériques. Les sens spéciaux sont respectés ou touchés bilatéralement et passagèrement. Une exception, à cet égard, s'impose pour la vision. Mais ici il n'y a jamais ni rétrécissement du champ visuel ni vue double ; il y a hémianopie latérale homonyme, symptôme qui n'existe pas dans l'hystérie (V. HYSTÉRIE).

Du reste, il faut bien savoir que l'hystérie peut se superposer et s'associer aux maladies organiques, ce qui complique le problème. Une hémianesthésie hystérique peut, dans ces cas, recouvrir une hémiplégie organique vulgaire.

Localisation. — Quand on a éliminé l'hystérie, il reste à savoir si l'hémianesthésie relève d'un foyer cortical ou d'une lésion capsulaire. Les caractères signalés plus haut et les signes concomitants permettront d'habitude de s'en rendre compte. La coexistence d'une aphasie, d'une épilepsie jaksonnienne, d'une monoplégie associée plaideront en faveur d'une lésion corticale.

L'hémianesthésie cérébrale organique relève de foyers diversement localisés.

Une lésion centrale capsulaire (segment postérieur de la capsule) a longtemps semblé pouvoir occasionner une hémianesthésie, coexistant ou non avec une hémianopie latérale homonyme. Quoi qu'il en soit, les autres sens, ouïe, goût, odorat, ne sont pas touchés, ou s'ils le sont, ils ne le sont que transitoirement et des deux côtés. En pratique, les altérations du goût, de l'odorat, de l'audition ne font pas partie du tableau. Il est aisé de le comprendre si on songe que les fibres auditives cheminent dans la partie postérieure du segment sous-lenticulaire de la capsule interne, et que les fibres olfactives et gustatives ne passent vraisemblablement pas dans cette capsule. Il faudrait, par conséquent, des foyers très étendus, dépassant le domaine de la capsule pour produire l'anosmie, l'agueusie, la surdité qui seraient du reste bilatérales et transitoires.

Aujourd'hui on n'admet guère qu'une lésion limitée au segment postérieur de la capsule interne proprement dite et respectant le thalamus puisse produire l'hémianesthésie. Pour Dejerine et Long l'hémianesthésie ne se rencontre dans les lésions centrales qu'aux deux conditions suivantes :

1° Dans les cas de lésions thalamiques détruisant les fibres terminales des voies sensitives du pédoncule et les fibres d'origine des neurones thalamo-corticaux ;

2° Dans les cas où, le thalamus étant intact, les connexions avec le cortex sensitivo-motrices sont plus ou moins détruites. Dans ce dernier cas la lésion est toujours très étendue.

A ces deux conditions Dejerine et Roussy ont ajouté :

3° Lorsque la lésion siège dans le noyau externe du thalamus, empiète sur les noyaux interne et médian de ce ganglion et n'intéresse qu'une petite partie des fibres du segment postérieur de la capsule interne, on trouve réalisé le tableau clinique du syndrome thalamique (v. c. m.), c'est-à-dire l'hémianesthésie douloureuse.

La méthode anatomo-clinique et la méthode expérimentale ont montré l'existence d'une hémianesthésie par lésion corticale. La zone pariétale doit être regardée aujourd'hui comme le centre de la sensibilité générale. Une lésion de cette zone entraîne une hémianesthésie. Les sens ne sont pas intéressés, car leurs centres respectifs sont très éloignés de cette région. Cependant si la lésion s'étendait aux radiations optiques il pourrait y avoir hémiopie ; il en serait de même s'il y avait un second foyer au niveau de la scissure calcarine. Quant à l'ouïe, au goût et à l'odorat, une lésion unilatérale de leurs centres ne déterminerait aucune altération notable. Donc une lésion de la zone rolandique n'entraîne aucun trouble sensoriel coïncidant avec une hémianesthésie.

Est-il possible, en se basant sur les caractères seuls de l'hémianesthésie, de savoir si celle-ci relève d'une *lésion corticale* ou d'une *lésion centrale* (capsulo-thalamique) ? Wernicke, Bouhœffer, Sandberg le pensent. Ils admettent que l'hémianesthésie relève d'une lésion corticale, lorsque le tact est seul troublé, les autres modes de sensibilité n'offrant que des altérations très légères. Babinski admet que l'hémianesthésie, due aux lésions de la voie sensitive entre la couche optique et l'écorce, atteint parfois tous les modes de la sensibilité, parfois quelques-uns d'entre eux seulement. Dans ce dernier cas l'anesthésie ressemblerait à celle du tabes, c'est-à-dire que la sensibilité profonde, le sens stéréognostique et les sensations tactiles seraient plus ou moins affaiblis, tandis que les sensations thermique et douloureuse seraient conservées. Il n'aurait jamais observé la dissociation syringo-myélique, contrairement à ce qu'il a constaté dans l'hémianesthésie d'origine bulbaire. Dans l'hémianesthésie consécutive aux lésions de la couche opti-que, Roussy a toujours constaté le type tabétique et jamais la dissociation syringomyélique. Ce n'est donc pas sur les caractères de l'hémianesthésie qu'on peut se baser pour reconnaître l'origine corticale ou centrale de celle-ci. Les seuls phénomènes, semble-t-il, qui permettent la certitude en l'espèce sont des phénomènes surajoutés. L'aphasie, l'épilepsie jacksonnienne, une monoplégie feront admettre la localisation corticale ; le syndrome thalamique (hémiataxie, hémichorée, douleurs internes, hémiplégie légère), une localisation centrale.

D'après Babinski, ainsi que je viens de le dire, l'hémianesthésie croisée par lésion bulbaire présenterait souvent des caractères spéciaux : la disso-ciation du type syringomyélique (abolition ou diminution des sensations thermique et douloureuse avec conservation du tact et du sens musculaire).

Traitement. — L'hémianesthésie organique est généralement au-dessus des ressources de la thérapeutique. Elle ne comporte d'autre traitement que celui de la cause qui lui a donné naissance. Quant à l'hémianesthésie hysté-rique, elle est aisément accessible à la suggestion directe ou indirecte et facilement curable (V. Hystérie).   *A. SOUQUES.*

HÉMIANOPIE. — **Définition.** — L'*hémianopie* ou *hémianopsie* est la suppres-sion complète ou incomplète de l'une des moitiés du champ visuel. L'hé-mianopie type intéresse les deux moitiés correspondantes ou homonymes du champ visuel des deux yeux : c'est l'hémianopie *homonyme* droite ou gauche (fig. 75). Elle est dite aussi *latérale* par opposition à l'hémianopie homonyme *supérieure* ou *inférieure*. Mais ces deux dernières variétés sont encore mal connues.

L'hémianopie latérale peut consister en scotomes symétriques. On a étendu encore le terme d'hémianopie. On appelle hémianopie *hétéronyme* celle qui consiste dans la suppression d'une moitié de l'un des deux champs visuels et de l'autre moitié de l'autre. L'hémianopie est alors droite d'un côté et gauche de l'autre ; autrement dit, elle est *nasale* ou bien *temporale* pour les deux champs visuels à la fois. Une lé-

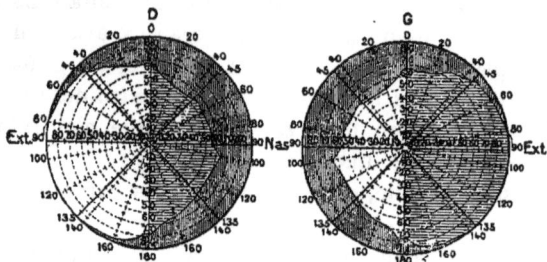

Fig. 75. — Hémianopie homonyme droite.

sion placée au-dessus ou au-dessous du chiasma peut par compression déterminer une *hémianopie horizontale* supérieure ou inférieure.

Enfin l'hémianopie peut n'être pas binoculaire ; elle peut être simplement *monoculaire*, s'il s'agit d'une lésion qui n'intéresse que la moitié de l'un des nerfs optiques.

Localisation. — Le trajet des voies optiques est aujourd'hui bien fixé. Au delà du nerf optique, les fibres visuelles passent dans le chiasma, puis dans la bandelette optique, et vont se perdre dans les centres sous-corticaux ou ganglionnaires, à savoir dans le tubercule quadrijumeau antérieur, le pulvinar et le corps genouillé externe. Les nerfs optiques ne subissent dans le chiasma qu'une *semi-décussation*, de sorte que la bandelette optique d'un côté contient deux faisceaux distincts : l'un volumineux qui s'entre-croise au niveau du chiasma, passe dans le nerf optique opposé et vient s'irradier dans la moitié nasale de la rétine, l'autre moins épais passe dans le nerf optique correspondant et vient se perdre dans la moitié temporale de la rétine : on conçoit aisément qu'une lésion de la bandelette gauche, par exemple, entraîne une hémianopie homonyme latérale droite, puisque nous voyons *à droite* avec la moitié *gauche* de nos deux rétines.

Les *radiations optiques* naissent du pulvinar, du corps genouillé externe, du tubercule quadrijumeau antérieur, autrement dit, des centres sous-corticaux ou ganglionnaires où elles entrent en rapport avec les arborisations terminales des fibres de la bandelette optique correspondante. Puis elles enveloppent la partie externe du corps genouillé et du pulvinar, et ensuite se dirigent vers le lobe occipital en décrivant une courbe autour de la corne occipitale du ventricule latéral. Ces radiations traversent donc le segment rétro-lenticulaire de la capsule interne. On conçoit qu'une lésion puisse les atteindre en même temps que le faisceau moteur et le « faisceau sensitif », et déterminer une hémianopie coexistant avec une hémiplégie et une hémianesthésie. Cette lésion devrait intéresser la partie sous-thalamique de la capsule (Dejerine).

Reste à déterminer la *localisation corticale de l'hémianopie*. Or, celle-ci n'est que la terminaison du *faisceau sensitif visuel*. Les faisceaux sensitifs aboutissent à tout l'étage inférieur du lobe lingual, depuis l'extrémité postérieure de cette circonvolution, c'est-à-dire depuis le pôle occipital, jusqu'à l'uncus de l'hippocampe, en arrière du noyau amygdalien. Un certain nombre se jettent aussi dans le lobule fusiforme et peut-être même dans la troisième circonvolution occipito-temporale.

La scissure calcarine, qui forme le centre de la sphère visuelle de l'homme, se prolonge quelquefois à la face externe de l'hémisphère; par conséquent, l'hémianopie peut résulter d'une destruction de la partie la plus postérieure et externe du lobe occipital.

Lésions. — Pour ce qui est de l'hémianopie d'origine corticale, il s'agit presque toujours d'un ramollissement de la face interne du cerveau dans la région indiquée. Les lésions sont souvent beaucoup plus profondes qu'on ne le soupçonne et l'examen microscopique est nécessaire. Jusqu'à présent

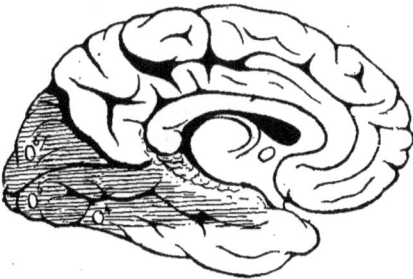

Fig. 76. — Sphère visuelle corticale (d'après Vialet) : O⁴, gyrus fusiforme; O⁵, gyrus lingual; O⁶, cuneus. Le cuneus en fait partie.

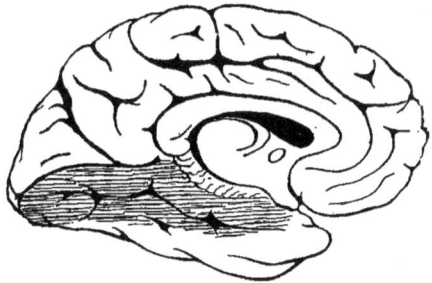

Fig. 77. — Sphère corticale visuelle limitée en haut par la scissure calcarine. Le cuneus n'en fait pas partie (d'après Brissaud).

on a toujours trouvé des lésions sous-corticales. Exceptionnellement, il s'agit d'un foyer hémorragique sous-cortical comme dans l'observation de Chauffard (cécité corticale).

Il suffit que la lésion intéresse le faisceau visuel à sa partie inférieure pour produire l'hémianopie. Certaines lésions du lobe temporal, ou pariétal, et surtout du pli courbe sont dans ce cas. Il va sans dire que la nature de la lésion est indifférente : on peut avoir affaire à une tumeur, sarcome, gliome, abcès, hématome, traumatisme du lobe occipital ou pariétal.

On a signalé quelques très exceptionnelles observations d'hémianopie dans les névroses, dans l'*hystéro-neurasthénie* (Dejerine et Nolet), dans l'*hystérie* (P. Janet). Cette hémianopie est variable dans ses limites, mobile et généralement transitoire.

Séméiologie. — Il est rare que le malade accuse le phénomène catégoriquement; en général, le fait demande à être recherché. Cependant certains sujets disent qu'ils ne voient que la moitié des objets, la moitié des figures.

Souvent le malade ne se plaint que d'avoir la vue faible ou trouble du côté de l'hémianopie latérale. S'il s'agit d'un malade atteint d'alexie, on cherchera immédiatement l'hémianopie.

Il faut examiner séparément les deux champs visuels et, pour ce faire, fermer l'un des yeux du malade. Un examen grossier sans appareil peut suffire au diagnostic dans les cas typiques. On conçoit que, s'il s'agit seulement. de scotomes symétriques, il sera nécessaire de faire usage du campimètre. Chose curieuse, la vision centrale est généralement respectée. Quelquefois, il existe un rétrécissement concomitant du champ visuel; toujours alors le champ visuel correspondant du côté de l'hémianopie est plus rétréci.

L'hémianopie peut être transitoire et accompagnée du scotome scintillant : c'est là une forme tout à fait spéciale, dont l'histoire se confond avec celle de la migraine ophtalmique et dont la durée ne dépasse guère vingt minutes.

Le phénomène une fois constaté demande à être localisé sur une partie déterminée du trajet des fibres optiques.

Règle générale, dit-on, « l'hémianopie dont la cause est située au-dessous ou au niveau des centres ganglionnaires s'accompagne de la perte du réflexe pupillaire à la lumière, quand on projette un rayon lumineux sur la demi-rétine correspondant à la lésion : c'est la *réaction pupillaire hémianopique* ou hémirétinienne de Wernicke. Il faut savoir que le réflexe de la pupille pour la lumière peut manquer du fait d'une affection concomitante, comme le tabes, par exemple. Aussi, suivant Blocq et Onanoff, l'hémianopie homonyme incomplète, avec scotomes parfaitement symétriques, et conservation de l'acuité visuelle centrale, doit être mise sur le compte d'une lésion hémisphérique, même si le réflexe pupillaire à la lumière est absent. Cette symétrie aura une valeur diagnostique réelle si ce genre d'hémianopie se montre chez un sujet tabétique, ou chez un sujet atteint d'ophtalmoplégie interne ou totale. »

L'hémianopie incomplète à scotomes parfaitement symétriques avec cécité verbale permettra aussi de localiser la lésion dans la couche sous-corticale du cerveau. Bien entendu, il n'y a que l'hémianopie droite qui se complique de cécité verbale. Une exception doit être faite, au moins théoriquement, pour les gauchers.

Toutes les hémianopies *monoculaires* sont dues à des lésions du nerf optique.

Quant aux hémianopies *biculaires hétéronymes*, qu'il s'agisse d'hémianopie nasale, temporale, supérieure ou inférieure, elles relèvent d'une lésion du chiasma, occupant les angles postérieur ou antérieur dans le cas d'hémianopie bitemporale, les angles latéraux dans les cas d'hémianopie nasale, les régions supérieure ou inférieure du chiasma dans les exemples d'hémianopie supérieure ou inférieure.

Donc les lésions du chiasma frappent les deux yeux, en déterminant des troubles de la vision centrale et des modifications du champ visuel qui varient suivant la localisation du foyer morbide. Mais il est nécessaire d'ajouter que les lésions du chiasma ne déterminent généralement pas une hémianopie franche avec des limites nettes. Il s'agit bien plutôt de rétrécissement du champ visuel se rapprochant plus ou moins de l'hémianopie.

Lorsque le foyer morbide atteint les bandelettes, l'hémianopie homonyme latérale est habituellement nette et complète. Pendant un certain temps, le fond de l'œil reste normal, mais, à la longue, survient une décoloration de la papille, qui indique la dégénération descendante. Souvent avec cette hémianopie coexistent des paralysies oculaires directes et une hémiplégie croisée. Il en est de même quand la lésion intéresse le pulvinar. Dans l'hémianopie corticale ou sous-corticale, le réflexe pupillaire hémianopique existe et le fond de l'œil reste toujours normal. Il est vrai que ces deux traits se voient plus ou moins longtemps dans les hémianopies de la base. L'hémianopie corticale ou sous-corticale est, par contre, accompagnée parfois de cécité verbale.

Bref, pour localiser la lésion qui détermine l'hémianopie homonyme latérale, il faut se baser moins sur les caractères propres de l'hémianopie de tel ou tel siège (basale, de la bandelette, des régions intermédiaires, des radiations optiques, corticale) que sur les phénomènes concomitants (paralysie oculaire, hémiplégie, hémianesthésie, cécité verbale, etc.).

L'hémianopie peut guérir (hémorragie, syphilis, etc....) Elle reste souvent stationnaire ; elle peut être transitoire ou oscillante. Elle débute brusquement ou insidieusement.

Il reste à dire un mot de l'*hémianopie double*, ou *cécité corticale*, ou anopie corticale. Si l'hémianopie se produit successivement des deux côtés, en deux temps, comme cela arrive presque toujours, la première atteinte peut rester ignorée jusqu'au jour où se produit la seconde. Pourtant l'anopie corticale peut se réaliser en un temps par lésion simultanée des deux lobes occipitaux.

La cécité corticale peut coexister avec l'intégrité des souvenirs visuels, et dans ce cas persiste « la faculté de réveiller les impressions visuelles antérieurement perçues ». Il peut même encore ici exister des hallucinations visuelles d'origine centrale.

La cécité corticale peut être transitoire dans la migraine ; elle peut l'être aussi dans les intoxications telles que l'urémie, l'éclampsie puerpérale.

L'hémianopie double ou cécité corticale est caractérisée, comme l'hémianopie corticale unilatérale, par l'existence du réflexe lumineux hémirétinien et par l'intégrité du fond de l'œil. Tantôt la cécité est complète et totale, tantôt la vision centrale ou maculaire est conservée ou reparaît assez rapidement, tandis que la vision périphérique reste définitivement abolie. Parfois elle s'accompagne de troubles de l'orientation et d'agnoscie (particulièrement d'alexie).

La *cécité psychique* est tout à fait autre chose que la cécité corticale : c'est précisément la perte du souvenir des images optiques ; elle est, en d'autres termes, pour les objets, ce que la cécité verbale est pour les mots.

H. Wilbrand signale un cas de double lésion du lobe occipital avec hémianopie double et homologue, dans lequel les altérations destructives intéressaient des parties différentes de ce lobe. Le sujet, malgré la cécité psychique, c'est-à-dire malgré l'incapacité de reconnaître la signification des objets qu'on lui présentait, avait gardé la faculté de se figurer, les yeux fermés, les mêmes objets. Il voyait bien qu'on lui présentait un objet; mais cet objet ne lui *disait* rien ; il ne savait plus rien de lui ; il n'en savait plus l'usage. Et lorsqu'on lui demandait s'il savait en quoi consistait cet objet, les yeux fermés, il le voyait encore par l'*esprit*, en d'autres termes, grâce à l'excitation exercée sur le centre de mémoire visuelle par la stimulation auditive de l'objet énoncé.   A. SOUQUES.

HÉMIANOPSIE (PRATIQUE OPHTALMOLOGIQUE). — Afin de rendre clair ce chapitre très important de séméiologie oculaire et nerveuse, je rappellerai brièvement quelques notions anatomiques des voies optiques.

Les anciennes couches de la rétine se réduisent à trois : les cellules visuelles (épithélium sensoriel) qui s'articulent avec les cellules bipolaires (neurones sensitifs périphériques) et les cellules nerveuses (neurones centraux) auxquelles font suite des prolongements cylindraxiles qui constituent le nerf optique; ce dernier est donc un faisceau central détaché, projeté hors du cerveau.

Les nerfs optiques s'entre-croisent incomplètement (chiasma) (fig. 78, 79 et 80), se prolongent au delà du chiasma par les bandelettes optiques (tractus) et arrivent aux ganglions centraux qui constituent un poste de relai (centres optiques primaires). Le ganglion genouillé interne et les tubercules quadrijumeaux postérieurs participent peu ou pas à la vision. Le corps genouillé externe reçoit les fibres rétiniennes qui transmettent directement les impressions visuelles; ces fibres sont en contact avec les cellules ganglionnaires qui émettent à leur tour les fibres nerveuses qui vont constituer la voie optique occipitale. Le pulvinar et les tubercules quadrijumeaux antérieurs seraient plutôt

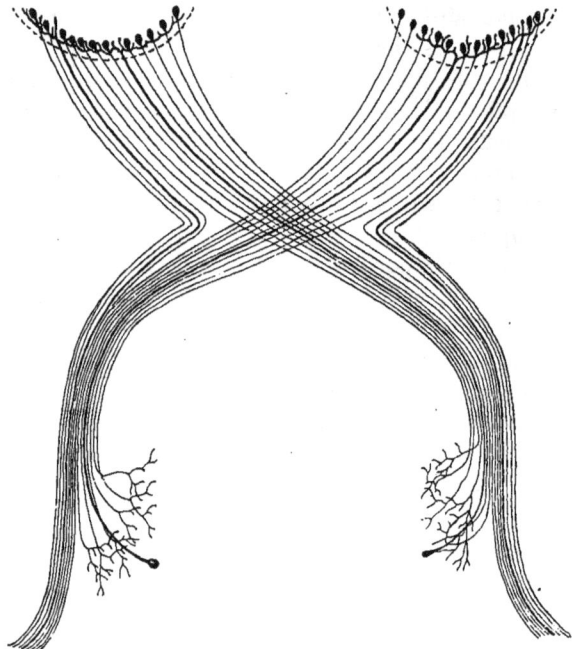

Fig. 78. — Schéma de la constitution du nerf optique.
(D'après van Gehuchten.)

des ganglions réflexes pour les impressions visuelles; il serviraient d'intermédiaires entre la rétine, les couches corticales et les autres parties du cerveau.

Au delà des ganglions centraux les fibres optiques sous le nom de *radiations optiques de Gratiolet* se dirigent vers le lobe occipital en contournant la face externe du prolongement sphénoïdal du ventricule latéral et vont aboutir à toute la face interne du lobe occipital (cunéus, scissure calcarine, lobule lingual et même au delà). La projection corticale en îlot de la macula soutenue par Henschen est discutée.

De ce centre cortical partent des fibres qui font un trajet inverse, fibres dont le rôle est encore inconnu. Ces fibres à trajet centrifuge se rendent les unes aux ganglions centraux (fibres cortico-ganglionnaires), les autres à la rétine (fibres cortico-rétiniennes). Elles dégénèrent dans les cas de lésions destructives de la zone corticale visuelle.

Au niveau du pulvinar, le faisceau des fibres optiques subit deux courbures, une première courbure dans un plan vertical et une seconde courbure

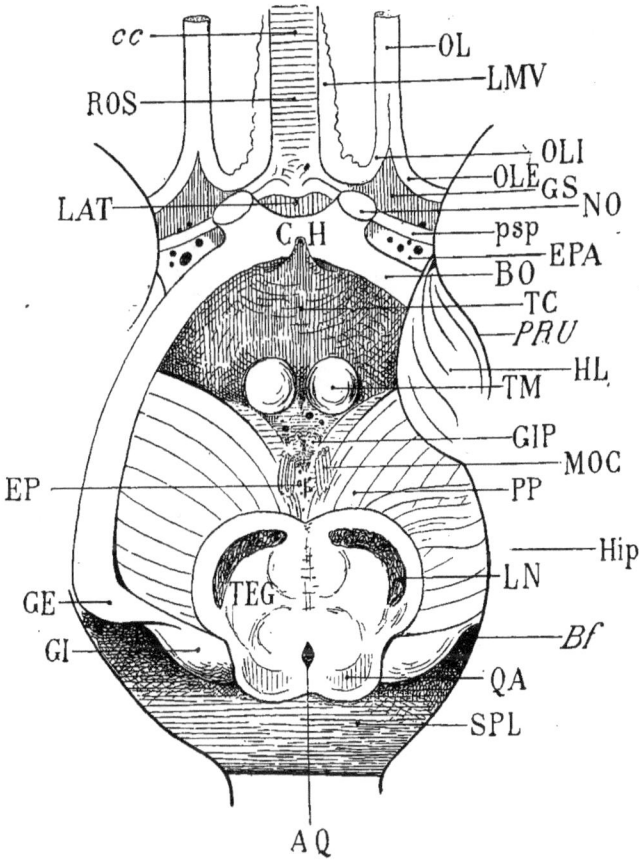

Fig. 79. — Base du cerveau (schéma) (d'après Brissaud). *CH*, chiasma optique; *EPA*, espace perforé antérieur; *cc*, corps calleux; *ROS*, rostrum; *OL*, nerf olfactif; *OLI*, racine olfactive interne; *OLE*, racine olfactive externe; *LMV*, substance réticulaire d'Arnold; Pyramide grise de Soemmering; *psp*, bandelette diagonale; *LAT*, lame terminale; *BO*, bandelette optique; *NO*, nerf optique; *TC*, tuber cinereum; *HL*, lobule de l'hippocampe; *Hip*, circonvolution de l'hippocampe; *Bf*, fente de Bichat; *TM*, tubercules mamillaires; *GIP*, ganglions inter-pédonculaires; *PP*, pédoncules cérébraux; *MOC*, IIIᵉ paire; *EP*, espace perforé postérieur; *TEG*, tegmentum, calotte ou étage supérieur des pédoncules; *LN*, locus niger; *AQ*, aqueduc de Sylvius; *QA*, tubercule quadrijumeau antérieur; *GE*, corps genouillé externe; *GI*, corps genouillé interne; *SPL*, splenium.

dans un plan horizontal au-dessus du premier plan. Cette disposition, mise en évidence par des coupes sériées du cerveau (Dejerine), a permis à Georges Poulain d'édifier sa théorie de la *vision droite*. Lorsqu'on suit, en effet, les fibres optiques, dans ce trajet des deux courbures, on constate qu'elles tournent sur elles-mêmes, de telle sorte qu'au bout de la seconde

courbure elles ont pris une position inverse en tous sens de la position primitive qu'elles avaient avant la première courbure. Et si l'on représente la

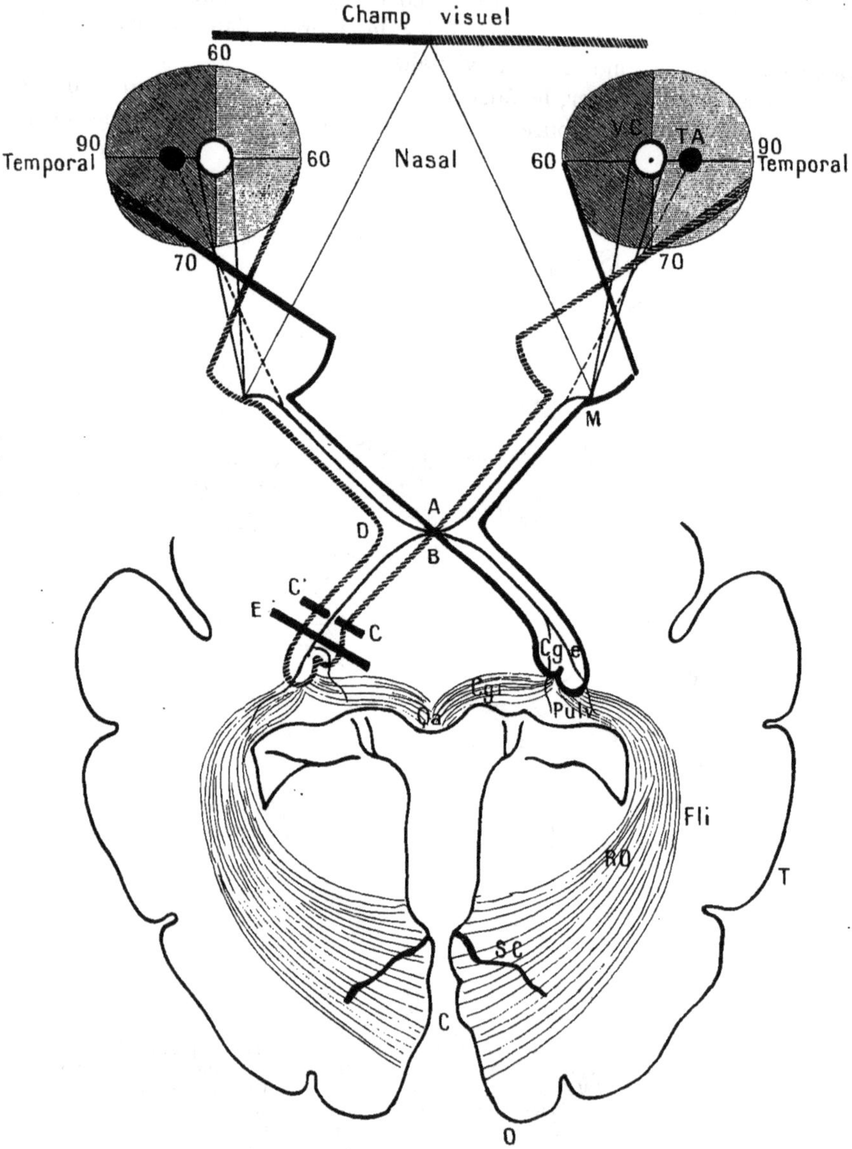

Fig. 80. — Schéma du parcours des fibres optiques. Disposition d'ensemble (Péchin). A, région antérieure du chiasma ; B, région postérieure du chiasma ; C, portion interne de la bandelette optique ;
C', portion externe de la bandelette optique ; D, région externe du chiasma ; Qa, tubercules quadrijumeaux ; Cgi, corps genouillés internes ; Cge, corps genouillés externes ; Pulv, Pulvinar ; Ro, radiations optiques ; Fli, faisceau longitudinal inférieur ; Sc, scissure calcarine ; C, cuneus ; M,
macula ; Vc, vision centrale ; TA, tache aveugle ; O, première circonvolution occipitale ; T, deuxième
circonvolution temporale ; fd, faisceau direct ; fc, faisceau croisé.

coupe des fibres optiques au début du trajet par un dessin renversé, on
obtient un dessin complètement retourné à la fin du trajet, après le par-

cours des deux courbures. C'est le *redressement de l'image rétinienne*.

Au niveau du chiasma chaque bandelette optique se divise en deux faisceaux, l'un direct (*fd*, fig. 80) se rend à la partie temporale d'une rétine, et l'autre croisé (*fc*) va à la partie nasale de la rétine opposée. En arrière, chaque bandelette optique correspond par les ganglions centraux et par les radiations optiques à l'hémisphère du côté correspondant. De telle sorte que la voie optique gauche transmet les sensations lumineuses perçues par la partie temporale de la rétine gauche et la partie nasale de la rétine droite, et que la voie optique droite transmet de même les sensations perçues par la partie nasale de la rétine gauche et la partie temporale de la rétine droite. Les divisions de chaque bandelette s'adaptent aux deux parties homonymes du champ visuel, les parties rétiniennes temporale droite et nasale gauche fournissant le champ visuel gauche; les parties rétiniennes temporale gauche et nasale droite embrassant le champ visuel droit (fig. 80).

A. — **Hémianopsie homonyme.** — L'hémianopsie homonyme est la perte de la moitié du champ visuel. Il y a hémianopsie droite lorsque la vision est abolie dans la moitié droite du champ visuel par anesthésie des deux hémirétines homonymes : temporale gauche et nasale droite. Il y a hémianopsie gauche lorsque la vision est abolie dans la moitié gauche du champ visuel par anesthésie des deux hémirétines homonymes : temporale droite et nasale gauche. L'hémianopsie homonyme porte sur les deux moitiés droites ou gauches du champ visuel (fig. 81 et 82).

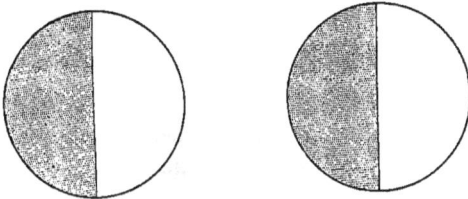

Fig. 81. — Hémianopsie homonyme gauche.

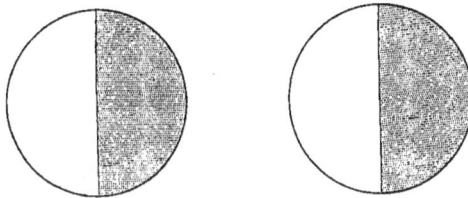

Fig. 82. — Hémianopsie homonyme droite.

Le champ visuel est nettement délimité par une ligne verticale, mais le point de fixation est conservé, la ligne fait une encoche autour de ce point; la vision maculaire persiste; elle peut être légèrement diminuée. Et cette persistance de la vision maculaire ne peut exister qu'autant que chaque macula est en rapport avec les deux hémisphères.

La conservation de la vision centrale est la raison pour laquelle les malades ne se plaignent pas de leur hémianopsie, qui à proprement parler n'apporte pas de trouble visuel. Il y a simplement suppression d'une partie du champ visuel et dans cette partie il n'y a aucune vision dans le type pur. Mais avant l'abolition complète de la vision on peut observer certains troubles, tels que la déformation des objets (*hémiparopsie*); c'est un scotome négatif par opposition au scotome positif. Ce dernier donne la sensation visuelle d'une tache noire et serait parfois le signe d'une lésion dans le corps genouillé externe ou le pulvinar.

Voilà pourquoi l'hémianopsie est un symptôme qui doit être recherché, les malades attentifs se plaignant tout au plus de maladresse de la main droite, s'ils sont droitiers, dans l'hémianopsie droite de la gêne qu'ils éprouvent dans l'écriture parce qu'ils sont obligés de tourner la tête lorsque la vision maculaire atteint la limite du scotome. Pour l'écriture ou la lecture des textes orientaux la gêne se fera surtout sentir dans l'hémianopsie gauche.

Suivant le siège de la lésion, sa nature et son mode d'évolution, on aura une hémianopsie d'emblée ou progressive.

On a observé des hallucinations dans la partie abolie du champ visuel, la simple hémiachromatopsie et enfin la persistance des sensations lumineuses dans le champ aveugle des hémianopsiques (Bard). J'ai constaté avec Léopold Lévi la persistance de la sensation et de la quantité lumineuse chez deux hémianopsiques.

Valeur sémiologique. — Il est dès lors facile de comprendre que toute lésion unilatérale en avant du chiasma (nerf optique) déterminera une amblyopie ou une amaurose directe et que l'hémianopsie sera la conséquence de toute lésion située sur la voie optique *en arrière* du chiasma, que la lésion siège au niveau de la bandelette optique (E), dans les centres primaires optiques et notamment dans le corps genouillé externe, dans les radiations optiques de Gratiolet ou dans la sphère visuelle corticale. Une lésion située à droite déterminera une hémianopsie gauche; une lésion située à gauche déterminera une hémianopsie droite. Le siège de la lésion et le côté hémianopsique sont croisés (fig. 80).

Le diagnostic de la nature de la lésion se fera d'après la marche des symptômes, l'évolution du processus, l'âge du malade, son état général, ses antécédents personnels. La céphalée, les vomissements, une torpeur intellectuelle, la névrite optique œdémateuse (stase papillaire) seront en faveur d'une tumeur cérébrale ou des méninges (gliome, exostose, tubercule, gomme, lésions de l'hypophyse, etc.) cette tumeur agissant par compression, ou altération, ou destruction. Un état cérébello-spasmodique, la diffusion des symptômes, le début lent, progressif, feront penser à la sclérose en plaques. La soudaineté des accidents, les ictus répétés, l'état général, la dissociation des symptômes indiqueront l'artério-sclérose créant par l'athérome des artères des lésions de déficit. Le caractère terminal des artères cérébrales, du bulbe et de la protubérance en général, donne l'explication de certains syndromes par lésions multiples que ne pourrait déterminer une tumeur.

A l'artério-sclérose on joindra toutes les affections susceptibles de provoquer des lésions vasculaires (néphrites, urémie, glycosurie, intoxications diverses, etc.).

L'hémianopsie peut être sous la dépendance d'abcès cérébraux d'origine otique (Lannois et Jaboulay).

Joanny Roux, Bar, Henri Dufour ont constaté l'association fréquente de l'hémianopsie et de la déviation conjuguée des yeux avec rotation de la tête chez les hémiplégiques. Cette association implique-t-elle l'origine sensorielle de la déviation conjuguée, comme le soutient Bar? Il est possible que l'hémianopsie joue un rôle dans l'attitude oculaire, mais cette théorie sensorielle paraît, je crois, trop absolue. N'y a-t-il pas des déviations conjuguées des yeux avec rotation de la tête chez des aveugles? Il est vrai que Bar admet que la suspension de l'activité de l'hémisphère lésé permet à l'autre hémisphère d'être seul à évoquer spontanément des images sensorielles. Les excitations extérieures productrices de réflexes ne seraient même pas nécessaires. Mais une observation de Dejerine et Roussy d'une hémiplégie avec déviation conjuguée de la tête et des yeux chez une aveugle de naissance va à l'encontre de cette explication. On ne peut, en effet, admettre dans ce cas l'évocation des images puisqu'elles n'ont jamais existé et que l'éducation visuelle n'a pu se faire. J'en ai observé deux cas, l'un récemment dans le service de Brissaud.

L'hémianopsie latérale homonyme droite est sinon constante du moins très fréquente dans l'alexie pure.

Enfin les névroses, l'hystérie, la neurasthénie spontanée, la neurasthénie traumatique peuvent exceptionnellement se compliquer d'hémianopsie. Dans ces cas où le rétrécissement du champ visuel délaisse sa forme concentrique habituelle, l'hémianopsie d'origine nerveuse, fonctionnelle, se distingue de l'hémianopsie organique par la variabilité des limites du champ visuel conservé (Dejerine et Vialet).

Certains traumatismes tels que lésions du pédoncule et des voies optiques centrales par balles ; hématome et fracture de la base sont capables de déterminer l'hémianopsie [V. OPTIQUE (TRAUMATISMES)].

Siège des lésions. — Pour marquer des points de repère sur ce long trajet qui va du chiasma au cuneus et afin de préciser le diagnostic topographique, on tirera parti des indications fournies par les manifestations associées.

Nous avons vu que les bandelettes optiques BO (fig. 79) décrivent en arrière du chiasma (CH) une courbe en fer à cheval circonscrivant le tuber cinereum (TC) et les pédoncules cérébraux (PP). Ce voisinage avec les pédoncules cérébraux nous explique l'association d'une hémianopsie avec une hémiplégie sensitivo-motrice d'origine cérébrale et une paralysie de la IIIe et de la IVe paire. Une tumeur peut en s'étendant déterminer des paralysies oculaires croisées.

La réaction pupillaire hémianopsique de Wernicke indiquera si la lésion est au delà ou en deçà des tubercules quadrijumeaux. On sait que les fibres sensitives à direction centripète de la rétine vers le centre photomoteur accompagnent les fibres visuelles jusqu'au voisinage du corps genouillé externe. Arrivées là elles se séparent des fibres visuelles pour se rendre au noyau de la IIIe paire. Or, toute lésion qui détruira ces fibres sensitives en même temps qu'elle s'accompagnera d'hémianopsie, aura son siège sur la bandelette ou au niveau de la bifurcation des fibres sensitives et se traduira par l'absence du réflexe lumineux lorsqu'on éclairera la partie anesthésiée de la rétine, celle qui correspond à l'hémianopsie. C'est le signe d'Argyll Robertson à condition que l'éclairage porte uniquement sur cette partie déterminée de la rétine. Il faut bien dire que cette réaction de Wernicke est d'une technique difficile ; elle est inconstante et, de plus, d'une valeur diagnostique discutable.

L'hémianopsie par lésion du corps genouillé externe est homonyme, se traduit par un scotome positif, s'accompagne souvent d'hémianesthésie croisée. Les lésions capsulo-thalamiques se compliquent d'hémiplégie, d'hémianesthésie et d'hémianopsie. Celle-ci est due à l'extension de la lésion en arrière du thalamus, jusqu'aux radiations optiques de Gratiolet, ou au corps genouillé externe. C'est l'ancien syndrome capsulaire postérieur de Charcot avec l'hémianopsie aux lieu et place de l'amblyopie croisée. Des troubles athétosiques, choréiformes viendront témoigner de l'extension des lésions à la partie avoisinante de la capsule interne.

Avec un siège cortical ou sous-cortical de la lésion nous devons nous attendre aux complications qu'expliquent les rapports du centre visuel cortical avec d'autres centres environnants : centre des souvenirs visuels, centre visuel des mots, centre de la mémoire auditive, centre du langage articulé et, en effet, l'hémianopsie peut s'associer aux divers troubles des aphasies d'expression ou aphasies motrices et des aphasies de compréhension ou aphasies sensorielles, à l'aphasie optique et à la cécité psychique. Les lésions peuvent s'étendre à la capsule interne et déterminer une hémiplégie motrice. L'absence de la réaction de Wernicke sera une conjecture en faveur de l'hémianopsie corticale ou sous-corticale.

Cette hémianopsie peut aussi coïncider avec une paralysie alterne supérieure (syndrome de Weber) et une paralysie de la IIIe paire. Pareille association de symptômes indique à la fois le siège des lésions multiples dans le cuneus ou dans le corps genouillé externe et dans la protubérance et leur origine vasculaire; car il s'agit d'une lésion de la cérébrale postérieure (artério-sclérose, syphilis, etc.).

L'association de cécité et de surdité verbales avec aphasies sensorielle ou motrice assignera un siège surtout temporo-occipal, cortical ou sous-cortical.

Hémianopsie homonyme double. Cécité corticale. — L'hémianopsie homonyme latérale d'un côté, combinée à l'hémianopsie de l'autre côté, constitue l'hémianopsie homonyme double avec persistance de la vision maculaire. Si cette vision maculaire fait défaut on a la cécité corticale.

Les malades sont habituellement âgés et c'est exceptionnellement qu'on constate la cécité corticale chez des sujets jeunes. On connaît le cas de Moore où un enfant âgé de 5 ans fut atteint de cécité à la suite d'une chute qui entraîna le ramollissement de la pointe des deux lobes occipitaux et celui de Babinski-Chaillous qui concerne un jeune épileptique qui perdit la vision à l'âge de 2 ans 1/2.

L'hémianopsie homonyme double est rarement d'emblée bilatérale. Le plus fréquemment une hémianopsie droite vient après un certain temps s'ajouter à une hémianopsie gauche ou inversement et le malade est tout à fait aveugle (cécité corticale), ou bien il reste ou revient une bonne vision dans une très petite étendue du champ visuel (hémianopsie double).

Le fond de l'œil est normal; les réflexes pupillaires normaux, à moins que les pupilles ne soient immobiles, rigides, consécutivement à une affection syphilitique. L'intégrité des réflexes a une grande valeur sémiologique, car elle n'existe pas dans la cécité qui a pour cause des lésions chorio-rétiniennes ou des nerfs optiques et des bandelettes, et qui alors s'accompagne de mydriase et de pertes des réactions pupillaires.

Des troubles de l'orientation ont été notés dans la cécité corticale comme dans l'hémianopsie double.

Les lésions siègent dans les lobes occipitaux ou les radiations optiques (appareil optique intra-cérébral) (fig. 80, 83 et 84), elles peuvent être de nature variée; on a constaté habituellement un ramollissement consécutif

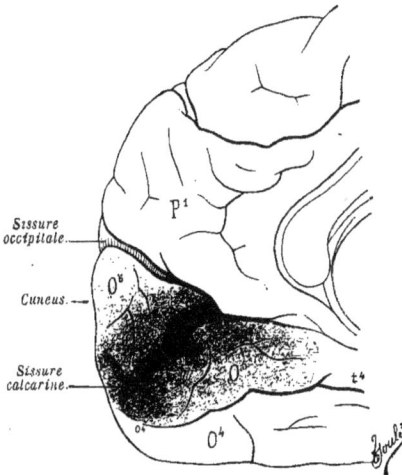

Fig. 83. — Centre visuel cortical. Face interne de l'hémisphère gauche. La teinte plus foncée de la scissure calcarine indique le siège principal du centre visuel (Poirier et Charpy). O¹, quatrième occipitale; O⁵, cinquième occipitale; O⁶, sixième occipitale; P¹, pariétale supérieure.

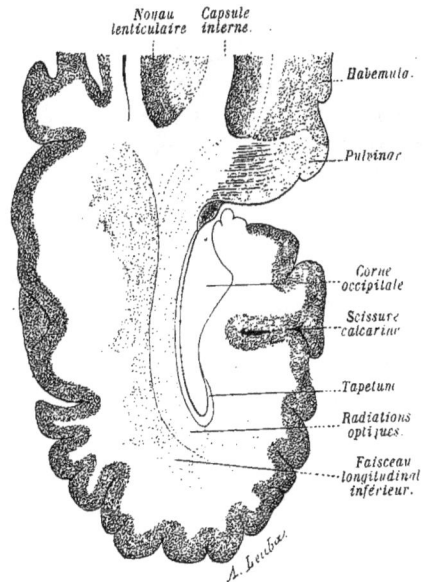

Fig. 84. — Radiations optiques. Coupe horizontale de l'hémisphère gauche (Poirier et Charpy).

à des hémorragies cérébrales, à une thrombose, à l'athérome du tronc basilaire et des artères cérébrales postérieures. Une méningite purulente avec abcès dans les lobes occipitaux peut être en cause.

Ce symptôme est bien d'accord avec la localisation du centre cortical de a vision, au niveau des lobes occipitaux et particulièrement à la face interne de ces lobes, et pourtant il y a des exemples rares de lésions unilatérales n'ayant pas entraîné d'hémianopsie; bien plus, il y a quelques exceptions à cette loi qui veut que lorsque la lésion est bilatérale la cécité survienne constamment (cas de Maunoir, de Forster, de Maillard, Richet et Mutel). Il en sera pour ces cas comme pour l'aphasie de Broca avec ou sans lésion de la troisième circonvolution frontale gauche. L'explication de ces faits en apparence contradictoires ressortira d'examens anatomo-pathologiques minutieusement pratiqués à l'aide de coupes sériées.

Le *pronostic* de la double hémianopsie est très grave; les complications cérébrales ne tardent pas à entraîner la mort.

B) **Hémianopsie hétéronyme (Croisée)**. — L'hémianopsie est dite hétéronyme ou croisée lorsque, des deux côtés, elle intéresse la moitié temporale (externe) ou la moitié nasale (interne) du champ visuel.

L'hémianopsie temporale bilatérale (fig. 85) (syndrome chiasmatique) est due à une lésion intéressant les deux bandelettes optiques en avant (A) (fig. 80) ou en arrière (B) du chiasma (acromégalie, tumeur de la glande pituitaire, hypertrophie hypophysaire par myxoedème, méningite et gomme de la base, tumeur intra-cranienne, exostose des petites ailes du sphénoïde et des apophyses clinoïdes postérieures, compression du chiasma par dilatation du IIIe ventricule, fracture de la base du crâne, anévrysme basilaire) on l'a signalée dans le tabes, dans le diabète, la syphilis et la neuro-myélite aiguë. Si la lésion s'étend au delà du chiasma, elle pourra atteindre les nerfs oculo-moteurs, la Ve paire, les pédoncules céré-braux. La portion interne d'une seule bandelette peut être intéressée (C) et dans ce cas l'hémirétine nasale du côté opposé sera seule anesthésiée, on aura une hémianopsie temporale unilatérale, ou plutôt une diminution du champ visuel d'un seul œil, un rétrécissement à forme spéciale, comprenant toute la partie temporale. Si la lésion est en avant du chiasma, auquel cas les bandelettes olfactives sont prises, les deux hémirétines nasales seront encore

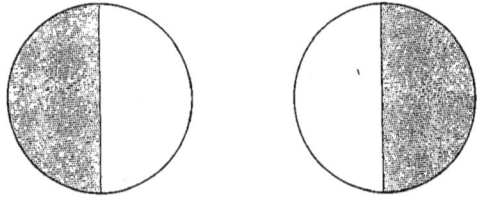

Fig. 85. — Hémianopsie croisée temporale (bi-temporale).

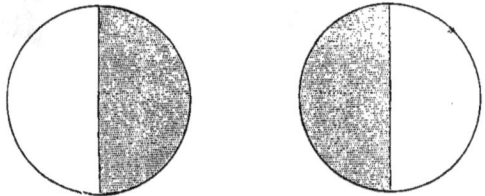

Fig. 86. — Hémianopsie croisée nasale (bi-nasale).

anesthésiées, et si un seul nerf optique est atteint, seule l'hémirétine correspondante sera anesthésiée : or, c'est surtout dans ces cas de lésions d'un ou de deux nerfs optiques que le terme d'amblyopie avec rétrécissement convient mieux que celui d'hémianopsie uni ou bitemporale d'autant plus que la vision centrale est elle-même compromise.

Dans le cas d'une lésion partielle située sur la portion interne d'une bandelette on aura une hémianopsie temporale unilatérale.

Enfin, une lésion située sur la partie externe de la bandelette (en C') (fig. 80) ou à l'angle externe du chiasma (en D) (anévrisme de la carotide, athérome du cercle de Willis et des deux artères communicantes postérieures, processus méningitique) provoquera une *hémianopsie nasale* (fig. 86) par anesthésie de l'hémirétine temporale du même côté. Ici encore, comme pour l'hémianopsie temporale, il s'agit plutôt d'un rétrécissement du champ visuel à forme spéciale que d'une véritable hémianopsie. L'hémianopsie binasale est beaucoup plus rare que l'hémianopsie bitemporale.

Cécité psychique. — Cette cécité est caractérisée par la conservation de la perception visuelle avec incapacité d'en interpréter la signification. Les objets sont vus, mais non reconnus. L'impression produite par un objet est transmise à son centre cortical, mais ne parvient pas à réveiller l'idée correspondante. Le malade voit, mais il ne reconnaît pas les objets les plus usuels. Il voit les personnes et les choses comme s'il les voyait pour la première fois.

Hémiplégie.

Le siège du centre visuel cortical (centre de perception), siégerait à la face interne du lobe occipital.

La cécité psychique s'accompagne souvent de faiblesse de mémoire visuelle, le malade ne peut reproduire par le dessin un objet usuel qu'il connaissait très bien; elle s'accompagne aussi de trouble de l'orientation, d'hémianopsie et de troubles aphasiques divers suivant la topographie des lésions.   *PÉCHIN.*

HÉMIATHÉTOSE. — V. Encéphalopathies infantiles.

HÉMICHORÉE. — V. Hémiplégie.

HÉMICRANIOSE. — Brissaud et Lereboullet, puis Parhon, ont décrit sous ce nom un type particulier d'hémi-hypertrophie cranienne avec hyperostose fronto-pariétale et sus-orbitaire accompagnée de signes de tumeur intracranienne.

Hémicraniose signifie pour ces auteurs, tuméfaction d'un des deux côtés du crâne dans le territoire de la Ve paire, avec saillie osseuse plus ou moins élevée au dehors et saillie osseuse au dedans.

Les autopsies ont montré la gravité de cette dernière : au point où elle irrite la dure-mère, il se forme un ou plusieurs sarcomes angiolitiques, dont les grandes dimensions entraînent des symptômes graves de compression cérébrale [V. Cérébrales (Tumeurs)].

A ne considérer que l'hypertrophie osseuse en soi, un rapprochement s'impose entre l'hémicraniose et la trophonévrose de Romberg [V. Faciale (Hémiatrophie)]. Le pronostic

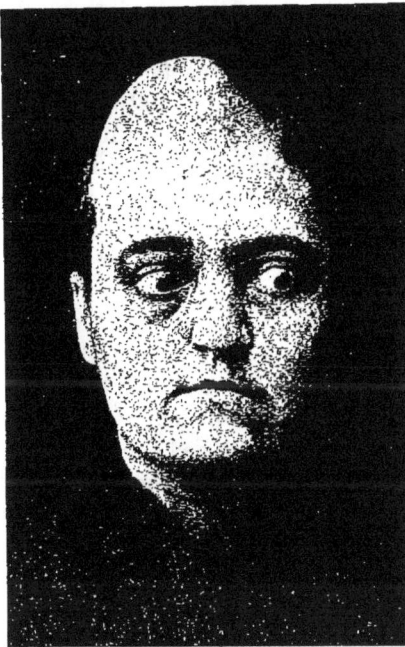

Fig. 87.
Hémicraniose (Brissaud et Lereboullet).

de l'hémicraniose est donc grave ; heureusement c'est une affection très rare. Sa thérapeutique sera celle des tumeurs cérébrales (v. c. m.) (V. Crane).

HENRY MEIGE et E. FEINDEL.

HÉMIMÉLIE. — V. Ectromélie, Phocomélie.

HÉMIPLÉGIE. — Au sens étymologique, l'hémiplégie est un syndrome essentiellement caractérisé par l'abolition plus ou moins complète de la motilité volontaire dans une moitié du corps.

L'hémiplégie est un syndrome, c'est-à-dire un complexus symptomatique commun à des maladies différentes. Comme type de description, je choisirai l'*hémiplégie cérébrale vulgaire*, causée par une hémorragie ou un ramollissement cérébral. Ses symptômes fondamentaux appartiennent, du reste, à presque toutes les autres variétés d'hémiplégie.

Symptômes. — Le début de l'*hémiplégie cérébrale* varie : tantôt imprévu, brusque, avec ou sans perte de connaissance, ce début est tantôt précédé de prodromes, tels que céphalalgie, étourdissements, vertiges, faiblesses passagères, tremblements localisés, douleurs, fourmillements ou engourdissement dans un côté du corps, troubles des sensibilités spéciales, de l'intelligence.... Qu'elle s'installe subitement, rapidement ou lentement (quelques heures ou quelques jours), l'hémiplégie peut être accompagnée de *contractures précoces* indiquant, soit une excitation du faisceau pyramidal par le foyer, soit une irritation méningée, soit encore une inondation ventriculaire (dans ce dernier cas, la contracture est le plus souvent bilatérale), contractures passagères, souvent de fâcheux augure et qu'il importe de distinguer de la contracture secondaire, tardive et permanente.

Une fois installée, l'hémiplégie évolue de diverses façons. Lorsque le faisceau pyramidal a été simplement comprimé, la motilité volontaire revient plus ou moins vite et complètement. Le malade guérit. D'autres fois, l'état général s'aggrave, la température s'élève, et le malade succombe, en quelques jours, au milieu du *decubitus acutus* (v. c. m.).

Plus souvent, l'hémiplégie persiste indéfiniment. Dans ce dernier cas, on lui reconnaît deux périodes : l'une de flaccidité, l'autre de contracture secondaire.

A) Période de flaccidité. — Elle commence avec le coma, après l'apoplexie cérébrale (v. c. m.). Au milieu de la résolution musculaire, de la perte du sentiment et du mouvement, on peut déjà, à certains indices, pressentir quel est le côté du corps paralysé. La déviation conjuguée de la tête et des yeux vers le côté sain, le soulèvement excessif de l'une des deux joues par l'air expiré et le signe de Babinski, du côté malade, sont des renseignements très précieux. A leur défaut, il suffit aussi de soulever et de laisser retomber alternativement les membres des deux côtés du corps, pour reconnaître le côté paralysé à ce fait que ce côté retombe sur le lit lourdement, rapidement, comme une masse inerte.

Quand le sujet a repris ses sens, ou quand la paralysie s'est installée sans ictus, rien n'est plus aisé que de faire ce premier diagnostic.

Si la motilité volontaire est abolie, l'hémiplégie est *complète*; elle est *incomplète*, si cette motilité est simplement diminuée, quel que soit d'ailleurs le degré de cette diminution. Entre l'impotence absolue et l'hémiparésie légère, on peut trouver tous les degrés intermédiaires possibles. L'hémiplégie est dite *totale*, si la face et les membres sont pris; elle est *partielle*, si la face ou l'un ou l'autre membre est respecté.

Je supposerai ici un cas d'hémiplégie complète et totale.

Au *membres supérieur et inférieur*, toute motilité volontaire est supprimée dans les premiers jours. Le bras et la jambe, soulevés et abandonnés à euxmêmes, retombent pesamment sur le plan du lit, malgré les efforts du sujet. La flexion, l'extension, l'abduction, l'adduction, l'élévation... sont abolies dans les divers segments. L'inertie est absolue et généralisée.

Plus tard, le mouvement revient progressivement et lentement dans le côté paralysé.

Revient-il simultanément et également dans tous les muscles, autrement dit, y a-t-il des muscles qui soient plus touchés par la paralysie que d'autres? Wernicke et Mann, son élève, étudiant la topographie des muscles paralysés, ont affirmé qu'au membre supérieur le court abducteur du pouce, l'opposant du pouce, les extenseurs des doigts, les supinateurs de l'avant-bras, les élévateurs et les rotateurs en dehors du bras, les élévateurs et adducteurs de l'épaule sont plus gravement frappés par la paralysie que leurs antagonistes. Les fléchisseurs sont, en effet, moins sérieusement paralysés. De même, au membre inférieur, les extenseurs ou « allongeurs » sont indemnes ou peu touchés, tandis que les fléchisseurs ou « raccourcisseurs » sont plus ou moins sévèrement atteints (fléchisseurs dorsaux du pied, fléchisseurs de la jambe, fléchisseurs, abducteurs et rotateurs externes de la cuisse). Les adducteurs sont, en effet, moins pris que les abducteurs. Clavey a repris ces recherches et les a confirmées en majeure partie.

Cette répartition inégale de la paralysie rend compte et de l'attitude générale des membres paralysés et de certains troubles fonctionnels, tels que la difficulté de l'opposition du pouce, de la supination de l'avant-bras, de l'élévation et de la rotation externe du bras, et de certains mouvements dans la marche.

Pour Mann, la paralysie ne porte pas sur un muscle ou sur un groupe musculaire donné; elle porte sur des mouvements fonctionnels, sur des « mécanismes musculaires ».

A *la face*, la paralysie, prédominante dans le domaine du facial inférieur, engendre une asymétrie visible à distance. La commissure labiale est abaissée du côté malade et soulevée du côté sain. La joue du côté malade est affaissée, flasque. Les plis cutanés de la joue et du menton, le grand pli naso-génien sont atténués ou effacés du côté hémiplégique. Ainsi, dans le domaine facial inférieur, la peau est lisse et la partie inférieure du visage sans expression. La comparaison avec le côté sain forme un contraste frappant.

Mais la paralysie n'est pas limitée au facial inférieur. Le facial supérieur est constamment atteint, encore que sa paralysie, parfois latente, soit beaucoup moins marquée : du côté paralysé, les rides frontales sont plus effacées, le sourcil abaissé, moins courbe et moins mobile, la fente palpébrale plus étroite que du côté opposé, l'énergie de l'orbiculaire diminuée.

Si on dit au malade de tirer la langue hors de la bouche, on voit qu'elle se dévie généralement du côté paralysé, et quelquefois du côté normal. Il semble, d'après les recherches de Féré et Ozanon, que la langue soit plus souvent paralysée qu'on ne croit et qu'elle le soit habituellement des deux cotés. Assez souvent le voile du palais est intéressé et la luette déviée.

Garel et Dor, Dejerine, etc., ont observé une *paralysie du larynx*, consécutivement à la lésion d'un seul hémisphère, mais Simerka n'a jamais trouvé de paralysie des adducteurs chez 25 hémiplégiques. De son côté, Lermoyez a insisté sur la rareté des paralysies laryngées dans l'hémiplégie. Cela est d'ailleurs en rapport avec les données de la physiologie.

Du côté du pharynx, il importe de souligner les troubles fréquents de la déglutition et l'état du réflexe pharyngé. Kattwinkel et P. Marie ont étudié ce réflexe sur 100 hémiplégiques et constaté que son abolition ou sa diminution, presque constantes dans l'hémiplégie gauche, étaient exceptionnelles dans l'hémiplégie droite, preuve que la déglutition et l'articulation sont essentiellement régies par l'hémisphère droit.

Cette paralysie des lèvres, de la joue, de la langue, du voile et du larynx amène des troubles de la parole, de la mastication, de la déglutition et de la phonation, qui, dans quelques cas (surtout d'hémiplégie gauche), rappellent le syndrome de la paralysie bulbaire. En outre, l'expression et la mimique du visage sont altérées.

Il suffit, lorsque la paralysie faciale inférieure n'est pas très évidente au repos, de faire rire ou pleurer le malade, de lui ordonner de siffler, de souffler, etc.. pour la démasquer. Mais cette accentuation de l'asymétrie dans les mouvements automatiques n'est pas constante; il n'est pas très rare de la voir au contraire s'atténuer.

Sous le nom de *signe du peaucier*, Babinski « désigne un trouble qui consiste en ce que, dans certain acte où le muscle peaucier entre en jeu, la contraction de ce muscle est plus énergique du côté sain que du côté paralysé; ce phénomène est particulièrement apparent, tantôt quand le malade ouvre la bouche toute grande, tantôt quand il fléchit la tête et s'oppose au mouvement d'extension qu'on cherche à lui imprimer, tantôt quand le malade siffle, souffle ou exécute des mouvements de déglutition ».

Au tronc, la paralysie existe mais elle est moins accusée qu'aux membres. Les muscles du cou, de l'abdomen, sont peu ou pas touchés en apparence, mais en réalité leur énergie est affaiblie. Les muscles respiratoires sont peu atteints.

Les muscles du dos ne semblent pas touchés.

Les sphincters vésical et rectal sont généralement respectés, une fois que l'ictus apoplectique est terminé et que le sujet a repris ses sens.

Règle générale, quand l'hémiplégie a été complète dès l'origine, c'est au bout de 2 ou 5 semaines que la motilité volontaire commence à revenir, d'abord dans le membre inférieur, plus tard dans le membre supérieur. Peu à peu, les mouvements augmentent d'amplitude et le sujet peut se servir, dans une certaine mesure, de son bras et surtout de sa jambe. Au bout de 1 ou 2 mois, le malade peut se lever et marcher avec ou sans aides, mais déjà sont survenus, dans cette période de régression, des phénomènes nouveaux. Les *réflexes tendineux*, normaux ou affaiblis dès l'origine, s'exagèrent peu à peu ; des raideurs, d'abord transitoires, se montrent et gênent la motilité volontaire. Puis cette exaltation des réflexes s'accentue, le clonus du pied s'esquisse, les raideurs deviennent plus étendues et plus durables. Ce sont là des signes de transition, ou plutôt des signes précurseurs qui annoncent la contracture secondaire. C'est déjà la *contracture latente*.

B) **Période de contracture.** — La contracture permanente est annoncée par les signes précédents. Elle survient généralement de 1 à 5 mois après le début de l'hémiplégie. Elle est à peu près *constante*. En réalité, les hémiplégies qui paraissent rester flaccides présentent de l'exagération des réflexes ou de la trépidation spinale. Il y a toujours *imminence* de contracture. En effet, une simple excitation mécanique cutanée ou tendineuse, un effort, une émotion même suffisent pour la faire apparaître temporairement.

Ces cas mis à part, la contracture est habituellement très apparente. La raideur transitoire d'abord, ensuite permanente, se montre surtout dans les fléchisseurs de la main et du bras. Les doigts progressivement se fléchissent dans la paume de la main, l'avant-bras se fléchit à son tour et se met en pronation sur le bras qui s'écarte du thorax. Des phénomènes analogues se passent du côté du membre inférieur, et même de la face (quoique plus rarement). Ainsi s'établit la contracture dans le côté hémiplégique ; elle s'exagère lentement et reste ensuite fixe. Cette contracture permanente imprime, cela se conçoit, aux membres paralysés une attitude vicieuse, une déformation variable suivant les cas. Il y a deux types d'attitude fréquents : le type de flexion et le type d'extension, suivant la prédominance de la contracture sur tel ou tel mécanisme musculaire.

Au membre supérieur, c'est le type de flexion qu'on rencontre ordinairement : le bras est en rotation interne, le coude écarté du tronc, l'avant-bras fléchi à angle droit sur le bras et en pronation, la main peu fléchie sur l'avant-bras ; les doigts, avec le pouce en dedans, sont fortement portés dans la paume de la main, parfois avec une telle énergie qu'il peut en résulter des accidents (macération de l'épiderme avec odeur aigrelette de la main, pénétration des ongles dans la paume). Au membre inférieur, c'est le type inverse qui domine avec l'extension des divers segments les uns sur les autres ; la jambe est en ligne droite, étendue sur la cuisse et le pied en *varus équin*. Le type d'extension est rare au membre supérieur ; de même le type de flexion n'est pas fréquent au membre inférieur : dans ce dernier cas, la flexion est toujours tardive, s'observe chez les malades immobilisés au lit ; elle peut quelquefois atteindre le membre inférieur du côté sain.

Mais ces types ne sont ni constants ni exclusifs. Ils ne sont, du reste, pas les seuls possibles et ils peuvent se mélanger sur un même membre ou dans divers segments. Il y a, à cet égard, un très grand nombre de variétés cliniques qu'il faut renoncer à décrire.

Du côté du tronc, la contracture n'est pas rare ; elle imprime une attitude vicieuse variable suivant les cas.

A la face, la contracture est assez rare. Souvent la paralysie s'efface, sans laisser de trace, avec le temps. S'il y a contracture secondaire, l'asymétrie faciale devient très évidente : les traits du côté sain sont fortement attirés du côté malade dont la commissure labiale est surélevée. Au premier abord, on pourrait croire à une paralysie faciale du côté sain et à une hémiplégie alterne.

Comment évolue la contracture permanente des hémiplégiques? Parfois elle reste très modérée et permet l'usage des membres. Parfois elle va, pour ainsi dire, toujours en progressant ; elle entraîne des attitudes incroyables et condamne les malades au lit avec impotence motrice absolue. Entre ces deux extrêmes, il existe de nombreux degrés intermédiaires. Enfin, dans quelques exemples exceptionnels, elle rétrocède et disparaît. Ce *retour à la flaccidité*, caractérisée par l'état flasque des membres et la diminution ou l'abolition des réflexes, peut se produire plusieurs années après le début de la contracture. Il est sous la dépendance de l'amyotrophie, qui est venue compliquer le tableau.

Quand la contracture est restée modérée, le malade peut quitter son lit. se servir, dans une certaine mesure, de son membre supérieur et assez convenablement de son membre inférieur. Il peut marcher. Mais la *marche* n'est guère possible avant 3 ou 4 semaines après l'ictus. Jusque-là le malade s'effondre quand il veut essayer de se tenir sur sa jambe, soit à cause de l'impotence motrice, soit à cause des troubles de l'équilibre qui ne sont pas rares et qui tiennent, dans certains cas du moins, à des lésions de la voie cérébelleuse. Il ne faut pas confondre cette incapacité physique avec l'incapacité psychique, c'est-à-dire avec les troubles astaso-basiques qu'on rencontre chez certains hémiplégiques (Grasset, Mirallié) et qui relèvent d'une appréhension morbide, d'une phobie empêchant la marche à certains moments et dans certaines conditions.

Vient un moment où le malade peut déambuler facilement. A cet égard, l'attitude d'un hémiplégique qui marche est loin d'être univoque. Mais souvent cette attitude répond au type classique : le sujet jette en avant la jambe paralysée en lui faisant décrire un mouvement de circumduction, d'arc de cercle. Il *fauche*, suivant l'expression consacrée.

Lorsque la contracture est modérée le malade ne fauche plus; de postérieure la jambe devient antérieure directement, en frottant le sol. Enfin, il faut signaler la « marche à petits pas », qu'on rencontre souvent dans l'hémiplégie progressive (Brissaud), chez les gâteux et les déments. Marinesco a étudié les troubles de la marche dans l'hémiplégie organique au moyen du cinématographe, et signalé quelques particularités peu connues, à savoir : l'élévation du bassin, la déviation du rachis et l'existence d'un pli lombaire latéral, du côté de la jambe malade.

Soit dans la période de flaccidité, soit dans la période de contracture, il existe un grand nombre de signes qui appartiennent en propre à l'hémiplégie organique, à savoir : l'*hypotonicité musculaire*, signalée par Babinski, et qui se rencontre surtout au début de l'hémiplégie ; elle se traduit à la face par l'abaissement de la commissure, la chute du sourcil, l'effacement des plis ; au niveau des membres, par la chute de l'épaule, du pied et de la main, par la possibilité d'obtenir une *flexion exagérée de l'avant-bras* sur le bras.

Babinski a également appelé l'attention sur la *flexion combinée de la cuisse et du tronc*. « Lorsque, dit-il, étendu sur un plan résistant horizontal, sur un plancher, par exemple, dans le décubitus dorsal, les bras croisés sur la poitrine, le malade fait un effort pour se mettre sur son séant, du côté paralysé, la cuisse exécute un mouvement de flexion sur le bassin et le talon se détache du sol, tandis que, du côté opposé, le membre inférieur reste immobile ou que la flexion de la cuisse et le soulèvement du talon n'apparaissent que plus tardivement et sont bien moins marqués qu'au membre atteint de paralysie : en même temps, l'épaule du côté normal se porte en avant. Le mouvement que je viens de décrire se reproduit, et peut être plus ou moins accentué que dans l'acte précédent, quand le malade, après s'être mis sur son séant, les bras toujours croisés sur la poitrine, porte le tronc en arrière pour reprendre la position primitive. »

Babinski a également signalé, et plus récemment, du côté paralysé le *retrait du membre supérieur* préalablement porté en avant et tendu, et la *pronation de la main* qu'on peut observer avant même que la contracture soit établie. Pour mettre ce dernier phénomène en évidence, on recommande au malade de laisser inertes ses membres supérieurs, puis on place les avant-bras en supination, on les soutient en ses propres mains par leur face dorsale, au niveau du poignet, et on leur imprime plusieurs secousses successives ; on voit alors la main du côté de l'hémiplégie se porter en pronation.

Sous le nom de *phénomène des interosseux* de la main, Souques a signalé le fait suivant : si on commande au malade de lever le bras paralysé, les doigts de la main s'étendent et s'écartent en éventail (parfois mais beaucoup plus rarement ils se rapprochent et se fléchissent vers la paume). Ce phénomène est assez fréquent; pour qu'il puisse se produire il est nécessaire que la paralysie du membre supérieur soit incomplète et que la contracture existe.

Klippel et Weil ont décrit le *signe du pouce* qui consiste dans la flexion spontanée de ce doigt lorsque les autres doigts sont passivement redressés.

Raïmiste a appelé l'attention sur un *phénomène de la main* qu'on obtient ainsi : le coude du malade étant appuyé, on relève son avant-bras et sa main (en maintenant celle-ci) jusqu'à la verticale, puis on les abandonne sans attirer l'attention; alors la main paralysée, privée de son appui, tombe brusquement formant avec l'avant-bras un angle de 130° à 140°. Au niveau du membre inférieur, le même auteur a signalé le *phénomène de l'adduction associée*, qui consiste dans la production d'un mouvement d'abduction de la jambe paralysée lorsqu'on s'oppose à l'accomplissement de ce mouvement commandé du côté sain, et inversement dans la production d'un mouvement d'adduction de la jambe paralysée, l'observateur s'opposant à l'exécution commandée de l'adduction du côté sain. Ces deux phénomènes se constatent à la période de flaccidité.

Enfin Néri a appelé l'attention sur l'*hypertonicité des fléchisseurs de la jambe*, du côté de l'hémiplégie. On la constate tant dans le décubitus dorsal que dans la station debout. Dans le décubitus dorsal, il suffit de pratiquer la manœuvre de Lasègue, pour voir que l'élévation de la jambe malade est beaucoup moins accusée que celle de la jambe saine. De même, dans la station debout, les jambes écartées, il suffit de commander la flexion du tronc en avant jusqu'à l'horizontale pour constater que la jambe paralysée se fléchit tandis que la jambe saine reste étendue.

Il importe d'ajouter maintenant que les réactions électriques sont généralement normales dans les muscles paralysés.

C) **Troubles moteurs du côté sain.** — On peut poser en principe que le côté sain chez les hémiplégiques n'est jamais complètement sain. Dès 1875, Westphal y avait signalé le clonus du pied. Dejerine, en 1878, fit la même remarque. Brissaud insista sur l'exaltation des réflexes et la contracture qu'on pouvait y rencontrer. Mais c'est surtout Pitres et Dignat qui ont fait de ce sujet une étude systématique. P. Marie, dans ses leçons, Faure, dans sa thèse inaugurale, l'ont complétée.

D'après Dignat, au *membre inférieur* du côté « sain », la force musculaire, recherchée au début de l'hémiplégie, est diminuée de moitié. Aussi, y a-t-il une impotence relative qui coexiste, du reste, avec l'absence de coordination des mouvements. En outre, le réflexe rotulien y est souvent exagéré et la contracture permanente n'y est pas très rare.

Au *membre supérieur* « sain », on ne retrouve généralement ni clonus, ni contracture. Mais, par contre, les réflexes tendineux y sont exagérés, et la force musculaire diminuée de 38 pour 100.

D) **États des réflexes.** — L'examen des réflexes dans l'hémiplégie fournit des indications très instructives. Aussi, importe-t-il de les étudier méthodiquement : les *réflexes tendineux* d'abord, les *réflexes cutanés* ensuite.

Les *réflexes rotuliens* étaient considérés jusqu'ici comme abolis ou affaiblis dans l'hémiplégie récente. Ganault, dans le service de P. Marie, à Bicêtre, a trouvé sur 10 cas, du côté paralysé, le réflexe normal 3 fois, affaibli 2 fois, exagéré 5 fois. L'affaiblissement peut durer des semaines ; on le rencontre non seulement dans les cas de grosse hémorragie cérébrale, comme le suppose Sternberg, mais encore dans les faits de ramollissement étendu. Dans les hémiplégies anciennes, le réflexe rotulien, du côté paralysé, est exagéré dans 92 pour 100 des cas, normal dans 6 pour 100 et diminué dans 2 pour 100. Ce même réflexe, du côté sain, est le plus souvent normal, souvent exagéré, rarement affaibli.

Généralement, à l'exagération des réflexes et à la contracture s'associe la trépidation spinale ou *clonus* du pied. Ce phénomène habituellement unilatéral, quelquefois bilatéral, est rare dans l'hémiplégie récente et très fréquent chez les anciens hémiplégiques.

Les *réflexes cutanés* les plus intéressants à étudier sont les réflexes abdominal, crémastérien et plantaire. Le *réflexe abdominal*, étudié par Rosenbach, et sur lequel j'ai insisté à l'article APOPLEXIE, est souvent affaibli ou aboli du côté paralysé, d'après Ganault : aboli dans 45 pour 100 des cas, affaibli dans 33 pour 100, normal dans 18 pour 100, exagéré dans 2 pour 100. Du côté sain, il est normal dans 50 pour 100, affaibli ou aboli dans 44 pour 100 et normal dans 5 pour 100 des cas. Le *réflexe crémastérien* est souvent aboli des deux côtés, très souvent aboli ou affaibli et rarement normal du côté paralysé. Du côté sain, il est normal dans un quart des cas et affaibli ou aboli dans les autres. La fréquence de l'abolition est en rapport direct avec l'âge, semble-t-il.

Quant au *réflexe plantaire*, il importe de distinguer le mouvement de défense qui suit une excitation plantaire, — et qui n'est pas un véritable réflexe, — du phénomène des orteils, décrit par Babinski. A l'état normal, l'excitation de la plante du pied (chatouillement, piqûre) détermine la flexion plantaire des orteils. Dans l'hémiplégie organique, la même excitation provoque du côté paralysé soit l'extension dorsale des orteils (*signe de Babinski*), particulièrement du gros orteil, soit l'abduction des orteils (*signe de l'éventail*). Ce phénomène permet de distinguer l'hémiplégie organique de l'hémiplégie des hystériques, chez lesquels l'excitation de la plante du pied amène la flexion plantaire des orteils. Il n'est cependant pas constant. Ganault l'a observé dans 85 pour 100 des cas d'hémiplégie organique; dans 12 pour 100, il y avait flexion plantaire. Il est généralement associé avec l'exagération des réflexes tendineux et avec le clonus, mais ce lien n'est pas indissoluble.

L'*hyperkinésie réflexe*, signalée par H. Claude, serait, quand on la constate, un signe de guérison. Elle consiste en ce fait qu'un membre complètement paralysé pour tous les mouvements volontaires peut présenter des mouvements réflexes, quand on exerce sur lui des excitations cutanées ou musculo-articulaires. Pierre Marie et Foix viennent de signaler le *retrait réflexe du membre inférieur provoqué par la flexion forcée des orteils*. Pour le rechercher il faut prendre à pleine main l'ensemble des orteils et les porter progressivement en flexion forcée sur le métatarse. Il faut éviter de porter en même temps l'ensemble du pied en hypertension sur la jambe, manœuvre douloureuse provoquant des mouvements de défense. La flexion forcée doit être progressive et non brutale. Ce retrait réflexe est très fréquent dans l'hémiplégie organique, où il est précoce, et dans d'autres affections du faisceau pyramidal.

Évolution de l'Hémiplégie. — J'ai déjà laissé entrevoir que, quel que fût son mode de début, l'hémiplégie cérébrale pouvait évoluer dans un triple sens. J'ai signalé que parfois elle pouvait complètement guérir en un laps de temps, du reste très variable, lorsqu'il s'agissait d'hémiplégie par compression légère et transitoire du faisceau pyramidal.

Plus souvent, au contraire, l'hémiplégie se termine rapidement par la mort. On voit alors, du 2ᵉ au 4ᵉ jour qui suit l'attaque, apparaître sur la fesse du côté paralysé une rougeur érythémateuse étendue, bientôt suivie d'une escarre sur les caractères, l'évolution et la signification de laquelle j'ai insisté à l'article APOPLEXIE.

En même temps que cette escarre survient, la température centrale s'élève à 40° et au-dessus, en dehors de toute phlegmasie viscérale. La suppuration péri-escarrotique se montre, l'état général s'aggrave et le sujet succombe rapidement dans le *decubitus acutus* (v. c. m.).

Somme toute, cette évolution de l'hémiplégie cérébrale vulgaire, soit vers la guérison complète, soit vers la mort rapide, reste une terminaison assez rare. Dans la grande majorité des cas, la température ne dépasse pas 38° et l'escarre ne survient pas. Il ne persiste qu'une paralysie permanente qui évolue en deux phases successives. A la flaccidité succède, au bout de un à 3 mois, la contracture définitive qui peut durer 10 ans, 20 ans et même davantage. Il ne s'agit plus que d'une infirmité à vie. Tantôt cette infirmité est grave; elle empêche la marche et la station debout et ne permet aux malades condamnés au lit qu'un usage plus ou moins limité de leurs membres. Il n'est pas rare de voir, chez ces hémiplégiques immobilisés, survenir à un moment donné, quelquefois très tôt, l'incontinence des urines et des matières et une escarre sacrée qui facilitent l'infection urinaire ou générale et conduisent à la cachexie infectieuse et à la mort. Tantôt, et plus souvent, cette infirmité est très relative; elle est parfaitement compa-

tible avec les occupations habituelles du sujet et avec la marche. Ces hémiplégiques qu'on rencontre si fréquemment dans les asiles de la vieillesse
ne meurent pas de leur paralysie. Ils succombent soit à un nouvel ictus,
soit à une maladie intercurrente (broncho-pneumonie, pneumonie, etc.).

Complications. — Tels sont les caractères fondamentaux de l'hémiplégie cérébrale. Il n'est pas rare de voir s'ajouter à ce tableau, à un moment
donné, des *signes accessoires et inconstants* qu'on peut à la rigueur considérer comme des complications et qui sont d'ordre sensitif, moteur, vaso-
moteur, trophique, intellectuel, etc.

A) **Troubles sensitifs.** — Ces troubles de la sensibilité sont subjectifs ou
objectifs. Les premiers sont représentés par des engourdissements, des
fourmillements, et parfois par de véritables douleurs, généralisés à tout le
côté paralysé ou localisés à un membre, à un segment de membre. Ils peuvent précéder la paralysie ou la suivre.

Les douleurs *préhémiplégiques*, tantôt paroxystiques, tantôt continues,
précèdent la paralysie d'une ou plusieurs années, de quelques jours, de
quelques heures, occupant le côté qui sera paralysé plus tard et spécialement les jointures et les tissus fibro-musculaires.

Généralement il s'agit de douleurs *posthémiplégiques*, souvent peu accusées, limitées aux jointures, surtout à l'épaule ; elles se montrent quelquefois très vives et constituent une véritable *hémiplégie douloureuse*.

Il faut aussi signaler la *céphalalgie*, précédant ou accompagnant l'hémiplégie, qui témoigne d'une irritation des méninges.

Parmi les troubles de la sensibilité objective il faut placer l'hémihyperesthésie et surtout l'*hémianesthésie* (v. c. m. et SYNDROME THALAMIQUE).

B) **Troubles moteurs.** — Les mouvements *préhémiplégiques* sont rares
et de courte durée (un ou plusieurs jours). Ils cèdent, en effet, bientôt la
place à la papalysie et ont, dans tous les cas, une signification grave.

Les mouvements *posthémiplégiques* sont beaucoup plus fréquents. Il faut
en outre mentionner certains mouvements dits *réflexes* et *associés*. Les
premiers surviennent à propos d'une secousse de toux, d'un bâillement, et
se passent surtout dans le membre supérieur. Les seconds consistent en ce
fait que le membre malade exécute en réduction, en miniature, un mouvement commandé au membre sain (*syncinésie*).

Les mouvements posthémiplégiques sont tantôt réguliers et rythmés,
tantôt, au contraire, irréguliers et sans rythme. Ils coexistent souvent avec
une hémianesthésie (V. SYNDROME THALAMIQUE).

Deux conditions sont nécessaires à la production de ces mouvements : il
faut que l'hémiplégie soit incomplète et à la fois plus ou moins flaccide,
c'est-à-dire que la contracture secondaire n'entraîne pas une rigidité
absolue.

a) *Tremblements posthémiplégiques proprement dits.* — On peut observer
chez les hémiplégiques un tremblement unilatéral présentant tous les caractères de la paralysie agitante, ou rappelant le tremblement de la sclérose
en plaques.

b) *Hémiataxie.* — Dans ces faits d'hémiataxie posthémiplégique, il s'agit
de mouvements incoordonnés, à l'occasion d'actes voulus, rappelant l'in-

coordination des tabétiques, mais n'étant pas, comme celle-ci, exagérés par l'occlusion des yeux.

c) *Hémichorée*. — Parfois l'hémichorée précède la paralysie de quelques jours, soit qu'elle suive l'ictus, soit qu'elle s'installe progressivement. Dans la majorité des cas, elle suit l'hémiplégie et ne se montre que quelques mois après le début de celle-ci, c'est-à-dire lorsque l'hémiplégie commence à guérir. Elle est caractérisée par des mouvements involontaires, irréguliers, peu étendus d'abord, devenant bientôt plus amples et persistant souvent, avec ces caractères, jusqu'à la mort. Ces troubles existent au repos et s'exagèrent à propos des mouvements volontaires qu'ils entravent ou empêchent. Ils siègent dans les membres, plus rarement dans la face.

Habituellement, cette hémichorée se superpose à une hémiparésie bien plutôt qu'à une hémiplégie. Elle est souvent accompagnée d'hémianesthésie. Par contre l'hémiatrophie, les déformations et les troubles intellectuels font ordinairement défaut. Au contraire, dans l'hémichorée par atrophie cérébrale, l'hémianesthésie manque et les troubles intellectuels sont fréquents.

d) *Hémiathétose*. — Qui dit hémiathétose dit mouvements involontaires exagérés, lents, limités à la main et au pied du côté hémiplégique. C'est là un syndrome commun à diverses lésions cérébrales, compliquant tantôt l'hémiplégie vulgaire, tantôt l'atrophie cérébrale. Dans le premier cas, elle peut survenir à tout âge ; dans le second, elle se montre surtout dès les premières années de la vie.

Règle générale, elle se montre peu de temps après l'hémiplégie (entre quelques semaines et 2 ans), lorsque la paralysie commence à s'amender. Ce qui caractérise ces mouvements athétosiques, c'est leur *localisation aux extrémités* du côté paralysé, c'est-à-dire aux doigts et aux orteils. Assez souvent le poignet et rarement le cou-de-pied y participent. Exceptionnellement le cou et la face sont intéressés. En outre de leur limitation si spéciale, ces mouvements sont *lents* et *exagérés*, rappelant ceux des tentacules du poulpe marin.

Ces mouvements sont permanents ; ils persistent au repos et quelquefois même pendant le sommeil. Sur 27 cas, M. Oulmont les a vus persister 25 fois pendant le repos. Il est vrai de dire qu'ils sont alors plus ou moins atténués et partant difficiles quelquefois à percevoir. Ils varient suivant les jours et les divers moments de la journée, et cela sans cause appréciable. La volonté n'a sur eux aucune influence déterminée : parfois elle les suspend quelques instants, surtout s'ils sont faibles ; souvent elle les exagère et les transforme en mouvements choréiformes. La fatigue et les émotions peuvent les changer en spasmes transitoires. Ils apportent à la préhension, à la marche, aux actes divers de la main une gêne plus ou moins grande, qui est dans certains cas une cause d'incapacité de travail.

Généralement, le coude et l'épaule sont respectés, et c'est là ce qui les distingue cliniquement de l'hémichorée.

Parmi les phénomènes qui accompagnent l'hémiathétose, il faut souligner l'hémichorée et l'hémianesthésie. Celle-ci est très fréquente. On a encore noté, dans l'hémiathétose, des troubles vaso-moteurs, l'atrophie ou l'hypertrophie musculaire (l'hypertrophie est l'exception, l'atrophie ou l'intégrité la règle), la laxité des ligaments, des déformations articulaires, plus marquées au niveau de la main à laquelle elles donnent quelquefois l'aspect du rhumatisme déformant.

Une fois installée, l'hémiathétose persiste indéfiniment sans amélioration appréciable. Gowers a observé une fois la guérison à peu près complète.

C) **Troubles vaso-moteurs et trophiques.** — Il faut citer comme troubles vaso-moteurs : la coloration rouge violacé de la peau, l'abaissement de la température locale, l'œdème souvent précoce et localisé aux extrémités du côté paralysé, tantôt blanc et mou, tantôt dur et peu marqué, donnant aux doigts un aspect effilé et cylindrique.

La circulation est manifestement troublée. Féré, Villard, Sicard et Guillain, Tixier ont signalé l'abaissement fréquent de la pression artérielle du côté hémiplégique. Cette *hypotension*, mesurée au sphygmomanomètre de Potain, est de 2 à 4 centim. de mercure. D'autre part, le sang lui-même est modifié, du côté paralysé. Penzoldt a noté l'*hyperglobulie* dans des recherches qui ont été reprises, confirmées et complétées par Sicard et Guillain. Cette hyperglobulie est quelquefois accompagnée d'*hyperleucocytose* ; enfin, on constaterait dans le sang, du côté malade, des *granulations* spéciales liées vraisemblablement à la destruction des leucocytes.

Nous ne ferons que mentionner les troubles trophiques cutanés suivants : l'amincissement luisant de la peau, sa sécheresse, sa desquamation, la déformation des ongles (striation et friabilité), l'état cassé et la chute des poils, la canitie survenue dans un cas quelques heures après l'apoplexie et étroitement limitée aux cheveux, l'adipose sous-cutanée (Landouzy), la limitation des éruptions soit au côté paralysé (Mattignon, Étienne), soit au côté sain (Charmeil, Thibierge, Raviart et Tonnel), les escarres dans la région sacrée, du coude, du talon.

De ces troubles trophiques on peut rapprocher les *rétractions musculo-tendineuses.*

1° *Amyotrophie.* — Il s'agit ici d'atrophie musculaire véritable et nullement d'émaciation diffuse occasionnée par une impotence prolongée.

Suivant l'époque de son apparition, on peut la diviser en précoce et tardive, la première se produisant dans les premiers jours ou les huit premières semaines qui suivent l'ictus.

Précoce ou tardive, l'amyotrophie des hémiplégiques frappe le membre supérieur habituellement et en deux lieux d'élection : à la main au niveau des éminences thénar, hypothénar et des interosseux, à l'épaule au niveau du deltoïde, du sus et du sous-scapulaire. Quelquefois, un segment de membre et même un membre tout entier est envahi. Au membre inférieur, moins souvent intéressé, l'atrophie frappe volontiers les fessiers, les muscles de la partie supérieure de la cuisse et ceux de la région antéro-externe de la jambe. Cette amyotrophie, quand elle est précoce, évolue rapidement ; elle atteint vite son maximum, puis reste stationnaire, sans jamais atteindre l'intensité des atrophies musculaires spinales vulgaires. Elle est très souvent précédée ou accompagnée de douleurs vives, localisées à la région menacée ou envahie. D'habitude elle offre électriquement les caractères d'une atrophie simple, exceptionnellement ceux d'une atrophie dégénérative.

2° *Atrophie des os.* — L'atrophie du squelette a été étudiée par Bouchard, Debove, qui a cité trois cas de fracture et montré qu'il s'agissait d'ostéite raréfiante, par Joffroy et Achard, Dejerine et Théohari qui ont signalé une diminution de volume lente et progressive des os de la main et de la clavicule.

5° *Arthropathies des hémiplégiques.* — Parmi les troubles qui peuvent succéder promptement à l'ictus apoplectique, les arthropathies méritent-elles une mention particulière ?

En vérité, la description de Charcot semble concerner les arthropathies que nous classerions aujourd'hui dans les arthrites infectieuses. Leurs caractères, leur gravité ne laissent aucun doute à cet égard : il s'agit là en réalité d'une arthrite survenue chez un hémiplégique à la suite d'une infection le plus souvent indéterminée.

Mais, à côté de ces faits, il reste une catégorie d'arthropathies sans rougeur, sans gonflement, sans fièvre, sans gravité, qui s'accompagnent souvent de douleurs et entravent les mouvements des jointures (V. ARTHRO-PATHIES NERVEUSES).

D) **Troubles du langage et de l'intelligence.** — Ces troubles sont généralement la conséquence d'un foyer assez étendu de ramollissement cérébral.

1° Parmi les *troubles du langage*, il faut signaler en première ligne l'*aphasie* qui, sauf chez les gauchers, coexiste avec une hémiplégie droite. On en trouvera la description dans un article spécial. Il ne faut pas confondre avec elle la *dysarthrie* des hémiplégiques, due à la paralysie des lèvres, de la joue, de la langue, etc. Parfois, cette dysarthrie est si accusée qu'on se trouve en présence d'une véritable paralysie glosso-labiée pseudo-bulbaire. D'autres fois, elle s'accompagne de tremblement des lèvres et de la langue, et fait songer à la paralysie générale surtout quand elle coexiste avec des troubles de l'intelligence (V. APHASIE).

2° Les *troubles intellectuels* ne sont pas constants, il s'en faut. La plupart des hémiplégiques ont conservé la plénitude de leurs facultés.

Mais il en est un certain nombre, surtout parmi les vieillards, qui présentent de l'affaiblissement intellectuel. On peut voir ces troubles survenir à toutes les périodes de l'hémiplégie. Ainsi, ils ne sont pas exceptionnels dans la période prodromique. A la période d'état, ils sont généralement plus accusés. Toutes les facultés sont affaiblies, mais d'une manière partielle. C'est surtout à propos de la mémoire qu'il est facile de les mettre en évidence. Acquérir de nouvelles connaissances, fixer un souvenir dans le passé et, avant tout, évoquer des faits récents, est chose difficile ou impossible. Parfois cette amnésie est très considérable. Fournier, Pick, P. Marie ont vu survenir, en même temps que l'hémiplégie, une amnésie subite et presque totale : l'ensemble de ces troubles est désigné sous le nom d' « ictus amnésique ».

De même l'attention, la perception, le jugement, la volonté sont troublés. Le caractère est modifié, les facultés affectives et morales altérées; les malades deviennent souvent capricieux, irascibles, acariâtres, égoïstes, indifférents. Sur ce fonds intellectuel qui constitue l'état mental des hémiplégiques peuvent venir se greffer de véritables perturbations de l'intelli-

gence et du sens moral, des délires divers avec hallucinations, idées de grandeur, de persécution, des idées mélancoliques avec, quelquefois, tentatives
de suicide, des attentats à la pudeur, etc. Chez les dégénérés héréditaires,
une hémiplégie peut provoquer l'apparition de troubles psychiques variés,
plus ou moins latents jusque-là, indépendants de la lésion cérébrale et survenus simplement à l'occasion de celle-ci. A la période terminale, on voit
quelquefois cet état mental s'aggraver, l'intelligence sombrer complètement
dans la démence et le malade, gâteux, être réduit à la vie végétative.

A propos de troubles psychiques, il importe de rappeler ici le *rire* et le
pleurer spasmodique, étudiés par Bechterew et Brissaud, qui seraient en
rapport avec une lésion du bras antérieur de la capsule interne : il s'agit
d'hémiplégiques très émotifs, à intelligence à peu près normale, qui sont
pris sans raison suffisante d'un rire ou d'un pleurer impulsif, inextinguible,
ridicule, tout à fait distinct du rire niais des déments. Enfin je signalerai
en terminant l'humeur gaie et plaisante de certains malades, qui n'a rien à
voir avec le rire et le pleurer spasmodique (V. PUÉRILISME).

Diagnostic. — Il n'est guère que deux conditions où le diagnostic
d'une hémiplégie présente quelques difficultés : c'est pendant l'ictus apoplectique et dans les cas d'hémiparésie légère. J'ai déjà indiqué les moyens
de la reconnaître en pleine apoplexie. Quant à la seconde condition, il suffit
d'y regarder de près et de recourir au dynamomètre, pour éviter toute erreur.

Au surplus, le problème n'est pas là. Ce qu'il importe de connaître, c'est,
d'une part, le siège exact de la lésion et, d'autre part, la cause même de
l'hémiplégie. Pour y parvenir, il faut d'abord penser anatomiquement et phy-
siologiquement, c'est-à-dire considérer les rapports que les centres moteurs
et le faisceau pyramidal affectent avec les centres corticaux voisins et les
faisceaux contigus. Il faut ensuite tenir compte de l'âge du sujet, de ses
antécédents héréditaires ou personnels et des conditions dans lesquelles
s'est produit le syndrome.

Il faut enfin faire intervenir l'examen des divers organes, du cœur en
particulier. En utilisant ces multiples renseignements, il est le plus souvent
possible de résoudre le problème.

A) **Diagnostic topographique**. — Il s'agit de savoir, étant donnée une
hémiplégie, si cette dernière est d'origine corticale, capsulaire, pédonculaire, bulbo-protubérantielle ou *spinale*.

1° Dans l'*hémiplégie corticale*, les troubles moteurs prédominent d'habitude sur un membre ou même s'y localisent exclusivement et se présentent
parfois sous forme de *monoplégie associée* (facio-brachiale, brachio-crurale).
Cette hémiplégie débute souvent d'une manière progressive, précédée de
fourmillements ou de douleurs dans le côté menacé. La sensibilité et le sens
musculaire sont constamment altérés, mais ici l'hémianesthésie est ordinairement fugace. En outre, cette hémianesthésie est incomplète, partielle, et
contraste ainsi avec celle de l'hémiplégie capsulaire, qui semble plus complète et plus durable. Enfin et surtout, la coexistence d'aphasie permanente
(hémiplégie droite), d'épilepsie partielle et de troubles intellectuels, plaide
pour l'origine corticale du syndrome. Une lésion artérielle ou cardiaque
(*forme hémiplégique du rétrécissement mitral*) fera supposer, avec la possi-

bilité d'une embolie, la probabilité d'un foyer cortical. Mais toutes ces données sont inconstantes. Aussi convient-il de faire toujours certaines réserves et de se contenter de probabilités, la certitude étant pour ainsi dire impossible.

Tantôt la lésion siège primitivement dans l'écorce. Il en est ainsi dans les cas de nécrobiose par embolie ou par thrombose artérielle de la sylvienne ou d'une de ses branches. Tantôt le siège initial de la lésion est *sus-cortical* et occupe soit la paroi osseuse du crâne, soit les méninges. L'écorce, dans ces cas, est intéressée secondairement. Souvent alors la syphilis ou la tuberculose sont en jeu et l'*épilepsie partielle*, d'ordinaire, précède la paralysie. D'abord transitoire, l'*hémiplégie post-épileptoïde* peut finir par s'installer à l'état permanent, s'accompagner de contracture secondaire et remplacer les convulsions jacksonniennes. Tantôt enfin le siège de la lésion est immédiatement *sous-cortical*. Dans ce cas, l'hémiplégie n'a rien qui la distingue de l'hémiplégie corticale proprement dite.

2° Dans l'*hémiplégie capsulaire*, il s'agit d'ordinaire d'hémiplégie totale occasionnée par une hémorragie. D'après les récentes recherches de P. Marie et de Guillain, toute lésion de la capsule interne, si minime soit-elle, entraîne toujours une hémiplégie, jamais une monoplégie. L'hémianesthésie est rare dans cette variété d'hémiplégie, mais, quand elle existe, elle est le plus souvent totale, complète et durable. Par contre, l'hémichorée et l'hémiathétose ne sont pas très rares, tandis que ces deux troubles moteurs semblent exceptionnels dans les lésions limitées à l'écorce. L'épilepsie partielle fait défaut. Lorsque les convulsions existent, elles sont généralement précoces, généralisées, et indiquent une inondation ventriculaire. L'aphasie manque également. Les troubles de l'articulation et de la déglutition trahiraient une lésion du noyau lenticulaire; les douleurs, l'hémianesthésie, l'atrophie musculaire, l'hémichorée, une altération de la couche optique.

3° *Hémiplégie pédonculaire et pédonculo-protubérantielle*. — Dans certains faits, rien ne permet de reconnaître l'hémiplégie pédonculaire. On porte le diagnostic d'hémiplégie vulgaire par lésion de la capsule, par exemple, et l'autopsie vient révéler un foyer dans un pédoncule. Mais, dans la majorité des faits, il n'en va pas ainsi. A une hémiplégie vulgaire se surajoute une paralysie du moteur oculaire commun, du côté opposé à la paralysie des membres. C'est cette variété d'hémiplégie alterne que Charcot a proposé de désigner sous le nom de *syndrome de Weber* (V. OPHTALMOPLÉGIES).

Tantôt la paralysie de l'oculo-moteur commun est complète : ptosis, strabisme externe, mydriase, etc. Tantôt elle est incomplète. Elle peut alors se présenter sous la forme d'ophtalmoplégie interne isolée, comme dans un cas de Poumeau. D'autres fois, au contraire, le noyau supérieur de l'oculo-moteur commun est respecté et l'iris et la pupille ne sont pas intéressés: la paralysie se limite à tous les muscles externes de l'œil innervé par la IIIe paire. Il se peut même que tous les muscles externes ne soient point touchés simultanément. On a vu du ptosis isolé (Richards et Leube). Il est à remarquer qu'avec cette blépharoptose isolée semblent coexister une paralysie de la VIe paire et une paralysie totale du facial. Assez souvent la paralysie du moteur oculaire commun est bilatérale par suite de propagation de la lésion au côté opposé.

Quant à l'hémiplégie des membres et du facial inférieur, du côté opposé à la paralysie complète de la IIIᵉ paire, elle est de tout point comparable à l'hémiplégie cérébrale vulgaire. Elle peut s'accompagner d'hémianesthésie, d'hémiopie permanente (Joffroy), ainsi que de troubles vaso-moteurs. Dans certains faits de lésion pédonculaire, il ne s'agit pas d'hémiplégie véritable, mais bien d'un hémitremblement permanent ou intentionnel auquel Charcot a donné le nom de *syndrome de Benedikt*.

4° **Hémiplégie bulbo-protubérantielle.** — Le *syndrome de Millard-Gubler* est essentiellement caractérisé par la coexistence d'une paralysie faciale totale d'un côté avec une hémiplégie des membres du côté opposé du corps. La paralysie faciale, au point de vue de ses caractères objectifs, de son étendue et de ses réactions électriques, se comporte comme la paralysie faciale dite *a frigore* : c'est une paralysie faciale périphérique. Il n'est pas rare de voir coïncider, avec cette paralysie du facial, une paralysie d'autres nerfs craniens du même côté, en particulier de l'hypoglosse et de l'abducens.

Ici encore l'explication de cette hémiplégie alterne est fournie par l'anatomie de la région, par les relations que le faisceau pyramidal, dans son trajet bulbo-protubérantiel, affecte avec les troncs des nerfs facial, hypoglosse et moteur oculaire externe.

Ce syndrome de Millard-Gubler se complique donc assez souvent de paralysie de la VIᵉ paire et de troubles de la parole, avec ou sans hémiatrophie de la langue. Dans quelques cas, on a vu le trijumeau et l'auditif participer au syndrome. L'hémiplégie alterne inférieure ou bulbo-protubérantielle peut se présenter sous un type différent du type Millard-Gubler et être caractérisée par une hémiplégie vulgaire des membres, associée à une paralysie de l'abducens ou de l'hypoglosse (V. Ophtalmoplégies).

Il est une variété d'hémiplégie alterne qui a été signalée par Raymond et étudiée plus récemment par Bernhardt. Elle consiste dans une *hémianesthésie alterne*, tantôt pure et isolée, tantôt associée à une paralysie motrice des membres ou du trijumeau. A l'état d'isolement, elle est caractérisée par une anesthésie de la face d'un côté (trijumeau pris totalement ou partiellement), associée à une hémianesthésie de la peau du tronc et des membres de l'autre côté.

5° **Hémiplégie spinale.** — Le *syndrome de Brown-Séquard* consiste en une hémiplégie des membres d'un côté avec hémianesthésie du côté opposé. L'hémianesthésie occupe le côté du corps opposé au siège de la lésion spinale. L'hémiplégie occupe les membres du côté de la lésion; elle ne s'accompagne pas d'anesthésie, mais souvent, au contraire, d'hyperesthésie. La face est respectée. Dans un cas de Stieglitz, il y avait syndrome de Brown-Séquard pour les membres et, en plus, anesthésie du trijumeau (intéressé dans sa racine ascendante) du même côté que la paralysie motrice, de telle sorte qu'on se trouvait en présence d'une *hémianesthésie alterne* [V. Moelle (Compressions)].

La condition nécessaire de cette hémiplégie est que la lésion, traumatique ou spontanée, siège dans la région cervicale de la moelle. Toute lésion située au-dessous engendrerait le même syndrome, mais sous le type hémiparaplégique.

On peut résumer, comme il suit, les troubles observés en pareil cas :

a) *Du côté de la lésion spinale* :

1° Hémiplégie motrice avec hémihyperesthésie ;

2° Zone anesthésique, peu étendue, située immédiatement au-dessus de la limite supérieure de l'hémihyperesthésie, correspondant au territoire innervé par les nerfs qui naissent immédiatement au-dessous du siège de la lésion ;

3° Zone hyperesthésique, située au-dessus de la zone anesthésique précédente ;

4° Paralysie possible des origines du grand sympathique ;

5° Hyperthermie des parties paralysées.

b) *Du côté opposé à la lésion spinale* :

1° Hémianesthésie complète ou dissociée, homologue (quant à son étendue) à l'hémiplégie motrice du côté opposé ;

2° Zone hyperesthésique située au-dessus de l'hémianesthésie ;

3° Intégrité de la motilité volontaire.

D'après Mann, dans l'hémiplégie spinale, la paralysie porterait sur les mêmes groupements ou « mécanismes musculaires » que dans l'hémiplégie cérébrale, c'est-à-dire sur les « raccourcisseurs » du membre inférieur, les « allongeurs » de ce membre restant plus ou moins intacts. Cet auteur admet trois types de paralysie spinale, suivant la hauteur de la lésion :

1° Une paralysie spasmodique des membres supérieur et inférieur, sans altérations électriques, si la lésion siège au-dessus du renflement cervical ;

2° Une paraplégie spasmodique du membre inférieur, associée à une monoplégie brachiale flasque et atrophique, si la lésion occupe le renflement cervical ;

3° Une hémiparaplégie spinale, spasmodique, si la lésion siège au-dessous du renflement cervical.

A ces trois types on peut adjoindre l'*hémiplégie spinale bilatérale* (Hanot et Meunier, Brissaud) fréquente dans la syphilis, « la paraplégie syphilitique sensitivo-motrice bilatérale étant quelquefois une double hémiparaplégie motrice avec double hémianesthésie croisée ».

A côté de cette hémiplégie spinale si particulière, il faut mentionner l'*hémiplégie spinale aiguë*, chez l'enfant ou chez l'adulte, par poliomyélite antérieure. Elle est exceptionnelle et déterminée par la coïncidence de deux foyers occupant, l'un la région cervicale et l'autre la région lombaire, du même côté de la moelle. Elle est facile à reconnaître à sa flaccidité (abolition des réflexes tendineux), à la mobilité extrême des parties paralysées, à l'arrêt de développement et aux déformations considérables des membres, à l'amyotrophie, aux troubles électriques, à l'absence de troubles de la sensibilité, etc.

6° *Hémiplégie bilatérale.* — Jusqu'ici, je n'ai envisagé que les faits communs d'hémiplégie vulgaire. On peut se trouver en présence des cas d'hémiplégie double accompagnée du syndrome glosso-labié. Ce sont les faits de ce genre que M. Lépine, en 1877, a autonomisés sous la dénomination de *paralysie glosso-labiée cérébrale à forme pseudo-bulbaire*, qui sera étudiée ailleurs (V. Paralysie pseudo-bulbaire).

B. — **Diagnostic étiologique.** — Retrouver la cause derrière le syndrome hémiplégic est parfois chose très facile. Lorsque, par exemple, ce syndrome survient au cours d'une maladie parfaitement caractérisée, comme la pneumonie, la sclérose en plaques, etc., il est vraisemblable qu'il est sous la dépendance de la maladie initiale. Mais il pourrait, à la rigueur, relever d'une hémorragie ou d'un ramollissement cérébral vulgaire, voire de l'hystérie.

Quand, au contraire, l'hémiplégie se montre au milieu d'une santé parfaite, et qu'elle constitue, en apparence du moins, tout le mal, il est plus malaisé de résoudre le problème. Pour arriver, dans ces cas, à la probabilité, sinon à la certitude, il faut réunir une série de notions tirées de l'âge du sujet, de ses antécédents, de son passé pathologique, des signes concomitants, des caractères mêmes du syndrome hémiplégique et tâcher, à l'aide de ces connaissances, de remonter de l'effet à la cause première.

Il est impossible de passer ici en revue les diverses variétés étiologiques de l'hémiplégie. Ce serait une revue à la fois fastidieuse et incomplète, tant ces causes sont innombrables. On trouvera dans le tableau suivant la liste des *principales* d'entre elles.

Il suffit de se reporter aux articles concernant les maladies énumérées dans ce tableau pour prendre connaissance des caractères spéciaux que chacune de ces causes imprime au syndrome en question. L'*hémiplégie spasmodique infantile* fait l'objet d'une étude spéciale (V. Encéphalopathies infantiles).

A) **Maladies organiques des centres nerveux.**

1° Lésions traumatiques craniennes, cérébrales et médullaires.

2° Lésions spontanées des os.

3° Lésions méningées.
- Hémorragies méningées.
- Pachyméningites.
- Méningites (syphilis, tuberculose).

4° Lésions cérébrales.
- Ramollissement. { athérome. artérites. embolies. }
- Hémorragie.
- Tumeurs.
- Abcès.
- Scléroses dites primitives.

5° Lésions cérébro-spinales.
- Tabes.
- Sclérose en plaques.
- Paralysie générale.
- Zona ophtalmique.

B) **Maladies toxi-infectieuses**

1° Intoxications.
- Urémie.
- Diabète.
- Alcoolisme.
- Saturnisme.
- Hydrargyrisme.
- Intoxications sulfo- et oxycarbonées.

2° Infections.
- a) Aiguës.
  - Pneumonie.
  - Pleurésie.
  - Paludisme
  - Fièvre typhoïde.
  - Fièvres éruptives.
  - Puerpéralité.
  - Diphtérie.
  - Rage, etc.
- b) Chroniques.
  - Syphilis.
  - Tuberculose.

C) **Névroses.**
- Maladie de Parkinson.
- Hystérie.
- Chorée.
- Fulguration, etc.

Le problème qui se pose journellement en présence d'une hémiplégie est le suivant : s'agit-il d'une *hémiplégie organique* ou d'une *hémiplégie hystérique?* Les conditions émotionnelles dans lesquelles s'est développée la paralysie ne peuvent permettre aucune conclusion ferme, pas plus que la présence d'une des causes habituelles de l'hémiplégie organique. Un syphilitique, un sujet porteur d'une lésion mitrale peuvent, à un moment donné, être frappés d'hémiplégie hystérique. La constatation d'une hémianesthésie sensitivo-sensorielle ne signifie pas absolument que les troubles moteurs sous-jacents dépendent de la névrose. Il faut donc chercher une différenciation dans les troubles moteurs eux-mêmes.

Babinski et différents auteurs ont décrit un certain nombre de signes que j'ai signalés, chemin faisant, et qui permettent de distinguer la nature organique d'une hémiplégie. Ce sont : le *phénomène des orteils*, le *signe du peaucier*, la *flexion combinée de la cuisse et du tronc*, la *flexion exagérée de l'avant-bras*, la *griffe particulière de la main*, la *pronation de la main*, le *signe des interosseux*, le *signe du pouce*, le *phénomène de la main*, le *phénomène de l'abduction et de l'adduction associée*, l'*hypertonicité des fléchisseurs de la jambe*, etc.

Tous ces signes ont déjà été étudiés à l'exception de la griffe spéciale. Si le médecin glisse sa main — la chose est possible — entre les doigts et la paume de la main du malade, et s'il essaye d'étendre cette main, il sent un obstacle à la fois trépidant et élastique, et constate, pendant ce mouvement d'extension, que les phalanges se fléchissent les unes sur les autres et sur les métacarpes, de manière à venir serrer la main de l'observateur. Il y a là une sensation globale que l'on reconnaît quand on l'a une fois perçue.

Le tableau ci-dessous, que j'emprunte à Babinski, permettra, en résumé, de distinguer l'hémiplégie organique de l'hémiplégie hystérique. On le complètera en y ajoutant les signes ci-dessus signalés qui appartiennent à l'hémiplégie organique :

Hémiplégie organique.	Hémiplégie hystérique.
1° La paralysie est limitée à un côté du corps.	1° La paralysie n'est pas toujours limitée à un côté du corps. Cette remarque s'applique particulièrement à la paralysie de la face, où les troubles sont généralement bilatéraux.
2° La paralysie n'est pas systématique. Si par exemple à la face les mouvements unilatéraux sont très affaiblis, l'impotence aussi apparaît avec netteté du côté de l'hémiplégie pendant l'exécution des mouvements bilatéraux synergiques.	2° La paralysie est parfois systématique, il en est presque toujours ainsi à la face. Par exemple, les mouvements unilatéraux de la face peuvent être complètement abolis, tandis que les muscles du côté de l'hémiplégie fonctionnent normalement pendant l'exécution des mouvements bilatéraux synergiques.
3° La paralysie atteint les mouvements volontaires conscients ainsi que les mouvements volontaires inconscients ou subconscients ; de là résultent deux phénomènes, l'un le *signe du peaucier*, l'autre la *flexion combinée de la cuisse et du tronc*.	3° Les mouvements volontaires inconscients ou subconscients ne sont pas troublés ; de là résultent l'absence du signe du peaucier, ainsi que l'absence de la flexion combinée de la cuisse et du tronc.

Hémiplégie organique (*Suite*).

4° La langue est généralement déviée du côté de la paralysie.

5° Il y a, principalement au début, de l'*hypotonicité musculaire*, qui peut se traduire à la face par l'abaissement de la commissure, de l'abaissement du sourcil, etc., et au membre supérieur par la *flexion exagérée de l'avant-bras*.

6° Les réflexes tendineux et les réflexes osseux sont souvent troublés dès le début : ils peuvent être à ce moment abolis, affaiblis ou exagérés. Plus tard ils sont presque toujours exagérés et il existe dans bien des cas de la trépidation épileptoïde du pied.

7° Les réflexes cutanés sont généralement troublés.
Le réflexe abdominal et le réflexe crémastérien sont ordinairement, surtout au début, affaiblis ou abolis.
Le mouvement réflexe des orteils consécutifs à l'excitation de la plante du pied subit ordinairement une inversion dans sa forme ; les orteils, au lieu de se fléchir, s'étendent sur le métatarse. Ce signe, ou *phénomène des orteils*, appartient à toutes les périodes de l'hémiplégie.

8° La forme de la contracture a un aspect particulier et ne peut être reproduite par une contraction volontaire des muscles.

9° L'évolution est régulière ; la contraction succède à la flaccidité ; l'amélioration est progressive ; la paralysie n'est pas sujette à des alternatives en bien ou en mal.

Hémiplégie hystérique (*Suite*).

4° La langue est parfois légèrement déviée du côté de la paralysie, mais la déviation de la langue peut aussi être très prononcée, ou encore s'opérer du côté opposé à la paralysie.

5° Il n'y a pas d'hypotonicité musculaire. Quand il existe de l'asymétrie faciale, on peut reconnaître qu'elle est due non à de l'hypotonicité musculaire, mais à du spasme ; le signe de la flexion exagérée de l'avant-bras fait défaut.

6° Les réflexes tendineux et les réflexes osseux ne subissent pas de modification et la trépidation épileptoïde du pied fait défaut.

7° Les réflexes cutanés ne paraissent pas troublés.
Le réflexe abdominal et le réflexe crémastérien sont ordinairement normaux.
Le mouvement réflexe consécutif à l'excitation de la plante du pied ne subit pas d'inversion dans sa forme. Le phénomène des orteils fait défaut.

8° La forme de la contracture peut être reproduite par une contraction volontaire des muscles.

9° L'évolution est capricieuse : la paralysie peut rester indéfiniment flasque, comme elle peut aussi être spasmodique dès le début ; les phénomènes spasmodiques s'associent parfois, surtout à la face, aux phénomènes paralytiques. Les troubles sont susceptibles de s'atténuer et de s'aggraver alternativement à plusieurs reprises, de se modifier rapidement dans leur intensité, ainsi que dans leur forme, de présenter des rémissions transitoires pouvant ne durer que quelques instants.

De nombreuses recherches ont montré que, très souvent, l'hémiplégie, survenue au cours d'une maladie organique préexistante, appartient non à cette maladie, mais bien à l'hystérie. Il en est de même du syndrome hémiplégie qui se montre au cours des intoxications par le plomb, l'alcool, le mercure, le sulfure et l'oxyde de carbone, etc., quel que soit le rôle joué par la maladie ou l'intoxication préalable. Avant donc de mettre une hémiplégie donnée sur le compte d'une maladie, il est indispensable, après s'être assuré qu'un foyer nécrobiotique ou hémorragique vulgaire n'est pas en cause, d'avoir éliminé l'hystérie.

Pronostic. — Le pronostic varie suivant les périodes et surtout suivant les causes de l'hémiplégie. Pendant la période apoplectique, il est sage de faire de prudentes réserves.

Quand le malade reprend vite ses sens, que la fièvre ne s'allume pas et que les signes du décubitus font défaut, la vie n'est plus en danger. Tout va se borner à une hémiplégie dont l'avenir est subordonné à différents éléments. Toutes choses égales d'ailleurs, l'avenir d'une paralysie complète et totale est plus sombre que celui d'une paralysie partielle et incomplète. L'âge du malade constitue encore un élément de gravité variable : il est certain que l'hémiplégie est plus grave chez l'enfant que chez l'adulte, à cause de l'arrêt de développement et de la difformité monstrueuse de l'hémiplégie spasmodique infantile. D'autre part, le mauvais état général du sujet, la coexistence de lésions cardio-artérielles sont de nature à assombrir le pronostic.

Mais ce qui, en réalité, commande le pronostic, c'est la cause même et le mécanisme du syndrome. Une hémiplégie par destruction du système pyramidal est plus grave qu'une hémiplégie par compression. Celle-ci guérit dans plusieurs cas, celle-là conduit toujours à la contracture secondaire et à l'impotence motrice. Tantôt cette impotence est considérable et le sujet condamné, pour la vie, au décubitus horizontal, avec gâtisme précoce ou tardif et toutes les complications que comporte le séjour définitif au lit. Plus souvent, l'impotence reste ou devient incomplète, et dans ces conditions l'hémiplégie est une infirmité supportable. Il est vrai que des complications peuvent la rendre plus sérieuse : il est inutile d'insister sur l'importance de certains phénomènes surajoutés, tels que convulsions partielles ou générales, aphasie, troubles intellectuels, etc.

Les hémiplégies qui ne dépendent pas d'une lésion de déficit, mais bien d'un processus circulatoire, toxique, infectieux ou inhibitif, sont généralement bénignes, transitoires et curables. Quelques-unes comportent cependant un pronostic sévère, telle l'hémiplégie pneumonique des vieillards qui n'est, en vérité, que l'épiphénomène de la toxi-infection.

Il est clair que l'hémiplégie hystérique est beaucoup moins grave que l'hémiplégie organique. Mais il faut savoir qu'elle est souvent rebelle, tenace, récidivante, et qu'elle peut constituer une infirmité prolongée.

Si la cause est accessible à la thérapeutique, comme dans les traumatismes et surtout dans la syphilis, le pronostic peut être bénin, à condition toutefois qu'on puisse prévenir la dégénération secondaire par un traitement précoce et énergique.

Traitement. — On peut, dans certains cas, prévenir l'hémiplégie. Si, chez un syphilitique, par exemple, on constate dans un côté du corps des fourmillements ou des secousses convulsives, un traitement spécifique intensif peut empêcher la paralysie de survenir. Une hémiplégie syphilitique, déjà constituée, peut même guérir si elle est attaquée dès l'origine. C'est du reste toujours à la cause que le traitement doit s'adresser, quand celle-ci est accessible à la thérapeutique. L'hystérie et les traumatismes crâniens rentrent dans cette catégorie.

Malheureusement la cause est le plus souvent au-dessus de tous les traitements médicaux ou chirurgicaux. Dans ces conditions, il faut recourir à un traitement palliatif. A cet égard, il importe de distinguer les hémiplégies anciennes des hémiplégies récentes pour les traiter différemment.

Dans l'*hémiplégie récente*, il faut intervenir le plus tôt possible, dès que l'état général du malade le permet, dans le courant de la première semaine, par exemple. On fera *lever le malade* pour le mettre sur un fauteuil. Sans tarder, il faudra recourir aux massages légers des muscles et aux mouvements passifs des jointures, afin d'éviter les lésions articulaires et péri-articulaires et les troubles trophiques tendineux qui entraveraient plus tard les mouvements des articulations.

Il convient, en outre, de veiller à la *rééducation* de la station debout, de la marche et des fonctions du membre supérieur, en un mot, de la motilité volontaire. Tous les jours, deux fois par jour, pendant un quart d'heure, on fera marcher le malade et on l'obligera à se servir de sa main.

Bref, la rééducation systématique et méthodique, la mécanothérapie doivent constituer le fondement d'une thérapeutique rationnelle (V. DISCIPLINE PSYCHOMOTRICE).

Faut-il recourir à l'électrothérapie? L'électricité, comme la strychnine, est plus nuisible qu'utile, car elle hâte ou exagère la contracture. Si, dans certains cas, on croit devoir y recourir, il convient d'employer des courants galvaniques de faible intensité, et d'en limiter cet emploi aux cas déjà anciens.

Un médecin allemand, Huchzermeyer, a conseillé l'hydrothérapie sous la forme de bains chauds et salés. Dans l'eau les membres perdent de leur poids, en vertu du principe d'Archimède, et les mouvements se font aisément et sans fatigue, ce qui permet de prolonger la durée des exercices et d'accentuer l'étendue de ces mouvements.

Dans l'*hémiplégie ancienne*, il faut mettre en œuvre les moyens précédents : mouvements passifs, rééducation, massages, bains, auxquels on peut associer de faibles doses d'iodure de potassium. Mais il ne faut pas attendre des résultats brillants de cette thérapeutique palliative, et il est prudent de ne promettre qu'une lente amélioration.

Enfin, si le malade est gâteux ou dément, qu'il s'agisse d'hémiplégie récente ou ancienne, il faut redouter l'apparition d'escarres et d'accidents infectieux, et tâcher de les éviter par des soins de propreté minutieux et réguliers.   *A. SOUQUES.*

HÉMIPLÉGIE SPASMODIQUE DE L'ENFANCE. — (V. ENCÉPHALOPATHIES). — Précédée ou non de la période fébrile, l'évolution de l'hémiplégie spasmodique est marquée dès son début par des attaques épileptiques. Celles-ci se distinguent par leur prédominance sur les membres du côté de l'hémiplégie future, par leur localisation initiale sur les extrémités, par leur généralisation consécutive, par leur subintrance qui constitue un véritable état de mal avec élévation de la température centrale. Tout ceci d'ailleurs n'est pas d'une constance rigoureuse. Les convulsions peuvent être circonscrites à un seul membre ; d'autres fois elles font défaut. Mais ce qui caractérise au premier chef la maladie, c'est l'apparition soudaine d'une hémiplégie flasque. Lorsque des attaques ont eu lieu, l'hémiplégie se manifeste aussitôt que l'enfant se réveille de l'état de mal. Quelquefois elle n'est apparente qu'après une série de plusieurs attaques.

En général, l'hémiplégie est totale, c'est-à-dire qu'elle affecte les deux membres et la moitié de la face.

Il est rare qu'elle soit complète ; c'est dire que l'impotence fonctionnelle n'est pas absolue ni de même intensité pour les deux membres et la face : c'est au membre supérieur qu'elle présente son maximum. Au membre supérieur, le groupe des muscles radiaux est en général plus frappé que tous les autres groupes. Au membre inférieur, c'est le groupe du sciatique poplité externe. On peut établir comme règle que la racine des membres est toujours moins paralysée que leurs extrémités, ainsi qu'il arrive communément dans les hémiplégies d'origine corticale. Quant à la face, l'hémiplégie est toujours moins accentuée que ne peut le faire supposer *a priori* la lésion hémisphérique des centres moteurs du visage. Il va sans dire qu'elle prédomine dans le facial inférieur ; la participation de l'hypoglosse est invariablement très restreinte. Cette paralysie du facial est souvent transitoire et s'efface ou s'atténue dans les vieilles hémiplégies. Elle demande à être recherchée avec soin. Il peut exceptionnellement y avoir contracture faciale, particulièrement dans les formes avec athétose.

La période d'hémiplégie flaccide ne dépasse guère une quinzaine de jours ; au bout de ce délai, les réflexes tendineux commencent à s'exagérer, le clonus du pied provoqué apparaît, et le petit malade entre dans la période d'hémiplégie spasmodique. Celle-ci est définitive et incurable. Elle ne diffère en rien de l'hémiplégie des adultes, pour ce qui est de ses caractères généraux, mais elle s'en distingue par les particularités suivantes :

Les déformations dues aux contractures sont extrêmement prononcées ; l'avant-bras est fléchi franchement sur le bras, la main fortement sur l'avant-bras en pronation exagérée ; les doigts sont fléchis dans la paume ou fortement étendus. Au membre inférieur, le genou aussi est légèrement fléchi et le pied est dans l'attitude du varus équin avec une tendance à la luxation de l'astragale. Mais ce qui est encore bien plus spécial, c'est l'atrophie générale du côté hémiplégique, tant aux membres qu'à la face, avec la prédominance déjà signalée au membre supérieur. L'atrophie en question ajoute au tableau clinique de l'hémiplégie spasmodique infantile son trait le plus saillant.

L'atrophie porte sur les muscles et sur le squelette. L'amyotrophie est uniforme et plus ou moins accusée, selon les cas. Quant à l'atrophie osseuse, elle frappe l'os dans toutes ses dimensions, plus en épaisseur, semble-t-il, qu'en longueur. L'atrophie en longueur peut cependant être très marquée et atteindre, au membre supérieur, 5 à 6 centimètres. Mais généralement l'atrophie en longueur ne dépasse pas 2 à 5 centimètres. Les muscles et les os du thorax participent à l'arrêt de développement, moins cependant que ceux des membres. Il s'ensuit une asymétrie manifeste et une scoliose signalées dans plusieurs observations.

L'atrophie peut porter sur la face (os et muscles) et simuler de prime abord l'hémiatrophie faciale.

Du côté des extrémités des membres il existe des troubles vaso-moteurs très accusés, avec refroidissement des téguments pouvant atteindre deux degrés dans le côté paralysé (Féré).

Les troubles de la sensibilité, dans cette forme comme dans toutes les autres, sont minimes. La contracture est parfois douloureuse et affecte le caractère de crampes. Mais il importe de signaler l'absence fréquente de contracture permanente dans l'hémiplégie infantile (Long).

A. SOUQUES.

HÉMIPLÉGIE (TROUBLES OCULAIRES). — Contrairement à l'opinion autrefois admise qu'une partie des muscles du côté paralysé dans l'hémiplégie organique de l'adulte restait indemne et que surtout les muscles couplés, à action synergique, n'étaient pas touchés, on sait actuellement que les muscles du thorax, les muscles peauciers, les muscles abdominaux et le facial supérieur peuvent participer à la paralysie. Les muscles oculomoteurs ne font pas exception. La puissance musculaire absolue de chacun des muscles oculaires est diminuée des deux côtés, mais surtout du côté hémiplégié. Le ptosis et la mydriase s'observent assez souvent. Ces phénomènes sont dus à la paralysie des nerfs oculo-moteurs.

Hémiplégie oculaire. — Le terme de *déviation conjuguée de la tête et des yeux*, admis à juste titre dans la nomenclature nosologique, consacre d'une façon un peu trop exclusive l'individualité d'un syndrome clinique. On cherche naturellement à rattacher ce syndrome à une localisation fixe. Or, les faits anatomo-pathologiques ne sont ni constants ni concordants; et, d'autre part, le syndrome de la déviation conjuguée est loin de toujours se présenter identique à lui-même. La formule clinique est variable. Tantôt les yeux sont seuls déviés, tantôt il s'y joint une déviation de la tête; et cette déviation céphalique peut être de même sens que la déviation oculaire, ou de sens opposé; elle peut même exister seule. La pluralité des centres *sensorio* et *sensitivo*-moteurs, admise par certains auteurs, n'a fait qu'étendre le champ de l'observation sans apporter une conception nette de la pathogénie du syndrome.

La notion clinique importante est la suivante : il n'y a pas à proprement parler déviation oculaire, mais hémiophtalmoplégie; il y a *hémiplégie oculaire* comme il y a hémiplégie de tous les muscles d'un même côté du corps, et la paralysie porte sur les deux yeux, parce qu'il y a hémiparalysie oculaire comme il peut y avoir hémianopsie, le centre moteur comme le centre sensoriel ayant une action simultanée et symétrique sur les deux globes oculaires (Brissaud et Péchin). Le terme *hémiplégie oculaire* proposé par ces auteurs a pour but de définir par lui seul un symptôme qui a vraisemblablement avec la déviation conjuguée certains rapports d'origine, mais qui en diffère très notablement au point de vue séméiologique. La déviation n'est pas spasmodique. L'œil regarde à droite ou à gauche, selon le côté hémiplégique, parce que, ainsi fixé, sa situation correspond au moindre effort. Les yeux ne sont plus en équilibre dans la position dite primaire et la déviation exprime une sorte de détente due à la paralysie. La course angulaire que l'œil peut accomplir s'arrête, *grosso modo*, au méridien sagittal; il ne peut le dépasser, alors il reste entre ces deux positions qui correspondent, la première à un minimum et la seconde à un maximum d'effort. Et, lorsque le malade veut regarder du côté opposé à la déviation, on voit les deux globes oculaires se déplacer d'un mouvement continu ou par secousses nystagmiformes pour s'*arrêter* au niveau du méridien sagittal. Ce symptôme est d'une parfaite netteté et absolument indépendant d'une déviation quelconque de la tête. Il s'agit bien d'un phénomène hémiplégique de la moitié du corps qui l'accompagne, hémiplégie caractérisée toujours par la perte de la fonction volontaire et non par la perte de la contractilité. Dans l'hémiplégie oculaire il y a perte de la fonction qui consiste à *regarder à droite et rien qu'à droite, ou à gauche et rien qu'à gauche* et non pas dans les autres directions, ni en haut ni en bas. Et ceci d'ailleurs s'accorde bien avec la fonction lévogyre et la fonction dextrogyre de Grasset.

Ainsi se trouve précisé et individualisé ce symptôme d'hémiplégie oculaire non associé à d'autres paralysies oculaires ou à la rotation de la tête dans un sens quelconque, et caractérisé surtout par la possibilité qu'ont les globes oculaires de se mouvoir depuis l'extrême limite de la déviation jusqu'à la ligne médiane (méridien sagittal), le malade pouvant regarder dans le champ visuel formé par la ligne qui limite la déviation extrême et l'axe visuel dans le regard en face, mais étant absolument incapable de franchir cette limite. Là les yeux sont arrêtés, impuissants à remplir leur fonction volontaire, à regarder à droite ou à gauche, parce qu'ils sont *hémiplégiés.* PÉCHIN.

HÉMISPASME. — V. Facial et Spasme.

HÉMISPOROSE. — Cette mycose est due à l'*Hemispora stellata*, elle a été individualisée en 1908 par Gougerot et Caraven qui en ont fait, dans la *Revue de Chirurgie*, 1909, l'étude complète clinique et diagnostique, bactériologique et expérimentale, anatomique et étiologique. Le malade trouve le contage dans la nature et c'est sur des débris végétaux que Vuillemin a découvert ce parasite en 1906. Le parasite semble assez répandu dans le monde extérieur, mais sa virulence est si faible qu'il ne doit déterminer que par exception des lésions chez l'homme.

On connaît déjà 5 observations humaines d'hémisporose. La première de Gougerot et Caraven était une ostéite primitive hyperostosante chronique de la diaphyse du tibia, elle simulait une ostéo-périostite syphilitique, une ostéomyélite chronique post-typhique, une sporotrichose osseuse. La 2ᵉ observation d'Auvray se rapportait à des gommes sous-cutanées et cutanées abcédées et fistulées de la région sous-angulo-maxillaire et de la face ressemblant à des gommes tuberculeuses. La 5ᵉ observation de De Beurmann, Clair et Gougerot, était une gomme syphiloïde de la verge infiltrant les corps caverneux et gênant la miction. Les recherches expérimentales de Gougerot et Caraven font prévoir que les lésions hémisporosiques peuvent être multiples, superficielles, profondes et même viscérales.

Les observations sont encore trop peu nombreuses pour qu'on puisse tenter un diagnostic clinique. Le diagnostic histologique est impossible, car les lésions s'identifient tantôt aux follicules tuberculeux, tantôt à la gomme sporotrichosique avec ses trois zones et son micro-abcès polynucléaire central. Le parasite, qui dans le pus ou dans les tissus semble revêtir la forme courte, est malaisé à déceler par l'examen direct. Le diagnostic d'hémisporose ne peut donc être fait que par les *cultures à froid sur milieu de Sabouraud*, suivant notre technique des sporotrichoses. Sur gélose glycosée peptonée l'aspect macroscopique de la culture est à lui seul caractéristique : colonies arrondies ou confluentes, circonvolvées à gros mamelons, d'abord brun noir, puis se poudrant de rouille et s'entourant d'une auréole blanche étoilée et rayonnée (fig. 88). L'*artifice de la coulée de pus sur le verre sec*, que j'ai imaginé pour les sporotrichoses, permet non seulement un diagnostic précoce, mais encore l'identification microscopique du parasite : en effet, sans faire la moindre préparation,

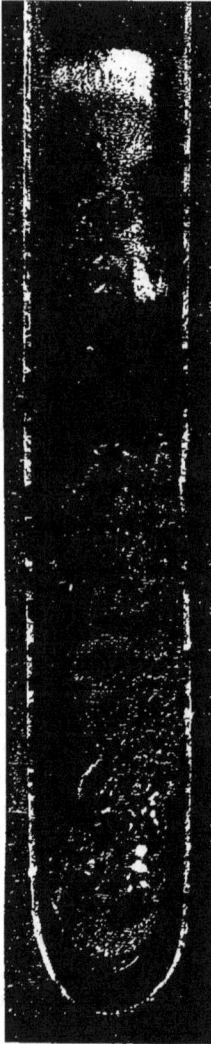

Fig. 88.

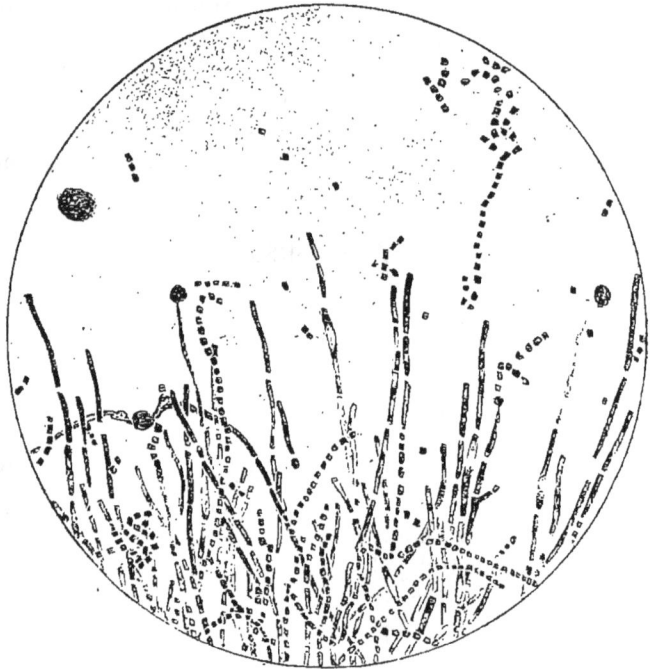

Fig. 89.

Fig. 88. — Culture d'*Hemispora stellata* (Vuillemin) sur gélose peptonée de Sabouraud.
Fig. 89. — *Hemispora stellata*. Aspect microscopique du parasite par l'artifice de la coulée de pus
« sur le verre sec » ou « sur lame sèche ».

en regardant au microscope la paroi sèche et chargée de colonies du tube de culture, on peut apprécier tous les détails du parasite, mycélium de 2 à 3 μ de large, hyalin, septé et ramifié, émettant des protoconidies à base étranglée qui portent des chaînettes de deutéroconidies fuligineuses, quadrangulaires, au nombre de 4 à 30, et mesurant de 2 μ,6 à 5 μ,5 (fig. 89).

Gougerot et Caraven insistent sur la nécessité d'un diagnostic sévère ; car le parasite, paraissant assez répandu dans le monde extérieur, pourrait souiller des lésions ouvertes ; « il ne suffit pas de trouver, par la culture, une *Hemispora* dans une lésion pour conclure que cette lésion est une hémisporose ». Ils réclament les preuves négatives : réaction de Wassermann et traitement mercuriel pour éliminer la syphilis ; inoculation au cobaye pour rejeter la tuberculose ; culture à 37°, etc..., pour éliminer les infections pyogènes. Ils exigent le faisceau de preuves positives qu'ils ont pu réunir dans leur 1er cas : « cultures pures en partant de lésions fermées et faites immédiatement ; présence du parasite dans tous les tubes laissés à froid, nombre des colonies dépassant deux par tube ; agglutination 1/50e, *sporoagglutination* de Widal et Abrami au 1/400e ; *fixation et cofixations sériques* de Widal et Abrami énergiques ; reproduction expérimentale d'une ostéo-périostite analogue à la lésion humaine ».

Le pronostic d'hémisporose semble bénin. Le traitement devra être le traitement iodo-ioduré général et local employé dans la sporotrichose. S'il reste impuissant ou insuffisant, il faudra combiner l'exérèse chirurgicale.   *H. GOUGEROT.*

HÉMOCULTURE. — Dans certaines infections, primitives ou secondaires, il peut y avoir, en circulation dans le sang, des microbes pathogènes dont on désire, pour assurer un diagnostic, rechercher la présence et établir la nature. Sauf dans l'infection charbonneuse, l'examen microscopique direct du sang ne permettrait pas de déceler ces microbes dans l'immense majorité des cas, et il est indiqué de recourir à l'hémoculture. Celle-ci consiste à ensemencer avec le sang un milieu nutritif, généralement du bouillon.

Sur la technique bactériologique de l'hémoculture, nous n'appuierons pas ; c'est l'affaire d'un laboratoire dûment outillé. Mieux vaut ici, à l'intention du praticien, indiquer la manière dont il pourra, au besoin, effectuer lui-même le prélèvement du sang suspect.

On fait le prélèvement dans une veine, généralement au pli du coude, vers la ligne médiane, où la peau est fine. On commence par poser une ligature sur le bras pour faire saillir les veines, comme pour la saignée. Il faut ensuite laver et aseptiser la peau au niveau de la ponction comme pour une opération chirurgicale. Un petit badigeonnage à la teinture d'iode, quelques minutes avant la ponction, puis immédiatement avant, peut y suffire ; ce procédé, toutefois, a l'inconvénient d'effacer la couleur de la veine. En tout cas, l'asepsie doit être des plus soignées.

On a préparé et stérilisé à l'autoclave une seringue de 5 ou de 10 c. c., fonctionnant très bien, et munie d'une aiguille d'acier ou de platine : le tout enfermé dans un tube de verre fermé à l'ouate. Un peu d'ouate, au fond du tube, empêche la pointe de l'aiguille de buter et de s'émousser. Il est bon que l'aiguille soit munie d'un mandrin, qu'on retirera au moment de la ponction.

Si l'on a trouvé plus commode de stériliser l'aiguille à part, il faudra la monter sur la seringue sans contaminer ni la partie qui s'enfoncera sous la peau, ni l'intérieur de l'embout.

On enfonce rapidement son aiguille dans la veine, peu importe dans quel sens, et l'on aspire lentement le sang.

On recueille ainsi 5 à 10 c. c. de sang; on désinsère la seringue de l'aiguille, *qu'on laisse en place*, et l'on évacue la seringue, aseptiquement, soit dans le bouillon de culture (dans la faible proportion de 1 c. c. de sang environ pour 100 c. c. de bouillon), soit dans un récipient que nous décrirons. S'il faut une quantité de sang plus grande, on fait une deuxième prise, en remettant la seringue en communication avec l'aiguille qui doit, avons-nous dit, être restée dans la veine.

On ne retire l'aiguille qu'une fois tout le prélèvement terminé, et non sans avoir auparavant relâché la ligature du bras, sous peine de voir se produire un hématome sous-cutané, simple incident, d'ailleurs.

Nous avons parlé d'un récipient où l'on recueillera le sang, si l'on n'a pas le bouillon de culture à sa disposition immédiate. Ce devra être un récipient très stérile, et contenant soit des fragments de baguette de verre, soit, mieux encore, des perles de verre.

On y agitera le sang recueilli, pendant une dizaine de minutes, pour empêcher par ce « battage » sa coagulation massive.

Il est commode d'employer un tube de verre contenant les perles, comme nous l'avons dit, et bouché à l'ouate. Pour agiter, on remplacera l'ouate par un bouchon de caoutchouc, préalablement stérilisé à part. Le récipient sera envoyé, sans transvasement, au laboratoire d'analyse.

On a conseillé aussi, pour empêcher la coagulation du sang, de le mélanger, aussitôt recueilli, avec une solution d'un sel anti-coagulant. Nous croyons cette méthode recommandable, mais, ne l'ayant pas expérimentée, nous n'avons pu en apprécier personnellement la valeur.

Pourquoi prendre une quantité de sang égale ou supérieure à 5 c. c.? C'est que les microbes infectants sont souvent en très faible nombre. Pourquoi pas par simple piqûre de la peau? Parce que la peau, même antiseptisée avec grand soin, n'est pas sûrement stérile dans la profondeur de l'épiderme. Pourquoi convient-il, pour la culture, d'employer beaucoup de bouillon? C'est que le sang jouit de propriétés empêchantes sur le développement microbien. Pourquoi, dans le cas d'ensemencement retardé, ne pas laisser le sang se coaguler en masse? C'est que, si on laissait se former un caillot, celui-ci, d'une part, serait plus difficile à reverser plus tard dans e bouillon de culture, et d'autre part les microbes, inclus dans la masse coagulée, pourraient demeurer éloignés du bouillon, dans de mauvaises conditions pour proliférer.

En somme, on voit que le prélèvement du sang, pour l'hémoculture, peut être réalisé par le médecin, mais il faut que l'asepsie la plus rigoureuse soit observée. Les conditions sont ici tout autres que quand il s'agit d'un séro-diagnostic typhique; pour ce dernier, quelques gouttes de sang, prélevées par piqûre ou par ventouse, non aseptiquement, mais simplement avec quelque propreté, sont parfaitement utilisables. Or il nous est arrivé de recevoir, pour une recherche de microbes, du sang prélevé comme pour un séro-diagnostic; il nous était impossible d'en tirer aucun parti pour l'hémoculture. Il faut d'ailleurs retenir ceci comme formule générale :

chaque espèce d'examen de sang comporte une technique particulière de prélèvement.

Dans quels cas est-il opportun de recourir à l'hémoculture pour assurer le diognostic? Pour la fièvre typhoïde, la préférence doit rester au séro-diagnostic de Widal, plus rapide et plus simple; toutefois l'hémoculture pourrait trouver son application dans les cas de diagnostic retardé, car le bacille d'Eberth peut être décelé dans le sang dès les premiers jours de la maladie. On a pu déceler dans le sang le colibacille, les bacilles para-typhiques, rarement le pneumocoque, souvent le streptocoque (dans les septicémies chirurgicales ou puerpérales), et le staphylocoque (notamment dans certaines septicémies avec état typhoïde), assez souvent le tétragène, parfois le gonocoque, le méningocoque, etc.

Nous empruntons ces renseignements à l'excellente thèse de Lemierre (Paris, 1904) où l'ensemble de la question est bien étudié.

HALLION et CARRION.

HÉMOGLOBINURIE. — L'hémoglobinurie est caractérisée par la présence de l'hémoglobine en dissolution dans l'urine : on ne trouve pas dans celle-ci, si ce n'est parfois en nombre insignifiant, de globules sanguins.

Symptomatologie. — C'est un syndrome clinique dont le type le plus saisissant est connu sous le nom d'hémoglobinurie paroxystique essentielle. C'est cette forme que nous prendrons pour modèle de notre description.

Hémoglobinurie paroxystique essentielle. — Souvent héréditaire et familiale, elle atteint surtout l'*homme* entre 20 et 40 ans, La *syphilis* secon-daire, parfois même la syphilis héréditaire, est fréquemment notée dans les antécédents du malade. L'accès survient presque constamment après un *refroidissement*, d'où la fréquence du syndrome en hiver. Un surmenage physique, une marche prolongée peuvent faire éclater la crise.

Accès. — Elle débute par un *frisson* violent avec *lassitude, rachialgie*; la face est pâle, les lèvres cyanosées, le corps paraît froid, en réalité la tempé-rature est élevée, 39°,5.

On porte le malade au lit, son facies s'anime, la courbature et la lassitude seules persistent. Les *urines*, d'abord peu abondantes, de couleur carac-téristique, augmentent de quantité à mesure que leur teinte s'éclaircit. L'accès se termine souvent par une sudation abondante.

Variétés d'accès. — Accès avortés. — On voit survenir des frissons, quelques bâillements, une légère courbature, puis une ou deux mictions d'urines albumineuses non colorées.

Accès violents. — S'accompagnent d'urticaire, de purpura, d'œdème aigu de la peau, de gangrènes partielles, de gonflement de la rate et du foie, de teinte subictérique.

Accès partiels. — On a pu créer des hémoglobinuries partielles en plon-geant un segment de membre dans un mélange réfrigérant (Expérience d'Ehrlich sur le doigt plongé dans un mélange réfrigérant).

Caractères de l'urine et du sang. — Les modifications de l'*urine* sont capi-tales au cours du syndrome.

Les urines sont *couleur* vin de Porto ou Xérès, *non transparentes*, laissant un *dépôt brunâtre* au repos, dont la couleur est d'autant plus foncée que l'hémoglobine dissoute est en plus grande quantité; de réaction acide, elles possèdent une densité très élevée. On reconnaît la présence de l'hémoglobine par le spectroscope. On peut dans certains cas retrouver de la méthémoglobine, l'hémoglobine s'étant transformée dans l'organisme. Le culot de centrifugation de l'urine montre un dépôt brunâtre contenant de rares hématies très déformées et de nombreux amas granuleux noirâtres, des cylindres, des cristaux d'hématine, d'oxalate. L'albumine est *constante*; elle peut précéder et survivre à l'hémoglobinurie; en tout cas elle existe toujours pendant la crise; l'élimination chlorurée est diminuée pendant la crise (Courmont).

L'état du *sang* pendant la crise montre pour Hayem que la coagulation se fait plus facilement et que le caillot se redissout. Murri admet que les globules rouges sont plus vulnérables. Vaquez a trouvé que la résistance globulaire est alors diminuée; il existe une légère augmentation des globules blancs avec diminution des globules rouges et léger épaississement du réticulum fibrineux. Pour beaucoup d'auteurs, il y aurait dissolution de l'hémoglobine dans le sérum; nous verrons plus loin l'importance de ce fait. Deux jours après la crise, surviendrait une poussée de globules nains et d'hématoblastes.

Terminaison. — Rarement l'accès est unique : il se répète ordinairement à plusieurs mois d'intervalle : on peut parfois régler l'expansion des accès d'une façon certaine en soumettant les personnes *au froid* pendant un temps plus ou moins long.

Le malade, après la crise, conserve un facies pâle, amaigri, une teinte jaune; il a une tendance marquée à la fatigue, à l'essoufflement; l'auscultation du cœur révèle la présence de bruits extra-cardiaques; tous phénomènes dénotant une atteinte profonde de l'économie; lorsque les crises se répètent, il existe une inaptitude presque complète au travail. La durée de la maladie est indéterminée, la guérison peut survenir spontanément. La mort est exceptionnelle; elle peut survenir soit par anurie, soit par asphyxie.

Variétés étiologiques et cliniques.—A) L'**hémoglobinurie au cours des maladies infectieuses.** — On l'a signalée dans la scarlatine, la diphtérie, la variole hémorragique, le rhumatisme articulaire aigu, la fièvre typhoïde, le tétanos, la pneumonie d'allure grave, la syphilis, la maladie bronzée de Winckel. Mais la plus importante de toutes est l'*hémoglobinurie palustre* ou *fièvre bilieuse hémoglobinurique*.

Fièvre bilieuse hémoglobinurique. — Elle se produit en cas d'infection paludéenne grave, mais ne surviendrait, ordinairement, ni chez les néopalustres, ni chez les cachectiques paludéens : la troisième année de séjour est la plus favorable à l'éclosion de la maladie; la coexistence d'alcoolisme est très souvent notée; elle est très rare en France et se rencontre surtout dans les zones tropicales (Sénégal, Gabon).

On peut rapprocher de l'hémoglobinurie palustre l'hématurie du bœuf et des moutons due à un protozoaire, la maladie du Texas due au pirosoma bigeminum, enfin la tristeza de G. Lignières. Tomaselli distingue de l'hémoglobinurie palustre l'hémoglobinurie quinique.

Les coloniaux ont reconnu depuis longtemps les dangers de la quinine en cas de bilieuse hémoglobinurique. Les travaux récents ont montré que l'administration de la quinine est une cause capitale d'hémoglobinémie avec hémoglobinurie, chez certains paludéens ; du reste l'hémoglobinurie pourrait, chez ces mêmes paludéens, être provoquée par d'autres médicaments. Les rapports entre la bilieuse hémoglobinurique et le paludisme sont loin d'être admis par tous les médecins coloniaux, et on tend actuellement à considérer cette affection comme distincte du paludisme. On peut décrire deux grandes formes d'hémoglobinurie palustre.

a) Forme légère. — La crise est précédée de quelques accès fébriles simples ou bilieux. Elle débute le matin précédée de frisson violent et prolongé, puis toute l'après-midi surviennent des vomissements alimentaires, puis bilieux ; la soif est vive, l'anxiété, l'agitation, l'oppression thoracique intenses. La température monte rapidement à 40°, l'hémoglobinurie apparaît ordinairement dans les 2 heures qui suivront le frisson. Le stade de sueur est de courte durée, l'urine devient café noir et laisse déposer une matière granuleuse jaunâtre, les mictions sont fréquentes et douloureuses. Les *phénomènes bilieux* sont très marqués (vomissements, selles bilieuses, ictère) en même temps qu'existe une *rachialgie* lombo-dorsale. Chaque accès dure de 12 à 36 heures.

Il existe des formes alternées où tout se borne à une hémoglobinurie passagère, un subictère léger et une température presque normale.

b) Forme grave. — Il en existe 3 variétés : 1° forme grave ordinaire. — La fièvre, une fois le premier accès produit et après l'apparition de la rachialgie, de l'hémoglobinurie et des vomissements, prend le type *rémittent du subcontinu*, les vomissements deviennent noirâtres, porracés, les urines noires, la diarrhée est incessante, l'ictère intense et la mort survient dans le collapsus ;

2° Forme anurique : amenant la mort en quelques heures ;

3° Forme urémique : la mort survient dans le coma en 15 à 25 jours au milieu des phénomènes urémiques.

Il est à noter qu'au cours des crises d'hémoglobinurie palustre on ne retrouve que peu d'hématozoaires de Laveran dans le sang.

B) L'**hémoglobinurie au cours des intoxications.** — Elle a été signalée :

a Dans les empoisonnements par : l'acide phénique, l'hydrogène arsénieux, l'acide carbonique, l'acide chlorhydrique, l'acide sulfurique, l'acide pyrogallique, le naphtol, le phosphore, la toluylendiamine, l'antipyrine, l'huile d'aniline, le chlorate de potasse, à la suite des injections d'éther et de glycérine ;

b) Dans les empoisonnements par les champignons ;

c) Dans le coup de chaleur et les brûlures ;

d) Dans les intoxications par le venin de serpent ;

e) Dans les auto-intoxications d'origine hépatique (Gilbert, Lereboullet), dans l'ictère, au cours de la grossesse.

C) L'**hémoglobinurie au cours des maladies chroniques non infectieuses** : affections cardiaques, néphrite chronique. Chauffard a montré les rapports souvent intimes entre les *ictères hémolytiques* et l'hémoglobinurie.

Diagnostic. — Il est extrêmement facile, et basé sur la présence de l'hémoglobine dans l'urine, constatée par le spectroscope, concurremment avec l'absence presque complète d'hépaties dans celle-ci. Une simple goutte du liquide urinaire, mis entre lames et lamelles et examinée sous le microscope, évitera de faire de grossières erreurs : coloration de l'urine par la rhubarbe, le séné, l'acide phénique, le salol ; coloration noire des urines dans le sarcome mélanique alceptonurie. Tout au plus pourrait-on hésiter avec l'*hématoporphyrinurie*.

L'hématoporphyrine proviendrait d'une altération de l'hématine privée de son fer, on l'a signalée dans l'intoxication par le sulfonal, dans le saturnisme et à la suite des hémorragies intestinales. Elle se caractérise par sa réaction spectroscopique et a la couleur vin de Bordeaux qu'elle donne à l'urine.

Il faudra enfin reconnaître les fausses hémoglobinuries dues à la projection et à la destruction d'hématies dans l'urine après son émission (urines non fraîches, urines globulicides mélangées avec du sang d'un organe voisin).

Anatomie pathologique et pathogénie. — La pathogénie de l'hémoglobinurie présente, pour le clinicien, un certain intérêt, car elle conduit à des données thérapeutiques importantes. Les diverses théories émises pour expliquer l'hémoglobinurie sont basées sur des constatations histologiques ou l'étude des diverses humeurs (sang et urines). Elles comprennent presque toutes une part de vérité ; car il n'existe pas une cause unique d'hémoglobinurie, mais des hémoglobinuries à mécanismes différents.

1° **Théorie rénale.** — Elle s'appuie sur l'intensité des lésions retrouvées à l'autopsie des malades morts d'hémoglobinurie palustre. Kelsch et Kiener en ont donné une description restée classique ; ils ont montré l'intensité de l'infiltration pigmentaire dans les tubuli contorti et la branche ascendante de Henle : l'hémoglobine et la méthémoglobine aborderaient les cellules à l'état de dissolution, puis, par action du protoplasma, ces substances solubles seraient précipitées sous forme de pigment. Les tubuli contorti et les tubes de la branche ascendante peuvent être complètement obstrués par des masses pigmentaires se colorant en bleu de Prusse par le ferro-cyanure de potassium et l'acide chlorhydrique.

A. Robin, Hayem, Vivenza admettent que le rein serait, dans ces cas, doué de propriétés hémolysantes. Henocque et la plupart des auteurs pensent, au contraire, que les lésions rénales sont la conséquence de l'élimination de l'hémoglobine et non la cause de la mise en liberté de cette hémoglobine.

2° **Théories sanguines.** — Ces théories concernent les cas où l'hémoglobinurie est accompagnée d'altération du milieu sanguin, il y a *hémoglobinémie*.

a) **Le sang est altéré dans l'hémoglobinurie.** — On a étudié ce fait expérimentalement et cliniquement.

Expérimentalement, on a pu reproduire l'hémoglobinurie par lésions sanguines. Ponfick a montré que la destruction globulaire devait être rapide et abondante (1/60 de la masse totale du sang). Ravaut et Lesné ont décrit la graduation des phénomènes, depuis l'ictère jusqu'à l'hémoglobinurie en cas de destruction globulaire, et le rôle du foie, de la rate et des organes hématopoïétiques dans la production des phénomènes.

Hémoglobinurie.

Cliniquement. — On a recherché les lésions du sang au cours de la crise d'hémoglobinurie.

Au moment de la crise. — On a retrouvé l'état laqué du sérum, mais il est assez délicat à constater, on a recherché au *moment* ou *dans l'intervalle* des crises l'état de la résistance globulaire. Ehrlich proposait de refroidir, dans l'intervalle des crises, le doigt du malade ; on constaterait à ce niveau que le sérum est laqué. Donath et Landsteiner ont proposé une épreuve qui porte leur nom et qui consiste à mélanger des globules rouges du malade avec le sérum du malade, de mettre à 0° le mélange pendant 1/2 heure, puis à l'étuve à 37° ; on constaterait alors une hémolyse très nette. Du reste l'expérience est encore positive en mélangeant le sérum du malade avec des hématies quelconques. Tout récemment Chauffard et Cl. Vincent ont noté dans un cas l'existence d'hémolysine dans le sérum. Le *sérum est donc doué de propriétés nocives.*

b) **Quelle est la cause de l'altération du sang.**

a) Cette cause peut être évidente. — Ainsi s'expliquent les cas d'hémoglobinurie à la suite d'intoxication par agents chimiques hémolytiques, par infection hémolytique, secondaire à un foyer sanguin abondant dans un organe.

b) Cette cause n'est pas évidente. — Ces faits concernent particulièrement l'hémoglobinurie dite palustre et l'hémoglobinurie essentielle. L'*hémoglobinurie palustre,* se rencontrant chez les paludéens à la suite de l'administration de la quinine, relèverait d'une déminéralisation des globules sanguins, rendant ces derniers particulièrement fragiles. La reminéralisation du plasma par du chlorure de calcium empêcherait la production de la crise. Nous avons vu du reste qu'on était loin d'être fixé sur les rapports du paludisme et de la bilieuse hémoglobinurique.

L'*hémoglobinurie essentielle* se caractérise le plus souvent par le phénomène de Donath et Landsteiner. On expliquerait ces faits :

a) Par l'existence d'une substance cythémolytique sécrétée par la paroi vasculaire.

b) Par un trouble dans l'équilibre normal maintenant l'hémoglobine dans le globule rouge. Il pourrait s'agir d'un excès de cytase, d'une insuffisance d'anticytase (Camus et Pagniez), d'une insuffisance d'antisensibilisatrice (Widal et Rostaine). Celle-ci, sous l'influence d'une cause minime (froid) ne suffirait plus à neutraliser la sensibilisatrice. Widal et Rostaine seraient arrivés à prévenir la crise d'hémoglobinurie en injectant à leur malade de l'antisensibilisatrice.

5° **Théorie urinaire.** — L'hémoglobinurie ne serait qu'une *hématurie transformée.* Van Rossen avait admis depuis longtemps que la destruction des hématies se faisait dans la vessie de par la présence en quantité des oxalates.

Pagniez a montré la réalité de ces hémoglobinuries urinaires. L'urine peut agir : 1° par osmonocivité : il suffit de donner au malade du chlorure de sodium pour remonter le degré de concentration des urines. L'hémoglobinurie se transforme en hématurie ; 2° par action globulicide vraie (substance hémolysante) ; 3° par réaction acide (acide urique, urate de soude, acide hippurique).

Bard admet que cette hémoglobinurie urinaire est en faveur de l'existence d'un cancer dans l'organisme atteint; Pagniez lui dénie absolument cette importance pronostique.

4° Théorie musculaire. — C'est une hypothèse intéressante émise par Camus; par suite du tremblement, le muscle laisse échapper son hémoglobine; le sérum ne serait pas coloré par elle, il se ferait au niveau du rein un travail de concentration.

Traitement. — Le traitement de l'hémoglobinurie varie avec les formes étiologiques du syndrome.

Les hémoglobinuries symptomatiques d'une infection, d'une intoxication, seront facilement reconnues et traitées.

L'hémoglobinurie palustre, survenant souvent après l'absorption de quinine chez des malades prédisposés conduirait à l'abstention de toute médication quinique. Le praticien se trouverait ainsi placé dans l'alternative de laisser évoluer les accès palustres ou de provoquer par l'intervention quinique une crise hémoglobinurique mortelle. Vincent conseille de donner à tout sujet prédisposé à l'hémoglobinurie 4 à 6 gr. par jour de chlorure de calcium par la voie digestive, ou 1 à 2 gr. de chlorure de calcium dissous dans le sérum physiologique par la voie sous-cutanée; on pourrait alors administrer de la quinine sans danger à ces paludéens.

Quant à l'hémoglobinurie essentielle, Widal et Rostaine l'ont traitée avec succès par injection de 200 c. c. de sérum de cheval, ayant lui-même subi des injections de sérum humain faites en cinq fois et à 2 jours d'intervalle. Il ne saurait malheureusement s'agir là que d'une modification d'exception. D'une façon générale, on aura toujours soin, étant donné le degré d'anémie des malades, de prescrire des préparations ferrugineuses et arsenicales. On préviendra l'apparition des crises, en cas d'hémoglobinurie essentielle, en ordonnant au sujet de se soustraire à l'action du froid.   *F. RATHERY.*

HÉMOPHILIE. — L'*hémophilie* est une maladie caractérisée par la tendance aux hémorragies, soit spontanées, soit provoquées, mais sans qu'il y ait proportionnalité entre l'importance de la perte sanguine et celle de la cause qui l'a déterminée.

Étiologie. — L'affection se déclare dans deux ordres de circonstances. Tantôt elle est *familiale* et *héréditaire*, au point que cinq générations ont pu être successivement touchées. Les enfants du sexe féminin sont environ 13,7 fois moins exposés que ceux du sexe masculin. Dans la famille Mampel, dont l'histoire est célèbre, sur quatre générations comprenant 212 individus, les femmes sont indemnes; et sur 111 mâles, 57, soit 33 pour 100 sont hémophiles. Toutefois l'immunité serait, en réalité, moins absolue, car chez la femme l'affection reste le plus souvent latente et se manifeste par des troubles de l'appareil génital (ménorragies, métrorragies) ou par une insuffisance légère de la coagulabilité sanguine, décelable seulement par un examen spécial; en revanche, une mère non hémophilique est capable de transmettre la tare paternelle à ses descendants sans être elle-même touchée. Dans certains cas, la maladie saute une ou plusieurs générations, pour faire ultérieurement une apparition en quelque sorte inexplicable. Le plus souvent, les phénomènes morbides s'observent dès la naissance ou avant la 2ᵉ année, le début après la 10ᵉ année est tout à fait exceptionnel.

Tantôt (beaucoup plus rarement), il s'agirait d'*hémophilie non héréditaire* ou *sporadique*. Les accidents surviennent dès la naissance, ou bien dès la première enfance, chez des sujets indemnes de toute tare ancestrale.

Symptômes. — L'affection se manifeste principalement par des hémorragies externes ou interstitielles, accompagnées de phénomènes généraux et d'un état spécial du sang.

1° **Hémorragies.** — *a) Externes.* — Tenaces et répétées, les pertes sanguines surviennent en général par crises, précédées de prodromes divers, tels que lassitude, étourdissements, fièvre, etc. Le plus souvent c'est une épistaxis, une hémorragie gingivale qui ouvre la scène, survenant sans cause appréciable et se prolongeant de façon à inquiéter le malade ou son entourage. Plus rarement on observe une hémorragie intestinale, une hémoptysie, une hématurie, une métrorragie ; cette dernière manifestation se produit en général vers le début de la menstruation.

D'autres fois l'hémorragie est provoquée. Elle peut survenir d'une façon accidentelle à l'occasion d'un traumatisme quelconque ; dans cette catégorie rentrent les hémorragies du cordon si graves chez le nouveau-né.

Les malades savent qu'ils saignent facilement. D'autres ignorent cette particularité, ou bien n'y font guère attention, pas plus que leur entourage. Quoi qu'il en soit, la moindre plaie accidentelle, la moindre coupure, le simple frottement des gencives avec une brosse à dents, entraînent une hémorragie, parfois incoercible ; quand le sang trouve une voie d'écoulement insuffisante, il s'infiltre dans les tissus avoisinants, d'où la production de décollements souvent étendus.

Aussi les interventions chirurgicales intempestives peuvent-elles être la cause d'accidents ; il ne s'agit pas seulement d'opérations sérieuses, car une simple saignée, une avulsion dentaire, l'ablation de végétations adénoïdes, ont souvent révélé une hémophilie latente.

Rappelons que les accoucheurs redoutent avec raison l'hémorragie *post partum* ; la défloration même n'est pas exempte de dangers.

Dans tous ces cas, le sang ne coule pas en jet, mais en nappe, et, bien que les vaisseaux capillaires soient les seuls à donner, l'hémostase est souvent presque impossible ; s'il se forme un caillot, celui-ci est friable ou bien n'adhère pas aux tissus, d'où obturation incomplète de la plaie.

b) Les *hémorragies interstitielles* surviennent sous forme de pétéchies, d'ecchymoses ; elles se produisent généralement au niveau de la peau (membres, scrotum, cuir chevelu), des muscles (psoas, triceps), des muqueuses (voile du palais, estomac), et même des viscères (poumons, foie), les hémorragies méningées étant particulièrement graves. Spontanées, elles sont de minime étendue ; en revanche, un choc, même insignifiant, peut amener des ecchymoses si nombreuses et si considérables qu'elles recouvrent parfois tout un membre. En certain cas, la suffusion sanguine amène la formation très rapide d'hématomes, douloureux ou non, mais qui, par suite de l'abondance du sang épanché, peuvent déterminer un état syncopal inquiétant.

c) Les *arthropathies des hémophiliques*, dues à l'hémarthrose, sont liées à d'autres troubles concomitants ou bien se manifestent dans le jeune âge, en tant que symptôme isolé et primitif en apparence. Tantôt elles apparaissent spontanément, tantôt elles sont provoquées par un traumatisme quelconque.

C'est, en général, au niveau du genou que se font sentir des douleurs vives, accompagnées d'un accès fébrile. L'articulation est tuméfiée, la peau est tendue, chaude, puis ecchymotique. L'impotence fonctionnelle est absolue et la ponction exploratrice démontre la nature hématique de l'épanchement. Plus tard, surtout à la suite d'attaques répétées qui ont une remarquable fixité de localisation, l'empâtement persiste et l'arthropathie simule l'arthrite fongueuse. A la longue, l'ankylose, avec amyotrophie et déformations ou production de stalactites osseuses, peut devenir définitive. Les arthropaties traumatiques déterminent un gonflement plus considérable et les troubles qu'elles entraînent semblent avoir d'emblée une influence plus tenace.

2° **État du sang.** — Le dosage des éléments chimiques et la recherche de la formule leucocytaire ne donnent guère de renseignements précis. Il n'existe pas de formule hémoleucocytaire caractéristique de l'hémophilie ; seuls les signes d'une anémie plus ou moins intense, mais en général réparable, apparaissent à la suite d'une hémorragie abondante ou d'hémorragies répétées. D'après Weil, dans le sang des hémophiliques familiaux la leucopénie serait habituelle et le taux des mononucléaires plus élevé que normalement. Il est une constatation faite par tous les auteurs : à savoir le *retard et la lenteur de la coagulation* du sang ; le liquide, recueilli dans un petit tube, reste parfois plusieurs heures avant de se solidifier ; quand le phénomène finit par se produire, les éléments figurés ont commencé à se séparer du plasma ; aussi le caillot est-il surmonté d'une couenne jaunâtre : on dit alors qu'il y a *sédimentation spontanée* suivie ou non de *coagulation plasmatique*. Quand le caillot se forme, il se rétracte mal, reste friable et s'émiette spontanément.

Les troubles de coagulation doivent, de préférence, être recherchés dans le sang recueilli par ponction veineuse, opération inoffensive chez les hémophiliques. Dans une observation de Sahli, la coagulabilité parut augmentée au cours d'une hémorragie grave, mais c'est là un fait depuis longtemps constaté après une forte saignée expérimentale. D'après les recherches d'Hayem, la coagulabilité augmente à l'étuve (37°), comme d'ailleurs celle du sang normal. P. Émile Weil a essayé d'établir les différences qui séparent le sang des hémophiliques héréditaires et celui des hémophiliques spontanés.

Au *cours de l'hémophilie familiale*, le sang est visqueux ; à la piqûre des veines l'écoulement est lent et peu prolongé. Le retard de coagulation est considérable (de 2 h. 1/4 à 9 heures) ; le caillot se rétracte mal, il est mou et le sérum peu abondant. Le chlorure de calcium, le sérum frais favorisent la coagulation, mais celle-ci reste anormale.

Le sang de l'*hémophilique sporadique* est au contraire fluide et s'écoule rapidement de la vein . Le retard de coagulation, quoique réel, est moins considérable que précédemment. Le caillot est rétractile. Le sérum frais rend la coagulation entièrement normale.

Marche. Pronostic. — L'hémophilie est une affection essentiellement récidivante et constitue plutôt une diathèse qu'un état morbide véritable. Il n'est pas rare de la voir procéder par poussées, entre lesquelles la santé devient satisfaisante. Parfois elle se réduit à un symptôme (hématurie, métrorragie, arthrite), dont la ténacité est par elle-même suspecte.

Le pronostic est lié à l'abondance et à la répétition des hémorragies. Chez certains sujets, la perte sanguine atteint 1 et même 2 litres. On conçoit par conséquent que les signes d'une anémie grave et fatale puissent se développer plus ou moins rapidement, mais le fait n'est pas constant, et la réparation sanguine peut s'effectuer. Remarquons, en passant, que les maladies infectieuses intercurrentes ne revêtent pas nécessairement le type hémorragique. On a cherché à caractériser les variétés légères, moyennes et graves. Le pronostic est d'autant plus sombre que le malade est plus jeune. Suivant Litten, 60 pour 100 des hémophiles meurent avant 8 ans et 11 pour 100 seulement dépassent l'âge de 22 ans. Chez la femme, l'hémophilie reste presque constamment discrète et localisée aux organes génitaux.

D'une manière générale, les hémorragies sont moins graves au cours de l'hémophilie sporadique, et d'autant moins abondantes et moins répétées que le sujet est plus âgé ; peut-être la raison de ce fait tient-elle à ce que les malades parvenus à l'âge adulte étaient précisément ceux chez lesquels l'état morbide était le moins accentué. On a même noté la disparition des troubles au moment de la puberté.

Diagnostic. — Pour séparer l'hémophilie des autres maladies hémorragipares, il faut se fonder sur le caractère familial et héréditaire de l'affection, sur sa prédilection pour les enfants du sexe masculin, sur le retard marqué de la coagulation sanguine, sur l'absence de lésions organiques pouvant expliquer les symptômes.

S'il est souvent possible de rejeter le *scorbut* et le *purpura aigu*, il n'en est plus de même quand il s'agit de différencier les *purpuras chroniques* ou intermittents. Hayem avait depuis longtemps signalé l'irrétractilité du caillot qui, de plus, s'émiette facilement. De plus, les hémorragies sont spontanées, alors que, chez l'hémophile, elles sont avant tout provoquées. Pourtant, il est souvent bien délicat de se prononcer définitivement, et bien des observations publiées sous le nom d'hémophilie acquise pourraient appartenir au purpura chronique. D'une manière générale, les *états hémorragipares*, toxiques ou infectieux, se différencient par leurs caractères cliniques et l'absence ou l'atténuation de certaines lésions sanguines, telles que le retard de la coagulation ; pour la même raison, on devra éliminer les *télangiectasies héréditaires*, compliquées d'hémorragies multiples et répétées, dues à la rupture d'angiomes ou de télangiectasies, cliniquement décelables.

Les *sueurs de sang* des hystériques seront facilement dépistées ; l'examen du sang joint à celui de la rate et des ganglions permettra de caractériser la *leucémie* ou la *lymphadénie*.

L'hémophilie mono-symptomatique simule un grand nombre d'autres affections. Comme elle est souvent décelée par une intervention chirurgicale même légère, on ne saurait, en pareil cas, s'entourer de trop de renseignements sur les antécédents du patient. En général, les hémoptysies, les métrorragies, les hématuries spontanées, qui ne relèvent pas d'une tare organique nettement démontrée, doivent être considérées comme suspectes. Pour de Bovis, la tendance à la ménorragie révélerait, chez certaines femmes, une hémophilie latente.

On évitera de prendre les *hématomes sous-cutanés* pour des collections purulentes, et, par suite, de les inciser.

Les *arthropathies hémophiliques*, à la période aiguë, pourront être confondues avec le *rhumatisme articulaire aigu*, le *pseudo-rhumatisme* articulaire infectieux accompagné de purpura, ou même avec la *maladie de Barlow*. La ponction exploratrice révélerait l'hémarthrose, mais il faut en être très sobre ; d'autre part, la maladie de Barlow détermine des hémorragies sous-périostées et s'accompagne en bien des cas de rachitisme. La *radiographie* après un traumatisme permettra de repousser le diagnostic de fracture. En cas d'arthrite chronique ou fongueuse, la notion de terrain et l'absence d'adénopathies ou de tares viscérales pourront faciliter le diagnostic ; malgré tout, la confusion avec une tumeur blanche a été commise par des chirurgiens exercés.

Signalons, pour terminer, l'importance de l'hémophilie quand il s'agit d'ouvrir une enquête *médico-légale* sur la cause de certaines ecchymoses ou d'une hémorragie ayant entraîné la mort.

Pathogénie. — Elle est d'autant plus obscure que l'hémophilie semble être beaucoup plus un syndrome qu'une entité morbide. Nous avons insisté plus haut sur son caractère héréditaire et familial. Peut-être les races allemande et anglo-saxonne sont-elles plus prédisposées. Il s'agit évidemment d'un trouble profond de la coagulabilité sanguine et non de la seule friabilité des vaisseaux capillaires. Y a-t-il mise en circulation d'un excès de substances anti-coagulantes ? Faut-il, au contraire, une insuffisance des agents thrombogènes ? L'expérimentation et la clinique rendent cette dernière hypothèse plus vraisemblable. Gilbert et Lereboullet invoquent l'influence du foie pathologique ; Morawifz, Sahli, Nolf et Herry admettent (avec quelques variantes) une incapacité sécrétoire des leucocytes et des cellules de l'endothélium vasculaire. Cette incapacité, transitoire en cas d'hémophilie sporadique, serait liée, en cas d'hémophilie familiale, à une sorte d'hypoplasie congénitale et héréditaire de « l'appareil qui préside à la coagulation sanguine ». Quant à la nature même du processus, elle présente une extrême complexité.

Traitement. — Il n'est guère possible de traiter l'hémophilie en tant que diathèse ; et les efforts de la thérapeutique tendront à prévenir les acci dents ou à leur opposer un traitement symptomatique.

L'hémophilique devra, par le fait même de sa maladie, échapper à toute intervention sanglante, ou n'y être soumis qu'avec les plus grandes précautions et seulement en cas de nécessité urgente. D'autre part, le chirurgien ne saurait interroger avec assez de soin ses malades, au point de vue de leurs antécédents personnels ou héréditaires, même en l'absence de toute hémorragie ; la négligence en pareille matière a causé de véritables désastres.

Hémophilie.

En cas d'arthropathie hémophilique, on devra se borner à comprimer le membre ou à l'immobiliser en rectitude dans une gouttière plâtrée; la mobilisation ultérieure devra se faire presque insensiblement; les pointes de feu, le massage même sont contre-indiqués.

Le traitement interne consistera surtout dans l'ingestion de chlorure de calcium à la dose de 4 gr. par jour, à prendre dans une potion de Todd; on a également préconisé la quinine à haute dose. Le fer, le quinquina, l'arsenic pourront enrayer la déglobulisation. Contre les troubles généraux, les stimulants seront de rigueur, mais il faut se souvenir que la piqûre de la peau, à l'occasion d'injection de sérum artificiel, a déterminé des hématomes étendus.

P.-Émile Weil, dans une série de recherches, a montré toute l'importance des injections de sérum, et réalisé un progrès considérable dans la thérapeutique de l'hémophilie. On s'adressera au sérum antidiphtérique ou au sérum simple de cheval, à l'exclusion de celui de bœuf susceptible de déterminer quelques accidents. Ce sérum devra être frais et ne pas dater de plus de deux mois. On en injectera sous la peau de 20 à 50 c. c. ou, dans une veine, de 10 à 15 c. c. Chose curieuse, la piqûre du vaisseau est complètement inoffensive. En revanche, l'injection sous-cutanée peut déterminer la production d'ecchymoses, d'ailleurs sans gravité. Chez un enfant, les doses seront moitié moindres. Une injection suffit en général, mais on peut en faire une seconde au bout de deux jours et même en pratiquer plusieurs par mois. L'action du traitement est réelle chez les hémophiliques familiaux, mais le succès n'est pas constant, car les lésions sanguines sont incomplètement corrigées; le plus souvent, pourtant, on obtient l'arrêt presque immédiat et même la guérison apparente des hémorragies, en même temps que les troubles de coagulation disparaissent. L'action préventive n'est pas moins frappante que l'action curative, et, après une injection préalable de sérum, il est possible de tenter au bout de 24 heures une avulsion dentaire ou même n'importe quelle intervention chirurgicale indispensable qui, autrement, aurait été suivie d'hémorragies mortelles. Cette influence ne se maintient malheureusement pas; les injections de sérum combattent les accidents, mais ne font subir au sang qu'une correction transitoire. Même dans les cas favorables, il conviendra de les renouveler de temps en temps, tous les deux ou trois mois par exemple. Des observations récentes, suivies pendant quatre ans, ont montré que, grâce à cette méthode, on pouvait obtenir une atténuation graduelle et continue des lésions sanguines. Ajoutons que les hémophiles ne sont pas plus sujets que les autres malades aux troubles anaphylectiques.

Comme traitement local, la compression ou le tamponnement, les applications chaudes seront principalement indiqués; les attouchements avec les tampons imbibés d'une solution de chlorhydrate d'adrénaline à 1/10 000 ont donné des résultats discordants. Le sérum, appliqué en pansement, constitue un remarquable moyen d'hémostase. Mais il faut, au préalable, débrider la plaie et la débarrasser de tout caillot; puis on saupoudrera directement la surface suintante avec du sérum et l'on tamponnera avec des compresses imbibées de sérum.

Tout récemment Nolf et Herry ont préconisé les injections sous-cutanées de peptone de Witte. La solution employée contient :

Peptone de Witte. . . . . 5 grammes.
Chlorure de sodium. . . . . 0 gr. 50
Eau distillée . . . . 100 grammes.

On la stérilise, en la chauffant pendant un quart d'heure à 120⁰. On injecte de 10 à 20 c. c., en une fois; les injections peuvent être répétées à intervalles très rapprochés, même presque tous les jours pendant plusieurs semaines, sans que l'action de la peptone s'épuise; on obtient ainsi non seulement la cessation des hémorragies, mais la correction des troubles de coagulabilité. Bien que la méthode ait été encore peu appliquée, certains auteurs la croient plus efficace que celle de Weil et même l'ont employée avec succès là où cette dernière semblait avoir échoué. La solution de peptone est facile à préparer, même d'une façon extemporanée. L'injection est relativement bien supportée; mais elle peut déterminer de la douleur, une élévation de température et même quelques troubles passagers (frissons, maux de tête, nausées). Aussi Nobécourt et Tixier conseillent-ils des doses plus faibles (3 à 7 c. c.) qui seraient mieux supportées, du moins chez les enfants.

Le sérum et la peptone de Witte paraissent agir par les réactions qu'ils provoquent et non par l'introduction directe dans l'économie de substances thrombogènes. Aussi leur injection ne sert-elle pas seulement à enrayer les accidents provoqués par l'hémophilie. Elle représente encore un mode général de traitement, s'adressant aux maladies hémorragipares, quelle que soit leur origine; elle permettrait même, au cours de syndromes complexes, de dissocier les éléments morbides, en supprimant, parmi les troubles divers (hémorragies, anémie, etc.), ceux qui relèvent d'un vice de coagulation sanguine. Sans doute ce traitement reste, nous le répétons, purement symptomatique; mais, comme il est susceptible d'être longtemps prolongé, on peut espérer de voir réduits au minimum les accidents dus à une affection, jadis considérée comme inéluctable, et dont le terme fatal se trouvera, dans bien des cas, indéfiniment retardé, grâce à une thérapeutique physiologique.

A. CLERC.

HÉMOPTYSIE. — L'hémoptysie est le crachement de sang. Du moment que le sang est rejeté par les voies respiratoires, il y a hémoptysie, que l'hémorragie résulte d'une lésion broncho-pulmonaire ou d'une lésion d'un organe voisin.

D'une façon générale, l'hémoptysie, tout à fait exceptionnelle avant 7 ans, est rare au-dessous de 15 ans, et survient plus souvent chez la femme que chez l'homme.

Elle reconnaît pour causes principales :

1º *Les affections de l'appareil respiratoire*, et surtout la *tuberculose pulmonaire chronique*. A la première période, l'hémoptysie est fréquente, et peut survenir alors qu'il n'existe pas encore de signes physiques appréciables; bien qu'on l'ait considérée autrefois comme précédant, ou même causant la tuberculose (*tabes ab hemoptoe* de Morton), on sait aujourd'hui

« qu'elle n'est initiale qu'en apparence ; elle succède au développement lent et insensible d'une petite caverne, parfois grosse à peine comme une lentille, qui ne donne lieu à aucun symptôme, jusqu'au moment où un petit rameau de l'artère pulmonaire, qui rampe sans soutien dans sa paroi, se dilate et se rompt, chassant dans l'arbre bronchique le contenu de la cavernule et les bacilles dont souvent elle est remplie » (Barth). A la *phase cavitaire*, l'hémoptysie, due à la rupture d'un anévrisme de Rasmüssen, est un accident fréquent et redoutable ; elle est plus rare et moins abondante à la deuxième période. Chez les jeunes enfants (au-dessous de 7 ans), les hémoptysies, inconnues à la première période, se produisent quelquefois au stade des cavernes.

Dans la *granulie*, l'hémoptysie n'est pas fréquente.

Elle peut survenir encore dans la *dilatation des bronches*, la *gangrène*, les *kystes hydatiques*, le *cancer*, la syphilis, l'aspergillose du poumon, la lithiase broncho-pulmonaire, l'*apoplexie pulmonaire*. Il faut citer aussi l'*adéno-pathie trachéo-bronchique*, lorsqu'un ganglion caséeux ulcère, d'une part, la bronche et, d'autre part, un rameau de l'artère pulmonaire. Moins importantes sont les hémoptysies dues à une *lésion laryngée* (tuberculose, cancer). Il convient de remarquer que, dans l'*actinomycose* pulmonaire, qui, à tous les autres points de vue peut simuler la tuberculose, l'*hémoptysie est exceptionnelle* ;

2° *Les traumatismes* : contusions violentes, plaies pénétrantes de poitrine, fractures de côtes, etc., corps étrangers du larynx, de la trachée ou des bronches ;

3° *Les affections cardio-vasculaires*. — Chez les cardiaques, l'hémoptysie résulte : rarement d'une congestion active (insuffisance aortique, sclérose hypertrophique du myocarde), souvent d'une congestion passive du poumon (rétrécissement mitral), ou d'une embolie pulmonaire (maladie mitrale, asystolie), ou encore de lésions de tuberculose pulmonaire associées à la cardiopathie (rétrécissement mitral pur). La plupart des hémoptysies chez les cardiaques dépendent, soit du *rétrécissement mitral*, soit de l'*embolie pulmonaire* (mais, en ce dernier cas, elles ont en général des caractères assez spéciaux).

Les *anévrismes de la crosse aortique* sont une cause importante d'hémoptysie, le crachement de sang dépendant alors, soit de la tuberculose pulmonaire qui complique souvent l'anévrisme, soit de la rupture de l'anévrisme dans une bronche ;

4° *Les maladies générales*. — Toutes les maladies infectieuses lorsqu'elles prennent une forme hémorragique, toutes les affections hémorragipares, sont susceptibles de s'accompagner d'hémoptysies : hémophilie, leucémies, scorbut, ictère grave, fièvre jaune, phosphorisme, variole hémorragique, endocardite infectieuse, etc. En pareil cas, d'ailleurs, l'hémoptysie n'est pas très fréquente, et, lorsqu'elle se produit, coexiste avec d'autres hémorragies, muqueuses (épistaxis, stomatorragies, etc.) ou cutanées (le syndrome purpura hémorragique étant alors constitué).

Il convient de signaler encore les hémoptysies dites *arthritiques*, *hystériques*, *gravidiques*, *complémentaires* ou *supplémentaires des règles*, supplémentaires d'un flux hémorroïdal supprimé. Les faits classés sous l'une ou l'autre de ces rubriques ressortissent presque toujours à la tuberculose au début, quelquefois au rétrécissement mitral.

Enfin il faut mentionner les hémoptysies dues aux *décompressions brusques* (ascensions en ballon : catastrophe du « Zénith »).

Symptômes. — Selon leurs causes, les hémoptysies sont très variables dans leur brusquerie, leur abondance, leur gravité. Mais un certain nombre de caractères qui leur sont communs permettent d'en donner une description générale.

Elles sont quelquefois spontanées, plus souvent provoquées par une émotion, une fatigue, des efforts de toux.

Le type le plus fréquent est l'hémoptysie de moyenne abondance, telle qu'on l'observe chez les tuberculeux au début. Certains prodromes peuvent la précéder : sensation de chaleur rétro-sternale, de tension intra-thoracique, de chatouillement laryngé; parfois, quelques instants avant l'hémorragie, le malade accuse un goût métallique dans la bouche. Survient une quinte de toux, sèche d'abord, aboutissant à l'expulsion de crachats filants, striés de sang, puis franchement colorés, et le sang est rejeté en abondance, rutilant, aéré, mousseux, et mélangé à des mucosités bronchiques.

Souvent, l'hémoptysie paraît diminuer en quelques minutes, mais reprend plus copieuse dès que le malade recommence à tousser; elle décroît d'ordinaire au bout d'une heure ou deux; lorsqu'elle est près de se terminer, les crachats deviennent noirâtres. Il est fréquent de voir les accidents se reproduire plusieurs jours de suite, ou reprendre après quelques jours d'interruption. Dans une hémoptysie de moyenne abondance, l'expectoration sanglante peut atteindre 150 à 200 gr.

Tant que dure l'hémoptysie, persistent les quintes de toux qui l'avaient précédée et avaient paru la provoquer; souvent elles s'accompagnent de vomissements alimentaires. Toujours il y a de la dyspnée, variable en intensité, et due à la fois aux lésions pulmonaires causant l'hémoptysie et à la présence de sang dans les voies respiratoires.

Les *signes généraux* sont ceux qui existent lors de toute hémorragie, et leur gravité est en rapport avec l'importance de la perte de sang : pâleur, bourdonnements d'oreilles, vertiges, accélération et affaiblissement du pouls. La température, parfois légèrement abaissée du fait de l'hémorragie, peut au contraire s'élever; alors la fièvre ne dépend pas de l'hémoptysie, mais l'une et l'autre relèvent d'une cause commune, la tuberculose. Si nous signalons tout de suite la fièvre, qui n'appartient qu'à certaines formes d'hémoptysie, c'est en raison de sa fréquence et de son importance pronostique, dont nous aurons à reparler plus loin.

Les *signes physiques* n'ont pas grande valeur : outre les symptômes de la lésion pulmonaire qui cause le crachement de sang, symptômes qui existent en dehors de celui-ci, l'auscultation révèle, pendant l'hémoptysie, des bruits sonores que produit l'air passant dans les bronches obstruées par le sang, — et, dans les heures ou les jours qui suivent, des râles sous-crépitants assez fins, et des sibilances disséminées d'ordinaire dans toute la poitrine, et qui ne renseignent nullement sur le siège de l'hémorragie pulmonaire.

Nous avons pris pour type une hémoptysie de moyenne abondance; mais tout peut se borner au rejet de quelques crachats striés de sang ou noirâtres, s'accompagner d'un minimum de signes fonctionnels et généraux (hémoptysie des cardiaques), — ou bien au contraire l'hémorragie est considérable, foudroyante parfois, comme il arrive lorsqu'un anévrisme aortique s'ouvre dans une bronche : brusquement, le malade, dans une quinte de toux, rejette d'un coup 1 ou 2 litres de sang pur; alors, pris d'une angoisse atroce et d'une oppression progressive, il pâlit, a du tremblement des extrémités qui se refroidissent; et, la face blanche, les yeux clairs, le pouls petit et bientôt incomptable, incapable de parler, il meurt dans un flot de sang, en quelques minutes, de dyspnée, ou subitement, de syncope. Parfois la syncope arrête l'hémorragie, qui recommence lorsque le malade revient à lui.

Les prodromes manquent souvent, mais non toujours, dans cette forme foudroyante; et, en particulier, un anévrisme peut, avant de se rompre complètement, laisser, par une fissure étroite, une faible quantité de sang passer dans la bronche : alors de petites hémoptysies précèdent de quelques heures ou d'un ou deux jours l'accident terminal.

Diagnostic. — Deux questions se posent : 1° le sang rejeté par la bouche vient-il des voies respiratoires, s'agit-il bien d'une hémoptysie? 2° Quelle est la cause de l'hémoptysie?

I. **S'agit-il d'une hémoptysie?** — Inutile d'insister sur une cause d'erreur rare : un liquide noirâtre, *qui n'est pas du sang*, peut être rejeté; c'est parfois le cas des vomissements biliaires; s'il y a lieu de douter, les examens microscopique et spectroscopique tranchent la question.

Une *stomatorragie* est facilement reconnue par l'examen de la bouche; le sang, non mélangé à des mucosités bronchiques, est rejeté sans effort de toux. Il en est de même en cas d'*épistaxis postérieure*; ici l'erreur est plus fréquente parce qu'on oublie qu'une hémorragie nasale peut ne s'écouler que vers le pharynx, sans apparaître par les narines. S'il s'agit d'une *lésion pharyngée*, le sang coule en nappe, sans quinte de toux, et mêlé à la salive; l'examen du pharynx assure d'ailleurs le diagnostic.

Mais, ce qui est souvent très difficile, c'est distinguer une *hématémèse* d'une *hémoptysie*.

Sans doute, en cas d'hémoptysie, il y a d'ordinaire des quintes de toux, de la dyspnée, le sang est franchement rouge et spumeux. En cas d'hématémèse, le malade accuse des troubles gastriques; le sang, noir et mêlé à des débris alimentaires, est rejeté, sans toux, dans un effort de vomissement; et souvent il se produit, à la suite, du melæna, qui manque dans l'hémoptysie. Lorsque tous ces signes sont au complet, le diagnostic est aisé. Mais, une hémoptysie abondante et brusque, rejetée à la fois par la bouche et par le nez, déterminant des nausées et des vomissements, peut simuler l'hématémèse; par contre, l'hématémèse de l'ulcère rond ou de l'*exulceratio simplex* est à sang rouge et spumeux, non toujours mélangé aux aliments, et s'accompagne souvent de quintes de toux provoquées par le contact de sang avec le larynx. On conçoit quelles difficultés se présentent alors, si l'on connaît mal les antécédents du malade, et si les

signes physiques, pulmonaires ou gastriques sont nuls ou peu nets : quand
on n'a pu porter de diagnostic immédiat, on doit rechercher avec soin,
d'une part s'il ne se produit pas de melæna (fréquent à la suite des hématémèses), et d'autre part si le malade ne rejette pas, quand l'hémorragie
importante est arrêtée, des crachats noirâtres ou striés de sang, constants
à la suite des hémoptysies.

II. **Quelle est la cause de l'hémoptysie?** — Lorsqu'elle survient au cours
d'une maladie générale, hémophilie, maladie infectieuse à forme hémorragique, dont elle n'est qu'un symptôme secondaire, l'hémoptysie est aisément rattachée à sa véritable cause. Il en est de même lorsqu'elle résulte
d'un traumatisme, contusion ou plaie de poitrine.

Ces faits exceptés, on doit songer surtout, en présence d'une hémoptysie,
à la tuberculose pulmonaire et au rétrécissement mitral, et aussi à l'apoplexie pulmonaire si l'hémorragie est peu abondante.

Une hémoptysie importante, survenant chez un sujet qui paraît indemne
de toute tare pulmonaire ou cardiaque, relève le plus souvent de la tuberculose au début. Si, en pratiquant, en dehors des périodes d'hémoptysie,
l'auscultation attentive des sommets, on trouve des modifications du
murmure vésiculaire, surtout à l'inspiration qui est rude ou affaiblie, à
plus forte raison s'il existe des bruits adventices et si déjà la percussion
révèle des altérations de la sonorité (submatité ou élévation de la tonalité),
si le malade a des troubles digestifs, des poussées fébriles, et s'il a maigri,
le diagnostic ne saurait être douteux; il s'agit bien de tuberculose. Mais
l'hémoptysie peut survenir, au milieu d'une santé qui semble parfaite, alors
que l'auscultation même ne révèle aucun trouble; il convient de faire
toutes réserves, et de revoir souvent le malade; dans beaucoup de cas, les
autres symptômes de phtisie surviendront bientôt; mais on se rappellera
que plusieurs mois peuvent s'écouler avant le début apparent de la tuberculose, et que des hémoptysies se répétant pendant de longues années
demeurent parfois le seul symptôme d'une phtisie latente.

C'est alors qu'on est tenté de porter, selon les cas, un diagnostic d'*hémoptysie arthritique* ou d'*hémoptysie supplémentaire* ou *complémentaire* des
règles : en pratique, *lorsqu'on s'est assuré qu'il n'existe pas de rétrécissement
mitral*, on doit admettre que tous ces faits relèvent de la tuberculose; il en
est de même, presque toujours, des hémoptysies dites *hystériques*. C'est
encore à la tuberculose qu'appartiennent les hémoptysies *intermittentes*,
apparaissant à heures fixes, et pouvant céder à la quinine.

Lorsque le diagnostic est, malgré tout, hésitant, il y a intérêt à pratiquer
l'examen bactériologique du sang expectoré, qui contient souvent le bacille
de Koch, même au début de la phtisie.

A la deuxième et à la troisième période de la tuberculose, le diagnostic
étiologique est aisé, et l'hémoptysie a surtout un intérêt pronostique, que
nous étudierons plus loin.

Parmi les autres affections broncho-pulmonaires, susceptibles de provoquer des hémoptysies, et qui peuvent être confondues avec la tuberculose, nous citerons :

La *bronchectasie*, qui est souvent elle-même soit une cause, soit une conséquence de la tuberculose; la localisation exacte des signes physiques et les caractères de l'expectoration sont les meilleurs éléments de diagnostic [V. BRONCHES (DILATATION)];

Les *kystes hydatiques* du poumon et les *pleurésies interlobaires* : il faut songer à rechercher les signes de ces maladies lorsque se produisent des hémoptysies *sans lésions des sommets*; on tiendra alors grand compte des antécédents des malades, et des signes stéthoscopiques, même minimes, perçus à une base ou à la région moyenne du poumon; l'examen bactériologique des crachats, la *radioscopie* du thorax, et, s'il y a lieu, la ponction exploratrice ne doivent jamais être négligés;

Les *pseudo-tuberculoses* (syphilis pulmonaire, aspergillose, actinomycose), qui simulent complètement la phtisie et ne s'en distinguent guère que par les commémoratifs et par l'examen des crachats.

Plus facilement on reconnaîtra la *gangrène pulmonaire*, avec sa fétidité et son évolution rapide, — et le *cancer pulmonaire*, où parfois les crachats, tremblotants, rosés, non visqueux et non adhérents, ont un aspect *gelée de groseille*, et qui s'accompagne de douleurs thoraciques atroces et d'une cachexie rapide (ne pas oublier d'ailleurs que des hémoptysies abondantes, de sang pur, peuvent se produire dans le cancer, et que le crachat gelée de groseille n'y est pas extrêmement fréquent).

Dans tous ces cas, l'hémoptysie, assez abondante, dépend d'une affection respiratoire. Mais nous avons indiqué déjà qu'il faut songer aussi aux lésions cardiaques. Chez la femme surtout, où le *rétrécissement mitral pur* peut être en jeu, l'examen du poumon ne suffit pas, même si la malade tousse, s'amaigrit, et a des bronchites à répétition : on connaît en effet le *type pseudo-tuberculeux* du rétrécissement mitral ; la tuberculose, qui d'ailleurs, comme l'a montré Potain, se trouve réellement à l'origine de l'affection, est ici arrêtée dans son évolution. Les malades, qui sont avant tout des cardiaques, doivent être traitées comme tels. Le rétrécissement mitral provoque parfois des hémoptysies supplémentaires ou complémentaires des règles.

Chez les cardiaques dont les lésions cessent d'être compensées, en hypo ou en asystolie, les hémoptysies liées à l'*apoplexie pulmonaire* sont fréquentes; mais leur faible abondance, leur couleur noirâtre et leur odeur aigrelette, les conditions même où elles surviennent, rendent généralement le diagnostic aisé : le crachat hémoptoïque est souvent le seul signe de l'apoplexie pulmonaire [V. POUMON (APOPLEXIE)].

Les hémoptysies foudroyantes de l'*anévrisme de l'aorte* sont, d'ordinaire, facilement rapportées à leur véritable cause, les signes d'auscultation, les caractères du pouls, les phénomènes de compression médiastinale ayant permis, le plus souvent, de reconnaître depuis quelque temps l'existence de l'anévrisme; il est surtout difficile ici de prévoir l'*imminence* de l'accident mortel ; on peut y songer si les symptômes de compression trachéale ou bronchique augmentent rapidement; mais lorsque, en dehors de toute lésion tuberculeuse, de petits crachements de sang se produisent, indices de la formation d'un étroit pertuis entre l'artère et les bronches, l'hémoptysie terminale doit être annoncée comme pouvant survenir d'un moment à l'autre

Pronostic. — Le pronostic *immédiat* des hémoptysies ne dépend que de l'abondance des hémorragies. Des hémoptysies entraînant la mort dans la journée ne s'observent guère que dans les anévrismes de l'aorte, la tuberculose à la troisième période, la gangrène pulmonaire et la bronchectasie. Dans les autres cas, il est rare que les hémoptysies tuent par elles-mêmes : mais leur répétition peut hâter une issue fatale.

Le pronostic *éloigné* est en rapport avec la gravité de la maladie causale : chez les cardiaques, l'hémoptysie symptomatique de l'apoplexie pulmonaire indique la fin de la période de compensation. Mais c'est surtout chez les *tuberculeux* qu'il faut étudier avec soin la valeur pronostique de l'hémoptysie.

D'une façon générale, les hémoptysies *fébriles* sont de mauvais augure. Dès la première période, si le crachement de sang survient à la suite d'une poussée fébrile, on doit redouter une marche rapide, une aggravation de la phtisie, ou l'inoculation du bacille de Koch sur un autre point du poumon. Si, au contraire, la température reste normale, l'hémoptysie, sans être un symptôme favorable comme on l'a pensé autrefois, n'indique pas forcément un pronostic sévère, et peut se produire dans une tuberculose à évolution fibreuse.

A la seconde période, l'importance de la fièvre est peut-être plus grande encore : c'est ainsi que le pronostic est relativement bon dans la *phtisie hémoptoïque à étapes éloignées* (G. Sée), qui est *apyrétique* (hémoptysies *paraphymiques* de Peter, sous la dépendance de fluxions réflexes se produisant à distance des foyers tuberculeux), — tandis que la *phtisie hémoptoïque galopante, fébrile*, aboutit rapidement à la mort ; chaque hémoptysie, d'après Peter, indiquerait une nouvelle éruption de tubercules et serait due à une congestion *périphymique*.

A la troisième période, les hémoptysies sont souvent un accident terminal ; abondantes et survenant chez un sujet déjà très cachectique, elles ont par elles-mêmes une grande gravité.

Traitement. — A l'hémoptysie, qui n'est qu'un symptôme, on doit opposer surtout le traitement de la maladie causale ; et seul il suffit quand l'hémorragie est minime : ainsi le crachement de sang de l'apoplexie pulmonaire, chez un asystolique, s'arrête, sans qu'aucune médication ait été dirigée spécialement contre lui, quand le cœur se relève sous l'action des toni-cardiaques.

Mais, dans une hémoptysie assez abondante ou persistante, la thérapeutique s'adressera directement à l'hémorragie, quelle qu'en soit la cause.

Le *repos absolu* est de rigueur : le malade dans le décubitus dorsal, la tête et le thorax légèrement soulevés, garde le silence complet et ne prend que des aliments liquides. Le médecin ne doit pas, à ce moment, pratiquer l'auscultation qui fatiguerait le patient.

La *révulsion* peut avoir une certaine efficacité : bains de pieds sinapisés : sinapismes aux jambes et sur le thorax, ventouses sèches sur le thorax (ne les appliquer qu'à la partie antérieure, afin de ne pas faire asseoir le malade) : parfois l'application d'une *vessie de glace* sur les bourses ou les grandes lèvres a une heureuse action. *Les ligatures à la racine des membres* sont indiquées dans les hémorragies abondantes.

On fera sucer au patient des morceaux de glace ; on lui donnera des *bois-sons glacées et acidulées* : 4 grammes d'eau de Rabel (solution alcoolique d'acide sulfurique au quart) dans une potion à prendre dans la journée.

Comme médication active, il importe tout d'abord de *calmer la toux* en prescrivant des *opiacés* : injections de morphine (un demi-centigramme) répétées plusieurs fois s'il y a lieu, — extrait thébaïque en potion (0 gr. 10 à 0 gr. 15 dans les 24 heures). L'extrait thébaïque est souvent associé à l'eau de Rabel :

Extrait thébaïque.	10 centigr.
Eau de Rabel.	4 grammes.
Eau.	100 —

A prendre dans la journée, par cuillerées à soupe (MARFAN).

Chez les tuberculeux, l'emploi des opiacés s'impose d'une façon absolue et suffit d'ordinaire dans les cas moyens.

Pour provoquer la vaso-constriction des vaisseaux pulmonaires, on utilise surtout l'*ergot de seigle*, l'*ipéca*, l'*adrénaline*.

L'*ergot de seigle* peut être donné en cachets ou en pilules ; on l'associe à l'opium ou à la quinine. Mieux vaut prescrire l'*ergotine Yvon* (correspon-dant à son poids d'ergot), en injection hypodermique (une à trois injections de 1 centimètre cube dans la journée).

Il est bon de savoir que l'ergot « n'a une action élective que sur les vais-seaux utérins, riches en fibres musculaires lisses. Les capillaires du poumon ne possèdent qu'un nombre très restreint de ces fibres, l'action vaso-con-strictive de l'ergotine sur ces capillaires *est des plus contestables* » (G. Lyon).

Il n'en est pas de même de l'*ipéca*, qui est un des meilleurs médicaments en cas d'hémoptysie persistante. L'ipéca se donne soit à dose vomitive (3 gr. en 4 paquets, à prendre toutes les dix minutes : méthode de Trous-seau), soit plutôt à dose nauséeuse (0 gr. 10 tous les quarts d'heure : méthode de Graves) :

Ipéca en poudre . . . . 10 centigr.

Pour 1 paquet. Un paquet tous les quarts d'heure jusqu'à état nauséeux, puis espacer les prises (toutes les demi-heures, toutes les heures) ; *ne pas provo-quer le vomissement.*

La *poudre de Dower*, dans la composition de laquelle s'associent l'opium et l'ipéca, peut être prescrite en paquets de 0 gr. 20 répétés plusieurs fois.

Le *chlorhydrate d'adrénaline*, souvent essayé dans ces derniers temps, semble un *médicament dangereux* ; on l'a employé en *injections sous-cuta-nées* (un demi à 1 centimètre cube de la solution au millième) : il déter-mine une vaso-constriction énergique, suivie d'une longue période de vaso-dilatation, celle-ci pouvant favoriser la reproduction des hémorragies. Des malades en cours de traitement *sont morts d'hémoptysie foudroyante.* On a voulu aussi faire des injections *intra-pulmonaires* d'adrénaline ; il faudrait alors pratiquer l'injection au siège précis de l'hémorragie, et il est difficile de connaître exactement ce point ; en outre, la piqûre du poumon dans ces conditions a déterminé, dans un cas de Gaillard, un pneumothorax mortel. *Il semble donc que l'adrénaline, qui a été très employée pendant quelque temps*, soit *infidèle et dangereuse*, et doive être *rejetée*, sauf dans les cas rebelles à toute autre thérapeutique.

Le *tartre stibié*, recommandé par Laënnec et Monneret, est *dangereux*, et est à peu près abandonné aujourd'hui. Si, après l'échec des autres médicaments, on voulait l'employer, il ne faudrait le donner qu'à un malade encore peu déprimé, et le prescrire à faible dose (*cinq centigrammes* au plus dans la journée), en l'associant à l'opium.

Les astringents, tels que le *tanin*, le *ratanhia*, etc., sont sans danger, mais presque sans action.

Tandis que les médicaments précédents arrêtent l'hémorragie en provoquant la contraction des vaisseaux qui saignent, les *vaso-dilatateurs* peuvent, par un mécanisme inverse, produire le même résultat, et faire cesser l'hémoptysie en abaissant rapidement la pression artérielle. C'est ainsi que l'on a donné quelquefois avec succès la *trinitrine* (donner, trois à quatre fois dans la journée, *trois gouttes* de la solution alcoolique au centième), l'*extrait aqueux de gui* (R. Gaultier) en pilules de cinq centigrammes (deux à cinq pilules par jour), et surtout le *nitrite d'amyle, en inhalations* (Rouget) : on fait respirer, dans les 24 heures, le contenu de trois ampoules, et on détermine ainsi une vaso-dilatation périphérique qui n'a pas d'action sur les capillaires pulmonaires; par ce moyen, on a pu arrêter rapidement des hémoptysies graves et qui avaient résisté aux autres traitements; grâce à son action presque instantanée, le nitrite d'amyle doit être retenu comme un des meilleurs médicaments d'urgence dans le traitement des hémoptysies.

Parmi les *coagulants*, quelques-uns procurent de bons résultats : *chlorure de calcium* à la dose de 3 à 4 grammes par jour, en solution étendue; — *extrait desséché de foie* : 10 à 12 grammes en tablettes ou délayés dans du lait ou du bouillon. Le *sérum gélatiné*, en injections sous-cutanées, dont l'efficacité est très douteuse, et qui est certainement dangereux (provoquant de la douleur, de la fièvre, et parfois le tétanos s'il est mal stérilisé), nous paraît un *mauvais médicament*. On a aussi donné la gélatine par la voie gastrique (confitures); mais elle se transforme dans l'estomac en *peptone*, agent empêchant la coagulation. Quant au *perchlorure de fer* en potion, sa seule action pourrait être d'empêcher la coagulation, car il se transforme dans l'estomac en protochlorure; il est absorbé sous cette forme, et le sang qui contient des chlorures ferreux *n'est plus coagulable* (Rabuteau). Donc, *ne jamais donner* le perchlorure de fer, qui est au moins inutile.

S'il existe de l'éréthisme cardiaque, la *digitale* a une action nettement favorable; mais elle est *contre-indiquée* dans les formes *fébriles*; en ce cas, on se trouvera bien de la *quinine*, à petites doses souvent répétées. Quoique liées à la tuberculose, et parfois au rétrécissement mitral, les hémoptysies supplémentaires des règles sont provoquées par les *troubles menstruels*, que l'on doit alors combattre : on traitera donc la lésion génitale; ou, si celle-ci n'est pas manifeste, on prescrira, au moment des époques, des bains de pied chauds et sinapisés, des bains de siège chauds, et l'on donnera une pilule de *cinq à dix centigrammes d'aloès*. Bien entendu, on se sera auparavant assuré que la femme n'est pas enceinte, la grossesse pouvant aussi favoriser les hémoptysies chez les tuberculeuses et les cardiaques.

Telles sont les principales indications thérapeutiques contre l'hémoptysie :
elles varient, bien entendu, avec chaque malade. Mais le repos absolu dans
tous les cas, les boissons glacées, les opiacés s'il y a de la toux, l'ergotine,
et surtout, dans les cas intenses, l'ipéca à doses nauséeuses, ou le *nitrite
d'amyle* en inhalations si les accidents sont très menaçants et si une action
immédiate est nécessaire, forment les bases essentielles du traitement. On
se méfiera du tartre stibié et de l'adrénaline qui sont dangereux, du sérum
gélatiné qui est dangereux et peu efficace. Enfin, le *rôle moral* du médecin
est considérable : en rassurant le malade et son entourage, en calmant
l'agitation née de l'inquiétude, on exerce une action réellement curatrice,
le repos physique et psychique étant souvent ici le meilleur des agents
thérapeutiques. *H. GRENET.*

HÉMORRAGIE. — Nous envisagerons ici l'hémorragie comme « complication
des plaies », c'est-à-dire quand, par son importance, elle menace d'entraîner
des accidents.

Étiologie. — Pour qu'il y ait hémorragie, il faut qu'un vaisseau soit
ouvert, et qu'une cause s'oppose à l'arrêt spontané de l'écoulement sanguin.
C'est d'abord le *volume du vaisseau* ; la pression élevée du sang dans une
grosse artère empêche la formation d'un caillot ; les grosses veines saignent
moins, leur bout central s'affaisse, les valvules empêchent le retour du sang,
et seul le bout périphérique donne un écoulement ; mais certaines veines
sont avalvulées, et maintenues *béantes* dans leurs aponévroses, telles les
grosses veines de la base du cou, ou dans les aréoles sous-cutanées, tels les
vaisseaux du cuir chevelu ; une affection peut faire disparaître les valvules
normales de certains vaisseaux, et l'insuffisance valvulaire des variqueux
explique la gravité des plaies de la saphène. Certaines *causes extérieures*
favorisent l'abondance de l'épanchement sanguin, en empêchant la coagulation ; l'endothélium des séreuses saines rappelle la structure de la paroi
interne des artères, le sang qui s'y déverse reste liquide ; de là la gravité des
hémorragies intra-péritonéales. L'hémorragie est encore favorisée par un
abaissement de la pression atmosphérique ; dans les plaies du poumon l'inspiration fait couler le sang dans la plèvre. Les hémorragies des ascension-
nistes rentrent dans la même classe. La coagulation ne se fait point, quand
la plaie est baignée d'un liquide de température égale à celle du corps ; d'où
la gravité des plaies par suicide pendant un bain, même quand elles siègent
sur des veines peu importantes. L'*état général* enfin, en changeant la composition du sang, peut retarder sa coagulation ; certaines cachexies, fièvres
graves, altérations du foie, prédisposent aux hémorragies ; mais l'hémophilie, affection héréditaire, est de toutes les causes la plus importante : une
plaie minime des téguments peut être suivie de mort ; les parois des petits
vaisseaux sont dégénérées, le sang est altéré, les vaso-constricteurs sont
paralysés, et l'hémorragie même capillaire ne s'arrête plus.

Toutes ces hémorragies sont dites *primitives*, quand elles surviennent au
moment du traumatisme ; l'*hémostase* spontanée finit par se produire, mais
une cause nouvelle la rend parfois *provisoire* ; il y a alors hémorragie *secondaire précoce* : le caillot était trop mou, trop friable ; un mouvement brusque,

un effort, toux, émotion violente, le déplacement de l'appareil compressif, la chute d'un corps étranger qui oblitérait la lumière du vaisseau dans la partie déclive d'une cavité voisine, viennent rompre le caillot et le sang se reprend à couler; d'autres fois, l'hémostase ne s'était produite qu'à la faveur d'une syncope, par l'abondance même de l'hémorragie, puis sous l'influence d'injections de sérum artificiel, quand le shock a disparu avec l'état de dépression générale, l'hémorragie recommence. D'autres fois, l'hémostase était *permanente*, le caillot oblitérait la lumière du vaisseau, mais sous une nouvelle influence il disparaît : c'est l'apparition de la suppuration qui va détruire les cicatrices, c'est la chute d'une escarre de la paroi artérielle, second temps de la gangrène primitivement apparue, et l'hémorragie est alors *secondaire et tardive*.

Symptômes. — I. Signes généraux. — Les signes généraux peuvent être les seuls témoins de l'hémorragie, dans les plaies des viscères par exemple ; on dit qu'il y a *hémorragie interne* ; l'hémorragie interne est de règle dans les plaies du foie, de la rate, et en général de tous les organes très vascularisés, dont la plaie s'ouvre dans une cavité séreuse, sans communication avec l'extérieur ; le type en est l'inondation péritonéale par rupture de grossesse tubaire. Quand l'hémorragie interne se fait dans une cavité muqueuse, le sang finit généralement par être rejeté au dehors (hémoptysie, hématémèse, hématurie, etc.) et à l'hémorragie interne s'ajoutent de nouveaux troubles fonctionnels.

L'hémorragie se traduit par la pâleur de face, l'accélération des battements du cœur consécutive à l'abaissement de la tension sanguine, les bourdonnements d'oreille, vertiges, tendance à la syncope, l'angoisse précordiale, douleur épigastrique, les nausées. Puis, si la source du sang est tarie, il persiste un état d'anémie d'autant plus rebelle que la quantité de sang épanché a été plus considérable, ou bien, si l'hémorragie a continué, il se produit une *syncope grave terminale* ; les inspirations deviennent courtes, le malade est couvert d'une sueur froide, les extrémités sont insensibles, le pouls est imperceptible, jusqu'au collapsus mortel.

Cette syncope doit être différenciée de la *syncope bénigne, précoce*, qui survient chez certains individus pusillanimes ou nerveux à la vue seule du sang, et que la courte durée de l'hémorragie et son peu d'abondance n'expliqueraient point. Cette syncope favorise l'hémostase spontanée, la formation du caillot, en diminuant momentanément la pression artérielle : c'est une syncope de défense. Aussi ces syncopes doivent être différenciées de l'état de *shock*, qui survient au moment de l'accident, et souvent en dehors de toute hémorragie ou avant que celle-ci ait eu le temps de devenir sérieuse (V. PLAIES).

L'hémorragie interne peut être suivie de fièvre de *résorption du sang* : cette « fièvre » ne se traduit que par élévation de température ; le blessé garde son facies normal, il n'a ni la langue mauvaise, ni l'agitation, ni les frissons, ni le pouls rapide, ni l'aspect d'un fébricitant. L'hyperthermie est le seul et unique symptôme. Elle est due à la résorption de l'hématome, à la mise en liberté d'une quantité de fibrine-ferment, qui dans les grandes cavités séreuses est absorbée en masse, ou à des substances spéciales, thermogènes, prenant naissance dans le sang coagulé.

Ces graves épanchements sont d'ailleurs fort propices à la *suppuration* ; la transformation purulente est fréquente quand la plaie extérieure est infectée, quand l'hématome communique avec une cavité normalement septique, bronches, intestin. Les signes de purulence sont alors ceux d'une septicémie, avec apparition de symptômes locaux, péritonite, abcès, etc., qui varient avec chaque siège de l'hémorragie.

II. **Signes locaux.** — Ils varient suivant le vaisseau sectionné, artère, veine, capillaire.

a) *Hémorragie artérielle.* — Le sang s'échappe, rutilant, par jets isochrones à la systole cardiaque ; le sang est vermeil. Si l'on comprime au-dessus de la plaie, l'hémorragie s'arrête ; elle persiste, ou augmente si on comprime au-dessous. Le bout périphérique saigne peu, sauf en certaines régions où les anastomoses sont larges, à plein canal et abondantes ; la gravité des plaies de la main tient précisément à ces trois causes.

Si l'orifice cutané de la plaie est trop étroit pour laisser passer le sang, il se produit un *hématome pulsatile* ; le sang ne sort qu'en bavant, mais s'accumule dans la profondeur, se creuse une loge aux dépens du tissu cellulaire, refoule les muscles et les aponévroses, et bientôt apparaît une tumeur fluctuante, animée de mouvements d'expansion, de battements, et siège d'un bruit de souffle. Cette tumeur cesse de battre quand on comprime l'artère à la racine du membre et s'affaisse. De graves complications peuvent en résulter ; la gangrène du membre peut suivre un hématome volumineux, qui comprime les autres vaisseaux et supprime toute circulation dans le segment sous-jacent, ou bien être le point de départ d'embolies dans les collatérales appelées à rétablir la circulation.

L'*hémorragie secondaire* apparaît, quand il y a suppuration, en général de 6 à 8 jours après le traumatisme ; elle peut être fort grave en raison de la difficulté d'en tarir la source, et parce que le saignement peut passer inaperçu quand la plaie est recouverte d'un volumineux pansement ouaté, ou au repos dans une gouttière.

b) *Hémorragie veineuse.* — Souvent la solution de continuité des téguments est trop petite pour se laisser forcer par le passage du sang, celui-ci s'épanche dans le tissu cellulaire sous-cutané, et donne une *ecchymose* ou un *hématome* ; hématome parfois énorme, entraînant la gangrène, comme dans les fractures de l'extrémité supérieure du tibia. Si le sang coule à l'extérieur, il s'échappe en bavant, rouge foncé, presque noir ; l'écoulement est continu et non en jet comme dans l'hémorragie artérielle. La respiration le modifie ; il augmente par l'expiration qui élève la pression intra-veineuse, diminue au contraire dans l'inspiration. La contraction musculaire favorise l'écoulement, en comprimant et exprimant les veinules intra-musculaires.

La compression au-dessus augmente l'hémorragie, la compression au-dessous l'arrête. Le bout central ne saigne point, sauf insuffisance valvulaire, ou veines avalvulées, comme nous l'avons vu plus haut. L'asphyxie augmente l'hémorragie, c'est ainsi que le chirurgien qui opère s'aperçoit quand le malade respire mal.

c) *Hémorragie capillaire.* — Le sang s'écoule en nappe des bords de la plaie ; sa couleur est moins vive que celle du sang artériel, moins foncée que celle du sang veineux ; l'hémorragie, sauf le cas d'hémophilie, est rarement abondante ; cependant l'inflammation peut lui donner une certaine gravité. Enfin, certaines régions sont très vasculaires, la face, la langue, le col utérin ; aussi les plaies qui s'y produisent nécessitent une hémostase soignée.

Traitement. — L'hémostase peut être *temporaire* en cas d'extrême urgence ; c'est la compression au niveau de la plaie, l'élévation de la partie blessée, le repos absolu ; c'est la compression à distance, à la racine du membre : lien circulaire de fortune autour de la cuisse, du bras, compression manuelle de l'iliaque externe pour les plaies du triangle de Scarpa, de la sous-clavière pour les plaies de l'axillaire (fig. 90), de l'aorte sur la saillie

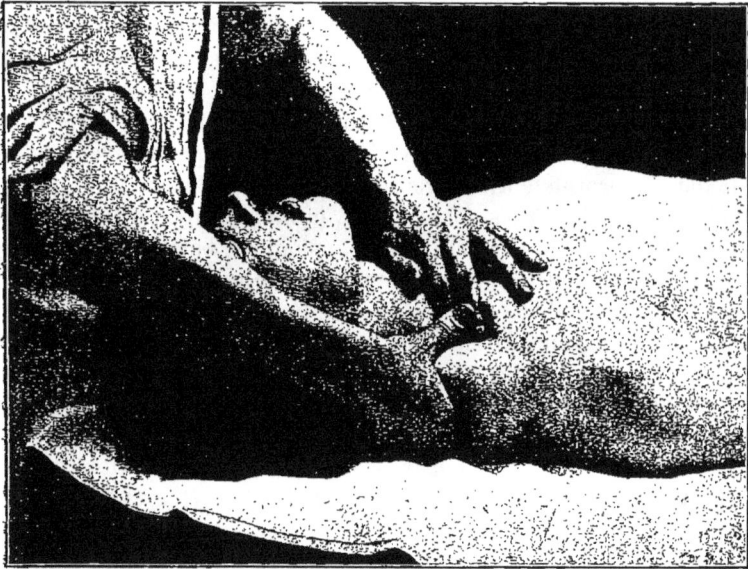

Fig. 90. — Compression de la sous clavière.

de la colonne lombaire pour les hémorragies pelviennes, les métrorragies par exemple, etc.

L'hémostase *définitive* varie avec le vaisseau blessé.

Les *artères* doivent être *liées* : on emploie un fil résorbable, catgut, tendon de renne ; ou non résorbable, fil de lin, soie, parfois fil métallique (fig. 91). La ligature doit porter sur les deux segments du vaisseau coupé, surtout quand les anastomoses rendent probable le retour du sang par le bout périphérique ; ainsi à la main. Si les dégâts nécessités par la recherche de l'artère devaient être trop importants, si l'hémorragie se produisait en milieu septique, que la source du sang enfin ne puisse être découverte, il serait indiqué de lier l'artère principale du membre, ou du segment de membre, au-dessus de la plaie.

En l'absence de fil à ligature, la *forcipressure* peut suffire, aidée surtout de la *torsion* du vaisseau (fig. 92) ; pour cela, on saisit l'extrémité sectionnée dans une pince, puis on maintient l'artère à quelques millimètres au-dessus, et on tord l'extrémité du vaisseau jusqu'à ce qu'elle s'étire et se sépare. On peut encore laisser des *pinces à demeure*, 48 heures en moyenne, qui saisissent en masse les *tissus*, si l'artère ne peut être isolée. Certaines artères se rétractent au milieu des tissus qu'elles parcourent, et leur ligature est impossible, ainsi les *artères du cuir chevelu*, la *coronaire des lèvres* dans l'orbiculaire de la bouche ; il suffit dans ce cas, pour arrêter l'hémorragie, de suturer la peau ou les lèvres, en prenant en masse tous les tissus, et en rapprochant suffisam-

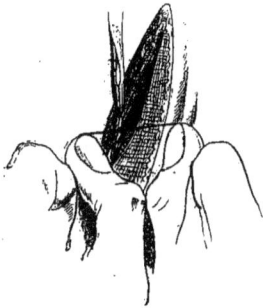

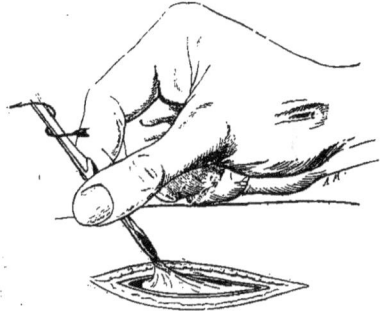

Fig. 91. — Ligature d'une artère dans la plaie.   Fig. 92. — Torsion d'une artère dans la plaie.
(Victor Veau, in *Précis techn. opér.*).

ment les points pour ne pas laisser d'espace mort où un hématome aurait tendance à se produire.

Enfin, dans les plaies de certaines grosses artères, la suture latérale, si la plaie est partielle, ou circulaire si la plaie est complètement divisée, pourrait être utilisée [V. Artères (Plaies)].

Pour les *veines*, le simple *tamponnement* suffit souvent ; la *ligature* peut être employée, mais surtout sur le bout périphérique ; le bout central ne sera lié qu'en cas de conditions spéciales déjà mentionnées (insuffisance valvulaire dans les varices, gros vaisseaux du cou et de l'aisselle) ; enfin la *forcipressure*, la *suture* ont été employées sur les grosses veines.

Les *capillaires* se ferment par la simple compression temporaire, par l'accolement des lèvres de la plaie ; si l'hémorragie en nappe était trop abondante, on pourrait usiter un des nombreux moyens suivants, thermo-cautère au rouge sombre, irrigation d'eau froide et application de glace, irrigations d'eau à 50 degrés ; lavage avec des solutions d'antipyrine, de cocaïne, d'eau oxygénée. Enfin, dans toute plaie, la désinfection, l'ablation des corps étrangers, préviendront les hémorragies secondaires.

Si l'état général favorisait le retour des hémorragies, il faudrait instituer un traitement contre la diathèse causale, en particulier dans l'*hémophilie* (v. c. m) ; les injections sous-cutanées de sérum anti-diphtérique, ou mieux de sérum simple de cheval, employées prudemment en raison de la toxicité de certaines préparations, ont des propriétés hémostatiques générales qui peuvent être d'un grand secours, soit comme traitement curatif des hémorragies en nappe que ne peuvent arrêter les moyens mécaniques et dont la récidive anémie fortement le malade, soit comme moyen préventif dans certaines opérations sur des sujets hémophiles ou dans quelques interventions sur des organes vasculaires comme le foie.

Pour les *opérations* sur les tissus vascularisés, et pour celles où la plaie doit être absolument nette de tout écoulement sanguin, on fera l'hémostase *préventive, provisoire* ou *définitive*; c'est la compression digitale de l'artère à la racine du membre, l'application de la bande d'Esmarch. En certaines régions, on fait la ligature de l'artère, la carotide externe par exemple, pour l'ablation de la langue; au crâne, un bandeau circulaire de caoutchouc comprime sur l'os le cuir chevelu, dont l'hémostase est difficile. L'hémostase des branches osseuses est réalisée par l'écrasement ou par l'application d'un mastic spécial. Enfin l'hémostase des sinus de la dure-mère peut être fort difficile à réaliser, et nécessite l'emploi de pelotes de catgut, de bouchons de pâte adhésive, qui oblitèrent la lumière du sinus et sont le point de départ d'une coagulation sanguine. Une fois l'hémorragie artérielle, veineuse, capillaire, arrêtée définitivement, il faut se préoccuper de *relever l'état général* quand il est fortement anémié par la perte de sang : l'injection sous-cutanée de grandes quantités de sérum physiologique, ou même l'injection intra-veineuse de sérum, quand il y a tendance à la syncope, est d'un grand secours ; la caféine, l'éther, l'huile camphrée constituent des adjuvants utiles. Plus tard on se préoccupera de traiter le malade par des toniques, du fer, des préparations d'arsenic, d'hémoglobine, etc. *AMÉDÉE BAUMGARTNER.*

HÉMORRAGIES. — V. Cerveau, Intestin, Melæna, Méningées, Hémoptysie, Gastrorragie, Hématémèse, Epistaxis, etc.

HÉMORRAGIES DE LA PUERPÉRALITÉ. — La question des hémorragies de la puerpéralité est pour l'accoucheur une des questions les plus angoissantes qu'il puisse imaginer, puisque quelquefois, en dépit de toute prévision et malgré la thérapeutique la plus éclairée et la plus active, une jeune femme peut mourir en quelques instants.

Au point de vue pratique, les hémorragies puerpérales doivent être divisées de la façon suivante : hémorragies de la grossesse, hémorragies du travail, hémorragies de la délivrance. Nous allons ici nous occuper des deux premiers groupes, le troisième trouvant naturellement sa place à l'article Délivrance (Accidents).

Hémorragies de la grossesse. — Les causes capables d'engendrer des hémorragies génitales au cours de la gestation sont excessivement nombreuses. Mais certaines d'entre elles tiennent à des causes tellement spéciales qu'elles doivent faire l'objet d'articles spéciaux (V. Môle hydatiforme, Grossesse ectopique, Fibrome et Grossesse, Cancer du col et Grossesse). Nous ne nous occuperons ici que des hémorragies survenant au cours d'une grossesse relativement avancée [les hémorragies des tout premiers mois se confondant avec les symptômes de l'avortement (v. c. m.)], et encore ne conserverons-nous que celles qui, au point de vue pratique, présentent un réel intérêt par leur soudaineté, leur importance et leur gravité.

Ces hémorragies importantes de la grossesse peuvent se diviser en deux groupes : 1° celles dont le point de départ est hors de l'utérus; 2° celles dont le point de départ est l'utérus lui-même. Dans le premier on trouve simplement les hémorragies par rupture de varices génitales. Dans le deuxième peuvent prendre place les hémorragies par insertion basse du placenta et les hémorragies par décollement du placenta inséré au-dessus du segment inférieur.

Hémorragies par rupture de varices génitales. — Cet accident est peu connu de la généralité des praticiens et cela est fort regrettable, car il rachète son peu de fréquence par son extrême gravité.

La présence de dilatations variqueuses au niveau des organes génitaux externes est, pendant le cours de la grossesse, chose assez commune. On les rencontre indifféremment sur les grandes lèvres, sur les petites lèvres, au pourtour de l'orifice vaginal, dans la région vestibulaire, mais leur siège d'élection est le sillon interlabial droit ou gauche. La rupture des vaisseaux variqueux se produit soit spontanément à la suite d'un effort, soit à l'occasion d'un traumatisme local, ce qui est le cas le plus fréquent. Dans un cas comme dans l'autre, l'hémorragie qui en résulte est soudaine, abondante. Le sang de couleur spéciale au sang veineux s'écoule en large nappe et l'hémorragie n'a que peu de tendance à s'arrêter, quoique cela ait été noté dans quelques rares observations. Plus souvent l'hémorragie, profuse, peut être mortelle, si la femme n'est pas secourue à temps et d'une façon rationnelle. Une statistique portant sur 18 cas relève 11 cas rapidement mortels. Nous croyons utile de rappeler ici que toute rupture de varices des membres inférieurs, chez une femme enceinte, est un accident grave, qui peut rapidement devenir mortel, s'il n'est convenablement traité. La rupture d'une veine variqueuse des membres inférieurs pendant la grossesse équivaut par l'abondance de l'hémorragie à l'ouverture d'une artère (Pinard).

Le pronostic sévère est lié à la rapidité du diagnostic.

Hémorragies tenant à l'insertion basse du placenta. — Ces hémorragies, dues à l'empiétement du placenta sur le segment inférieur, peuvent être beaucoup plus précoces qu'il n'est dit classiquement (V. Avortement). Il n'en est pas moins vrai qu'elles sont un peu plus fréquentes et surtout plus redoutables dans les derniers mois.

Si l'on consulte ce que nous avons dit à l'occasion du placenta prævia (v. c. m.), on comprendra que l'hémorragie a tendance à se montrer de bien meilleure heure chez les primipares que chez les multipares, la sollicitation à l'engagement étant beaucoup plus précoce chez les premières.

Les anciens accoucheurs, partant de ce fait erroné que l'effacement du col s'effectuait progressivement dans les trois derniers mois, prétendaient que toutes les fois que l'insertion du placenta était *recouvrante*, pour employer l'expression dont nous nous sommes déjà servi (V. Placenta prævia), l'hémorragie était inévitable pendant la grossesse. En réalité, elle n'est pas inévitable au cours de la gestation, elle est seulement beaucoup plus probable. Elle ne sera, dans ce dernier cas, inévitable qu'au moment du travail, c'est-à-dire au moment de l'effacement du col.

Il n'est pas besoin ici d'insister sur les causes qui déterminent le décollement placentaire (V. Placenta prævia).

Qu'il nous suffise de rappeler que le tiraillement *des membranes restant intactes* décolle la partie la plus déclive de la languette placentaire, en intéressant parfois tout d'abord le sinus circulaire. Les sinus utéro-placentaires béants du fait du décollement placentaire laissent échapper le sang en abondance, et l'on comprend sans peine que l'importance de l'hémorragie sera en relation directe avec l'étendue de ce décollement.

Pendant la grossesse, cette désunion se produisant sans contractions douloureuses, il en résulte que l'hémorragie n'est précédée d'aucune douleur. Elle est *silencieuse* pour employer le terme consacré. Quelquefois, tout en continuant sa vie habituelle, la femme constate un petit suintement insignifiant; elle marque sa chemise d'une petite tache rouge. Dans d'autres circonstances, l'écoulement est plus accusé : pendant la nuit, ou en se livrant assise à un travail de couture par exemple, brusquement la femme se sent mouillée par un liquide chaud qui s'écoule.

Bien qu'exceptionnellement on puisse assister à une hémorragie d'emblée très grave, la première, d'habitude, n'est ni très abondante, ni très prolongée. L'écoulement s'atténue spontanément avec le repos, puis se transforme en suintement qui lui-même disparaît bientôt. Un caillot s'est formé, obturant les sinus de l'utérus. Si cet accident s'est produit à une époque assez avancée de la grossesse, il se peut que plus rien ne se montre jusqu'au moment du travail. Mais, si cette première manifestation de l'insertion basse apparaît d'assez bonne heure, à un moment donné un autre décollement va pouvoir se produire et une seconde hémorragie en résulter. Et ainsi de suite pendant les derniers mois de la grossesse. L'hémorragie silencieuse a donc pour second caractère d'être à *répétition*.

A ces deux caractères on pourrait en ajouter un troisième : elle est *progressivement croissante*, car les décollements placentaires presque toujours sont chaque fois un peu plus étendus.

Chose importante à se rappeler enfin : une série d'hémorragies peut être coupée par un brusque écoulement de liquide amniotique [V. MEMBRANES (RUPTURE PRÉMATURÉE)].

Le sang qui s'écoule est du sang rouge et liquide ne contenant que peu ou pas de caillots; la raison en est qu'il s'épanche au dehors au fur et à mesure qu'il est déversé hors des sinus. Il peut cependant former quelquefois dans la cavité vaginale, où il s'accumule, des caillots assez volumineux, mais alors *caillots consistants et mélangés à du sang rouge*.

L'hémorragie par insertion basse du placenta constitue un événement grave de la puerpéralité, mais dont le pronostic est très variable selon la façon dont elle est combattue. Non traitée, ou traitée par les méthodes anciennes, la mortalité maternelle est de 26 à 27 pour 100; la mortalité fœtale, énorme, oscille entre 60 et 90 pour 100. Comme le faisait remarquer Simpson, le placenta prævia tue presque une femme sur trois, plus que le choléra et la fièvre jaune. A l'heure actuelle, le traitement rationnel appliqué à temps ne donne plus qu'une mortalité maternelle de moins de 2 pour 100 et une mortalité fœtale de 50 pour 100.

Hémorragies par décollement du placenta inséré au-dessus du segment inférieur. — Le décollement du placenta inséré au-dessus du segment inférieur, longtemps méconnu et même, assez près de nous, nié par des cliniciens de valeur, est un accident à l'heure actuelle absolument démontré aussi bien par les pièces anatomo-pathologiques que par nombre de faits cliniques irréfutables.

Il est indistinctement désigné sous le nom d'*Hémorragie par décollement du placenta normalement inséré* ou *Hémorragie rétro-placentaire*; c'était l'hémorragie occulte des anciens accoucheurs.

Cet accident, assez rare, peut se montrer à toute époque de la grossesse : mais sa fréquence et son importance clinique sont incontestablement plus grandes dans le courant des derniers mois. Les causes qui déterminent le décollement du placenta inséré au-dessus du segment inférieur sont aujourd'hui bien connues. Celle qui vient immédiatement à l'esprit est le traumatisme, traumatisme extérieur qui, portant sur un point correspondant à l'insertion du placenta, amène le décollement de celui-ci à ce niveau. Si ce fait ne peut pas être nié (Obs. de Champetier de Ribes et de Lepage), il faut cependant savoir qu'il est absolument exceptionnel et qu'il doit être relégué très au dernier plan dans l'histoire des hémorragies rétro-placentaires; une tout autre importance a le traumatisme intra-utérin représenté par le tiraillement du placenta par le cordon ombilical naturellement ou accidentellement trop court. Ce tiraillement suffisant pour décoller le placenta est le fait, ou bien d'un violent mouvement actif du fœtus, ou bien d'un déplacement passif brusque de l'enfant, provoqué par un grand mouvement de la mère, tel que le fait de se courber vivement en avant par exemple.

Mais ce ne sont là encore que des causes secondaires, et la clinique nous enseigne que *presque toutes les femmes ayant des hémorragies rétro-placentaires sont des albuminuriques.* C'est une complication qui est loin d'être rare chez les éclamptiques.

La cause en est facile à comprendre : la lésion propre au placenta albuminurique est l'hémorragie intra-cotylédonaire [V. GROSSESSE (PATHOLOGIE)]; or, si le foyer hémorragique interstitiel, franchissant la caduque, fuse entre celle-ci et la paroi utérine, le décollement placentaire sera amorcé. Parfois les choses peuvent en rester là, et au moment de la délivrance l'examen de l'arrière-faix décèle la présence d'un petit caillot plus ou moins régulièrement lenticulaire, logé dans une dépression en godet de la face utérine du placenta. Mais souvent aussi cette amorce, en rupturant quelques sinus utéro-placentaires, va déchaîner une grosse hémorragie en arrière du placenta. On comprendra l'importance et la soudaineté que peuvent revêtir ces hémorragies, si l'on songe que plus le placenta se décolle, plus l'hémorragie est abondante, et que d'autre part plus l'hémorragie est copieuse, plus le placenta se sépare d'avec la paroi utérine.

Lorsque le point de départ de l'hémorragie est vers le centre du placenta, celui-ci peut se décoller presque complètement, ne restant adhérent qu'au niveau de son pourtour. L'hémorragie reste alors à l'état d'hématome strictement rétro-placentaire; c'est l'hémorragie uniquement interne, l'hémorragie occulte. Cela est rare; habituellement l'hémorragie née en arrière du placenta décolle celui-ci jusqu'à un point quelconque du bord; le sang s'insinue entre la paroi utérine et les membranes de l'œuf, franchit le conduit cervical et s'épanche au dehors. L'hémorragie est alors mixte, pouvant être à prédominance externe ou interne.

Les symptômes de l'hémorragie rétro-placentaire sont tout à fait caractéristiques. Nous n'insisterons pas sur la douleur brusque ressentie au moment où le placenta se décolle, pas plus que sur la mollesse pâteuse que présenterait l'utérus au niveau même du siège de l'hématome ; ce sont là des signes que l'on peut très exceptionnellement rencontrer.

Il en est d'autres, *constants*, qui ont une importance capitale. Tout d'abord apparaissent avec plus ou moins de brusquerie les signes d'une hémorragie interne : pâleur du visage, tendance à la syncope, petitesse et rapidité du pouls. Cet état général alarmant peut ne s'accompagner que d'un suintement sanguin insignifiant ; *dans tous les cas la quantité de sang qui s'écoule n'est pas en rapport avec l'anémie aiguë que présente la malade.* Le sang qui s'écoule a un aspect bien particulier : il est épais, poisseux, de couleur rouge noirâtre, mélangé à des caillots noirs diffluents.

Quant à l'utérus, il présente, lui aussi, une physionomie très spéciale : une chose frappe tout d'abord c'est son extrême dureté. Il est comme ligneux dans toute son étendue, à tel point que le palper du contenu est absolument impossible. A cette consistance anormale, qui ne manque jamais, vient se joindre d'une façon constante aussi l'augmentation de volume provoquée par l'accumulation de sang dans la cavité utérine. Il va de soi que ce dernier symptôme sera plus ou moins accusé selon que l'on se trouve en présence d'une hémorragie à prédominance interne ou à prédominance externe.

Le toucher vaginal fera reconnaître un segment inférieur dur et tendu, comme le reste de l'utérus. Il s'enfonce dans l'excavation comme une *sébille de bois* (Pinard).

L'auscultation fœtale sera presque toujours négative, car, dans tous les cas où l'hémorragie rétro-placentaire est autre chose qu'une curiosité anatomo-pathologique découverte après la délivrance, le décollement a été assez considérable pour tuer brusquement le fœtus.

C'est dire que pour ce dernier le pronostic est extrêmement grave ; il l'est également pour la mère dont la mortalité est environ de 30 pour 100.

Diagnostic différentiel des hémorragies de la grossesse. — Les hémorragies de la grossesse que nous venons de passer en revue ont des caractères suffisamment tranchés pour qu'on puisse rapidement les distinguer les unes des autres. Ce diagnostic a une importance capitale, *car à chacune d'elles répond un traitement spécial.*

Tout d'abord, lorsqu'on est appelé auprès d'une femme enceinte pour une hémorragie, jamais on ne doit oublier la possibilité d'une hémorragie par rupture de veine variqueuse des organes génitaux externes. Nombre de femmes ayant un accident de cette nature sont mortes parce qu'elles ont été traitées pour une hémorragie utérine. Donc, règle générale : chez toute femme enceinte qui perd du sang, examiner soigneusement les organes génitaux externes en détergeant au fur et à mesure avec un tampon d'ouate aseptique imbibé d'un liquide aseptique. Déplisser les grandes et les petites lèvres, la région vestibulaire sans oublier le sillon interlabial (siège d'élection). S'il s'agit d'une rupture de veine variqueuse, l'œil découvrira le point qui saigne. Dans certaines circonstances, la région est si souillée, le sang qui s'écoule est en telle abondance que l'on usera avec avantage du tour de main suivant. Un petit tampon d'ouate ou de gaze est vivement introduit au-dessus de l'orifice vaginal; dans le cas d'hémorragie provenant des organes génitaux externes, le sang continue à s'écouler sans le moindre temps d'arrêt, et le tampon peut être retiré, taché, mais non imbibé; si l'hémorragie est utérine, il y a un léger temps d'arrêt, puis le tampon rougit peu à peu, s'imbibe, et l'écoulement de sang reprend comme auparavant.

Mais ce sera là un moyen d'exception, et le plus souvent la vue seule permettra d'affirmer que la source de l'hémorragie est une rupture de veine variqueuse.

Si cet examen, rapidement et consciencieusement fait, affirme au contraire qu'il s'agit d'une hémorragie utérine, il n'y aura plus qu'à différencier l'hémorragie par insertion basse du placenta de l'hémorragie rétro-placentaire. Ici encore le diagnostic sera facile, tellement sont tranchés les caractères de chacune d'elles.

Aspect du sang.	Rouge. Sang liquide seul ou mélangé à des caillots consistants	*Hémorragie par insertion basse.*
	Noir. Épais, poisseux, contenant des caillots diffluents	*Hémorragie rétro-placentaire.*
Quantité de sang épanché.	Plus ou moins abondante, mais toujours en rapport avec l'état d'anémie aiguë constatée chez la malade	*Hémorragie par insertion basse.*
	Souvent très modérée. — Quelquefois insignifiante par rapport aux signes d'hémorragie aiguë très accusée. — Parfois nulle malgré ces signes	*Hémorragie rétro-placentaire.*
Palper.	Utérus de dimension normale et de consistance habituelle. — Examen possible du fœtus par le palper. Jamais d'engagement	*Hémorragie par insertion basse.*
	Utérus volumineux. — Augmentation subite. — Dureté ligneuse. — Impossibilité de palper le contenu utérin	*Hémorragie rétro-placentaire.*
Toucher vaginal.	Segment inférieur souple et élevé. — Col dévié sans relation avec l'inclinaison utérine. — Quelquefois empâtement d'une portion du segment inférieur	*Hémorragie par insertion basse.*
	Segment inférieur tendu, refoulé dans l'excavation comme une sébille de bois.	*Hémorragie rétro-placentaire.*

Traitement. — Comme nous le disions tout à l'heure, à chacune de ces trois sortes d'hémorragies de la grossesse correspond un traitement approprié.

Hémorragies par rupture des varices vulvaires. — Ici la conduite à tenir est d'une simplicité extrême; c'est le traitement chirurgical de la plaie des veines. Comme traitement d'attente, la compression digitale, ou le pincement entre deux doigts du vaisseau rompu. Mais ne pas s'en tenir à cette simple compression, même si l'écoulement est momentanément tari. Le caillot formé peut après le départ du médecin se déplacer, et une seconde hémorragie peut tuer la malade. On ne sera en sûreté qu'après avoir posé une ligature au fil résorbable ou non au niveau du vaisseau rompu. Ceci, bien entendu, avec tous les soins d'asepsie désirables.

Hémorragies par insertion basse du placenta. — Dans le cas où le diagnostic d'insertion basse du placenta a été fait avant tout accident (V. PLACENTA PRÆVIA), songer que l'on peut dans une très large mesure prévenir les complications, et en particulier l'hémorragie. Ce traitement préventif ou prophylactique consistera à faire tous ses efforts pour que le segment inférieur ne soit *ni distendu ni descendu pendant la grossesse.* Ceci sera réalisé au mieux en écartant les présentations du tronc et en empêchant dans la mesure du possible la sollicitation à l'accommodation pelvienne.

Pour cela on devra exiger le *repos absolu au lit.* En agissant ainsi on arrivera, on ne peut pas dire toujours, mais dans un assez grand nombre de circonstances, à mener des grossesses à terme, même chez des primipares ayant un placenta empiétant largement sur le segment inférieur.

Le même traitement sera appliqué à titre curatif aux hémorragies à répétition, assez espacées et de faible importance. Cette temporisation a un très gros intérêt quand la grossesse est encore assez éloignée du terme, et elle peut être prolongée sans danger, *tant que le pouls maternel, à l'état de calme, bat moins de cent fois par minute* (Pinard). Mais si l'hémorragie se répète à intervalles rapprochés, si chaque fois l'écoulement devient plus important, *et enfin et surtout si le pouls maternel ayant tendance à s'accélérer arrive à cent d'une façon permanente,* la temporisation n'est plus de mise, et l'on doit recourir sans hésiter à la rupture large des membres (procédé de Pinard), qui est le moyen le plus rapide et le plus efficace pour tarir l'écoulement sanguin, et en même temps le moins dangereux au point de vue de l'infection.

Au préalable, on essaiera de se rendre compte, par le palper et par le toucher, du degré d'empiètement du placenta sur le segment inférieur. S'il s'agit sans doute d'une insertion latérale, on aura avantage à laisser ou à mettre en bas la tête fœtale, présentation d'un meilleur pronostic pour l'enfant. Dans le cas d'insertion marginale et *à fortiori* d'insertion recouvrante, il sera préférable de ramener le siège en bas, si la chose est possible.

Ceci fait, on se mettra alors immédiatement en mesure de rompre les membranes. C'est souvent très simple. Pendant que la main gauche contient et abaisse l'utérus, l'index de la main droite franchit le canal cervical plus ou moins facilement selon son degré de perméabilité, et arrive au contact des membranes. En faisant pousser légèrement la malade ou en attendant une contraction indolente, les membranes de l'œuf se tendront et un coup de doigt les rompra ; puis par un mouvement de va-et-vient l'index les dilacérera aussi largement que possible. Si les membranes sont fuyantes, résistantes, en un mot inattaquables par le doigt, un perce-membranes quelconque, pourvu qu'il soit assez mince, assez long et bien aseptisé, sera glissé à côté du doigt. Un petit coup légèrement donné encochera le faisceau membraneux, et le doigt achèvera en agrandissant la déchirure.

Une certaine difficulté est représentée par ce fait que les membranes, quelquefois, ne sont pas directement accessibles ; le doigt trouve au-dessus

de l'orifice interne des caillots et des cotylédons placentaires. En se dirigeant du côté opposé à celui où doit se trouver la majeure partie du placenta (ce que l'exploration du segment inférieur par le palper et le toucher
ont montré) et en tâtonnant un peu, le doigt finit par arriver sur le bord du
placenta, prend contact avec les membranes et les déchire comme tout à
l'heure, soit seul, soit avec l'aide d'un perce-membranes.

Ce procédé, très simple, suffit le plus souvent à conjurer le danger ; l'hémorragie s'arrête, et dans les cas d'insertion latérale tout au moins, la grossesse n'en est pas fatalement interrompue. Après la rupture artificielle des
membranes, comme après la rupture spontanée, on a vu s'écouler encore
plusieurs semaines avant la déclaration du travail, ce qui est pour le fœtus
un avantage appréciable, si on intervient à un moment encore assez éloigné
du terme. Néanmoins, la règle est que les premières contractions du travail
suivent de près l'ouverture de l'œuf.

On peut donc, après la rupture des membranes, temporiser, mais cette
expectation sera toujours une expectation *attentivement armée.* Si à la suite
de cette rupture large l'hémorragie persiste, même en petite quantité, si
l'enfant donne des signes de souffrance, et enfin par-dessus tout si le pouls
de la mère, s'accélérant progressivement, arrive à être d'une façon permanente au-dessus de 100, quel que soit l'âge de la grossesse, on doit instituer
le traitement curatif définitif représenté par l'évacuation totale de l'utérus.

Le moyen le plus sûr et le moins traumatisant pour arriver à ce but est
l'emploi du ballon Champetier de Ribes. Celui-ci introduit en entier au-
dessus de l'orifice utérin et gonflé, s'accommode admirablement au segment
inférieur et comprime contre lui la portion décollée du placenta. Il fait donc
l'hémostase par compression en même temps qu'il met en train les contractions utérines. S'insinuant en coin comme une poche d'eaux à travers le col,
il l'efface, puis dilate l'orifice utérin. Au bout d'un temps variable, la dilatation complète est effectuée. Au moment où l'orifice utérin est traversé par
le ballon bien gonflé, celui-ci sera enlevé. S'il s'agit d'une présentation du
sommet qui s'est engagée derrière le ballon, l'accouchement sera terminé
par une application de forceps. Si la tête reste élevée, mobile, ayant
au-devant d'elle une plus ou moins grande partie de placenta, ou s'il y a
une procidence du cordon, la version sera certainement préférable.

Mais il peut se faire que le praticien, négligent, ne possède pas de ballon
de Champetier, ou que, malheureux, le seul qu'il a dans sa trousse, éclate
au moment où il le gonfle, ou avant qu'il ait terminé son office. L'indication
pressante de vider l'utérus n'en persiste pas moins.

Si l'enfant n'est pas viable ou a succombé, on devra tâcher d'amener le
siège en bas, soit par manœuvres externes, soit par manœuvres mixtes ; un
pied sera attiré dans le vagin, et le pôle pelvien faisant office de tampon
interne sera appliqué sur le segment inférieur. A partir de ce moment on
sera maître de l'hémorragie, et le sacrifice de l'enfant étant fait, on termine
peu à peu l'extraction du fœtus avec la lenteur et la douceur que réclament
les parties maternelles, en songeant que dans les cas de ce genre le segment
inférieur très vascularisé et très friable est tout disposé à la rupture.

Si l'enfant est vivant et viable, le mieux sera, avant de songer à l'extraction fœtale, d'ouvrir l'utérus avec l'instrument que l'accoucheur a toujours avec lui. La dilatation sera effectuée avec un, deux, trois, quatre doigts, puis avec la main entière, doucement, progressivement, en tenant compte toujours de la résistance du pourtour de l'orifice utérin.

Après cette dilatation manuelle, l'extraction du fœtus se fera comme après la dilatation au ballon, ainsi que nous venons de l'exposer. Sauf chez les grandes multipares, cette extraction sera d'ordinaire moins rapide et moins facile qu'après la dilatation au ballon, car après l'emploi de ce dernier la dilatation est véritablement complète, tandis qu'elle reste toujours approximative à la suite de la dilatation manuelle, de quelque façon qu'elle soit faite.

Il sera prudent ensuite de poursuivre jusqu'au bout la déplétion utérine totale et de terminer par la délivrance artificielle, car dans les cas graves, il faut à tout prix éviter une hémorragie nouvelle.

Dans l'hémorragie par insertion vicieuse, l'accouchement accéléré restera un procédé d'exception; la rupture des membranes seule, ou associée au ballon de Champetier, reste la base du traitement de cette redoutable complication.

Hémorragie rétro-placentaire. — Le traitement prophylactique se confondra le plus souvent avec le traitement de l'auto-intoxication gravidique, dès ses premières manifestations. Lorsque l'hémorragie est de très faible intensité, reconnaissable seulement à l'écoulement du sang noir caractéristique, mais ne déterminant chez la mère que des troubles nuls ou insignifiants, le traitement pourra consister dans la simple rupture des membranes. Mais aux hémorragies rétro-placentaires, dont nous avons décrit les symptômes alarmants, il faut opposer un traitement radical, l'évacuation utérine rapide représentée par l'accouchement accéléré.

Si dans l'hémorragie par insertion basse du placenta, l'accouchement provoqué accéléré est un procédé d'exception, au contraire dans l'hémorragie rétro-placentaire, il sera d'*emblée* le procédé de choix. Je dis d'emblée, car ici toutes les autres méthodes sont illusoires, et les essayer serait perdre un temps précieux.

Le ballon de Champetier lui-même, de même que le tampon pelvien appliqué contre le segment inférieur auront une influence nulle sur l'arrêt de l'hémorragie, puisque c'est au-dessus que cela saigne.

Le médecin devra donc, aussitôt son diagnostic posé, recourir à l'accouchement accéléré, non pas au ballon trop lent, mais à la main qui souvent en quelques minutes peut ouvrir suffisamment l'utérus pour laisser passer un fœtus dont il n'y a du reste aucun inconvénient à réduire le volume, puisque dans tous les cas graves la mort de l'enfant suit presque instantanément le décollement placentaire.

Mais quelquefois l'hémorragie rétro-placentaire est un accident si brutal que l'accouchement accéléré *sans violence* n'est pas capable de répondre à l'urgence de la situation. Pendant que l'on s'attaque au col utérin, l'état de la femme devient de plus en plus mauvais, on insiste pour accélérer la dilatation, mais les tissus maternels résistent et on sent que l'on est tout près de provoquer une rupture utérine. Mieux vaut alors abandonner la voie basse, et puisque la nécessité de vider l'utérus reste non seulement impérieuse, mais absolument immédiate, on devra recourir à la voie haute (Pinard), sûrement rapide et certainement aussi moins grave que les efforts vains de pénétration, ou que la rupture qui va en résulter.

Cette détermination extrême, très rationnelle du reste, ne sera imposée très vraisemblablement que d'une façon exceptionnelle, et le plus souvent la dilatation manuelle permettra d'ouvrir l'utérus sans violence et avec une rapidité suffisante.

Hémorragies du travail. — De même que pour les hémorragies de la grossesse, nous devons éliminer ici les hémorragies tenant à un fibrome utérin, à un cancer du col, voire même celles qui sont la conséquence d'une rupture utérine, grave accident qui fait l'objet d'un article spécial (V. RUPTURE UTÉRINE).

Cette élimination va nous permettre d'être très bref, car nous allons rencontrer pendant le travail les mêmes causes d'hémorragie que pendant la grossesse, et même si nous supprimons les ruptures de veines variqueuses qui au point de vue pratique n'offrent plus maintenant d'intérêt qu'après l'accouchement, nous restons en présence seulement des hémorragies par insertion basse et des hémorragies rétro-placentaires.

Or, les unes et les autres présentent pendant le travail des symptômes identiques à ceux que nous venons d'étudier pendant la grossesse, et le diagnostic différentiel se basera sur les mêmes caractères distinctifs que pendant la gestation. Quelques mots peuvent être cependant ajoutés à l'occasion du traitement qui au moment du travail sera d'une façon générale plus facile et comme détermination à prendre et comme exécution.

Traitement de l'hémorragie par insertion basse pendant le travail. — Ainsi que nous venons de le dire, la détermination à prendre est plus facile que pendant la grossesse, puisqu'il n'y a pas à discuter la question de son interruption. Le tout est de combattre l'hémorragie, en faisant naître l'enfant dans les meilleures conditions.

On devra tout d'abord se préoccuper de la présentation du fœtus et exiger toujours une présentation longitudinale. Si l'enfant est vivant, viable, et si l'on possède un ballon de Champetier (indispensable dans toute trousse d'accoucheur), la présentation du sommet devra être réalisée de préférence. Si l'enfant est non viable ou a déjà succombé lorsqu'on est appelé auprès de la malade qui perd du sang, si l'on n'a pas à sa disposition le ballon que l'on devrait avoir, la présentation du siège est plus avantageuse.

Cette question de présentation étant résolue, on doit rompre les membranes, ce qui pendant le travail est presque toujours très facile. Si les cotylédons placentaires recouvrent complètement l'orifice, on doit s'orienter, comme nous l'avons déjà exposé à propos des hémorragies de la grossesse, rechercher le bord du placenta le plus rapproché, le refouler et déchirer largement les membranes. Ce moyen est *toujours préférable* au procédé qui consiste à aller de l'avant, tout droit, en passant au travers de la portion recouvrante du placenta.

Si à la suite de la rupture des membranes, l'hémorragie s'arrête complètement et si l'enfant ne donne aucun signe de souffrance, ce qui arrive presque toujours s'il s'agit d'une insertion latérale, on laissera le travail poursuivre son cours et s'achever spontanément. Si l'hémorragie persiste, à la rupture des membranes feront suite ou l'application du ballon, ou l'extraction progressive du siège, en tenant compte des circonstances déjà exposées à propos des hémorragies de la grossesse.

Quant à l'accélération du travail par dilatation manuelle et extraction immédiate *sans violence*, elle trouvera sa place toutes les fois que l'on sera appelé auprès d'une parturiente chez laquelle l'insertion basse a provoqué des hémorragies profuses et des phénomènes·d'hémorragie aiguë qui commandent une déplétion utérine aussi rapide que possible (pâleur cireuse, sueurs froides, état du pouls notablement au-dessus de 100).

Traitement de l'hémorragie rétro-placentaire pendant le travail. — Si cette hémorragie s'annonce par des phénomènes généraux graves, il ne faut pas compter sur la rupture des membranes, ni s'attarder aux injections chaudes, au ballon de Champetier. Puisque pendant la grossesse l'accouchement provoqué accéléré est le traitement de choix, l'accélération du travail devient ici la seule méthode capable de donner des succès. La dilatation sera achevée aussi rapidement que le permettra la résistance des lésions maternelles. Si l'orifice utérin ne cède que lentement et avec difficulté, au lieu de poursuivre une dilatation absolument complète, on devra s'arrêter à une dilatation suffisante pour permettre le passage du fœtus réduit dans son volume par embryotomie.

La délivrance artificielle et l'évacuation totale du sang accumulé devront suivre immédiatement l'extraction fœtale.

Enfin, comme pendant la grossesse, il resterait encore la dernière ressource de l'attaque par voie haute du foyer de l'hémorragie. L'action chirurgicale serait certainement moins grave que ne le seraient les délabrements consécutifs à une extraction véritablement forcée.

Si les diverses sortes d'hémorragie de la grossesse et du travail possèdent chacune leur traitement direct pour ainsi dire spécifique, elles comportent toutes une même thérapeutique générale, celle de l'hémorragie aiguë qui sera instituée selon l'urgence, antérieurement, conjointement ou postérieurement au traitement direct. Je rappelle simplement ici le thé, le café, l'alcool à haute dose et particulièrement le vin de Champagne frappé, les injections hypodermiques d'éther et de caféine.

L'immobilité absolue, la tête basse, sera rigoureusement ordonnée. Enfin on fera bénéficier les malades de l'action puissante du sérum salé sous forme très simple et très active de transfusion hypodermique.   *G. FIEUX.*

HÉMORRAGIES DE LA DÉLIVRANCE, DE L'AVORTEMENT. DU NOUVEAU-NÉ. —
V. Délivrance, Avortement, Nouveau-né.

HÉMORROÏDES. — Les hémorroïdes sont les varices des veines ano-rectales.

Chez l'adulte et surtout chez le vieillard on observe au niveau des valvules de Morgagni de petites ampoules dont le volume varie de la grosseur d'un grain de blé à celle d'un petit pois. Leur fréquence est telle que Duret les considérait comme les origines normales des veines hémorroïdales supérieures. Quénu a montré que ces dilatations étaient déjà pathologiques et qu'elles constituaient de véritables hémorroïdes en miniature. Elles n'existent pas en effet à la naissance; chez le nouveau-né ce sont des pinceaux, de petits troncules veineux qui occupent les colonnes de Morgagni et qui servent d'anastomose entre les deux systèmes de veines hémorroïdales supérieures et inférieures.

Ces dilatations veineuses constituent donc le siège initial des hémorroïdes; ce sont les hémorroïdes internes. De là l'altération variqueuse s'étend, soit en bas, vers les rameaux d'origine des hémorroïdales inférieures constituant les hémorroïdes externes, soit plus rarement en haut le long des branches de l'hémorroïdale supérieure, pouvant s'étendre par les anastomoses aux veines de la prostate ou du vagin et même jusqu'au territoire de l'ischiatique par les veines du grand fessier. Il faut donc distinguer des hémorroïdes internes et externes.

Hémorroïdes internes. — Comme nous l'avons dit, la lésion initiale est constituée par une ampoule appendue à un ramuscule veineux, mais on observe également différentes formes, dilatations serpentines, renflements en fuseau, veinules branchées sur une anse comme les fils d'une aigrette. La tumeur hémorroïdaire, ou plus simplement l'hémorroïde est constituée essentiellement par un paquet de ces veines dilatées, appendu à un ou plusieurs troncules veineux.

Par leur réunion, les différentes tumeurs hémorroïdaires arrivent à constituer un bourrelet annulaire plus ou moins régulier siégeant à 12 ou 15 millimètres au-dessus de l'orifice anal. Grâce à la laxité de la couche celluleuse sous-jacente, ce bourrelet, constamment repoussé par le passage des matières, tend à descendre vers l'anus et à se montrer à l'extérieur. La procidence vient compliquer l'altération variqueuse.

Hémorroïdes externes. — Elles siègent au pourtour de l'anus et sont ou sous-muqueuses, ou sous-cutanées, ou plus souvent sous-cutanéo-muqueuses. La dilatation veineuse est ici plus considérable; les ampoules mesurent de 7 à 8 millim. de diamètre. Il peut n'y avoir qu'une seule hémorroïde externe, ou bien, et c'est l'ordinaire, il existe un bourrelet externe, formé de quatre paquets séparés par des sillons antéro-postérieurs et transversaux en forme de croix.

Les *lésions histologiques* ont été bien étudiées par Quénu. Tantôt les parois veineuses sont épaissies, tantôt elles sont amincies.

L'épaississement est rarement dû à l'hypertrophie des fibres musculaires; ces fibres disparaissent au contraire le plus souvent et sont remplacées par une sorte de tissu conjonctif muqueux. Les lésions portent surtout sur l'endoveine qui présente un véritable bourgeonnement.

Quand la dilatation est considérable on observe l'amincissement de la paroi vasculaire; cette paroi peut rester indépendante du tissu environnant, ou au contraire se fusionner avec lui ou avec d'autres veines voisines dilatées. La communication va même jusqu'à s'établir entre différents vaisseaux; il en résulte une disposition tout à fait irrégulière des cavités vasculaires qui rappelle l'aspect du tissu caverneux.

Lorsque sous l'influence de l'inflammation se produit une thrombose, le caillot s'organise et la veine se trouve transformée en tissu fibreux. On appelle marisques ces hémorroïdes indurées, fibreuses.

La muqueuse ano-rectale présente des lésions d'inflammation chronique avec altérations des capillaires dilatés et épaissis. Il faut remarquer que les artères restent toujours normales : il n'y a pas d'hémorroïdes artérielles comme le croyait Allingham.

Étiologie. — Les hémorroïdes sont d'une extrême fréquence, mais tous les sujets qui en sont porteurs n'en souffrent pas au point de consulter. Elles se développent surtout vers l'âge de 30 ou 40 ans, aussi bien chez l'homme que chez la femme. Il est certain que le tempérament arthritique y prédispose, et cette prédisposition est souvent héréditaire. On les observe plus particulièrement chez les sujets sanguins, pléthoriques, présentant d'autres manifestations arthritiques, gravelle, rhumatisme, goutte, etc., chez les gros mangeurs, les sédentaires, les constipés.

Dans tous ces cas, les hémorroïdes ne présentent pas une étiologie bien nette; elles sont dites pour cela *idiopathiques*, par opposition aux hémorroïdes *symptomatiques* qui surviennent à titre d'accident ou de complication au cours d'une maladie. Cette maladie causale peut être une affection soit du rectum (rectite, rétrécissement et surtout cancer), soit des organes génitaux-urinaires (calculs vésicaux, hypertrophie de la prostate, salpingite), soit encore une tumeur pelvienne. Le rôle étiologique de la grossesse est également considérable puisque, d'après Budin, plus d'un tiers des femmes enceintes sont atteintes d'hémorroïdes. Il y a lieu de n'admettre qu'avec réserve l'influence des maladies des poumons, du cœur et surtout du foie (cirrhose atrophique) qu'on a plus particulièrement incriminées.

Pathogénie. — Nous laisserons de côté la *théorie de la congestion de Stahl*; elle ne nous explique pas le pourquoi de ces congestions d'ailleurs réelles, ni surtout leur localisation exclusive au segment terminal de l'intestin. Nous ne nous arrêterons pas davantage à la théorie récemment soutenue en Allemagne par Reinbach : les hémorroïdes ne seraient que des *angiomes* des veines ano-rectales. Certes, la nature angiomateuse de certaines hémorroïdes peut être incontestable, et cette constatation expliquerait très bien les hémorroïdes existant chez de tout jeunes enfants, mais cette théorie ne saurait s'appliquer qu'à des cas tout à fait exceptionnels.

Deux conditions essentielles dominent toute la pathogénie de l'affection hémorroïdaire : 1° La modification de structure des parois veineuses; 2° la dilatation de ces veines. Laquelle de ces deux conditions agit la première?

La dilatation veineuse est le fait initial, disent les défenseurs de la *théorie mécanique*. Ils font ressortir la gêne de la circulation veineuse rectale, à cause de sa situation déclive, de l'absence de valvules, du passage des veines à travers la musculeuse de l'intestin. Duret a insisté encore sur l'obstacle que la contraction sphinctérienne apporte à la circulation dans les veines anastomotiques, qui d'après lui traverseraient les muscles; cette disposition anatomique est d'ailleurs fortement contestée. Qu'à ces conditions premières défectueuses s'ajoutent des causes d'hypertension secondaire, et la lésion sera constituée. Ainsi agirait la gêne de la circulation porte dans les affections du foie, par exemple, dans l'effort, la constipation.

En réalité, ces conditions mécaniques n'agissent que secondairement. Le fait initial, c'est l'*altération de la paroi veineuse*. C'est parce que ces vaisseaux ont perdu leur puissance contractile, que leurs parois sont devenues scléreuses, qu'ils se laisseront dilater et dilater d'une façon définitive sous l'influence de la pression sanguine. Quant à l'origine de cette modification de structure, elle peut être une manifestation d'une *phlébo-sclérose* diffuse, étendue à tout le système veineux, ou au contraire la conséquence d'une infection locale se faisant par les éraillures de la muqueuse. Quénu considère cette dernière condition comme la plus fréquente ; je pense avec Pierre Delbet que le rôle de l'infection locale n'est peut-être pas aussi important, il est nul pour les varices des jambes, il est bien difficile d'admettre qu'il puisse être exclusif dans les varices rectales.

Symptômes. — Il est presque impossible de dire à quel moment débutent les hémorroïdes, car les symptômes de la première période de leur développement sont tout à fait vagues ; ils consistent en un peu de pesanteur, une persistance du besoin après l'évacuation des matières, quelques démangeaisons qui parfois cependant peuvent être très pénibles. Les hémorroïdes ne se manifestent cliniquement qu'à l'occasion d'un accident, hémorragies, procidence, phénomènes douloureux dus à une poussée de phlébite légère ou accidents plus sérieux d'infection ou d'étranglement.

En dehors de toute complication, les hémorroïdes externes se montrent sous forme de petites saillies situées au pourtour de l'orifice anal, à l'union de la peau et de la muqueuse. Elles peuvent être localisées ou au contraire former comme une couronne autour de l'anus. Leur aspect est violacé, bleuâtre ; elles se tendent pendant l'effort, mais se réduisent sous la simple pression du doigt. Lorsqu'elles s'enflamment, elles deviennent douloureuses : le simple contact, la marche, les efforts exaspèrent ces douleurs au point qu'elles occasionnent un certain degré de retentissement sur l'état général. C'est la *crise hémorroïdaire* ; elle est due à une infection des veines variqueuses, c'est-à-dire à une véritable phlébite. Les hémorroïdes enflammées sont devenues volumineuses, dures, complètement irréductibles. La peau ou la muqueuse qui les recouvre est lisse, tendue, amincie, violacée au point qu'elle semble devoir se rompre. C'est d'ailleurs ce qui se produit parfois ; la poche se rompt, laissant échapper un caillot et une petite quantité de pus. Ainsi évolue l'abcès hémorroïdaire qui peut être l'origine d'une fistule. La résolution peut aussi s'observer ; presque toujours cependant les veines thrombosées restent imperméables ; on donne le nom de *marisques* à ces hémorroïdes devenues fibreuses.

Plus encore que les hémorroïdes externes, les hémorroïdes internes ne se manifestent qu'après une période latente plus ou moins longue, le premier symptôme est d'ordinaire l'hémorragie.

Tantôt il s'agit de quelques filets de sang à la surface des matières, tantôt l'hémorragie plus considérable se fait sous forme de véritables jets de sang rutilant, émis avec force au moment de la défécation et suivant l'expression de Richet, tigrant les parois du vase. Le sang peut même s'accumuler dans l'ampoule rectale en assez grande quantité et provoquer une *sensation de besoin* et provoquer une défécation uniquement sanglante. Mais c'est moins par leur abondance que par leur répétition que ces hémorragies présentent de la gravité.

Elles se reproduisent d'une façon tout à fait irrégulière, durant plusieurs jours, plusieurs semaines pour cesser ensuite pendant un temps parfois très long. On a cru remarquer dans quelques cas une certaine périodicité dans le retour de ces écoulements ou encore leur alternance avec des crises d'asthme, de goutte ou de rhumatisme.

Exceptionnellement, l'importance de l'hémorragie est telle qu'elle amène rapidement la mort; elle est alors bien souvent sous la dépendance de l'hémophilie.

La fréquence de ces écoulements sanguins amène le malade au dernier degré d'anémie. Il s'amaigrit, perd ses forces, prend un teint jaune, cireux, qui rappelle celui des cancéreux cachectiques, et faute d'un examen local approfondi, cet aspect a causé bien des erreurs de diagnostic. L'origine de ces hémorragies est soit la capture d'une ampoule variqueuse, soit des altérations des capillaires de la muqueuse, soit même des lésions plus graves, érosions, ulcérations de la muqueuse, que l'on peut constater par l'examen direct à l'aide d'une valve introduite dans le rectum.

Tant que les hémorroïdes internes restent cachées dans le rectum, on dit qu'elles sont *non procidentes*; mais peu à peu, par suite de leur développement d'une part, par suite surtout de la poussée qu'elles subissent à chaque défécation lors du passage du bol fécal, elles descendent et se montrent à l'extérieur. Elles sont devenues *procidentes*. Au début, la procidence n'est que momentanée; les hémorroïdes ne sortent que pendant la défécation pour rentrer ensuite spontanément ou sous l'influence d'une légère pression.

Puis à la longue l'anus se laisse dilater, le sphincter se relâche, l'issue des paquets hémorroïdaires devient plus facile et ils ne se réduisent plus spontanément. Leur présence à l'extérieur n'est pas douloureuse, mais elle provoque de faux besoins de défécation qui augmentent encore le déplacement. Grâce à la laxité de la couche celluleuse sous-jacente, les hémorroïdes entraînent la muqueuse, et ce prolapsus se produit non seulement au moment de la défécation, mais à l'occasion du moindre effort, de la toux, de la miction, de la marche. Il en résulte une infirmité véritablement pénible. La réduction est encore possible, mais elle est difficile; le malade pour l'obtenir est obligé de se livrer à un taxis plus ou moins prolongé, la muqueuse s'irrite et s'enflamme et l'irréductibilité apparaît.

Cette *irréductibilité* reconnaît deux causes différentes qui d'ailleurs agissent simultanément, l'inflammation, l'étranglement. L'inflammation due à la phlébite provoque de la douleur, et cette douleur par voie réflexe amène la contracture du sphincter qui étrangle la masse procidente et s'oppose à la réduction. Les douleurs deviennent alors très vives, s'accompagnant de ténesme rectal et vésical et parfois de rétention d'urine. Si l'on examine la région anale, on y trouve deux bourrelets disposés concentriquement : l'un extérieur rouge vif est formé par les hémorroïdes externes ; l'autre central, irrégulier, composé de bosselures dures, tendues, violacées, recouvertes de mucosités, représente le bourrelet interne procident étranglé. La muqueuse rectale présente des lésions de rectite chronique. C'est à la rectite hémorroïdaire qu'il faut attribuer ces douleurs vagues, ces faux besoins de défécation qu'on a qualifiés de coliques hémorroïdaires, de même que les écoulements muqueux ou muco-purulents. Richet donnait le nom d'hémorroïdes blanches à ce catarrhe chronique du rectum.

La crise hémorroïdaire ne présente pas toujours la même intensité. Les petites poussées douloureuses peuvent se terminer au bout de quelques jours par la résolution complète. Assez fréquemment, l'hémorroïde enflammée se rompt sous l'influence de l'augmentation de pression; elle se vide et la réduction se fait ensuite. Mais sous l'influence de l'étranglement les accident deviennent plus graves, le sphacèle se produit soit partiel, superficiel, soit total, amenant l'élimination de toute la masse procidente par lambeaux successifs. Il peut en résulter des accidents infectieux par propagation aux tissus voisins, des phlegmons, des fistules, plus tard des troubles fonctionnels, la cicatrisation de la plaie laissée par l'escarre ne s'étant faite qu'en laissant après elle un rétrécissement cicatriciel.

Diagnostic. — Il ne présente en général aucune difficulté. Le malade étant couché sur le côté, la simple inspection renseigne sur l'existence des hémorroïdes externes. En déplissant l'anus et en priant le malade de pousser comme s'il voulait aller à la selle, on peut apercevoir les bosselures saillantes des hémorroïdes internes. Mais cet examen ne suffit pas, il faut toujours le compléter par le toucher rectal. C'est le seul moyen d'éviter de graves erreurs de diagnostic; que de cancers au rectum sont restés méconnus, qu'on aurait pu diagnostiquer et par suite opérer, si l'on avait pratiqué le toucher en temps opportun!

Les hémorroïdes externes indurées ressemblent assez parfois à des *condylomes*, mais ceux-ci siègent de préférence en avant ou en arrière de l'anus; ils sont durs, plus ou moins pédiculés, et surtout ils font partie intégrante de la peau qu'on ne peut plisser à leur surface. Ils sont indolents et toujours complètement irréductibles.

Le *cancer* ne donne lieu à des erreurs de diagnostic le plus souvent qu'en raison d'un examen insuffisant. Le cancer anal avec ses végétations en choufleur reposant sur une base indurée, ne ressemble que de loin à des hémorroïdes même enflammées et ulcérées. Le diagnostic peut être un peu plus délicat pour le cancer ano-rectal. Il ne faut pas, nous l'avons dit, s'en laisser imposer par le teint cachectique du malade, mais toujours pratiquer le toucher rectal, au besoin même faire l'examen direct à l'aide d'une petite valve. Les masses bourgeonnantes ou les plaques ulcérées et dures du carcinome sont bien différentes des saillies lisses et souples des hémorroïdes, mais il peut être plus délicat de faire le diagnostic d'un néoplasme au début développé au niveau d'une ampoule hémorroïdaire.

C'est également l'examen direct qui permet le mieux de distinguer d'une hémorroïde interne non procidente, hémorragique, un *polype du rectum*. Ce dernier, qui d'ailleurs se rencontre plutôt chez l'enfant que chez l'adulte, est unique, de consistance plus ferme et muni d'un pédicule.

Le *prolapsus de la muqueuse rectale* est régulier, circulaire, avec un orifice à son sommet, tandis que le bourrelet hémorroïdaire est formé de trois ou quatre paquets séparés par des sillons plus ou moins profonds.

Enfin les hémorroïdes peuvent être symptomatiques. Un diagnostic complet doit donc s'accompagner de l'examen de la cavité abdominale et de l'état général du sujet.

Pronostic. — Les hémorroïdes constituent une affection le plus ordinairement bénigne ; chez les sujets sanguins, pléthoriques, les hémorragies, si elles ne sont ni trop répétées, ni trop abondantes, ont la valeur d'une saignée, et c'est à ce titre que les hémorroïdes peuvent être considérées comme bienfaisantes. La guérison spontanée est-elle possible ? Évidemment oui, si par guérison on entend la disparition des accidents fâcheux qui compliquent d'ordinaire l'évolution de la maladie hémorroïdaire, mais la dilatation variqueuse une fois produite persiste indéfiniment. Elle présente des complications, et ce sont ces accidents bien plus que la maladie elle-même qui obligent le chirurgien à intervenir.

Traitement. — On peut dans une certaine mesure éviter l'apparition des hémorroïdes, ou tout au moins des accidents qui en font la gravité, par un ensemble de soins qui constituent l'hygiène du rectum. Combattre la constipation par un régime approprié, éviter toute irritation, toute lésion de la région anale pouvant servir de porte d'entrée à l'infection, entretenir cette région dans un état de propreté minutieuse, tels sont les principes de ce qu'on pourrait appeler le *traitement prophylactique*.

Toutes les hémorroïdes ne sont d'ailleurs pas justiciables d'un traitement chirurgical. On peut respecter celles qui ne s'accompagnent pas de douleurs, d'hémorragies ou de troubles de l'état général. Dans ces cas, les précautions que nous venons d'indiquer suffisent, jointes au traitement médical : iodure à faibles doses, hamamelis virginica, etc. L'opération est même contre-indiquée lorsqu'on se trouve en présence d'hémorroïdes symptomatiques d'un cancer du rectum, d'une tumeur pelvienne ou d'une affection viscérale, cardiaque ou hépatique. Il en est de même, du moins le plus souvent, pour celles qui surviennent pendant la grossesse ; à moins d'urgence, il vaut mieux tout au moins retarder l'intervention. C'est alors que le traitement palliatif doit être mis en usage ; les hémorragies, quand elles ne sont pas trop graves, cèdent aux irrigations très chaudes, aux suppositoires au tanin, au sulfate de fer, et surtout au tamponnement du rectum, ou, quand elle est possible, à la cautérisation du point qui saigne. On peut avoir raison des crises hémorroïdaires légères par des pansements humides très chauds, des pulvérisations avec la marmite de Championnière, des bains de siège, des irrigations rectales à 50°. On a préconisé l'usage de différentes pommades au calomel, à l'iodure. Nous aurions pour notre part, plus de confiance dans les applications de tampons d'ouate hydrophile imbibés de la solution de novocaïne-adrénaline que nous préconiserons tout à l'heure pour l'opération.

Quand les hémorroïdes internes deviennent procidentes, il faut évidemment tenter de les réduire ; le meilleur procédé consiste à les enduire de vaseline cocaïnée, puis, par des pressions douces, on cherche à diminuer leur volume, de façon à leur permettre de rentrer. Si les hémorroïdes sont déjà sphacélées, on se gardera de les réduire ; il ne reste plus qu'à attendre leur élimination ou à en pratiquer l'exérèse.

Mais cette exérèse ne doit jamais être pratiquée en pleine crise sous peine de provoquer des accidents. En pareil cas, les pulvérisations chaudes (eau et eau oxygénée) font merveille. Les applications très chaudes (compresses trempées dans de l'eau bouillie à 50°) sont également avantageuses. Ce n'est que quand tout sera rentré dans l'ordre que l'on pourra conseiller et pratiquer l'extirpation des paquets hémorroïdaires.

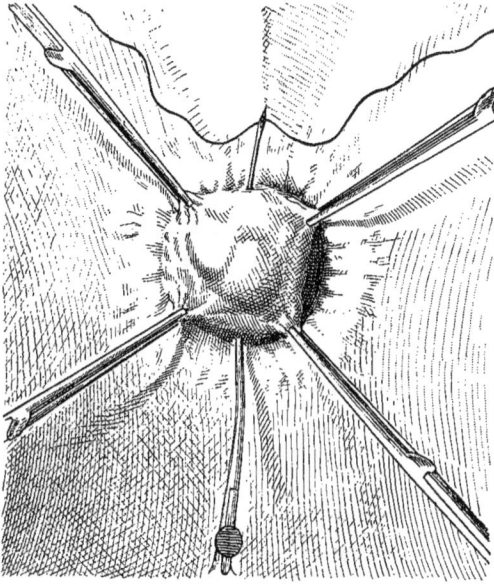

Fig. 93. — Les quatre pinces de Kocher ont été placées en quatre points d'un paquet hémorroïdaire volumineux et un catgut n° 1, souple et solide, en a embroché la base. (Reclus, in *Presse médicale*, 23 novembre 1910.)

Au point de vue thérapeutique, on peut reconnaître *trois degrés* dans les hémorroïdes. Le *premier* degré est caractérisé par des crises survenant à des intervalles plus ou moins longs et réguliers, parfois tous les mois à la façon des menstrues, et consistant en sensations désagréables ayant pour siège la région anale : ténesme, épreintes, démangeaisons. Ces crises sont souvent provoquées par un excès de régime, surtout un excès de table. Vient-on à examiner les malades, on ne constate rien ou presque rien au niveau de l'anus. De telles crises cèdent rapidement à un régime approprié et à des applications locales, tels que nous les avons indiqués ci-dessus à propos de la prophylaxie.

Dans un *deux'ème* degré, les hémorroïdes sont caractérisées par des douleurs plus accusées et par des démangeaisons survenant çà et là à l'occasion d'une garde-robe et généralement peu abondantes. Les douleurs sont dues au passage des

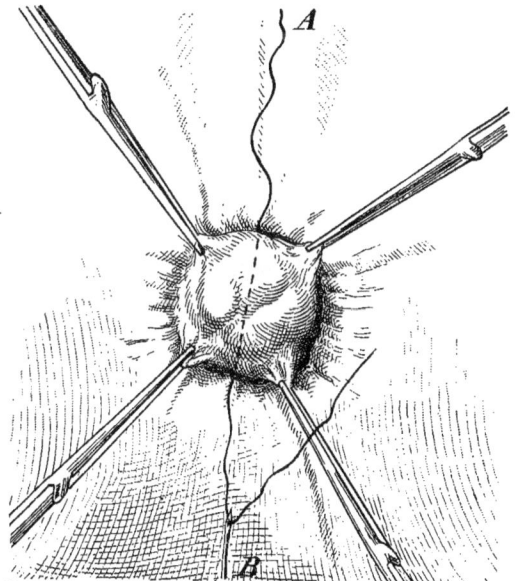

Fig. 94. — L'aiguille a été retirée et l'on voit le catgut, libre en haut et en bas, figuré par un pointillé sous le paquet hémorroïdaire (Reclus).

matières, et sont d'autant plus accusées que ces matières sont plus dures.

Elles persistent quelque temps après la garde-robe, mais elles n'atteignent jamais l'intensité qu'elles acquièrent dans la fissure à l'anus, à moins que les deux affections ne coexistent, ce qui n'est pas rare. A ce deuxième degré, on peut opposer la simple dilatation qui suffit dans un très grand nombre de cas, sinon définitivement, du moins pour une certaine période qui peut être de quelques années, et à l'expiration de laquelle les malades viennent d'eux-mêmes réclamer une nouvelle dilatation.

Les hémorroïdes du *troisième* degré ont pour caractère principal la procidence. A l'état de repos les varices sont pour ainsi dire latentes, et le toucher rectal permet à peine de sentir quelque chose qui double la face profonde de la muqueuse.

Fig. 95. — Les deux bouts du catgut ont été saisis par l'opérateur qui va étreindre de ce fil l'une des moitiés du paquet hémorroïdaire; le fil ne glissera pas, maintenu qu'il est par les deux pinces qui limitent et font saillir cette moitié du paquet. La striction sera énergique et longtemps maintenue pour bien pédiculiser la tumeur (Reclus).

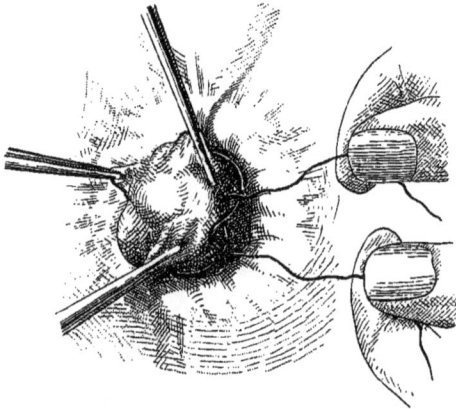

Survienne une défécation, et sous l'influence combinée de l'effort et du passage du bol fécal, les paquets variqueux font hernie à l'extérieur et encadrent l'anus. Ce sont les hémorroïdes internes de tout à l'heure qui se sont extériorisées. La réduction en est ensuite plus ou moins facile.

La procidence, pour peu qu'elle gêne le malade, est une indication à l'intervention chirurgicale, car ici la dilatation simple serait insuffisante. Il en est de même des hémorragies qui, par leur abondance et leur répétition, peuvent amener un état d'anémie considérable au point de faire craindre, à première vue, un cancer du rectum. L'irréductibilité, l'étranglement et le sphacèle qui en est la conséquence, commandent également l'ablation des paquets hémorroïdaires, mais seulement lorsque, par une série de petits soins, la région anale aura repris son aspect normal.

Fig. 96. — Notre catgut n'a qu'un simple nœud: c'est deux qu'il devrait avoir pour qu'après la striction énergique et soutenue le fil ne lâche pas (Reclus).

On voit donc que les hémorroïdes ne comportent pas un traitement univoque, et qu'aux différents degrés de l'affection correspond une petite échelle thérapeutique allant depuis l'hygiène et les soins locaux jus-

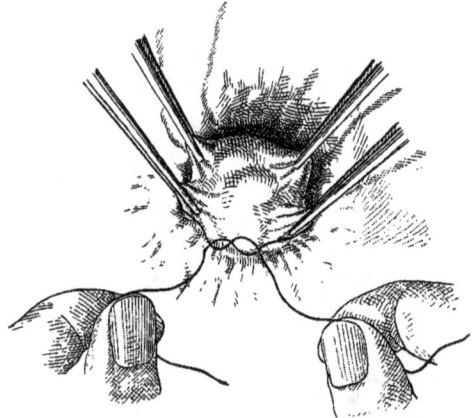

qu'à l'excision des paquets variqueux, en passant par la dilatation simple.
L'ablation des paquets hémorroïdaires doit se faire au bistouri et sous
anesthésie locale. La techni-
que de cette anesthésie est la
même que s'il s'agissait d'une
simple dilatation. La *cautérisation au fer rouge* n'a plus
aujourd'hui sa raison d'être.
Les douleurs, parfois très vives, qui suivent l'opération, la
possibilité d'infection et d'hémorragies secondaires lors de
la chute des escarres, le danger d'un rétrécissement consécutif à une cicatrisation défectueuse ; enfin, la longue durée
de cette cicatrisation qui,
dans les cas les plus simples,
ne demande pas moins de six
semaines, tout cela condamne
la méthode de la volatilisation.

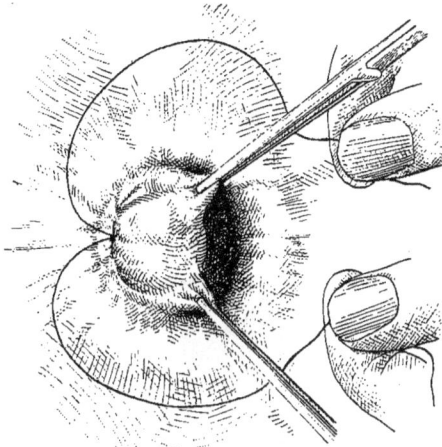

Fig. 97. — Ici une moitié du paquet vasculaire a été
étreinte et pédiculisée et les deux chefs du catgut vont
entourer maintenant la seconde moitié maintenue par
les deux pinces ; un double nœud va être fait pour
étreindre cette seconde moitié (Reclus).

L'*ablation au bistouri* est donc le procédé de choix ; elle peut être totale
ou partielle. L'ablation totale se fait ordinairement par le procédé de
Whitehead : incision circulaire
autour de l'anus à l'union de la
peau avec la muqueuse jusqu'au-dessus de la zone hémorroïdaire, résection et suture à
la peau du bord inférieur de la
muqueuse restante. Cette opération est radicale et donne des
résultats excellents, mais la
technique en est assez délicate ;
elle expose au rétrécissement
si les sutures s'infectent. Elle
est surtout indiquée quand la
muqueuse est altérée ou quand
il y a tendance au prolapsus.
Partielle, elle comprend l'excision des paquets variqueux, et
respecte les segments de muqueuse intermédiaires aux paquets excisés. Ce serait l'avantage de l'ablation partielle de

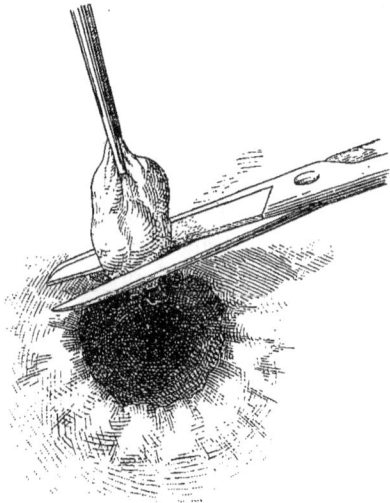

Fig. 98. — La pédiculisation est obtenue. Il ne reste plus
qu'à sectionner le paquet hémorroïdaire en portant le
tranchant du ciseau assez loin du fil pour ne pas le couper et pour que la ligature ne cède pas (Reclus).

parer ainsi aux dangers de rétrécissement au cas où la désunion se produirait par suite d'infection.

Tout récemment, M. Reclus a encore simplifié la technique opératoire, et voici le procédé qu'il a imaginé (fig. 93 à 99). La dilatation étant terminée, on saisit au moyen d'une pince de Kocher, un paquet hémorroïdaire que l'on attire et soulève en un cône violacé. La pince est confiée à l'aide. L'opérateur prend alors l'aiguille de Reverdin et la passe à travers la base du cône et de part en part. L'aide la charge d'un fil de catgut résistant (n° 1 ou 2) qui, l'aiguille étant retirée, se trouve embrocher le paquet variqueux à sa base. Le fil est ensuite noué solidement d'abord d'un côté, puis de l'autre, isolant ainsi, de la muqueuse du pourtour de l'anus, la masse hémorroïdaire pédiculisée à l'extrème. Il ne reste plus qu'à trancher ce pédicule d'un coup de ciseaux.

La même opération est répétée autant de fois qu'il y a de paquets hémorroïdaires. D'ordinaire, trois ou quatre prises suffisent, mais on peut en faire jusqu'à huit et dix.

Fig. 99. — La section du paquet vasculaire est faite; on voit le pédicule et au-dessus la tranche de section assez étalée pour empêcher le glissement du fil (Reclus).

Le gros avantage de ce procédé, outre sa simplicité, est qu'il n'est pour ainsi dire pas sanglant. La section de chaque bourrelet est précédée d'une ligature solide qui en assure l'hémostase. L'opération terminée, le malade se trouve n'avoir pas perdu une goutte de sang.

Les fils des ligatures tombent assez rapidement et, si l'on vient à pratiquer le toucher rectal au huitième ou au dixième jour, l'index ne perçoit sur la muqueuse anale aucune irrégularité. *HERBET et KENDIRDJY.*

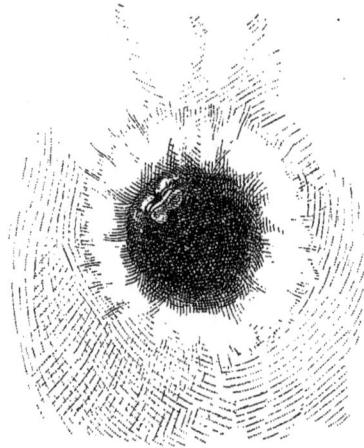

HÉMOSIALÉMÈSE. — L'hémosialémèse ou vomissement pituiteux hémorragique des hystériques est une manifestation hystérique caractérisée par le rejet de salive teintée de sang. Le plus souvent pendant la nuit, l'hystérique — une jeune femme en général — après avoir éprouvé une sensation de gêne rétrosternale et un vague malaise, vomit en plusieurs fois une petite quantité de liquide filant teinté de sang. La quantité du liquide vomi varie de 100 à 150 gr. et sa couleur est tantôt rouge, tantôt brun rouge, l'aspect est celui du sirop de groseilles ou du sirop de ratanhia dilués. Il est habituellement facile de reconnaître la nature du liquide vomi, et on ne confondra pas l'hémosialémèse avec une hématémèse : la présence de la salive est facile à démontrer par l'action du liquide sur l'amidon; la présence de l'hémoglobine est constatée au spectroscope, mais l'examen microscopique ne permet pas de déceler l'existence de globules rouges. Ces pituites hémorragiques se reproduisent souvent pendant des semaines avec parfaite régularité; dans d'autres cas elles semblent être les équivalents d'une crise hystérique. L'origine du sang est encore discutée; mais il semble bien qu'en général le sang provient tout simplement des gencives.

L'hémosialémèse n'a par elle-même aucune gravité ; mais c'est un trouble mythomaniaque (V. Mythomanie) dont on ne vient pas toujours facilement à bout. Son traitement est celui de toute manifestation hystérique (suggestion par action verbale, médicamenteuse, ou autre).   *A. BAUER.*

HÉMOSTASE. — L'hémostase, ou arrêt du sang, peut être spontanée ou artificielle ; nous n'étudierons ici que les moyens de provoquer l'hémostase artificielle. Les procédés d'hémostase, extrêmement nombreux, ne s'appliquent pas indifféremment à toutes les hémorragies ; nous distinguerons deux variétés principales d'hémorragies :

1° *Hémorragies produites par la blessure d'un grand nombre de vaisseaux, surtout de veines de très petit calibre.* — 2° *Hémorragies produites par la blessure d'un ou de plusieurs vaisseaux, surtout d'artères d'un calibre assez considérable.*

I. **Hémorragies produites par la blessure d'un grand nombre de petits vaisseaux.** — La blessure d'un grand nombre de petits vaisseaux produit un suintement sanguin en masse, dans lequel il est impossible de reconnaître et de trouver les vaisseaux qui saignent ; aussi on ne peut agir directement sur ces vaisseaux, et il faut agir indirectement sur eux, soit par simple compression, soit par application de certaines substances dites hémostatiques.

a) *Compression.* — La compression peut être directe ou indirecte, c'est-à-dire faite au niveau même de la blessure, ou bien à distance sur le trajet des vaisseaux qui amènent le sang à la plaie.

La *compression directe* doit toujours être faite d'une façon rigoureusement aseptique, sous peine de déterminer des accidents d'infection ; elle constitue le moyen d'hémostase le plus simple et le plus fréquemment employé, mais d'ordinaire, sauf lorsqu'il n'y a que des blessures veineuses, ou que les vaisseaux ouverts sont extrêmement petits, la compression n'est qu'un moyen d'hémostase provisoire insuffisant pour arrêter définitivement l'hémorragie. Cependant, dans certains cas où la plaie saigne en nappe, et où on ne peut arrêter l'hémorragie avec des pinces à forcipressure, un pansement fortement compressif peut suffire à arrêter l'écoulement de sang ; de même dans une plaie étroite au fond de laquelle saigne un vaisseau difficile à voir et à pincer, il suffit souvent, pour arrêter l'hémorragie, de placer une mèche de gaz stérilisée par-dessus laquelle on fait les sutures ; on retire la mèche au bout de 24 à 48 heures. Dans les plaies profondes, notamment dans les suintements sanguins, qui se produisent au fond du bassin à la suite d'une laparotomie, le tamponnement à la Mickulicz peut rendre de grands services : au milieu d'une grande compresse carrée vous fixez un fil, vous rabattez la compresse sur une longue pince, et vous portez le nœud jusqu'au fond de la cavité à tamponner ; puis dans le sac formé par la compresse, vous introduisez des tampons de gaze jusqu'à ce que la compression soit suffisante pour arrêter l'hémorragie. La compresse est retirée au bout de 24 à 48 heures avant qu'elle n'adhère trop intimement aux tissus.

La *compression à distance* s'emploie surtout dans les hémorragies des
membres : elle peut être faite d'une façon extrêmement simple, en se bor-
nant à presser avec le doigt sur le trajet de l'artère principale au-dessus du
point qui saigne ; pour faire cette compression on a imaginé une foule
d'instruments (garrots, tourniquets, compresseurs), qui sont à peu près
complètement abandonnés ; aujourd'hui on se sert à peu près exclusivement
de la bande d'Esmark que l'on applique pour arrêter provisoirement une
hémorragie, en attendant que l'on puisse faire l'hémostase définitive. L'application de la bande d'Esmark et la compression à distance sont également employés à titre préventif pour éviter une hémorragie abondante
dans certaines opérations sur les membres, en particulier dans les amputations.

Le mode d'application est des plus simples : on enroule autour du membre,
depuis son extrémité jusqu'à sa racine, une bande en caoutchouc de 6 centimètres de large et suffisamment longue, en ayant soin de ne pas recouvrir les tours de bande les uns par les autres ; en serrant assez fort et en
allant lentement, on refoule progressivement le sang et on arrête le bandage, soit à la racine du membre, quand il s'agit d'une amputation de la
cuisse ou du bras, soit un peu au-dessus du siège présumé de la base des
lambeaux lorsqu'il s'agit d'une amputation de l'avant-bras ou de la jambe.
La bande une fois roulée autour du membre, on attend un peu pour que la
compression élastique chasse complètement le sang des tissus, puis on
applique sur le dernier tour de bande un lien constricteur également en
caoutchouc, de la grosseur du doigt, terminé à une de ses extrémités par
une barrette ou crochet et à l'autre par une chaînette ; on fixe ce lien en
faisant entrer la barrette ou le crochet dans un des anneaux de la chaînette. On déroule alors la bande comme on l'a roulée, c'est-à-dire de l'extrémité à la racine.

La pression exercée n'a pas besoin d'être bien forte, puisque Housé de
l'Aulnoit a calculé qu'il fallait une traction d'environ 12 kilogrammes au
bras et de 15 kilogrammes à la cuisse pour assurer l'hémostase.

b) *Substances hémostatiques.* — Les substances hémostatiques sont
extrêmement nombreuses, on emploie surtout :

Le perchlorure de fer étendu de 4 ou 5 fois son poids d'eau.
La cocaïne en solution à 1 pour 100.
L'antipyrine en solution à 25 pour 100.
L'eau oxygénée.

La gélatine, sous forme de sérum géla-tiné.
Gélatine	10 grammes.
Chlorure de sodium	2 —
Eau	100 —

L'adrénaline en solution à 1 pour 1000.
Chlorhydrate d'adrénaline.	1 gramme.
Chlorétone	5 grammes.
Sérum physiologique	1000 —

Ces substances peuvent se diviser en deux groupes ; les unes (cocaïne et
adrénaline, entre autres) agissent en déterminant une vaso-constriction des
vaisseaux ; leur effet est très rapide et très énergique (surtout pour l'adrénaline), mais il a l'inconvénient d'être de courte durée, et souvent même à
la phase de vaso-constriction succède une phase de vaso-dilatation, en sorte

que parfois, après avoir diminué ou même disparu pendant un certain temps, l'hémorragie redevient plus abondante. Les autres substances hémostatiques (perchlorure de fer, eau oxygénée, sérum gélatiné) agissent en déterminant la formation d'un caillot sanguin ; leur action est moins rapide, mais d'ordinaire plus durable que celle des substances vaso-constrictives ; toutefois, certains caillots, particulièrement ceux formés sous l'influence du perchlorure de fer, sont très peu résistants et se détachent facilement.

Les caillots, formés sous l'influence du sérum gélatiné, sont plus résistants ; aussi l'hémostase est beaucoup plus durable, et c'est là un mode d'hémostase extrêmement précieux dans certaines circonstances, par exemple dans les épistaxis rebelles ; le seul inconvénient est la facilité d'infection et de putréfaction de la gélatine.

Des substances qui agissent en déterminant l'hémostase par coagulation du champ, il faut rapprocher la chaleur qui constitue souvent un excellent moyen d'hémostase. Dans bien des cas l'application du thermo-cautère au rouge sombre constitue le moyen le plus simple pour arrêter une petite hémorragie rebelle ou un suintement sanguin qui a résisté à la compression.

II. **Hémorragies produites par la blessure de vaisseaux, surtout d'artères assez volumineuses.** — Dans ce cas, les moyens indirects que nous venons d'indiquer sont insuffisants, et il faut agir directement sur les vaisseaux blessés.

a) *Forcipressure.* — Le moyen le plus simple consiste à saisir avec des pinces à forcipressure tous les vaisseaux importants qui donnent ; pour cela on applique sur la région qui saigne une compresse aseptique, on comprime assez fortement et on retire la compresse en glissant, de façon à bien essuyer la plaie ; celle-ci étant ainsi débarrassée du sang qui la recouvre, on voit le jet des vaisseaux, et il est facile de les pincer. Parfois la forcipressure constitue un moyen d'hémostase définitive, par exemple dans les cas de plaie profonde où la ligature est impossible (plaie du fond du petit bassin, de la concavité du diaphragme) ; dans ces cas, la pince recouverte par un pansement aseptique est laissée à demeure pendant 24 ou 36 heures, durant lesquelles le malade sera rigoureusement immobilisé. L'ablation de la pince est souvent délicate ; elle doit se faire très doucement sans traction. On commence par imprimer de légers mouvements de rotation à la pince, et on ne la retire que lorsqu'elle est complètement dégagée.

Hors ces cas exceptionnels, la forcipressure doit être complétée par un autre mode d'hémostase : torsion, ligature, suture.

b) *Torsion.* — La torsion est un moyen d'hémostase définitive suffisant en général pour les petits vaisseaux. On tourne autour de son axe la pince qui tient le vaisseau. Il importe de ne pas tirer cette pince, sans quoi on arrache plus qu'on ne tord. On continue à tordre jusqu'à ce que la pince tombe d'elle-même. La torsion a l'avantage de ne pas laisser de fils dans la plaie, mais elle est moins sûre que la ligature. Ne l'employez pas là où le tissu cellulaire est très lâche, comme au niveau des bourses.

A côté de la torsion, il faut signaler l'angiotripsie, c'est-à-dire l'écrasement des vaisseaux à l'aide d'une pince très puissante, qui peut rendre de grands services dans certains cas (chirurgie intestinale, résection d'épiploon, etc.), mais pour les artères volumineuses l'angiotripsie ne paraît pas donner une sécurité absolue.

c) *Ligature* (v. c. m.).

d) *Suture*. — La suture n'est à conseiller que pour les vaisseaux de gros calibre et d'importance capitale, elle peut alors rendre de grands services en évitant la ligature d'un vaisseau dont l'oblitération pourrait amener soit la gangrène du membre, soit même la mort du sujet. Ainsi la suture sera indiquée lors d'une blessure accidentelle ou opératoire du vaisseau nourricier d'un membre, artère axillaire ou humérale, artère fémorale ; en présence de la blessure d'un vaisseau tel que la veine porte ou la veine cave inférieure, la suture est également à tenter comme l'unique chance de salut du malade.

La suture peut être partielle et destinée à fermer une blessure, piqûre ou déchirure latérale d'un vaisseau, ou bien être totale et destinée à réunir les deux bouts d'un vaisseau complètement sectionné.

1° *Suture partielle*. — On commencera par obtenir l'hémostase provisoire soit en appliquant la bande d'Esmark, soit en faisant comprimer le vaisseau au-dessus et au-dessous de sa blessure par un aide, soit enfin en plaçant, au-dessus et au-dessous de la plaie, deux ligatures au moyen de gros fils de soie peu serrés et faciles à enlever. L'hémostase étant ainsi obtenue et le vaisseau blessé bien exposé, on suturera la déchirure soit avec une aiguille de Réverdin fine et du catgut n° 00, soit mieux avec une aiguille de couturière et du fil de lin aussi fin que possible, et on fera soit des points séparés, soit un surjet, en s'efforçant autant que possible de passer le fil dans l'épaisseur des tuniques vasculaires, sans pénétrer dans l'intérieur du vaisseau. Lorsque ces premiers fils auront rapproché les deux lèvres de la plaie vasculaire, on supprimera la compression ou les ligatures provisoires, de façon à vérifier l'étanchéité de la suture et à la compléter s'il était nécessaire, puis par-dessus la ligne de suture on fera un nouveau surjet partant sur la gaine péri-vasculaire et sur le tissu conjonctif voisin.

2° *Suture totale*. — La suture totale est destinée à réunir les deux extrémités d'un vaisseau complètement sectionné, elle n'est guère applicable qu'aux artères très volumineuses.

L'hémostase provisoire étant réalisée comme précédemment, on commencera par isoler des tissus voisins les deux bouts du vaisseau, de façon à faciliter leur rapprochement ; les deux bouts étant libérés, il faudra régulariser leur surface de section en se montrant aussi économe que possible, mais en n'hésitant pas à enlever tout le tissu écrasé et altéré.

Ensuite sur le bout central du vaisseau, on résèque une portion triangulaire qui permettra son invagination dans le bout périphérique.

Quatre fils sont placés symétriquement sur le bout central, à un demi-centimètre environ de son extrémité ; ils doivent, autant que possible, être passés dans l'épaisseur de la paroi, sans pénétrer dans la lumière du vaisseau : chacun de ces fils est repris au moyen d'une aiguille traversant complètement les parois du bout périphérique du vaisseau ; ces fils étant alors serrés et liés, le bout central du vaisseau se trouve invaginé dans la lumière du bout périphérique ; il ne reste plus qu'à compléter la réunion au moyen de quelques points placés sur tout le pourtour des vaisseaux à leur point d'union. Ensuite la gaine péri-vasculaire et le tissu conjonctif voisin seront rapprochés par une série de points destinés à consolider la suture vasculaire.

Il sera toujours prudent de laisser sur le vaisseau, au-dessus et au-dessous du point où l'on a pratiqué la suture, deux fils d'attente qui sortiront par la plaie et que l'on n'aurait qu'à nouer, au cas où, la suture venant à lâcher, une hémorragie se produirait.

Pour éviter la distension de l'artère, il est nécessaire de placer le membre dans la position la plus favorable au relâchement du vaisseau ; cette position devra être conservée une dizaine de jours.   *PIQUAND.*

HÉMOSTATIQUE (**MÉDICATION**). — Nous n'envisagerons ici que les hémorragies médicales, c'est-à-dire celles dont le foyer n'est pas directement accessible, ou celles qui sont liées à quelque dyscrasie sanguine. Les hémorragies à foyer accessible, mais dans lesquelles le ou les vaisseaux qui saignent sont de faible calibre, du moins relativement (épistaxis, plaies des hémophiles, hémorroïdes, hémorragies consécutives aux extractions dentaires, plaies des lèvres chez l'enfant, hémorragies osseuses) bénéficient également des méthodes et des agents thérapeutiques que nous allons étudier. Ce n'est pas à dire que la médecine soit totalement désarmée devant les pertes de sang considérables liées aux écrasements des membres, aux plaies des gros vaisseaux, aux traumatismes graves de tout ordre ; mais, en dehors de la ligature du vaisseau qui saigne ou de la compression de l'artère, nos seules ressources sont dans les injections intra-veineuses massives de sérum artificiel, la caféine et l'éther ayant en telle occurrence un rôle seulement adjuvant.

Nous nous abstiendrons, dans l'exposé qui va suivre, de toute tentative d'explication des effets hémostatiques. D'ailleurs scientifique par son point de départ, ainsi qu'on l'a souvent fait remarquer, la thérapeutique hémostatique retombe facilement dans l'empirisme lors de ses applications à la clinique. — On se reportera, pour compléter l'étude suivante, aux articles : ARTÈRES (PLAIES), CARDIO-VASCULAIRE (MÉDICATION), DÉLIVRANCE (COMPLICATIONS), EMMÉNAGOGUE (MÉDICATION), ÉPISTAXIS, HÉMATURIE, HÉMATÉMÈSE, HÉMOPHILIE, HÉMOPTYSIE, HÉMORRAGIE INTERNE, HÉMORROIDES, MÉNORRAGIE, MÉTRORRAGIE, PURPURA, VEINES (PLAIES), etc.

Traitement de l'hémorragie. — Nous sommes forcés de sérier, dans notre énumération, les soins que nécessitent l'état général et l'hémorragie : mais il va de soi que l'on s'efforcera tout à la fois de tarir l'écoulement sanguin et de parer aux menaces éventuelles de collapsus.

Soins généraux. — On commencera immédiatement par faire sortir de la pièce où se trouve le malade toute personne dont la présence n'est pas rigoureusement indispensable. On sera de la sorte plus libre de ses mouvements ; ni le malade ni le médecin ne risqueront d'être inutilement énervés par les doléances, l'épouvante, ou même plus simplement l'aide importune et maladroite des parents ou des domestiques. On gardera donc autant que possible près de soi les seuls assistants dont le sang-froid semblera éprouvé.

Un des premiers soins du médecin sera de rassurer le malade ; cela n'est point toujours facile chez l'adulte même, notamment chez la femme que sa pusillanimité naturelle prédispose à un abattement exagéré à la vue de toute hémorragie anormale. Il est encore plus difficile de rassurer l'enfant ; cela est cependant indispensable si l'on veut, utilement et sans perte de temps, mettre en œuvre les ressources thérapeutiques, souvent de fortune, dont on dispose. Ajoutons que le plus grand silence possible sera observé autour du malade, et que, la nuit, on évitera de le fatiguer par un éclairage inutile.

Le malade sera étendu sur le dos, la tête à plat, *à moins de dyspnée*. Dans ce cas, on soulèvera la tête, le moins possible cependant. On s'efforcera de calmer la toux, les efforts de vomissement, s'il en survient. Les membres

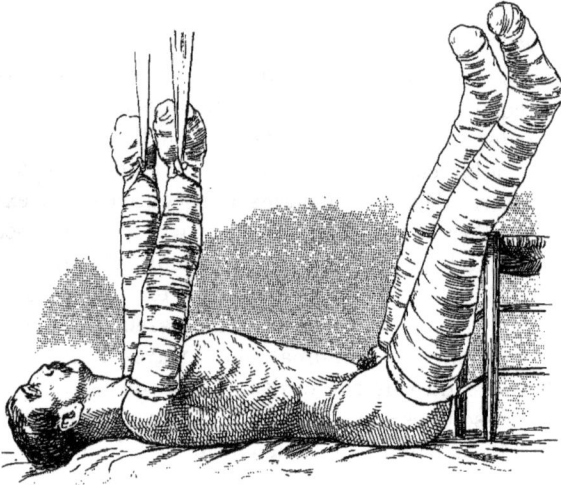

Fig. 100.

seront réchauffés, entourés de bottes de ouate s'il y a début d'algidité (fig. 100). On appliquera des ventouses *à distance* du foyer de l'hémorragie (aux lombes, par exemple, dans les hémoptysies), des sinapismes aux jambes. Les bains de pied sinapisés ne sont guère indiqués que dans les flux sanguins d'origine cardio-pulmonaire. On pourra également, si le sang coule sans interruption et notamment faute de tout autre moyen thérapeutique, tenter de pratiquer une dérivation sanguine importante afin de faciliter la formation du caillot : on sera de la sorte amené à pratiquer la ligature des quatre membres à leur racine. — Au contraire, s'il y a menace de collapsus par anémie suraiguë, on tentera, faute de sérum, l'auto-transfusion par compression des membres et refoulement de la faible masse sanguine persistante vers les centres nerveux. Il va de soi, sans que nous ayons besoin d'insister, que ces différentes manœuvres sont loin d'être indiquées dans tous les cas et que l'emploi immédiat des agents médicamenteux peut s'imposer avant les interventions précitées. On fera aisément la sériation de ces différents actes.

Dès qu'on le pourra, pour peu que l'hémorragie se prolonge un peu, on injectera du sérum artificiel au malade. L'injection sera sous-cutanée ou intra-veineuse, modérée ou massive selon l'urgence. Nous verrons plus loin que le sérum physiologique possède par lui-même *une action hémostatique directe*. Son emploi par là même est donc toujours recommandable. En présence d'une hémorragie intense, il est, par surcroît, inutile de discuter sur le point de savoir si l'injection va ou non augmenter la tension, et si l'hypertension ne risque point d'augmenter ou de faire reprendre l'hémorragie. Ce sont là discussions théoriques qui ne sauraient être conduites devant le malade en état d'anémie aiguë. L'indication immédiate est de pratiquer sur lui des injections de sérum à haute dose.

On se trouvera bien enfin, dans la plupart des cas, de calmer le malade par la morphine, l'opium, la codéine. Les injections de caféine, d'éther, d'huile camphrée permettront, le cas échéant, de faciliter et de soutenir le travail du myocarde.

Agents hémostatiques. — Nous devons, parmi les agents hémostatiques, distinguer ceux que l'on applique directement au lieu de l'hémorragie, et ceux dont l'effet est seulement indirect.

Traitement local. — Ce traitement convient, nous le répétons, aux seules hémorragies accessibles dans lesquelles peut être employée l'hémostase externe ou directe. Il est des cas où la simple *compression* peut être efficace, compression de l'aile du nez dans les épistaxis, tamponnement de l'alvéole dans les hémorragies dentaires, pincement de la lèvre dans les coupures de cet organe, tamponnement ano-rectal dans l'hémorragie hémorroïdaire. Cette méthode est à vrai dire bien rarement applicable, et son efficacité se trouve du reste loin d'être suffisante dans les cas peu nombreux où le médecin se trouve amené à l'employer.

Il est une autre manœuvre thérapeutique, en général facile à mettre en œuvre, c'est l'irrigation avec de l'*eau bouillie très chaude*. Il est excellent, lorsque cela est possible, d'ajouter à l'eau bouillie le quart ou le tiers de son volume d'*eau oxygénée* (celle-ci peut être préparée extemporanément en ajoutant à un litre d'eau bouillie une cuillerée à soupe de perborate de soude). On peut également assurer l'hémostase par des attouchements d'eau oxygénée pure : celle-ci est caustique, on ne devra point l'oublier.

D'autres caustiques, *nitrate d'argent, acide chromique*, sont d'un emploi restreint (V. ÉPISTAXIS); on administre cependant utilement, dans les colites dysentériformes avec sang dans les selles, des lavements de nitrate d'argent (0 gr. 20 pour 300 gr. d'eau). L'emploi de ce sel à l'intérieur (hématémèses de l'ulcus gastrique) est à juste titre jugé inutile à l'heure actuelle.

L'usage des *poudres astringentes* (tannin, alun) est très limité. On a également restreint l'usage du *perchlorure de fer*; Bourget (de Lausanne) conseille cependant de pratiquer sans hésitation ni crainte le lavage de l'estomac qui saigne dans l'ulcère de l'estomac, avec une solution stérilisée, tiède, de perchlorure au millième. Cette solution est introduite par petites quantités à la fois (100 c. c.), l'on continue le lavage jusqu'à ce que le liquide ressortant ne soit plus teinté, ce qui arrive en général après 4 ou 5 lavages.

Parfois très efficace se montre le lavage de la plaie ou de l'anfractuosité qui saigne avec une solution d'*antipyrine*; il vaut mieux encore laisser à demeure un tampon légèrement imbibé de la solution. Celle-ci sera soit au dixième ou au vingtième, soit même au quart environ, c'est-à-dire sursaturée (on laisse tomber sur de l'antipyrine juste assez d'eau pour avoir une bouillie susceptible d'imbiber un peu de coton hydrophile). La *ferropyrine* remplace avantageusement l'antipyrine : on l'emploie en solution à 10 ou 20 pour 100 pour l'usage externe, le plus habituel. Par la bouche, la dose est de 0 gr. 20 à 0 gr. 30 par 24 heures, en solution.

Il nous reste à étudier toute une gamme d'hémostatiques locaux d'*origine organique*, dont l'action est particulièrement efficace, constante, énergique. Ces agents thérapeutiques réussissent en effet souvent là où tous les autres échouent. L'un des plus maniables à tous points de vue est à coup sûr l'*adrénaline*. On peut directement employer la solution mère au millième ; de très petites quantités suffisent, au bout de 30 à 60 secondes, à déterminer l'ischémie recherchée. Pour les injections intra-utérines, intra-vésicales, etc., il sera bon de diluer la solution mère avec une quantité appropriée de sérum physiologique. Il faut savoir que secondairement à l'application de l'adrénaline se manifeste un certain degré de vaso-dilatation ; mais celle-ci, dans la pratique courante, provoque rarement de nouvelles hémorragies.

La *gélatine* possède une action hémostatique appréciable, même en applications locales. On se sert d'une solution à 5 ou 15 pour 100. On peut, selon les cas, en recouvrir une plaie (à condition que celle-ci ne soit pas infectée, la gélatine étant un milieu de culture particulièrement favorable), ou l'injecter dans le rectum. Dans les hémorragies gastriques, A. Mathieu l'emploie comme hémostatique direct.

Gélatine.	5 grammes.
Chlorure de calcium	2 gr. 50
Sucre	50 grammes.
Eau.	250 —

A prendre entièrement dans les 24 heures. (A. MATHIEU).

Le *sérum* frais, soit de sérum de cheval non préparé, soit, à son défaut, du sérum antidiphtérique récent (Weil) facilite la coagulation du sang ; son action est particulièrement heureuse chez les hémophiles. On peut également, et ces méthodes ont une importance extrême dans les hémorragies dyscrasiques généralement déconcertantes par leur durée, effrayantes par les échecs thérapeutiques répétés auxquels elles exposent, — on peut également porter au contact de la plaie, alvéole dentaire, cornet ou cloison du nez, simple coupure parfois, des tampons imbibés d'extraits organiques. Les plus efficaces sont les extraits d'organes lymphoïdes, et notamment l'*extrait de rate*.

Triturer l'organe frais avec un peu de sable marin lavé et stérilisé (au four), puis ajouter à la bouillie obtenue une solution stérilisée de 0,9 pour 100 de chlorure sodique et 0,5 pour 1000 de chlorure calcique à raison de deux poids de solution pour un poids d'organe. Le liquide ainsi obtenu est simplement passé à l'étamine. On en imbibe un peu d'ouate hydrophile et l'on tamponne en exerçant une pression modérée. Ce tampon sera laissé pendant un temps variant de quelques minutes à quelques heures. Si la plaie vasculaire est facile à surveiller, on peut le retirer très tôt. En tout cas, il ne pourrait être question d'en prolonger beaucoup l'application, car l'extrait n'est pas aseptique et il se putréfie facilement. (Nolf et Herry.)

Dans certains cas enfin, on assure l'hémostase par des *corps poreux* augmentant la surface de contact du sang avec l'air et favorisant par suite la formation du caillot. C'est ainsi que l'on est accoutumé d'arrêter le flux sanguin consécutif à la morsure de la sangsue avec une rondelle d'*amadou*. Dans les épistaxis, les hémorragies dentaires, le *penghawar* donne de très heureux résultats (Lubet-Barbon), et son emploi nous a paru des plus pratiques. Le penghawar n'est autre qu'un agrégat de filaments soyeux ; on en détache une touffe que l'on porte au contact du point qui saigne. Ces filaments sont des poils de diverses filicinées ; le commerce en prépare de petites pelotes stérilisées d'un usage fort pratique. Cette méthode thérapeutique aurait l'inconvénient d'exposer à la formation de tumeurs à penghawar. Il conviendrait par suite de n'introduire — dans la narine, par exemple, — que des pincées de filaments assez tassées, et non des filaments plus ou moins épars, isolés. On aura soin enfin de retirer le penghawar au bout de quelques heures.

Traitement à distance. — Nous groupons sous ce terme les méthodes thérapeutiques par lesquelles on s'efforce d'agir non plus *localement* sur le foyer même de l'hémorragie, mais *à distance* soit sur la coagulabilité même du sang, soit sur le calibre des vaisseaux sanguins. Ces méthodes sont tantôt un adjuvant utile, puissant, parfois même indispensable de la thérapeutique hémostatique directe, tantôt les seuls procédés dont nous disposions pour assurer l'hémostase. Il en est ainsi notamment dans l'hémophilie, le purpura, les maladies infectieuses à forme hémorragique.

Modificateurs du sang. — Un des modificateurs du sang les plus simples à se procurer est le *chlorure de sodium*. Son action n'est malheureusement pas particulièrement active ; il a tout au moins ceci de pratique que l'on possède toujours du sel à sa disposition. On peut escompter simplement le bénéfice des injections de sérum physiologique, ou faire ingérer directement au malade de 5 à 30 gr. de chlorure ; ce dernier procédé aurait notamment donné quelques succès dans les hémoptysies. Les *solutions sulfatées sodiques* en injection ont la même vertu que les solutions chlorurées sodiques. On peut également faire absorber au malade du *bromure de potassium*. Des doses de 5 gr. par jour sont recommandables, mais on peut aller jusqu'à 10 gr. de bromure par 24 heures, à la condition d'administrer en même temps du chlorure de sodium. Ce dernier prévient toute tendance à l'intoxication bromurée.

Mais de tous les sels à propriétés hémostatiques, le plus intéressant, le plus efficace est à coup sûr le *chlorure de calcium*. Il est inutile et même contraire à l'effet que l'on se propose d'obtenir, de donner des doses trop élevées ou trop prolongées de ce produit (Carnot). La pratique la plus recommandable est de faire prendre 4 gr. du sel chloruré calcique pendant trois jours consécutifs : on en suspendra ensuite l'emploi, quitte à le reprendre ou à substituer quelque autre méthode à celle qui vient de se montrer insuffisante. Soluble dans l'eau, le chlorure de calcium sera donné soit en lavements, soit en potion : on peut, en ce cas, dissimuler son assez désagréable saveur avec du sirop de menthe ou de cannelle. On le donnerait en solution aqueuse simple, cela va de soi, si quelque affection gastrique était en cause. On peut l'ajouter au lait, mais il faut savoir qu'il en précipite les acides gras organiques. Un grand nombre de produits peuvent lui être adjoints : opium, ergotine (hémoptysies), ergotine, hamamelis (métrorragies). On a préconisé également, en tant qu'hémostatiques, les injections sous-cutanées de *lactate de chaux*.

Parmi les substances modificatrices du processus de coagulation sanguine, se présentent maintenant une série de produits organiques, la gélatine, les sérums frais et d'une manière générale, les albumines étrangères.

La *gélatine* s'emploie en solution, soit localement, ainsi que nous l'avons déjà exposé, soit en injection sous-cutanée, soit par ingestion ou en lavement. On emploie des solutions de titre variant entre 2 et 10 pour 100. Le titre de 5 pour 100 est un des plus employés. On sait que le sérum gélatiné demande à être stérilisé avec un soin tout particulier; on s'exposerait autrement à ne point détruire les spores tétaniques qu'il n'est point exceptionnel de rencontrer dans les feuilles de gélatine :

Sérums gélatinés :

Gélatine.	2 grammes.
Chlorure de sodium.	0 gr. 50
Eau.	100 c. c.

Injecter en une ou deux fois; pousser très lentement.

Gélatine	50 grammes.
Chlorure de calcium	10 —
Eau	1000 c. c.

Injecter de 50 à 200 c. c. (Carnot).

A. Mathieu recommande aux malades que rebutent les préparations de gélatine *per os*, l'ingestion de bouillon de jarret de veau : l'on absorbe par ce procédé une proportion de gélatine qui se trouve loin d'être indifférente.

Dans l'hémophilie, dans le purpura, la mise en œuvre des moyens précédents aboutit malheureusement trop souvent à un échec. L'introduction de produits albuminoïdes étrangers à l'organisme donne souvent alors des résultats remarquables. Les injections de *sérum frais* (Émile Weill) sont tout particulièrement indiquées. On emploie le sérum de cheval, de lapin, d'homme même ; on trouve actuellement assez facilement du sérum simple de cheval. A son défaut, on peut parfaitement utiliser du sérum antidiphtérique récemment préparé (moins de dix jours autant que possible). On rejettera soigneusement en revanche le sérum de bœuf, qui provoque une réaction thermique inquiétante avec cyanose et vomissements. Les doses à injecter seront de 15 c. c. dans les veines, de 30 c. c. sous la peau. On se contentera de quantités inférieures de moitié chez l'enfant. Une seconde injection sera pratiquée 48 heures après la première, et ainsi de suite.

On peut également injecter, ou administrer par voie buccale, des *extraits de rate*, *d'ovaire* ou *de corps thyroïde*. En effet, toutes les albumines étrangères mêlées au sang agissent sur les leucocytes et leur font sécréter de la

thrombozyme et des agents thromboplastiques. Nolf et Herry recommandent particulièrement à ce propos les injections sous-cutanées de peptones.
Ils emploient la propeptone de Witte sous forme d'une solution à 5 pour 100
dans l'eau renfermant 0,5 pour 100 de chlorure de sodium. On injecte sous
la peau de 10 à 20 c. c. de cette solution. Il se produit seulement un peu
d'endolorissement local, et l'on peut répéter l'injection tous les jours sans
avoir à redouter ni accidents anaphyllactiques, ni atténuation de l'action
hémostatique.

Modificateurs du cours du sang. — On a, le plus souvent, intérêt à provoquer la *vaso-constriction*. Les *grands lavements chauds à* 48° (Tripier) sont
particulièrement recommandables dans les hémorragies du tube digestif
(V. Lavements) : ils seront simples ou additionnés de 1 ou 2 gr. de chlorure
de calcium.

L'ingestion de boissons glacées ou de cuillerées de glace fragmentée
nous paraît indiquée surtout comme méthode de dérivation. En effet, elle
détermine secondairement la vaso-dilatation, et par suite nous pensons avec
notre maître A. Mathieu, que son efficacité n'est nullement démontrée dans
le traitement des hématémèses. Au contraire, l'application de glace *in situ*
est très recommandable, à une condition cependant, c'est que la glace soit
réellement en permanence, et qu'une seconde vessie demeure prête à se
substituer instantanément à celle que l'on retire. On s'exposerait autrement
à tous les dangers d'une vaso-dilatation réflexe intense.

Les médicaments dont l'action vaso-constrictrice soit assez intense pour
être pratiquement utilisable, ne sont pas extrêmement nombreux. Le plus
efficace à coup sûr est l'*adrénaline* ; on l'utilise en injections de un quart
ou un demi-milligramme. Cette substance est formellement contre-indiquée
chez l'hypertendu ; on sera également très réservé sur son emploi chez l'enfant. Il est inutile de l'administrer contre les hémoptysies de la 3e période :
le sang à ce moment provient de vaisseaux à peu près dépourvus de tissu
élastique, et les vaso-constricteurs n'ont point de prise sur eux. L'adrénaline
ne donne point grand succès dans les hémorragies de l'ulcus : il nous
semble que l'on doit peut-être incriminer à ce propos les processus scléreux de l'ulcération, processus qui assurent la béance du vaisseau sectionné
et ne permettent point le jeu normal de sa musculature.

De même que l'adrénaline, l'*ergot de seigle* et ses dérivés n'ont aucune
action sur les hémoptysies des phtisiques à la dernière période et semblent
avoir bien peu de prise sur les hémorragies gastriques. En revanche, l'ergot
réussit souvent fort bien contre les hémorragies bronchiques, utérines,
hémorroïdaires. On administre soit la poudre d'ergot à la dose de 2 à
4 gr., associée ou non à la digitale, à la quinine, soit l'ergotine Yvon (1 à
5 c. c. *per os* ou par voie sous-cutanée), soit l'ergotinine (injections de un
quart à 1 milligr., le dosage de la solution étant de un demi-milligr. par c. c.).

Poudre fraîche d'ergot. . . . . } āā 0 gr. 15
Sulfate de quinine. }
Pour 1 cachet; 6 à 10 par 24 heures (hémoptysies).

Poudre de feuilles de digitale. . . . . } āā 0 gr. 05
Ergotine Bonjean ou extrait aqueux d'ergot. . . . . }
Pour 1 pilule : 5 à 10 par jour.

Ergotine . . . .   3 grammes.
Glycérine pure et neutre . . . . } āā 15   —
Solution saturée de bicarbonate de soude . . . . . . }
0 gr. 15 d'ergotine par c. c.. Injecter dans le muscle. (POUCHET).

Ergotinine . . . .   0 gr. 01
Acide lactique . . . .   0 gr. 02
Eau de laurier-cerise . . . . } āā 10 grammes.
Eau distillée . . . . }
Pour injections hypodermiques; 1 c. c. renferme 1/2 milligr.

L'*hamamelis*, l'*hydrastis* sont des succédanés plus ou moins efficaces de l'ergotine. Ils sont indiqués surtout dans les hémorragies utérines ou hémorroïdaires. Nous associons volontiers en ce cas :

Ergotine Yvon . . . .   2 c. c.
Chlorure de calcium . . . .   6 grammes.
Extrait fluide d'Hamamelis   4   —
Eau Q. S . . . .   300 c. c.
A prendre en 48 heures.

Un autre bon hémostatique utérin, la *stypticine*, mériterait d'être essayé dans les diverses hémorragies : le stypticine est, en effet, un vaso-constricteur. On peut l'employer en tablettes (0 gr. 20 à 0 gr. 50) ou en solution.

Stypticine . . . .   1 gramme.
Eau distillée de cannelle . . . .   20 grammes.
XV à XX gouttes, 4 et 5 fois par jour. Cette préparation est d'une amertume prononcée.

Nous n'insisterons pas ici sur l'emploi de la *digitale*, plutôt tonique qu'hémostatique, et dont les effets vaso-constricteurs sont malheureusement compensés par une élévation de la tension qui peut être dangereuse. Le *perchlorure de fer*, le *tannin*, sont d'un emploi chaque jour plus restreint ; les *limonades acides*, l'*eau de Rabel*, ne présentent plus guère qu'un intérêt historique.

On prescrirait, le cas'échéant.
Eau de Rabel . . . .   4 grammes.
Eau distillée . . . .   1 litre.
1 cuillerée à soupe toutes les 2 heures (hémoptysies).

Dans tous les cas où l'on cherche moins à juguler immédiatement l'hémorragie qu'à faire cesser l'hypertension ou plus simplement encore à lutter indirectement en abaissant la tension, les *vaso-dilatateurs* sont indiqués. Chez l'enfant, chez les nerveux, le *bromure de potassium* est tout indiqué : son maniement facile, ses propriétés hémostatiques directes le recommandent particulièrement. On peut également employer l'*opium* et la *morphine*, à doses fractionnées ; mais l'embarras de la circulation pulmonaire les contre-indique formellement. On se souviendra par ailleurs que de fortes doses de ces médicaments risquent de congestionner le poumon.

Le *nitrite d'amyle*, le *gui*, peuvent rendre quelques services. On administre l'extrait de gui dans les hémoptysies, soit à la dose de 0 gr. 02 par voies sous-cutanées, soit sous forme pilulaire (5 à 6 pilules de 0 gr. 05 l'une).

L'*ipéca* enfin est particulièrement utile dans les hémorragies pulmonaires, à condition que le jeu du muscle cardiaque soit normal. Il réussit notamment dans le traitement des hémoptysies par rupture des anévrismes de Rasmussen.

Ipéca pulvérisé . . . . 2 grammes.
Eau. . . . . 250 —
1 cuillerée à soupe toutes les demi-heures. S'arrêter dès que survient l'état nauséeux; redouter les vomissements.

Il est enfin une série de médicaments *adjuvants* des précédents; tels sont : la *digitale* chez les cardiaques, la *quinine* dans le paludisme, dans la tuberculose et, d'une façon générale, dans les hémorragies fébriles. Quant aux révulsifs, dérivatifs, purgatifs, leurs indications ne sauraient faire l'objet d'aucune loi générale et se trouvent précisées aux articles spéciaux (V. surtout HÉMOPTYSIE).

En résumé, quels sont les médicaments les plus utiles à connaître? Nous placerons en première ligne pour la rapidité de leur action sur le calibre des vaisseaux : l'adrénaline, l'ergotine, la glace *in situ*, les grands lavements chauds. La gélatine, le chlorure de calcium modifieront la coagulabilité du sang. Contre les hémorragies dyscrasiques, le sérum frais, les peptones en injections seront notre principal secours. Enfin, certains médicaments auront quelques indications plus étroites, tels l'ipéca (poumon), la stypticine (utérus), la morphine (appareil digestif).

Soins ultérieurs à l'hémorragie. — Le malade sera maintenu au repos le temps nécessaire; on veillera à ce qu'il évite tout refroidissement. L'état général sera soutenu par une alimentation légère, mais substantielle, au besoin par des injections de sérum physiologique. Ces injections contribueront également à calmer la soif du malade.

On luttera, dans les limites possibles, contre la maladie causale, contre l'anémie. Le cas échéant, on s'efforcera d'éviter la formation de tumeurs à penghawar; on luttera par des soins minutieux contre l'infection éventuelle du caillot et de la région, siège de l'hémorragie.

Il existe enfin des *soins prophylactiques* utiles, du moins chez les hémophiles. Chez ces malades, dans les jours qui précéderont une avulsion dentaire ou quelque intervention plus importante, il sera bon d'injecter préventivement du sérum, des peptones, d'administrer quelques lavements gélatinés, de faire absorber une certaine quantité de chlorure de calcium.

FRANÇOIS MOUTIER.

HÉMOTHORAX. — Sous le nom d'hémothorax on désigne tout épanchement de sang dans la cavité pleurale. Toutes les causes susceptibles de produire une déchirure de la plèvre, avec lésions des vaisseaux pulmonaires ou des vaisseaux de la paroi thoracique, peuvent déterminer la production d'un hémothorax : l'hémothorax s'observe très rarement dans les contusions du poumon; les fractures de côtes s'accompagnent assez rarement d'hémothorax, dans ce cas l'épanchement sanguin peut être dû à la blessure d'un vaisseau pulmonaire embroché par un fragment de côtes; plus souvent il est dû à une déchirure des artères intercostales. Les plaies pénétrantes de poitrine constituent la cause habituelle de l'hémothorax, celui-ci étant produit soit par blessure des vaisseaux du poumon, soit par blessure des vaisseaux de la paroi accompagnée de déchirure de la plèvre. L'hémothorax d'origine pariétale est relativement rare, le sang provient alors habituellement de la blessure d'une artère intercostale, mais toutes les artères de la paroi, en particulier les mammaires, peuvent, par leur blessure, déterminer un épanchement sanguin intrapleural. — Les plaies des vaisseaux du poumon constituent une cause beaucoup plus fréquente d'hémothorax, celui-ci succède surtout à la blessure des vaisseaux pulmonaires de deuxième ou de troisième ordre : en effet la blessure des gros vaisseaux du poumon donne lieu à une hémorragie presque immédiatement mortelle, et la blessure des petits vaisseaux s'oblitère rapidement par formation d'un caillot.

Symptômes. — La présence d'un épanchement sanguin dans la plèvre se reconnaît à des signes physiques fournis par l'examen du thorax, accompagnés par les symptômes habituels des hémorragies internes : le plus souvent ces symptômes apparaissent rapidement, quelques heures après une plaie de poitrine l'hémothorax est complètement constitué; plus rarement à la suite de la blessure de plusieurs petits vaisseaux, l'épanchement se fait lentement, progressivement et augmente pendant plusieurs jours, enfin exceptionnellement l'épanchement sanguin n'apparaît que quelques jours après la blessure du thorax à la suite de la chute d'une escarre.

Lorsque l'épanchement est assez abondant, les signes physiques sont d'ordinaire très nets.

L'*inspection* fournit peu de renseignements, elle montre dans quelques cas seulement une augmentation de la voussure thoracique.

La *percussion* montre une zone de matité plus ou moins étendue située à la base du poumon; l'*auscultation* au niveau de cette zone montre une disparition complète du murmure vésiculaire, avec un bruit de souffle inconstant qui présente les caractères habituels du souffle pleurétique. L'égophonie, la pectoriloquie aphone sont des signes inconstants. La *palpation* montre une disparition complète des vibrations thoraciques au niveau de la zone mate. Lorsque l'hémothorax s'accompagne de pneumothorax, et c'est là le cas le plus fréquent, la percussion montre à la partie supérieure du thorax une sonorité exagérée qui contraste d'une façon frappante avec la matité de la base; au niveau de cette zone de sonorité tympanique on trouve, à l'auscultation, un souffle amphorique accompagné de bruit d'airain et de tintement métallique; le mélange d'air et de sang peut produire la succussion hyppocratique. — En même temps que les signes d'épanchement pleural, l'examen peut montrer divers signes qui relèvent de lésions produites par la plaie thoracique, tels que : emphysème sous-cutané, hémorragie externe de la plaie et surtout hémoptysie; lorsque la plaie thoracique est assez large on constate souvent le phénomène de la traumatopnée.

Les *symptômes fonctionnels* sont ceux des hémorragies internes : la face est pâle, les extrémités refroidies, le pouls; très rapide, petit et dépressible, la respiration est haletante, dyspnéique, entrecoupée de quintes de toux avec expectoration sanglante; souvent il y a des lypothymies, puis des syncopes graves. La température est variable : dans les épanchements très abondants il y a un abaissement de température causé par l'hémorragie, dans les épanchements peu abondants il y a au contraire de la fièvre.

L'*évolution* de l'hémothorax dépend de l'abondance de l'hémorragie et de l'infection du sang épanché.

Lorsque l'hémorragie est très abondante le malade peut mourir presque subitement, la mort étant due à la perte de sang et surtout à la compression du poumon et du cœur par le sang épanché dans la plèvre. — Lorsque l'épanchement est moins abondant et qu'il ne s'infecte pas, il se résorbe plus ou moins rapidement; en cas d'épanchement un peu considérable la résorption est toujours lente, exigeant un long repos au lit, et affaiblissant le malade par une fièvre modérée mais continue et par des troubles digestifs souvent très marqués; parfois, après la résorption, on voit persister une dépression du thorax avec gêne plus ou moins marquée de la respiration.

Dans quelques cas l'épanchement, après être resté stationnaire pendant quelques jours, ou même avoir diminué, se met à augmenter : tantôt cette augmentation est brusque et provoque une aggravation notable de l'état du blessé; le caillot qui oblitérait la plaie vasculaire s'étant détaché et l'hémorragie recommençant; tantôt au contraire il s'agit d'un accroissement lent et progressif de l'épanchement dû à une sécrétion séreuse plus ou moins abondante qui se mélange au sang et qui est due à l'irritation de la plèvre.

L'infection de l'épanchement par la plaie extérieure, ou par une grosse branche ouverte dans le foyer, constitue une complication extrêmement grave : elle entraîne la transformation purulente du sang épanché et se traduit par des symptômes généraux, analogues à ceux d'une pleurésie purulente, qui apparaissent quelques jours après la constitution de l'hémothorax. Parfois l'évolution est extrêmement rapide, et l'hémothorax suppuré entraîne en quelques jours la mort du malade avec des phénomènes de septicémie.

D'ordinaire l'évolution est moins rapide : la suppuration de l'hémothorax s'annonce par des frissons et par une élévation de température qui monte à 38 ou à 59 degrés, puis la courbe thermométrique présente de grandes oscillations, la température du soir dépassant souvent de plusieurs degrés celle du matin. Le malade est pâle, son teint terreux, sa langue sèche; il maigrit et s'affaiblit rapidement. Parfois le pyothorax s'évacue par vomique : le malade ressent brusquement une douleur atroce, et au milieu d'une quinte de toux et d'accidents d'asphyxie rejette par la bouche une certaine quantité de pus fétide. La vomique soulage momentanément le malade, mais est toujours insuffisante pour amener la guérison; des infections secondaires se font bientôt dans le tissu pulmonaire et on voit apparaître des accidents de gangrène pulmonaire avec expectoration abondante fétide. Le pronostic est extrêmement grave et le malade se cachectise rapidement et ne tarde pas à mourir dans le marasme, si une intervention ne vient pas modifier le cours des accidents.

Diagnostic. — Le diagnostic d'hémothorax est en général assez facile à faire : lorsqu'on est appelé auprès d'un malade atteint de plaie de poitrine ou de fracture de côtes quelques instants après le traumatisme et qu'on constate des signes physiques d'un épanchement pleural, il ne peut y avoir aucun doute, car seul un épanchement sanguin peut se constituer aussi rapidement. — Lorsqu'on examine le malade seulement quelques jours après l'accident, le diagnostic est plus délicat, les signes physiques peuvent faire penser à une pleurésie traumatique; toutefois les commémoratifs, les hémoptysies répétées, les signes d'hémorragie interne, l'apparition d'une ecchymose lombaire, permettent habituellement de reconnaître l'épanchement sanguin.

Pronostic. — Le pronostic de l'hémothorax est extrêmement variable :

Le *pronostic immédiat* (*quoad vitam*) dépend uniquement de l'importance du vaisseau lésé, et par suite de l'abondance de l'épanchement et de la rapidité de sa production. Lorsqu'il n'y a pas une hémorragie considérable menaçant immédiatement par son abondance la vie du malade, le pronostic dépend presque exclusivement de l'infection du liquide épanché : bénin si l'épanchement reste aseptique, il devient fort grave si le sang accumulé dans la plèvre s'infecte et suppure.

Traitement. — L'intervention chirurgicale n'est indiquée que dans les cas où il y a des symptômes généraux graves menaçant la vie du malade; dans les cas d'hémothorax limités sans symptômes généraux graves, il faut se borner à nettoyer et à panser soigneusement la plaie thoracique de façon à éviter autant que possible l'infection, puis attendre la résorption de l'épanchement en se contentant d'immobiliser le malade et de calmer, autant que possible, la douleur et la dyspnée.

Au contraire, lorsqu'une plaie de poitrine est suivie d'une véritable inondation pleurale avec des signes d'hémorragie interne qui paraissent menacer la vie du malade, le chirurgien doit intervenir immédiatement pour pratiquer l'hémostase directe des vaisseaux blessés : dans les cas assez rares où le sang vient de la paroi, l'hémostase est facile, il suffit de réséquer une ou deux côtes pour pouvoir pincer l'artère qui saigne (presque toujours une intercostale); lorsque le sang vient du poumon, l'intervention est plus complexe, il faut découvrir la plaie au moyen d'un grand volet ostéo-cutané que l'on relève en masse de dedans en dehors, de façon à pouvoir le replacer, une fois l'hémostase terminée ; ce volet étant rabattu, on ouvre largement la plèvre, on évacue l'épanchement et l'on recherche le point qui saigne; si l'on ne trouve rien sur la face externe du poumon, il faut, avec la main introduite dans la plèvre, soulever le bord antérieur de façon à faire basculer le poumon et à examiner la face interne.

L'hémostase du tissu pulmonaire est toujours difficile. Le procédé de choix consiste à réunir avec des fils assez gros passés d'un bout à l'autre de la plaie en plein parenchyme pulmonaire; lorsqu'il y a une hémorragie en nappe et qu'on ne peut découvrir le point qui saigne, on peut se borner à un tamponnement aseptique qui, le plus souvent, suffit à arrêter le sang. — Une fois l'hémostase terminée, on replace le lambeau cutané, après avoir placé un drain dans la plèvre, et l'on applique un pansement compressif.

A côté de cette intervention immédiate, l'hémothorax peut nécessiter une intervention secondaire, lorsque l'épanchement s'est infecté et a suppuré; l'opération est alors la même que dans le cas de pleurésie purulente (V. PLEUROTOMIE).   *PIQUAND.*

HÉPATALGIE. — Si clair que paraisse le mot d'hépatalgie, la notion de douleur au foie qu'il exprime est loin d'avoir toujours été comprise de manière
identique. Elle a été étendue parfois à toutes les douleurs de la région, y
compris celle qui a son siège dans la vésicule et les voies biliaires et qui
est l'expression habituelle de la colique hépatique. C'est ainsi que Charcot
a pu employer le mot de fièvre hépatalgique pour désigner la fièvre qui
accompagne quelquefois l'accès de colique hépatique (mieux dénommée
actuellement fièvre bilio-septique). Inversement, le mot d'hépatalgie a été
jadis réservé à la seule « névralgie essentielle du foie » que l'on localisait au
plexus hépatique. Il est vrai que les anciens observateurs, Beau surtout,
lui attribuaient une fréquence et une importance qui dépassaient même
celle de la colique hépatique calculeuse. En réalité, *il y a hépatalgie toutes
les fois que la douleur spontanée ou provoquée de l'hypocondre droit a son
siège dans la glande hépatique elle-même*; la colique hépatique doit être
cliniquement différenciée de l'hépatalgie et écartée de sa description, de
même que la névralgie hépatique qui, au sens où les anciens observateurs
l'entendaient, semble une simple vue de l'esprit.

L'hépatalgie, ainsi limitée, est, lorsque surtout elle est assez aiguë et
d'apparition brusque ou rapide, un symptôme important, survenant dans
des conditions étiologiques multiples ; il peut être révélateur soit de la
turgescence sanguine du foie, qui est sa cause habituelle (congestion passive d'origine cardiaque ou congestion active), soit de sa turgescence
biliaire associée ou non à l'inflammation de l'organe, soit encore de l'irritation du péritoine péri-hépatique ; il est enfin des cas où l'hépatalgie
paraît liée à un trouble fonctionnel du foie (hyperhépatie).

Le type le plus net est l'*hépatalgie des cardiaques* chez lesquels la douleur du côté droit, prédominant quelquefois à l'épigastre, spontanée mais
exaspérée par une pression même superficielle, est un symptôme précoce
et capital traduisant l'atteinte du foie. Cette hépatalgie est d'ailleurs
souvent associée à l'hypertrophie de l'organe, à sa tension, à son état
pulsatile qui achèvent de caractériser la congestion hépatique passive. Il
peut arriver qu'elle soit le symptôme dominant, la cardiopathie passant
inaperçue, d'où des erreurs de diagnostic possibles : il en est ainsi
notamment lorsque le cœur n'est lui-même atteint que secondairement,
comme chez les emphysémateux, les asthmatiques, etc. (*hépatalgie des
asthmatiques*, Gilbert et Villaret). Le point épigastrique des emphysémateux et des bronchitiques (de Brun) a, vraisemblablement, même signification.

L'hépatalgie, liée à une congestion active, s'observe surtout lors de
maladie exotique, telle que le paludisme, la dysenterie, mais peut se voir
lors d'autres infections (fièvre typhoïde) et parfois en dehors de tout
élément infectieux (hépatalgie goutteuse). Si la douleur sourde, la pesanteur au foie a une signification réelle, c'est principalement la douleur
violente et subite irradiée souvent à l'épaule droite, coexistant avec une
augmentation parfois considérable de l'organe, qui a une valeur séméiologique; elle plaide en faveur de l'élément congestif et permet d'espérer
la rétrocession rapide des accidents ; une douleur plus progressive et sur-

tout plus localisée doit faire penser plutôt à une suppuration hépatique (au moins chez un ancien dysentérique).

La simple turgescence biliaire du foie paraît susceptible de provoquer la douleur de l'organe, comme le prouvent certains cas d'obstruction brusque des voies biliaires, mais c'est surtout lorsque l'angiocholite s'associe à la rétention, ou lorsque l'angiocholite existe seule, que la douleur étendue à tout le foie peut être observée ; *l'hépatalgie des angiocholites* (même en dehors de toute suppuration) est souvent fort vive. Il faut en rapprocher les *crises hépatalgiques des cirrhoses biliaires* qui peuvent en imposer pour des coliques hépatiques vraies. Enfin nous avons maintes fois signalé avec M. Gilbert *l'hépatalgie avec flux bilieux*, gastriques ou intestinaux, qu'on observe chez certains sujets (atteints de cholémie familiale ou d'ictère chronique simple); parfois associée à des crises splénalgiques, cette hépatalgie, qui peut simuler la colique hépatique, qui peut s'accompagner d'un léger ictère (ou même s'observer au cours d'un ictère catarrhal vrai), se distingue de la douleur de la colique hépatique par sa diffusion à tout l'organe, son absence de prédominance à la région vésiculaire ; au surplus, la recherche des concrétions dans les selles reste négative.

La douleur hépatique, souvent alors plus sourde, moins paroxystique, mais plus persistante, peut s'observer encore dans certains cas de *tuberculose hépatique* et surtout de *syphilis hépatique*; en rapport le plus souvent avec une poussée de *périhépatite*, elle peut avoir dans ces cas une haute valeur séméiologique.

Sans citer ici toutes les conditions où peut se rencontrer l'hépatalgie, il faut mentionner encore le diabète. L'*hépatalgie diabétique* (Gilbert et Lereboullet), par son intensité parfois, par son évolution parallèle à la glycosurie, augmentant ou diminuant avec elle, est un symptôme important qui est peut-être en rapport avec l'hyperfonctionnement de l'organe.

Tous ces exemples montrent l'intérêt qu'il y a à analyser les caractères de la douleur hépatique. Le *diagnostic différentiel* de l'hépatalgie est le plus souvent aisé. Il est facile de la distinguer des douleurs d'origine gastrique, pleuro-pulmonaire, péritonéale ou autre; plus difficile à séparer de la douleur vésiculaire, elle peut toutefois en être souvent nettement différenciée. L'hépatalgie est donc facilement reconnue et c'est la recherche de ses causes qui est surtout importante.

Le *traitement* peut d'ailleurs intervenir fort utilement, surtout lors d'hépatalgie congestive dans laquelle les émissions sanguines locales (sangsue, ventouses scarifiées) ou générale (saignée), sont souvent des plus efficaces. On a même proposé, pour certaines congestions hépatiques tropicales, la saignée directe du foie à l'aide d'un appareil aspirateur. Méthode qui en soutirant jusqu'à 500 ou 600 grammes de sang intra-hépatique avait donné des résultats remarquables, mais ses dangers en font évidemment une méthode d'exception. Les purgatifs et notamment le calomel, les applications chaudes, les bains chauds peuvent également contribuer, joints au traitement causal, à atténuer la douleur hépatique.

PIERRE LEREBOULLET.

HÉPATIQUES (COLIQUES). — V. COLIQUES HÉPATIQUES.

HÉPATIQUE (HYPERFONCTIONNEMENT). — L'hyperfonctionnement hépatique (*hyperhépatie*), moins étudié que l'insuffisance, est assez fréquemment rencontré, qu'il y ait ou non lésions du foie, et peut être rapproché de l'hyperfonctionnement signalé pour d'autres organes (estomac, rein, corps thyroïde, etc.). S'il est parfois le fait d'une hyperplasie organique, il peut aussi être le résultat d'une simple exagération fonctionnelle de la cellule.

Étiologie. — C'est surtout dans certaines cirrhoses à gros foie, cirrhoses biliaires, cirrhoses alcooliques, cirrhoses pigmentaires, etc., que l'hyperhépatie a pu d'abord être mise en lumière (Gilbert et Lereboullet). Elle a été retrouvée dans certaines autres affections hépatiques ou biliaires à titre passager ou permanent associée à des lésions hypertrophiques du foie. Il est aussi de nombreux cas dans lesquels le foie ne présente objectivement pas d'autres altérations qu'une hypertrophie marquée (lors d'acromégalie notamment) et dans lesquels l'association d'un grand diabète et d'azoturie vient plaider en faveur de l'hyperfonctionnement ; il en est ainsi également dans bon nombre de cas de diabète liés aux altérations du pancréas, dans lesquels on peut supposer que l'hyperfonctionnement hépatique résulte de la suppression de l'action frénatrice normalement exercée par le pancréas (diabète par hyperhépatie). Le foie peut enfin être de volume normal, son hyperfonctionnement semblant n'avoir pour cause qu'une suractivité cellulaire sans multiplication des éléments. A titre d'exemple, nous pouvons citer certains ictères catarrhaux au cours desquels une azoturie considérable peut être notée (hyperhépatie passagère) et certains diabètes sans gros foie (hyperhépatie permanente). On doit même se demander si l'ictère, lorsqu'il n'est pas le fait de l'obstruction, ne témoigne pas toujours d'une hyperhépatie biligénique. Cette question doit être soulevée à propos de certains faits d'ictères dits hémolytiques dans lesquels l'hyperhémolyse semble associée à l'hyperbiligénie.

Symptômes. — Le *syndrome urinaire*, de même qu'il révèle l'insuffisance hépatique, met en évidence l'hyperfonctionnement. Il peut se traduire. notamment dans les cirrhoses biliaires, par l'hypercholie, par l'hyperazoturie (40 grammes et plus dans les 24 heures), par l'exagération du pouvoir fixateur du sucre par le foie (250 et 300 grammes de glucose, n'entraînant. après ingestion, aucun passage de sucre dans l'urine) (Gilbert et Lereboullet). Dans d'autres cas, l'*hyperhépatie glycogénique* se traduit, non plus par la fixation, mais par la production du sucre en excès, d'où *diabète* souvent intense. Il en est ainsi notamment dans certaines cirrhoses alcooliques hypertrophiques, et surtout dans certaines cirrhoses pigmentaires dans lesquelles on observe simultanément l'hypergénèse pigmentaire, l'hyperazoturie, l'hyperglycémie (Gilbert, Castaigne et Lereboullet). Dans tous ces faits, le foie est simultanément hypertrophié, et cette hypertrophie témoigne également en faveur de l'hyperhépatie.

Il est, à côté d'eux, des cas nombreux où l'hypertrophie hépatique existe sans lésions, en relation directe avec le travail excessif du foie, dont témoigne souvent également l'hépatalgie concomitante. De ce nombre sont les cas de *diabète par hyperhépatie*, sans lésions scléreuses du foie que le rythme de l'élimination du sucre (sans maximum digestif accentué et même avec maximum éloigné des repas, dans la nuit), le chiffre souvent élevé de la glycosurie, l'azoturie, parfois même les effets néfastes de l'opothérapie hépatique (qui augmente la glycosurie), séparent des faits de diabète dits par anhépatie plus haut mentionnés ; toutefois si la réalité clinique des faits est indiscutable, leur pathogénie toutefois reste incertaine mais l'hyperfonctionnement hépatique est très vraisemblable.

Il peut d'ailleurs y avoir des faits d'hyperhépatie dissociée, comparable à l'insuffisance hépatique dissociée, dans lesquels l'hyperbiligénie, l'hyperazoturie, la glycosurie, peuvent exister indépendamment les unes des autres. Parmi eux se rangent ceux que nous avons cités plus haut et dans lesquels l'hyperbiligénie, commandant la cholémie et l'ictère, est associée à l'hyperhémolyse, laquelle peut ou non s'accompagner de fragilité globulaire dans le sang circulant. Les ictères acholuriques simples (cholémie familiale et ictère chronique simple) seraient ainsi liés à une exagération fonctionnelle de la rate et du foie entraînant l'hyperhémolyse et l'hyperbiligénie (Gilbert et Lereboullet).

L'hyperfonctionnement, lorsque surtout il entraîne une glycosurie marquée, peut avoir un pronostic grave, notamment dans la plupart des cirrhoses pigmentaires avec diabète, et dans nombre de cas de diabète par hyperhépatie. D'autres fois, il a une signification plutôt favorable et, dans les cirrhoses biliaires notamment, paraît expliquer, pour une part, la longue survie et la résistance aux maladies intercurrentes. Il paraît enfin n'entraîner par lui-même aucune conséquence fâcheuse dans les ictères acholuriques simples où l'hyperbiligénie, exagération de l'état physiologique, peut à peine être regardée comme un trouble morbide.

Traitement. — Le traitement, basé sur les mêmes règles de régime que dans l'insuffisance, — le lait ayant, pour les mêmes raisons, une influence salutaire, — comporte toutefois des médicaments différents. En effet, l'opothérapie hépatique et l'eau de Vichy, si utiles lors d'insuffisance, ont, lors d'hyperfonctionnement hépatique accusé, des effets absolument inverses, aggravant souvent les symptômes. Au contraire, l'opothérapie pancréatique, la médication arsenicale, les bromures, l'opium, peuvent trouver leurs indications et sont souvent très efficaces, notamment lors de diabète par hyperhépatie. Le médecin est toutefois moins bien armé contre l'hyperfonctionnement que contre l'insuffisance.   P. LEREBOULLET.

HÉPATIQUE (INSUFFISANCE). — Les fonctions du foie peuvent être amoindries, exagérées, ou viciées. Le premier trouble est connu et décrit depuis longtemps sous le nom d'insuffisance hépatique, auquel on peut substituer (Gilbert) celui, plus expressif, d'*anhépatie*. L'hyperfonctionnement hépatique ou *hyperhépatie* a été plus récemment mis en lumière; quant à la viciation ou *parhépatie* (Gilbert), son existence est très vraisemblable, mais nous ne disposons pas actuellement de moyens cliniques pour en préciser les caractères et en apprécier la fréquence et l'importance.

L'insuffisance hépatique ou anhépatie correspond elle-même à deux ordres de faits : ceux où elle reste légère, les plus fréquents : c'est la *petite insuffisance hépatique* ou *hypo-hépatie*; ceux où elle est très accentuée, donnant lieu à des accidents graves et le plus souvent mortels : c'est la *grande insuffisance hépatique* ou *anhépatie* proprement dite.

Étiologie. — L'insuffisance hépatique apparaît dans des conditions étiologiques multiples, que le foie soit anatomiquement touché, qu'il le soit seulement fonctionnellement.

La *grande insuffisance hépatique* peut s'observer du fait de la destruction avancée du parenchyme hépatique, brusque ou progressive; il en est ainsi dans l'atrophie jaune aiguë du foie, la maladie de Frerichs, dans l'intoxication phosphorée, affections dans lesquelles se réalise le tableau de l'ictère grave. Au déclin des cirrhoses, cirrhose alcoolique commune et surtout cirrhose graisseuse, l'ictère grave secondaire, symptomatique de l'insuffisance hépatique n'est pas rare. Enfin dans bon nombre de maladies infectieuses, fièvre typhoïde, érysipèle, scarlatine, la grande insuffisance hépatique peut survenir du fait d'altérations cellulaires marquées (Roger et Garnier).

Dans bon nombre de cas les lésions cellulaires sont moins avancées, l'insuffisance secondaire moins prononcée. La *petite insuffisance hépatique* s'observe dans les cirrhoses alcooliques à leur période d'état, dans nombre d'affections hépatiques latentes (stéatose hépatique latente des alcooliques), dans la lithiase biliaire, dans certaines angiocholites chroniques. Les maladies infectieuses créent souvent des altérations hépatiques légères, mais assez marquées pour amener des troubles d'insuffisance hépatique passagère ou permanente; la grossesse peut déterminer une insuffisance hépatique transitoire; de même la colique hépatique peut, par le mécanisme de l'inhibition, arrêter temporairement les fonctions du foie (Gilbert et Castaigne). C'est enfin l'insuffisance hépatique par simple altération fonctionnelle de la cellule qui a semblé à divers observateurs être à l'origine de certains cas de diabète léger, comme nous le verrons plus loin.

Symptômes. — Compatible souvent avec un état de santé relativement satisfaisant, n'entraînant pas par elle-même de symptômes apparents, la *petite insuffisance hépatique* doit être recherchée systématiquement pour être constatée.

Nous avons dit ailleurs, avec détails, la valeur des différents signes qui permettent de la déceler, tirés pour la plupart de l'examen des urines [V. Foie (Séméiologie)]. Le *syndrome urinaire*, ordinairement considéré comme révélateur de l'insuffisance hépatique, est constitué par la présence de l'urobilinurie, de l'indicanurie, de l'hypoazoturie, associées à l'existence d'une glycosurie alimentaire provoquée positive. On sait toutefois actuellement que, dans l'immense majorité des cas, l'urobiline est d'origine rénale: l'*urobilinurie*, loin d'indiquer l'insuffisance hépatique, témoigne seulement, dans la majorité des cas, de l'existence d'une cholémie plus ou moins marquée (Gilbert et Herscher); même lorsque urobilinurie et urobilinémie coexistent, il semble que l'urobilinémie est liée à l'hémolyse et non au trouble fonctionnel de la cellule hépatique ; l'urobilinurie ne saurait donc être considérée comme un signe d'insuffisance hépatique. Quant au *pigment rouge brun*, son apparition dans les urines tient, d'une part, à la raréfaction de celle-ci, d'autre part, à la présence de l'urobiline, et ne saurait avoir la signification qu'on lui a longtemps attribuée comme indice d'insuffisance hépatique ou de dyshépatie (Boix). Discutée également, la *glycosurie alimentaire provoquée*, pratiquée dans de bonnes conditions, paraît avoir une réelle valeur; la *glycosurie digestive* est, à plus forte raison, significative. De même l'*hypoazoturie* traduit nettement dans nombre de cas l'insuffisance de la fonction uréogénique; elle s'associe d'ordinaire à l'*abaissement du coefficient azoturique*, et il est parfois utile de constater également l'élimination exagérée de l'ammoniaque ingéré (épreuve de l'*ammoniurie expérimentale*, Gilbert et Carnot). L'*indicanurie*, quoique moins importante, surtout associée à d'autres signes, est un assez bon indice d'insuffisance hépatique (Gilbert et Weil). Outre ces divers symptômes, on peut utilement rechercher l'élimination intermittente du bleu de méthylène (*glaucurie intermittente* de Chauffard), encore que ce symptôme, dont les relations avec un trouble hépatique sont établies, ne soit peut-être pas directement en relation avec l'insuffisance de l'organe. Enfin, l'*hypertoxicité urinaire* peut traduire, dans certains cas, l'insuffisance des fonctions anti-toxiques du foie. Quant à l'insuffisance de la fonction biliaire, elle est mise en évidence moins par l'examen des urines que par celui des *fèces souvent décolorées* et par celui du sérum qui, tout au moins dans certains cas, peut présenter une *hypocholémie* relative que la cholémimétrie permet d'apprécier (Gilbert et Lereboullet), symptôme vraisemblablement en relations avec un certain degré d'acholie pigmentaire.

Mais toutes les fonctions du foie peuvent ne pas être simultanément amoindries; il est des cas où seule est notée l'hypoazoturie; on en voit où l'indicanurie existe isolément, susceptible de disparaître par l'opothérapie hépatique; dans d'autres, la glycosurie digestive ou expérimentale peut coexister avec une hyperazoturie appréciable; il en est encore certains où l'acholie pigmentaire constitue le symptôme dominant. Il existe donc des *insuffisances hépatiques dissociées*.

Parmi les diverses conséquences cliniques de l'insuffisance hépatique légère, une des plus importantes est la glycosurie digestive, car souvent elle constitue un véritable diabète individualisé par Gilbert et Weil, sous le nom de *diabète par anhépatie* et que nous avons étudié à diverses reprises avec M. Gilbert. Ce type de diabète remarquablement fréquent est caractérisé par une glycosurie qui, au moindre degré, ne se retrouve que dans les urines qui suivent le repas du soir; à un degré plus marqué, la glycosurie apparaît après chaque repas, faisant défaut dans les périodes de jeûne; enfin, au plus haut degré, elle devient continue, mais avec un double maximum, le premier pendant les deux à quatre heures qui suivent le déjeuner, le second plus marqué après le dîner. Jamais la quantité totale de sucre n'est considérable. L'urée reste ordinairement en quantité faible, mais parfois est augmentée. L'indicanurie est fréquente. Divers symptômes secondaires montrent que c'est bien un véritable diabète (gingivite expulsive, anthrax, furoncles, etc.) et le rôle de l'insuffisance hépatique y est rendu très vraisemblable par une série d'arguments et notamment par les effets favorables de l'opothérapie hépatique. Souvent observé en dehors de toute lésion apparente du foie, il peut se rencontrer parfois dans les cirrhoses avérées (Gilbert et Lereboullet) et il est fréquent, à titre passager ou permanent, à la suite de crises de colique hépatique. Si son allure clinique et son étiologie sont actuellement bien fixées, il n'en est pas de même toutefois de sa physiologie pathologique ; l'analyse du rythme horaire de la glycosurie diabétique montre en effet toutes les transitions de ce diabète léger au diabète le plus marqué, et il se peut que le trouble fonctionnel du foie, qui existe dans les deux cas, ne soit pas de nature différente (Gilbert et Lereboullet). Inversement, ce petit diabète se rattache par des liens étroits à la glycosurie physiologique dont il ne constitue que l'exagération.

Les symptômes purement cliniques par lesquels se traduit l'insuffisance hépatique sont peu nombreux, et les « petits signes de l'hépatisme » qui lui ont été attribués sont loin d'être en rapport avec elle. Toutefois, les *hémorragies* fréquentes au cours des maladies du foie sont peut-être, comme l'indiquent de récentes expériences de Doyon, sous la dépendance de l'insuffisance hépatique, et à ce titre la constatation de celle-ci (épistaxis, gingivorragies, purpura, etc.) doit faire rechercher l'existence des divers signes urologiques de l'insuffisance ; les hémorragies sont, dans certaines conditions, un des signes précurseurs de la grande insuffisance hépatique. Souvent en effet celle-ci, qui peut aussi s'installer d'emblée, a été plus ou moins longtemps précédée des symptômes de la petite insuffisance.

La *grande insuffisance hépatique* présente un tableau saisissant qui n'est autre le plus souvent que celui de l'*ictère grave* (v. c. m.) : troubles digestifs graves (vomissements, météorisme, selles diarrhéiques), modifications du rythme respiratoire qui devient irrégulier, et peut avoir les caractères du rythme de Cheyne-Stokes, *hémorragies* multiples, *symptômes nerveux* intenses (délire, agitation, soubresauts), *désordres thermiques* et notamment hypothermie, urines rares, très pauvres en urée, renfermant de l'albumine, de la leucine, de la tyrosine, etc., parfois très toxiques, etc. L'*ictère* existe d'ordinaire, mais peut faire défaut dans certaines formes graves avec acholie, ou du moins *acholie pigmentaire* (Hanot). Inversement il est des cas où la *polycholie* est manifeste, malgré l'existence d'altérations profondes du foie et d'une hypoazoturie marquée (Gilbert et Herscher). La somnolence succède rapidement à l'agitation nerveuse du début et la mort survient plus ou moins vite dans le coma hypothermique. Souvent, d'ailleurs, ce tableau clinique est dû non seulement à l'insuffisance hépatique même, mais à la cholémie associée, à l'infection biliaire simultanée, fréquemment aussi, pour une part, à l'insuffisance rénale.

Il est des cas, intermédiaires entre la petite et la grande insuffisance hépatique, dans lesquels les symptômes sont ceux d'un ictère grave subaigu : a fièvre, les hémorragies, quelques troubles nerveux traduisent l'atteinte assez profonde de la cellule hépatique ; il en est ainsi dans les *cirrhoses graisseuses*.

Souvent, dans de tels faits, le *coma hypothermique*, qui est la fin naturelle de bon nombre de cas de cirrhoses, se prolonge plusieurs jours.

On peut enfin observer des faits dans lesquels l'insuffisance hépatique restée longtemps latente, de même que la maladie qui la cause, entraîne brusquement des accidents graves et souvent mortels à l'occasion d'une

maladie intercurrente comme la pneumonie, d'un traumatisme, d'une opération, etc.; il en est ainsi lors de stéatose hépatique latente 'des alcooliques
ou de cirrhose latente.

Le *delirium tremens* survenant dans des conditions diverses, et notamment
au.cours de la pneumonie des buveurs, est souvent sous la dépendance étroite
des lésions hépatiques, antérieures à l'affection aiguë terminale. Dans certains
cas, c'est toutefois la maladie aiguë elle-même qui, par les lésions qu'elle
amène du côté du foie, commande l'apparition des accidents d'insuffisance
hépatique.

Pronostic. — Il est très variable, et doit souvent être réservé en raison
de ce que nous venons de dire. Toutefois la curabilité même des accidents de la petite insuffisance hépatique et notamment du diabète par
anhépatie empêche, lorsqu'on les observe, de porter un pronostic trop
sévère. L'intégrité fonctionnelle du rein est un des éléments essentiels du
pronostic.

Traitement. — Il est basé surtout sur l'emploi du régime. Le *régime
lacté*, absolu ou partiel, en constitue la base et permet de lutter avec succès
contre les fermentations intestinales, cause d'aggravation de l'insuffisance,
en même temps qu'il met le foie au repos, c'est-à-dire dans les meilleures
conditions pour retrouver son activité. C'est à ce titre qu'il est un excellent
agent curateur du diabète par anhépatie.

L'*opothérapie hépatique* administrée par la bouche (extrait aqueux total
enrobé dans des capsules de gluten), ou par voie rectale (suppositoires
d'extrait hépatique ou lavements de foie frais), est le médicament de choix
de la petite insuffisance hépatique; sous son influence, l'indicanurie disparaît, la glycosurie digestive s'atténue ou cesse, le taux de l'urée se relève.
Elle peut amener également la disparition des hémorragies lorsqu'elles
existent, et enfin elle paraît agir favorablement sur l'état général. Elle doit
naturellement être prolongée quelques jours pour que ces effets se produisent, mais il n'est pas nécessaire souvent d'arriver à de fortes doses (2 à
4 grammes d'extrait par 24 heures suffisent en général). Elle guérit notamment très souvent le diabète par anhépatie, alors même que le malade n'est
soumis à aucun régime spécial. En revanche, elle est le plus souvent
impuissante contre la grande insuffisance hépatique; elle agit en effet en
relevant l'activité de l'organe malade, et l'on conçoit que, lorsque celui-ci
est profondément lésé, elle reste inefficace.

Certaines autres indications peuvent être utilement employées. Le *glycogène*, l'*extrait de bile*, agissent dans quelques cas, mais moins efficacement
que l'extrait total; l'opothérapie biliaire est surtout indiquée dans certains
cas d'acholie ou d'hypocholie pigmentaire avec décoloration des matières et
et souvent troubles intestinaux, secondaires à l'apport insuffisant de bile
dans l'intestin.

L'*eau de Vichy*, administrée à petites doses avant les repas (prise à domicile ou à la station), stimule le fonctionnement hépatique; elle peut ainsi
amener la disparition de la glycosurie, et augmenter le taux de l'urée. Il
en est de même des autres cures alcalines (Carlsbad, Vals, Pougues, etc.).
L'action cholagogue de la source salée de Vittel, l'action excitante de

Châtel-Guyon sur le fonctionnement des voies biliaires doivent être également retenues.

Enfin nous avons, avec M. Gilbert, observé des cas dans lesquels le *massage direct du foie*, fait avec la prudence voulue, et suivant une technique spéciale (de Frumerie), a paru relever également le fonctionnement hépatique.

Mais la condition nécessaire au succès de ces divers traitements est que les lésions hépatiques ne soient pas trop avancées. Et l'on ne doit pas perdre de vue le traitement simultané de la maladie causale.

P. LEREBOULLET.

HÉPATITE. — V. Foie (Abcès).

HÉPATOPTOSE. — V. Ptoses viscérales.

HÉRÉDITÉ. — V. Mariage, Maladies héréditaires.

HÉPATO-TOXÉMIE GRAVIDIQUE. — V. Grossesse (Pathologie).

HÉRÉDO-ATAXIE CÉRÉBELLEUSE. — V. Cervelet (Hérédo-ataxie cérébelleuse).

HÉRÉDO-SYPHILIS. — V. Syphilis héréditaire.

HERNIES. — Les hernies abdominales, les seules que j'aurai ici en vue, sont des tumeurs en général réductibles constituées par l'issue d'un viscère, presque toujours l'épiploon ou l'intestin, à travers un orifice naturel ou accidentel de la paroi abdominale.

Au point de vue de leur étiologie, on les divise en *congénitales, traumatiques* et *spontanées*.

Au point de vue de leur topographie, on les divise en *hernies inguinales, crurales, ombilicales, épigastriques* (hernies fréquentes) et en *hernies ventrale, lombaire, obturatrice, périnéale, ischiatique*, qui sont des variétés exceptionnelles.

Au point de vue de leur contenu, on décrit des hernies de l'épiploon (*épiplocèle*), de l'intestin grêle ou gros (*entérocèle*), des hernies de la *vessie*, de l'*utérus* et des *annexes*.

Au point de vue clinique et opératoire enfin, il convient de décrire des *hernies simples réductibles*, des *hernies compliquées non étranglées*, et des *hernies étranglées*.

HERNIES SIMPLES RÉDUCTIBLES. — Les *hernies congénitales* sont à proprement parler celles qui existent à la naissance, mais par extension on donne aussi ce nom aux hernies qui se développent après la naissance grâce à la persistance d'une disposition anatomique d'origine congénitale : exemple : la hernie inguinale qui se développe dans le conduit séreux vagino-péritonéal, dont la persistance constitue une anomalie. En réalité, ce qui est congénital dans ce cas, ce n'est pas la hernie, c'est l'anomalie qui lui donne naissance [V. Nouveau-né (Pathologie)].

Les *hernies traumatiques* sont celles qui se développent au niveau de la cicatrice d'une plaie abdominale, ou au niveau de la rupture des muscles de la paroi (variété rare). De ces hernies traumatiques, il faut rapprocher les *hernies opératoires* ou *éventrations* consécutives aux laparotomies.

Les *hernies* dites *spontanées* sont celles qui ne sont ni congénitales ni traumatiques. Elles se développent chez l'adulte et chez le vieillard sous l'influence de deux causes : 1° l'effort abdominal; 2° une faiblesse congénitale ou acquise de la paroi qui constitue une cause prédisposante. Suivant que l'un ou l'autre de ces deux facteurs paraît prédominer, la hernie spontanée est dite *de force*, ou *de faiblesse*. Dans le premier cas, elle est généralement unique et se prête bien à la cure radicale; dans le second cas, elle coexiste d'ordinaire avec d'autres hernies, elle se voit chez des sujets à paroi flasque, à tissus mous et dégénérés. En conséquence, elle n'offre que peu de prise à la cure opératoire.

En dehors de l'*effort professionnel*, il faut signaler comme cause des hernies l'*effort pathologique* : quintes de toux, efforts de la défécation chez les constipés, de la miction chez les sujets atteints de rétrécissement, d'hypertrophie de la prostate, de phimosis. La *grossesse* répétée, en distendant à l'excès tous les orifices abdominaux et surtout l'orifice ombilical, est une des grandes causes de hernies chez la femme.

L'*obésité* et les tumeurs abdominales jouent le même rôle que les grossesses.

Toute hernie présente à considérer un *orifice musculo-aponévrotique* par lequel sortent les viscères, un *sac péritonéal* qui est un diverticule du péritoine, et un *contenu*.

L'orifice sera décrit avec chaque variété de hernies.

Le sac présente au niveau de l'orifice un point rétréci ou *collet* plus ou moins adhérent à ce dernier. Le sac peut être incomplet lorsque le viscère hernié n'est qu'en partie revêtu de péritoine. Il peut même manquer en totalité lorsque le viscère hernié, la vessie par exemple, se présente par sa face non péritonéale. Au-devant du sac, le tissu cellulaire se laisse cliver en couches lamelleuses entre lesquelles on peut trouver une véritable bourse séreuse (rare). Le sac est ordinairement simple, piriforme ou digitiforme; mais il peut présenter de nombreuses variétés : sac bilobé, trilobé. Au lieu de sortir par l'orifice herniaire, il peut s'étaler entre les différentes couches de la paroi (sac *intra-pariétal*) ou en avant du péritoine (sac *pro-péritonéal ou rétro-pariétal*).

Le sac est tantôt *préformé*, comme dans la hernie vagino-péritonéale, tantôt il se forme par *glissement* sous la poussée des viscères, tantôt par *distension* comme à l'ombilic, tantôt enfin il est *entraîné à la suite d'un lipome sous-péritonéal* qui s'engage à travers les éraillures de la paroi abdominale comme au niveau de la ligne blanche et souvent à la région crurale.

Quant au *contenu* de la hernie, il est formé ordinairement par l'épiploon ou l'intestin grêle, très souvent par les deux à la fois. L'épiploon, ne se développant qu'avec les progrès de l'âge, en fait ordinairement pas partie des hernies infantiles, du moins des hernies inguinales. Les hernies du gros intestin sont rares, elles se voient quelquefois chez l'enfant, mais principalement chez le vieillard. Elles sont ordinairement volumineuses et parfois irréductibles. Le foie ne se trouve que dans les hernies ombilicales embryonnaires. La vessie, la trompe et l'ovaire, voire la corne utérine, ne se voient que dans les hernies inguinales ou crurales.

Symptômes. — Il est très rare que les hernies ne déterminent aucun trouble, aucune gêne. Presque toutes donnent lieu à des troubles locaux ou intestinaux, douleurs locales pendant l'effort, coliques, mauvaises digestions. Ces troubles sont très variables et nullement en rapport avec le volume de la hernie ; ils acquièrent en général leur maximum lorsque celle-ci devient adhérente et irréductible. D'ailleurs, en matière de douleur, il n'y a pas de règle fixe et l'on voit parfois de grosses hernies être complètement indolentes alors que de simples pointes déterminent une douleur très marquée et s'opposent aux moindres efforts.

Les symptômes varient suivant que la hernie est grosse ou petite, qu'elle occupe une région ou une autre. Les différences d'aspect sont alors très considérables. Mais les hernies ont toujours des signes communs grâce auxquels il est facile de les reconnaître. Pour cela, il est indispensable de considérer successivement les hernies réductibles, et les hernies irréductibles.

Les *hernies réductibles* sont des tumeurs qui subissent l'impulsion de la toux, et qui rentrent dans l'abdomen quand on presse sur elles. Ce sont là leurs deux principaux caractères. L'impulsion à la toux se reconnaît en appliquant la pulpe des doigts à la surface de la tumeur; si l'on embrasse celle-ci avec les doigts, on perçoit un mouvement d'ampliation. Lorsque la hernie est seulement à l'état de pointe, il faut en invaginant les téguments introduire le doigt dans l'anneau (hernie inguinale). Toutefois, il faut avoir soin de maintenir ce doigt sans force, de façon à le laisser refouler par la hernie. La réduction se fait petit à petit, elle varie un peu suivant qu'il s'agit d'épiploon ou d'intestin. La réduction de l'intestin s'accompagne de gargouillement, celle de l'épiploon s'accompagne, ainsi que sa sortie brusque, d'un *bruissement* particulier. Mais ce sont surtout la palpation et la percussion qui font faire le diagnostic entre l'entérocèle : la palpation donnant l'impression d'une tumeur lobulée lorsqu'il s'agit d'épiploon, et la percussion décelant de la sonorité lorsqu'il s'agit d'une entérocèle. Il n'est pas rare d'ailleurs d'avoir à constater la présence de l'intestin et de l'épiploon dans la tumeur (entéro-épiplocèle).

Enfin, lorsque le contenu de la hernie est rentré, le doigt s'engage à sa suite dans l'anneau. Celui-ci est trouvé en général très élargi. La chose d'ailleurs varie d'un sujet à l'autre.

Les *hernies irréductibles* ne le sont presque jamais d'une façon totale. Il est rare qu'en pressant sur la hernie et notamment au voisinage du pédicule on n'en fasse pas rentrer une partie. L'impulsion à la toux suit les mêmes variations que la réductibilité; elle est à peu près nulle quand la tumeur est à peu près irréductible. La percussion, en tous cas, permettra de reconnaître l'intestin. Celui-ci est presque toujours réductible, au moins partiellement, et cette réduction s'accompagne de gargouillements caractéristiques. Dans les hernies irréductibles, l'épiploon, qui adhère presque toujours au sac, a perdu sa consistance normale; il est devenu induré, lardacé, fibreux; mais il a toujours sa surface lobulée.

En somme, les hernies irréductibles ont surtout des caractères négatifs, ce qui en rend parfois le diagnostic difficile.

Diagnostic. — Le diagnostic est en général facile : l'impulsion à la toux, la sonorité quand elle existe, la réductibilité avec possibilité d'engager le doigt dans un anneau fibreux ne laissent guère place à la confusion. Cependant, plusieurs erreurs sont possibles ;

1° Méconnaître une pointe de hernie ; ou, au contraire,

2° Croire à une pointe de hernie qui n'existe pas.

3° Prendre pour une hernie une tumeur *réductible*, comme une ascite, un varicocèle, un abcès froid, une dilatation de la saphène à son embouchure ; ou bien une tumeur *irréductible*, telle qu'un fibrome de la paroi, un lipome de la ligne blanche, une hydro-hématocèle, un kyste sacculaire, et *vice versa*.

La méconnaissance d'une pointe de hernie est fréquente. Si au moment de l'examen la petite tumeur n'est pas apparente, il faudra faire tousser le patient, le faire marcher, le faire pousser dans l'attitude accroupie. On attachera de l'importance à sa déclaration, s'il raconte que la petite grosseur sort dans la journée, mais n'existe plus le matin, qu'elle rentre avec gargouillement.

Il n'est pas rare de croire à une pointe de hernie qui n'existe pas. Il ne suffit pas que le doigt puisse s'engager dans l'anneau inguinal par exemple, il faut qu'il perçoive la sensation de choc et de refoulement pendant la toux. C'est affaire d'habitude et d'attention. Le diagnostic est parfois délicat et la situation embarrassante, surtout si le sujet demande comme corollaire la cure radicale. Il faut alors ajourner le diagnostic, et revoir son malade avant de rien décider.

Bien des fois on prend pour une hernie une dilatation veineuse réductible. La confusion avec le *varicocèle* est assez grossière, mais l'erreur qui consiste à prendre une *dilatation de la saphène* à son embouchure pour une hernie crurale est assez fréquente. Je renvoie au chapitre des hernies inguinale et crurale pour les détails, mais je dois dire ici que le mode de réductibilité de ces dilatations variqueuses et des hernies n'est pas le même. Ces tumeurs veineuses ont la mollesse de l'édredon, elles se réduisent à la moindre pression sans effort et se reproduisent de bas en haut alors même qu'on maintient le doigt appliqué sur l'orifice herniaire. Il est également facile de distinguer d'une hernie l'ascite qui gonfle un sac de hernie. En palpant et en réduisant, on a la sensation d'un liquide qui fuit sous le doigt. A propos de l'*ascite*, je dois signaler cette erreur avec d'autant plus d'insistance que je l'ai vu commettre plusieurs fois et que j'ai vu même opérer comme atteints de hernie douloureuse des adultes ou des enfants qui avaient tout simplement de l'*ascite symptomatique d'une péritonite tuberculeuse* venant gonfler le conduit vagino-péritonéal. La péritonite expliquait suffisamment les troubles digestifs éprouvés par les malades et les douleurs ressenties au niveau du sac herniaire envahi par des granulations tuberculeuses. Inutile de dire que la nature de ces hernies eût été rapportée à sa véritable cause si on avait eu soin de pratiquer un examen attentif et complet des malades.

Enfin, une tumeur irréductible développée au niveau d'une région herniaire peut être prise pour une hernie. C'est surtout à la région crurale que le diagnostic est difficile à faire avec une *adénite*, un *kyste sacculaire*, et c'est à ce chapitre qu'il faudra l'étudier. Je renvoie également au chapitre de la hernie inguinale pour le diagnostic d'une épiplocèle irréductible avec une hydrohématocèle remontant dans la région inguinale.

Diagnostic du contenu. — Enfin, une fois le diagnostic de hernie posé, il faut autant que possible déterminer la nature du contenu. S'agit-il d'épiploon ou d'intestin, ou bien des deux à la fois? il serait également très utile de pouvoir diagnostiquer à l'avance la présence dans le sac herniaire de certains organes qui exposent à des accidents opératoires comme la vessie, ou bien dont la réduction crée des difficultés particulières comme les hernies par glissement du gros intestin. Je ne puis dire ici qu'une chose, c'est qu'on doit les soupçonner lorsqu'on est en présence de hernies acquises à larges orifices, chez des vieillards, et que la hernie, bien que sonore, a toujours été irréductible ou du moins incoercible.

Évolution. — Une fois constituées, les hernies tendent à grossir indéfiniment pour la plupart. Rares sont celles qui ont tendance à guérir spontanément, comme la hernie ombilicale infantile et la hernie inguinale congénitale. Cette évolution favorable ne s'observe que chez l'enfant. En revanche, chez l'adulte négligent et chez le vieillard, elles peuvent acquérir un volume énorme, si bien qu'elles finissent par constituer une infirmité lamentable. Il faut donc opposer un traitement rationnel et énergique à toute hernie sitôt qu'elle est diagnostiquée.

Complications. Pronostic. — « *La hernie constitue une infirmité, doublée d'un danger.* » Les complications sont toujours à craindre, quelle que soit la variété de hernie. Ce sont l'étranglement, l'inflammation, l'irréductibilité. La première de ces complications est presque toujours mortelle, lorsque l'affection est abandonnée à elle-même. Elle est d'autant plus redoutable que la nature des accidents est souvent ignorée des malades et parfois méconnue par le médecin. Les autres complications, qui sont des plus pénibles, obligent les malades à s'aliter pendant les crises douloureuses et les mènent petit à petit à un degré de plus en plus avancé d'infirmité.

Les efforts de toux, ceux qui sont provoqués par la miction chez les prostatiques et les rétrécis, les efforts provoqués par la constipation aggravent la hernie.

La grossesse favorise la guérison des hernies crurale et inguinale et prédispose aux hernies ombilicales.

Même lorsqu'elles sont indolores et ne gênent en aucune façon le porteur, elles constituent une tare physique et de dépréciation professionnelle. Nombreuses sont les carrières que se voient refuser ceux qui en sont affligés. Enfin, étant données la fréquence et la gravité de l'étranglement, une hernie est une cause de mort toujours imminente. Les sujets qui en sont atteints ont donc tout intérêt à s'en faire débarrasser tant que la hernie est petite, c'est-à-dire tant que la cure est facile et a des chances d'être vraiment radicale.

Traitement des hernies simples non compliquées.

1º **Traitement par le bandage.** — Le bandage ne convient guère qu'aux hernies parfaitement réductibles. Dès qu'il reste après réduction le moindre bout d'épiploon ou d'intestin, le bandage devient douloureux ou inefficace, ou tout au moins il perd beaucoup de son efficacité. Même dans le cas de hernie facilement réductible, le bandage n'est dans l'immense majorité des cas qu'un palliatif s'opposant avec plus ou moins de bonheur à l'accroissement de la hernie. Il est rare qu'il puisse devenir curatif. Cependant, il est capable de remplir ce rôle chez l'enfant dans les cas où la hernie ne demande qu'à guérir toute seule (H. inguinale congénitale à l'état de pointe, H. ombilicale infantile). Dans ces cas, il doit être porté nuit et jour, pendant six mois au moins tout d'abord, et le jour seulement ensuite. Si au bout de cinq ans la cure n'est pas obtenue, il n'y a plus lieu de compter sur elle.

En dehors de ces cas, le rôle du bandage est purement palliatif. Il ne s'applique d'ailleurs vraiment bien qu'à la région inguinale. — Déjà, à la région crurale, il est beaucoup moins efficace. Quant à la région ombilicale, c'est elle qui se prête le moins bien à son application en raison de sa forme, de sa mobilité et de l'absence de point d'appui osseux.

Le bandage a nombre d'inconvénients. Outre qu'il est peu esthétique et révèle aux yeux les moins attentifs l'infirmité qu'il est chargé de corriger, il irrite assez fréquemment la peau, s'use vite, se salit, demande à être assez fréquemment changé. Rarement, en dehors de la région inguinale et des hernies de petit volume, il s'applique assez bien et est suffisamment bien supporté pour empêcher l'accroissement de la hernie. De plus, comme il ne saurait être question de le faire porter nuit et jour tout le temps, il en résulte que *le meilleur des bandages est incapable de préserver sûrement de l'étranglement herniaire.* Et, de fait, nous voyons chaque jour des hernies s'étrangler malgré le port habituel du bandage, soit que ce dernier ne remplisse pas son but, ce qui est fréquent, soit que, pour une cause ou pour une autre, le patient ait été obligé de s'en séparer momentanément. C'est pendant la nuit, pendant une quinte de toux, ou bien au lever avant qu'on ait appliqué le bandage, ou bien parce que ce dernier s'est cassé, ou bien parce qu'on avait été obligé de le supprimer quelques jours à cause des excoriations qu'il déterminait, ou bien parce que dans un effort la hernie a filé sous le bandage. Conclusion : toutes les fois qu'un herniaire consultera pour sa hernie, le médecin devra lui répondre sans hésitation ceci : « Le seul traitement rationnel, le seul radical, le seul qui mette sûrement à l'abri des complications mortelles, c'est la cure opératoire. » En somme, *le bandage ne doit vivre que des contre-indications de la cure radicale.*

Choix d'un bandage. — Les bandages les plus efficaces sont les bandages à ressort. La force du ressort sera proportionnée au volume de la hernie. Dans le bandage *français* (inguinal ou crural), celui qui est employé couramment, le ressort embrasse la demi-circonférence du bassin du côté de la hernie. Il offre une double courbure qui rappelle celle des côtes. Afin de bien se modeler sur les parties (courbure sur le plat et sur les bords), on lui donne même parfois une troisième courbure (courbure de torsion) afin de faire « pincer » la pelote (fig. 101).

On donne le nom de pelote à la partie qui appuie sur l'orifice herniaire.

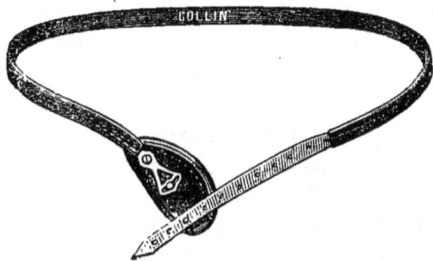

Fig. 101. — Bandage français inguinal.

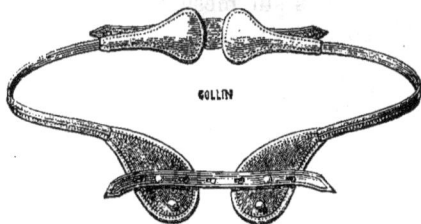

Fig. 102. — Bandage inguinal double.

La pelote est ordinairement rembourrée de crin et recouverte de cuir, ainsi que le ressort. Ces pelotes ont l'inconvénient de s'altérer rapidement sous l'influence de la sueur. On y remédie en interposant entre elles et la peau un linge fin et usé, ou mieux en habillant la pelote de linge fin. On fait aussi des pelotes imperméables, en bois, en ivoire, en ébonite, etc., mais elles ont l'inconvénient d'être dures, et partant d'être mal supportées par les malades. Pour éviter les excoriations et les éruptions, la peau sera fréquemment lavée et poudrée; la poudre de talc inaltérable doit être pour cela préférée à celle d'amidon.

Le ressort est assujetti à la pelote au moyen d'une courroie qui vient se fixer sur la pelote. La courroie n'est que le prolongement de la gaine de cuir qui entoure la pelote et le bandage. Chez les sujets à ventre plat, la pelote, tendant à remonter par la flexion de la cuisse, doit être maintenue avec un sous-cuisse. Ce dernier doit traverser le périnée et se fixer au ressort du côté opposé.

Lorsque la hernie est double, ou bien qu'il y a seulement tendance à la hernie du côté opposé, on prescrit un bandage double. Ce dernier doit avoir deux ressorts indépendants. Les pelotes sont reliées entre elles par une petite courroie. Chez les enfants à la mamelle, on se sert pour

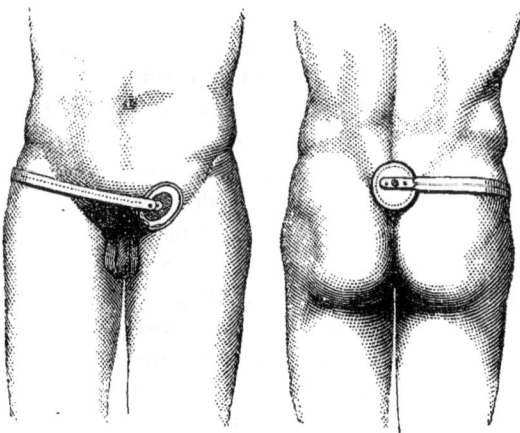

Fig. 103. — Bandage anglais.

la hernie inguinale et la hernie ombilicale de bandages en caoutchouc à pelote pneumatique.

Le bandage *anglais*, vanté jadis par Malgaigne (surtout à cause de la qualité de son acier), a la forme d'un arc en demi-cercle, terminé par deux pelotes dont l'une appuie en arrière sur la ligne médiane, et dont l'autre appuie sur l'orifice herniaire, tandis que l'arc entoure le bassin du côté opposé à la hernie, d'où le nom de bandage « côté opposé ». Le bandage n'appuie que par ses deux extrémités, et oscille librement autour de ses deux pelotes. Il ne possède donc ni queue, ni sous-cuisse. Ses pelotes sont mobiles sur le ressort et ce dernier ne possède qu'une courbure suivant les faces (fig. 103).

Lorsque la *hernie est irréductible*, la pelote doit être excavée de façon à ne pas contusionner la partie irréductible. Dans ces cas, le bandage est très rarement efficace. Lorsque la hernie est à la fois irréductible et d'un certain volume, ou que la partie irréductible est assez volumineuse, on n'a plus d'autre ressource que de faire porter un *suspensoir*. On y ajoute assez souvent le port d'une *ceinture abdominale* qui a pour effet de supporter une partie de l'effort abdominal et de soulager la hernie.

Les bandages les mieux faits sont les bandages sur mesure. La prescription d'un bandage comporte la circonférence du bassin au niveau de la hernie, le siège, le côté et le volume de la hernie, la dimension de l'orifice. Le bandage doit être appliqué après réduction, de préférence dans le décubitus dorsal. On commence par appliquer la pelote et le ressort s'applique de lui-même. Un bon bandage ne doit pas blesser, et doit parfaitement maintenir la hernie, même lorsque le malade fait un effort, tousse, s'accroupit. Mais il est rare que la hernie ne ressorte pas lorsque le malade écarte les jambes.

En dehors des bandages à ressort il faut signaler les bandages à pression rigide, tel le bandage de Dupré, composé d'une armature métallique en forme d'arc ou de guidon de bicy-

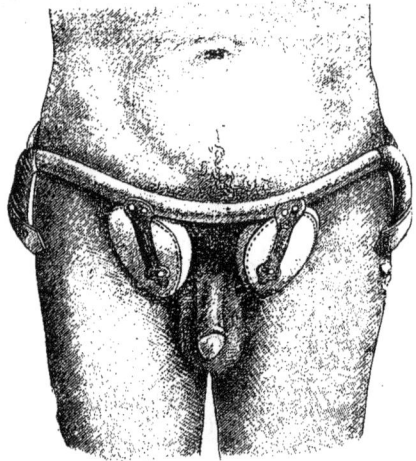

Fig. 104. — Bandage de Dupré.

clette supportant une ou deux pelotes inguinales et qui est appliqué contre le bas ventre au moyen d'une ceinture. Ce bandage convient particulièrement aux cas difficiles (fig. 104).

Hygiène du hernieux. — Le porteur de bandage devra s'abstenir d'exercices violents. (Tout dépend d'ailleurs de la façon dont le bandage remplit son rôle.) Les exercices de souplesse, escrime, cheval, bicyclette, sont permis et même recommandés, en ce sens qu'ils fortifient la paroi abdominale. Mais les exercices et les travaux de force sont rarement compatibles avec la contention de la hernie; aussi voit-on celle-ci augmenter de volume chez la plupart des ouvriers adonnés à de pénibles travaux.

2° **Traitement opératoire des hernies. Cure radicale.** — *Indications.* — La cure opératoire est indiquée à titre *curatif* dans les hernies de petit et de moyen volume chez les adolescents et les adultes. Elle est indiquée à titre *palliatif* dans les volumineuses hernies, de l'adulte et du vieillard, pour faciliter le port d'un bandage. Elle est toujours indiquée lorsque la hernie est *irréductible*, à moins qu'il ne s'agisse de hernies monstrueuses, ayant perdu depuis longtemps le droit de domicile.

Contre-indications. — En dehors du cas visé plus haut, l'opération est contre-indiquée chez les vieillards, affaiblis ou tarés, chez ceux qui sont des bronchitiques incurables; le résultat serait alors compromis par les quintes de toux continuelles. Cependant, comme c'est surtout chez les tousseurs que la hernie est gênante et s'aggrave sans cesse, on pourra être amené à pratiquer l'opération en profitant d'un moment d'accalmie, si les autres circonstances sont favorables. La cure opératoire est encore contre-indiquée chez les obèses impotents, mais cette contre-indication est susceptible d'être levée par une cure d'amaigrissement; elle est par conséquent très relative.

La cure opératoire *chez les enfants* ne doit pas être tentée, à moins d'indication pressante, au-dessous de 3 ans.

Légitimité de la cure opératoire. — Quel que soit le cas envisagé, l'opération est toujours légitimée par le danger d'étranglement contre lequel aucun bandage ne peut assurer le malade. Toutefois cette légitimité ne peut exister qu'à une condition expresse, *c'est que la mortalité de l'opération soit nulle*, car on n'a pas le droit d'assurer le patient contre un danger éventuel au prix d'une opération mettant en jeu son existence. Or, le danger vient : 1° de l'anesthésie; 2° du manque d'asepsie, qui peut entraîner la mort par péritonite, surtout dans la cure opératoire des hernies ombilicales qui équivaut à une véritable laparotomie. C'est dire qu'on ne devra jamais proposer à un malade la cure sanglante de sa hernie si l'on n'est pas certain de pouvoir éviter ces deux ordres de dangers. Aujourd'hui, l'asepsie des instruments et des compresses est facile à réaliser, mais il reste le danger de l'anesthésie générale. Quelque faible que soit ce danger, surtout avec les nouveaux appareils qui permettent de doser le chloroforme, il existe, et c'est pour cela qu'il faudra pratiquer *autant que possible* l'opération au moyen de l'anesthésie locale. La cocaïne et la stovaïne nous permettent de réaliser ce desideratum et de réduire le danger opératoire à zéro dans l'immense majorité des hernies de petit et de moyen volume. La rachi-anesthésie, bien que n'ayant pas encore fait suffisamment ses preuves, me paraît d'ores et déjà devoir être substituée à l'anesthésie générale pour les autres cas, sauf pour les volumineuses hernies ombilicales. Je dois reconnaître cependant que l'immense majorité des chirurgiens opère à l'aide de l'anesthésie générale, et qu'ordinairement celle-ci est réclamée par le malade.

Principes généraux de la cure sanglante. — Le chirurgien doit s'efforcer d'obtenir la guérison radicale : 1° en supprimant le sac, organe de glissement, et non seulement ce sac, mais l'infundibulum péritonéal qui le précède; 2° en réséquant le plus possible de l'épiploon contenu dans la hernie et même au delà pour diminuer la tension intra-abdominale et par conséquent la tendance à une nouvelle hernie; 3° en reconstituant le plus soigneusement la paroi, ce qui s'obtient en multipliant les plans de suture, de façon à n'oublier aucune des couches qui, à ce niveau, composent la paroi abdominale.

Mortalité. Complications. — La mortalité, nous l'avons dit, doit se rapprocher de zéro pour rendre l'opération légitime, et je dois à la vérité de dire que ce desideratum est obtenu à l'heure actuelle par la grande majorité des chirurgiens. Je n'ai pas souvenir d'avoir observé une seule mort à la suite d'une cure radicale. Les statistiques portant sur plusieurs centaines de cas sont ordinairement vierges de tout décès.

Cependant, la mort peut survenir par *congestion pulmonaire* chez les emphysémateux. Si on se décide à les opérer, il faudra les faire asseoir dans leur lit dès les premiers jours et à la moindre menace les couvrir de ventouses.

Les *péritonites*, les *phlegmons* ne sont plus observés fort heureusement à l'heure actuelle; et grâce aux progrès de l'asepsie, on n'a plus à redouter l'élimination des fils de soie, qui permettent une cure bien plus solide que les fils résorbables, et doivent leur être préférés dans certaines régions (ombilic, ligne blanche).

Valeur de la cure opératoire. — La valeur de la cure opératoire est fonction d'opérateur et fonction d'opéré. Elle vaut par le soin qu'on a mis à reconstituer la paroi le plus solidement possible. Elle vaut par la qualité de l'étoffe qu'a recousue le chirurgien. A ce sujet, les hernies de faiblesse ne donnent que des satisfactions médiocres et nécessitent le port ultérieur d'un bandage. Il en est de même des hernies provoquées par l'obésité.

Les complications qui compromettent le plus la solidité de la cicatrice et nécessitent le port ultérieur d'un bandage sont la *suppuration*, surtout s'il s'agit d'une suppuration étendue, les *quintes de toux* qui secouent incessamment les malades, et les *vomissements* post-opératoires, d'où la nécessité de sangler vigoureusement les opérés, surtout à la région ombilicale.

Récidives. — Les récidives s'observent dans des proportions très variables, suivant la variété des hernies. Elles sont surtout fréquentes à la suite de la cure des grosses hernies ombilicales, puis des crurales. Les hernies qui guérissent le mieux définitivement sont les inguinales de petit et de moyen volume. Toutes les fois qu'on aura des doutes sur la solidité de la cure, il sera bon de prescrire un bandage approprié — ce dernier sera léger avec une pelote plate, mais large.

Durée de la convalescence. — En l'absence de toute complication, le séjour au lit devra être au minimum de quinze jours pour les petites hernies, de trois semaines pour les moyennes, plus encore pour les très grosses. On pourra cependant asseoir les malades dès les premiers jours de façon à leur éviter la congestion pulmonaire, mais on devra leur épargner tout effort. Le port d'une ceinture relevant le ventre me paraît indispensable chez les obèses pour soutenir la cicatrice fragile. Il en sera de même chez les tousseurs. La cicatrisation ne sera considérée comme parfaite qu'au bout de deux à trois mois et ce n'est guère qu'au bout de ce temps que les opérés pourront se livrer à des efforts pénibles. La durée de la convalescence pourra être abrégée naturellement dans les cas très favorables.

HERNIES COMPLIQUÉES (NON ÉTRANGLÉES). — 1° **Hernies douloureuses**. — La douleur est un élément inconstant et qui varie énormément
suivant l'état mental des individus et l'importance qu'ils attachent à leur
tare, c'est ainsi que les ouvriers et les paysans à l'esprit un peu fruste n'en
sont nullement affectés, tandis que la moindre pointe de hernie rend certains sujets cultivés complètement hypochondriaques. C'est généralement
une douleur ou du moins une sensibilité anormale pendant les efforts, qui
révèle aux malades l'existence de leur hernie. Les pointes de hernie sont
fréquemment douloureuses. A la période d'état et en dehors de toute poussée inflammatoire, l'indolence est la règle. Lorsque la hernie prend un
volume considérable elle constitue une gêne de plus en plus grande, et
devient de plus en plus douloureuse en raison des poussées d'épiploïte auxquelles elle est sujette, et des adhérences qui sont la conséquence de ces
poussées inflammatoires. Les hernies ombilicales et surtout celles de la
ligne blanche sont particulièrement douloureuses.

2° **Hernies irréductibles**. — L'irréductibilité peut porter sur l'épiploon
ou sur l'intestin. Presque toujours elle est due à des *adhérences inflammatoires*. Ces adhérences se font surtout entre l'épiploon et le fond du sac,
quelquefois aussi avec la région du collet; mais à ce niveau elles sont toujours moins nombreuses, aussi est-ce par le collet qu'on doit toujours commencer la dissection de la hernie et la libération des viscères.

Au lieu d'être d'origine inflammatoire, l'irréductibilité peut reconnaître
pour cause le *glissement* au fond des bourses (c'est presque toujours en effet
de hernies inguinales qu'il s'agit) d'une portion du gros intestin normalement dépourvue de péritoine sur une de ces faces (hernies du côlon, de
l'S iliaque) ou bien de la vessie, de la trompe et de l'ovaire qui sont attachés
de court au péritoine pariétal qui les accompagne dans leur descente. C'est
à cette variété d'irréductibilité que les anciens auteurs donnaient le nom
d'irréductibilité par *adhérences charnues naturelles*.

Enfin, les hernies peuvent devenir irréductibles par *excès de volume* de
l'épiploon qui se transforme en paquets sclérosés, indurés, fibreux, renflés
en battant de cloche. D'autres fois, l'irréductibilité est due à l'accroissement
exagéré des franges épiploïques du côlon, ou à l'agglomération d'anses
intestinales. C'est l'irréductibilité par *perte de droit de domicile*.

3° **Hernies incoercibles**. — Dans ce cas, la hernie se laisse bien réduire,
mais il est impossible de la maintenir à cause de son excès de volume et du
diamètre exagéré des anneaux. Une hernie incoercible ne tarde pas à
devenir irréductible.

4° **Épiploïte herniaire (étranglement de l'épiploon seul)**. — L'inflammation herniaire est presque toujours une poussée d'épiploïte aseptique ou
plus exactement un étranglement épiploïque. La cause de cette inflammation de l'épiploon est en effet presque toujours une constriction, un
étranglement de ce dernier. La hernie devient tendue, fluctuante, mate,
douloureuse, absolument irréductible, la peau devient souvent rouge et
œdémateuse, il y a parfois nausées et vomissements, constipation; mais
bientôt celle-ci cesse et les phénomènes locaux s'amendent. Après la poussée
la hernie reste irréductible. Si on intervient à ce moment, on trouve un sac

distendu par un liquide séreux, un paquet épiploïque, rouge, épaissi, fixé au sac par des adhérences plus ou moins anciennes. Une poussée en entraîne une autre. Dans certains cas, l'épiploon formant bouchon empêche pendant quelque temps l'accroissement de la hernie, mais cet arrêt n'est que temporaire, et en général l'épiploon adhérent au fond du sac sert d'amorce à l'engagement de nouveaux viscères et principalement du côlon transverse lorsqu'il s'agit de volumineuses hernies ombilicales ; on voit alors fréquemment l'épiploon engagé le premier former un deuxième sac à l'intestin gros ou grêle.

5° **Péritonite herniaire d'origine appendiculaire.** — La véritable péritonite herniaire, celle qui aboutit à la suppuration, reconnaît parfois pour origine la perforation de l'intestin et l'issue de corps étrangers, mais dans l'immense majorité des cas elle reconnaît pour cause la présence dans le sac ou dans son voisinage de l'appendice enflammé ; c'est plutôt une forme de l'appendicite qu'une complication des hernies. Toutefois, il est nécessaire d'en parler ici puisque l'affection simule un accident survenu au cours de l'évolution de la hernie. Lorsque l'appendice est dans le sac, il est ordinairement serré, plus ou moins étranglé, son inflammation est plus ou moins vive et peut aller jusqu'à la gangrène et à la perforation. Les symptômes généraux sont généralement moins tapageurs que ceux de l'appendicite normale, du moins lorsque l'inflammation est bien localisée. En revanche, les phénomènes locaux sont très accusés, douleur, induration, rougeur des téguments, œdème. Le diagnostic est à faire avec l'épiploïte simple, rarement avec l'étranglement de l'intestin. Le traitement consiste en une incision avec drainage, s'il s'agit de la forme suppurée, ou en une extirpation de l'appendice, si celle-ci est praticable.

Traitement de ces différentes complications. — Les douleurs indiquent nettement la cure radicale, on peut les voir disparaître toutefois à la suite d'application d'un bon bandage.

L'épiploïte, ou étranglement épiploïque, indique la cure opératoire. Celle-ci est infiniment moins urgente que dans l'étranglement de l'intestin, mais elle s'impose. La péritonite herniaire d'origine appendiculaire se traite comme l'appendicite elle-même, incision d'une collection, ablation de l'appendice.

L'incoercibilité indique la cure opératoire à moins que la hernie ne soit vraiment trop volumineuse, ou qu'on soupçonne des difficultés trop grandes, ou qu'il n'existe de contre-indication dans l'état général. Cette cure, toujours précaire en pareilles circonstances, ne sera qu'un moyen d'appliquer utilement un bandage. L'irréductibilité commande énergiquement l'opération, à moins qu'il ne s'agisse de hernie énorme ayant perdu droit de domicile, auquel cas l'opération deviendrait une véritable folie pouvant entraîner la mort du malade.

Particularités de la cure radicale des hernies irréductibles. — Lorsque l'irréductibilité reconnaît pour cause le renflement en battant de cloche de l'épiploon y contenu, sans adhérence aucune, rien n'est plus simple que de le réséquer au collet et mieux encore au delà.

Lorsque l'irréductibilité est due à des adhérences inflammatoires de l'épiploon (dans les énormes hernies ombilicales par exemple) mieux vaut pratiquer l'*extirpation en bloc du sac et de l'épiploon adhérent* que de séparer péniblement ces deux organes pour après faire la résection de chacun d'eux séparément. Le mieux pour cela est d'attaquer directement la hernie au collet (V. HERNIE OMBILICALE).

Lorsque l'irréductibilité est due à des adhérences inflammatoires de l'intestin au sac, il faut sectionner celles-ci entre deux ligatures. Lorsque ces adhérences sont trop courtes pour cela, il faut tailler dans le sac, en laisser de larges morceaux adhérents à l'intestin et *péritoniser* ensuite ce dernier en réunissant par un surjet les bords des fragments du sac emportés avec l'intestin de façon à ne laisser voir que sa face séreuse (fig. 105).

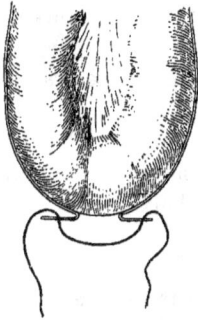

Fig. 105. — Péritonisation de l'intestin adhérent. (Guibé, in *Précis tech. opér.*).

Traitement des adhérences charnues naturelles. — Les adhérences charnues naturelles contenant les vaisseaux nourriciers de l'intestin (hernie du cæcum, de l'S iliaque et surtout du côlon) ne doivent point être tranchées, et l'intestin ne doit point être dépouillé de sa séreuse, ce qui exposerait infailliblement à sectionner ses vaisseaux nourriciers et entraînerait sa gangrène. Le mode de réduction de ces adhérences diffère donc du mode habituel. Au lieu de séparer les viscères du sac, au lieu de réduire les premiers et de réséquer le second, il faut réduire les deux ensemble, et, pour rétablir les choses dans leur situation normale, il faut retourner la hernie comme une chaussette ou un doigt de gant.

Si on considère les deux figures 106 et 107 qui représentent l'une l'état normal, l'autre la hernie par glissement, on voit que tout se passe comme si la hernie était produite par le retournement du méso; d'où cette conclusion, que pour rétablir le méso, c'est-à-dire l'état normal, il faudra retourner la hernie.

Si on considère la figure 106, on voit que les vaisseaux nourriciers arrivent par la partie postérieure du sac. C'est donc en avant et près du collet qu'il faut aborder cette hernie. Une fois la disposition anormale reconnue, au lieu de disséquer le sac au plus fin, comme on le fait d'habitude, on se bornera à le séparer des parois du canal inguinal et ensuite du cordon, ce qui est

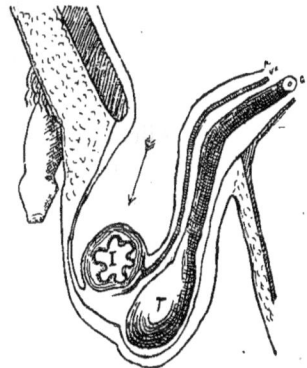

Fig. 106. — Schéma de la hernie par glissement.

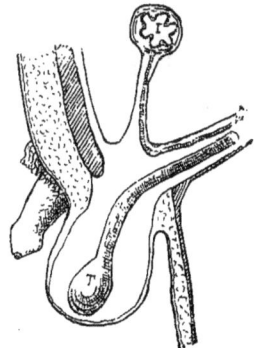

Fig. 107. — Schéma de la position de l'intestin après retournement du sac.

facile, car cette hernie est extra-funiculaire. Ceci fait, la paroi inguinale est largement incisée afin de faciliter le retournement. Si le collet est étroit, ce qui est bien rare, on le débride largement, puis saisissant l'intestin avec une pince, on le porte jusque dans l'abdomen. La position déclive favorise cette manœuvre en produisant l'aspiration du viscère. Une fois le sac ainsi retourné, il n'y a plus qu'à reconstituer solidement la paroi au-dessous de lui.

Si les adhérences au cordon et au testicule étaient intimes, la castration serait indiquée.

En cas d'échec de cette méthode, on serait en droit de faire une laparotomie médiane ou latérale et de pratiquer la réduction par l'intérieur du ventre. On en profiterait pour recoudre l'un à l'autre les deux feuillets du méso (Morestin).

HERNIES ÉTRANGLÉES. — Occlusion intestinale d'origine herniaire. — De toutes les complications dont les hernies sont susceptibles, l'occlusion herniaire, ou *étranglement*, est la plus fréquente et la plus grave. Livré à lui-même l'étranglement entraîne presque toujours la mort. Dans les cas les plus favorables, le malade ne conserve l'existence qu'au prix d'un anus contre nature, infirmité dégoûtante dont la cure nécessite de graves opérations.

Étiologie. — L'étranglement intestinal se voit dans toutes les variétés de hernie qui contiennent de l'intestin. Les hernies petites, marronnées (h. crurales), celles habituellement contenues par un bandage, celles qui sont congénitales (h. inguinales) et qui ont un pédicule étroit, y sont particulièrement exposées. L'étranglement y détermine des altérations très rapides de l'intestin, en raison de l'étroitesse des anneaux constricteurs. Toutefois, les grosses hernies et celles qui n'ont jamais été contenues par un bandage paient aussi un lourd tribut à l'étranglement, mais celui-ci en raison de la largeur considérable des anneaux est d'ordinaire peu serré. Tous les âges y sont exposés. Cependant la hernie s'étrangle rarement chez le nourrisson et chez lui le taxis modéré réussit généralement assez vite.

Mécanisme de l'étranglement. — Nos tissus s'étranglent, d'une façon générale, lorsqu'on les fait passer à frottement dans un orifice quelconque, surtout quand cet orifice est rigide. Exemple : on fait entrer jusqu'à la base du doigt une bague un peu étroite. Si on attend quelques minutes il devient impossible de la retirer. Que s'est-il donc passé? Sous l'influence de la constriction légère exercée par la bague, le doigt s'est congestionné, a augmenté de volume et n'a plus laissé repasser la bague. La congestion est due à la gêne de la circulation en retour, les veines dans lesquelles la pression sanguine est minime s'étant laissé comprimer, alors que le sang continuait à arriver par les artères. Si on n'enlève pas immédiatement la bague, le doigt se congestionne de plus en plus, devient violacé, et s'œdématie en arrière de l'anneau qui se creuse un sillon de plus en plus profond. Si on n'intervient pas, le sillon s'ulcère par gangrène, le doigt lui-même peut se gangrener par suppression complète de toute circulation. Cette expérience très simple réalise mieux qu'aucune autre le mécanisme de l'étranglement des hernies, que leur contenu soit fourni par de l'épiploon seul, par l'épiploon et l'intestin, ou par l'intestin seul ; que le bord libre de ce dernier soit seul pincé (pincement latéral) ou que la partie pincée comprenne une anse complète avec son mésentère. L'épiploon et l'intestin, organes très vasculaires, ont vite fait de s'étrangler définitivement si on n'a pas soin de procéder le plus vite possible à leur rentrée. Si on ajoute que sous l'influence de la constriction leurs vaisseaux laissent exhaler immédiatement le sérum qu'ils contiennent dans l'épaisseur des tuniques intestinales (*œdème*) dans l'intérieur du sac (*sérosité du sac*) et dans la lumière de l'intestin (*liquide intestinal*), on comprend que le volume de la hernie puisse doubler en quelques heures et que dès lors la réduction devienne de plus en plus difficile.

Le mécanisme précédent n'est point le seul. A travers un carton épais, percez un trou large comme une pièce de 50 centimes. A travers ce trou, engagez une anse intestinale avec son mésentère et par un des bouts soufflez brusquement. L'anse se gonfle, attire une nouvelle partie d'intestin et reste gonflée. Plus vous appuyez sur sa convexité pour la réduire et plus l'anse se tend en restant irréductible. Pour la dégonfler et la réduire il faut vider un des deux bouts en essayant d'exprimer son contenu à travers l'orifice. Cette expérience classique d'O. Beirn indique bien le mécanisme de l'engouement gazeux et le mode de réduction.

Ainsi deux mécanismes principaux. Dans le premier, sous l'influence d'un effort un nouveau bout d'épiploon, une nouvelle portion d'intestin s'engagent à frottement dans le sac et refusent de rentrer. Dans le second cas, l'effort n'est même plus nécessaire, une contraction intestinale chasse brusquement dans l'anse herniée une quantité trop considérable de gaz ou de liquide et l'engouement se trouve constitué. Si on n'intervient pas tout de suite ou du moins de très bonne heure, les parties pincées se congestionnent, doublent de volume en quelques heures et l'étranglement est devenu définitif.

Lésions. — Le premier phénomène produit par la constriction de l'intestin est l'arrêt des matières intestinales. Le bout inférieur se vide, mais le bout supérieur se distend de plus en plus. Sous l'influence de la stagnation, son contenu fermente, la virulence des microbes s'exalte, les *poisons intestinaux* qu'ils sécrètent sont absorbés en masse et produisent l'*intoxication de l'organisme*. Si l'occlusion de l'intestin n'est pas levée assez tôt, le malade succombe. La mort s'observe fréquemment après la débâcle intestinale, quand la stercorémie a été trop profonde ou trop prolongée, alors même qu'il n'y a eu ni gangrène, ni perforation, ni péritonite.

Les lésions portent sur tous les tissus étranglés, épiploon, mésentère, intestin. Ai-je besoin de dire que les plus intéressantes portent sur ce dernier ? Nous allons les suivre pas à pas, depuis la congestion simple jusqu'à la gangrène constituée. Mais pour le faire avec fruit et sans rien oublier, il importe d'examiner successivement les lésions de l'intestin, au niveau du sillon d'étranglement, sur l'anse étranglée et sur les deux bouts.

Au niveau de l'étranglement, la paroi intestinale s'amincit de plus en plus et se creuse d'un sillon (*sillon d'étranglement*). La *tunique muqueuse cède la première* et disparaît par gangrène ; la séreuse est celle qui résiste le plus longtemps; finalement elle se perfore à son tour et les matières intestinales peuvent alors se déverser dans le sac ou dans le péritoine.

L'anse étranglée baigne dans le liquide du sac. Ce liquide manque rarement (h. sèche). Il est d'abord séreux, puis séro-hématique, d'abord sans odeur et sans microbes, puis l'odeur de plus en plus fétide, et d'autant plus infectée par les bactéries de l'intestin, que l'étranglement est de date plus ancienne. Lorsque l'anse intestinale est gangrenée, le liquide est noirâtre et d'odeur horriblement fétide.

L'anse intestinale étranglée contient rarement des matières stercorales, presque toujours elle ne contient que des gaz et du liquide hématique d'odeur fortement intestinale.

Le *bout supérieur* est dilaté et ses parois congestionnées et amincies sont altérées sur une certaine hauteur (infarctus hémorragiques, ulcérations de la muqueuse, petit abcès sous-séreux). Ces tissus friables et enflammés et farcis de bactéries, sont impropres aux sutures intestinales, *d'où la conclusion qu'il faut en réséquer beaucoup lorsqu'on se décide à faire une résection de l'intestin.* Ce bout supérieur peut se sphacéler et se perforer au-dessus du sillon d'étranglement, d'où la nécessité d'attirer assez fortement en dehors l'intestin gangrené quand on fait un anus contre nature, sous peine d'avoir une perforation intrapéritonéale.

Le *bout inférieur* est vide de matières et de gaz; il est remarquablement sain. A noter la grande différence de calibre qu'il présente avec le bout supérieur.

Gangrène herniaire. — L'anse étranglée est d'abord rouge, œdématiée, puis violacée, puis noirâtre, ayant absolument la couleur du boudin noir. Tant qu'elle est vivante et que la circulation s'y fait, cette coloration est susceptible de s'éclaircir par la libération de l'anse et par les affusions d'eau très chaude. Quand la gangrène est constituée, certaines places ne changent plus de coloration et restent de couleur ardoisée ou chamoisée.

La *gangrène est caractérisée par cette teinte ardoisée, feuille morte ou chamois, par l'amincissement de la paroi, son défaut de consistance et de contractilité, par son horrible odeur de sphacèle.* A un degré de plus, il y a perforation et le contenu de l'anse se répand dans le sac, rarement dans le péritoine. La gangrène et la perforation se montrent d'abord au niveau du sillon d'étranglement, plus tard sur l'anse et sur le mésentère. Elle est d'autant plus rapide que l'intestin n'est pas protégé par l'épiploon et que l'étranglement est plus serré.

Phlegmon herniaire. — Lorsque l'anse gangrenée s'est ouverte dans le sac, il en résulte une péritonite herniaire. Le sac sphacélé lui-même, verdâtre ou noirâtre, se perfore bientôt, des gaz et des liquides septiques infiltrent les couches sous-cutanées, la peau cède à son tour et l'intestin peut alors évacuer son contenu au dehors (phlegmon gangreneux herniaire).

Symptômes. — Parfois sous l'influence d'un effort ou d'un accès de toux, mais bien souvent, je dirai même *le plus souvent, sans cause apparente* et sans que le malade s'aperçoive du début des accidents, une hernie habituellement réductible grossit tout d'un coup et ne veut plus rentrer. D'autres fois le malade qui n'avait pas de hernie voit celle-ci apparaître et devenir d'emblée irréductible (étranglement d'emblée). En même temps, le patient est pris de *malaise général et de nausées*. Ces symptômes généraux peuvent seuls être perçus par le malade qui ignore parfois l'existence de sa hernie et n'attire pas par conséquent l'attention du médecin sur elle. Les vomissements alimentaires, muqueux ou bilieux ouvrent très souvent la scène. L'émission des gaz par l'anus et des garde-robes se supprime presque aussitôt. Si on vient à examiner le malade, on trouve la hernie très modifiée. Elle est *tendue, arrondie, ferme et élastique, fluctuante, douloureuse surtout au pédicule*, mate en général par suite de l'épanchement du liquide dans l'intestin et dans le sac, *irréductible et ne subissant plus l'impression de la toux*, comme si la tumeur avait perdu toute relation avec la cavité abdominale. Le pédicule de la hernie fait ordinairement un relief plus ou moins visible ou sensible pour un observateur prévenu, en arrière de la paroi. La pression à ce niveau détermine une douleur très vive.

Si on n'intervient pas, petit à petit le ventre, primitivement souple, se laisse distendre et devient sensible, la tumeur augmente, devient de plus en plus dure, les douleurs de plus en plus vives, les vomissements se répètent, surtout si le patient s'administre quelque infusion comme c'est assez la règle. Mais rien ne vient déterminer la débâcle libératrice ; pas la moindre évacuation gazeuse qui pourtant soulagerait tant le malade.

Plus ou moins vite suivant l'intensité de l'étranglement, au plus tôt au bout de 24 heures, dans les étranglements peu serrés au bout de 4 ou 5 jours seulement, surviennent des symptômes inquiétants. Les vomissements d'abord aqueux, alimentaires ou bilieux, deviennent nettement *fécaloïdes*. C'est un liquide jaune sale, quelquefois brunâtre ayant la consistance d'une purée claire d'odeur tout à fait spéciale, fade, fétide, *intestinale*, caractéristique pour ceux qui l'ont sentie une fois. A partir de ce moment la *septicémie intestinale* fait des progrès rapides, les traits s'altèrent, le facies devient péritonéal, les yeux se cernent, le nez se pince, le pouls faiblit et devient rapide, intermittent aux dernières périodes, les extrémités se refroidissent, les urines se suppriment, le visage se couvre de sueurs froides et le malade s'éteint parfois après un énorme vomissement fécaloïde, ayant conservé jusqu'au bout toute son intelligence, toute sa lucidité. A aucun moment, il n'y a eu élévation de température ; lorsque les vomissements fécaloïdes apparaissent, la température baisse, au contraire, de plus en plus et les malades succombent dans l'*algidité*.

Marche. — En résumé l'étranglement passe par trois périodes ; 1° celle du début caractérisée localement par la tension, l'irréductibilité, la sensibilité de la hernie et, au point de vue fonctionnel, par quelques nausées avec ou sans vomissements aqueux, alimentaires ou bilieux. On peut observer une ou deux petites selles, par évacuation du bord inférieur. — 2° Période d'état caractérisée par la persistance de ces symptômes auxquels il faut joindre la matité de la tumeur, l'absence d'impulsion, la douleur exquise du pédicule. La suppression des matières et des gaz est complète, mais l'état général reste bon. — 3° Période ultime caractérisée par les signes suivants : ballonnement et sensibilité du ventre, vomissements fécaloïdes, facies grippé, suppression des urines, anesthésie, bien-être, petitesse et rapidité du pouls, intermittences, refroidissement progressif, signes avant-coureurs de la mort. La mort survient du quatrième au sixième jour, dans les cas ordinaires. Elle est *précédée d'une accalmie dans les souffrances du malade, dont la sensibilité décroît en même temps que les forces et la température.* Il y a là une sorte de bien-être trompeur, comme dans certaines péritonites septiques qui succèdent à la gangrène intestinale ou appendiculaire.

La mort est le fait d'un empoisonnement, d'une intoxication par les liquides intestinaux putrides, qui se résorbent au niveau d'un intestin distendu, altéré, paralysé. Il semble que cette stercorémie soit d'autant plus intense que l'intestin contient plus de liquide en putréfaction, c'est-à-dire que l'étranglement siège *plus bas* sur l'intestin grêle. On a cru longtemps que les microbes de l'intestin passaient d'une façon précoce dans le liquide du sac et dans le sang, cette migration ne s'observe qu'à une période tardive. *La mort est le fait du passage dans le sang des substances putrides intestinales* et les microbes eux-mêmes n'y sont que pour bien peu de chose. Telle est la terminaison la plus fréquente. Toutefois, dans un certain nombre de cas, la guérison survient par le seul effort de la nature. L'intestin étranglé se gangrène, se perfore, les matières intestinales déversées dans le sac déterminent un phlegmon gangreneux. La tumeur devient moins tendue en même temps que se fait le calme trompeur symptomatique de la gangrène. Si on vient à presser du doigt la tumeur, on détermine la crépitation gazeuse de l'emphysème, la percussion montre que la matité due à l'épanchement est remplacée par la sonorité tympanique des gaz et détermine parfois un clapotement dû au conflit des liquides et des gaz. Bientôt la tumeur crève et s'affaisse en expulsant des gaz horriblement fétides, des matières gangreneuses et purulentes. Enfin une véritable débâcle intestinale peut se produire. La perforation spontanée de l'intestin au dehors a sauvé le patient de la mort par rétention stercorale, mais au prix d'une infirmité aussi dangereuse que dégoûtante, l'anus contre nature.

Formes anormales. — A côté de la forme précédente qui est la forme commune, il faut dire quelques mots de deux formes, dont l'une est assez rare c'est le pincement latéral, l'autre assez fréquente c'est l'étranglement subaigu des énormes hernies intestino-épiploïques.

Pincement latéral. — Le pincement latéral ne s'observe guère que sur les hernies crurales. Il faut pour le réaliser un certain nombre de conditions. D'abord que le sac soit petit, ensuite que le collet soit étroit. Presque toujours il s'agit d'une anse grêle dont la convexité seule est chassée de force dans l'anneau herniaire et se trouve pincée sans pouvoir se dégager. La circulation intestinale n'est généralement pas interrompue, on peut observer de la diarrhée même, mais en revanche la gangrène est très rapide parce que les vaisseaux nourriciers sont circonférentiellement comprimés, tandis que dans l'étranglement ordinaire le sang continue pendant quelque temps à arriver par les vaisseaux du mésentère. De plus la hernie est habituellement sèche, le sac vide de liquide. Les phénomènes généraux ne sont généralement pas très accusés et j'ai souvenir d'une malade qui fit une perforation intestinale suivie de fistule stercorale sans phénomène bien alarmant. Cette fistule guérit d'ailleurs toute seule. Malgré cet exemple favorable l'affection se termine ordinairement par la mort par stercorémie, ou par péritonite lorsque la perforation se fait dans la grande séreuse. Le diagnostic de cette forme est à faire avec l'épiploïte simple ; il ne peut guère être éclairé que par l'intervention qui doit être très précoce.

Étranglement subaigu des énormes hernies entéro-épiploïques. — Ici l'étranglement est d'ordinaire incomplet, la hernie est plus ou moins tendue, sa tension varie d'un moment à l'autre, l'occlusion est généralement incomplète, le patient rend par moment une petite selle ou quelques gaz, la douleur est modérée, l'état général reste bon pendant longtemps, les vomissements fécaloïdes ne surviennent qu'à la période terminale. Assez fréquemment, sous l'influence de l'huile de ricin, de la glace, de pansements humides... on voit une débâcle se produire, mais les accidents recommencent presque toujours tôt ou tard et presque toujours le patient succombe pendant une de ces crises. Tout d'un coup l'état général, qui jusque-là était resté bon, s'aggrave, le facies se grippe, le pouls devient filiforme, les extrémités se refroidissent et le malade succombe parfois avant d'avoir rendu des vomissements fécaloïdes. Ces accidents étaient autrefois attribués à l'engorgement stercoral, à l'inflammation herniaire, on sait aujourd'hui qu'il s'agit d'étranglements peu serrés, de coudures, d'adhérences, qui gênent plus ou moins la circulation intestinale et qui aboutissent généralement à la mort par stercorémie et presque jamais à la gangrène. Connaissant bien la nature des accidents, on ne temporisera donc point et on traitera ces cas-là comme les autres par une rapide kélotomie avec cure radicale qui remettra tout en place.

Diagnostic. — Deux erreurs peuvent être commises, l'une légère qui consiste à croire étranglée une hernie qui ne l'est pas, l'autre grave qui consiste à méconnaître un étranglement herniaire.

La première erreur n'a pas en général de conséquence grave, la seconde coûte généralement la vie au malade.

Iᵉʳ Cas. *Il existe bien une hernie, mais celle-ci n'est pas la cause des accidents observés.* J'ai vu pratiquer une incision au niveau d'un sac herniaire distendu par le liquide d'une péritonite purulente, ou par des anses intestinales dilatées en cas d'occlusion intestinale. Les phénomènes généraux, l'absence d'évacuation intestinale solide, liquide ou gazeuse, la tension et la douleur perçues au niveau du sac herniaire expliquent facilement l'erreur ; mais ai-je besoin de dire que dans ces cas la hernie *n'était pas très tendue et irréductible* ? Des novices seuls ou des observateurs peu attentifs sont susceptibles de commettre pareille erreur.

La même erreur a été commise dans des cas d'inondation péritonéale par rupture de grossesse tubaire, le sang venant gonfler le sac d'une hernie ombilicale ou inguinale. Inutile ce me semble d'ajouter que l'erreur une fois reconnue il faudra s'empresser d'ouvrir largement le ventre en prolongeant son incision ou bien en en faisant une nouvelle sur la ligne médiane.

J'ai été appelé à intervenir en qualité de chirurgien de garde chez de vieux bronchitiques qui à force de tousser avaient rendu leur hernie tendue et douloureuse. Il n'y avait point d'étranglement vrai, car les hernies n'étaient ni très tendues ni irréductibles, et il n'y avait point suppression de la circulation intestinale. Ce sont là encore des erreurs que ne commettront pas ceux qui ont présents à l'esprit les symptômes cardinaux de l'étranglement herniaire.

D'autres fois il s'agit bien d'un étranglement, mais l'épiploon est seul étranglé, de sorte que, s'il y a tension, douleur, irréductibilité, parfois état nauséeux et constipation, il n'y a pas de suppression complète des matières et des gaz. L'erreur, ici encore, n'a que des avantages pour le malade.

Il est classique de dire que l'inflammation du ganglion de Cloquet peut donner lieu aux signes de l'étranglement herniaire. Je crains bien qu'on n'ait pris pour un ganglion enflammé une appendicite herniaire, ou une épiploccèle crurale étranglée. Dans tous les cas l'erreur n'est pas grave, car, ici encore, l'intervention est profitable au malade.

Plus regrettable serait l'erreur qui ferait croire à une hernie étranglée lorsqu'il s'agit d'une orchite dans un testicule ectopique — erreur qui doit s'éviter avec un peu d'attention.

2e Cas. *On méconnaît un étranglement qui existe* — ce qui coûte généralement l'existence au malade.

Cette erreur s'explique facilement si on n'examine pas son malade, déshabillé et au grand jour. Dans ces conditions on peut croire à une indigestion, à une constipation, à de l'occlusion interne, alors qu'à l'ombilic ou à l'aine, voire dans la région obturatrice, il existe une petite tumeur tendue, irréductible, douloureuse que l'intéressé néglige de vous signaler, et dont il ignore parfois même l'existence.

Pronostic. — L'étranglement est un accident grave — d'autant plus grave que le malade est plus âgé, et que l'étranglement dure depuis longtemps. Il faut savoir à ce sujet que passé 24 heures et même moins (je l'ai observé dans un cas au bout de 12 heures), le sphacèle peut être constitué dans les petites hernies très serrées, et que ce dernier aggrave le pronostic dans des proportions très considérables. La gangrène, d'ailleurs, ne peut être que soupçonnée de par la durée de l'étranglement. La gravité de l'état général indique bien plus la stercorémie que la gangrène. La crépitation gazeuse, le ramollissement de la tumeur, l'inflammation, l'œdème, la rougeur et les phlyctènes brunâtres de la peau indiquent l'existence d'un phlegmon gangreneux herniaire et par conséquent d'une perforation intestinale.

Traitement de l'étranglement. — Le traitement de choix de l'étranglement bien constitué est la *kélotomie*, c'est-à-dire l'incision du sac et la réduction des viscères étranglés à ciel ouvert. Tout au plus dans l'étranglement venant de se produire pourrait-on différer l'opération de quelques heures, surtout lorsqu'il s'agit de hernie volumineuse chez des vieillards bronchitiques, cardiaques, albuminuriques... et employer ces quelques heures à essayer des moyens suivants.

A) **Réduction non sanglante.** — **Procédés divers.** — Signalons d'abord quelques moyens inoffensifs, mais d'efficacité douteuse. Le bain, qui a toujours l'avantage de nettoyer les malades (on en profitera pour les savonner vigoureusement). La vessie de glace ou les pulvérisations d'éther qui agissent sans doute en décongestionnant les viscères herniés et en diminuant la tension des gaz dans la hernie — l'application d'une bande élastique.

Taxis. — Les moyens précédents n'ont leur raison d'être employés qu'en attendant l'arrivée du chirurgien. Ils n'exigent pas de compétence spéciale. Le taxis qu'il me reste à examiner est une arme à deux tranchants qui engage beaucoup plus la responsabilité de celui qui le pratique, car en maintes circonstances, il a été cause de nombreux accidents. (Réduction d'un intestin perforé, ou en imminence de gangrène, réduction en masse, contusion grave de l'intestin déterminant l'ileus paralytique, détachement du collet du sac...).

On évitera les accidents précédents en n'appliquant le taxis qu'aux hernies volumineuses étranglées depuis moins de 24 heures, en faisant une seule séance de 5 minutes, sans violence, mais non sans une certaine énergie, et en ayant soin de ne jamais presser sur le fond de la hernie. La main gauche allongera le pédicule, la droite cherchera à exprimer le contenu de l'anse la plus rapprochée du collet. On pourra presser sur les flancs, jamais sur le fond. La réduction s'annonce par une diminution de tension et de volume, puis par un gargouillement suivi de la disparition de la hernie et accompagné d'une sensation de grand soulagement. Il faudra toujours avoir soin d'enfoncer le doigt profondément dans l'orifice pour s'assurer qu'il est libre. On se tiendra toujours prêt à intervenir si la circulation intestinale ne reprenait pas dans les 48 heures, dernière limite. L'émission de matières et de gaz est le meilleur garant de la désincarcération de l'intestin et on ne se laissera pas impressionner par la persistance dans le sac d'un moignon épiploïque si cette reprise s'est effectuée.

Persistance des accidents après le taxis. — Bien que le taxis soit fort heureusement passé de mode, il est encore employé plus qu'on ne croit, parfois par le malade lui-même qui instinctivement cherche à rentrer sa hernie en pressant dessus, et nous sommes parfois appelés auprès de malades qui ont subi en apparence avec succès cette manœuvre aveugle mais chez lesquels les accidents persistent. Il importe donc d'être fixé sur la cause de cette persistance, afin de pouvoir lui opposer un traitement efficace. Ces causes peuvent être classées sous trois chefs :

1° Les *fausses réductions;*
2° L'*ileus paralytique;*
5° La *péritonite par perforation*, ou par propagation.

1° Parmi les fausses réductions, la plus importante est la *réduction en masse*. Cette réduction en masse se produit lorsqu'on a exercé des pressions sur le fond du sac, lorsque l'orifice herniaire est très large et dépourvu d'adhérences avec le collet. En général la réduction s'est faite d'un bloc, sans gargouillement, sans soulagement pour le malade. (Il existe pourtant des exceptions et j'en ai publié un exemple.) On est mis sur la voie du diagnostic lorsque les vomissements et l'occlusion persistent, et que le doigt enfoncé dans l'anneau sent profondément une tumeur tendue et douloureuse qui tend à sortir pendant les efforts de toux du malade. Le traitement consiste à inciser largement au niveau de la tumeur et à pratiquer au besoin une hernio-laparotomie. Sitôt le sac incisé, on l'attire avec des pinces au-devant de la paroi, et on termine alors comme à l'ordinaire.

Après la réduction en masse il faut citer la *réduction incomplète* de la hernie dont une pointe reste dans le trajet, ou bien la *réduction dans un sac propéritonéal* ou bien dans le *tissu cellulaire propéritonéal* à travers une déchirure du collet du sac. Dans d'autres cas la réduction est bien complète, mais l'anse reste *étranglée par le collet* détaché par la violence du taxis, ou bien l'anse est restée étranglée par une *bride épiploïque enlacée* autour d'elle.

Dans tous ces cas de fausse réduction, ou de persistance des accidents d'occlusion, la kélotomie et même la laparotomie s'imposent, c'est le seul moyen de porter remède aux accidents et lorsqu'on n'aura pas trop tardé on aura des chances de sauver son malade.

2° *Ileus paralytique.* — Dans d'autres cas après kélotomie ou laparotomie, on ne trouve rien qui puisse expliquer la persistance des accidents. Il n'y a aucun obstacle mécanique, pas de couture, pas de torsion, pas de péritonite apparente, mais les anses sont très dilatées et dépourvues de contractilité; le sillon d'étranglement persiste. (Ceci se voit surtout dans l'ileus qui succède à la kélotomie, car il faut bien le dire cet accident s'observe également après l'opération sanglante). Quelle est la pathogénie de l'ileus? on invoquait jadis des lésions physiques de l'anse, telle que l'œdème, la congestion, les épanchements sanguins provoqués par le taxis, des lésions des nerfs de l'intestin. Sans doute ces lésions existent, mais n'existent-elles pas dans tous les cas et cependant l'ileus est rare. Probablement il s'agit de paralysie intestinale par péritonite latente, c'est-à-dire sans fausses membranes, sans épanchement. Quoi qu'il en soit, le meilleur moyen de lutter contre l'ileus, complication très redoutable, me paraît d'établir un anus artificiel pour permettre l'évacuation des anses intestinales, après échec toutefois du lavement électrique.

3° La *péritonite par perforation* est un accident qui ne s'observerait jamais si on avait soin de ne soumettre au taxis que les hernies dont l'étranglement vient de se produire. Sa pathogénie se passe d'explications. Le seul traitement consisterait à ouvrir le ventre, à le nettoyer, à suturer les perforations — si du moins l'état général du patient y autorisait, ce qui est bien peu probable.

En somme on voit que le seul traitement des accidents qui suivent le taxis est l'incision sur la région herniaire (si on sent quelque chose), sinon sur la ligne médiane. Cette intervention devra être faite dès qu'on aura la conviction bien arrêtée que les accidents persistent.

KÉLOTOMIE. — Dans l'immense majorité des cas, je le répète, il faut pratiquer d'emblée et le plus rapidement possible la kélotomie — même lorsqu'on a des doutes sur la réalité d'un étranglement véritable, c'est-à-dire avec tout son cortège de symptômes graves. « N'attendez pas surtout les fameux vomissements fécaloïdes, signes tardifs et de la plus grave signification. N'opère-t-on point couramment les hernies non compliquées? Pourquoi dès lors tant de scrupules lorsque la hernie est le siège de quelque accident? — opérer vite les hernies compliquées et faire une bonne cure radicale, voilà ce qu'il faut enseigner à bien faire. » (Lejars.)

Hernies.

Soins préliminaires. — Le malade aura été longuement savonné et brossé, dans un bain si possible, puis rasé, et la région aseptisée aura été recouverte d'un pansement humide, en attendant l'arrivée de l'opérateur.

Anesthésie. — L'anesthésie locale à la cocaïne ou stovaïne suffit pour les crurales et nombre d'inguinales peu volumineuses. Dans les cas plus complexes on a recours à la rachi-anesthésie ou au chloroforme, de préférence à l'éther qui expose davantage à la congestion pulmonaire.

Préceptes généraux. — L'opérateur se propose de réduire les viscères à ciel ouvert, ce qui comprend les temps suivants : ouverture du sac, débridement, inspection de l'intestin, réduction de ce dernier *s'il est sain*. On termine dans la plupart des cas par la cure radicale de la hernie. Nous allons examiner successivement ces différents temps.

1° **L'ouverture du sac doit être faite au voisinage du collet, quelle que soit la variété de la hernie**. — Cette règle s'impose pour plusieurs raisons. D'abord c'est toujours au niveau du collet que siège l'agent d'étranglement qu'il va falloir sectionner; ensuite parce que les viscères herniés n'adhérant presque jamais au collet, on risque moins de les blesser à ce niveau qu'en incisant au niveau du fond de la hernie.

Pour la hernie ombilicale bon nombre d'opérateurs ouvrent même l'*abdomen* au voisinage du collet et sectionnent ce dernier sur le doigt introduit de l'abdomen dans la hernie. Une fois le sac incisé près du collet, on le fend largement dans toute son étendue (fig. 108). Sitôt le sac ouvert il s'en écoule un flot de liquide citrin ou hématique, parfois d'odeur intestinale dans les cas avancés où il y a menace de gangrène. La présence de ce liquide avertit l'opérateur qu'il est dans le sac. Dans la région crurale où le sac est assez épais pour ressembler à l'intestin, généralement de couleur violacée comme lui, et recouvert de nombreuses couches celluleuses humides qui simulent le péritoine, la présence de ce liquide vient lever tous les doutes. La règle est d'inciser les feuillets celluleux jusqu'à ce qu'on arrive sur le liquide. Cependant le liquide peut manquer (hernie sèche); la règle est alors d'inciser jusqu'à ce qu'on reconnaisse l'intestin à sa surface brillante et dépourvue d'adhérences. Tant qu'on doute c'est qu'on n'est pas encore arrivé sur lui. Sitôt le sac incisé, on le repère avec des pinces que l'on fait tirer fortement par l'aide afin d'amener à l'extérieur l'agent de l'étranglement.

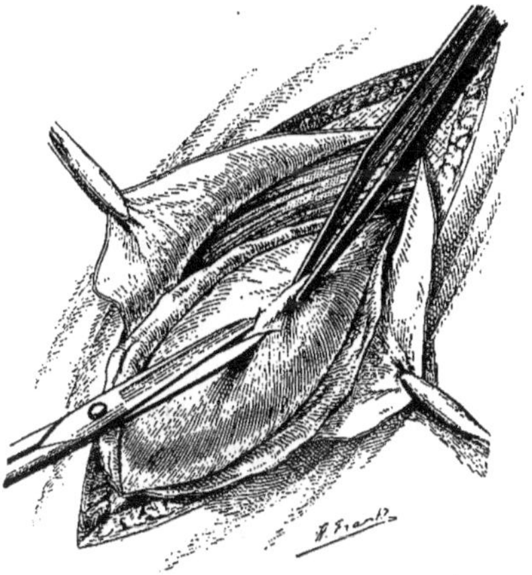

Fig. 108. — Kélotomie inguinale.
Le sac est incisé près du collet.
(Guibé, in *Précis techn. opér.*).

2° **Reconnaissance et section de l'agent de l'étranglement**. — Dans l'immense majorité des cas c'est le collet, ou l'anneau fibreux qui le double. La question a d'ailleurs perdu toute importance depuis qu'on ouvre le sac de parti pris. Pendant que l'aide tire sur le sac au moyen de ses deux pinces, l'opérateur cherche à introduire l'index dans le collet de la hernie. Il n'y arrive qu'avec une certaine difficulté. Difficulté variable d'ailleurs suivant le degré de l'étranglement. C'est sur ce doigt introduit dans le collet qu'il va sectionner *aux ciseaux et à ciel ouvert* le collet et l'anneau fibreux qui le double. Cette section doit être faite largement, surtout celle qui porte sur l'anneau fibreux ; il ne faut pas trop la prolonger sur le péritoine sus-jacent au collet, sous peine d'avoir de la difficulté à oblitérer le sac par une ligature. Trop débrider le péritoine au-dessus du collet expose également à la réduction dans le tissu cellulaire propéritonéal, si on ne sectionne pas l'anneau fibreux dans une étendue au moins aussi grande (fig. 109).

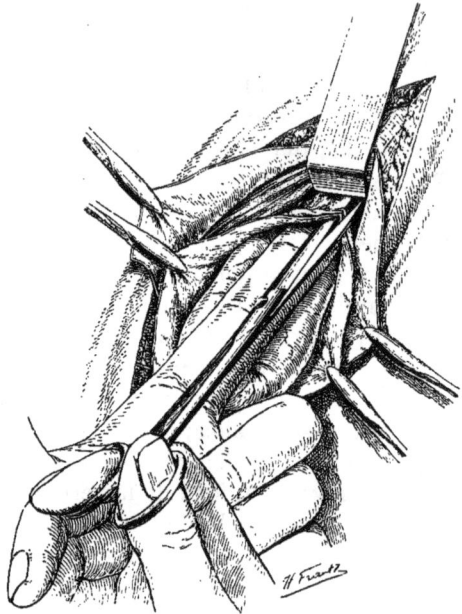

Fig. 109. — Débridement à ciel ouvert (Guibé).

3° **Inspection de l'intestin et de l'épiploon**. — L'épiploon plus ou moins enflammé est en général réséqué par petits paquets indépendants comme dans une cure radicale ordinaire ; on peut se passer de cette résection s'il n'est ni trop exubérant, ni trop altéré. Toute l'attention va se concentrer sur l'inspection de l'intestin (fig. 110). Celui-ci avant d'être réduit doit être attiré au dehors, examiné minutieusement et lavé à l'eau chaude qui fait contracter les vaisseaux et pâlir un peu l'intestin conges-

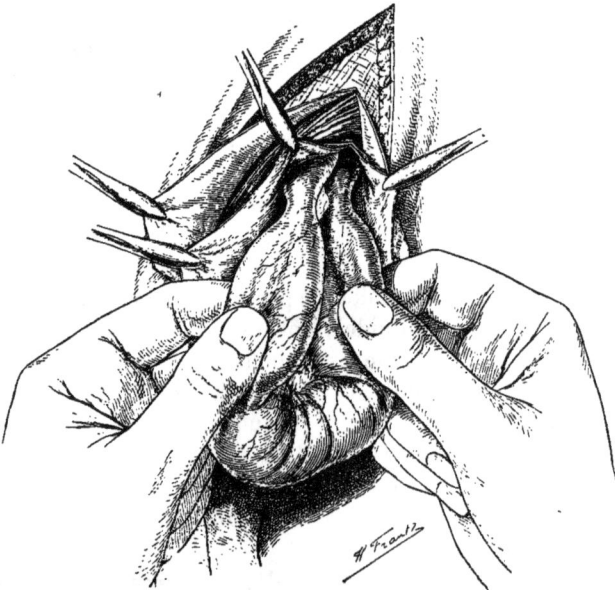

Fig. 110. — Inspection du sillon d'étranglement et de l'anse étranglée (Guibé).

tionné. Est-il sain, on le rentre de suite ; est-il altéré on procède différemment suivant le cas (absence de réduction, suture séro-séreuse ou enfouissement, suture par invagination, résection, anus contre nature....). Ces différents cas seront étudiés un peu plus loin au chapitre du traitement de la gangrène herniaire.

4° **Réduction des viscères.** — Ce temps peut présenter de grandes difficultés que je suis étonné de ne voir signaler nulle part. C'est parfois le seul temps difficile à exécuter et les efforts qu'on est obligé de déployer pour réduire à ciel ouvert, nous donnent une idée des obstacles insurmontables que rencontrerait le taxis en pareilles circonstances. Pour réussir il est bon parfois, lorsque la hernie est volumineuse et étranglée depuis longtemps, de placer le malade en *position déclive* de façon à ce que les viscères soient pour ainsi dire aspirés dans la concavité du diaphragme. Pendant que l'aide tend bien les parois du sac en tirant sur les pinces, on cherche à rentrer l'intestin en commençant par les dernières portions sorties et en essayant d'évacuer le contenu de l'anse herniée dans celles qui sont encore dans le ventre. Quand la hernie est de petit volume on a vite fait de réussir ; mais dans les hernies volumineuses, à mesure qu'on rentre une anse, il en sort une autre et on peut avoir les plus grandes peines du monde. Voici la manœuvre qui m'a réussi bien des fois. Pendant que l'aide ne cesse de tirer sur les parois du sac par l'intermédiaire des pinces, on engage une des branches de l'écarteur de Farabeuf dans le collet jusque dans le ventre et on le soulève de la main gauche, ou mieux on le fait soulever énergiquement par un second aide si on en possède deux, de façon à bien dilater le collet. Ceci fait, avec la main qui reste libre, ou mieux avec les deux mains, on rentre petit à petit, mais par des mouvements rapides, les portions d'intestin voisines de l'orifice en profitant des mouvements d'inspiration du malade. Il importe à ce moment de *pousser la résolution chloroformique aussi loin que possible*, car la réduction est extrêmement difficile chez les malades qui toussent et ont une grosse hernie. Le sommet de la dernière anse est pour ainsi dire aspiré dans l'abdomen. A sa suite on engage le doigt dans le collet pour se rendre compte qu'on est bien dans le ventre et qu'on n'a pas fait une fausse réduction.

5° **Cure radicale.** — Le dernier temps de l'opération consiste dans la cure radicale dont la technique sera étudiée pour chaque variété de hernie.

Difficultés ou impossibilités des différents temps. — L'ouverture du sac peut être très difficile, soit parce que celui-ci est doublé à sa face externe d'un grand nombre de couches cellulo-graisseuses ou même de bourses séreuses, dont l'aspect en impose pour celui du sac lui-même, soit parce que le sac est plus ou moins fusionné avec son contenu. L'opérateur peut craindre dans ces cas d'ouvrir l'intestin difficile à reconnaître. On pourrait même l'ouvrir du premier coup lorsque les téguments qui recouvrent la hernie sont très minces. Pour éviter ces hésitations, voici ce qu'il faut faire. L'incision des téguments est faite avec légèreté, de dehors en dedans, ou bien par transfixion d'un pli cutané. Sitôt les téguments incisés avec la graisse ordinairement très mince, la tumeur est isolée avec le doigt qui cherche à l'énucléer des parties voisines, temps rendu facile à cause de la laxité du tissu cellulaire qui entoure le sac. Les différentes couches de ce dernier sont déchirées à la sonde cannelée ou mieux sont incisées au bistouri après avoir été soulevées préalablement avec deux pinces. L'opérateur incise de cette façon une série de plis celluleux ou fibreux jusqu'à ce qu'il donne issue au liquide que contient le sac. Lorsque le sac ne contient pas de liquide comme dans les hernies crurales marronnées, on reconnaît qu'on est dans sa cavité, à l'aspect séreux des surfaces.

Ces difficultés opératoires très réelles, lorsqu'on aborde le sac par son fond, disparaissent à peu près complètement lorsqu'on l'aborde par la région du collet. Je ne saurais trop insister sur l'importance de ce détail opératoire que je résumerai ainsi : « *La hernie doit être saisie au collet.* »

La libération des viscères herniés et leur réduction peut présenter des difficultés insurmontables lorsqu'il existe des adhérences inflammatoires étendues et anciennes, lorsqu'il s'agit d'adhérences charnues naturelles (V. Hernies adhérentes, Hernies par glissement). Dans ces cas, après avoir débridé le collet, après avoir inspecté son contenu, on se contente de réduire ce qui peut être réduit (l'étranglement porte presque toujours sur une anse grêle mobile) et on laisse dans le sac les portions irréductibles. Après cette mise à l'aise des viscères étranglés, la circulation intestinale reprend d'ordinaire et les accidents disparaissent.

Accidents de la kélotomie. — Placés en regard des accidents provoqués par le taxis, les accidents de la kélotomie sont beaucoup plus rares et beaucoup moins graves, depuis qu'on se conforme aux règles générales de la chirurgie à ciel ouvert. Longues incisions allant droit à l'obstacle, hémostase pratiquée au fur et à mesure, section de l'obstacle sous le contrôle de l'œil et du doigt. Dans ces conditions la blessure des vaisseaux de la paroi (épigastrique anormale) ne se voit presque jamais et en tout cas n'aurait aucune gravité puisqu'il n'y aurait qu'à la pincer et à y jeter une ligature. Ce n'est plus comme lorsqu'au fond d'une plaie étroite et profonde on allait, avec le bistouri boutonné, sectionner l'obstacle à l'aveuglette. Pareillement, plus de blessures de l'intestin, sauf dans des cas tout à fait rares où le gros intestin se présente à l'opérateur par sa face dépourvue de séreuse. Encore dans ce cas, en supposant l'échec de la suture, l'opéré s'en tirerait-il avec une fistule stercorale qui, la plupart du temps, guérit en quelques semaines. Également plus de fausses réductions dans le tissu cellulaire propéritonéal.

On peut dire que le seul danger de la kélotomie est la péritonite due à la perforation d'une anse trop longtemps étranglée ou la paralysie intestinale résultant d'une temporisation trop longue. Ceci va nous amener au traitement de la gangrène herniaire.

Traitement de la gangrène herniaire. — La gangrène est parfois très précoce. Elle peut se produire après 24 heures et moins, dans les étranglements très serrés, dans les petites crurales marronnées, par exemple. Je l'ai même observée, au bout de 12 heures, sur une anse grêle complète, dans une hernie inguinale. C'est la complication la plus redoutable de l'étranglement et la cause la plus fréquente des décès après l'opération de la hernie étranglée. Tantôt elle est simplement imminente ou même douteuse, tantôt elle est bien caractérisée ; l'anse peut même être perforée. Tantôt elle est bien limitée, tantôt elle est généralisée. Le sac peut être relativement sain, ou bien mortifié lui-même et déjà envahi par la suppuration. D'où la nécessité d'envisager plusieurs cas.

1° **La gangrène n'est que probable, l'anse est seulement suspecte.** — Si la lésion est très limitée, au sillon d'étranglement, par exemple, il est facile d'enfouir la partie suspecte dans un pli de l'intestin au moyen de sutures séro-séreuses (fig. 111). Si la lésion est très diffuse, on peut évidemment pratiquer une large résection préventive, suivie d'entérorraphie circulaire : mais il s'agit là d'une opération délicate, aggravant notablement le pronostic de l'opération, de sorte que, dans la majorité des cas, on se contentera de laisser l'anse hors du ventre après l'avoir suturée au collet. Si la perforation ne se produit pas, rien de plus simple que de réduire cette anse les jours suivants. Si la perforation se produit, on s'en tire généralement avec une fistule ster-corale, qu'on pourra ultérieurement traiter par l'avivement et la suture. Pour éviter l'adhérence de l'intestin au pansement, on maintiendra ce dernier légèrement humide ou on enduira les compresses de vaseline stérilisée.

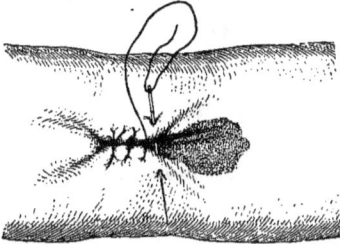

Fig. 111. — Enfouissement de la plaque de gangrène dans un pli de l'intestin (Guibé).

2° *La gangrène n'est pas douteuse.* — Si la gangrène est limitée à un point ou à une plaque, faire comme précédemment l'enfouissement en évitant de rétrécir ou de couder l'anse malade. Si la plaque gangrenée est circulaire, pratiquer un enfouissement circulaire. Après invagination préalable, et pour faciliter cette *suture par invagination*, dite du *tout à l'égout*, séparer l'intestin de son mésentère dans l'étendue de la portion qui doit être invaginée. Sans cela le mésentère gênerait l'invagination et rétrécirait d'autant le calibre de l'intestin déjà réduit du fait de l'invagination elle-même.

Lorsque la portion suspecte dépasse plusieurs centimètres, l'invagination n'est plus à conseiller, parce qu'elle rétrécirait trop le calibre de l'anse, surtout si cette portion invaginée ne s'éliminait pas dans la suite ; il vaut mieux alors pratiquer l'anus ou bien franchement faire une résection étendue suivie d'entérorraphie. La suture par invagination est encore contre-indiquée quand les tissus sont épais ou rigides.

a) *Anus contre nature.* — C'est l'opération à conseiller toutes les fois que l'état général du sujet est précaire et qu'il faut terminer rapidement, toutes les fois surtout que l'opérateur n'est pas entraîné à la pratique de la chirurgie intestinale ou qu'il n'est pas dans les conditions d'assistance ou d'installation voulues.

Après débridement large, l'intestin est fixé au pourtour du collet de façon que les deux bouts de l'anse soient accolés en canons de fusil, ce qui facilitera ultérieurement l'application de l'entérotome. Il serait peut-être bon de les réunir l'un à l'autre par un rapide surjet dans leur portion intra-abdominale, pour qu'aucune anse ne vienne s'insinuer dans le sinus formé par leur écartement, ce qui exposerait à pincer ces anses lors d'une application ultérieure d'entérotome (fig. 112).

Une fois les deux bouts bien fixés ensemble et au collet, on s'occupe de réséquer sac, intestin et mésentère au ras de la peau. On commence par le sac, puis par le mésentère qu'on lie avant de le sectionner, on rétrécit la plaie cutanée par des points de suture tout autour de l'intestin de façon à ne laisser émerger que celui-ci ; on termine par la section des deux bouts intestinaux qu'on fixe au moyen de sutures ou d'agrafes aux lèvres de la plaie. On a ainsi deux orifices abouchés côte à côte.

Il ne faudrait pas croire que, sitôt l'intestin sectionné, il se produise une débâcle, ce serait compter sans la constriction exercée par l'orifice herniaire

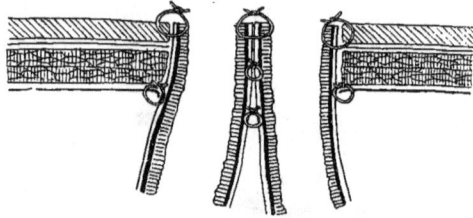

Fig. 112. — Schéma d'un anus artificiel (Monod)

toujours plus ou moins serré. Pour vider l'intestin il faut, soit dilater le bout supérieur au moyen d'une longue pince qu'on ouvre une fois l'anneau franchi, soit y introduire une grosse sonde qu'on laisse à demeure.

Comme pansement, enduire largement de vaseline la plaie suturée et la peau environnante, pour la protéger contre l'action irritante des sucs digestifs, et recouvrir de quelques compresses de gaze *sèche*.

Les avantages de cette façon de faire sont les suivants : en attirant une anse complète et en réséquant largement l'intestin on évite les perforations secondaires du bout supérieur dans le péritoine.

En adossant les bouts en canons de fusil et en les suturant, on facilite l'application ultérieure de l'entérotome et la cure ultérieure de l'anus.

En conservant le sac aussi long que l'intestin on protège le tissu cellulaire voisin en même temps qu'on facilite la dissection ultérieure des deux bouts.

Inutile d'ajouter que la suture complète des téguments simplifie les suites opératoires.

b) Résection et entérorraphie. — Toutes ces manœuvres, qui sont cependant nécessaires pour bien protéger le péritoine, ont duré un certain temps ; une entérorraphie rapidement menée par un opérateur exercé ne dure pas beaucoup plus. En revanche elle place l'opéré dans des conditions infiniment meilleures. La mortalité, dans les premières semaines qui suivent l'établissement d'un anus, n'est pas négligeable. Les opérations nécessaires à sa guérison sont des opérations graves, elles sont sujettes à des échecs réitérés ; on comprend, dans ces conditions, que les opérateurs habiles et entraînés préfèrent l'entérorraphie toutes les fois que l'état général du sujet permet une opération de quelque durée. Le choc produit par celle-ci est d'autant moins prononcé que pendant toute la durée de l'entérorraphie l'anesthésie peut et doit être suspendue.

L'opération étant décidée, l'anse est largement attirée, car la résection doit être faite en parties saines si on veut pouvoir compter sur la suture ; les résections de 20 et 30 centim. sont en général le moins qu'on puisse faire (on a parfois réséqué des mètres d'intestin sans inconvénient ultérieur). La plaie et le péritoine étant protégés par des compresses, on estime géné-

reusement la portion à réséquer ; les vaisseaux du mésentère sont liés et
celui-ci sectionné en forme de coin ; l'anse est vidée de son contenu par
pression manuelle et sectionnée entre quatre pinces. Les pinces voisines
doivent être placées à 4 ou 5 centim. l'une de l'autre et la section doit être
faite de façon que chacun des bouts à suturer dépasse la pince copro-
statique de 2 à 3 centim. Chaque bout est soigneusement nettoyé avec de la
gaze humide. On pratique alors la suture circulaire. Les deux bouts sont
mis en contact de façon que leur mésentère se corresponde. Deux fils
de suspension ou deux pinces à griffes tendent l'étoffe intestinale. Avec une
aiguille de couturière et du fil fin de soie, de catgut ou de lin, on fait un
premier surjet qui comprend toute l'épaisseur de l'intestin (fig. 113). Les

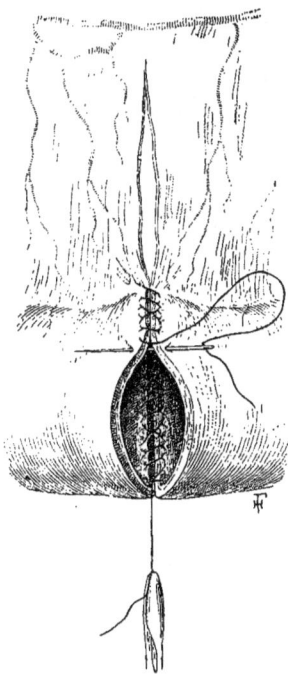

Fig. 113. — Entérorraphie circulaire, 1ᵉʳ plan de sutures. Surjet total (Guibé).

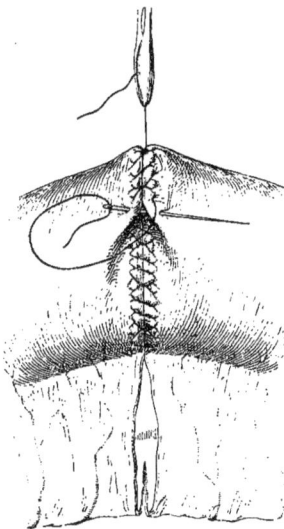

Fig. 114. — Entérorraphie circulaire, 2ᵉ plan. Surjet séro-séreux (Guibé).

points seront rapprochés les uns des autres et prendront peu de tissu pour
ne pas diminuer le calibre, le fil sera arrêté tous les quatre points, dans
le même but ; un second surjet sera fait avec les mêmes précautions (fig. 114).
Quelques points séparés répareront la brèche du mésentère. Avant de réduire
on s'assurera que la lumière intestinale admet le bout du doigt, en pinçant
l'anastomose entre le pouce et l'index à travers les tuniques intestinales,
puis, tout étant bien contrôlé, on réduira l'anse suturée, en dilatant l'orifice
herniaire à cause de l'augmentation de volume qui résulte de la suture.

Une entérorraphie circulaire, avec le temps pris par la résection et l'hémostase du mésentère, dure de 30 à 50 minutes, suivant la facilité du cas
et surtout suivant l'habitude. *On ne saurait trop engager les futurs opérateurs à s'exercer fréquemment aux sutures intestinales pour ne pas être pris
au dépourvu le jour où il leur sera nécessaire d'en faire.* Combien d'existences

seraient journellement épargnées si l'entérorraphie était aussi fréquemment demandée aux candidats que la ligature de la pédieuse !

Pour les opérateurs peu exercés, l'*entéro-synthèse avec le bouton de Murphy* est préférable à la suture. Je crois même que, malgré l'inconvénient résultant de la présence d'un corps étranger dans l'intestin, cette méthode est la meilleure, parce qu'elle réalise la réunion de l'intestin avec une précision et une rapidité dont les sutures les mieux faites ne sont pas capables. La sécurité du malade, l'asepsie et même l'élégance opératoire y trouvent leur compte, quoi qu'en aient pu dire les snobs de la chirurgie. Mais, dira-t-on, il faut avoir un bouton dans sa trousse lorsqu'on est appelé pour une hernie étranglée, et il faut s'être assuré avant de partir que le ressort à boudin fonctionne, que les crochets s'agrippent bien dans la rainure du pas de vis. Serait-ce donc beaucoup plus difficile que de voir si son bistouri coupe et si on n'oublie pas ses aiguilles ? Surtout qu'*on ne stérilise pas le bouton à la chaleur sèche*, ce serait bon pour dessouder ses différentes pièces. Une ébullition de quelques minutes doit suffire. Ne va-t-on pas le mettre dans l'intestin, milieu septique par excellence ? Son application est des plus faciles, il suffit d'y procéder avec méthode. Préparez une aiguille enfilée, montez chaque pièce du bouton sur une pince qui sert à le manier. Faites sur chaque bout intestinal une suture en bourse que vous nouez sur le tube central de chaque pièce, au-dessus du plateau mobile que presse le ressort à boudin sur la pièce mâle (celle qui porte les crochets), *enfouissez bien cette collerette dans la rainure du bouton pour qu'on n'aperçoive pas de muqueuse à l'extérieur et pour que les crochets soient bien visibles.* Ceci fait, emboîtez les deux pièces placées bien en face l'une

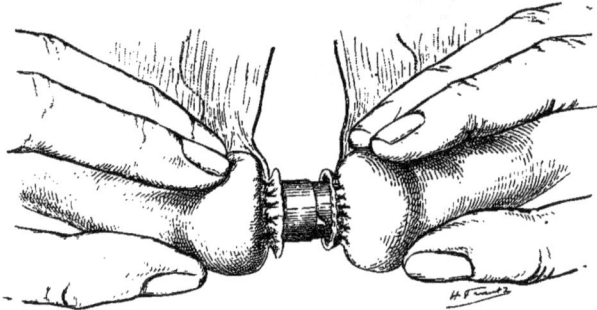

Fig. 115. — Mauvaise manière d'appliquer le bouton, la tranche de l'intestin n'étant pas enfouie dans la rainure. Bouton trop gros (Guibé).

de l'autre et poussez carrément, d'aplomb et à fond, en deux fois pour être sûr que la prise est solide. Inutile, en général, de mettre aucun point de suture. Réduisez après avoir dilaté le collet de la hernie.

Voilà les deux procédés de choix. Lorsqu'il s'agit de réunir deux anses de calibre *très* inégal, ce qui s'observe rarement dans le cas de hernie étranglée, on fera mieux de pratiquer un abouchement par implantation ou un abouchement parallèle.

2° **L'anse est perforée.** — **Phlegmon stercoral.** — Lorsque le sac sphacélé est rempli de pus et de matières intestinales, on se borne à faciliter la débâcle du bout supérieur. Le sac étant bien détergé est réséqué, s'il est sphacélé, l'intestin pareillement excisé dans ses parties mortifiées, on s'assure que l'écoulement des matières se fait très bien. En général, l'étranglement est

tel que les gaz sortent seuls et avec peine. Pour faciliter la débâcle on est
obligé d'introduire une longue pince dans le bout supérieur et de dilater
l'orifice intestinal en écartant ses mors. On la remplace ensuite par une
sonde en gomme. Dans le cas où l'étranglement est tellement serré qu'on
ne peut introduire ni la pince, ni la sonde, il est indiqué de débrider *l'anneau fibreux seul,* en restant en dehors du collet par conséquent, pour ne
pas inoculer le péritoine.

Mortalité de la kélotomie. — L'opération de la hernie étranglée
n'est pas grave par elle-même. Pratiquée dès le début des accidents, elle
n'est pas beaucoup plus grave que la cure radicale. Sa mortalité tend vers 0.
Pratiquée au bout de 4 ou 5 jours d'attente, à l'état de gangrène, sa mortalité est de 50 pour 100 et davantage. La conclusion s'impose donc avec les
caractères de l'évidence. Il faut opérer le plus vite possible.

Les causes de mort les plus fréquentes sont la *congestion pulmonaire* et
la pneumonie, fréquentes et graves chez les vieillards et les alcooliques. La
péritonite par perforation ou par propagation s'observe lorsqu'on a réduit
une anse suspecte de gangrène. *L'occlusion paralytique* s'observe dans les
étranglements où l'on a trop attendu, dans ceux où l'intestin a été contu-
sionné par un taxis violent et prolongé. Les *hémorragies intestinales* sont
une complication rare, mais assez fréquemment mortelle. Enfin, le plus
souvent, ces opérés succombent sans cause apparente, sans péritonite, après
une opération heureuse, tout simplement parce qu'ils sont *irrémédiablement
intoxiqués par la stercorémie,* malgré la débâcle libératrice. *Ils ont été opérés
trop tard.*   SAVARIAUD.

HERNIE CRURALE. — A l'inverse de la hernie inguinale qui se fraie à travers
les parois abdominales un trajet oblique, long, à parois souples, bien disposées pour être affaissées et accolées par la pression du bandage, la hernie
crurale possède un trajet direct, curviligne, enroulé pour ainsi dire au-
dessous de l'arcade crurale, et sort par un orifice unique, rigide, profondément situé dans l'abdomen et défendu par la saillie du ventre, ainsi que par
la racine de la cuisse qui s'élève et chasse le bandage à chaque mouvement
de flexion. Ceci revient à dire que le seul traitement *efficace* de la hernie
crurale est la cure radicale. Je dirai tout à l'heure que celle-ci est d'une
simplicité et d'une bénignité extrêmes.

La hernie crurale est l'apanage de la femme d'un certain âge, on n'en
voit presque point chez les enfants, elle est très fréquente chez les vieilles.
Chez l'homme on ne la voit presque jamais seule. Elle est presque toujours
associée à une inguinale ou à une autre crurale. C'est une hernie de faiblesse.

L'orifice par lequel la hernie sort du ventre est *l'anneau crural.* C'est un
point faible de la paroi abdominale, à l'endroit où elle se soude avec la
racine de la cuisse. Cet anneau, situé entre les vaisseaux fémoraux, le ligament de Gimbernat, l'arcade crurale et le pubis recouvert du muscle pectiné, cet anneau, dis-je, a une forme quadrilatère. Il regarde en bas et en
avant, le sujet étant debout.

Son *diamètre* est des plus variables; à l'état normal il doit être juste assez large pour loger un petit ganglion lymphatique à cheval sur la fosse iliaque et la cuisse (G. de Cloquet). Sa largeur est d'autant plus grande que le ligament de Gimbernat est moins développé; on pense aussi qu'elle est proportionnelle à la largeur du bassin, ce qui explique la fréquence incomparablement plus grande de la hernie crurale dans le sexe féminin.

L'orifice crural par lequel s'engage la hernie est défendu, du côté de l'abdomen, par un certain nombre de couches dont l'ensemble est somme toute peu résistant, de sorte que le doigt enfoncé en dedans des vaisseaux peut arriver très facilement sous la peau du triangle de Scarpa, une fois le péritoine déchiré. Aucune de ces couches, en effet, n'oppose une résistance sérieuse, toutes étant plus ou moins infiltrées de graisse et de ganglions lymphatiques, aucune ne possédant les caractères des véritables aponévroses (fig. 116).

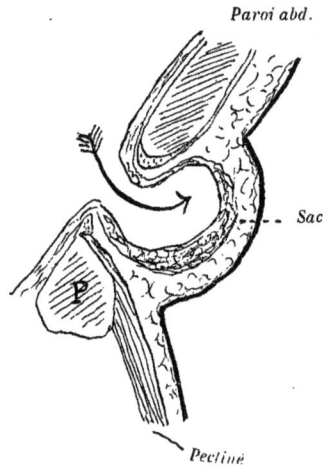

Fig. 116. — Trajet curviligne de la hernie crurale.

Le péritoine qui recouvre la région crurale étant doublé à sa face externe de tissu graisseux, les lobules de ce tissu peuvent s'hypertrophier, s'engager sous la pression des viscères dans l'anneau crural et entraîner après eux cette membrane. Ainsi est créée une amorce de hernie que vient bientôt occuper un bout d'intestin ou d'épiploon.

Quand on pratique la cure radicale d'une hernie crurale on trouve successivement au-dessous de la peau une couche graisseuse plus ou moins épaisse, puis un plan de clivage et enfin le sac d'aspect à la fois séreux et graisseux, assez fréquemment recouvert d'une ou deux artérioles.

Ce sac s'isole des parties voisines avec une facilité merveilleuse et c'est là un point sur lequel je suis étonné de ne pas voir insister nos classiques. Il y a entre la crurale et l'inguinale congénitale, par exemple, une grande différence, et c'est ce qui rend l'opération de la crurale si facile.

Le sac de la crurale est d'une simplicité extrême. Il est en forme de carafe avec un fond et un goulot qui est le collet. Le fond ne présente que bien rarement des diverticules. Assez fréquemment cependant il est recouvert d'un kyste sacculaire, d'un sac inhabité et vide, ou d'un lipome herniaire.

Sur le *collet* se jettent, ainsi que nous l'avons vu, quelques fibres de l'arcade représentant ce qui reste du fascia cribriformis tassé et refoulé. *Lorsqu'on les a tranchées, il est facile d'attirer fortement le collet au dehors.*

Les *rapports* du collet doivent être connus pour pratiquer en toute sécurité la cure radicale. Le seul intéressant est celui que la hernie affecte avec l'*énorme veine crurale* située en dehors de lui. On cite également en dedans de lui une artère anormale réunissant l'épigastrique à l'obturatrice, mais ceci se passe dans la profondeur du ventre à une distance trop grande

Hernie crurale.

pour intéresser l'opérateur qui suit les règles actuelles de la chirurgie à ciel ouvert (fig. 117).

Le sac, nous l'avons dit, est aussi facile que possible à isoler des organes qui l'entourent. Ceux-ci, notamment la veine fémorale et la mince aponévrose qui recouvre le pectiné, ne deviennent visibles que lorsqu'on les a dépouillés de l'enveloppe fibro-graisseuse qui les entoure. Pendant la cure radicale, la veine recouverte de la gaine des vaisseaux ne doit pas être aperçue.

Quant à l'aponévrose pectinéale, au contraire, il est bon de la mettre à nu en la dépouillant du tissu cellulo-graisseux qui la recouvre afin de n'adosser ensemble que des plans fibreux dépourvus de graisse.

Tel est le trajet ordinaire de la hernie crurale. Il est exceptionnel de la voir sortir par un orifice autre que celui de la loge lymphatique de l'anneau crural. Aussi je me contente de mentionner la hernie qui sort à travers le Gimbernat, celle qui sort à travers le pectiné, celle qui se fait en dehors des vaisseaux.

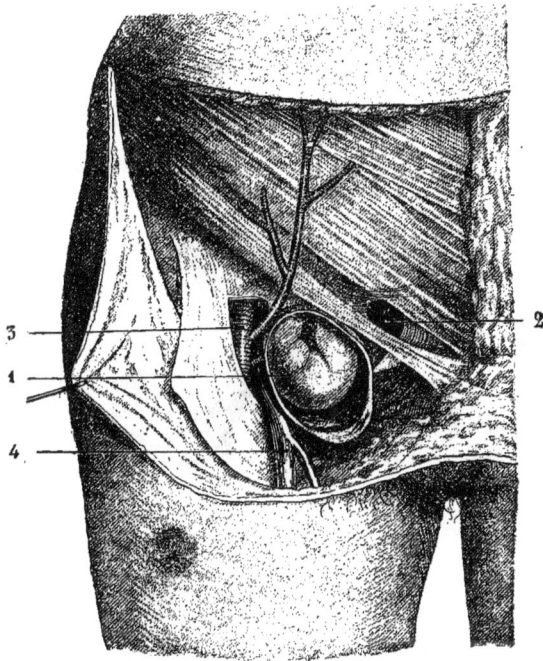

Fig. 117. — Rapports de la hernie crurale (Le Fort). — 1, anse intestinale contenue dans le sac ouvert; — 2, anneau inguinal externe; — 3, artère et 4, veine fémorale.

Le contenu est ordinairement de l'épiploon seul, ou bien l'épiploon avec l'intestin grêle. On peut y rencontrer l'appendice seul, l'appendice et le cæcum, la trompe et l'ovaire, la vessie.

Symptômes. — La hernie crurale atteint rarement un volume considérable; le plus souvent, elle ne dépasse pas le volume d'une noix, ou tout au plus celui d'une mandarine. Il est exceptionnel de lui voir acquérir le volume du poing et à plus forte raison celui d'une tête d'adulte.

Au début, la petite tumeur ne sort que par intermittence et rentre facilement. Mais très rapidement elle devient irréductible et toujours cette irréductibilité est due à des adhérences inflammatoires de l'épiploon. Ces adhérences succèdent généralement à une poussée douloureuse du côté de la hernie, d'autres fois elles se produisent sans bruit, sans que les malades s'en aperçoivent.

Beaucoup de malades d'ailleurs ignorent qu'ils sont atteints de hernie : dans la moitié des cas que nous observons à l'hôpital, les malades atteints d'étranglement ne savent pas de quoi il s'agit quand on les questionne sur leur hernie. Leur réponse habituelle est celle-ci : « Mais, monsieur, je n'ai jamais eu de hernie, je ne sais de quoi vous voulez parler », et quand on leur montre du doigt la petite tumeur qui est la cause de leur mal, ces malades répondent presque invariablement : « Oh! ceci n'est rien, il y a longtemps que j'avais cette petite grosseur; mais, comme elle ne me faisait pas mal, jamais je ne m'en suis inquiété. »

Dans la grande majorité des cas, en effet, on n'est appelé auprès des malades peu soigneux que lorsqu'il existe des accidents, poussées d'épiploïte ou étranglement véritable.

Quoi qu'il en soit, voici sous quel aspect se présente en général la tumeur. A l'inspection on note que la saillie, généralement arrondie, quelquefois

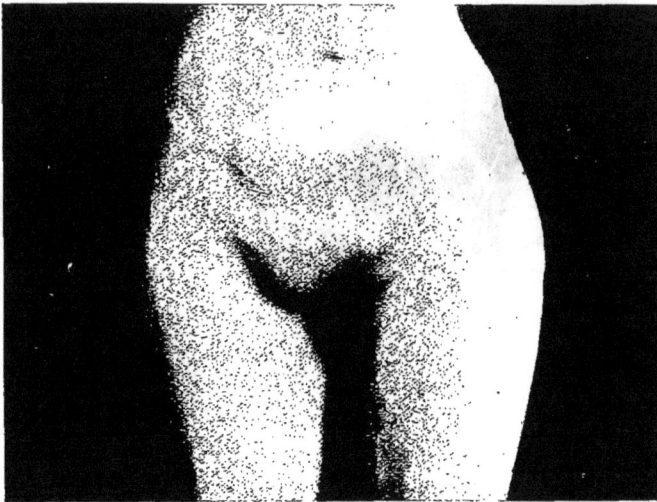

Fig. 118. — Aspect de la hernie crurale. (D'après une photographie) (Suvariaud.)

bosselée, occupe le pli de l'aine. Cette saillie est située à peu près à l'union du tiers interne avec les deux tiers externes de ce pli, et même à la partie la plus interne du pli de l'aine, au contact de la grande lèvre (fig. 118).

Elle remonte fréquemment sur la paroi abdominale, mais jamais elle ne s'engage dans l'épaisseur de la grande lèvre comme l'inguinale, avec laquelle les débutants et même des chirurgiens exercés ont souvent de la peine à la distinguer.

A la palpation la tumeur est molle, sonore et réductible avec gargouillement, si elle contient de l'intestin; mate, finement lobulée et réductible avec un bruissement spécial si elle contient de l'épiploon non adhérent. Quand celui-ci adhère, la tumeur est plus ou moins irréductible. Son irréductibilité n'est complète que lorsque le collet est oblitéré par un bouchon épiploïque, ce qui se voit assez fréquemment après une poussée d'épiploïte. Dans ce cas l'impulsion à la toux est nulle ou à peu près, et surtout l'ampliation de la tumeur; car l'impulsion peut exister alors que l'ampliation a disparu. Il suffit pour qu'il y ait impulsion que le sac avec son contenu soit propulsé en masse par la poussée abdominale, tandis que, pour qu'il y ait ampliation, il faut que le contenu du sac puisse augmenter sous la poussée abdominale.

Enfin, lorsqu'on cherche à énucléer la tumeur, on voit qu'elle tient dans la profondeur et qu'elle est pourvue d'un pédicule qui s'enfonce sous l'arcade crurale, en dedans de l'artère fémorale qu'on sent battre.

Diagnostic. — Le diagnostic se pose dans trois conditions :

1º Il n'y a pas de tumeur appréciable au moment de l'examen, mais la malade dit que celle-ci sort par intermittence. Il faut alors faire marcher le sujet, le faire pousser, tousser, au besoin lui dire de revenir quand la tumeur sera sortie ;

2º Il y a dans l'aine une tumeur réductible. Cette tumeur peut être une hernie, un abcès froid ou une dilatation variqueuse de la saphène à son embouchure. L'abcès du triangle de Scarpa est presque toujours un abcès migrateur venu de la colonne vertébrale et situé dans la loge du psoas, c'est-à-dire en dehors de la région herniaire. Il est en forme de bissac avec poche dans la fosse iliaque, il fluctue, et cette fluctuation s'accompagne de bruit de chaînon ; il y a des signes de mal de Pott. La dilatation de la saphène se distingue à sa mollesse, à son mode de réduction qui se fait sans gargouillement, à sa reproduction immédiate quand on enlève le doigt qui la comprime, à la présence de varices ;

3º Il y a dans l'aine une tumeur irréductible. Cette tumeur peut être une épiplocèle ou un ganglion. Le ganglion est rarement unique, il occupe rarement la place de la hernie, il n'a pas de pédicule et ne présente pas d'impulsion à la toux, ce qui est le propre de la hernie.

Lorsqu'on a reconnu dans le pli de l'aine l'existence d'une hernie (ce qui n'est pas toujours commode chez les personnes obèses), il faut préciser entre la hernie crurale et l'inguinale. Le diagnostic n'est pas toujours facile, tant s'en faut. Lorsque la tumeur est réductible, on peut engager le doigt à sa suite dans l'anneau et reconnaître ce dernier aux rapports qu'il affecte avec l'arcade crurale et l'artère fémorale, mais lorsque la tumeur est irréductible et à cheval sur l'arcade, le diagnostic est souvent impossible. D'une façon générale, les tumeurs qui s'engagent dans la grande lèvre sont inguinales, celles qui ne font que s'en approcher sont des crurales.

Pronostic. — Le pronostic de la crurale est plus grave que celui de l'inguinale, parce que le bandage est impuissant à la guérir, et parce que son étranglement est à la fois relativement plus fréquent et plus grave.

Étranglement des hernies crurales. — En chiffres absolus, le nombre des kélotomies pour crurales étranglées étant aussi fréquent que celui des inguinales étranglées dans les deux sexes, il faut en conclure que la crurale s'étrangle beaucoup plus souvent. C'est en effet ce qu'admettent tous les auteurs.

Pourquoi cette fréquence de l'étranglement? On peut l'attribuer d'une part à ce que bon nombre de ces hernies n'ont jamais été soignées, pour cette raison qu'elles n'avaient pas été reconnues. D'autre part, bon nombre d'entre elles s'étranglent malgré le bandage parce que ce dernier remplit très mal son rôle. Enfin, on peut admettre que la rigidité de l'anneau crural rend l'étranglement plus serré, de même que le petit volume de la hernie se prête mal aux tentatives de réduction faites par les malades. Ces derniers n'ont pas l'idée de presser sur cette petite tumeur qu'ils prennent pour une glande, tandis qu'ils rentrent instinctivement une hernie scrotale.

On a beaucoup discuté pour savoir quel était l'agent de l'étranglement dans les crurales; on a successivement admis, d'une façon exclusive, l'étranglement par l'anneau, par le collet, par le ligament de Gimbernat, par le fascia cribriformis. Toutes ces variétés, à mon avis, peuvent s'observer soit isolément, soit le plus souvent réunies.

En pratique c'est l'anneau fibreux ou le collet et, je le répète, ordinairement les deux à la fois. La chose n'a d'ailleurs que peu d'importance, depuis qu'on ouvre de parti pris le sac, pour en inspecter le contenu; le débridement de l'anneau est-il suffisant pour attirer l'intestin et pour réduire, on s'en contente; sinon, on dilate le collet ou bien même on l'incise aussi loin qu'il est nécessaire.

En raison du petit volume du sac, le bord libre de l'intestin fait souvent seul partie de la hernie (pincement latéral), la hernie est alors souvent *sèche*, et la gangrène plus rapide, alors que les symptômes sont au contraire assez souvent atténués et que les malades continuent à avoir des garderobes. Ils peuvent même avoir de la diarrhée.

Cette atténuation des symptômes n'appartient pas d'ailleurs exclusivement au pincement latéral, on peut l'observer avec une anse complète.

Gosselin a bien montré comment pendant un jour ou deux les phénomènes généraux pouvaient tellement manquer que les malades viennent à pied à l'hôpital, alors même qu'il existe de la gangrène. Dans d'autres cas, au contraire, les phénomènes péritonéaux sont tellement accentués que l'étranglement présente le tableau du *choléra herniaire*.

En général, l'étranglement est très serré en raison de l'étroitesse, de la rigidité de l'anneau et de l'absence d'épiploon dans la hernie. Il en résulte que la gangrène est très précoce; d'où la règle de ne jamais pratiquer le taxis dans ces hernies au delà de 24 heures.

L'étranglement est fréquemment méconnu en raison de la petitesse de la hernie dissimulée au fond du pli de l'aine, et à cause de l'insidiosité des symptômes généraux. Il faut savoir faire le diagnostic en se contentant du minimum de signes : état nauséeux, constipation, arrêt des gaz avec petite tumeur tendue, rénitente ou fluctuante, irréductible et douloureuse, surtout au niveau du pédicule; en voilà plus qu'il n'en faut pour faire prendre le bistouri; c'est ici par conséquent le cas de dire qu'il ne faut pas attendre pour opérer les fameux vomissements fécaloïdes.

Traitement. — *a*) **Hernie non compliquée**. — Le rôle du bandage est presque illusoire. Comment pourrait-il affaisser l'arcade et l'amener au contact du pubis? Comment l'empêcher de remonter dans la flexion de la cuisse, même avec un sous-cuisse? Le bandage employé est le bandage français à ressort, avec un collet plus recourbé que celui de la hernie inguinale. Cette incurvation lui enlève une partie de sa puissance, de sorte qu'on est obligé de renforcer le collet. La pelote doit être fixée par un sous-cuisse qui revient se fixer à son point de départ (fig. 119).

Le seul traitement logique et efficace est la cure radicale. Celle-ci est d'ailleurs facile et peu s'exécuter commodément à la cocaïne.

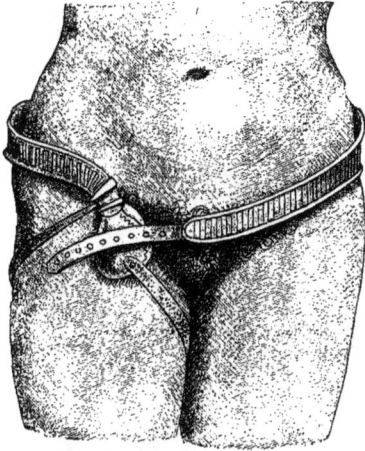

Fig. 119. — Bandage crural avec sous-cuisse.

Cure radicale. — L'incision cutanée est faite comme pour lier l'artère fémorale à la racine de la cuisse, mais plus en dedans. Elle est verticale et dépasse la tumeur en haut et en bas (fig. 120).

Comme pour la ligature de l'artère, on travaille d'abord dans la partie supérieure de la plaie, pour mettre à nu l'aponévrose du grand oblique et l'arcade crurale. Celle-ci trouvée, on est sur le pédicule de la hernie.

L'isolement du sac s'accomplit alors en un clin d'œil, sans autre instrument que le doigt.

Afin d'isoler le pédicule le plus haut possible on sectionne les quelques fibres qui de l'arcade se rendent au collet et on fait soulever vigoureusement l'arcade avec un écarteur. Au besoin on entame l'arcade d'un coup de ciseaux, ce qui permet de remonter plus haut dans le ventre. En général, le pédicule long de plusieurs centimètres se laisse attirer avec facilité.

On *ouvre alors le sac au niveau du pédicule* qui presque toujours est dépourvu d'adhérences avec l'épiploon. Celui-ci est libéré et réséqué. Le sac est embroché et lié, puis les deux chefs du fil sont passés à la Barker à travers la paroi abdominale et noués ensemble au-devant d'elle.

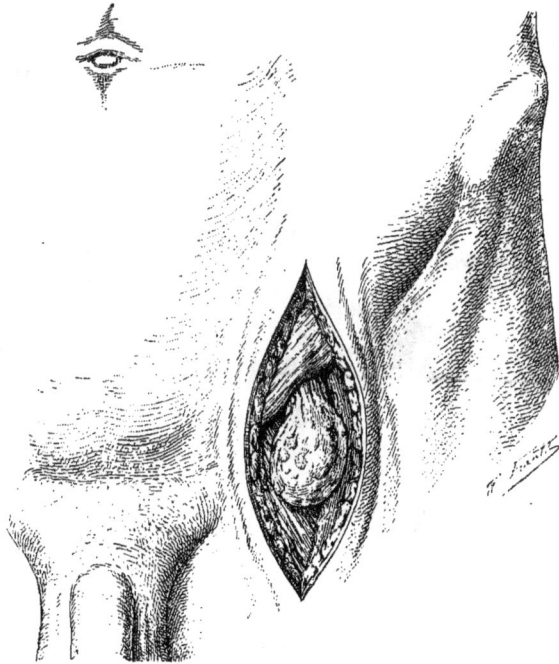

Fig. 120. — Incision cutanée de la cure radicale (Guibé).

Il ne reste plus qu'à oblitérer l'anneau. Le moyen le plus simple consiste à fixer par deux ou trois catguts l'arcade crurale à l'aponévrose malheureu-

sement peu résistante du muscle pectiné. Une aiguille à très grande courbure est des plus utiles (fig. 121).
On peut aussi comme Roux
abaisser l'arcade et la fixer au
pubis avec un clou qu'on laisse
à demeure.

b) **Hernies étranglées.** — Le
taxis ne doit être toléré que pour
les hernies volumineuses. Passé
24 heures, on ne fera plus de
taxis. Pour les petites marronnées on fera la kélotomie d'emblée, c'est le meilleur moyen
d'éviter la réduction d'un intestin gangrené.

La kélotomie se pratique exactement comme la cure radicale.
Lorsque l'étranglement est peu
serré on peut se contenter de
dilater l'anneau et le collet avec le
doigt. Lorsqu'il l'est davantage,
il faut débrider. On *débridera sur
l'arcade*, sans danger pour les
vaisseaux du ligament rond. On
attirera le collet et on le sectionnera dans la mesure nécessaire.

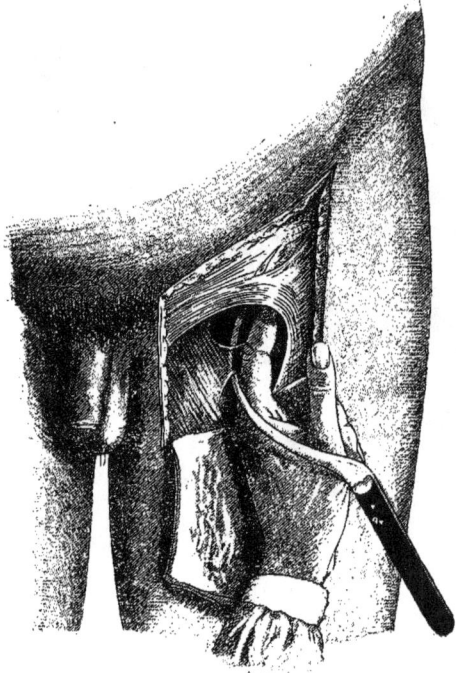

Fig. 121. — Oblitération de l'anneau crural (Berger).

La hernie étant presque toujours petite, la réduction ne présente jamais
de difficulté. En revanche, en rai-
son de la petitesse de l'anse, on
est exposé à la voir filer dans le
ventre dès qu'on a débridé le collet, ce qui peut avoir les conséquences les plus graves en cas de
gangrène. Si pareil accident arrivait, il ne faudrait pas craindre
d'inciser largement la paroi afin
d'aller repêcher l'anse suspecte.

La région crurale se prête très
bien à l'établissement d'un anus contre nature. Si le pincement n'est que
latéral, on peut se contenter d'un
anus latéral qui se transforme bientôt en fistule stercorale et peut guérir
de lui-même.   *SAVARIAUD.*

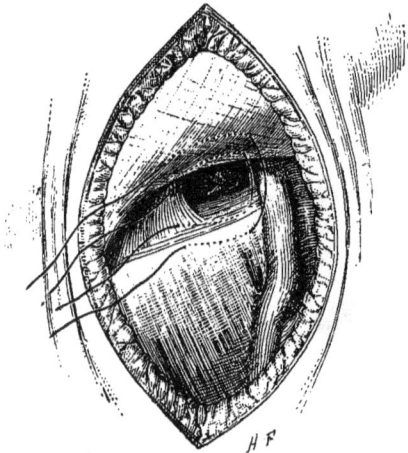

Fig. 122. — Cure radicale de la hernie crurale.
Fermeture du canal (Guibé).

HERNIE ÉPIGASTRIQUE OU DE LA LIGNE BLANCHE. — Les muscles grands
droits de l'abdomen étant contigus dans la partie sous-ombilicale du tronc,

et n'étant séparés que par une mince cloison aponévrotique placée de champ, les hernies spontanées ne peuvent guère se produire sur cette partie de la ligne blanche. Mais il n'en est plus de même au-dessus de l'ombilic. Là les muscles s'écartent et sont réunis l'un à l'autre par une bandelette aponévrotique large de 2 centimètres, sorte de natte formée par l'entre-croisement des tendons aplatis des muscles larges de l'abdomen. A l'état normal cette ligne blanche est perforée par des filets vasculaires et nerveux qui la traversent d'arrière en avant. Par les mêmes orifices s'engagent de fins lobules adipeux qui sont comme l'amorce d'autant de hernies. En effet, la ligne blanche étant en rapport en arrière avec la graisse fluide qui double le péritoine en cette région, on comprend que tout excès de pression abdo-

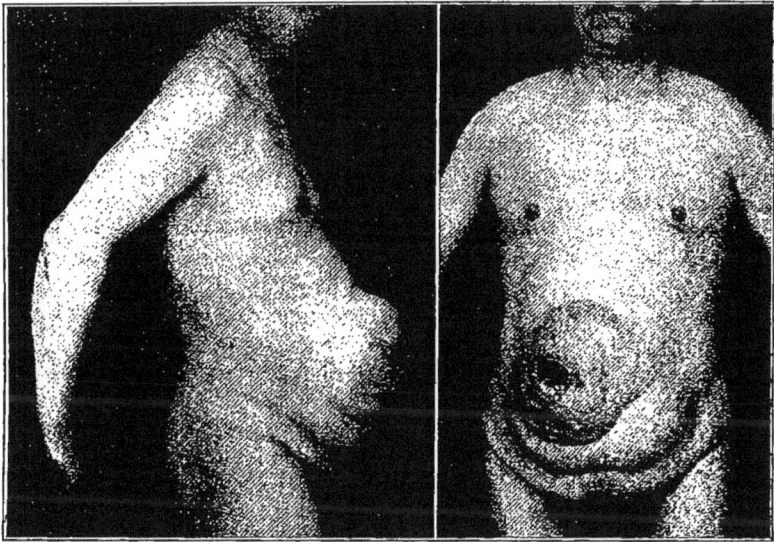

Fig. 123. — Énorme hernie épigastrique ulcérée (Savariaud).

minale tendra à chasser cette graisse mobile à travers les trous de l'aponé-vrose. C'est ce qui arrive chez les obèses, les tousseurs, chez ceux qui se livrent à des travaux pénibles. Ce premier stade constitue la *hernie grais-seuse*, sorte de lipome en bissac, à la fois sus- et sous-aponévrotique.

Ce lipome va dilater l'orifice et entraîner le péritoine qui est poussé d'autre part par les viscères; en dernier lieu ceux-ci se précipiteront dans le sac (hernie complète).

Ces hernies ne se voient guère que chez l'homme. Il semble que, chez la femme, la hernie de la ligne blanche sorte toujours par l'ombilic : je veux dire que, si la ligne blanche doit céder quelque part, c'est au niveau de l'ombilic qu'elle cède, tandis que chez l'homme c'est généralement au-dessus de ce dernier. C'est une hernie de force qu'on ne voit qu'à l'âge adulte.

Le volume de ces hernies est d'ordinaire minime, il ne dépasse pas en général celui d'une noix verte, d'un œuf ou d'une mandarine. Il est excep-tionnel tout à fait de leur voir acquérir le volume du poing et surtout celui

de la figure 123. Quand elles contiennent quelque chose, c'est de l'épiploon, parfois l'intestin, mais le plus souvent elles sont vides.

Ces hernies ne s'étranglent presque jamais, mais, en revanche, elles
sont presque toujours très douloureuses et les douleurs gastralgiques
qu'elles entraînent sont tout à fait hors de proportion avec le danger
qu'offre la hernie. Ces douleurs gastralgiques et les vomissements qui
les accompagnent parfois ont fait croire pendant longtemps que ces
hernies contenaient l'estomac. Il n'en est rien, ainsi que je viens de le
dire.

Les douleurs provoquées par ces hernies sont telles que la plupart des
malades acceptent avec empressement l'opération qui leur est proposée.
Celle-ci est des plus logiques et en même temps des plus simples. L'intestin
n'habitant presque jamais ces hernies, surtout celles qui sont petites, on
pourrait à la rigueur, après avoir dénudé avec soin le pédicule, le lier, le
couper et oblitérer l'orifice. Mais il est plus prudent d'ouvrir le sac ou tout
au moins le lipome dans toute son étendue pour voir s'il ne contient rien.
Assez fréquemment, en effet, on y trouve un bout d'épiploon, qu'il est sage
de libérer, de lier, de couper et de réduire avant de traiter le sac, ainsi
qu'on le fait dans toutes les hernies.

L'orifice de ces hernies étant ordinairement très petit, il suffit pour l'oblitérer de bien peu de chose; quelques fils non résorbables, passés de haut en
bas, feront l'affaire. Il me paraît tout à fait inutile d'ouvrir la gaine des
muscles droits, et de les suturer l'un à l'autre, ce qui est antiphysiologique,
puisque normalement à ce niveau les muscles sont écartés. Si on voulait les
rapprocher, il faudrait le faire depuis l'ombilic jusqu'à l'appendice xyphoïde,
ce qui serait une opération très laborieuse, et pourrait amener une récidive
plus grave que l'affection première.

Les résultats ainsi obtenus sont en général très bons. Toutefois la récidive peut se produire, même après un grand nombre d'années. J'ai réopéré
dernièrement un malade qui avait été opéré 15 ans avant par un de nos
maîtres des hôpitaux et qui avait joui pendant une douzaine d'années du
bénéfice de sa cure. Comme ce malade avait été très satisfait de sa première
opération, il revenait en demander une seconde. Au cours de celle-ci je
retrouvai les fils d'argent qui avaient servi à la suture. Il me fut difficile de
voir si les fils avaient cédé ou coupé l'aponévrose; mais mon impression est
que ce n'était ni l'un ni l'autre, et que de nouveaux pelotons adipeux avaient
dilaté de nouvelles mailles. Cette récidive était donc plutôt une nouvelle
hernie.   *SAVARIAUD.*

HERNIES INGUINALES. — Le trajet inguinal, au niveau duquel les tendons des
muscles abdominaux s'écartent pour laisser passer le cordon spermatique
chez l'homme, constitue chez ce dernier le point le plus faible de la paroi.
D'où la fréquence excessive des hernies inguinales dans le sexe masculin.
Ce qui contribue à rendre ces hernies encore plus fréquentes, c'est la présence au milieu du cordon d'un canal préformé, le *conduit séreux vagino-
péritonéal* qui, chez le fœtus, fait communiquer la vaginale avec le péritoine et qui persiste souvent après la naissance. Les hernies qui s'engagent

dans ce canal vagino-péritonéal, parfois très tard, à l'àge adulte, sont improprement appelées congénitales.

Je rappelle en quelques mots que le trajet inguinal est long de 5 c. 5 environ, que sa direction est oblique, de telle sorte que ses orifices ne se correspondent pas; que son orifice externe bien net est formé par l'écartement des piliers du grand oblique, réunis l'un à l'autre par des fibres arciformes. Cet orifice à l'état normal ne doit point admettre la pulpe de l'index; lorsque ce dernier s'y engage c'est que l'anneau est anormalement dilaté, ce qui ne veut pas dire qu'il y ait hernie, mais seulement prédisposition.

L'orifice profond n'existe pour ainsi dire pas, il est à peine marqué sur le bord interne du cordon par un tassement des fibres du fascia transversalis qui s'épaissit en repli falciforme, un peu en dehors des vaisseaux épigastriques.

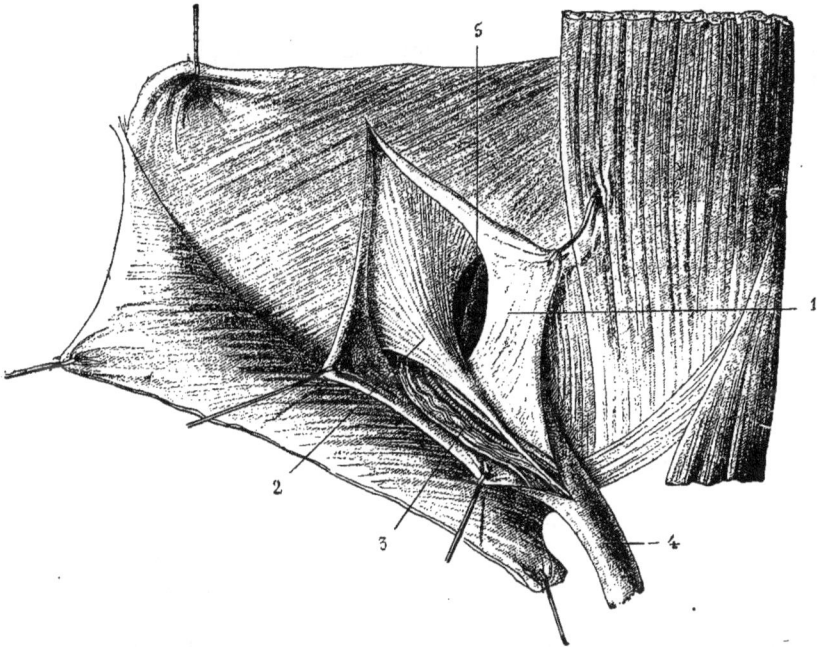

Fig. 124. — (1) Fascia transversalis incisé pour montrer les vaisseaux du cordon (5) et l'infundibulum dans lequel s'engagent les hernies (Cloquet).

A ce niveau, le péritoine se déprime en une fossette (f. inguinale externe) qui se continue souvent par l'infundibulum de Cloquet (fig. 124) et le ligament qui lui fait suite.

La paroi antérieure plus ou moins éraillée en cas de hernie est formée par l'aponévrose du grand oblique.

La paroi postérieure très mince, sans résistance, est formée par le fascia transversalis, aponévrose amorphe et translucide — qui présente quelques renforcements insignifiants et, entre ceux-ci, des points faibles, dont l'un répond à l'orifice inguinal externe. C'est le chemin que suivent les hernies directes ou hernies de faiblesse qu'on rencontre chez le vieillard et les adultes.

La paroi inférieure est très résistante; c'est l'arcade crurale formée par les fibres, ramassées en tendon, du grand oblique. Cette paroi est en forme de gouttière à concavité supérieure. La lèvre antérieure de cette gouttière se continue avec l'aponévrose du grand oblique. La lèvre postérieure se continue avec le fascia transversalis ou paroi postérieure.

La paroi postérieure n'existe pas, mais on trouve à ce niveau les fibres charnues du petit oblique et du transverse qui enjambent en pont le cordon spermatique, et se continuent avec de maigres fibres tendineuses qui vont s'insérer au pubis. Les Anglais donnent le nom de tendon conjoint à ces deux tendons réunis et l'usage tend à prévaloir en France de leur conserver ce nom. C'est tout simplement le bord inférieur arciforme des muscles petit oblique et transverse.

Le contenu du trajet inguinal est formé par le cordon spermatique gros comme le petit doigt chez l'homme, et par la portion terminale épanouie du ligament rond chez la femme. Le ligament rond n'est pas plus gros qu'une allumette de bois, l'orifice externe chez la femme est tout petit et le trajet inguinal n'existe pour ainsi dire pas chez elle. Aussi les hernies inguinales sont-elles beaucoup moins fréquentes dans le sexe féminin. La plupart du temps elles suivent, elles aussi, le canal osseux de Nück et sont des hernies congénitales.

Les hernies inguinales suivent pour la plupart le trajet du cordon. Ce sont les hernies *obliques externes*. Le plus grand nombre d'entre elles se font dans l'intérieur du cordon dont on trouve les éléments dissociés à leur surface. *Ces hernies du cordon ou hernies intra-funiculaires se font presque toutes dans le conduit vagino-péritonéal* (hernies congénitales).

Au point de vue anatomique et opératoire, le sac de la hernie vagino-péritonéale est remarquable par sa *minceur*, son *adhérence* aux éléments du cordon, principalement au canal déférent qui fait saillie à sa face interne, par les *nombreux replis* en forme de valvule ou de diaphragme d'instruments d'optique que présente la face interne du sac, et enfin par les *nombreuses variétés* de ce dernier. Je rappelle que le sac peut communiquer à plein canal avec la tunique vaginale (*variété testiculaire*) ou lui être relié par un canal étroit canaliculé ou même oblitéré (*variété funiculaire*). Je rappelle que le sac herniaire peut bomber dans une hydrocèle (*hernie enkystée de la vaginale*), qu'il peut présenter des *diverticules*, qu'il peut être *bilobé*.

Une variété mérite une mention spéciale, c'est celle qui coexiste avec une *ectopie testiculaire*. Lorsque le testicule n'est pas descendu dans les bourses il existe presque toujours une hernie ou tout au moins une amorce de hernie, due à la présence du conduit vagino-péritonéal non oblitéré. Parfois la hernie descend dans la bourse inhabitée, c'est très rare; ordinairement elle reste à l'orifice externe (*bubonocèle*); assez fréquemment enfin, l'orifice inguinal externe étant oblitéré, la hernie se fait entre les différentes couches de la paroi (*hernie interstitielle*) ou même en arrière de celle-ci (*hernie propéritonéale*). La hernie propéritonéale émet souvent un diverticule scrotal ou bien elle coexiste avec une hernie scrotale ordinaire, laquelle peut rester réductible, alors que la hernie rétro-pariétale est étranglée.

Cette seconde disposition peut faire méconnaître la véritable cause des accidents, lorsque la tumeur rétro-pariétale est peu accentuée.

Les hernies qui se font en dehors du cordon, se distinguent au contraire par la facilité avec laquelle on isole leur sac qui ne présente aucune adhérence. Presque toutes ces hernies sont des *hernies directes* ou bien des *hernies obliques internes*. Les premières se font entre les vaisseaux épigastriques et le repli falciforme de l'artère ombilicale oblitérée, les secondes se font entre ce repli et le bord externe du muscle grand droit de l'abdomen.

Cette division des hernies en directes et obliques n'a de raison d'être qu'au début. Au bout de très peu de temps, quelle qu'ait pu être leur direction primitive, toutes ces hernies sortent directement de l'abdomen par un orifice unique.

Les *enveloppes* de la hernie diffèrent suivant que la hernie est dans l'intérieur du cordon, ou suivant qu'elle se fait à côté de lui. Dans le premier cas, elle est revêtue successivement par la peau, le dartos, le tissu cellulaire des bourses et les différentes tuniques et éléments du cordon, ces derniers dissociés à sa surface. Dans le second cas, au-dessous des téguments doublés du dartos, on trouve immédiatement le sac herniaire à peine revêtu de quelques couches cellulo-fibreuses.

En me plaçant au point de vue clinique et opératoire, j'étudierai successivement la hernie inguinale chez l'enfant, chez l'adulte, chez le vieillard, chez la femme.

I. — HERNIE INGUINALE CHEZ L'ENFANT. — La hernie inguinale, très fréquente chez l'enfant, existe bien rarement à la naissance. Presque toujours elle apparaît au cours des premières années sous l'influence des cris, des quintes de toux, des efforts de miction (phimosis) ou de défécation (constipation). Plus tard, après 5 ans, la fréquence diminue ; bon nombre de petites hernies guérissent toutes seules. Toujours la hernie s'engage dans le canal vagino-péritonéal. On ne la voit guère que chez les garçons. Elle est très souvent bilatérale et coexiste assez fréquemment avec une hernie ombilicale. La hernie vagino-péritonéale des nouveau-nés et des enfants est souvent *héréditaire* comme la plupart des malformations congénitales. Elle se voit surtout chez les enfants malingres, les prématurés, les rachitiques à gros ventre ; chez ceux qui ont des tissus mous et relâchés ; mais on l'observe aussi dans les conditions inverses.

Son *volume* est rarement considérable, sauf chez les enfants débiles dont je parlais tout à l'heure. Presque toujours cependant la hernie s'engage très vite dans les bourses.

Son *contenu* est d'ordinaire l'intestin grêle, plus rarement de l'épiploon et de l'intestin ; parfois le cæcum et l'appendice. Dans le cas où elle contient le cæcum, la hernie atteint un gros volume.

Presque toujours la mère vient consulter quand l'affection est à son début. Elle raconte que pendant les cris de l'enfant apparaît à la racine des bourses une petite boule qui rentre aussitôt et qui paraît douloureuse. Lorsqu'on vous amène l'enfant à ce moment, le plus souvent on ne constate rien, mais l'exploration de l'anneau le montre dilaté et l'enfant venant à crier, il est ordinairement possible de constater une légère saillie qui rentre brusquement dès qu'on cherche à la palper. Le doigt engagé dans l'anneau peut sentir l'impulsion de la hernie.

Lorsque la hernie est plus volumineuse, les signes en sautent aux yeux, et on peut alors en constater tous les caractères, sonorité, réduction avec gargouillement, etc. [V. Nouveau-né (Pathologie)].

Diagnostic. — Il est à faire avec l'ascite, l'hydrocèle banale, l'hydrocèle vagino-péritonéale, le kyste du cordon. Dans tous ces cas, il s'agit de tumeurs très transparentes et fluctuantes pour la plupart. L'hydrocèle banale est irréductible et bien éloignée de la région inguinale pour que le diagnostic soit difficile; l'hydrocèle vagino-péritonéale s'engage dans le canal inguinal, mais elle est transparente et fluctuante, plus ou moins réductible. L'ascite est facilement réductible, et il y a un épanchement dans le ventre. Le kyste du cordon est rond comme une bille, glisse entre les doigts comme un noyau de cerise et reparaît aussitôt. Notons enfin qu'il peut y avoir coexistence d'une hernie avec ces différentes affections.

Le *pronostic* est ordinairement bénin; ces hernies ne demandant qu'à guérir toutes seules, par accolement des parois du sac, et, par suite, du développement des muscles abdominaux. Toutefois, il faut aider la nature, et le port d'un bandage, très strictement appliqué, s'impose.

·Il faut savoir également que les grosses hernies des nourrissons sont très difficiles à contenir. Quant aux hernies qui contiennent le cæcum et l'appendice, elles n'ont aucune tendance à guérir, et pour celles-ci la cure radicale est indiquée.

Notons enfin que l'*étranglement* est assez rare chez les enfants et qu'il cède ordinairement à un taxis des plus modérés, quand celui-ci est pratiqué de bonne heure. En revanche il est fréquent chez le nourrisson et nécessite d'ordinaire la kélotomie.

Traitement. — Je serai bref sur le traitement de la hernie inguinale chez l'enfant, ce que je viens de dire et ce que j'ai dit au chapitre du traitement des hernies en général me dispensant d'insister.

Le *traitement de choix au-dessous de 3 ans* est le bandage. Celui-ci, pour être curatif, doit être porté nuit et jour pendant 6 mois au moins. Il est bon de faire porter le bandage pendant très longtemps, jusqu'à l'adolescence (Kirmisson).

Pour les nouveau-nés, on prescrira toujours un bandage double, en caoutchouc et à pelotes pneumatiques, avec sous-cuisses (fig. 125). A partir de 6 mois à un an, bandage à ressort, à pelote imperméable pour le garantir contre l'urine.

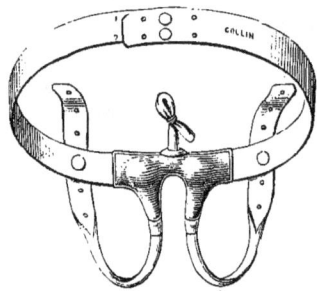

Fig. 125. — Bandage double en caoutchouc avec pelotes à air pour enfants nouveau-nés.

Au-dessus de 3 ans, le traitement de choix est la cure radicale pour les hernies qui ont résisté au traitement précédent. Mais la cure radicale est permise bien plus tôt s'il y a indication opératoire.

Enfin, l'*opération s'impose*, quel que soit l'âge, pour les hernies étranglées, pour celles qui continuent à croître malgré le bandage, pour celles qui sont douloureuses, pour celles qui sont compliquées d'ectopie testiculaire. Il faut savoir cependant, pour cette dernière catégorie, qu'un bandage en fourche, maintenant la hernie et refoulant les testicules dans les bourses, peut, à la rigueur, assurer la disparition de la hernie ; mais il ne peut rien sur l'ectopie testiculaire.

Particularités de la cure radicale chez l'enfant. — Cette opération nécessite toujours l'anesthésie générale, à cause de l'indocilité des enfants. Il ne faut pas croire cependant qu'avec de la patience on ne puisse opérer à la cocaïne un enfant raisonnable. La région à anesthésier est toute petite et maigre ; les différents plans anatomiques se voient admirablement ; ce sont là des circonstances favorables.

Au-dessus de trois ans l'opération est facile pour qui l'a vu exécuter un certain nombre de fois et en a saisi tous les temps. Le sac est quelquefois difficile à trouver, si on procède sans méthode. Il faut le chercher dans le canal inguinal, après section du grand oblique, et après avoir divisé les enveloppes du cordon (V. plus loin la cure radicale chez l'adulte). Le sac se voit alors, il se reconnaît à sa couleur blanchâtre. On l'ouvre, on y introduit le doigt, on le dépouille de tout ce qui l'entoure par voie de dissection mousse, au doigt ou à la compresse. On le lie le plus haut possible et on le résèque.

La reconstitution de la paroi ne nécessite pas un procédé bien compliqué. Il suffit, par 3 ou 4 points, de suturer l'arcade crurale à la lèvre supérieure de l'incision inguinale (aponévrose du grand oblique, muscle petit oblique et transverse). Chez les enfants de 5 ou 6 ans, on appliquera le Bassini.

L'hémorragie est presque nulle. L'opération dure environ un quart d'heure à 20 minutes entre des mains exercées.

Les suites en sont des plus simples. La cure est presque toujours véritablement radicale. C'est donc une excellente opération.

Au-dessous de trois ans, l'opération est beaucoup plus délicate, parce que les parties sont plus petites, les sujets sont gras, le sac est d'une minceur excessive. Enfin à cet âge il est très difficile d'assurer l'asepsie, surtout pendant les jours qui suivent l'opération. Aussi ne pratiquera-t-on celle-ci que si on a des raisons majeures.

II. — HERNIE CHEZ L'ADULTE. — Bon nombre des hernies qu'on voit à l'état adulte sont la continuation de hernies infantiles, mais le plus grand nombre se développent de 20 à 50 ans, sous l'influence des pénibles travaux auxquels est adonnée la classe ouvrière.

Beaucoup de ces hernies se font dans l'intérieur d'un sac vagino-péritonéal, dont l'oblitération n'était pas complète. Il s'agit donc de hernies de la variété congénitale. Le volume de ces hernies devient vite considérable lorsqu'elles ne sont pas maintenues par un bandage. En quelques années elles parcourent la distance qui sépare l'anneau inguinal du fond des bourses. Presque toutes contiennent à la fois de l'intestin et de l'épiploon, qu'on reconnaît par les moyens ordinaires.

Les complications sont fréquentes, accroissement continu, irréductibilité, inflammation épiploïque et surtout étranglement.

Le diagnostic ne prête à aucune confusion lorsque la tumeur est réductible. La varicocèle s'en distingue facilement. Lorsque la hernie est devenue complètement irréductible, ce qui est fort rare, et presque toujours la conséquence d'un étranglement épiploïque, on peut confondre la tumeur avec une hydrohématocèle; mais, dans ce cas, la tumeur ne remonte pas dans la région inguinale et ne s'est pas accompagnée de phénomènes péritonéaux, comme l'étranglement épiploïque.

Le traitement presque obligatoire de la hernie de l'adulte, c'est la cure radicale. Il faut se hâter de débarrasser le malade de son infirmité avant qu'il ne soit parvenu à la vieillesse, âge des complications de tout ordre et aussi des contre-indications opératoires. Réductible, la hernie est de cure facile; irréductible, sa cure, quoique un peu délicate, s'impose. Aussi est-ce l'opération chez l'adulte que je vais prendre comme type de la cure radicale.

Cure radicale chez les adultes. — Le malade aura été baigné, savonné, rasé, et la région à opérer désinfectée et recouverte d'un pansement plu-

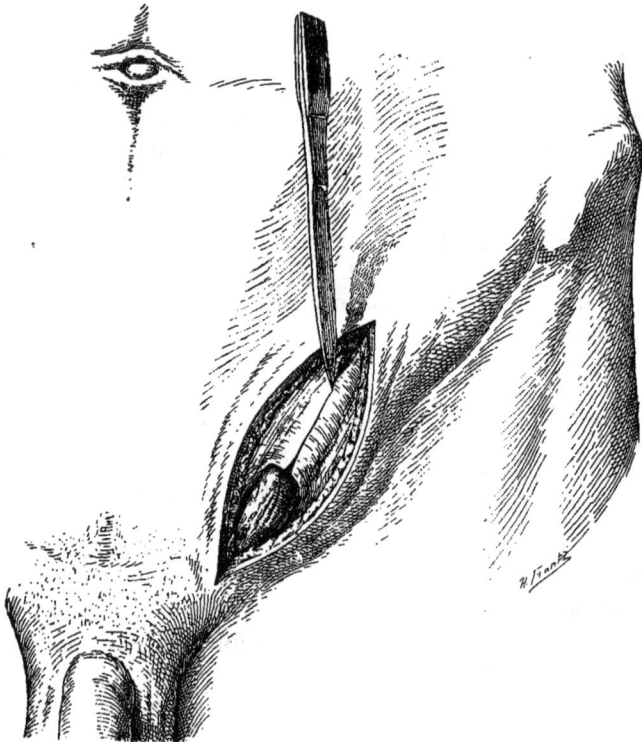

Fig. 126. — Cure radicale. La peau et les couches sous-cutanées ont été incisées. L'aponévrose du grand oblique est incisée à son tour. (Guibé, in *Précis tech. opér.*)

sieurs jours à l'avance. Un purgatif léger est utile, mais non indispensable, la veille de l'opération.

La novocaïne est à conseiller dans les cas simples; on hydrotomisera la région avec une solution à 1 pour 100, en anesthésiant toutes les couches de la paroi. Avec l'anesthésie générale, toutefois, l'opération est plus rapide et plus régulière.

Incision cutanée. — Longue en moyenne de 7 centimètres, elle commence ou finit, suivant le côté, à la racine des bourses ; elle est oblique en haut et en dehors, suivant la direction du canal inguinal. Elle s'écarte fortement de l'arcade.

Section de la graisse sous-cutanée et de 4 ou 5 artérioles qu'on lie immédiatement pour débarrasser des pinces la région opératoire.

Section du grand oblique dans l'axe de l'anneau inguinal, parallèlement à ses fibres et repérage de ses deux lèvres. Dissection étendue des deux lèvres du grand oblique (fig. 126).

Isolement au doigt du cordon et de la hernie d'avec les parois fibreuses du canal inguinal. Il faut ordinairement sectionner aux ciseaux quelques fibres du crémaster qui s'insèrent à la paroi inférieure. Le cordon, avec la hernie qu'il contient, est chargé sur l'index gauche (fig. 127).

Section au bistouri du crémaster et de la fibreuse commune. Étalement des éléments du cadran et reconnaissance du sac.

Ouverture du sac, qu'on reconnaît à sa couleur blanchâtre. Cette ouverture se fera entre deux pinces.

Résection de l'épiploon par petits paquets isolés, et non pas avec des ligatures en chaîne.

Isolement du sac. — Il doit se faire d'abord dans la région où c'est le plus facile, c'est-à-dire dans la région inguinale. On introduit un ou plusieurs doigts de la main gauche dans le sac repéré avec des pinces, et on l'isole sur tout son pourtour avec les doigts ou à la compresse (le sac est d'ordinaire d'une minceur extrême). On peut alors le clamper et le sectionner entre deux pinces. On s'occupe d'abord de sa partie supérieure, et on remet à la fin de l'opération la dissection et l'enlèvement de son fond.

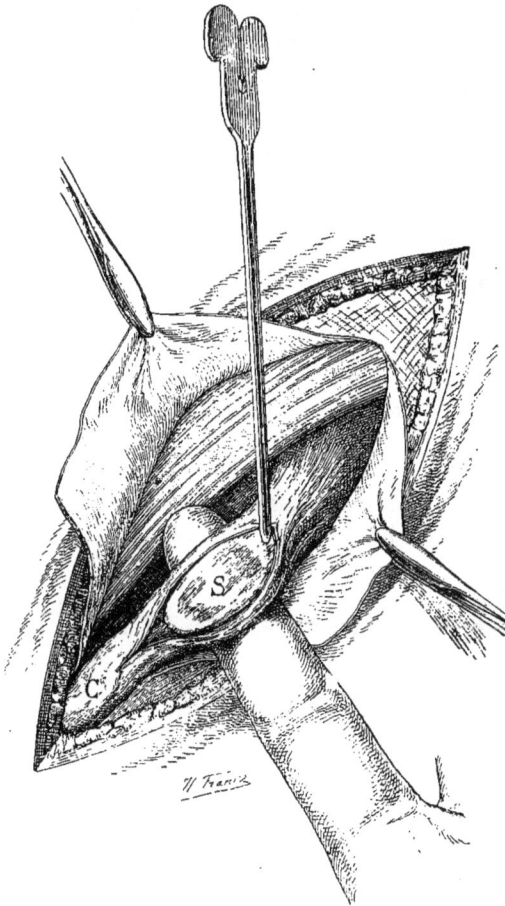

Fig. 127. — Cure radicale. Le doigt a chargé le cordon. Les enveloppes du cordon ont été incisées. Isolement du sac. (Guibé.)

Ligature du sac. — Elle doit se faire aussi haut que possible, grâce à la traction exercée sur lui. Il faut lier au niveau de la graisse péritonéale, au ras de l'épigastrique. Fixation du moignon du sac à la Barker (fig. 128).

Extirpation du fond du sac. — S'obtient très facilement en tirant fortement dessus ; quelquefois, il faut trancher quelques adhérences à la vaginale. Lorsque le sac communique largement avec la vaginale, la réséquer au ras du testicule, ce qui évite un épanchement possible dans l'intérieur de la vaginale.

Reconstitution de la paroi. — Le procédé de choix est celui de Bassini qui refait deux parois entre lesquelles passe obliquement le cordon : de cette façon les points faibles qui sont les orifices ne

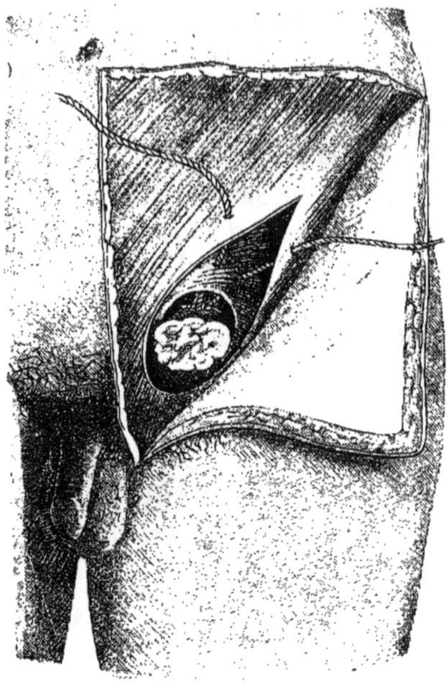

Fig. 128. — Cure radicale ; suspension du sac à la Barker.

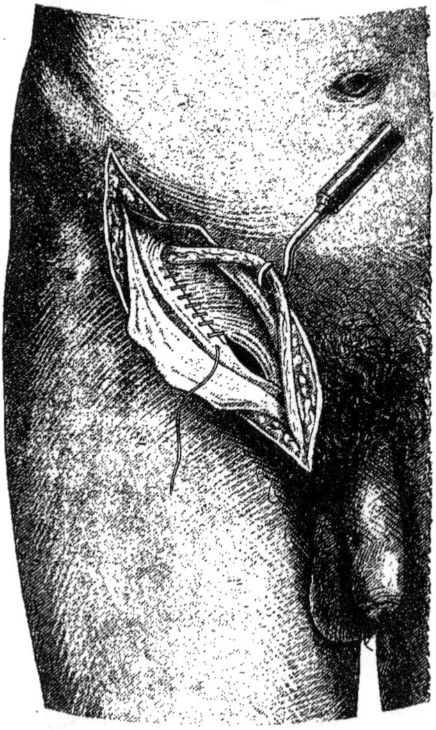

Fig. 129. — Procédé de Bassini. Reconstitution de la paroi postérieure (Berger).

se correspondent pas (fig. 129, 130).

Le cordon étant bien isolé, ainsi que les différentes couches de la paroi, on attire en avant le cordon dans une anse de gaze. En arrière de lui, on suture le bord inférieur des muscles, petit oblique et transverse, *au bord postérieur* de l'arcade crurale. On laisse le cordon revenir en place, et, au-devant de lui, on suture les deux lèvres du grand oblique.

Les opérateurs peu exercés feront bien de se contenter d'un seul plan de suture, mais en ayant soin d'y comprendre les muscles, petit oblique et transverse, de bien affronter l'aponévrose et d'éviter la moindre interposition de graisse sous-péritonéale entre les lèvres de la plaie.

Dans ce second procédé, on peut faire sortir le cordon soit par l'angle interne, soit par l'angle externe de la plaie.

D'une façon générale, lorsqu'on emploie des fils résorbables, ce qui est toujours à conseiller, les plans de suture multiples affrontant méthodiquement tous les plans de la paroi sont préférables à la suture en un plan unique qui laisse presque toujours des intervalles. Il faut dire pourtant que la façon d'opérer est au moins aussi importante que la méthode et plus encore.

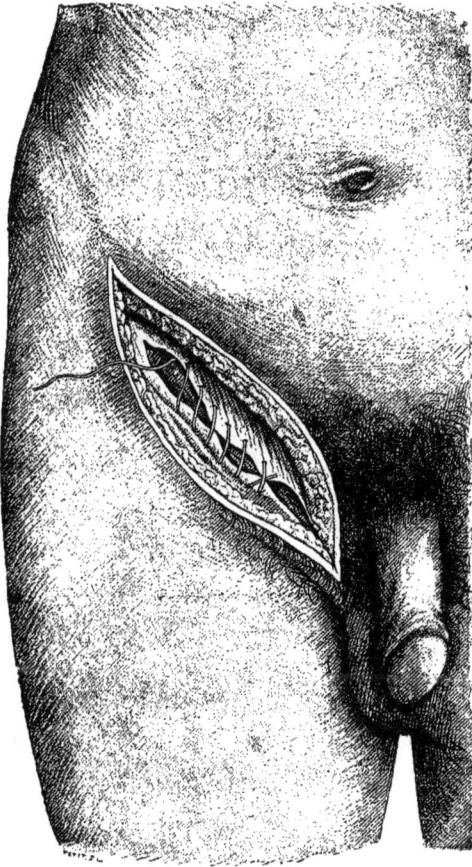

Fig. 150. — Procédé de Bassini.
Reconstitution de la paroi antérieure (Berger).

III. — HERNIE INGUINALE CHEZ LE VIEILLARD. — La hernie est d'une fréquence extrême chez le vieillard; 1 sur 9, dit-on, en sont atteints et la longévité des hernieux serait moindre que celle des autres, à cause de la mauvaise influence que la hernie et l'impotence qu'elle entraîne exercent sur l'état général, à cause aussi de l'influence néfaste qu'exercent sur la hernie les catarrhes bronchiques, les rétentions d'urine par hypertrophie de la prostate et les efforts qu'elles déterminent, toutes affections auxquelles les vieillards sont exposés.

Bon nombre de hernies chez les vieux datent de la jeunesse ou de l'âge adulte: celles qui se développent tardivement sont des hernies de faiblesse. Elles accompagnent les ventres à triple saillie, et coexistent fréquemment avec d'autres hernies; elles sont presque toujours doubles.

Leur volume est très souvent considérable. Elles déterminent alors de l'érythème, de la gêne pour la miction. Presque toujours elles sont ou deviennent douloureuses, principalement pendant les efforts de toux.

La plupart de ces hernies sortent avec une facilité déplorable, même le sujet étant au lit. Elles sont très difficiles à maintenir par un bandage car l'orifice est trop grand, le trajet réduit à un simple orifice. Si on augmente la puissance du bandage on blesse le malade. Beaucoup de ces hernies, lorsqu'elles n'ont pas été l'objet de soins minutieux, deviennent incoercibles, ou irréductibles. C'est chez les vieillards que l'on observe l'irréductibilité par perte de droit de domicile. C'est dire que la situation de ces

malades est lamentable, chaque bronchite chez eux pouvant être la cause
de graves complications. Ils deviennent de véritables infirmes.

Le contenu de ces hernies n'est point indifférent. En dehors de l'épiploon
et de l'intestin grêle, beaucoup contiennent le gros intestin et la vessie, ce
qu'il est bon de ne pas ignorer quand on pratique chez ces malades une
opération sanglante.

Le bandage est, dit-on, l'unique traitement qu'on peut proposer aux
vieillards affligés de hernie (V. les généralités sur les HERNIES). Toutefois on convient que le résultat est rarement brillant et que, bien souvent,
le bandage est impuissant à remplir son rôle. Ne peut-on donc rien de
plus pour ces malades, et la chirurgie, qui a donné tant de preuves de
sa puissance, ne peut-elle donc rien pour ces malheureux, qui ont le
plus besoin de la cure radicale, parce que ce sont eux qui souffrent le plus
de leur hernie?

Pour ma part, je ne crois pas qu'on doive désarmer devant l'âge des
malades. Sans doute, on ne s'attaquera pas aux énormes hernies ayant
depuis longtemps perdu droit de domicile, mais celles qui ne sont pas
manifestement au-dessus des ressources de l'art doivent être opérées, à
mon avis, toutes les fois qu'il n'y a pas, dans l'état général ou local, une
contre-indication nette.

Que redoute-t-on pour ces malades? La congestion pulmonaire? C'est
vrai. Aussi devra-t-on les faire asseoir le plus tôt possible. Dès le second
jour de l'opération même.

Que sera cette opération? Sera-t-elle aussi complète, aussi minutieuse,
aussi parcimonieuse du testicule que chez l'adulte? Non. Il faut aller vite
en besogne et faire du solide autant que possible, mais non pas du fin.
Qu'on me comprenne bien; je n'ai pas jusqu'ici parlé de la castration dans
la cure radicale parce qu'on l'a toujours considérée comme l'opprobre de la
chirurgie. Chez l'adulte et chez l'enfant, c'est entendu; chez le vieillard,
c'est moins certain. N'a-t-on pas proposé et fait la castration contre l'hypertrophie prostatique? Ceci pour dire qu'au cours d'une cure radicale chez le
vieillard, si l'ancienneté du cas rend la difficulté trop grande, il est parfaitement légitime, avec l'assentiment du malade, d'abréger l'acte opératoire
par la castration. Une fois le canal inguinal veuf de son cordon spermatique, rien n'empêchera de le fermer complètement et la cure n'en sera que
plus solide. On pourrait, dans ce même ordre d'idées, se contenter de la
résection du cordon, avec ou sans le canal déférent.

Le progrès, pour moi, consistera à étendre les bienfaits de la cure radicale aux vieillards. Sans doute la paroi ainsi obtenue ne sera jamais bien
solide, mais l'opération ne permettrait-elle que l'application plus efficace
d'un bandage et une diminution dans la force de ce dernier, que le malade
en aurait retiré un bénéfice très appréciable.

IV. — HERNIE INGUINALE CHEZ LA FEMME. — Autant la hernie inigui-
nale est fréquente chez l'homme, autant elle est rare chez la femme. Pour
ma part, je ne puis admettre que le nombre des hernies inguinales chez
la femme soit plus grand que celui des crurales, sauf chez les enfants

qui n'ont pas de hernie crurale. Je suis convaincu que les auteurs qui professent cette opinion ont été victimes d'illusions et, bien qu'il s'agisse là d'autorités indiscutables, leur diagnostic clinique ne saurait prévaloir contre les constatations faites au cours de cures radicales. Or, en me basant uniquement sur des constatations indiscutables, je soutiens que l'inguinale est moins fréquente chez la femme que la crurale. Seulement la différence est moins grande qu'on ne le croit généralement. Certes, le nombre des crurales étranglées est beaucoup plus considérable que celui des inguinales, mais la proportion est renversée si on envisage les hernies en dehors de l'état d'étranglement.

La plupart des hernies inguinales que l'on voit chez la femme sont des *hernies du canal de Nück*, qui est le pendant du canal vagino-péritonéal chez l'homme. Je rappelle que chez la femme le canal inguinal est très étroit, qu'il est virtuel et que son orifice externe punctiforme ne laisse passer qu'un filet nerveux, quelques vaisseaux très grêles, un maigre faisceau de fibres lisses qui constitue la terminaison du ligament rond et enfin un très petit peloton adipeux. Dans ces conditions, comment veut-on que la hernie inguinale soit fréquente?

Étant donné que l'orifice inguinal externe est presque oblitéré, il n'est pas étonnant qu'on puisse voir la hernie ne pas le franchir, se développer en arrière de lui et constituer une hernie interstitielle, ainsi que j'en ai observé un exemple.

A un degré de plus la hernie sort par l'orifice externe et pointe directement en avant (bubonocèle). Enfin, à l'état complet, elle s'engage dans la grande lèvre et peut acquérir un volume considérable, comme celle de la figure 131.

La hernie inguinale chez la femme contient ordinairement de l'épiploon, ou de l'intestin; assez souvent la trompe et l'ovaire. Dans nombre de cas, la hernie, après avoir été habitée, s'oblitère au collet, se distend de liquide et constitue un kyste sacculaire.

A l'état de développement complet, la hernie inguinale chez la femme s'engage dans la grande lèvre, la dédouble et lui donne l'apparence d'un scrotum (fig. 131). La hernie interstitielle n'est généralement observée qu'à l'état d'étranglement. Elle forme au-dessus de l'arcade, dans la région inguinale de la paroi, une tumeur étalée. La pointe de hernie forme une tumeur arrondie au niveau de l'orifice externe.

Le diagnostic d'avec la hernie crurale est délicat et parfois presque impossible. Il se fait surtout par la situation de la tumeur, qui n'est pas absolument la même, par la situation de son pédicule, et les rapports de ce dernier avec l'arcade crurale, avec l'artère fémorale, avec l'épine du pubis, avec les bourses. Lorsqu'il est possible de réduire la hernie et d'engager le doigt à la suite dans l'orifice herniaire, le diagnostic s'impose en règle générale. Dans l'immense majorité des cas, à mon avis, on ne risquera pas de se tromper en diagnostiquant une crurale dans les cas où il peut y avoir du doute, et où la tumeur est située dans le pli de l'aine.

L'intestin s'étrangle rarement dans les inguinales, chez la femme; l'épiploon plus souvent s'y enflamme et forme alors une tumeur fluctuante, douloureuse et irréductible.

Le traitement idéal de la hernie inguinale chez la femme, c'est la cure radicale qui peut facilement se pratiquer à la cocaïne et qui ne présente aucune des difficultés qu'on rencontre chez l'homme. Ici, en effet, aucun organe délicat à ménager; on peut vider le canal inguinal et l'oblitérer ensuite complètement. Ce sont là les meilleures conditions pour obtenir une cure radicale.

Lorsqu'on a affaire à une très volumineuse hernie, comme celle représentée plus haut, il est bon de faire une résection du scrotum. absolument

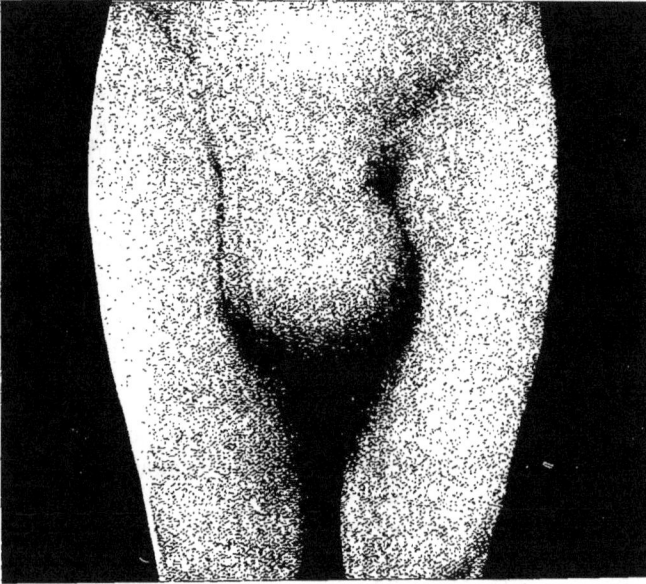

Fig. 151. — Volumineuse hernie inguinale chez une femme de 21 ans (Savariaud).

comme dans l'opération du varicocèle, afin de ramener les deux lèvres à des proportions à peu près semblables, après la cure radicale.

V. — HERNIES INGUINALES DE CONTENU ANORMAL (**vessie**, **utérus**, **trompe et ovaire**). — On peut ranger sous ce chef les hernies qui contiennent les organes génitaux urinaires, *vessie, utérus, trompe et ovaire*. Quant à celles qui contiennent le *côlon*, le *cæcum et l'appendice*. elles ont été décrites avec les hernies adhérentes.

Les hernies de la *vessie* ne se voient guère que chez les vieux prostatiques dont la vessie dilatée remonte fréquemment au-dessus du pubis, et se met plus ou moins en rapport avec la région herniaire. Cependant on peut l'observer chez de jeunes sujets et chez la femme. Dans ces cas, la vessie est toujours entraînée par le péritoine qui forme le sac d'une hernie ordinaire. Les seules intéressantes, au point de vue opératoire (car on ne les distingue guère en clinique), sont celles qui n'ont pas de sac, ou qui n'ont qu'un sac incomplet. Dans ces cas, on est exposé à blesser le réservoir urinaire. Si on ne sait pas reconnaître à temps la vessie, d'abord au lipome qui la précède, ensuite à l'aspect de ses fibres charnues et qu'on vienne à l'ouvrir, il faudra la recoudre avec soin, isoler le mieux possible cette plaie du péritoine et placer une sonde à demeure.

Quant à la cure de ces hernies elle s'obtient en refoulant l'organe derrière la paroi et en reconstituant celle-ci d'une façon solide. On réséquera du sac le plus possible, sans naturellement toucher à la vessie et sans chercher à dépouiller celle-ci de la séreuse péritonéale.

Les *hernies de la trompe et de l'ovaire* sont presque toujours *congénitales*. On les observe donc chez les sujets jeunes et presque toujours dans la région inguinale. Une telle hernie se gonfle et devient douloureuse pendant les règles. On l'a vue être le siège d'une hématocèle par rupture ou trompe gravior. Pour peu qu'on y pense, on pourra diagnostiquer l'ovaire à sa forme et à sa sensibilité spéciale. Cet organe est susceptible de devenir kystique et d'acquérir un énorme volume.

Que faut-il faire des annexes lorsqu'on les trouve dans une hernie? Les conserver et les réduire, si la chose est facile et s'ils sont complètement sains; les réséquer dans le cas contraire.

Les *hernies de l'utérus* sont bien rares; elles sont tantôt congénitales, tantôt acquises. L'utérus en ectopie herniaire peut devenir le siège de la conception. Presque toujours alors, il faudra, le plus tôt possible, opérer et réduire, si l'on peut; sinon faire l'ablation de cet utérus gravide.

SAVARIAUD.

HERNIE OMBILICALE. — La hernie qui se fait par l'ombilic se voit surtout à deux âges de la vie, chez l'enfant dans les deux sexes, et chez la femme adulte, passé la quarantaine. Dans la période intermédiaire on n'en voit guère.

Hernie congénitale. — La hernie *congénitale* présente deux variétés : la *hernie fœtale* et la *hernie embryonnaire*.

La hernie fœtale se fait dans l'intérieur du cordon ombilical en refoulant le péritoine. Elle contient ordinairement l'intestin grêle, plus rarement d'autres viscères, tels que le gros intestin, par exemple. Elle est presque toujours petite, pédiculée et généralement réductible.

Lorsque le cordon tombe, il fait place à une membrane granuleuse, dont la cicatrisation aboutit à la rétraction de l'orifice ombilical. Il en résulte que ces hernies ont tendance à guérir d'elles-mêmes. Aussi leur nombre diminue-t-il passé 2 ou 3 ans.

Un des dangers qu'offre cette hernie, c'est d'être méconnue à la naissance et d'être comprise dans la ligature du cordon. Pareille méprise qui aboutit à l'étranglement de l'intestin et à l'anus contre nature, n'arrivera pas si on a soin de ne lier le cordon qu'à une certaine distance de l'ombilic et après s'être assuré qu'il ne renferme pas de hernie.

En dehors de cet accident, la hernie du cordon est bénigne, ne s'étrangle pour ainsi dire jamais et tend à guérir spontanément pour peu qu'on y aide.

Le mieux est de laisser les choses en état jusqu'à la chute du cordon. A partir de ce moment on refoulera la petite tumeur avec un tampon de coton aseptique, qu'on maintiendra avec une bande d'emplâtre faisant deux fois le tour du corps; on se sert pour cela de diachylon ou d'emplâtre à l'oxyde de zinc. On peut donner plus de précision au bandage en interposant une pièce de monnaie entre le tampon de coton et le bandage.

Ce bandage très simple, facile à fabriquer et dont l'application est à la portée de toutes les mains, n'est pourtant pas sans inconvénients. A la longue, les emplâtres irritent la peau si fragile des nouveau-nés, ils empêchent les ablutions qui jouent un si grand rôle dans la santé des enfants. Aussi doit-on préférer à ces pansements inamovibles et sales, une ceinture en caoutchouc avec pelote à air du genre de celle-ci qui est représentée ici (fig. 132).

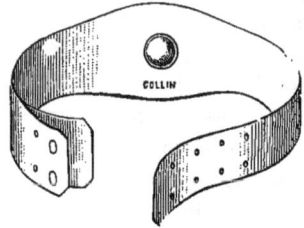

Fig. 132. — Bandage en caoutchouc avec pelote à air pour nouveau-nés.

Enfin, il faut bien le dire, un certain nombre de ces hernies ne guérissent qu'incomplètement. Le sac persiste, et l'intestin sort malgré le port prolongé du bandage. Dans ces cas, il est tout à fait légitime de faire la cure radicale, qui consiste à exciser la cicatrice et à placer 2 ou 3 points sur l'orifice. L'opération ne devra être pratiquée qu'après 3 ou 4 ans. Elle est d'une facilité, d'une bénignité et d'une efficacité remarquables. Dans un but esthétique qui n'est pas absolument négligeable, il peut être indiqué de respecter la cicatrice ombilicale et pour cela aborder le collet du sac par une incision semi-lunaire sus-ombilicale.

La *hernie embryonnaire* est infiniment plus grave que la précédente (fig. 133). Elle est presque toujours volumineuse, plus ou moins irréductible et mate, car elle contient le foie qu'on aperçoit par transparence, à travers l'enveloppe translucide. qui n'est autre que la base démesurément élargie du cordon ombilical. C'est un tissu jaune verdâtre, privé de vaisseaux, tapissé superficiellement par l'amnios qui se continue avec la peau, et profondément par une membrane également privée de vaisseaux qui se continue avec le péritoine. Tous ces tissus privés de vaisseaux sont destinés à se mortifier comme le cordon lui-même et à laisser à leur place une membrane granuleuse qui, à la longue, finit par s'épidermiser et par former une cicatrice étoilée qui attire et fronce la peau du voisinage, ainsi que les aponévroses voisines.

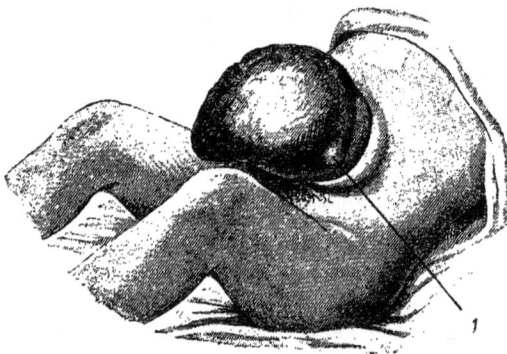

Fig. 133. — Hernie ombilicale embryonnaire. — 1, point d'attache du cordon ombilical sur la tumeur. (Berger, in *Traité de chirurgie*).

En somme, grâce à ce processus qui est absolument le même que celui qui préside à la chute du cordon et à la formation de l'ombilic, cette hernie arrive à se recouvrir de peau ou tout au moins de tissu cicatriciel ; c'est ce qui constitue la guérison naturelle fort incomplète d'ailleurs et toute relative, car la plus grande partie de la hernie persiste (fig. 154). La cause de cette persistance me paraît résider dans l'adhérence de la face convexe du foie aux enveloppes de la hernie. C'est elle qui s'oppose à la réduction complète : c'est elle aussi, à mon avis, qui est la cause de la hernie ou plutôt de l'ectopie des viscères her-niés. En effet, cette adhérence est constante, on la trouve signalée dans presque toutes les observa-tions ; dès lors il devient naturel de penser qu'elle joue un rôle fort important dans la pathogé-nie mal connue de la hernie embryonnaire. Pour mon compte personnel, je pense que le fait initial est une adhérence du foie avec la membrane primitive qui, chez l'embryon forme la paroi de l'abdomen. Plus tard cette membrane est remplacée par la paroi abdominale définitive, c'est-à-dire par la peau, les mus-cles, les aponévroses et le péri-toine. Cette transformation se

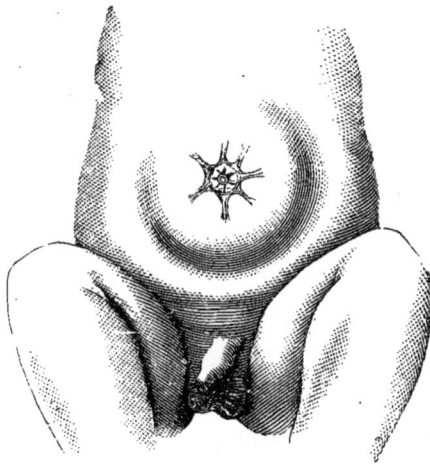

Fig. 154. — Guérison naturelle d'une hernie ombilicale embryonnaire.

fait partout, sauf au niveau de l'adhérence pathologique et les viscères res-tent définitivement ectopiés. Ils n'arrivent à se recouvrir d'épiderme qu'après la naissance et la chute du cordon, d'après le mécanisme que j'ai indiqué.

A côté de cette variété spontanément guérissable, il y a beaucoup d'au-tres malformations ombilicales, incompatibles avec la vie (fentes allant du pubis à l'appendice xyphoïde et au delà, s'accompagnant d'ectopie de la plupart des viscères abdominaux et thoraciques, de fistules intestinales, vésicales, etc.). La plupart de ces monstruosités sont uniquement du ressort de la tératologie.

Enfin, il faut bien savoir que la guérison spontanée des hernies embryon-naires, n'est possible qu'à la condition d'une rigoureuse asepsie. Si les pansements du cordon ne sont pas minutieux, la plaie granuleuse peut être le point de départ d'un érysipèle, voire d'une péritonite. Enfin les enveloppes peuvent tomber ou se rompre en dehors de l'adhérence signalée et la cavité péritonéale se trouver ouverte.

Aussi, pour éviter ces accidents, on a eu depuis longtemps l'idée de pra-tiquer, dès la naissance, la cure radicale de ces hernies avant la mortifica-tion des enveloppes. L'opération est parfaitement légitime et réussit très bien, lorsque la hernie n'est pas de trop gros volume. On excise la mem-brane amorphe qui forme l'enveloppe de la hernie. On ouvre le péritoine et on s'oppose à l'issue de l'intestin. Le foie, comme c'est la règle, adhère-t-il largement aux enveloppes, on respecte cette adhérence et on la réduit après en avoir désinfecté la surface, avec le foie, dans la cavité abdominale. Il ne reste plus qu'à recoudre les différents plans, péritoine, bords de l'orifice aponévrotique souvent très large, et finalement par-dessus le tout, la peau.

Cette opération s'impose lorsque les enveloppes de la hernie ont été rompues pendant l'accouchement. En revanche, on ne l'entreprendra pas si le cordon est déjà tombé et si la tumeur est recouverte d'une couche granuleuse et suppurante ; on attendra alors l'épidermisation complète avant de pratiquer la cure radicale.

Hernie ombilicale infantile. — Tout ce que j'ai dit de la hernie fœtale s'applique également à la hernie infantile. Celle-ci est beaucoup plus fréquente que la première. La hernie se développe au niveau de la cicatrice ombilicale encore fragile dans les mois qui suivent la naissance, sous l'influence de toutes les causes qui contribuent à augmenter la pression abdominale et à affaiblir ses parois : cris, quintes de toux, efforts de miction (phimosis), de défécation (constipation, diarrhée), dilatation de l'estomac et de l'intestin (athrepsie, rachitisme).

Elle est plus fréquente chez les petits garçons (phimosis). Pour son évolution, son pronostic et son traitement, je renvoie à la hernie fœtale. Lorsque le bandage n'a rien donné après 3 ou 4 ans, il faut conseiller la cure radicale.

Hernie ombilicale de l'adulte. — La hernie de l'adulte ne se voit guère que chez les femmes obèses et multipares qui ont franchi la quarantaine. La multiplicité des grossesses joue un rôle indéniable, mais l'obésité est un facteur plus considérable ; toutes deux agissent en dilatant l'abdomen et l'orifice ombilical. Une fois la hernie constituée, les douleurs qu'elle engendre entraînent un état d'impotence et d'inaction qui favorise l'obésité et aggrave ainsi la hernie ; de sorte qu'un cercle vicieux est constitué d'où la malade ne peut sortir que par la cure radicale de sa hernie.

Anatomie chirurgicale. — La hernie ombilicale sert toujours par l'anneau ombilical. Elle sort directement d'arrière en avant et j'avoue ne pas bien comprendre, en dehors des simples hernies graisseuses, l'existence de hernies ombilicales obliques, sortant par le canal de Richet.

Il est peu important de savoir que la hernie se fait par la partie supérieure de l'anneau (ce qui n'a d'ailleurs rien de constant). Il est plus utile de savoir que l'anneau ombilical est rigide, et forme *une bague très épaisse* et solide qui sertit le collet du sac et se prolonge un peu sur lui. Sa solidité lui vient du tassement des fibres aponévrotiques refoulées par la hernie ; cette solidité est une raison pour respecter cet orifice, pour éviter de le débrider inutilement, à plus forte raison de le réséquer quand on fait la cure radicale. *Plus petit sera l'orifice à boucher, et plus facile sera la cure.*

Les muscles grands droits sont nécessairement plus éloignés l'un de l'autre qu'à l'état normal et la ligne blanche est élargie, surtout au-dessus de la hernie. Ces muscles et leurs aponévroses ont bien souvent perdu de leur solidité, les fibres musculaires sont pâles et graisseuses, les muscles sont étalés, les aponévroses sont distendues, affaiblies, éraillées. Quand on recoud ces tissus fragiles, il faut avoir bien soin de ne pas faire des trous trop gros et surtout de ne pas déchirer les aponévroses avec des aiguilles qui accrochent.

Le sac est très mince, il est doublé en dehors d'un peu de graisse, séparée de la graisse sous-cutanée par un plan de clivage. Éviter de procéder à la dissection du sac comme s'il s'agissait d'une hernie inguinale congénitale. Ici il n'y a aucun organe à respecter autour du sac, on peut tailler en pleine graisse. La face interne du sac est ordinairement très irrégulière, elle présente l'aspect réticulé de la face interne des oreillettes du cœur avec leurs piliers et leurs logettes. Elle présente des brides et des cloisons sur lesquelles l'intestin peut s'étrangler. Presque toujours la face interne du sac adhère à l'épiploon. Cette adhérence se fait avec le fond du sac, c'est-à-dire avec la partie la plus ancienne de la hernie, car celle-ci s'agrandit par glissement et distension des parties voisines du pédicule. Au niveau du fond du sac, c'est-à-dire au niveau de la cicatrice ombilicale, la graisse sous-cutanée disparaît et la peau adhère intimement à la hernie. Éviter par conséquent d'aborder le sac à ce niveau ; du premier coup on tomberait sur l'intestin et sur des adhérences épiploïques inextricables.

Symptômes. — Au début, la hernie a un petit volume qui ne dépasse pas celui d'une noisette. Elle déplisse l'ombilic, est formée d'intestin ou d'épiploon et rentre dès qu'on pose le doigt sur elle. A sa suite le doigt s'engage dans un orifice peu dilaté dont il sent le contour fibreux, mince et tranchant. Cette période, où l'opération est d'une simplicité extrême, ne dure malheureusement pas longtemps, ou bien passe facilement inaperçue en raison de l'absence de troubles.

Au bout d'un temps que les malades ne peuvent généralement pas préciser, la tumeur contracte des adhérences, et, dès lors, devient douloureuse. Tout d'abord ce n'est qu'un petit bout d'épiploon qui reste dans le sac, mais bientôt ce sont des portions de plus en plus considérables ; si bien qu'en quelques années, la tumeur dissimulée par l'énorme couche adipeuse de ces malades, mais facile à apprécier à la palpation, finit par acquérir le volume d'un poing, voire de deux poings d'adulte. Dès lors les troubles fonctionnels deviennent de plus en plus considérables, ce sont des coliques, des tiraillements douloureux au creux épigastrique, dans les côtés, dans les reins, une impossibilité de plus en plus complète de se livrer à aucun effort. Enfin la période des complications arrive.

Complications. — Aucune hernie n'est plus sujette que l'ombilicale aux complications graves ou légères des hernies. Toutes ces complications sont ou bien des *variétés* d'étranglement comme l'épiploïte qui est le type de l'inflammation herniaire avec rougeur, œdème de la peau, douleur vive, contrastant avec un état général excellent et une circulation intestinale à peine altérée, ou bien des *degrés* dans l'étranglement comme ce qu'on appelle engouement de la hernie. D'ordinaire ces accidents se calment spontanément après quelques jours de repos, de glace ou de pansements humides auxquels on joint un purgatif ou mieux un bon lavement ; mais d'autres fois les choses ne tournent pas aussi avantageusement ; à la suite de l'épiploon une anse d'intestin s'engage dans la hernie, ou bien l'anse qui était modérément serrée s'étrangle tout à fait et dès lors les choses marchent très vite ; malgré le coussinet épiploïque la gangrène n'est pas rare et en tout cas les malades épuisés, intoxiqués par la stercorémie, meurent sou-

vent malgré une kélotomie des mieux conduites. Aussi, toutes les fois qu'on
a lieu de supposer qu'une anse intestinale est prise dans la hernie, il ne faut
avoir de tranquillité que lorsque cette anse est rentrée; que si elle ne
rentre pas, ou bien si elle ressort presque aussitôt, le mieux est de faire
d'emblée la kélotomie. Dans les circonstances opposées, si l'intestin se
laisse réduire, si le malade en éprouve un soulagement marqué, et surtout
si, à la suite, il a une bonne selle, il vaudra mieux attendre la fin de la crise
et opérer *à froid*, avec un intestin moins ballonné, un ventre plus souple,
une peau mieux désinfectée, un malade plus résistant. On profitera de la
convalescence pour nettoyer le tube digestif et commencer une *cure d'amaigrissement* qui sera très profitable au malade à tous les points de vue, et
notamment au point de vue de la récidive.

Diagnostic. — Il n'est délicat que lorsqu'il s'agit d'une pointe de
hernie et que celle-ci est constituée par un bout d'épiploon irréductible
qu'on peut confondre avec le noyau cicatriciel de l'ombilic.

Plus tard, le diagnostic ne présente aucune difficulté. Lorsque la hernie
est volumineuse, irréductible, douloureuse, on ne discutera pas indéfiniment
sur la nature exacte des accidents et, pour peu que la circulation intestinale
soit interrompue, on traitera d'emblée la tumeur comme une hernie
étranglée.

Pronostic. Évolution. — La hernie ombilicale est une des plus
graves; c'est certainement la plus douloureuse, c'est la plus rebelle au traitement non radical. Livrées à elles-mêmes, bon nombre de ces hernies
finissent par entraîner la mort par étranglement. Lorsqu'elles ne menacent
pas directement l'existence, elles la rendent insupportable par les douleurs
qu'elles occasionnent et par l'impotence qu'elles entraînent.

Traitement palliatif. — **Bandages.** — Le traitement par le bandage est purement palliatif chez l'adulte; on ne peut signaler à son actif
aucune guérison. Tout au plus s'oppose-t-il dans une certaine mesure à l'accroissement démesuré de
la hernie. Et encore! Le
bandage glisse, passe par-
dessus, blesse le malade.
Quelle fixité peut-il bien
avoir sur le ventre ballot-
tant d'une femme obèse?
Comment la pelote peut-
elle refouler efficacement
la hernie à travers six

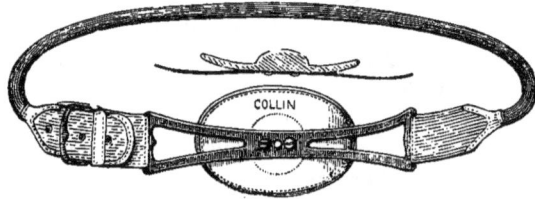

Fig. 135. — Bandage de Dolbeau.

centimètres de graisse? Le doigt lui-même est impuissant à maintenir la
hernie, la pelote qui est inconsciente serait-elle donc plus habile?

Quand la hernie est irréductible, et elle le devient vite, c'est pire encore.
Il ne reste plus comme ressource que les pelotes concaves (fig. 135), les
suspensoirs et besaces retenues par des bretelles et des sous-cuisses.

Et pourtant combien peu de malades sont assez confiantes dans la
chirurgie pour quitter cette sorte de harnais inutile et incommode, pour
accepter la cure radicale! C'est que celle-ci est encore chargée des méfaits

de la période pré-antiseptique, elle reste grave encore entre des mains peu expérimentées, entre les mains surtout qui ne sont pas rompues à la pratique de l'asepsie. Apprenons donc à faire l'opération d'une façon impeccable, afin de mériter la confiance des malades et afin de pouvoir leur communiquer la conviction qui nous anime.

Cure radicale. — Pratiquée au début, la cure radicale est d'une simplicité remarquable. Il faut cependant tenir compte que l'épaisseur de la graisse sous-cutanée constitue toujours une condition défavorable. L'opération consiste à aborder la tumeur par le collet, à exciser ce dernier et à pratiquer ensuite de solides sutures. Je vais à dessein choisir comme type de ma description un cas de tumeur irréductible et d'un très gros volume chez une femme fortement obèse.

Soit, par exemple, une hernie du volume du poing, contenant de l'intestin et des masses épiploïques adhérentes au fond du sac. Si on aborde celui-ci par le fond, on se perd dans des adhérences inextricables, on y passe un temps précieux et, une fois ce travail terminé, c'est à peine si on a accompli la moitié, je devrais dire le quart de sa besogne, car il reste encore à réséquer le sac, à aviver la paroi musculo-aponévrotique et, enfin, à recoudre le tout d'une façon très solide.

Si, au contraire, on aborde la tumeur par le collet, si on ouvre le sac à ce niveau, si on lie d'abord l'épiploon adhérent et qu'on résèque ensuite d'un seul bloc cet épiploon, le sac, et la peau qui le recouvre, on pourra accomplir ce premier temps en une vingtaine de minutes et il ne restera plus qu'à recoudre. Donc :

1er temps. — *Incision elliptique verticale ou mieux horizontale, dépassant largement les limites de la tumeur.*

2e temps. — *Section jusqu'à l'aponévrose de la graisse* épaisse de 5 à 6 centimètres d'ordinaire, en se tenant aux côtés du sac que l'on voit avec un peu d'attention et qui se dissèque assez facilement. — Inutile d'ailleurs de suivre de près le sac sur ses parties latérales, il suffit de l'atteindre au niveau de son pédicule.

3e temps. — *Libération du pédicule*. — Pour cela, si le pédicule n'est pas déjà découvert, il suffit de racler avec une compresse l'aponévrose en se dirigeant vers le pédicule ; ce dernier ne tarde pas à apparaître.

4e temps. — *Section du pédicule* avec les ciseaux ou la pointe du bistouri sur toute l'étendue de la circonférence.

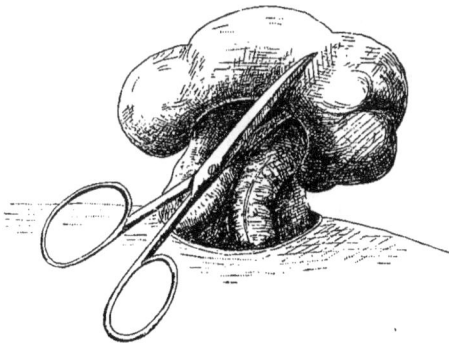

Fig. 136. — Manière de sectionner le collet après avoir ouvert le péritoine à son niveau.

5e temps. — *Section du sac suivant un de ses méridiens du collet vers le fond* aux ciseaux ou simplement par déchirement (fig. 136). Immédiatement on voit sortir l'épiploon et l'intestin. Ce dernier est aussitôt refoulé avec une compresse.

6ᵉ temps. — *Ligature de l'épiploon par petits paquets.* Éviter les ligatures en chaîne dont on confond inévitablement les fils; ne pas faire de trop gros pédicules; éviter de poser la ligature trop près du côlon transverse; couper à un bon centimètre du fil; éviter de faire un gros moignon difficile à réduire sans débridement de l'orifice ombilical.

7ᵉ temps. — *Ablation d'un seul bloc* de l'épiploon, du sac, et de la peau correspondante.

8ᵉ temps. — *Dénudation soignée de l'aponévrose abdominale,* tout autour de l'orifice aponévrotique.

9ᵉ temps. — *Suture soignée des bords de l'orifice.* C'est ici que l'imagination des opérateurs se donne libre carrière; chacun ayant sa manière de suturer l'orifice; les uns ne faisant qu'un seul plan transversal (ou longitudinal) : mais la plupart ayant reconnu la nécessité de multiplier les plans de suture en soutenant les premiers par d'autres passés à la Lambert à travers l'aponévrose. Par ces plans superposés, on rapproche ainsi les bords des gaines des muscles droits, soit en ouvrant cette gaine (Quénu), soit en se contentant d'en suturer les bords sans l'ouvrir. Signalons également la *résection* de la zone ombilicale, de façon à ouvrir de chaque côté la gaine des muscles droits et à reconstituer la paroi plan par plan comme dans une laparotomie ordinaire (fig. 137).

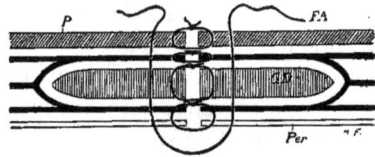

Fig. 137. — Suture plan par plan, après excision de la région ombilicale, avec FA fil d'argent de soutien (Guibé).

Signalons aussi la superposition des deux bords de l'orifice dont on croise les bords à la façon d'une redingote (fig. 138) (Procédé personnel).

Que faire au milieu de tant de procédés? Après en avoir exécuté un grand nombre, après en avoir inventé un, je crois que les plus simples sont les meilleurs et que le résultat final dépend beaucoup plus du soin avec lequel chaque procédé a été exécuté que de la complexité et de l'ingéniosité de ce procédé. Avoir soin de sacrifier le moins possible d'étoffe (celle-ci fait toujours défaut en

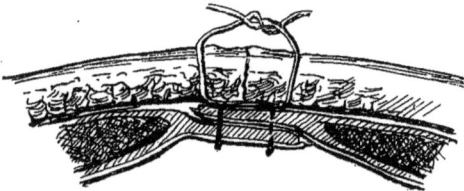

Fig. 138. — Superposition des muscles droits (schéma).

cas de grosse hernie ombilicale) et pour cela rejeter les larges résections de la zone ombilicale. Avoir soin de faire des sutures nombreuses avec des aiguilles n'accrochant pas, c'est-à-dire ne déchirant pas l'aponévrose qu'on veut recoudre. Multiplier les plans de façon à soulager les rangées de sutures les unes par les autres. Faire un plan de suture pour la graisse sous-cutanée, de façon à éviter les espaces morts. N'avoir pas de suppuration, enfin, tel est le secret, un peu long je l'avoue, pour obtenir une bonne cure radicale.

J'insiste seulement sur la supériorité du procédé qui consiste à suturer l'orifice ombilical de *haut en bas.* De cette façon, on n'a pas besoin de rapprocher les bords des muscles droits; ceux-ci restent écartés, mais cela n'a aucune importance.

En résumé, je conseille :

1º Incision elliptique de la peau à grand axe horizontal;

2º Aborder le collet du sac, l'ouvrir, lier l'épiploon et réséquer en bloc le sac, l'épiploon et la peau;

3º Suturer à la soie fine et à points séparés l'anneau ombilical respecté le plus possible, de haut en bas, et non point transversalement;

4º Suture de la graisse sous-cutanée;

5º Suture de la peau, au fil de lin.

J'ajouterai qu'il me paraît indispensable de préparer la cure en diminuant le volume du ventre par la diète et les laxatifs, et de n'opérer qu'une paroi bien souple. Après l'opération, un repos d'un mois au lit ou sur une chaise longue me paraît indispensable.

Enfin j'insiste sur la solidité que doit avoir le pansement et sur l'utilité qu'il y a à renforcer le bandage de corps habituel avec de vigoureux tours de bande. Plus tard, une fois guérie, la malade portera une large ceinture ventrière.

Valeur de la cure radicale. — C'est une excellente opération à la condition qu'on en ait bien exécuté le programme, et qu'il n'y ait pas eu de suppuration. La récidive est rare dans ces conditions; elle est au contraire la règle si toutes ces conditions n'ont pas été minutieusement observées. La cure radicale de la hernie ombilicale est donc une opération délicate. Je dois ajouter que la large ouverture du péritoine, qui est dans l'essence même de la cure, est de nature à interdire cette opération à quiconque n'est pas coutumier d'une rigoureuse asepsie.

Étranglement des hernies ombilicales. — Rien n'est fréquent, ainsi que je l'ai dit plus haut, comme les complications des hernies ombilicales. Presque toutes celles-ci (engouement, épiploïte) sont des variétés d'étranglement; presque toutes aboutissent avec le temps, si on les laisse évoluer, à l'étranglement véritable. Aussi la règle, quand une hernie ombilicale devient irréductible et douloureuse, avec suspension de la circulation intestinale, la règle, dis-je, est de la rentrer au plus vite. La réduction de l'intestin seul sans l'épiploon suffit pour procurer au malade un soulagement très considérable; les vomissements s'arrêtent, la débâcle ne tarde pas à survenir. La masse épiploïque qui reste est encore douloureuse. Calmez cette douleur, toute locale, par des applications de glace. Faites laver avec soin chaque jour la région, maintenez la malade à la diète et au bout de huit jours faites à froid la cure radicale. Voilà d'excellente besogne.

Que si l'étranglement est déjà serré, la hernie très tendue est irréductible; faites d'emblée la kélotomie suivant les mêmes règles que la cure radicale. Abordez le sac par le collet. Ouvrez-le à ce niveau. *Débridez sur la ligne blanche*, soit en haut, soit en bas. Attirez votre intestin, inspectez-le bien, traitez-le suivant les règles ordinaires et terminez par la résection épiploïque (très importante) et enfin par une suture soignée mais très simple des bords de l'orifice.

Pratiquée suivant ces règles, la kélotomie devient très bénigne, son

pronostic est bon si l'état général du sujet est bon lui-même. Ainsi disparaissent les difficultés sur lesquelles les auteurs insistent, sac épiploïque,
étranglement dans le sac sur une bride, volvulus, etc.... En fendant largement le sac du collet vers le fond, tout devient évident à la vue et partant
facile à traiter. En un mot, la kélotomie de la hernie ombilicale a largement
profité de la chirurgie à ciel ouvert.   *SAVARIAUD.*

HERNIES RARES. — Les hernies rares, *obturatrices, ventrales, lombaires,*
ischiatiques, périnéales, diaphragmatiques, n'offrent en général aucun
intérêt pour le praticien qui a les plus grandes chances de n'en observer
aucun cas durant sa vie entière. De plus, les symptômes de quelques-unes
sont parfois tellement vagues ou anormaux, qu'il y a les plus grandes
chances pour que le diagnostic ne soit pas fait pendant la vie du malade.

Une hernie obturatrice pourrait et devrait être diagnostiquée si elle sou-
levait les muscles adducteurs et venait faire saillie à la racine de la cuisse,
au niveau du pectiné. Une douleur névralgique le long du nerf obturateur
servirait de contrôle à ce diagnostic. Mais, dans la moitié des cas, la hernie
obturatrice ne fait aucune saillie visible et le plus souvent ne donne lieu à
des accidents que lorsqu'elle vient à s'étrangler.

Si sur un malade en proie à l'occlusion intestinale on constatait les symptômes plus haut désignés, avec point douloureux au niveau du pectiné, et
contracture des adducteurs, il faudrait faire le diagnostic de hernie obturatrice étranglée et inciser sur la tumeur : on débriderait prudemment le
plus possible à ciel ouvert, après section en travers du muscle pectiné, car
les vaisseaux obturateurs peuvent occuper un point très variable par rapport au pédicule de la hernie, et il importe de voir ce que l'on fait.

Mais le plus souvent la cause des accidents échappe et on porte le diagnostic d'occlusion interne. Ce diagnostic peut mener à un traitement utile
si on fait la laparotomie. L'ouverture du ventre conduit en effet sur l'obstacle; celui-ci découvert, la position déclive permettrait de vider l'excavation pelvienne, de débrider et de réduire de l'intérieur, cette voie serait
même plus clairvoyante que la voie externe.

Mêmes réflexions à propos de la hernie *diaphragmatique*. Celle-ci lorsqu'elle est congénitale n'est presque jamais diagnostiquée pendant la vie. A
l'état d'étranglement, elle est parfois diagnostiquée, au cours d'une laparotomie. Je crois que, dans ce cas, la résection ou mieux la simple section du
rebord costal permettrait d'opérer par la voie péritonéale. Si on ne pouvait
y réussir, il serait indiqué d'aborder la tumeur par la voie thoracique,
après résection des côtes. Après réduction, il faudrait oblitérer du mieux
possible l'orifice du diaphragme.

Lorsque la hernie succède à un coup de couteau, le diagnostic est plus
facile. On doit, dans ce cas, opérer par la voie transcostale.

Les hernies *ventrales* succèdent presque toujours à des plaies par coup
de couteau; je renvoie pour cette variété-là au chapitre suivant. Lorsque
ces hernies succèdent à une rupture musculaire sans lésions des téguments,
le diagnostic n'est généralement pas fait parce qu'on n'y pense pas. Ce diagnostic est à peu près impossible si la tumeur est irréductible. Elle simule

alors un fibrome des parois abdominales. Lorsque la tumeur est sonore et réductible avec gargouillement, le diagnostic s'impose. Ces hernies sont parfaitement justiciables de la cure radicale.   *SAVARIAUD.*

HERNIES DU NOUVEAU-NÉ. — V. NOUVEAU-NÉ (PATHOLOGIE).

HERNIES DES DIFFÉRENTS ORGANES. — V. ces organes : CERVEAU, POUMON, VESSIE, etc.

HÉROÏNE. — V. OPIUM.

HÉROÏNOMANIE. — V. MORPHINOMANIE.

HERPÈS. — La dénomination purement morphologique d'*herpès* s'applique actuellement à une éruption composée de vésicules arrondies, assez volumineuses, groupées en nombre variable sur une base érythémateuse et congestive.

On doit retrancher de ce groupe l'herpès circiné, de nature trichophytique, et l'herpès iris, de Bateman, qui n'est qu'une forme de l'érythème polymorphe.

Symptômes. — L'herpès peut atteindre la peau ou les muqueuses.

L'*herpès de la peau*, parfois précédé de quelques prodromes fébriles, débute par des sensations diverses de prurit, de tension, de brûlure, etc. ; bientôt la peau rougit et se tuméfie par places : c'est la phase congestive initiale de Fournier, le *stade pré-éruptif* de Besnier.

Bientôt, sur ces taches rouges apparaissent des vésicules qui finissent par acquérir le volume d'une tête d'épingle et même celui d'un petit pois. Régulières, arrondies, remplies d'un liquide transparent, ces vésicules forment des groupes de dimensions, d'aspect et de nombre variables ; parfois des vésicules isolées, cerclées d'une auréole rouge, séparent les groupes herpétiques (*stade d'éruption* de Besnier, de vésiculation de Fournier).

Les vésicules deviennent louches et opaques, puis s'affaissent, se dessèchent et donnent naissance à des croûtelles jaunes ou brunâtres assez adhérentes.

Enfin, dans un *stade post-éruptif*, les croûtes se détachent au bout de quelques jours, ne laissant qu'une macule brunâtre éphémère. Il est rare que les vésicules suppurent.

La durée totale de l'éruption est, en moyenne, d'une ou deux semaines.

L'*herpès des muqueuses* diffère un peu de l'herpès cutané. L'épithélium atteint, étant humide, macère rapidement : la vésicule est éphémère ; elle est vite remplacée par une sorte de pellicule blanchâtre entourée d'une zone rouge. La lésion prend un aspect muco-membraneux, surtout à la gorge où elle constitue l'angine couenneuse, et à la vulve. La pellicule, en se détachant, découvre une érosion. Par leur coalescence, les érosions forment une lésion assez étendue, à contours polycycliques ; puis les tissus se réparent, sans qu'il se forme de croûtelles.

Ainsi constituée, l'éruption herpétique est un symptôme qui s'observe dans les états morbides les plus divers.

L'herpès peut survenir au début, au cours ou à la fin d'une infection définie. L'*herpès symptomatique* ou *herpès fébrile* est d'ordinaire *para-muqueux :* il siège autour des orifices muqueux, surtout autour des lèvres (*herpes labialis*) ou des narines (*herpes nasalis*); il intéresse aussi les régions génitales, glande, prépuce, vulve et l'anus. Les groupes de vésicules sont rares et formés de peu d'éléments. Ceux-ci évoluent vite et se dessèchent sans suppurer.

Le type de cet herpès fébrile est celui de la pneumonie, symptôme de bon augure. On l'observe aussi dans la méningite cérébro-spinale, dont il est un signe constant et presque caractéristique. L'herpès fébrile existe encore dans l'embarras gastrique, dans la fièvre typhoïde et dans les états infectieux qui leur sont intermédiaires. Il complique aussi la fièvre inter-mittente.

Il résulte parfois d'une auto-intoxication : l'herpès cataménial, qui sur-vient chez certaines femmes à l'époque menstruelle, en est, pour Gaucher, un exemple.

Mais l'herpès peut être indépendant de toute autre affection.

Dans la *fièvre herpétique*, en effet, un état fébrile plus ou moins accentué et une éruption abondante d'herpès semblent constituer toute la ma-ladie.

Après deux ou trois jours de phénomènes généraux prodromiques, parfois graves, l'herpès apparaît, disséminé sur tout le tégument, mais surtout à la face et sur les muqueuses; quand il atteint la gorge, il constitue l'*angine herpétique*. Les vésicules évoluent comme d'habitude.

Cette fièvre herpétique est bénigne. Certains auteurs, relevant entre la fièvre herpétique et les fièvres éruptives de réelles oppositions, hésitent à faire, de la première, une entité morbide analogue aux secondes.

Une autre forme d'herpès, par sa topographie, son allure clinique et sa pathogénie assez particulières, constitue une affection particulière, l'*herpès zoster* ou *zona* (V. Zona).

L'*herpès des organes génitaux*, primitif ou secondaire, présentant souvent des caractères particuliers, mérite une description spéciale. Il peut succéder aux premiers rapports sexuels, aux coïts répétés; on l'attribue parfois à l'action d'écoulements blennorragiques ou leucorrhéiques. Il serait parfois contagieux; en tout cas, le contage n'a prise, d'après Gaucher, que sur des téguments préparés à les recevoir, par la diathèse arthritique.

Chez l'homme, l'herpès génital, presque toujours discret, siège d'ordi-naire au prépuce, rarement au gland ou à la peau de la verge; un peu de prurit ou de cuisson précède et accompagne l'éruption dont la durée est courte.

Chez la femme, l'herpès génital, moins fréquent que chez l'homme, siège sur la face interne des grandes lèvres, les petites lèvres et le clitoris; il est souvent assez discret. Mais parfois l'éruption vésiculeuse est intense et con-fluente. Après quelques phénomènes généraux prémonitoires, les grandes et les petites lèvres rougissent, se tuméfient et deviennent fort doulou-reuses; des vésicules abondantes, en groupes circonscrits ou en nappes diffuses, éclosent sur la face externe des grandes lèvres, la région voisine des cuisses, la rainure interfessière et la marge de l'anus; à leur niveau, l'épiderme macère et forme des pellicules blanchâtres, d'aspect pseudo-membraneux, à contours sinueux, plissés et festonnés, à surface irrégulière, allongées sur les grandes lèvres et disposées, à la marge de l'anus, selon les plis radiés.

Les douleurs, brûlures, cuissons, assez violentes, empêchent souvent la marche; un écoulement muco-purulent et très fétide accompagne l'éruption. Les ganglions inguinaux deviennent gros et douloureux.

Au bout de quelques jours, les pellicules pseudo-membraneuses se détachent spontanément et découvrent des ulcérations petites et rondes, ou larges et polycycliques, ou fort grandes, ovalaires et irrégulières, et bordées d'un liséré rouge carmin. Les ulcérations se cicatrisent assez vite; mais la malpropreté prolonge leur durée.

Parfois la peau, en se cicatrisant, subit une sorte d'hypertrophie et forme une plaque saillante dont l'aspect rappelle la plaque muqueuse syphilitique (Legendre, Bruneau).

L'herpès génital récidive souvent avec une ténacité désespérante. Cet *herpès récidivant génital* est en général peu intense. Ses poussées surviennent après chaque coït, surtout lorsque les coïts ont lieu avec des femmes différentes; les malades qui en sont atteints en sont souvent très affectés. L'herpès récidivant accompagne parfois d'autres affections vénériennes, mais il est inexact, comme l'ont affirmé Diday et Doyon, qu'il en soit toujours la conséquence.

L'herpès récidivant n'est pas spécial à la région génitale. Certaines femmes en ont une éruption, soit à la bouche, soit aux organes génitaux, presque à chaque période menstruelle. Fournier a décrit chez les syphilitiques un *herpès récidivant buccal*, qui apparaît surtout sur les parties latérales de la langue pendant les premières années de la maladie; il en impose toujours pour de véritables manifestations spécifiques.

On a observé aussi l'herpès récidivant aux lèvres ou en divers autres points du corps.

L'herpès génital est parfois accompagné de douleurs très vives; aussi Mauriac a-t-il décrit un *herpès névralgique*, qui n'est peut-être, d'après Gaucher, qu'un zona partiel.

Pathogénie. — L'intervention du système nerveux dans la genèse de certains herpès semble d'ailleurs indéniable.

. L. Jacquet, relatant une partie de son auto-observation, a montré qu'à trois reprises consécutives une excitation violente de deux régions riches en nerfs, le conduit auditif externe et la gencive, a provoqué un ébranlement dynamique multiforme dont l'un des aboutissants a été l'herpès du côté lésé. Darier rapporte beaucoup d'herpès récidivants du nez, des lèvres, etc., à une irritation chronique des cavités voisines, caries dentaires, gingivites, rhino-pharyngites, otites, sinusites, etc.

Ravaut et Darré, examinant le liquide céphalo-rachidien de nombreux malades atteints de différentes variétés d'herpès génital, y ont constaté, dans la plupart des cas, comme dans le zona, la présence d'éléments cellulaires, d'autant plus nombreux que l'éruption était plus récente et plus étendue.

Ces divers éléments permettent d'attribuer à l'herpès une origine nerveuse.

On voit que certains caractères rapprochent l'herpès du zona ; cependant ceux-ci diffèrent l'un de l'autre par leur évolution, la profondeur de leurs lésions, leur gravité respective.

L'on ne peut encore préciser le lien qui unit les différentes variétés d'herpès.

En résumé, la plupart des auteurs considèrent cette dermatose comme un accident surajouté à un certain nombre d'affections générales ou locales, plus souvent d'états infectieux et provoqué par un fonctionnement défectueux du système nerveux. Quant à sa nature parasitaire et contagieuse, ni les faits cliniques, ni les tentatives d'inoculation n'ont pu la démontrer.

Diagnostic. — Le diagnostic de l'*herpès cutané* est en général très facile : les vésicules arrondies, transparentes, plus ou moins volumineuses, réunies en groupes circulaires ou ovalaires, dans les régions de prédilection, prêtent rarement à confusion.

Les vésicules de l'*eczéma* sont plus petites, plus nombreuses, plus éphémères encore que celles de l'herpès ; elles sont confluentes. L'éruption eczémateuse s'accompagne d'un suintement abondant, de démangeaisons intenses, sa durée n'est nullement comparable à celle de l'herpès.

Dans l'*érysipèle vésiculeux*, les vésicules recouvrent des plaques rouges ou jaune chamois, saillantes, limitées par un bourrelet caractéristique ; il existe des adénopathies ; la fièvre est vive.

L'*hydroa* apparaît souvent, comme l'herpès, autour de la bouche ; mais l'élément éruptif est une bulle et non une vésicule ; il existe, la plupart du temps, en outre de l'éruption péri-buccale, des éruptions bulleuses sur d'autres points du corps, dos des mains, cou, oreilles.

L'herpès cutané disséminé, éruption de la fièvre herpétique, ne peut être confondu avec la *varicelle*, dont l'éruption est généralisée et dont les vésicules sont isolées et non groupées.

L'*angine herpétique*, qui peut exister seule, doit être distinguée de l'*angine diphtérique*. Les éléments de ce diagnostic sont exposés en détail aux articles ANGINE HERPÉTIQUE et ANGINE DIPHTÉRIQUE.

L'*herpès génital* est souvent d'un diagnostic malaisé. On éprouve quelque peine, surtout quand il est solitaire (*herpès chancriforme* de Ricord), à le distinguer du *chancre syphilitique*. Cependant les érosions herpétiques sont plus petites, plus superficielles que le chancre spécifique. Elles reposent sur une base souple, le chancre sur une base indurée. Elles sont légèrement douloureuses ou tout au moins pruritiques ; le chancre est indolore. Si on les presse entre les doigts, on en fait sourdre une goutte de sérosité ; la lésion primaire est sèche. Enfin, tandis que l'herpès disparaît en quelques jours, le chancre induré ne fait qu'accentuer ses caractères. L'adénopathie syphilitique, dure, multiple, indolente, en pléiade, ne ressemble pas à celle de l'herpès, rare, molle et douloureuse.

Certains herpès vulvaires et péri-vulvaires tendent à devenir papuleux, végétants, au lieu de se cicatriser sans vestiges ; ils simulent assez bien les *plaques muqueuses*. En reconstituant l'histoire complète du malade, le médecin évitera cette erreur; d'ailleurs les plaques muqueuses sont peu suintantes, presque indolentes et ne sont pas, comme les ulcérations herpétiques, le siège de douleurs et de démangeaisons.

Le *chancre mou* progresse rapidement; il a bientôt un aspect typique, avec ses bords à pic, déchiquetés, décollés, son fond pultacé, sa suppuration abondante dans laquelle on retrouve des fibres élastiques, indices certains d'une lésion profonde. Un bubon suppuré l'accompagne le plus souvent. En cas de doute, on recourt à l'inoculation, toujours positive dans le chancre mou, ou à l'examen bactériologique, qui, dans cette ulcération, met en évidence le bacille de Ducrey.

Les *fissures traumatiques* qui se produisent pendant le coït occupent le filet ou le sillon balano-préputial chez l'homme, l'orifice vulvaire chez la femme. Elles sont allongées et linéaires, et non arrondies comme les ulcérations herpétiques.

Traitement. — *a*) L'*herpès cutané* ne nécessite aucun traitement. On doit seulement protéger la peau de tout contact rude et s'abstenir de tout topique irritant. Quelques lotions émollientes et adoucissantes, l'application d'un corps gras, vaseline, glycérine, axonge, de poudres inertes, amidon et surtout talc, calmeront les légers malaises que cause l'éruption. Quand la réaction inflammatoire locale est excessive, le liniment oléo-calcaire est, d'après du Castel, un excellent calmant.

Pour faire avorter l'herpès labial, Leloir conseillait d'appliquer sur les parties atteintes, dès la première rougeur, un tampon d'ouate hydrophile imbibé d'une solution alcoolique de thymol au 100e, de résorcine, de tanin au 50e, d'acide phénique au 25e ou d'alcool à 90°. Le tampon, renouvelé plusieurs fois par jour, est recouvert d'un taffetas gommé.

b) Quand à l'herpès sont associés des phénomènes généraux notables, comme dans la *fièvre herpétique*, il faut, en outre du traitement local, prescrire au malade un purgatif salin et du sulfate de quinine.

c) L'*angine herpétique* doit être traitée par des gargarismes antiseptiques à l'eau phéniquée, au thymol, à l'eau oxygénée, au chlorate de potasse, des attouchements au jus de citron, etc. (V. ANGINE HERPÉTIQUE).

d) L'*herpès génital* discret réclame, d'après Brocq, les pansements biquotidiens, qui comprennent :

1° Une lotion soit avec de l'eau blanche coupée d'eau, soit avec du sulfate de zinc au 50e, de l'eau de Labarraque, de la décoction de ratanhia, de tanin, etc.;

2° L'application d'une poudre inerte quelconque renfermant de l'oxyde de zinc, du sous-nitrate ou du carbonate de bismuth porphyrisés, de l'amidon, du talc et, suivant les cas, un peu de tanin (de 1/100e à 1/20e);

3° L'interposition aux plis cutanés d'un linge en toile fine et usée.

Selon Gaucher, le meilleur traitement est l'application d'un mélange, à parties égales ou en proportions variables, de poudre d'amidon et de poudre d'alun.

Si ce moyen ne suffit pas, on peut badigeonner la région malade avec une solution faible de nitrate d'argent, au 150e ou au 120e, par exemple.

Contre l'*herpès génital confluent*, il faut employer des topiques émollients,

compresses imbibées d'une solution boriquée saturée, cataplasmes de
fécule, lotions d'eau de têtes de camomille et de têtes de pavots, bains de
siège émollients, puis une poudre inerte, de la vaseline, du cold-cream, ou
de l'axonge fraîche, suivant la tolérance du malade ; plus tard, la pommade
à l'oxyde de zinc et au sous-nitrate de bismuth, avec ou sans acide borique,
activera la guérison. Souvent le malade, dont l'herpès gêne la marche, devra
garder le repos.

L'*herpès génital récidivant* est souvent d'une ténacité désespérante. Brocq
conseille d'essayer de tanner la peau des régions atteintes par des lotions
astringentes bi-quotidiennes, par des lotions avec de l'eau aussi chaude
qu'on pourra la supporter, par des solutions de sulfate de zinc, de sulfate
de cuivre, de sublimé, de nitrate d'argent ; par des applications de poudres
sèches et d'ouate, etc. ; des cautérisations énergiques et répétées avec le
crayon de nitrate d'argent ont parfois réussi.

Contre l'éréthisme nerveux, parfois si prononcé, on prescrira les lavements laudanisés, les médicaments sédatifs, préparations opiacées, valéria-
nate d'ammoniaque, bromures, voire même, mais avec la plus grande précaution, quelques injections de morphine.

Des soins minutieux de propreté devront être pris après chaque rapport
sexuel. S'il existe un phimosis, on pratiquera la circoncision.

On évitera les fatigues et les excès de toutes sortes.

On traitera, enfin, l'état général : aux sujets lymphatiques, on prescrira
l'huile de foie de morue, les préparations phosphorées ou phosphatées, les
eaux sulfureuses ou chlorurées ; aux arthritiques, les alcalins, les eaux bicar-
bonatées sodiques ou alcalines.

Doyon, enfin, a constaté d'assez nombreuses guérisons à la suite d'une ou
plusieurs saisons aux stations thermales d'Uriage. Les eaux de Saint-Gervais,
de Luchon, de Schinznach, sont également efficaces contre l'éruption
herpétique.   *FERNAND TRÉMOLIÈRES.*

HIDROSADÉNITES. — Ce nom a été appliqué à diverses affections siégeant
sur les membres, le mamelon, la région génitale, et supposées avoir leur
siège dans les glandes sudoripares [*hidrosadénites suppuratives disséminées*
de Politzer, c'est-à-dire *tuberculides nécrotiques* : V. Peau (Tuberculose), etc.],
mais surtout aux *abcès tubéreux* de l'aisselle [V. Aisselle (Phlegmons et abcès)].
Depuis Verneuil, en effet, on les considère comme dus à l'inflammation
des glandes sudoripares. Cette opinion n'a jamais été vérifiée (Thibierge) et
il semble bien qu'il s'agisse seulement d'un impétigo de Bockhart de la
région, de *folliculites* (v. c. m.) pilo-sébacées. En effet, bien qu'on donne
pour caractère aux tumeurs abcédées de n'être point traversées par un poil,
beaucoup de pustules verdâtres, de papulo-pustules en coupole, suppurées au centre, sont péripilaires. Les abcès tubéreux classiques débutent
par une induration sous-cutanée mobile, peu douloureuse à la palpation,
mais douloureuse à la pression entre deux doigts ; elle augmente,
adhère à la peau, rougit, devient une saillie régulière et lisse. La résolution
peut se faire, après une durée plus ou moins longue ; plus souvent la petite
tumeur suppure, et s'ouvre vers le 10ᵉ ou 12ᵉ jour ; sa cicatrisation est

rapide. Mais d'autres foyers se forment alentour, parfois réunis en placards indurés, et les lésions successives augmentent la durée de l'affection qui peut aussi persister des semaines et des mois. Il se produit souvent des récidives chaque été.

Les causes en sont locales (sueur, malpropreté, gale et son traitement, applications irritantes, etc.), ou générales (V. Folliculites).

Le *traitement*, pendant la période d'acuité, comporte les pansements humides ou les cataplasmes de fécule refroidis, arrosés d'alcool camphré ou boriqué; l'épilation est utile; parfois les pâtes de zinc. Plus tard, il est bon d'aseptiser la région et de la sécher par des applications de poudres minérales (talc). Enfin, dans certains cas, il importe de traiter l'état général. Darier a vu « la levure de bière faire merveille, même dans des cas d'une durée déjà prolongée ».   *M. SÉE.*

HIPPUS. — V. Pupille.

HOMICIDE. — V. Expertises médico-légales.

HONORAIRES MÉDICAUX. — Il faut envisager successivement :

A) Les *honoraires dans la clientèle privée*;

B) Les *honoraires payés aux médecins experts* [justice criminelle, accidents du travail (v. ci-après), expertises au civil (V. Expertises médico-légales)].

A) **Les honoraires dans la clientèle privée.** — Toute personne qui exerce légalement la médecine a droit à des honoraires. Ces honoraires sont fixés par une entente préalable entre le médecin et son client. Celui-ci demande au médecin le prix de sa visite avant de recevoir ses soins ou convient avec lui de la somme qui le rémunèrera pour une intervention chirurgicale. Dans ce cas, aucune contestation ne peut surgir.

Il n'en est pas de même lorsque le contrat dont nous venons de parler n'a pas eu lieu. Il peut survenir au moment du règlement des honoraires des contestations. Le client trouve le prix de la visite ou de l'opération trop élevé. Il conteste le nombre des visites. Le médecin est obligé de s'adresser aux tribunaux. Quelles sont les bases sur lesquelles les juges vont appuyer leur sentence?

Pour la tarification du prix de la visite ou de l'opération, il est d'usage de tenir compte :

1° De l'importance du service rendu ;

2° De la perte de temps occasionnée par le déplacement du médecin ;

3° De la situation du médecin : notoriété, titres scientifiques, etc. ;

4° De la situation pécuniaire du malade ;

5° Des usages, c'est-à-dire du prix habituellement fixé par la majorité des médecins de telle ou de telle localité. A ce sujet, il faut bien savoir que les tarifs officieux établis par les syndicats médicaux peuvent fournir aux juges un élément important d'appréciation.

Il est de l'intérêt du médecin de faire connaître le plus rapidement possible à un malade le prix de la visite ou des opérations en lui envoyant, comme il est d'usage, tous les trois mois, la note des honoraires dus. Le nombre des visites est aussi contesté. La preuve en est faite par témoignage ou par les livres du médecin qui, régulièrement tenus, sont produits devant les juges.

Si le médecin est appelé auprès d'un malade par une tierce personne, à qui doit-il réclamer ses honoraires ?

Du moment que le malade a accepté les soins du médecin appelé, il lui doit ses honoraires. S'il est incapable de payer, d'autres personnes peuvent être tenues concurremment avec le malade au paiement des honoraires du médecin. « Ce sont : celles qui s'y sont engagées, celles qui sont obligées d'entretenir le malade (mari, père, mère, les maîtres pour les domestiques qui vivent avec eux) et celles qui sont astreintes envers lui à une obligation alimentaire. Cette obligation incombe : 1º aux descendants, quel qu'en soit le degré, légitimes, naturels ou adoptifs au profit de leurs ascendants et réciproquement (art. 205, 107 et 549 c. c.) ; 2º aux gendres et belles-filles vis-à-vis de leurs beaux-parents et réciproquement (art. 206 et 207 c. c. ; Perreau, *Éléments de jurisprudence médicale*). »

Il est bien établi que le mari doit les honoraires pour soins donnés à sa femme. Mais dans quel cas le médecin peut-il avoir recours contre la femme pour les soins donnés au mari ?

Il a été jugé que, si les frais d'accouchement constituent une dette de communauté, la femme n'est pas moins personnellement débitrice envers le médecin.

S'il y a séparation de biens entre les époux, la femme peut être considérée comme débitrice envers le médecin.

La loi de 1892 sur l'exercice de la médecine établit un privilège pour les honoraires dus à raison de la dernière maladie, et un délai de prescription de 2 ans pour le recouvrement des honoraires.

Le privilège est établi par l'article 2101 du code civil et l'article 12 de la loi de 1892 : « Les créances privilégiées sur la généralité des meubles sont les frais quelconques de la dernière maladie, quelle qu'en ait été la terminaison, concurremment entre ceux à qui ils sont dus. Le médecin jouit donc du privilège aussi bien quand son client est déclaré en faillite que lorsqu'il est mort.

L'article 2272 du code civil par la loi du 30 novembre 1892, article II, dit que l'action du médecin, chirurgien, dentiste, sage-femme et pharmacien, pour leurs visites, opérations et médicaments, se prescrit par deux ans.

Le point de départ de ces deux ans est la date de la dernière visite faite pour une maladie.

Cette prescription de deux ans fait place à une de trente ans du jour où la dette a été reconnue dans un écrit qui en précise le chiffre (article 2274, code civil).

Pour combattre la prescription invoquée par le client, le médecin pourra déférer à celui-ci le serment et lui faire jurer que les honoraires ont été soldés ; en cas de refus de prêter ce serment, le client sera condamné (article 2275 code civil).

B) Recouvrement des honoraires. — La poste se charge des recouvrements de notes médicales à un tarif réduit. Il y a lieu de prévenir le client par l'envoi d'une note que la poste est chargée par le médecin de la perception des honoraires.

Il existe actuellement, accrédités auprès de la plupart des syndicats, des agents spéciaux qui se chargent de percevoir les notes d'honoraires, et de poursuivre, s'il y a lieu, dans les conditions fixées par la loi.

ÉTIENNE MARTIN.

HONORAIRES MÉDICAUX DANS LES ACCIDENTS DU TRAVAIL. — L'article 4 de la loi du 9 avril 1898, modifiée par la loi du 31 mars 1905, contient plusieurs dispositions que le médecin doit connaître; les voici :

1º Le chef d'entreprise supporte les frais médicaux et pharmaceutiques ;

2º La victime peut toujours faire choix elle-même de son médecin et de son pharmacien ;

3º Le chef d'entreprise est seul tenu des frais d'hospitalisation qui, tout compris, ne pourront jamais excéder 4 francs par jour à Paris, et 3 fr. 50 partout ailleurs ;

4º Les médecins et pharmaciens ou les établissements hospitaliers peuvent actionner directement le chef d'entreprise ;

5º Lorsque le blessé a choisi lui-même son médecin, le chef d'entreprise ne peut être tenu des frais médicaux que jusqu'à concurrence de la somme fixée par le juge de paix du canton où est survenu l'accident, conformément à un tarif établi par un arrêté du ministre du commerce, après avis d'une commission compétente.

Cet arrêté ministériel a paru le 30 septembre 1905; il a été modifié par l'arrêté du 26 juillet 1906.

Voici ce qui concerne les honoraires médicaux. *Mais il ne faut pas oublier que ce tarif est un tarif minimum*, établi pour les seuls cas où le médecin a été choisi par le blessé. La circulaire ministérielle du 6 novembre 1905 le précise très nettement :

« Il importe de remarquer, dit cette circulaire, que ce nouveau tarif officiel ne s'impose pas aux médecins ni aux pharmaciens. Ils restent, en droit, comme auparavant, entièrement libres de débattre la rémunération de leurs soins ou le prix de leurs fournitures. Le tarif a seulement pour but et pour effet, dans les cas où la victime a fait elle-même choix de son médecin et de son pharmacien, et où des contestations s'élèvent sur la quotité des prestations du chef d'entreprise à cet égard, de fournir une base préfixe aux décisions des juges de paix appelés à arbitrer ces prestations. »

Le médecin choisi par le chef d'entreprise ou la compagnie d'assurance reste donc libre de fixer le montant de ses honoraires d'après les usages locaux ou suivant l'importance et la nature des interventions ou des soins que l'état du blessé a rendus nécessaires.

Le tarif du 30 septembre 1905 que nous donnons ci-contre, page 447, nécessite d'incessantes recherches. Aussi trouvera-t-on plus loin le répertoire alphabétique, établi par le Dr Jeanne, du *Concours médical*, qui facilite notablement la rédaction des notes d'honoraires.

Tarif des frais médicaux fixé par arrêté ministériel
du 30 septembre 1905.

Article premier. — Le prix de la visite faite au domicile du blessé qui ne peut se présenter à la consultation, sans inconvénient pour sa santé, est fixé à 2 francs.

Il est élevé à 2 fr. 50 : 1° à Paris; 2° dans les localités où il serait reconnu, après enquête, qu'antérieurement à 1901 le prix courant de la visite pour les ouvriers traités dans lesdites localités était égal ou supérieur à 2 fr. 50. La désignation de ces localités sera faite par arrêté ministériel, après avis de la commission spéciale prévue à l'article 4 de la loi du 9 avril 1898, modifiée par la loi du 31 mars 1905, sur la demande qui en serait adressée au ministre du commerce, au plus tard dans les trois mois de la publication du présent arrêté, par les syndicats médicaux ou par les associations locales, par l'Association générale des médecins de France, par les groupements professionnels ouvriers ou par les groupements professionnels patronaux intéressés.

Il est réduit à 1 fr. 50 : 1° dans les localités comptant moins de 5000 habitants; 2° dans les localités, quelle que soit leur population, où il serait reconnu, suivant les formes et conditions spécifiées à l'alinéa précédent, qu'antérieurement à 1901 le prix courant de la visite pour les ouvriers était inférieur ou égal à 1 fr. 50. (Voyez l'arrêté ministériel du 26 juillet 1906, à la fin de celui-ci, pour connaître les noms des localités où le prix de la visite a été augmenté.)

Art. 2. — Le prix de la consultation au cabinet du médecin est inférieur de 50 centimes au prix de la visite, tel qu'il est spécifié à l'article précédent.

Art. 3. — Le prix de la visite ou de la consultation comprend un pansement aseptique simple ou petit pansement.

Néanmoins, pour le pansement aseptique fait au cours de la première visite ou consultation, il est alloué un honoraire égal à celui de la visite ou de la consultation, tel que le déterminent les articles 1 et 2 ci-dessus.

Art. 4. — Le prix de la visite est double, lorsqu'elle doit avoir lieu à heure fixe dans le cas prévu par le cinquième alinéa de l'article 4 de la loi du 9 avril 1898.

Art. 5. — Le prix de la visite est triple lorsque, dans les cas graves et pressants, elle doit avoir lieu entre neuf heures du soir et six heures du matin.

Art. 6. — Lorsque la visite doit être suivie d'une surveillance prolongée dans l'éventualité de complications menaçant la vie, chaque demi-heure de surveillance équivaut à une visite en plus dans la limite d'un maximum de cinq visites.

Art. 7. — Lorsque, dans des cas graves et pressants, un confrère doit être appelé en consultation, le prix de la consultation équivaut au prix de quatre visites, tant pour le médecin traitant que pour le médecin appelé en consultation.

Art. 8. — Donne lieu à une indemnité kilométrique toute visite au domicile du blessé qui ne peut se déplacer sans inconvénient pour sa santé et exigeant un déplacement du médecin dans une commune qu'il ne visite pas régulièrement ou dans laquelle il ne donne pas de consultations à jours fixes. Même dans ce cas, l'indemnité est due s'il y a lieu à un déplacement spécial d'urgence.

Cette indemnité est calculée par kilomètre parcouru, en allant et en revenant, entre la limite de la commune de la résidence du médecin et la mairie de la commune où est traité le blessé, à raison de : 1° 20 centimes, si le transport a été effectué en chemin de fer; 2° 40 centimes, si le transport a eu lieu autrement.

Elle ne peut toutefois excéder l'indemnité attribuable au médecin le plus rapproché.

Elle est réduite des trois quarts, lorsque le médecin utilise son passage dans la résidence du blessé sans se déplacer exclusivement pour lui.

Elle est majorée de moitié, lorsque la visite doit être faite d'urgence entre neuf heures du soir et six heures du matin.

Art. 9. — Le certificat médical initial constatant sommairement la nature de la blessure et le pronostic probable donne droit à une indemnité spéciale de 2 francs.

En cas de blessures multiples, ou bien de contusions ou brûlures, portant sur le thorax, l'abdomen ou la tête, le certificat initial descriptif de l'état du blessé donne droit à une indemnité spéciale de 5 francs.

Le certificat final descriptif, constatant l'état du blessé après consolidation de la blessure, donne droit à une indemnité spéciale de 5 francs.

Le certificat par lequel le médecin indique, dans sa dernière consultation, la guérison du blessé, ne donne pas lieu à une indemnité spéciale.

Art. 10. — Les soins médicaux et opérations de petite chirurgie donnent droit, en sus du prix de la consultation ou de la visite, aux allocations spécifiées ci-après :

A. — Allocation correspondant au prix d'une visite ou d'une consultation : 1° Pointes de feu ; 2° Cautères ; 3° Sangsues ; 4° Ventouses ; 5° Avulsion de dent sans anesthésie ; 6° Cathétérisme évacuateur répété ; 7° Séance de massage de la main ou du pied par le médecin traitant.

B. — Allocation correspondant au prix de deux visites ou consultations : 1° Ouverture d'abcès superficiel ; 2° Suture simple ; 3° Anesthésie locale ; 4° Ablation d'esquilles ou pointes osseuses ; 5° Ablation d'ongles semi-détachés ; 6° Ablation de parties condamnées ; 7° Pansement antiseptique complet, pansement hémostatique ou grands bandages compressifs ; 8° Injections hypodermiques ; 9° Cautérisations profondes ; 10° Séance complète de massages autres que ceux de la main ou du pied par le médecin traitant ; 11° Séance complète d'électrisation par le médecin traitant au moyen d'appareils portatifs ; 12° Extraction facile de corps étrangers sous la peau ; 13° Toucher vaginal et examen au spéculum ; 14° Toucher rectal ; 15° Répétition de la pose de petits appareils plâtrés ou silicatés au-dessous du genou et du coude ; 16° Injection de sérum physiologique.

Note. — Lorsque le traitement d'une plaie exigera, au cours d'une même visite ou consultation, plusieurs des opérations suivantes : ablation d'esquilles, de pointes osseuses, d'ongles semi-détachés, de parties condamnées, ces opérations ne seront pas comptées distinctement et il ne sera alloué que l'honoraire afférent à l'une d'elles.

C. — Allocation correspondant au prix de trois visites ou consultations : 1° Pansement de brûlures, gangrènes, vastes traumatismes, de larges plaies post-opératoires, y compris les ablations nécessaires ; 2° Pansement intra-utérin ; 3° Hémostase par ligature au fond d'une plaie ; 4° Saignée ; 5° Opération de diagnostic nécessitant un outillage et une technique spéciaux : otoscopie, rhinoscopie, laryngoscopie, ophtalmoscopie ; 6° Contention de fractures simples des côtes, de l'omoplate, du sternum, des os du crâne, etc., quand elle n'exige pas d'intervention spéciale et en dehors de toute complication.

D. — Allocation correspondant au prix de cinq visites ou consultations : 1° Réunion par sutures multiples ; 2° Traitement de l'asphyxie ; 3° Évacuation de foyers sanguins ou purulents par larges débridements et drainages ; 4° Pansement de brûlures graves ou étendues ; 5° Extraction facile de corps étrangers des cavités naturelles ; 6° Taxis sans anesthésie par les méthodes de douceur ; 7° Injections sous-cutanées de sérums antimicrobiens et antitoxiques y compris le traitement des accidents locaux consécutifs ; 8° Lavage de la plèvre, lavage de la vessie avec cathétérisme ; 9° Réduction facile de luxations cédant aux méthodes de douceur ; 10° Réduction et contention des fractures simples des doigts, des orteils, des métacarpiens et métatarsiens ; 11° Répétition de pose d'appareils plâtrés ou silicatés pour les parties du corps autres que celles visées au n° 15 du groupe *B* ; 12° Greffes épidermiques.

E. — Allocation correspondant au prix de dix visites ou consultations : 1° Anesthésie générale ; 2° Ponctions dans les diverses cavités suivies ou non d'injection ; 3° Réduction des luxations ne cédant pas aux méthodes de douceur, du poignet, du maxillaire inférieur, de la rotule sans délabrement ; 4° Réduction des fractures simples du corps de l'humérus, du cubitus, du radius, de la clavicule ; 5° Réduction des fractures simples du maxillaire inférieur ; 6° Amputation d'un doigt ou d'un orteil ; 7° Extirpation d'hématomes, de corps étrangers enkystés ou de petites bourses séreuses enflammées.

Art. 11. — Les opérations de grande chirurgie donnent droit, en sus du prix de la consultation ou de la visite, aux allocations spécifiées ci-après :

F. — Allocation de 20 fr., 25 fr. ou 35 fr., suivant que le prix de la visite pour la localité est respectivement de 1 fr. 50, 2 fr. ou 2 fr. 50 : 1° Hématocèle vaginale ; 2° Réduction des fractures du péroné ; 3° Ligature de la radiale, cubitale, humérale, faciale ou temporale.

G. — Allocation de 25 fr., 30 fr. ou 40 fr., suivant que le prix de la visite pour la localité est respectivement de 1 fr. 50, 2 fr. ou 2 fr. 50 : 1° Curettage utérin ; 2° Ténotomie, comprenant la suture des tendons superficiels du poignet, de la main, du pied ou du cou-de-pied ; 3° Périnéorrhaphie n'intéressant pas le sphincter de l'anus ; 4° Trépanation simple du crâne ; 5° Réduction des fractures intra ou juxta-articulaires du poignet ou des os de la face.

H. — Allocation de 50 fr., 40 fr. ou 55 fr., suivant que le prix de la visite pour la localité est respectivement de 1 fr. 50, 2 fr. ou 2 fr. 50 : 1° Urétrotomie externe ou interne ; 2° Accouchement d'origine traumatique sans complication ; 3° Arthrotomie du carpe, du métacarpe, du poignet, du pied, du cou-de-pied, du coude, du genou ; 4° Ligature des tibiales et péronières, de la poplitée, fémorale, linguale, des carotides, des artères palmaires et plantaires ; 5° Empyème simple.

I. — Allocation de 40 fr., 55 fr. ou 75 fr., suivant que le prix de la visite pour la localité est respectivement de 1 fr. 50, 2 fr. ou 2 fr. 50 : 1° Réduction des fractures du corps du fémur et du tibia, du genou, du cou-de-pied, de la rotule, de la colonne vertébrale, du bassin; 2° Amputation du bras; 3° Ligature de l'axillaire, de la sous-clavière.

J. — Allocation de 60 fr., 75 fr. ou 100 fr., suivant que le prix de la visite pour la localité est respectivement de 1 fr. 50, 2 fr. ou 2 fr. 50 : 1° Trachéotomie sans complication; 2° Kélotomie sans complication; 3° Opération sur le rein après blessure ou déchirure de l'organe; 4° Réduction des fractures des deux os de la jambe; 5° Arthrotomie de l'épaule, de la hanche; 6° Désarticulation du carpe, du métacarpe, du poignet, du pied, du cou-de-pied, du coude, du genou; 7° Amputation de l'avant-bras, de la jambe; 8° Laparotomie exploratrice.

K. — Allocation de 75 fr., 100 fr. ou 130 fr., suivant que le prix de la visite pour la localité est respectivement de 1 fr. 50, 2 fr. ou 2 fr. 50 : 1° Désarticulation de l'épaule; 2° Ligature de l'iliaque externe.

L. — Allocation de 110 fr., 150 fr. ou 200 fr., suivant que le prix de la visite pour la localité est respectivement de 1 fr. 50, 2 fr. ou 2 fr. 50 : 1° Désarticulation de la hanche; 2° Amputation de la cuisse.

Art. 12. — Les opérations suivantes donnent lieu, suivant les cas, aux allocations dont le minimum et le maximum sont déterminés ci-après : 1° Curettage et grattage des os, de 25 à 40 fr.; 2° Évidement et trépanation des os, de 40 à 75 fr.; 3° Sections et sutures des nerfs ou des tendons autres que ceux prévus au n° 2 du groupe G, de 40 à 75 fr.; 4° Hématocèle intra-utérine, de 40 à 75 fr.; 5° Réduction des fractures des os du crâne, de 40 à 75 fr.; 6° Réduction des luxations ayant nécessité l'emploi des appareils et des méthodes de force, — du pouce, de l'épaule, du cou-de-pied, du genou, de 40 à 125 fr.; 7° Grands phlegmons et abcès profonds, de 55 à 75 fr.; 8° Empyème avec résection costale, de 55 à 100 fr.; 9° Autoplasties, de 55 à 100 fr.; 10° Réduction des fractures intra ou juxta-articulaires de l'épaule, du coude, de la hanche, de 55 à 100 fr.; 11° Opérations après rupture de l'urètre, de 75 à 100 fr.; 12° Résections articulaires du carpe, du métacarpe, du poignet, du pied, du cou-de-pied, du coude, du genou, de 75 à 100 fr.; 13° Trachéotomie compliquée, de 75 à 125 fr.; 14° Laparotomie suivie d'opérations sur les viscères abdominaux, de 75 à 150 fr.; 15° Kélotomie avec complications (anus contre nature, résection de l'intestin, etc.), de 75 à 150 fr.; 16° Périnéorrhaphies autres que celles visées au n° 3 du groupe G, de 75 à 150 fr.; 17° Réduction des luxations — ayant nécessité l'emploi des appareils et des méthodes de force — du coude, de la hanche, de 75 à 150 fr.; 18° Résections articulaires de l'épaule, de la hanche, de 75 à 150 fr.; 19° Opération d'Estlander, de 100 à 150 fr.; 20° Trépanation compliquée du crâne, volet cranien, de 100 à 150 fr.

Dans l'allocation afférente à toute réduction de luxation ou de fracture se trouve comprise la pose du premier bandage contentif ou du premier appareil plâtré ou silicaté, s'il y a lieu.

Art. 13. — Pour les interventions de grande chirurgie, la rémunération de tout aide (docteur en médecine ou officier de santé) est fixée au quart du prix de l'opération, sans que, quel que soit le nombre des aides, leur rémunération totale puisse dépasser la moitié de ce prix.

Art. 14. — Lorsque, sur l'avis écrit du médecin traitant, le blessé doit s'adresser à un médecin spécialiste, il y a lieu à attribution des honoraires ci-après :

A. — Médecins oculistes : 1° Examen du blessé, y compris un pansement simple, 3 fr.; 2° Extraction d'un corps étranger superficiel, y compris un autre pansement, 5 fr.; 3° Extraction d'un corps étranger de la cornée avec kératite, y compris quatre autres pansements, 15 fr.; 4° Opération de moyenne importance sur la cornée, la sclérotique, l'iris (sutures cornéennes, autoplastie conjonctivale, ulcères infectieux, excision de prolapsus iridiens, opérations sur les voies lacrymales et les paupières, discision de cataractes secondaires, etc.), y compris quatre autres pansements, 35 fr.; 5° Opérations sérieuses (cataractes traumatiques, extraction de corps étrangers du corps vitré, du cristallin, énucléation, éviscération, iridectomie, etc.), y compris quatre autres pansements, 75 fr.

(Au delà de cinq pansements, chacun est compté pour 3 fr., sans que le nombre des pansements supplémentaires puisse dépasser vingt).

B. — Médecins oto-rhino-laryngologistes : 1° Examen du blessé, y compris un pansement simple, 5 fr.; 2° Examen complet de l'audition, 10 fr.; 3° Tamponnement antérieur des fosses nasales, 5 fr.; 4° Tamponnement antéro-postérieur des fosses nasales, 20 fr.; 5° Ablation simple, sans opération, d'un corps étranger de l'oreille, des fosses nasales, du pharynx, 10 fr.; 6° Ablation par voie endolaryngée d'un corps étranger du larynx, 20 fr.; 7° Ablation chirurgicale d'un corps étranger de l'oreille, du nez (par décollement de l'oreille externe, opération de Rouge ou analogue), 60 fr.; 8° Ablation chirurgicale d'un corps étranger du larynx par laryngotomie ou trachéotomie, trépanation de l'apophyse mastoïde, 75 fr.

Art. 15. — Les allocations dues en vertu du présent arrêté font l'objet d'une note d'honoraires signée du médecin traitant et contenant : 1° Les nom et adresse du médecin traitant; 2° Les nom et adresse du blessé; 3° Les nom et adresse du chef d'entreprise; 4° La date de l'accident; 5° La commune où le blessé a été soigné; 6° S'il y a lieu, la distance kilométrique entre la mairie de la commune où le blessé a été soigné et la limite de la commune où réside le médecin; 7° L'indication, dans leur ordre chronologique et avec leurs dates, des certificats, consultations, visites, interventions, ainsi que des circonstances (visites de nuit, à heure fixe, indemnités de déplacement, etc.) qui peuvent en modifier le prix; 8° La dénomination exacte des opérations d'après le tarif (avec explication du prix fixé, au cas où le tarif comporte un maximum et un minimum); 9° L'indication, s'il y a lieu, des fréquences de visites ou consultations et de tout ce qui, dans le traitement, a pu présenter un caractère anormal; 10° Le total des honoraires.

Modification au tarif de la visite dans certaines localités par l'arrêté du 26 juillet 1906.

L'arrêté ministériel du 26 juillet 1906 a modifié le prix de la visite dans certaines localités. Voici son texte :

« Le ministre du Commerce,

« Vu l'article 1er de l'arrêté ministériel du 30 septembre 1905, ainsi conçu :

« Vu les avis de la Commission instituée par arrêté du 20 mai 1905, et spécialement celui par lequel, à l'unanimité, elle estime que, dans l'esprit qui a dicté les dispositions transitoires sus-énoncées, il serait désirable d'élever à 2 fr. le prix de la visite dans les localités de moins de 5 000 habitants visées au paragraphe 1er du troisième alinéa de l'article 1er, pour lesquelles il a été reconnu que le prix courant de la visite était supérieur à 1 fr. 50 antérieurement à 1901;

« Sur la proposition du directeur de l'assurance et de la prévoyance sociales, arrête :

Article 1er. — Est arrêtée ainsi qu'il suit la liste des localités dans lesquelles le prix de la visite à domicile sera transitoirement élevé à 2 fr. 50 :

Alpes-Maritimes : Nice; *Calvados* : Lisieux; *Charente* : Angoulème; *Eure* : Évreux, Vernon; *Gironde* : Bordeaux; *Hérault* : Cette; *Isère* : Vienne; *Loire* : Firminy, Le Chambon-Feugerolles, Roche-la-Molière, Saint-Étienne; *Loire-Inférieure* : Nantes; *Maine-et-Loire* : Saumur; *Orne* : Laigle; *Rhône* : Caluire-et-Cuire, Lyon, Oullins, Villeurbanne; *Saône-et-Loire* : Digoin; *Seine* : Alfortville, Asnières, Aubervilliers, Boulogne-sur-Seine, Champigny, Charenton, Clichy, Colombes, Gennevilliers, Issy-les-Moulineaux, Ivry-sur-Seine, Joinville, Levallois-Perret, Le Perreux, Les Lilas, Maisons-Alfort, Malakoff, Montrouge, Nanterre, [Nogent-sur-Marne, Noisy-le-Sec, Pantin, Saint-Mandé, Saint-Ouen, Vanves, Villemomble, Vincennes, Vitry-sur-Seine; *Seine-Inférieure* : Le Havre, Rouen; *Seine-et-Marne* : Melun; *Seine-et-Oise* : le Raincy, le Vésinet, Mantes, Rambouillet, Versailles, Villeneuve-Saint-Georges; *Deux-Sèvres* : Thouars; *Somme* : Amiens.

Art. 2. — Est arrêtée ainsi qu'il suit la liste des localités dans lesquelles le prix de la visite à domicile sera, transitoirement, réduit à 1 fr. 50 (un franc cinquante) :

Aisne : Bohain, Saint-Quentin; *Meurthe-et-Moselle* : Lunéville; *Nord* : Anzin, Armentières, Denain, Dunkerque, Haumont, La Madeleine-les-Lille, le Cateau, Lille, Maubeuge, Roubaix, Tourcoing, Watrelos; *Pas-de-Calais* : Arras, Boulogne-sur-Mer, Hénin-Liétard, Saint-Omer.

Art. 3. — Est arrêtée ainsi qu'il suit la liste des localités dans lesquelles le prix de la visite à domicile sera transitoirement fixé à 2 fr.

Aisne : Sathonay; *Ardennes* : Dom-le-Mesnil, Flizes, Haybes; *Aude* : Saint-Laurent-de-la-Cabrerisse; *Drôme* : Anneyron, Bourdeaux, Montmeyran, Moras, Saint-Sarlin; *Eure* : Broglie, Brosville, Bourth, Breteuil-sur-Iton, Charleval, Claville, Conteville, Epaignes, Francheville, Gaillon, La Croix-Saint-Leuffroy, La Ferrière-sur-Risle, Manneville, Rugles, Saint-Barbe-sur-Gaillon, Saint-Pierre-de-Bailleul, Tillières-sur-Avre, Verneuil; *Eure-et-Loir* : Toury; *Gironde* : Ambès, Cestas, Gouriac, Gradignan; *Indre-et-Loire* : Ballan, Isores, Fondettes, Joué-les-Tours, Monnaie, Montbazon, Noisay, Reugny, Rochecorbon, Saint-Martin-le-Beau, Saint-Paterne, Sarigny, Veigné, Vernou-sur-Brenne,

Vouvray; *Isère* : Allevard, Borroux, Chapareillan, Crolles, Décines-Charpieu, Domène, Goncellin, le Péage-de-Roussillon, le Thouvet, Meyrieux, Pont-l'Évêque, Saint-Ismier; *Loire* : Maclas, Neulize, Pélussin, Saint-Martin d'Estréaux, Saint-Symphorien-de-Lay, Villars; *Haute-Loire* : Dunières; *Loiret* : Arthenay, Chaingy, Chambon, Ingré, La Chapelle-Saint-Mesmin, Ligny-le-Ribaut, Marcilly, Menestreau-en-Villette, Saint-Jean-de-la-Ruelle; *Oise* : Balagny-sur-Thérain, Bury, Chantilly, Froissy, Hermes, Laigneville, Morienval, Mouy, Nogent-les-Vierges, Rémy, Rully, Saint-Leu-d'Esserent, Saint-Maximin, Sacy-le-Petit, Verneuil; *Orne* : Mortagne; *Rhône* : Anses, Aveizes, Belleville-sur-Saône, Bron, Cublize, Denizé, Fontaine-sur-Saône, La Mulatière, Larajasse, Neuville-sur-Saône, Sainte-Colombe, Sainte-Foy-lès-Lyon, Saint-Fons, Saint-Genis-Laval, Saint-Jean-d'Ardières, Saint-Lager, Tizy, Thurins, Vaulx-en-Velin, Venissieux; *Saône-et-Loire* : Beaubery, Bois-Sainte-Marie, Bourbon-Lancy, Chalmont, Charolles, Chassigny-sous-Dun, Chauffailles, Chenay-le-Châtel, Cire-le-Noble, Coublanc, Cronat, Fleury-la-Montagne, Gélenard, Gibles, Geugnou, Iguerande, Joncy, La Chapelle-sous-Dun, La Clouette, La Motte-Saint-Jean, Ligny-en-Brionnais, Marcigny, Mélay, Martigny-le-Comte, Neuvy-Grand-Champ, Ozé, Ozolles, Palinges, Paray-le-Monial, Perrecy-les-Forges, Poisson, Pouilleux, Rigny-sur-Arroux, Saint-Agnan, Saint-Bonnot-de-Jouy, Saint-Christophe-en-Brionnais, Saint-Julien-de-Civry, Saint-Maurice-les-Châteauneuf, Salornaye-sur-Guye, Semur-en-Brionnais, Sanvignes, Senozan, Toulon-sur-Arroux, Uxeau, Vendemesse-sur-Arroux, Vendemesse-les-Charolles, Verosvre; *Savoie* : La Rochette; *Seine* : Antony, Bry-sur-Marne, Châtillon, Créteil, Épinay, Sceaux; *Seine-Inférieure* : Argueil, Aumale, Blangy, Croissy-sur-Andelle, Dampierre, Ferrières, Forges-les-Eaux, Foucarmont, Gaillefontaine, Gournay, La Feuille, Le Houlme, Londinières, Maromme, Neufchâtel, Réalcamp, Saint-Saëns; *Seine-et-Marne* : Brie-Comte-Robert, Chartrettes, Cesson, Grysy, Osouer-le-Voulgis, Suisnes; *Seine-et-Oise* : Ablon, Andrésy, Angerville, Arpajon, Athis-Mons, Auvers-sur-Oise, Beynes, Bougival, Brunoy, Carrières-sur-Seine, Dampierre, Dourdan, Forges-les-Bains, Garancières, Garches, Gif, Herblay, Jouy-en-Josas, La-Ville-du-Bois, Le Chesnay, Limours, L'Isle-Adam, Louveciennes, Mandres, Méry-sur-Oise, Montesson, Montlhéry, Mours, Neauphle-le-Château, Orsay, Orgerus, Palaiseau, Pierrelaye, Presles, Saint-Chéron, Savigny-sur-Orge, Thoiry, Vaucresson, Verrières-le-Buisson, Villiers-sur-Marne, Vigny; *Deux-Sèvres* : Coulonges-sur-l'Autize, Mauze-Thouarsais, Thénezay; *Var* : Saint-Zacharie; *Vendée* : Angles, Nieul-sur-l'Autize, Vouvant; *Vienne* : Bouresse, Chaunay, La Roche-Posay, Lencloître, Loudun, Lhommaizé, Saint-Léger-de-Montbrillais, Sommières-du-Clain; *Vosges* : Vittel.

Répertoire alphabétique du tarif des honoraires
pour accidents.

Ce répertoire, établi par notre confrère Jeanne, du *Concours médical*, permet de trouver rapidement le prix du pansement ou de l'opération pratiqués.

Les opérations de grande chirurgie donnent droit, en sus du prix de la consultation ou de la visite, à une allocation; les trois chiffres qui sont donnés sont calculés suivant que le prix de la visite pour la localité est respectivement de 1 fr. 50, 2 fr. ou 2 fr. 50.

Abcès superficiel (ouverture)	TABL. B. N° 1 : 2 vis. ou cons.
Abcès profond (ouverture).	ART. 12, N° 7 : 55 fr. à 75 fr.
Ablation d'esquilles ou pointes osseuses	TABL. B. N° 4 : 2 vis. ou cons.
Ablation d'ongles semi-détachés.	TABL. B. N° 5 : 2 vis. ou cons.
Ablation de parties condamnées.	TABL. B. N° 6 : 2 vis. ou cons.
Ablation simple, sans opération, d'un corps étranger de l'oreille, des fosses nasales, du pharynx (*Spécialiste*).	TABL. B. N° 5 : 10 fr.
Ablation par voie endolaryngée d'un corps étranger du larynx (*Spécialiste*).	TABL. B. N° 6 : 20 fr.
Ablation chirurgicale d'un corps étranger du larynx par laryngotomie ou trachéotomie, trépanation de l'apophyse mastoïde (*Spécialiste*)	TABL. B. N° 8 : 75 fr.

Ablation chirurgicale d'un corps étranger de l'oreille, du nez (par décollement de l'oreille externe, opération de Rouge ou analogue). . . . . TABL. B. N° 7 : 60 fr.
Accouchement d'origine traumatique sans complications. . . . . TABL. H. N° 2 : 30, 40, 55 fr.
Amputation d'un doigt ou d'un orteil. . . . . TABL. E. N° 6 : 10 vis. ou cons.
Amputation du bras. . . . . TABL. I. N° 2 : 40, 50, 75 fr.
Amputation de l'avant-bras, de la jambe . . . . TABL. J. N° 7 : 60, 75, 100 fr.
Amputation de la cuisse. . . . . TABL. L. N° 2 : 110, 150, 200 fr.
Anesthésie locale . . . . TABL. B. N° 2 : 2 vis. ou cons.
Anesthésie générale. . . . . TABL. E. N° 1 : 10 vis. ou cons.
Anus contre nature (voir kélotomie).
Apophyse mastoïde (voir ablation chirurgicale d'un corps étranger du larynx).
Appareils plâtrés ou silicatés (pose répétée) au-dessus du coude et du genou. . . . . TABL. B. N° 15 : 1 vis. ou cons.
Appareils plâtrés ou silicatés (pose répétée) pour les parties du corps autres que celles visées dans le paragraphe précédent. . . . . TABL. D. N° 11 : 5 vis. ou cons.
Arthrotomie du carpe, du métacarpe, du poignet, du pied, du cou-de-pied, du coude, du genou. . . . . . TABL. H. N° 3 : 30, 40, 55 fr.
Arthrotomie de l'épaule, de la hanche. . . . . TABL. J. N° 5 : 60, 75, 100 fr.
Asphyxie (Traitement de l') . . . . TABL. D. N° 2 : 5 vis. ou cons.
Audition. (Examen complet de l') (*Spécialiste*). . . . . 10 fr.
Autoplasties. . . . . ART. 12, N° 9 : 55 à 100 fr.
Autoplastie conjonctivale (voir opération sur la cornée. . . . .).
Avant-bras (voir amputation. . . . .).
Axillaire (voir ligature. . . . .).
Bandage compressif (voir pansement antiseptique. . . . .).
Bassin (voir fractures du corps du fémur. . . . . du bassin).
Bras (voir amputation du bras. . . . .).
Brûlures (voir pansement. . . . .).
Carotides (voir ligatures des tibiales. . . . . carotides. . . .).
Carpe (voir arthrotomie du carpe. . . . . — Désarticulation. . . . . — Résection. . . . .).
Cataractes (voir opération de moyenne importance. . . . .).
Cathétérisme (voir lavage de la plèvre, de la vessie avec cathétérisme).
Cautérisation profonde . . . . TABL. B. N° 9 : 2 vis. ou cons.
Certificat initial simple . . . . ART. 9, § 1 : 2 fr.
Certificat initial descriptif. . . . . ART. 9, § 2 : 5 fr.
Certificat final descriptif. . . . . ART. 9, § 3 : 5 fr.
Certificat final simple (il est compris avec le prix de la dernière visite ou consultation). . . . . ART. 9, § 4 : 0 fr. 00.
Clavicule (voir fractures simples du corps de l'humérus. . . . .).
Colonne vertébrale (voir fractures du corps du fémur. . . . .).
Conjonctive (voir opération de moyenne importance. . . . .).
Consultation au cabinet. . . . . ART. 2.
Consultation avec un confrère. . . . . ART. 7.
Cornée (voir extraction d'un corps étranger. . . . — Opération de moyenne importance. . . . .).
Corps étrangers (voir Extraction. . . . . — Extirpation. . . . . — Ablation. . . . . — Opération. . . . .).
Corps vitré (voir opérations sérieuses ; cataractes. . . . .).
Côtes (voir fractures simples des côtes. . . . — Empyème avec résection costale. . . . .).
Coude (voir appareils plâtrés. . . . . — Arthrotomie. . . . — Désarticulation. . . . . — Fractures. . . . . — Luxations. . . . . — Résection. . . . .).
Cou-de-pied (voir arthrotomie. . . . . — Désarticula-

tion. ... — Fractures...... — Ténotomie..... —
Luxations..... — Résections.....).
Crâne (voir fractures..... — Trépanation..... — Frac-
tures des os du crâne.....).
Cristallin (voir opérations sérieuses; cataractes....).
Cubitale (voir ligature de la radiale....).
Cubitus (fractures simples du corps de l'humérus.....).
Cuisse (voir amputation..... — Fractures du corps
du fémur.....).
Curettage utérin. . . . . TABL. G. N° 1 : 25, 30, 40 fr.
Curettage et grattage des os . . . . ART. 12, N° 1 : 25 à 40 fr.
Désarticulation du carpe, du métacarpe, du poignet,
du pied, du cou-de-pied, du coude, du genou. . . . TABL. J. N° 6 : 60, 75, 100 fr.
Désarticulation de l'épaule . . . . TABL. K. N° 1 : 75, 100, 130 fr.
Désarticulation de la hanche . . . . TABL. L. N° 1 : 110, 150, 200 fr.
Doigts (voir amputation..... — Fractures simples des
doigts.....).
Électrisation par le médecin traitant au moyen d'ap-
pareils portatifs. . . . . TABL. B. N° 11 : 2 vis. ou cons.
Empyème simple . . . . TABL. H. N° 5 : 30, 40, 55 fr.
Empyème avec résection costale . . . . ART. 12, N° 8 : 55 à 100 fr.
Énucléation (voir opérations sérieuses; cataractes.....).
Épaule (voir arthrotomie..... — Désarticulation....
— Fractures.....— Luxations..... — Résections.....).
Esquilles (voir ablation.....).
Estlander (Opération d'). . . . . ART. 12, N° 19 : 100 à 150 fr.
Évacuation de foyers sanguins ou purulents par larges
débridements et drainages. . . . . TABL. D. N° 5 : 5 vis. ou cons.
Évidement et trépanation des os . . . . ART. 12, N° 2 : 40 à 75 fr.
Examen du blessé y compris un pansement simple
(Spécialiste) . . . . TABL. A. N° 1 : 3 fr.
Examen du blessé y compris un pansement simple
(Spécialiste) . . . . TABL. B. N° 1 : 5 fr.
Extirpation d'hématomes, de corps étrangers enkystés,
ou de petites bourses séreuses enflammées. . . . . TABL. E. N° 7 : 10 vis. ou cons.
Extraction facile de corps étrangers sous la peau . . TABL. B. N° 12 : 2 vis. ou cons.
Extraction facile de corps étrangers des cavités natu-
relles. . . . . TABL. D. N° 5 : 5 vis. ou cons.
Extraction d'un corps étranger superficiel, y compris
un pansement . . . . TABL. A. N° 2 : 5 fr.
Extraction d'un corps étranger de la cornée avec ké-
ratite, y compris quatre autres pansements (Spécia-
liste). . . . . TABL. A. N° 3 : 15 fr.
Face (voir fractures intra ou extra-articulaires.....).
Faciale (voir ligature....).
Fémorale (voir ligature.....).
Fémur (voir fractures du corps du fémur.....).
Fosses nasales (voir tamponnement..... — Abla-
tion.....).
Foyers sanguins : Évacuation de foyers sanguins.....
Fractures simples (Contention) des côtes, de l'omo-
plate, sternum, os du crâne, etc., quand elle n'exige
pas d'intervention spéciale et en dehors de toute
complication. . . . . TABL. C. N° 6 : 3 vis. ou cons.
Fracture (Réduction) des os du crâne. . . . . ART. 12, N° 5 : 40 à 75 fr.
Fractures simples (Réduction) du maxillaire inférieur. TABL. E. N° 6 : 10 vis. ou cons.
Fractures simples (Réduction et contention) des doigts,
orteils, métacarpiens et métatarsiens . . . . TABL. D. N° 10 : 5 vis. ou cons.
Fractures simples (Réduction) du corps de l'humérus,
du cubitus, du radius, de la clavicule. . . . . TABL. E. N° 4 : 10 vis. ou cons.
Fractures (Réduction) intra ou juxta-articulaires de
l'épaule, du coude, de la hanche. . . . . ART. 12, N° 10 : 55 à 100 fr.
Fracture des deux os de l'avant-bras . . . . TABL. E. N° 4 : 10 vis. ou cons.
Fractures (Réduction) du péroné. . . . . TABL. F. N° 2 : 20, 25, 35 fr.

Main (voir massage..... — Ténotomie.....).

Massage de la main ou du pied par le médecin traitant.   Tabl. A. N° 7 : 1 vis. ou cons.

Massage complet autre que celui de la main ou du pied.   Tabl. B. N° 10 : 2 vis. ou cons.

Mastoïde (voir ablation chirurgicale d'un corps étranger.....).

Maxillaire inférieur (voir luxations..... — Fracture.....).

Métacarpe (voir arthrotomie..... — Désarticulation..... — Résection.....).

Métacarpiens (voir fractures simples des doigts.....).

Métatarsiens (voir fractures simples des doigts.....).

Nerfs (voir sections et sutures des nerfs.....).

Nez (voir fosses nasales.....).

Omoplate (voir fracture simple de l'omoplate.....).

Ongles (voir ablation d'ongles semi-détachés.....).

Opération de diagnostic nécessitant un outillage et une technique spéciaux : otoscopie, rhinoscopie, laryngoscopie, ophtalmoscopie . . . .   Tabl. C. N° 5 : 3 vis. ou cons.

Opération de moyenne importance sur la cornée, la sclérotique, l'iris (sutures cornéennes, autoplastie conjonctivale, ulcères infectieux, excision de prolapsus iridiens, opérations sur les voies lacrymales et les paupières, discisions de cataractes secondaires.....) y compris quatre autres pansements (*Spécialiste*). . . . .   Tabl. A. N° 4 : 35 fr.

Opérations sérieuses (cataractes traumatiques, extraction de corps étrangers du corps vitré, du cristallin, énucléation, éviscération, iridectomie.....), y compris quatre autres pansements (*Spécialiste*) . . . . .   Tabl. A. N° 5 : 75 fr.

Ophtalmoscopie (voir opération de diagnostic.....).

Oreille (voir ablation d'un corps étranger.....).

Orteil (voir amputation..... — Luxations.....).

Os (voir ablation..... — Curettage..... — Évidement.....).

Otoscopie (voir opération de diagnostic.....).

Ouverture (voir abcès.....).

Palmaires (voir ligature des tibiales.....).

Pansement aseptique (le premier seulement est payé).   Art. 3, § 2 : 1 vis. ou cons.

Pansement aseptique simple au petit pansement (au cours du traitement, ils sont compris dans le prix de la vis. ou cons.). . . . .   Art. 3, § 1.

Pansement antiseptique complet, pansement hémostatique ou grands bandages compressifs . . . .   Tabl. B. N° 7 : 2 vis. ou cons.

Pansement de brûlures, gangrènes, vastes traumatismes, de larges plaies post-opératoires y compris les ablations nécessaires. . . . .   Tabl. C. N° 1 : 3 vis. ou cons.

Pansement de brûlures graves ou étendues. . . . . .   Tabl. D. N° 4 : 5 vis. ou cons.

Pansement intra-utérin. . . . .   Tabl. C. N° 2 : 3 vis. ou cons.

Paupières (voir opération de moyenne importance.....).

Périnéorraphie n'intéressant pas le sphincter de l'anus.   Tabl. G. N° 3 : 25, 30, 40 fr.

Périnéorraphies autres que celles visées au n° 3 du groupe G. . . . .   Art. 12, N° 16 : 75 à 150 fr.

Péroné (voir fracture du péroné.....).

Péronière (voir ligature des tibiales.....).

Pharynx (voir ablation simple sans opération.....).

Phlegmons (grands) et abcès profonds . . . .   Art. 12, N° 7 : 55 à 75 fr.

Pied (voir massage..... — Arthrotomie..... — Désarticulation..... Ténotomie..... — Résection.....).

Plaies (voir pansement de brûlures.....).

Plantaires (voir ligature des tibiales.....).

Plâtrés (voir appareils.....).

Plèvre (voir lavage de la plèvre.....).

Poignet (voir luxation..... — Arthrotomie..... — Désarticulation..... — Ténotomie..... — Fracture..... — Résection.....).

Ponction dans les diverses cavités suivie ou non d'injection.	TABL. E. N° 2 : 10 vis. ou cons.
Poplitée (voir ligature des tibiales . . . . .).	
Pouce (voir luxations . . . . .).	
Prolapsus iridien (voir opération de moyenne importance . . . . .).	
Radiale (voir ligature de la radiale . . . . .).	
Radius (voir fractures simples du corps de l'humérus . . . . .).	
Réduction (voir fractures . . . . . — Luxations . . . . .).	
Rein (opération sur le) après blessure ou déchirure de l'organe	TABL. J. N° 3 : 60, 75, 100 fr.
Résection (voir empyème . . . . . — Kélotomie . . . . .).	
Résections articulaires du carpe, métacarpe, poignet, pied, cou-de-pied, coude et genou.	ART. 12, N° 12 : 75 à 100 fr.
Résections articulaires de l'épaule, de la hanche . . .	ART. 12, N° 18 : 75 à 150 fr.
Rhinoscopie (voir opération de diagnostic . . . . .).	
Rotule (voir luxation . . . . . — Fracture . . . . .).	
Saignée	TABL. C. N° 4 : 3 vis. ou cons.
Sclérotique (voir opérations de moyenne importance . . . . .).	
Sections et sutures des nerfs ou des tendons autres que ceux prévus au n° 2 du groupe G (voir Ténotomie)	ART. 12, N° 3 : 40 à 75 fr.
Séreuses (bourses) (voir extirpation d'hématomes . . . . .).	
Sérums (voir injections . . . . .).	
Silicates (voir appareils . . . . .).	
Sous-clavière (voir ligature de l'axillaire . . . . .).	
Spéculum (voir toucher vaginal . . . . .).	
Sternum (voir fractures simples des côtes . . . . .).	
Suture simple	TABL. B. N° 2 : 2 vis. ou cons.
Sutures multiples	TABL. D. N° 1 : 5 vis. ou cons.
Sutures des nerfs (voir sections et ténotomie . . . . .).	TABL. G. N° 2 : 25, 30, 40 fr.
Tamponnement antérieur des fosses nasales (Spécialiste).	TABL. B. N° 3 : 5 fr.
Tamponnement antéro-postérieur des fosses nasales (Spécialiste)	TABL. B. N° 4 : 20 fr.
Taxis sans anesthésie par les méthodes de douceur.	TABL. D. N° 6 : 5 vis. ou cons.
Temporale (voir ligature de la radiale . . . . .).	
Tendons (voir ténotomie . . . . . — Sections . . . . .).	
Ténotomie (comprenant la suture des tendons superficiels du poignet, de la main, du pied et du cou-de-pied.	TABL. G. N° 2 : 25. 30, 40 fr.
Tibia (voir fractures du corps du fémur . . . . .).	
Tibiales (voir ligature des tibiales . . . . .).	
Toucher rectal.	TABL. B. N° 14 : 2 vis. ou cons.
Toucher vaginal et examen au spéculum	TABL. A. N° 13 : 2 vis. ou cons.
Trachéotomie sans complication	TABL. J. N° 1 : 60, 75, 100 fr.
Trachéotomie compliquée	ART. 12, N° 15 : 75 à 125 fr.
Trachéotomie (voir ablation chirurgicale d'un corps étranger du larynx . . . . .).	
Traumatismes (voir pansement de brûlures. gangrènes . . . . .).	
Trépanation simple du crâne	TABL. G. N° 4 : 25, 50. 40 fr.
Trépanation compliquée du crâne, volet cranien. . . .	ART. 12, N° 20 : 100 à 150 fr.
Ulcères de la cornée (voir opération de moyenne importance . . . . .).	
Urèthre (opération après rupture de l')	ART. 12. N° 11 : 75 à 100 fr.
Uréthrotomie externe ou interne.	TABL. H. N° 1 : 50. 40, 55 fr.
Utérus (voir pansement . . . . . — Curettage . . . . . — Hématocèle . . . . .).	
Vessie (voir lavage de la plèvre . . . . .).	
Visite simple (voir indemnité kilométrique	ART. 1 et 3 : 1 fr. 50, 2 fr., 2 fr. 50.
Visite à heure fixe.	ART. 4 : 2 vis.
Visite de nuit (voir indemnité kilométrique).	ART. 5 : 5 vis.
Visite prolongée.	ART. 6 : 2 à 5 vis.

Comment doit être rédigée la note d'honoraires. — L'article 15 de l'arrêté du 10 septembre 1905, qui donne le tarif officiel, précise la façon de rédiger la note d'honoraires. Celle-ci doit porter :

1° Les nom et adresse du médecin traitant ;

2° Les nom et adresse du blessé :

3° Les nom et adresse du chef d'entreprise ;

4° La date de l'accident ;

5° La commune où le blessé a été soigné ;

6° S'il y a lieu, la distance kilométrique entre la mairie de la commune où le blessé a été soigné et la limite de la commune où réside le médecin ;

7° L'indication, dans leur ordre chronologique et avec leurs dates, des certificats, consultations, visites, interventions, ainsi que des circonstances (visites de nuit, à heure fixe, indemnités de déplacement, etc.) qui peuvent en modifier le prix :

8° La dénomination exacte des opérations d'après le tarif (avec explication du prix fixé, au cas où le tarif comporte un maximum et un minimum) ;

9° La justification, s'il y a lieu, des fréquences de visites ou consultations et de tout ce qui, dans le traitement, a pu présenter un caractère anormal ;

10° Total des honoraires.

Le répertoire alphabétique que nous avons donné plus haut, établi par notre confrère Jeanne, du *Concours médical*, permet de trouver rapidement le prix de l'opération ou du pansement pratiqués.

Exemple d'une note d'honoraires établie d'après le tarif du 30 septembre 1905. — *Note d'honoraires* du Dr *Louis Pierre*, domicilié à Montpellier, Grande-Rue, 120, pour soins donnés à M. Paul Marty, ouvrier à l'usine *Bert*, à Montpellier.

Accident du travail survenu le 1er août 1909.

Luxation de l'épaule droite et contusions multiples.

Date.	Nature de l'intervention.	N° du tarif de 1905.	Prix.
1er août 1909.	Certificat initial.	Art. 9.	2 fr.
—	Visite et réduction d'une luxation de l'épaule droite.	Art. 1 et art. 10, D, n° 9.	12 fr.
2 août 1909.	Vérification de la réduction et massage de l'épaule chez le blessé.	Art. 1 et art. 10, B, n° 10.	6 fr.
3 août 1909.	Massage dans mon cabinet.	Art. 2 et B, n° 10.	4 fr. 50
4 —	—	—	4 fr. 50
6 —	—	—	4 fr. 50
8 —	—	—	4 fr. 50
10 —	—	—	4 fr. 50
12 —	Massage et faradisation.	Art. 2 et art. 10, B, n°s 10 et 11.	7 fr. 50
14 —	—	—	7 fr. 50
16 —	—	—	7 fr. 50
18 —	—	—	7 fr. 50
20 —	—	—	7 fr. 50
22 —	—	—	7 fr. 50
24 —	—	—	7 fr. 50
26 —	—	—	7 fr. 50
28 —	—	—	
			102 fr. 50

Montpellier, le 29 août 1909.

(*Signature et adresse du médecin.*)

Si l'on se reporte au tarif de 1905 contenu dans les pages précédentes, on voit que l'indication : « Art. 1 et art. 10, D, 9 » que nous avons mentionnée après « réduction d'une luxation de l'épaule » signifie ceci : les honoraires de cette intervention sont fixés par l'article 1er et l'article 10 dans le tableau D, au n° 9. Ils correspondent à une, plus cinq visites faites au domicile du blessé, soit 6 fois 2 francs.

Honoraires des visites faites par le médecin du patron pour contrôler l'état du blessé. — L'article 4 de la loi de 1898-1905 donne le droit au patron de désigner au juge de paix un médecin pour visiter le blessé une fois par semaine. Le médecin ainsi désigné n'est pas un expert. Les honoraires restent à la charge du chef d'entreprise, et le tarif ouvrier ne leur est pas forcément applicable. Il en est de même pour les certificats et les rapports que le médecin devra établir sur la demande du patron. Nous avons déjà indiqué que le tarif officiel ne peut être appliqué que dans le cas où le blessé a choisi lui-même son médecin. Entre le médecin contrôleur et le chef d'entreprise ou la Compagnie qui se substitue à lui, les honoraires sont à débattre.

Recours du médecin en cas de refus de paiement et de contestation d'honoraires. — La loi de 1905 a notablement amélioré la loi de 1898 à ce point de vue. L'article 4 porte que « les médecins peuvent actionner directement les chefs d'entreprise. » Et l'article 15 stipule que : « le juge de paix connaît des demandes relatives au paiement des frais médicaux et pharmaceutiques jusqu'à 300 francs en dernier ressort et à quelque chiffre que ces demandes s'élèvent, à charge d'appel dans la quinzaine de la décision. »

Le médecin peut donc actionner directement le chef d'entreprise. Il ne peut y avoir de difficulté qu'en ce qui concerne les honoraires médicaux après consolidation de la blessure. Supposons qu'un médecin ait déclaré dans un certificat que la blessure du sinistré est consolidée (V. Consolidation des blessures). Si l'ouvrier continue à se faire soigner, le juge de paix n'est plus compétent pour connaître en dernier ressort des réclamations de frais médicaux engagés depuis la date de la consolidation.

Contrats de traitement à forfait. — Lorsque le médecin, renonçant aux avantages de l'article 4 de la loi de 1898 (c'est-à-dire au droit de demander que ses honoraires médicaux et chirurgicaux lui soient réglés d'après le tarif ci-dessus), signe, avec une entreprise ou une compagnie d'assurances, un contrat par lequel il s'engage à soigner tous les blessés indistinctement, moyennant un forfait uniforme, il ne peut rien réclamer en plus de la somme convenue, quelles que soient la longueur des suites de l'accident et l'importance des opérations pratiquées. C'est là une éventualité dont tous les praticiens feront bien de se souvenir, avant de signer des contrats pour des sommes quelquefois disproportionnées avec la responsabilité encourue (V. Accidents du travail, Certificats, Consolidation, Professions assujetties, Expertises). *FORGUE et JEANBRAU.*

HÔPITAUX DE CAMPAGNE. — Les hôpitaux de campagne font partie des formations sanitaires de l'avant. Ils sont destinés : 1° à relever les ambulances dans la soirée ou, au plus tard, dès le lendemain du combat; 2° à continuer les évacuations; 3° à traiter sur place et jusqu'à leur guérison les malades sérieux et les blessés gravement atteints ; 4° à renforcer éventuellement l'action des ambulances sur le champ de bataille.

Ces hôpitaux sont donc destinés à se substituer le plus promptement possible aux ambulances, qui doivent être toujours prêtes à suivre les déplacements des divisions et les oscillations de la lutte.

Or, cette relève, qui, sur le papier, semble si facile, est, en réalité, sur le terrain, une opération très complexe. A ce sujet, écoutons la critique si convaincante de Schindler : « Peut-on croire véritablement que l'ambulance divisionnaire pourra être libérée à temps le soir ou dans la nuit, pour reprendre sa place dans la division, au plus tard le lendemain de la bataille ? S'imagine-t-on que, pour obtenir ce résultat, il va suffire d'envoyer un vélocipédiste vers le médecin-chef d'un hôpital de campagne, pour lui remettre l'ordre d'avancer en toute hâte et de se substituer à l'ambulance ? Qu'aussitôt arrivé à destination, ce médecin-chef va s'empresser de dire à son collègue de l'ambulance : Me voici, cher camarade, allez vite rejoindre votre division, je me charge de vos blessés. »

Comment donc ! En un instant, on se passerait de la sorte des centaines de blessés, plus d'un millier parfois, avec moins de formalités et plus d'aisance qu'on ne met à livrer un colis au chemin de fer, dont la remise exige des certificats authentiques et l'échange de reçus ?

Mais a-t-on bien cherché à se rendre compte du temps strictement indispensable pour exécuter toutes les opérations administratives que nécessiterait la substitution d'un hôpital de campagne à l'ambulance, dans le trouble et le désordre de la nuit, qui suit une bataille ?

Aussi, Schindler termine par cette conclusion : « que *toute formation sanitaire entrée en fonctions sur le champ de bataille doit s'immobiliser jusqu'à l'évacuation de son dernier blessé*, mais elle serait immédiatement remplacée, auprès des troupes qui marchent, par une semblable formation de seconde ligne. »

De cette conclusion découle le principe *des formations interchangeables*. Il n'y aurait plus ni ambulances, ni hôpitaux de campagne, mais une formation *unique*, interchangeable, qui ne serait plus relevée et qui s'immobiliserait dès qu'elle aurait reçu des blessés.

Cette transformation est réclamée par la majorité des médecins militaires et aussi par le rapporteur du budget de la guerre M. Klotz, qui demandait que « chaque division ou chaque corps d'armée eût avec lui 20, 30, 40, 50 unités sanitaires très mobiles. Chaque unité comprendrait 3 ou 4 voitures petites, robustes, très bien attelées, pouvant passer partout, chargées de paquets de pansements, de brancards, d'objets de première nécessité : eau et alimentation pour un ou deux jours. On enverrait sur le lieu du combat et, suivant les besoins, un certain nombre de ces unités qui, grâce à leur mobilité, y arriveraient promptement. » Aujourd'hui ces vœux se sont réalisés. Un nouveau règlement du service de santé en campagne vient de supprimer les ambulances anciennes et les hôpitaux de campagne, qui ont été remplacés par des formations nouvelles, nombreuses, légères, interchangeables et partant susceptibles, d'une part, de suivre les troupes dans toutes leurs évolutions, et d'autre part, de s'immobiliser après un combat pour assurer la continuation des soins aux blessés qu'elles ont recueillis.

Ces nouvelles formations sont les ambulances et les sections d'hospitalisation, ces dernières constituant l'appoint nécessaire aux ambulances immobilisées pour fonctionner comme de véritables hôpitaux.

Au combat, les ambulances affectées aux divisions entrent en action et reçoivent les blessés relevés sur le champ de bataille et déjà pansés sommairement par le service médical régimentaire. Ils sont transportés par les soins des groupes des brancardiers, qui ont été neutralisés comme les infirmiers.

Après le combat, un certain nombre d'ambulances s'immobilisent pour assurer le traitement des blessés intransportables ; elles sont doublées d'une section d'hospitalisation.

Les formations immobilisées sont immédiatement remplies dans leur unité tactique par des formations de même nature prélevées à l'échelon suivant, train de combat du corps d'armée ou groupe des parcs (Gervais).

Tel est le fonctionnement général du service de santé en campagne prévu par le nouveau règlement. La réforme eût été incomplète si le matériel sanitaire n'avait pas été lui-même mis à la hauteur des progrès de la science médico-chirurgicale moderne. L'instrumentation va être transformée, les pansements modifiés (pansements tout faits de trois dimensions, grande, moyenne, petite, et bien empaquetés), les médicaments revus et constitués pour la plupart en ampoules et comprimés, de façon à rendre leur utilisation plus facile. Enfin des laboratoires de radiographie, d'hygiène et de bactériologie ont été créés.

Tout cela constitue un progrès considérable sur l'état de choses existant et l'on peut dire que, désormais, le service de santé de l'armée française est hors de pair en Europe (Gervais).   *BONNETTE.*

HÔPITAUX D'ÉVACUATION. TRAINS SANITAIRES. — Dans la zone de l'arrière, se trouve affecté à chaque corps d'armée *un hôpital d'évacuation* susceptible de fractionnement (une section à la tête d'étapes de route et l'autre à la gare origine d'étapes (fig. 139).

En tant qu'hôpital, il possède la ressource de deux hôpitaux de campagne, car il doit assurer momentanément le traitement des malades, qui ne peuvent continuer leur route et assurer l'évacuation des autres vers l'intérieur.

En tant qu'organe destiné à *exécuter des transports,* il possède le matériel et le personnel de trois trains sanitaires improvisés. Il est enfin chargé de ravitailler les formations de l'avant ; aussi il est doté de 2 approvisionnements de médicaments et de 4 de pansements. (Son prix de revient est de 164 000 francs au lieu de 10 000 francs pour un hôpital de campagne et de 26 000 pour une ambulance de corps.)

Comme il n'a pas de moyens de transport, il faut l'installer *le plus près possible des gares,* mais non dans les gares elles-mêmes qui sont généralement insuffisantes et encombrées. Il faudra donc recourir aux usines, aux églises, aux casernes, aux écoles, sises à proximité de ces gares, ou recourir aux tentes et baraques du service de santé.

Il faut prévoir : 1° Une vaste salle d'attente où se tiennent les blessés pendant la formation des trains d'évacuation ; 2° Une salle de visite pour

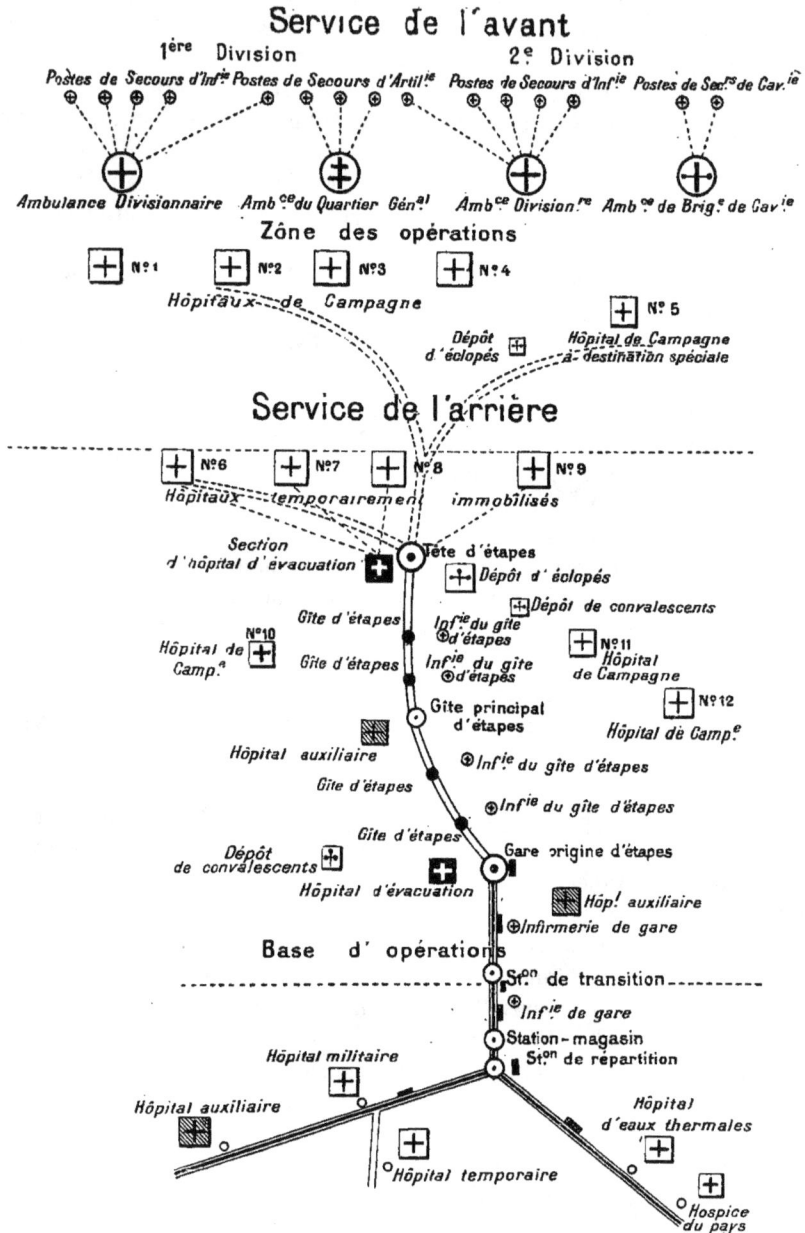

Service de l'avant

1ère Division   2e Division

Postes de Secours d'Inf.ie   Postes de Secours d'Artil.ie   Postes de Secours d'Inf.ie   Postes de Sec.rs de Cav.ie

Ambulance Divisionnaire   Amb.ce du Quartier Gén.al   Amb.ce Division.re   Amb.ce de Brig.e de Cav.ie

Zône des opérations

N° 1   N°2   N°3   N°4

Hôpitaux de Campagne

N° 5

Dépôt d'éclopés   Hôpital de Campagne à destination spéciale

Service de l'arrière

N°6   N°7   N°8   N°9

Hôpitaux temporairement immobilisés

Section d'hôpital d'évacuation   Tête d'étapes

Dépôt d'éclopés

Dépôt de convalescents

Gîte d'étapes   Inf.ie du gîte d'étapes

N°10   Hôpital de Camp.a   Gîte d'étapes   Inf.ie du gîte d'étapes   N°11 Hôpital de Campagne

Gîte principal d'étapes   N°12 Hôpital de Camp.e

Hôpital auxiliaire

Gîte d'étapes   Inf.ie du gîte d'étapes

Inf.ie du gîte d'étapes

Gîte d'étapes   Gare origine d'étapes

Dépôt de convalescents   Hôp.l auxiliaire

Hôpital d'évacuation   Infirmerie de gare

Base d'opérations

St.on de transition

Inf.ie de gare

Station-magasin

Hôpital militaire   St.on de répartition

Hôpital auxiliaire   Hôpital d'eaux thermales

Hôpital temporaire

Hospice du pays

Fig. 159. — Croquis schématique du fonctionnement du service de santé en campagne.

trier ceux qui doivent être évacués vers l'intérieur, ou vers un dépôt de convalescents et d'éclopés ; 3° Des salles pour les non-évacuables, qui seront remis le plus promptement possible aux soins d'un hôpital voisin, pour ne pas détourner l'hôpital d'évacuation de son but spécial.

Les évacuables eux-mêmes doivent être ainsi répartis : 1° Blessés ou malades à transporter dans les trains sanitaires permanents; 2° Blessés ou malades à transporter (*couchés*) dans les trains sanitaires improvisés; 3° Blessés ou malades pouvant voyager (*assis*) dans les trains ordinaires.

A ce propos, voyons les divers modes d'évacuation avec les caractéristiques de leur fonctionnement.

A) **Évacuations par voie de terre.** — Ces évacuations se font par les voitures régimentaires des convois administratifs et surtout par des voitures *auxiliaires réquisitionnées*, que nous avons appris à aménager pour le transport des blessés (v. c. m.).

Dans les évacuations vers la gare origine d'étapes, les blessés traversent les *gîtes d'étapes*, où se trouvent installées des infirmeries, qui assurent leur alimentation et recueillent ceux qui ne peuvent aller plus loin.

B) **Évacuations par eau.** — Ce transport par eau est très doux. Les péniches sont surtout utilisables. On peut les aménager avec des couchettes, une épaisse couche de paille ou des appareils de suspension (Bréchot-Desprez-Ameline).

Tous les 20 kilomètres environ, les convois rencontrent des infirmeries *d'écluse*, analogues aux infirmeries *de gare*, qui sont desservies par les Sociétés de Secours aux blessés.

C) **Évacuations par chemins de fer.** — 1° *Trains sanitaires permanents.* — La France en possède 5 : (2 au P.-L.-M., 2 au P.-O. et 1 à l'Ouest.) Ce sont de vrais hôpitaux roulants. Le service médical s'y fait très commodément : l'alimentation y est préparée par le personnel du train;

2° *Trains ordinaires.* — Ils sont destinés aux malades ou blessés qui peuvent voyager *assis*. Ces trains ne roulent que le jour. La nuit ils s'arrêtent dans une localité importante, où le commandant d'armes procure aux blessés l'alimentation et le couchage;

3° *Trains sanitaires improvisés.* — De beaucoup les plus fréquents, ils s'organisent sur place, près des points de leur utilisation, à l'aide de wagons à marchandises, sans frein, choisis de préférence parmi ceux qui ont des moyens d'aération (fenêtres).

Ce sont les hôpitaux d'évacuation et les gares régulatrices qui les aménagent à l'aide des appareils de suspension de brancards à 2 étages (traverses en bois maintenues aux parois des wagons par des ressorts à boudin système Bry-Ameline) (V. fig. 140), soit à l'aide d'appareils plus récents à 3 étages (cages en fer démontables pouvant contenir 3 blessés superposés et permettant aux infirmiers de circuler librement — système Bréchot-Desprez-Ameline) (V. fig. 141). — La partie essentielle de l'appareil est constituée par douze ressorts à boudin dits à compensation, ayant pour effet d'amortir la violence des chocs *dans tous les sens*. On peut placer quatre appareils par wagon, ce qui donne 400 places pour blessés ou malades, par train composé de 40 wagons.

Cinq heures sont nécessaires pour aménager un de ces trains et deux heures pour y installer les malades. Les wagons du centre sont réservés aux blessés les plus graves, à cause de la moindre trépidation.

A ces hôpitaux d'évacuation se rattachent les *dépôts des convalescents et d'éclopés*, qui reçoivent les hommes capables de reprendre leur service après

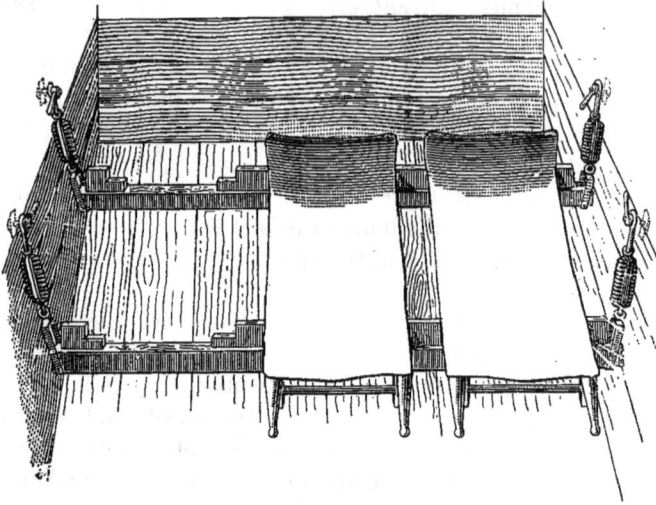

Fig. 140. — Wagon de marchandises aménagé avec le système Bry-Ameline.

quelques jours de repos ou de traitement, dépôts qui sont alors ouverts, suivant les besoins, le long des lignes d'étapes ou d'évacuation.

L'hospitalisation sur place est, en outre, assurée momentanément par les *infirmeries de gare*, qui sont organisées par les Sociétés de Secours aux blessés sur le trajet des voies ferrées, par les *hôpitaux et les hospices permanents* du territoire occupé, et par des *hôpitaux auxiliaires* également créés par ces Sociétés.

En dernier lieu, l'hospitalisation des malades évacués vers l'intérieur est assurée par les hôpitaux militaires, civils ou auxiliaires, et enfin par

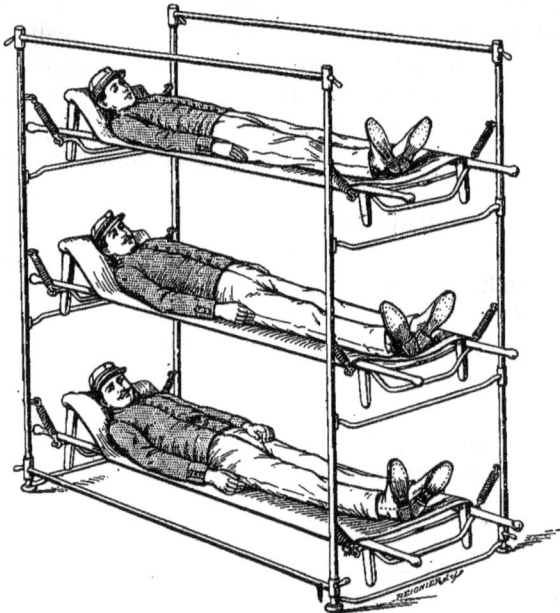

Fig. 141. — Wagon de marchandises aménagé avec le système Bréchot-Desprez-Ameline.

les *hôpitaux temporaires*, qui seront installés dans tous les coins du territoire par les Sociétés locales de Secours aux blessés (matériel prévu et acheté dès le temps de paix pour 20, 50, 100 ou 200 malades) et qui permettront, dans l'avenir, de réaliser cette dispersion des blessés, si utile et si souveraine pour combattre et prévenir l'infection pyohémique des plaies de guerre.

La zone d'hospitalisation est la région de notre territoire où seront répartis ces malades. Ses limites sont reportées assez loin pour laisser, d'une part, le terrain complètement libre à l'armée sur une grande étendue et constituer ensuite un refuge absolument sûr pour les blessés qui, une fois arrivés, ne seront plus déplacés. Dans cette zone, dont le tracé part de Dunkerque pour aboutir à l'embouchure du Rhône en passant par Arras, Vernon, Orléans, Nevers, Chalon-sur-Saône, le cours de la Saône et du Rhône, les ressources permettront d'organiser 200 000 lits. Les 100 000 autres places considérées comme nécessaires sont réputées exister dans la partie du territoire en dehors de la zone d'hospitalisation. Il faut en effet atteindre le chiffre de 300 000 lits pour parer aux besoins d'une armée de 5 millions d'hommes, en prévoyant une morbidité de 10 pour 100.

Pour chaque armée, *la ligne d'évacuation* est tracée d'avance, partant de la gare régulatrice pour aboutir à la gare de répartition. Les *évacuations régulières* seront faites par les *trains quotidiens*, les évacuations exceptionnelles, après les batailles, à l'aide de *trains facultatifs*. La marche en est prévue dans une partie du plan de ravitaillement et d'évacuation (Fradet).

BONNETTE.

HOQUET. — Le hoquet se passe de définition; chacun le connaît pour l'avoir plus ou moins éprouvé. Il peut dépendre de causes fort diverses, et si . dans certaines il ne présente aucune valeur pronostique, en d'autres il mérite d'être pris en sérieuse considération. Cette contraction du diaphragme et ce spasme de la glotte peuvent dépendre de causes différentes agissant sur le pneumogastrique, le phrénique et le bulbe. Son évolution, courte d'ordinaire, est parfois précédée d'une espèce d'aura, malaise général ou tension épigastrique, souvent les deux. Ses secousses se répètent de 6 à 8 fois par minute, quelquefois plus; la pression artérielle baisse pendant ce temps. Le hoquet banal, moyen, entraîne peu de troubles, un peu de courbature au niveau des insertions du diaphragme seulement; s'il devient continu, la nutrition peut être troublée.

Énumérer toutes les causes possibles du hoquet serait s'encombrer d'une fastidieuse et inutile érudition. Le spasme peut être sporadique, c'est le cas le plus habituel; il peut être continu, ce qui ne se voit guère que dans les névroses. En présence d'un individu atteint de hoquet, il convient d'examiner les divers appareils : l'estomac, l'œsophage, le pharynx (cancers, abcès, obstructions diverses), le poumon, les plèvres et le médiastin (pleurésie diaphragmatique, anévrisme, adénopathies), l'utérus, le rein, la vessie, les uretères (calculs), le foie, les voies biliaires (coliques hépatiques), etc. On se rappellera la fréquence et la valeur diagnostique du hoquet dans les altérations péritonéales, dans les infections profondes. En ce dernier cas, et nous pouvons prendre la fièvre typhoïde en exemple, il faut savoir distinguer le hoquet indice d'une perforation avec péritonite, du hoquet révélant simplement une intoxication profonde.

Les différentes causes d'intoxication nerveuse le provoquent encore, tels le saturnisme et l'alcoolisme. Des troubles nerveux en sont encore responsables au moment de l'agonie.

Certains spasmes ont une étiologie un peu spéciale, comme le hoquet d'origine périphérique lié au froid, comme celui des méningites ou des compressions cervicales, comme le hoquet dit physiologique des nourrissons. Ce dernier ne présente aucun pronostic fâcheux; néanmoins, puisqu'il révélerait la limite convenable de la suralimentation, il est peut-être exagéré d'en faire, avec certains auteurs, un signe de prospérité du nourrisson et une présomption en faveur de la nourrice.

Il nous reste à dire un mot des hoquets psychopathiques. Il est des gens qui hoquètent par imitation, presque par désœuvrement. On a décrit aussi un hoquet hystérique, le spasme provoque un cri bruyant, classiquement comparé à l'aboiement de chien. C'est un phénomène continuel, pouvant durer 20 ans, se reproduisant par accès et par quintes, rebelle à tous les calmants des formulaires, mais influençable par la suggestion, les grandes émotions, le drap mouillé, parfois entretenu d'ailleurs par les soins dont on l'entoure. C'est ce hoquet que, de temps à autre, Lourdes guérit miraculeusement.

Traitement. — Nous venons de le voir dans les névroses. Dans la plupart des éventualités étudiées auparavant, le traitement de la maladie causale a seul quelque valeur, qu'il s'agisse de ponctionner la pleurésie diaphragmatique, d'administrer des bains froids aux typhiques, ou d'opérer la péritonite. Dans les cas ordinaires, où le hoquet dépend de quelque affection chronique ou aiguë, adénopathie ou coqueluche, par exemple, de quelque ingestion de liquide trop chaud ou trop froid, de quelque bol trop gros, de quelque éclat de rire, on pourra le plus souvent constater l'échec des innombrables médicaments formulés depuis des siècles. La belladone, l'éther, la strychnine ont été employés avec peu de succès. A côté de ces méthodes, les moyens externes sont plus heureux : révulsion de l'épigastre par le chloroforme, la glace ou les cataplasmes chauds, électrisation du phrénique, traction de la langue — un des meilleurs procédés. On peut donner de l'oxygène, conseiller de respirer vite ou lentement, ou même de retenir le souffle complètement, comprimer l'abdomen par une ceinture étroite. L'abondance des moyens implique leur peu d'efficacité habituelle dans les cas inquiétants.   *FRANÇOIS MOUTIER.*

HOUBLON ET LUPULIN. — Les bractées et écailles des « cônes de houblon » (*Humulus lupulus*, Urticacées-Cannabinées) portent à leur face interne une poussière jaune rougeâtre, le lupulin; c'est une oléo-résine qui communique au houblon ses propriétés de tonique amer, légèrement laxatif et sédatif de l'éréthisme génital.

Le houblon est surtout utilisé en infusion aromatique; le lupulin s'administre en cachets de 50 centigr. à 2 gr.   *E. F.*

HUILE DE FOIE DE MORUE. — Elle est retirée du foie frais de la morue par chauffage modéré à la vapeur. L'huile de foie de morue est jaune pâle; son odeur et sa saveur sont spéciales, mais non rances. Elle ne se fige pas lorsqu'on la refroidit à 0°.

On l'emploie comme tonique reconstituant et comme aliment d'épargne dans les formes torpides de la tuberculose pulmonaire [V. Tuberculose (Traitement)], dans le lymphatisme, la scrofule, les convalescences qui se prolongent, et dans de nombreuses formes de déchéance organique.

Les doses moyennes sont de 5 à 20 gr. pour l'enfant de moins de 5 ans, de 15 à 50 gr. pour l'enfant de plus de 5 ans, de 30 à 100 gr. et plus pour l'adulte.

L'huile de foie de morue est généralement mieux acceptée des enfants que des adultes. Lorsqu'il est nécessaire, on peut dissimuler son goût de diverses façons, en la faisant prendre en émulsion, en la mélangeant à du bouillon, du café ou de la bière (entre la bière et la mousse), etc.

L'intolérance digestive, qui se manifeste par de la diarrhée et des nausées, rend difficile l'administration de l'huile de foie de morue en été. Pendant la saison froide, on prendra la précaution de séparer les périodes de traitement de 15 à 20 jours par des temps de repos d'une semaine.

L'huile de foie de morue peut servir de véhicule à un certain nombre d'agents médicamenteux.

Émulsion d'huile de foie de morue (Codex).

Huile de foie de morue.	140	grammes.
Sirop simple	60	—
Eau distillée de fleurs d'oranger	40	—
Carragaheen	5	—
Eau distillée	Q. S.	
Essence d'amande amère.	IV gouttes.	

Cette préparation renferme environ un tiers de son poids d'huile de foie de morue.

Huile de foie de morue créosotée (Codex).

Créosote officinale . .	10	grammes.
Huile de foie de morue.	990	—

Une cuillerée à soupe renferme environ 15 centigr. de créosote.

Huile de foie de morue phosphorée (Codex).

Huile de foie de morue. .	497	gr. 50
Huile phosphorée au centième.	2	gr. 50

La cuillerée à café renferme environ un quart de milligramme de phosphore.

E. F.

HUMÉRUS (FRACTURES). — Elles sont assez fréquentes et forment 7 à 8 pour 100 des fractures. Toutes leurs variétés ne sont pas également communes aux divers âges de la vie : les fractures de l'extrémité inférieure sont fréquentes dans l'enfance, les fractures de la partie moyenne, dans l'âge adulte, les fractures de l'extrémité supérieure après 50 ans, à cause de la raréfaction osseuse progressive de cette extrémité.

A) FRACTURES DE L'EXTRÉMITÉ SUPÉRIEURE DE L'HUMÉRUS. — Très souvent de cause directe (chute sur le moignon de l'épaule, coups de feu, de bâton), elles peuvent être indirectes et succéder à une chute sur le coude ou la main.

Lésions. — Il faut entendre par extrémité supérieure l'épiphyse et la partie de la diaphyse qui est au-dessus du bord inférieur de l'insertion des muscles de la coulisse bicipitale (grand pectoral, grand dorsal, grand rond).

1° *Fractures extra-capsulaires ou du col chirurgical.* — Le trait peut être

transversal et il siège ordinairement juste au-dessous de la tête, au niveau du point où l'épiphyse se joint à la diaphyse (fig. 1, 2 et 6, pl. I). Il peut être aussi fortement *oblique*; cette obliquité est variable : elle est souvent en bas et en dedans (fig. 4 et 5, pl. I), la pointe du fragment inférieur est ex-
terne, mais est fréquemment aussi en bas, en arrière et en dehors (fig. 3, pl. I); la pointe du fragment inférieur est antérieure : c'est à cette variété qu'on donne le nom de fracture en bec de plume (fig. 142).

Les rapports des deux fragments sont variables. La fracture peut être *sans déplacement* et *sans pénétration* : des esquilles longues et nombreuses engrènent les fragments simplement au contact.

La fracture peut être *avec pénétration* (fig. 5 et 6, pl. I) : c'est le fragment diaphysaire qui pénètre le fragment épiphysaire et le fait souvent éclater, ce qui amène la formation de fragments secondaires. La pénétration peut être partout égale : il y a *pénétration sans déplacement*; mais le plus souvent, elle est inégale, se fait plus d'un côté que de l'autre : il y a *pénétration avec déplacement* et ce déplacement est *double*; il y a déplacement du fragment infé-

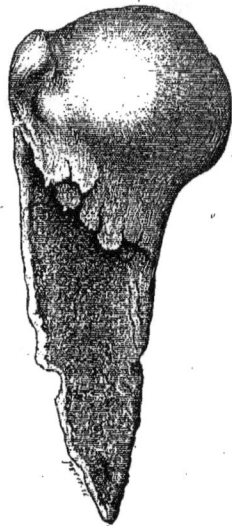

Fig. 142.
Fracture en bec de plume.
(Ricard et Demoulin,
in *Traité de Chirurgie*.)

rieur, dont l'axe est dévié, avec formation d'un angle saillant opposé au point de pénétration maxima; en même temps, il y a déplacement du fragment supérieur qui se traduit par une rotation de la tête; elle se fait du côté de la pénétration maxima (rotation interne, externe, postérieure très fréquente).

Il peut y avoir enfin *déplacement sans pénétration*, variable de sens d'ailleurs et déterminé non seulement par les ac-
tions musculaires, mais aussi par la direction du traumatisme. Bien qu'on ait pensé que le fragment inférieur tiré par le deltoïde (fig. 1 et 2, pl. I) se portait en dehors, le déplacement le plus fréquent est inverse; l'extrémité supérieure du fragment inférieur se porte en haut, en dedans et un peu en avant, en position sous- ou intra-coracoïdienne (fig. 3, pl. I et fig. 143). Le fragment supérieur bascule en dehors et sa pointe menace la face

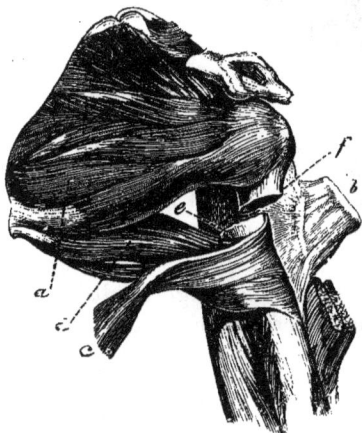

Fig. 143. — Fracture du col chirurgical de l'humérus. Déplacement des fragments. —
a, muscle sous-scapulaire; *b*, grand pecto-
ral; *c*, grand dorsal; *d*, grand rond; *e*, frag-
ment inférieur attiré en dedans; *f*, fragment supérieur (Ricard et Demoulin, in *Traité de Chirurgie*).

profonde du deltoïde qu'il peut embrocher.

2° *Fractures intra-capsulaires ou du col anatomique.* — Les fractures intra-capsulaires de la tête isolée sont en effet exceptionnelles ; la fragmentation céphalique peut s'observer dans les fractures par pénétration, ou dans certaines luxations.

Dans la fracture du col anatomique, le trait est oblique en bas et en dedans, suivant le col. La *pénétration* est très fréquente, et ici, c'est le fragment épiphysaire qui pénètre ordinairement et fait éclater le fragment diaphysaire, fragmentant les tubérosités, tout en éclatant souvent lui-même. Cette pénétration, souvent inégale, s'accompagne de rotation de la tête du côté de la pénétration maxima (fig. 7, pl. I). Quand la pénétration manque, il peut ne pas y avoir de déplacement par engrènement. Le plus souvent le *déplacement* existe (fig. 8, pl. I). Le fragment inférieur ne se porte pas en dedans comme le voulait Malgaigne, il se déplace simplement dans le sens

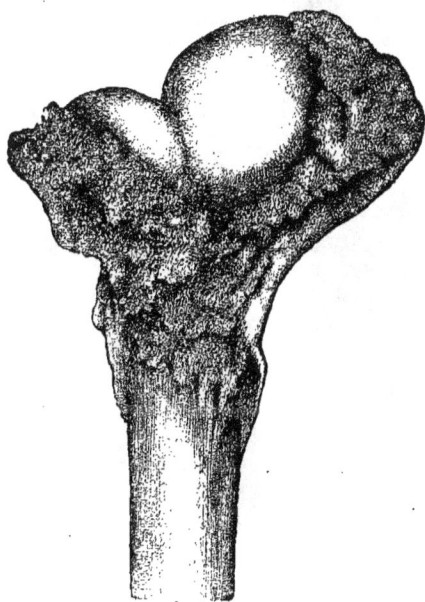

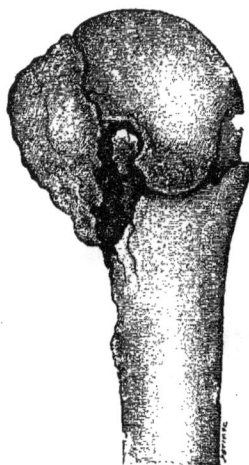

Fig. 144. — Fracture de la tête par pénétration. Fig. 145. — Fracture mixte.
(Ricard et Demoulin, in *Traité de Chirurgie*.)

de la longueur, montant directement en haut et un peu en dehors (Hennequin), porté dans cette direction par l'obliquité du fragment interne : celui-ci, au moment de cette ascension, peut tourner légèrement, la tête se portant en bas, il peut même tourner complètement et présenter sa face cartilagineuse en dehors. Dans ce cas, la consolidation ne se fait pas, mais dans tous les autres un cal se forme et la tête ne se résorbe point, et ne demande point à être extraite.

5° *Fractures mixtes*. — Le trait n'est pas partout intra-capsulaire ; il est extra-capsulaire soit en haut, ajoutant au fragment interne une partie des tubérosités, et la fracture participe surtout des fractures extra-capsulaires ou du col chirurgical ; soit en bas, dépassant au niveau du col chirurgical l'insertion de la capsule, elle est à rapprocher des fractures du col anatomique (fig. 145).

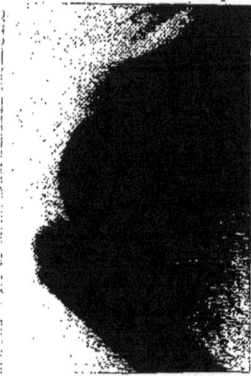

Fig. 1. — Fr. du col chir. transvers. avec déplac. externe et chevauchem. (HENNEQUIN et LŒWY). Cl. Quénu.

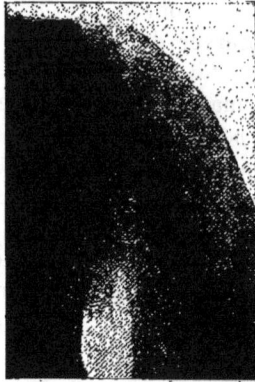

Fig. 2. — Fr. du col chir. transvers.; déplac. angul. sans chevauch. (CHEVRIER). Cl. Infroit.

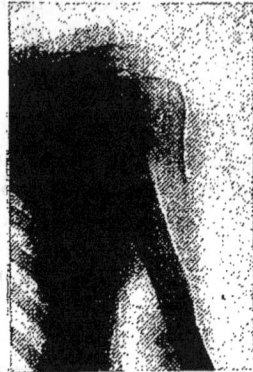

Fig. 3. — Fr. du col chir. obliq. en haut et dedans avec déplac. antéro-interne (HENNE-QUIN et LŒWY). Cl. Contremoulins.

Fig. 4. — Fr. du col chir. obliq. en haut et dehors sans pénétration (CHEVRIER). Cl. Infroit.

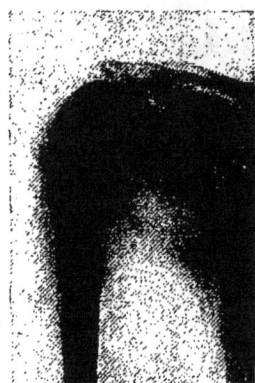

Fig. 5. — Fr. du col chirurg. obliq. en haut et dehors avec pénétration (HENNEQUIN et LŒWY). Cl. Contremoulins.

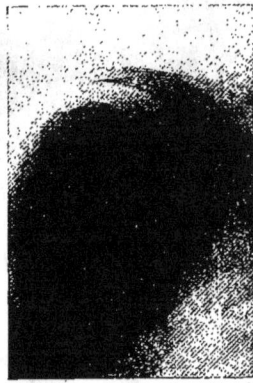

Fig. 6. — Fr. du col chir. transvers. avec pénétration (CHEVRIER). Cl. Infroit.

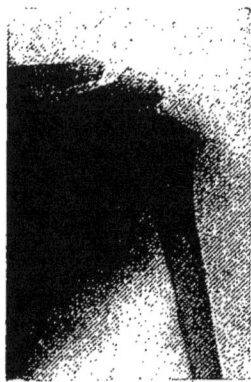

Fig. 7. — Fr. du col anat. avec pénétration (HENNEQUIN et LŒWY). Cl. Vaillant.

Les fractures du col chirur-gical sont plus fréquentes que les fractures du col anato-mique. Les variétés en sont aussi plus nombreuses.

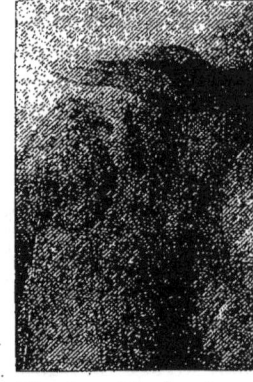

Fig. 8. — Fr. du col anato-mique avec déplacement (HEN-NEQUIN ET LŒWY).

FRACTURES DE L'EXTRÉMITÉ SUPÉRIEURE

Parfois il y a un double trait de fracture avec isolement complet des tubérosités.

4° *Fractures des tubérosités*. — Elles coexistent souvent avec les fractures précédentes, mais peuvent exister isolées (fig. 146, 147 et 148). La petite tubérosité est rarement détachée, mais la grosse tubérosité l'est beaucoup plus souvent, par arrachement musculaire; ses muscles peuvent l'arracher en masse; le trait de fracture peut parfois se rapprocher de la verticale, et c'est dans cette classe qu'on doit ranger certaines fractures

Cliché Infroit.

Fig. 146. — Fracture parcellaire de la grosse tubérosité.
(Chevrier.)

longitudinales de l'extrémité supérieure de l'humérus. Il semble que souvent un choc direct puisse enfoncer le tissu osseux, raréfié par l'âge, de la grosse tubérosité : ces fractures par enfoncement sont admises sans preuves.

Symptômes. La déformation, le gonfle-

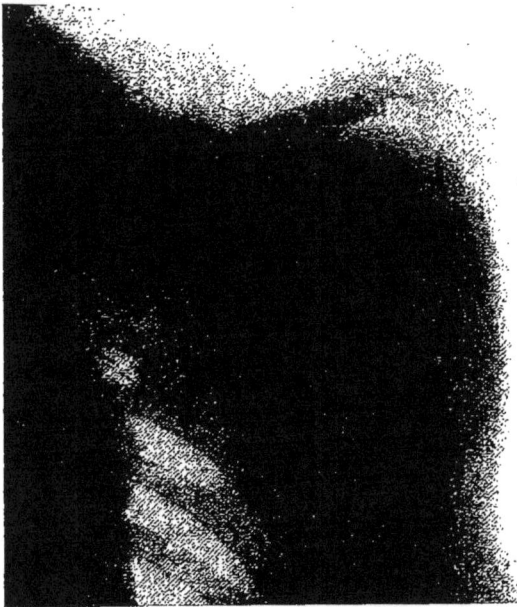

Cliché Infroit.

Fig. 147.

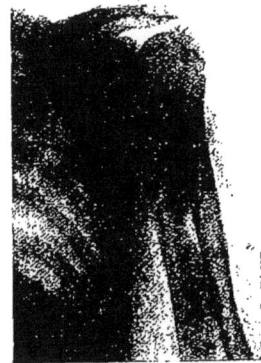

Cliché Contremoulins.

Fig. 148.

Fig. 147. — Fracture totale de la grosse tubérosité avec luxation de l'épaule (Chevrier.)
Fig. 148. — Fracture par écrasement de la grosse tubérosité (Hennequin et R. Lœwy).

ment énorme du moignon de l'épaule, la déviation du membre et son raccourcissement, les ecchymoses étendues sont des signes communs. La douleur localisée est avec eux le seul symptôme des fractures engrenées.

Dans les fractures non engrenées, la crépitation peut être obtenue ; quant à la mobilité anormale, la proximité de l'articulation de l'épaule la rend difficile à apprécier. Mais ces symptômes présentent des nuances suivant la variété de fracture.

1° *Fractures des cols* (tableau de Hennequin).

Col anatomique	*Col chirurgical.*
1° Ecchymoses. Quand elles existent elles restent localisées dans le voisinage de l'articulation ; elles n'irradient au loin que lorsque la capsule est déchirée. L'abondance du sang épanché est en rapport avec la débilité du sujet.	1° Ecchymoses occupant le bras, souvent l'avant-bras, puis les régions thoraciques antérieure et externe, le flanc correspondant jusqu'à la crête iliaque. L'étendue de l'ecchymose et l'abondance du sang épanché sont en rapport avec la débilité du blessé, le déplacement du fragment inférieur et la violence du choc.
2° Crépitation fine, abondante, d'une tonalité élevée, éclatant fréquemment sous la simple pression, sans imprimer de mouvements au bras.	2° Crépitation plus grave, plus rude, se produisant moins fréquemment sous la pression, qu'en faisant exécuter des mouvements de rotation au bras.
3° Raccourcissement nul ou peu étendu (mesuré de l'angle de l'acromion au sommet de l'épitrochlée).	3° Raccourcissement variant de 1/2 centimètre à 3 cm. 1/2.
4° Soulèvement et bombement du faisceau médian du deltoïde, qui est très peu dépressible.	4° Soulèvement du deltoïde plus dépressible ; absence de résistance à partir de 2 ou 3 centimètres au-dessous du ligament acromio-coracoïdien.
5° Effacement du sillon pectoro-deltoïdien, mais sans grande résistance à la pression.	5° Effacement du sillon pectoro-deltoïdien, soulèvement dur et résistant formé par l'extrémité du fragment inférieur en luxation sous- ou intra-coracoïdienne.
6° Pas d'allongement marqué de la ligne antéro-postérieure du moignon de l'épaule allant de la région coracoïdienne à la base de l'acromion.	6° Augmentation plus ou moins considérable de cette ligne en rapport avec l'étendue du déplacement antéro-interne du fragment inférieur.
7° Pas de changement de direction de l'axe du bras.	7° Changement plus ou moins accusé de l'extrémité supérieure de l'axe du bras qui est dirigé en dedans, en haut et en avant.
8° Le fragment inférieur n'a subi aucun déplacement appréciable, ou bien il est porté directement en haut et un peu en dehors.	8° Le fragment inférieur est porté en dedans, en haut, et souvent en avant.
9° Le foyer de la douleur se trouve immédiatement en dessous du bord externe du ligament acromio-coracoïdien.	9° Deux foyers de douleur, dont l'un siège à un ou deux travers de doigt en dessous de l'acromion, et l'autre dans le voisinage de l'apophyse coracoïde.
10° La cause de la fracture est plus souvent indirecte que directe.	10° La cause de la fracture est directe ou indirecte.

Col anatomique.	*Col chirurgical.*
11° En cas d'éclatement de la tête humé- rale, un ou plusieurs fragments peuvent être sentis autour de l'articulation. En les rapprochant, on éprouve une sensation semblable à celle que donne la pression exercée sur un sac de noix.	11° Mêmes symptômes.
12° Le bras est pendant le long du thorax.	12° Souvent le bras reste un peu écarté du thorax et ne peut être amené au con- tact qu'en provoquant des douleurs.
13° La région du moignon de l'épaule correspondant à la tête humérale est plus proéminente en dehors, et plus globuleuse après la résorption de l'épanchement et l'atrophie du deltoïde.	13° La même région est plutôt un peu aplatie après la résorption de l'épanche- ment et l'atrophie du deltoïde. L'aplatis- sement est sensible à un ou deux travers de doigt en dessous de l'acromion.

2° *Fractures isolées de la tête.* — Les symptômes sont ceux d'une contu- sion grave, on sentirait la crépitation par un mouvement brusque d'abduc- tion ou de rotation en dehors.

5° *Fractures des tubérosités.* — Le bras est pendant, la rotation active est abolie. Le diamètre antéro-postérieur de l'épaule est agrandi. Aucun raccourcissement. A la palpation, existence de deux saillies : l'une posté- rieure, au-dessous et un peu en arrière de l'acromion, douloureuse à la pression, est le fragment; l'antérieur est la tête à sa place normale; entre les deux on sent une gouttière. On obtient de la crépitation par les mouve- ments de rotation, le bras étant dans l'abduction à angle droit : c'est sou- vent le seul signe qu'on puisse nettement obtenir; car la palpation ne donne point de résultat précis sur une épaule empâtée.

Marche. — Les fractures extra-capsulaires se consolident assez vite par un cal régulier : il existe souvent des raideurs par lésions péri-articulaires. Les fractures intra-capsulaires se consolident moins régulièrement. Leur cal est exubérant; le volume de ce cal, l'arthrite traumatique, rendent l'an- kylose très fréquente.

Les fractures tubérositaires se consolident par cal fibreux, à cause de la difficulté de rapprocher les fragments.

Complications. — *Lésions vasculo-nerveuses* par compression ou par déchirure, thrombose ou plaie de veine, déchirure ou anévrisme artériel, compression, plaie nerveuse ou arrachement du plexus brachial par élon- gation.

Déplacement de la tête. — Dans les fractures intra-articulaires, on peut voir la tête sortir et se luxer par une boutonnière capsulaire dont la déchi- rure est due à la tête fracturée sur laquelle agit encore le traumatisme, c'est une complication ennuyeuse; la tête se résorbe, ou se relie à l'hu- mérus par un cal irrégulier et se creuse une néarthrose; souvent elle déter- mine des troubles de compression.

Les complications tardives, *pseudarthroses* et *cal vicieux*, sont rares.

Diagnostic. — Se pose dans les cas typiques, soit avec la contusion (ecchymose), soit avec la luxation (v. c. m.); mais s'il existe une saillie para-coracoïdienne, il n'y a pas de dépression immédiatement sous-acro- miale, la tête est en place.

Le diagnostic devient très difficile dans les cas rares entre une fracture du col anatomique avec déplacement extra-articulaire de la tête, et une luxation de l'épaule avec une fracture du col chirurgical. La radiographie dans tous les cas difficiles rendra d'utiles services.

Le tableau suivant de Hennequin résume les nuances différentes.

Fracture du col anatomique avec issue de la tête à travers la capsule.	*Luxation de l'épaule compliquée de fracture du col chirurgical.*
1° Relief deltoïdien normal ou à peine diminué; les trochanters sont à leur place.	1° Effacement et diminution du relief deltoïdien.
2° Pas de dépressibilité au-dessous de la voûte acromio-coracoïdienne, sous laquelle se trouve l'extrémité supérieure du fragment inférieur.	2° Dépressibilité des tissus immédiatement au-dessous de la voûte acromio-coracoïdienne, la tête et l'extrémité supérieure du fragment inférieur étant portées en dedans.
3° Déviation nulle ou insignifiante de l'axe du membre.	3° Déviation de l'axe du membre dans le sens de la luxation en dedans.
4° Tête isolée, sentie dans le voisinage de la cavité glénoïde (signe pathognomonique).	4° Tête sentie dans le voisinage de l'apophyse coracoïde, excepté quand elle est cachée dans la fosse sous-scapulaire.
5° Aucune transmission à la tête des mouvements imprimés à l'humérus.	5° Transmission imparfaite à la tête des mouvements imprimés à l'humérus.
6° Pas de raccourcissement ni d'allongement sensibles.	6° Raccourcissement du membre, même quand la luxation est sous-coracoïdienne.
7° Lésion moins fréquente comme 1 : 10 environ.	7° Fréquence beaucoup plus grande comme 10 : 1 environ.
8° Crépitation discrète, manque souvent, ne se produit que dans certains mouvements.	8° Crépitation beaucoup plus fréquente, presque constante.
9° Mouvement de translation facile à imprimer à l'extrémité supérieure de l'humérus.	9° Mobilité anormale quand la tête peut être fixée.

Traitement. — Si la fracture est *sans déplacement*, avec ou sans pénétration, on se contentera de maintenir le membre immobile dans une écharpe. On massera très tôt, pour hâter la résorption sanguine et éviter l'atrophie musculaire; on commencera les mouvements au vingt-cinquième jour environ.

S'il y a *déplacement*, il faut réduire, sous anesthésie locale à la novocaïne-adrénaline, même s'il y a pénétration ou engrènement. Cette réduction est parfois facile, souvent difficile quand le fragment supérieur a basculé en dehors : il faut alors, pour réduire, tirer en abduction: parfois même dans cette position la réduction ne se fait pas quand un muscle est embroché par la pointe du fragment : il faudra penser alors à la réduction sanglante.

Comment maintenir la réduction ?

Certaines fractures ne restent réduites que dans l'abduction (tubérositaires). On les maintiendra par un fort coussin axillaire, ou par une sorte de plan incliné, en forme de pupitre matelassé; on peut encore, le malade restant couché, pratiquer l'extension continue sur le bras en abduction. Quand la fracture reste réduite dans l'extension, et c'est presque toujours le cas, il convient de ne pas se contenter d'un appareil approximatif et de

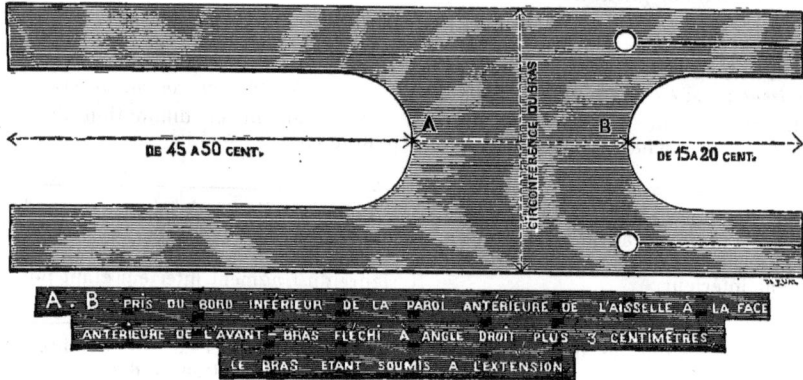

Fig. 149. — Attelle en H.

goultières ou d'attelles quelconques; il faut appliquer l'excellent appareil de Hennequin, qui réduit le déplacement par extension continue (fig. 149, 150 et 151).

Pour faire l'extension, on se servira d'un point d'appui quelconque; on peut improviser une sorte de potence avec un balai fixé à une chaise du

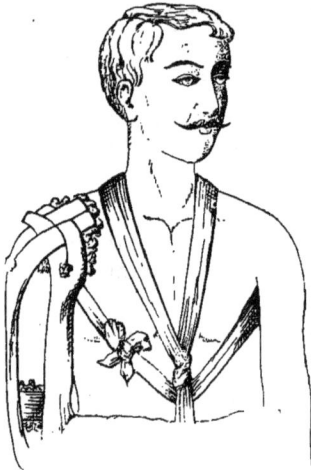

Fig. 150.

Fig. 151.

Fig. 150. — Appareil de Hennequin posé.
Fig. 151. — Malade préparé pour la pose de l'appareil de Hennequin. Contre-extension par un balai fixé au dossier de la chaise extension par des poids.

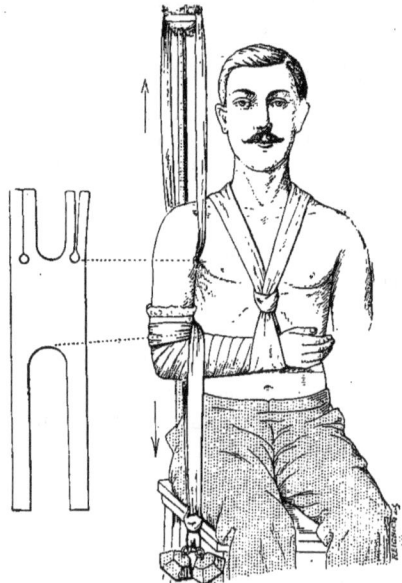

côté correspondant à la fracture. On commence par entourer d'ouate l'avant-bras et le bras jusqu'à trois travers de doigt au-dessus du pli du coude ; on comprime légèrement avec une bande de vieille toile. On soutient l'avant-bras à angle droit par une écharpe à boucle, dont les chefs après s'être croisés dans le dos en croix de Saint-André viennent se nouer autour du thorax. Trois épaisseurs de lint de 45 centimètres de long sur 10, largement saupoudrées d'amidon, sont passées dans l'aisselle, unis sur le moignon de l'épaule, et sous eux on fait passer une bande qui va, tendue, se réfléchir sur le balai, réalisant la contre-extension. L'extension est pratiquée par une bande entourant par son plein la partie inférieure du bras protégée et laissant tomber ses deux bouts de chaque côté de l'avant-bras ; à chacun de ces bouts on fixe des poids égaux de 1 à 3 kg, la traction doit durer une demi-heure. On taille une attelle de 16 épaisseurs de tarlatane d'après les données de la figure 149. On la glisse comme dans les figures 150, 151, à la face interne du bras, on en rapproche les deux bords, laissant la face externe du bras libre. On imbrique les quatre bandelettes supérieures, les externes passant en dehors, les internes en dedans de la bande de traction ; les deux bandelettes inférieures se croisent au niveau de l'olécrâne et reviennent s'enrouler en spirale autour de l'avant-bras. On recouvre tout l'appareil de bandes de vieille toile et quand il est sec (au bout d'une demi-heure), on coupe les bandes de traction et de contre-extension, et on retire les bandes de toile de séchage. On laisse l'appareil environ 35 jours. Puis on masse et mobilise. Certains auteurs retirent même l'appareil beaucoup plus tôt.

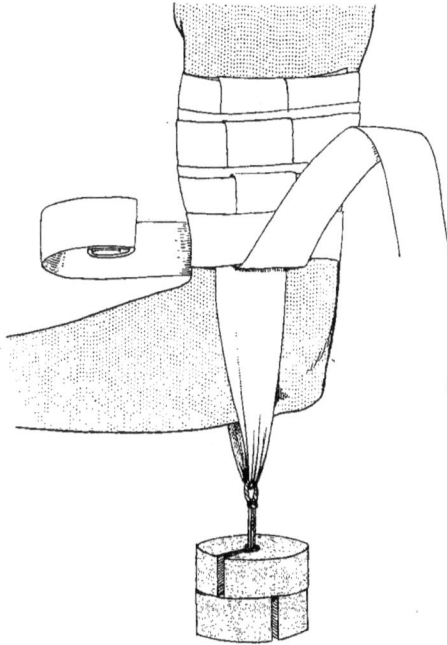

Fig. 152. — Appareil à extension du type Clarke. (Chevrier.)

On peut ne pas poser d'appareil inamovible, mettre autour de la partie inférieure du bras un bandage circulaire fait avec soin, auquel on incorpore une anse libre à laquelle on fait supporter un poids variable : c'est l'extension continue sans immobilisation, avec liberté des mouvements du coude. L'appareil de Clarke est de ce type très simple (fig. 152).

En présence de *complications*, la conduite est variable : pour une luxation simultanée de la tête, on s'efforcera de réduire par refoulement. Si on échoue, il vaut mieux ne pas attendre la consolidation en cette position et intervenir de suite. L'*intervention sanglante* est recommandable dans différentes circonstances et variable avec elles.

Dans les fractures par armes à feu ou ouvertes, elle retirera les esquilles et fera avec avantage, dans les fractures comminutives, la résection de la tête humérale, qu'elle enlèvera simplement. Dans les luxations de la tête avec fracture, elle extirpera de même la tête.

Dans les fractures irréductibles par embrochement musculaire, elle réduira et suturera les fragments.

Dans les fractures avec complication vasculaire ou lésions nerveuses, elle se comportera différemment suivant les cas : la plupart des fractures avec lésions vasculaires se sont terminées par gangrène et désarticulation de l'épaule.

Décollement traumatique de l'épiphyse humérale supérieure. — C'est un des plus fréquents après celui de l'épiphyse inférieure du fémur et du radius. On l'observe surtout de 10 à 19 ans, on peut le rencontrer jusqu'à 25 ans ; il peut se produire dès la naissance, décollement obstétrical. Ce dernier succède à une traction sur le bras, ou à une rotation un peu brusque, au cours d'une présentation de l'épaule ou du siège. L'étiologie du décollement de l'adolescence est beaucoup plus contestée : dans la moitié des cas on relève une chute sur l'épaule ou un choc direct, dans la moitié des cas une violence indirecte (chute sur la main, traction, torsion); les données expérimentales ne sont pas utilisables, car elles sont essentiellement contradictoires.

Lésions. — Le trait de rupture passe habituellement entre la diaphyse et le cartilage conjugal, qui reste adhérent à l'épiphyse : celle-ci forme comme une calotte, coiffant l'extrémité convexe du fragment diaphysaire. Il est exceptionnel que le trait passe en plein cartilage ou du côté de l'épiphyse. Exceptionnellement aussi, le trait de fracture peut quitter en partie la ligne épiphysaire et détacher un fragment de la diaphyse.

Le périoste, parfois en partie conservé, est ordinairement déchiré, il peut s'interposer entre ces deux fragments. Le déplacement, qui manque quelquefois, est ordinairement le même que dans les fractures du col chirurgical : le fragment diaphysaire monte en haut, en dedans et en avant : sur le fragment ainsi porté la calotte épiphysaire peut tourner, gardant avec lui quelques rapports : le déplacement est incomplet.

Signes et diagnostic. — S'il y a déplacement, le tableau est absolument le même que dans la fracture du col chirurgical : la crépitation est plus grosse et plus douce, cartilagineuse, se rapprochant des frottements articulaires. Le diagnostic se fait par ce symptôme et l'âge du malade.

S'il n'y a pas déplacement, on sent parfois une légère encoche sur l'os, mais souvent c'est seulement un gonflement considérable dû à l'épanchement sanguin qui fera le diagnostic, toujours avec l'âge du sujet.

Si le décollement n'est pas traité, il peut y avoir impotence et parfois arrêt de développement du membre.

Traitement. — S'il n'y a pas déplacement, simple écharpe. S'il y a déplacement, il faut réduire, soit par traction, par élévation jusqu'à la verticale (Moore). Si la réduction ne se fait pas, il faut intervenir chirurgicalement, réduire et suturer.

B) **FRACTURES DE LA DIAPHYSE HUMÉRALE.** — Elles siègent entre l'insertion du grand pectoral et du long supinateur.

Fréquentes chez l'enfant, elles redeviennent très fréquentes chez l'homme, entre 20 et 30 ans. Elles suivent le plus souvent une violence directe (coup de bâton, passage de roue de voiture...), parfois un traumatisme indirect (chute sur le coude ou la main, le bras étant en extension). C'est une des plus fréquentes parmi les fractures par contraction musculaire (par inflexion ou par torsion).

Lésions. — Le trait siège un peu partout, mais de préférence à l'union du tiers moyen et du tiers inférieur ; il est ordinairement unique. Les fractures incomplètes ou inflexions sont exceptionnelles et ne s'observent guère que chez les enfants. Les fractures complètes sont rarement longitudinales, traversant l'os d'une extrémité à l'autre ; elles sont assez souvent transversales, avec intégrité ou déchirure du périoste. Elles sont le plus souvent obliques, et le trait, d'orientation variable, est habituellement dirigé en bas et en dehors. La fracture même oblique peut être sous-périostée ; mais, le plus souvent, il y a déplacement. Ce dernier est complexe : c'est une combinaison d'écart angulaire (fig. 2 et 6, pl. II), de chevauchement (fig. 5, pl. II) et de rotation du fragment inférieur.

Au tiers inférieur, le déplacement est presque nul (fig. 7, pl. II), à cause des insertions musculaires étalées, et se borne à un angle ouvert en arrière ou en avant (fig. 6, pl. II) qui augmente dans la flexion. Au-dessous de l'empreinte deltoïdienne, on voit le fragment supérieur porté en haut et en dehors par le deltoïde (fig. 1, pl. II), et l'inférieur en haut, en arrière et en dedans par le triceps.

Au-dessus du deltoïde, le fragment inférieur est attiré en haut et en dehors par le deltoïde, tandis que le supérieur se porte en haut et en dedans (fig. 5, pl. II). En réalité le déplacement est moins conditionné par le siège de la fracture que par la violence et la direction du traumatisme.

Certaines fractures obliques dites spiroïdes présentent une longue pointe latérale, parfois esquilleuse.

Symptomatologie. — Elle est banale : c'est celle de toutes les fractures. Il n'y a à noter que la déviation latérale partielle du membre. Le gonflement est souvent très considérable ; l'interposition musculaire est très fréquente, ce qui empêche la crépitation et facilite d'ailleurs les pseudarthroses.

Complications. — Immédiates, ce sont des luxations de l'épaule et du coude concomitantes, des déchirures vasculaires, amenant de grosses collections sanguines, parfois un arrêt de la circulation du membre avec refroidissement, mais le plus souvent sans gangrène ; des nerfs peuvent être contusionnés, comprimés, blessés par les fragments et on a observé des paralysies partielles ou totales dans le domaine du radial ou du médian.

Secondairement, il peut y avoir englobement du nerf radial dans le cal avec paralysie tardive et progressive, persistant jusqu'à ce qu'on l'ait libéré, et même au delà.

La fréquence des interpositions musculaires fait comprendre la fréquence des PSEUDARTHROSES (v. c. m.), les variétés en ont été observées au bras. Elles s'accompagnent le plus souvent d'impotence fonctionnelle très marquée.

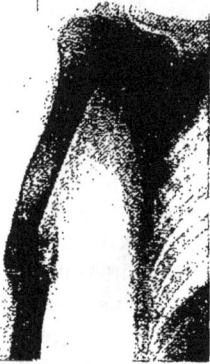

Fig. 1. — Fr. du 1/3 moy.; fragm. sup. porté en debors (HENNEQUIN et LŒWY). Cl. Infroit.

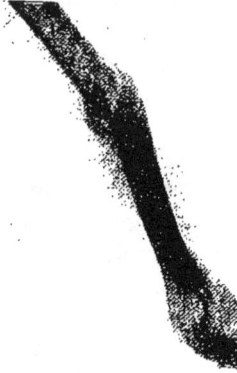

Fig 2. — Fr. du 1/3 moyen sans chevauch.; déplacem. angulaire (HENNEQUIN et LŒWY). Cl. Contremoulins.

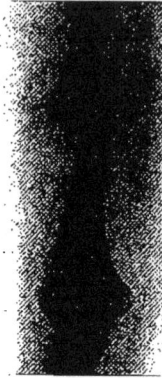

Fig. 3. — Fr. du 1/3 moy.; déplacem. et chevauch. latéral (CHEVRIER). Cl. Contremoulins.

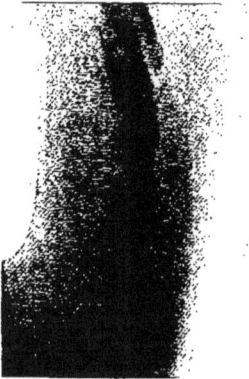

Fig. 4. — Fract. comminutive, à double trait (CHEVRIER). Cl. Contremoulins.

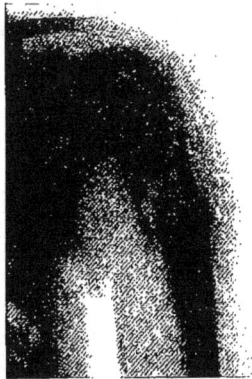

Fig. 5. — Fr. du 1/3 super.; déplacement int. du frag. supér. (CHEVRIER). Cl. Infroit.

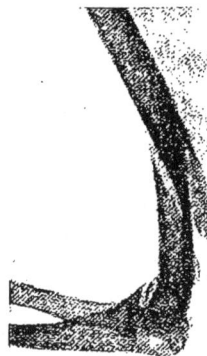

Fig. 6. — Fr. du 1/3 infér. très obliq.; chevauch. et déplac. angul. (HENNEQUIN et LŒWY). Cl. Vaillant.

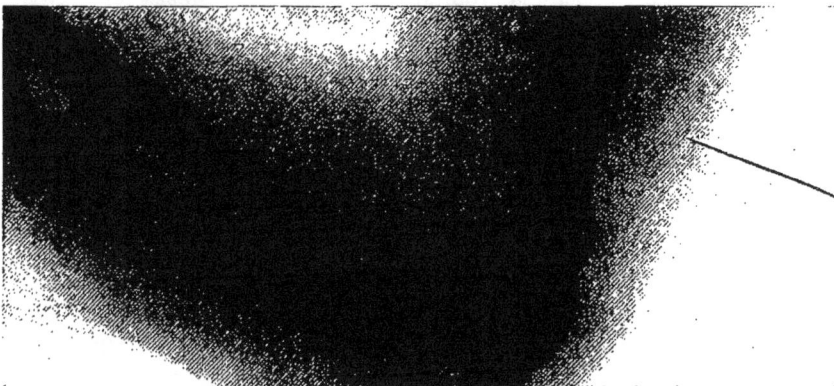

Fig. 7. — Fr. du 1/3 inférieur, transvers. engrené sans déplac. (CHEVRIER). Cl. Contremoulins.

FRACTURES DE LA DIAPHYSE HUMÉRALE

Traitement. — Les fractures sans déplacement guérissent sous un appareil quelconque à attelles : l'écharpe ne vaut rien ici. Les fractures avec déplacement sont justiciables de l'appareil Hennequin (V. Fractures de l'extrémité supérieure) : la réduction est bien faite quand l'épicondyle regarde en avant et est sur la même ligne que la petite tubérosité et l'acromion. Utiliser l'anesthésie locale à la novocaïne-adrénaline pour la réduction.

Les complications seront traitées comme d'habitude par l'intervention sanglante : ligatures vasculaires, suture nerveuse ou désenclavement, avivement et suture osseuse (pseudarthrose).

C) FRACTURES DE L'EXTRÉMITÉ INFÉRIEURE DE L'HUMÉRUS. — Elles sont nombreuses et variées, et leur désignation anatomo-pathologique ne concorde pas très bien avec le langage anatomique courant.

Lésions. — Il y a lieu de distinguer les fractures totales, les fractures partielles et les fractures parcellaires de l'extrémité inférieure de l'humérus.

a) **Fractures totales**.

1° *Fractures sus-condyliennes transversales*, ou sus-épiphysaires, ou sus-épitrochléo-condyliennes : elles comprennent dans le fragment inférieur les quatre saillies que présente l'extrémité inférieure de l'humérus. Elles s'observent surtout dans l'enfance et succèdent le plus souvent à une chute sur le coude, et même sur le coude fléchi à angle droit ; parfois à une chute sur la main : dans les deux cas, il y a arrachement par les ligaments du coude. Le trait détachant le fragment inférieur est habituellement transversal, mais il peut être oblique dans le sens sagittal et dans le sens frontal (fig. 153).

Dans le sens sagittal, les fragments sont ordinairement taillés en biseau ; le plus souvent le trait est oblique en bas et en avant, mais il peut être oblique en bas et en arrière ; il traverse la fosse coronoïdienne.

Dans le sens frontal, il descend en bas et en dedans, remontant parfois à plusieurs centimètres au-dessus de l'épicondyle en dehors ; l'obliquité inverse est possible ; parfois les deux obliquités sont réalisées et le fragment supérieur forme une sorte de V pénétrant dans l'inférieur : il est très rare dans ce cas que la fracture reste uniquement sus-condylienne à deux fragments. Le fragment inférieur monte ordinairement en arrière (fig. 1, pl. III). Le déplacement en avant est exceptionnel (fig. 2, pl. III).

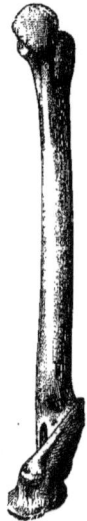

Fig. 153.
Fracture de l'extrémité inférieure de l'humérus (Ricard et Demoulin, in *Tr. de Chir.*).

2° *Fractures sus- et inter-condyliennes*, ou bi-condyliennes, ou en T, en V, en Y. — Elles succèdent à un traumatisme très violent de la région du coude et leur mécanisme est très contesté : le trait vertical passe souvent dans la gorge de la trochlée. Dans la fracture en T, il y a ordinairement peu de déplacement (fig. 154), mais dans la fracture en V ou en Y (fig. 3 et 4, pl. III), le fragment supérieur en coin s'insinue entre les deux fragments inférieurs qui tendent à s'écarter, et se porte vers l'olécrane qu'il peut atteindre : des fragments latéraux, l'externe se porte fréquemment en arrière entraînant le radius, l'interne glisse en avant ; parfois tous les deux sont portés en avant.

5° *Fractures comminutives.* — Les fragments sont nombreux et impossibles à décrire.

b) **Fractures partielles.**

1° *Fractures du condyle externe.* (Ce n'est pas le condyle anatomique, car le trait emporte l'épicondyle et souvent une partie de la lèvre externe de la trochlée).

Ce sont par excellence les fractures de l'enfance, elles succèdent à une chute sur le coude en adduction ou en abduction, ou sur la main en hyperextension (fig. 155).

Le trait oblique en haut et en dehors, commence dans la rainure trochléenne et passe dans la cavité olécranienne : il peut cependant, plus externe, ne détacher que l'épicondyle et le condyle. Le déplacement est rare : quand il s'en produit un, l'extrémité supérieure du coin

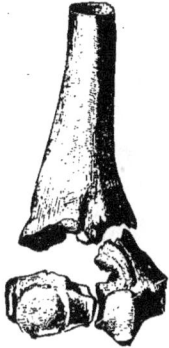

Fig. 154. — Fracture en T.
(Ricard et Demoulin.)

détaché bascule en avant (long supinateur et radiaux), tandis que la partie articulaire se porte en arrière, entraînant le radius, parfois le cubitus suit et il y a luxation du coude postéro-externe.

2° *Fractures du condyle interne* (on ne peut dire fracture de la trochlée, car le coin est composé de l'épitrochlée et d'une moitié seulement de la trochlée). — Elles naissent exactement dans les mêmes conditions que celles du condyle externe, mais sont beaucoup moins fréquentes ; le trait, oblique en haut et en dedans, commence dans la gorge trochléenne, monte dans les cavités olécranienne et coronoïdienne, et aboutit à 1 centimètre au-dessus

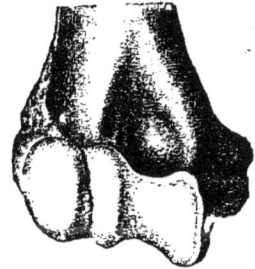

Fig. 155
Fracture du condyle externe.
(Ricard et Demoulin.)

de l'épitrochlée (fig. 156) ; plus haut situé et plus externe, il peut empiéter sur le condyle proprement dit, détachant toute la trochlée (fig. 5 et 6, pl. III). Le périoste est souvent conservé et il n'y a pas de déplacement. Quand il existe, il est rare que le fragment se porte en dedans ; parfois il est abaissé, entraînant l'avant-bras en abduction (*cubitus valgus*) et la tête radiale en subluxation externe. En général, il se porte en haut, en arrière et en dedans ; il y a subluxation radiale en arrière et en dedans : *cubitus varus* ; si les ligaments sont rompus, il y a une véritable luxation du coude en arrière.

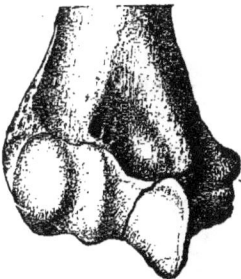

Fig. 156.
Fracture du condyle interne.
(Ricard et Demoulin.)

c) **Fractures parcellaires.**

1° *Fractures de l'épicondyle externe, ou épicondyle* (fig. 7, pl. III).

Elles sont très rares, et produites par un choc direct ou par arrachement. Le déplacement est exceptionnel.

2° *Fractures de l'épicondyle interne ou épitrochlée* (fig. 8, pl. III).

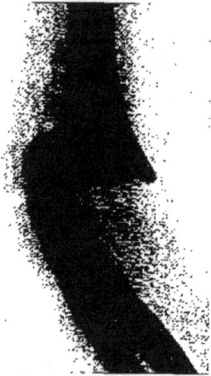

Fig. 1. — *Fr. sus-condylienne transv.; déplacem. postér.* (HENNEQUIN et LŒWY). Cl. Infroit.

Fig. 2. — *Fr. sus-condylienne transvers.; déplacem. antér.* (HENNEQUIN et LŒWY). Cl. Vaillant.

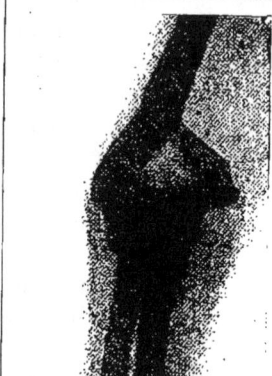

Fig. 3. — *Fr. sus et inter-condyl., en Y* (HENNEQUIN et LŒWY). Cl. Contremoulins.

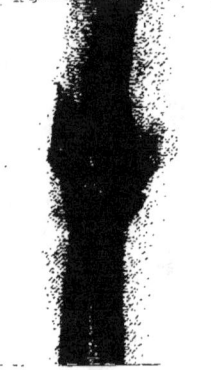

Fig. 4. — *Fr. sus et inter-condyl. en V* (HENNEQUIN et LŒWY). Cl. Vaillant.

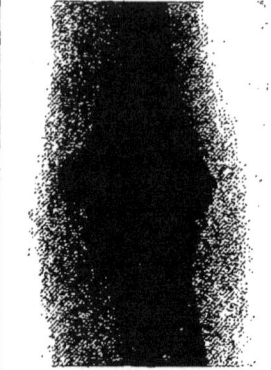

Fig. 5. — *Fr. du condyl. int., très obliq. remontant très haut* (HENNEQUIN et LŒWY). Cl. Infroit.

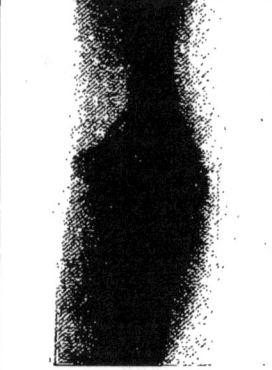

Fig. 6. — *Fr. du condyl. int., remontant moins haut* (CHEVRIER). Cl. Contremoulins.

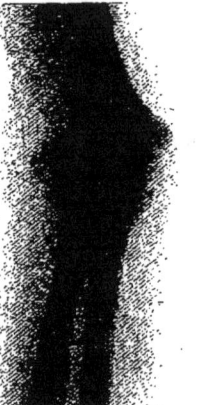

Bien que nous ne donnions pas de radiographie de *fracture du condyle externe*, parce que nous n'en avons pas trouvé de type très démonstratif, cette fracture est fréquente, tandis que la fracture du condyle interne est rare

Fig 7. — *Fract. de l'épicondyle externe* (HENNEQUIN et LŒWY). Cl. Contremoulins.

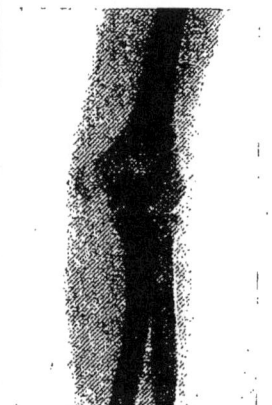

Fig. 8. — *Fr. de l'épicondyle interne ou de l'épitrochlée* (HENNEQUIN et LŒWY). Cl. Infroit.

FRACTURES DE L'EXTRÉMITÉ INFÉRIEURE

Elles résultent d'un traumatisme direct et naissent par arrachement musculaire ou tendineux. On les observe surtout dans l'enfance. Le trait détache l'épitrochlée à la base ou au sommet. Le fragment peut se déplacer en tous sens ; il est ordinairement attiré en bas et en avant par ses muscles.

5° *Fractures de la portion articulaire.*

Elles sont engendrées par une chute sur la main en extension ou un coup local très oblique. Toute la surface articulaire peut être détachée ; le plus souvent le fragment reste en place dans la mortaise que lui forme le fragment supérieur ; il peut aussi se luxer en haut et en avant dans la fossette coronoïdienne. Le condyle seul peut être brisé, et le fragment se luxe soit en avant, soit en arrière de l'épicondyle.

Symptomatologie et Diagnostic. — Toutes les fractures de l'extrémité inférieure ont pour signes communs : l'attitude du membre en flexion, l'impotence fonctionnelle qui est totale. Le gonflement est énorme, soit qu'il s'agisse d'une hémarthrose, si la fracture est intra-articulaire (fracture de la portion articulaire); soit qu'il s'agisse d'un épanchement sanguin profond et venant jusqu'à la peau, si la fracture est uniquement extra-articulaire (fracture sus-condylienne, de l'épicondyle, de l'épitrochlée); soit qu'il se fasse dans tous les plans, si la fracture est mixte et pénètre dans l'articulation (fractures condylien-

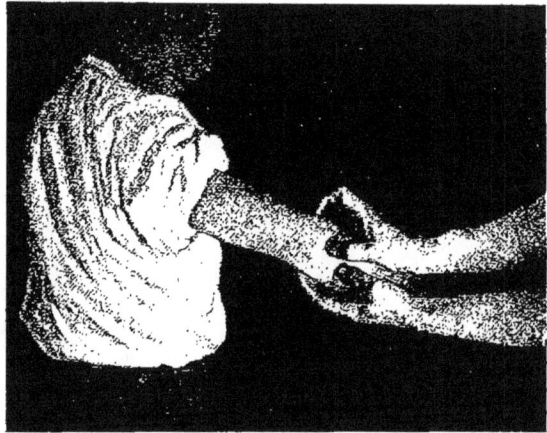

Fig. 157. — Manière d'explorer les saillies du coude à la face postérieure. Les index cherchent l'épicondyle et l'épitrochlée, le pouce explore l'olécrane. Normalement, dans la demi-flexion, ces trois saillies forment un triangle à pointe inférieure (Chevrier).

nes, interne et externe, et bi-condyliennes). Cet épanchement énorme, s'accompagnant parfois de phlyctènes, et d'ecchymoses soit immédiates. soit tardives, toujours étendues, augmente les diamètres transversal et antéro-postérieur du coude et gêne beaucoup l'exploration des lésions profondes. C'est parce que cet épanchement empêche de localiser la douleur d'une façon précise, de sentir les fragments déplacés, qu'on en est réduit à ne pas préciser la lésion et à s'arrêter, parce qu'on aura senti de la crépitation au cours de certains mouvements provoqués, de flexion ou de latéralité, au diagnostic de fracture de l'extrémité inférieure de l'humérus, ou même de fracture du coude. L'entorse s'élimine par l'absence de crépitations, de point douloureux osseux; la luxation, par la douleur moins vive, les signes plus nets (fig. 157).

La radiographie sera souvent nécessaire pour élucider le diagnostic précis.

Dans les bons cas, quand le gonflement n'est pas encore survenu, ou qu'il a cédé en partie, l'examen clinique peut donner des résultats précis.

1° *Fractures sus-condyliennes.*

Il y a élargissement antéro-postérieur du coude : mobilité anormale avec mouvement de latéralité, et extension au delà des limites normales ; la flexion est au contraire très limitée. Une légère traction sur l'avant-bras donne souvent de la crépitation. Cette traction réduit la déformation ; mais celle-ci se reproduit dès qu'on cesse de tirer.

La mensuration, de l'acromion à l'épitrochlée donne un peu de raccourcissement. Les rapports ne sont nullement modifiés, dans la fracture, entre le sommet de l'olécrane, l'épicondyle et l'épitrochlée (fig. 157), ce qui permet d'éliminer la luxation du coude en arrière. La saillie qui soulève en avant le pli du coude est arrondie dans la luxation, plus irrégulière dans la fracture. Cette fracture atteint surtout des enfants.

2° *Fractures sus- et inter-condyliennes ou bi-condyliennes.*

Il y a élargissement transversal considérable, diminuant quand on presse latéralement sur les côtés du coude : cette manœuvre, très douloureuse, détermine parfois de la crépitation. La distance épitrochléo-olécranienne est beaucoup plus considérable qu'à l'état normal. La mensuration épitrochléo-acromiale révèle parfois un raccourcissement, signe inconstant. On peut parfois saisir entre deux doigts chacun des deux fragments latéraux et le déplacer légèrement dans le sens sagittal, avec crépitation. Cette fracture est une lésion de l'adulte.

3° *Fractures du condyle externe.*

C'est, au dire de Malgaigne, la plus fréquente des fractures du coude, et elle se présente le plus souvent sur des enfants au-dessous de 15 ans. S'il n'y a pas de déplacement, les signes sont ceux d'une violente contusion du coude avec douleur précise sur l'humérus un peu au-dessus du radius.

S'il y a déplacement, l'aspect est celui d'une luxation du coude en arrière et en dehors ; mais la distance épicondylo-olécranienne n'a pas varié, le condyle est mobilisable avec crépitation, il y a élargissement transversal du coude, et l'épicondyle n'est plus sur la même ligne ni dans le même plan que l'épitrochlée : la déformation, facile à réduire, se reproduit aussi facilement. Le fragment est mobilisé, devient plus saillant et parfois crépite par des mouvements de pronation.

4° *Fracture du condyle interne.* — Les signes sont exactement les mêmes que ceux du condyle externe, mais inversés : élargissement transversal, déplacement de l'épitrochlée par rapport à l'épicondyle, aspect de luxation du coude en arrière sans modification de la distance épitrochléo-olécranienne, réduction et reproduction facile du déplacement, crépitations dans la supination.

5° *Fractures de l'épicondyle ou de l'épitrochlée.* — Prédominance latérale de l'hématome, car la fracture n'est pas articulaire. Ecchymose locale, douleur localisée. Mouvements de pronation et de supination douloureux. Sensation trop rare d'un petit fragment osseux distant de l'humérus, dont la mobilisation produit parfois de la crépitation.

6° *Fractures de la portion intra-articulaire*. — Elles ne se diagnostiquent point, sauf quand on trouve devant ou derrière l'épicondyle un petit fragment osseux qui ne bouge pas dans les mouvements de pronation et de supination.

Complications. — Un fragment peut perforer la peau (sus-condylienne), et la fracture devient une fracture compliquée.

Rarement ce sont des lésions vasculaires, bien que l'ischémie du membre par compression de l'humérale soit notée, ce sont beaucoup plus souvent des troubles nerveux. Le nerf médian peut être tendu sur le fragment supérieur d'une fracture sus-condylienne comme sur un chevalet. Il peut être lésé ou comprimé ainsi que le cubital dans toutes les fractures totales ou partielles internes (bi-condylienne, condylienne interne, épitrochléenne). La fracture du condyle externe peut s'accompagner de paralysie radiale. Les troubles articulaires, raideurs prononcées, ou même ankyloses, sont fréquents, la plupart des fractures étant articulaires.

La consolidation est souvent vicieuse ou incomplète, par suite de l'écartement ou du déplacement des fragments, sur lesquels on a très peu de prise. La pseudarthrose, surtout fréquente dans les fractures sus-condyliennes et les fractures du condyle externe, n'amène pas une gêne fonctionnelle notable : les cals vicieux au contraire limitent beaucoup les mouvements du membre.

Traitement. — Il est délicat, tant à cause du peu d'action qu'on a souvent sur les fragments que du voisinage de l'articulation.

Il faut donc, tout en favorisant la consolidation, éviter les raideurs et les ankyloses.

Le traitement est encore compliqué du fait de l'énorme épanchement sanguin du début, qui rend difficile le diagnostic et empêche de mettre un appareil définitif.

Il faudra donc, presque toujours mettre un appareil provisoire, en attendant que ce gonflement tombe ; cet appareil sera un pansement ouaté compressif, qu'on rendra immobilisateur en mettant par-dessus une attelle métallique ; la compression devra être faite en flexion (fig. 158).

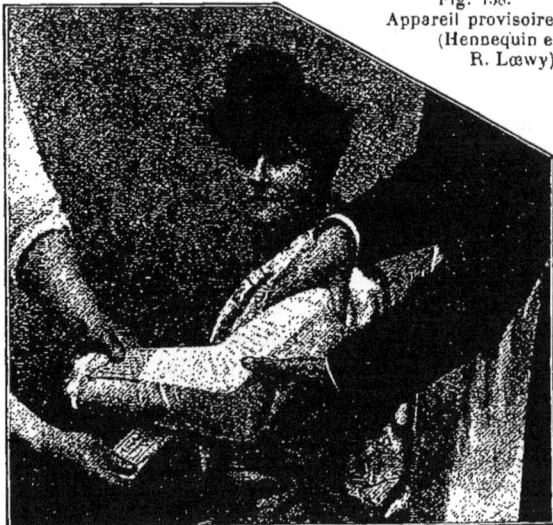

Fig. 158.
Appareil provisoire.
(Hennequin et R. Lœwy)

Quand le gonflement sera tombé et que le diagnostic aura été précisé par l'examen direct, et mieux encore par la radiographie, on mettra un appareil définitif.

Cet appareil définitif sera le plus souvent une gouttière plâtrée (fig. 159, 160). Reste à savoir quelle position on donnera au membre. La flexion réduit très mal le déplacement ; nous avons vu même que presque toujours elle l'exagérait ; en revanche cette position est le traitement préventif de l'ankylose et des raideurs articulaires : le membre aura son maximum d'utilité malgré la limitation des mouvements.

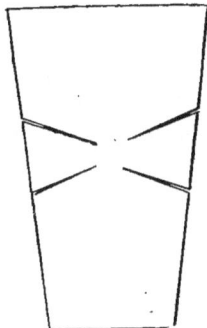

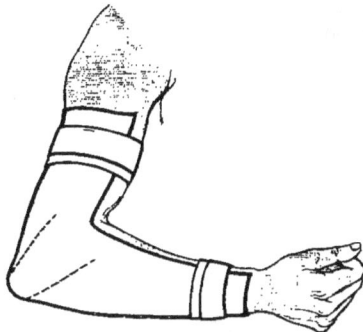

Fig. 159 et 160. — Gouttière plâtrée immobilisant le coude en flexion.
(Tuffier et Desfosses.)

L'extension maintient beaucoup mieux la réduction, mais s'il y a limitation des mouvements, le membre perd la plupart de ses usages. On peut éviter ces raideurs, en immobilisant un peu moins longtemps. L'immobilisation en extension ne peut d'ailleurs être continuée très longtemps, car elle est pénible et difficilement supportée. On pourrait combiner les deux méthodes avec certains chirurgiens : immobiliser en extension (pendant 10 jours), pour retirer la gouttière plâtrée et en remettre une autre en flexion.

C'est surtout l'examen de chaque cas qui tranchera le différend. Si le déplacement est minime, facilement réductible, on choisira la flexion. Si le déplacement est plus considérable et difficile à réduire, on préférera l'extension.

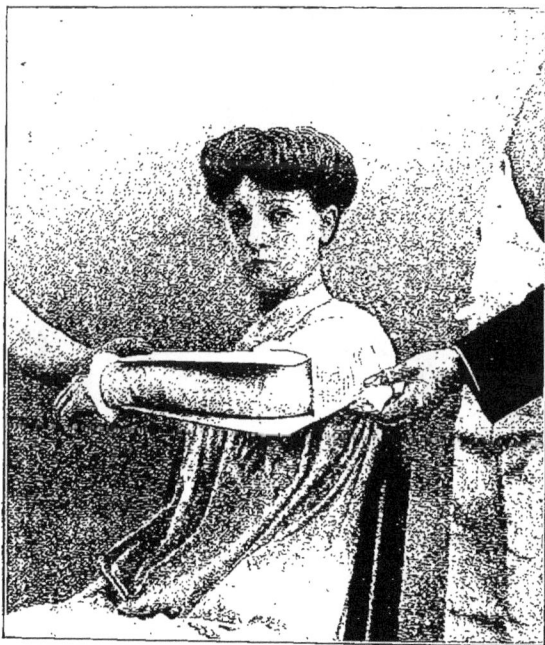

Fig. 161. — Fixation des branches supérieures des attelles
(Hennequin et R. Lœwy.)

On pourra, avec avantage, employer, dans la plupart des cas, un appareil à traction élastique décrit par Hennequin ; il est particulierement indiqué

dans les fractures qui s'accompagnent d'ascension notable du fragment inférieur ; bien que mettant l'avant-bras en flexion, il a tous les avantages
de l'extension. C'est, croyons-nous, presque toujours l'appareil de choix
(fig. 161 et 162).

On commence par faire autour du bras et de l'avant-bras fléchi à angle
droit, un pansement ouaté compressif, avec des bandes de toile qu'on fixe
par quelques tours d'une bande de tarlatane humide. On prend alors deux
attelles de bois de 7 centimètres de large, coudées à angle droit et échan

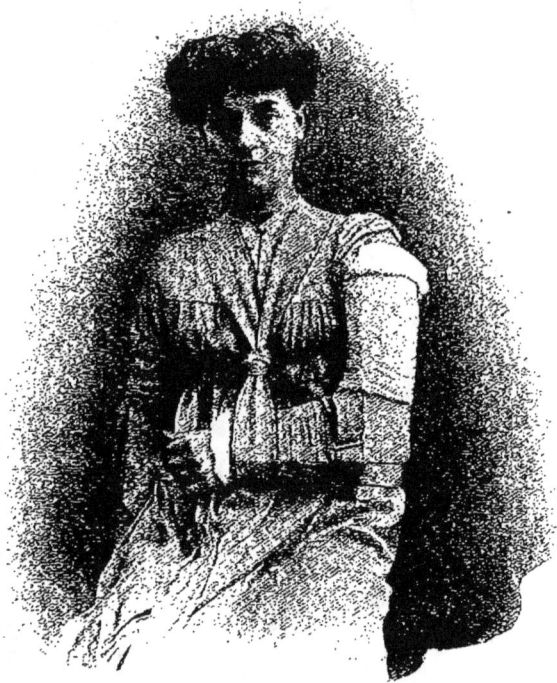

Fig. 162. — Appareil de Hennequin pour fracture de l'extrémité inférieure de l'humérus.
(Hennequin et R. Lœwy.)

crées en croissant à leurs extrémités ; la branche brachiale est plus longue
de 5 centimètres que l'antibrachiale ; les deux portions brachiales n'ont
d'ailleurs pas la même longueur, celle de l'attelle externe est de 3 centimètres plus longue que celle de l'attelle interne.

On place ces attelles sur le pansement compressif, de façon que leurs
bords supérieurs anti-brachiaux restent à deux travers de doigt au-dessous
de la face antérieure de l'avant-bras, et que les bords inférieurs débordent
d'autant la face postérieure ; on fixe par deux bandes, l'une brachiale supérieure, l'autre anti-brachiale inférieure, de façon à laisser libre toute la
région du coude et les segments voisins du bras et de l'avant-bras ; on
emploie pour cette fixation une bande de tarlatane dont on fait des circu-

laires, qu'on croise en X au niveau des échancrures des attelles, pour le segment brachial ; une bande de crêpe Velpeau, pour le segment anti-brachial. Le lendemain, quand la tarlatane est bien sèche et fait corps avec les attelles, on applique immédiatement au-dessous du pli du coude un lac élastique, large de deux à trois travers de doigt et armé d'une boucle. Ce lac, qu'on resserrera de temps en temps, tirera sur l'avant-bras qui dépasse en haut les attelles, en prenant point d'appui sur les bords inférieurs des attelles. On soutiendra le bras par une écharpe à boucle.

L'appareil sera laissé 20 jours environ chez l'enfant, 30 jours chez l'adulte. Après quoi on le retirera et on traitera les raideurs par le massage, des bains chauds, la mobilisation passive, prudente et progressive, la mobilisation active. Dans ces conditions, l'ankylose sera beaucoup moins fréquente que du temps où l'appareil était laissé beaucoup plus longtemps.

L'intervention opératoire a été appliquée d'emblée aux fractures de l'extrémité inférieure de l'humérus, et on fait, dans un certain nombre de cas, avec succès, des enchevillements ou des sutures. Nous réservons l'intervention aux fractures avec complications. Les lésions nerveuses et vasculaires seront traitées par la suture ou la ligature ; l'ankylose et le cal vicieux seront traités par la résection typique, qui donne de bons résultats.

Décollement traumatique de l'épiphyse humérale inférieure. — Au

moment de la naissance, et jusque vers 4 ans, toute l'extrémité inférieure de l'humérus est cartilagineuse et le décollement peut être total (fig. 163, 164, 165, 166). Mais la diaphyse pénètre bientôt la trochlée, lui fournissant une lame osseuse la séparant de l'épitrochlée, et tout décollement total devient impossible. Des points osseux paraissent dans le condyle, la trochlée, l'épicondyle et

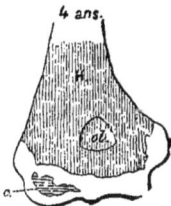

Fig. 163. — Coupe verticale de l'extrémité inférieure d'un humérus de 4 ans (Broca).

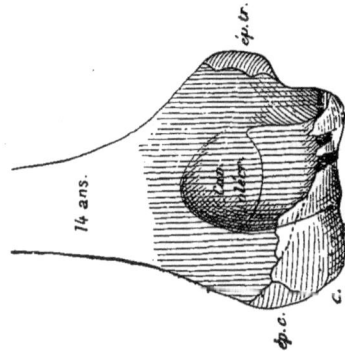

Fig. 164. — Face postérieure de l'extrémité inférieure d'un humérus gauche de 14 ans (Broca).

l'épitrochlée, qui, tout à fait isolée peut se décoller seule. Le point condylien, le premier qui paraisse, est le plus volumineux et forme une partie de la trochlée, il peut se décoller seul ou avec le bloc des points externes. Le déplacement du fragment en arrière semble la règle. Il suit une chute sur le coude ou la main, un mouvement forcé d'extension ou de flexion, ou un choc rétro-huméral, l'avant-bras étant fléchi et la main reposant sur le sol.

Les symptômes sont ceux d'une fracture sus-condylienne, mais le fragment supérieur contient l'épitrochlée. Ils rappellent plus encore ceux d'une fracture du condyle externe, et c'est l'âge du sujet, la régularité du fragment à la radiographie qui feront le diagnostic ; le coin externe se soude à la diaphyse vers 16 à 17 ans. Le traitement ne diffère en rien de celui des autres lésions traumatiques de l'extrémité inférieure de l'humérus.

Le décollement de l'épitrochlée ressemble absolument à sa fracture isolée. ici encore c'est l'âge qui fera le diagnostic : l'épitrochlée se soude vers 16 ans.

Fractures de l'humérus à la naissance. — Elles comprennent les fractures *intra-utérines*, succédant à des traumatismes subis par la mère dans les derniers temps de sa grossesse. Ils sont beaucoup plus souvent obstétricaux et causés par des tractions ou des torsions exercées sur le membre supérieur, soit dans les présentations de l'épaule (nécessitant une version), soit dans les présentations du bassin, dans l'extraction du bras pour le dégagement de la tête dernière. [V. NOUVEAU-NÉ (PATHOLOGIE)].

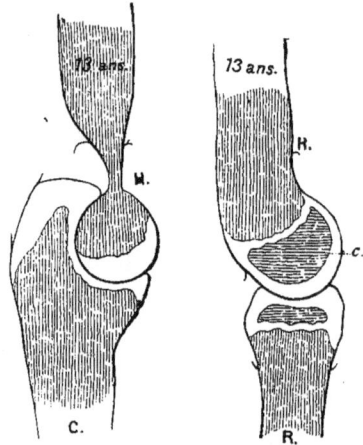

Fig. 165.   Fig. 166.

Fig. 165. — Coupe verticale antéro-postérieure de l'articulation huméro-cubitale au milieu de la gorge de la trochlée à 13 ans (Broca).
Fig. 166. — Coupe verticale antéro-postérieure de l'articulation huméro-radiale à 13 ans (Broca).

Les variétés en sont diverses, ce sont tantôt des décollements épiphysaires supérieurs, rarement des divulsions inférieures, assez souvent des fractures des diaphyses.

On les reconnaît aux cris que pousse l'enfant quand on touche son membre et à l'impotence fonctionnelle, qui font rechercher les signes habituels des fractures.

Le *traitement* se fait ordinairement par immobilisation dans une gouttière de gutta-percha. On prend avec de la tarlatane le patron d'une gouttière, ne laissant libre qu'une petite portion de la circonférence du membre et allant de l'épaule au coude. On taille une lame de gutta épaisse de 4 millimètres, d'après ce patron, et, l'ayant ramollie dans l'eau chaude, on l'applique sur le membre à l'aide de quelques tours d'une bande de vieille toile, pendant qu'un aide tire sur l'avant-bras. Dans l'emmaillottage on interpose un tampon d'ouate entre l'appareil et le tronc de l'enfant, sans risquer de restreindre cependant le jeu de la cage thoracique.

On laisse l'appareil 14 jours, car les fractures se consolident beaucoup moins vite qu'on ne le dit ; il reste d'ailleurs de la flexibilité pendant long temps, le cal s'ossifiant très lentement.   *L. CHEVRIER.*

HYDARTHROSE. — L'hydarthrose n'est pas une maladie, mais un syndrome. réalisé dans un grand nombre de cas, caractérisant la présence d'un liquide fluide dans une articulation, sans réaction inflammatoire intense.

Étiologie. — La *cause* de l'hydarthrose est dans certains cas *latente*, ou du moins elle nous échappe, et on admet qu'elle est symptomatique d'une synovite plastique articulaire, comme l'hydrocèle dite idiopathique est symptomatique d'une vaginalite de cause inconnue. C'est de cette hydarthrose à marche chronique que nous nous occuperons seulement.

Les hydarthroses de *cause patente*, dont la marche est très variable, parfois subaiguë, sont décrites ailleurs. La cause de l'hydarthrose peut être l'*infection* directe par plaie articulaire : *hydarthrose traumatique* (V. Arthrite, Articulations, Plaies); secondaire à une infection générale : *hydarthrose infectieuse* (V. Arthrite, Arthrite tuberculeuse, Arthrite syphilitique, Rhumatisme); secondaire à la propagation d'une inflammation locale : *hydarthrose par propagation* (V. Arthrite, Ostéite, Hygromas aigus, Phlébite, Lymphangite).

La cause de l'hydarthrose peut être *amicrobienne : mécanique ou nerveuse* [V. Entorse, Luxation, Articulaires (Corps étrangers), Arthrite sèche, Arthropathie tabétique et hystérique].

Lésions. — La synoviale est le plus souvent amincie et pâle, comme « lavée »; elle est parfois rouge, épaissie, ses franges sont plus développées avec réaction du tissu conjonctif sous-synovial; l'épaississement irrégulier peut se faire par plaques, faisant croire à un corps étranger ou à une tuberculose articulaire. Les ligaments sont souvent distendus, relâchés et permettent des mouvements de latéralité.

Le liquide, parfois filant et visqueux, est souvent fluide, transparent, contenant parfois des flocons albumineux; une légère teinte rosée indique des hémorragies microscopiques. Il est coagulable par la chaleur et les acides.

Le cytodiagnostic de Widal et Ravaut montre que le culot de centrifugation n'est pas toujours le même; on y trouve en abondance tantôt des mononucléaires, tantôt des polynucléaires; la formule mononucléaire est en faveur de la tuberculose, c'est dire que l'hydarthrose dite idiopathique peut être démembrée après examen cytologique.

Symptômes. — L'articulation atteinte n'est pas douloureuse, la gêne fonctionnelle est très atténuée, c'est une simple diminution de l'amplitude normale des mouvements habituels; parfois même elle est nulle.

L'article est fortement déformé. Les méplats sont effacés et des saillies se forment au niveau des culs-de-sac superficiels de la synoviale distendue.

Au genou, il y a déformation en quelque sorte régulière, globuleuse, la rotule et le tendon quadricipital sont soulevés quand le liquide est sous tension plus haute; le tendon du quadriceps, le ligament rotulien, et latéralement les ailerons de la rotule décomposent le gonflement en quatre saillies, deux de chaque côté du tendon quadricipital, un peu au-dessus de la rotule, deux au-dessous de la rotule, de chaque côté du ligament rotulien. Au cou-de-pied, les saillies se forment en avant des malléoles, de chaque côté des tendons extenseurs. Au coude, les saillies appréciables sont en arrière de chaque côté de l'olécrane et du tendon tricipital.

Quand l'articulation est profonde, le bombement est général et il n'existe aucune saillie isolée appréciable.

Quand il existe au voisinage de l'articulation une bourse séreuse communiquant avec la synoviale, elle se remplit comme cette dernière, mais ce diverticule distendu n'est appréciable à l'œil que lorsqu'il est superficiel ; c'est ainsi qu'au genou, on peut voir bomber en arrière et en dedans un kyste poplité de la bourse du demi-membraneux et du jumeau interne. Les distensions analogues de la bourse du psoas, à la hanche, de la bourse du sous-scapulaire à l'épaule ne font qu'accentuer la déformation diffuse, mais n'offrent point de saillie propre.

La fluctuation est facilement sentie à la palpation quand il existe des saillies superficielles de la synoviale ; le doigt passif reposant sur une bosselure reçoit la transmission du choc que lui envoie le doigt actif pressant à une certaine distance ou sur une autre bosselure.

Quand l'articulation est profonde, la fluctuation est difficile à sentir ; on la cherchera dans les régions où l'articulation est le plus abordable ; à

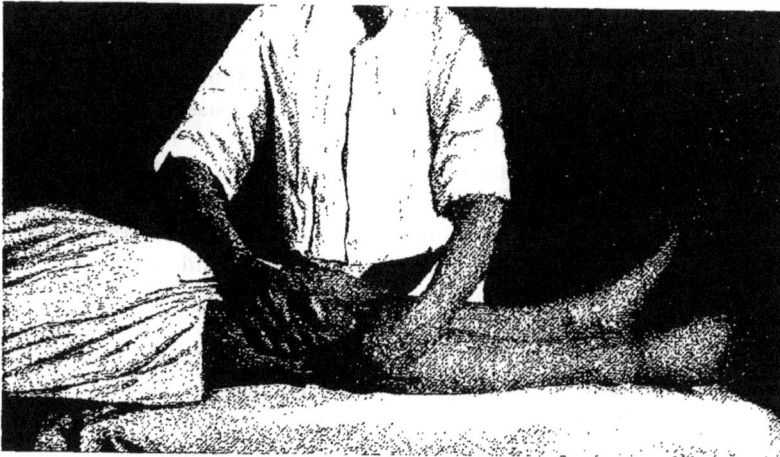

Fig. 167. — Recherche du choc rotulien en extension complète par refoulement du liquide sous la rotule (Chevrier).

l'épaule au niveau du sillon delto-pectoral, à la hanche au niveau de la face inférieure de l'articulation qu'on palpe par la face interne de la racine de la cuisse, mise en flexion-adduction.

Au genou, il existe une autre façon de sentir la fluctuation ; le doigt actif repousse la rotule, deux doigts passifs placés de chaque côté du tendon quadricipital enregistrent la transmission de pression et en même temps l'expansion, car ils sont écartés l'un de l'autre en même temps que soulevés.

On peut encore au genou constater la présence du liquide qui soulève la rotule par un autre signe : le choc rotulien. Une pression un peu brusque imprimée à la rotule chasse brusquement le liquide qui l'écarte des condyles, contre lesquels elle vient frapper en donnant une sensation particulière. Pour que la manœuvre soit possible, il faut que le quadriceps soit relâché et inerte ; aussi doit-on non seulement mettre le membre en extension, mais chercher l'hyperextension passive en soulevant la jambe du plan du lit par un petit coussin placé sous le talon : les couvertures amassées au pied du lit peuvent tenir lieu de coussin.

Hydarthrose.

La recherche du choc rotulien ne donne pas toujours les mêmes résultats. Quand le liquide est en trop grande abondance, que la pression intra-synoviale est élevée, il est impossible de pousser la rotule contre les condyles, et on ne peut avoir que la fluctuation par le mode spécial, dont nous avons parlé plus haut.

Quand, au contraire, le liquide est en très petite quantité et ne soulève pas suffisamment la rotule, il faut l'accumuler sous l'os par une manœuvre spéciale : les doigts de la main gauche appuient sur le cul-de-sac sous-quadricipital, entourant la moitié supérieure de la rotule ; le pouce et le médius droits circonscrivent l'os par en bas, passent sur le tendon rotulien, et écrasent les culs-de-sac latéraux de l'articulation ; l'index droit, resté libre, donne une impulsion vive sur la rotule artificiellement soulevée par le liquide refoulé sous elle et permet la constatation du choc rotulien (fig. 167).

Les *muscles* sont habituellement légèrement *atrophiés*, quoique beaucoup moins que dans les arthrites ; l'atrophie prédomine sur les extenseurs.

En provoquant des mouvements, on constate que la flexion et l'extension sont légèrement gênées ; la distension ligamenteuse, disloquant l'articulation, permet d'obtenir des *mouvements de latéralité anormaux*.

Marche. — Habituellement, la résorption se fait assez vite sous l'influence du repos.

Parfois cependant, le liquide peut augmenter et la tension est parfois suffisante pour que la rupture se produise au moindre traumatisme, les faits de rupture sont cependant rares.

Parfois le liquide disparaît et réapparaît périodiquement d'une façon très régulière ; c'est l'*hydarthrose périodique*, sur la nature de laquelle on n'est pas du tout fixé, certains auteurs en faisant de la tuberculose ou de la syphilis, d'autres une sorte de névrose articulaire, d'autres enfin la rattachant au paludisme. On a dernièrement admis une insuffisance thyroïdienne.

Complications. — L'hydarthrose peut être aggravée par des complications secondaires, la suppuration de la collection séreuse au cours d'une infection quelconque (fièvre typhoïde, variole, diphtérie) ; la laxité articulaire peut faciliter des entorses, des luxations.

On a dit qu'une tumeur blanche pouvait se greffer sur une hydarthrose ; cela est possible, mais il est vraisemblable que l'hydarthrose a été la première réaction de la synoviale touchée par la tuberculose.

Diagnostic. — Le diagnostic d'hydarthrose se pose avec l'HÉMARTHROSE (v. c. m.) et les fongosités de la tuberculose (V. ARTHRITE TUBERCULEUSE). La difficulté est surtout dans le diagnostic étiologique. (V. classement étiologique). L'examen cytologique du liquide fournira un élément important, en plus de l'interrogatoire et de l'examen du malade.

Traitement. — Il est un peu variable suivant la cause de l'hydarthrose, et pour ces variétés on se reportera au traitement de l'affection causale (V. articles auxquels renvoie l'étiologie). Nous n'exposerons que le traitement de l'hydarthrose idiopathique.

Nous déconseillons les *révulsifs* (teinture d'iode, vésicatoire) qui nous semblent insuffisants et même nuisibles, car ils lèsent la peau ; nous repoussons de même l'*arthrotomie* qui nous semble injustifiée dans de pareils cas, elle nous semble devoir être réservée aux cas dans lesquels tous les autres traitements ont échoué; il sera bon alors de faire un lavage modificateur de la synoviale et non une simple ouverture (acide phénique à 5 pour 100, sublimé à 1/1000, liqueur iodo-iodurée, eau oxygénée).

Nous serions assez partisan de la *ponction* simple, à la condition de la faire aseptique et de toujours la faire suivre du traitement que nous allons décrire. Cette ponction empêche le liquide de distendre par trop la capsule et les ligaments, et prévient dans une certaine mesure la dislocation articulaire.

Nous croyons que, dans la plupart des cas, l'immobilisation associée à la compression doit suffire. L'*immobilisation* n'a pas besoin d'être absolument rigoureuse; la gouttière plâtrée est superflue; l'attelle de Bœckel, ou la gouttière de fil de fer y suffit.

La *compression* est ordinairement faite avec de l'ouate dont on entoure le membre depuis son extrémité: cette précaution est nécessaire pour que la compression ne devienne pas pénible. Il ne faut pas oublier non seulement de mettre de l'ouate autour du pied, mais d'en introduire de petits fragments entre les orteils pour éviter leur écrasement. La compression doit être assez serrée. Comme d'ailleurs la bande compressive se relâche toujours un peu et que l'ouate se tasse, il est bon de mettre de temps en temps une bande plus serrée sur la bande primitive, sans retirer celle-ci : on est ainsi sûr de gagner sans rien perdre.

La *compression effective et graduée, combinée avec l'immobilisation* est réalisée par les coussins en caoutchouc d'Heitz Boyer, coussins semblables à ceux qu'il emploie dans ses appareils à fractures. Le mode opératoire est simple. L'immobilisation est réalisée par une demi-gouttière plâtrée posté-rieure; on intercale entre la gouttière et la région poplitée, soit de l'ouate, soit un coussin de caoutchouc rempli d'eau; peut-être une simple attelle de Bœckel suffirait-elle. On place un coussin sus-rotulien, long et large de trois travers de doigt à peu près, vide, au-dessus de la rotule, recouvrant légère-ment les parties latérales de l'articulation; on pourrait même ajouter un petit coussin échancré sous-rotulien. Ces coussins de caoutchouc à tubulure, sont fixés vides par quelques tours de bande de Velpeau; par la tubulure, laissée libre, on introduit alors dans le coussin une certaine quantité d'eau avec la seringue de Guyon; on peut graduer comme on veut la compression; un petit manomètre métallique interposé permet de vérifier la pression à chaque instant. Il ne faut pas distendre à plus de 250 gr.; 200 gr. est le chiffre moyen. On pourrait distendre avec de l'air, plus souple et plus moel-leux. Mais l'eau a l'avantage de pouvoir être facilement introduite chaude: si bien que cette méthode à la compression et à l'immobilisation ajoute l'action de l'*eau chaude* (Reclus).

Si un peu d'ouate est interposée entre le coussin de caoutchouc et la peau, on peut injecter de l'eau à 60° ou 70°; on pourra faire agir ainsi l'eau chaude deux fois par jour. Cette méthode est un peu récente pour qu'on la juge, mais elle a guéri des hydarthroses rebelles et elle est très rationnelle. Nous pensons que, généralisée, elle pourrait rendre de vrais services.

Ne pas négliger le massage et le travail dynamique progressif pour rendre aux muscles leur valeur première.   *CHEVRIER.*

HYDATIDES ET HYDATIQUES (KYSTES). — V. Foie, Echinococcose.

HYDRAMNIOS. — L'hydramnios, hydroamnios, hydropisie de l'amnios, est constituée par l'exagération du liquide amniotique.

L'hydramnios n'est pas une maladie spéciale. C'est un symptôme commun à des états morbides différents, soit de la mère, soit du fœtus, états morbides au premier rang desquels il faut placer la *syphilis* et les *vices de conformation du fœtus*. L'hydramnios coïncide, en outre, fréquemment, avec la grossesse gémellaire; dans ce cas, elle ne se produit, le plus souvent, que dans un seul des deux œufs.

Symptômes et Évolution. — On n'observe guère l'hydramnios avant le quatrième ou le cinquième mois de la grossesse, car il est rare que, avant cette époque, l'exagération du liquide amniotique soit suffisante pour donner lieu à des troubles fonctionnels sérieux et pour que le médecin soit consulté. Il existe, cependant, des cas dans lesquels, dès le quatrième mois, une hydropisie de l'amnios très abondante et se développant très rapidement a pu causer des troubles sérieux. Presque toujours, cette hydropisie de l'amnios précoce et à marche rapide se produit dans l'un des deux œufs d'une grossesse gémellaire.

Les symptômes qui accompagnent l'hydramnios varient suivant que le liquide amniotique est plus ou moins abondant et, aussi, suivant la rapidité avec laquelle l'affection évolue.

Dans les cas à évolution lente, avec hydropisie modérée de l'amnios, les troubles fonctionnels sont peu considérables. L'exagération du volume du ventre et le poids du liquide que contient l'utérus alourdissent la femme qui se plaint de gêne, de pesanteur pendant la marche, pesanteur augmentée encore par l'œdème des membres inférieurs et des organes génitaux externes, de douleurs lombaires et hypogastriques, le plus souvent très supportables. Il n'est pas rare de constater, de plus, une exagération sensible des phénomènes d'auto-intoxication gravidique. Les vomissements sont souvent plus tenaces. L'albuminurie se rencontre aussi plus fréquemment.

Dans les cas où l'exagération du liquide amniotique est considérable (elle peut atteindre jusque 15 à 20 litres et plus) *et, surtout, si l'hydropisie de l'amnios s'est développée très rapidement*, en quelques jours, comme on le voit parfois, les douleurs sont plus marquées, presque continues. La femme ne peut pas dormir, elle s'épuise et son état général s'altère rapidement. En outre, dans ces cas extrêmes, les mouvements du diaphragme sont gênés à cause de douleurs extrêmement vives au niveau des insertions de ce muscle. Il se produit des troubles respiratoires : dyspnée, orthopnée, dans certains cas, même, de véritables accidents d'asphyxie. La quantité des urines émises en vingt-quatre heures diminue et peut tomber jusqu'à 1 litre 800 gr. Chez d'autres femmes, au contraire, il y a polyurie : 3, 4 litres dans les vingt-quatre heures. L'analyse révèle alors une glycosurie plus ou moins abondante (Pinard).

En outre, sous l'influence de la distension extrême de l'utérus, il est fréquent, surtout lorsque l'évolution de l'hydramnios s'est faite rapidement.

de voir la grossesse se terminer prématurément, le travail se produisant, soit spontanément, soit après rupture prématurée des membranes.

Le travail est souvent lent à son début, à cause de la surdistension de l'utérus et de l'irrégularité des contractions qui en résultent. Le plus souvent, la rupture spontanée ou provoquée des membranes suffit à accélérer l'accouchement. La marche de l'accouchement est, en outre, fréquemment troublée par le défaut d'accommodation du fœtus qui entraîne, dans un grand nombre de cas, des présentations vicieuses et des procidences du cordon ou des membres. Enfin les hémorragies de la délivrance sont fréquentes dans l'hydramnios.

Le premier point qui attire l'attention, lorsqu'on se trouve en face d'une hydropisie de l'amnios, c'est le développement excessif du ventre par rapport à l'âge présumé de la grossesse. La paroi abdominale est, le plus habituellement amincie, elle a un aspect brillant, luisant, dû aux vergetures qui sont extrêmement nombreuses. Souvent, on constate de l'œdème sus-pubien; dans quelques cas, cet œdème existe sur une large étendue de la paroi abdominale. Les veines sous-cutanées abdominales sont fréquemment très développées et très apparentes.

Le *palper* donne des résultats différents suivant l'époque de la grossesse à laquelle on pratique l'examen et suivant la quantité plus ou moins grande de liquide amniotique contenu dans l'œuf.

Dans la première moitié de la grossesse, le palper ne fait constater que l'excès de volume de l'utérus et la tension de la paroi utérine. Il permet, aussi, quand le liquide amniotique est très abondant, de percevoir la *sensation de flot*.

Dans la deuxième moitié de la grossesse, la moindre pression amène un déplacement du fœtus et on produit avec la plus grande facilité le *ballottement abdominal*.

Même très près du terme, le fœtus reste extrêmement mobile. Soustrait à l'action des parois utérine et abdominale, il évolue sans le moindre obstacle et les mutations de présentation sont fréquentes.

Ces signes ne s'appliquent qu'aux cas d'hydropisie de l'amnios relativement modérée; mais les renseignements fournis par le palper sont beaucoup plus incomplets quand le liquide est extrêmement abondant. Alors, souvent, il devient impossible de percevoir aucune partie fœtale et cela, d'autant plus que la paroi utérine est en état de tension permanente et que le palper est douloureux, très mal supporté par la patiente. Le *palper* pratiqué avec une très grande délicatesse ou au niveau du point déclive de l'utérus, la femme étant dans le décubitus latéral peut, toutefois, même dans des cas d'abondance extrême du liquide, permettre de constater la présence du fœtus.

Enfin, à défaut d'autres signes, on peut, par un palper suffisamment prolongé, provoquer et sentir une ou plusieurs contractions utérines.

L'*auscultation* donne, elle aussi, souvent, des résultats incomplets. La seule pression du stéthoscope suffit pour éloigner le fœtus de la paroi. Il s'ensuit que les bruits du cœur fœtal sont souvent sourds, obscurs, et que, dans certains cas, il devient impossible de les entendre. De là, aussi, provient la difficulté de faire le diagnostic de vie ou de mort du fœtus, qui ne doit être fait qu'avec une extrême réserve.

Le *toucher* permet, dans les cas d'hydramnios modérée, de trouver au niveau du segment inférieur, des parties fœtales très mobiles. Le ballottement vaginal est très facilement provoqué. Dans les cas d'hydramnios abondante, le segment inférieur plonge dans l'excavation, distendu par du liquide, mais ne contenant aucune partie fœtale. On trouve parfois le col *déhiscent*. Le doigt arrive sur les membranes qu'il trouve constamment tendues. Un choc sur la paroi abdominale permet au doigt vaginal de percevoir la sensation de flot au niveau du segment inférieur.

Diagnostic. — Dans les cas d'intensité moyenne, le diagnostic est facile, parce que l'exploration permet de constater, en même temps que les signes de certitude de la grossesse, l'exagération du liquide amniotique.

Mais, lorsque le liquide amniotique est extrêmement abondant, une erreur de diagnostic est facile et l'erreur la plus fréquemment commise consiste à prendre une grossesse hydramniotique pour un kyste de l'ovaire ou pour une ascite.

Le diagnostic avec l'ascite n'offre aucune difficulté. Il suffit de pratiquer méthodiquement la percussion et le palper pour éviter l'erreur.

Le diagnostic différentiel entre l'hydramnios et le kyste de l'ovaire offre plus de difficultés. Cependant l'existence de contractions intermittentes, les modifications du col et du segment inférieur et, surtout, la *suppression des règles* permettent de faire le diagnostic de grossesse, ou, tout au moins de rester sur la réserve, lorsqu'aucun signe de certitude de la grossesse n'a pu être recueilli. Cette attente n'a pas d'inconvénient lorsqu'il ne se produit chez la mère aucun trouble fonctionnel sérieux. Dans le cas contraire, et surtout s'il survenait des troubles asphyxiques, une ponction avec un trocart fin permettrait, par l'examen du liquide, de lever tous les doutes.

La distension de l'utérus peut, dans certains cas d'hydramnios avec grossesse simple, faire penser à une grossesse gémellaire. L'erreur sera évitée, si on se rappelle que le diagnostic de grossesse gémellaire ne doit être fait que lorsque le palper a permis la perception nette de trois ou de quatre grosses extrémités fœtales.

Dans le cas de grossesse gémellaire avec hydramnios d'un seul œuf, le diagnostic est facile, lorsque la quantité de liquide amniotique est assez modérée pour permettre de percevoir, par le palper, le fœtus contenu dans l'œuf malade. La différence de tension entre deux régions de l'utérus peut, même, dès le début du palper, attirer l'attention sur l'existence d'une grossesse gémellaire. Il en sera de même quand, chez une femme présentant des symptômes de grossesse, le palper aura montré l'existence d'une tumeur abdominale liquide, considérable, non différenciable de l'utérus et que le toucher aura fait constater que le segment inférieur de l'utérus et les membranes ovulaires qui sont en contact avec lui ne sont nullement tendues.

Dans ce cas, toutefois, on peut hésiter entre le diagnostic de grossesse gémellaire avec hydramnios d'un seul œuf, et celui de grossesse simple compliquée de kyste de l'ovaire. La ponction seule a pu, dans certains cas, permettre d'affirmer le diagnostic (Pinard-Tillaux).

Pronostic. — Le pronostic de l'hydropisie de l'amnios est sérieux, en ce qui concerne l'enfant, pour les raisons suivantes :

La grossesse est souvent interrompue prématurément. Du fait de l'accouchement prématuré, l'enfant, même bien conformé, naît faible et s'élève plus difficilement.

L'enfant succombe, in utero, dans un quart des cas environ. Il est souvent *mal conformé* ou *porteur de lésions incompatibles avec l'existence.* De plus, l'*hérédo-syphilis est fréquente,* dans le cas d'hydramnios. L'enfant peut naître avec des lésions spécifiques. Il peut, aussi, ne présenter aucune lésion au moment de la naissance ; mais, souvent, les lésions caractéristiques de la syphilis héréditaire apparaîtront au bout de quelques semaines.

Enfin, la vie de l'enfant est encore mise en danger par les *présentations vicieuses* et par les *procidences du cordon et des membres,* résultat du défaut d'accommodation du fœtus.

Quant à la mère, le pronostic est loin d'être aussi grave pour elle que pour l'enfant. Les troubles fonctionnels et, en particulier, les troubles asphyxiques qui peuvent se produire au cours de la grossesse ne compromettent la mère que dans une faible mesure, quand elle est bien surveillée et qu'on intervient en temps utile. Il en est de même des présentations vicieuses et des procidences qui, cependant, par les manœuvres opératoires qu'elles nécessitent, aggravent sensiblement, pour la mère, le pronostic de l'accouchement.

Traitement. — Il n'existe pas, à proprement parler, de traitement curatif de l'hydramnios. On a fait et on peut essayer le *traitement antisyphilitique* ; mais il n'en faut pas attendre grand résultat quand l'hydramnios a déjà commencé son évolution.

En revanche, le traitement mercuriel doit être employé comme *préventif* chez une femme ayant eu déjà une grossesse compliquée d'hydramnios, même s'il persiste des doutes au sujet de l'existence de la syphilis.

C'est donc, surtout, à prévenir et à traiter les complications que le médecin devra s'attacher.

En face d'accidents graves de compression ou d'asphyxie, dans le cas, aussi, où la quantité des urines diminue rapidement et tombe au-dessous de 800 gr. par vingt-quatre heures, l'indication formelle est de diminuer le volume de l'utérus (Pinard). *Si la grossesse est assez avancée,* c'est-à-dire si elle a atteint au moins la fin du huitième mois, si, par conséquent, on a des chances sérieuses d'avoir un enfant viable, le mieux est de *rompre les membranes au niveau du col,* la rupture des membranes amenant l'accouchement, c'est-à-dire l'évacuation complète de l'utérus.

Si la grossesse est éloignée du terme, mieux vaudrait, en cas d'accidents menaçants, faire la *ponction de l'œuf* à travers la paroi abdominale, l'évacuation du liquide ainsi faite, permettant à la grossesse de se prolonger encore un certain temps, trois semaines à un mois dans les cas de Pinard et de Tillaux. La ponction ainsi faite sera aussi appliquée avec avantage quand il y aura grossesse gémellaire avec hydramnios d'un seul œuf, si cet œuf n'est pas en rapport avec le segment inférieur de l'utérus.

Il faut, évidemment, se servir, pour cette ponction, d'un très fin trocart.

mener lentement l'évacuation du liquide et l'arrêter lorsque la déplétion utérine sera suffisante pour que les accidents de compression soient enrayés ou, encore, s'il se produit des contractions utérines rapprochées. Il faut aussi agir sous le couvert d'une rigoureuse asepsie, maintenir, ensuite, la femme au repos absolu et, en cas de besoin, calmer les contractions utérines à l'aide de la morphine ou de l'opium.

Toutefois, il n'y a pas lieu d'intervenir, soit par rupture des membranes au niveau du segment inférieur, soit par ponction par la paroi abdominale, si le fœtus meurt, la mort du fœtus étant généralement suivie d'une diminution très prononcée du liquide amniotique et, par suite, de la disparition des accidents.

Au moment de l'accouchement, il n'y a, si la dilatation se fait normalement, qu'à attendre la dilatation complète.

Si la dilatation est lente, il ne faut pas hésiter à rompre les membranes, l'ouverture de l'œuf et l'écoulement du liquide amniotique suffisant, habituellement, pour accélérer considérablement la marche du travail. *Mais il est absolument nécessaire, pour être autorisé à rompre les membranes avant la dilatation complète, de s'être assuré, au préalable, que le fœtus se présente soit par la tête, soit par le siège.*

De plus, en rompant les membranes, il faut, autant que possible, éviter les procidences du cordon ombilical ou des membres. Pour cela, il est nécessaire d'appliquer, autant que les circonstances le permettront, la présentation fœtale sur le détroit supérieur. En outre, on doit modérer l'écoulement du liquide amniotique. Pour cela, l'index étant introduit dans le vagin, le reste de la main, les doigts étant fermés, sera fortement appliqué dans l'orifice vulvaire et y restera enfoncé pendant que l'index fera aux membranes une ouverture très petite. Le poing faisant bouchon dans la vulve interrompra et modérera l'écoulement du liquide et empêchera le flot brusque qui eût pu favoriser les procidences (Tarnier).

Il est, en outre, indispensable de peser l'arrière-faix et le fœtus de façon à chercher, dans le rapport des deux poids, une indication au point de vue de l'existence de la syphilis (V. Syphilis et Grossesse) et de surveiller attentivement l'enfant pour voir si des lésions syphilitiques ne se produiront pas chez lui et pour le traiter, au besoin, sans perte de temps.

M. OUI.

HYDRARGYRISME. — L'hydrargyrisme, ou intoxication par le mercure, peut être aigu, subaigu, chronique. A ces trois variétés se superposent à peu près exactement trois divisions étiologiques, ce sont les intoxications criminelle ou accidentelle, médicamenteuse et professionnelle.

A) **Empoisonnement criminel ou accidentel.** — Les tentatives criminelles sont assez rares, ce qu'explique sans doute la saveur désagréable du sublimé : les suicides et les accidents sont en revanche très fréquents. Dans tous ces cas, les doses toxiques sont des plus variables, dépendant de la susceptibilité personnelle, de la quantité rejetée par les vomissements, etc. Quoi qu'il en soit, à partir de 0 gr. 20 le sublimé peut déterminer la mort.

L'évolution peut être aiguë ou suraiguë. Dans les cas *suraigus*, après la douleur constante provoquée par l'ingestion du sublimé, sel le plus souvent employé, caustique en solution concentrée, éclatent presque aussitôt de vives douleurs dans la bouche, le pharynx et surtout à l'épigastre. En même temps survient de la sécheresse buccale et un goût métallique désagréable est perçu. Plus tard, existent une stomatite (v. c. m.) et un ptyalisme intenses. L'inflammation peut s'étendre, gagner le larynx, nécessiter la trachéotomie; mais souvent ces symptômes n'ont pas le temps de s'installer. Tout de suite, en tout cas, s'est manifestée une gastro-entérite violente avec vomissements bilieux et muqueux, déjections glaireuses, vomissements et déjections bientôt sanguinolents. La température baisse, le pouls devient filiforme, une rémission peut se produire cependant; mais en général, sans que l'intelligence ait fléchi, le collapsus va progressant, et la mort survient en quelques heures, 24 au plus, avec une anurie complète le plus souvent. Quelques convulsions précèdent parfois la mort, celle-ci survient dans une syncope.

Quand l'évolution est seulement *aiguë*, tous les symptômes précédents se précisent. Il en est ainsi dans les empoisonnements moins massifs, dans les cas, par exemple, où l'individu s'est trouvé exposé à l'émission de vapeurs mercurielles abondantes. On constate encore la triade si importante au point de vue diagnostique de la stomatite, de la gastro-entérite, de l'anurie. La diarrhée s'accompagne d'épreintes, parfois d'ulcérations anales. L'anurie est absolue pendant plusieurs jours; puis l'on peut retirer à la sonde quelques centaines de grammes d'urine albumineuse, renfermant quelquefois du sucre, présentant toujours des cylindres épithéliaux. On a signalé encore des érythèmes, des troubles respiratoires, une céphalée intense; ces troubles ainsi que le myosis relèvent pour beaucoup de l'urémie. Vers le 4e ou 6e jour, il y a un amendement léger; mais bientôt l'état s'aggrave, il y a de l'affaiblissement intellectuel, de l'angoisse et de l'insomnie, le pouls filiforme bat 120 par minute; enfin l'adynamie augmente et la mort vient dans le coma. — L'évolution totale a duré de 8 à 15 jours.

La *guérison* est rare, toujours lente, les troubles psychiques sont fréquents, et le pronostic est aggravé par l'atteinte du rein que la moindre infection trouvera dans l'avenir insuffisant à éliminer les produits toxiques.

Le *diagnostic* est en général facile grâce aux antécédents. Pendant la vie comme à l'autopsie, l'état de la bouche, de l'intestin (côlite dysentériforme) et du rein (néphrite épithéliale) appuieront, s'il y a lieu, l'hypothèse. Dans l'empoisonnement par l'arsenic où le syndrome d'une violente gastro-entérite se rencontre tout spécialement, où même les phases de rémissions sont parallèles, il n'y a jamais de stomatite. Les caustiques déterminent au contraire un état local des premières voies digestives beaucoup plus grave que ne le pourrait produire un sel mercuriel, l'état général est en revanche moins atteint d'emblée.

Traitement. — Avant tout, évacuer l'estomac : vomitifs (ipéca-apomorphine), tubage. On administrera tiède et à haute dose l'eau albumineuse (6 à 8 blancs d'œufs neutralisant 0 gr. 60 de sublimé); on aura soin de provoquer le vomissement toutes les cinq minutes, le composé formé étant soluble dans un excès d'albumine et reprenant alors toute sa toxicité. On pourra donner aussi de l'eau sulfureuse. Dans les cas aigus, mais non suraigus, on pourra donner en outre des bains tièdes, des injections de pilocarpine. En tout cas, suivre les indications symptomatiques (opium, gargarisme, stimulants, etc.).

Apomorphine :

Chlorhydrate d'apomorphine . . . . 0 gr. 05

Eau stérilisée . . . . 5 grammes.

Injecter 1/2 à 1 c. c.

Pilocarpine :

Chlorhydrate de pilocarpine . . . . 0 gr. 10

Eau stérilisée . . . . 10 grammes.

Injecter 1 à 3 c. c. par 24 heures.

B) **Intoxication médicamenteuse.** — Les symptômes peuvent être aigus (v. plus haut) ou subaigus, ce qui est le cas ordinaire.

L'intolérance peut se manifester par des accidents locaux ou par des accidents généraux, aussi bien à propos d'applications mercurielles localisées que d'injections sous-cutanées intra-musculaires tendant à diffuser le toxique dans l'organisme.

Tous les produits mercuriels, et tous les modes de traitement peuvent être incriminés, depuis le lavage utérin au sublimé jusqu'à l'injection intraveineuse au cyanure, en passant par l'ingestion du sirop de Gibert, l'injection intra-musculaire de calomel ou de biiodure, la friction à l'onguent pour une phtiriase cutanée ou toute autre affection, l'attouchement du col utérin par une solution de nitrate acide. Le début des accidents peut être très précoce, ne survenir qu'au 5e ou 6e jour d'un traitement, ou être au contraire très tardif (enkystement du calomel, de l'huile grise, avec absorption massive du produit plusieurs mois après la manœuvre thérapeutique). Les préparations usuelles peuvent, au point de vue de leur intolérabilité, se classer de la façon suivante (Martinet) : tannate de Hg, proto-iodure, biiodure, sublimé, liqueur de van Swieten, sirop de Gibert.

Signalons encore les accidents dus à l'ingestion de calomel (à doses purgatives) renfermant, par altération, du sublimé. Il faut s'abstenir en outre de formuler le calomel avec le chlorure de sodium, avec les amandes amères ou l'iodure de potassium ; il se forme en effet en ces conditions de nouveaux sels toxiques. Les voies d'élimination sont les mêmes en tous cas, et le foie, le rein, les urines, la salive, les matières fécales renferment le mercure en abondance.

Si nous en exceptons la stomatite (v. c. m.) dont la constance, la précocité, l'allure typique, la valeur diagnostique justifient une description à part, la diarrhée se trouve être souvent un premier symptôme de l'intoxication. Il n'est pas rare de voir dans les services spéciaux le jour des injections hebdomadaires de sels insolubles signalé sur les feuilles de température, par une ascension parfois élevée, jusqu'à 39° et 40° ; le même jour, les hospitalisés se plaignent fréquemment de faire du sang en allant à la selle. On peut noter, outre les signes gastro-intestinaux déjà vus, un peu de météorisme, de l'oligurie avec albuminurie et même glycosurie, des érythèmes. Mais il faut bien se représenter le syndrome de l'intoxication mercurielle comme essentiellement formé par des signes de stomatite, d'entérite, de néphrite et par des symptômes cutanés.

L'hydrargyrie cutanée par action locale se borne souvent à une simple rougeur au voisinage des parties velues, le prurit étant assez vif. A un degré plus avancé se développent des nappes rouges, couvertes de vésicules petites, d'une miliaire d'abord claire, puis louche. L'hydrargyrie de cause générale se voit après l'absorption de Hg, quel que soit le mode employé. Les cas légers se bornent à un rash plus ou moins scarlatiniforme; mais on peut rencontrer des éruptions vésiculeuses, eczématiformes, des exanthèmes durs et œdémateux, chauds et prurigineux, des rashs rubéoliques, de l'urticaire, enfin de véritables dermatites exfoliatrices généralisées, fébriles, à évolution interminable. Dans les cas les plus graves, des formations phlycténoïdes de dangereuse dimension et du sphacèle avec fièvre intense, diarrhée, phénomènes généraux intenses et mort éventuelle peuvent se rencontrer.

Les troubles nerveux, la cachexie sont exceptionnels à la suite des intoxications médicamenteuses; on a cependant signalé le tremblement.

L'injection de sels insolubles peut déterminer localement des douleurs atroces, des abcès, des escarres et de la gangrène parfois mortelle — à distance de l'œdème pulmonaire. La mort subite a été observée.

Les grands accidents de l'intoxication mercurielle, l'hydrargyrisme « historique » semblent d'ailleurs se rencontrer de plus en plus rarement, et paraissent appelés à devenir de plus en plus exceptionnels.

Nous signalerons ici, parce que intéressant la médecine générale, tout en n'étant pas à proprement parler un accident médicamenteux, l'*intoxication par les dentiers*. Les symptômes sont ceux du mercurialisme, gingivite, puis, très graduellement, troubles intestinaux, nerveux et rénaux. Il faut incriminer le vermillon (cinabre ou sulfure de mercure) employé à colorer en rouge tendre la vulcanite du dentier. Le cinabre est à la longue attaqué par les fermentations buccales et se transforme en sels mercuriels solubles.

Traitement. — Suspendre toute médication. S'il y a des troubles cutanés, selon les cas poudrer de talc stérilisé, donner des bains d'amidon chauds et courts (Berdal), instituer le régime lacté; dans les cas plus graves, prescrire des pansements humides ou au liniment oléo-calcaire; ce dernier donne d'excellents résultats. L'opium et les purgatifs huileux combattront l'entérite; enfin l'on pourra donner de l'iodure, du benzoate d'ammoniaque qui solubilisent les sels mercuriaux et facilitent leur élimination.

On pourra prescrire, par exemple :

Benzoate d'ammoniaque. . . . .   5 grammes.
Iodure de potassium   20   —
Eau distillée. 300   —
2 à 3 cuillerées à soupe par jour, 1 cuillerée renferme 1 gr. d'iodure et 25 centigr. de benzoate.

Il est enfin à retenir que toute médication hydrargyrique ne doit être instituée qu'avec prudence : les susceptibilités individuelles sont telles, et l'absorption est si souvent fragmentaire et retardée, que l'on doit se défier des doses les plus faibles, et s'attendre parfois à voir des accidents à la suite d'un gargarisme, d'une injection intra-utérine, d'une cautérisation. En tout cas, songer toujours à examiner les urines avant d'instituer un traitement.

Le *diagnostic* est facile, sauf pour les manifestations cutanées que l'on doit distinguer des rashs des fièvres éruptives, des septicémies (erreur possible et redoutable chez une accouchée que l'on traite au sublimé), ou d'un eczéma et d'un érysipèle intercurrents.

C) **Intoxication professionnelle.** — L'évolution en est à peu près constamment chronique et progressive. Sont exposés à ces accidents : les mineurs, les ouvriers employés au sécrétage des poils [imbibition par le nitrate de Hg (*sécrétage* vient de secret, procédé autrefois secret)], à la fabrication des amorces, des poteaux télégraphiques, des jouets et des fleurs artificielles, des médicaments, des instruments météorologiques, les bijoutiers, empailleurs, doreurs et argenteurs, les imprimeurs sur drap, les constructeurs d'ampoules électriques, les employés des tirs à la carabine, les photographes, etc. L'intoxication se fait par les vapeurs, les poussières, les projections liquides, au niveau des muqueuses digestive et respiratoire ou de l'épiderme ulcéré des extrémités.

Les mineurs sont les plus atteints (Almaden, Istria, en Espagne). Au début, la face est pâle et bouffie, le teint anémique. Le malade devient nerveux, asthénique, angoissé, et quelques troubles intestinaux se révèlent; plus tard, la bouche est en état déplorable, les dents se noircissent et se strient (dents mercurielles de Letulle); les parotides sont gonflées, le pharynx propage son inflammation à la trompe d'Eustache, et la surdité en est la conséquence. L'appétit disparaît, les évacuations alvines sont fréquentes, membraneuses et fétides, souvent striées de sang. Il existe des œdèmes fugaces ou persistants, de l'albuminurie. Les reins sont constamment et fréquemment touchés.

Les *troubles nerveux* passent au premier plan, et parmi eux le tremblement est des plus caractéristiques. Sans discuter ici son étiologie hystérique ou toxique, décrivons ses vibrations rapides, son évolution. Il a débuté par la langue et les lèvres pour atteindre ensuite le bras, puis les membres inférieurs. Il s'exagère par les mouvements, ne cesse complètement que pendant le sommeil, persiste au repos, ce qui est à peu près le seul caractère, joint à l'étiologie, permettant d'établir une distinction entre la sclérose en plaques et cette forme de l'hydrargyrisme ; parfois, en effet, la parole est brève, scandée, explosive.

Certains mineurs présentent des convulsions, des crises épileptiformes, des ictus. Ces symptômes peuvent précéder une issue fatale; ils sont bénins en d'autres circonstances, et relèvent peut-être encore de l'hystérie, ainsi que l'amblyopie et l'hyperacousie rencontrées. Enfin ici, comme dans toutes les intoxications, s'observent des polynévrites chroniques, mais à troubles trophiques et électriques tardifs et peu intenses; il existe également des polynévrites ascendantes aiguës dans lesquelles ces mêmes troubles sont au contraire précoces et accusés. L'intelligence est très atteinte, et l'aboutissant des formes graves est la démence.

La nutrition générale est souvent pervertie, et c'est dans un état de cachexie extrême, compliqué souvent d'athérome et de pneumokoniose que succombent les malheureux. L'avortement n'est point très rare, bien que sans doute moins fréquent qu'on ne l'a dit (bons effets du traitement chez les mères syphilitiques); mais les descendants sont chétifs et malingres.

Traitement. — Il y a d'abord toute une hygiène professionnelle à observer : ventilation, changement des vêtements, défense de manger à l'atelier, bains simples ou sulfureux, au besoin masques préventifs. En dehors de ces données générales, traiter les symptômes par l'opium, l'élec tricité (névrites), la scopolamine (tremblement). On pourra prescrire l'iodure comme il est dit plus haut.   *FRANÇOIS MOUTIER.*

HYDRASTIS CANADENSIS. — Le rhizome de cette Renonculacée doit son acti- vité thérapeutique à l'hydrastinine qu'il contient; il fournit un extrait, un extrait fluide et une teinture (5 à 10 gr. par jour) usités contre les ménor- ragies, les métrorragies, les congestions utérines, les hémoptysies. L'*Hy- drastis canadensis*, d'action lente, est souvent associé à l'ergotine et à l'*Ha- mamelis virginica* (v. c. m.).

Potion.	Pilules.
Extrait fluide d'hy- drastis. . . . . . Eau de fleurs d'o- ranger . . . . . . > āā 10 grammes. Sirop de cannelle. . Cuillerée à café toutes les 2 heures.	Extrait fluide d'hydrastis. 6 grammes. Extrait aqueux de seigle ergoté. . . . . 5 — Fer réduit par l'hydro- gène. . . . . 3 — F. S. A. 120 pilules; 2 à 5 toutes les 4 heures.

                                                                        E. F.

HYDROA. — Ce nom, qui désignait jadis diverses affections vésiculeuses, fut appliqué par Bazin :

1º A l'*herpes iris* de Batman (*hydroa vésiculeux* de Bazin). — V. Érythèmes ;

2º A la dermatite herpétiforme (*hydroa bulleux, hydroa herpétiforme* de T. et C. Fox) : l'*hydroa* de Quinquaud en est une variété. L'*hydroa pue- rorum* de Unna est sans doute aussi une forme de dermatite de Duhring, survenant chez les enfants par poussées aiguës, et disparaissant à la puberté. — V. Pemphigus ;

3º A une affection spéciale, l'**hydroa vacciniforme** (*summer eruption* de Hutchinson), propre également à l'enfance (à partir de 2 à 5 ans) et cessant après 20 ans, — siégeant presque uniquement sur les parties découvertes, — et semblant due à une irritation par les agents atmosphériques et surtout par le soleil. Avec ou sans malaise général et cuisson locale, se forment des soulèvements épidermiques globuleux, résistants, demi-transparents, repo- sant sur une base rouge ; cloisonnés, ils ne s'affaissent pas à la piqûre, qui fait sourdre un liquide limpide. Ils peuvent devenir plus gros qu'un pois, et alors leur centre s'ombilique et prend une teinte hémorragique. Puis l'élément se recouvre d'une croûte adhérente, qui tombe facilement en laissant une cicatrice varioliforme indélébile : c'est là d'ailleurs le seul point fâcheux au point de vue du pronostic. Chaque élément évolue en trois ou quatre jours, mais la croûte en met jusqu'à quinze à tomber ; les poussées durent quelques semaines. L'affection récidive à diverses reprises, surtout du printemps à l'automne.

Son *traitement* est d'abord préventif, — il faut protéger la peau contre les rayons solaires. Il est bon de vider les vésicules au début, puis d'appliquer de l'éther iodoformé ; plus tard, de faire tomber les croûtes et de panser à la vaseline iodoformée ou boriquée. Bazin prescrivait les douches alcalines, les eaux de Bourbonne.   *M. SÉE.*

HYDROCÈLE VAGINALE. — L'hydrocèle vaginale est constituée par un épanchement de liquide ni hémorragique, ni purulent, dans la séreuse vaginale. Cet épanchement est un mode de réaction de la séreuse et témoigne d'une *vaginalite*. L'hydrocèle est dite *symptomatique* lorsque la cause de la vaginalite est une affection caractérisée, générale ou locale, facile à découvrir (V. ANASARQUE, TESTICULE).

Les nouveau-nés et les jeunes enfants en sont atteints dans la proportion d'un sur douze, cette *hydrocèle infantile* paraît due à un traumatisme ; parfois elle accompagne et peut masquer une lésion de syphilis héréditaire.

Lorsque l'hydrocèle est le seul symptôme appréciable, on l'appelle *idiopathique*, ou mieux *hydrocèle simple*. C'est une affection très fréquente : parfois on peut en soupçonner la cause comme une ancienne vaginalite subaiguë, une épididymite chronique latente entretenue par une urétrite postérieure ou une prostatite. La *filariose* dans les pays chauds provoque fréquemment l'*hydrocèle chyleuse*. D'après des recherches récentes, certaines hydrocèles en apparence simples seraient de nature tuberculeuse.

La tunique vaginale, normale ou épaissie, ou bridée, forme la poche, elle peut être multiloculaire. Lorsque le conduit péritonéo-vaginal est resté perméable, l'hydrocèle est appelée *congénitale* [V. NOUVEAU-NÉ (PATHOLOGIE)]. Le liquide est fluide et transparent, citrin dans l'immense majorité des cas, en nos pays ; il est parfois brunâtre avec un aspect miroitant dû à la présence de paillettes de cholestérine, plus rarement encore gélatineux ; la présence de matières grasses peut lui donner un aspect laiteux, *chyliforme*, c'est rare en dehors

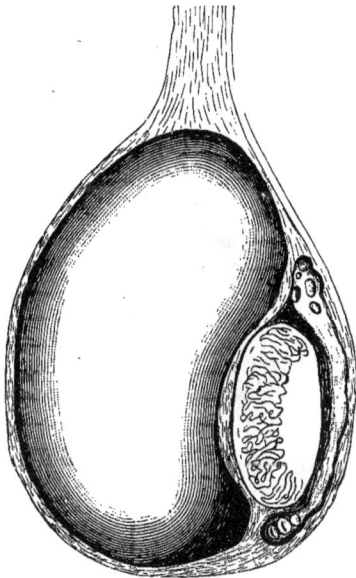

Fig. 168. — Coupe d'une hydrocèle banale.
(Reclus, in *Traité de Chirurgie*.)

de la filariose. Le testicule est en arrière et en dedans de la poche, toujours à quelque distance de l'extrémité inférieure, masqué par le liquide ; s'il est en inversion antérieure, c'est en avant de la tumeur qu'il se place. Dans les cas d'épanchement abondant, l'épididyme est étiré ; dans les cas d'épanchement ancien, le testicule peut s'atrophier.

Hydrocèle commune non congénitale. — Tumeur pyriforme à grosse extrémité inférieure, en calebasse, pouvant acquérir un volume énorme et revêtir les téguments du pénis, l'hydrocèle commune se développe presque toujours lentement ; elle est *indolore*, *régulière*, *non réductible*, *fluctuante*, *mate* et *translucide* (fig. 168).

Un aide éclaire le scrotum du côté sain et de très près, une main placée de champ sur la tumeur tendue pour faire écran : à travers un stéthoscope dont le pavillon est appliqué sur l'autre côté, on perçoit une tache claire ; une petite zone opaque révèle quelquefois la position du testicule, renseignement que vient confirmer une pression mesurée, grâce à la sensibilité spéciale de la glande. Certaines hydrocèles, en raison de leur contenu ou de l épaisseur de leurs parois, ne sont pas transparentes, c'est très rare. La tumeur est nettement limitée en haut, au-dessus on sent le cordon à travers les enveloppes des bourses ; on peut presser sur la tumeur, rien ne reflue vers l'abdomen.

Hydrocèle congénitale. — Si la perméabilité du conduit vagino-péritonéal a persisté, on a l'*hydrocèle congénitale complète*. A la naissance, le canal est perméable d'un côté dans 90 pour 100 des cas ; à 4 mois sur 4 pour 100, chez l'adulte sur 1 pour 100 des sujets ; l'hydrocèle congénitale peut donc se développer chez l'adulte. Les causes en sont multiples, le liquide venant du ventre fréquemment dans ce cas. Son aspect peut rappeler assez celui d'une hernie testiculaire, la tumeur vaginale est réductible dans l'abdomen et l'effort la tend. Ce va-et-vient du liquide est plus ou moins

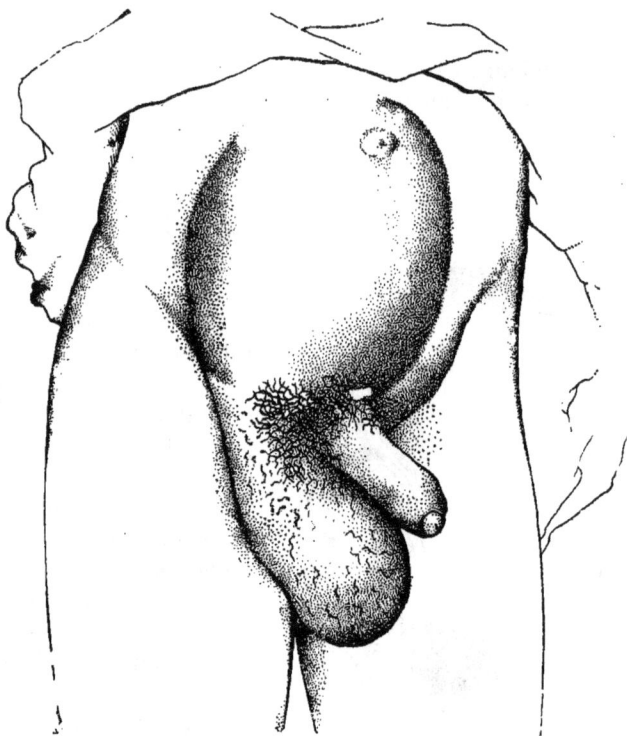

Fig. 169. — Hydrocèle en bissac (Bazy).

géné par les diaphragmes du conduit ; il peut s'accompagner dans ce cas de bruits de frottement. Le conduit présente quatre rétrécissements, le premier au coude sur l'épigastrique, le second à l'orifice profond, le troisième à l'orifice superficiel du canal inguinal, le quatrième est à la partie supérieure de la vaginale. Sur 15 pour 100 des adultes, il existe des portions du conduit restées perméables entre ces rétrécissements, d'où possibilité de diverses variétés d'*hydrocèles congénitales incomplètes* : l'hydrocèle *funiculo-vaginale* occupant la vaginale et le cordon jusqu'à l'orifice inguinal super-ficiel ; l'hydrocèle *en bissac* de Dupuytren, où le liquide, arrêté par le rétré-cissement de l'orifice inguinal profond, s'étale, soit au-devant du péritoine, soit dans l'épaisseur de la paroi abdominale antérieure (fig. 169).

D'autre part, une collection liquide, venue du ventre, peut distendre le conduit vagino-péritonéal jusqu'au-dessus de la vaginale, c'est l'hydrocèle *péritonéo-funiculaire de Chassaignac* : la vaginale est vide et le testicule nettement senti au-dessous de la tumeur. Le liquide est facilement réduit dans le ventre.

Enfin une hydrocèle peut se développer entre deux rétrécissements, entre l'orifice inguinal superficiel et le sommet oblitéré de la vaginale. c'est l'*hydrocèle enkystée du cordon.*

Complications. — L'hydrocèle est quelquefois double. Elle peut, sur-tout dans la forme congénitale, s'accompagner de hernie, d'ectopie testicu-laire. Elle peut s'enflammer, dégénérer en hématocèle.

L'accident le moins rare est la *rupture*. Elle est produite par un trauma-tisme, un effort, à la partie supérieure et antérieure de la séreuse en général ; elle est révélée par une douleur brusque, une diminution rapide de la tension de la tumeur, une infiltration œdémateuse, ecchymotique souvent, du scrotum, du pénis, de la région hypogastrique et des aines.

Hormis ces complications, l'hydrocèle a une marche chronique, lentement progressive, sans tendance à la guérison. Outre la gêne qu'elle provoque, elle amène, à la longue, un étirement de l'épididyme et parfois de l'azoo-spermie.

Diagnostic. — Les seuls cas difficiles sont ceux où l'hydrocèle n'est pas transparente et ceux où il coexiste une autre tumeur scrotale, une hernie, un kyste, par exemple.

On peut prendre une hydrocèle opaque pour une *hématocèle*, un *sarcome mou*, un *encéphaloïde* développé rapidement et moulé régulièrement sur la vaginale, pour une *maladie kystique du testicule*. C'est la ponction explora-trice qui jugera en dernier ressort.

Une simple palpation permet de reconnaître un *varicocèle*.

La *hernie* est une tumeur qui va du ventre dans le scrotum, on ne la sau-rait confondre qu'avec une hydrocèle congénitale, à condition qu'on palpe le cordon à l'orifice inguinal superficiel. L'entérocèle est sonore, se réduit en gargouillant, l'épiplocèle mate est lobulée, pâteuse et maintenue par une corde épiploïque. La hernie permet de sentir le testicule au-dessous d'elle.

Il existe des cas de *hernie irréductible* avec liquide dans le sac, de *sac déshabité* avec épanchement, qui peuvent être fort délicats, mais ils sont très rares. L'opération pour cure radicale affirmera le diagnostic.

L'*hydrocèle enkystée du cordon*, un peu abondante, tombe sur le testicule, formant une tumeur en brioche renversée, comme celle que dessine un grand *kyste de l'épididyme*. Dans ces cas, le testicule est en bas et en avant de la tumeur. Outre qu'une erreur serait de peu d'importance, la ponction peut nous renseigner, ramenant en général, dans le cas de kyste de l'épididyme, un liquide savonneux avec spermatozoïdes.

Comme cas complexes, il faut songer à la *coïncidence* possible d'une *hernie* avec *ectopie testiculaire* et de l'hydrocèle. Une orchite dans une hydrocèle, une adénite inguinale avec épanchement vaginal ne sauraient vraiment en imposer pour une hernie étranglée.

Traitement. — La *ponction* simple n'apporte qu'un soulagement temporaire, la récidive est la règle. La *ponction* suivie d'*application modificatrice* guérit 9 fois sur 10; plus sûre encore est la *cure radicale chirurgicale*.

Ponction et injection de teinture d'iode. — Il s'agit d'une hydrocèle commune simple ; le malade est couché sur le dos, les jambes écartées. Une asepsie parfaite est de rigueur, des accidents infectieux ont été observés. L'opérateur, placé à droite du malade, contrôle une dernière fois la position du testicule : si l'organe est bien en arrière, c'est en bas, et en dehors que devra se faire la ponction; s'il est en avant, en inversion, c'est en arrière qu'on enfoncera le trocart. Celui-ci, un trocart dit à hydrocèle, de 3 ou 4 millim. de diamètre, est tenu de la main droite, dont l'index limite les deux ou trois centimètres de pointe qui doivent pénétrer ; la main gauche fixe, soulève et tend la tumeur. L'instrument est enfoncé vivement avec de légers mouvements de vrille ; on sent bientôt que la pointe a traversé la paroi et joue librement dans une cavité. Sans mouvement brusque, appuyant sur la canule pour la maintenir dans la poche, on retire le mandrin, le liquide s'écoule, la poche s'affaisse, le testicule peut être palpé. Une fois l'écoulement tari, on pousse dans la vaginale par la canule 6 ou 8 c. c. d'une solution de cocaïne ou de stovaïne à 1 pour 100. On attend 5 minutes, pendant lesquelles on malaxe doucement la poche, en prenant garde d'y maintenir l'extrémité de la canule, puis, avec une seringue, dont l'embout est adapté ou relié à la canule, on injecte de 40 à 80 gr. de teinture d'iode fraîche dédoublée, suivant la capacité de la vaginale; un entonnoir avec un tube de 20 centimètres remplacerait avantageusement la seringue. Ceci fait, nouvelle malaxation prudente, durant 2 minutes environ, et on laisse sortir la teinture d'iode. En dépit des mouvements d'expression, il en reste toujours quelques grammes, parfois même il n'en sort presque pas; cet accident est sans inconvénient, mais il est préférable de faire passer alors une centaine de grammes d'eau en deux fois, pour enlever le liquide caustique. Quand la canule ne donne plus rien, on l'enlève vivement. Il suffit en général de passer un peu d'alcool qui fait contracter le dartos, de jeter un peu de poudre de talc stérilisée et de placer une compresse sur l'orifice à peine visible. Le pansement au collodion est malpropre et gênant. Les bourses sont maintenues sur du coton ou sur une planchette, le repos au lit est nécessaire pendant quelques jours. Le malade sera prévenu que son scrotum va, dans une dizaine d'heures, s'œdématier considérablement, devenir chaud et un peu douloureux, que cet état réactionnel durera 8 à 12 jours, puis disparaîtra peu à peu en 6 semaines environ. Cette inflammation, c'est le processus de guérison. Les accidents à redouter sont : une douleur excessive ; elle n'est pas à craindre après l'anesthésie locale; en général le malade ne sent qu'un peu de chaleur le long du cordon ; — la piqûre d'un vaisseau ou du testicule ; elle peut en général être évitée et elle est sans danger si l'asepsie est rigoureuse. La pénétration de la teinture d'iode dans la paroi scrotale, dans le tissu cellulaire des bourses est plus grave ; — elle peut provoquer un phlegmon aseptique, donc il faut toujours s'assurer que le bout de la canule est resté dans la poche. Des compresses humides, très chaudes, fréquemment renouvelées, atténueront les accidents.

Cure radicale. — La cure radicale est le procédé le plus sûr, il faut l'employer dans le cas d'hydrocèle congénitale, lorsque le diagnostic est hésitant, car l'incision devient exploratrice, et lorsqu'il y a coexistence d'une autre affection, d'une hernie, par exemple. C'est une opération facile, l'*anesthésie locale* avec une solution de cocaïne ou de stovaïne à 1 ou à 0,5 pour 100 est très suffisante. Faire sur la face antérieure de la tumeur une traînée anesthésique intradermique, verticale, assez large, longue de 8 centimètres ou plus, suivant les cas ; attendre 5 minutes, inciser la peau et le dartos ; décortiquer le feuillet fibro-vaginal jusqu'en arrière ; si ce feuillet est épais, il est nécessaire, pour l'isoler sans douleur, d'y faire quelques injections interstitielles de stovaïne. Luxer vaginale et contenu, hors du scrotum ; faire une boutonnière avec prudence, en faisant un pli, sur la face antéro-externe de la tumeur, loin du testicule, pour la vider ; agrandir l'incision, en repérer les bords ; verser 3 c. c. de solution anesthésique dans la vaginale et attendre que le liquide ait bien humecté toute la surface interne de la séreuse. On peut alors faire, soit la résection, soit le retournement de la vaginale pariétale.

La résection peut être partielle ; on doit, dans ce cas, frotter le feuillet viscéral avec une solution phéniquée à 3 pour 100 pour provoquer la formation d'adhérences. La résection totale du feuillet pariétal supprime la cavité vaginale ; elle doit être poussée très loin et avec prudence.

Plus rapide et plus élégant est le procédé du retournement : les bords de l'ouverture du feuillet pariétal sont éversés et ramenés en haut en collerette autour du cordon, où ils sont fixés par un surjet en bourse. Le testicule évaginé n'a plus de séreuse. Le tout est réduit dans le scrotum, l'hémostase faite soigneusement ; on suture au crin ou au catgut ; le drainage est inutile, mais il est bon d'appliquer un suspensoir compressif.

L'expérimentation montre que le testicule, privé de la séreuse, pâtit d'abord un peu, présente un peu d'atrophie, puis une séreuse se reforme petit à petit. La récidive, pour très exceptionnelle qu'elle soit, ne serait pas impossible.

Lorsqu'il s'agira d'*hydrocèle congénitale* avec un état général permettant l'intervention, outre le retournement de la vaginale, on pratiquera la dissection et la résection du conduit vagino-péritonéal, puis on consolidera la paroi comme dans le cas de cure radicale de hernie congénitale.

Chez le *nouveau-né*, les petits moyens ; une compression légère, un bandage à pelote insufflée sur le trajet inguinal s'il s'agit d'une variété congénitale, et l'application de compresses humectées de solution saturée de chlorhydrate d'ammoniaque, suffisent généralement pour faire disparaître l'hydrocèle. Quand ces moyens échouent, la ponction suivie d'injections modificatrices faibles est indiquée. *LARDENNOIS.*

HYDROCÉPHALIE. — (V. Encéphalopathies). — Dans l'*hydrocéphalie primitive* *interne*, il s'agit habituellement d'hydrocéphalie ventriculaire. La quantité de liquide contenu dans les ventricules (ventricules latéraux surtout) varie de 100 grammes à plusieurs livres. Dans les cas accentués « le cerveau, dit Bourneville, consiste en une vaste poche membraneuse recouverte d'une faible couche de substance cérébrale qui, dans les régions temporales, conservent toujours l'aspect des circonvolutions, mais dans d'autres régions (cornes frontale et pariétale), n'a que quelques millimètres d'épaisseur et affecte la consistance d'un ballon de caoutchouc désenflé ». Le septum lucidum et le trigone sont détruits, le corps calleux réduit à une mince membrane et le centre ovale très diminué de volume. Le cervelet, la protubérance, le bulbe et la moelle paraissent sains à l'œil nu. Les noyaux gris centraux et les pédoncules forment des masses aplaties.

La lésion classique n'est autre que la *méningite des ventricules latéraux*. L'épithélium de l'épendyme a proliféré et formé soit des diverticules qui se perdent dans les régions profondes, soit des granulations qui saillent dans les ventricules.

Le symptôme primordial de l'hydrocéphalie chronique congénitale ou acquise est l'augmentation de volume de la tête : un front haut et large surplombant la face qui, par contraste, semble rapetissée et affecte la forme triangulaire. Du côté du crâne, on note tantôt de la scaphocéphalie, tantôt de la brachycéphalie, tantôt de la phagiocéphalie. La fontanelle antérieure persiste souvent chez les jeunes sujets. La tête tombe parfois, soit en avant, soit latéralement.

Du côté du thorax et de la colonne vertébrale on relève souvent des déformations qui ressortissent au rachitisme ; du côté des membres inférieurs, des troubles moteurs divers (contractures, paralysies spasmodiques, pieds bots). Dans ces derniers cas la marche est notablement troublée. Lorsqu'elle est possible, elle est lente et balancée ; l'hydrocéphale progresse la tête penchée en avant.

Il importe de signaler la présence fréquente de vertiges, d'absences, de convulsions. L'état intellectuel est anormal : tantôt l'enfant est arriéré, tantôt il est complètement idiot ; entre ces deux extrêmes, il y a tous les degrés possibles. Cependant l'hydrocéphalie n'est pas absolument incompatible avec une intelligence vive. Bouchut parle « d'un diplomate et d'un sculpteur fort connus, lesquels présentaient à l'âge de cinquante ans les marques les plus certaines d'une hydrocéphalie de naissance ». Du reste, l'hydrocéphalie chronique est chose curable.

Le début de l'hydrocéphalie chronique est variable : tantôt lent, progressif et insidieux, tantôt au contraire marqué par des poussées convulsives ou méningitiques qui peuvent se répéter plus ou moins fréquemment et tuer le petit malade. La durée est relativement courte : beaucoup d'hydrocéphales meurent dans la première ou dans la seconde enfance ; quelques-uns seulement atteignent l'âge adulte, et chez ces derniers la guérison est possible, ainsi qu'il vient d'être dit.   *A. SOUQUES.*

HYDROCÉPHALIE (TRAITEMENT CHIRURGICAL). — L'hydrocéphalie (V. ENCÉPHALOPATHIES INFANTILES) caractérisée par l'abondance excessive de liquide céphalo-rachidien dans la boîte cranienne, n'est pas une maladie définie, mais une lésion que l'on rencontre dans un certain nombre de maladies.

Les divisions sont nombreuses dans l'hydrocéphalie : Elle est *congénitale* ou *acquise*; elle est *essentielle* quand on n'en connaît pas la cause, et *symptomatique* dans les autres cas (tumeurs, méningites, etc.); elle est *aiguë* ou *chronique*. Nous n'avons à nous occuper ici que de l'hydrocéphalie dite congénitale, qui est aussi essentielle puisqu'on n'en connaît pas la cause, et constitue le type de la forme chronique. L'hydrocéphalie aiguë, l'hydrocéphalie symptomatique ne comportent comme traitement que celui de la cause [V. ENCÉPHALE, CRANE (TUMEURS), MÉNINGITES AIGUES, MÉNINGITE TUBERCULEUSE].

Le traitement chirurgical se donne pour but l'évacuation temporaire ou permanente du liquide céphalo-rachidien en excès dans la boîte cranienne. Les moyens sont : la ponction et le drainage.

Ponction. — En raison de la communication des espaces sous-arachnoïdiens craniens et rachidiens, et de la libre circulation du liquide céphalo-rachidien, la ponction peut être cranienne ou rachidienne; en outre la ponction cranienne peut être faite à travers une paroi membraneuse, et c'est une ponction simple, ou à travers la paroi osseuse, et c'est une trépano-ponction.

Ponction cranienne. — *Ponction simple*. — La ponction se fait avec un trocart fin, et non avec une aiguille qui se boucherait facilement. La pointe du trocart est enfoncée brusquement, perpendiculaire à la surface cranienne à travers une partie latérale, droite ou gauche, de la fontanelle antérieure. On peut d'ailleurs pénétrer par tout autre point où on ne risque pas de rencontrer de sinus veineux. L'instrument rencontre le liquide du ventricule latéral à un ou deux centimètres de profondeur. L'évacuation est conduite lentement par crainte d'une décompression trop rapide.

Trépanation-ponction. Lorsque la paroi cranienne est ossifiée, il est nécessaire de pratiquer une perforation osseuse avant de ponctionner le ventricule latéral. Plusieurs endroits ont été choisis pour pratiquer cette trépanation en évitant les zones dangereuses et sans risquer de ne pas entrer dans le ventricule; le lieu le plus souvent utilisé a été indiqué par Keen : Trépaner à 52 millimètres (un pouce 1/4) en arrière du méat auditif, et à 52 millimètres au-dessus de la ligne basale de Reid (cette ligne part du bord inférieur de l'orbite et passe par le centre du méat auditif). Ponctionner en dirigeant l'instrument vers un point situé à 62 millimètres (2 pouces 1/2) directement au-dessus du méat auditif du côté opposé. Le trocart traverse la deuxième circonvolution temporo-sphénoïdale et pénètre dans le ventricule (ou dans sa corne temporale) à 50 ou 55 millimètres (2 pouces à 2 pouces 1/4) de la surface cérébrale. La trépanation se fait par les moyens habituels (V. TRÉPANATION), et il est préférable d'inciser la dure-mère au lieu de la traverser avec le trocart, afin d'éviter un vaisseau qui pourrait se trouver à la surface du cerveau.

Ponction rachidienne. — La ponction sera faite dans la région lombaire suivant le manuel opératoire habituel (V. PONCTION LOMBAIRE).

Drainage. — Le drainage peut être obtenu en laissant le liquide s'écouler à l'extérieur (drainage extérieur), ou dans le tissu cellulaire sous-cutané, ou dans une veine.

Drainage extérieur. — Ce drainage est obtenu, après trépano-ponction, en glissant le long du trocart un petit drain de caoutchouc, ou un faisceau de crins de Florence qu'on laisse en place. Le drain peut être placé *dans la cavité ventriculaire* ou *dans un confluent sous-arachnoïdien* [confluent bulbaire (Morton-Parkin), confluent sylvien (Chipault)]; le drainage sous-arachnoïdien ne peut être obtenu qu'au prix d'une opération compliquée et dangereuse.

Drainage dans le tissu cellulaire. — Fedor Krause (de Berlin) ponctionne le ventricule latéral, après trépanation, avec une canule-trocart spéciale que l'on peut fixer, lorsque l'écoulement du liquide est obtenu, dans l'orifice osseux. On referme par-dessus la canule la peau et l'aponévrose péricranienne, et le liquide s'écoule en permanence dans le tissu cellulaire péricrânien.

Drainage dans une veine. — Pour un procédé opératoire un peu compliqué, E. Payr (de Greifswald) établit une communication entre le ventricule

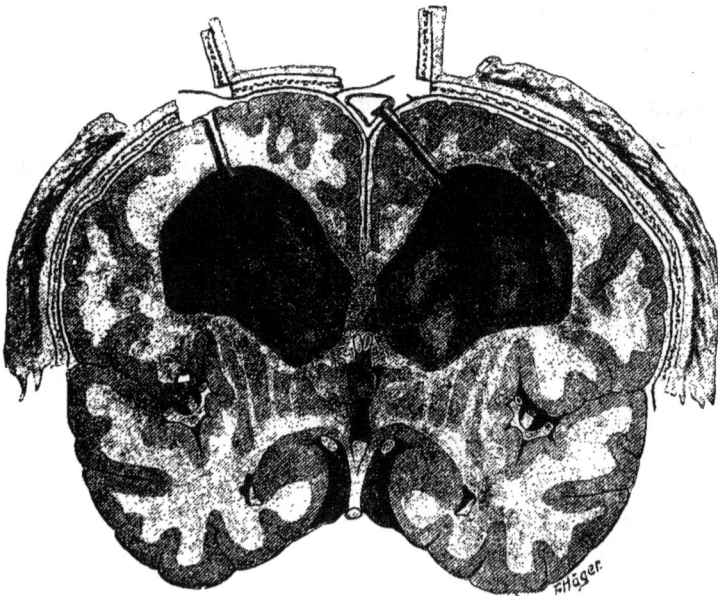

Fig. 170. — Drainage des ventricules cérébraux à l'aide d'une greffe vasculaire (Payr). — A droite, drainage du ventricule dilaté dans le sinus longitudinal supérieur; à gauche, drainage dans l'espace sous-arachnoïdien (E. Payr, in *Archiv für klin. Chir.*, 1908.)

latéral et le sinus veineux longitudinal supérieur à l'aide d'un segment de veine saphène interne prélevé au moment même de l'opération (fig. 170).

R. M. Mc Clure établit un drainage sous-arachnoïdien, et non ventriculaire, en fixant un segment de veine, d'une part, dans l'espace sous-arachnoïdien à travers une trépanation sous-occipitale; d'autre part, dans la veine jugulaire externe en passant entre les muscles du cou.

Indications. — Toutes ces interventions offrent de gros dangers. Celles qui ont pour but le drainage interne sont compliquées et se sont d'ailleurs terminées fort mal jusqu'à présent. Le drainage permanent extérieur expose d'une part, à une décompression trop grande, difficile à régler ; d'autre part, à l'infection facile le long du drain.

Les ponctions simples, craniennes ou rachidiennes, sont des opérations faciles et bénignes, que l'on peut répéter un grand nombre de fois si l'on prend les précautions indispensables. La trépano-ponction est plus grave et ne peut être répétée sans danger.

Aussi les indications du traitement chirurgical de l'hydrocéphalie congénitale sont-elles très restreintes. On aura toujours d'abord essayé le traitement syphilitique. Après échec, et lorsque les signes de compression deviendront inquiétants, on sera autorisé à diminuer la pression du liquide céphalo-rachidien par une ponction. La ponction rachidienne est aujourd'hui de pratique courante ; elle sera choisie de préférence. Si l'écoulement était insuffisant par ce moyen, la communication cranio-rachidienne étant oblitérée, on aurait recours à la ponction cranienne ; simple si le crâne est membraneux, trépano-ponction si le crâne est ossifié. L'écoulement du liquide devra être lent et peu abondant. On pourra renouveler, s'il est nécessaire, la ponction rachidienne ou cranienne simple.   *PAUL LAUNAY.*

HYDROGÈNE SULFURÉ (INTOXICATION). — **Intoxication aiguë.** — L'intoxication peut être foudroyante, la victime tombant assommée (plomb des vidangeurs). Il survient parfois, avant le coma terminal entrecoupé ou non de convulsions, une période courte d'ailleurs d'ébriété délirante. Assez fréquemment se précipitent des mouvements respiratoires désordonnés pendant lesquels les matières fécales de la fosse ou les graviers de l'égout peuvent être aspirés fort avant et obstruer le nez, la bouche, jusqu'à des bronches de petit calibre. Dans les cas d'intoxication plus lente, on peut observer des vertiges, de la lipothymie, de la dyspnée, quelquefois des paralysies ou de violentes coliques. Un ouvrier, guéri en apparence, peut rentrer tranquillement chez lui et, brusquement, succomber quelques heures plus tard à de l'œdème suffocant du poumon.

Traitement. — Avant tout, soustraire le malade au milieu toxique ; s'efforcer de le remonter au moyen de cordes, tout homme allant à son secours s'exposant aux mêmes accidents. On pratiquera la respiration artificielle, les tractions rythmées, l'inhalation d'oxygène ou de faibles quantités de chlore. Pour cela, on verse sur un mouchoir de l'eau chlorée, ou l'on fait tomber quelques gouttes de vinaigre sur une compresse imbibée d'une solution de chlorure de chaux. Des injections d'éther, d'huile camphrée, de caféine seront au besoin d'utiles adjuvants.

Intoxication chronique. — Il existe une *forme lente* d'intoxication, due à la pénétration dans les appartements du gaz toxique émané d'une fosse d'aisances. La cause étiologique passe souvent inaperçue. Les symptômes consistent en crises quotidiennes de coliques, de vomissements. Les malades, anorexiques, anémiques, se cachectisent peu à peu.

FRANÇOIS MOUTIER.

HYDRONÉPHROSE. — V. Uronéphrose.

HYDROPISIE. — V. Ascite, OEdème.

HYDRORRHÉE. — C'est l'écoulement par les voies génitales d'un liquide séreux, quelquefois même clair et limpide. Il ne contient pas de mucine, ce qui le distingue des liquides plus ou moins visqueux de la leucorrhée. Il est sécrété par la muqueuse utérine et se montre surtout dans les *fibromes* utérins et dans le *cancer* de l'utérus, principalement au début.

On l'observe encore pendant la *grossesse*, surtout au cours des derniers mois, à la suite d'une inflammation des glandes de la caduque.

Enfin elle peut être due à l'écoulement du *liquide amniotique*, et dans ces conditions précède en général de fort peu l'expulsion de l'embryon ou du fœtus.

J.ₜL. FAURE.

HYDRORRHÉE DE LA GROSSESSE. — On donne le nom d'hydrorrhée à l'écoulement hors des organes génitaux d'un liquide aqueux, plus ou moins abondant, provenant de la cavité utérine.

Si on laisse de côté les cas de rupture prématurée des membranes, rupture accompagnée de l'écoulement plus ou moins abondant et plus ou moins rapide du liquide amniotique, il semble que l'hydrorrhée vraie soit habituellement le résultat d'une hypersécrétion des glandes de la caduque, hypersécrétion liée à une endométrite, d'où le nom d'hydrorrhée déciduale ; cela est d'autant plus vraisemblable qu'on voit, dans certains cas, après l'accouchement et après la période puerpérale, l'hydrorrhée se reproduire à plusieurs reprises et, parfois, pendant plusieurs années à intervalles plus ou moins éloignés. Toutefois, on ne saurait affirmer que l'endométrite soit l'unique cause de l'hydrorrhée.

Symptômes. — L'écoulement du liquide se produit brusquement, sans prodromes. La femme se sent mouillée tout d'un coup. Le liquide est parfois assez abondant pour que, une fois la chemise imbibée, il en tombe à terre une certaine quantité.

Ce liquide est limpide, clair, à peine teinté ; quelquefois sanguinolent (Pinard). Il tache très légèrement le linge. Il s'écoule en un flot suivi ou non d'un suintement qui, chez certaines femmes, dure à peine quelques heures et, chez d'autres, a été constaté pendant plusieurs jours. Le plus souvent, surtout lorsque le premier écoulement s'est produit dans les premiers mois de la grossesse, l'hydrorrhée se reproduit à plusieurs reprises et à des intervalles irréguliers. Après l'écoulement hydrorrhéique, le palper montre que l'utérus présente son volume normal, étant donné l'âge présumé de la grossesse. Par le toucher, on ne constate aucune modification du col.

Généralement, l'écoulement hydrorrhéique n'est suivi d'aucune complication ; parfois, on a noté quelques contractions utérines ; dans d'autres cas, de véritables menaces d'avortement (Tarnier).

Diagnostic. — L'examen des linges permet de ne confondre avec l'hydrorrhée, ni l'émission involontaire d'urine (odeur spéciale), ni la leucorrhée qui, d'ailleurs, ne se traduit généralement pas par des écoulements brusques.

La grosse difficulté du diagnostic consiste à différencier l'hydrorrhée de l'écoulement du liquide amniotique consécutif à la rupture des membranes.

L'écoulement d'une très grande quantité de liquide, et la persistance prolongée du suintement consécutif doivent faire conclure plutôt en faveur d'une rupture des membranes.

L'absence de suintement et la production de plusieurs flots successifs est en faveur de l'hydrorrhée.

Toutefois, le diagnostic reste souvent indécis et ne peut même être précisé par l'examen de l'œuf après la délivrance.

Pronostic. — Le pronostic de l'hydrorrhée n'est point toujours défavorable. Assez souvent, la grossesse suit son cours, arrive jusqu'à son terme et l'enfant ne souffre pas.

Traitement. — Étant donné qu'il est souvent difficile de différencier l'hydrorrhée et la rupture prématurée des membranes; que, même le diagnostic fût-il fait de façon précise, l'hydrorrhée peut être suivie de menaces d'avortement ou d'accouchement prématuré, il est prudent de maintenir la femme au lit pendant quelques jours. Le séjour au lit sera maintenu plus longtemps s'il se produit un suintement persistant.

M. OUI.

HYDROSALPINX. — Certaines salpingites kystiques sont remplies d'un liquide clair, plus ou moins aqueux, plus ou moins filant, tenant en suspension des cellules épithéliales, des globules blancs, parfois des globules rouges en petit nombre. La nature de ce liquide, ou plutôt son aspect, car il est de composition fort diverse, a fait donner à ces poches salpingiennes le nom d'*hydrosalpinx*. Ce sont en somme de vieilles salpingites chroniques, devenues depuis longtemps stériles. La paroi kystique est très variable. Elle est souvent fort mince, et la muqueuse présente toutes les lésions de l'inflammation chronique. L'hydrosalpinx ne se manifeste par aucun phénomène particulier et ne peut être reconnu avec quelque précision qu'au moment même de l'opération (V. Salpingo-ovarites).   *J.-L. FAURE.*

HYDROTHÉRAPIE. — L'hydrothérapie est l'ensemble des pratiques destinées à déterminer chez les malades une *réaction.* La réaction varie suivant le procédé employé, suivant les malades, et suivant la température de l'eau.

La réaction la plus complète est celle qui est produite par une douche froide de percussion suffisante (8° à 10°). Elle se compose de trois effets superposés : réaction de sensibilité, réaction circulatoire, réaction thermique.

La *réaction de sensibilité* est constituée par l'ébranlement auquel est soumis le système nerveux périphérique et les voies centripètes, et par les réflexes produits consécutivement à la sensation du froid. Ses effets sont essentiellement toniques, c'est-à-dire excitants chez les déprimés, les ralentis, et calmants, par régulation des fonctions de réceptivité et de transmissibilité des nerfs, chez les malades excitables (faiblesse excitable par exemple).

La *réaction circulatoire* est réalisée par des phénomènes vaso-moteurs. Au premier contact de l'eau froide avec la peau, celle-ci devient pâle, exsangue (vaso-constriction), puis très rapidement le plus souvent, elle se colore en rose ou en rouge plus ou moins foncé suivant les malades (vaso-dilatation). C'est cette coloration qui indique que la réaction est faite : *on doit toujours l'obtenir.*

La *réaction thermique* est l'effort que fait l'organisme pour lutter contre le refroidissement, elle nécessite une plus grande consommation d'oxygène et une plus grande activité respiratoire : le malade, qui avait froid, se réchauffe, sa respiration s'accélère, puis devient plus profonde et plus ample : autre signe que la réaction est faite.

L'eau très chaude (38° à 40°) donne la réaction de sensibilité et la réaction circulatoire, pas de réaction thermique. Ses effets sont toniques pour les applications courtes, anesthésiques pour les applications un peu longues.

L'eau chaude (34° à 36°) donne la réaction circulatoire, peu de réaction de sensibilité, pas de réaction thermique.

L'eau tiède (28° à 33°) donne le minimum de réaction. Elle appartient aux procédés neutres ou sédatifs par application prolongée.

Manière de formuler. — La forme d'hydrothérapie la plus énergique est la douche en jet. On doit la formuler avec soin. Il ne faut pas dire à un malade : prenez des douches. Il faut lui indiquer exactement la température, la durée et le degré de percussion qui lui conviennent. Ne pas abuser de la douche écossaise, trop brutale ou trop banale. C'est souvent parce qu'on n'a pas soigneusement institué le traitement hydrothérapique qu'il donne des mécomptes.

En pratique, le médecin se trouve en présence de deux alternatives : 1° il envoie son malade à un garçon doucheur ou à une doucheuse, et alors il indique soigneusement la formule à appliquer, les régions sur lesquelles il faut insister, celles qu'il y a lieu d'éviter, toutes les précautions à prendre, et enfin surveille lui-même le traitement, s'il le peut.

2° Il envoie son malade à un médecin doucheur, ce qui vaut beaucoup mieux. Dans ce cas il indique seulement le diagnostic, l'état de la circulation et du cœur, le chiffre de la pression artérielle, l'effet à obtenir, et laisse le champ libre au spécialiste qui déterminera lui-même après une ou plusieurs applications la formule à adopter. Enfin le praticien devra recourir, en l'absence d'autres ressources, au traitement à domicile, dont les enveloppements, les compresses, les lotions et affusions peuvent faire tous les frais, quand il les aura minutieusement prescrits ou mieux démontrés lui-même (V. Bains, Enveloppements).

DOUCHES. — **Douche froide**. — La douche froide est à 8° ou 10° et dure de 10 secondes à 1 minute. La pression est donnée par la hauteur du réservoir (de 16 à 18 mètres) ; elle peut être entière (jet plein), ou diminuée par le doigt ou une palette (jet brisé). Pour obtenir des effets excitants il faut la donner très vivement, en commençant par le dos, de façon à envelopper le malade du haut en bas, et le faire retourner dès que la peau devient rose, pour doucher de même façon la partie antérieure du corps, et insister légèrement sur les pieds pour finir. Le malade est douché dès qu'il pénètre dans la salle de douche où un aide l'accompagne, ôte le peignoir et le remet aussitôt la douche terminée. Le peignoir non chauffé est préférable au peignoir chaud, au moins en été, où la réaction est facile. Au moment où le malade se rhabille il doit avoir chaud ; on l'y aide par une friction (v. c. m.) immédiate après la douche.

On peut se préparer à la douche froide par un exercice : escrime, bicyclette, promenade, ou par un massage, par une sudation. C'est la préaction, qui *précède toujours la douche*.

Après la douche il faut éviter de se refroidir, soit en marchant, soit en séjournant dans une atmosphère suffisamment chaude.

La douche froide peut se prendre à jeun, ou mieux une heure après le petit déjeuner ; dans la plupart des cas il est préférable d'avoir mangé, et l'on ne saurait trop combattre ce préjugé qui attribue à la douche prise après avoir mangé toutes sortes de méfaits. On peut prendre deux douches par jour sans inconvénient, à 8 ou 10 heures d'intervalle. On ne commencera pas les douches froides pendant les règles, mais, une fois commencées, on ne les arrêtera pas pour ce motif, quand les douches sont bien données et que la malade peut s'y transporter.

La douche froide courte ainsi appliquée rend de grands services à la catégorie des nerveux : hystériques, neurasthéniques déprimés ou mâtinés d'hystérie, aux anémiques, aux convalescents, aux diabétiques, aux enfants débiles et ralentis, aux dyspeptiques asthéniques.

Cependant chez les anémiques il ne faut pas toujours l'appliquer d'emblée, de peur de faire affluer à la peau une trop grande quantité de sang et de créer une anémie plus accentuée des organes centraux. Pour le même motif on évitera d'insister sur les pieds pour ne pas accentuer l'anémie cérébrale. Le mieux est de commencer par des douches tièdes, puis tièdes progressives, puis progressivement froides.

Chez quelques nerveux la douche froide peut produire de l'insomnie ; on en modifie alors l'application en la donnant avec un jet moins percutant et plus lentement promené de haut en bas le long de la colonne vertébrale principalement, — ce qui a été appelé *douche froide sédative* — et en faisant suivre la douche froide d'une piscine froide (V. Bains).

Enfin l'état de maigreur ou d'embonpoint du malade doit être un guide. Les malades maigres seront douchés avec peu de percussion, les malades gras au contraire à plein jet pour réaliser une sorte de massage. On doit peser les malades de temps à autre et tenir grand compte de leurs variations de poids.

Les tuberculeux à la 1ʳᵉ période peuvent être douchés ; beaucoup se trouvent bien de l'eau froide. On doit avoir chez eux la précaution de briser le jet pour que la réaction n'intéresse que la peau, et non les parties plus profondes, cela au niveau des épaules et du thorax. De plus, après la douche, la friction sera une véritable *friction* (v. c. m.) (sans tapotements ni claques). Ces précautions ont pour but d'éviter le moindre ébranlement dans le domaine pulmonaire.

Les cardiaques jeunes et bien compensés, les faux cardiaques ne seront pas privés de la douche froide, qui leur assure une meilleure circulation périphérique et en soulage surtout l'organe central. On évitera chez eux la région précordiale, sur laquelle ils placeront la main à plat pendant la douche. La douche froide ne sera pas donnée telle d'emblée, mais précédée d'une application tiède, ou préparée par des douches progressivement refroidies.

On peut aussi faire débuter la douche par les membres inférieurs, notamment par la plante des pieds.

Les hypertendus peuvent très souvent prendre la douche froide, s'ils ne sont pas très scléreux (présclérose) et si leur cœur peut supporter la très courte hypertension du début de la douche. C'est pour eux un moyen d'entretenir la souplesse de leurs tuniques artérielles. On peut les traiter comme des cardiaques.

Les tuberculeux, les cardiaques et en général les malades délicats ne seront confiés qu'à un médecin spécialiste ; mais on ne doit pas, dans de certaines limites, leur interdire l'hydrothérapie froide, soit sous forme de douches s'il est possible, soit sous forme d'enveloppements.

Douche chaude. — Sa température est de 34° à 38° ; elle se donne comme la douche froide, mais peut, sans inconvénient, être plus longue ; 1 à 2 minutes suffisent pour obtenir une réaction. Plus longue elle s'applique aux rhumatisants et devient en même temps plus chaude.

Très chaude (38° à 40° et 45°) elle convient également aux affections cutanées telles que l'eczéma et le prurit, se donne sans aucune pression (v. plus loin *Douche baveuse*) et dure 3 minutes environ. La douche chaude est souvent suivie d'une douche froide : douche écossaise.

On utilise fréquemment ses propriétés calmantes de la douleur : rhumatisme, lumbago, sciatique, névralgies diverses... sous forme de douches locales (v. plus bas) ; de même ses propriétés révulsives et dérivatives : chez les congestifs ; et pour faciliter et préparer les actions à distance de l'eau froide : chez les congestifs et dans l'aménorrhée.

La principale indication de la douche chaude simple de 1 minute est chez les malades nerveux et excitables, trop faibles pour fournir une réaction par l'eau froide. On la donne alors brisée, au besoin à l'aide d'une pomme d'arrosoir, et de durée variable, suivant la réaction toujours très individuelle de ces sortes de malades. Elle les améliore et dès ce moment on tâche de passer à une application plus active.

Douche tiède. — De 28° à 33° de θ la douche tiède est peu active.

On l'ordonne quelquefois comme pis aller, à défaut d'indications précises, et pour éviter toute perturbation, mais alors on rend peu de service aux malades.

Par son action sédative elle convient dans les états où le système nerveux doit être ménagé : nerveux excitables, insomniaques, hyperchlorhydriques, entérocolite. Elle se donne doucement, souvent avec une pomme d'arrosoir très enveloppante, de 1 à 2 minutes. Plus longue elle peut être déprimante. Elle convient aux hypertendus qui ne supporteraient pas l'eau froide.

Elle n'est souvent qu'une forme de début d'un traitement plus actif (douche progressive).

Douches combinées. — **Douche progressive.** — La douche progressive débute à une température telle que le malade n'ait aucune sensation désagréable : 33° environ, qui est la température habituelle de la peau, puis on abaisse progressivement la température à 25°, 20°, 15° et 10° si possible dans l'espace de 45 secondes à 1 minute. On obtient ainsi une réaction suffisamment tonique, sans provoquer d'excitabilité.

La douche progressive exige une installation parfaite, un très bon mélangeur ne produisant aucun à-coup dans le mélange de l'eau froide et de l'eau chaude. Tous les établissements n'en sont pas pourvus ; citons celui de l'établissement thermal de Vichy comme modèle du genre. La douche progressive appartient aux malades très sensibles et auxquels on ne peut faire accepter la douche froide. Elle est dans le reste des cas également un terme de passage à cette dernière.

Douche écossaise. — C'est la douche chaude, suivie de la douche froide, sans transition. Pour l'appliquer d'une façon parfaite, il faut deux jets, l'un à eau chaude, l'autre à eau froide. C'est la douche banale des salles de douches de second ordre. Elle présente l'avantage de produire une assez forte révulsion, qu'on utilise localement dans la sciatique par exemple. C'est un procédé précieux chez les diabétiques rhumatisants, auxquels l'eau froide est nécessaire, et chez qui il ne faut cependant pas réveiller de douleurs. Enfin elle prépare, en hiver principalement, la réaction à l'eau froide.

Douche alternative. — La douche alternative est une série de douches écossaises, dont elle augmente les effets.

Douches progressivement froides. — Ce sont des douches en série : la première est chaude ou mieux tiède, la seconde un peu moins, la troisième presque froide, la quatrième froide. C'est un procédé d'entraînement destiné à arriver le plus vite possible à la douche froide. Ne pas la confondre avec la douche progressive.

Douche baveuse. — La douche baveuse se donne avec le jet largement brisé et s'écoulant sans pression sur le malade placé à la distance de 50 centimètres. Elle est très chaude (40° à 45°) et s'emploie dans les affections cutanées : prurits, et contre les douleurs s'accompagnant de défense de la paroi : point appendiculaire, douleur épigastrique.

Douches locales. — Les douches locales sont de plus en plus employées et l'on ne saurait trop les recommander. Elles se donnent chaudes le plus souvent, car elles sont principalement destinées à combattre la douleur localisée à un organe. Pour donner une douche locale on se sert d'un jet brisé et on n'aborde jamais directement l'organe visé, pas plus qu'on ne laisse le jet immobile, mais on le promène doucement de haut en bas de la limite supérieure à la limite inférieure de l'organe. Au début la douche locale est à une température indifférente (35°), puis on l'augmente peu à peu jusqu'à 38°, 40°, 45° ; on voit en même temps, au niveau de la région intéressée, la peau devenir rouge et les malades se trouvent presque toujours soulagés. La douche locale est suivie souvent d'une douche générale, telle que le comporte l'état du malade ; mais c'est *toujours par la douche locale qu'il faut commencer*, cela permet d'obtenir au niveau d'un organe une réaction circulaire plus intense et que la douche générale consécutive ne fait qu'augmenter.

La douche locale peut être appliquée en un endroit quelconque du corps, le bain de siège est une douche locale) : les arthrites à la période non fébrile, les douleurs musculaires, lumbago, torticolis, les névralgies de toute sorte : sciatique, névralgie intercostale, radiale, sont des indications de la douche locale chaude.

Douche locale abdominale. — C'est sur les organes de l'abdomen que la douche locale a le plus d'action. Ces organes sont la plupart facilement accessibles et la richesse de leur circulation leur fait subir plus que d'autres les influences vaso-motrices de la douche chaude locale. Dans les cas de coliques avec ou sans diarrhée, comme il peut s'en produire au cours d'une cure hydro-minérale par exemple, la douche abdominale permet d'obtenir plusieurs heures de répit. Elle calme les spasmes (par diminution de l'excitabilité réflexe) et combat la constipation spasmodique. Elle doit alors être donnée sans aucune pression, et l'on tiendra compte des phénomènes appendiculaires possibles.

Froide, la douche locale abdominale est excitante des fibres musculaires lisses intestinales et combat la constipation par atonie.

Douche épigastrique. — Chaude, elle convient dans le syndrome pylorique et contribue à lever l'obstacle par spasme du pylore, en même temps qu'elle atténue la douleur.

Froide, elle combat l'atonie gastrique.

Pour la prescrire il faut être très sûr de son diagnostic et se mettre en garde contre la possibilité d'un ulcus, qui contre-indique toute application sur cette région.

Douche hépatique. — La congestion du foie (paludisme), les crises légères et subintrantes de coliques hépatiques sont combattues victorieusement par la douche hépatique chaude bien appliquée : avec douceur, très peu de pression, sous forme d'une pluie fine et très chaude. Tel malade qui « sentait son foie » avant la douche n'éprouve plus ensuite aucune sensation de gêne ni de pesanteur.

Froide, la douche hépatique convient aux foies torpides, insuffisants fonctionnellement et peut, chez les malades à paroi suffisamment épaisse, être donnée avec une certaine force.

Douche splénique. — La rate est rarement douloureuse, et la douche locale n'agit guère que sur sa circulation, qu'elle favorise et dont elle combat les engorgements. Dans l'application de la douche splénique tenir compte de la situation de la rate, et la ménager beaucoup lorsqu'elle est abdominale.

Douche plantaire. — La douche plantaire se donne dans un but décongestif, et précède généralement la douche générale. Elle se donne alors que le malade tourne le dos, et lève alternativement les pieds de façon à en présenter la face plantaire.

Il existe dans certains établissements des appareils spéciaux permettant, le malade étant assis et les pieds posés sur des sortes de pédales, de lui faire arriver sur la plante des pieds un jet d'eau continu à pression et de 9° variables. Dans ce cas on la préconise contre la constipation et contre les métrorragies.

Douche nasale. — La douche nasale est plutôt une irrigation. On emploie dans ce but un réservoir fixé au mur (bock irrigateur) à faible hauteur, dont le tuyau de caoutchouc est terminé par une olive plate d'un côté pour épouser la forme de la narine. Le liquide entre par une narine et sort par l'autre. On recouvre le malade d'une toile attachée autour du cou, et lui laissant les mains libres, pour maintenir la canule en place. On emploie des solutions diverses selon les cas, ou, dans les établissements thermaux, l'eau minérale naturelle.

Douche périnéale. — V. Bains, Bains de siège.

Douche sous-marine. — C'est l'arrivée dans un bain en baignoire, à eau dormante ou à eau courante, ou dans une piscine, où est plongé un malade, d'un courant d'eau, à une pression plus forte que l'eau du bain et généralement de 6° plus élevée. Ce jet est fourni habituellement par un réservoir spécial, et sa forme peut être variée grâce à un embout à orifice arrondi, ou aplati. On négligera d'employer une pomme d'arrosoir qui brise complètement le jet. Ce jet doit être mobile et tenu soit par le malade lui-même soit par un aide. On le dirige sur un organe, ou une région donnée sur lesquels il agit par une sorte de massage léger, mais intéressant plus que les téguments. On voit en effet que, dans l'eau, et sous la pression de ce milieu liquide, il est beaucoup plus facile d'explorer l'abdomen, par exemple. C'est grâce à cette facilité de déprimer la paroi abdominale que la douche sous-marine peut atteindre des organes tels que l'estomac, le foie, la rate, l'intestin, et agir sur eux d'une façon tonique, alors que le malade recueille pour son état général les bienfaits du bain ou de la piscine qu'on lui a prescrite.

Douche ascendante. — On appelle ainsi un mode d'entéroclyse.

On la réalise à domicile avec un bock irrigateur, placé à une hauteur convenable, et dont le tuyau se termine par une canule en gomme (canules courtes) ou en caoutchouc rouge (canules longues de 15 à 45 centimètres).

Le malade est couché, il gouverne lui-même l'arrivée de l'eau, en laisse pénétrer une certaine quantité, puis la rejette, et ainsi de suite deux ou trois fois, jusqu'à ce que plusieurs litres (de 3 à 8 litres) aient passé dans l'intestin. On formulera, outre la composition du liquide à employer, la hauteur du réservoir (par rapport au lit), la quantité et la 6° du liquide à employer.

Dans certains établissements on donne la douche ascendante assise, avec une canule fixée au milieu d'une cuvette de water-closets, et que le malade s'introduit avec précaution en s'asseyant. Ce procédé n'est pas à recommander parce que dans la position assise, l'eau remonte très peu loin dans l'intestin, et, par la pesanteur, ne fait que distendre l'intestin atonique.

Dans diverses stations (Plombières, Vichy, Châtel-Guyon) on emploie l'eau des sources, pure ou mitigée; les malades sont couchés sur des lits confortables percés d'un orifice auquel s'adapte une cuvette de water-closets; un réservoir gradué en litres avec thermomètre indiquant la température de l'eau, et mobile le long d'une échelle graduée en mètres et centimètres, permet au malade de connaître à chaque instant la quantité d'eau, la pression en hauteur, et la 6° du liquide, en même temps que de voir les matières qu'il a rendues.

Chez les constipés on peut prescrire une douche ascendante avec pression

assez forte, depuis 0 m. 80 jusqu'à 2 m. et de 6° relativement basse : 54°,
pour exciter l'intestin et le désobstruer. Dans les cas de diarrhée, l'eau sera
plus chaude : 38° à 40°, et à faible pression : 0 m. 50 en moyenne. Il ne
faut pas abuser de la douche ascendante, qui, si elle nettoie la muqueuse,
peut aussi l'exciter et provoquer son irritation avec apparition de glaires.
C'est un traitement qui doit être plutôt intermittent.

Douche massage. — La douche massage est une pratique qu'on ne peut
guère réaliser à domicile. Elle s'exécute de deux façons : assise (comme à
Aix), couchée (comme à Vichy).

Assise, la douche massage se donne, le malade étant assis sur un tabouret
de bois, par deux masseurs tenant, appuyé sur leur avant-bras, chacun un
jet d'eau chaude d'assez gros volume, et qu'ils dirigent sur la partie du
corps qu'ils massent en même temps, l'un massant en avant et l'autre en
arrière. Après 10 à 15 minutes de ce massage, le malade reçoit une douche
générale habituellement chaude. La douche assise se donne de préférence
aux rhumatisants à déformations articulaires qui ne peuvent se coucher sur
un lit de massage.

Couchée, la douche massage se donne sur un lit formé par une toile
tendue à la façon d'une peau de tambour, mais se déprimant par le poids du
malade et formant alors une sorte de baignoire plate, où l'eau qui coule sur
le malade s'accumule en un demi-bain. Cette eau (34° à 36°) tombe verticalement d'une rampe percée d'un grand nombre de trous et enveloppe le
corps entier du malade, sauf la tête. Le malade ainsi baigné, et doucement
percuté, est massé par deux masseurs placés l'un à droite, l'autre à gauche.
On obtient par cette position une résolution musculaire complète, qui permet notamment de pratiquer le massage abdominal. Au bout de 10 minutes
de massage il reçoit une douche générale chaude ou froide.

Douche vaginale. — C'est un lavage du vagin pour lequel on emploie la
même technique que pour la douche ascendante. On peut aussi la prendre
dans le bain avec un spéculum grillagé, soit qu'on utilise l'eau d'un réservoir amené par une canule, soit qu'on projette l'eau du bain avec la main
dans l'ouverture du spéculum pour produire une sorte de flux et reflux réalisant l'eau courante.

Douche de vapeur. — La douche de vapeur est constituée par un jet de
vapeur provenant d'une chaudière, et demande une installation spéciale. En
l'appliquant on ne doit pas tenir le jet trop près de la peau, pour éviter les
brûlures, et il est bon de mettre l'autre main dans le jet de vapeur pour en
vérifier la 6°. On évitera la projection d'eau condensée qui est toujours à
une haute 6°; et pour cela on tiendra le jet suivant une inclinaison convenable, en purgeant de temps à autre l'appareil générateur.

La douche de vapeur convient parfaitement dans les arthrites chroniques,
dans les sciatiques, dans les névralgies. Elle est ordinairement suivie d'une
friction qui en complète l'action.

On peut la donner térébenthinée, grâce à un récipient que comporte
généralement l'appareil (V. Bains) et que l'on charge de vapeur térébenthinée (pin mugho). La durée habituelle est de 15 à 20 et 30 minutes.

Douche d'air chaud. — (V. Thermothérapie).

Enveloppements. — On peut distinguer trois sortes d'enveloppements : 1° le *drap mouillé simple, tonique*, qui agit par irritation de la peau par l'eau froide, soustrait peu de chaleur à l'organisme, mais excite la thermogenèse ; 2° le *drap mouillé refroidissant sédatif*, qui agit peu comme irritant de la peau, mais comme refroidissant par soustraction de chaleur ; 3° le *drap mouillé thermogène* qui produit l'accumulation de la chaleur dont il a provoqué le dégagement par l'organisme.

Drap mouillé simple tonique. — On emploie un drap de 2 à 3 m. de longueur sur 1 m. 50 à 1 m. 70 de largeur, trempé dans l'eau froide, et que l'on place directement sur le malade nu et debout. Le malade ayant les deux bras levés, on applique d'abord un coin du drap sous l'aisselle gauche, et le malade abaisse le bras gauche ; le drap est alors appliqué sur la poitrine, puis passé sous l'aisselle droite, et le malade abaisse le bras droit, ensuite on applique le drap en arrière, et l'on revient enfin en avant en passant successivement sur l'épaule gauche et sur l'épaule droite. Cette manœuvre ne doit pas durer plus que quelques secondes, et doit être suivie immédiatement de frictions énergiques faites verticalement avec la main, à plat à la fois en avant et en arrière. Cette application doit être faite dans une pièce suffisamment chaude. Elle doit provoquer une réaction rapide, analogue à celle de la douche froide, qu'elle est destinée à remplacer. Plus le drap est ruisselant, plus la réaction est forte. Le drap mouillé tordu pour en exprimer l'eau en majeure partie est employé chez les malades trop excitables, ou de réaction difficile, ou bien au début d'un traitement. S'il y a céphalée après le drap mouillé, on l'évitera une autre fois en faisant l'application au malade debout dans une cuvette d'eau chaude. Si le réflexe respiratoire provoqué par le drap mouillé est trop violent, limiter l'application de bas en haut à la ceinture, puis remonter peu à peu au thorax aux séances suivantes. Après l'application, le malade peut s'habiller et se promener, ou bien se remettre au lit un quart d'heure, selon que la réaction est bonne ou médiocre.

Drap mouillé refroidissant sédatif. — Sur un lit on étend une couverture de laine, et sur cette couverture un drap trempé dans l'eau froide ; le malade se couche dessus et on l'enveloppe d'abord dans le drap mouillé, puis dans la couverture. Quand le malade est réchauffé et que le drap ne lui paraît plus froid, on renouvelle la même manœuvre et cela 3 à 4 fois jusqu'à ce qu'on obtienne l'effet sédatif voulu. Pour aller plus vite on peut se servir de deux lits voisins qui servent successivement.

Dans l'enveloppement avec le drap mouillé il faut avoir soin de l'appliquer très exactement de façon qu'il moule la surface du corps. On veillera à ce que le malade réagisse, c'est-à-dire se réchauffe suffisamment par ce procédé qui n'est pas sans être pénible, mais qui est en revanche parfaitement efficace chez les nerveux, soit hystériques, soit neurasthéniques, excitables et suffisamment vigoureux. Si le malade réagit sans l'emploi de la couverture de laine, mieux vaut s'en passer (fig. 171).

Drap mouillé thermogène. (V. SUDATION). — On procède comme ci-dessus pour l'enveloppement du malade, par l'application d'un drap mouillé froid, moulant le corps et fermé hermétiquement aux pieds et au cou. La couverture de laine est indispensable ici. On laisse le malade ainsi enveloppé pendant un temps plus ou moins long, selon les effets que l'on désire obtenir. Veut-on simplement une action tonique? On attend qu'il se soit réchauffé, soit spontanément, soit à l'aide de quelques frictions. Veut-on

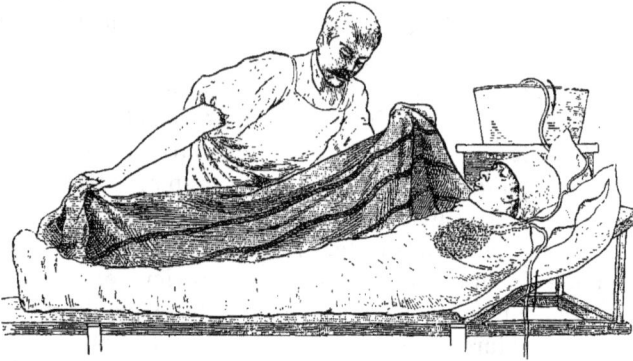

Fig. 171. — Drap mouillé refroidissant sédatif. (Mougeot, in *Les agents physiques*.)

obtenir une action plus profonde? On laisse la chaleur que produit cette réaction s'accumuler dans l'espace clos où le malade est plongé, et l'on voit peu à peu son pouls s'accélérer (à la temporale), sa figure s'empourprer et enfin la sueur apparaître, plus ou moins abondante selon les malades et selon la durée pendant laquelle la séance est prolongée. On a pu aller jus-

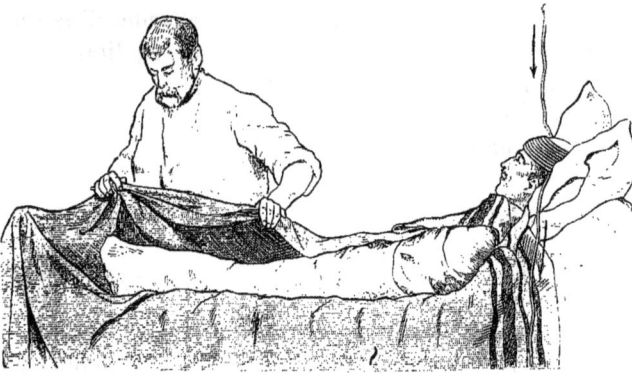

Fig. 172. — Drap mouillé thermogène. (Mougeot.)

qu'à 1 heure et même 2 heures, le plus souvent 45 minutes suffisent (fig. 172).

Compresses. — Les compresses sont des enveloppements locaux. On les applique à l'aide de serviettes trempées dans l'eau et légèrement exprimées, pliées suivant les dimensions de la région malade et recouvertes de taffetas gommé, de flanelle ou d'ouate, le tout maintenu solidement, sans cependant exercer de constriction, à l'aide de larges bandes de toile. Avec l'eau chaude (38° à 45°), elles sont sédatives des spasmes et de la douleur, dès leur application le plus souvent. A l'eau froide, elles peuvent ne devenir sédatives qu'au bout d'un certain temps d'application, mais produisent davantage de révulsion. On les emploiera à l'eau chaude chez les malades très sensibles auxquels la sensation de froid du début peut provoquer une exacerbation des phénomènes douloureux. Ces compresses sont laissées en place plusieurs heures, toute une nuit, et rendent de grands services en applications abdominales et épigastriques dans diverses formes douloureuses de dyspepsies, tant gastriques qu'intestinales.

Il y a autant de sortes de compresses que de régions auxquelles elles peuvent s'appliquer. Le choix du tissu n'est pas indifférent : les tissus grossiers sont plus irritants pour la peau que les tissus fins. Le tissu de bourrette de soie est très employé en Allemagne et en Autriche. L'usage fréquent des compresses finit par leur communiquer une odeur désagréable; on conseille d'employer pour l'éviter de l'eau boriquée.

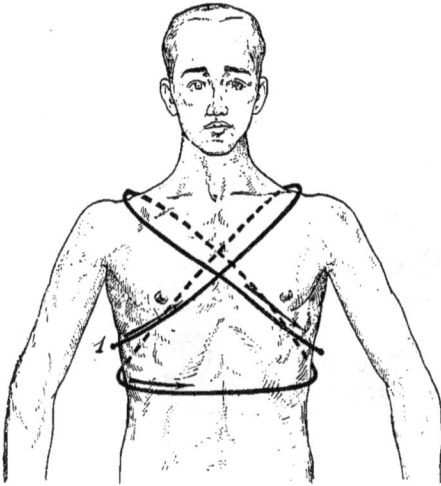

Fig. 173. — Compresse du thorax (schéma). (Mougeot.)

Compresse du tronc. — La compresse du tronc doit faire au moins un tour et demi, et s'étendre des épaules à la symphyse pubienne, le linge sec dépassant d'environ 10 centimètres le linge mouillé.

Compresse du thorax. — Cette compresse ne tiendra en place que si on l'applique sous forme d'un croisé antérieur de la poitrine. On peut utiliser deux serviettes, cousues l'une à l'autre par leur largeur et appliquées de sorte que la couture corresponde à la ligne médiane antérieure, les deux chefs passant d'avant en arrière, chacun sous une aisselle pour se croiser en arrière, remonter ensuite par-dessus les épaules et revenir se fixer en avant sur la poitrine (fig. 173, 174, 175, 176).

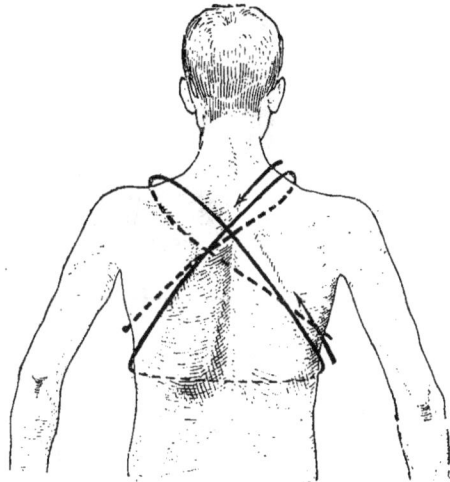

Fig. 174. — Compresse du thorax (schéma). (Mougeot.)

Compresse de l'abdomen. — Cette compresse s'applique avec une bande de toile, large de 40 à 50 centimètres et longue de 5 mètres. A l'un des bouts, l'intérieur quand la bande est roulée, sont cousus deux rubans destinés à fixer la bande autour du corps. On trempe 1 mètre de la bande dans l'eau, et les 2 autres mètres qui restent secs sont roulés sur la portion mouillée. On peut y joindre l'emploi de tubes réfrigérants.

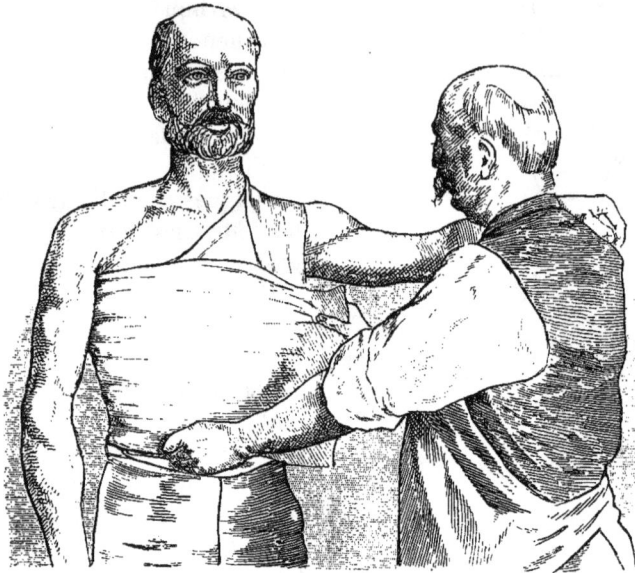

Fig. 175. — Compresse du thorax. (Mougeot.)

Lotions. — Elles se font avec un linge humide, et sont généralement froides. On les emploie au cours des bains froids dans les états fébriles,

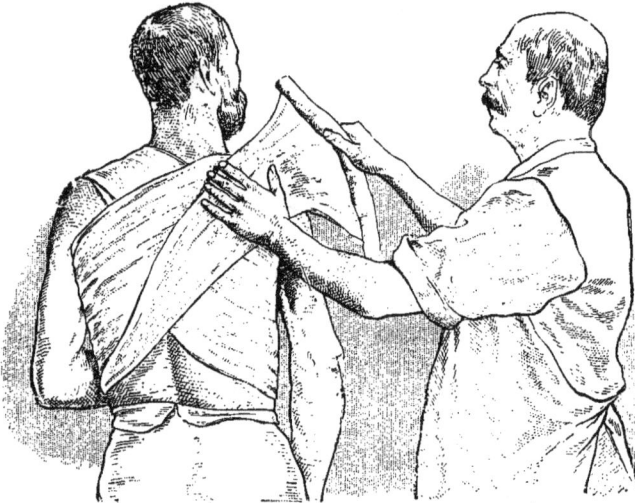

Fig. 176. — Compresse du thorax. (Mougeot.)

pendant les demi-bains, ou avant les bains froids, à titre de procédé d'accoutumance. Seules, elles peuvent être appliquées aux malades trop faibles pour être déplacés de leur lit, et doivent être suivies d'une légère

friction. Elles s'emploient aussi seules à titre d'habitude d'hygiène. Après
un exercice, une sudation, quelques lotions froides précéderont avantageusement la friction. C'est donc, le plus souvent, un procédé combiné à
quelque autre pratique et qui, isolément, ne rend pas de très grands
services.

Affusions. — Les affusions sont pratiquées avec de l'eau ruisselante
enveloppant le plus possible le malade. Le plus souvent, ce dernier est
debout dans un bassin (*tub*), et on lui verse de l'eau sur les épaules avec un
seau ou un arrosoir pendant qu'il se frictionne lui-même énergiquement.
Cette application est généralement faite le matin, au saut du lit, avec de
l'eau froide ayant séjourné quelques heures dans la chambre; sa durée est
de 30 secondes; elle est suivie d'une friction, et peut être précédée d'un

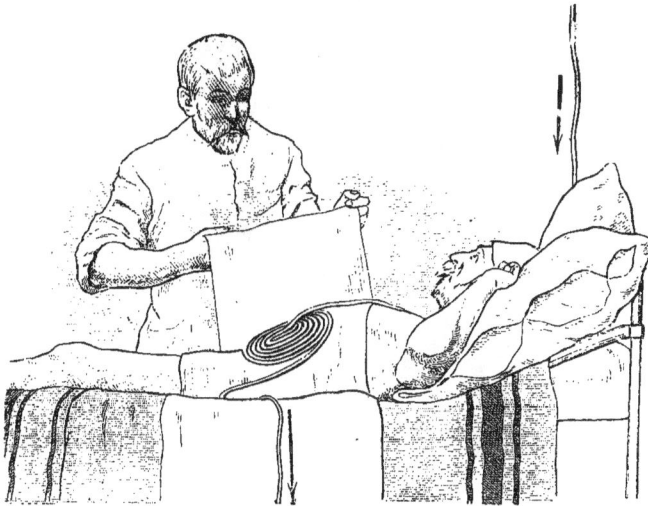

Fig. 177. — Application abdominale chaude par circulation d'eau. (Mougeot.)

exercice ou d'une sudation. On emploie de l'eau froide (10° à 15°) chez les
malades déjà entraînés; mais on peut commencer par de l'eau tiède, qu'on
refroidit au cours même de l'application. Pour éviter la congestion, on
pourra, avant de commencer, verser de l'eau chaude dans le bassin, où le
malade prend alors en même temps un bain de pieds chaud. On peut pratiquer les affusions matin et soir, à jeun, ou peu de temps après le petit
déjeuner du matin, et deux heures après le repas du soir. C'est un procédé
à effets généralement toniques, applicable aux neurasthéniques déprimés.
Si l'on veut des effets calmants, on peut employer de l'eau tiède, pendant
une durée d'application plus longue (1 à 2 minutes) et non suivie de friction.

Sac à glace. — Très employé dans les congestions cérébrales de tout
ordre, dans les hémorragies et les inflammations intéressant surtout la
région abdominale, le sac à glace consiste en une vessie de caoutchouc
contenant des morceaux de glace. Il ne doit pas être trop lourd, afin
d'éviter toute compression, ou bien doit être suspendu à un arceau, et la
glace doit être renouvelée au fur et à mesure qu'elle fond. Pour éviter le
sphacèle de la peau au lieu d'application, lorsque celle-ci est prolongée, on

interposera une compresse de gaze, et on déplacera de temps à autre le sac, sans cependant lui faire quitter le lieu où son action est utile.

Sac à eau chaude (Sac de Chapman). — C'est un sac de caoutchouc que l'on remplit d'eau chaude et que l'on applique sur diverses régions douloureuses. On renouvelle l'eau chaude de façon à la maintenir à une température aussi voisine que possible de 45° et 50°.

On peut fixer ce sac sur la région de telle sorte que le malade puisse vaquer à ses occupations. Mais alors il vaut mieux employer un récipient en métal, entouré de feutre, assez léger, de forme et de dimensions appropriées, comme on en peut aisément faire fabriquer.

Appareils à circulation d'eau. — Le plus typique et le plus simple de ces appareils est le *serpentin réfrigérant*. Il se compose d'un simple tuyau

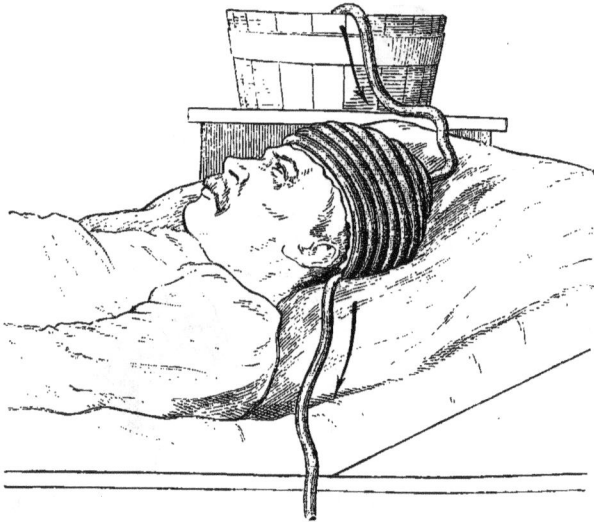

Fig. 178. — Application céphalique de tubes réfrigérants. (Mougeot.)

de caoutchouc que l'on adapte solidement par un bout à un robinet d'eau, et que l'on enroule ensuite soit autour de la tête d'un malade, soit sur son abdomen, tandis que l'extrémité libre amène l'eau dans un récipient quelconque.

On emploie à volonté de l'eau froide ou de l'eau chaude, selon les cas, pour remplacer le sac à glace ou le sac à eau chaude (v. c. m.).

Avec ces appareils on évite le contact direct de l'eau avec la peau, qui ne peut plus alors subir ni sphacèle, ni macération et supporte des applications beaucoup plus prolongées, sans inconvénients, avec, en outre, l'avantage d'une fixité plus grande de la température (fig. 177 et 178).

PARISET.

HYGIÈNE DU CORPS. — V. Propreté, Vêtements, Exercices physiques.

HYGIÈNE DE L'HABITATION. — V. Habitation, Chauffage, Éclairage, Eau potable, Évacuation des matières usées, Isolement.

HYGIÈNE MILITAIRE. — L'hygiène militaire est la science qui a pour but de conserver la santé du soldat, en temps de paix comme en temps de guerre. C'est un impérieux devoir pour l'État que de s'occuper de la santé du soldat, qui veille à sa sécurité extérieure et intérieure : aussi doit-il être convenablement habillé, couché, alimenté, chauffé, pour que son équilibre organique ne fléchisse pas, sous l'influence des mille vicissitudes de son dur métier.

Le soldat mal nourri devient rapidement indiscipliné, car « ventre affamé n'a pas d'oreilles ». S'il est mal habillé, il devient plus susceptible aux influences météoriques, et s'il est mal caserné, il devient plus réceptif, plus hospitalier aux microbes. Enfin son travail lui-même a besoin d'être dosé, suivant l'entraînement et surtout suivant les saisons, pour ne pas tomber dans le surmenage lent et chronique, qui prépare si bien un lit aux infections microbiennes.

C'est là d'ailleurs la partie délicate du rôle de l'officier : bien connaître la résistance de ses hommes, savoir s'arrêter à temps, reprendre l'entraînement au moment favorable, demandent de l'initiative, du savoir et du cœur. Aussi, depuis quelques années, on constate avec plaisir que les élèves de Saint-Cyr et de Saint-Maixent reçoivent des notions de physiologie, et les candidats de l'École de guerre des notions d'hygiène, qui font l'objet d'interrogations spéciales. Comme l'a dit Debove : « Il n'est pas nécessaire que les généraux sachent la médecine, ce n'est pas leur métier, mais *ils doivent posséder des notions d'hygiène suffisantes pour comprendre la grande importance des mesures et précautions demandées par les autorités compétentes* ».

Quand les lois de l'hygiène sont méconnues, le nombre des malades et des décès ne tarde pas à augmenter. Or, le traitement des malades est dispendieux, et quand un adulte meurt, c'est « *un capital* » qui disparaît.

Sans la santé, la victoire est un mythe. En campagne, d'ailleurs, les troupes faméliques, surmenées, sont bien plus ravagées par les maladies (typhus, dothiénentérie, dysenterie, scorbut, etc.), que par les balles ou les boulets de l'ennemi.

Seuls les Nippons, « qui d'un bond se sont élevés au premier rang des peuples civilisés, ont pu, dans la guerre Russo-Japonaise, *grâce à leur hygiène, réduire leur perte d'hommes aux 4/10es de leur perte totale.* » (Debove.)

Dans la récente expédition de la Chaouïa, région pourtant où le paludisme et la dysenterie font de grands ravages parmi les indigènes, ces atteintes ont aussi été rares parmi nos troupes, à l'inverse des expéditions de la Tunisie et de Madagascar.

L'hygiène est donc indispensable dans les collectivités militaires, et le médecin de régiment qui ne s'occuperait que des malades, n'accomplirait qu'une partie de sa tâche.

« A chaque instant, écrit Laveran, *le médecin militaire doit faire œuvre d'hygiéniste* ; il doit s'assurer journellement qu'il n'existe aucune cause d'insalubrité dans le casernement, que la ventilation des chambres se fait dans de bonnes conditions, que les prescriptions relatives à la propreté individuelle des hommes sont exécutées, que les aliments et l'eau servant à la boisson sont de bonne qualité, que les filtres fonctionnent bien, lorsque les casernes ne sont pas pourvues d'eau de source ; si une épidémie se déclare, c'est au médecin qu'il appartient de prescrire toutes les mesures pour l'isolement des malades, pour la désinfection des effets, de la literie et des locaux. »

CHAMBRÉES. — Les chambrées doivent être spécialement surveillées, pour que les lits ne soient pas trop rapprochés les uns des autres, qu'un intervalle d'au moins 50 centimètres les sépare, afin qu'un tousseur ne puisse pas projeter des parcelles de mucus buccal ou nasal sur la face de son voisin. Le plancher sera soigneusement carbonylisé, nettoyé avec une serpillère humide, le balayage à sec étant prohibé. Les trous seront soi-

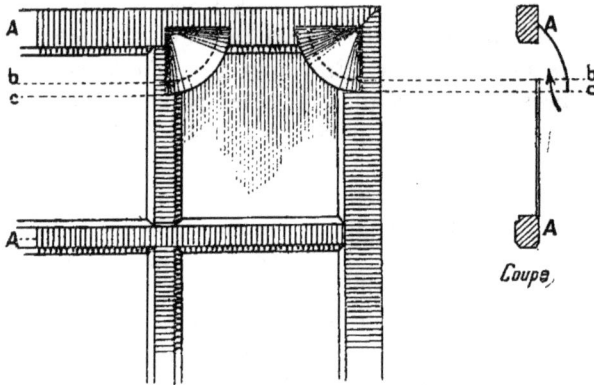

Fig. 179. — Carreaux Castaing à doubles vitres contrariées. Vue de face et sur une coupe.

gneusement bouchés, pour éviter l'infection de l'entrevous, cette véritable boîte de Pandore, d'où s'élancent les colonies microbiennes. Dans les casernes récentes, pour conjurer ce danger, on a fait disparaître les entrevous en utilisant le ciment armé avec des carreaux en grès ou des aires imperméables en stuckolithe ou en scylolithe. Les murs seront blanchis au lait de chaux deux ou trois fois par an, surtout au lendemain des poussées épidémiques (grippes, fièvres éruptives, etc.)

Fig. 180. — Vitres à échancrures semi-lunaires. Système *Bonnette*. Vue de face et sur une coupe. AA, cadre de la fenêtre ; b, bord inférieur de l'échancrure semi-lunaire ; c, bord inférieur du demi-cornet métallique.

Enfin, pour combattre, dans la nuit, l'air vicié des chambrées, il est bon de s'assurer que les fenêtres possèdent toutes des carreaux à doubles vitres contrariées (système Castaing) (fig. 179), ou des carreaux à échancrures semi-lunaires avec opercules métalliques (système Bonnette) (fig. 180) et un ventilateur Renard (fig. 181), au centre de la pièce. Les figures explicatives ci-jointes font mieux comprendre qu'une longue description la marche de l'air dans ces appareils.

Ces procédés d'aération nocturne si simples réalisent à peu de frais les ordres donnés dans la circulaire ministérielle du 14 avril 1909 : « Les chefs de corps veilleront, sous leur responsabilité, à ce que le cube d'air dû à chaque soldat de la chambrée ne soit, *en aucun cas*, inférieur aux fixations réglementaires actuelles. Il faut les considérer comme un minimum indispensable, car on ne doit pas perdre de vue que les 17 m. c. prévus par les Règlements, seraient tout à fait insuffisants, si l'on n'avait soin *d'aménager dans les locaux un système*

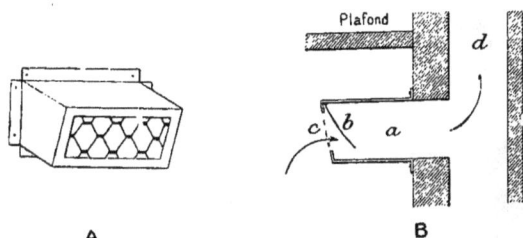

Fig. 181. — Ventilateur Renard. A, plan ; B, coupe.

de ventilation continue, assurant en permanence le renouvellement de l'air sans incommoder les occupants. »

Ce faible courant d'air produit, dans l'atmosphère viciée des locaux habités, « le même effet qu'une assez médiocre quantité d'eau qui passe au travers d'un étang, d'un lac ou d'un fossé : elle empêche la corruption de l'eau qui y séjourne et dissipe celle qui s'y est introduite ou du moins la diminue considérablement ». (De Meyserey, 1754.)

En résumé, les chambrées doivent être vastes, propres, bien ventilées la nuit et dotées, s'il est possible, de salles d'astiquage, où sont déposés tous les objets en cuir (chaussures, sacs), linge sale, etc. pour éviter les émanations malodorantes.

ALIMENTATION. — L'alimentation du soldat a fait de grands progrès : elle est mieux surveillée et plus *variée*, elle est, en un mot, une des constantes préoccupations des chefs, qui savent que l'homme bien nourri supporte allègrement les fatigues du service, tombe rarement malade et encourt peu de punitions.

Selon le vieil axiome : « Le soldat fait la soupe, *mais la bonne soupe fait le bon soldat* ». — Frédéric II ne disait-il pas : « *Pour avoir une bonne armée, il faut d'abord songer à son ventre* ».

Ces paroles sont d'autant plus vraies qu'elles s'adressent à ces jeunes organismes de vingt ans, soumis à des mutations nutritives intenses, à un travail musculaire sérieux, à un accroissement organique encore notable. — Un juste apport d'ingesta doit donc entretenir cet équilibre parfait, qui constitue la santé.

Or, jusqu'à ces dernières années, un aliment (la viande) laissait beaucoup à désirer, quoique la ration journalière, en 1905, fût portée de 300 à 320 grammes. Mais comme il n'y avait pas de prix *minima* limité, les fournisseurs de l'armée acceptaient ces adjudications à des taux dérisoires, et les moins scrupuleux fournissaient « *cette viande à soldats* », provenant d'animaux malades, vieux ou usés par le travail et les nombreuses lactations, que les scandales de l'Est ont à jamais flétrie.

Mais, depuis 1908, grâce au concours si actif et dévoué du sous-secré-

laire d'État à la Guerre, ces errements ont cessé : le taux de la viande a
été relevé, et une expertise sérieuse des bêtes sur pieds et abattues est faite,

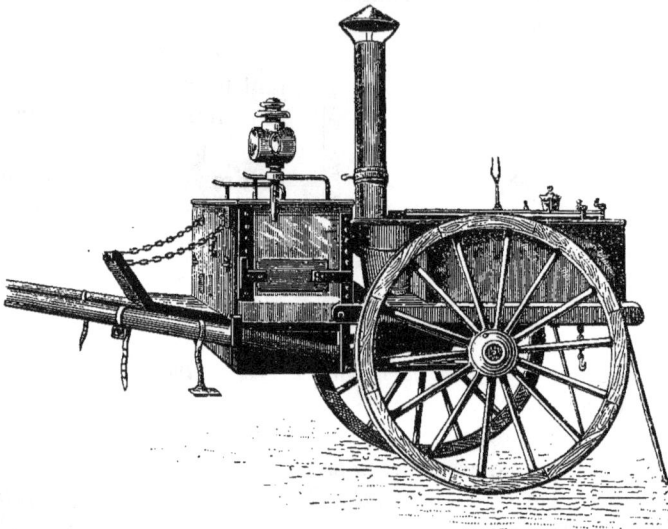

Fig. 182. — Cuisine roulante russe (vue d'ensemble).

de nos jours, par les vétérinaires et les médecins de l'armée, qui en sont
responsables.

Cette amélioration du régime carné se fera surtout sentir dans le pourcentage des tuberculeux, car nos soldats mieux nourris résisteront mieux à
l'invasion des bacilles de Koch. Ne sait-on pas en effet que *la tuberculose*
s'avale peut-être plus facilement
qu'elle *ne se respire*? (Calmette).
Combattre ce danger, en donnant
aux soldats de la viande saine et
grasse, n'est-ce pas faire de la bonne
prophylaxie antituberculeuse?

Les repas sont pris dans des réfec-
toires voisins des cuisines, où les
hommes sont convenablement assis
sur des bancs, devant des tables recouvertes de toile cirée.

Le chef cuisinier doit être maintenu en permanence : il doit dresser
des aides qui seront pris parmi les

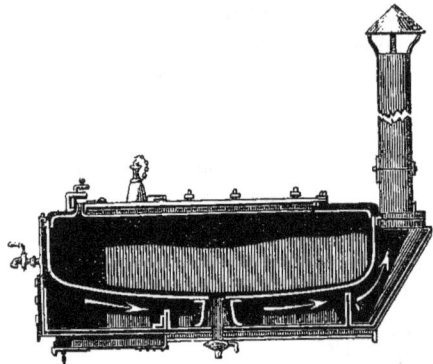

Fig. 183. — Coupe d'une cuisine roulante russe.

professionnels. Avec des hommes du métier, on peut escompter de bonnes
préparations culinaires, que les soldats mangeront et assimileront mieux
(Drouineau, Reichborn-Kjennerud).

En campagne, les *cuisines roulantes*, utilisées par les Russes dans la
guerre de Mandchourie (fig. 182 et 183), rendraient de réels services pour
l'alimentation des troupes, soit à proximité de l'ennemi, lorsqu'il n'est pas

possible d'allumer des feux, soit au cours du combat, lorsque celui-ci se prolonge jusqu'à la nuit.

BAINS-DOUCHES. — L'utilité de la propreté corporelle est indéniable, surtout pour le soldat, qui a tant d'occasions de se salir. Quand le fantassin rentre à la caserne après une marche militaire et que la sueur a collé à son corps toute la poussière de la route, quand le cavalier remonte à la chambrée, après avoir fait une heure de manège ou pansé plusieurs chevaux, il est de toute nécessité que ces hommes se lavent, pour ne pas vicier l'atmosphère des chambres. Or, écrit Drouineau, « le bain-douche est le procédé de lavage corporel qui convient le mieux à la population militaire », car lui seul permet de laver en un temps très court et avec très peu d'eau un grand nombre d'hommes.

Suivant une définition classique « le bain-douche n'est ni un bain, ni une douche ; *c'est de l'eau chaude tombant d'une pomme d'arrosoir en une pluie bienfaisante* », qui permet de se savonner et de se rincer rapidement.

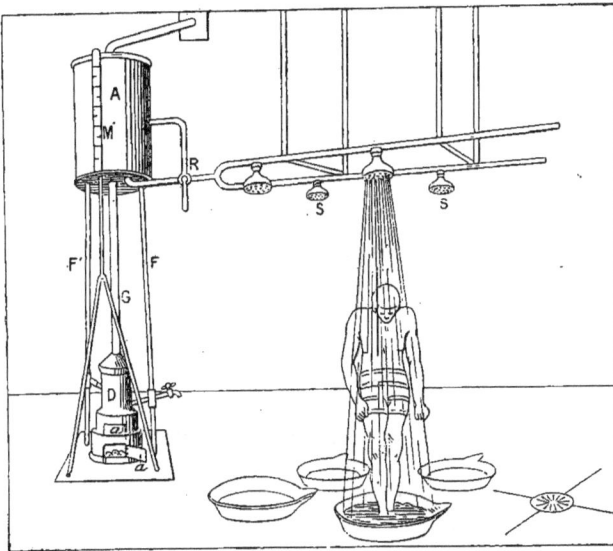

Fig. 184. — Thermo-siphon du D' Barois pour bains-douches.

En résumé, une installation de bains-douches est nécessaire dans chaque caserne et dans tous les camps d'instruction, car c'est là qu'actuellement on convoque les réservistes d'infanterie groupés en régiments de réserve. Les hommes y sont sous la tente, n'ayant à leur disposition que les moyens de lavage les plus rudimentaires alors qu'au contraire les causes de souillure corporelle atteignent le maximum (Drouineau). Les camps de Mailly, de la Courtine sont déjà dotés de très belles installations de bains-douches ; le camp de Châlons va également en être pourvu.

Depuis 1893, chaque corps de troupe est autorisé à choisir pour l'installation des bains par aspersion un des trois appareils suivants : appareil Barois-Bouvier, appareil Herbet modèle C, appareils Flicoteaux.

L'appareil du médecin-major Barois est basé sur le principe du thermo-siphon (fig. 184).

L'appareil Herbet (modèle C) se compose d'une chaudière à laquelle aboutit un tuyau d'eau froide. De cette chaudière part un tuyau d'eau chaude aboutissant, au plafond de la salle, à une nourrice chargée de déverser l'eau tiède, à environ 35°, par 2, 4, 6, 8 pommes d'arrosoir.

Ces deux appareils sont très commodes pour les petits détachements, mais pour les régiments complets nous ne saurions trop recommander les grandes installations de *douches individuelles en cabines*, comme celles qui ont été installées au 155e d'infanterie, à Commercy. Grâce à une pareille installation, tous les hommes d'un régiment peuvent être baignés *une fois par semaine.*

Enfin, nous souhaitons que ces installations de *douches par aspersion avec cabines individuelles* ne soient pas l'apanage exclusif des casernes et des camps d'instruction, mais aussi des lycées, des collèges, des écoles, afin d'inculquer dans le cerveau des enfants l'idée de la propreté corporelle, qui est la base de l'hygiène sociale.

Peut-être verrons-nous ainsi, à la longue, disparaître cette horreur de l'eau, que nous constatons chez les soldats de l'active, comme chez ceux de la réserve.   *BONNETTE.*

HYGIÈNE SCOLAIRE. — Nous n'avons pas la prétention de traiter ici complètement ce sujet; nous nous contenterons d'indiquer simplement les points qui intéressent le plus le médecin praticien. Aussi nous bornerons-nous à quelques considérations sur l'hygiène des locaux scolaires et sur celle des élèves.

Hygiène des locaux scolaires. — Les médecins qui font partie des commissions sanitaires ou des conseils d'hygiène départementaux ont fréquemment à donner leur avis sur les dispositions à prendre au point de vue de la construction hygiénique des écoles dont les plans leur sont soumis par l'autorité préfectorale. Le ministère de l'Instruction publique a rédigé à ce propos une instruction spéciale, dont nous reproduisons ici les prescriptions.

Tout établissement scolaire doit être construit sur un terrain sec ou asséché par un drainage convenable. L'emplacement doit être central, bien aéré, d'un accès facile et sûr, éloigné de tout établissement bruyant, malsain ou dangereux, à 100 mètres au moins des cimetières. La surface réservée à l'école sera au minimum de 500 mètres carrés; lorsque le nombre des élèves est de plus de 50, on compte 10 mètres carrés en plus par élève.

L'orientation des bâtiments doit être disposée de façon à ce que la lumière diffuse pénètre abondamment dans les classes. L'orientation de la façade principale au sud-est ou au nord est la plus favorable; de cette façon les rayons solaires ne pénètrent dans les locaux qu'en dehors des heures de classes, et les assainissent sans incommoder les élèves.

Le rez-de-chaussée sera exhaussé de 60 centimètres au-dessus du sol extérieur et le plancher sera établi sur une cave ou sur une couche de matériaux imperméables. Des pentes, destinées à faciliter l'écoulement des eaux, seront ménagées autour des constructions.

La surface des classes sera de 1 mètre carré 25 par élève, sans que le nombre des élèves puisse dépasser 50 par classe. La hauteur des salles ne sera pas inférieure à 4 mètres.

Les dimensions des fenêtres seront calculées de façon à ce que la lumière éclaire toutes les tables. Elles seront percées sur une seule face des locaux, l'éclairage unilatéral étant le plus favorable.

Le sol, recouvert de carrelages ou mieux de parquets en bois dur, doit être suffisamment imperméable pour pouvoir être nettoyé au moyen d'un linge humide. Les parois seront revêtues d'un enduit lisse qu'on puisse laver fréquemment. Les plafonds seront unis, à angles arrondis, sans corniches.

Les cours de récréation présenteront une surface calculée à raison de 5 mètres par élève et seront munies d'une fontaine ou d'une pompe d'eau potable. Un préau couvert de 1 mètre carré 25 par élève, et dont la hauteur sera de 4 mètres sous plafond, sera joint aux cours de récréation, avec un local réservé aux exercices de gymnastique.

Les écoles de garçons auront deux cabinets d'aisances par classe; les écoles de filles, trois. Les cuvettes seront munies d'appareils obturateurs; des urinoirs y seront adjoints pour les garçons. Lorsqu'il n'existe pas d'évacuation à l'égout, on installera des fosses étanches fixes ou mobiles, en donnant la préférence aux fosses mobiles, quand cela sera possible.

Quelques principes d'hygiène doivent être observés, lorsque les écoles sont ouvertes.

A la fin de chaque classe on doit aérer les salles en ouvrant les fenêtres pendant quelques minutes durant la saison froide, pendant tout le temps que les locaux restent inoccupés à la saison chaude. Mais il faut établir en plus une aération permanente au moyen d'orifices d'accès d'air pur pris immédiatement à l'extérieur et d'orifices destinés à l'issue de l'air vicié.

S'il est nécessaire de protéger les élèves contre les rayons du soleil pendant les classes au moyen de stores ou de persiennes, il ne faut pas oublier l'influence essentiellement salubre de la lumière solaire sur le milieu intérieur et la laisser largement pénétrer dans les locaux scolaires, lorsque les élèves en sont absents. Au fort de l'été, pour ne pas trop échauffer les classes, on ne pratiquera cette insolation qu'aux heures les moins chaudes de la journée.

Le meilleur moyen de chauffage des locaux scolaires consisterait assurément à employer des appareils à vapeur d'eau à basse pression. Mais ce procédé est rarement applicable à la campagne ou dans les petites villes à cause des frais d'établissement et d'entretien. On installera alors dans chaque salle un poêle à double enveloppe avec circulation d'air, dont la prise d'air se fera à l'extérieur. Il faut qu'il soit entouré d'une grille en fer, qui empêche les enfants de s'y brûler; il ne doit contenir ni four, ni chauffe-plats. Aucun élève ne sera placé à moins de 1^m, 25 du poêle dont le tuyau de fumée ne devra en aucun cas passer au-dessus de la tête des enfants. Il est inutile de laisser vaporiser de l'eau sur les poêles, l'atmosphère de la salle contenant déjà un excès de vapeur d'eau par le seul fait de la présence des élèves. Le chauffage doit maintenir en hiver une température entre 12 et 17°. Il ne faut pas oublier que la présence des élèves ne tarde pas à échauffer l'air; aussi vaut-il mieux qu'au moment de leur entrée la température du local se rapproche plutôt de la limite minima indiquée. Le désir d'élever rapidement la température d'une salle trop froide ne devra pas entraîner à pousser le feu d'un poêle en fonte jusqu'à ce que le métal soit porté au rouge, car il se fait alors des dégagements malsains. En revanche, il est de toute importance de veiller à ce que le tirage des appareils soit constamment suffisant. Au besoin on protège les élèves les plus voisins du poêle au moyen d'un écran métallique.

Les bancs et les sièges seront toujours disposés de façon à ce que la lumière des fenêtres les éclaire du côté gauche. Si la lumière venait de face elle éblouirait les yeux des élèves; arrivant par derrière, elle serait masquée par l'ombre portée de la tête et de la partie supérieure du corps; enfin la lumière frappant à droite présenterait l'inconvénient de projeter sur le papier l'ombre de la main qui écrit et du porte-plume. Dans plusieurs salles d'école l'éclairage est bilatéral et dit différentiel, parce que les fenêtres d'un côté sont de dimension moindre que celles du côté opposé; on y placera les tables de manière à ce qu'elles soient éclairées latéralement et qu'elles reçoivent à gauche la lumière des fenêtres les plus larges.

S'il est nécessaire de recourir à l'éclairage artificiel, celui-ci ne doit pas être ménagé et doit être disposé de façon à ce que la lumière arrive également sur toutes les tables sans frapper directement les yeux. La flamme éclairante doit toujours être entourée d'un cylindre de verre qui la rende fixe. Les sources lumineuses seront placées assez haut pour que la chaleur rayonnante ne fatigue pas les yeux. Dans le même but, on aura soin d'allumer les lampes dès que le jour commencera à baisser.

Le règlement a prévu dans chaque école un vestiaire muni de porte-manteaux, de rayons, de décrottoirs et de paillassons. Avant l'entrée en classe il faut veiller à ce que les élèves y déposent les chapeaux, les pardessus, les parapluies, les caoutchoucs et les sabots, qu'ils essuient convenablement leurs chaussures pour n'introduire dans la classe ni souillure, ni humidité.

Le nettoyage des salles doit se faire après chaque classe; il faudrait balayer les planchers avec de la sciure de bois humide et non à sec, pour ne pas soulever les poussières. Le mobilier scolaire et les murs, s'ils sont peints à l'huile, seront nettoyés à la serpillière humide. On lavera fréquemment les planchers à grande eau. On nettoiera souvent les vitres afin qu'elles laissent pénétrer le plus de lumière possible. Si les murs sont passés à la chaux, on renouvellera le badigeonnage, au moins une fois par an. Il est regrettable que, faute de crédits prévus, la charge du nettoyage des locaux scolaires incombe encore actuellement dans les communes de moins de 500 habitants aux maîtres ou aux élèves, qui ne peuvent toujours y consacrer le temps nécessaire.

Il est de toute nécessité qu'on exige des élèves qu'ils tiennent les cabinets d'aisance parfaitement propres et qu'ils n'y montent pas sur le siège. Il faut, autant que possible, que les enfants n'y aillent que pendant les récréations. Cependant on ne doit pas les empêcher de sortir pendant la classe, ce qui pourrait avoir des inconvénients pour leur santé.

Hygiène des élèves. — Nous n'indiquerons ici que les points qui intéressent tout particulièrement le médecin : d'une part la surveillance des élèves au point de vue de la transmission des maladies contagieuses; de l'autre les préceptes à observer pour éviter aux enfants, du fait même de leurs études, des scolioses ou des troubles de la vue; enfin quelques généralités sur les exercices physiques et l'hygiène intellectuelle.

Maladies contagieuses. — Les *maladies contagieuses* qui menacent le plus les enfants et qui peuvent donner lieu à des épidémies scolaires sont les suivantes : les fièvres éruptives, la diphtérie, la coqueluche, les oreillons, les teignes et la tuberculose pulmonaire ouverte (V. Contagion).

Tout nouvel élève est rigoureusement tenu de produire un certificat médical attestant qu'il a déjà été vacciné ou qu'il a eu la variole. Les écoliers sont revaccinés tous les 5 ans.

La *rougeole* est particulièrement contagieuse avant l'éruption, à un moment où il est difficile, sinon impossible, de soupçonner la nature de la maladie; aussi est-ce la fièvre éruptive qui donne lieu au plus grand nombre d'épidémies scolaires. C'est d'ailleurs une maladie si répandue, qu'il serait utile à la rentrée des classes d'établir une liste des élèves qui n'ont pas encore eu la rougeole; on surveillerait chez eux l'état des voies aériennes, pour les exclure des classes dès qu'ils présenteraient un rhume avec coryza et larmoiement. Même s'ils restent bien portants, il est prudent de s'enquérir fréquemment si leurs frères ou sœurs n'ont pas la rougeole, et dans ce cas de les garder en observation chez eux pendant deux semaines.

Dès qu'il éclate un cas de rougeole dans une classe, on renvoie le malade chez lui. S'il a des frères ou sœurs à l'école, on leur interdit l'accès des classes en les tenant en observation pendant deux semaines. Le convalescent ne pourra être admis de nouveau à l'école qu'après un délai de 16 jours, à partir du début de la maladie.

La faible contagiosité de la *scarlatine* dans les premiers jours en rend les épidémies beaucoup plus rares que celles de rougeole. Aussi n'y aura-t-il pas lieu de prendre des mesures spéciales vis-à-vis des frères et sœurs d'un scarlatineux. Mais il faut compter avec la très longue persistance du contage. Un scarlatineux ne pourra rentrer à l'école que 40 jours après le début de sa maladie, et il sera prudent d'attendre davantage avec ceux qui présentent des complications suppuratives, et conservent plus longtemps le germe virulent.

Le même isolement de 40 jours est prescrit pour le *varioleux*. Des revaccinations immédiates et générales constituent la meilleure mesure prophylactique à y joindre.

Le *diphtérique*, qui souvent conserve encore dans la convalescence des bacilles de Löffler virulents dans la gorge, est également maintenu à l'écart pendant 40 jours, et il sera prudent de tenir ses frères et sœurs éloignés de l'école pendant une semaine et de ne les y laisser revenir qu'après soigneux examen de la gorge et du nez.

Un enfant qui a la *coqueluche* ne doit plus être reçu à l'école tant que les quintes persistent. Ses frères et sœurs seront provisoirement exclus de l'école au moindre rhume.

Pour les *oreillons*, l'isolement réglementaire est de 16 jours, bien que le contage persiste parfois beaucoup plus longtemps durant la convalescence.

Un enfant atteint de *teigne* ne doit plus être admis à l'école tant que le médecin traitant ne le considère pas comme guéri depuis 6 semaines.

Encore est-il nécessaire de contrôler la guérison par un nouvel examen microscopique des cheveux au bout d'un mois.

La *gale* est devenue une affection assez rare. Cependant il sera prudent de faire examiner par un médecin, tout enfant présentant des démangeaisons suspectes. S'il s'agit bien de la gale, l'enfant sera éloigné de l'école jusqu'à guérison complète. Les éruptions étendues de boutons sur la peau, les écorchures multiples des muqueuses doivent être considérées comme suspectes et soumises à l'examen d'un médecin, qui prononcera l'exclusion s'il y a lieu. On empêchera parfois ainsi la transmission de la *syphilis*.

La *tuberculose pulmonaire* ouverte doit être considérée comme une cause absolue d'exclusion de l'école.

On interdira aux enfants de cracher à terre, et on veillera à la destruction des cahiers et des livres des élèves atteints de fièvres éruptives, de diphtérie ou de tuberculose pulmonaire.

Quand les fièvres éruptives, la diphtérie, la coqueluche ou les oreillons affectent une allure épidémique et frappent un assez grand nombre d'enfants dans une école, on a encore trop souvent recours au licenciement des élèves. Cette mesure trop tardive pour les maladies à contagiosité précoce, comme la rougeole ou les oreillons, devient inutile pour les autres affections transmissibles, d'autant que les écoliers rendus à leurs familles, échappant à toute surveillance, trouvent toujours moyen de se réunir, et que, par suite, le licenciement de l'école ne contribue en rien à diminuer les causes de dissémination de la maladie.

Il faut aussi veiller à ce que la santé des élèves ne soit pas menacée par l'admission dans les classes d'un enfant pouvant transmettre à ses camarades quelque autre maladie ou infirmité.

Certaines maladies nerveuses sont en effet contagieuses par imitation; car les enfants sensibles se trouvent parfois incités malgré eux à en reproduire les symptômes : les crises nerveuses par exemple, les mouvements incoordonnés de la danse de Saint-Guy, les grimaces des tics. Mieux vaut ne pas conserver à l'école, après avis conforme du médecin, ceux qui sont atteints de ces maladies, si les autres élèves paraissent en être impressionnés.

Il va de soi qu'un enfant dont les cheveux contiennent des *poux* doit être renvoyé dans sa famille jusqu'à ce que ses cheveux soient débarrassés de ces parasites.

Propreté. — On doit tenir la main à ce que les élèves se présentent à l'école dans un état convenable de propreté. Il ne s'agit pas seulement de la propreté des mains et du visage, mais bien de tout le corps. La crasse forme en effet une sorte d'enduit imperméable sur la peau et en supprime les fonctions, ce qui détermine souvent des maladies cutanées et reste toujours une menace pour la santé générale. Le fait que, parmi les enfants réunis dans une salle, il en est de malpropres, augmente singulièrement la viciation de l'air par le dégagement d'odeurs et de gaz insalubres.

Il faut qu'un lavabo soit installé à l'école et que les enfants soient tenus de se laver les mains et au besoin la figure, lorsqu'ils se sont salis pendant la récréation ou à un autre moment. Il serait à désirer que des bains-douches soient annexés à chaque école pour que les élèves puissent faire fréquemment des ablutions générales. On doit veiller à la stricte application des mesures de propreté concernant la bouche et les dents, les oreilles, les ongles et le cuir chevelu, telles qu'elles ont été indiquées à propos des soins corporels (V. PROPRETÉ DU CORPS).

On fera des remontrances aux enfants qui viendraient à l'école avec des vêtements sales ou déchirés.

Notions hygiéniques pour l'alimentation. — La plupart des écoliers prennent un repas à l'école. Jamais les élèves ne doivent manger dans la salle d'école, mais bien dans un local distinct propre, bien aéré et bien chauffé, muni de sièges suffisamment nombreux pour que tous les enfants soient assis. On leur donnera l'habitude de se laver les mains soigneusement avant de manger. Cette simple précaution a certainement pour résultat de prévenir bien souvent l'introduction dans l'organisme des germes des maladies contagieuses, que portent parfois des doigts malpropres. Il faut rappeler fréquemment aux écoliers les dangers qu'il y a à boire une eau dont on ne connaît pas l'origine, à se désaltérer dans les cours d'eau, dans les ruisseaux, dans les étangs ou dans les mares, à manger des aliments ou des fruits ayant traîné à terre. On doit apprendre aux élèves qu'on s'expose à contracter des maladies contagieuses en buvant dans le même verre qu'un camarade, en se servant de sa fourchette ou de sa cuiller, comme en usant du même crayon, trop souvent porté à la bouche, ou en échangeant les coiffures. La consommation de vin pur, d'eau-de-vie ou de liqueurs doit être surveillée et formellement interdite. L'attention des élèves doit être fréquemment attirée sur la déchéance physique et morale que détermine fatalement l'ivrognerie. Des tableaux montrant d'une façon saisissante les lésions de l'organisme et les maladies que provoque l'alcoolisme devraient être mis à la disposition de tous les instituteurs; car l'enseignement des yeux est encore celui qui se grave le mieux dans la mémoire des enfants.

Attitudes vicieuses. — Lorsque les élèves se trouvent placés dans certaines conditions défectueuses, ils prennent pendant le travail des attitudes vicieuses qui jouent un certain rôle dans la production des déviations du squelette sous forme de *scolioses*.

On admettait aussi que ces attitudes vicieuses déterminaient des modifications de l'œil pouvant entraîner la myopie. Mais on tend à envisager aujourd'hui cette influence des attitudes vicieuses sur la vue comme faible ou même nulle (V. HYGIÈNE DE LA VUE).

La principale cause de ces attitudes vicieuses provient de la mauvaise disposition du mobilier scolaire, lorsque les bancs et les tables ne sont pas construits suivant des modèles rationnels, ni adaptés à la taille des élèves ou à leur genre de travail.

Si la table est trop éloignée du banc sur lequel l'élève est assis, celui-ci, pour travailler, se placera tout au bord du siège et fera porter tout le poids de son corps sur les coudes posés sur la table. Bientôt, cédant à la fatigue, il appuie sa tête sur les mains et reste la meilleure partie de la classe accoudé d'un côté ou des deux. Dans cette attitude également, les épaules se trouvent projetées en avant, si la tête repose à la fois sur les deux mains ; ou si elle n'appuie que sur une seule, il y a inclinaison et distorsion de la colonne vertébrale, pouvant entraîner une scoliose. Cet inconvénient est encore plus marqué lorsque l'élève veut écrire ; il ne peut prendre d'appui que sur son bras droit, et incline forcément le tronc de son côté, en lui imprimant une légère torsion de droite à gauche.

Quand la hauteur de la table est trop grande par rapport à celle du banc, les épaules de l'élève se trouvent projetées en haut ; si, au contraire, cette hauteur est trop faible, l'inclinaison du tronc en avant est encore exagérée.

De plus, cette attitude vicieuse deviendra permanente, si l'enfant ne peut soulager le travail des muscles sacro-lombaires en s'appuyant en arrière sur un dossier.

Enfin, si le plan de la table est horizontal ou peu incliné, la tête, et par suite le corps, se penchent d'autant en avant.

Le mobilier scolaire doit donc satisfaire à quatre desiderata principaux :

1º Pour que le banc ne soit pas trop éloigné de la table, il faut que le rebord postérieur de celle-ci se trouve dans le même plan vertical que le bord antérieur du siège.

2º Pour que le pupitre ne soit pas trop éloigné en hauteur, ni trop rapproché du banc, il faut que le bord postérieur de la table se trouve à la hauteur ou légèrement au-dessus du coude de l'élève, de façon que l'avant-bras se pose sur la table sans effort. Le siège sera lui-même à une hauteur telle, que les pieds de l'enfant reposent naturellement sur le sol ou mieux encore sur une planche inclinée fixée au-dessous de la table. La largeur du banc doit être suffisante pour supporter presque toute la longueur de la cuisse.

3º Un dossier droit sera fixé au bord postérieur du banc, de façon à arriver à la hauteur des reins, au-

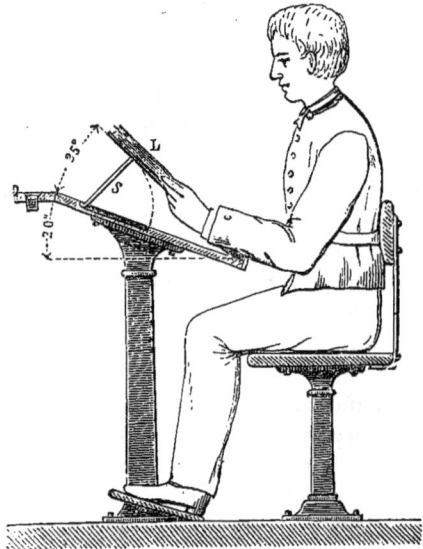

Fig. 185. — Type de mobilier scolaire.
(Proust, *Traité d'hygiène*.)

dessus des hanches. Cette disposition permet aux enfants de se tenir droit, sans les porter à se renverser en arrière, comme dans un fauteuil.

4º L'inclinaison des pupitres la plus favorable à la vue, que l'expérience indique de donner, est d'environ 45 degrés au-dessus de l'horizontale. Mais il serait difficile d'écrire sur un plan aussi incliné, les mouvements de la main se trouvant gênés ; aussi, dans la pratique, faudra-t-il se contenter de donner aux pupitres une inclinaison de 20 degrés seulement. Si le bord postérieur de la table se trouve au niveau du coude de l'élève, les yeux de celui-ci se trouveront à environ 55 centimètres des objets placés sur le pupitre, distance très appropriée pour travailler sans fatigue.

Une disposition très heureuse, mais naturellement plus dispendieuse, consiste à placer, sur le pupitre incliné à 20 degrés, une planchette pouvant se relever à volonté au moyen d'un support, de façon à faire un angle de 45 degrés au-dessus de l'horizontale. Cette planchette n'est ainsi relevée par l'élève que pour la lecture (fig. 185).

En somme, c'est la table individuelle, dont on peut élever ou abaisser à volonté le pupitre, les supports étant maintenus à la hauteur voulue par des vis de pression, qui remplit le mieux toutes les conditions exigées par 'hygiène.

Il est indispensable que les élèves qui travaillent chez eux trouvent à domicile une table et un siège établis suivant les principes adoptés pour l'école. Il est facile d'y arriver à bon compte en construisant avec des planchettes un pupitre suffisamment large, dont la surface sera inclinée à 20° au-dessus de l'horizontale. Ce pupitre sera placé sur une table quelconque, enfant sera assis sur une chaise munie d'un coussin suffisamment élevé pour que le creux de l'estomac soit à la hauteur du bord du pupitre; les pieds reposeront sur un tabouret d'une hauteur convenable. La chaise sera placée devant la table, de façon que le rebord postérieur de celle-ci se trouve dans le même plan vertical que le bord antérieur du siège.

Nous signalerons encore quelques facteurs qui contribuent à entretenir les attitudes vicieuses des écoliers (inclinaison de la tête et du tronc en avant, torsion de la colonne vertébrale) pendant le travail.

On a accusé l'écriture inclinée (écriture anglaise) de forcer les élèves à se pencher de côté, le bord inférieur de leur papier étant forcément placé obliquement par rapport au bord de la table, tandis que l'écriture droite (écriture française) leur permettrait de tenir le papier droit et par suite de ne pas incliner le corps. L'écriture inclinée et l'écriture droite ont toutes deux leurs partisans (V. HYGIÈNE DE LA VUE). Pour notre part, nous serions disposés à penser que l'écriture la plus naturelle et par suite la moins fatigante et la plus hygiénique, se rapproche plutôt de l'écriture droite. En effet, il est à remarquer que presque tous les hommes écrivant beaucoup, auxquels on a enseigné l'écriture inclinée et qui ne sont pas soumis à une écriture réglementaire comme les employés de commerce ou d'administration, ont peu à peu tendance à redresser leur écriture.

Enfin, pour ne pas obliger les élèves à rapprocher leurs livres trop près des yeux, il faut veiller à ce que les ouvrages d'étude soient imprimés en caractères bien nets et suffisamment gros.

Il ne faut pas négliger de rechercher si parmi les élèves il en existe quelques-uns présentant un certain degré d'insuffisance de la vue ou de l'ouïe pour pouvoir les placer à proximité du maître et du tableau.

Exercices physiques. — L'école n'est pas seulement faite pour garnir la mémoire et cultiver l'intelligence des élèves, mais aussi pour fortifier leur organisme, développer et endurcir leur corps par des exercices physiques. Le maître qui comprend bien sa mission doit organiser pendant les récréations des jeux destinés à développer la force, l'agilité, l'endurance et la hardiesse des élèves. Quelques séances de gymnastique très simple, consacrées à l'exécution de mouvements rationnels, viendront compléter cette éducation physique. Les enfants seront exercés à monter à la perche et à la corde; ceux qui auront plus de 13 ans pourront faire aussi un petit nombre d'exercices aux agrès (V. EXERCICES PHYSIQUES).

On doit saisir les occasions de faire faire de l'exercice aux élèves en les instruisant en plein air; on les mènera, chaque fois que cela sera possible, faire des séances d'arpentage ou des levées de plan dans la campagne, des excursions d'herborisation, des visites à un monument, à un établissement industriel ou à une exploitation agricole.

D'autre part, il faut compenser la dépense physique et intellectuelle par des périodes de repos suffisantes et prévenir les parents que leurs enfants doivent dormir 10 heures au-dessous de 13 ans, 9 heures au moins plus tard.

Hygiène intellectuelle. — Si dans ces dernières années l'hygiène physique a fait des progrès notables dans les établissements scolaires, peut-on en dire autant de l'hygiène intellectuelle? On s'est sans doute préoccupé de diminuer la durée démesurée des classes et des études. Mais ce n'est pas là une solution entièrement satisfaisante. Il est certain que l'enfant ne peut longtemps fixer son attention sur le même sujet, et cela d'autant moins qu'il est plus jeune. Il faut donc varier souvent les matières des études et interrompre fréquemment le travail pour laisser souffler l'intelligence, en lui accordant des repos d'autant plus répétés, que l'élève est moins avancé en âge.

Pour obtenir le meilleur rendement de travail des élèves, il faut placer les exercices les plus difficiles, ceux qui demandent le plus grand effort d'attention (arithmétique, grammaire, rédaction) à la classe du matin et au commencement de cette classe, car l'expérience a montré que c'est le moment où l'enfant peut soutenir le mieux et le plus longtemps un effort intellectuel.

Il faut bien se garder de prendre pour de la paresse ce qui n'est souvent que de la fatigue intellectuelle.

Il ne suffit pas de diminuer dans les règlements le nombre des heures de classes et d'études, pour que les élèves soient réellement déchargés d'une partie du travail qu'on leur demande de fournir.

Que signifie la limitation officielle de la durée du travail, si les programmes des examens et des concours restent aussi chargés sinon plus que par le passé? L'élève ne sera-t-il pas dans l'obligation d'empiéter sur les heures théoriquement réservées au repos, pour arriver à acquérir une somme de connaissances dont l'étendue n'a pas diminué? C'est d'ailleurs ce qu'ont démontré les enquêtes impartialement conduites. On peut se demander le temps qui reste dans ces conditions, non pas seulement à la détente de l'esprit, mais à la réflexion, c'est-à-dire à la digestion intellectuelle de cet amas de connaissances accumulées.

Tant que les programmes n'auront pas été sérieusement allégés, on observera encore fréquemment chez les élèves, et surtout chez les adolescents, ces céphalalgies, cet abattement intellectuel, cette dépression nerveuse, ces troubles neurasthéniques, qui finissent par rendre tout travail utile impossible et qui ne sont que l'expression du surmenage intellectuel.

Celui-ci, d'ailleurs, peut encore avoir des répercussions à longue distance et rendre inaptes à un travail utile durant plusieurs années des intelligences qu'a fourbues l'effort trop considérable exigé par la préparation de certains concours ou examens.

On a bien proposé de donner aux écoliers plus de temps pour satisfaire aux exigences des programmes et de réduire le travail de chaque jour en diminuant la durée des vacances qui, a-t-on dit, sont trop longues et faites surtout pour les professeurs et les parents. Le bénéfice quotidien qui résulterait pour les élèves de cette prolongation de la durée de l'année scolaire, nous semble bien maigre à côté des avantages des vacances qui permettent de mettre l'intelligence au vert et de remonter, grâce à un séjour prolongé au plein air, l'organisme débilité par la claustration de l'école.

Pour apprécier d'ailleurs les avantages physiques, intellectuels et moraux des vacances, il suffit de voir le succès obtenu par l'institution des colonies scolaires de vacances, qui ont permis d'étendre aux enfants des populations urbaines le bénéfice d'un séjour à la campagne, à la montagne ou à la mer, pendant la durée de la fermeture des écoles en été.

La période la plus favorable pour les vacances, au point de vue de la santé des enfants, est incontestablement celle qui s'étend du commencement de juillet au milieu de septembre; car c'est le moment des fortes chaleurs pendant lesquelles le travail intellectuel devient par trop pénible.

WURTZ et BOURGES.

HYGROMA AIGU. — On désigne sous le nom d'hygroma aigu, ou de *bursite* aiguë, l'inflammation aiguë des bourses séreuses. L'hygroma aigu peut être *traumatique*, succédant alors à une plaie pénétrante de la bourse séreuse ou à des contusions répétées, ou bien *secondaire* à une lésion inflammatoire voisine, telle que furoncle, lymphangite, érysipèle, arthrite; fréquemment, c'est sur un hygroma chronique que se greffe l'inflammation aiguë. On peut encore voir survenir l'hygroma aigu au cours d'*infections générales* (rhumatisme, blennorragie, infection purulente).

Certaines bourses séreuses sont dans diverses professions un siège plus habituel d'hygroma: c'est ainsi que la bourse prérotulienne s'enflamme fréquemment chez les parqueteurs, les maçons, les couvreurs (V. HYGROMA CHRONIQUE).

Symptômes. — Les débuts de l'hygroma aigu sont ceux de toute inflammation : au niveau d'une région où il existe une bourse séreuse normale ou anormale, la peau devient rouge, chaude, douloureuse; elle est soulevée par une *tuméfaction* arrondie, régulière, parfaitement fluctuante, sauf lorsque, par suite de cloisonnements, l'hygroma est multiloculaire. Il existe fréquemment un peu de lymphangite autour de la tuméfaction. Il y a simultanément des *phénomènes généraux* : fièvre, frissons, soif vive, état gastrique. Malgré ces allures franchement inflammatoires, l'épanchement peut rester séreux. Au bout de quelques jours la rougeur et l'empâtement diminuent, mais l'épanchement ne se résorbe pas et l'hygroma passe à l'état chronique; dans d'autres cas, rares, la poche s'ouvre spontanément ou sous le coup d'un heurt et il s'écoule un liquide séreux, citrin : le plus souvent l'hygroma *suppure* et on se trouve en présence d'un abcès circonscrit. La peau devient rouge foncé, l'œdème augmente et la poche se rompt à l'extérieur en un ou plusieurs points, donnant issue au pus; la poche, une fois vidée se rétracte et se cicatrise, laissant un noyau ou une plaque indurée, ou bien, là où les ouvertures restent fistuleuses, sans tendance à se fermer.

Dans certains cas, la suppuration, dépassant les limites de la poche, gagne le tissu cellulaire ambiant, et l'hygroma suppuré est alors le point de départ d'un *phlegmon dif-fus*, parfois fort grave : cette forme est particulièrement fréquente au niveau de la bourse séreuse rétro-olécranienne.

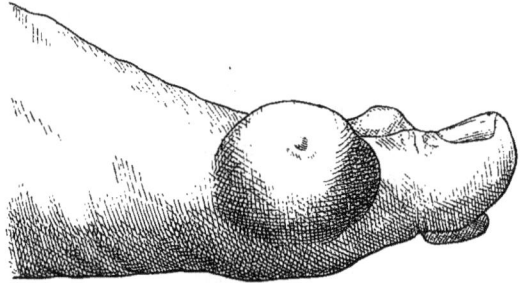

Fig. 186. — Hygroma suppuré de la bourse métatarso-phalangienne.

L'hygroma suppuré peut se compliquer d'arthrite, soit que l'infection gagne l'articulation voisine par voie lymphatique, soit que la bourse séreuse enflam-mée communique normalement ou anormalement avec elle (hygroma de la bourse séreuse sous-cuta-née, située au niveau de l'articulation métatarso-phalangienne du gros orteil).

Nous n'insisterons pas sur le *diagnostic* de l'hygroma aigu qui est, en général, très simple : le siège, la forme, l'évolution suffisent ordinairement pour le caractériser; mais on se trouvera parfois en présence de bourses séreuses de siège tout à fait anormal, il faudra y songer.

Traitement. — L'hygroma aigu d'origine rhumatismale cède, en général, assez vite au repos, aux applications humides, à la médication salicylée. S'il s'agit d'un hygroma aigu ordinaire, on immobilisera le membre, on appliquera des pansements humides; mais dès que la suppura-tion semble apparaître, il faut *inciser largement* au bistouri, laver la poche avec un liquide antiseptique et drainer. On comprimera légèrement.

La forme phlegmoneuse diffuse réclame le même traitement que le phlegmon diffus (v. c. m.).   *G. LABEY.*

HYGROMA CHRONIQUE. — Les hygromas chroniques, inflammations chro-niques des bourses séreuses avec épaississement de leurs parois et disten-sion de leur cavité par un liquide d'aspect et de quantité variables, relèvent le plus souvent de *causes traumatiques*, de contusions et de frottements répétés; quelquefois ils succèdent à un hygroma aigu.

C'est une affection *professionnelle* par excellence et l'on connaît la fré-quence de l'hygroma *prérotulien*, chez les parqueteurs, frotteurs, maçons, domestiques, religieux; de l'hygroma *olécranien*, chez les mineurs; de l'hygroma *sus-acromial*, chez les portefaix; l'hygroma professionnel peut exister également, mais dans des bourses séreuses anormales, chez les cor-donniers, au-dessous du genou; chez les tailleurs, au niveau de la malléole externe; chez les joueurs d'orgue, à la face antérieure de la cuisse; chez les cavaliers, à la face interne du genou, etc.... L'hygroma peut encore survenir dans des bourses séreuses développées sous une influence pathologique, telle qu'une saillie anormale en un point quelconque du corps (hernie, gibbosité, exostoses, reliefs du pied-bot, etc.).

La *poche* de l'hygroma, sphérique ou un peu aplatie, a des *parois* plus ou moins épaisses; sa face externe est en rapport avec un tissu conjonctif condensé, parfois infiltré de graisse; sa face interne, quelquefois lisse, quelquefois végétante, présente le plus souvent des saillies, des cloisonnements limitant quelquefois plusieurs poches qui communiquent entre elles. Le *liquide* est généralement séreux et citrin, quelquefois d'une consistance rappelant celle de la gelée de groseille; dans certains cas, le liquide est couleur chocolat, il y a alors dans les parois des fausses membranes, rappelant celles de l'hématocèle vaginale.

Symptômes. — L'hygroma se développe *lentement*, peu à peu, sans douleur, et le malade ne se présente, en général, que lorsque le volume de la grosseur commence à le gêner dans son travail. On constate alors une *tumeur* de volume variable, en général sous-cutanée, reposant sur les plans sous-jacents et formant une saillie sessile, hémisphérique. La peau est tantôt amincie, tantôt épaisse et calleuse, suivant le degré de distension de la poche et les frottements qu'elle subit.

A la palpation, la *fluctuation* est très nette, mais parfois on sent sur la poche des indurations en plaques, en noyaux.

La peau glisse sur la tumeur, mais celle-ci est peu, parfois pas, mobile dans la profondeur, à cause de ses adhérences plus ou moins serrées aux plans fibreux parostaux. Dans certains cas d'hygromas peu volumineux et saillants, on constate de la transparence.

La *marche* de l'hygroma est essentiellement chronique; la tumeur a une durée pour ainsi dire indéfinie, ne déterminant qu'une gêne légère, mais pouvant acquérir des dimensions énormes. La résolution spontanée est exceptionnelle, elle se fait par une sorte de sclérose progressive, de rétraction lente, ne laissant comme vestige de la tumeur qu'un noyau de consistance cartilagineuse.

En revanche l'hygroma, exposé à des traumatismes variés, est sujet à des complications, telles que la rupture, les épanchements sanguins et la suppuration.

La *rupture* se fait soit à l'extérieur, soit dans les mailles conjonctives : le plus souvent la poche ne s'oblitère pas, la déchirure se referme et l'épanchement se reproduit. Les heurts répétés provoquent fréquemment des *hémorragies* dans l'hygroma, qui se gonfle, devient douloureux, tendu, ecchymotique. A la suite de cet accident, il est fréquent de voir la poche s'enflammer et donner lieu à un phlegmon. D'ailleurs, il existe une *forme hémorragique* de l'hygroma, analogue aux pachyvaginalites, dans laquelle le sang constitue la majeure partie de l'épanchement : dans ce cas, la tumeur peut s'indurer à la longue et se transformer en une masse fibrineuse.

La *suppuration* de l'hygroma survient soit à la suite de traumatismes, soit à la suite de ces hémorragies intra-kystiques; le tableau clinique est alors celui de l'hygroma aigu (v. c. m.), qui peut se terminer par élimination des parois de la poche ou par formation de *fistules* souvent interminables.

Le *diagnostic* des hygromas chroniques n'est difficile que pour ceux développés dans les bourses séreuses profondes, en particulier, sous les muscles fessiers et psoas; et surtout quand les parois de la poche indurées donnent l'impression de tumeur solide.

Traitement. — La méthode rationnelle est l'*extirpation* de l'hygroma. Néanmoins, dans certains cas, la *ponction* suivie d'injection iodée et d'une compression énergique suffit à obtenir la guérison.

L'extirpation peut se faire de deux façons : la peau incisée, on isole le kyste sur toute sa surface et on l'énuclée sans l'ouvrir comme une tumeur; ou bien on le fend d'un coup de ciseau et on en extirpe les deux moitiés aussi complètement que possible.

Les adhérences, la fusion fréquente de la partie profonde de l'hygroma avec les plans sous-jacents rendent parfois impossible l'ablation complète : dans ces cas on gratte à la curette la paroi qu'on ne peut enlever.

D'ailleurs, l'*incision simple* avec *grattage* et cautérisation au chlorure de zinc à 1/10ᵉ est une méthode qui donne également des succès.

En cas de *fistules* on abrasera la poche que l'on débride sur une sonde cannelée introduite par l'orifice même de la fistule.   *G. LABEY.*

HYMEN (AFFECTIONS DE L'). — V. Vulve et Vagin (Vices de conformation).

HYOÏDE (FRACTURES). — L'os hyoïde, demi-cerceau osseux de dimensions minimes situé à la partie supérieure du cou, donne attache par sa convexité à une partie des muscles de la langue, à ceux qui président aux mouvements d'élévation et d'abaissement du larynx et au constricteur du pharynx. Son intégrité est donc indispensable au libre exercice de la déglutition, de la phonation et de la mastication.

Sa concavité, d'autre part, répond au pharynx, dont le séparent seulement l'épiglotte sur la région médiane et la muqueuse partout ailleurs. La déchirure de cette muqueuse est donc fort à craindre lors de fracture de l'os hyoïde, et l'infection du foyer, presque fatal en pareil cas, en aggrave singulièrement le pronostic.

La fracture de l'os hyoïde est d'ailleurs un accident très rare. La grande mobilité de cet os, la protection qui résulte pour lui de la saillie du maxillaire, l'élasticité qu'il doit à sa division en trois segments, médian et latéraux, réunis par deux cartilages, expliquent qu'elle soit exceptionnelle. Elle est presque exclusivement l'apanage des sujets âgés, chez qui le cartilage unissant la grande corne et l'os hyoïde s'est ossifié; et elle nécessite d'ordinaire pour se produire un violent traumatisme, tentative de strangulation, très rarement de pendaison, choc direct, chute sur un corps dur et saillant. Il existerait toutefois deux cas de fracture par cause musculaire. Dans l'un d'eux, la malade, une vieille femme, avait simplement, dans un faux pas, rejeté la tête en arrière.

Le siège anatomique du trait de fracture semble presque constant. Il passe au travers de la grande corne dans le voisinage du corps. Celui-ci n'a été vu brisé qu'une fois, et les petites cornes jamais. La muqueuse pharyngienne reste rarement indemne et le foyer communique le plus souvent avec la cavité pharyngienne. Enfin, le larynx est souvent fracturé en même temps que l'hyoïde.

Symptômes. — Pour peu qu'on voie le malade au moment de l'accident, les constatations qu'on peut faire ne laissent guère de place à l'erreur.

Le blessé a souvent entendu un craquement; il a ressenti une violente douleur qui persiste et s'exagère par les mouvements de déglutition et de phonation; il a eu un crachement de sang lorsque l'un des fragments a déchiré la muqueuse du pharynx.

La palpation permet de reconnaître la mobilité anormale de la grande corne qui s'éloigne parfois du corps ou chevauche sur lui. Lorsque les deux fragments sont restés en contact, la pression digitale ou les mouvements de déglutition provoquent de la crépitation. La meilleure manière de percevoir tous ces signes, c'est de placer l'index d'une main dans la bouche, jusqu'à la base de la langue, et l'autre main à l'extérieur au niveau du foyer de la fracture.

L'*évolution* de la fracture est parfois des plus simples : elle se consolide en trois ou quatre semaines avec un cal plus ou moins facile à sentir. La fracture était fermée.

Le plus souvent le foyer est ouvert, la fracture compliquée. Alors survient un gonflement considérable de la région, entraînant une aggravation notable des troubles fonctionnels. La suppuration est fatale et la nécrose des fragments possible.

L'état général s'altère, la fièvre est vive, la mort fréquente : une fois sur deux environ (Fischer). Elle a pour cause la difficulté de nourrir les malades et les accidents d'infection du côté des voies respiratoires à la suite desquels les blessés, gens fort âgés, tombent dans le marasme (Peyrot).

Lorsque la guérison se fait, il persiste souvent et pendant un temps fort long une dysphagie réelle et une altération légère de la voix.

Traitement. — Il comporte en principe deux indications : réduire et maintenir en place les fragments; et, pour peu que la muqueuse pharyngienne soit déchirée, lutter contre l'infection du foyer de fracture. Elles sont toutes les deux assez difficiles à remplir.

La réduction est fort simple, mais la contention presque impossible. Aucun appareil ne saurait la réaliser; on a cru réussir en donnant à la tête une position déterminée. Malgaigne conseillait de l'incliner en avant; Lalesque et Aubergé prescrivent de l'étendre en arrière de manière à exercer une extension permanente sur les fragments. Le résultat est si problématique qu'il vaut mieux laisser prendre au malade l'attitude qui lui agrée le plus.

Pour combattre les phénomènes inflammatoires, on utilise les antiphlogistiques locaux, et l'on recourt à la trachéotomie en cas de gonflement extrême.

Il y a peut-être mieux à faire. Déjà Peyrot a proposé l'ouverture large du

foyer et la suture des fragments, dans le but de remédier à la plupart des
troubles fonctionnels. Cette conduite aurait un avantage plus grand encore
en permettant la désinfection large et le drainage, et je ne doute pas qu'elle
améliorerait, d'une façon considérable, le pronostic encore très sombre de
cette affection.   *PIERRE WIART.*

HYOSCIAMINE. — V. Duboisine.

HYOSCINE. — V. Scopolamine.

HYPERCHLORHYDRIE ET HYPOCHLORHYDRIE. — V. Gastrique (Chimisme),
   Gastrites.

HYPERESTHÉSIE. — V. Sensibilité (Troubles).

HYPERIDROSE. — V. Sudoraux (Troubles).

HYPERMÉTROPIE. — Le plan focal principal de l'appareil dioptrique de l'*œil
   hypermétrope*, que l'appareil réfringent soit resté normal pour un œil trop
   court, trop faiblement développé en longueur, ou bien que la longueur de l'œil soit normale et
l'appareil de réfraction relativement trop faible, est situé au delà
de la rétine. Les rayons parallèles
forment leur foyer en arrière de
la rétine (fig. 187), et ne font sur
cette membrane que des cercles
de diffusion.

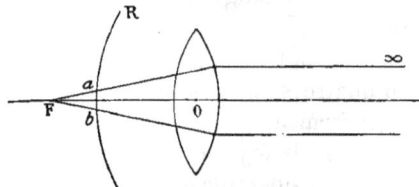

Fig. 187. — OEil hypermétrope.

   L'œil hypermétrope n'est exactement adapté que pour des rayons convergents CC (fig. 188), qui vont former leur foyer en F. La lentille O, dont le
foyer est également en F ferait converger en ce point les rayons parallèles
AA'. On conçoit donc qu'une lentille qui fera converger ces rayons CC

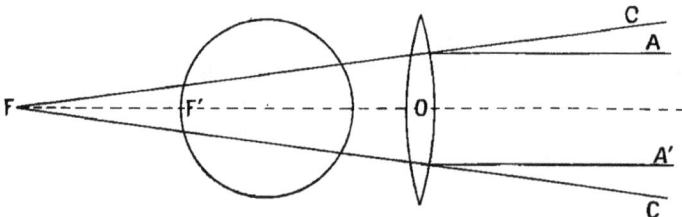

Fig. 188. — OEil hypermétrope.

en F', les rendant, à leur sortie, parallèles suivant AA' corrigera l'hypermétropie et en donnera la mesure. F est le punctum remotum *virtuel*. L'œil
hypermétrope ne pourrait donc jamais voir distinctement à l'infini s'il
n'accommodait pas. Et c'est en raison de cette fonction accommodative si
active que les fibres circulaires du muscle ciliaire de l'œil hypermétrope
sont très développées. Elles le sont peu et même nullement dans l'œil
myope où l'accommodation a un jeu bien moins actif et moins étendu.

Pour la vision rapprochée, il accommode encore davantage jusqu'à complet épuisement de la force accommodative. Le point où se trouve l'objet le plus rapproché, et vu encore distinctement, est le punctum proximum. Le *parcours d'accommodation* comprend la distance qui va de l'infini au punctum proximum augmentée de la distance qui s'étend derrière l'œil entre l'infini et F (fig. 188) qui est le punctum remotum virtuel, correspondant aux rayons convergents.

L'hypermétropie est le contraire de la myopie (v. c. m.); dans l'hypermétropie les rayons se réunissent en arrière de la rétine; dans la myopie ce foyer se trouve en avant.

L'hypermétropie est fréquente chez les enfants; presque tous les nouveau-nés sont hypermétropes. Lorsque l'hypermétropie est légère elle peut disparaître à la longue parce que l'œil est susceptible de développement et d'extension après la naissance; et si l'œil continue à s'allonger, il deviendra myope. Cette myopie apparaissant par conséquent dans le jeune âge lorsque les enfants vont à l'école, on s'est trop hâté de voir dans le travail scolaire une cause de myopie.

Cette brièveté congénitale du globe oculaire constitue l'*hypermétropie axile*, typique. En comprimant l'œil d'arrière en avant, en raccourcissant son axe antéro-postérieur, des épanchements, des tumeurs orbitaires et notamment des tumeurs du nerf optique peuvent déterminer une *hypermétropie secondaire, atypique*. Rentrent aussi dans le cadre des hypermétropies atypiques, celles qui résultent de lésions cornéennes, d'altération sénile du cristallin, de luxation ou d'extraction (aphaxie) de cette lentille.

Privé d'accommodation ou disposant d'une accommodation insuffisante, l'hypermétrope ne peut voir à l'infini; c'est l'hypermétropie absolue; grâce à l'accommodation suffisante, la vision devient possible, c'est l'hypermétropie facultative. Et c'est parce que l'accommodation intervient que la mesure de l'hypermétropie présente des variations et offre de ce fait quelques difficultés dans sa détermination, un examen différant du précédent. En atropinisant l'œil, on peut avoir l'*hypermétropie totale*, mais cette atropinisation n'est pas sans inconvénients, parce que la paralysie de l'accommodation dure un certain temps, quelques jours. Aussi, vaut-il mieux faire essayer des verres de plus en plus forts; on arrive ainsi bien près de l'hypermétropie totale. L'hypermétropie *manifeste* est celle qui est rendue apparente par le verre correcteur; le degré non corrigé et auquel supplée l'accommodation, est l'hypermétropie latente. C'est celle que révèle l'atropine et qui, ajoutée à l'hypermétropie manifeste, donne l'hypermétropie totale.

L'œil hypermétrope corrigé (fig. 189) se comporte comme un œil emmétrope. Grâce à la lentille convergente O, les rayons se réunissent en F′ sur la rétine, et ont en sortant une direction parallèle.

Dans les hauts degrés d'hypermétropie, l'œil peut paraître plus petit, enfoncé dans l'orbite, la fente palpébrale étroite, la chambre antérieure superficielle, les pupilles resserrées; mais en somme cet aspect n'a rien de caractéristique.

Chez l'enfant, l'hypermétropie apparaît lorsqu'il commence à lire, la fatigue oculaire et surtout l'apparition d'un strabisme convergent intermittent feront penser à l'hypermétropie.

Chez l'adulte et l'adolescent, l'amétropie se traduit par la céphalée, une sensation de fatigue, de pesanteur, de tiraillement au niveau du front, des tempes et des yeux, des obnubilations succédant tout à coup à une vision nette et précise. Ces troubles constituent l'asthénopie accommodative musculaire. La marche de ces troubles est variable ; ils apparaissent à la longue chez certains, et disparaissent après un bref repos, ou même peuvent être conjurés par un certain éloignement ; aussi voit-on des hypermétropes

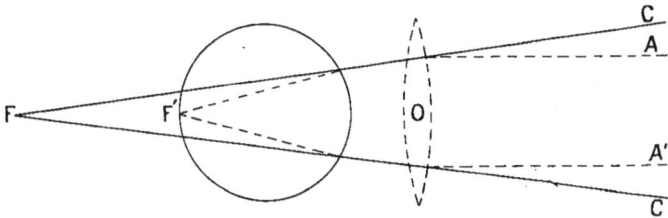

Fig. 189. — OEil hypermétrope corrigé.

atteindre une trentaine d'années sans avoir porté de verres. Chez d'autres, ces troubles se déclarent au moindre travail et la cessation du travail seule peut les faire cesser. On a noté parfois de l'insomnie.

Le fond de l'œil est intact, mais on peut constater dans certains cas un état congestif de la papille, une apparence de névrite optique ; c'est la pseudo-névrite des hypermétropes.

L'amblyopie n'est pas rare, c'est une complication qui ne dépend pas de l'hypermétropie elle-même.

Chez les neurasthéniques, les troubles d'asthénopie accommodative revêtent parfois une allure spéciale et grave.

Dans les degrés élevés d'hypermétropie on peut constater, outre une amblyopie congénitale, un certain degré de microphtalmie, de l'astigmatisme et d'autres anomalies oculaires.

Le glaucome paraît plus fréquent chez les hypermétropes.

La presbytie est plus précoce dans l'hypermétropie ; cela se conçoit facilement. Le déficit d'accommodation se fera sentir d'autant plus tôt que l'hypermétropie met en jeu toute l'accommodation disponible, et que celle-ci entre en jeu même pour la vision éloignée.

L'hypermétropie faible, constatée dès le jeune âge, peut n'être pas définitive. Avec le développement ultérieur de l'œil elle disparaîtra. L'hypermétropie de l'adulte reste stationnaire. Les cas d'augmentation d'hypermétropie sont contestables, car pour les admettre, il faudrait pouvoir affirmer que le degré d'amétropie trouvé dans l'examen précédent était le véritable. Or, on sait combien ce degré est difficile à préciser si l'on ne paralyse pas l'accommodation.

Le degré d'hypermétropie est généralement faible ; les degrés moyens de 5 à 5 dioptries sont moins fréquents ; les degrés supérieurs sont rares ; on a constaté jusqu'à 18 dioptries.

Le *diagnostic* se fait par la skiascopie, l'image droite et les verres.

On évitera de confondre l'hypermétropie avec la myopie. En effet, dans certains cas, à la suite d'efforts et d'habitude de l'accommodation, cette dernière dépasse la correction de l'hypermétropie et crée une myopie factice.

L'hypermétropie est bien distincte de la *presbytie* (v. c. m.). L'hypermétropie est un vice de réfraction congénital, tandis que la presbytie est le résultat d'un affaiblissement physiologique de la fonction accommodative. L'hypermétrope ne peut voir de près qu'à condition d'accommoder; le presbyte ne peut voir de près sans le secours d'un verre convexe, parce que son pouvoir d'accommodation est un déficit. Le trouble commun à l'hypermétropie et à la presbytie est la difficulté de voir nettement de près.

A la skiascopie les ombres sont directes avec le miroir plan, et le verre convexe, le plus fort qui ne change pas la marche de l'ombre, est d'une dioptrie supérieure au degré de l'hypermétropie.

L'examen de la réfraction se fait aussi à l'image droite [V. OEIL (EXAMEN)]. Avec les verres on fait le *traitement* en même temps que l'on mesure l'hypermétropie. On essayera des verres convexes jusqu'à ce que le punctum proximum soit ramené à 25 ou 30 centimètres et généralement au point où le sujet doit avoir la vision nette.

Chez les enfants il n'y a nul inconvénient à atropiniser l'œil; on leur donnera le verre indiqué moins 0,5^d. *PÉCHIN.*

HYPEROSTOSE. — V. EXOSTOSE.

HYPNAL. — L'antipyrine peut se combiner avec deux molécules de chloral (bichloral-antipyrine), soit avec une seule (monochloral-antipyrine); cette dernière combinaison est utilisée en thérapeutique; c'est l'hypnal.

Il se présente sous la forme de cristaux incolores, doués d'une saveur un peu amère et d'une légère odeur de chloral; ils sont solubles dans 15 parties d'eau, plus solubles dans l'alcool.

L'hypnal participe à la fois aux propriétés du chloral et à celles de l'antipyrine : hypnotique analgésique, il est indiqué non seulement dans les insomnies nerveuses, mais aussi dans les insomnies douloureuses.

L'hypnal est beaucoup moins irritant que le chloral pour la muqueuse stomacale. Il provoque l'hypnose à la dose de 1 à 2 gr. Aux enfants, on donne 10 centigr. par année d'âge.

Potion.		*Élixir.*	
Hypnal.	4 grammes.	Hypnal.	4 grammes.
Sucre.	10 —	Eau distillée	80 —
Eau de menthe.	60 —	Rhum	15 —
		Sirop de groseilles.	30 —
Une cuillerée à soupe contient 1 gr. d'hypnal.		Une cuillerée à soupe contient 0 gr. 50 d'hypnal.	

E. F.

HYPNOTIQUES (MÉDICATION). — Nous disposons, pour lutter contre l'*insomnie*, d'un certain nombre de méthodes thérapeutiques. La plus importante à coup sûr est la méthode médicamenteuse; la psychothérapie, l'électrothé-

rapie sont accessoires, et seule l'hydrothérapie se trouve, parmi les méthodes de thérapeutique physique, présenter un appoint de valeur pratique.

Règles générales. Psychothérapie. — Il est, dans à peu près toutes les
insomnies, un élément psychique auquel il convient de s'attaquer tout
d'abord. Cet élément psychique entraîne fréquemment, à lui seul, la privation de sommeil. On s'efforcera, par suite, de saper l'idée fixe rebelle ou de
détruire l'obsession toujours plus vulnérable. Beaucoup de malades frappés
d'insomnie passagère, les surmenés, les candidats aux grands concours, les
traumatisés, *se figurent qu'ils ne pourront plus dormir* : on leur démon-
trera la fausseté d'une telle illusion, on les entretiendra dans la croyance à
l'action efficace de la thérapeutique instituée. Souvent, l'isolement du
malade est nécessaire (phobiques, obsédés : nous négligeons à dessein le
terme vraiment trop vague de « neurasthéniques »); il peut être également
utile de prescrire le changement de chambre, d'appartement, de ville même,
lorsque les idées nocturnes obsédantes sont trop directement inspirées et
surtout entretenues par le milieu. Il en est ainsi chez tous ceux dont l'esprit
fut ébranlé par un deuil récent, un choc moral violent, une tentative de
suicide par exemple. La suppression de tout travail sera fort souvent encore
indispensable. « Certaines insomnies au contraire paraissent dues au désœuvrement : retraités, négociants ou industriels qui, ayant l'habitude de mener
une vie active, l'ont brusquement cessée, et, pendant au moins quelque
temps, ne trouvent plus le sommeil. Il convient de traiter ces malades par
un certain degré de fatigue, de distractions physiques, sport modéré,
courses à bicyclette, promenades à pied, jardinage, etc... (A. Moutier) ».

On s'efforcera enfin de lutter non seulement contre l'insomnie en soi,
mais, s'il y a lieu, contre les troubles morbides souvent complexes qui la
provoquent et l'entretiennent [V. Insomnie, Analgésique, Anaphrodisiaque,
Antispasmodique, Antithermique (Médications)].

Thérapeutique médicamenteuse. — Lorsque l'insomnie dépend étroitement de certaines affections pour lesquelles il existe une médication vraiment spécifique, le mieux est d'instituer celle-ci. On pourra voir disparaître
ainsi l'insomnie par le *mercure* (aidé parfois d'une ponction lombaire) dans
la syphilis, la *quinine* dans le paludisme, le *fer* dans la chlorose, les *antipy-
rétiques* dans les affections fébriles, la *digitale* chez les cardiaques, le
régime lacté chez les brightiques, le *camphre*, le *lupulin* dans l'aphrodisie,
des *pansements appropriés* dans certains prurits.

Quoi qu'il en soit, l'administration des médicaments hypnotiques demande
à être surveillée. On fera toujours absorber la substance active, cachet ou
solution, avec une certaine quantité de liquide : une tasse de tisane chaude
est particulièrement recommandable. Cette pratique rend l'estomac plus
tolérant pour une substance souvent fort irritante, et l'action de celle-ci se
trouve renforcée, rendue tout à la fois plus prompte et plus complète. On
ne donnera jamais aux malades d'hypnotique à leur insu. On aura soin,
d'autre part, d'interroger toujours avec soin l'état du cœur, des poumons et
des reins. On demandera au malade s'il ne présente point, à sa connaissance, quelque intolérance pour la substance proposée, si le réveil, notamment, lui est ou non pénible. On l'avertira soigneusement de l'effet des

médicaments ; il serait regrettable, en effet, de voir le malade, après absorption d'un gramme de sulfonal, par exemple, s'énerver en constatant que le sommeil n'est pas encore venu au bout de 20 minutes ; le sulfonal, en effet, n'agit souvent qu'au bout d'une heure et demie. Enfin, on s'efforcera de cesser aussitôt que possible la médication en cours, soit pour supprimer définitivement les hypnotiques, soit pour laisser l'organisme se reposer pendant quelques jours et reprendre ensuite le traitement, soit avec la première substance employée, soit mieux encore, pour éviter l'accoutumance, avec quelque succédané de cette substance. On veillera également à ce que la constipation soit combattue soigneusement chez le malade que l'on suit ; et l'apparition des symptômes d'intoxication (V. Poisons MÉDICAMENTEUX), troubles pupillaires, agitation, céphalée, convulsions, délire, vomissements, albuminurie, etc., sera toujours étroitement surveillée.

Il est impossible de donner une classification *clinique* satisfaisante des innombrables médicaments hypnotiques récemment proposés. Nous nous en tiendrons à une simple énumération de laquelle seront exclues les substances dangereuses ou seulement inutiles.

Les *bromures*, la *valériane* et ses composés se trouvent indiqués dans tous les états d'excitation nerveuse. Les bromures surtout peuvent rendre des services chez les mentaux ; on les associe généralement au chloral, parfois à la jusquiame, à la belladone, au chanvre indien (V. formule du Bromidia in INSOMNIE). Ils sont également indiqués chez les malades présentant de l'éréthisme cardiaque, de l'excitation génitale (de 1 à 5 gr. et plus en une ou plusieurs fois).

Le *sulfonal*, le *trional*, le *véronal*, sont, comme les bromures et comme la plupart des substances suivantes (les opiacés exceptés), à peu près sans action sur l'insomnie douloureuse, à moins qu'on ne leur associe quelque analgésique comme l'antipyrine, le pyramidon, la quinine. Ces trois substances sont d'un usage courant ; elles représentent la médication courante de l'insomnie banale des surmenés, des nerveux, des convalescents, de ceux que fatigue une pyrexie atténuée, érysipèle léger ou bien angine de médiocre intensité.

Le *sulfonal* agit lentement, tardivement ; il s'accumule dans l'organisme, d'où les dangers éventuels d'intoxication, rares à vrai dire. Il est contre-indiqué chez les vieillards, les cardiaques (mais seulement s'il existe de l'asystolie), les brightiques. On surveillera de près son action chez la femme et chez l'enfant. Les doses ordinaires sont de 1 gr. ou 1 gr. 50, le soir, en un cachet. On fera prendre celui-ci environ une heure ou deux avant l'effet cherché. On peut, chez les aliénés, atteindre 2 et 5 gr. ; on se contentera de 0 gr. 10 à 0 gr. 20 chez l'enfant.

Le *trional* agit sensiblement plus vite (20 à 50 minutes) que le sulfonal. Il s'élimine plus vite que lui, est en général mieux toléré. On s'y accoutumerait plus vite qu'au sulfonal en revanche. De toutes façons d'ailleurs, aucune de ces deux substances ne doit être continuée longtemps. Le trional agit peu chez les aliénés et les alcooliques ; il est contre-indiqué chez les tuberculeux et les asystoliques. Posologie : adultes, 1 gr. à 1 gr. 50 en un cachet ; enfants (au-dessus de 2 ans) 0 gr. 10 à 0 gr. 25.

L'introduction du *véronal* dans la thérapeutique semble avoir réalisé un certain progrès. Ce sel agit à plus faible dose que les précédents (adulte : 0 gr. 30 à 0 gr. 75, en moyenne 0 gr. 40 ; enfant : 0 gr. 05 par année d'âge) ; il s'élimine vite, ne s'accumule pas, et l'accoutumance est fort lente à se produire. Les malaises au réveil (céphalée, nausées, vertiges, somnolence dans la journée) seraient également plus rares, et disparaîtraient en tout cas rapidement à l'usage. De plus, le véronal semble n'être guère nocif sur le rein, et l'on peut l'employer chez les cardiaques. Il s'administre en cachets, environ une demi-heure avant l'effet cherché.

Le *chloral*, associé ou non au bromure, est par excellence le médicament héroïque des insomnies rebelles chez les aliénés. Il peut être également employé dans les insomnies nerveuses simples, dans les insomnies douloureuses ; il est, dans ces dernières, peu efficace. Il est en revanche indiqué chez les alcooliques et contre l'insomnie délirante des convalescents. L'accoutumance au chloral est assez lente et l'on peut atteindre de fortes doses sans accidents toxiques (cf. tétanos, éclampsie). Mais il détermine de l'hypothermie (nécessité de préserver les malades chloralés contre le refroidissement pendant la nuit) et de l'hypotension. Les cardiopathies avec tendance au collapsus en contre-indiquent donc formellement l'emploi, et l'on sera de même très réservé sur son emploi chez les vieillards et les brightiques.

Le chloral est très irritant pour l'estomac ; on l'administrera toujours dilué dans une certaine quantité de liquide, ou du moins l'on fera boire le malade après l'ingestion de sa potion. On peut également administrer le chloral en lavements. Les doses sont de 1 à 5 gr. chez les aliénés, de 0 gr. 05. par année d'âge chez l'enfant (V. CHLORAL).

On peut formuler le chloral avec bromure, jusquiame, cannabis (V. Bromidia), ou prescrire simplement le sirop de chloral du Codex, 1 gr. par cuillerée à soupe.
On peut également formuler :

Hydrate de chloral . . . . 2 à 4 grammes.
Solution saturée de bicarbonate de soude . . . . . . 10 grammes.
Sirop de menthe 90   —
Chloroforme   . . . . II gouttes.

A prendre par cuillerées à soupe jusqu'à effet (POUCHET). S'abstenir toujours de solutions alcooliques.

Le *croton-chloral* (2 à 4 gr. en potion alcoolisée) déterminant de l'anesthésie de la face, aurait une action heureuse sur les névralgies du trijumeau et partant une indication spéciale. Autrement, il n'est en aucune façon supérieur au chloral. L'emploi de la *chloralose*, beaucoup trop toxique, est désormais à proscrire.

Le monochloral-antipyrine ou *hypnal*, convient particulièrement aux insomnies douloureuses, notamment lorsque la toux est en jeu. Il se prend en cachets, ou mieux en potion, aux doses de 0 gr. 50 à 1 gr. 50 chez l'adulte, de 0 gr. 10 par année d'âge chez l'enfant (toujours en potion en ce cas). L'hypnal n'est à aucun degré irritant comme le chloral.

Signalons deux produits très peu toxiques, et partant d'un emploi recommandable chez l'enfant, d'un pouvoir hypnotique malheureusement assez incertain : l'uréthane et son dérivé l'hédonal. L'*uréthane* peut être prescrit dans le délire alcoolique, dans l'insomnie nerveuse ; il procure un sommeil normal. Posologie : 3 à 4 gr. en potion, 0 gr. 10 par année d'âge chez l'enfant. L'*hédonal*, moins toxique encore que l'uréthane, serait légèrement diurétique. On le prescrit de préférence sous forme de cachets (1 à 2 gr. en une seule fois chez l'adulte, 0 gr. 10 par année d'âge chez l'enfant).

La *paraldéhyde* est sans nocuité vis-à-vis du cœur. On l'emploie contre l'insomnie avec excitation des aliénés, des alcooliques, des tétaniques. Elle est par contre à proscrire chez les fébricitants, chez les bronchitiques et les emphysémateux. Très pure, elle est peu toxique ; mais l'accoutumance est rapide. Les doses sont de 2 à 4 gr. en potion ou solution, de 0 gr. 30 à 1 gr. chez l'enfant : la paraldéhyde est en effet très employée en médecine infantile.

Paraldéhyde cristallisée.	20 grammes.
Alcool à 90°.	100 —
Sirop simple.	75 —
Teinture de vanille	5 —

1 gr. 50 par cuillerée à soupe, pour l'adulte. (POUCHET).

Paraldéhyde.	10 grammes.
Alcool à 90°	48 —
Sirop simple.	60 —
Teinture de vanille.	2 —
Eau.	30 —

1 cuillerée à soupe renferme 1 gr. : élixir recommandable pour l'enfant.

On peut associer le *trional* et la *paraldéhyde*, celui-là étant soluble dans celle-ci : paraldéhyde 2 gr., trional 1 gr., huile d'amandes douces 15 gr.

Solution huileuse de paraldéhyde et trional	45 grammes.
Mucilage de carragaen.	90 —
Kirsch.	15 —

1 cuillerée à soupe le soir, chez l'enfant. (RÔPITEAU).

L'*hydrate d'amylène* est surtout indiqué chez les alcooliques et les aliénés ; il peut être prescrit chez les cardiaques, étant sans influence fâcheuse sur l'appareil circulatoire. Il n'existe aucun malaise au réveil, mais l'accoutumance est rapide. Posologie : 2 à 4 gr.

Hydrate d'amylène	10 grammes.
Extrait de réglisse.	20 —
Potion gommeuse.	120 —

1 à 3 cuillerées à soupe. (VAQUEZ).

Le *neuronal* (0 gr. 50 à 2 gr. en cachets) serait à préconiser chez les nerveux, parce que l'accoutumance est nulle ou lointaine.

Dans les pages précédentes, nous n'avons pour ainsi dire rencontré aucun médicament qui fût efficace contre les insomnies douloureuses. Les *opiacés*, qu'il nous reste à étudier, sont la médication par excellence de la douleur et de la privation de sommeil qu'elle entraîne. Nous les prescrirons donc lorsque l'insomnie sera sous la dépendance de névrites, crises tabétiques, douleurs cancéreuses, crises viscérales diverses (coliques néphrétiques, hépatiques), névralgies dentaires, phénomènes angineux. Leur action congestionnante sur les centres nerveux en fait recommander également l'emploi chez les anémiques, dans le délire asthénique de la convalescence. Ils sont en revanche contre-indiqués lorsqu'il existe de la congestion des centres nerveux, de l'œdème du poumon, de l'albumine, de l'insuffisance mitrale avec asystolie. Leur efficacité n'est point douteuse, au contraire, chez les malades atteints d'insuffisance aortique d'origine purement valvulaire. Chez les vieillards, chez l'enfant, les doses réfractées seront seules autorisées. Chez les alcooliques, leur emploi peut être parfois la ressource suprême; chez les fébricitants enfin, on les prescrira seulement si la fièvre est modérée.

On peut employer soit l'opium, soit quelqu'un de ses nombreux alcaloïdes et de leurs sels. L'extrait thébaïque, la morphine, l'héroïne, sont particulièrement efficaces contre les paroxysmes aigus; la codéine, la dionine, la narcéine, pourront ·être employées pour calmer la toux, les douleurs atténuées mais incessantes. Il sera particulièrement important de surveiller la diurèse et l'évacuation intestinale pendant l'emploi des opiacés. On se souviendra de plus que l'accoutumance est ici particulièrement rapide.

Posologie chez l'enfant (d'après Comby) : teinture d'opium, I goutte par année d'âge; élixir parégorique, X à XX gouttes; sirop diacode, 4 gr.; laudanum, I goutte; sirop de codéine, 2 gr.; sirop de narcéine, 2 gr.

Hydrothérapie. Électrothérapie. — L'usage des bains tièdes (34° à 36°) prolongés est souvent d'une efficacité remarquable chez les nerveux et les excités. On prendra un bain de 20 minutes, le soir, avant le dîner; le malade aura soin de réchauffer l'eau du bain de façon que la température demeure constante. Dans certains cas, chez l'enfant notamment et chez la femme, le drap mouillé, le soir, en se mettant au lit, ou bien la compresse froide entourée de toile chiffon et laissée toute la nuit à demeure, se montreront plus efficaces que la balnéation tiède. Chez certains malades, il conviendra de demander à l'hydrothérapie un effet tonique et stimulant, bains de piscine dans la matinée, douches froides (V. Hydrothérapie).

Le *bain statique*, chez les nerveux excités, possède un effet sédatif parfois remarquable; la d'Arsonvalisation pourrait donner quelque résultat chez les hypertendus (V. Électrothérapie). *FRANÇOIS MOUTIER.*

HYPNOTISME. — Les écoles de la Salpêtrière et de Nancy avaient étudié l'hypnotisme ou « sommeil provoqué » à des points de vue trop différents et expérimenté sur des sujets trop dissemblables pour aboutir à des conclusions identiques. D'après Charcot, il s'agissait d'une névrose provoquée que l'on pouvait identifier avec l'hystérie (v. c. m.). Hypnotiser un sujet, c'était lui donner artificiellement une attaque de sommeil (Pitres), c'est-à-dire un fragment ou un équivalent de la grande attaque d'hystérie. Cherchant à classer, les différents phénomènes qu'il provoquait chez les grands hystériques de son service, Charcot tenta de s'appuyer sur des signes somatiques fixes, indépendants de la volonté du sujet et par conséquent impossibles à simuler, pour caractériser plusieurs états types qui seuls lui paraissaient mériter le nom de *grand hypnotisme* ou d'hypnotisme scientifique et autour desquels pouvaient être groupés tous les états intermédiaires. Tous les hystériques n'étaient pas hypnotisables, mais tous les sujets hypnotisables étaient des hystériques avérés ou latents, et chez les sujets sains on ne pouvait guère obtenir que des états frustes et mal définis.

Pour l'école de Nancy (Liébeault, Bernheim, Liégeois, Beaunis), au contraire, l'hypnotisme n'avait rien de pathologique et ne serait que la mise en activité d'une propriété normale du cerveau, la suggestibilité. « Il n'y a pas d'hypnotisme, il n'y a pas d'état spécial méritant ce nom », disait Bernheim ; il n'y a que des sujets plus ou moins suggestibles. Certains sujets deviennent plus suggestibles quand on peut leur suggérer préalablement l'idée de sommeil, mais il n'est pas toujours nécessaire de le faire et les phénomènes dits hypnotiques peuvent exister sans sommeil. Presque tous les individus sains seraient hypnotisables. La proportion serait de 80 pour 100, en comptant les états superficiels de l'hypnose.

En résumé, le mot *hypnotisme* servait à désigner pour les uns une série d'états à caractères fixes bien définis que l'on provoquait artificiellement chez certains sujets dits hystériques ; pour les autres, il s'agissait des phénomènes de suggestion que l'on peut rencontrer plus ou moins développés chez presque tous les individus.

Tout dernièrement, Babinski, dont les importants travaux ont complètement modifié l'ancienne conception de l'hystérie (v. c. m.) a envisagé la question de l'hypnotisme, au point de vue pratique. Voici, d'après lui, les caractères assignés à l'état ou aux états que l'on dénomme sommeil hypnotique :

« Lorsque, après avoir fait fixer à un sujet un point brillant, ou après l'avoir regardé avec persistance, ou encore après lui avoir affirmé qu'on allait l'endormir, on constate qu'il ferme les yeux et semble ne plus pouvoir les ouvrir, que ses membres paraissent inertes et insensibles, etc., on a l'habitude de dire qu'il est hypnotisé.

« L'hypnotisme, d'ailleurs, se présente sous des formes très variées, plus ou moins parfaites, plus ou moins frustes. Tantôt le sujet semble étranger à ce qui se passe autour de lui ; il serait comme inconscient, inerte (*léthargie*) ; tantôt on entre facilement en communication avec lui, mais sa volonté deviendrait esclave de l'hypnotiseur qui la suggestionnerait à sa fantaisie (*somnambulisme*). Dans la salle où a lieu l'hypnotisation, on montre par exemple au sujet, sur le parquet, une corbeille de fleurs imaginaires, aux couleurs vives ; on lui demande d'en cueillir quelques-unes, de les réunir en bouquet et d'en respirer le parfum. On le voit bientôt se baisser vers le mirage des fleurs, faire plusieurs fois le geste de briser une tige et revenir à sa place en humant avec délices la gerbe illusoire.

« L'hypnotisé serait contraint, suivant le désir de l'hypnotiseur, d'exécuter ses injonctions, soit immédiatement, soit après le réveil. Il accomplirait en automate les actes suggérés, ne se souviendrait pas d'avoir été endormi et ne se rendrait pas compte qu'il agit à l'instigation d'autrui (amnésie au réveil). Enfin, certains individus n'auraient pas le pouvoir, malgré tous leurs efforts, de résister à l'hypnotisation et seraient ainsi susceptibles de s'endormir contre leur gré. »

Il est nécessaire de se demander si l'hypnotisme constitue bien une réalité. Ne faut-il pas y voir, comme quelques-uns de ceux qui assistèrent aux premières expériences, une simple fiction ? « On peut, en effet, dit Babinski, simuler l'hypnose, fermer les yeux, se donner volontairement l'attitude d'une personne quasi étrangère au monde extérieur, ou bien feindre une obéissance passive aux commandements de l'hypnotiseur, prendre un air terrifié quand on vous suggère qu'un chien enragé vous poursuit ou que les flammes d'un incendie vous menacent; il est facile aussi d'affirmer qu'on a été endormi contre sa volonté et qu'au réveil on ne se rappelle aucun des actes commis, aucune des paroles prononcées pendant le prétendu sommeil hypnotique. Charcot, dès ses premières investigations sur les états dits hypnotiques, avait été frappé par la valeur d'une pareille objection, et son souci primordial consista dans la recherche de signes permettant de distinguer l'hypnotisme vrai, s'il en existe un, de l'hypnotisme simulé. Il crut en trouver; il décrivit ce qu'il appela les phénomènes somatiques du grand hypnotisme : l'hyperexcitabilité neuro-musculaire, la plasticité cataleptique. »

Mais aujourd'hui, on est obligé de reconnaître l'inexactitude des faits qui servaient de fondement à cette doctrine. L'observation rigoureuse montre que les états hypnotiques ne possèdent pas de caractères somatiques objectifs que la volonté soit impuissante à reproduire.

De plus, Babinski a établi, contrairement à ce qu'on pensait autrefois :

1º Que l'hypnotisation ne peut être opérée contre le gré du sujet;

2º Qu'un sujet hypnotisé n'a pas perdu au réveil le souvenir des événements accomplis pendant le sommeil;

3º Que dans l'état léthargique, le sujet n'est pas inconscient;

4º Que dans l'état dit somnambulique le sujet ne perd pas le contrôle de sa volonté et qu'il n'est pas contraint d'accomplir pendant l'hypnose ou après son réveil les actes qui lui ont été suggérés.

Dans ces conditions, l'hypnotisme a bien les apparences d'un produit de la simulation; il a les mêmes allures que l'hystérie avec laquelle il se confond.

« Les sujets hypnotisables et les sujets hystériques sont susceptibles de présenter des troubles à la réalité desquels ils croient, mais seulement dans une certaine mesure; leur sincérité connaît des limites. » (Babinski).

Toutefois, conclut Babinski :

« L'existence effective d'un état qu'on peut appeler *sommeil hypnotique*, différant d'ailleurs notablement de toutes les autres espèces de sommeil, et susceptible d'être aisément simulé, me paraît très vraisemblable. »

Selon Deny, il est impossible de distinguer l'hypnotisme de l'hystérie. Dans les deux cas, le sommeil se produit par suggestion; il y a donc entre les deux phénomènes, tout au moins, identité de nature. Leur évolution est la même; ils disparaissent par contre-suggestion. On ne peut pas développer l'hypnose chez un sujet sain, et il n'y a pas de critérium permettant de reconnaître le sommeil de l'hypnose, qui n'est, bien souvent, qu'une simulation.

L'hypnotisme, d'après E. Dupré, n'est qu'un des modes de manifestation de cet état psychopathique qu'il a désigné sous le nom de mythomanie (v. c. m.). Par suite d'une tendance morbide à la simulation, au mensonge, à la fabulation, certains mythomanes sont amenés à réaliser des phénomènes qui, par leur étrangeté, éveillent l'intérêt ou la compassion. C'est ce besoin morbide de se rendre « intéressant », de quelque façon que ce soit, qui représente le fond même de la constitution mythomaniaque.

Les manifestations hypnotiques donnent à cet égard toute satisfaction aux mythomanes. Quand elles ne sont pas provoquées par le médecin, elles sont souvent entretenues par lui. Le médecin devient ainsi le collaborateur, généralement inconscient, d'un phénomène, qui n'est pathologique qu'en apparence.

Et c'est ainsi qu'on en est arrivé aujourd'hui à ne presque plus utiliser l'hypnotisme en thérapeutique.

Il semble bien, en effet, que « l'hypnotisme ne crée ni n'augmente la suggestibilité »; dès lors « il paraît sans objet. Autrefois, il est vrai, on a guéri un grand nombre d'hystériques après les avoir hypnotisés; mais la guérison n'était pas la conséquence de l'hypnotisme, elle provenait du fait que les malades étaient suggestionnables ou susceptibles de subir l'influence de la persuasion. Des pratiques de psychothérapie à l'état de veille les auraient tout aussi bien débarrassés de leur mal.... Pourtant quelques hystériques, après avoir en vain essayé la plupart des modes de traitement, se suggèrent que seul l'hypnotisme pourrait leur rendre la santé; en pareil cas, l'hypnotisme devient tout à fait légitime. » (Babinski).

L'hypnose est d'ailleurs fréquemment illusoire. D'une façon générale, on doit donc s'en abstenir.

Médecine légale. — Il résulte de la conception actuelle de l'hypnotisme qu'on doit considérer comme responsable de son acte un individu qui prétend avoir commis un délit ou un crime sous l'influence d'une suggestion hypnotique. Tout au plus, de l'avis de Babinski, pourrait-on quelque peu limiter la responsabilité d'un tel individu en raison de son hypersuggestibilité pathologique. En fait, on est en droit de se demander si, dans bien des cas, la sévérité de la peine ne serait pas le meilleur remède aux mauvaises tendances de l'inculpé.

Comme le soutenait déjà l'École de la Salpêtrière, la suggestion ne fait commettre que des crimes fictifs : des « crimes de laboratoire ».

Quant à la responsabilité d'un hypnotiseur, ayant cherché à suggérer un acte coupable, elle est égale à celle de tout individu qui pousserait autrui, sans hypnotisme préalable, à accomplir un acte interdit par le Code.

Les magnétiseurs ou hypnotiseurs non diplômés peuvent être poursuivis pour exercice illégal de la médecine (Cassation, 1901).

H. MEIGE et A. BAUER.

HYPOCHLORITES ALCALINS. — Ces corps dégageant facilement du chlore en se décomposant, c'est à eux que l'on s'adresse lorsqu'on désire utiliser les propriétés désinfectantes de cet élément.

Hypochlorite de chaux. — Le chlorure de chaux sec (poudre de Javel), constitue une poudre blanche amorphe, exhalant une odeur chlorée. C'est un oxydant et un décolorant énergique, attaquant rapidement les matières organiques, d'où son utilisation pour la désinfection des fosses ou des sols ayant porté des ordures.

Le chlorure de chaux dissous s'obtient en traitant une partie de chlorure de chaux sec par 45 parties d'eau. Il a été fort employé pour le pansement des ulcères putrides; il est recommandé pour le traitement des morsures venimeuses.

Hypochlorite de soude. — La liqueur de Labarraque s'obtient en faisant agir le carbonate de soude sur l'hypochlorite de chaux. C'est un liquide incolore ou légèrement jaunâtre, employé surtout comme désinfectant externe pour le traitement des plaies putrides.

Le chlorure de soude, moins caustique que le chlorure de chaux, est tout aussi antiseptique; la solution de liqueur de Labarraque au dixième est utilisée pour les pansements, la solution au vingt-cinquième en injections urétrales et vaginales. La liqueur de Labarraque étendue peut être également utilisée en lavages pour désinfecter les cavités buccale et pharyngienne (V. Diphtérie).

L'ingestion de notables quantités d'hypochlorites, donne lieu à des accidents graves (V. Empoisonnements).   *E. F.*

HYPOCONDRIE. — L'hypocondrie est un trouble mental caractérisé par des préoccupations nettement exagérées ou sans fondement relatives à la santé. Elles peuvent concerner aussi bien le fonctionnement du cerveau (hypocondrie intellectuelle) que celui de n'importe quel autre organe (hypocondrie corporelle). Parmi les auteurs, les uns ne la considèrent plus actuellement comme une entité morbide, mais seulement comme un syndrome; il n'y aurait plus de maladie dénommée hypocondrie, mais seulement des *états hypocondriaques symptomatiques* pouvant se manifester dans le cours de divers états psychopathiques. Les autres admettent l'existence d'un *délire systématisé hypocondriaque.*

Deux facteurs paraissent nécessaires au développement de l'idée hypocondriaque (Roy) : 1° une constitution psychique spéciale; 2° des troubles de la cénesthésie (v. c. m.), sentiment que nous avons de notre existence, grâce à la sensibilité organique vague et faiblement consciente à l'état normal, qui dérive de tous nos organes et tissus, y compris les organes des sens (Deny et Camus). Existe-t-il une hypocondrie d'origine purement psychique, sans aucun fondement organique? Cette question est encore trop discutée pour que l'on puisse donner des conclusions définitives.

Formes cliniques. — L'idée hypocondriaque se présente sous des aspects variables, en rapport avec le terrain sur lequel elle se développe; aussi est-il possible de distinguer une série de types cliniques (Ballet). Dans la *petite hypocondrie* (hypochondria minor), souvent justifiée par quelque infirmité sans gravité (troubles digestifs, hémorroïdes, palpitations, etc.), le malade se préoccupe de sa santé plus qu'il ne conviendrait, mais il s'agit d'une appréhension, d'une crainte, plutôt que d'une véritable conviction et il se laisse facilement convaincre, du moins pour un temps, par les arguments de son médecin (neurasthéniques, certains arthritiques, dyspeptiques). Dans une forme voisine, l'idée hypocondriaque prend tous les caractères d'une *phobie*; le malade sait qu'il se trompe, mais l'obsession angoissante et tenace est plus forte que tout raisonnement (dégénérés) : l'*hypocondrie génitale* dont le type le plus fréquent est la *syphilophobie*, rentre dans cette catégorie. Dans la *grande hypocondrie* (hypochondria major) au contraire, le malade est un convaincu ; la preuve de la maladie est faite et les meilleurs arguments restent sans effet. L'idée hypocondriaque est généralement plus systématisée, localisée à un organe ou à une maladie. Par exemple, un des poumons ne fonctionne plus et le malade prend une attitude spéciale, et organise sa vie de façon à ménager le poumon qui lui reste. Très proche du malade précédent, est l'*hypocondriaque délirant* chez qui la conviction n'est plus seulement fausse, mais *absurde* : par exemple, les aliments tombent dans le corps qui est vide, la défécation ne peut se faire l'anus étant bouché, etc. (paralysie générale, démences, mélancolie).

On rapprochera de ces idées hypocondriaques délirantes, les *idées de négation* (V. DÉLIRE DES NÉGATIONS), les malades déclarant n'avoir plus d'organes, plus de cerveau, de cœur, etc., qui sont tantôt diffuses et incohérentes (paralysie générale, démence sénile, débilité congénitale — confusion mentale, délires fébriles, manie, alcoolisme), tantôt systématisées (syndrome de Cotard, mélancolie, folie hypocondriaque systématisée), le *délire métabolique* de la personnalité ou de transformation des organes, le malade croyant être en verre, en bois, en caoutchouc, etc., le *délire zoopathique* et la *perte de la conscience du corps* (aschématie de Bonnier, délires cénesthésiques de Raymond et Janet, *afonction de la somatopsyche* ou syndrome de Fœrster de Deny et Camus), le malade anxieux étant amené à douter de tout, de sa propre existence corporelle, comme de celle du monde extérieur.

Chez certains psychopathes constitutionnels, les idées hypocondriaques constituent la manifestation principale, sinon unique de la psychose et permettent de distinguer, à côté du type du paranoiaque persécuté, celui plus rare du *paranoiaque hypocondriaque* (folie hypocondriaque, délire hypocondriaque systématisé). On a décrit des formes aiguës avec crises paroxystiques (anxiété, agitation, hallucinations), idées de persécution et tentatives de suicide au moment des paroxysmes, mais il s'agit plutôt d'une affection à évolution chronique, survenant chez des malades à « tempérament hypocondriaque », c'est-à-dire ayant montré pendant toute leur vie et dès leur enfance un souci exagéré de leur santé. Une fois constitué, le délire hypocondriaque systématisé demeure d'une fixité remarquable ; on trouve tous les intermédiaires depuis les idées hypocondriaques simples jusqu'aux idées de négation les plus absurdes. Ce sont souvent des malades d'humeur hargneuse et agressive ; ayant tendance à attribuer leurs souffrances à des influences extérieures, ils peuvent devenir des *persécuteurs* redoutables, surtout pour leur médecin. Dans certains de ces cas il s'agirait (Sérieux et Capgras) d'une des formes du délire d'interprétation (v. c. m.).

Le délire hypocondriaque pourrait, dans quelques cas, aboutir à un délire de persécution secondaire avec idées d'auto-accusation (*hypocondriaques persécutés auto-accusateurs*. G. Ballet).

Diagnostic. — L'hypocondrie est généralement assez facile à reconnaître, qu'il ne s'agisse que d'un syndrome dont on devra faire le diagnostic étiologique ou qu'elle soit une maladie différenciée.

On l'observe dans la *neurasthénie* (petite hypocondrie et phobies) et *l'hystéro-neurasthénie d'origine traumatique*, dans *l'épilepsie* (soit comme aura, soit comme équivalent de l'accès), dans les toxi-infections : *alcoolisme chronique* (par poussées aiguës, de courte durée), *délires fébriles, délires toxiques*, dans les *états mélancoliques* (mélancolie hypocondriaque, mélancolie présénile), dans la folie périodique comme symptôme prédominant de certains accès, dans la *débilité mentale* (conceptions absurdes en rapport avec l'état de la mentalité) ; dans les démences : *paralysie générale* (surtout fréquente dans la forme dépressive : idées hypocondriaques absurdes, mobiles et contradictoires), *démence sénile, démence précoce*, etc. Le délire systématisé hypocondriaque, si tant est que l'on doive en accepter l'existence, se qualifiera par sa systématisation même, sa fixité.

Le délire chronique à évolution systématique s'accompagne fréquemment soit au début, soit au cours de son évolution, d'idées hypocondriaques, qui tantôt ne jouent qu'un rôle secondaire tantôt, venant au premier plan, par une singulière transformation jouent au contraire le rôle principal dans la construction des idées de grandeurs.

Pronostic. — L'évolution du syndrome varie avec la maladie causale. Habituellement insupportables pour leur entourage, les hypocondriaques sont rarement dangereux pour les autres, sauf quand ils sont persécutés-persécuteur. Par contre ils sont souvent dangereux pour eux-mêmes ; les auto-mutilations (spécialement chez les paralytiques généraux) et les suicides, surtout à la suite de paroxysmes anxieux sont relativement fréquents. On devra toujours se méfier d'un hypocondriaque exprimant des idées de suicide et on se souviendra que le danger n'est nullement proportionné à l'intensité de l'idée délirante.

Les idées hypocondriaques sont courantes dans l'hystéro-neurasthénie d'origine traumatique ; il peut en résulter, dans les accidents du travail, une diminution de la capacité professionnelle que le médecin aura à constater. Il sera prudent dans ces cas, souvent très embarrassants pour l'expert, de réserver le pronostic, car ces idées font partie du cortège des psychoses traumatiques proprement dites.

Traitement. — Le traitement moral et physique varie avec la maladie causale. Tous les auteurs sont d'accord pour insister sur ce point, qu'on ne doit jamais traiter les hypocondriaques en malades imaginaires (V. NEURASTHÉNIE, ISOLEMENT).

Le grand hypocondriaque avec idées de suicide sera l'objet d'une surveillance rigoureuse : c'est surtout pour lui que pourra se poser la question de l'internement. Dans la multitude des petits hypocondriaques, les uns se contenteront de conseils et d'un traitement banal, quitte à obséder quelque peu leur médecin qui doit s'armer de patience, ne jamais les rebuter tout en tentant de lutter contre les idées fausses ou de les canaliser, d'autres courront d'un praticien à l'autre, ou feront la fortune des charlatans de la 4e page des journaux. Pour certains, il peut être souvent utile, sinon nécessaire, de recourir à un traitement qui ne peut guère être appliqué dans les familles et qui, sans exiger l'internement, ne peut se pratiquer que dans un isolement relatif. Il est curieux de voir combien actuellement l'*hypocondrie scientifique*, pourrait-on dire, augmente en raison de la vulgarisation des connaissances médicales dans la classe éclairée, combien les enfants même manil'estent d'une façon précoce des préoccupations de santé, telle une fillette de 12 ans qui, à la suite d'une leçon d'hygiène, est prise de la crainte obsédante des microbes (Briand et Brissot).

Les interventions chirurgicales ne seront pratiquées qu'avec beaucoup de circonspection. Si dans le cas de préoccupations hypocondriaques légitimées, malgré leur exagération, par une infirmité réelle, elles peuvent améliorer l'état mental du malade, le plus souvent elles ne font que l'aggraver comme dans les cas où le chirurgien, bien intentionné mais mal renseigné, simule l'ablation par laparotomie d'un lézard ou d'un serpent chez une hypocondriaque à idées de possession zoopathique; il n'est pas rare de voir alors l'hypocondriaque, devenu un persécuté, vouer une haine féroce à son opérateur, comme cette malade qui persécuta un des maîtres de la chirurgie moderne qui l'avait laparotomisée, l'accusant de lui avoir laissé un ovaire pour la lier indissolublement à lui. Dans de semblables circonstances, un cas de conscience en même temps qu'un cas de secret professionnel se pose devant le médecin : doit-il provoquer, en avertissant la police, l'internement du malade qu'il a soigné et qui maintenant menace sa vie?

BRÉCY-TRÉNEL.

HYPOGLOSSE (**PARALYSIES**). — Les paralysies de l'hypoglosse peuvent être unilatérales ou bilatérales.

Nous étudierons d'abord les **paralysies bilatérales**. Dans certains cas, l'atrophie, les contractions fibrillaires, la réaction de dégénérescence font défaut. L'impotence est néanmoins très grande, la langue sort à peine de la bouche ou même s'y immobilise et la mastication, la déglutition sont gênées. Il existe tout particulièrement de la dysarthrie. Un tel ensemble témoigne de lésions supra-bulbaires, hémisphériques, corticales ou centrales. Il s'agit le plus souvent d'individus atteints de foyers de ramollissement multiples, présentant de la démarche à petits pas, du rire et du pleurer spasmodiques; ce sont des *pseudo-bulbaires*. Il peut également exister un certain degré de glossoplégie dans la *syphilis cérébrale* et dans la *paralysie générale*.

Au niveau du bulbe, les lésions déterminent un tout autre syndrome ; la langue est atrophiée, et la muqueuse, devenue trop large, se drape en nombreux replis. On constate de vives secousses fibrillaires, et la réaction de dégénérescence existe. La maladie où se rencontre le plus fréquemment cet ensemble clinique est la *sclérose latérale amyotrophique* : la langue, au début, peut être encore poussée hors de la bouche, elle demeure plus tard collée au plancher de celle-ci. On peut retrouver ces caractères dans la *paralysie bulbaire progressive* de Duchenne, mais l'immobilisation de la langue est plus précoce et plus complète. De la parésie, sinon de la paralysie de la langue, s'observe encore dans un grand syndrome bulbaire, l'*asthénie d'Erb-Goldflam*. Elle est en revanche tout à fait exceptionnelle dans la *poliomyélite antérieure chronique*.

Les paralysies bilatérales de l'hypoglosse d'origine périphérique sont trop rares pour que nous insistions sur leurs caractères.

Les **paralysies unilatérales** de la langue se rencontrent plus fréquemment que les bilatérales. Elles se révèlent de prime abord par une atrophie

unilatérale de l'organe atteint. Cette atrophie peut être faible : il convient, pour l'apprécier mieux, de saisir entre deux doigts et de comparer l'une à l'autre chaque moitié linguale. La diminution d'épaisseur, une flaccidité plus grande se décèleront ainsi qui pourraient autrement passer inaperçues (fig. 190, 191). Cette hémiparalysie ne laisse point que de déterminer des troubles fonctionnels ; les aliments s'accumulent en dehors des arcades dentaires, et la déglutition est pénible, mais moins cependant qu'en ces cas où la langue est paralysée en entier. La prononciation de certaines lettres est néanmoins très altérée ; les altérations portent tout d'abord sur les consonances *l*, *s*, *sch*, *r*, *t*, *e*, *i*, plus tard sur le *k*, le *g* et l'*r*.

La langue est déviée du côté malade quand on la porte hors de la bouche ; cette action est due à la contraction du génio-glosse sain qui *pousse* la langue du côté malade. Au repos, sur le plancher buccal, la langue n'est point déviée ou l'est du côté sain (Babinski). — Il ne faudrait pas prendre pour une glossoplégie les troubles lin-guaux dans la paralysie de la VIIe paire. Le facial innerve en effet le styloglosse, et dans ce cas la langue est déviée, ou plutôt tirée en masse du côté sain, par action tonique du styloglosse opposé au côté de la paralysie faciale.

Il existe également des para-lysies unilatérales de l'hypo-glosse d'origine centrale, carac-

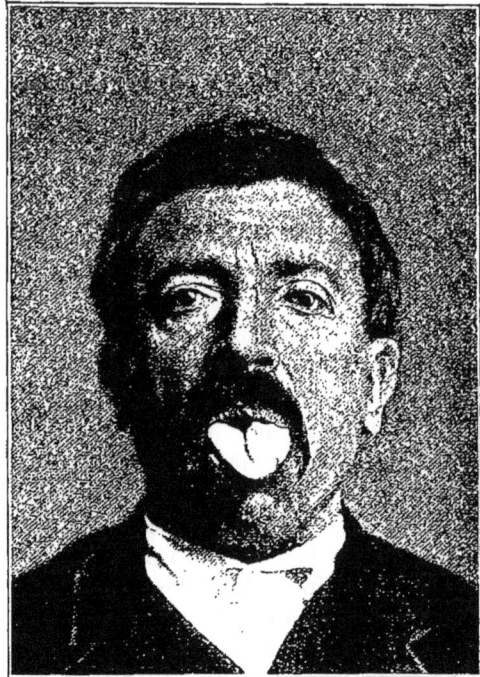

Fig. 190. — Hémiatrophie droite de la langue, chez un homme de quarante-deux ans (Dejerine).

térisées comme plus haut par l'absence de réaction de dégénérescence et de secousses fibrillaires. L'atrophie est nulle ou peu accusée. Quelle que soit la cause, hémorragie ou ramollissement, les commémoratifs, ictus, hémi-plégie, etc., faciliteront le diagnostic. D'ailleurs, les troubles de la langue resteront au second plan souvent, si l'on en excepte toutefois la dysarthrie.

Quand le noyau bulbaire de la XIIe paire est atteint, on constate fréquem-ment une atrophie très marquée de la moitié homonyme de la langue. Celle-ci prend alors la forme d'un croissant, dont la concavité est le côté malade inscrit dans le côté sain. Un semblable aspect doit faire rechercher d'autres signes éventuels de *pachyméningite cervicale hypertrophique* et sur-tout de *syringomyélie* et de *tabes*.

L'aspect de la langue lorsque l'*hypoglosse* est atteint dans son trajet *péri-phérique* est identique au précédent, compression par gommes, anévrismes, abcès froids d'un Pott sous-occipital, section par balle tirée dans une tentative de suicide, par coup de couteau, par incision au cours d'une ablation de néoplasme ou d'adénites. En de tels cas, le diagnostic peut être difficile ; l'association à des paralysies du facial, de l'oculo-moteur externe, du pneumogastrique, du spinal permettraient une localisation.

On rencontre les combinaisons les plus diverses de paralysies linguales et de paralysies des Xe et XIe paires. Ainsi peuvent s'observer la paralysie d'une corde vocale et de la moitié de la langue homonyme sans paralysie du voile avec hémiplégie alterne (syndrome de Tapa), hémiparalysie homonyme du larynx, du voile et de la langue (syndrome de Jackson).

Il ne faut pas confondre *spasme* et *paralysie*. Dans le soi-disant *spasme glosso-labié hystérique*, la langue est déviée du côté de la contracture ; il existe généralement des secousses des lèvres, parfois même de la contracture des zygomatiques.

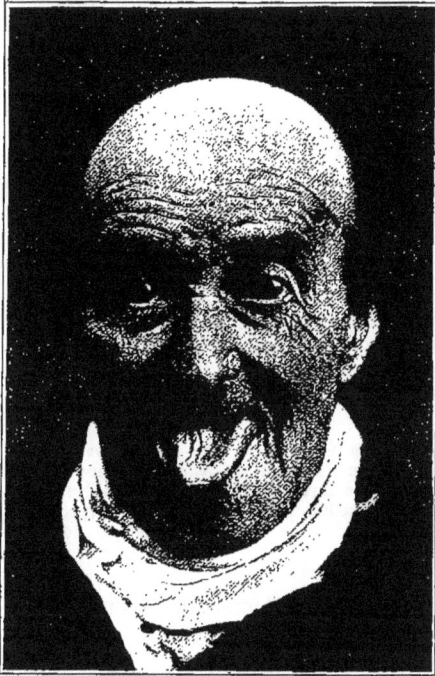

Fig. 191.— Hémicontracture droite de la langue, d'origine hystérique, chez un homme de quarante et un ans, avec hémianesthésie du côté correspondant (Déjerine).

Le *traitement* est variable selon la cause ; en tous cas douteux, le traitement spécifique contre la syphilis est indiqué. Symptomatiquement, on pourra employer l'électrisation du tronc nerveux au-dessus et en arrière de la grande corne de l'os hyoïde.

FRANÇOIS MOUTIER.

HYPOPHYSE. — V. ACROMÉGALIE, OPOTHÉRAPIE.

HYPOSPADIAS. — C'est un vice de conformation caractérisé par la présence d'une ouverture anormale, d'origine congénitale, siégeant sur la paroi inférieure de l'urètre. [V. NOUVEAU-NÉ (PATHOLOGIE).]

On en reconnaît *trois variétés* : l'hypospadias *balanique*, siégeant au niveau du gland ; l'hypospadias *pénien* et *péno-scrotal*, siégeant en un point quelconque entre le gland et le scrotum ; l'hypospadias *scrotal et périnéo-scrotal*.

I. **Hypospadias balanique**. — C'est la variété la plus fréquente ; elle se présente sous trois types différents (fig. 192) :

1er *type* (rare) : *Hypospadias balanique avec persistance du mur balanique imperforé.* L'urètre s'ouvre sur les côtés du frein, tout à fait à la base du gland, lequel ne diffère d'un gland normal que par l'absence du méat. Le prépuce est circulaire (fig. 192, n° 1).

2ᵉ *type* (fréquent): ***Hypospadias avec persistance de la gouttière balanique.***
Ici l'aspect est caractéristique: le gland, fortement aplati, présente sur sa
face inférieure une rigole qui se continue en avant jusqu'au sommet et qui,
en arrière, reçoit l'ouverture urétrale. Celle-ci est petite, plus ou moins
cachée par les téguments amincis. Le gland est raccourci et élargi et se
recourbe sur lui-même: cette incurvation, à concavité inférieure, permet, à

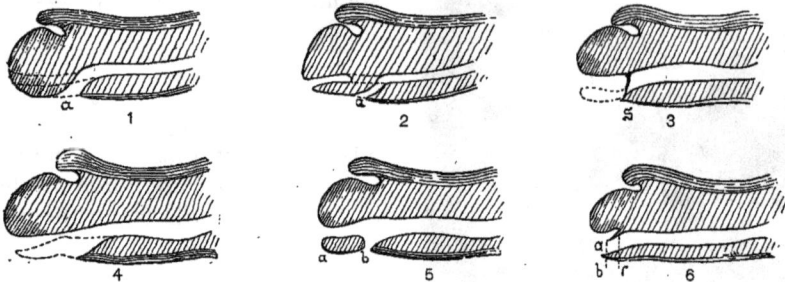

Fig. 192. — Schémas de quelques variétés d'hypospadias balanique (d'après Kauffmann). —
1, hypospadias balanique avec gland imperforé; 2, hypospadias balanique avec canal glandulaire
borgne; 3, cloison interposée entre l'urètre pénien et la rainure balanique; 4, cas habituel de
l'hypospadias balanique; 5, hypospasdias balanique avec méat normal (a) et ouverture hypospadienne (b); 6, a, méat normal; b, canal borgne; c, prolongement de l'urètre pénien à travers le
gland.

la simple inspection, de deviner l'hypospadias. Le prépuce, plus ou moins
développé, forme un opercule ne recouvrant que les faces supérieure et
latérales du gland et s'insère sur les bords de la gouttière balanique. Naturellement, il n'y a pas de filet.

3ᵉ *type*: ***Hypospadias balanique avec canal balanique formé, mais frappé
d'anomalie*** (fig. 192, nᵒˢ 2, 3, 5, 6). On reconnaît ici deux variétés: dans la
première, il y a, en avant du méat hypospadiaque, une portion d'urètre.
Tantôt cet urètre s'ouvre au sommet du gland et il y a deux méats; tantôt
il se termine en cul-de-sac; tantôt il y a, au sommet du gland, un méat borgne, complètement séparé du méat anormal. La portion d'urètre balanique
peut être plus.ou moins cloisonnée par des brides ou des valvules. Dans la
seconde variété, il n'y a pas d'urètre balanique en avant du méat hypospade:
le méat anormal siège alors en un point quelconque entre le sommet et la
base du gland.

En même temps que l'hypospadias, on peut observer d'autres malformations telles que: la torsion de la verge dont la face inférieure regarde en
avant, la palmure de la verge, la bifidité du scrotum, l'absence d'un corps
caverneux, la cryptorchidie, etc.

II. **Hypospadias pénien et péno-scrotal** (fig. 193 et 194). — Le méat anormal siège entre la base du gland et l'angle péno-scrotal ou dans cet angle
lui-même. L'ouverture urétrale, de dimensions variables, est oblongue dans
le sens antéro-postérieur et ses rebords sont minces. Ici aussi, on distingue
deux variétés selon qu'il y a ou non un canal en avant du méat hypospade:
dans la première, le canal peut être parfaitement constitué et même s'ouvrir
au sommet du gland, d'où la présence de deux méats; il peut se terminer

en cul-de-sac ; ou bien, il existe un méat antérieur qui se continue par une portion de canal borgne. Dans la deuxième variété, qui est la plus fréquente, il y a, en avant du méat hypospade, non pas un canal mais une gouttière,

tantôt très accusée au point de faire croire à une bifidité de la paroi inférieure de l'urètre : tantôt réduite à une simple bride, qui coude fortement la verge en bas et en arrière (fig. 194).

III. **Hypospadias scrotal et périnéo-scrotal.** — Le scrotum est divisé en deux moitiés, qui circonscrivent une fente antéro-postérieure offrant les plus grandes ressemblances avec une vulve (*hypo-*

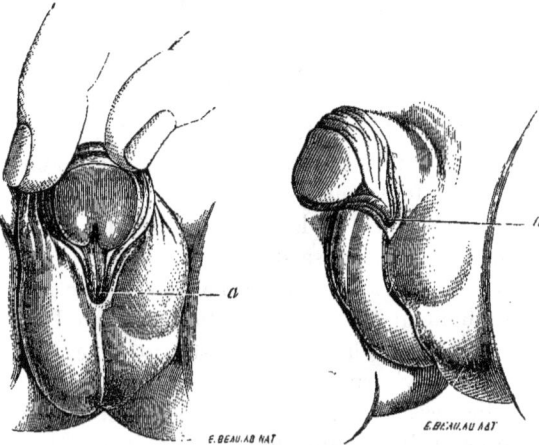

Fig. 193. — Hypospadias péno-scrotal.

spadias vulviforme de Dugès). Nous avons affaire ici à des individus de formes sexuelles plus ou moins imparfaites : la verge, petite et fortement attirée et fixée entre les bourses par une bride, rappelle le clitoris exubé-

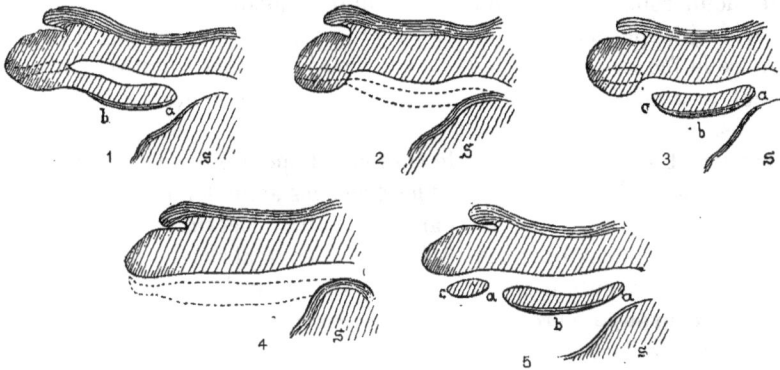

Fig. 194. — Schémas de quelques variétés d'hypospadias péno-scrotal (d'après Kauffmann). — 1, absence de la paroi inférieure sur toute la longueur de l'urètre pénien et balanique ; 2, hypospadias péno-scrotal avec absence de l'urètre balanique ; 3, cas d'Arnaud : *a*, ouvertures hypospadiennes ; *b*, urètre pénien ; 4, cas de Lacroix ; 5, cas de Lippert, avec méat normal.

rant de certaines femmes. L'urètre s'ouvre au fond de l'infundibulum scrotal, tapissé d'un tégument mince et rose simulant une muqueuse. On note assez fréquemment, dans ce type d'hypospadias, l'atrophie et l'ectopie testiculaires.

Symptômes. — L'hypospadias donne lieu à des troubles urinaires et à des troubles sexuels.

1° *Troubles urinaires.* — La miction peut être rendue difficile par l'étroi-

tesse du méat anormal; on a même observé la rétention. Le jet est modifié,
peu dans l'hypospadias balanique, beaucoup dans les deux autres variétés.
Les malades ne peuvent pas uriner contre les murs; aussi l'hypospadias
pénien et péno-scrotal constitue-t-il un cas de réforme. Dans le type scrotal,
les malades sont forcés de s'accroupir comme les femmes. Les bourses et
les cuisses, souillées continuellement par les urines, sont le siège d'érythèmes
et d'infections variées. L'incontinence n'existe jamais parce que l'urètre
membraneux et prostatique est intact.

2° *Troubles sexuels*. — Le coït est possible toutes les fois que l'érection
est droite; dans les cas de fissures scrotale ou périnéo-scrotale, le gland
s'incurve en arrière et se cache dans la fente inter-scrotale.

L'éjaculation, qui se fait avec force à cause de la conservation des muscles du périnée, est plus ou moins déviée dans sa direction, comme le jet
urinaire, d'ailleurs, suivant la variété d'hypospadias. La mauvaise direction
du jet spermatique influera naturellement sur la fécondation sans que l'on
puisse se prononcer exactement sur les conditions de la stérilité chez les
hypospades, sauf dans l'hypospadias vulviforme.

Le **Diagnostic** de l'hypospadias est évident et se fait souvent par la
simple inspection. Il ne présente de difficultés que lorsqu'il s'agit de déterminer le sexe de l'individu dans le cas où l'hypospadias vulviforme simule
grossièrement les organes génitaux externes de la femme.

Le **Pronostic** varie suivant les types. L'hypospadias pénien et scrotal
doit être considéré comme une infirmité intolérable dont les malades doivent
être débarrassés à tout prix. L'hypospadias balanique, s'il est peu prononcé,
n'amène aucun trouble appréciable; il présente cependant deux inconvénients:
d'une part le jet spermatique, dirigé dans le cul-de-sac postérieur du vagin,
peut rendre la fécondation difficile; d'autre part, le méat béant récolte plus
facilement le gonocoque d'où la fréquence de la blennorragie chez les
hypospades.

Traitement. — De tout temps, le traitement opératoire de l'hypospadias
a tenté la sagacité des chirurgiens et les procédés actuellement connus sont
innombrables. Nous ne saurions, dans cet article, décrire même les plus
importants et nous nous bornerons à indiquer sommairement les principes
qui président à l'exécution des trois groupes de procédés.

A) **Premier groupe** (*procédé de Duplay et ses dérivés*). Il comprend les
procédés d'urétroplastie par reconstitution autoplastique de l'urètre malformé.

Voici, très résumée, la technique de Duplay:

1er *temps*. — *Redressement de la verge* par l'incision transversale de la
bride sous-pénienne. Si les corps caverneux, atrophiés ou scléreux, s'opposent au redressement, il ne faut pas craindre de les entailler en un ou plusieurs endroits.

2e *temps*. — *Création d'un nouveau canal depuis le méat jusqu'à l'ouverture
hypospadienne*, comprenant la création d'un canal balanique et la confection
du canal pénien.

3e *temps*. — *Abouchement des deux portions du canal*, c'est-à-dire fermeture de l'ouverture hypospadienne.

B) Le **deuxième groupe** comprend les procédés d'urétroplastie par mobilisation de la partie normalement constituée de l'urètre (Beck, von Hacker, Villemin). Ces procédés ne s'appliquent qu'à l'hypospadias balanique ; ils sont fondés sur ce fait que l'urètre, isolé par dissection des parties molles qui l'entourent, est extensible et peut être amené, par traction, jusqu'au sommet du gland.

C) Le **troisième groupe**, enfin, comprend les procédés d'urétroplastie par *tunnellisation* de la verge : on renonce à utiliser

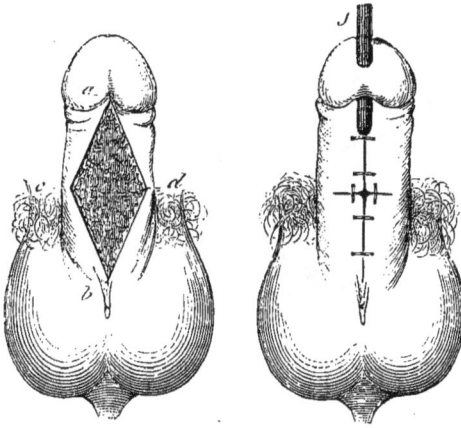

Fig. 195. — Section de la bride sous-pénienne et redressement de la verge.

les vestiges de l'urètre malformé et l'on creuse un nouveau canal en plein dans la verge (Van Hoock, Nové-Josserand, etc.). Le nouveau canal est tapissé au moyen d'une greffe de Thiersch enroulée autour d'une sonde.

Tout récemment, M. Tanton, médecin de l'armée, a imaginé de remplacer la greffe de Thiersch par un segment de veine saphène interne prélevé soit sur le malade lui-même, soit sur un autre malade atteint de varices et justiciable de la résection de la saphène. Ce procédé, très ingénieux, a été décrit par l'auteur dans le *Journal de Chirurgie* de 1910 (voy. planche et fig. 196). Le transplant peut être aussi emprunté à la muqueuse vaginale excisée au cours d'une colpo-périnéorraphie.

Hypospadias chez la femme. — Beaucoup plus rare que chez l'homme, l'hypospadias de la femme se caractérise par une absence totale ou partielle de la paroi postéro-inférieure de l'urètre. Suivant le degré, il n'y a aucun trouble urinaire, ou il y a de l'incontinence. Dans tous les cas, l'opération plastique est justifiée : elle consiste à suturer la fente urétrale ou à disséquer l'urètre et à le transposer par torsion.

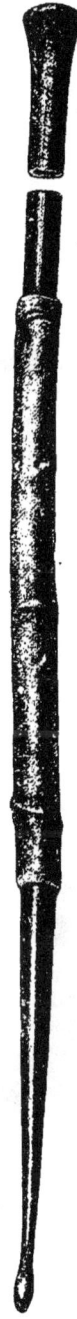

Fig. 196. — Chargement du transplant veineux sur la bougie. (Tanton.)

KENDIRDJY.

HYPOSPADIAS

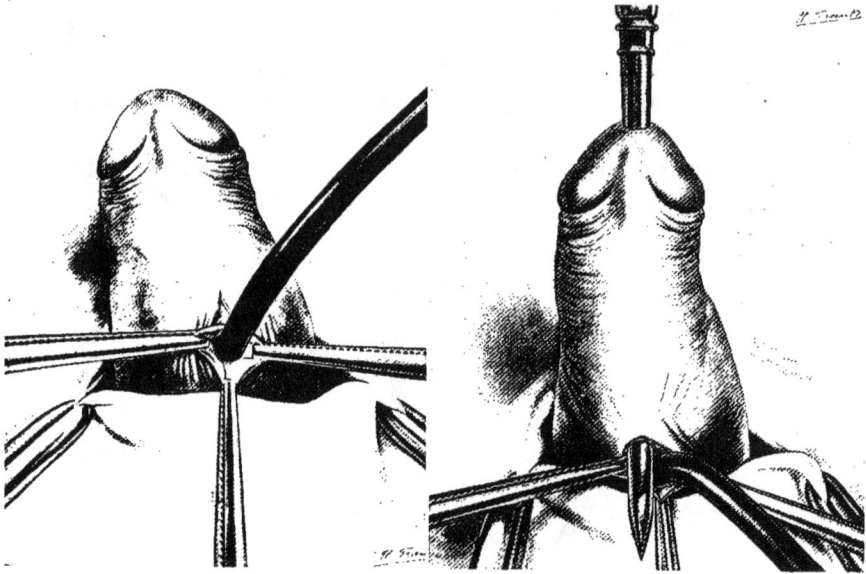

Fig. 1. — *Libération et avivement du méat hypospade. L'urètre, libéré et avivé, est repéré par 3 pinces de Kocher.*

Fig. 2. — *Tunnellisation du gland et du pénis.*

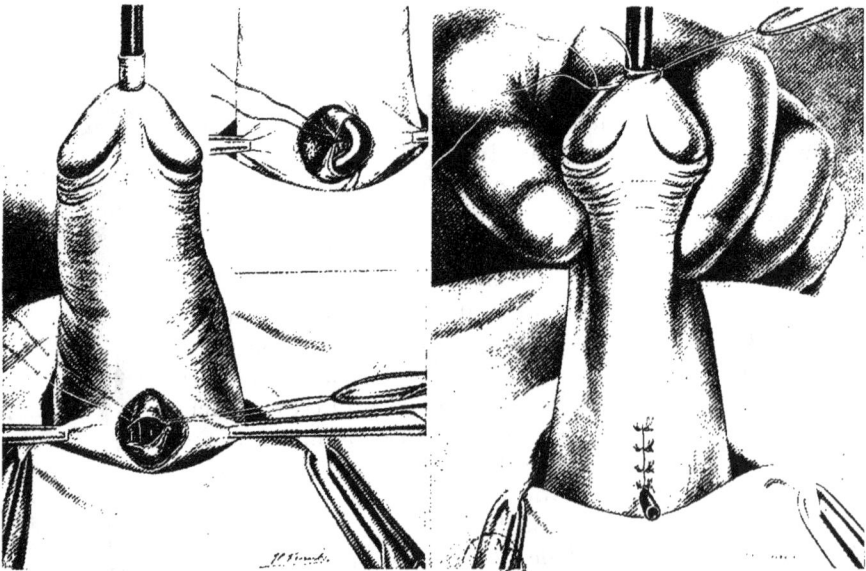

Fig. 3. — *Suture bout à bout de la greffe à l'urètre par des points en U.*

Fig. 4. — *Schéma du point postérieur d'adossement.*

Fig. 5. — *L'incision de libération du méat hypospade est suturée. Suture de l'extrémité antérieure de la greffe aux lèvres de l'urètre balanique.*

(Les figures de cette Planche sont empruntées à J. TANTON, in *Journal de Chirurgie*, 1910).

HYPOTONIE MUSCULAIRE. — L'hypotonie musculaire est un état spécial de flaccidité des muscles qui permet aux membres des attitudes anormales, et qui se rencontre en général chez les tabétiques incoordonnés.

Voici comment on doit rechercher l'hypotonie :

Membre inférieur. — L'hypotonie des *fléchisseurs de la jambe* permet une flexion exagérée de la cuisse sur le bassin. Alors que, normalement, quand l'homme est couché sur le dos, la cuisse se fléchit sur le bassin à 65° ou 75°, cette flexion pourra

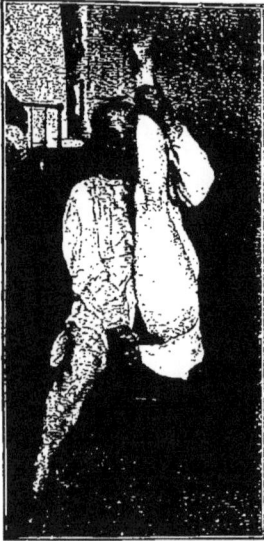

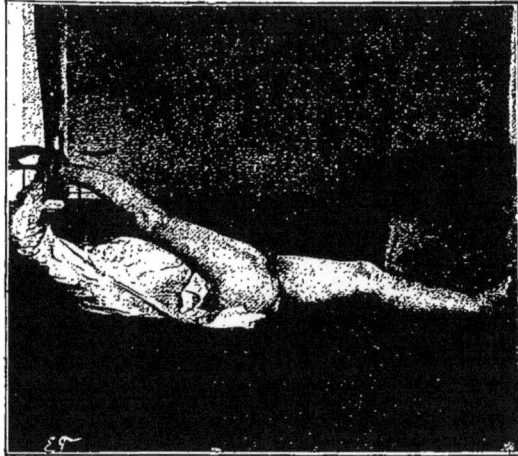

Fig. 197 et 198. — Hypotonie musculaire du membre inférieur. (P. Marie.)

être de 100° à 150° chez un tabétique. Si le malade est assis, il peut placer sa jambe contre sa joue, la mettant dans la situation du fusil au port d'armes (fig. 197 et 198).

L'hypotonie des *extenseurs de la jambe* permet une flexion de la jambe sur la cuisse telle que le talon atteint la fesse.

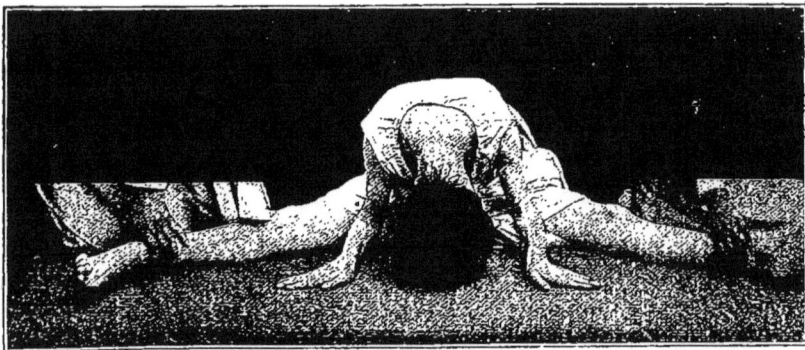

Fig. 199. — Hypotonie musculaire des adducteurs de la cuisse. (Dejerine.)

L'hypotonie des *adducteurs de la cuisse* permet au malade la position du « grand écart », les deux membres étant placés chacun d'un côté du tronc (fig. 199).

L'hypotonie des *extenseurs du pied* qui s'attachent au tendon d'Achille permet à la jambe de se placer en hyperextension sur la cuisse formant ainsi un angle obtus ouvert en avant : cette hypotonie joue un rôle dans l'attitude dite du *genu recurvatum* chez les tabétiques (fig. 200).

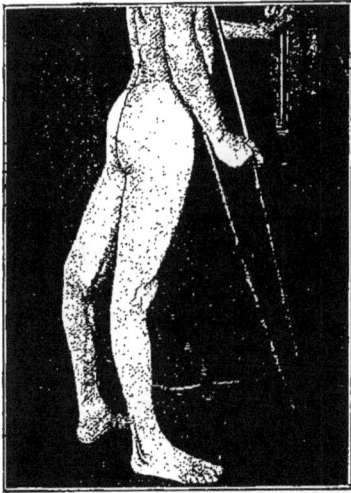

Fig. 200. — Genu recurvatum par hypotonie musculaire. (P. Marie.)

C'est à l'hypotonie qu'il faut sans doute rapporter en partie le ballottement et l'attitude du pied-bot décrit par Joffroy chez les tabétiques.

Enfin l'hypotonie permet d'expliquer certains troubles fonctionnels des membres inférieurs dans la marche : dérobement des jambes, flexion brusque du genou, torsion du pied.

Membre supérieur. — Le poignet, le coude, l'épaule permettent au malade les attitudes les plus bizarres. Mais une des plus frappantes est celle que prend la main : les doigts peuvent s'étendre sur la main en se renversant vers la face dorsale et en formant un angle droit ouvert en arrière. Le pouce peut se mettre en abduction à angle droit sur l'index.

Tronc. — Le tronc peut être fléchi sur le bassin à l'extrême, à tel point que le malade peut placer sa tête entre ses jambes ; les vertèbres possèdent une mobilité anormale qui entraîne des troubles de la marche (fig. 201).

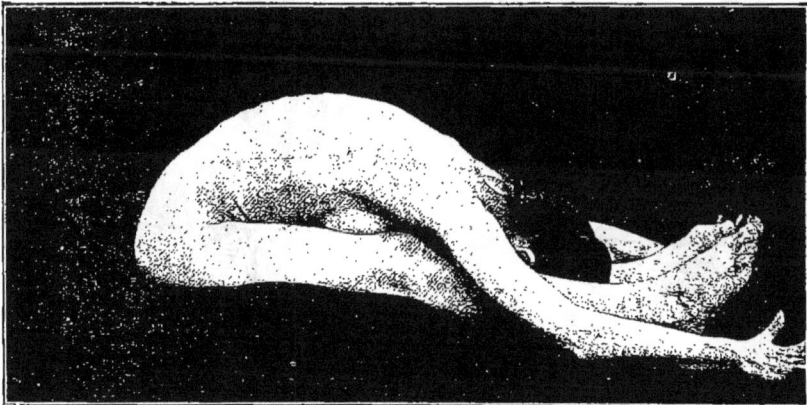

Fig. 201. — Hypotonie musculaire du tronc. (Dejerine.)

Les muscles du ventre peuvent être hypotoniques au point de se laisser distendre par les intestins qui se dessinent sous la peau. L'hypotonie permet encore d'expliquer certains troubles vésicaux et rectaux.

Valeur séméiologique. — L'hypotonie est le plus souvent un symptôme *tabétique* comme nous l'avons vu plus haut. Elle avait été entrevue

par Leyden : sa connaissance est due à Frenkel. D'après lui elle serait constante chez les tabétiques incoordonnés, mais elle peut s'observer aussi
quelquefois pendant la période préataxique. De même qu'elle est le plus
souvent liée à l'incoordination, elle est aussi le plus souvent liée à l'abolition des réflexes, sauf quelques exceptions. L'hypotonie se rencontre dans
la *maladie de Friedreich* (Sureau).

On la rencontre aussi dans la *sclérose en plaques*, la *paralysie générale* :
Féré a constaté dans cette affection un aplatissement du pied par hypotonie.

Elle existe dans l'*hémiplégie organique* d'après Babinski et est surtout
caractérisée par la flexion exagérée de l'avant-bras par hypotonie des extenseurs de l'avant-bras. Elle est appréciée par comparaison avec la flexion de
l'avant-bras sur le bras du côté sain.

On a rencontré aussi l'hypotonie dans les *affections cérébelleuses* (Dejerine) dans le *mal de Pott* (Dejerine), dans la *syringomyélie* (Dejerine), dans
un cas de *vertige labyrinthique* (Egger).   *O. CROUZON.*

HYSTÉRECTOMIE. — L'hystérectomie est l'extirpation de l'utérus. Elle peut
être *vaginale* ou *abdominale*, suivant que cette extirpation se fait par le
vagin, ou, au contraire, par laparotomie.

Hystérectomie vaginale. — Beaucoup moins employée qu'il y a
quelques années, alors que sa moindre gravité la faisait préférer par beau-

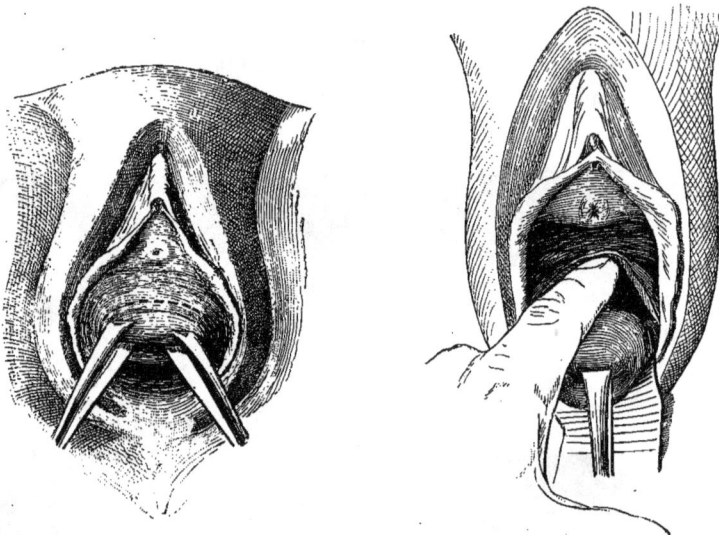

Fig. 202. — Tracé de l'incision péricervicale. (Proust.)   Fig. 203. — Décollement de la vessie. (Proust.

coup de chirurgiens à l'hystérectomie abdominale, l'hystérectomie vaginale
conserve encore à mon avis des indications très nettes.

Indications. — On *pourra* l'employer dans certaines métrites rebelles,
saignantes, et que rien n'améliore, lorsque l'utérus est petit, mobile, et que
l'opération semble devoir être facile. Il en est de même dans certains petits
fibromes, lorsque le volume de l'utérus permettra une opération sans mor-

cellement. On *pourra* l'employer aussi dans certains cancers du col, tout à fait au début, lorsqu'il n'y a encore aucune probabilité d'extension du mal au para-mètre. Dans ces conditions, l'hys-térectomie vagi-nale est une opéra-tion si simple, si rapide, si élégante que je ne puis me résoudre à la pro-scrire. Mais il est des cas dans les-quels on *devra* l'employer. Ce sont les suppura-tions pelviennes aiguës, virulentes, à poches multi-ples, à évolution rapide, dans les-quelles s'impose l'urgente nécessi-té de pratiquer au centre du bassin une large voie de drainage. C'est en-core l'infection puerpérale, pour

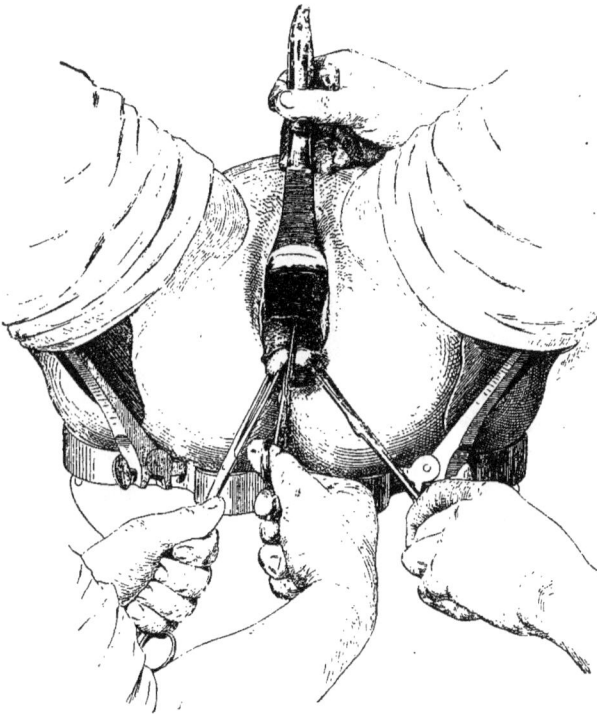

Fig. 204. — Hémisection antérieure. Début. (Doyen.)

laquelle, si l'on croit devoir enlever l'utérus, on doit, j'en ai la conviction, em-ployer la voie vaginale. (V. UTÉRUS, FIBROME, CANCER, SALPINGO-OVARITES.)

Technique. — Dans les cas faciles ou de difficulté moyenne et lorsque l'utérus se laisse abaisser, on emploiera le procédé de Doyen. Le col étant saisi avec deux pinces à traction et attiré vers la vulve, le vagin est désinséré en quelques coups de forts ciseaux courbes (fig. 202). Le cul-de-sac postérieur est ouvert, puis la vessie est prudemment décollée avec le doigt. Ce dé-collement est poursuivi jusqu'à ce que le cul-de-sac vésico-utérin soit ouvert (fig. 203). La vessie est protégée par une valve. La paroi antérieure de l'utérus est alors incisée sur la ligne médiane. Cette *hémisection anté-rieure* est ce qui fait l'originalité et la com-modité de ce procédé. Des pinces à traction

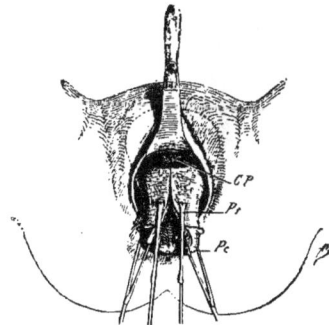

Fig. 205. — Hémisection antérieure. La paroi est incisée jusqu'en son milieu. (Doyen.)

saisissent les lèvres de l'incision ainsi faite et abaissent la paroi antérieure de l'utérus qui s'infléchit en avant. L'incision de la paroi antérieure est

alors poussée un peu plus haut, les lèvres sont de nouveau saisies, attirées
vers le bas et l'utérus descend un peu plus en s'infléchissant davantage.
Cette hémisection est poursuivie jusqu'à ce que le fond de l'utérus appa-

raisse sous la valve
qui protège la ves-
sie (fig. 204, 205,
206). Dans les cas
ordinaires, il ap-
paraît dès le troi-
sième ou qua-
trième coup de
ciseaux. Saisis-
sant alors le fond
de l'utérus avec
une bonne pince,
on l'extériorise
presque complè-
tement (fig. 207).
Le bord supérieur
des ligaments lar-
ges apparaît de
chaque côté, et
lorsqu'il n'y a pas
d'adhérences an-
nexielles profon-
des, il est assez
facile d'attirer les

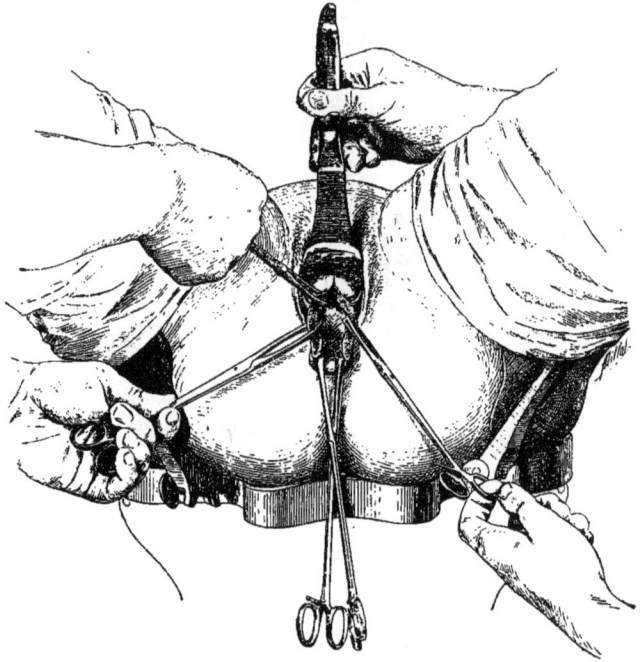

Fig. 206. — La paroi antérieure est incisée sur toute sa hauteur. (Doyen.)

annexes au dehors. On met alors sur l'un des ligaments larges, le gauche
de préférence, de haut en bas, en dehors des annexes, une pince à mors
courts et puissants, qui saisit la moitié supérieure ; puis de bas en haut,
sur la moitié inférieure du même ligament,
une pince semblable dont les mors doivent
chevaucher sur ceux de la première (fig. 208).
Le ligament large est ainsi saisi dans toute
sa hauteur. On le sectionne alors entre les
pinces et l'utérus. Celui-ci ne tient plus que
par le ligament large droit (fig. 209). Des
pinces semblables sont placées sur ce ligament, que l'on sectionne, et l'opération est
terminée.

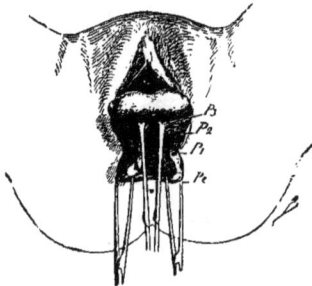

Fig. 207. — L'utérus est attiré au dehors.
(Doyen.)

Dans certains cas, lorsque l'abaissement
est facile, on peut remplacer les pinces à
demeure par des ligatures. Les malades en
sont très soulagées, mais en général, pour peu que l'abaissement ne soit
pas très commode, les ligatures sont assez difficiles à placer. Les pinces
sont plus sûres et dans la grande majorité des cas doivent être préférées.
Elles sont enlevées au bout de 48 heures.

Telle est la marche idéale de l'opération dans les cas faciles. Mais il est loin d'en être toujours ainsi. Aussi faut-il avoir à sa disposition d'autres procédés et d'autres manœuvres qui permettent, dans les cas plus difficiles, de mener à bien cette opération.

Lorsqu'il y a quelques difficultés dans l'abaissement, on se trouvera bien de la manœuvre de Segond qui consiste à placer de chaque côté du col, sur la partie inférieure du ligament large, une pince à mors courts, qui saisit l'artère utérine et la partie inférieure des ligaments utéro-sacrés. Un coup de ciseaux donné de chaque côté, entre les pinces et le col, sectionne les

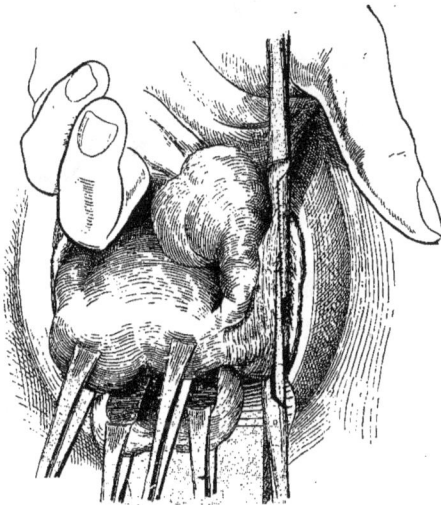

Fig. 208.   Fig. 209.
Fig. 208. — Les annexes sont attirées au dehors. Pincement du ligament large gauche.
Fig. 209. — Le ligament large gauche est sectionné. Pincement du ligament large droit.

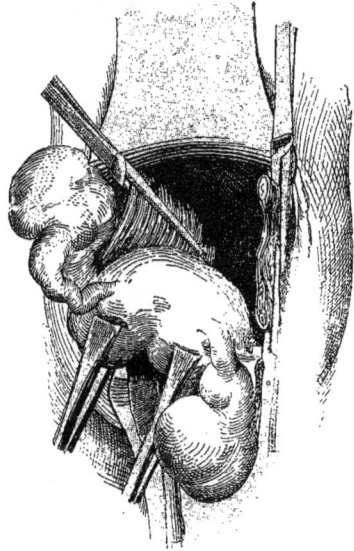

ligaments utéro-sacrés qui sont un des obstacles à l'abaissement de l'utérus et permet cet abaissement dans une certaine mesure.

Lorsque l'obstacle à l'abaissement vient d'adhérences situées vers le fond de l'utérus, comme il arrive souvent, il pourra être impossible d'amener celui-ci à l'extérieur par la simple hémisection antérieure. Dans ces conditions, la section médiane complète de Muller-Quénu (fig. 210, 211), section médiane qui se poursuit peu à peu, du col vers le fond et qui divise l'utérus en deux moitiés latérales, lui permet de s'ouvrir et de descendre progressivement, non plus en s'infléchissant en avant, mais en suivant l'axe du bassin. Lorsqu'on a atteint le fond, chaque moitié utérine attenant à son ligament large est assez facile à enlever (fig. 212).

On pourra parfois avoir recours à cet artifice dans le procédé de Doyen. Lorsque le fond est sectionné, l'utérus peut ne plus descendre et les doigts ne peuvent pas passer derrière lui pour guider les mors des pinces destinées à saisir le ligament large. On peut alors poursuivre sur la paroi postérieure la section que l'on a faite sur la paroi antérieure et diviser complètement

l'utérus en coupant de haut en bas, du fond vers le col, la paroi postérieure
encore intacte. L'utérus se trouve alors, comme dans le procédé de Muller-

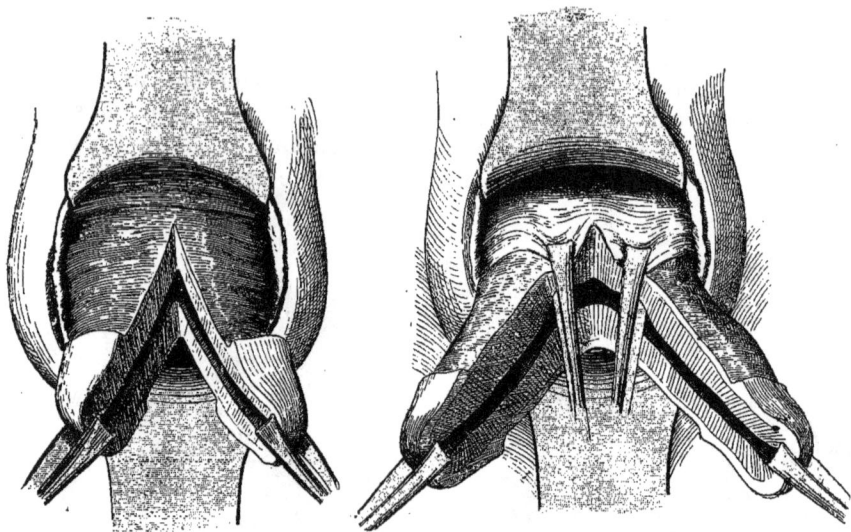

Fig. 210 et 211. — Procédé Muller-Quénu.

Quénu, séparé en deux moitiés qu'il est assez facile d'enlever séparément.

De même, quand l'utérus tient
vers sa partie supérieure, au niveau
d'une corne, il peut être avantageux d'employer une manœuvre
que j'ai décrite autrefois et qui
consiste dans la section transversale du corps utérin jusque dans
le ligament large; on peut ainsi,
en écartant le segment inférieur
de l'utérus engager une pince de
bas en haut sur la partie du ligament large attenant au segment
supérieur et parvenir à la sectionner.

Lorsque l'utérus est très adhérent et qu'il est impossible de
l'abaisser, comme dans certaines
suppurations pelviennes, l'hystérectomie peut devenir extrêmement difficile. Il faut alors extirper
l'organe par morcellement, en
enlevant successivement des frag-
ments utérins plus ou moins importants. Il en est de même dans les fibromes
volumineux, pour lesquels, d'ailleurs, il vaudra beaucoup mieux avoir recours

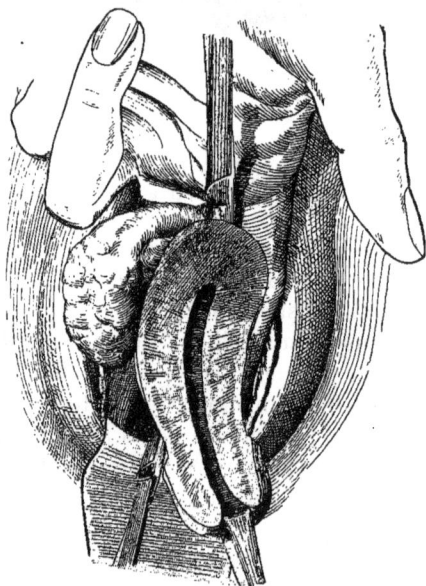

Fig. 212. — Procédé de Muller-Quénu.
Pincement du ligament large droit.

à l'hystérectomie abdominale. Je ne puis donner ici la technique de ces manœuvres de morcellement, avec lesquelles l'expérience peut seule familiariser le chirurgien. Ce qu'il faut savoir c'est que, pour les mener à bien, il faut ne pas perdre de vue les deux règles suivantes : 1° *ne jamais perdre le contact de l'utérus* et n'en enlever un morceau que lorsqu'on a placé une pince au-dessus, de façon à empêcher l'utérus de remonter vers le haut ; 2° *ne jamais s'écarter de la ligne médiane*, car aller vers les bords de l'utérus, lorsque celui-ci n'est pas sectionné, c'est aller au-devant des hémorragies et des accidents de toute sorte.

Dans l'*infection puerpérale*, si l'on juge devoir enlever l'utérus, on aura recours à l'hystérectomie vaginale, car il me paraît, chez ces femmes épuisées, absolument contre-indiqué de tenter une opération abdominale, beaucoup plus fatigante pour la malade et où les chances d'infection péritonéale se multiplient.

Mais si l'on veut pouvoir la mener à bien, il faut absolument modifier la technique, ou plutôt l'outillage, et employer, au lieu de pinces à abaissement ordinaires qui déchirent le col friable et rendent l'opération impraticable, des pinces à larges plateaux, comme les pinces à kystes, que j'ai employées dans ce but dès 1897, qui ne déchirent pas le col et rendent cette opération très simple, à cause de la souplesse de l'utérus et de la largeur du vagin.

Hystérectomie abdominale. — Il n'est aucune grande opération qui présente des indications aussi fréquentes que l'hystérectomie abdominale. Cela tient à ce que les affections contre lesquelles elle est dirigée sont extraordinairement communes. Il y a quelques années encore, la plus grande bénignité de l'hystérectomie vaginale la faisait préférer par beaucoup de chirurgiens dans un grand nombre de cas, mais depuis que les perfectionnements de la technique et des procédés de stérilisation ont rendu l'hystérectomie abdominale au moins aussi bénigne que sa rivale, elle a repris toute la prépondérance à laquelle lui donnent droit sa plus grande facilité et l'avantage inappréciable qu'elle donne de pouvoir se rendre un compte exact des lésions que l'on doit combattre, de pouvoir faire des opérations beaucoup plus complètes, ou, au contraire, beaucoup plus économiques, lorsque l'examen des parties malades montre que certains organes doivent être conservés.

On aura donc recours à elle dans la plupart des *fibromes*, dans les *tumeurs malignes de l'utérus*, dans le *cancer du col*, et aussi dans les *affections bilatérales des annexes*. On sait quelle est la fréquence de ces dernières et comme, lorsqu'on sacrifie les annexes, mieux vaut en même temps sacrifier l'utérus, ne fût-ce que parce que l'extirpation des annexes en est rendue beaucoup plus facile, il en résulte que c'est dans cette dernière affection qu'on aura peut-être le plus souvent l'occasion de pratiquer l'hystérectomie (V. FIBROME, CANCER, SALPINGO-OVARITES).

L'hystérectomie abdominale peut être *totale*, lorsqu'on enlève l'utérus avec le col, ou *subtotale* lorsqu'on laisse le moignon cervical, qu'on sectionne au-dessus de ses insertions vaginales, au niveau de l'isthme utérin. En dehors des cas où le col est malade, comme dans le cancer, ou suspect, ou par trop altéré, c'est à l'hystérectomie subtotale qu'on donnera la préférence.

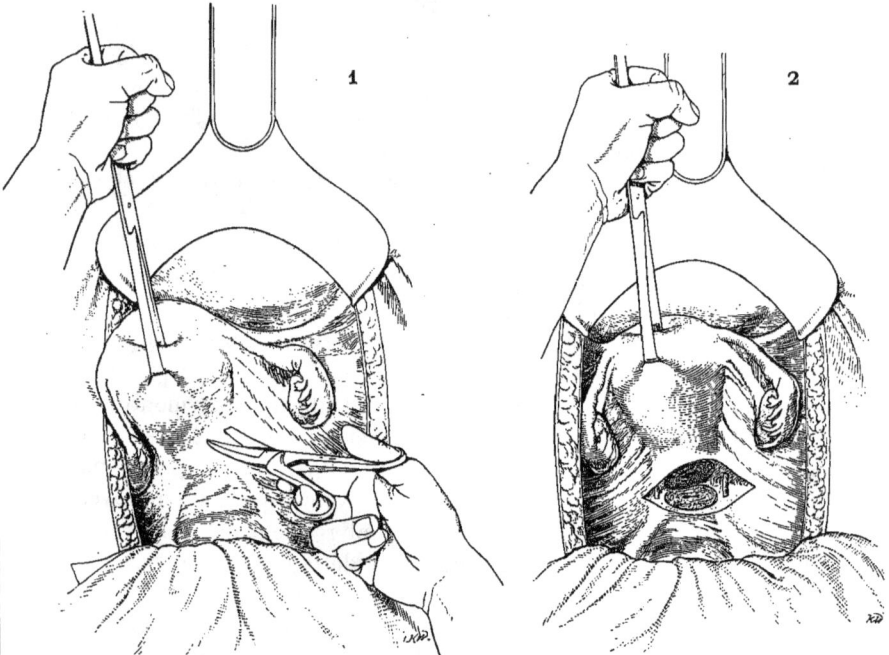

Fig. 1. — *Attaque postérieure de l'isthme utérin avec les gros ciseaux courbes.*
Fig. 2. — *L'isthme utérin a été sectionné. On aperçoit de chaque côté les artères utérines.*

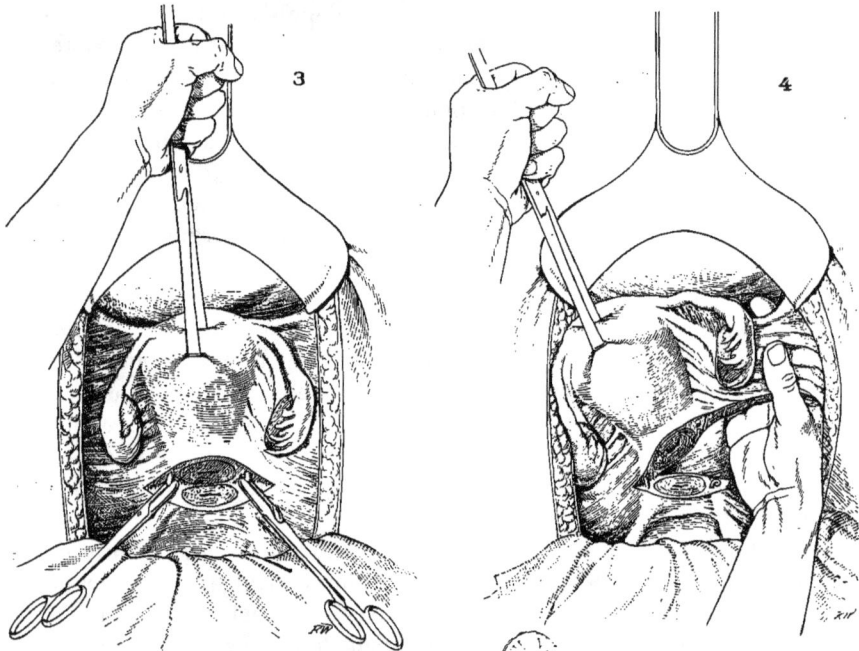

Fig. 3. — *Pincement des artères utérines. Ce pincement n'est pas indispensable.*
Fig. 4. — *La main droite, effondrant le feuillet antérieur du ligament large, pédiculise ce ligament large près de son insertion pelvienne.*

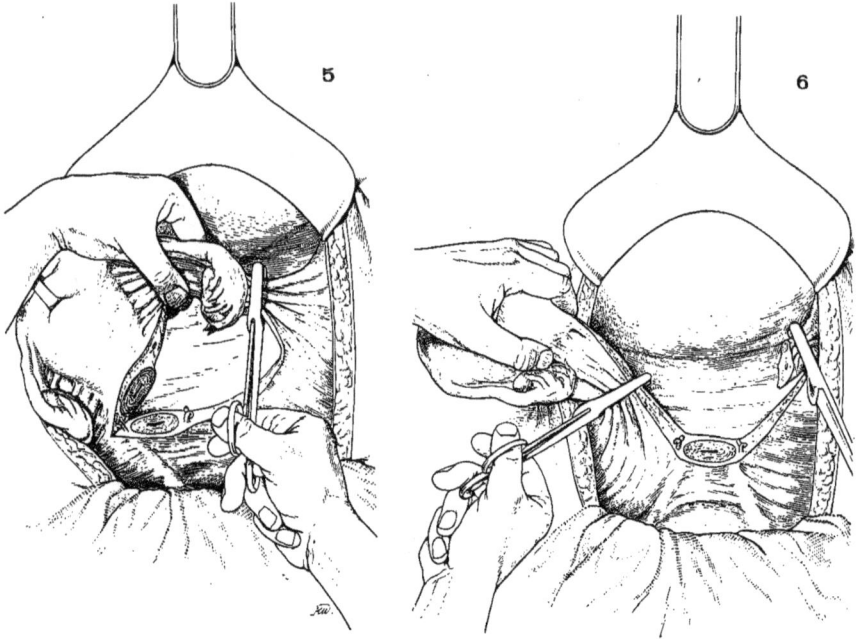

Fig 5. — *Pincement du ligament large droit.*

Fig. 6. — *Le ligament large droit a été sectionné. Bascule de l'utérus et pincement du ligament large gauche qui va être sectionné à son tour. On aperçoit les artères utérines rompues.*

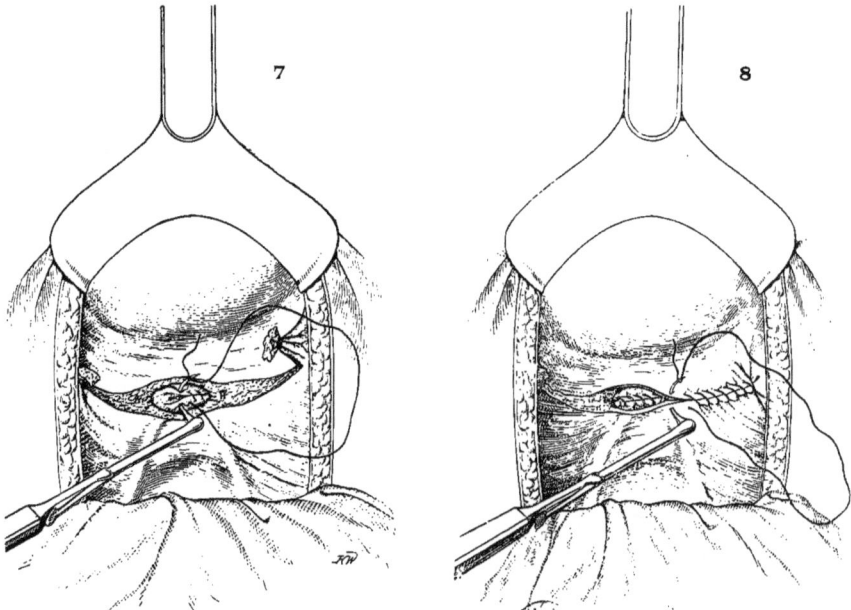

Fig. 7. — *La tranche du col utérin est fermée par un surjet exécuté avec l'aiguille à pédale.*

Fig. 8. — *Exécution du surjet sur le péritoine.*

Elle présente, en effet, l'avantage de laisser au vagin sa conformation normale. Elle est, en outre, beaucoup plus rapide, l'hémostase est plus simple, le délabrement pelvien moins considérable, et le fait de ne pas ouvrir le vagin permet de réaliser une asepsie plus parfaite. Ces dernières conditions la rendent moins grave que la totale. C'est donc elle que, sauf exception, on emploiera de parti pris, et c'est elle que je décrirai tout d'abord.

Hystérectomie subtotale. — On peut exécuter l'hystérectomie abdominale subtotale de plusieurs façons différentes. Non seulement on le *peut*, mais on le *doit*, et le chirurgien doit pouvoir modifier sa manière de faire suivant les lésions en face desquelles il se trouve. C'est là un principe d'importance capitale, car tel procédé, excellent en face de certaines lésions, peut être mauvais devant des lésions différentes. Toute la technique de l'hystérectomie abdominale repose sur cette notion beaucoup moins connue qu'elle ne devrait l'être. L'art du chirurgien doit consister à se rendre compte immédiatement de la façon dont il doit attaquer l'utérus qu'il veut enlever et à choisir le procédé qu'il doit mettre en œuvre. La discussion des indications respectives de chacun de ces procédés est faite ailleurs (V. FIBROME, CANCER, SALPINGO-OVARITES). Mais je tiens à donner ici un résumé rapide de ceux de ces procédés que je recommande et de la façon dont ils doivent être conçus et exécutés.

Il y a une notion directrice qui doit, à mon avis, dominer toute la technique de l'hystérectomie abdominale. Elle est d'ailleurs très simple : c'est qu'il est beaucoup plus facile d'enlever l'utérus et les annexes quand on les attaque de *bas en haut* que lorsqu'on les attaque de *haut en bas*. Ceci est surtout vrai pour les cas qui présentent quelques difficultés, comme les annexites adhérentes aux intestins et aux parois pelviennes. Car lorsqu'il n'y a aucune adhérence, ni aucune difficulté, l'opération est toujours simple et tous les procédés sont bons, ou tout au moins suffisants.

Les procédés d'hystérectomie subtotale qui permettent d'attaquer l'utérus et les annexes de *bas en haut*, au moins dans une certaine mesure, sont : l'*hystérectomie par décollation*, le *procédé de Howard A. Kelly*, le *procédé de Terrier*, et l'*hystérectomie par hémisection*.

Dans tous ces procédés, comme dans toute laparotomie pour opérations pelviennes, le chirurgien doit se placer à *gauche* de la malade. Je ne saurais trop recommander l'usage d'un écarteur automatique donnant beaucoup de jour.

Hystérectomie par décollation. — Ce procédé, que j'ai décrit en 1900, n'est applicable qu'aux cas faciles. Mais dans ces cas il est d'une si grande simplicité qu'il permet d'enlever l'utérus et les annexes en quelques secondes. Il repose sur ce principe que l'utérus ne tient en réalité que par son adhérence au vagin; les ligaments larges sont d'une grande élasticité, et au point de vue de la fixation de l'utérus aux parties voisines, ne comptent pour ainsi dire pas. Donc, lorsque le col aura été sectionné, l'extirpation de l'utérus sera pour ainsi dire terminée.

L'utérus est ramené en avant, puis, d'un coup de forts ciseaux courbes, le col est attaqué par derrière, au niveau de l'isthme, qui est sectionné (pl. I, fig. 1 et 2). La main droite s'insinue alors d'arrière en avant par la brèche ainsi faite, entre le col et le corps de l'utérus, effondre le cul-de-sac vésico-utérin et ramène entre le pouce et les autres doigts le ligament large droit tout entier, qui est pincé en dehors des annexes et tranché d'un coup de ciseaux (pl. I, fig. 4 et pl. II, fig. 5). L'utérus est alors basculé à gauche et le ligament large gauche est saisi et sectionné de même (pl. II, fig. 6). Les artères utérines sont alors pincées. Elles saignent en général fort peu, parfois même ne donnent rien, car leur anse peut être décollée et rejetée en dehors sans avoir été ouverte. On peut d'ailleurs les pincer au moment de leur section, si elles donnent un peu de sang, ou même préventivement, immédiatement après la section du col.

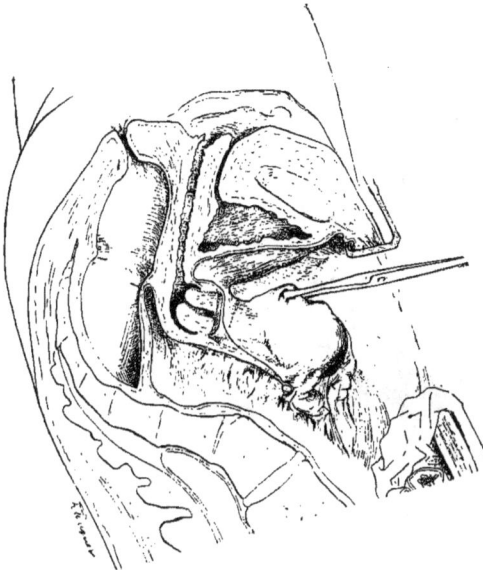

Fig. 213. — Décollation antérieure. L'utérus renversé et adhérent en arrière va être sectionné au niveau de l'isthme (J.-L. Faure).

Ce procédé ne convient qu'aux cas où l'utérus et les annexes sont mobiles : *fibromes* faciles à attirer et à basculer en avant, *annexites doubles sans adhérences, ovarites sclérokystiques*. Mais ces cas sont très communs. J'ajoute que, pour être bien · exécuté, il demande une certaine habitude de la chirurgie utérine.

Il est une autre circonstance dans laquelle la décollation peut rendre de grands services et devenir un procédé de nécessité. Ce sont les cas dans lesquels l'utérus est renversé en

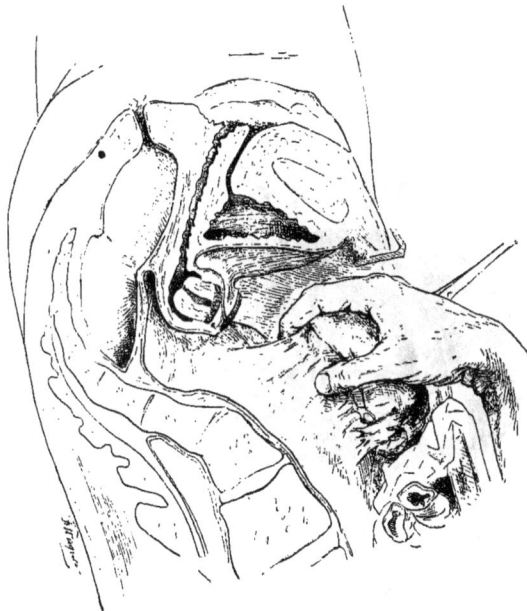

Fig. 214. — L'isthme est sectionné. L'utérus est ramené en avant et les annexes sont attaquées de bas en haut (J.-L. Faure).

arrière et enclavé dans le bassin, comme dans certains fibromes, ou main tenu par des adhérences qui le fixent au fond du bassin et le rendent inaccessible. Il faut alors sectionner le col, mais cette fois d'avant en arrière, en l'attaquant au niveau du cul-de-sac vésico-utérin. C'est une *décollation anté-rieure*. Dès que le col est sectionné, le pôle inférieur de l'utérus, ne tenant plus à rien, se laisse amener en avant et on peut, en passant encore entre le col et le corps de l'uté-rus, mais cette fois d'avant en arrière,

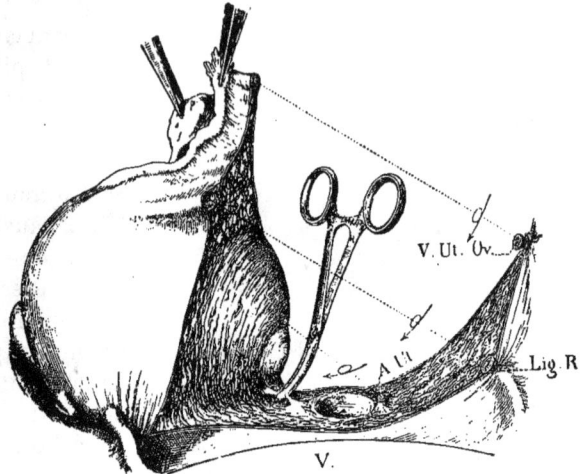

Fig. 215. — Le ligament large gauche et le col ont été sectionnés.
L'utérus est basculé à droite. Pincement de l'utérine.
(Monod et Vanverts, d'après Kelly.)

insinuer la main au fond du cul-de-sac de Douglas et désenclaver le fibrome ou décortiquer les annexes (fig. 213, 214).

Procédé de Howard A. Kelly. — Ce procédé, que nous appelons communément en France *procédé américain*, a des applications très générales.

Le chirurgien commençant par la droite, par exemple, attaque le ligament large droit de haut en bas, pince successivement le pédicule utéro-ovarien et le ligament rond, descend vers la base du ligament large, pince l'artère utérine et la coupe, puis il sectionne le col au niveau de l'isthme. Dès lors, il remonte de bas en haut dans le ligament large gauche, pinçant successivement l'artère utérine gauche, le ligament rond et le pédicule utéro-ovarien du même côté. C'est en réalité une *incision continue transverse* selon l'expression de H. A. Kelly (fig. 215).

Comme on le voit, il ne répond aux conditions idéales de l'hys-

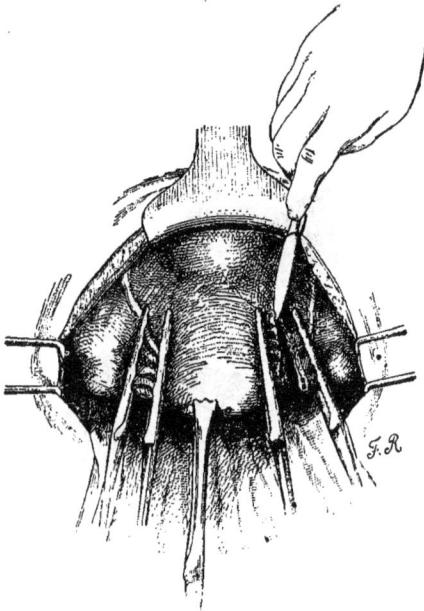

Fig. 216. — Section du ligament large droit.
(Monod et Vanverts, d'après Delage.)

térectomie (attaque de bas en haut) que dans la seconde partie de l'opération. Mais lorsque la première partie est facile et que l'attaque de haut en bas par un des côtés ne présente aucune difficulté, ce procédé est excellent. Il convient en réalité dans la plupart des fibromes. Lorsque ceux-ci sont mobiles, la décollation est plus rapide et plus élégante, mais le procédé de Kelly n'en est pas moins bon. En revanche, dès que le fibrome est peu mobile et bridé par les ligaments larges, le procédé américain devient le procédé de choix. Il n'y a guère que les fibromes enclavés, justiciables de la décollation antérieure, pour lesquels il ne soit pas recommandable. Dans les annexites doubles, il est applicable toutes les fois qu'un des côtés au moins ne présente que des lésions relativement légères et des annexes non adhé-

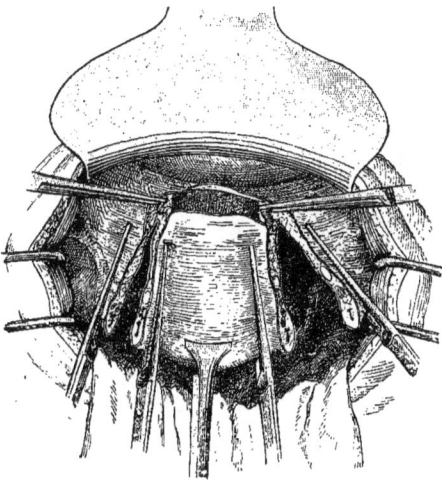

Fig. 217.   Fig. 218.

Fig. 217. — Les deux ligaments larges sont sectionnés. Pincement des utérines.
Fig. 218. — L'utérus a été enlevé ainsi que les annexes droites. Les annexes gauches vont être attaquées par-dessous (d'après Delage).

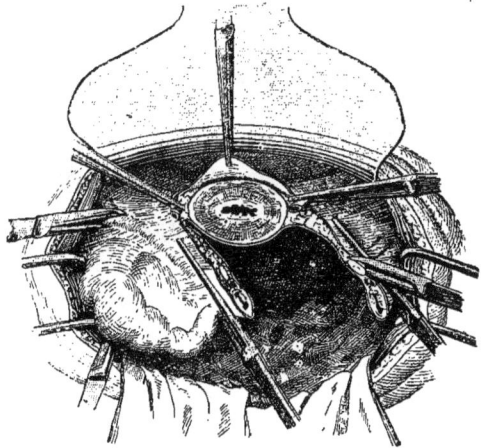

rentes. Dans ces conditions, on attaque par le côté accessible, laissant pour le côté adhérent et difficile l'attaque de bas en haut qui a lieu dans la seconde moitié de l'opération. Lorsque les adhérences annexielles sont bilatérales, le procédé américain devient contre-indiqué, car nous avons mieux à notre disposition.

Procédé de Terrier. — Ce procédé, qui ne trouve d'indications particulières que dans les annexites doubles, repose sur ce principe qu'il est bon, pour enlever des annexes adhérentes, de se débarrasser d'abord de l'utérus et de profiter de la place que laisse, au milieu du bassin, l'extirpation de cet organe pour attaquer les annexes par leur côté le plus vulnérable. Il consiste donc dans l'extirpation première de l'utérus et l'extirpation secondaire des annexes.

On commence, à droite, par exemple, par sectionner le pédicule annexiel près de la corne utérine (fig. 216), puis on descend le long du bord droit de l'utérus jusque sur l'artère utérine qui est pincée et coupée. On agit de même à gauche. L'utérus est ainsi isolé des deux côtés et ne tient plus que par le col, qu'on sectionne (fig. 217). Lorsque l'utérus est enlevé, on extirpe de part et d'autre les annexes en les attaquant par dessous, ce qui est facile, grâce à la place que donne au centre du bassin la suppression de l'utérus (fig. 218).

Ce procédé est applicable dans les annexites doubles adhérentes aux parois pelviennes; mais pour qu'il soit facilement exécutable, il faut que les annexes puissent être aisément séparés de l'utérus, ce qui n'est pas toujours le cas. Aussi vaut-il mieux, en règle générale, avoir recours au procédé suivant :

Hystérectomie par hémisection. — Ce procédé, que j'ai décrit en 1897, est fort simple; il pourrait être employé dans tous les cas où l'utérus est

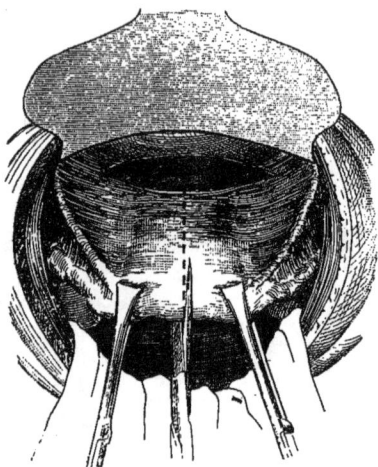 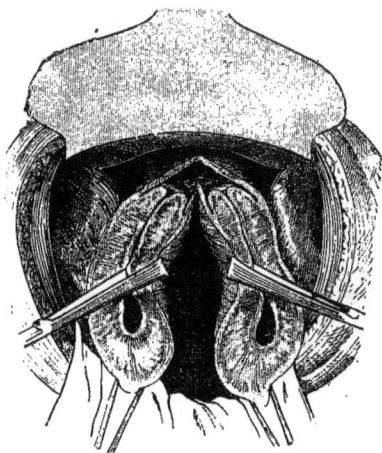

Fig. 219.   Fig. 220.
Fig. 219. — Hémisection de l'utérus (Hystérectomie totale).
Fig. 220. — L'utérus est sectionné. Le vagin est ouvert au niveau des culs-de-sacs antérieur et postérieur (J.-L. Faure).

peu volumineux, et en particulier dans toutes les annexites doubles, mais dans les cas simples, nous avons mieux. La décollation et le procédé américain sont préférables. Il doit être réservé aux cas dans lesquels les annexites sont adhérentes aux parois pelviennes. Dans ces cas difficiles il rend des services inappréciables et doit être préféré à tous les autres procédés, y compris celui de Terrier.

On reconnaît d'abord le fond de l'utérus qu'on saisit de chaque côté de la ligne médiane avec une pince, puis avec de forts ciseaux droits on sectionne l'utérus sur la ligne médiane, du fond vers le col, jusqu'à l'isthme (fig. 219, 220). On sépare alors du col, à droite, par exemple, d'un coup de ciseaux donné au niveau de l'isthme, une des moitiés utérines, on pince et on coupe l'artère utérine droite qu'on aborde par dedans. La moitié utérine se renverse alors vers le haut, pendant que la main, profitant de l'espace laissé libre par le renversement de cette moitié utérine, va décoller les annexes en les attaquant de bas en haut et de dedans en dehors. Une pince saisit le ligament rond et le ligament utéro-ovarien, et un coup de ciseaux les sectionne. La même opération est répétée du côté gauche, et l'extirpation du bloc utéro-annexiel se trouve ainsi terminée (fig. 221, 222).

Il n'y a, en réalité, qu'un procédé d'hystérectomie subtotale par attaque de *haut en bas* : c'est le *procédé de Schrœder*, dans lequel on descend de chaque côté de haut en bas dans le ligament large, pinçant et coupant successivement le pédicule utéro-ovarien, le ligament rond et l'artère utérine, et conservant pour la fin la section de l'isthme utérin.

Ce procédé est facile à appliquer dans les cas simples où tous les procédés sont bons. Dans les cas difficiles, surtout lorsqu'il s'agit d'annexites, il est mauvais, parce qu'il nécessite la décortication préalable des annexes qu'il faut attaquer de haut en bas et prive le chirurgien des facilités que donne pour cette décortication l'attaque de bas en haut.

Je ne saurai donc conseiller ce

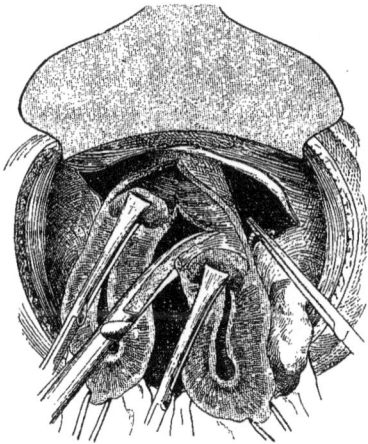

Fig. 221
Fig. 222.
Fig. 221. — Extirpation de la moitié droite de l'utérus.
Fig. 222. — Extirpation de la moitié gauche (d'après J.-L. Faure).

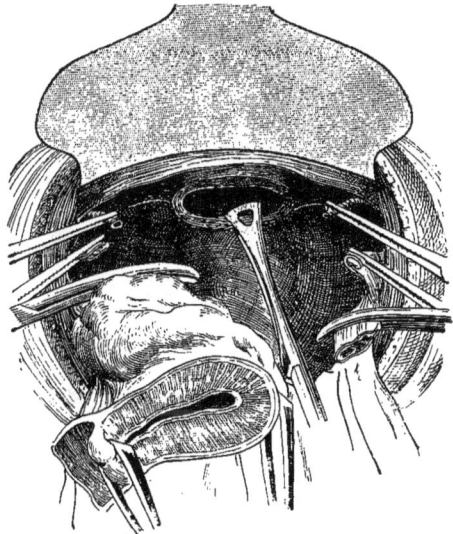

procédé, puisque nous avons mieux. Dans les fibromes et les annexites mobiles et faciles, il ne vaut ni la décollation, ni le procédé américain. Dans les annexites où un des côtés, où les deux surtout sont adhérents, il ne vaut ni le procédé américain, ni le procédé de Terrier, ni l'hémisection utérine.

Il faut le connaître, comme tous les autres ; mais il vaut mieux ne pas s'en servir.

L'extirpation de l'utérus et des annexes achevée, l'opération se termine de la même façon dans tous les procédés. Les ligatures des pédicules vasculaires doivent être faites au catgut, avec trois nœuds, et en passant les fils dans l'intérieur des tissus, pour éviter tout desserrage et toute chute des fils.

Le col est fermé par un surjet au catgut, et le péritoine est reconstitué par un surjet semblable et à grande courbure. Pour ces surjets, une aiguille de Reverdin à pédale rend de très grands services (Pl. II. fig. 7 et 8).

Si l'on juge le drainage vaginal indispensable, rien n'est plus simple. Il suffit d'inciser en arrière, sur la ligne médiane, le col et la paroi postérieure du vagin jusqu'au fond du Douglas. On a ainsi une voie de drainage parfaite, sans avoir les ennuis d'hémostase que donnent toujours plus ou moins l'extirpation du col et la désinsertion du vagin.

Hystérectomie totale. — En dehors du cancer, l'hystérectomie totale vit seulement des contre-indications de la subtotale : col suspect dans les fibromes, col également suspect ou trop malade dans les annexites bilatérales : c'est dire que ses indications sont singulièrement restreintes, et pour ma part je ne la fais certainement pas dans plus de 2 à 5 pour 100 des cas.

Mais si on doit la faire, on s'inspirera des mêmes principes que dans la subtotale, et l'on choisira de préférence les procédés qui permettent de pratiquer de *bas en haut* l'extirpation de l'utérus et des annexes. C'est pourquoi je ne saurais, en règle générale, conseiller l'extirpation de haut en bas, l'ancien procédé de Freund, plus ou moins modifié. Il s'exécute exactement comme le procédé de Schrœder pour la subtotale. Mais il faut décoller et repousser la vessie et, avant d'ouvrir et de désinsérer le vagin, avoir bien soin de saisir de chaque côté du col et de la partie supérieure du vagin, sur une hau

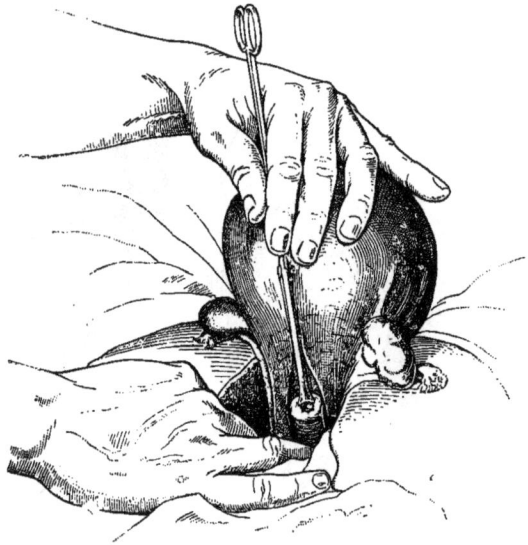

Fig. 223. — Prise du col, à travers le cul-de-sac postérieur.
(Doyen.)

teur de deux ou trois centimètres, l'utérine et ses branches cervico-vaginales pour faciliter l'hémostase.

Dans les cas faciles et en particulier dans les gros fibromes très mobiles, le *procédé de Doyen* est très commode. Après bascule de l'utérus en avant, on ouvre le cul-de-sac vaginal postérieur en s'aidant au besoin d'une pince directrice introduite par la vulve. Par l'ouverture ainsi faite, on va saisir le col que l'on attire vers le haut, puis on sectionne les insertions vaginales au ras du col avec de gros ciseaux courbes. Lorsque le vagin est désinséré, l'utérus ne tient plus que par les ligaments larges. On ramasse de bas en haut le ligament large droit que l'on pince et que l'on sectionne, puis on fait basculer l'utérus à gauche et on sectionne de même, après l'avoir pincé, le ligament large gauche. L'utérus est enlevé, il ne reste qu'à faire l'hémostase et à terminer l'opération (fig. 223, 224, 225).

Dans un grand nombre de cas correspondant à ceux que j'ai examinés plus haut, on pourra employer le *procédé américain* avec la modification de Segond, qui a ajouté au procédé de Kelly l'extirpation du col. La technique ne diffère pas sensiblement. Mais, au lieu de se borner à sectionner le col, il faut, au moment où on arrive au bas du ligament large, ouvrir le vagin sur sa partie latérale et le désinsérer tout autour du col, en ayant bien soin de ne pas s'en écarter de peur de léser les uretères (fig. 226).

Enfin, l'hystérectomie totale peut être faite

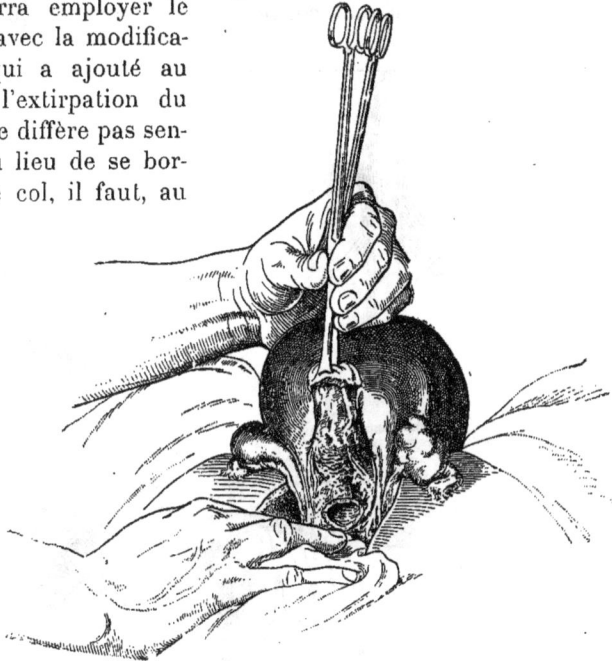

Fig. 224. — Le col a été désinséré circulairement; la vessie est décollée (Doyen).

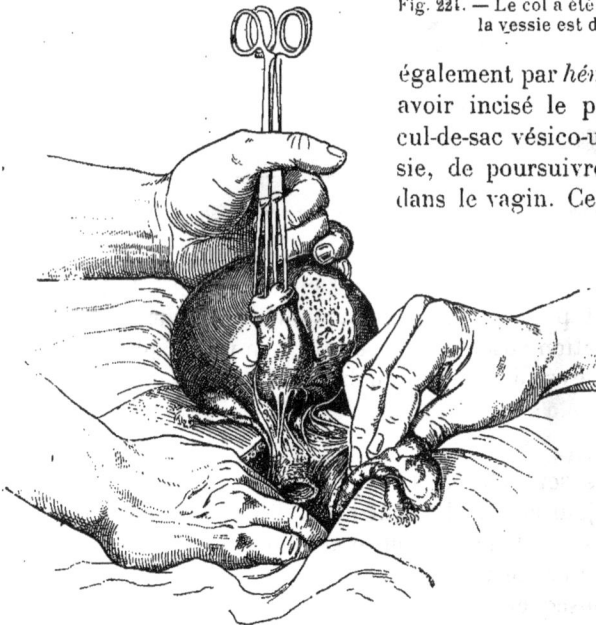

Fig. 225. — Le ligament large droit a été sectionné. Bascule de l'utérus à gauche (Doyen).

également par *hémisection*. Il suffit, après avoir incisé le péritoine au niveau du cul-de-sac vésico-utérin et refoulé la vessie, de poursuivre l'hémisection jusque dans le vagin. Ce procédé a ici un avantage marqué, c'est qu'il évite toute hésitation dans la recherche du vagin. En suivant la cavité utérine on y est conduit fatalement, et précisément sur la ligne médiane, ce qui permet de savoir exactement où l'on est par rapport aux uretères. Le vagin ouvert, le demi-moignon cervical est saisi, attiré en haut et désinséré. Le reste de l'opération est conforme à la description que j'en ai faite plus haut (fig. 219, 220, 221, 222).

Dans le *cancer du col*, par exception, on exécutera l'extirpation de haut en bas, parce qu'il faut garder pour la fin le col et les tissus avoisinants et qu'on ne peut les disséquer convenablement que lorsque l'utérus est libre

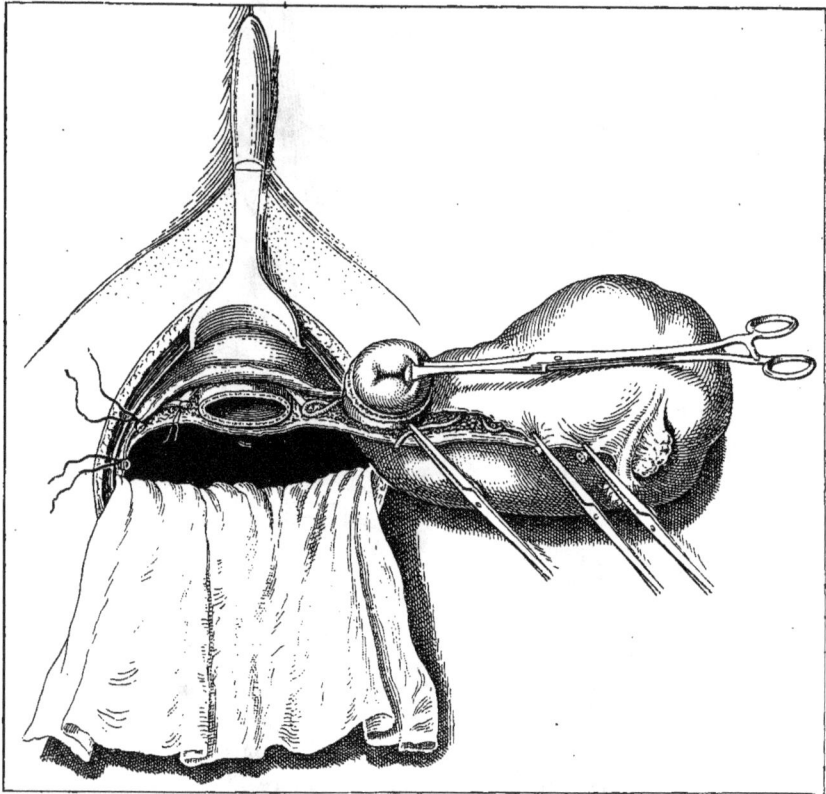

Fig. 226. — Procédé Kelly-Segond. Bascule de l'utérus à droite après désinsertion du col.

de toutes ses autres attaches. C'est en somme l'ancien procédé de Freund plus ou moins modifié et perfectionné, en particulier par Wertheim. La description de cette opération absolument spéciale sera mieux placée avec celle de la maladie qu'elle est destinée à combattre [V. UTÉRUS (CANCER)].

J.-L. FAURE.

HYSTÉRIE. — Les problèmes soulevés par l'hystérie se présentent à chaque instant dans la pratique journalière. Ils sont multiples et ils sont graves. Multiples, parce qu'il n'est peut-être pas un état morbide dans lequel on n'ait été amené à suspecter, bien souvent à tort, le rôle de l'hystérie; graves, surtout par les conséquences médico-légales que peut entraîner un diagnostic inconsidéré d'hystérie. Tout médecin, soucieux de ses devoirs professionnels, devoirs de praticien et devoirs d'expert, est tenu, aujourd'hui plus encore qu'hier, de se montrer particulièrement circonspect en présence des cas où l'hypothèse de l'hystérie peut être soulevée.

Cet avertissement est surtout nécessaire pour ceux qui ont acquis jadis sur l'hystérie des notions consacrées par un enseignement justement célèbre, et qu'ils peuvent considérer encore comme faisant foi. Or, ils ne doivent pas ignorer que la conception de l'hystérie, telle qu'elle fut édifiée sous l'impulsion de Charcot à la Salpêtrière, a été considérablement modifiée dans ces dernières années. Cette transformation n'offre pas seulement de l'intérêt pour l'étude de l'évolution des doctrines scientifiques, elle a suscité d'importantes modifications dans les méthodes d'examen clinique, dans l'interprétation des phénomènes observés et dans les conclusions thérapeutiques ou médico-légales qui s'en dégagent.

Une véritable révolution nosographique s'est donc opérée dans l'histoire de l'hystérie, et il faut la connaître.

Fait digne de remarque, ce sont les neurologistes français, ceux-là mêmes qui, jadis collaborateurs de Charcot, avaient le plus contribué à illustrer l'hystérie de la Salpêtrière, ce sont eux qui ont entrepris spontanément la critique de leurs anciens travaux, la réforme de leurs propres idées.

Babinski a été le promoteur de cette œuvre de revision. Dès 1901, il attira l'attention sur la nécessité d'un examen plus attentif des accidents qualifiés d'hystériques. Il n'hésita pas à abandonner lui-même une doctrine qu'il avait d'abord acceptée sans réserve, le jour où il s'aperçut qu'elle ne s'accordait pas avec les faits rigoureusement contrôlés. Ses idées furent acceptées par un grand nombre de neurologues; il conseilla de modifier les méthodes de contrôle et d'investigation. Bientôt, la plupart se prirent à douter du dogme nosographique, car ils y reconnurent des erreurs.

« Ces erreurs, dit Babinski, s'expliquent en partie par les idées théoriques fausses qui étaient ancrées dans l'esprit; elles s'expliquent encore parce que les faits sur lesquels elles portent ont parfois besoin d'être observés pendant plusieurs mois avant d'être rangés avec certitude dans la classe qui leur appartient et qu'on les perd de vue avant que la rectification du diagnostic se soit imposée; elles s'expliquent, enfin, par l'influence de la tradition à laquelle il est difficile de se soustraire. »

Et aujourd'hui, parmi ceux qui avaient contribué à enrichir le fief de la grande névrose, la majorité, s'inclinant devant l'évidence des faits, a reconnu l'abus que l'on avait fait de cette étiquette d'hystérie, employée à tout propos, trop souvent hors de propos, pour désigner les accidents les plus disparates.

Mais c'est surtout dans le domaine pratique qu'on s'est aperçu des conséquences fâcheuses d'un tel excès, notamment en médecine légale. Brissaud, partisan des idées de Babinski, s'est surtout insurgé contre la conception traditionnelle de l'hystérie, en montrant que ses applications inconsidérées dénaturaient l'appréciation des accidents du travail. Il ne s'agissait plus seulement de discuter la valeur scientifique d'une doctrine que le contrôle des faits rendait de moins en moins plausible, mais bien d'envisager ses conséquences dans le domaine social. Dès lors, une mise au point de la question parut à tous nécessaire, inévitable.

La Société de Neurologie de Paris, en 1908, discuta les différents problèmes soulevés par l'hystérie. Si tous ne furent pas résolus, du moins s'en est-il dégagé une série de notions capitales, qui tendent à confirmer les idées de Babinski.

D'abord, il a été reconnu que le mot d'*hystérie*, au lieu de devenir chaque année plus compréhensif, devait prendre un sens plus précis et singulièrement plus restreint. On ne l'emploiera désormais qu'avec une extrême réserve, dans des cas strictement déterminés, après un contrôle qui ne sera jamais assez rigoureux, sinon l'on contribuera à répandre des erreurs, non seulement des erreurs scientifiques, mais, ce qui est plus grave, des erreurs judiciaires.

Pour ne parler que des erreurs de diagnostic, on peut, avec Babinski, leur reconnaître trois causes principales :

1° « On a commis des erreurs de diagnostic en considérant comme hystériques des affections organiques. » — En conséquence, on devra multiplier et serrer de plus près les examens, si bien que le diagnostic d'hystérie se fera surtout par exclusion, lorsque l'on aura acquis la certitude de n'avoir pu constater aucun des signes actuellement connus qui permettent de révéler l'existence d'une affection organique.

2° « On a méconnu l'existence de la supercherie, et, faute d'une surveillance suffisante, on a rattaché à l'hystérie des phénomènes qui relevaient de la simulation. » — En conséquence, le clinicien ne doit pas seulement conduire ses enquêtes dans le domaine de la clinique ; il doit pénétrer aussi dans le domaine moral et se mettre en garde contre toutes les supercheries, intéressées ou non, volontairement imaginées ou émanant d'une perversion psychopathique constitutionnelle.

3° « On a confondu des états nerveux qui doivent être distingués les uns des autres. » Il n'est pas douteux, en effet, qu'on ait mis sur le compte de l'hystérie une foule d'accidents qui n'appartiennent nullement en propre à cette névrose. Tout spécialement dans le domaine psychiatrique, de multiples confusions se sont produites. — En conséquence, le praticien, étant appelé à aborder, à propos de l'hystérie, des problèmes psychopathiques, souvent très délicats, devra posséder une éducation psychiatrique suffisante. Faire un diagnostic d'hystérie en se basant sur une particularité psychique, sans connaître la valeur de ce signe en médecine mentale, serait aussi aventureux que de décréter qu'une hémiplégie est d'origine hystérique sans avoir connaissance des caractères distinctifs d'une hémiplégie organique. Il n'est pas moins important de savoir analyser une obsession que de savoir rechercher le signe des orteils.

Et déjà, grâce à l'emploi judicieux de tous les moyens d'investigation psychologique et de contrôle clinique, on est parvenu à débarrasser l'hystérie d'une foule de manifestations parasites.

Il était indispensable de rappeler brièvement cette dernière étape de l'histoire de l'hystérie afin de mettre le praticien sur ses gardes.

Définition de l'Hystérie. — L'hystérie, a dit Lasègue, est une « corbeille dans laquelle on jette les papiers qu'on ne sait où classer ». Aussi, d'après le même auteur, « la définition de l'hystérie n'a jamais été donnée et ne le sera jamais ».

Mettez ces aphorismes déconcertants en regard du prodigieux édifice nosographique qui fut construit pour l'hystérie sous l'impulsion de Charcot à la Salpêtrière. Ne semble-t-il pas que ce dernier ait donné aux boutades de Lasègue un démenti irréfutable? L'hystérie n'est-elle donc pas une entité morbide parfaitement caractérisée, possédant même des signes pathognomoniques? Telle fut, en effet, la croyance universelle jusqu'à ces dernières années.

Mais voici qu'aujourd'hui la création de Charcot ne paraît plus intangible. L'hystérie traditionnelle est démembrée; le mot même d'hystérie n'a plus de signification précise. Et, par un retour qui n'est pas rare dans l'histoire des conceptions médicales, l'opinion de Lasègue tend à revenir en vogue. Ayant perdu la foi en l'hystérie d'antan, et désespérant de s'en faire une conception nouvelle, certains n'osent même plus prononcer le mot d'hystérie. Ce scepticisme trop circonspect n'est pas moins regrettable qu'une foi trop aveugle, plus regrettable même, car il est stérile et stérilisant. Si la doctrine de l'hystérie traditionnelle paraît à bon droit critiquable aujourd'hui, ayant été trop schématique et trop hâtivement généralisée, elle eut du moins le grand mérite d'éveiller des curiosités légitimes, de développer et de perfectionner les méthodes d'investigation clinique. On peut même soutenir sans paradoxe que les travaux suscités par l'hystérie, à la Salpêtrière, ont profité davantage à la pathologie nerveuse en général qu'à l'hystérie en particulier.

Si donc, à tous égards, il serait regrettable de continuer à accepter la doctrine de l'hystérie traditionnelle, ce serait une défection scientifique que de renoncer à étudier l'hystérie, sous prétexte que les travaux qui lui ont été consacrés, il y a quelques années, ne paraissent pas aujourd'hui à l'abri de la critique.

Après avoir fait œuvre de vérification et de sélection dans le domaine de l'hystérie traditionnelle, il fallait donc proposer une définition nouvelle des phénomènes proprement hystériques. Babinski encore eut le mérite de cette initiative. Pour rester dans le domaine des faits, sur le terrain de la clinique, pour ne pas faire de l'hystérie une abstraction, il a proposé de la définir par ses manifestations mêmes, en choisissant parmi ces dernières les seules qui lui ont paru vraiment spécifiques.

Voici la définition de Babinski :

« *L'hystérie est un état psychique rendant le sujet qui s'y trouve capable de s'auto-suggestionner.*

« *Elle se manifeste principalement par des troubles primitifs et accessoirement par quelques troubles secondaires.*

« *Ce qui caractérise les troubles primitifs, c'est qu'il est possible de les reproduire par suggestion avec une exactitude rigoureuse chez certains sujets et de les faire disparaître sous l'influence exclusive de la persuasion.*

« *Ce qui caractérise les troubles secondaires, c'est qu'ils sont étroitement subordonnés à des troubles primitifs.* »

Ainsi, la caractéristique d'un trouble hystérique est de pouvoir être reproduit par suggestion avec une exactitude rigoureuse et de pouvoir être guéri uniquement par la persuasion.

C'est pour mettre en lumière ce dernier caractère, capital, que Babinski a proposé de désigner les troubles en question sous le nom de *troubles pithiatiques* (guérissables par persuasion). Il propose même de renoncer au mot d'hystérie qui ne peut qu'entretenir les malentendus et de le remplacer par le terme de *pithiatisme*. « Cependant, ajoute-t-il, il est permis aussi de conserver le mot d'hystérie; mais, si l'on en veut faire usage, il est naturel de le réserver aux phénomènes pithiatiques, qui comprennent les troubles que l'on a toujours considérés comme les plus caractéristiques et les plus importants de l'hystérie et auxquels cette névrose doit surtout la curiosité, l'intérêt, je dirai même la passion, qui se sont attachés à cette étude..., laissant au temps le soin de décider, ce qui du reste est d'importance secondaire, si l'on devra conserver ces deux termes, *hystérie* et *pithiatisme*, ou l'un d'entre eux seulement. »

Pour bien préciser le sens des mots contenus dans la définition précédente, il faut ajouter que, d'après Babinski, le terme de *suggestion* implique un sens péjoratif, c'est-à-dire que l'idée que l'on cherche à insinuer est déraisonnable, nuisible à l'individu : l'idée d'une maladie, d'une paralysie, par exemple, chez un sujet bien portant. La persuasion, au contraire, représente une insinuation raisonnable, utile, comme l'idée de guérison.

On n'est pas toujours sûr de guérir par persuasion tous les phénomènes hystériques, mais il est permis d'affirmer leur nature hystérique si, au préalable, on a observé d'autres faits similaires, ayant un aspect clinique identique, qu'on a pu reproduire par suggestion et faire disparaître par persuasion.

Telle est la conception nouvelle des troubles hystériques, infiniment plus restreinte, mais aussi beaucoup plus précise, qui fut proposée par Babinski. Bien entendu, elle a soulevé des critiques, et notamment on a discuté la valeur de la suggestion ou de la persuasion comme éléments de diagnostic. Nous ne pouvons aborder ici cette discussion.

Quoi qu'il en soit, la définition de Babinski offre un avantage incontestable : elle existe. Et depuis lors nulle autre définition plus clinique n'a été proposée. Elle a eu aussi deux conséquences très appréciables : elle a conduit les observateurs à préciser leurs méthodes d'investigation, et de ce fait bien des diagnostics erronés ont été déjà réformés; enfin elle a permis de débarrasser l'hystérie d'une foule d'accidents qui n'avaient rien à voir avec elle. Ainsi, quel que soit l'avenir réservé à cette conception, dût-elle être modifiée, abandonnée même, on lui doit déjà des résultats pratiques d'importance.

Quels sont donc les troubles qui, seuls, méritent aujourd'hui d'être qualifiés d'*hystériques*, — ce mot étant compris comme synonyme de *pithiatiques*? — Ce sont, avons-nous vu, ceux que la suggestion peut reproduire et que la persuasion peut faire disparaître : certaines crises convulsives, certaines paralysies, contractures, anesthésies, hyperesthésies, certains troubles des sens, du langage, enfin certains troubles respiratoires, digestifs, etc.; mais

Hystérie.

non pas toutes les crises convulsives, non pas tous les troubles moteurs ou sensitifs ou sensoriels, non pas tous les troubles organiques qui avaient été rattachés pêle-mêle à l'hystérie traditionnelle, et non pas surtout les troubles de la réflectivité, de la trophicité, non plus que les troubles circulatoires et sécrétoires, sur lesquels la suggestion n'a aucune prise ni davantage la persuasion.

Il eût été désirable de présenter l'étude du pithiatisme suivant un plan nosographique nouveau. Malheureusement, à l'heure actuelle, l'enseignement traditionnel de l'hystérie est encore imprimé dans trop de mémoires. Mieux vaut suivre une méthode plus fructueuse aux époques de transition. Nous préférons passer en revue dans cet article les manifestations attribuées à tort ou à raison à l'hystérie dans l'ordre où l'on avait coutume de les répartir. Mais, chemin faisant, à propos de chaque symptôme, nous ne manquerons pas de signaler sa valeur relative d'après les conceptions nouvelles ; pour un grand nombre, d'ailleurs, nous aurons même à signaler le discrédit définitif où ils sont tombés.

Dans la description de l'hystérie traditionnelle on avait coutume de considérer deux sortes de symptômes : les *signes permanents* ou *stigmates* et les *accidents* ou *paroxysmes*. Nous allons remémorer ces différents phénomènes, tels qu'ils étaient décrits dans les traités classiques, mais en ayant soin d'indiquer pour chacun d'eux la valeur diagnostique qu'il convient de leur attribuer aujourd'hui.

Les prétendus Stigmates de l'Hystérie. — Parmi les attributs distinctifs de l'hystérie figurait à la place d'honneur une série de signes dont la valeur était réputée pathognomonique ; ils semblaient si constants et si caractéristiques qu'on leur avait donné le nom de *stigmates*.

Ils comprenaient des troubles de la sensibilité, de la motilité, de la réflectivité et des troubles psychiques. Ils avaient pour caractère essentiel d'être permanents, discrets, c'est-à-dire presque toujours ignorés du malade, indifférents, c'est-à-dire n'exerçant aucune influence sur les fonctions vitales.

Hémianesthésie sensitivo-sensorielle, abolition du réflexe pharyngien, zones hystérogènes, rétrécissement du champ visuel, polyopie monoculaire, dyschromatopsie, etc..., la constatation d'un seul de ces signes a maintes fois suffi pour faire porter un diagnostic d'hystérie, et quand plusieurs se trouvaient réunis chez un même sujet, c'était, disait-on, la « signature de la grande névrose ».

Aujourd'hui, ces stigmates ont beaucoup perdu de leur prestige. Non seulement on admet qu'aucun d'eux ne possède une valeur vraiment pathognomonique, mais la constatation de tous ces signes réunis chez un même sujet n'a pas une signification diagnostique décisive. L'évidence des faits a conduit à cette conclusion : *Les prétendus stigmates de l'hystérie ne sont que le résultat d'une suggestion inconsciente, et, qui plus est, cette suggestion est presque toujours d'origine médicale. Ils apparaissent à l'occasion d'un examen mal dirigé où, sans s'en douter, le médecin les fait éclore lui-même.*

Désormais, il est donc superflu de donner une description spéciale de ces prétendus stigmates de l'hystérie. Nous nous contenterons de les rappeler à l'occasion.

Troubles de la sensibilité. — Ces phénomènes extrêmement variés occupaient la première place dans les descriptions nosographiques. Ils intéressaient aussi bien la sensibilité générale (anesthésies, hyperesthésies, paresthésies) que la sensibilité spéciale (troubles sensoriels).

Anesthésies. — L'histoire même des anesthésies hystériques prouve, par ses vicissitudes, qu'il s'agit d'accidents provoqués par une suggestion, consciente ou inconsciente.

Elle a traversé deux périodes de splendeur. La première remonte au moyen âge. En ce temps-là, l'anesthésie était considérée comme un signe de la possession diabolique. Sorcières et sorciers, possédés et démoniaques, furent copieusement transfixés par les aiguilles implacables des inquisiteurs et des exorcistes. Malheur à ceux qui, suggestionnés par les récits du temps et les pratiques des juges, ne réagissaient pas congrûment aux piqûres. Déclarés suppôts de Satan, ils étaient infailliblement voués au bûcher. Le rôle de la suggestion, dans la genèse de ces troubles sensitifs, est ici incontestable.

Par la suite, la possession par le diable perdant de son crédit, il fut de moins en moins question de ces anomalies de la sensibilité; la suggestion disparaissant, ses effets ont cessé de se manifester. Et jusqu'à la seconde moitié du siècle dernier, ces troubles ne furent signalés que comme des curiosités épisodiques.

Mais vinrent les examens systématiques pratiqués à la Salpêtrière pour l'étude de l'hystérie. Aussitôt reparurent des anesthésies tout à fait analogues à celles des possédées du diable. On les analysait avec soin, on les reproduisait volontiers, on les cultivait : elles se multiplièrent à foison dans tous les pays du monde. Un nouveau mode de suggestion était né, la suggestion médicale, qui fit éclore à profusion les anesthésies hystériques. Et, pendant une longue période, les médecins devinrent à leur insu les imitateurs des démonologues. L'hystérie du xixe siècle prit à son compte les maléfices des démons du moyen âge.

Or, depuis quelques années, depuis que l'on se met en garde contre les méfaits de la suggestion en recherchant les troubles de la sensibilité avec des précautions particulières, les anesthésies hystériques se font chaque jour de plus en plus rares, si rares même que bien des observateurs déclarent qu'à l'heure actuelle ils ne les retrouvent que si quelque médecin les a lui-même inconsciemment provoqués. La littérature neurologique, où pullulaient les relations de troubles sensitifs d'origine hystérique, reste maintenant presque muette à cet égard.

Ainsi, jadis la démonopathie, puis, plus près de nous, l'hystériculture, ont engendré, par d'involontaires suggestions, les mêmes désordres sensitifs, qui ont cessé de se manifester du jour où l'on a abandonné leur recherche, ou quand sont devenus plus rigoureux les moyens de contrôle. Les enseignements de l'histoire sont donc corroborés par ceux de l'observation clinique.

A l'heure actuelle, l'opinion défendue par Bernheim tend à prévaloir :

Hystérie.

chez les sujets, vierges de toute investigation antérieure, on ne retrouve presque jamais les anesthésies qui ont été considérées comme des stigmates pathognomoniques de l'hystérie. Et pour ce qui est de la répartition de ces troubles sensitifs, on admet également qu'elle varie au gré du malade ou de l'examinateur. Il en est de même du mode de l'anesthésie.

On admettait que l'anesthésie hystérique se présentait le plus souvent sous une forme dimidiée, frappant à la fois le revêtement cutané et les organes des sens : c'était l'*hémianesthésie sensitivo-sensorielle*, strictement limitée à la ligne médiane.

Mais l'hystérie réalisait aussi des *anesthésies segmentaires*, en gants, en manchettes, en manches de veste, en chaussettes, en bas, limitées sur les membres par des lignes circulaires comme celles des tracés d'amputation. Et, à défaut de l'une ou l'autre de ces localisations, on décrivait des *anesthésies en îlots* ou *en plaques*, irrégulièrement disséminées.

La variabilité même des répartitions topographiques, non seulement d'un sujet à l'autre, mais chez le même sujet d'un instant à l'autre, atténue singulièrement la valeur intrinsèque de ces symptômes.

L'anesthésie hystérique ne correspond jamais à un territoire anatomique déterminé. Elle est essentiellement *mobile* ; elle se métamorphose sous l'influence de toutes les causes capables d'agir sur la suggestibilité. Et elle est *paradoxale* : le sujet n'en est pas incommodé : il est exceptionnel qu'il en dénonce lui-même l'existence.

Enfin, tous les modes de la sensibilité ont été trouvés annihilés ou amoindris : sensibilité au tact, à la douleur, à la pression, sensibilité thermique, électrique, etc., sensibilité cutanée et sensibilité des muqueuses (pharynx, cornée, langue), sensibilité musculaire, osseuse, sens stéréognostique, etc.... Il n'est pas un trouble sensitif par défaut qui n'ait été imputé à l'hystérie.

La raison de ce polymorphisme est facile à saisir : « L'anesthésie, dit Babinski, est de tous les troubles dits hystériques, celui que le médecin ou l'entourage du malade crée le plus aisément. Autrefois, quand je recherchais l'hémianesthésie suivant les procédés dont on faisait généralement usage, je la trouvais très fréquemment; puis, petit à petit, en perfectionnant ma méthode d'examen, en me mettant de plus en plus à l'abri de la suggestion, le nombre des cas de ce genre s'est progressivement réduit et, dans ma statistique de ces quelques dernières années, sur 100 sujets environ présentant chacun au moins un des troubles désignés sous le nom de stigmates, je ne trouve plus un seul exemple d'hémianesthésie sensitivo-sensorielle. Or, il serait évidemment absurde de supposer que la nature de cette catégorie de malades a changé, et la vérité qui s'est imposée à mon esprit à la suite de ces observations successives, c'est que, comme l'avait déjà dit d'ailleurs M. Bernheim, le rôle de la suggestion dans la genèse de cette hémianesthésie est prépondérant, sinon exclusif. »

Dans ces conditions, on comprend qu'il importe de se mettre en garde contre toutes les causes d'erreur; on ne saurait assez multiplier les précautions pour éviter toute suggestion capable d'influencer le sujet qu'on examine.

Voici, à ce propos, les conseils donnés par Babinski :

D'abord il faut éviter avec soin de poser au patient des questions de ce genre : « Sentez-vous bien ? » ou encore : « Sentez-vous aussi bien d'un côté que de l'autre ? » Ce mode d'interrogation suffit à lui seul pour faire naître dans l'esprit du sujet l'idée d'anesthésie. Bien entendu, s'il s'agit d'un malade entrant à l'hôpital, il est de la plus élémentaire prudence de ne pas le faire séjourner, ne fût-ce que quelques heures, dans une salle où se trouvent déjà d'autres malades capables de le suggestionner par leur conversation. Dans la clientèle privée, on évitera, au moment de l'examen, toute intervention de l'entourage.

Pour la recherche même des anesthésies, Babinski recommande de procéder de la façon suivante :

« Je fais fermer, dit-il, les yeux du malade que j'examine, puis je commence par le prier de poser l'extrémité de son index, gauche ou droit, sur l'endroit où je l'aurai touché ; et souvent, pour exciter son attention ainsi que son amour-propre, je dis à ceux qui sont auprès de moi de manière à être entendu par lui, qu'à en juger par sa mine il doit être intelligent et qu'il me renseignera vraisemblablement d'une manière précise ; je touche alors très superficiellement diverses parties du corps, puis je pince la peau, je la pique, j'exerce des pressions avec le doigt, je croise les doigts les uns sur les autres, je les écarte, je fléchis et j'étends les divers segments des membres, je fais palper des objets divers, ronds, carrés, allongés, etc., j'applique sur les téguments des corps chauds et des corps froids, tout cela tantôt à gauche, tantôt à droite, et si le sujet ne me dit pas spontanément ce qu'il sent, je me contente de lui demander ceci : « Que sentez-vous maintenant ? » ou bien : « Qu'est-ce que je vous fais ? »

On élimine ainsi un grand nombre de causes de suggestion. Et lorsque l'examen est pratiqué de la sorte, on s'aperçoit que les anesthésies, si facilement constatées autrefois, sont en réalité rarissimes.

Les constatations de Babinski ont été confirmées par Brissaud, Ballet, Dupré, Souques, etc. Certaines réserves exprimées par Dejerine, Raymond, Pitres, se bornent aux observations dans lesquelles il n'a pas été possible de démontrer l'existence d'une suggestion antérieure, médicale ou autre, ayant pu provoquer des troubles sensitifs. Il est certain, en effet, que les enquêtes ne permettent pas toujours de reconstituer la suggestion originelle : mais ceci ne prouve nullement que cette suggestion n'ait pas existé. D'ailleurs, depuis que l'attention a été attirée sur la nécessité de rechercher l'anesthésie avec toutes les précautions désirables, aucun fait nouveau n'a été signalé venant à l'encontre de l'opinion émise par Babinski et acceptée par la plupart des neurologistes.

En somme, les anesthésies hystériques, qu'il s'agisse de l'anesthésie sensitivo-sensorielle ou d'anesthésies segmentaires, en gants, en gigots, en bas, en chaussettes, ou enfin d'anesthésies en îlots, toutes ces anesthésies peuvent être considérées désormais comme le résultat d'une suggestion inconsciente, le plus souvent d'origine médicale.

On saisit bien l'importance des nouvelles méthodes d'investigation quand on les compare à celles qui étaient en usage, il y a peu de temps. Tandis que, précédemment, l'examinateur recherchait systématiquement des désordres sensitifs dont les caractères et l'autonomie ne lui semblaient pas discutables, et que, s'attendant à les trouver, inconsciemment, par suggestion, il arrivait à les faire se réaliser, actuellement, l'examen se fait, sans idée préconçue, en évitant d'orienter les idées du patient dans un sens ou dans l'autre, et sans qu'on veuille attribuer aux signes constatés une valeur vraiment pathognomonique.

Avec la doctrine traditionnelle, la constatation d'un seul des prétendus stigmates conduisait infailliblement au diagnostic d'une maladie, l'hystérie, avec toutes ses conséquences pronostiques, thérapeutiques, et médico-légales. Aujourd'hui, si, après un contrôle rigoureux, on se trouve en présence d'un de ces troubles anesthésiques, on doit encore se demander s'il n'est pas le résultat d'une suggestion méconnue.

Et, lorsqu'on parle de suggestion, il faut envisager à la fois l'*hétéro-suggestion* et l'*auto-suggestion*. Nous venons de voir que l'hétéro-suggestion était fréquemment d'origine médicale; elle peut aussi provenir de l'entourage des malades. Mais l'auto-suggestion n'est guère moins fréquente et peut produire les mêmes effets. Les troubles de la sensibilité sont souvent simulés par des sujets qui, « soit par intérêt, par vanité, par désir d'exciter la curiosité, soit aussi par malignité, par esprit de mystification, soit même par cupidité » cherchent à profiter d'une manière ou d'une autre, de leurs inventions mensongères.

En réalité, cette auto-suggestion n'est qu'une manifestation de cet état psychopathique spécial, auquel E. Dupré a donné le nom de *mythomanie* (v. c. m.) : tendance constitutionnelle aux mensonges, à la simulation, à la fabulation, qui joue un si grand rôle dans le déterminisme des accidents dits hystériques et sur laquelle nous aurons à revenir à propos de l'état mental.

On peut donc dire que les anesthésies hystériques sont la conséquence d'une simulation consciente ou d'une simulation inconsciente. Et, rien ne serait plus utile que d'arriver à établir une distinction entre ces deux ordres de simulation, surtout au point de vue médico-légal. Malheureusement, neurologistes et psychiatres s'accordent à considérer ce problème comme insoluble. « Pour moi, dit Babinski, il n'existe aucun critérium permettant de distinguer les phénomènes suggérés des phénomènes simulés; seules, des considérations d'ordre moral peuvent porter le médecin à écarter l'hypothèse de simulation. »

Pour en finir avec les anesthésies hystériques, il faut conclure au point de vue pratique :

1° Que le médecin ne saurait prendre assez de précautions dans la recherche des troubles de la sensibilité, quels qu'ils soient, particulièrement en matière d'expertise;

2° Que la constatation d'une de ces anesthésies qualifiées jadis d'hystériques, quelle que soit sa répartition et quel que soit son mode, ne saurait être considérée comme un *stigmate permanent*, indépendant de la suggestion.

3° Que, cependant, en présence d'une anesthésie manifestement provoquée par la suggestion et capable de disparaître par la seule persuasion, alors,

mais seulement alors, on est en droit de dire qu'il s'agit bien d'un phénomène pithiatique ou hystérique. Mais on fera encore toutes réserves sur la
possibilité d'une simulation.

Hyperesthésies. — Ce que nous venons de dire sur les anesthésies nous
permettra d'être bref pour les autres troubles sensitifs décrits communément dans l'hystérie traditionnelle.

Parmi les hyperesthésies, on attachait surtout de l'importance à celles
qui, localisées en certains points du corps, étaient considérées comme
capables de provoquer, sous l'influence d'un attouchement ou d'une pression, les accidents convulsifs de la névrose. On les appelait *zones hystérogènes*; leur siège de prédilection était chez la femme la région ovarienne,
chez l'homme la région testiculaire; on en trouvait aussi dans la région
mammaire, dans la région lombaire, le long de la colonne vertébrale et
même sur les membres, sur les muqueuses aussi.

Ici encore, aucun doute que ces hyperesthésies, ainsi que leurs conséquences convulsives, fussent déterminées par des suggestions presque
exclusivement médicales. Les questions trop explicites et toujours suggestives de l'examinateur, l'insistance que mettait ce dernier à localiser les
points ou les zones sensibles et à provoquer par leur contact des attaques
convulsives, tout cela réalisait une véritable éducation pathologique.

Points d'hyperesthésie et zones hystérogènes ont donc la même valeur
clinique que les anesthésies.

Paresthésies. — On peut en dire autant des *paresthésies* de toutes sortes,
dont il est superflu de reproduire la liste infiniment variée: elles reconnaissent la même origine suggestive.

Algies. — L'énumération des troubles douloureux rattachés à l'hystérie
conduirait à passer en revue toutes les douleurs qui, localisées en tous les
points du corps, sous toutes les formes possibles, sont décrites dans toutes
les maladies, internes et externes, aiguës ou chroniques. C'est uniquement
pour mémoire que nous signalerons rapidement les principales algies qui
ont été attribuées à l'hystérie.

La *céphalalgie hystérique* (clou hystérique de Sydenham) correspond à
une zone hyperesthésique, superficielle ou profonde, pouvant siéger en
différents points de la tête, plus généralement sur le vertex. Ces douleurs
se confondent souvent avec la céphalée « en casque » des neurasthéniques.
Lorsqu'elles sont plus aiguës, elles peuvent même en imposer pour des accidents méningitiques; car on a décrit une *pseudo-méningite hystérique*,
s'accompagnant de photophobie, de raideur de la nuque, de contractures,
de délire, etc. La confusion n'est vraiment guère possible entre cette
contrefaçon de méningisme et les réactions méningitiques authentiques.
Au surplus, l'examen du liquide céphalo-rachidien lève aujourd'hui toute
hésitation.

La *rachialgie hystérique*, avec ses douleurs lombaires ou dorsales,
exaspérées par la pression des apophyses épineuses, a pu faire songer à une
myélite, à un mal de Pott, par exemple; l'intégrité des réflexes et des
sphincters ne permet pas la confusion.

Dans la même série de phénomènes douloureux attribués à la névrose figurait également l'*angine de poitrine hystérique*, avec sa localisation précordiale, et ses irradiations dans le membre supérieur. Le diagnostic ne devient délicat que si ces phénomènes douloureux coïncident avec une cardiopathie avérée, ou des troubles arthritiques.

Parmi les algies, il faut encore rappeler un groupe fort important, les *arthralgies*. Celles-ci pouvaient occuper tous les sièges et revêtir toutes les formes. La plus connue est la *coxalgie* dite *hystérique*, qui se présente avec presque tous les caractères de la coxalgie tuberculeuse : déformations, attitudes vicieuses, impotence fonctionnelle, semblent s'allier pour augmenter les difficultés du diagnostic. Mais l'absence de phénomènes inflammatoires et fébriles, la rapidité d'évolution des symptômes, l'acuité même de la douleur qui permet de suspecter l'exagération, enfin la disparition de tous les signes objectifs sous le sommeil chloroformique, empêcheront de confondre une arthralgie de ce genre avec une véritable arthrite tuberculeuse.

L'hyperesthésie dite hystérique a été rendue responsable de toute sorte de *névralgies* : névralgie du trijumeau, névralgie sciatique, etc. Et même, toutes les névralgies viscérales ont figuré dans la série des phénomènes réputés hystériques : coliques hépatiques, coliques néphrétiques, gastralgies, crises vésicales, uréthrales, ovarie, hystéralgie, vaginisme, testicule irritable, etc.

Le polymorphisme de ces accidents douloureux est illimité. Aussi, a-t-on sagement entrepris de réagir contre une tendance qui conduisait à rattacher à l'hystérie toutes les douleurs dont on ne parvenait pas à dépister la cause. Que l'on soit arrivé à concevoir l'existence d'une hystérie mono-symptomatique, pouvant se manifester exclusivement par un seul signe, une douleur notamment, quelle qu'elle fût, cela semble à peine vraisemblable ! On pourrait cependant retrouver plus d'un diagnostic de ce genre dans la littérature médicale. *A fortiori*, l'hystérie paraissait-elle indéniable quand on constatait par surcroît une anesthésie conforme aux notions classiques. Nous avons vu ce qu'il fallait penser de ces anesthésies, dont l'origine suggestive, extrinsèque ou intrinsèque, est aujourd'hui reconnue. Il en est de même des algies dites hystériques, dans lesquelles le rôle de la suggestion, de l'auto-suggestion surtout, est prépondérant.

Troubles sensoriels. — Les désordres sensoriels qui ont été mis sur le compte de l'hystérie ne sont pas moins nombreux et variés que les troubles de la sensibilité générale.

On a signalé la disparition, totale ou partielle, et toutes sortes de perversions, du *goût* et de l'*odorat*. Dans l'hémianesthésie sensitivo-sensorielle on trouvait l'abolition du goût et de l'odorat sur une seule moitié de la langue et pour une seule narine. Cette dimidiation, qu'on ne retrouve plus aujourd'hui, semble bien n'avoir été qu'un produit inconscient de la suggestion médicale.

Pareillement pour les troubles de l'audition. La *surdité hystérique*, le vertige hystérique de Ménière, sont des phénomènes suggérés ou simulés, quand il ne s'agit pas, bien entendu, d'une lésion de l'appareil auditif ou labyrinthique ; mais alors l'hystérie n'est plus en cause.

C'est surtout du côté de la vue que furent poussés les examens des accidents réputés hystériques. L'un de ces troubles, notamment, avait été érigé au rang de stigmate : chacun connaît le fameux *rétrécissement concentrique du champ visuel.*

Or, il résulte des observations récentes, plus méthodiquement conduites, que ce symptôme est aussi peu caractéristique que les anesthésies sensitivo-sensorielles. On ne retrouve plus le rétrécissement du champ visuel, depuis que, dans cette recherche, on évite certaines pratiques, qui, communément employées jadis, suffisaient à créer de toutes pièces ce symptôme. Tout au plus, rencontre-t-on, exceptionnellement, des rétrécissements « de fatigue » (Rochon-Duvigneaud), conséquences d'un examen trop prolongé ; la durée de ce trouble visuel est toujours éphémère, et il revêt des formes trop variables pour qu'on puisse lui attribuer une signification diagnostique certaine. Il serait donc superflu d'insister sur un symptôme, dont la valeur clinique est déchue, s'il ne fallait donner quelques conseils sur la façon de pratiquer l'examen du champ visuel, lorsqu'on veut se mettre à l'abri des causes d'erreur.

Voici comment Brissaud recommandait de procéder : Au lieu de placer devant le malade l'objet qu'il doit regarder, doigt ou index, et d'éloigner progressivement cet objet de la ligne médiane en lui demandant à quel moment il cesse de le voir, — méthode détestable, car elle est capable de suggérer au patient le trouble visuel qu'il s'agit précisément de rechercher, — on opérera de la façon suivante :

On se placera en face du sujet, on prendra sa nuque à deux mains, puis l'on écartera les deux mains, doigts fermés sauf le pouce, en décrivant deux arcs de cercle et en ramenant progressivement les pouces vers la ligne médiane à 50 centimètres environ au-devant du sujet. Ce faisant, on lui demandera, non pas de dire à partir de quel moment il cesse de voir les pouces de l'observateur, mais en quelle position il commence à les voir. « En opérant de la sorte, dit Brissaud, j'ai constaté que le sujet voyait toujours les pouces dans les positions les plus extrêmes : bien plus, à quelques-uns il arrive de dire qu'ils ne voient plus les pouces, lorsque ceux-ci sont dans l'axe de la macula. » Par là, on se rend compte du rôle que jouait la suggestion dans la production du rétrécissement concentrique du champ visuel. Car, les doigts ou les index du campimètre étant placés d'abord en face du sujet, puis progressivement ramenés sur les côtés et en arrière, si on lui demandait d'indiquer le point où il cessait de les voir, on lui faisait prévoir ainsi une limite concentrique du champ visuel. Aussi trouvait-on presque toujours un rétrécissement.

D'ailleurs, la plupart des malades, mal renseignés sur ce mode d'examen, font involontairement des réponses inexactes : ils déclarent ne voir les doigts ou l'index qu'au moment où ils les perçoivent d'une manière très nette. Le rétrécissement du champ visuel ainsi constaté n'est donc qu'apparent. Il suffit de quelques explications pour modifier du tout au tout les renseignements (Babinski, Rochon-Duvigneaud). Ce qui prouve combien de tels signes sont peu dignes de crédit.

La *dyschromatopsie* fut aussi regardée comme un des apanages presque exclusifs de l'hystérie. Or, il faut bien savoir que normalement tous les sujets ne voient pas les couleurs exactement de la même façon, ni dans la même étendue. La diversité des couleurs employées dans les examens est déjà une cause d'erreur. La vision nette d'une couleur, très difficile à apprécier, varie suivant la capacité d'attention des patients. Au surplus, un appareil imaginé par Rémy (de Dijon), le diploscope, permet aujourd'hui d'éliminer toute supercherie ou toute cause d'erreur dans la recherche de la dyschromatopsie.

D'autres troubles oculaires attribués à l'hystérie méritent encore d'être mentionnés, notamment la *diplopie* ou *polyopie monoculaire* : un porte-plume étant placé au-devant de l'œil et éloigné peu à peu, le patient voit d'abord une seule image, puis bientôt il déclare en apercevoir une seconde ; à mesure que l'objet s'éloigne, les deux images lui paraissent s'écarter ; il arrive même qu'il en perçoive une troisième. Enfin, on a signalé l'asthénopie accommodative, la *macropsie* (les objets semblent grossis), la *micropsie* (les objets sont rapetissés). On a décrit une *amblyopie hystérique*: amaurose unilatérale ou amaurose bilatérale (cécité hystérique). Les mêmes remarques que nous avons faites à propos du rétrécissement du champ visuel sont applicables à tous ces troubles oculaires : les influences suggestives, et tout spécialement l'influence des examens ophtalmologiques, jouent un rôle prépondérant dans leur genèse.

Troubles de la réflectivité. — Dès 1893, Babinski avait mis en évidence cette notion capitale : chaque fois que l'on constate un trouble de la réflectivité par excès ou par défaut, surtout si ce trouble est unilatéral, on doit toujours songer à l'existence d'une perturbation organique. Et c'est un fait désormais reconnu par tous : *l'affaiblissement, l'abolition ou l'exagération des réflexes tendineux n'appartiennent pas à la symptomatologie de l'hystérie.*

L'exagération des réflexes, des réflexes patellaires notamment, lorsqu'elle est bilatérale, est un phénomène d'ordre banal. On la rencontre aussi bien chez des sujets normaux que chez des hystériques. Les examens médicaux réitérés ont même souvent pour effet d'augmenter l'amplitude des réflexes, de la même façon que la recherche souvent répétée de l'anesthésie ne fait qu'augmenter l'intensité de cette dernière.

La trépidation épileptoïde vraie (clonus du pied) n'appartient pas non plus à l'hystérie.

Quant aux réflexes cutanés, leur intensité peut, il est vrai, se modifier, surtout chez les hystériques anesthésiques; mais on ne saurait tirer de cette constatation une conclusion valable.

Il n'en est pas de même du phénomène des orteils. Le *signe de Babinski n'a rien à voir avec l'hystérie.* Sa constatation est toujours l'indice d'une perturbation organique du système pyramidal; pareillement, pour le *signe de l'éventail* (Babinski) (V. Réflexes). Toutefois, on se rappellera que, dans quelques cas, fort rares d'ailleurs, le réflexe de Babinski peut faire défaut; il faut savoir aussi que ce réflexe peut être simulé (Dupré).

L'abolition du réflexe pharyngien n'a aucune valeur diagnostique. Et cependant que de diagnostics d'hystérie ont été faits par cette simple constatation : la titillation du fond de la gorge ne s'accompagnant d'aucune réaction.

Or, en premier lieu, le réflexe pharyngien présente à l'état normal de grandes différences individuelles. De plus, rien n'est plus facile que de le supprimer par un effort de volonté ou par l'accoutumance. Enfin, il est nécessaire de s'entendre sur ce qu'on doit appeler réflexe pharyngien.

On doit d'abord le distinguer du *réflexe nauséeux*, qu'on a coutume de rechercher en appliquant sur la langue une substance d'un goût désagréable, du sulfate de quinine par exemple. Normalement, ce réflexe nauséeux ne se produit pas chez certains sujets; ceci n'implique nullement qu'ils ne sentent pas l'amertume; ils peuvent très bien percevoir la sensation sans faire la grimace du dégoût ou de la nausée (Brissaud).

D'autre part, comme le recommande Babinski, il ne faut pas confondre le vrai réflexe pharyngien, qui se manifeste par une contraction des piliers des voiles du palais, avec le mouvement général de défense qui suit l'excitation du fond de la gorge et qui se traduit par un recul de la tête : « On peut, avec l'habitude, arriver à résister à ce mouvement de défense, et il est facile d'obtenir ce même résultat par suggestion. Mais il n'en est pas de même pour le vrai réflexe. Faites l'expérience suivante : prenez un sujet, quelque suggestionnable qu'il soit, assurez-vous, après avoir abaissé sa langue, que la titillation du fond de la gorge provoque une contraction nette des piliers; cela fait, suggérez-lui de votre mieux que la gorge perdra sa sensibilité, puis faites une nouvelle exploration, et, si le sujet n'entrave pas l'observation par des mouvements volontaires, vous verrez que le réflexe pharyngien se manifeste tout aussi bien après qu'avant vos tentatives de suggestion » (Babinski). En somme, l'examen du réflexe pharyngien ne donne pas de résultats cliniquement utilisables.

Pour ce qui est des *réflexes pupillaires*, réflexe à la lumière, à l'accommodation, à la convergence, à la douleur, ceux-ci étant inaccessibles à toutes les suggestions, il ne saurait en être question à propos de l'hystérie.

Il n'y a donc pas de troubles de la réflectivité appartenant en propre à cette dernière. Si quelques phénomènes de ce genre ont été signalés, c'est qu'il s'agissait, ou bien d'associations hystéro-organiques, ou bien de contatations erronées, ou encore de simulation. « Il est évident, comme dit Babinski, qu'on peut rendre impossible l'observation du réflexe rotulien ou du réflexe cutané plantaire en contractant volontairement les muscles de la cuisse et ceux de la jambe et du pied. On pourrait de même, par une contraction volontaire, simuler un réflexe rotulien ou un signe du gros orteil qui serait aboli. Mais il ne s'agirait alors que d'une contrefaçon bien imparfaite : un examen méthodique permettra toujours de distinguer le véritable réflexe physiologique ou pathologique des faux réflexes suggérés ou simulés. »

Troubles moteurs. — De même que toutes les variétés possibles des troubles de la sensibilité ont été rattachées à l'hystérie, de même celle-ci a été rendue responsable d'un nombre presque illimité de désordres moteurs. Ceux-ci ont subi les mêmes vicissitudes que les troubles sensitifs. Tandis qu'on en rencontrait à profusion à l'époque où la suggestion, religieuse au moyen âge, médicale au siècle dernier, les entretenait et les propageait, peu à peu ils sont devenus de plus en plus rares.

Mais on les observe encore chez les accidentés du travail où ils sont entretenus, sinon engendrés, par des examens médicaux malavisés et par l'appât des indemnités.

Ces phénomènes ne sont pas plus difficiles à faire éclore ni à faire disparaître aujourd'hui qu'autrefois chez les sujets suggestionnables; mais ils attirent moins l'attention, étant en quelque sorte passés de mode. Les médecins s'attardent moins à les provoquer et à les cultiver; ils se hâtent au contraire de mettre tout en œuvre pour les faire disparaître. La suggestion pathogène va décroissant, les suggestions curatives se perfectionnent et se multiplient. Ainsi s'explique, comme pour les troubles sensitifs, la diminution progressive des accidents moteurs de l'hystérie.

Ceci dit, pour bien préciser l'origine et la nature de ces troubles, on ne peut nier cependant leur existence : ce sont au premier chef des phénomènes pithiatiques. Rappelons les plus communs.

Paralysies. — Hémiplégies, monoplégies, paraplégies, toutes les localisations paralytiques ont été décrites dans l'hystérie.

L'*hémiplégie hystérique* a suscité de nombreux travaux. On en a décrit de flaccides et de spasmodiques, de complètes et d'incomplètes, d'éphémères et de durables, de subites et de progressives. En général, l'hémiplégie hystérique s'accompagnait d'une hémi-anesthésie sensitivo-sensorielle; elle atteignait rarement la face.

Avant la connaissance de tous les signes cliniques qui permettent de dépister aujourd'hui les hémiplégies organiques, on faisait le diagnostic de l'hémiplégie hystérique par les caractères de la démarche. Todd avait montré que l'hémiplégique hystérique traîne derrière lui son membre paralysé, tandis que l'organique exécute un mouvement de circumduction : il marche en fauchant. Cette distinction est exacte, mais non pas absolue, la marche en fauchant pouvant être facilement simulée. Grâce à la connaissance du signe de Babinski, de la flexion combinée de la cuisse et du bassin, on peut aujourd'hui reconnaître avec certitude une hémiplégie organique. Mais ici encore, surtout dans les cas frustes, lorsqu'il s'agit de lésions peu profondes, peu durables, il importe de multiplier les examens et de varier les moyens de contrôle, afin de ne pas omettre un seul des signes qui peuvent faire supposer l'existence d'une lésion nerveuse (V. HÉMIPLÉGIE, NÉVROSES TRAUMATIQUES).

Les *monoplégies hystériques* sont encore assez fréquentes actuellement à la suite des traumatismes; elles sont presque toujours accompagnées de troubles sensitifs à répartition segmentaire; ce sont les plus tenaces, les monoplégies brachiales surtout, chez les accidentés du travail. Mais elles ne s'accompagnent pas d'atrophie musculaire, de rétractions tendineuses, de griffes, de troubles de la réflectivité. Enfin, elles disparaissent souvent par la seule solution du litige qui a contribué à les faire éclore et à les entretenir.

Voici comment Babinski conseille de procéder pour dépister une paralysie brachiale d'origine suggestive : « Je soulève, dit-il, le bras paralysé et je l'abandonne ensuite à lui-même; je répète la manœuvre un grand nombre de fois, et, en même temps, par des questions et des ordres de toute sorte,

je cherche à détourner l'attention du malade de ce qui fait l'objet principal
de la mienne; je constate généralement que, d'une manière intermittente,
pendant un laps de temps plus ou moins long, le bras, privé de soutien, au
lieu de tomber comme un corps inerte, ainsi que cela a lieu infailliblement
à chaque essai dans les paralysies organiques, se maintient dans l'espace, à
l'instar du bras d'un homme normal qui ferait un effort pour le tenir dans
cette attitude. L'expérience est absolument concluante, et il me paraît
facile d'interpréter ce fait : cette paralysie d'origine suggestive qui, comme
je l'ai fait remarquer, est une sorte de simulation, insconsciente ou subconsciente, a besoin, pour subsister, de l'attention du malade concentrée
sur ce point; celle-ci vient-elle à être mise en défaut, la paralysie disparaît. »

Plusieurs signes cliniques permettent d'ailleurs de reconnaître l'origine
organique d'une monoplégie brachiale. Souques a décrit le « phénomène
des doigts » ou « phénomène des interosseux » qui consiste dans une
abduction forcée des doigts, du côté de l'hémiplégie, apparaissant quand le
malade cherche à lever le bras paralysé. On observe aussi ce phénomène
chez certains hémiplégiques, lorsqu'ils étendent les doigts et même à l'état
de repos (Babinski). Le « signe de la pronation de la main « a été encore
décrit par Babinski, dans l'hémiplégie organique, avant même l'apparition
de la contracture. On recommande au malade de laisser inertes ses membres supérieurs; puis on place les avant-bras en supination; on les soutient
avec ses propres mains par leur face dorsale au niveau du poignet, et on
leur imprime plusieurs secousses successives; on voit alors la main du côté
de l'hémiplégie se porter en pronation.

L'hystérie simule aussi toutes les *paralysies d'origine périphérique*; mais
généralement elle les simule mal. C'est ainsi qu'elle ne fait qu'une mauvaise
contrefaçon de la paralysie radiale. Il est en effet impossible de dissocier à
volonté la contraction des muscles de la région antérieure et celle du long
supinateur. Chez l'hystérique, tous les muscles restent inertes.

Lorsqu'il s'agit de *paralysies oculaires*, l'hystérie est incapable de réaliser
les troubles pupillaires, comme le myosis, la mydriase, ou l'immobilité de
la pupille. Elle ne peut pas réaliser davantage le signe de Charles Bell dans
la paralysie faciale (v. c. m.).

En somme, dans un examen bien conduit, il ne faut pas procéder d'abord
à la recherche de symptômes qui, généralement à tort, ont été considérés
comme propres à l'hystérie; il importe surtout d'avoir présents à l'esprit les
signes caractéristiques des affections nerveuses organiques bien définies.
Lorsqu'après des examens minutieux et réitérés, on a acquis la certitude
que tous ces signes font défaut, alors seulement on peut envisager l'hypothèse que la suggestion est en cause et que l'on a affaire à un trouble
pithiatique; encore faut-il avoir écarté, par une surveillance avisée et
inflexible, tout soupçon de simulation.

Contractures. — On ne pourrait que répéter, à propos des contractures
hystériques, ce qui vient d'être dit au sujet des paralysies. Elles présentent
toutes les variétés possibles de localisation, d'intensité, de durée. On en a
vu qui persistaient pendant plusieurs années avec une ténacité et une permanence surprenantes. Mais elles n'ont ni la même apparence ni exacte-

ment la même localisation que les contractures d'origine organique. D'ailleurs, ces contractures, même les plus invétérées, cessent pendant le sommeil (Babinski).

On signalait chez les hystériques un phénomène auquel on avait donné le nom particulier de *diathèse* ou *opportunité de contracture* : la compression, le choc ou la faradisation d'un muscle ou d'un nerf pouvaient déterminer chez eux une contracture. On s'accorde à reconnaître maintenant que ce phénomène se produit uniquement sous l'influence de la suggestion, de la suggestion médicale.

Autres troubles moteurs attribués à l'hystérie. — C'est uniquement pour mémoire et afin de mettre en garde contre les innombrables attributions pathologiques qui ont été trop libéralement octroyées à l'hystérie que nous signalerons brièvement ces principaux désordres moteurs.

D'abord, un grand nombre de phénomènes convulsifs parmi lesquels l'un d'eux fut considéré en son temps comme exclusif de la névrose : c'est le soi-disant *hémi-spasme glosso-labié*, dont on a voulu retrouver la trace jusque dans les œuvres d'art. Il s'agit bien en effet d'une grimace familière aux possédées du moyen âge que reproduisaient les malades hospitalisées à la Salpêtrière. Cette convulsion, plus ou moins violente, intéressant les muscles de la face et ceux de la langue, ne répond nullement aux localisations spasmodiques aujourd'hui admises. Elle n'a rien de commun avec l'hémi-spasme facial périphérique, dont elle diffère par la localisation des mouvements convulsifs et par les caractères objectifs des contractions (V. Facial (Spasme)). Le soi-disant hémi-spasme glosso-labié se rapproche davantage des tics. Or, les tics n'ont rien à voir avec l'hystérie (H. Meige).

On peut en dire autant du *torticolis hystérique*. Toutes les observations publiées sous ce nom sont rattachées aujourd'hui au torticolis convulsif (torticolis-spasme ou torticolis-tic, torticolis mental de Brissaud) v. c. m.. Même remarque pour le trismus hystérique (V. Trismus mental) : pour l'astasie-abasie (v. c. m.).

Chorée hystérique. — Existe-t-il une chorée hystérique, c'est-à-dire une chorée appartenant en propre à l'hystérie et qui soit caractéristique de cette dernière ? Pour répondre à cette question, il importe d'abord d'établir une distinction entre deux types de chorée, la chorée rythmique et la chorée arythmique.

La *chorée rythmique*, qui apparaît par accès, pouvant durer de quelques minutes à plusieurs jours, qui est tantôt unilatérale, tantôt bilatérale, tantôt même n'atteint qu'un seul membre, est caractérisée par des mouvements dont la coordination systématique rappelle l'exécution d'un acte déterminé : ce sont des mouvements de danse, comme dans la chorée saltatoire, ou de natation, comme dans la chorée natatoire, ou des mouvements de bras rappelant le martellement des forgerons (chorée malléatoire), etc. Les conditions dans lesquelles apparaissent ces chorées rythmiques, la tendance qu'elles ont à se propager à la manière des épidémies de choréomanie relatées au moyen âge, l'influence non douteuse de la suggestion sur la production comme sur la cessation de ces accidents, permettent de les considérer comme étant de même nature que les anesthésies, les paralysies ou les contractures dont nous avons parlé précédemment.

Quant aux *chorées arythmiques*, qui ont été rattachées à l'hystérie, il faut faire toutes réserves sur cette interprétation. En ce qui regarde la chorée de Sydenham que l'hystérie, disait-on, pouvait simuler à la perfection, un certain nombre de constatations récentes permettront aux cliniciens d'éliminer à coup sûr l'hypothèse de l'hystérie. Babinski d'abord, André Thomas ensuite, ont attiré l'attention sur plusieurs signes objectifs qui, non seulement facilitent le diagnostic de cette affection, mais autorisent à la considérer comme dépendant d'une irritation des centres nerveux, de durée et d'intensité variables. Or, si l'on peut fort bien admettre qu'une hystérique soit capable de simuler avec exactitude les mouvements de la danse de Saint-Guy, elle ne parviendra jamais à simuler des phénomènes tels que la flexion combinée de la cuisse et du bassin ou le signe de Babinski, comme l'hypotonie, les syncinésies, la dysmétrie, l'adiadococinésie, qu'André Thomas a retrouvées dans nombre de cas de chorée de Sydenham. Enfin, la lymphocytose n'est pas rare dans la chorée de Sydenham. Celle-ci peut être désormais considérée comme distraite du cadre des névroses; elle appartient dûment aux affections organiques du système nerveux (V. CHORÉES).

Tremblement. — On a dit que l'hystérie était capable de reproduire tous les tremblements possibles, partiels ou généralisés, rapides ou lents. On a dit que l'hystérie pouvait simuler la paralysie agitante, la maladie de Basedow (tremblement vibratoire), la sclérose en plaques, les tremblements d'origine toxique (alcoolique, mercuriel, saturnin, etc.) et même le tremblement essentiel, le tremblement sénile..... De deux choses l'une, ou bien l'on a affaire à l'une quelconque de ces différentes affections, et alors chacune d'elles se traduit par un ensemble de symptômes suffisamment caractéristiques pour qu'il ne soit nullement nécessaire de mettre l'hystérie en cause, ou bien l'on a affaire à l'un de ces tremblements de cause inconnue qui s'observent chez les névropathes et les prédisposés en général. Dans les deux cas, il n'y a aucune nécessité de faire intervenir l'hystérie.

Toutefois, certains tremblements qui se développent, à la façon des anesthésies ou des paralysies, à la suite d'un traumatisme, peuvent être considérés comme étant de la même nature et de la même origine suggestive.

On doit cependant être circonspect à leur égard, et l'on recherchera avec grand soin, dans les cas litigieux, tous les symptômes qui appartiennent aux affections dans lesquelles on observe du tremblement. On n'oubliera pas d'ailleurs que le tremblement, quel qu'il soit, est beaucoup moins difficile à simuler qu'on ne serait tenté de le croire. Enfin, l'on tiendra compte du rôle que joue dans les tremblements un trouble psychopathique qui s'y associe souvent, la *trémophobie* (H. Meige).

Troubles trophiques et vaso-moteurs. — Le nom même de *stigmates*, employé pour désigner un certain nombre de symptômes considérés comme caractéristiques de l'hystérie, suffit à rappeler une croyance universellement admise, il y a quelques années : nul ne doutait que l'hystérie ne fût capable de réaliser des troubles trophiques comparables à ceux des *stigmatisées* du moyen âge : phlyctènes, ulcérations apparaissant en certains points du corps, sans qu'on pût en déterminer la cause, et disparaissant de même.

Dans cet ordre de phénomènes, l'hystérie semblait toute puissante. Elle créait, comme à plaisir, des érythèmes, du pemphigus, de l'urticaire, des ecchymoses, des plaies, des gangrènes au besoin. L'hystérique avait des sueurs de sang, des larmes de sang, des vomissements de sang, des selles sanglantes. Ainsi fut édifiée une symptomatologie vraiment impressionnante de tous les méfaits trophiques de l'hystérie. Le temps n'est pas loin encore où l'on pouvait voir dans les services hospitaliers des sujets qui reproduisaient, en les modernisant, les bulles, les plaies, les ulcères des stigmatisés du temps passé.

On connut aussi les *œdèmes hystériques* : l'œdème blanc décrit par Sydenham, puis l'œdème rouge, et aussi l'œdème bleu. Enfin, on vit le *sein hystérique*, tantôt pâle et tantôt rouge, avec son cortège d'hyperesthésies et de paroxysmes névralgiques. Et, bien entendu, tous les *dermographismes*, qu'ils soient rouges ou qu'ils soient blancs, furent attribués à l'hystérie.

« Les élèves ou les jeunes médecins qui lisent, dans les ouvrages de l'époque, la description de ces troubles, ont l'impression qu'il s'agit là de *paléopathologie.* » (Babinski).

Que devons-nous penser aujourd'hui de ces faits dont certains semblent confiner au merveilleux? — Ceci : ils ont été réellement observés et même décrits avec exactitude; mais on s'est trompé dans leur interprétation.

Si quelques auteurs hésitent encore à le reconnaître, la majorité admet, sans contestation possible, que ces troubles vaso-moteurs et trophiques n'ont rien à voir avec l'hystérie : d'une façon générale, tous ces accidents ne sont que des produits de la simulation.

D'abord, au point de vue expérimental, on doit reconnaître avec Hallion que l'on ne peut déterminer par suggestion, même chez les individus qui méritent le plus d'être qualifiés d'hystériques, aucune modification vaso-motrice différant de celles qu'on observe chez les sujets normaux. Mais il y a plus. Tous les observateurs qui ont eu recours à des moyens de contrôle suffisamment rigoureux sont parvenus à dépister la supercherie. S'agit-il d'un œdème que l'on eût certainement taxé d'hystérique, il y a peu d'années? Si l'on exerce une surveillance inexorable sur le patient, de deux choses l'une : ou bien l'œdème disparaît rapidement, ou bien l'on découvre qu'un subterfuge de compression en est la seule cause provocatrice. S'agit-il d'un abcès, et surtout de ces abcès à répétition dont la production n'eût paru compréhensible qu'en invoquant le merveilleux pouvoir de l'hystérie? Si l'on s'adresse à la radiographie, on voit que chaque abcès est provoqué par l'introduction clandestine d'un corps étranger sous la peau, — d'un fragment d'aiguille dans une observation relatée par Brissaud, et confirmée d'ailleurs par les aveux de la malade.

S'agit-il de phlyctènes, d'escharres? Des enquêtes bien conduites finissent toujours par révéler les stratagèmes que les patients, habiles à déjouer la surveillance, ont employés pour appliquer sur leur peau soit un fer rouge, soit un caustique. Témoin le cas célèbre rapporté par Dieulafoy, et à propos duquel il a proposé de désigner de tels malades sous le nom expressif de *pathomimes*.

Quant aux éruptions de toutes sortes qu'on a mis trop hâtivement sur le compte de l'hystérie, les dermatologistes sont unanimes pour nier leur existence. Une enquête faite à ce sujet, en 1907, par Mendicini Bono, a été particulièrement concluante.

Au surplus, ceux-là mêmes qui hésitent encore à abandonner cette idée que l'hystérie joue un rôle dans la production de pareils troubles réputés trophiques, avouent que la suggestion ne suffit pas à elle seule pour les faire éclore; ils croient toutefois qu'elle est capable de les faire disparaître. Oui, en ce sens qu'on peut, par persuasion, faire renoncer le malade à fabriquer un œdème ou une escharre. Mais, rien ne prouve que la suggestion suffise à produire des troubles trophiques. En fait, tandis que les cas de ce genre étaient fréquemment relatés, avant qu'on ait mis les observateurs sur leurs gardes, depuis plusieurs années il n'en a pas été publié un seul, sauf pour mettre en évidence le rôle de la simulation.

En résumé, il résulte des observations les plus récentes, conduites avec toute la rigueur désirable, comme aussi de la discussion qui s'est élevée à ce sujet à la Société de Neurologie de Paris en 1908 :

1º Que les troubles vaso-moteurs et trophiques autrefois rattachés à l'hystérie ne se présentent pas avec les mêmes caractères que les paralysies, contractures ou anesthésies dites hystériques;

2º Qu'on ne peut pas reproduire par suggestion ces troubles vaso-moteurs ou trophiques;

5º Qu'on ne peut fournir aucun fait permettant d'établir un lien de causalité ou d'interdépendance entre les troubles vaso-moteurs ou trophiques et les paralysies ou anesthésies dites hystériques;

4º Enfin et surtout, une observation attentive a toujours permis de découvrir la supercherie à l'origine des œdèmes, phlyctènes, ulcérations, gangrènes, etc., soi-disant hystériques.

Il y a donc lieu de retrancher de la symptomatologie de l'hystérie tous les troubles trophiques et vaso-moteurs qui lui avaient été rattachés indûment. Tous ces faits font retour au domaine de la mythomanie pathomimique, c'est-à-dire à la simulation.

Quant à l'hypothèse de l'existence d'une névrose vaso-motrice particulière, distincte de l'hystérie proprement dite, mais pouvant coexister avec cette dernière, et capable de donner naissance à des troubles trophiques et vaso-moteurs, cette hypothèse n'a pas encore reçu la confirmation des faits qui serait nécessaire pour l'accréditer.

A la vérité, il existe des troubles vaso-moteurs dont la nature est encore mal définie, de forme aiguë, comme les œdèmes angioneurotiques, la maladie de Quincke, ou de forme chronique comme les trophœdèmes (H. Meige). Mais ces accidents n'ont aucun lien de parenté avec les troubles proprement hystériques. Si, dans certaines observations déjà anciennes, ils ont été attribués à l'hystérie, rien ne démontre l'exactitude de cette attribution. Tout porte à croire, au contraire, qu'il s'agit d'une interprétation erronée.

Atrophie musculaire. — L'atrophie musculaire, signalée dans l'hystérie, ne peut pas être considérée comme un trouble d'origine trophique. Sans doute, on constate parfois un certain degré d'atrophie dans les muscles d'un membre atteint d'une paralysie hystérique de date ancienne; mais cette atrophie est toujours globale et peu accentuée, elle ne s'accompagne pas de réaction de dégénérescence. Elle ne diffère pas, en somme, de l'atrophie musculaire qui survient lorsqu'un membre est immobilisé, dans un appareil, par exemple : c'est une atrophie fonctionnelle. Et elle disparaît dès que la fonction a récupéré son intégrité.

Quant aux *rétractions fibro-tendineuses* qui accompagnent quelquefois les contractures hystériques, elles ne s'observent que quand ces dernières sont de très longue durée. Il est nécessaire de s'assurer de leur persistance sous le sommeil chloroformique. Elles sont, elles aussi, la conséquence d'une immobilisation prolongée, et ne peuvent être rangées parmi les vrais troubles trophiques. Toutefois, il importe de vérifier s'il n'existe pas une affection concomitante des articulations ou des tendons.

Atrophies musculaires et rétractions fibro-tendineuses sont rangées par Babinski dans les troubles pithiatiques secondaires. En réalité, ces accidents ne sauraient être reproduits directement par la suggestion : ils ne sont que consécutifs à des phénomènes (paralysies, contractures) que la suggestion peut produire, et encore dans des cas qui deviennent de plus en plus rares.

Fièvre hystérique. — Il n'y a pas de fièvre hystérique. Tous les faits publiés sous ce nom sont sujets à caution. Dans la majorité des cas, l'élévation thermique est provoquée par un stratagème habilement dissimulé. La fièvre n'a jamais pu être réalisée par la seule suggestion. Sans doute on peut observer de la fièvre chez les hystériques; mais cette fièvre reconnaît alors les mêmes causes que lorsqu'elle survient chez des sujets sains. D'ailleurs, la soi-disant fièvre hystérique ne date guère que de l'époque où fut vulgarisé l'emploi du thermomètre, et où les sujets en observation ont pu imaginer différents subterfuges pour faire monter artificiellement la colonne mercurielle.

Dans les cas qui peuvent sembler douteux, il suffit, comme le recommande Babinski, de prendre soi-même la température du malade avec un thermomètre ordinaire et étalonné; on ne devra jamais se contenter des indications d'un thermomètre à maxima, trop aisément faussées par le patient. Au surplus, depuis que l'on se met en garde contre les causes d'erreur, la prétendue fièvre hystérique paraît avoir complètement disparu.

Troubles viscéraux. — Nous nous bornerons à énumérer brièvement ceux qui ont eu les honneurs de travaux d'une certaine importance, sinon il nous faudrait passer en revue la pathogénie interne tout entière. Nul organe n'a été épargné par l'hystérie, nul trouble fonctionnel qui n'ait été mis sur son compte.

Dans les affections hystériques de l'appareil circulatoire, on a fait figurer la fausse *angine de poitrine*, les *palpitations*, la *tachycardie*, l'*arythmie*, manifestations qui peuvent être d'origine névropathique, sans que l'hystérie soit en cause.

Dans les maladies de l'appareil respiratoire, l'*aphonie hystérique* a tenu une large place; on décrivait son début brusque à la suite d'une émotion ou d'un traumatisme, les malades incapables de parler à voix haute pouvaient cependant chuchoter les mots, la voix était conservée pendant le sommeil et quelquefois même dans le chant. On ne trouvait d'ailleurs au laryngoscope aucune paralysie des cordes vocales. Ce n'est là qu'une fantaisie dysphonique, généralement passagère, dans laquelle la mythomanie est seule en jeu.

A un degré plus accentué le trouble de la parole se traduisait par le *mutisme*. Ce dernier, qu'on avait rapproché de l'aphasie, est plutôt comparable au mutisme qui se rencontre dans différentes formes vésaniques, quand il n'est pas, lui aussi, l'œuvre de la simulation.

La *toux hystérique* de Lasègue, n'est qu'une sorte de tic, quelque forme qu'elle revête, fût-elle accompagnée de dyspnée ou de quintes coqueluchoïdes; aucun signe stéthoscopique ne l'accompagne. Caprices fonctionnels aussi, produits d'une imagination pathomimique sollicitée par quelque suggestion, ces *hoquets hystériques*, ces *bâillements hystériques*, ces *aboiements, hurlements, miaulements, mugissements*, inventés à plaisir par des mythomanes en quête de toutes les bizarreries capables d'attirer sur eux l'attention ou la commisération d'autrui. L'imitation suggestive en est fréquemment la cause. Tous ces accidents disparaissent pendant le sommeil, et il n'est pas rare qu'ils disparaissent également à dater du moment où ils ne produisent plus l'effet que leur auteur en attend, ou quand survient pour lui une bonne raison de les faire cesser.

Les *hémoptysies hystériques* ne sont plus admises par personne aujourd'hui. Et cette notion nouvelle est grosse de conséquences. En effet, des observations soigneusement poursuivies ont démontré que nombre d'hémoptysies attribuées à l'hystérie, faute de signes pulmonaires suffisamment probants, étaient bel et bien les avant-coureurs d'une tuberculose qui s'est affirmée par la suite.

« On se trouvait, par exemple, en présence d'une jeune fille ayant une hémoptysie, dans la famille de laquelle il n'y avait pas d'antécédents bacillaires, dont l'état général était satisfaisant et chez qui on ne constatait aucun signe stéthoscopique net de lésion pulmonaire, ce qu'on observe parfois au début de la tuberculose; si cette malade avait eu des crises hystériques, si, de plus, il existait chez elle une hémianesthésie sensitivo-sensorielle, on était presque infailliblement conduit à attribuer l'hémoptysie à l'hystérie. La fièvre même, s'il y en avait, ne faisait pas repousser un pareil diagnostic, car il était tout naturel, après avoir admis que l'hystérie fût apte à exercer une action perturbatrice sur les centres des réflexes tendineux et sur les centres vaso-moteurs, de penser aussi qu'elle pût amener une perturbation dans les centres régulateurs de la température. Toutes ces déductions, étant logiques, ont été faites et acceptées par les meilleurs esprits; leur seul tort était d'avoir une erreur à leur point de départ, et elles sont pour ce motif entachées de nullité. » (Babinski).

Donc, ici encore, le praticien se gardera du diagnostic d'hystérie qui conduirait à négliger des précautions essentielles; il multipliera les examens stéthoscopiques, en supposant toujours qu'une lésion profonde lui échappe, et, sans effrayer inutilement le malade, il l'observera avec vigilance.

En ce qui regarde l'appareil digestif, il suffira de renvoyer le lecteur aux différentes affections qui font l'objet d'articles spéciaux. De chacune d'elles, l'hystérie a été rendue responsable; la *sialorrhée*, l'*aérophagie*, l'*œsophagisme* (v. c. m.) sont des phénomènes que l'on observe chez les névropathes en général; il n'est pas nécessaire de faire intervenir l'hystérie pour les expliquer.

Les mêmes remarques que nous avons faites à propos de l'hémoptysie dite hystérique sont applicables aux *vomissements*, aux *hématémèses*, imputés à l'hystérie. En pareil cas, il faut se méfier autant des inventions pathomimiques que de l'existence d'une affection organique latente.

L'*anorexie* (v. c. m.) ne s'observe pas seulement dans l'hystérie, mais dans différentes psychopathies. Elle peut représenter un trouble mental isolé (délire de maigreur de Souques).

Quant aux accidents abdominaux, il n'en est peut-être pas un seul qui n'ait été qualifié d'hystérique; la *péritonite*, l'*appendicite*, disait-on, peuvent être exactement simulées par l'hystérie. N'est-elle pas capable de fabriquer de *fausses grossesses*? Mais peut-on soutenir que l'appendicite-fantôme (Brissaud) ou une grossesse nerveuse sont des troubles essentiellement hystériques?

Il n'est pas non plus d'affections des organes génito-urinaires dont l'hystérie n'ait été rendue responsable. La *polyurie* dite hystérique se confond avec la polyurie nerveuse (*polyurie des dégénérés* de Brissaud). Pour l'*anurie*, on peut affirmer, que, dans la majorité des cas, il s'agit d'une supercherie qu'une surveillance attentive finit toujours par faire découvrir. On peut voir, comme le dit Cestan, de l'anurie chez des hystériques, mais on ne saurait affirmer la nature hystérique de ces anuries.

Il est presque superflu d'ajouter que les altérations qualitatives de l'urine n'ont rien à voir avec l'hystérie; la formule urinaire de l'hystérie que Gilles de la Tourette et Catelineau se sont efforcés d'établir n'a pas eu de valeur diagnostique durable. Et pour ce qui est de l'albuminurie ou de l'hématurie, leur constatation doit toujours faire songer, non pas à l'hystérie, mais à une maladie surajoutée, étant prouvé, bien entendu, que la supercherie n'est pas en cause.

Il est à peine besoin de dire que l'on ne rencontre dans l'hystérie aucune modification des caractères du sang, ni du liquide céphalo-rachidien, ni de la plupart des humeurs.

En somme, il n'y a pas, à l'heure actuelle, un seul trouble sécrétoire ou viscéral dont on puisse dire qu'il est essentiellement de nature hystérique. Souques, qui jadis consacra une belle étude aux syndromes simulateurs de l'hystérie, a loyalement déclaré que depuis ces dernières années, en observant les faits avec plus de rigueur, il avait modifié de tout point son opinion première, et cette nouvelle manière de voir est actuellement partagée par la majorité des neurologistes français.

Que la suggestion puisse jouer un rôle, un rôle capital, dans la genèse de ces affections *sine materia*, cela n'est ni contesté, ni contestable. Mais point n'est besoin, pour expliquer ces troubles, d'invoquer le pouvoir mystérieux de la « grande simulatrice ».

La clinique psychiatrique montre tous les jours des faits du même genre qui sont, à juste titre, rattachés à des désordres psychopathiques bien connus : idées fixes, obsessions, phobies, et surtout tous les *troubles cénesthopathiques*, dont E. Dupré a montré la fréquence dans la plupart des psycho-névroses (V. Cénesthésie). Un très grand nombre de ces faits ont été attribués à tort à l'hystérie. Celle-ci ne sera donc mise en cause que si l'on peut établir le rôle joué par la suggestion à l'origine des accidents, et obtenir par la persuasion leur guérison rapide.

La rapidité de l'éclosion comme celle de la disparition des troubles pithiatiques est en effet une particularité dont il faut tenir compte dans le diagnostic. S'il n'est pas un critérium absolu, le facteur temps n'est cependant pas négligeable.

Troubles mentaux. — L'étude de l'état mental des hystériques a fait éclore un nombre considérable de travaux, parmi lesquels ceux de Pierre Janet ont eu un légitime succès de nouveauté.

Pour lui, le principal facteur de l'hystérie serait un trouble psychique, « un affaiblissement de la synthèse psychologique, une aboulie, un rétrécissement du champ de la conscience », survenant chez des sujets qui présentent un certain degré de faiblesse ou d'épuisement cérébral. Chez les hystériques, admet-il, nombre de sensations et d'images cessent d'être perçues; il en résulte une tendance à la désagrégation mentale, au dédoublement permanent et complet de la personnalité, à l'éclosion et au développement d'idées parasites, en dehors du contrôle de la conscience. Ce désarroi mental se manifesterait par les troubles les plus variés d'apparence uniquement physique.

La théorie de Pierre Janet, fort ingénieuse au point de vue psychologique, n'est pas universellement admise. On est d'ailleurs loin de s'entendre aujourd'hui sur la formule mentale des hystériques. Il n'en est pas moins vrai que les sujets prédisposés aux troubles hystériques présentent une disposition psychique particulière, et il importe de la préciser.

D'abord, tout le monde s'accorde à reconnaître que la dominante psychopathique est une tendance excessive à la *suggestibilité*; d'aucuns disent *hyper-suggestibilité*. E. Dupré emploie le terme expressif de *psycho-plasticité* anormale. L'hystérique est éminemment accessible à toutes les sortes de suggestions : hétéro-suggestions ou auto-suggestions. De cette disposition mentale découle une aptitude toute spéciale à réaliser des phénomènes insolites, et notamment des troubles morbides, comme aussi à les faire disparaître, en apparence miraculeusement.

A la malléabilité mentale de l'hystérique se joint une grande versatilité, qui se traduit, dans le domaine pathologique, par des variantes objectives infinies. Qu'on y ajoute la disposition mythomaniaque, et l'on aura réduit à leurs éléments essentiels les caractéristiques mentales de l'hystérie.

On peut donc considérer, avec E. Dupré, l'hystérie comme « un état plus ou moins conscient et volontaire de simulation-fabulation des syndromes neuro-psychiatriques ». En vertu de leur suggestibilité, de leur psycho-plasticité particulière, les hystériques parviennent à réaliser et à entretenir une infinie variété de troubles moteurs ou sensitifs, paralysies, contractures, attitudes anormales, anesthésies, hyperesthésies, etc. Mais dans le déterminisme des accidents hystériques, on ne peut apprécier exactement le rôle de la conscience et de la volonté.

L'hystérie n'est, en somme, qu'une manifestation de cette variété de déséquilibre psychique qu'est la *mythomanie* : tendance constitutionnelle à l'altération de la vérité, au mensonge, à la fabulation et à la simulation. Les désordres hystériques apparaissent sous l'influence des mêmes mobiles (vanité, malignité, cupidité, lubricité, etc.), qui objectivent tous les autres troubles mythopathiques. Enfin, les processus morbides de l'imagination, les *délires d'imagination*, récemment mis en valeur par E. Dupré et Logre, affectent les rapports les plus étroits avec l'hystérie.

Cette conception de l'état mental des hystériques paraît bien conforme aux données de la clinique psychiatrique. Elle se rapproche d'ailleurs d'une opinion souvent formulée jadis. Ne disait-on pas couramment que l'hystérie n'était faite que de mensonge et de simulation? Cependant, il semblait que les travaux de la Salpêtrière eussent à jamais fait répudier cette idée. On la voit reparaître aujourd'hui, avec ce correctif : la tendance au mensonge est indéniable chez les hystériques ; mais ce mensonge est souvent involontaire et inconscient; c'est un accident morbide, expression d'un trouble psychopatique particulier, la mythomanie.

Quant à la suggestibilité qui se manifeste avec tant d'évidence dans les phénomènes hystériques, elle apparaît comme la conséquence d'un déficit constitutionnel ou d'une perturbation du contrôle cortical. A bien des égards, la mentalité des hystériques se rapproche de la mentalité enfantine : il semble que chez eux le développement des fonctions cérébrales régulatrices soit demeuré imparfait. On peut dire qu'ils présentent tous des signes d'*infantilisme psychique*. La constatation de cette imperfection mentale permet de supposer que les voies d'associations corticales ont subi un arrêt dans leur développement (H. Meige).

Infantilisme psychique, malléabilité mentale excessive, tendances mythomaniaques, telles paraissent être les principales caractéristiques mentales de l'hystérie.

Ce serait temps perdu que de faire même une simple énumération de tous les autres désordres psychiques qui ont été mis sur le compte de l'hystérie. Ce qu'il faut bien savoir, c'est qu'un très grand nombre de troubles mentaux, légers ou graves, passagers ou tenaces, ont été considérés à tort comme appartenant en propre à cette psycho-névrose, et qu'on les retrouve aussi nettement caractérisés dans d'autres formes mentales. Par exemple, les idées fixes, auxquelles on a fait jouer un si grand rôle dans la genèse des phénomènes hystériques, se retrouvent dans une foule de psychopathies, de même pour les hallucinations. On ne peut pas dire davantage qu'il existe un délire hystérique et moins encore une folie hystérique.

Les variantes psychopathiques de l'hystérie ne se prêtent pas à une délimitation psychiatrique rigoureuse ; il n'en faut pas conclure qu'on doive négliger d'analyser l'état mental des sujets qu'on soupçonne d'être entachés d'hystérie. Mais on aurait tort de se baser uniquement sur les renseignements de cette enquête mentale pour affirmer que les phénomènes observés sont de nature hystérique. Nous avons assez longuement insisté sur la nécessité des investigations cliniques objectives pour n'avoir pas à rappeler ici encore leur valeur prépondérante au point de vue diagnostique. Il n'est pas moins important que, parallèlement, le clinicien se préoccupe de reconnaître l'état mental du sujet qu'il examine ; cette connaissance le secondera souvent dans ses appréciations.

Accidents ou paroxysmes hystériques. — On a rangé sous ce nom les manifestations bruyantes et tapageuses de l'hystérie. Elles font partie au premier chef des accidents pithiatiques de Babinski, car leur origine suggestive est notoire. On les fait apparaître et disparaître à volonté chez les sujets prédisposés.

L'étude de ces accidents offre surtout un intérêt historique, en raison des conséquences judiciaires qu'ils ont eues aux siècles passés, et aussi à cause des nombreux travaux dont ils ont été l'objet.

Les plus célèbres sont les *grandes attaques* d'hystérie. Nous rappellerons pour mémoire les caractères qui leur ont été attribués par Charcot et Paul Richer à la Salpêtrière.

D'abord, une *aura* prodromique, de forme infiniment variable, le plus souvent à point de départ abdominal ou ovarien, et s'accompagnant d'une « sensation de boule », remontant de l'épigastre jusqu'à la gorge.

Puis, la *première période* de l'attaque, *période épileptoïde* : perte de connaissance, abolition de la sensibilité générale et spéciale, convulsions traversant une phase tonique et une phase clonique, se terminant enfin par la phase de résolution musculaire.

La *deuxième période*, période de *clownisme*, divisée en deux phases : phase des « attitudes illogiques » (l'arc de cercle), et phase des « grands mouvements », gesticulations incohérentes et excessives accompagnées de cris bizarres, inarticulés.

La *troisième*, période des *attitudes passionnelles*, où le sujet exprime par sa mimique les hallucinations de toutes sortes qui l'assaillent.

Enfin la *quatrième période*, période de *délire*, qui peut se combiner à la précédente et se traduit surtout par un flux de paroles incohérentes.

En dernier lieu, le malade reprend progressivement connaissance et revient à l'état normal, sans présenter la prostration qui suit généralement la crise épileptique.

Cette description, qu'il eût été injuste de ne point rappeler, tant elle eut de retentissement, correspond à un type que l'on considère, à bon droit, comme entièrement artificiel. On ne l'observe guère que dans les milieux où l'hystériculture était en faveur. Les grandes attaques ont sévi dans les mêmes circonstances et aux mêmes époques que les anesthésies. Elles furent de mise au moyen âge, chez les sorcières et les possédées, parce qu'elles étaient considérées comme des manifestations du malin esprit et entretenues par toutes sortes de facteurs suggestifs ; puis, après être tombées en discrédit, elles reparurent sous l'influence de la suggestion médicale à la fin du siècle dernier. De nos jours il n'en est presque plus question.

On ne voit plus que de petites attaques, sans forme précise, des « crises de nerfs » plus ou moins généralisées et bruyantes, mais il semble même que le nombre et l'intensité de ces paroxysmes aillent chaque jour en déclinant. La moindre attention qu'y porte le médecin, sachant le peu de gravité de ces agitations capricieuses, n'est pas étrangère à leur diminution. A l'hôpital comme à la ville, la mode des gesticulations convulsives, si l'on peut ainsi dire, tend à se passer.

C'est seulement encore pour mémoire que nous rappellerons les différentes formes attribuées à l'attaque d'hystérie : *attaque de spasme, attaque démoniaque, attaque d'extase* (v. c. m.), *attaque syncopale, attaque de délire*, etc.

L'*attaque de sommeil* se rattache à la léthargie hystérique dont les exemples ont toujours excité la curiosité populaire (V. LÉTHARGIE, NARCOLEPSIE). Les *attaques cataleptoïdes*, qui ont été si souvent attribuées à l'hystérie, sont rattachées aujourd'hui soit à la catatonie, soit à la démence précoce, soit aux catalepsies symptomatiques (v. c. m.).

Enfin, les *attaques épileptoïdes* présentent plus d'intérêt, en raison de la difficulté qu'on éprouve souvent à faire le diagnostic avec les attaques p'épilepsie vraie. C'est surtout par l'examen des réflexes tendineux, cutanés et oculaires, qui ne sont jamais modifiés dans l'hystérie, qu'on éliminera cette dernière. Notamment, on ne constate jamais dans l'hystérie le phénomène des orteils, tandis qu'on l'observe, non toujours, mais fréquemment, dans l'attaque d'épilepsie. De même, certains troubles circulatoires, la lividité de la face et surtout celle des lèvres, appartiennent à l'épilepsie (v. c. m.).

Nous ne ferons que rappeler ici les relations intimes de l'hystérie avec l'*hypnotisme* et le *somnambulisme*. L'étude de ces états est en voie de revision. Dans les nombreux travaux qu'ils ont suscités, un petit nombre de faits seulement paraissent aujourd'hui à l'abri de la critique. En pratique, il convient d'observer la plus grande réserve à ce sujet. (V. HYPNOTISME, SPIRITISME, SOMNAMBULISME).

Étiologie. — Dans l'état où se présente actuellement la question de l'hystérie, il n'est guère possible de donner des notions précises sur sa fréquence. Comme le dit Babinski, « les troubles hystériques sont en quelque sorte à la portée de tout le monde ; seuls les accidents qui furent jadis rattachés à la grande hystérie paraissent l'apanage d'une aristocratie névropathique ». Dans quelques années, lorsque l'hystérie, telle qu'on est amené à la concevoir aujourd'hui, aura été débarrassée de tous les accidents qui lui avaient été prématurément rattachés, peut-être pourra-t-on recueillir des renseignements valables sur sa fréquence. Pour le présent, il suffit de remarquer que les troubles hystériques se sont toujours montrés d'autant plus fréquents que l'attention était davantage attirée sur eux. Ce qui confirme bien encore leur nature suggestive.

On peut observer les phénomènes hystériques à tous les âges ; ils sont cependant plus fréquents à partir de l'âge de la puberté et semblent s'atténuer aux confins de la vieillesse.

Jadis, la femme seule paraissait exposée aux accidents de l'hystérie. Une vieille croyance, qui rattachait les phénomènes hystériques aux troubles de la fonction utérine (le mot même d'*hystérie* confirme cette tradition), a fait croire que ces accidents étaient uniquement réservés au sexe féminin. On sait aujourd'hui que l'hystérie masculine est loin d'être rare; pour certains auteurs les phénomènes hystériques seraient plus fréquents chez l'homme que chez la femme.

Dans tous les milieux, dans toutes les professions, on peut retrouver les phénomènes hystériques. On les retrouve à tous les âges : l'antiquité connut les « possédées des dieux » (H. Meige), le moyen âge les « possédées du diable ». On les retrouve dans tous les climats, dans toutes les races : nous avons fait connaître jadis les « possédées noires ».

La prédisposition névropathique et l'hérédité neuro-arthritique jouent dans l'étiologie de l'hystérie, comme dans celle de toutes les affections nerveuses et mentales, un rôle prépondérant; mais l'hérédité similaire est loin d'être une règle.

Les *traumatismes* ont été rendus responsables de presque tous les phénomènes hystériques. On connaît les méfaits de l'*hystéro-traumatisme*. Pour cette question d'importance capitale en médecine légale, v. les art. Névrose traumatique, Sinistrose.

Les causes susceptibles de provoquer les accidents hystériques sont véritablement innombrables, si l'on s'en réfère aux observations publiées. G. Guinon a fait une longue étude des *agents provocateurs de l'hystérie*. Leur énumération dépasserait les limites de cet article. Toutes les causes capables de déterminer un affaiblissement passager ou durable de l'organisme, de son fonctionnement nerveux surtout, ont pu être invoquées comme capables de favoriser l'apparition des troubles hystériques. La multiplicité même de ces causes tend à prouver qu'aucune d'elles n'a de valeur spécifique : la prédisposition individuelle constitue l'élément étiologique principal. On a admis l'action provocatrice de toutes les intoxications, aiguës ou chroniques, comme aussi de toutes les infections, et l'on peut dire de toutes les maladies. On a décrit des hystéries toxiques et des hystéries infectieuses, des hystéries par surmenage et des hystéries par imitation....

Les troubles hystériques, selon Dufour, qui adopte une idée déjà émise par Sydenham, résulteraient d'un véritable besoin morbide d'*imitation*. Il est certain que l'imitation joue un rôle important dans la genèse des accidents hystériques collectifs dont on trouve des exemples à la fois dans les récits du passé et dans certaines épidémies hospitalières contemporaines; mais l'imitation n'est guère qu'une modalité de la *suggestion*, et c'est toujours à cette dernière qu'il faut en revenir lorsque l'on cherche à découvrir une cause aux phénomènes hystériques. Tantôt cette suggestion vient de l'extérieur, tantôt il s'agit d'une auto-suggestion, bien souvent ces deux influences se combinent, de telle sorte qu'il est impossible de savoir si la cause première de ces accidents est extrinsèque ou intrinsèque.

L'étiologie de l'hystérie comporte un problème particulièrement difficile à résoudre : quel est le rôle joué par l'*émotion* dans la genèse des accidents hystériques? Cette question a été tout récemment l'objet d'un examen approfondi dans une réunion tenue en commun par les membres de la Société de Neurologie de Paris et de la Société de Psychiatrie de Paris (décembre 1909-janvier 1910).

Un des rapporteurs de cette question a formulé la conclusion suivante : « L'émotion ne crée pas l'hystérie, mais peut provoquer les manifestations hystériques chez un sujet dont l'émotivité était préalablement troublée.... Il ne paraît pas douteux que certains accidents rangés, d'une façon unanime, dans le cadre de l'hystérie, tels que crises convulsives, paralysies, contractures, puissent être produits par une émotion, en dehors de toute suggestion. » (H. Claude.)

Ainsi, un des caractères particuliers de l'état hystérique consisterait dans « la faculté d'isoler, amplifier et fixer à un degré excessif certaines sensations, certaines images. L'hystérique pourrait donc présenter d'une façon intense et prolongée les diverses expressions de l'émotion ». (H. Claude.)

La discussion qui s'est engagée à ce propos n'a pas abouti à des conclusions univoques.

Tous les auteurs sont d'accord sur ce point que l'émotion ne crée pas de toutes pièces l'hystérie; mais l'émotion est-elle capable de déterminer, à elle seule, certains accidents hystériques? Pour les crises hystériques, par exemple, plusieurs admettent que l'émotion seule suffit à la provoquer (Dejerine, Sollier, Claude, Janet). Babinski, au contraire, soutient que « l'émotion, à elle seule, est incapable de créer une de ces attaques hystériques bien caractérisées, bien réglées, si soigneusement décrites.... Quand on est en présence d'une pareille crise, on peut affirmer, abstraction faite de la simulation toujours possible, que la suggestion, dont l'imitation demi consciente est une des formes les plus communes, a joué dans sa genèse le rôle essentiel ».

Et, comme preuve, Babinski apporte l'observation suivante :

Les grandes attaques, si fréquentes autrefois, ont complètement disparu aujourd'hui. En procédant à des enquêtes rigoureuses, dans des circonstances où il semble que les réactions émotives puissent atteindre leur maximum, on s'aperçoit que les attaques d'hystérie ne se produisent pas, ou sont de rarissimes exceptions. C'est ainsi que, dans les grandes catastrophes particulièrement impressionnantes, comme fut le tremblement de terre de Messine, et malgré l'intensité et la variété des émotions, V. Neri n'a jamais constaté l'apparition de crises d'hystérie. C'est ainsi également que Babinski, interrogeant les garçons préposés, dans les hôpitaux de Paris, à la garde des morts, a obtenu de ces derniers des réponses identiques : jamais ils n'ont vu se produire d'attaques d'hystérie chez les innombrables personnes venues pour reconnaître leurs parents décédés. Aussi, Babinski se croit-il en droit de conclure : « Il est très possible que les émotions soient capables, en ébranlant le système nerveux, d'atténuer la faculté de contrôle et d'augmenter la suggestibilité. Il est très acceptable aussi que les phénomènes émotifs constituent une épine à laquelle la suggestion soit capable de s'accrocher, que, par exemple, la constriction émotive de la gorge puisse être l'origine d'une suggestion provoquant un mutisme hystérique (une sorte d'association hystéro-émotive). Mais, il me paraît de plus en plus douteux que l'émotion, par ses propres forces, soit capable d'engendrer des phénomènes tels que des paralysies ou des contractures, par exemple. »

Quant à l'hémianesthésie sensitivo-sensorielle, il n'y a de doute pour personne qu'elle soit, dans la majorité des cas, la conséquence d'une suggestion, hétéro-suggestion ou auto-suggestion.

En somme, le rôle de l'émotion dans la genèse des accidents hystériques proprement dits n'est pas nettement démontré.

Par contre, l'observation nous fait connaître que certains sujets présentent un état psychopathique particulier qui les prédispose aux réactions émotionnelles. C'est la *constitution émotive* que E. Dupré a bien analysée et justement mise en valeur; elle représente une des variétés les plus fréquentes du « nervosisme » des anciens auteurs. C'est « un mode de déséquilibration psychique, le plus souvent héréditaire, souvent associé à d'autres tares dégénératives, telles que la débilité ou la déséquilibration de l'intelligence ou de la volonté. Ces anomalies psychiques sont elles-mêmes associées fréquemment à des anomalies également constitutionnelles de la sensibilité viscérale, de la motilité ou de la nutrition.

« Les signes par lesquels se révèle la *constitution émotive* sont : l'exagération, dans leur instantanéité et leur amplitude, plutôt que dans leur vitesse, des réflexes tendineux, pupillaires ou cutanés, l'hyperesthésie sensorielle; le déséquilibre des réactions vaso-motrices et sécrétoires, la tendance aux spasmes, enfin l'intensité et la diffusion anormales des effets physiques et psychiques, des émotions.

« La constitution émotive semble donc caractérisée non seulement par l'éréthisme diffus de la sensibilité, mais encore par l'insuffisance de l'inhibition motrice, réflexe et volontaire. Elle s'associe souvent à une intelligence normale et parfois supérieure, et n'arrive à troubler la lucidité de la conscience que dans ses manifestations violentes et ses paroxysmes aigus. » (E. Dupré).

Or, parmi les modes des manifestations de l'émotivité constitutionnelle faut-il ranger les phénomènes hystériques (pithiatiques de Babinski), autrement dit, l'hystérie peut-elle naître de l'émotion? Sur ce point, les observateurs ne sont pas entièrement d'accord. En tout état de cause, on peut dire que, si l'émotion représente un facteur étiologique de haute importance dans la production des troubles névropathiques, quels qu'ils soient, ce facteur ne semble pas posséder un déterminisme particulier dans la production des phénomènes hystériques. Pour que ces derniers apparaissent, la suggestion sous forme directe ou indirecte doit toujours intervenir.

Diagnostic. Pronostic. — Toute une série de phénomènes dans lesquels l'hystérie a été mise en cause se trouvent décrits dans des articles spéciaux (V. Aphasie, Bégaiement, Amnésie, Automatisme ambulatoire, Hypnotisme, Somnambulisme, etc., etc.).

Ayant signalé, chemin faisant, les principaux éléments de diagnostic, nous n'avons pas à y revenir.

Rappelons seulement que la thérapeutique même peut servir pour le diagnostic. C'est ainsi que les guérisons subites, miraculeuses, seront en faveur de la nature hystérique d'un accident. Par contre, l'échec de la psychothérapie, pratiquée dans de bonnes conditions et avec persévérance, doit faire incliner vers l'hypothèse, soit d'une psychopathie tenace, soit aussi, car il ne faut jamais l'oublier, vers l'idée d'une simulation.

Il n'est guère possible de parler du *pronostic* en présence d'une affection aussi capricieuse dans son évolution et aussi polymorphe dans ses manifestations. Nul n'est en mesure de prévoir les influences suggestives qui peuvent surgir d'un jour à l'autre et se traduire suivant les sujets et suivant les circonstances par tel ou tel phénomène pithiatique. Ce qu'on peut affirmer, c'est que, sauf de rares exceptions, les manifestations hystériques, même et peut-être surtout les plus tapageuses, ne paraissent pas compromettre la santé générale.

Quant à la durée d'un trouble hystérique en particulier, elle est aussi fonction de la durée et de l'intensité de la suggestion. C'est surtout à propos des accidents du travail que cette vérité clinique se manifeste. Brissaud l'a mise en lumière de façon éclatante. Cette question est traitée en détail à l'article Sinistrose.

Médecine légale. — Comme nous l'avons dit en commençant, les problèmes médico-légaux que soulève l'hystérie sont aussi fréquents que variés. Nous y avons fait plus d'une fois allusion, à propos d'exemples particuliers. On trouvera de plus amples renseignements à ce sujet dans les articles : Accidents du travail, Expertises, Incapacités, Névrose traumatique, Blessures, Simulation, Sinistrose.

D'une façon générale, en présence d'un trouble dont on peut suspecter la nature hystérique, le médecin expert aura à se poser les questions suivantes :

1° S'agit-il d'une simulation ? Celle-ci est-elle manifestement volontaire ? Ou dépend-elle d'une disposition psychopathique particulière ?

2° La suggestion est-elle en cause ?

Mais ces questions que l'examinateur doit avoir présentes à l'esprit, non seulement il ne doit pas laisser soupçonner au malade qu'il se les pose, il doit se garder lui-même d'en être influencé.

S'il est vrai que l'on peut toujours envisager que la suggestion ou la simulation, consciente ou inconsciente, sont capables de réaliser tous les tableaux cliniques, cette hypothèse ne doit jamais faire perdre de vue la possibilité de l'existence d'une lésion véritable ; on ne doit abandonner cette dernière idée qu'après avoir mis en œuvre tous les moyens de contrôle.

En effet, c'est à juste raison qu'on a signalé la fréquence des *associations hystéro-organiques* ; par cette dénomination, il faut entendre : l'existence d'une perturbation organique réelle dont les symptômes sont amplifiés par une disposition particulière du sujet à exagérer, sciemment ou non, les sensations qu'il perçoit. Or, rien n'est plus délicat que d'établir une distinction entre la réalité et l'exagération, surtout lorsqu'il s'agit de troubles subjectifs sur lesquels le patient seul peut renseigner l'observateur. Ce dernier devra donc multiplier les enquêtes et n'ignorer aucun des moyens d'investigation clinique.

Surtout, qu'il ne se contente pas d'une étiquette nosographique trop facile à appliquer, car le diagnostic d'hystérie n'est pas seulement capable d'engendrer des confusions; il peut, s'il est trop hâtivement porté, faire négliger des précautions essentielles, compromettre la vie même du malade. Si la cause échappe au premier examen, c'est une faute de conclure aussitôt qu'elle est inexistante. Il faut chercher, chercher encore. Mais, dans ces recherches réitérées, il sera indispensable de prendre toutes les précautions requises afin d'éviter que l'examen lui-même puisse aggraver la suggestion, si elle existe, ou même, si elle manque, la faire éclore. En d'autres termes, le praticien doit avoir toujours présente à l'esprit l'hypothèse d'une exagération, volontaire ou involontaire, des souffrances dont se plaint un patient, mais il ne doit jamais envisager cette seule hypothèse; il supposera aussi qu'il existe au mal une cause réelle qui lui échappe; il ne se lassera pas de la chercher, en ayant grand soin de dissimuler ses soupçons.

Pour ce qui regarde les phénomènes douloureux dont l'hystérie a été rendue responsable, il est prudent de se rappeler qu'en clinique les signes objectifs seuls ont une valeur indiscutable. La douleur, par contre, est un phénomène subjectif : on peut toujours suspecter sa réalité; mais on ne peut pas toujours démontrer qu'elle n'est pas réelle. C'est pourquoi l'on ne saurait assez se méfier des conclusions qu'on en peut déduire, surtout en médecine légale.

Ces remarques et ces conseils, qui s'appliquent à tous les cas de la pratique courante, sont surtout de mise lorsqu'il s'agit de troubles consécutifs à des traumatismes, et plus spécialement encore lorsqu'on a affaire à des accidentés du travail. Ici, la responsabilité du médecin est particulièrement grave : toute faute commise dans l'examen, toute interprétation hâtive des phénomènes observés pouvant avoir des conséquences judiciaires. Le médecin expert devra donc se garder plus qu'aucun autre d'employer à la légère le mot d'hystérie qui, malheureusement, peut prêter encore à des interprétations regrettables.

Tout praticien trouvera profit à méditer les sages conseils pratiques donnés par Babinski aux médecins commis comme experts dans les procès relatifs aux accidents du travail.

« 1º D'une part, l'expert ne commettra pas l'erreur d'attribuer à l'hystérie des états se manifestant par des caractères que la volonté est incapable de faire naître et qui ne sont pas pithiatiques. Il sera ainsi, moins que par le passé, sujet à méconnaître l'importance de préjudices causés par des accidents et à priver ceux qui en ont été victimes d'un dédommagement légitime.

« 2º D'autre part, il sera plus en mesure qu'autrefois de faire obstacle aux abus que la loi sur les accidents du travail a engendrés, et dont la conception ancienne de l'hystérie est une des causes principales.

« a) Sachant que tous les phénomènes pithiatiques peuvent être rigoureusement reproduits par la simulation, il devra être sur ses gardes lorsqu'il aura affaire à un sujet présentant des troubles ayant les caractères qui appartiennent à ce genre de phénomènes. Il le soumettra à une observation très attentive, qui parfois permettra de déceler la fraude; mais, même dans le cas contraire, il ne se portera jamais garant de sa sincérité. D'ailleurs, lorsqu'il n'aura constaté aucun fait l'autorisant à suspecter la bonne foi de l'intéressé, il devra déclarer que le préjudice causé est minime; car les troubles hystériques cèdent à une psychothérapie pratiquée dans de bonnes conditions et, en ce qui concerne particulièrement les manifestations hystériques post-traumatiques, l'expérience montre qu'elles disparaissent, pour ainsi dire toujours, après l'arrêt du tribunal qui, réglant définitivement la situation du plaignant, le débarrasse de la préoccupation occasionnée par l'attente du jugement et supprime sans doute la principale entrave à la guérison.

« *b*) Bien pénétré de cette idée que « les troubles vaso-moteurs et les troubles trophiques hystériques » ne sont que des fictions dont ont bénéficié injustement, au détriment d'autrui, de soi-disant victimes d'accidents du travail, que la notion de ces prétendus troubles hystériques repose sur des erreurs de diagnostic et sur la méconnaissance de la supercherie, l'expert saura mieux orienter ses recherches, quand il aura affaire à un sujet atteint, consécutivement à un accident, soit d'hémorragies viscérales, soit de phlyctènes, d'ulcérations, de gangrènes, d'hémorragies cutanées, soit d'œdème d'un membre. S'il lui semble impossible d'établir une relation directe entre le trouble observé et l'accident subi, si le trouble ne lui paraît pas dépendre de quelque affection bien déterminée qui, tout en ayant précédé l'accident, aurait pu être influencée par lui, il doit songer à la possibilité d'une tromperie et employer tous les moyens nécessaires pour vérifier cette hypothèse. »

Traitement. — Si l'on envisage l'hystérie d'après les conceptions traditionnelles, l'exposé de sa thérapeutique entraîne à passer en revue tous les procédés, toutes les méthodes, toutes les médications qui ont été mis en œuvre contre tous les états que l'on désigne sous les termes vagues de névropathies ou de nervosisme.

Toutes les variantes possibles des agents physiques ont été mises en œuvre avec des succès divers, tantôt éclatants, parfois miraculeux, mais tantôt aussi fort médiocres, ne se manifestant qu'à de longues échéances, et souvent enfin tout à fait nuls. Aucun de ces moyens thérapeutiques, il est presque superflu de le dire, ne possède une vertu curative spécifique : leur action est presque uniquement subordonnée à l'efficacité des influences persuasives qui les accompagnent.

L'hydrothérapie, l'électrothérapie, la massothérapie, etc., n'agissent ici qu'en raison directe de la dose de suggestion qui s'y ajoute. Il est à peine besoin d'ajouter qu'on devra s'abstenir de médicaments, sauf à doses anodines et dans un but psychothérapique.

La *psychothérapie* est en effet le seul traitement logique des phénomènes hystériques. C'est aussi le plus efficace, à la condition que les influences persuasives soient dispensées avec discernement. Écoutons encore à ce sujet les conseils donnés par Babinski :

« Si l'on considère que les phénomènes pithiatiques peuvent imiter plus ou moins les troubles fonctionnels des maladies les plus diverses; qu'ils peuvent s'associer, non seulement aux affections nerveuses, mais à toutes les affections viscérales, thoraciques et abdominales, qu'ils sont susceptibles de guérir rapidement, instantanément même, ou de durer indéfiniment suivant qu'on en reconnaît ou non la nature et qu'on se comporte ou non en bon psychothérapeute, on est amené à soutenir qu'il n'est permis à aucun clinicien de se désintéresser de leur étude. Cela me paraît d'autant plus juste qu'un médecin en contact avec un sujet suggestionnable exercera inévitablement sur lui par ses paroles ou par son silence, par son zèle ou par son insouciance, une influence qui, si elle n'est pas bonne, sera mauvaise; que la présence de ce médecin sera nuisible ou utile et qu'elle ne pourra guère rester indifférente.

« Connaissant l'action qu'il exerce sur les sujets suggestionnables et le rôle qu'il est involontairement exposé à jouer, s'il ne prend pas garde, dans la genèse des phénomènes pithiatiques, le médecin, tout en observant ses malades, doit s'observer lui-même; il surveillera attentivement ses paroles, se rappelant toujours qu'une question mal posée ou une réflexion inopportune peut être la cause d'une suggestion. Il y a là un danger qu'il ne doit pas perdre de vue, qu'il évitera en se conformant dans son interrogatoire et son examen à des règles que j'ai déjà indiquées autre part dans leurs grandes lignes.

« Sachant qu'un sujet suggestionnable subit très facilement l'influence de son entourage, il ne se contentera pas d'agir en personne, par des pratiques psychothérapiques, sur les malades atteints de troubles pithiatiques; il s'ingéniera encore pour leur créer, par tous les moyens possibles, un milieu psychique qui leur soit salutaire.

« Convaincu que les troubles pithiatiques vrais doivent céder rapidement à une psychothérapie habilement pratiquée, le médecin, qui, dans un cas de ce genre, aura vu échouer ses tentatives thérapeutiques, sera conduit à penser que le succès a été entravé par quelque action contre-psychothérapique; il cherchera à la découvrir pour la faire disparaître et réaliser ainsi les conditions qui assureront la guérison.

« Connaissant les limites du pithiatisme, il saura distinguer les troubles qui ne font pas partie de ce domaine, et ne se fera pas fort de les guérir par la psychothérapie. S'abstenant de promesses qu'il n'est pas en mesure de tenir, il évitera de se discréditer. En outre, et cela est encore plus important, n'ayant pas d'illusions sur les effets à attendre d'un pareil traitement, il sera moins exposé à négliger les moyens thérapeutiques que peuvent réclamer les affections non pithiatiques. »

Telles sont les idées directrices dont doit s'inspirer le praticien pour le traitement des accidents hystériques, quels qu'ils soient.

Dans la pratique, il est nécessaire de recourir à un certain nombre de procédés thérapeutiques, dont on peut dire que l'efficacité est en raison directe de la dose de suggestion qui s'y rattache. Les paroles, en effet, même les plus autorisées, ne sont pas toujours suffisantes; on agit plus utilement sur l'esprit des malades par des prescriptions objectives précises et détaillées.

De tous les moyens curatifs, le plus précieux est certainement l'*isolement* (v. c. m.).

L'isolement a pour but et pour résultat de soustraire l'hystérique aux influences du milieu où ses accidents ont germé et se sont développés peu à peu. Il n'est pas toujours aisé de dépister ces influences; si parfois elles sont évidentes, dans d'autres cas on ne peut que les soupçonner et les enquêtes de ce genre sont toujours tellement délicates qu'il est sage de ne les aborder qu'avec une extrême circonspection. Mais, d'une façon générale, on peut affirmer que l'éloignement du milieu habituel aura toujours des effets favorables. Sans doute, on éprouve plus d'une difficulté à le faire accepter par les intéressés comme par leur entourage. Les premiers jours d'isolement sont quelquefois pénibles ; mais l'adaptation se fait vite et les bienfaits de cette mesure ne tardent pas à se manifester. Les malades eux-mêmes, une fois guéris, sont les premiers à reconnaître les bons effets de cette méthode.

On peut pratiquer l'isolement de deux manières. La première, la plus sévère en apparence, mais aussi la plus rapidement fructueuse, est l'*isolement absolu*, dans un établissement spécial, une maison de santé par exemple, où non seulement les malades peuvent être complètement séparés d'un entourage pour eux défavorable, mais où ils trouvent aussi des soins spéciaux dans des conditions excellentes, et surtout une surveillance médicale permanente qui permet de multiplier les interventions psychothérapiques indispensables.

L'isolement peut n'être que *relatif*. Le sujet, changeant de résidence et de genre de vie, bénéficie souvent de ce changement radical de ses habitudes et de ses relations. Les voyages, les séjours à la campagne, à la montagne, etc., réalisent ces conditions et donnent parfois d'excellents résultats. Mais il est plus difficile d'assurer dans ces conditions la discipline mentale nécessaire.

En matière d'isolement, il n'est pas de règle absolue. Chaque cas particulier réclame des prescriptions particulières : question de bon sens et de doigté médical. Quoi qu'il en soit, d'une façon générale, pour un sujet enclin aux accidents hystériques, surtout lorsque ceux-ci sont déjà de date ancienne, les mesures d'isolement, absolu ou relatif, doivent être conseillées avant toute autre chose.

Les autres moyens thérapeutiques mis en usage de façon courante, il y a quelques années, n'offrent pas, avons-nous dit, d'efficacité certaine. Il ne faut pourtant pas les négliger ; ils ont en effet l'avantage d'occuper utilement l'esprit du patient et de dériver ses préoccupations mythomaniaques : il ne songe plus autant à cultiver son mal, il travaille à le guérir.

L'*hydrothérapie* rend à cet égard de signalés services.

On a beaucoup abusé jadis des douches froides que l'on prescrivait à tous les hystériques avec une libéralité vraiment excessive ; elles sont encore de mise dans quelques cas, d'ailleurs très rares, notamment chez ceux qui présentent des accidents paroxystiques à grand tapage. Dans la plupart des cas, on conseillera de préférence des douches tièdes : douche en jet brisé sur tout le corps sauf la tête, d'une durée de 50 à 60 secondes au maximum, en terminant par un jet assez chaud sur les pieds.

Chaque douche doit être suivie d'une forte friction sur tout le corps avec un linge de toilette. Ces douches tièdes sont bien supportées et n'offrent aucun inconvénient, sauf de *rarissimes exceptions*.

L'électricité est un précieux agent psychothérapique [V. Hystérie (Traitement électrique)].

Faut-il recourir aux *médicaments* ?

A cette question on peut répondre, en thèse générale, par la négative. Les hystériques ont été drogués avec excès; on les a gavés de bromures. Ce fut à tort. La médication bromurée, infiniment précieuse dans l'épilepsie, ne peut rendre aucun service dans l'hystérie, si même elle n'est pas préjudiciable. Quand on veut intervenir utilement pour calmer un état d'éréthisme nerveux excessif, mieux vaut recourir à des médicaments calmants, plus anodins en apparence, mais non moins efficaces. La teinture de valériane et toutes les préparations valérianiques rendent de réels services; elles sont exemptes de danger; on peut les prolonger assez longtemps (V. Antispasmodiques).

En dehors du traitement général, on peut être amené dans chaque cas particulier à prescrire une médication symptomatique. Le polymorphisme des accidents attribués, à tort ou à raison, à l'hystérie ne permet pas de donner à cet égard des conseils thérapeutiques univoques. Ici encore, le praticien devra s'inspirer des circonstances. Mais toujours il se rappellera que les troubles hystériques ont une origine suggestive, et toutes ses prescriptions seront d'abord et avant tout psychothérapiques.

Enfin, on s'abstiendra de *manœuvres hypnotiques*, sauf dans quelques cas rarissimes, et encore.... L'abus des pratiques de l'hypnotisme ne peut qu'être préjudiciable. On obtient d'excellents résultats par les interventions psychothérapiques à l'état de veille, sous forme d'explications, d'encouragements et de bons conseils. Le malade ne peut qu'y gagner, et le médecin pareillement. Nous devons tenir notre prestige et nos moyens de guérison, non pas d'un prétendu pouvoir mystérieux, mais de la confiance qu'inspire le savoir allié au dévouement.   *HENRY MEIGE.*

HYSTÉRIE ET GROSSESSE. — Lorsque la grossesse survient chez une femme dite hystérique, rien n'est plus variable que son action sur la névrose qui est tantôt aggravée, le plus souvent atténuée, suspendue ou guérie. On a vu des femmes ayant les manifestations les plus variées et les plus accentuées de l'hystérie ne présenter aucune aggravation de leur maladie pendant la grossesse.

L'hystérie ne revêt pas de forme qui soit propre à la femme enceinte.

Au moment du travail, quelquefois les douleurs se manifestent d'une façon exagérée, d'autres fois, elles paraissent normales, enfin elles peuvent ne pas exister; on a vu des hystériques accoucher, sans paraître éprouver la moindre douleur. Pendant l'accouchement, la plupart des hystériques deviennent très résistantes à l'hypnotisme.

L'hystérie peut apparaître pour la première fois pendant la grossesse ou pendant le travail.

Le *diagnostic* d'hystérie au cours de la grossesse, pendant ou après le travail, peut présenter des difficultés particulières, par suite d'une confusion possible avec l'éclampsie.

Dans l'éclampsie on trouve, sauf de rares exceptions, beaucoup d'albumine dans l'urine, les malades ont un œdème plus ou moins marqué, les mouvements convulsifs sont moins irréguliers et désordonnés que dans l'hystérie, enfin dans l'intervalle des crises les éclamptiques restent dans un coma plus ou moins profond.

Conduite à tenir. — L'existence de la grossesse ne doit nullement modifier le traitement dirigé contre l'hystérie. Les bromures sont sans action sur le fœtus, du moins aux doses thérapeutiques. On peut en donner 3, 4, 5 gr. sans inconvénients; on aura recours également à l'hydrothérapie.

G. LEPAGE.

HYSTÉRIE (TROUBLES OCULAIRES). — Avant de décrire les troubles oculaires de la psychonévrose, il est nécessaire de remarquer que le vocable d'hystérie n'a plus la même signification qu'autrefois. Il s'est opéré à ce sujet un mouvement de critique et de revision (V. HYSTÉRIE) qui a notablement changé les idées et diminué sinon enlevé leur importance à certains symptômes oculaires.

Cette réserve étant faite, l'intérêt qui s'attache à la description de ces symptômes oculaires est toujours aussi grand, mais c'est avec circonspection que leur séméiologie devra être interprétée en s'inspirant de la doctrine du pithiatisme. On est conduit ainsi à éliminer, parmi les phénomènes qualifiés d'hystériques, les troubles trophiques et les anomalies variées des cils et des sourcils, les phénomènes irritatifs de la conjonctive, des paupières, de la cornée, les troubles vaso-moteurs de la conjonctive et des paupières.

L'amblyopie et l'amaurose restent les troubles les plus importants. Viennent ensuite les troubles musculaires (paralysie, contracture, spasme) et enfin des troubles sensitifs oculaires. Les *paupières* et les *conjonctives* sont le siège d'une anesthésie tactile et douloureuse. Les troubles de la sensibilité peuvent s'étendre jusqu'à la *cornée*. Ces troubles sensitifs participent aux caractères des autres troubles de la sensibilité rattachés à l'hystérie (V. HYSTÉRIE).

On a décrit un *pemphigus* hystérique, dont la simulation est probable ou certaine. On devra, en face de pareille lésion, être réservé et plutôt sceptique sur sa nature hystérique, comme en présence des *troubles des cils et des sourcils* (chute, décoloration, anomalies de forme, développement exagéré).

Sous le nom de *phénomènes irritatifs* on comprend un état oculaire caractérisé par une vascularisation légère de la conjonctive, sans lésions de la cornée, de l'iris ou des milieux oculaires, et souvent accompagné de spasme accommodatif, de spasme de la convergence et de rétrécissement du champ visuel. En pareil cas, l'examen fonctionnel de l'œil est souvent impossible et le malade est inapte au travail. Ces symptômes irritatifs cèdent aux instillations de cocaïne. La simulation en est très souvent la seule cause.

L'*amblyopie* hystérique, caractérisée par un rétrécissement du champ visuel avec ou sans diminution de la vision centrale, et que n'explique aucune lésion périphérique ou centrale, est presque toujours bilatérale, plus ou moins accentuée, et allant rarement jusqu'à l'amaurose. En général, l'acuité visuelle est normale et, si elle paraît diminuée, c'est qu'il y a en outre des troubles de l'accommodation et de la photophobie. Malgré l'amblyopie, il y a persistance de la vision binoculaire. Le trouble visuel ne gêne pas l'hystérique; ce dernier ne remarque pas de changements à sa vue tant qu'il laisse les deux yeux ouverts. Au contraire les amblyopes ou amauroliques monoculaires par cause organique ont conscience de ce trouble visuel. L'œil amblyope ne se dévie pas parce que le réflexe rétinien de convergence continue à se produire. Il concourt à donner la vision stéréoscopique de même que la diplopie si l'on se sert d'un prisme, et se trouve ainsi établie l'existence virtuelle de la vision binoculaire. Certains sujets peuvent lire les lignes ou les numéros composés alors qu'ils fusionnent difficilement les figures; la vision binoculaire n'est plus sollicitée que par des mots ou des chiffres, il y a dissociation de la vision binoculaire. La conservation des réactions pupillaires, l'absence de toute lésion oculaire, l'intégrité du fond de l'œil, la micropsie, la coexistence d'autres symptômes hystériques et, d'une façon générale, le défaut de concordance dans les divers symptômes du trouble visuel, suffisent à assurer le diagnostic de cette variété d'amblyopie. On fera, bien entendu, le contrôle par les épreuves de la simulation. Cette amblyopie peut guérir rapidement, mais le plus souvent elle est de longue durée. Sa disparition est souvent brusque comme son début.

Le diagnostic de cette amblyopie présente de grandes difficultés; pour l'établir, il faut rechercher d'autres signes de psychonévrose. On se basera surtout sur l'absence de lésions et le défaut de concordance entre les troubles oculaires. On remarquera, par exemple, que les malades dont le champ visuel est très rétréci, ou même aveugles, circulent sans hésitation dans un endroit qui leur est inconnu. Lorsque l'amaurose est bilatérale et que la cécité est par conséquent complète, on devra faire le diagnostic avec la cécité corticale qui a les mêmes caractères; les conditions dans lesquelles s'est développé le trouble visuel, l'âge du malade, ses antécédents fourniront les éléments de ce diagnostic différentiel.

Le *champ visuel est rétréci* concentriquement; il peut être très accusé, alors que les troubles de sensibilité générale sont peu accentués. Ce rétrécissement est mobile dans ses dimensions qui sont variables d'un moment à l'autre et dans le cours même d'un examen. On a observé deux scotomes excentriques (scotome annulaire). Malgré ce rétrécissement, les malades n'éprouvent aucune gêne dans l'orientation, contrairement à ce qu'on observe dans les rétrécissements de cause organique.

L'importance séméiologique du rétrécissement du champ visuel a beaucoup diminué. On va même jusqu'à lui dénier toute valeur parce que l'hémianesthésie sensitivo-sensorielle, le rétrécissement du champ visuel, la dyschromatopsie, l'abolition du réflexe pharyngé sont considérés actuellement comme des anesthésies d'origine médicale; le rôle de la suggestion dans la genèse de ces anesthésies serait prépondérant, sinon exclusif.

L'*altération du sens chromatique* se traduit par un défaut de perception (achromatopsie) ou par une perception défectueuse des couleurs (dyschromatopsie) (v. c. m.) ou encore par l'inversion des champs des couleurs, inversion qui est un véritable désordre physiologique.

Dans l'amblyopie hystérique les couleurs sont visibles, mais à condition d'être vues sous un plus grand diamètre par l'œil amblyope que par l'œil sain.

Le pincement de la peau sur une région anesthésique ou l'application d'un corps chaud peuvent faire naître la sensation d'une lumière verte ou rouge. A ces phénomènes de *sensibilité colorée* on doit joindre les *hallucinations de la vue et surtout des couleurs*. L'*érythropsie* est un phénomène psychique subjectif qu'il ne faut pas confondre avec la vision rouge due à des causes physiques d'éblouissement et à l'aphakie, bien que l'opération de la cataracte puisse développer des accidents hystériques (hystéro-traumatisme opératoire) et par conséquent une véritable érythropsie. Les objets sont vus rouges avec un bord bleu. L'érythropsie peut être unilatérale (hémiérythropsie) ou bilatérale.

Pour les raisons indiquées plus haut on n'accordera qu'une importance minime à la *dyschromatopsie*.

La *polyopie monoculaire* a été un signe précieux pour le diagnostic de l'hystérie. La diplopie est la variété habituelle. Elle ne provoque pas un trouble visuel comme la diplopie consécutive à la paralysie ou à la contracture d'un muscle moteur oculaire et permet à celui qui en est atteint de travailler sans gêne. Elle est intermittente, fugace, dure quelques secondes. Les uns admettent qu'elle est d'origine centrale, qu'elle est par conséquent un trouble psychique. Pour d'autres, elle résulterait d'un trouble de l'accommodation, d'un spasme qui déterminerait une inégale accommodation dans les diamètres du cristallin.

Les phénomènes de *micropsie* et de *macropsie*, qui résultent d'une conception cérébrale fournie par l'effort accommodatif, s'associent souvent à la *photopsie* (vision d'étincelles lumineuses), à la vision de *mouches volantes* (ne pas confondre avec vision de points noirs mobiles et due à des corps flottants du vitré) et à une certaine *photophobie*. Cette photophobie, sans lésion oculaire, est une forme d'hyperesthésie rétinienne.

L'*hémianopsie hystérique* a été contestée, malgré des faits qui semblent probants. Dans certains cas, l'hémianopsie a succédé à l'amblyopie comme s'il s'agissait d'une équivalence hystérique et le champ hémiopique peut donner des sensations subconscientes malgré l'anesthésie rétinienne.

La notion de l'intégrité du fond de l'œil dans l'amaurose hystérique n'exclut pas certains troubles vaso-moteurs simulant une papillite qui accompagnent parfois l'amblyopie. Il s'agit d'*hyperémie papillaire*; c'est une pseudo-papillite qu'il importe de reconnaître, car elle peut se compliquer de pseudo-méningite hystérique et en imposer pour une lésion oculaire liée à une méningite tuberculeuse.

Les *paralysies oculaires*, plus rares que les spasmes, sont presque toujours des paralysies associées, paralysie de la convergence, de l'accommodation, ou des muscles dirigeant les yeux dans les différentes positions du regard. On observe des paralysies isolées, paralysie du releveur (fréquente chez les enfants), des droits internes, des droits externes. Enfin on a signalé la paralysie de tous les muscles oculaires intrinsèques et extrinsèques et la paralysie des muscles externes seuls, cette dernière apparaissant seulement dans les mouvements conscients.

La *paralysie faciale* est caractérisée par sa mobilité (très marquée un jour, beaucoup moins accusée le lendemain ou quelques jours après), sa variabilité de degré d'un moment à l'autre, sa limitation au facial inférieur, la coexistence de l'anesthésie de la région paralysée, sa manifestation à l'occasion seulement des mouvements que nécessite la parole (paralysie systématisée de Ballet). Elle n'est jamais isolée, accompagne toujours la paralysie des membres, surtout l'hémiplégie; est quelquefois alterne, toujours associée à l'anesthésie de la peau et des organes des sens du côté où elle siège.

Les accidents paralytiques peuvent revêtir la forme de la *migraine ophtalmoplégique.*

Les *spasmes* des muscles oculaires sont plus fréquents que les paralysies et peuvent apparaître à l'occasion de causes multiples (carie dentaire, névralgie sus-orbitaire, saturnisme, alcoolisme, troubles menstruels, etc...). La forme tonique du spasme est la plus commune ; la forme clonique est passagère et c'est presque seulement dans les attaques que se produisent les mouvements cloniques des globes oculaires et des paupières [V. FACIAL (SPASME)]. Le blépharospasme tonique (ptosis spastique) peut être assez intense pour déterminer de l'entropion ; parfois il cesse pour être remplacé par un *ptosis paralytique* et ici nous constatons la combinaison et l'alternance de parésies et de spasmes que nous retrouverons dans les muscles moteurs de l'œil. Dans la blépharoptose, le sourcil est élevé parce que le malade contracte le muscle frontal, pour

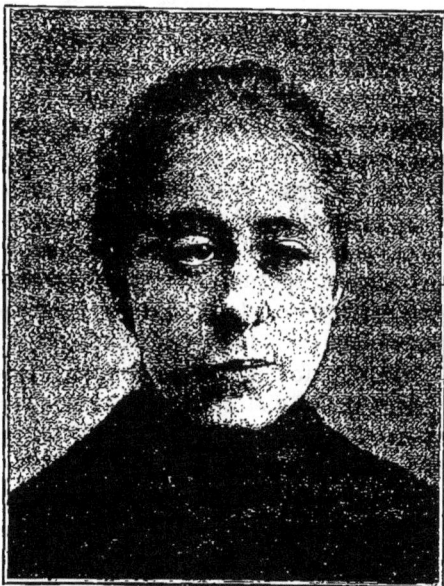

Fig. 227. — Blépharospasme dit hystérique avec hémianesthésie correspondante, chez une jeune fille de 17 ans. Abaissement du sourcil du côté du blépharospasme (Dejerine).

suppléer à l'insuffisance du releveur ; dans le blépharospasme le sourcil est abaissé (fig. 227). Tous ces accidents peuvent exister en dehors de tout phénomène hystérique et doivent être rattachés soit à un véritable spasme facial, soit à des tics (v. c. m.).

Le blépharospasme se complique souvent de *contracture des muscles droits internes*, contracture donnant lieu à un *strabisme convergent* et à une diplopie spéciale, caractérisée par une mobilité constante, des oscillations continuelles, les images se rapprochant et s'écartant pendant l'examen et aussi par son intermittence. Cette diplopie est donc bien distincte de la diplopie liée à une paralysie. Les muscles obliques peuvent être contracturés comme les muscles droits. On observe également la contracture simultanée de plusieurs muscles associés pour la fonction du regard dans une certaine direction (déviation spastique associée).

La contracture peut s'étendre aux muscles de la langue et de la face et l'on a l'*hémispasme facial oculo-glosso-labié*. Cet hémispasme simule la paralysie opposée de la face, comme le blépharospasme (ptosis spastique) simule le ptosis paralytique, comme le spasme des muscles oculaires simule la paralysie d'un muscle antagoniste.

Les *troubles de la convergence* se traduisent par des phénomènes de contracture ou d'insuffisance qui rendent impossible la fixation d'un objet à n'importe quelle distance. Les malades ressentent, dès qu'ils veulent fixer un objet, une douleur frontale et occipitale à laquelle ne tarde pas à s'ajouter de la diplopie qui témoigne de la limitation de l'amplitude de convergence, cette dernière pouvant descendre à trois angles métriques. Les excursions de chaque œil mesurées séparément dans le champ de fixation monoculaire sont normales, mais la limitation arrive dès que les mouvements ont pour but la fonction de convergence. Certains malades souffrent de troubles très variés parce qu'ils sont dus à la fois au spasme de la convergence, à l'*insuffisance des droits internes*, au spasme et à la parésie de l'accommodation. L'instabilité de ces troubles oculaires, leur mobilité, l'association des troubles de la convergence aux *troubles de l'accommodation*, qui revêtent tantôt la forme spasmodique et tantôt la forme paralytique, loin de dérouter dans la recherche du diagnostic ne font que confirmer leur nature névropathique.

Le *nystagmus* est horizontal ou rotatoire, variable d'intensité pendant le cours d'un même examen.

La *mydriase* peut exister isolément, être alternante et intermittente, due soit à la paralysie du sphincter (la pupille reste sensible à l'ésérine), soit plutôt à l'irritation du sympathique (mydriase spastique). Associée à du nystagmus ou à d'autres symptômes cérébraux, elle peut faire penser à une affection organique. Malgré la dilatation, le réflexe lumineux existe.

On a observé aussi les *contractions saccadées de la pupille* (*signe de Gowers*) et l'*hippus*.

Le *larmoiement* hystérique est intermittent, surtout provoqué par la lumière, généralement unilatéral; il coïncide souvent avec la contracture de l'orbiculaire, l'anesthésie conjonctivale, le spasme accommodatif et quelquefois avec l'*hémihyperhidrose faciale*. Cet épiphora ne s'accompagne d'aucune lésion organique des voies lacrymales, aussi devra-t-on éviter les injections et les cathétérismes.

Souvent les hystériques se plaignent de ne pouvoir s'adonner à un travail quelque peu prolongé; tout se couvre d'un brouillard et ils sont obligés de suspendre leurs occupations. A ces phénomènes d'*asthénopie* se joignent de violentes douleurs des paupières, du globe ou de la tête, une sensation de chaleur, de brûlure à la surface de l'œil, de tension, de douleurs térébrantes dans l'orbite et une extrême sensibilité à la lumière. On a désigné ces derniers troubles sous le nom de *copiopie*.

La *névralgie sus-orbitaire* est une complication fréquente. Il en est de

même des douleurs oculaires et périoculaires des sensations de brûlures et
de corps étrangers.

Le pronostic de ces troubles oculaires hystériques varie suivant les sujets.
Dans les cas où ils ont été provoqués par un traumatisme et notamment
chez les accidentés du travail, ces troubles ne se modifient pas sensiblement
tant que les blessés subissent les atermoiements et les inquiétudes de la
procédure, des enquêtes et des expertises. Une fois le procès terminé, il se
produit généralement, grâce à une modification du psychisme de ces
malades, une sédation marquée et quelquefois une guérison (V. SINISTROSE).

Le traitement oculaire n'a rien de spécial; on appliquera le traitement
général de la névrose. Dans les cas de paralysie de la convergence et de
l'accommodation, les verres convexes seront d'un utile secours.

PÉCHIN.

HYSTÉRIE (TRAITEMENT ÉLECTRIQUE). — Il faut distinguer entre le traitement
général, celui de l'état hystérique, et le traitement symptomatique.

Le traitement électrique général de choix est la *franklinisation* sous forme
de bain statique. On donnera trois bains par semaine de 5 minutes au
début, avec un faible débit, puis on augmentera progressivement la durée
jusqu'à 20 minutes. Ce traitement sera le plus souvent associé, en alternant,
avec l'hydrothérapie. Chez les hystériques qui présentent des troubles dus à
une insuffisance ovarienne, nous préférons, à la franklinisation, le bain
hydro-électrique général à courant alternatif sinusoïdal : 3 bains par semaine
de 10 à 20 minutes de durée à 50 ou 60 milliampères.

Traitement symptomatique. — Contre *les attaques*, on utilise le courant
galvanique; une électrode est placée sur toute la surface du front, une
autre sur un point quelconque du corps; on fait passer un courant de 5 à
10 milliampères dont on change brusquement la direction à l'aide d'un ren-
verseur. Cette méthode est d'une efficacité incontestable.

Les *paralysies hystériques* ne présentent jamais le syndrome électrique de
dégénérescence; la contractilité faradique du muscle et l'excitabilité faradique du nerf est donc toujours possible. On montrera au malade que les
muscles dont il ne peut se servir se contractent bien sous l'influence du
courant; on lui demandera ensuite d'essayer lui-même de produire le mouvement pendant que le courant agit, puis, diminuant peu à peu la force du
courant, on arrivera en général à lui faire produire la contraction volontaire,
le courant n'intervenant plus. Procédant ainsi progressivement d'un muscle
à un groupe de muscles correspondant à une fonction déterminée, puis à
un membre entier, on parviendra, si l'on commence le traitement assez tôt,
à guérir les monoplégies, les hémiplégies et même l'astasie-abasie.

Les *contractures* cèdent, en général, sous l'influence de la faradisation au
pinceau des muscles antagonistes, sous l'influence également du souffle
statique ou du courant galvanique stable faible appliqués directement sur
les muscles contracturés.

Parmi les *troubles de la sensibilité*, l'anesthésie doit être combattue avec
persévérance; elle ne résiste pas à la faradisation au pinceau; pour l'appliquer, il faut d'abord dessécher la peau et utiliser une bobine à fil fin avec

des interruptions rapides ; le pinceau est d'abord promené sur une région très limitée ; on augmente l'intensité jusqu'au moment où le malade indique la perception de la douleur ; on étale alors progressivement la zone sensible en rayonnant autour de ce point. L'anesthésie des muqueuses est justiciable du même traitement.

L'*hyperesthésie* (clou hystérique, boule hystérique, rachialgie, etc.) doit être traitée par le souffle statique ou la galvanisation positive stable à faible intensité.

Les *vomissements hystériques*, le *hoquet* seront traités par la galvanisation du pneumogastrique. F. ALLARD.

HYSTÉROPEXIE. — C'est la fixation de l'utérus. Cette opération est destinée à fixer l'utérus en position normale et à combattre soit certains prolapsus, soit surtout la rétroversion utérine [V. UTÉRUS (RETROVERSION)].

J.-L. FAURE.

HYSTÉROPEXIE ET PUERPÉRALITÉ. — Les diverses méthodes de fixation de l'utérus employées pour la cure des déviations utérines ont sur l'évolution de la grossesse et de l'accouchement qui succède à l'opération une influence qui varie suivant les procédés employés.

L'influence la plus manifeste est exercée par les opérations qui fixent directement, à l'aide de sutures, l'utérus, soit à la paroi abdominale, soit à la paroi vaginale.

Gastro-hystéropexie. — Les accidents qui peuvent être rapportés à cette opération sont, *pendant la grossesse* : des douleurs plus ou moins vives liées aux tiraillements que subissent les adhérences utéro-pariétales, la fréquence plus grande des avortements et des accouchements prématurés, l'absence d'accommodation fœtale (le fœtus restant souvent très élevé), d'où la fréquence des présentations vicieuses (Pinard).

Pendant l'accouchement, l'influence de l'hystéropexie peut se borner à un certain degré d'inertie utérine et à un retard dans l'engagement de la présentation fœtale. Mais il peut se produire une dystocie grave par suite de l'obstruction du détroit supérieur par la paroi utérine antérieure hypertrophiée et formant une tuméfaction plus ou moins volumineuse, par suite aussi de la déviation, en haut et en arrière, du col utérin qui peut se trouver reporté au niveau du promontoire et même au devant de la colonne lombaire. Il n'est pas rare, dans ces cas, d'observer, en outre, la rupture précoce des membranes et une présentation vicieuse, le tout entraînant l'infiltration œdémateuse du col et sa rigidité.

La rupture de l'utérus peut, dans ce cas, survenir spontanément. On l'a observée également au cours de tentatives d'*extraction du fœtus par les voies naturelles*, extraction qui est contre-indiquée dans les cas de ce genre. L'*opération césarienne* est, devant des cas aussi complexes, la seule méthode rationnelle.

Pendant la délivrance, l'obstacle apporté à la rétraction utérine par les adhérences fixatrices est une cause d'hémorragie. Cette influence a été bien démontrée par le cas de Guérard, dans lequel la destruction des adhérences put seule arrêter l'hémorragie post partum.

Tous ces accidents découlent de la situation anormale dans laquelle se trouve l'utérus gravide, du fait des adhérences opératoires.

Ces adhérences immobilisent l'utérus, et la mobilité est une condition essentielle du développement de l'utérus gravide et du fonctionnement régulier de la contractilité de l'utérus parturient. Elles entraînent un développement irrégulier de l'organe lorsqu'elles sont très étendues, toute la portion fixée de la paroi utérine ne pouvant que s'hypertrophier sur place sans que son expansion soit possible.

Elles fixent, lorsque les sutures ont été faites sur le fond de l'utérus, l'organe en position vicieuse, dévient le col utérin et forcent l'utérus à se développer aux dépens de sa seule paroi postérieure. C'est aux fixations du fond de l'utérus que sont dus, presque toujours, les cas de dystocie grave.

Les conditions les plus défavorables sont donc réalisées par les adhérences étendues, fixant le fond de l'utérus. D'où l'indication de ne faire porter la fixation que sur la face antérieure de l'organe, au-dessous de la ligne d'insertion des ligaments ronds. Même alors, la gastro-hystéropexie reste une opération antiphysiologique qui peut avoir, au point de vue obstétrical, des conséquences fâcheuses et qu'il est prudent de réserver aux femmes qui ont dépassé l'âge de la fécondité.

Hystéropexie vaginale. — L'hystéropexie vaginale présente, avec une notable aggravation, les mêmes inconvénients que l'hystéropexie abdominale. Les interruptions prématurées de la grossesse sont particulièrement fréquentes après la vagino-fixation. Les cas de dystocie grave sont aussi beaucoup plus fréquents, ce qui tient à ce que la vagino-fixation place l'utérus, fixé par son fond, en antéversion forcée. Les seules statistiques favorables ont trait à des opérations qui ne sont pas de véritables hystéropexies vaginales et qui n'offrent aucune garantie de fixation solide de l'utérus. Les hystéropexies vaginales qui tiennent peuvent être jugées par ce fait que, de 1895 à 1903, il n'a pas été publié moins de 11 sections césariennes nécessitées par la dystocie due à la vagino-fixation.

Moins solide que l'hystéropexie abdominale, plus dangereuse qu'elle, quand elle tient, l'hystéropexie vaginale est une opération à rejeter, tant au point de vue gynécologique qu'au point de vue obstétrical.

Hystéropexie par raccourcissement extra-péritonéal des ligaments ronds (Opération d'Alquié-Alexander). — Cette opération est loin d'offrir les inconvénients des hystéropexies par suture directe de l'utérus. On peut dire que les statistiques qui ont été publiées à ce sujet montrent l'innocuité de cette opération au point de vue obstétrical. Mais, malheureusement, la fixation ainsi obtenue est peu solide parce qu'elle est obtenue par traction et fixation de la partie la plus faible des ligaments ronds. Aussi observe-t-on assez fréquemment, à la suite d'une grossesse et d'un accouchement, la récidive de la rétro-déviation.

Hystéropexie par raccourcissement intra-péritonéal et fixation intra-pariétale des ligaments ronds.— Cette méthode, dont le procédé de Doléris représente la meilleure variante, consiste à faire passer une anse de chacun des ligaments ronds, saisis auprès de la corne utérine, à travers un orifice créé de chaque côté de la ligne médiane, dans la portion tendineuse des muscles grands droits de l'abdomen. Chaque anse ainsi amenée au dehors est suturée à l'autre anse et aux tissus musculo-aponévrotiques de la paroi abdominale.

Au point de vue obstétrical, les résultats de cette opération sont aussi satisfaisants que ceux de l'opération Alquié-Alexander. Grossesse et accouchement ne semblent nullement influencés. De plus, la fixation étant faite par la partie des ligaments ronds la plus voisine de l'utérus, c'est-à-dire la plus grosse et la plus résistante, les récidives de la rétro-déviation sont beaucoup moins à craindre.

C'est donc à cette *hystéropexie physiologique* (Doléris) que la préférence devra être donnée lorsqu'il y aura lieu de fixer l'utérus d'une femme au cours de la période d'activité génitale. *M. OUI.*

HYSTÉROTOMIE. — Section ou plutôt *incision* de l'utérus. Opération qui consiste à inciser l'utérus, par exemple dans la sténose du col ou dans un fibrome intra-utérin, lorsqu'on cherche à se frayer un passage vers le corps fibreux [V. UTÉRUS (STÉNOSE, FIBROME)]. L'incision de la paroi utérine dans la myomectomie abdominale ou dans l'opération césarienne (v. c. m.) est encore une *hystérotomie*. *J.-L. FAURE.*

HYSTÉRO-TRAUMATISME. — V. HYSTÉRIE, NÉVROSES TRAUMATIQUES, TRAUMATISMES (COMPLICATIONS).

I

ICHTHYOL. — Liquide épais, noirâtre, d'une odeur animale désagréable, obtenu par distillation de schistes bitumineux riches en poissons fossiles. L'ichtyol n'est pas soluble dans l'eau, mais il donne avec ce liquide une émulsion très stable ; il est miscible en toutes proportions aux corps gras et à la vaseline.

L'ichthyol est un antiseptique très peu toxique et un agent décongestionnant que l'on utilise en injections dans la blennorragie (v. c. m.), en pansement dans les métrites (v. c. m.), en lavements dans les maladies de l'intestin.

Mais c'est surtout en dermatologie que l'ichthyol rend des services par son pouvoir déshydratant et kératoplastique remarquable.

Injection urétrale (Blennorragie).

Ichthyol.	5 à 10 grammes.
Eau albumineuse .	120 —

Solution (Lavages intestinaux).

Ichthyol	1 gramme.
Eau bouillie	1 litre.
	(Comby).

Suppositoires.

Ichthyol.	10 à 20 centigr.
Beurre de cacao. .	3 grammes.
Cire blanche . . .	50 centigr.

Pour un suppositoire (fissure, hémorroïdes).

Pâte à l'ichthyol.

Ichthyol	1 gramme.
Oxyde de zinc . . . } āā 12 grammes.	
Amidon.	
Vaseline	25 —

Glycérolé (Engelures).

Ichthyol	4 grammes.
Glycérolé d'amidon . .	30 —

Pommade.

Ichthyol	3 à 6 grammes.
Vaseline . . . . . } āā 15 —	
Lanoline	

Les *tuménols* et les *thiols* sont des produits médicamenteux analogues à l'ichthyol et susceptibles des mêmes applications en dermatologie.

E. F.

ICHTYOSE. — L'ichtyose est une difformité cutanée caractérisée par la sécheresse de la peau et la desquamation incessante de l'épiderme, sous forme d'écailles adhérentes plus ou moins rudes, que l'on compare à celles des poissons. Sa lésion consiste en une hyperkératose, sans parakératose (pour ce mot, V. ECZÉMA) mais avec atrophie des couches profondes de l'épiderme. La plupart des auteurs y voient une malformation congénitale ; Unna et Tommasoli n'acceptent pas cette opinion classique, et croient qu'il s'agit d'une véritable maladie inflammatoire.

Étiologie. — Le caractère héréditaire et familial est ce qui domine

Ichtyose.

l'étiologie de l'ichtyose ; il est rare qu'on n'en trouve pas plusieurs exemples dans une famille où elle existe, et ses formes très accentuées surtout peuvent frapper plusieurs générations successives. Les sujets atteints présentent souvent, mais non toujours, un développement quelque peu imparfait. Pourtant les autres malformations n'ont pas chez eux une fréquence anormale. On a recherché dans leur ascendance, avec des succès divers, des conditions tératogènes, notamment la syphilis (3 observations d'E. Fournier).

Description clinique. — Le premier signe de l'ichtyose est la *sécheresse* absolue ou relative du tégument, dont les glandes sébacées et sudoripares fonctionnent également mal, excepté dans les plis articulaires. D'autant plus marquée en général que l'état squameux est plus accentué, elle existe néanmoins dans des points où ce dernier est peu apparent (paume des mains) et persiste lorsqu'il est atténué par la thérapeutique. Elle existe à peu près seule dans les formes très légères (*xérodermie*).

Les *squames* sont absolument sèches ; adhérentes par la plus grande partie de leur surface, elles sont difficiles à détacher. Souvent elles sont minces, lisses, séparées par de simples craquelures que les poussières colorent en gris sale. Leur couleur est blanche ou grisâtre. Elles sont très blanches dans l'*ichtyosis alba* ; noirâtres dans l'*ichtyosis nigra* ; minces et brillantes dans l'*ichtyose nacrée* ; très fines et en partie détachées dans l'*ichtyose pityriasique* ; plus larges et plus soulevées dans l'*ichtyose scutulaire* ; volumineuses et dures dans l'*ichtyose cornée* : elles atteignent 1/2 à 2^{mm} d'épaisseur dans l'*ichtyose serpentine*, où elles deviennent de vraies écailles larges, aplaties, polygonales ; plus encore dans le *sauriasis*, comparé à la carapace d'un crocodile. Enfin dans l'*ichtyose hystrix* (porc-épic), elles forment des saillies verruqueuses irrégulières, de véritables piquants.

Le *derme* est aminci, son tissu élastique atrophié ; les plis qu'on y fait s'effacent lentement. — Les *poils* sont atrophiés. La barbe est rare ; les sourcils peu fournis, surtout à leur partie externe ; les cheveux peu abondants, secs, cassants. Les *ongles* sont peu altérés, quelquefois un peu cassants, avec une légère hyperkératose de leur lit. Les *muqueuses* sont indemnes.

La *distribution* de l'ichtyose est symétrique. Les lésions ont leur maximum sur la face d'extension des membres, et surtout au voisinage des coudes et des genoux ; puis sur les côtés du tronc. Au contraire, elles respectent plus ou moins complètement les plis articulaires, les organes génitaux. La face, lorsqu'elle n'est pas indemne, ne présente qu'un léger état pityriasique ; le cuir chevelu est assez rarement intéressé, il peut alors arriver à une alopécie définitive. Les régions palmaires et plantaires sont sèches, lisses, sans craquelures ; leurs plis naturels sont plus marqués. — On a décrit des *ichtyoses paratypiques*, à maximum au niveau des plis ; mais, à part certain cas d'ichtyose serpentine, il s'agit surtout d'une autre maladie, l'*ichtyose fœtale*, absolument distincte de l'ichtyose vraie, et dont il sera question plus loin à propos du diagnostic. — Quant aux *ichtyoses localisées*, elles sont rares, si l'on en retranche les nævi ou les lésions squameuses traumatiques mises à tort sous cette rubrique, et les kératodermies congénitales symétriques palmaires et plantaires (V. KÉRATODERMIES).

Contrairement à l'ichtyose fœtale susnommée, l'ichtyose vraie ne devient

apparente que plusieurs mois ou même plusieurs années après la naissance
(jusqu'à 20 ans, d'après Tommasoli). Elle arrive ainsi peu à peu à son
maximum; elle subit alors des oscillations en plus ou en moins. plus accentuée pendant la saison froide, moins au printemps et en été, mais dure
toute la vie; parfois elle diminue un peu en vieillissant. Les incidents génitaux, les maladies intercurrentes sont sans action sur elle. Mais le tégument des ichtyosiques est fragile, irritable : facilement il rougit, devient le
siège d'une irritation eczématiforme, de rhagades; il constitue pour l'impétigo un terrain vulnérable.

Diagnostic. — Il est d'ordinaire facile de faire à première vue le diagnostic de l'ichtyose. On ne la confond guère avec les autres affections
squameuses, *psoriasis*, *pityriasis*, *eczéma sec*, *dermatites exfoliatrices*, ni avec
les *kératoses localisées professionnelles* dues à des pressions répétées, les
kératodermies palmaires et plantaires, les *nævi* cornés (lesquels forment des
bandes nettement limitées). Certaines maladies nerveuses, névrites, mal de
Pott, déterminent une *pseudo-ichtyose* que ses localisations, sa date d'apparition permettent de reconnaître.

La peau devient sèche et squameuse chez les vieillards (*xérodermie sénile*), chez les cachectiques
(*pityriasis tabescentium*).

Nous laissons de côté les affections rares, comme
celle qu'a décrite Thibierge (*hyperkératose congénitale disséminée porokératosique*) où les muqueuses
étaient intéressées. Il en est une pourtant dont il
faut dire quelques mots : c'est l'*ichtyose fœtale* (*ké
ratome diffus congénital*), dont les lésions anatomiques sont très différentes de celle de l'ichtyose. Dans
sa *forme grave* (*kératome malin, diffus, congénital*)
la peau est rouge et tendue, comme trop courte;
elle a la consistance du cuir dur, avec de profondes
fissures; de larges squames la recouvrent, faites d'un
enduit desséché de couleur sale; la face est hideuse,
les mouvements impossibles. Cette forme, qui atteint
surtout des enfants nés avant terme, est incompatible avec la vie. La *forme bénigne* (*érythrodermie
congénitale ichtyosiforme avec hyperépidermotrophie*,
Brocq) permet la survie. La peau y est rouge, rétractée, couverte d'écailles larges, épaisses et adhérentes;
la face est rosée et squameuse, les plis sont le siège
de végétations cornées (fig. 228); quelquefois, pen-

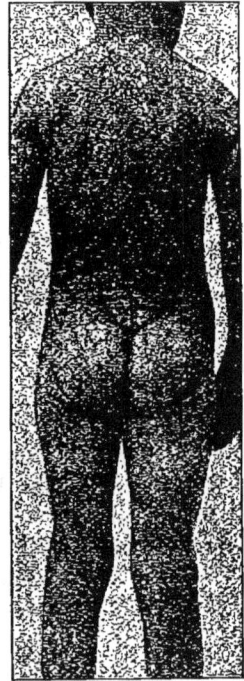

Fig. 228.
Ichtyose congénitale.
(Darier. *Précis de Dermat.*)

dant les premières années, on observe des poussées de bulles. Tous les signes
s'atténuent avec l'âge, laissant un état qui ressemble singulièrement à l'ichtyose vraie; mais les altérations y respectent relativement les fonctions
glandulaires et ont leur maximum aux plis de flexion, loin de les respecter.
La plupart des cas de *sauriasis*, d'*ichtyose hystrix*, appartiendraient à cette
variété suivant Darier.

Traitement. — Sauf de rares exceptions, le traitement de l'ichtyose n'a que des effets temporaires; du moins permet-il d'entretenir la peau dans un état supportable, équivalent parfois à une quasi-guérison.

Il est surtout *externe*. Il faut d'abord mettre le tégument en état, en ramollissant et en détachant les squames : c'est à quoi aboutissent les pulvérisations, cataplasmes, pansements humides, mais surtout les *bains* chauds fréquemment répétés, et suivis de frictions plus ou moins rudes. Les bains alcalins, les bains de vapeur, les savonnages (savon de Marseille ou savon noir) sont les meilleurs agents de décapage. Plus tard les bains émollients à la graine de lin et surtout à la glycérine (500 à 1000 gr. pour un bain) sont ceux qui conviennent le mieux. — La peau doit être ensuite lubréfiée au moyen d'un corps gras, faute de quoi elle se dessécherait de nouveau : toutes les pommades, crèmes, etc., sont de mise. Parmi les graisses, la lanoline est la meilleure. La glycérine neutre réussit peut-être mieux encore, soit pure ou étendue d'eau de roses, soit sous forme de glycérolé d'amidon. — On peut incorporer aux pommades des kératolytiques (1 à 2 pour 100 d'acide salicylique), des antiprurigineux (1/40 à 1/20 d'acide tartrique). — Quant aux pommades et préparations actives au naphtol (Kaposi), au soufre (Unna), aux goudrons, etc., elles ne semblent pas donner de résultats bien nets. — Le décapage achevé, les malades peuvent espacer les applications et, moyennant des soins de toilette assez peu gênants, dissimuler presque complètement leur difformité.

De nombreux médicaments *internes* ont été préconisés contre l'ichtyose. Le plus utile est l'huile de foie de morue, que l'on doit toujours ordonner. Lorsqu'elle est mal supportée, pendant les chaleurs par exemple, on peut essayer avec prudence les diaphorétiques (chlorhydrate de pilocarpine, 2 à 10 milligr.), l'arsenic : les résultats de ce dernier ne sont pas toujours favorables. Les eaux arsénicales, celle de la Bourboule spécialement, *intra* et *extra*, ont pourtant donné des améliorations durables. La *médication thyroïdienne* a été préconisée; elle ne doit être employée qu'avec la plus extrême prudence.   .   *M. SÉE.*

ICTÈRE EN GÉNÉRAL[1]. — Très fréquent dans les maladies hépatiques, l'ictère est *un syndrome caractérisé par la coloration des téguments et des muqueuses par les pigments normaux ou modifiés de la bile et la présence de ces mêmes*

1. Un grand nombre de travaux récents ont apporté dans l'histoire des ictères une quantité de documents nouveaux. Est-ce à dire que l'histoire et la classification des ictères soit complètement bouleversée et que tout soit à refaire, comme on le prétend, dans l'histoire des maladies du foie? Nous ne le pensons pas. En effet, il y a une chose qui reste constante, à peu près invariable dans la pathologie hépatique comme en toute autre : c'est *la clinique*. Quoi qu'on en ait dit, les types restent immuables dans leurs grandes lignes; seule la façon de les présenter diffère et je ne trouve pas, sincèrement, que les classifications nouvellement proposées répondent mieux à la réalité objective.

Fort des enseignements de la clinique et m'en tenant à eux, j'attendrai donc — peut-être longtemps — la science définitive des causes et des mécanismes pour bouleverser de fond en comble les notions qui ont permis à une thérapeutique de faire ses preuves, thérapeutique que les savantes découvertes nouvelles n'ont nullement modifiée.

Une seule nouveauté me paraît devoir être prise en sérieuse considération : c'est *pigments dans les urines.* Comme dans certaines de ces maladies la *jaunisse* est le symptôme prédominant, on a donné le nom d'ictère à certaines entités cliniques telles que : ictère catarrhal, ictère infectieux, ictère grave, etc. Mais l'ictère ne fait que traduire des altérations du foie ou des voies biliaires dues en réalité soit à la gêne de la circulation biliaire, soit à l'altération fonctionnelle ou anatomique de la cellule hépatique par l'infection ou l'intoxication.

Cependant, comme on le verra plus loin, certains ictères peuvent avoir une origine plus spécialement sanguine, sans que le foie soit malade d'abord, au moins en apparence ; en d'autres termes, ils traduisent plus une maladie du sang qu'une maladie du foie. Leur étude, pour plus de clarté, sera faite dans un chapitre à part (V. I. Hémolytiques).

Pathogénie. Étiologie. Classification des Ictères. — Le foie transforme sans cesse la matière colorante du sang, ou *hémoglobine*, en pigments biliaires dont le principal est la *bilirubine* qui, par oxydation, donne la *biliverdine,* la *bilicyanine* et la *bilipurpurine.* Ces substances donnent à la bile sa coloration habituelle.

D'autre part, la bile formée est rejetée dans l'intestin par les conduits biliaires.

L'état pathologique naîtra donc d'un trouble, soit dans le fonctionnement défectueux de la cellule hépatique, soit dans l'écoulement au dehors de la bile formée, soit dans les deux facteurs en même temps ; car l'altération fonctionnelle cellulaire suit bientôt la diminution ou l'arrêt de l'écoulement biliaire et, réciproquement, la gêne excrétoire se produit quand la bile sécrétée est trop abondante ou trop épaisse. Analysons ces diverses causes d'ictère.

Ictère par rétention. — Si on lie le cholédoque chez un animal, la bile, ainsi retenue dans le foie, est résorbée par lui et, passant dans le sang, va imprégner de ses pigments la peau, les muqueuses et la plupart des organes ; car les glandes peuvent être des organes aussi actifs pour la résorption que pour la sécrétion (Cl. Bernard). Cette résorption se fait en partie par les veines sus-hépatiques, mais surtout par les lymphatiques du foie.

Il n'est pas nécessaire, pour cela, que l'obstruction du cholédoque soit absolue ; elle peut n'être que partielle, le calibre de ce canal ou des voies

celle des ictères hémolytiques. Aussi y consacrerai-je, à côté des anciens cadres, un article nouveau, en faisant remarquer d'ailleurs, que c'est encore du vieux neuf simplement remis au goût du jour et augmenté des constatations récentes qu'ont permises les investigations hématologiques modernes.
Ce n'est pas sans mûre réflexion et sans connaître suffisamment de la cause que je me suis décidé à laisser à peu près intacte la conception des ictères, telle qu'elle était résultée des travaux d'hier, et je me défends par avance de toute tendance rétrograde. Mais tant que la clinique n'aura pas réellement changé, c'est sur ses assises seules que je prétends laisser debout l'édifice que nous ont laissé les vrais cliniciens. Il y aura toujours des ictères à pigments vrais et des ictères à pigments modifiés, des ictères catarrhaux, des ictères infectieux bénins, des ictères graves, comme il y a toujours une pneumonie malgré la pneumococcie, un érysipèle malgré la streptococcie, une fièvre typhoïde malgré toutes les paracolibacilloses. Il ne serait pas impossible qu'après un temps plus ou moins long de tentatives révolutionnaires la pathologie revienne, comme le fer à l'aimant, à la forte clinique de nos maîtres.

biliaires supérieures étant simplement diminué ou rétréci. Mais encore faut-il, pour qu'il y ait ictère, que la bile soit sécrétée en quantité suffisante ; une bile rare ou incolore, par altération cellulaire, n'imprégnera pas les téguments.

La *lithiase biliaire* (v. c. m.) est la cause la plus fréquente et la plus efficace d'obstruction totale ou partielle du cholédoque ; selon la dimension et la situation du calcul ou l'abondance du sable biliaire, l'ictère sera plus ou moins prononcé, plus ou moins durable ; mais en réalité, le cholédoque, n'étant pas un conduit inerte, se resserre spasmodiquement sur l'obstacle et rend l'obstruction presque toujours complète, au moins pour un temps.

D'autres corps étrangers peuvent s'arrêter ou cheminer dans les voies biliaires : *noyaux de cerise, pépins de fruits*, ou parasites tels que le *distome hépatique* ou *l'ascaride lombricoïde* venus de l'intestin ; les kystes hépatiques rompus dans les voies biliaires peuvent aussi encombrer d'*hydatides* a lumière de ces conduits.

Dans l'ictère dit catarrhal (v. c. m), on admet la présence dans le cholédoque d'un *bouchon muco-épithélial* qui l'obstrue (Budd, Virchow, Vulpian).

L'arrêt de la bile peut aussi être produit par le *rétrécissement cicatriciel* du cholédoque, la diminution de son orifice par la cicatrice d'un *ulcère simple du duodénum* ou son *oblitération congénitale*.

Enfin l'obstacle à l'écoulement de la bile peut siéger sur les canalicules intra-hépatiques, dans les *angiocholites radiculaires* par exemple.

Telles sont les causes intrinsèques ou intra-canaliculaires de l'ictère par rétention. Voyons maintenant les causes extrinsèques ou extra-canaliculaires. Il s'agit ici de compression des voies biliaires extra ou intra-hépatiques.

Parmi les premières, le *cancer de la tête du pancréas* réalise l'obstruction la plus complète du cholédoque et donne un ictère intense et progressif. Viennent ensuite les *ganglions lymphatiques* du hile du foie hypertrophiés par les néoplasmes abdominaux ou la tuberculose, les *anévrismes* de l'aorte, de l'artère hépatique, de la mésentérique supérieure, les *tumeurs* du rein, de l'angle droit du côlon, le *rein flottant*, les *brides péritonéales*.

Les secondes comprennent le *cancer des voies biliaires* ou les noyaux du *cancer secondaire du foie*, les *abcès*, les *kystes hydatiques*, susceptibles de comprimer les troncs intra-hépatiques.

Il se peut aussi que, dans l'*hépatoptose*, le cholédoque soit tiraillé ou tordu, ou étranglé sur un repli du péritoine, ou comprimé sur un organe voisin.

Les *congestions* actives ou passives du foie peuvent, en comprimant les canalicules biliaires à leur origine, donner lieu à de la rétention biliaire. Enfin on a admis aussi, pour expliquer l'*ictère émotif*, l'arrêt de la bile par spasme des canaux excréteurs ; l'explication n'est pas exacte.

Ictère par dyshépatie ou fonctionnement défectueux de la cellule hépatique. — Toute intoxication et par conséquent toute infection lésant le protoplasma cellulaire du foie déterminera un trouble dans le fonctionnement de la glande, que la cellule soit matériellement altérée ou simple-

ment gênée dans ses échanges; en un mot, il y aura *dyshépatie* ('), c'est-à-
dire déviation fonctionnelle en plus ou en moins de la cellule hépatique,
ce qu'on traduit par *hyperhépatie* et *hypohépatie*, ce dernier mot étant
synonyme d'*insuffisance hépatique* et d'*acholie*, le premier, au contraire,
synonyme de *polycholie*. Dans ces deux cas, la production de l'ictère est
possible.

En effet l'hyperhépatie donnera : soit une quantité exagérée de bile normale (c'est l'action des cholagogues), hypercholie simple, d'où encombrement des voies biliaires, résorption de la bile excrétée et plus ou moins
stagnante, en somme rétention relative; soit une bile trop chargée, trop
épaisse, hypercholie pigmentaire, d'où écoulement difficile, stase et résorption partielle; c'est encore une rétention relative (ictère pléiochromique de
Stadelmann).

L'hypohépatie donnera soit une moindre quantité de bile; qui stagnera
parce que son écoulement ne sera plus assuré par la *vis a tergo*, soit une
bile pauvre en pigments ou ne contenant que des pigments modifiés, inférieurs, qui, étant beaucoup plus diffusibles que les pigments normaux (telle
l'urobiline), seront plus facilement résorbés et passeront dans le sang.

Mais ce qui aide singulièrement dans tous les cas la résorption biliaire,
c'est la *dislocation de la travée hépatique* (Hanot) par augmentation de
volume des cellules sous l'influence de l'agent nocif. Cette hypertrophie
des organites les fait chevaucher les uns sur les autres dans une même travée, ou amène au contact les cellules de deux travées voisines, de sorte que
les espaces capillaires que limitent ces travées, espaces auxquels font suite
les canalicules biliaires, sont oblitérés et que la bile stagne et est résorbée
au niveau même de son lieu de production.

Comme toute atrophie cellulaire est précédée d'une phase d'hypertrophie, de même que toute acholie ou hypocholie est précédée d'une phase
d'hypercholie, cette dislocation de la travée se retrouve au début de tout
processus toxique ou toxi-infectieux et détermine l'ictère si elle est assez
prononcée.

On voit donc qu'en définitive c'est toujours une rétention mécanique qui
produit la résorption, qu'il s'agisse d'un obstacle dans les voies les plus
larges d'excrétion ou d'une adultération cellulaire toxique ou toxi-infectieuse.

Ictere hématique. — Quelques auteurs (Frerichs, Poncet, Kuhne,
Harley, Leyden, Afanasiew, etc.) ont admis l'existence d'un ictère *hématique* dû à la transformation dans le sang même de l'hémoglobine, et
l'opposent à l'ictère *hépatique* dû à la résorption de pigments fabriqués par
le foie aux dépens de l'hémoglobine. C'est ce que Gubler appelait l'ictère
hémaphéique. D'autres en ont nié la possibilité (Hayem, Naunyn, Stadelmann, Ponfick), se basant sur ce que la théorie de la bile préformée dans
le sang a été démontrée fausse, et sur ce que les poisons hémolytiques
purs (eau, hydrogène arsénié, morille rouge), qui n'atteignent pas le foie,

---

1. Le terme de *dyshépatie*, créé par moi, a été passé sous silence par quelques
auteurs qui en ont cependant tiré ceux de *anhépatie* et d'*hyperhépatie*. Ces mots sont
analogues à dyspepsie, hyperpepsie et apepsie.

ne donnent pas de pigments biliaires dans le sang, bien que produisant de l'hémoglobinhémie, suivie d'hémoglobinurie. L'ictère constaté quelquefois en pareil cas est dû, d'après eux, à l'hypercholie pigmentaire déterminée dans le foie par l'afflux exagéré d'hémoglobine. Mais l'histoire récente des ictères hémolytiques (v. c. m.) a remis en discussion cette vieille querelle.

Nous ne nous occuperons ici que de l'*ictère hépatique*, c'est-à-dire de celui qui est produit par la rétention et la résorption intrahépatique des pigments biliaires normaux ou modifiés.

En clinique, la distinction établie par Gubler entre l'*ictère vrai* ou *biliphéique* et l'*ictère faux* ou *hémaphéique*, quelque défectueuses que soient ces dénominations, n'en subsiste pas moins. Dans le premier cas, les pigments qui imprègnent l'organisme sont des pigments normaux (bilirubine, biliverdine) et l'ictère vrai devient l'*ictère orthopigmentaire*; dans le second, ce sont des pigments anormaux (urobiline, pigment rouge brun) et l'ictère faux devient l'*ictère métapigmentaire*. Le premier est l'expression d'un obstacle mécanique au cours de la bile ou d'une hyperhépatie ou hypercholie pigmentaire, le second traduit une hypohépatie. Mais cette hypohépatie permet encore la production d'une certaine quantité de pigments normaux qui ne passent pas dans le sang. Seuls les pigments anormaux sont résorbés parce qu'ils sont plus diffusibles.

Étant donné que la rétention biliaire prolongée altère la cellule hépatique, celle-ci pourra devenir insuffisante et ne pas transformer en pigments normaux toute l'hémoglobine apportée au foie; elle produira donc, par hypohépathie, des pigments anormaux et l'ictère métapigmentaire viendra se surajouter à l'ictère orthopigmentaire pour donner un *ictère mixte*. C'est ce que décélera la présence dans les urines, en plus des pigments normaux, d'une quantité appréciable d'urobiline et de pigment rouge brun.

La production d'un ictère mixte par le mécanisme inverse : ictère d'abord purement métapigmentaire devenant orthopigmentaire, est plus rare, mais possible lorsque, dans un foie dont la cellule est déjà en hypohépatie, survient une obstruction biliaire ou une infection aiguë. La résorption, qui n'était qu'élective pour les métapigments plus diffusibles, devient totale, tous les pigments, normaux ou non, passant dans le sang.

Le tableau suivant résume les notions qui précèdent en donnant des ictères hépatiques une classification pathogénique.

L'Ictère est dû à la rétention et à la résorption des pigments.

1° Par obstacle au cours de la bile.	Mécanique simple.	OBSTRUCTIONS DIVERSES	Ictère orthopigmentaire.
	Mécanique avec angiocholite . .	LITHIASE BILIAIRE.	
	Vasculo-nerveux.		
	Quantitative *(polycholie)*.	ICTÈRE ÉMOTIF.	
2° Par dyshépatie.	Qualitative. { Pigments normaux seuls *(pleiochromie)*.	ICTÈRE CATARRHAL.	Ictère métapigmentaire.
	Pigments modifiés seuls.	ICTÈRES INFECTIEUX ET TOXIQUES.	
	Pigments normaux et modifiés		Ictère mixte.

Étude clinique des ictères.

I. — ICTÈRE ORTHOPIGMENTAIRE. — (I. Vrai, ordinaire, biliphéique, bilirubique; dû à la résorption de pigments biliaires normaux.)

Symptômes. — *Coloration.* — Les téguments imprégnés par la bile présentent une coloration jaune dont la teinte varie du jaune soufre le plus pâle au jaune d'or le plus éclatant; si l'ictère se prolonge, la teinte verte prend le dessus et devient bronze, olive et même plus foncée (ictère noir). Le vert d'ailleurs est toujours plus ou moins mêlé au jaune, de même que, dans les teintes foncées, le vert tire toujours sur le jaune. C'est un caractère distinctif d'avec l'ictère métapigmentaire qui tire toujours sur le rouge. Sur la peau, le maximum de coloration se montre sur la face antérieure de la poitrine, sur l'abdomen et dans les plis de flexion des membres.

La lumière artificielle, quelle qu'elle soit, ne permet pas d'apprécier l'ictère; d'où le précepte de n'examiner les hépatiques qu'à la lumière du jour.

Les muqueuses sont également colorées, en particulier la conjonctive oculaire dont le nacre bleuté fait place à une coloration jaune évidente, même quand la peau est peu teintée; c'est souvent là qu'on dépiste un ictère léger ou un reste d'ictère. De même la région sublinguale et le plancher de la bouche sont jaunes de bonne heure et restent jaunes les derniers.

Il peut arriver, chez les hémiplégiques, que le côté sain soit seul ou plus fortement coloré.

L'ictère survit quelque temps à la cause qui l'a produit, car les pigments sont fixés sur les cellules de Malpighi qui les gardent jusqu'à leur desquamation.

A part le système nerveux, les glandes salivaires et le pancréas, tous les viscères subissent l'imprégnation, en particulier le foie et le rein. Mort ou vivant, le fœtus présente également la coloration ictérique tégumentaire et viscérale.

Il est rare que les sécrétions normales (sueur, salive, lait, larmes, crachat) soient colorées en jaune; mais les liquides pathologiques (ascite, pleurésie) le sont ordinairement, et l'urine l'est toujours plus ou moins.

Urines. — Elles contiennent des pigments biliaires avant même que les téguments et les conjonctives ne se colorent et peuvent en contenir seules si la résorption biliaire est peu intense. C'est donc à elles qu'il faudra s'adresser en cas de maladie hépatique, s'il n'y a pas de jaunisse apparente, ou si la teinte ictérique est douteuse.

Un œil exercé peut déjà reconnaître l'*ictère urinaire* même léger. Quand les urines sont franchement ictériques, elles ont une teinte bilieuse caractéristique, jaune verdâtre, et le reflet vert est surtout apparent à la surface, au niveau du ménisque concave que forme celle-ci avec le verre, et dans la mousse qui la surmonte spontanément ou qu'on détermine par l'agitation. La couleur du liquide est plus ou moins foncée et peut être comparée à la bière brune, au vin de Malaga, quelquefois à une infusion de café.

La quantité d'urine est d'ordinaire un peu diminuée; la densité est augmentée, de 1 020 à 1 025; la réaction est acide.

Plusieurs procédés ont été proposés pour caractériser dans l'urine la présence des pigments biliaires; nous n'en retiendrons que deux, simples et pratiques.

1° La *réaction de Gmelin* s'obtient de la façon suivante :

Dans un verre à expérience conique (de préférence une flûte à champagne), on met en contact l'urine et de l'acide azotique *légèrement* nitreux. D'habitude, on verse d'abord l'urine (20 c. c.) bien *limpide*, filtrée au besoin, puis on fait couler lentement et avec précaution le long de la paroi environ 10 c. c. d'acide azotique. Mieux vaut verser d'abord l'acide, puis, à l'aide d'une pipette effilée tenue le long de la paroi, on fait arriver doucement l'urine qui s'étale à la surface de l'acide. Au disque de séparation, vont apparaître bientôt dans l'ordre suivant des anneaux diversement colorés : un *anneau inférieur vert émeraude*, en contact avec l'acide, qui est caractéristique des pigments biliaires; au-dessus un anneau jaune, puis un anneau rouge, enfin, si l'urine contient de l'indican, un dernier anneau violet ou plutôt bleu acier en contact immédiat avec elle, et produit par l'indigotine.

Il est important de n'employer que l'acide azotique *peu nitreux*; s'il contenait une trop grande proportion de vapeurs nitreuses, cet excès d'acide hypoazotique décomposerait l'urée et donnerait lieu à un dégagement gazeux abondant qui troublerait la réaction. Le mieux est d'employer de l'acide azotique pur qu'on laisse exposé à la lumière; il se produit ainsi une quantité suffisante d'acide hypoazotique qui colore le liquide en jaune clair. Certains auteurs (Létienne et Masselin) remplacent l'acide azotique nitreux par un mélange à parties égales d'acide azotique pur et d'acide sulfurique. Si l'urine est trop fortement ictérique, il serait bon de la diluer pour obtenir une réaction plus nette.

La réaction de Gmelin ne se produit que lorsque l'urine contient une notable proportion de pigments biliaires; de petites quantités ne sauraient être décelées par elle; il ne faut donc pas, lorsqu'elle est négative, conclure à l'absence totale de ces pigments.

La présence dans l'urine d'une quantité appréciable d'urobiline ou d'iode donne, par l'acide azotique, une coloration acajou plus ou moins foncée qui noie les anneaux colorés; une trop forte proportion d'albumine gêne aussi beaucoup la réaction.

Enfin il faut savoir que certaines substances éliminées par l'urine peuvent la colorer plus ou moins en jaune verdâtre et faire croire à la présence de pigments biliaires : tels l'acide picrique, la santonine, la rhubarbe, le séné (ces deux dernières contenant de l'acide chrysophanique), l'acide salicylique, les salicylates, le salol, le bétol, le salophène, l'aspirine, qui donnent de l'acide salicylique. Mais dans ces cas la réaction de Gmelin restera négative et, en outre, on pourra caractériser l'acide chrysophanique par la coloration rouge intense que lui communiquent les alcalis caustiques, et l'acide salicylique par la coloration violette qui se montre après l'addition d'une goutte de perchlorure de fer. (Pour l'acide picrique, voir au DIAGNOSTIC.)

Éviter aussi de verser dans l'urine de l'alcool ou de l'éther, car l'acide nitrique donnerait plusieurs anneaux dont le plus remarquable et le plus fixe est un anneau vert, dû à la formation d'éther nitrique.

Avec les pigments, mais en moindre abondance, les *acides biliaires* passent aussi dans l'urine. Leur présence n'est pas constante. On peut la révéler par la *réaction de Pettenkoffer* : dans l'urine, dont on aura préalablement précipité l'albumine si elle en contenait, on verse quelques gouttes de sirop de sucre; on agite et on verse avec précaution, sans cesser d'agiter, 3 à 4 c. c. d'acide sulfurique pur; on verra alors se produire, s'il y a des acides biliaires, une coloration groseille, puis violet pourpre, due à la production du furfurol.

2° Une méthode nouvelle a été ces dernières années mise en honneur par Hay, qui permet de déceler d'un seul coup dans l'urine la présence des acides et des pigments biliaires. Cette *réaction de Hay*, simple, élégante et très sensible, est basée sur la façon différente dont se comporte la fleur de soufre projetée à la surface de l'urine, selon qu'elle contient ou non de la bile. Si l'urine est normale, le soufre flotte, intact, à la surface, quelque temps qu'on l'y laisse et si on agite l'urine pour essayer de l'y mélanger, le soufre se divise en petites sphères qui remontent bientôt, quelques-unes seulement, les plus petites, gagnant le fond où elles forment de gros grains. Au contraire, avec une urine ictérique, le soufre se précipite en partie au fond du liquide sous forme d'une véritable poussière. Voici comment il faut opérer :

« Dans un verre conique, placez 50 ou 100 c. c. d'urine filtrée, *absolument limpide*; laissez tomber à sa surface une forte pincée de fleur de soufre, ou de soufre sublimé. Si l'urine renferme des traces de bile, *presque instantanément* vous verrez des particules de soufre tomber au fond du vase, sous forme d'une fine poussière; en même temps, une partie du soufre surnageant à la surface du liquide s'y étalera en une mince pellicule, ayant l'aspect d'un véritable voile incolore, humidifié, légèrement granuleux, paraissant supporter de petits amas jaunes, en forme de choux-fleurs minuscules, constitués par l'excès de soufre *non entré en réaction*. Si, à ce moment, vous agitez légèrement le liquide, vous obtiendrez immédiatement une *précipitation pulvérulente* du soufre qui s'échappe de la pellicule. » (Létienne et Masselin.)

L'intensité et la durée de ces trois phénomènes — *chute instantanée et pulvérulente, si petite soit-elle,* du soufre au fond du liquide; *formation d'une pellicule* soufrée à la surface de l'urine, en 5, 10 ou 15 minutes; enfin, *par légère agitation, chute nouvelle* de la poussière de soufre au fond du liquide, — sont d'autant plus accentuées et prolongées que l'urine renferme une plus grande quantité de bile. A vrai dire, la réaction est surtout due aux acides biliaires et, quand elle se produit, elle est un indice certain de leur présence; mais, comme l'urine ne saurait contenir d'acides sans pigments, la réaction de Hay devient pathognomonique de la présence de ces derniers.

Il y a cependant des causes d'erreur qu'il faut connaître. C'est ainsi que certains médicaments : balsamiques, comme la térébenthine, chloroforme, phénols, qui passent facilement dans l'urine, favorisent aussi la précipitation du soufre. Il suffira d'y songer et de s'enquérir si le malade n'a fait usage d'aucun d'eux.

Le spectroscope, si précieux pour la recherche de l'urobiline, n'est d'aucune utilité pour celle des pigments normaux qui n'ont pas de spectre défini et éteignent simplement toute la partie droite du spectre, du jaune au violet.

Il est fréquent que les urines ictériques contiennent une notable proportion de corps sulfo-conjugués, en particulier d'*indican*, surtout quand, la bile ne passant plus dans l'intestin, les fermentations anormales ont libre jeu. Cet indican est révélé dans l'urine par l'*anneau bleu acier* signalé plus haut dans la réaction de Gmelin. On peut aussi le révéler par le *procédé de Renault* : dans un tube contenant parties égales d'urine et d'acide chlorhydrique, on laisse tomber au fond 1 c. c. de chloroforme; puis, doucement, on ajoute 1 ou 2 gouttes (pas davantage) d'une solution concentrée de chlorure de chaux ou d'eau de Javel (hypochlorite de chaux); on agite en renversant à plusieurs reprises le tube fermé par la pulpe du pouce; l'indican se décompose et donne de l'indigo que le chloroforme dissout; dès qu'on laisse le tube au repos, le chloroforme chargé d'indigo se réunit rapidement au fond du tube en un *culot bleu* d'autant plus foncé que l'urine contiendra davantage d'indican.

Cette réaction peut être masquée par la présence dans l'urine de brome ou d'iode que l'hypochlorite met en liberté et que le chloroforme dissout également; pour éteindre la teinte rosée de ces corps et voir réapparaître nettement la couleur bleue de l'indigotine, il suffit d'ajouter une trace d'hyposulfite de soude cristallisé ou en solution.

Sang. — Le sérum contient, comme l'urine, des pigments biliaires. Le procédé de Hayem les met en évidence : on recueille dans une éprouvette de 5 c. c., strictement propre, quelques gouttes de sang obtenues par deux piqûres faites à la lancette sur la pulpe du doigt, la main étant laissée pendante quelques minutes; on abandonne l'éprouvette bouchée dans un endroit frais, et le lendemain on recueille le sérum (1 c. c. environ) avec une pipette. Pour obtenir sur ce sérum la réaction de Gmelin, on coagule d'abord l'albumine par la chaleur, on épuise le coagulum par un mélange d'alcool et de chloroforme, on filtre et on soumet le filtrat à l'action de l'acide azotique nitreux. On peut aussi faire simplement venir au contact, sur une soucoupe blanche, une goutte de sang et une goutte d'acide nitrique nitreux : au point de contact, on observe la coloration verte pathognomonique (Mya).

Quant au plasma sanguin, s'il est quelquefois altéré (diminution des hématies, tendance hémophilique), ce n'est pas à la présence de la bile que sont dues ces modifications, mais à des conditions pathogéniques plus complexes.

Troubles digestifs. — S'ils sont fréquents dans l'ictère, les troubles digestifs n'atteignent jamais un haut degré.

Dans les cas de rétention biliaire, la langue est chargée, blanchâtre, jaune souvent, surtout en arrière. Le malade peut éprouver une sensation d'amertume due à l'acide taurocholique.

La constipation est habituelle; les selles sont dures, décolorées, argileuses, comparables à du plâtre sali ou à du mortier et contiennent de la

graisse non émulsionnée en notable proportion (55 à 80 pour 100 au lieu de
7 à 10); elles sont très acides et leur odeur est acide et fétide à la fois. Cette
acidité même les rend irritantes pour la muqueuse et provoque des crises
de diarrhée. On observe du météorisme plus ou moins prononcé dû à l'excès
des gaz de fermentation et à l'atonie intestinale. Les mêmes symptômes se
retrouvent d'ailleurs dans l'acholie pigmentaire sans ictère.

Si, au contraire, l'ictère est produit par la polycholie pigmentaire, les
selles seront plutôt liquides et fortement colorées par la bile.

Troubles de la circulation. — Le ralentissement du pouls et l'existence
du souffle cardiaque sont les deux symptômes principaux fournis par le
système circulatoire.

Bouillaud a signalé le premier la *bradycardie* des ictériques. On l'observe
surtout dans les ictères aigus, passagers, le rythme normal se rétablissant
au bout d'un certain temps dans les ictères chroniques. Les pulsations sont
à 40 ou 50; on a pu observer seulement 21 (Frerichs). Le pouls, souvent
irrégulier, est franchement dicrote, quelquefois trigéminé. Le sphygmo-
graphe donne une ligne d'ascension très oblique et peu élevée suivie
aussitôt, sans plateau, d'une ligne de descente plus oblique encore, très
longue, présentant les crochets du polycrotisme.

Les pulsations sont fort variables d'un moment à l'autre comme nombre
et régularité, en particulier lorsque le malade change de position. La pression artérielle est constamment abaissée.

Presque toujours on constate, dans l'ictère, un bruit de *souffle mitral*
(Gangolphe) pouvant brusquement disparaître et réapparaître sous l'influence des changements de fréquence des battements du cœur. Gangolphe
le considérait comme symptomatique d'une insuffisance mitrale temporaire,
due probablement, d'après lui, à une légère dilatation du cœur, surtout,
sinon exclusivement, à la paralysie des muscles papillaires qui amènent la
valvule mitrale à ne produire qu'une occlusion incomplète de l'orifice
auriculo-ventriculaire gauche. Potain en faisait un souffle plutôt *tricuspidien* par son siège et ses caractères et croyait à une insuffisance fonctionnelle de la tricuspide. Souvent même il le considérait comme d'origine
extra-cardiaque.

Un autre signe, la *résonance exagérée du deuxième bruit cardiaque*, due à
une hypertension pulmonaire, a été indiqué par Fabre (de Marseille).

Enfin on a signalé la possibilité d'un léger œdème malléolaire (Guéneau
de Mussy) et une certaine congestion passive de la base pulmonaire droite.

Ces troubles de circulation paraissent relever de l'*action toxique de la bile*
sur le système cardio-vasculaire, surtout des sels biliaires. Cette action porte
sur l'ensemble de l'appareil nervo-musculaire du cœur, sorte de myocardite
toxique légère. Pour Potain, la dilatation du cœur droit, qui produit le
souffle tricuspidien, — dilatation qui n'arrive à l'asystolie passagère que si
le myocarde est préalablement malade, mais qui peut s'accompagner de
pouls veineux jugulaire et de battements hépatiques, — serait due à l'*hypertension pulmonaire réflexe d'origine hépatique*, la muqueuse des voies
biliaires étant plus ou moins irritée et enflammée dans tout ictère.

Troubles du système nerveux. — On a attribué à l'irritation des terminaisons nerveuses intra-dermiques par la bile les *démangeaisons* parfois insupportables dont souffrent les ictériques. Mais, d'une part, tous les ictériques n'ont pas de prurit et, d'autre part, celui-ci peut exister chez des hépatiques qui n'ont pas d'ictère (Andral, Hanot) ou qui n'en ont que plus tard (prurit préictérique). Il faut donc admettre qu'une autre substance, non constituante de la bile, quoique venant du foie en dyshépatie, produit la démangeaison. Celle-ci, bien que continuelle, s'exaspère par moments, surtout la nuit, sous l'influence de la chaleur du lit, et constitue pour le malade un véritable supplice. Parfois elle se localise à la paume des mains, à la plante des pieds, entre les doigts et les orteils.

Des *lésions de grattage* en sont la conséquence, qui peuvent aller jusqu'au *prurigo-papuleux* et jusqu'à la formation d'*abcès* dermiques. On observe aussi de l'*urticaire*, du *lichen*. Enfin on a signalé des *arthralgies* et des *myalgies* (Quinquaud).

Les ictériques accusent, en outre, fréquemment une sensation de froid (sans frissons) et des fourmillements permanents ou passagers.

Les troubles de la vue, rarés d'ailleurs, peuvent aussi se rencontrer dans les affections hépatiques sans ictère (G. Vincent); ce sont :

La *xanthopsie*, ou vision colorée des objets qui tous paraissent jaunes: mais c'est à peine si on l'observe chez 1 ou 2 pour 100 des ictériques. Elle n'est pas due à l'imprégnation biliaire des milieux réfringents ou de la papille, mais plutôt à une irritation des éléments rétiniens. Elle est en général passagère.

L'*héméralopie* (sans rétinite pigmentaire), également plus rare dans l'ictère franc que dans la cirrhose atrophique.

Enfin, on a signalé parfois l'*amblyopie*, l'*asthénopie*, la *rétinite hémorragique*, l'*ophtalmie hépatique*, due à une choroïdite.

Un dernier symptôme oculaire, plus en relation avec la dyshépatie en général qu'avec la jaunisse, est le *xanthélasma*, affection caractérisée par des plaques ovalaires couleur peau de chamois, variables d'étendue et de forme, et siégeant sur les bords libres des paupières, en coexistence souvent avec d'autres plaques semblables sur d'autres parties du corps, principalement aux plis de flexion. Quant au xanthélasma papuleux ou *xanthome*, on l'observe plutôt sur les fesses, le scrotum et les articulations du côté de l'extension.

Troubles de la nutrition générale. — Toutes les fonctions du foie sont solidaires et tout ictère, de quelque cause qu'il soit, produit bientôt une dyshépatie soit purement fonctionnelle, soit due à une altération anatomique de la cellule hépatique. L'intoxication dyshépatique est donc générale et l'organisme entier subit les effets de ce trouble de la fonction biliaire. « Tout ictère, même fugace, retentit plus ou moins sur les forces du malade. Les ictériques sont, ou bien des dépressifs, en état de véritable asthénie physique et psychique, ou bien tristes, facilement irritables, et les modifications de caractère ont donné naissance à bien des dictons populaires. Ils maigrissent, en outre, et le dépérissement presque constant peut en quelques jours leur faire perdre jusqu'à 8 ou 10 livres de leur poids: leurs masses musculaires deviennent molles et affaiblies, et nous verrons combien il est habituel de voir les convalescents d'ictère, même bénin, paraître presque relever d'une maladie grave. » (Chauffard).

Marche. Durée. Terminaison. — L'ictère n'est qu'un symptôme et sa marche et sa durée dépendent uniquement de sa cause, et selon que celle-ci sera passagère ou permanente, l'ictère sera *aigu* ou *chronique*.

L'ictère aigu, léger ou intense, est déterminé par une obstruction temporaire, une infection ou une intoxication accidentelles, une émotion violente et ne dure que quelques jours ou quelques semaines. L'ictère chronique est dû à une obstruction durable (calcul enchatonné dans le cholédoque, compression par une tumeur), ou à une infection ou intoxication lente et prolongée.

Quand l'obstacle est levé ou la toxi-infection terminée, les selles reprennent brusquement ou progressivement leur coloration normale, quelquefois avec production de diarrhée due à un flux biliaire soudain; les pigments disparaissent des urines dont le taux s'élève en une véritable crise et qui éliminent une grande quantité d'urée; l'état général s'améliore; enfin les téguments se décolorent peu à peu, tout en gardant les derniers la trace de l'imprégnation.

Les ictères chroniques ou prolongés mènent à une véritable *cachexie* à laquelle collabore souvent l'évolution du néoplasme obstructeur des voies biliaires ou destructeur du parenchyme.

Aigu ou chronique, l'ictère peut devenir rapidement *grave* par le fait d'une infection surajoutée.

Diagnostic. — Il semblerait inutile de parler de diagnostic différentiel à propos de l'ictère. Cependant il existe une substance susceptible de déterminer par ingestion une coloration jaune de la peau : c'est l'*acide picrique* qu'absorbent quelquefois des simulateurs, en particulier des soldats. Quelques cas ont été observés récemment à l'étranger (Pievnitsky, Kobzarenko) et méritent d'être retenus.

Sous l'influence de l'acide picrique ingéré à des doses variant de 30 gr. à 90 gr. par jour, les téguments et la sclérotique prennent une teinte jaune safran manifeste, surtout accentuée au niveau des callosités des régions palmaires et plantaires, ainsi qu'à la surface dorsale des plis articulaires des doigts. Cette coloration se montre au bout de 6 à 10 heures et peut durer, à la suite d'une seule dose, 6 à 16 jours.

Mais il n'y a pas de prurit ni de bradycardie, les matières fécales sont normalement colorées, il y a plutôt une tendance à la diarrhée. Les urines, tantôt d'un rouge rubis, tantôt presque noires, ne contiennent d'ordinaire ni pigments, ni acides biliaires; traitées par l'acide sulfurique dilué (réaction de Otto) elles se décolorent rapidement, ce qui n'a pas lieu avec les urines bilieuses. Quelquefois cependant on y a trouvé des pigments biliaires, dans les cas où les hommes avaient assez longtemps prolongé leur intoxication pour que l'acide picrique ait pu déterminer, avec du catarrhe gastro-intestinal, de la cholédocite ou même une dyshépatie commençante. La quantité journalière des urines et le taux de l'urée, des chlorures et de l'acide phosphorique sont notablement diminués. En outre, fait caractéristique, on trouve dans le sédiment urinaire un grand nombre de cristaux de phosphate basique de chaux, en forme de gerbes. De plus, la présence de l'acide picrique peut être révélée dans les urines par ses réactions chimiques. On constate dans le sang une diminution du nombre des globules rouges (4 000 000 à 4 500 000) et une légère leucocytose. Il n'y a pas ou très peu de fièvre.

Pronostic. — Dans les ictères aigus, dus à une cause passagère, le pronostic *immédiat* est bénin si la maladie n'a pas duré trop longtemps. Cependant si l'imprégnation a été quelque peu prolongée, le rein peut en ressentir les funestes effets, et l'on peut dire que son intégrité est la base principale du pronostic. Si le rein est antérieurement lésé, le danger augmente et le pronostic doit être réservé. De même on redoutera l'ictère chez les femmes enceintes qui réalisent si facilement l'imperméabilité rénale.

Le pronostic *éloigné* commande les plus expresses réserves. On sait avec quelle fréquence se répètent les jaunisses chez ceux qui, une fois, en ont été atteints. Le passé des ictériques est une perpétuelle menace pour leur avenir. En effet, c'est en apparence seulement, dans bien des cas, que se fait la *restitutio ad integrum* des fonctions hépatiques, soit que la même cause, se reproduisant, détermine le même effet, soit que, rendue plus vulnérable par une première atteinte, la cellule hépatique n'oppose plus désormais aux agents nocifs qu'une résistance fort amoindrie. *Le foie n'est pas vierge, l'avenir est engagé.*

Dans les ictères chroniques, le pronostic est fatal à plus ou moins longue échéance. Le foie et l'organisme tout entier sont à la merci du moindre événement pathologique.

II. — **ICTÈRE MÉTA-PIGMENTAIRE** (*Faux ictère, I. hémaphéique de Gübler, I. urobilique de Gerhardt, I. urobilinique de Hanot, I. bilirubidique de Tissier ; dû à la résorption de pigments biliaires modifiés*).

Symptômes. — Coloration. — L'ictère vrai ou orthopigmentaire donne, avons-nous dit, aux téguments une teinte *jaune franche tirant toujours sur le vert*. L'ictère dû à la résorption des pigments modifiés (i. métapigmentaire), se traduit par une teinte *jaune sale tirant toujours sur le rouge*. Le type de ce dernier est fourni par le facies du cirrhotique vulgaire à la période ascitique de la maladie. S'il est peu prononcé, il ne « saute pas aux yeux » comme l'ictère orthopigmentaire ; la coloration un peu jaunâtre du visage est prise pour le teint naturel, teint bistré ou jaune mat des Orientaux. Cependant on la retrouvera plus marquée au pourtour des lèvres glabres (quelque chose comme le *fer à cheval* des chlorotiques) et sur les tempes quand elles sont dégarnies. A part la conjonctive, les muqueuses ne se montrent pas imprégnées, en raison du fond rouge brun. Les viscères, sauf ceux qui sont en contact direct avec la bile (foie, voies biliaires, muqueuse intestinale) ne sont pas non plus colorés, le pouvoir tinctorial des pigments modifiés étant bien moindre que celui des pigments normaux.

La bile est d'un jaune roux ou brun plus ou moins foncé, comparable à de l'eau de rouille ou à du caramel.

Urines. — Elles sont plus foncées que les urines normales ; leur couleur

varie de *l'orangé* à *l'acajou* plus ou moins prononcé, comparable à la
gamme des vins dits généreux (Porto blanc, Grenache, Rancio). Mais examinées par transparence, elles montrent leur fond jaune, de sorte qu'elles
sont *dichroïques*. Ce jaune colore seul le ménisque concave de la surface.

Cette coloration est due à un mélange de pigments modifiés : urobiline
et son chromogène, pigment rouge brun, uroérythrine, hémato-porphyrine.

a) L'*urobiline*, découverte par Jaffé, ne diffère de la bilirubine que par
H^4O en plus, et peut en dériver par hydratation, d'où le nom d'*hydrobili-
rubine* qu'on lui avait donné (Maly). Mais en réalité, elle est le premier
degré de la transformation de l'hémoglobine dont elle provient par simple
oxydation ; on peut l'obtenir en abandonnant à l'air du sérum de bœuf contenant une petite quantité d'hématies et additionné de sulfate de soude ou
d'ammoniaque pour prévenir sa putréfaction.

L'urobiline, extraite de l'urine, est une poudre rouge foncé, amorphe,
soluble dans l'eau et l'alcool. En solution acide elle est fluorescente ; en
solution alcaline, elle peut réduire la liqueur cupro-potassique, d'où une
cause d'erreur pour la recherche du sucre dans les urines uroboliniques.

Elle est très diffusible, mais son pouvoir tinctorial est assez faible.

Chimiquement, l'urobiline se caractérise dans l'urine par la *réaction du
chlorure de zinc ammoniacal* ; la meilleure façon de l'obtenir est de laver un
ou plusieurs tubes d'urine avec quelques centimètres cubes d'alcool amylique très pur ; éviter d'agiter, car l'alcool amylique s'émulsionne facilement par l'eau ; on décante tout cet alcool, émulsionné ou non, dans un
tube bien propre et bien clair, on laisse reposer quelques instants (quelquefois un quart d'heure est nécessaire) pour avoir, au-dessus du culot émulsionné, une couche suffisante d'alcool amylique bien limpide ; on fait alors
couler le long du tube d'abord une goutte d'ammoniaque, puis deux ou
trois gouttes d'une solution de chlorure de zinc. On constatera alors une
fluorescence nette : rose par transparence, le liquide est vert par réflexion.

Ce *procédé de Riva*, très élégant, est éminemment clinique et d'une
grande facilité. Pourtant si l'urine contient des pigments biliaires normaux,
il faudrait au préalable s'en débarrasser. Pour cela, on verse dans l'urine
du liquide de Liebig (solution saturée de baryte, 2 parties ; solution saturée
de chlorure de baryum, 1 partie), jusqu'à ce qu'il ne se produise plus de
précipité et on filtre ; les pigments normaux restent sur le papier et le filtrat
contient presque toute l'urobiline et rien qu'elle. On agit alors sur ce
liquide comme précédemment.

Le *dosage* de l'urobiline est fort délicat. On peut se contenter d'apprécier
la quantité par la teinte fluorescente plus ou moins prononcée.

Le second procédé consiste à examiner l'urine au *spectroscope*, chose
facile avec le petit spectroscope à main de Dubosq. On place contre le bout
de l'appareil qui porte une vis, un tube à essai contenant l'urine préalablement filtrée, acidulée et légèrement étendue d'eau si elle est trop foncée —
ou mieux l'alcool amylique avec lequel on a lavé l'urine, — et mettant l'œil
à l'autre extrémité de l'instrument, on regarde par transparence. On aper-
cevra une bande obscure d'absorption placée entre les raies *b* et *F* de
Fraunhofer, correspondant à la partie droite du vert, entre le vert et le bleu.

Si l'urine contient aussi des pigments biliaires normaux, l'examen spectroscopique en solution amylique s'impose. Mais on peut aussi verser très doucement dans le tube, de façon à ce qu'elle reste à la surface de l'urine, un doigt d'eau distillée légèrement acidifiée par AzO^3H. L'urobiline, très diffusible, passe la première en quelques minutes dans l'eau et le spectroscope, appliqué juste au-dessus de la surface de séparation des deux liquides, montrera la raie caractéristique.

Le *chromogène de l'urobiline*, substance incolore que normalement renferme l'urine et qui, en s'oxydant, devient de l'urobiline vraie, n'a pas, en lui-même, grande importance en clinique. L'urine pathologique en contient davantage: mais comme par le simple abandon à l'air, et surtout par l'exposition à la lumière, ce chromogène se transforme en urobiline, sa recherche spéciale est de peu d'intérêt.

La provenance de l'urobiline et sa signification en clinique ont donné lieu à de nombreuses controverses.

Il est certain que son origine *hématique* est possible : les hématomes un peu volumineux en renferment; les maladies infectieuses, certaines intoxications donnent des décharges d'urobiline; mais est-ce bien sur les pigments sanguins qu'agissent ces toxi-infections?

Pour quelques-uns, l'urobiline naîtrait de la réduction lente, spontanée, du *pigment biliaire extravasé* dans les tissus. Mais comment admettre ce mécanisme dans l'ictère urobilinique pur d'emblée?

Leube, et après lui Gilbert et ses élèves, partisans de l'origine *rénale*, pensent que l'urobiline se forme dans les reins aux dépens des pigments biliaires normaux. Cela peut être pour une petite quantité d'urobiline coexistant avec les orthopigments dans le sérum sanguin et par conséquent dans l'urine; mais comment supposer pareille transformation en dehors de l'ictère mixte?

L'origine *intestinale* est admise par d'autres qui font remarquer la présence constante dans les fèces de la stercobiline, identique à l'urobiline, provenant de la transformation de la bilirubine. Mais comment l'urine n'en contient-elle pas normalement? C'est, disent-ils, parce que l'urobiline absorbée par l'intestin est de nouveau transformée par le foie en bilirubine et n'a pas le temps d'arriver jusqu'aux reins; c'est seulement en cas de dyshépatie que l'urobiline passe dans le sang et les urines. Nous voilà donc amenés à mettre en cause le foie.

C'est qu'en réalité, et quoi qu'en disent certains auteurs contemporains, *l'urobiline est le pigment du foie malade* (Hayem, Hanot), et *l'urobilinurie est l'expression clinique de la dyshépatie*. Et si l'urobilinurie se produit dans les toxi-infections, dans les infections intestinales, c'est que celles-ci altèrent la cellule hépatique. A plus forte raison existera-t-elle dans les maladies autonomes du foie. Elle se montre aussi vers la fin des ictères orthopigmentaires par rétention ou autres, puisque la stase biliaire finit par altérer la cellule elle-même.

b) Le *pigment rouge brun* (bilirubidine de Tissier), isolé par Winter, n'est pas un corps chimiquement défini. Né de l'oxydation spontanée de l'urobiline, il prend part avec elle à la coloration des tissus dans l'ictère

métapigmentaire. Il ne se trouve jamais dans l'urine sans urobiline. C'est
lui surtout, suppose-t-on, qui, dans la réaction de Gübler, donne par l'acide
azotique nitreux l'anneau acajou sombre caractéristique de l'hémaphéisme.

c) L'*uroérythrine* (urorosacine, acide rosacique, urohématine, uroroséine)
est cette substance rouge brique qui colore souvent les sédiments d'urates
chez les arthritiques et surtout chez les cirrhotiques. C'est un produit
d'oxydation de l'urobiline. Quand elle existe seule dans l'urine, elle est
l'avant-coureur de l'urobiline et sa présence nette doit appeler l'attention
sur celle de l'urobiline et des pigments biliaires. Bien que quelques auteurs
la considèrent comme dérivant directement, par oxydation de l'air, de
l'urochrome de Thudichum, ou matière colorante jaune de l'urine normale,
son absence habituelle en dehors de tout état pathologique où le foie n'est
pas intéressé et sa coïncidence habituelle avec l'urobiline, permettent de
l'envisager comme un métapigment d'origine hépatique.

L'uroérythrine s'obtient en dissolvant les cristaux d'urate dans de l'eau
à 37° et en lavant cette solution par l'alcool amylique. On n'obtient pas avec
elle la fluorescence que donne l'urobiline par le chlorure de zinc ammoniacal. Au spectroscope on a une strie aux deux extrémités du vert, celle
du vert-indigo se confondant avec la raie de l'urobiline.

d) L'*hématoporphyrine*, isomère de la bilirubine, coexiste très souven'
dans les urines avec l'urobiline et l'uroérythrine. Sa présence est peu importante en clinique et sa recherche assez délicate d'ailleurs pour n'être pas
courante. Elle se montre en grande quantité dans certaines intoxications,
surtout dans l'empoisonnement par le sulfonal. Il est probable qu'il s'agit,
dans ces cas, d'une altération fugace, sans doute, mais réelle, des cellules
hépatiques, grâce à laquelle le pigment sanguin est transformé en hémato-
porphyrine au lieu de bilirubine (Riva et Zoja).

Sang. — Les méthodes ci-dessus pour la recherche de l'urobiline dans
l'urine permettront d'en constater la présence dans le sérum sanguin.

Riva conseille de laver le sang qu'on vient de recueillir, sans le laisser se
coaguler, avec de l'alcool amylique très pur et non acidifié, d'abandonner
quelque temps le mélange, de filtrer pour séparer l'albumine qui s'est
coagulée : l'urobiline est toute, ou à peu près, dans le liquide filtré, avec
une petite quantité d'hémoglobine qui ne gêne pas l'observation spectroscopique.

Troubles digestifs. — Les symptômes subjectifs qui peuvent exister sont
plutôt dus à la maladie hépatique elle-même qu'à l'imprégnation des tissus
par les métapigments. C'est ainsi que les cirrhotiques au début, même sans
ictère, mais traduisant par l'urobilinurie la dyshépatie commençante,
souffrent entre autres « petits signes de la cirrhose » (Hanot), de désordres
gastro-intestinaux.

Les selles, ordinairement colorées, offrent le roux spécial de l'urobiline
qu'elles contiennent en grande quantité. La constipation est habituelle ainsi
que le météorisme ; des crises de diarrhée peuvent l'interrompre.

L'ictère métapigmentaire ne retentit pas en soi sur les autres appareils
ou systèmes de l'économie. Quant au *prurit* et aux troubles de la nutrition
générale, ils relèvent directement de la dyshépatie.

Marche. Durée. Pronostic. — Passager, c'est-à-dire lié à une infection ou une intoxication accidentelle, l'ictère métapigmentaire s'efface vite et ne laisse nulle trace. Mais le plus souvent l'imprégnation urobilique est de longue durée, traduisant une altération chronique de la cellule hépatique et le pronostic de l'ictère métapigmentaire prolongé doit toujours être réservé : l'ictère grave est toujours menaçant dans ces cas si quelque autre accident ne vient terminer l'affection hépatique en cours.

TRAITEMENT GÉNÉRAL DE L'ICTÈRE. — « Le plus grand danger dans l'ictère, c'est l'imperméabilité rénale » (Bouchard). Il faut donc, avant tout, assurer l'élimination des pigments et acides biliaires par une médication diurétique judicieuse, c'est-à-dire qui n'apporte ni au foie, dont l'action antitoxique est diminuée, ni au rein qui demande les plus grands ménagements, des médicaments susceptibles de devenir des poisons en s'accumulant dans l'organisme. On se bornera donc à prescrire le régime lacté absolu, la lactose, le lactate de strontium, les tisanes diurétiques (chiendent nitré, queues de cerises), les eaux minérales légèrement alcalines.

A plusieurs points de vue la peau sera l'objet de soins spéciaux : comme émonctoire d'abord, car la sueur peut éliminer une certaine quantité de matière colorante; comme stimulant des échanges organiques; enfin à cause du prurit. Si les urines restaient rares malgré les diurétiques, on pourrait provoquer la sueur par la tisane de jaborandi ou la pilocarpine à la dose de 1 à 2 centigr. par 24 heures (Wikowski). On prescrira dans tous les cas les bains tièdes, les frictions cutanées sèches ou alcooliques. Enfin, contre le prurit, on emploiera les bains alcalins, les pommades au menthol, à l'ichtyol, l'alcool camphré, le chloral en solution au 10/1000e, la liqueur de Van Swieten pure ou coupée de moitié d'eau. Mais ce qui donne les meilleurs résultats ce sont certainement les préparations phéniquées, soit des lotions d'eau phéniquée *très chaudes* au 100e, au 50e et même au 20e, de vinaigre phéniqué, de coaltar au 40e, soit des onctions avec le glycérolé d'amidon phéniqué à 1 gr. pour 60.

Les troubles digestifs réclament tout d'abord la médication évacuante : aux purgatifs salins qui seront d'ailleurs utilement prescrits, on préférera le calomel (1 gr. à dose massive ou fractionnée); après un jour d'intervalle, on donnera plusieurs matins de suite 10 gr. d'huile de ricin en nature ou en capsules et, une ou deux fois par jour, on pratiquera le grand lavement froid de Krull (V. ICTÈRE CATARRHAL).

Ces divers moyens réalisent déjà l'antisepsie gastro-intestinale; elle sera encore assurée par l'acide benzoïque et ses sels, l'acide salicylique et ses dérivés, enfin le tanin.

J'associe volontiers ces trois médicaments dans la formule suivante en y ajoutant une petite quantité de rhubarbe :

Acide salicylique	10 centigr.	
Benzoate de lithine	20	—
Tanin chimiquement pur	40	—
Rhubarbe pulvérisée	25	—
Pour un cachet. 2 cachets par jour.		

Tout ce qui précède concerne surtout l'ictère ortho-pigmentaire et particulièrement l'ictère par obstruction intrinsèque. Il est certain que l'ictère dû à une compression par tumeur ou autre ne bénéficiera guère de ce traitement.

Au déclin des ictères par rétention, dans les ictères par toxi-infection, enfin et surtout dans l'ictère métapigmentaire, c'est surtout les médicaments cholagogues qu'il faudra mettre en œuvre : alcalins (eaux de Vichy, du Boulou, de Carlsbad, sels de Carlsbad), ipéca, podophyllin, aloès, séné, boldo, évonymyn, térébenthine, terpine, etc. Mais c'est encore à l'acide salicylique et au calomel qu'il faudra donner la préférence. Je prescris toujours le premier sous la forme des cachets ci-dessus donnés aux deux principaux repas, et le second, qu'à juste titre Hanot qualifiait de quinquina, de digitale du foie, à la dose de 1 à 2 centigr. tous les matins à jeun.

> Calomel à la vapeur . . . . 2 centigr.
> Lactose . . . . 40 —
> Pour un cachet.

Sous l'influence de ce traitement longtemps prolongé, la dyshépatie s'améliore d'une façon notable, l'urobilinurie diminue ou même peut disparaître et l'état général se rétablit.

Le régime alimentaire, dès qu'on croira pouvoir cesser l'usage exclusif du lait, s'inspirera de la plus grande sobriété : on ne permettra que des repas légers d'où le vin sera proscrit et d'où seront bannis rigoureusement les condiments, les épices, les substances grasses, le gibier, les crustacés, les moules, le poisson (hors le merlan et la sole bien frais), la charcuterie (sauf le jambon), les conserves. Les viandes rouges ne seront permises qu'avec la plus grande modération.

Chaque cas particulier pourra fournir des indications spéciales. Et en dehors du traitement symptomatique de l'ictère, il faudra s'attacher aussi à en combattre la cause.   *ÉMILE BOIX.*

ICTÈRE CATARRHAL. — L'ictère catarrhal est le premier degré des *ictères infectieux* (v. c. m.), la forme pour ainsi dire *locale*, puisqu'elle est l'expression de ce que les classiques appelaient « catarrhe des voies biliaires ». On peut le définir :

Une affection à cycle variable, dont le symptôme prédominant est l'ictère, dont la condition première est le catarrhe aigu des voies digestives connu sous le nom d'embarras gastrique, et qui présente par conséquent comme celui-ci ces trois caractères d'être bénin, sporadique et autochtone.

Il est à l'ictère grave ce que l'embarras gastrique est à la fièvre typhoïde.

Par rapport aux ictères infectieux bénins proprement dits, dont la caractéristique pathogénique est de frapper la cellule hépatique directement par la voie porte, et par conséquent, l'ensemble du foie, il est local, puisqu'il est dû à une angiocholite simple, catarrhale, ascendante des gros troncs biliaires, à une *cholédocite* surtout, l'inflammation de la muqueuse duodénale se propageant par continuité à la muqueuse du cholédoque.

Ce catarrhe aigu est une turgescence molle de la muqueuse dont l'épithélium desquame et forme un exsudat à la surface, dont la sous-muqueuse s'infiltre de cellules embryonnaires, dont les capillaires se dilatent, dont les culs-de-sac glandulaires sont semés de microbes.

Cette turgescence de la muqueuse, jointe à la sécrétion visqueuse plus ou moins abondante, qui forme avec les débris épithéliaux un véritable exsudat, a pour conséquence de gêner le cours de la bile et de produire l'ictère par rétention. Dans certains cas, un véritable *bouchon muco-épithélial* réalise l'obstruction complète (Virchow, Vulpian, Frerichs, etc.).

Une récente autopsie (Eppinger) est particulièrement intéressante parce qu'elle démontre la réalité, si contestée aujourd'hui par beaucoup, de cette entité morbide. Une jeune fille de 19 ans, sans passé pathologique, présenta, à la suite d'un écart de régime, le tableau de l'ictère catarrhal le plus typique. Le lendemain de son admission à l'hôpital, au cours d'une crise de démence, elle se jeta d'un troisième étage et se tua sur le coup.

A l'autopsie, l'intestin grêle se montra rempli de masses acholiques; la muqueuse duodénale était tuméfiée et ramollie. Le foie, de volume normal, était notablement ictérique et, à la coupe, des canaux biliaires intra-hépatiques bien visibles, s'écoulait une bile colorée et visqueuse. La vésicule biliaire était modérément distendue; les voies biliaires extra-hépatiques, canaux hépatiques et cholédoque, assez dilatés, étaient remplies par une bile colorée, assez adhérente aux parois : néanmoins, malgré une pression assez énergique sur le cholédoque, il était impossible de faire sourdre la goutte de bile à la surface de la muqueuse duodénale par l'orifice de l'ampoule de Vater. La partie papillaire du canal cholédoque fut conservée intacte pour l'examen histologique; elle fut incluse en totalité et on put ainsi faire des coupes en série sur l'extrémité terminale du cholédoque.

Il fut difficile de suivre sur les coupes l'extrémité du canal qui traverse obliquement la paroi du duodénum. A ce niveau l'épithélium de revêtement n'existait plus qu'en quelques points, et les cellules restantes se montraient nécrosées. La lumière du canal était à peu près complètement effacée et remplie de détritus épithéliaux. Mais surtout le pourtour de la lumière du canal était considérablement épaissi et se montrait infiltré d'un nombre considérable d'éléments cellulaires; en certains points ce tissu était lui-même atteint de nécrose. Le tissu étudié à un fort grossissement se montrait constitué d'éléments lymphatiques mais aussi d'un assez grand nombre de polynucléaires. Ces éléments cellulaires étaient contenus dans les mailles d'un fin réticulum conjonctif, si bien qu'en réalité il s'agissait là d'un véritable tissu adénoïde.

Il semble donc que ce soit la tuméfaction et l'inflammation de ce tissu adénoïde existant à l'extrémité terminale du cholédoque qui ait amené une véritable obstruction du canal, et empêché l'arrivée de la bile dans l'intestin.

L'examen histologique du foie confirma cette manière de voir, en montrant les lésions d'un ictère mécanique : tous les capillaires hépatiques étaient dilatés et l'on ne notait aucune des altérations observées dans les ictères hémolytiques.

Eppinger insiste sur l'importance de cette observation au point de vue de la pathologie des voies biliaires. Il a pu constater l'existence du tissu adénoïde en d'autres points des parois des grosses voies biliaires, entourant

les glandes qui se jettent dans ces conduits. Il compare ce tissu adénoïde
aux amygdales et le considère comme un organe de défense pour le foie.
Ces noyaux adénoïdes peuvent soit primitivement, soit secondairement,
tout comme les amygdales, subir une tuméfaction inflammatoire et réduire
le calibre des voies biliaires (Lemierre).

A l'inverse des ictères infectieux bénins qui se produisent par dislocation
de la travée cellulaire (V. Ictère en général), l'ictère catarrhal est donc un
ictère par obstruction mécanique. Mais il faut aussi considérer qu'il est
toxique, car la déviation des actes digestifs qui a produit le catarrhe, a
donné lieu à la formation de substances toxiques aux dépens des ingesta, à
la production de toxines microbiennes par les microorganismes normaux
du tractus gastro-intestinal, donc à une résorption de ces poisons par la
veine porte et à l'intoxication du foie et de l'organisme entier. En réalité,
c'est plutôt l'embarras gastrique qui est la maladie toxi-infectieuse, et
l'ictère qui l'accompagne ne fait qu'y ajouter la toxicité de la bile refoulée
dans le sang.

Pour que l'ictère catarrhal se produise, il faut néanmoins que l'embarras
gastrique, sa cause première, ait une certaine intensité et surtout que
quelque tare hépatique antérieure ou une diminution du flux biliaire permette la participation des voies biliaires au processus irritatif. Peut-être
aussi la bile que sécrète le foie sous l'influence des poisons en excès venus
de l'intestin, est-elle irritante pour les canaux biliaires, et le catarrhe est-il
descendant (Chauffard). Mais la première explication est la plus probable et
la plus simple.

Étiologie. — C'est l'étiologie même de l'embarras gastrique : excès
alimentaires, écarts de régime, abus de spiritueux (ictère *a crapula*),
refroidissement, abus de médicaments (ictère des blennorrhagiques qui
prennent du copahu, du cubèbe ou du santal à forte dose), etc. On le voit
plus fréquent à certaines saisons (ictère vernal et automnal), sous l'influence
des conditions météorologiques, ou à certaines époques de l'année, à la
suite de fêtes nationales ou autres, et il simule ainsi des épidémies, qui
n'ont rien de commun avec les épidémies véritables d'ictères toxi-infectieux
dues à une cause extérieure, microbe ou poison, frappant en même temps
une collectivité.

Il résulte de cela que les hommes y sont plus exposés que les femmes et
les jeunes gens plus que les adultes.

Symptômes et Évolution. — Après quelques jours d'un état gastrique prononcé, le plus souvent fébrile, avec courbature, céphalalgie, état
nauséeux, etc., — exceptionnellement après plusieurs semaines de durée de
ces malaises (Frerichs), — apparaît un ictère plus ou moins intense, le plus
souvent léger, mais franc, nettement ortho-pigmentaire, et dont les divers
signes ont été décrits avec l'ictère en général (v. c. m.); il y a décoloration
plus ou moins complète des fèces, comme dans l'ictère par obstruction
mécanique, tandis que les ictères infectieux proprement dits sont le plus
souvent polycholiques; les urines contiennent des pigments biliaires normaux et anormaux.

Le foie n'augmente guère de volume, la rate jamais. Tout au plus, la pression de l'hypocondre droit, ou plutôt du point vésiculaire et de l'épigastre est-elle douloureuse.

Une fois l'ictère établi, l'embarras gastrique peut persister, ou, au contraire, rétrocéder et disparaître, laissant l'ictère évoluer désormais plus lentement que lui vers la guérison, puisque la recoloration des matières et l'élimination du pigment qui imprègne l'économie ne se font que d'une façon progressive et demandent une à trois semaines.

On a vu quelques cas durer beaucoup plus longtemps (de 45 à 155 jours), avec ou sans rémissions. C'est l'*ictère catarrhal prolongé* (Frerichs, Dieulafoy, Herzenstein), dû, soit à la persistance du bouchon muqueux, très adhérent à la muqueuse, soit à la propagation du catarrhe aux petits canaux biliaires (*angiocholite catarrhale capillaire* de Hanot), soit à une prolongation de l'embarras gastrique lui-même. Mais ces cas sont rares, et en présence d'un ictère par rétention prolongée, dont le début aura été marqué par un embarras gastrique, il faudra toujours songer à la possibilité d'un *cancer de la tête du pancréas* (v. c. m.).

Une complication plus fréquente est le passage d'un ictère catarrhal parfaitement net au début, à l'*ictère grave* (v. c. m.), avec terminaison fatale. Ces ictères aggravés s'observent surtout chez des alcooliques, des saturnins, des dyshépatiques anciens et aussi chez des malades porteurs d'une affection rénale.

Pronostic. — Il sera toujours réservé dans l'ictère catarrhal jusqu'à ce que se soit produite la *crise urinaire*, polyurique, azoturique et toxique. Ces trois termes marchant de pair au cours de la maladie, très diminués dès son début, se relevant ensuite simultanément pour aboutir enfin, vers le dixième ou onzième jour, à un maximum (3 litres d'urine et 35 grammes d'urée par exemple), qui décroît ensuite jusqu'à la normale après quelques oscillations. Cette diurèse critique « vient annoncer le début de la convalescence. La maladie est close et jugée par la décharge urinaire ». (Chauffard.)

Traitement. — C'est le traitement de l'embarras gastrique et surtout celui de l'ictère en général (v. c. m.). Les lavements froids, selon la méthode de Krull, peuvent provoquer une seconde crise polyurique et azoturique au moment de la désobstruction du cholédoque. On pourra aussi employer l'huile d'olive et la glycérine comme dans la lithiase biliaire (v. c. m.).

ÉMILE BOIX.

ICTERE DES NOUVEAU-NÉS. — L'ictère est relativement fréquent chez le nouveau-né; mais il peut reconnaître des causes diverses et présenter des formes bien différentes [V. NOUVEAU-NÉ (PATHOLOGIE)].

1° **Ictère idiopathique.** — Il se montre, soit dès la naissance, soit plus habituellement le second jour, chez des enfants débiles ou venus avant terme, chez ceux qui ont souffert pendant l'accouchement, chez les jumeaux, mais aussi chez des sujets venus dans des conditions normales et bien constitués. Les auteurs ne sont pas d'accord sur sa fréquence qui peut aller de 25 à 80 pour 100.

La teinte jaune, parfois difficile à percevoir, devient plus évidente si on presse un point de la peau avec l'extrémité des doigts, de façon à produire une anémie momentanée des téguments. Les matières sont de couleur et de consistance normales; les urines ne contiennent pas de pigments biliaires normaux, mais quelquefois de l'urobiline; on y trouve aussi des globules rouges.

Le foie ne diffère pas sensiblement, comme volume, de celui du nouveau-né en général.

L'ictère dure de 4 à 12 jours et ne présente d'ordinaire aucune complication. Il est essentiellement bénin.

Ce symptôme, — car ici ce n'est même pas un syndrome, — a été diversement interprété. Rétention du méconium; rétention de la bile dans le sang; œdème du tissu conjonctif de la capsule de Glisson produisant la stase dans les territoires veineux ombilical et porte; persistance du canal d'Aranzius et passage dans le sang des acides biliaires qui détruisent les hématies; résorption possible de la bile par les parois de la vésicule non encore revêtues de l'enduit adipeux qu'on retrouve plus tard après l'absorption de graisses; telles sont les diverses explications proposées, et d'autres encore que nous passons sous silence.

Une seule semble plausible : c'est l'origine hématique globulaire. Chez tout nouveau-né il se fait normalement une destruction plus ou moins active d'hématies; si elle est exagérée, les pigments sanguins sont incomplètement transformés par le foie et repassent dans le sang en nature surtout sous forme de méta-pigments. C'est la *pigmenthémie* de Silbermann. Aujourd'hui on le considère comme le type le plus réduit des ictères hémolytiques (v. c. m.).

L'ictère idiopathique des nouveau-nés ne comporte aucun traitement.

2° **Ictère catarrhal**. — « Il y a chez tous les enfants, aussitôt après la naissance, un catarrhe physiologique ayant pour cause l'activité digestive qui s'éveille et occasionnant une hyperémie considérable de l'estomac et de l'intestin grêle, où la nourriture la plus naturelle (le lait maternel) commence toujours par agir à la façon d'un irritant amenant avec lui l'hyperémie, augmentant la sécrétion du mucus et provoquant un gonflement des muqueuses. Dans un grand nombre de cas..., cette hyperémie physiologique revêt un caractère pathologique (tourne au catarrhe) et donne lieu à des symptômes dyspeptiques. Sans doute les bactéries peuvent aussi jouer ici un certain rôle, ce qui expliquerait la plus grande fréquence de la maladie dans les établissements publics (maternités) que dans les maisons privées. » (Quisling.)

C'est le tableau complet de l'ictère catarrhal de l'adulte, avec ictère franc, décoloration des fèces, pigments biliaires normaux dans les urines, troubles dyspeptiques plus ou moins prononcés. Il est dû, sans doute, à une sécrétion exagérée du mucus obstruant momentanément le cholédoque à son embouchure, peut-être elle-même congénitalement rétrécie.

L'affection dure peu. La diète hydrique, l'acide lactique, les lavages intestinaux, peut-être une cuillerée à café de sirop d'ipéca constitueront tout le traitement.

3° **Maladie bronzée hématique ou maladie de Winckel**. (*Ictère noir* de Liouville, *tubulhiématie rénale* de Parrot). — Chez quelques enfants on observe dans les premiers jours de la vie, après une période de malaise général avec diarrhée bilieuse et souvent muguet, un ictère foncé, verdâtre, bientôt suivi d'hématurie ou d'hémoglobinurie, et s'accompagnant de convulsions.

Si on examine le sang, on le trouvera poisseux et de couleur sépia ; les globules rouges sont notablement altérés et diminués de nombre.

La maladie est rapide (5 jours en moyenne) et se termine 90 fois sur 100 par la mort dans l'hypothermie et le coma.

L'autopsie, outre l'altération sanguine, montre des reins hémorragiques.

Cet ictère noir est une véritable maladie infectieuse générale, en relation probable avec l'infection puerpérale.

On ne saurait indiquer de traitement précis.

4° **Ictère nucléaire.** — Certains auteurs allemands (Schmorl, Beneke, Esch) désignent sous ce nom une forme spéciale qui, au point de vue anatomique, se caractérise par une coloration ictérique foncée, mais circonscrite, de certains centres nerveux, tels que le noyau lenticulaire, la corne d'Ammon, l'olive et, d'une façon générale, les noyaux d'origine des nerfs sensitifs de la moelle allongée. Microscopiquement, les cellules de ces centres sont en partie nécrosées et ratatinées.

Au point de vue étiologique, les quelques faits publiés jusqu'ici semblent indiquer une certaine hérédité hépatique, en dehors de la syphilis héréditaire.

Le tableau clinique se distingue de celui de l'ictère simple par les convulsions toniques des membres ou des muscles du tronc, dues sans doute « à la nécrose des cellules ganglionnaires ». D'autres symptômes, tels que la difficulté de la déglutition ou de la respiration, sont causés par l'invasion des nerfs bulbaires.

Le pronostic est toujours mauvais.

5° **Ictères symptomatiques.** — Certaines causes, spéciales au nouveau né, peuvent produire chez lui un ictère ortho-pigmentaire généralement fatal.

L'*oblitération congénitale des voies biliaires* a été observée à plusieurs reprises. Les canaux excréteurs sont réduits à des cordons fibreux pleins et la vésicule manque ou est rudimentaire. Quelquefois cette oblitération ne se fait, sans doute par angiocholite adhésive, que 2 ou 3 jours après la naissance.

L'*infection puerpérale* ou l'*infection du cordon* survenue après la naissance peuvent déterminer la *phlébite ombilicale*, qui se propage à la veine porte, au tissu périhépatique, au péritoine, au foie et aboutit à un ictère pyémique avec fièvre et hémorragies multiples, véritable ictère grave du nouveau-né. On a pu incriminer, outre le streptocoque, le gonocoque (Aufrecht) et le proteus (Bar et Rénon).

Cette infection ombilicale peut donner lieu à une autre forme : l'*ictère lié à l'hémorragie du cordon*, dans lequel le sang présente toujours le caractère infectieux.

Enfin l'ictère peut reconnaître chez l'enfant nouveau-né les mêmes causes que chez l'adulte : *calculs* dans la vésicule; *tumeur* congénitale comprimant le cholédoque; *syphilis* hépatique; *cirrhose hypertrophique biliaire, dégénérescence graisseuse aiguë du foie, polycholie* avec diarrhée bilieuse, ces trois dernières relevant sans doute d'une infection maternelle ou fœtale; rupture probablement traumatique de la vésicule biliaire dans le péritoine. Toutes causes rares ou exceptionnelles.   *ÉMILE BOIX.*

ICTÈRE ÉMOTIF. — Il arrive quelquefois qu'un ictère apparaisse à l'occasion d'une émotion, d'une peur, soit subitement, soit après quelques heures, soit même après quelques jours. Les exemples ne sont pas très fréquents, mais il semble bien que la relation de cause à effet ne soit pas contestable.

Cet ictère peut revêtir la forme clinique d'un ictère catarrhal (v. c. m.), avec décoloration des matières, ou d'un ictère infectieux bénin (v. c. m.), pseudo-catarrhal ou pléiochromique. C'est dire que sa pathogénie n'est pas univoque.

Il peut en effet se produire, chez les gens nerveux, sous l'influence d'une émotion, diverses réactions susceptibles de déterminer l'ictère.

1° Un spasme du cholédoque et des premières voies biliaires, d'où ictère par obstruction avec décoloration plus ou moins durable des matières. C'est le cas le plus simple. Le nom d'*ictère spasmodique* donné à l'ictère émotif est inspiré de ce mécanisme.

2° L'émotion peut déterminer un afflux considérable du sang dans la cavité abdominale, d'où abaissement de pression dans les capillaires sanguins du foie et augmentation de pression dans les capillaires biliaires (Fr.-Franck); résultat : passage pour ainsi dire mécanique de la bile dans le sang sus-hépatique. Ici les matières ne sont que peu ou pas décolorées et l'ictère n'a qu'une courte durée.

3° D'autres fois, l'émotion produit une excitation sécrétoire des cellules hépatiques et on a un ictère pléiochromique ou polycholique.

4° Enfin l'émotion peut d'abord être cause de troubles digestifs qui aboutissent à un embarras gastrique. Les faits où une impression morale vive pendant le repas ou la digestion « arrête la digestion » ou « coupe l'appétit » sont d'observation vulgaire. L'embarras gastrique comporte, comme suite possible, l'ictère catarrhal ou un ictère infectieux bénin. Le système nerveux aura, dans ces cas, préparé l'infection. Cette pathogénie est applicable aux ictères émotifs ne survenant qu'un ou plusieurs jours après l'émotion.

Le **Traitement** est celui des formes ci-dessus indiquées.

                                                    ÉMILE BOIX.

ICTÈRES INFECTIEUX EN GÉNÉRAL. — L'action des microbes et de leurs toxines peut porter soit sur l'élément sécréteur, soit sur l'élément excréteur de la glande hépatique, et réaliser les diverses variétés d'ictère que nous avons étudiées (V. ICTÈRES EN GÉNÉRAL) : ictère ortho-pigmentaire, méta-pigmentaire ou mixte, soit par obstruction des voies biliaires principales, soit par dislocation de la travée, soit par simple altération cellulaire; dans ce dernier cas, ce sera uniquement l'ictère méta-pigmentaire qu'on observera. Mais toute altération cellulaire infectieuse ne produit pas forcément l'ictère, non plus que les dégénérescences granuleuse, graisseuse, amyloïde ou cancéreuse. De plus, bien des intoxications non microbiennes sont susceptibles d'occasionner des ictères que rien ne distingue des ictères infectieux toxi-microbiens.

De sorte que la dénomination d'*ictère infectieux* serait théoriquement mauvaise si elle n'était justifiée par la clinique, laquelle montre que la plupart des infections et intoxications hépatiques se traduisent par de l'ictère.

Le groupe des ictères infectieux comprend cliniquement une série de termes qui va de l'*ictère catarrhal* à l'*ictère grave* en passant par quelques types intermédiaires, d'allures variables, dits *ictères infectieux bénins*. Restent donc, en dehors des ictères infectieux, les diverses hépatites infectieuses, légères ou profondes, avec ou sans ictère, qui se produisent au cours des maladies telles que la fièvre typhoïde, la variole, la scarlatine, la diphtérie, le choléra, etc.

Étiologie et Pathogénie générales. — *a*) Les microbes ou leurs poisons, les différents toxiques, peuvent aborder le foie par trois voies différentes : l'artère hépatique, la veine porte, les voies biliaires. L'ictère infectieux pourra donc naître soit d'une toxi-infection sanguine, générale, soit d'une toxi-infection gastro-intestinale, vasculaire, soit d'une infection ascendante, duodénale ou biliaire.

La voie sanguine hépatique, pour être moins fréquemment suivie, n'est pas la moins dangereuse, car elle attaque l'organe dans toute sa substance et frappe du premier coup l'élément noble. C'est le processus ordinaire de l'*ictère grave* qui résulte de la pénétration, dans le sang, d'un poison ou d'un microbe.

La voie sanguine gastro-intestinale (système porte) est la route habituelle de la majorité des agents nocifs, microbes quelquefois, mais surtout toxines microbiennes ou autres poisons, venus du dehors ou nés dans le tube digestif lui-même. C'est par ce mécanisme que se produisent le plus souvent les *ictères infectieux bénins*.

Enfin, l'infection ascendante par les voies biliaires, à ne considérer que les cas primitifs, en dehors des angiocholites secondaires de la lithiase, par exemple, est relativement rare et donne la forme connue sous le nom d'*ictère catarrhal*.

Mais cet aperçu est plutôt schématique. En réalité, l'étiologie est complexe dans bien des cas ; et si, au début, l'attaque ne se produit que d'un côté, elle ne tarde pas à se généraliser pour peu que persiste la toxi-infection.

b) Les ictères infectieux se produisent rarement d'emblée sur un foie vierge de toute atteinte ; il faut une *prédisposition* spéciale de l'organe, *une fragilité congénitale ou acquise de la cellule hépatique*.

La faiblesse congénitale de la cellule hépatique peut résulter d'affections hépatiques chez les ascendants, ou d'une infection subie *in utero*, ou d'une simple débilité congénitale intéressant le foie au même titre que d'autres organes et le laissant plus vulnérable.

L'infériorité hépatique s'acquiert facilement par les intoxications lentes et prolongées telles que l'alcool, le plomb, la dyspepsie gastro-intestinale habituelle, l'abus des aliments épicés, des viandes faisandées, des charcuteries douteuses. A plus forte raison une première atteinte hépatique, soit directe, soit au cours d'une maladie infectieuse, laisse-t-elle une plus grande vulnérabilité.

On ne songe guère à se rendre compte de cet état avant qu'un incident pathologique marquant ait appelé l'attention sur le foie. Mais il se peut qu'une occasion se présente de dépister cette méiopragie de la cellule hépatique, cette dyshépatie latente. On constatera alors les signes de l'insuffisance hépatique (v. c. m.) et en particulier la glycosurie alimentaire, l'urobilinurie, l'augmentation de la toxicité urinaire. C'est surtout après une affection hépatique passagère que pendant plus ou moins longtemps on pourra noter le *syndrome urinaire de la dyshépatie* qui réunit ce qu'on peut appeler les *petits signes de l'ictère grave* par comparaison à l'ensemble des symptômes qui constituent les petits signes du brightisme de Dieulafoy et les petits signes de la cirrhose de Hanot.

c) Parmi les agents nocifs susceptibles d'agir sur la cellule hépatique en produisant l'ictère, les poisons minéraux, végétaux ou animaux (non microbiens) tiennent une large place.

C'est d'abord le *phosphore* dont l'action soit dynamique, soit anatomique, est des plus rapides (V. Ictère grave).

Ce sont ensuite quelques substances chimiques, les unes étudiées expérimentalement, comme la *toluylendiamine*, la *toluidine*, l'*aniline*, (cette dernière pouvant occasionner des accidents chez l'homme par ingestion accidentelle, cas de Dehio avec ictère et hémoglobinurie), les autres, susceptibles d'être respirées ou ingérées par l'homme, *hydrogène arsénié, glycérine, éther, chloroforme* (V. Foie chloroformique), *acide pyrogallique, naphtol, extrait éthéré de fougère mâle*, certains champignons comme la *morille rouge*, etc.

A noter encore les *poisons telluriques* incriminés dans quelques épidémies d'ictères infectieux chez des égoutiers ou dans les casernes; mais nous sommes mal renseignés sur leur nature.

C'est aux *ptomaïnes* fixes ou volatiles de diverses provenances : viandes putréfiées, conserves alimentaires, peaux destinées aux tanneries, qu'on attribue les ictères survenant dans les familles après ingestion d'aliments suspects, chez les bouchers, les tanneurs, etc.

Enfin, les nombreuses substances toxiques qui peuvent prendre naissance dans le tube digestif sont capables, comme dans l'ictère catarrhal, de réaliser l'ictère par *auto-intoxication d'origine gastro-intestinale*.

Quant au *plomb* et à l'*alcool*, ce sont plutôt des « poisons d'avant-garde » préparant de plus ou moins longue date le terrain que des facteurs immédiats de l'ictère; cependant leur seule action donne, à la longue, l'ictère métapigmentaire permanent, expression définitive de la dyshépatie confirmée.

d) On peut dire que tous les *agents infectieux* sont susceptibles de nuire à la cellule hépatique soit par eux-mêmes, soit surtout par leurs toxines. Les plus fréquents sont les *streptocoques*, les *staphylocoques* et le *colibacille*. Viennent ensuite le *bacille d'Eberth*, le *bacille virgule* du choléra, le *bacille de Koch* dont l'action nocive sur le foie peut aller de l'ictère métapigmentaire passager ou durable à l'ictère grave mortel, surtout si quelque infection secondaire se surajoute.

e) Des considérations anatomo-pathologiques et histo-pathogéniques nous montreraient comment ces poisons et ces microbes agissent sur le foie, sur la cellule hépatique en particulier. Elles nous aideraient aussi à rapprocher le foie infectieux du foie toxique, l'action des poisons et des toxines étant tout à fait analogue sinon identique, en tout cas aboutissant aux mêmes résultats et se traduisant par les mêmes syndromes. Mais ce qui précède fournit assez d'arguments à cette manière de voir et nous pouvons fondre dans une *classification* homogène les divers ictères infectieux, en réalité toxi-infectieux, puisque l'étiologie et la pathogénie, d'apparences si diverses, de la pathologie hépatique sont *unes* dans leur essence et se résument dans ces deux mots : intoxication, infection.

Ictères infectieux.

ICTÈRE CATARRHAL.	{ Simple. . / Prolongé. }	Toujours sporadique et autochtone.	
ICTÈRES INFECTIEUX. BÉNINS.	Ictère infectieux pseudo-catarrhal. / Ictère infectieux pléiochromique . / Ictère infectieux à rechutes . . .	Indifféremment sporadiques ou épidémiques. . . . / Le plus souvent épidémique	de cause externe.
ICTÈRE GRAVE.	Primitif (?). . . . . / Secondaire { à un état hépatique antérieur . . . . / à une maladie infectieuse générale . . / à un ictère préexistant	(*Ictère grave terminal*) . . . . . . / (*Ictère aggravé*). . .	Ordinairement sporadique et de cause interne.

ÉMILE BOIX.

ICTÈRES INFECTIEUX BÉNINS. — Ces types cliniques constituent une série ascendante de gravité entre l'ictère catarrhal (v. c. m.) et les ictères graves. C'est un peu schématiquement qu'ils sont différenciés et tous les intermédiaires sont possibles. On peut néanmoins poser trois jalons assez nets.

I. **Ictère infectieux pseudo-catarrhal** (*Ictère catarrhal infectieux* de Chauffard). — C'est un terme intermédiaire entre l'ictère catarrhal et les ictères infectieux proprement dits, type bâtard mais qui présente une individualité clinique suffisante. Comme l'ictère catarrhal il s'accompagne de rétention biliaire par tuméfaction du cholédoque; comme lui il peut être sporadique et a toutes les apparences d'une auto-infection ou intoxication; mais c'est une maladie générale infectieuse d'emblée, plus microbienne que toxique (tuméfaction de la rate), caractères communs avec les vrais ictères infectieux, dont le rapprochent encore et son brusque début, et son allure fébrile, et sa plus grande gravité.

En voici la description d'après M. Chauffard : « Ici, le début est souvent brusque, accompagné parfois de frissons, et la phase préictérique constitue déjà un sérieux état de maladie : céphalalgie, douleurs convulsives dans les membres, le tronc, le cou, et pouvant rendre la marche très pénible; vertiges, inappétence complète, langue sale, goût amer dans la bouche et nausées ou vomissements; insomnie, lassitude extrême, fièvre oscillant entre

38°,5 et 39°,5, épistaxis, souvent éruption, vers le troisième ou quatrième
jour, de plaques d'herpès labial ; urines rares, rougeâtres, contenant souvent
un peu d'albumine ; enfin diarrhée bilieuse plus ou moins prolongée, tuméfaction de la rate, dont la matité peut mesurer de 8 à 10 centimètres, foie
un peu gros et douloureux : tels sont les symptômes préictériques de la
maladie.

« Du cinquième au septième jour environ, l'ictère apparaît avec les
signes de l'obstruction du cholédoque (V. Ictère en général), et cependant,
malgré cette aggravation apparente, une véritable crise se produit : la
fièvre et les symptômes généraux s'amendent. » En même temps se produit
aussi spontanément la crise polyurique et azoturique (V. Ictère catarrhal).

Dans cette forme, la cellule hépatique est atteinte d'emblée par l'infection,
ce dont témoignent dès le début la polycholie, ainsi que la glycosurie alimentaire et l'urobilinurie si on les recherche. Lorsque apparaît l'ictère,
c'est moins une obstruction du cholédoque qui se produit qu'une *dislocation
de la travée* (V. Ictère en général). La maladie terminée, la glycosurie alimentaire et l'urobilinurie peuvent lui survivre, indices de l'altération persistante de la cellule hépatique.

II. **Ictères infectieux pléiochromiques.** — Un seul caractère les sépare
de la forme précédente : L'*absence de décoloration des matières fécales*, qui
montre que la résorption biliaire est due non à l'obstruction du cholédoque
mais à la polycholie résultant de l'infection, la bile étant à la fois plus abondante et moins fluide.

Après une même phase préictérique qui dure de 5 à 6 jours, apparaît l'ictère souvent accompagné de petites hémorragies par le nez ou sous forme
de sugillations ; les selles, diarrhéiques ou non, sont nettement bilieuses,
foncées, comparables à de la purée d'oseille. Cet état dure 8 à 10 jours et se
juge par une crise générale et urinaire.

III. **Ictères infectieux à rechutes** (*Ictère grave sporadique curable, ictère
pseudo-grave, typhus hépatique*). — Toujours avec le caractère infectieux et
même typhoïde, apparaît ici un élément nouveau : la *rechute*. La description que, le premier, en a donnée A. Mathieu, peut servir de type.

« Un malade est pris d'ictère après des frissons répétés, de la courbature
générale, de la céphalalgie. Il survient des vomissements bilieux, des
épistaxis assez abondantes à un certain moment pour inspirer quelques
craintes. Les phénomènes prodromiques ont duré 5 jours ; ils étaient tels
que l'on pouvait parfaitement attendre l'évolution d'une fièvre typhoïde, et
cela d'autant mieux qu'il y avait de la douleur des fosses iliaques, du gargouillement dans la région iléo-cæcale, de la tuméfaction de la rate. Au
lieu des manifestations caractéristiques de la fièvre typhoïde, on voit apparaître de l'ictère qui devient très accentué. Les épistaxis continuent ; il se
fait sur les jambes des taches de purpura. On était en droit, dans ces conditions, de redouter l'ictère grave et sa terminaison fatale.

« La température, dès les premiers jours, se maintenait aux environs
de 40°, ce qui était de nature encore à faire penser à la fièvre typhoïde.

« Au bout d'une dizaine de jours, on constate une amélioration évidente :
la température est descendue au-dessous de 58° ; l'ictère a considérablement

diminué; l'état général est meilleur; le malade demande à se lever et réclame à manger avec grand appétit.

« Après quelques jours de cette amélioration, il survient de nouveau des frissons, du malaise, de la courbature générale. L'ictère, qui avait à peu près complètement disparu, s'accentue de nouveau; de nouveau on observe des épistaxis et des taches purpuriques sur les membres inférieurs. La température se relève à 40°. Au bout d'une semaine environ, l'amélioration se produit, la fièvre tombe, l'état général est meilleur, l'ictère disparaît, et cette fois la guérison est complète et persistante. »

Les symptômes typhoïdes étant communs à tous ces ictères infectieux, et à gravité étant variable pour chacun, c'est donc uniquement la *rechute* qui caractérise ce type. Fait de la plus grande importance pour le diagnostic et le pronostic, *la rate reste tuméfiée dans l'intervalle apyrétique de deux poussées morbides*, et ne reprend son volume normal que quelque temps après la fin de la seconde. Ce même phénomène s'observe dans les fièvres typhoïdes suivies de rechutes (Ziemssen). Jusqu'ici, on n'a donné de ces rechutes aucune explication satisfaisante.

A prendre l'ensemble des ictères infectieux, le type à rechutes ne constitue guère qu'un quart des cas [1].

Complications. — Tout comme la fièvre typhoïde, les ictères infectieux peuvent présenter de nombreuses complications plus ou moins graves.

Du côté de la peau, le purpura, l'urticaire, des exanthèmes scarlatiniformes, des taches rosées; — du côté des yeux, de l'iritis, des hémorragies rétiniennes; — on a signalé des parotidites, la tuméfaction et la suppuration des glandes salivaires, l'escarre fessière, le gonflement de tous les ganglions lymphatiques du corps, la pneumonie, la péricardite, la paralysie des cordes vocales, des hémorragies gastro-intestinales, des convulsions cloniques, enfin et surtout des douleurs musculaires prolongées, symptômes qu'on retrouve en moyenne dans la moitié des cas.

Étiologie. Épidémiologie. — Les ictères infectieux bénins peuvent être sporadiques, c'est-à-dire se montrer comme cas isolés. Mais le plus souvent, surtout pour les deux dernières formes, on observe de véritables épidémies comparables aux épidémies de fièvre typhoïde, mais avec cette différence qu'elles atteignent un nombre d'individus beaucoup plus restreint. On en a beaucoup décrit depuis un siècle, mais ce ne sont jamais de grandes épidémies; elles sont plus ou moins localisées à une caserne, à une prison, à une maison, à une famille, à un groupement, en un mot, soumises à une même influence nocive tellurique ou alimentaire : émanations d'égout, de fosses d'aisance, de plombs mal tenus, eaux de boissons, etc. Néanmoins on les a vus coïncider avec des épidémies de fièvres typhoïde et palustre.

---

1. Les trois types précédents sont groupés sans distinction, qu'ils soient ou non à rechute, par les Allemands, sous le nom de *maladie de Weil*, cet auteur ayant cru découvrir « une maladie infectieuse aiguë particulière qui évolue avec de la tuméfaction de la rate, de l'ictère et des phénomènes de néphrite ». Des travaux français, antérieurs au sien, avaient étudié et distingué les diverses formes des ictères infectieux bénins. Cette prétendue *maladie de Weil*, qui ne répond à rien de précis et ne peut que contribuer à la confusion clinique, doit être définitivement rayée de la nosologie.

Dans une même épidémie on peut voir les formes les plus variées : légères ou graves, même mortelles, avec ou sans rechutes. Le terrain, semble-t-il, plus que la nature ou la virulence de l'agent nocif, commande l'allure de la maladie. C'est ainsi que les alcooliques, les femmes enceintes, les jeunes soldats récemment venus des campagnes, les surmenés et les débilités de toute sorte sont plus gravement atteints.

On peut conclure avec Kelsch (qui donne le nom d'ictère catarrhal à tous les ictères infectieux) :

1° Que l'agent infectieux se développe en dehors de l'organisme ;

2° Que ses foyers générateurs sont les mares, les vases, le sol riche en matières organiques de nature végétale ou animale, enfin les eaux tenant en suspension ces matières ;

5° Que ces foyers infectieux lui étant communs avec la malaria et la dothiénentérie, on s'explique la coïncidence signalée dans certains cas des épidémies d'ictère et de fièvre intermittente ou typhoïde.

Quant à la cause intime des ictères infectieux bénins elle demeure inconnue car les examens bactériologiques, rarement pratiqués d'ailleurs, n'ont décelé aucun microbe spécifique ou non. Seul le spirille d'Obermaïer, agent de la fièvre récurrente, a été trouvé dans quelques cas d'ictère à rechute en Herzégovine (Karlinski) ; ce microorganisme est inconnu dans nos climats : peut-être s'agit-il d'une forme analogue. Tout ce qu'on peut dire, c'est qu'on ne saurait incriminer le bacille d'Eberth ni le bacterium coli, car si les organes ont présenté, dans les quelques autopsies faites, les lésions propres aux maladies infectieuses en général, l'intestin a toujours été trouvé indemne.

Pronostic. Traitement. — Le pronostic sera toujours réservé au cours de la maladie, si bénigne qu'elle soit, jusqu'à l'apparition de la crise urinaire, car on ne sait jamais quelle sera l'évolution d'un ictère infectieux qui commence et on ne peut le déclarer définitivement bénin qu'après la guérison. Encore faudra-t-il considérer le malade comme suspect désormais au point de vue de son foie.

Le traitement est celui de l'ictère grave (v. c. m.).   *ÉMILE BOIX.*

ICTÈRE GRAVE. — (Ictère typhoïde, malin, essentiel, hémorragique. Fièvre jaune nostras. Hépatite parenchymateuse diffuse. Atrophie jaune aiguë du foie). — *L'ictère grave est l'expression de la destruction rapide de la cellule hépatique se traduisant par un état typhoïde avec ictère et hémorragies.*

« C'est le plus haut degré de l'action nocive des poisons et des toxines sur le foie, c'est l'intoxication, l'infection suprême. Infection non seulement hépatique, mais générale, car l'agent microbien, à supposer qu'il ait d'abord occupé le foie, ne tarde pas à envahir l'organisme quand les macrophages hépatiques (cellules endothéliales des capillaires) ont fait leur dernier effort. Intoxication portée à son maximum, car, d'une part, la cellule hépatique profondément altérée ou détruite, c'est l'épuration biliaire supprimée, l'*acholie* dans le sens rigoureux du mot, c'est la glycogénèse entravée, c'est la porte ouverte à tous les poisons, toxines ou ptomaïnes microbiennes, protoplasmiques ou intestinales, c'est l'*asphyxie hépatique* (Jaccoud) ; d'autre part, l'émonctoire rénal, souvent malade en même temps que le foie et pour les mêmes causes, ou déjà frappé de quelque vice antérieur, ou secondairement altéré par la quantité et la qualité insolites des substances nocives à éliminer, est à son tour au-dessous de sa tâche; et cette défection nouvelle consomme la ruine de l'organisme. » (Boix).

« Ainsi se superposent et se combinent les toxicités de l'agent pathogène initial et des intoxications acholique et urémique, en même temps que l'organisme perd ses moyens de défense. Si donc l'infection est au point de départ de l'ictère grave, c'est l'intoxication qui nous en explique les étapes. » (Chauffard).

Cette destruction se traduit à l'autopsie par une diminution de volume du foie qui s'affaisse comme une vessie demi-pleine, le parenchyme, jaune rhubarbe ou gomme-gutte, étant friable, peu consistant, et même quelquefois en bouillie, comme la pulpe splénique diffluente dans les maladies infectieuses. Son poids descend à 1000 gr., quelquefois moins (jusqu'à 500 gr., Quinquaud); d'autres fois au contraire il reste normal comme le volume, et même, dans certains cas, l'organe était hypertrophié et pesait 1850, 1900, 2070 et 2200 gr. (Hanot, Mossé, Boix, Chauffard). L'explication de cette anomalie est donnée par Hanot : « D'une façon générale, le processus est double, d'abord irritatif, puis dégénératif; les cellules sont, les unes hypertrophiées, les autres émiettées. Question de durée d'action et de dose du poison, de la toxine. Si le processus irritatif prédomine, il y a hypertrophie hépatique; si c'est le processus dégénératif, il y a atrophie. Donc, plus l'altération est profonde, plus le foie est atrophié et inversement. »

Les autres organes offrent à peu près les mêmes altérations que dans les grandes maladies infectieuses et présentent le plus souvent des foyers hémorragiques.

C'est Rokitansky (de Vienne) qui décrit le premier (1843) les lésions de l'atrophie jaune aiguë et Budd qui, dans son livre des Maladies du foie (1845), donne la première description clinique parfaite. Les noms d'Ozanam, de Monneret, de Frerichs, de Mossé et de Hanot marquent autant d'étapes principales dans l'histoire de cette maladie.

En réalité, l'ictère grave est moins une maladie qu'un *syndrome*. Quelques rares fois, c'est vraiment une maladie primitive essentielle, comme dans l'intoxication aiguë par le phosphore ou dans la fièvre jaune. Souvent il n'a d'une affection primitive que les apparences, lorsqu'il éclate chez un individu que l'on croyait en pleine santé, mais qui portait déjà quelque tare hépatique latente. Plus souvent encore il survient chez un alcoolique ou chez un malade dont le foie était manifestement atteint; c'est alors l'ictère grave secondaire. Si la maladie hépatique s'accompagnait de jaunisse, l'ictère grave est dit *ictère aggravé*.

Donc, dans tous les cas qui ne relèvent ni du phosphore ni de la fièvre jaune, l'*ictère grave n'est qu'un syndrome secondaire*, complication possible de toutes les maladies du foie, phase ultime habituelle de toutes ses dégénérations. *Il est au foie ce que l'asystolie est au cœur*. « L'ictère grave est surtout, avant tout, secondaire. En général, la destruction finale de la cellule hépatique ne se fait subitement qu'en apparence; elle est précédée, préparée, par un certain degré d'altération.... La cellule hépatique ne s'effondre pas *uno tenore*, mais arrive à la dégradation ultime par une pente insensible. » (Hanot).

Les *recherches bactériologiques* n'ont permis de retenir aucun microbe comme spécifique de l'ictère grave. On n'a décelé soit dans le sang, pendant la vie, soit dans les organes après la mort que des micro-organismes vulgaires : *staphylocoques* (Girode, Hanot et Boix, Vincent), *streptocoques* (Girode, Babès, Hanot), *colibacille* (Hanot et Boix, Vincent). De sorte que l'ictère grave trouve sa spécificité non dans l'agent microbien qui détruit le foie, mais dans la destruction du foie lui-même. « Étant donnée une infection quelconque, streptococcique, staphylococcique, colibacillaire, qu'elle soit locale, qu'elle soit septicémique, elle restera infection ou septicémie streptococcique, staphylococcique ou colibacillaire si le foie est intact et résistant, si la cellule hépatique a sa pleine vitalité ; elle devient au contraire l'ictère grave à streptocoque, à colibacille, si le foie est déjà compromis, s'il a un passé pathologique quel qu'il soit, latent ou avoué ([1]). »

Selon le microbe infectant, la courbe thermique diffère, de sorte qu'en l'absence même d'examen bactériologique, on peut par elle en soupçonner la nature.

Se basant sur les expériences de Boix, démonstratives de l'action hypothermisante du colibacille et de ses toxines, et sur leurs observations cliniques, Hanot et Boix ont en effet établi que toute *infection colibacillaire terminée par la mort est hypothermique* après avoir été d'abord hyperthermique, tandis que *toutes les infections strepto et staphylococciques donnent la mort en hyperthermie*. Ils ont ainsi créé le type de l'*ictère grave hypothermique colibacillaire* et avancé cette loi clinique qui n'a pas été démentie depuis : *dans les maladies du foie, une infection intercurrente par le colibacille se traduit par l'hypothermie au moins terminale ; une infection intercurrente par d'autres microbes se traduit par l'hyperthermie.* Si le colibacille est associé à d'autres micro-organismes, l'hypothermie peut ne pas se produire, ou bien il s'établit une sorte de moyenne de température, ou des alternatives d'hyperthermie et d'hypothermie ([2]).

D'après tout ce qui précède, on peut classer ainsi les diverses formes d'ictère grave :

Ictère grave.	Spécifique et primitif.	PHOSPHORÉ	*Hypothermique.*
		FIÈVRE JAUNE (microbe spécifique).	
		ESSENTIEL (?)	*Hyperthermiques.*
	Non spécifique, toujours secondaire.	par STAPHYLOCOQUE	
		par STREPTOCOQUE.	
		par COLIBACILLE.	*Hypothermique.*

Symptômes. — *État typhoïde avec ictère et hémorragies*, tel est le schéma symptomatique de l'ictère grave.

Début. — 1° Comparable à celui de la pneumonie franche aiguë, il peut être *brusque, violent*, sous forme de frisson solennel suivi de rachialgie et de céphalalgie intenses, de vomissements, de prostration immédiate qui oblige le malade à s'aliter. La fièvre s'allume aussitôt et l'ictère, ordinairement peu

1. E. BOIX. *Loc. cit.*
2. Voir le mémoire de E. Boix déjà cité.

marqué, apparaît dans les vingt-quatre heures. Le phénomène le plus notable est la rachialgie qui peut être aussi violente que dans la variole ou la grippe ; c'est d'ailleurs le cas dans la fièvre jaune. Ce début, qui s'applique théoriquement aux ictères graves dits primitifs, est, comme ceux-ci, extrêmement rare ; on connaît à peine une douzaine de cas.

2° Moins brusque, il est quelquefois cependant *rapide*, les symptômes généraux se montrant dans le cours d'une seule journée et avec moins de solennité, l'ictère apparaissant le deuxième ou le troisième jour.

3° D'habitude, il est *progressif*, comparable à celui d'une fièvre typhoïde. Le malade est d'abord mal à son aise, se plaint de fatigue générale, de douleurs musculaires ou articulaires, de céphalalgie, d'anorexie et de constipation, ou quelquefois de diarrhée ; les épistaxis sont fréquentes. Pourtant, pendant cette *période prodromique* ou *préictérique*, qui peut durer de trois à huit jours, l'attention peut être attirée du côté du foie par un sentiment de tension, de pesanteur, de douleur même ; mais il est rare que le diagnostic soit fait d'avec la dothiénentérie avant l'apparition de l'ictère.

4° Celui-ci peut ne survenir que beaucoup plus tard, après quinze jours à trois semaines d'embarras gastrique léger mais prolongé. C'est le début *insidieux*. Ce même qualificatif convient aux cas où on a d'abord assisté à l'éclosion d'un ictère catarrhal ou infectieux bénin au cours d'un embarras gastrique, ictère qui révèle soudain sa gravité, après quinze ou vingt jours, par l'état typhoïde et les hémorragies.

Ictère. — Contrairement à ce qu'on pourrait supposer, l'*intensité de l'ictère n'est aucunement en rapport avec la gravité de l'état général.* D'habitude même il est peu accentué ; c'est plutôt du subictère et dans certains cas de l'ictère méta-pigmentaire d'emblée ; enfin on a vu exceptionnellement des *ictères graves sans ictère* (Fritz). « Le symptôme ictère tient en somme peu de place dans l'ictère grave ; la maladie ne saurait être enfermée dans la phénoménalité hépatique » (Girode). C'est en effet l'état typhoïde qui est le symptôme dominant, témoin de l'infection générale de l'organisme et de la destruction progressive de la cellule hépatique s'acheminant vite vers l'*acholie* absolue.

Les *fèces*, d'abord de couleur normale ou même quelquefois hypercholiques, présentent bientôt en effet la teinte jaune rouge caractéristique des pigments anormaux et finissent par être tout à fait incolores ; la diarrhée est rare, en raison de l'altération de la bile ; on observe presque toujours de la constipation.

Ce même paradoxe clinique se rencontre dans le cancer primitif du foie qui, détruisant en peu de jours la cellule hépatique, évolue souvent sans ictère ou avec un ictère insignifiant et des selles acholiques.

Foie. — En dehors de la douleur spontanée que quelquefois dès le début accuse le malade, la *pression* sur la région hépatique — pratiquée directement sur le foie s'il déborde les fausses côtes, ou dans les derniers espaces intercostaux, ou sous le rebord costal en y plongeant l'extrémité des doigts si le foie est rétracté, — provoque toujours une *douleur* comparable au point splénique des typhiques, même chez les malades tout à fait prostrés.

Le *volume* de la glande est quelquefois augmenté, on l'a vu, sans que cette hypertrophie doive compter comme un signe favorable. Le plus souvent il est diminué, et parfois dans des proportions notables, tant verticalement que transversalement; on ne retrouve pas toujours le lobe gauche à l'épigastre. Mais il ne faut pas se fier à la *percussion* pour l'apprécier exactement, car l'organe est flasque et s'affaisse sur les piliers du diaphragme, laissant l'intestin venir se placer devant lui sous la paroi; c'est ainsi que s'expliquent les chiffres extrêmement réduits de matité hépatique souvent signalés par les auteurs : 8, 5 et jusqu'à 3 centimètres.

Rate. — Elle est d'ordinaire tuméfiée et douloureuse, d'autant plus, peut-être, que le foie est plus réduit. On peut la voir diminuer après une hémorragie intestinale ou une diarrhée séreuse abondantes.

Tube digestif. — « La *langue*, ordinairement tremblante, est d'abord épaisse et saburrale, puis rouge, noirâtre et rôtie. C'est la langue de perroquet de la fièvre typhoïde; du sang noir coagulé, provenant des épistaxis ou des hématémèses, peut adhérer à sa surface ou à ses bords. Les dents, qu'on aperçoit par la bouche entr'ouverte, sont salies d'un enduit noirâtre et des poussières qu'elles retiennent au passage. Les lèvres, couvertes de fuliginosités, comme les narines, portent souvent des placards d'herpès hémorragique desséché et du sang coagulé peut raidir par places les moustaches ou la barbe. L'haleine est ordinairement fétide.

« L'anorexie est absolue; le malade, pris de nausées, a, jusque dans la période d'état, des vomissements bilieux ou des hématémèses.

« L'estomac ne supporte que des boissons glacées et prises par petites quantités. Les *vomissements* sont plus d'origine bulbaire que d'origine gastro-intestinale et mériteraient autant d'être décrits comme troubles nerveux que comme troubles digestifs. Vers la fin, le *hoquet* interdit toute alimentation (¹). »

Appareil circulatoire. — Comme dans la fièvre typhoïde adynamique, c'est l'hypotension artérielle constante. Le pouls petit, irrégulier, inégal est d'une fréquence variable et sans rapport avec la température; vers la fin il devient très rapide, filant, incomptable. Le cœur arrive bientôt aussi à l'extrême faiblesse et contribue souvent à donner au malade une apparence à la fois ictérique, livide et cyanosée assez spéciale (Chauffard).

L'endocardite et la péricardite ont été quelquefois observées.

Appareil respiratoire. — Bien que la stase pulmonaire due à l'état typhoïde soit habituelle dans l'ictère grave, elle ne suffirait pas à expliquer la *dyspnée* souvent intense, haletante, suspirieuse, coupée de crises d'étouffement; c'est en réalité une dyspnée *toxique* et *asphyxique*, comme dans les formes malignes de la scarlatine ou de la variole.

Système nerveux. — « Tout l'ictère grave est dans ses manifestations cérébrales et hémorragiques » (Rendu). La céphalalgie du début persiste, intense et bientôt se montrent, dans la majorité des cas, alternant avec la prostration ou la stupeur : des phénomènes d'*excitation cérébrale*, de l'insomnie, des soubresauts de tendons, des tremblements fibrillaires, des crampes, de la carphologie ; des *convulsions* partielles ou totales, sous forme

1. E. Boix. *Manuel de médecine Debove-Achard.*

soit de crises épileptiques avec cri initial, soit de tremblement musculaire généralisé, soit de spasmes tétaniques, de contractions des muscles de la face, du cou, des extrémités, produisant des grimaces, du trismus ; du *délire* d'ordinaire peu violent ; enfin le *coma* terminal qui peut être plus ou moins précoce.

Hémorragies. — Elles appartiennent à la période confirmée de l'ictère grave : l'*épistaxis*, la plus fréquente, se répète deux ou trois fois par jour ; l'*hématémèse*, moins habituelle que dans la fièvre jaune (*vomito negro*) se produit assez souvent, la *gastrorragie* pouvant d'ailleurs rester latente. Le *melæna*, l'*hémoptysie*, l'*hémorragie méningée* sont plus rares ou exceptionnels.

Chez les femmes, les *hémorragies utérines* sont habituelles et se produisent même en dehors des règles. Chez les femmes enceintes, l'avortement se fait avec métrorragies profuses qui mettent la malade en danger immédiat. Enfin la puerpéralité, comme pour toutes les infections, porte au maximum la gravité de la maladie.

Les *hémorragies sous-cutanées* ne font guère défaut : pétéchies plus ou moins confluentes, larges ecchymoses spontanées ou provoquées par le décubitus ou le moindre traumatisme. On peut voir aussi des effusions sanguines sur les muqueuses de la bouche et du pharynx et sur la conjonctive.

La peau peut aussi être le siège d'*éruptions* diverses : urticaire, érythèmes, rash, roséoliques ou scarlatiniformes.

Température. — Il n'y a pas, dans l'ictère grave, de type thermique constant. C'est tantôt la courbe classique de la dothiénentérie : ascension progressive d'un septénaire suivie d'un plateau élevé plus ou moins régulier ; tantôt une élévation brusque se maintenant quelques jours et s'abaissant ensuite irrégulièrement dès que surviennent l'adynamie et les hémorragies ; tantôt une courbe à grandes oscillations irrégulières de 1° ou plus. La mort peut se produire en hyperthermie exagérée, 42° (Sieveking, Rosenstein), ou en hypothermie très nette, $35^o,1$, $34^o,8$ (Hanot et Boix) ; dans ce dernier cas, la température se relève quelquefois un peu au-dessus de la normale quelques heures avant la mort. « Ces modes si variés de la réaction thermique répondent à la complexité des actions toxiques et infectieuses que l'organisme peut avoir à subir dans l'ictère grave : infections biliaires, lésions organiques multiples, intoxications par acholie et par urémie, interviennent chacune pour leur part, d'où une *résultante thermogénique* très variable. » (Chauffard).

Au début, le pouls et la température marchent à peu près parallèlement ; mais avec l'adynamie, la dissociation se produit, soit que la température tombe et le pouls s'élève, soit, au contraire, que le pouls fléchisse et que la température monte. Cette dissociation est l'indice d'un danger prochain.

Le tableau ci-dessus a déjà montré qu'en réalité il existe deux types thermographiques principaux de l'ictère grave : le *type hyperthermique* et le *type hypothermique* appelé aussi par quelques auteurs *type tombant*. Le premier correspond, on l'a vu, à l'ictère grave dû à une infection par le streptocoque, le staphylocoque, le proteus, etc., et a pour modèle, pour étalon, la

fièvre jaune avec son microbe spécifique. Le second est dû à l'infection par
le colibacille (Hanot et Boix) et a pour étalon l'intoxication phosphorée.
C'est dire que seule la toxine microbienne commande l'allure thermique
dont elle est la raison suffisante.

Urologie. — Les urines, simplement fébriles à la période de début,
deviennent bientôt *rares* (800 à 250 gr. par 24 heures); il peut y avoir anurie
complète; leur *densité* est élevée (1030), leur *couleur* plus ou moins foncée
selon la nature et la quantité des pigments biliaires qu'elles renferment.
L'*urée* diminue d'autant plus que progresse la destruction de la cellule hépatique; elle peut tomber à 0 gr. 50 (Bouchard), 0 gr. 20 (Quinquaud) pour les
24 heures. Les sels sont également très diminués. Au contraire, on rencontre
abondamment les autres matières extractives : xanthine, hypoxanthine,
créatine, acide lactique, albuminoïdes divers. L'*albumine* se dose fréquemment à 1, 2, 3 gr. Enfin, au microscope, le *sédiment* montrera *quelquefois*
des cylindres urinaires hyalins ou granuleux, des cristaux d'urates ou de
phosphates, et *toujours* des cristaux de tyrosine et des amas globulaires de
leucine.

On voit donc que les urines de l'ictère grave indiquent plus de lésion
hépatique que de lésion rénale (Hanot).

Marche. Durée. Terminaison. Pronostic. — On vient de voir les
différents modes de début. La période d'état qui lui succède ne dure guère
plus de 4 à 6 jours, une semaine au plus, depuis le moment où se montrent
l'ictère, les hémorragies et l'ataxo-adynamie, jusqu'à la mort ou l'entrée en
convalescence.

Car l'*ictère grave peut guérir* (Rendu, Mossé), contrairement à l'opinion
longtemps classique qui en faisait une maladie fatalement mortelle et qui
avait créé pour les cas terminés favorablement le nom d'*ictère pseudo-grave*.

On peut poser en principe que :

1° L'ictère grave hypothermique est plus souvent fatal que l'ictère grave
fébrile;

2° L'ictère grave à gros foie guérit plus souvent que l'ictère grave à petit
foie.

La *mort* survient toujours dans le coma, soit en hyperthermie, soit en
hypothermie.

Dans les cas heureux, les symptômes se maintiennent graves plus longtemps, 36 ou 48 heures, mais bientôt s'amendent progressivement en même
temps que l'état général semble devenir meilleur. La température baisse ou
se relève brusquement ou en quelques jours et on voit survenir les *symptômes critiques* qui marquent la fin de la maladie. C'est d'abord et surtout la
crise urinaire polyurique et azoturique, avec 3 ou 4 litres d'urines et 40 ou
50 gr. d'urée dans les 24 heures. C'est, d'autres fois, une diarrhée profuse
et soudaine qui peut durer un ou deux jours. Ce sont aussi des sueurs abondantes ou des poussées d'urticaire, d'érythèmes divers. Ainsi s'éliminent les
substances toxiques accumulées dans l'organisme. Bientôt reparaît progressivement la coloration bilieuse des selles, qui montre que la cellule hépatique
recouvre ses fonctions.

On assiste, en effet, à la reconstitution du foie qui reprend peu à peu son volume normal, qui *repousse* vraiment, s'il était atrophié, ou qui diminue s'il était volumineux.

La *convalescence* s'établit après un à trois jours de période de déclin. Mais après une pareille atteinte, l'organisme ne se remet que fort lentement et le malade n'est définitivement guéri qu'au bout d'un ou deux mois.

On ne connaît pas de rechute ou de récidive de l'ictère grave.

L'ictère grave est dit *secondaire* s'il termine un état hépatique antérieur manifeste, et *aggravé* s'il continue sous la forme typho-hémorragique un ictère catarrhal ou infectieux bénin préexistant. La seule différence avec l'ictère grave survenant chez un individu qu'on ne soupçonnait pas être un hépatique consiste dans le début, l'ictère grave secondaire ou l'ictère aggravé ne faisant que compliquer ou continuer le tableau symptomatique de l'affection en cours. L'évolution extérieure reste la même : elle est toujours fatale.

Diagnostic. — L'*intoxication phosphorée aiguë* est un véritable ictère grave hypothermique. En dehors des commémoratifs, se rappeler que le foie est toujours diminué de volume à la période d'état.

La *fièvre jaune*, autre ictère grave, celui-là hyperthermique, ne s'observe guère dans nos climats. « Il est vraiment impossible d'établir le diagnostic de l'ictère grave dans un pays où règne la fièvre jaune, et, réciproquement, dans nos contrées tempérées, si, par une exception bizarre, il se produisait un cas de fièvre jaune, qui songerait à la diagnostiquer? » (Griesinger.)

On pourra avoir à différencier de l'ictère grave : la *fièvre bilieuse hématurique* ou fièvre jaune palustre; la *fièvre ictéro-hématurique de la quinine* (S. Tomaselli); la *pyémie*, l'*endocardite ulcéreuse*, la *fièvre intermittente hépatique*, le *typhus* et la *fièvre typhoïde* (v. c. m.) compliquées d'ictère; dans ce dernier cas, l'hésitation ne cesse quelquefois qu'après plusieurs jours.

On a signalé dans le groupe des *ictères hémolytiques* (v. c. m.) quelques rares cas offrant le tableau clinique de l'ictère grave. Sur six cas (Chalier), trois guérirent qui peuvent avoir été vraiment d'origine hématique; mais les trois autres, survenus chez des hépatiques avérés, se terminèrent par la mort et on peut se demander s'ils ne rentraient pas dans le groupe des ictères graves secondaires banals.

Traitement. — I. Dans la *phase préictérique*, alors que le diagnostic n'est pas précisé, deux cas se présentent :

a) Ou bien on ne soupçonne pas chez le malade une altération préexistante du foie; on n'a pas de renseignements sur le passé pathologique; ou si quelque détail a porté l'attention sur le foie, on ne songe guère de prime abord qu'un ictère grave va se développer. On pensera plutôt à une grippe, à une fièvre typhoïde, à une infection indéterminée. C'est ce qui arrive dans les ictères graves dits primitifs.

La médication dans ce cas se bornera à l'administration d'un purgatif, puis d'une substance antithermique, comme le sulfate de quinine, enfin à l'antisepsie intestinale.

b) Ou bien les symptômes de début se produiront chez un hépatique avéré (cirrhotique, lithiasique plus ou moins récidiviste ou invétéré, ictérique infectieux, etc.). On aura toute raison, dans ce cas, de redouter l'ictère grave et l'on en instituera d'emblée le traitement.

II. L'*ictère grave confirmé* réclame autant, sinon plus que la fièvre typhoïde, un traitement judicieux et une surveillance de tous les instants.

1° Avant tout, et quel que soit à ce moment le bon état des reins, il faut assurer une diurèse suffisante tout en veillant à ne pas nuire, par des médicaments, à l'épithélium rénal. Le lait, la lactose, les tisanes abondantes, les eaux minérales légèrement alcalines, les lavements froids, enfin, au besoin, la théobromine, mais avec prudence, car elle peut augmenter la céphalalgie déjà intense et exalter le délire, répondent à cette indication.

2° Suppléer à la dyshépatie rapidement progressive est une tâche difficile. Pour favoriser l'oxydation désormais compromise des substances azotées de l'organisme et obtenir, par conséquent, un chiffre d'urée convenable, on pourra donner le benzoate de lithine qui s'élimine à l'état d'hippurates (1 à 2 grammes par jour en potion) et faire inhaler de l'oxygène, ou mieux de l'ozone. On a conseillé (Carreau) l'administration de l'essence de térébenthine ozonisée à d'assez fortes doses, soit en ingestion (perles), soit en injections hypodermiques. Quelques succès auraient été obtenus. On pourrait tenter cette médication, mais en surveillant étroitement le rein.

3° L'antisepsie intestinale s'impose, soit par le calomel (2 centig. matin et soir), soit par le benzo-naphtol ou le salol. Mais je redoute le passage du mercure, du naphtol ou de l'acide salicylique sur l'épithélium rénal déjà assez baigné des toxines et poisons autochtones et je préfère de beaucoup le tanin (0 gr. 50 à 1 gr. 50 par jour associé à de la lactose dans des cachets ou délité dans de l'eau fortement lactosée) qui joint à ses merveilleuses qualités antiseptiques et neutralisantes pour les toxines et poisons organiques, celle d'être un tonique général et rénal et en même temps un diurétique. Les lavements froids, donnés comme de grands lavages d'intestin, aideront puissamment à cette antisepsie.

4° Je ne trouve pas utile de combattre la fièvre par des antithermiques, ni l'infection par des antiseptiques. Il importe de se rappeler que l'ictère grave est la maladie toxique par excellence et que tout médicament absorbé sera un toxique de plus, puisque le foie ne fonctionne plus et que le rein assume à peu près à lui seul la défense antitoxique de l'organisme. Autant vaut ne pas augmenter sa besogne.

Mais surtout pas d'antipyrine, phénacétine, acétanilide, etc., sous prétexte de soulager le mal de tête, pas de fortes doses de quinine sous prétexte de faire tomber la fièvre, pas d'acide phénique en injections sous-cutanées, comme on l'a fait sous prétexte de tuer le microbe. Tout au plus pourrait-on faire usage des sels d'argent préconisés dans les infections ces dernières années.

5° Le meilleur moyen de combattre la fièvre, de soutenir l'état général, de lutter contre l'état typhoïde avec excitation et délire, sera le grand bain tiède donné systématiquement, comme dans la dothiénentérie (v. c. m.), toutes les trois ou quatre heures; si le malade réagit bien, on pourra terminer le bain par une affusion froide sur la tête.

L'adynamie générale et la faiblesse cardiaque réclameront les toniques habituels : potion de Tood avec extrait de quinquina, champagne froid ou même frappé s'il y a des vomissements, teinture de strophantus (V à

XX gouttes par 24 heures), éther, acétate d'ammoniaque, musc, etc. Mieux vaut renoncer à la caféine et surtout à la digitale, même sous forme de teinture.

Les formes hypothermiques demandent le traitement du véritable choléra : stimulants diffusibles, frictions sèches ou aromatiques, appel de chaleur et révulsifs aux extrémités, boissons chaudes, injections sous-cutanées ou intra-veineuses de sérum artificiel ou d'eau de mer (Quinton).

6° La répétition ou l'abondance des hémorragies par diverses voies pourra réclamer une intervention rapide. Déjà le tanin est susceptible, sinon de les prévenir, au moins de les atténuer. Mais en cas d'hématémèse, on donnera les boissons acidulées, le citrate de soude en particulier ; pour les épistaxis, si une solution concentrée d'antipyrine n'agit pas suffisamment, on pourra être amené à faire le tamponnement des fosses nasales. Les hémostatiques (ergotine, perchlorure de fer), pourront être prescrits à l'intérieur. Je préfère à tous le chlorhydrate d'hydrastinine en injection sous-cutanée (10 centigr. pour une seringue, deux ou même trois fois par jour au besoin), ce sel n'étant nullement toxique, ou la teinture d'hydrastis canadensis (XL à C gouttes par jour).

Quelque scepticisme qui préside à cette thérapeutique souvent impuissante en effet, il faut l'appliquer sans faiblesse, car il est bon de répéter que l'ictère grave n'est pas fatalement mortel.   *ÉMILE BOIX.*

ICTÈRES HÉMOLYTIQUES. — Les ictères que nous venons d'étudier dans les chapitres précédents sont des ictères *hépatiques* en ce sens qu'ils résultent d'une altération de la cellule hépatique ou des voies biliaires, produisant presque toujours, par le mécanisme de la rétention, le cours rétrograde des pigments biliaires dans le sang ; mais il existe des ictères paraissant dus à la formation dans le sang lui-même des pigments qui résultent de la mise en liberté de l'hémoglobine en trop grande abondance pour qu'un foie, même normal, puisse suffire à les transformer et à les éliminer dans l'intestin sous forme de bile. Ce sont les *ictères hémolytiques*, que certains auteurs voudraient réunir sous la dénomination d'*hémolyse ictérogène* (Chalier) et qui seraient mieux nommés simplement *ictères hématiques*.

Ce mot nous ramène en arrière, car c'est l'appellation même des auteurs qui, les premiers, en avaient admis la réalité ; et cela nous démontre que cette conception est loin d'être nouvelle, car elle remonte au moins à 1710, époque où Bianchi écrivait : « Sunt duo primaria icteri genera : primæ classis icterus e vitio hepatis, alterius speciei icteri a causa solutiva sanguinis. » Sans passer par l'ictère hémaphéique de Gubler, qui répond en clinique à l'ictère métapigmentaire pur ou urobilinique et que cet auteur considérait comme d'origine sanguine, au détriment de l'ictère ortho-pigmentaire qui peut avoir la même provenance, on connaît depuis longtemps l'hémolyse produite expérimentalement par divers poisons, en particulier la toluylendiamine. Les études plus récentes du sang dans les ictères ont permis de relever dans certains de ceux-ci des altérations hématiques n'existant pas dans tous et coïncidant avec des formes cliniques elles-mêmes spéciales ou atypiques. Ainsi s'est constitué peu à peu un ensemble de faits qui ont amené Chauffard à faire revivre non plus en théorie, mais en clinique même, le groupe des ictères hématiques.

Avec Chauffard, nous devons considérer cliniquement comme ictère hémolytique « tout ictère qui s'accompagne de diminution notable de la résistance globulaire, d'hématies granuleuses atteignant dans le sang un pourcentage d'au moins 10 pour 100, et souvent aussi de microcythémie. »

Mais, en présence d'un ictère, comment, à première vue, le *soupçonner* hémolytique?

1° C'est d'abord la notion étiologique : tout *ictère congénital de l'adulte* sera suspecté non hépatique.

2° C'est ensuite, l'ictère étant franchement orthopigmentaire, l'absence de pigments biliaires normaux dans l'urine; ce qui a fait dire que ces ictères sont *acholuriques.* Pour être exact, il faudrait dire : *acholuriques orthopigmentaires,* car le métapigment par excellence, l'urobiline, y abonde constamment.

3° C'est enfin la *coloration constante des matières fécales,* qui sont souvent plutôt pléiochromiques.

Tels sont les indices qui devront faire immédiatement penser à la nature hématique de l'ictère et motiver l'examen du sang qui seul donnera la certitude. Voyons donc avant tout la technique de cet examen à ce point de vue.

Technique. — Cinq éléments sont à considérer : l'anémie, la résistance globulaire, les hématies granuleuses, l'auto-agglutination des globules sanguins, et le pouvoir hémolytique du sérum.

Anémie. — La numération des globules rouges et blancs se fait par les moyens ordinairement employés en hématologie; le microscope montrera aussi leurs modifications de forme, de nature et de coloration sous l'influence des réactifs. (V. ANÉMIE et SANG).

Résistance globulaire. — On sait que les globules rouges normaux, mis dans l'eau distillée ou contenant une proportion de chlorure de sodium inférieure à celle du plasma normal, ou dans certains liquides spéciaux, comme la glycérine, le venin de serpent, le sérum d'anguille, etc., se gonflent d'abord, puis se dissolvent en abandonnant leur hémoglobine qui colore alors le liquide hypo-isotonique. C'est là le phénomène de l'*hémolyse* qui se produit plus ou moins facilement ou plus ou moins rapidement, selon la résistance des globules. C'est cette résistance que permettent de mesurer les méthodes suivantes :

a) *Procédé de Vaquez et Ribierre modifié par Chauffard et Rendu.* — On fait extemporanément avec de l'eau distillée et stérile une solution à 7 pour 1000 de chlorure de sodium chimiquement pur, fondu, par conséquent anhydre. On prépare d'autre part dans un porte-tube, 24 tubes à essai de 6 centimètres de hauteur, bien calibrés à 1 centimètre de diamètre, stérilisés et numérotés. Avec deux pipettes jumelles, toujours tenues dans la même inclinaison, on laisse tomber successivement : dans le premier tube, II gouttes d'eau distillée et stérile et LXVIII gouttes de la solution salée; dans le second, IV gouttes d'eau distillée et LXVI gouttes de solution salée; dans le troisième, VI gouttes d'eau et LXIV gouttes de solution, et

ainsi de suite en augmentant à chaque tube de II gouttes d'eau et en diminuant de II gouttes de solution. Chaque tube contient ainsi LXX gouttes
d'une solution de chlorure de sodium dont le titre décroît régulièrement de
0,68 pour 100 (premier tube) à 0,22 pour 100 (tube n° 24). — Ayant recueilli
à la seringue dans une veine le sang du malade, on en laisse tomber une
goutte dans chaque tube, on agite pour faire un mélange homogène, on
laisse reposer, puis on centrifuge au bout de 10 minutes. Avec du sang
normal, on voit, dans le tube n° 13 (dont la solution est à 0,44 pour 100), ou
dans le n° 12 ou 14, une légère teinte jaune dans le liquide qui est au-dessus
du culot de centrifugation ; c'est là le commencement de l'hémolyse. La
teinte jaune s'accentue de tube en tube, devient rose (hémolyse forte) et se
colore au maximum en rouge cerise plus ou moins foncé quand l'hémolyse
est complète, ce qui est réalisé vers le tube n° 19 (dont la solution est à
0,32 pour 100) ; le culot a disparu, ce qu'on reconnaît lorsque, par agitation
du tube, on ne voit plus se produire dans le liquide des ondes soyeuses. Le
phénomène se produit donc en 6 tubes environ. C'est la résistance globulaire normale.

Dans les cas pathologiques, le début de l'hémolyse commence plus tôt ;
si c'est avant le tube n° 10 (à 0,50 pour 100), on peut considérer les hématies comme fragiles et la résistance globulaire est dite diminuée ; l'hémolyse
peut être maxima en moins de 6 tubes ; elle se fait donc aussi plus rapidement. Dans certains cas, le tube n° 1 présente déjà une coloration évidente ;
il faut alors, pour saisir le début de l'hémolyse, recourir à une solution de
chlorure de sodium plus concentrée, à 9 pour 1000 par exemple, dont on
met LXXXVIII gouttes dans le premier tube avec II gouttes d'eau distillée
et ainsi de suite.

Mais ce procédé peut parfois ne pas suffire à mettre en évidence l'hémolyse ; on a recours alors à une autre façon de faire.

b) *Procédé des hématies déplasmatisées de Widal, Abrami et Brulé.* — On
dispose les tubes et on y verse les gouttes d'eau et de solution salée comme
ci-dessus, mais au lieu d'opérer avec le sang total, on se sert des hématies
préalablement débarrassées de leur plasma. Pour cela on recueille par ponction veineuse 10 c. c. de sang qu'on reçoit dans une solution isotonique
d'oxalate de potasse qui empêche la coagulation (oxalate de potasse, 0 gr. 28 ;
chlorure de sodium, 0 gr. 80 ; eau distillée, 100 grammes ; $\Delta = -0,62$). On
centrifuge aussitôt le mélange, on décante le plasma qui surnage et on lave
ensuite deux fois successivement le dépôt globulaire avec une solution de
chlorure de sodium à 7 pour 1000, chaque lavage étant suivi de centrifugation et de décantation aussi parfaite que possible. C'est de ce culot qui ne
contient plus que les globules qu'on distribue une goutte dans chaque
tube.

Avec un sang normal le résultat est le même par les deux méthodes ; au
contraire, dans les ictères hémolytiques, la dernière met bien plus facilement en évidence la fragilité des globules sanguins.

c) *Action des sérums humains et des substances hémolytiques sur les
hématies des ictériques (Widal et Philibert).* — Le sérum de sujets normaux
ou pathologiques hémolyse plus facilement les globules rouges des ictériques

hémolytiques que ceux d'autres individus sains ou malades. De même certains sérums anti-humains (sérum d'anguille, sérum préparé avec les têtes
de sangsues). Dans XXX gouttes de sérum humain fraîchement recueilli on
verse une goutte du sang à examiner; on met le mélange à l'étuve à 37° et
si l'hémolyse est réalisée au bout de 2 à 3 heures, on peut considérer la résistance globulaire comme diminuée, car des globules normaux resteraient
intacts bien plus longtemps.

Hématies granuleuses. — Cette importante altération morphologique
des globules, découverte par Chauffard et Noël Fiessinger, constitue dans
les ictères hémolytiques un signe de premier ordre.

a) *Procédé de Chauffard et Fiessinger.* — Le sang est étalé en couche
mince et aussi régulière que possible, séché mais *non fixé*, puis coloré par
le réactif de Pappenheim. Examinés à l'immersion, les globules rouges apparaissent grisâtres, décolorés, sans réfringence et quelques-uns présentent à
leur intérieur de fines granulations rouge vif reliées par des filaments de
même couleur. Ce sont là les hématies granulées (V. plus loin).

b) *Procédé de Widal, Abrami et Brulé.* — Dans un tube à centrifuger on
met successivement 1 c. c. de solution de chlorure de sodium à 10 pour 1000;
1 c. c. de solution d'oxalate de potasse à 20 pour 1000 pour empêcher la
coagulation du sang; un 1/2 c. c. de bleu polychrome de Unna ramené à
l'isotonie. Après agitation, on centrifuge au bout de 15 à 20 minutes et
on décante. On émulsionne le culot dans le liquide restant et on examine
une goutte fixée et montée au baume.

c) *Auto-agglutination des hématies. Procédé de Pagniez.* — Si dans un
verre de montre stérilisé on met X gouttes de sérum du malade et qu'on y
ajoute une goutte de ses propres hématies préalablement déplasmatisées
(V. plus haut) et qu'on laisse déposer après agitation, on voit au bout de
10 à 15 minutes l'agglutination se produire : les globules s'agglomèrent
d'abord en petits grains comme de brique pilée et finissent par former au
fond du verre une petite couche adhérente qui, malgré de petites secousses
imprimées au verre de montre, ne se mélange plus au sérum, complètement
clair. Le sang d'un individu normal ne donne pas ce phénomène; il ne se
produit qu'avec le sérum d'un individu et les globules d'un autre (iso-agglu-
tination).

Pouvoir hémolytique du sérum. — a) *Recherche d'une hémolysine.* —
Des globules d'un sujet sain, non déplasmatisés, sont mélangés au sérum du
malade, et les tubes mis à l'étuve à 37°. Si avant 24 heures ces globules
étrangers cèdent leur matière colorante, on en déduit que le sérum examiné
contient une hémolysine (iso-hémolyse).

b) *Épreuve de Donath et Landsteiner.* — Le mélange de globules d'un
sujet sain et du sérum suspecté est refroidi à 0° pendant 1/2 heure, puis
porté à l'étuve à 37° pendant 2 heures. Par ce procédé, on n'arrive à constater l'hémolyse que dans l'hémoglobinurie paroxystique essentielle.

Symptômes communs à tous les ictères hémolytiques. —
L'*ictère* est à la fois ortho et métapigmentaire, donnant à l'œil l'impression
de l'ictère ordinaire avec toutes les nuances, du citron pâle aux teintes les
plus foncées, selon le malade et selon les époques où on l'examine. C'est

dire que certaines formes présentent des colorations moins intenses et que, chez le même malade, il y a des variations, diminutions et recrudescences, celles-ci répondant en général à des périodes d'activité hémolytique; ces recrudescences se produisent quelquefois sans cause apparente, d'autres fois à l'occasion d'une fatigue, d'une émotion, de troubles gastro-intestinaux.

Les *matières fécales* ne sont jamais décolorées, les voies biliaires restant d'ailleurs perméables; elles présentent même par périodes une pléiochromie marquée pouvant aller jusqu'à la coloration verte porracée.

Les *urines* offrent le type dit hémaphéique (V. ICTÈRES EN GÉNÉRAL) et ne contiennent jamais de pigments biliaires vrais; en revanche elles contiennent presque toujours de l'urobiline en grande quantité; elles sont donc *acholuriques ortho-pigmentaires*. Elles sont d'autant plus foncées (teint acajou ou bière brune) qu'elles sont moins abondantes.

L'*intoxication biliaire* n'est révélée par aucun des signes habituels : démangeaisons, ralentissement du pouls, xanthélasma; l'amaigrissement lui-même est peu prononcé. L'absence de ces symptômes s'explique par l'absence de sels biliaires dans le sérum sanguin, signalée plus haut.

L'*anémie* suit en général la marche de l'ictère; elle est difficile à constater sous la teinte jaune plus ou moins prononcée de la peau elle-même, mais elle se révèle mieux au niveau des muqueuses; mieux encore la démontreront l'essoufflement et la fatigue à propos du moindre effort, les palpitations, les vertiges, les bourdonnements d'oreille et la constatation d'un souffle inorganique de la base du cœur. Le nombre de globules rouges tombe au-dessous de 5 000 000 et varie d'ailleurs dans le même sens que l'ictère.

La dimension des hématies est variable; mais la régénération sanguine se traduit d'une part par l'*anisocytose* et la *polychromatophilie*, d'autre part par la présence dans le sang de quelques éléments myéloïdes, témoignant de la réaction médullaire concomitante.

Nous avons signalé plus haut la *diminution de la résistance globulaire*, l'*auto-agglutination des hématies*, le *pouvoir hémolytique du sérum* et les *hématies granuleuses* que nous devons plus spécialement décrire d'après Chalier.

Les hématies granuleuses « ont un diamètre généralement supérieur à celui des globules rouges normaux. Les granulations n'affectent pas un type constant. Dans certains globules elles se présentent comme un semis assez irrégulier; parfois très clairsemées, bien que généralement réunies par groupes de deux ou trois, elles peuvent former une sorte de couronne, voisine de la périphérie du globule. La disposition la plus courante, d'après Cade et Chalier, est celle d'un filament qui parcourt l'hématie, se bifurque et offre de très nombreux renflements, irréguliers dans leurs formes, inégaux dans leurs dimensions; l'aspect réticulaire est ainsi souvent reproduit. Il est assez fréquent d'observer un pelotonnement de ce réseau granuleux qui se porte soit sur la périphérie, soit au centre de l'élément, et simule alors grossièrement un noyau. Cette description permet de comprendre que l'on aurait avantage à substituer au terme d'hématies granuleuses l'appellation beaucoup plus exacte d'hématies granulo-réticulo-filamenteuses, proposée par Sabrazès; ainsi serait écartée toute confusion possible avec les éléments que l'on désigne sous le nom d'hématies à granulations basophiles et dont l'aspect est tout différent.

« A l'état normal, le sang renferme quelques hématies granuleuses; jamais elles ne dépassent la proportion de 3 pour 100 (Fiessinger et Abrami). Le chiffre normal d'hématies granuleuses est de 4 pour 100 à 1 pour 500 (Cade et Chalier). Dans les ictères d'origine hémolytique, leur taux est très élevé habituellement, les chiffres de 12 à 20 pour 100 sont de constatation fréquente; parfois même il atteint 60 pour 100.

« Le nombre des hématies granuleuses est sensiblement égal à celui des hématies polychromatophiles. Mais s'il est vrai souvent que la polychromatophilie appartient plus spécialement aux hématies granuleuses, ce n'est pas là une règle absolue. Nous ne pensons pas que la fréquence de tels éléments soit en rapport étroit avec le degré d'anémie du sujet, car les poussées anémiques souvent ne coïncident pas avec des variations dans le nombre des hématies granuleuses. Et de même on est en droit de soutenir que la fragilité globulaire n'est pas la seule condition de la présence d'hématies granuleuses dans le sang. Quoi qu'il en soit, l'abondance des hématies granuleuses et leur constance dans les ictères hémolytiques assurent à ce signe hématologique une valeur diagnostique de premier ordre. »

Quant au *sérum sanguin*, il est d'ordinaire plus foncé en couleur que normalement. Il contient des pigments biliaires normaux, mais *pas de sels biliaires*; l'urobiline n'y est pas constante. Enfin son isotonie est parfois très élevée.

Les *globules blancs* sont d'ordinaire légèrement augmentés, mais ne dépassent guère 40 000; sauf un certain degré d'éosinophilie, l'équilibre leucocytaire reste à peu près normal.

Le *foie* paraît le plus souvent indemne; il peut cependant être légèrement augmenté de volume, mais la palpation n'en est pas douloureuse et ne permet de constater aucun changement de forme, de surface ou de consistance. Sauf l'urobilinurie, on ne constate aucun des signes habituels de l'insuffisance hépatique; mais ici cette urobilinurie est si manifestement due à l'hémolyse, qu'elle ne saurait être considérée comme symptomatique de la seule dyshépatie.

La *rate* est toujours augmentée de volume, ce que permet de constater la percussion, mais aussi la palpation, car l'organe, toujours au-dessous des fausses côtes, descend souvent jusqu'à la crête iliaque et même au-dessous; il est ferme et non douloureux à la pression. Cette splénomégalie marquée est un signe capital et essentiel de la maladie dont elle est comme la signature, la condition *sine quâ non*. On verra plus loin qu'elle commande les discussions pathogéniques.

Des *crises abdominales douloureuses* se montrent assez souvent un peu avant les accentuations de l'ictère, et prédominent soit au niveau du foie, soit au niveau de la rate. Dans le premier cas, plus fréquent que ne le prétendent certains auteurs (Chalier), elles évoquent d'abord l'idée de coliques hépatiques et sont dues vraisemblablement à la formation dans la vésicule et à l'expulsion non pas de calculs lithiasiques, mais d'agglomérats pigmentaires. Ces crises sont précédées parfois de vomissements aqueux, d'aigreurs et de pyrosis et s'accompagnent fréquemment de vomissements muco-bilieux ; l'ictère se fonce, mais les selles se surcolorent ; il n'y a pas d'irra-diations douloureuses dans l'épaule, même si la crise est violente. C'est donc, en réalité, un accès de pléiochromie avec congestion légère du foie. Néanmoins, l'erreur a été quelquefois commise, et certains malades restés ictériques ont été opérés bien inutilement.

Quant à l'*état général*, en dehors des symptômes plus ou moins prononcés de l'anémie, il ne donne pas l'impression d'une maladie grave ; sauf-compli-cation, il n'y a pas de fièvre, et les malades peuvent vaquer à leurs occupa-tions autant que le permet leur santé précaire.

Tel est, d'une façon générale, l'ensemble des symptômes qui font des ictères d'origine hémolytique un groupe parfaitement et légitimement différencié. Mais ce groupe comprend à son tour deux grands types : l'ictère hémolytique congénital et les ictères hémolytiques acquis, ceux-ci se subdivisant encore en plusieurs variétés cliniques et surtout hématolo-giques ; nous allons étudier en détail cette série de formes morbides.

Ictère hémolytique congénital. — Le premier cas rapporté, point de départ de toute l'histoire des ictères hémolytiques, est celui de Minkowski (1900) qui décrit « une maladie héréditaire caractérisée par un ictère chro-nique avec urobilinurie, splénomégalie et sidérose rénale ». Huit membres d'une même famille, en trois générations successives, ont présenté ce même syndrome pendant de longues années, parfois depuis la naissance et avec une santé générale à peu près satisfaisante.

Tel est le type de l'ictère hémolytique dont quelques autres cas ont été rapportés et que Chauffard a appelé, à propos d'une observation désormais classique, *ictère congénital de l'adulte.*

Cependant, l'observation principale de Minkowski le montre bien, si l'affec-tion est familiale, elle n'est pas toujours congénitale, c'est-à-dire constatée au moment même de la naissance. Le début peut, en effet, se faire plus tardivement, vers 8 ou 10 ans et même plus. Mais il en va souvent de même pour beaucoup de maladies dites congénitales dont la vraie caractéristique, ici comme ailleurs, est de se développer pendant l'enfance ou avant l'ado-lescence. De fait, l'ictère apparu entre la naissance et la puberté atteint son plus grand développement avant l'âge adulte et persiste jusqu'à la fin de la vie, sans être la cause déterminante de la mort. Celle-ci est due le plus sou-vent à une affection intercurrente, peut-être facilitée par une résistance moindre de l'individu, mais peut aussi ne survenir qu'à un âge avancé : 70, 80, 82 ans, comme chez certains malades de Minkowski.

Il faut dire aussi que la maladie, quoique dûment qualifiée de congénitale, n'est pas toujours héréditaire et familiale.

L'*étiologie* reste bien vague ; on a pu incriminer l'hérédo-syphilis, comme chez trois malades, frères ou sœurs, ictériques congénitaux, dont le père avait contracté la vérole avant de devenir nettement jaune lui-même et bien avant la naissance de ses enfants (Chalier). Mais cette notion étiologique manque souvent, et aucune autre n'est valablement à invoquer.

L'*ictère*, qu'il ait débuté à la naissance ou plus tard, va en s'accentuant et, sauf variation d'intensité coïncidant avec les périodes de diminution ou de crise de la maladie, garde à peu près égale sa teinte jaune d'or. Il est donc le symptôme prédominant.

La *splénomégalie*, constante, est souvent très prononcée, la rate descendant au niveau de l'ombilic, plongeant même parfois dans la fosse iliaque. La forme générale et la consistance de l'organe ne sont pas modifiées.

. Le *foie* reste à peu près normal et on ne constate ni glycosurie alimentaire ni glaucurie.

L'*anémie*, dans cette forme, n'est jamais intense; « les sujets sont plus ictériques que pâles » (Chauffard). Le nombre des globules est peu diminué, et l'on ne constate pas, comme dans les formes suivantes, des poussées de déglobulisation très accentuées.

L'*examen du sang* révèle par contre une fragilité globulaire toujours marquée, une microcythémie manifeste et d'abondantes hématies granuleuses. L'auto-agglutination, ainsi que les propriétés hémolysantes du sérum, font défaut.

Les *crises abdominales* sont moins fréquentes et surtout moins intenses que dans les ictères hémolytiques acquis.

Nous avons dit la longue évolution et le pronostic somme toute favorable, et comme le dit encore Chauffard « ces ictériques congénitaux sont à peine des malades ».

Ictères hémolytiques acquis. — Ce groupe, dont les premiers cas ont été étudiés par Widal et ses élèves, présente beaucoup moins d'homogénéité que le précédent. On en jugera par la multiplicité des conditions étiologiques, par la variété des formes cliniques, par les différences des symptômes hématiques. Des liens communs les unifient, cependant, que nous exposerons d'abord.

Symptômes communs. — L'*ictère*, contrairement à celui du type congénital, est peu prononcé et ne constitue pas le principal symptôme. Les malades « sont plus pâles qu'ictériques » (Chauffard). Cet ictère est d'ailleurs variable d'un jour à l'autre ou par périodes, sans qu'on puisse bien saisir les raisons de ces fluctuations.

La *splénomégalie* est notablement moindre que dans l'ictère congénital, bien qu'elle soit constante.

Les *crises douloureuses abdominales* se montrent, au contraire, plus fréquentes et souvent très violentes.

L'*anémie* domine ici tous les symptômes. La pâleur des téguments et des muqueuses forme à l'ictère léger un fond facile à constater; le malade est faible, se fatigue très vite, s'essouffle et se plaint de palpitation au moindre effort.

Examen du sang. — Les globules rouges sont très diminués de *nombre*. 2 000 000 est un maximum et leur nombre peut s'abaisser jusqu'à 1 000 000. La *valeur globulaire* est toujours plus ou moins diminuée. Le *diamètre* moyen des hématies est légèrement augmenté (8 μ et plus). Les *hématies granuleuses* sont très abondantes. On constate aussi dans le sang la polychromatophilie, l'anisocytose, la présence des myélocytes et d'hématies nucléées, tous *signes de rénovation sanguine*.

La *fragilité globulaire* se révèle surtout très forte par le procédé des hématies déplasmatisées, ou, si l'on se sert de sérum humain ou antihumain, d'extrait de têtes de sangsues, etc.

Fait capital : l'*auto-agglutination des hématies* est positive, tandis qu'on a vu le contraire pour les ictères congénitaux (Widal et Brulé).

Étiologie. — Les causes sont difficiles à bien établir. Ni âge ni sexe ne semblent la commander; les observations féminines sont peut-être plus nombreuses, ce qui concorde avec la plus grande fréquence des anémies en général chez la femme.

Les *états anémiques* préexistants se retrouvent souvent dans l'histoire des malades, qu'il s'agisse d'anémie simple, d'anémie par spoliation sanguine (métrorragies, hématuries, hémorragies symptomatiques quelconques), ou d'anémie pernicieuse.

Les *maladies infectieuses* les plus diverses (pneumonie, fièvre typhoïde, infections gastro-intestinales) ont pu être notées comme causes occasionnelles. Mais on a plus particulièrement signalé : 1° Le *paludisme* (Sacquépée, Chauffard), dont l'agent parasitaire est au premier chef globulicide; des poussées d'ictère sont parfois observées à la suite d'accès pernicieux. Mais il ne s'ensuit pas que tous les cas d'ictère chez les malariques soient d'origine hémolytique; 2° L'*ankylostomiase* dont l'anémie peut aller jusqu'à la fragilité globulaire avec ictère hémolytique; 3° Enfin, la *syphilis*, dont le rôle ne paraît démontré que pour un petit nombre de cas, l'ictère syphilitique secondaire (v. c. m.) relevant manifestement, d'habitude, d'altérations hépatiques ou biliaires.

L'ictère des *cirrhoses du foie*, rare d'ailleurs, ne se réclame qu'exceptionnellement de l'hémolyse.

Certaines *intoxications* ont pu être incriminées, exogènes, comme le plomb ou le chloroforme, et endogènes, comme l'état de grossesse, les néoplasies. Pour les ictères chloroformiques en particulier (v. c. m.), il semble bien que certains soient d'origine hémolytique.

Enfin nombre de cas ne sauraient se réclamer valablement d'aucune cause apparente et restent des *ictères primitifs*.

Variétés cliniques. — 1° La *forme chronique* est celle qui a servi de type à notre description générale et se rapproche, par sa durée et ses poussées, de l'ictère hémolytique congénital, tout en constituant une maladie plus pénible à pronostic moins bénin: mais on a cité des rémissions. des améliorations, des guérisons même qui ne sont pas le fait de la forme congénitale. En un mot, moins de fixité, plus d'aléa, plus d'incertitude sur la terminaison.

2° Les *formes aiguës* sont en général bénignes et guérissent rapidement. comparables en cela à l'*ictère simple des nouveau-nés* (v. c. m.) qui est toujours, d'ailleurs, d'origine hématique, mais qui ne saurait rentrer dans le cadre de l'ictère hémolytique congénital, puisqu'il disparaît rapidement, bien qu'il apparaisse au début de la vie, et qui ne saurait être considéré comme un ictère hémolytique acquis, puisqu'il se montre à la naissance, que l'auto-agglutination des hématies fait défaut, qu'il n'y a ni anémie, ni splénomégalie, ni variation et que la durée en est insignifiante. Ces formes aiguës ne sont donc que des *ictères hémolytiques simples* et passagers, survenant comme un accident au cours de quelque infection ou intoxication et disparaissant avec elle.

3° On pourrait en dire autant des *formes subaiguës* qui se prolongent un peu plus, quelques semaines ou quelques mois, affectant l'allure d'une des formes d'ictères bénins, catarrhal, infectieux, etc.

4° L'ictère hémolytique peut se présenter sous *forme d'ictère grave* (six observations de Roque et Chalier), tantôt ictère grave d'emblée, tantôt ictère aggravé. L'ictère grave hémolytique semblerait bénin, car dans les trois cas terminés par la mort, il s'agissait de malades manifestement hépatiques.

5° La *forme anémie pernicieuse*, quoique rare, n'en est pas moins réelle (Chauffard). Peut-être vaudrait-il mieux distinguer, dans l'anémie pernicieuse, les formes sans ictère et sans hémolyse et les formes aboutissant à l'ictère hémolytique, le pronostic de ces dernières étant des plus sombres.

L'examen hématologique s'impose donc dans tous les cas d'anémie pernicieuse, même sans ictère, pour déceler la présence ou l'absence des hématies granuleuses et de la fragilité globulaire.

6° Enfin, des *formes de transition entre les ictères congénitaux et acquis* ont été signalées, mais par cas isolés et sans qu'une description univoque puisse les réunir. Ce n'est encore qu'un *caput mortuum*.

Variétés hématologiques. — A côté de l'*ictère par fragilité globulaire* qui est, à proprement parler, le véritable ictère hémolytique acquis, il convient de placer deux types voisins :

1° L'*ictère hémolysinique* (Chauffard et Troisier) dans lequel la présence d'hémolysine dans le sérum est manifeste et où l'épreuve de Landsteiner et Donath est négative. Ces cas sont exceptionnels.

2° L'*ictère de l'hémoglobinurie paroxystique essentielle* où il n'y a pas de fragilité globulaire, mais où l'épreuve de Landsteiner et Donath est positive, et où on ne retrouve pas d'hémolysine dans le sérum.

Anatomie pathologique. — On peut dire qu'elle réside en grande partie dans l'examen du sang fait pendant la vie; mais l'état intime des organes doit compléter cette donnée fondamentale et aider, si possible, à une conception pathogénique.

Les autopsies n'ont pas été nombreuses jusqu'ici. Depuis la première, rapportée par Minkowski, on ne cite guère que celles de Vaquez et Giroux, d'Œttinger, de Gandy et Brulé, de Roque et Chalier, de Mouisset, Chalier et Nové-Josserand, enfin de Widal et Joltrain. Qu'il se soit agi d'ictère hémolytique congénital ou acquis, les lésions ont été les mêmes dans tous les cas et se ramènent à ces trois constatations : altération de la rate, infiltration des organes par le pigment ocre et reviviscence de la moelle osseuse.

La *rate*, toujours augmentée de volume, est en même temps très congestionnée. Mais cette congestion porte électivement, en quelque sorte, sur les cordons de Billroth, type très rare signalé par Menetrier et Gauckler, et n'intéresse qu'exceptionnellement les sinus qui, dans les cas ordinaires de congestion splénique, se montrent très dilatés et gonflés de globules rouges.

L'*infiltration des viscères par le pigment ocre*, conséquence et signature habituelle de l'hémolyse (Castaigne), est très fréquente et souvent intense, mais n'est pas toujours observée. La rate, le foie et les reins sont surtout imprégnés, ce qu'on peut démontrer, comme dans toutes les sidéroses pigmentaires, par l'action du sulfhydrate d'ammoniaque ou du ferrocyanure de potassium en présence de l'acide chlorhydrique qui donne sur les coupes de ces organes les réactions caractéristiques du fer.

La *reviviscence de la moelle osseuse* est constante; elle se traduit par le retour à l'état fœtal, non seulement dans les épiphyses, mais même dans la diaphyse des os longs et par l'abondante présence des hématies nucléées et des myélocytes.

Le *foie*, simplement sidérosé et plus ou moins congestionné, ne présente pas de lésions foncières, cellulaires ou conjonctives, sauf coïncidence de cirrhose veineuse; c'est dire que l'ictère hémolytique, même prolongé, ne se montre pas comme facteur sclérosant. Il n'y a pas non plus d'angiocholite intra-hépatique.

Les *voies biliaires* ne sont ni obstruées ni lésées. Mais la bile est souvent épaisse, véritable boue pouvant contenir des agglomérats pigmentaires (calculs pigmentaires) produits évidemment par la pléiochromie biliaire et suffisants pour expliquer les crises abdominales douloureuses fréquentes au cours de la maladie, crises qui ne sont, en somme, que des accès de colique hépatique provoqués par la migration de ces amas de pigments.

Mais toutes ces altérations ne sont que des conséquences de la destruction globulaire, et la pathogénie de ce processus primordial et de l'ictère qui en résulte reste tout entière à résoudre.

Pathogénie. — Disons tout de suite qu'elle est loin d'être élucidée. On est d'accord sur les conséquences de l'hématolyse, on ne l'est pas sur le lieu de sa production, on ne sait rien sur sa cause intime. Chaque théorie, ou plutôt chaque hypothèse — car il n'y a que cela — apporte à sa défense des arguments séduisants, mais comporte des objections sérieuses. Nous nous garderons bien de prendre parti; on verra aisément quelle est celle qui, en l'absence de données précises, entraînerait plutôt, jusqu'à plus ample informé, nos préférences.

1° **Conséquences de l'hématolyse.** — Que ce soit directement ou indirectement, pour ne rien préjuger, il est certain que l'intensité de l'ictère est en raison de l'intensité de l'hémolyse et que celle-ci, d'après tout ce qui précède, paraît bien commander celle-là. Inutile de rappeler la production expérimentale de l'ictère par injection de substances éminemment destructrices de globules, comme la toluylendiamine, qui provoque l'hypoglobulie, la fragilité globulaire, l'apparition d'hématies granuleuses, etc. Les altérations sanguines sont donc, anatomiquement, le *primum movens* de toutes les manifestations de la maladie. Nous n'insisterons pas sur ce point.

2° **En quel point de l'organisme se fait cette hémolyse?** — On ne peut hésiter qu'entre le sang lui-même, le foie et la rate, d'où, fatalement, trois opinions différentes.

a) *Théorie hématique.* — C'est celle de Widal et de ses élèves. C'est dans le sang lui-même que s'effectue la destruction des globules rouges et la transformation en bilirubine de l'hémoglobine mise en liberté.

Les arguments en faveur de cette manière de voir se réduisent à rappeler

que, sans l'intervention d'aucun organe autre peut-être que les tissus eux-
mêmes, le sang épanché peut donner naissance à des pigments biliaires
(ecchymoses, hématomes pleuraux, hémorragies méningées), et à constater
qu'il n'y a pas de sels biliaires dans le sérum. Il n'y aurait en somme qu'une
hyperbilirubinémie intra-sanguine telle que le foie ne parviendrait pas à
éliminer tout le pigment.

Mais on peut objecter qu'il est étrange que le sang ne contienne pas, si
peu que ce soit, d'hémoglobine libre, et que sa transformation en bilirubine
doive être, de ce fait, considérée comme instantanée, dans l'intimité même
du globule, en quelque sorte. D'autre part, pourquoi, dans l'hémoglobinurie
paroxystique, où la destruction globulaire est manifestement accusée.
l'ictère se produit-il si rarement, l'hémoglobine libre restant intacte dans
le sérum?

b) *Théorie hépatique.* — Elle est défendue par Hayem et s'inspire de cette
idée, encore solide, que la cellule hépatique a le monopole, ou tout au moins
l'entreprise principale de la biligénie. En d'autres termes, tout biliphéisme
comporte fatalement l'intervention de la cellule hépatique. La destruction
globulaire envoie au foie une quantité exagérée d'hémoglobine; le foie la
transforme bien tout entière en bilirubine, mais par suite de la surcharge
en pigments de la bile sécrétée, et de l'épaississement qui en résulte, il y a
excès de pression dans les canaux biliaires et résorption sanguine d'une
partie de la bilirubine produite; d'où coloration des téguments.

On objecte à la théorie exclusivement hépatique : 1° un fait où, une fistule
biliaire permettant le libre écoulement au dehors de la bile, qui d'ailleurs
était fluide, il semblait que la résorption sanguine ne fût pas possible;
2° l'absence de sels biliaires dans le sérum sanguin qui devrait en contenir
si la bile intégrale était réellement résorbée au niveau du foie; 3° l'absence
de toute trace d'hémoglobine dans le sérum. Ces objections seraient peut-
être discutables, mais seulement par d'autres hypothèses qui admettraient à
leur tour une discussion. Laissons donc les choses en l'état.

c) *Théorie splénique.* — Pour Minkowski, l'altération de la rate montre
bien que c'est dans cet organe que se produit l'hémolyse. C'est aussi
l'opinion de Chauffard qui, à coté des splénomégalies consécutives à l'hémolyse, comme dans l'hémoglobinurie paroxystique, admet la *splénomégalie
hémolysante* pour les ictères hémolytiques : « l'hypersplénie permet de supposer la spléno-hémolyse ».

En présence de la quantité excessive de pigments sanguins envoyés par la
rate, lieu de destruction exagérée des hématies, au foie, celui-ci active sa
fonction, et la pléiochromie biliaire qui en résulte a pour conséquence,
comme dans la théorie hépatique, la résorption partielle de la bilirubine
dans le sérum.

Il est certain que le rôle hémolysant de la rate dans ces cas ne serait que
l'exagération de sa fonction normale sous l'influence de son altération. Mais
cette altération elle-même, qu'est-ce qui la produit?

d) *Théorie mixte.* — Essayant de tout concilier, Vaquez et Aubertin con-
çoivent le processus suivant : 1° destruction globulaire intra-sanguine par
une cause encore inconnue; 2° hypertrophie secondaire de la rate, agis-

sant en quelque sorte comme condensateur ou comme accumulateur pigmentaire ; 3° sous l'influence de cet excès de pigment venu de la rate, le foie entre en hyperhépatie et de la pléiochromie biliaire résulte, comme toujours, la résorption sanguine et l'ictère.

Cette théorie a au moins le mérite de n'être pas exclusive et de donner satisfaction à chacun. Mais est-elle pour cela plus près de la vérité ?

3° **Quelle est la cause de l'hémolyse ?**

Ici tout le monde est d'accord, car personne ne répond. Vice de formation du sang, agents globulicides, infectieux ou toxiques, spécifiques ou non, on ne sait qu'invoquer valablement, car aucune donnée positive ne permet une hypothèse défendable.

Que conclure de tout cela ? « *De ces discussions pathogéniques*, dit Chalier, *un seul fait précis se dégage : il existe un ictère dû à la destruction plus ou moins abondante des hématies. Ce qui reste absolument hypothétique, c'est la cause intime de la fragilité globulaire. Le lieu même de la destruction globulaire ne peut être fixé.* »

Il resterait encore à se demander pourquoi le pigment biliaire normal ne s'élimine pas par les urines où l'on ne rencontre que l'urobiline. La théorie rénale de l'urobilinurie, elle-même purement hypothétique, ne saurait résoudre les données du problème. Il faudrait invoquer encore une hypothèse ! une « imperméabilité rénale particulière que les épreuves habituelles ne peuvent mettre en évidence ». (Chalier).

Diagnostic. — Quelle que soit la forme clinique présentée par un ictère, il convient de toujours procéder à *l'examen du sang* pour décider s'il s'agit d'un ictère hépatique ou biliaire ou d'un ictère hémolytique.

Certes, l'anomalie d'une coloration jaune d'or des téguments et des muqueuses sans que l'urine contienne d'orthopigments, mais seulement de l'urobiline, est déjà, comme nous l'avons dit au début, une raison de considérer l'ictère comme anormal, atypique ; la notion de congénitalité, lorsque l'ictère est constaté chez un adulte, le peu d'importance des symptômes présentés par le foie lui-même, l'absence de signes d'intoxication biliaire, la survie inaccoutumée des malades, l'état de santé relative des uns, la pâleur à peine jaune des autres sont autant d'anomalies qui mettent en éveil la curiosité du clinicien. Mais la seule constatation dans le sang d'un nombre exagéré d'hématies granuleuses (au moins 10 pour 100) vaudra plus, pour établir le diagnostic d'ictère hémolytique, que toutes les considérations ci-dessus. A plus forte raison ce diagnostic s'affirmera-t-il si on révèle par les moyens indiqués plus haut la fragilité globulaire, la présence d'hémolysine dans le sang, la réaction de Donath et Landsteiner, l'agglutination des hématies et les signes de réaction médullaire.

Il n'y a pas à insister sur la différenciation des différentes variétés d'ictères hémolytiques : ce serait répéter inutilement leur description.

Mais, si le fossé semble profond, à certains endroits, entre les ictères hémolytiques et les ictères hépato-biliaires, bien des faits semblent, à d'autres, le combler étrangement. Un même sujet peut présenter au cours d'une maladie hépatique parfaitement caractérisée les stigmates hématiques de l'ictère hémolytique ; dans les familles d'ictériques, certains membres sont des hépatiques purs, d'autres des hémolytiques ; enfin, le foie n'est pas définitivement évincé, quoi qu'on en ait dit, de la pathogénie des ictères à altérations sanguines. Quelque jour nous apportera peut-être la raison de ce schisme sanguin dans le domaine des ictères et ramènera sans doute à l'orthodoxie hépatique ces formes momentanément dissidentes, comme il y ramènera aussi cet autre enfant prodigue qui, sous le nom emprunté de cholémie familiale, semble renier son origine éminemment glandulaire.

Traitement. — La pathogénie inexistante ne saurait inspirer ici aucune thérapeutique. On a dû renoncer, parce que inefficaces, à tous les traitements de l'ictère proprement dit. L'opothérapie médullaire, l'arsenic, n'ont donné aucun résultat. Quant aux interventions chirurgicales sur les voies biliaires ou sur la rate, elles sont formellement contre-indiquées.

La seule ressource est donc de traiter le symptôme anémie. On a essayé, sans succès d'ailleurs, de consolider les hématies par l'administration du chlorure de calcium ; il ne reste donc que l'habituel agent efficace : le *fer*, sous ses diverses formes ; de préférence, le protoxalate de fer depuis longtemps choisi par Hayem comme une des meilleures préparations martiales, à la dose de 0 gr. 40 à 0 gr. 50 par jour. Grâce à lui, on a pu voir de notables améliorations et on cite deux cas de guérison complète. Mais ne connaissant pas la nature intime de la maladie, fait-on autre chose que d'en combattre les effets ? *ÉMILE BOIX.*

ICTÈRES PÉRIODIQUES. — V. GROSSESSE (PATHOLOGIE).

ICTUS. — V. APOPLEXIE, CERVEAU, CERVELET, HÉMIPLÉGIE.

IDÉES DÉLIRANTES. — V. DÉLIRANTES (IDÉES).

IDÉES FIXES. — V. OBSESSIONS ET LES DIFFÉRENTES PHOBIES OU MANIES.

IDENTITÉ. — Établir l'identité d'un individu vivant ou d'un cadavre est un des problèmes les plus intéressants de la médecine légale. La détermination de l'identité d'un sujet vivant ou mort porte sur le sexe, l'âge, les caractères ethniques, les caractères professionnels, les particularités individuelles de nature anatomique, physiologique, pathologique. Nous devons diviser la question en deux parties et étudier les recherches nécessaires pour établir l'*identité* sur le vivant et l'identité *d'un cadavre* ou de débris de cadavre.

A. — IDENTITÉ DU VIVANT. — 1° Ces recherches sont surtout nécessitées dans les prisons pour démasquer les récidivistes. La méthode d'Alphonse Bertillon ou *Bertillonnage*, permet de résoudre aujourd'hui très facilement le problème. Nous allons en énumérer rapidement les principes.

La fiche d'identification d'Alphonse Bertillon est établie par l'étude successive :

1° Des mensurations anthropométriques ;
2° De la coloration de l'iris ;
3° Du portrait descriptif ou portrait parlé ;
4° Des empreintes digitales ;

5° Des renseignements descriptifs : caractères morphologiques spéciaux : cicatrices, tatouages, nævi ;

6° La photographie de face et de profil.

1° *Les mensurations anthropométriques.* — Elles sont prises sur les sujets dont la croissance est terminée : à partir de 16 ans. On mesure même les enfants, mais en modifiant leur fiche à chaque nouvelle arrestation.

Ces mensurations portent sur la taille, le buste, la grande envergure, mensurations qui peuvent varier de plusieurs centimètres, et n'ont rien de fixe, sur les mensurations des diamètres de la tête et du bizygomatique, de

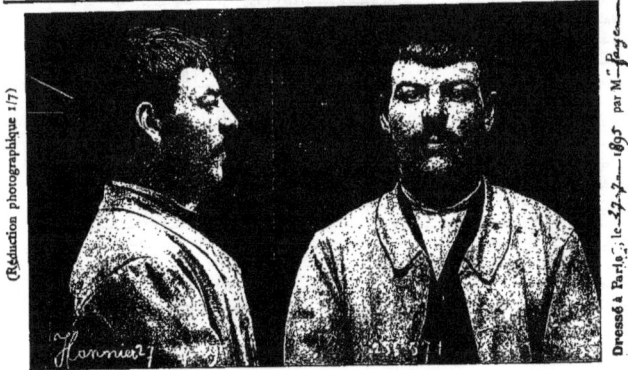

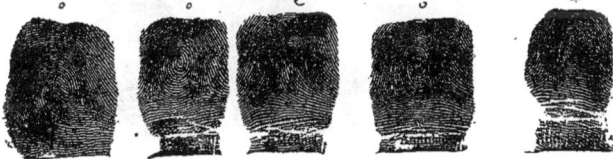

Fig. 229. — Recto de la fiche anthropométrique : photographie de face et de profil.
(Lacassagne, *Précis de Médecine légale.*)

l'oreille droite, de la coudée et du pied gauches, de l'index, médius et annulaire gauches. Ces mensurations sont précises et ne varient d'un mensurateur à l'autre que d'un millimètre en plus ou en moins, elles sont donc typiques.

Ces mensurations sont prises avec deux compas-glissières spéciaux, un compas d'épaisseur, une équerre et des graduations murales qui servent de toise.

On a reproché aux mensurations anthropométriques la difficulté de leur recherche et la longueur de l'opération, leur peu de précision chez les enfants et chez les femmes. Reproches mal fondés si l'on songe aux autres éléments qui viennent compléter la fiche d'identification.

2° *La coloration de l'iris.* — Très variable suivant les individus, a une importance signalétique de premier ordre. Bertillon a établi une table des couleurs de l'iris avec classification par numéro des colorations différentes au nombre de 7.

3° *Le portrait parlé* remplace sur certaines fiches la photographie de face et de profil et il est, pour les personnes entraînées à l'étude des contours et des particularités de la physionomie, aussi caractéristique que la photographie elle-même (fig. 230).

Il consiste dans la description, en termes spécialement appropriés, du contour de la face, du profil, des replis des oreilles, du prognathisme et des lèvres, etc....

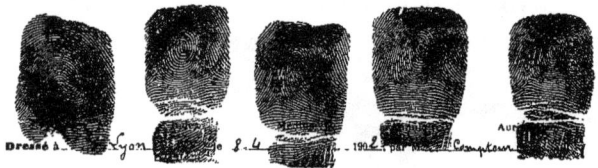

Fig. 230. — Recto de la fiche anthropométrique dans laquelle la photographie est remplacée par le portrait parlé. (Lacassagne, *Précis de Médecine légale*.)

Il sert aux agents de police éduqués à reconnaître au premier coup d'œil dans une foule, un individu recherché par eux et dont ils possèdent le portrait parlé.

4° *La dactyloscopie.* — Voir l'article spécialement consacré aux empreintes digitales.

5° *Marques particulières et cicatrices.* — On décrit, on mesure et on repère les tatouages (v. c. m.), les cicatrices, les nævi et les mutilations relevées sur les différentes parties du corps de l'individu examiné. Ces différentes particularités sont portées sur la fiche en regard d'un numéro correspondant aux différentes parties du corps (fig. 231).

6° *La photographie* est faite par deux appareils simultanés qui saisissent l'individu au même moment, de face et de profil (fig. 229). Cette photographie est au septième, c'est-à-dire qu'une mensuration prise sur l'épreuve et multipliée par 7 fournit la mensuration anatomique exacte.

En somme, contrairement aux procédés qui n'emploient pour l'identification que la dactyloscopie (système de Vuctisch), le bertillonnage comporte une série de procédés scientifiquement établis qui fournissent un ensemble de preuves absolument caractéristiques et qui se corroborent les unes les autres.

Nous n'avons fait dans cet article que donner une idée générale et rapide de la méthode, et nous ajoutons qu'un procédé ingénieux de classification,

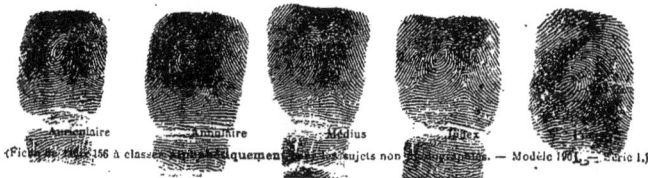

Fig. 251. — Verso de la fiche anthropométrique : marques particulières et cicatrices.
(Lacassagne, *Précis de Médecine légale.*)

permet de ranger les fiches d'identification en série et de retrouver rapidement au milieu de centaines de mille fiches, celle qui se rapporte au récidiviste que l'on a à observer.

Cette classification est faite en petit dans chaque prison de France, et d'une façon complète dans le service de la Préfecture de police de Paris.

B. — IDENTITÉ D'UN CADAVRE. — Les éléments qui permettent de résoudre la question sont des plus variés.

I. — Lorsqu'on est en présence d'un *cadavre habillé*, les habits, les boutons, les initiales du linge fournissent des indices importants.

Il faut ensuite étudier successivement :

1° *La taille.*

2° *Le sexe.*

3° *L'âge.* — Système dentaire, cercle dentaire, état de la peau, rides, état des cheveux et des poils. On ne peut donner un âge approximatif qu'à 5 années près.

4° *Poids du corps.* — Se rappeler qu'après la mort le cadavre se déshydrate et perd une partie de son poids.

5° *Cheveux.* — Disposition et calvitie, coloration, longueur, altération par teinture.

6° *Ongles.* — *Coloration*, état de leur extrémité, ongles coupés, rongés, limés et usés par les travaux manuels.

Altérations pathologiques. — Sillons unguéaux transversaux de Beau qui indiquent qu'un état morbide aigu s'est déroulé à une époque que l'on peut fixer approximativement par la mensuration en millimètres de la surface de l'ongle qui sépare le sillon transversal de la matrice de l'ongle. On sait que les ongles des mains croissent de 1 millimètre par semaine et que les ongles des pieds croissent de 1 millimètre par mois.

Onixis professionnels (pâtissiers, confiseurs).

Substances qui occupent le pli sous-unguéal (poudre de fer, serruriers; poussière noire, charbonniers; poudre à fusil, braconniers, etc.).

7° *La mensuration des membres et des doigts*, dont le développement plus marqué à gauche permet de faire le diagnostic du gaucher (dissymétrie osseuse, musculaire, circulatoire de l'homme droit et gauche).

8° *Les signes professionnels* : callosités et durillons des mains qui caractérisent les professions manuelles; dermites professionnelles (teinturiers, tanneurs, carriers, etc.); déformations du thorax et de la colonne vertébrale (cordonniers, menuisiers, etc.).

9° *L'examen et la coloration de la peau* : pigmentations des vagabonds, pigmentations des manouvriers au niveau des régions exposées au soleil.

10° *Les tatouages* (v. c. m.).

11° *Les cicatrices et les nævi.*

L'étude et la description de tous ces caractères signalétiques forment un ensemble dans lequel le magistrat instructeur peut trouver des éléments précieux pour son enquête.

II. — Si l'on est en présence d'un cadavre putréfié ou dans un cas de dépeçage criminel, de débris de cadavre, l'étude du squelette fournit à l'expert d'importantes indications, pour résoudre la question d'identité.

Le médecin peut avoir à se prononcer sur l'âge, le sexe, la race, la taille de l'individu dont on ne possède que des fragments; il doit établir avec précision les particularités du signalement.

Nous allons exposer dans ce chapitre toutes les données anthropométriques et les recherches spéciales à employer dans ces problèmes d'identité.

Lorsque les débris de cadavre, des ossements desséchés sont à examiner, l'expert doit d'abord les décrire, essayer de les rapprocher, de les assembler pour constater s'ils appartiennent à un même squelette.

On constatera si ce sont des ossements humains ou des os d'animaux; la distinction pour certains os offre quelques difficultés, surtout si l'examen porte sur des ossements de fœtus ou de nouveau-né.

Quand les débris osseux sont encore recouverts de parties molles, on fera disparaître celles-ci par macération en vase clos dans de l'eau tiède; on obtient ainsi des os propres, faciles à examiner et à mesurer.

C'est principalement par l'examen du crâne et de la mandibule que l'on peut fixer l'âge, le sexe et la race.

La mensuration des os longs permet de reconstituer la taille. On constate parfois certaines particularités qui révèlent des caractères spéciaux de l'attitude ou de la marche (boiterie, déhanchement, déformation du tronc et des épaules ou du tronc par scoliose, etc.).

1o **Crâne**. — A) *Caractères sexuels*. — Neuf fois sur dix avancent les anthropologistes, à un premier examen on peut déterminer les caractères hominiens ou féminins d'un crâne, même en l'absence du maxillaire inférieur, qui est à lui seul très distinct. Mais il existe des cas douteux dans lesquels les caractères de l'un ou de l'autre sexe sont entremêlés de telle façon que la confusion est possible. Il faut alors, comme complément de cette inspection superficielle, employer les procédés de cubage et de mensuration.

Résumons les caractères féminins d'un crâne :

1o Apparence plus grêle des os; 2o crêtes d'insertions musculaires moins accentuées; 3o les apophyses mastoïdes sont petites et le crâne, placé sur un plan horizontal, s'appuie sur l'occipital et le maxillaire, de sorte que sa stabilité est bien moins grande que celle du crâne d'homme, qui repose sur les mastoïdes; 4o les apophyses styloïdes sont longues et grêles à leur insertion; 5o le front est moins élevé, plus droit, les arcades orbitaires tranchantes; 6o le mandibule de la femme a un aspect grêle et un poids bien inférieur.

B) *Age du crâne*. — Le système dentaire et l'évolution des synostoses craniennes sont les deux points à observer. Le système dentaire, dont l'évolution est bien connue, fixe l'âge pendant la période de développement : au minimum, de 3 à 5 ans, l'enfant a 20 dents; de 7 à 12 ans, 24; de 14 à 16, 28 et au maximum, plus tard, 32.

Mais à l'âge adulte, entre 22 et 38 ans, le système dentaire est invariable et il y a alors une période difficile sujette à erreur pour évaluer, d'après ce signe, l'âge du crâne. Il n'en est pas de même au moment de la sénilité.

Le système dentaire doit encore être étudié au point de vue de l'identité. On note les anomalies de développement des dents, on fait le relevé ou le schéma des caries, avulsions, aurifications, ciments, plombages; il est ainsi dressé une fiche d'identité comparable dans certains cas avec la fiche établie par le dentiste qui a soigné la personne vivante.

La marche de l'ossification des synostoses craniennes vient compléter l'ensemble des résultats obtenus par les méthodes précédentes. On sait que de 35 à 38 ans environ, les sutures du crâne commencent à s'ossifier. On aperçoit les synostoses tout d'abord au niveau de la sagittale à l'union de son cinquième postérieur et de ses trois cinquièmes antérieurs, puis au niveau de la lambdoïde, ensuite au niveau de la suture coronale au voisinage du bregma et enfin à la suture squameuse du temporal.

Si aucune suture n'est atteinte, le sujet a environ 55 ans. Le point sagittal postérieur commence à se fermer vers l'âge de 40 ans. La suture coronale, s'ossifiant au voisinage du bregma, indique l'âge de 50 ans au plus. Quand la suture temporale est fermée, le sujet en a 70 ou au-dessus.

C) *Les mensurations du crâne*. — Elles permettent de se prononcer sur la race et d'établir des données sur le type et la physionomie. On doit étudier : les diamètres et les indices, les courbes, les angles, la capacité cranienne.

Les diamètres et les indices. — Pour être fixé sur le volume de la boîte cranienne il faut prendre trois diamètres : la plus grande longueur ou diamètre antéro-postérieur ; la plus grande largeur ou diamètre transverse ; la hauteur, c'est-à-dire la distance du conduit auriculaire au bregma.

Ces mensurations sont prises au millimètre avec le compas de Bertillon ou un compas d'épaisseur.

Il existe des crânes dont la longueur l'emporte de beaucoup sur la largeur, d'autres qui ont une largeur presque égale à la longueur. Broca, d'après ces constatations, a classé les crânes par les indices, c'est-à-dire qu'il faut établir le rapport entre le diamètre transverse maximum et le diamètre longitudinal maximum.

$$\frac{\text{diamètre transverse maximum} \times 100}{\text{diamètre antéro-postérieur}} = \text{indice cranien.}$$

Ces indices permettent de se faire une idée de la conformation cranienne et d'apprécier la dolichocéphalie et la brachycéphalie. La hauteur du crâne, mesurée comparativement à droite et à gauche, peut varier de plusieurs millimètres. On appréciera ainsi le degré d'asymétrie du crâne.

Les courbes craniennes seront mesurées soit avec un ruban métrique, soit avec la lame de plomb très flexible qu'employait Broca.

Il existe trois courbes principales à établir :

a) La courbe occipito-frontale divisée en deux parties par le point bregmatique ;

b) La courbe transversale sus-auriculaire, d'un point sus-auriculaire à l'autre en passant par le bregma ;

c) La courbe horizontale, c'est-à-dire la plus grande circonférence de la tête.

L'étude du crâne ainsi faite, on pourra apprécier les asymétries et les déformations caractéristiques utilisées pour un signalement. Les principales déformations portent sur le profil du crâne ou le contour général de la face.

Les angles, le prognatisme, la physionomie. — L'angle le plus important, dit angle facial, est celui qui indique le profil du crâne. On le détermine par deux plans : l'un passant par le conduit auditif externe et l'épine nasale inférieure, l'autre passant par la glabelle nasale et cette épine. L'intersection de ces deux plans à ce point anatomique constitue le sommet de l'angle.

On mesure cet angle avec un campimètre spécial inventé par Broca. Dans les cas douteux, où la race doit être précisée, l'étude de l'angle occipital a aussi son importance. On sait, en effet, que le plan du trou occipital est plus ou moins incliné sur l'horizontale suivant les races. A l'aide du crochet de Broca on peut étudier le point d projection du plan passant par le trou occipital au niveau de la face (fig. 232). Dans les races supérieures, ce point se trouve dans la partie supérieure du squelette du nez; il est au niveau de l'épine nasale ou au-dessous dans les races inférieures.

La capacité cranienne. — Pour évaluer la capacité d'un crâne, le procédé le plus simple est le suivant : Introduire dans l'intérieur de la boîte cranienne un corps qui puisse en occuper facilement tous les coins et être ensuite facilement

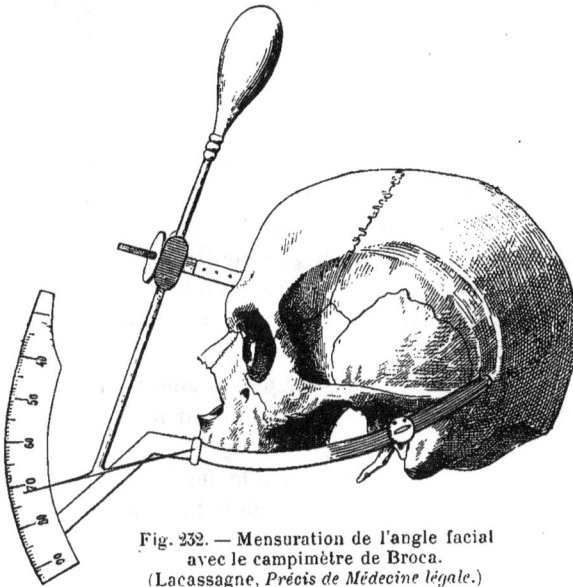

Fig. 232. — Mensuration de l'angle facial avec le campimètre de Broca.
(Lacassagne, *Précis de Médecine légale.*)

jaugé. Le plomb de chasse n° 8 répond bien à ces deux indications. L'évaluation de la capacité cranienne, pour être faite avec exactitude, réclame de la part de l'opérateur une certaine habitude et un matériel spécial. On arrive alors à des évaluations qui ne peuvent varier que dans des limites très restreintes, 5 c. c. d'un opérateur à un autre.

Le matériel se compose d'une couronne en paille sur laquelle on pose le crâne à mesurer, de 2 kg de plomb de chasse n° 8, de bouts de bois taillés en pointe qui servent à tasser les plombs, d'un entonnoir à bout coupé et de deux mesures : l'une en étain, de la contenance d'un litre ; l'autre en verre gradué de même contenance.

Voici comment on procède : 1° par le trou occipital on introduit dans le crâne, dont on a préalablement bouché les orifices de la base avec du coton, une certaine quantité de plomb ; 2° on imprime une forte secousse au crâne de façon à projeter les plombs et à les masser dans l'étage moyen ; 3° la cavité cranienne est remplie progressivement à l'aide des bâtons qui bourrent le plomb d'un côté et d'autre ; 4° le remplissage est fait avec les doigts qui appuient fortement sur le trou occipital afin de bien tasser le plomb ; 5° on jauge la quantité de plomb introduite à l'aide des mesures en étain et en verre.

Les moyennes obtenues sont : pour les races européennes, de 1530 à 1600 centimètres cubes ; pour les races jaunes, de 1500 à 1535 centimètres cubes ; pour les races noires, de 1400 à 1460.

D'après Broca et Manouvrier il suffirait de multiplier la capacité cranienne par le coefficient 0,87 pour avoir le poids du cerveau.

2° **Le maxillaire inférieur.** — L'étude de la mandibule lorsqu'elle est faite après celle du crâne, fournit des éléments précieux à la solution des problèmes d'identité.

Les caractères féminins y sont prédominants ; de même l'âge s'y distingue facilement d'après l'état des dents et des modifications osseuses produites par la sénilité.

Nous allons successivement indiquer comment il faut décrire cet os, le peser, le mesurer, relever ses angles.

Description. — Usure des dents, modification des alvéoles dentaires, anomalies des insertions dentaires, musculaires ; étudier la place du trou mentonnier situé à égale distance des deux bords de l'os chez l'adulte, puis se rapprochant de plus en plus du bord supérieur chez le vieillard.

Poids. — Le maxillaire inférieur est très léger chez la femme : il est chez l'homme beaucoup plus lourd et présente de fortes insertions musculaires.

Mensurations. — On relève la distance transversale d'une branche montante à l'autre, la hauteur de la symphyse, la hauteur au niveau de l'aphophyse coronoïde.

Les angles. — L'*angle du maxillaire* est évalué à l'aide de la planche spéciale de Broca ; avec les progrès de l'âge, cet angle de la branche horizontale avec la branche postérieure s'ouvre de plus en plus pour revenir à ce qu'il était chez l'enfant. Ainsi, à la naissance, il est de 160 à 170 degrés ; pendant la première dentition de 150 à 150 degrés, pendant la deuxième de 150 degrés. Pendant la période adulte il se rapproche de l'angle droit de 95 à 100 degrés et dans la vieillesse il revient de 140 à 130 degrés (fig. 253).

L'angle symphysien est celui que fait la ligne symphysienne en avant avec le plan du bord inférieur de la mandibule.

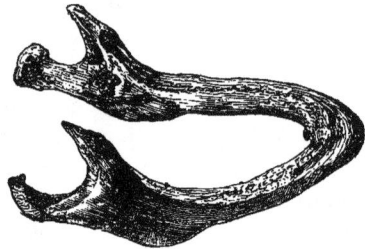

Fig. 253. — Maxillaire de vieillard.

On note la direction des dents, obliques en avant (prognathisme dentaire inférieur) et la saillie ou absence du menton. Celle-ci est surtout marquée dans la race blanche.

3° **Le bassin.** — Il y a deux questions à examiner : différences dans la série animale, différences d'après le sexe.

Chez les quadrupèdes il y a allongement des ailes iliaques, saillie du promontoire, étroitesse et allongement du sacrum. Chez l'homme les ailes sont évasées et amincies. Chez les animaux et les anthropoïdes la longueur maxima prise du sommet de l'ischion au point opposé le plus éloigné de la crête iliaque excède la largeur maxima d'une crête à l'autre. Chez l'homme la largeur l'emporte sur la hauteur.

Différences sexuelles. — Les variations portent sur les quatre points suivants :

a) L'épaisseur des parois du bassin. — Chez la femme il y a un aspect délicat, les os sont transparents au niveau des ailes iliaques, les saillies rugueuses sont peu développées.

b) **Les dimensions chez l'homme.** — Les dimensions verticales l'emportent sur les transversales. Chez la femme ce sont ces dernières dimensions qui prédominent (fig. 234, 235).

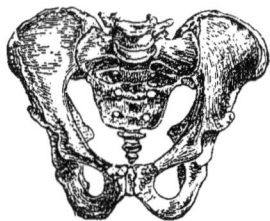

Fig. 234.
Le bassin hominien.

c) **L'inclinaison.** — Le bassin de la femme est plus incliné, l'angle que forme le plan du détroit supérieur sur la ligne horizontale est de 58° chez la femme et de 54° chez l'homme, de sorte que la partie supérieure de la symphyse pubienne se trouve sur un plan à 6 centimètres environ plus bas que le plan passant par le promontoire.

d) **La configuration.** — Chez la femme le trou obturateur est plus large, plus oblique en dehors, triangulaire; il est ovalaire chez l'homme.

4° **Les os longs.** — Reconstitution de la taille.

L'expert peut avoir à mesurer un ou plusieurs os longs des membres, à déterminer le sexe et l'âge du sujet auquel ils ont appartenu.

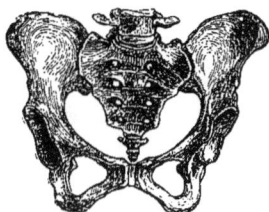

Fig 235.
Aspect du bassin féminin.

La description exacte des os, leur poids fournissent des signes assez certains sur le sexe. Ainsi le fémur féminin est caractérisé par la diminution de l'angle formé par le corps avec le col et par la courbure de torsion de l'os. Les mensurations se prennent avec la planche ostéométrique de Broca.

L'os dépouillé de ses parties molles est placé dans sa position physiologique sur la planche de Broca, une de ses extrémités contre la planchette verticale; on lit alors la longueur trouvée. On obtient des mensurations précises dans les deux modes de mensurations suivantes : les deux condyles sont appuyés sur

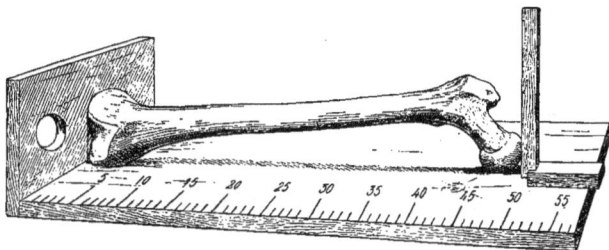

Fig. 236. — Planche ostéométrique de Broca. Mensuration du fémur.

la planchette verticale, l'os reposant sur sa face postérieure, on limite le sommet avec une équerre ou bien le fémur repose sur la planche ostéométrique par son bord interne, le condyle interne appuyé contre la planchette verticale. C'est la position figurée sur la planche (fig. 256).

Pour la mensuration du tibia, on engage l'épine de cet os dans un trou spécialement aménagé dans la planchette verticale, et on n'a pas ainsi à tenir compte de la saillie osseuse du plateau tibial.

Pour avoir la taille d'un sujet, il faut multiplier la longueur d'un os long par un des nombres suivants :

	Fémur.	Tibia.	Péroné.	Humérus.	Radius.	Cubitus.
Hommes. . .	3 66	4 53	4 58	5 06	6 86	6 41
Femmes. . .	3 71	4 61	4 66	5 22	7 16	6 66

. On fait ensuite la moyenne des tailles obtenues, c'est cette moyenne
générale qui indiquera approximativement la taille du sujet. Elle peut en
effet s'écarter de la taille réelle de 2 à 4 centimètres. (Et. Rollet.)

Pour avoir la taille d'un fœtus, connaissant la longueur exacte mesurée à
la planche de Broca d'un ou plusieurs os des membres, il suffit de multiplier
chacune des longueurs obtenues par le coefficient fixé pour chacun des os
mesurés (Corrado). Ce sont les suivants :

Fémur.	Tibia.	Péroné.	Humérus.	Cubitus.	Radius.
5,18	6,21	6,62	6,13	7,09	8,2

On fait ensuite une moyenne entre tous les résultats.

ÉTIENNE MARTIN.

IDIOTIE. — On englobe sous le nom d'idiots tous les individus chez lesquels
existe congénitalement une absence ou un déficit presque complet des facultés
de relation et un arrêt de développement somatique s'accompagnant de
malformations et stigmates physiques variés.

On divise artificiellement les idiots en :

Idiots complets.

Idiots perfectibles.

Cette division simplement clinique n'est pas entièrement justifiée d'après
Bourneville qui affirme que tout idiot dont on a entrepris le traitement à
temps est en général éducable, ne fût-ce qu'à un faible degré. Le classement d'après le degré d'idiotie reste cependant commode pour la
description.

Le classement anatomo-pathologique est difficile : l'idiotie renferme en
effet les cas les plus disparates anatomiquement, mais qui souvent se confondent cliniquement. Néanmoins on pourrait admettre :

L'idiotie par lésions cérébrales diffuses ou circonscrites.

L'idiotie par simple arrêt de développement cérébral.

Et dans cette deuxième espèce, 2 variétés.

L'arrêt de développement total.

L'arrêt de développement localisé.

Dans cette classification *l'idiotie vraie* serait seule l'idiotie par arrêt de
développement.

L'idiotie par lésions en foyer circonscrites ou diffuses serait une *démence
congénitale*, si ces deux mots ne juraient ensemble, démence simulant
l'idiotie.

L'étiologie de l'idiotie est inconnue. On trouve en nombre de cas l'alcoolisme dans les antécédents héréditaires, et plus exactement encore
l'ivresse au moment de la conception (Bourneville). Mais dans beaucoup
d'observations il n'existe pas d'autres antécédents que ceux que l'on rencontre d'une façon banale. A noter ici *l'idiotie familiale.*

Dans certaines variétés l'idiotie semble être fonction de troubles physio-
pathologiques des glandes à sécrétions internes, le type en est l'idiotie
myxœdémateuse (V. Crétinisme, Myxœdème) ; la persistance du thymus est
très habituelle.

Les lésions cérébrales sont soit des scléroses cérébrales atrophiques plus rarement hypertrophiques, encéphalite tubéreuse), soit des ramollissements de sièges très variés.

Les arrêts de développement sont surtout des porencéphalies (arrêt localisé), ou des microgyries (arrêt généralisé), qui d'ailleurs se combinent.

L'hydrocéphalie forme une classe à part. (V. ENCÉPHALOPATHIES INFANTILES).

Les idiots présentent toute la collection des malformations craniofaciales :

Asymétrie. Microcéphalie, petitesse du crâne. *Plagiocéphalie* c'est-à-dire tête à axe antéro-postérieur oblique. *Scaphocéphalie*, allongement antéro-postérieur avec aplatissement latéral. *Acrocéphalie*, allongement du front, forme acuminée du crâne. *Oxycéphalie*, allongement du front qui reste saillant et élevé. *Platicéphalie*, aplatissement de l'occiput. *Naticéphalie*, saillie des bosses frontales avec dépression médiane. *Hydrocéphalie*. absence ou retard des symphyses, agrandissement dans toutes les dimensions.

Les malformations de la face se caractérisent soit par le prognathisme, soit par le menton fuyant (prognathisme supérieur); on désigne sous le nom d'*idiotie mongoloïde* un facies spécial qui se définit par ce nom même (V. MONGOLISME). Les lèvres sont saillantes. Le bec-de-lièvre est fréquent.

La scoliose est commune ainsi que les arrêts de développement des membres et leurs anomalies (mains infantiles, asymétrie des doigts, syndactylie). L'appareil oculaire est le siège de malformations multiples; (strabisme, coloboma, etc.). L'amblyopie ou l'amaurose se rencontrent : elles sont soit dues à des malformations ou des atrophies des organes visuels, soit à des lésions centrales.

Description clinique. — L'idiotie peut être évidente dès la naissance par le seul aspect de l'enfant, et surtout par ses malformations cranio-faciales. Mais souvent l'idiotie ne devient manifeste qu'après les premiers mois; la mère s'aperçoit alors que son enfant n'est pas comme les autres : il ne s'éveille pas, il ne montre aucun signe d'intelligence, ne gazouille pas, reste inerte ou au contraire est grognon, criard. Souvent elle ne se rend à la triste réalité qu'en constatant le retard considérable dans l'évolution des dents, dans la marche, dans toutes les manifestations de la sphère intellectuelle ou à l'occasion d'attaques épileptiformes qualifiées convulsions de l'enfance. Le diagnostic est fait par elle avant de l'être par le médecin.

En grandissant, l'enfant se montre indifférent à tout, inconscient, malpropre, il ne sait pas manger, gâte, déchire ses vêtements, ne s'essaie pas à marcher ou se traîne au hasard sur le sol. Il s'accroche aux personnes qui l'approchent, se défend contre tous les soins, se souille de ses matières fécales, quand il ne les mange pas (coprophagie), avale sans discernement tout ce qu'il peut attraper, déchire ses vêtements. Il est limité à une vie animale, moins encore si l'on peut dire, presque végétative.

Le facies est atone ou grimaçant, les traits asymétriques, disgracieux ou repoussants avec du strabisme, de l'implantation irrégulière des dents qui présentent des anomalies multiples. Le malade laisse couler sa salive.

L'idiot fait très souvent des mouvements cadencés ou au contraire irréguliers, toujours stéréotypés, sortes de tics. Le plus typique est le *tic de Sa-*

laam, balancement brusque d'arrière en avant de tout le corps qu'on a comparé au salut oriental, d'où son nom; on remarque fréquemment des mouvements plus ou moins compliqués des doigts ayant le caractère de tics.

L'idiot adulte peut demeurer absolument impassible et inerte, incapable d'aucun autre mouvement voulu que ceux de préhension. Plus habituellement il a appris à marcher; il en est même de très agiles, car à côté de ceux qui présentent des paralysies flasques ou spasmodiques, avec ou sans contractures, de la faiblesse musculaire, de l'absence de coordination volontaire des mouvements, de l'athétose, il en est chez qui la musculature est développée, parfois herculéenne.

Les mêmes différences se retrouvent dans la sphère psychique; à côté de l'idiot complet dont nous venons surtout de parler, il en est chez qui l'on rencontre une trace de sentiments affectifs, de la faculté d'émotion : les uns sont méchants, irritables, vindicatifs, destructeurs, d'autres sont doux, faciles à conduire, attachés aux personnes qui les soignent.

La mémoire peut être plus ou moins développée; les idiots savent reconnaître les personnes et les lieux familiers, les objets usuels. Le langage nul chez certains ou réduit à quelques grognements traduisant le plaisir et la souffrance, ou plus simplement les impressions internes ou externes pénibles ou agréables, le langage, dis-je, apparaît sous forme de quelques onomatopées toujours les mêmes, puis en quelques mots déformés, enfin chez les plus élevés, le vocabulaire est suffisant pour exprimer les idées les plus simples de la vie de relation. Il en est qui ont de petits talents partiels, la mémoire des noms, des dates; certains ont des aptitudes musicales qui peuvent, jusqu'à un certain point, se développer par l'éducation. Ce sont là des cas de passage à l'imbécillité (v. c. m.).

Les arrêts de développement des organes génitaux sont fréquents; l'onanisme est habituel, souvent incoercible, et tout machinal. L'excitation génitale se produit souvent et porte les malades à des violences graves, à des viols.

L'épilepsie sous toutes ses formes se rencontre très habituellement dans l'idiotie. En raison des lésions cérébrales, il existe des paralysies flasques ou plus souvent spasmodiques (éventuellement avec athétose); l'impotence fonctionnelle répond aux localisations variées de ces paralysies, surtout hémiplégiques, et aux atrophies corrélatives. Les difformités qui en résultent sont particulièrement marquées chez les porencéphaliques.

Marche. — Elle est essentiellement chronique; quoique la majorité des idiots ne vivent pas très vieux (la plupart meurent avant la trentaine), la maladie n'est pas incompatible avec une longue survie. Une amélioration de l'état mental ne survient guère que par le traitement. Les idiots sont peu résistants aux maladies, ils succombent soit à des affections intercurrentes, soit à l'état de mal épileptique, soit à une cachexie progressive.

Diagnostic. — Le diagnostic est la plupart du temps évident. Cependant des encéphalites aiguës de la première enfance sont suivies d'arrêt de développement simulant l'idiotie ne différant parfois de celle-ci que par l'absence de malformations cranio-cérébrales.

Idiotie.

Chez les jeunes gens la *démence précoce* grave prête aussi à la confusion, et le diagnostic peut en être très difficile quand l'anamnèse manque. La *stupeur* et la *démence épileptique* ne seront méconnues qu'accidentellement.

La *surdi-mutité* congénitale ou acquise simple en impose pour l'idiotie ; l'erreur ne résiste pas à un examen attentif, mais certains idiots sont sourds-muets.

L'*imbécillité* (v. c. m.) n'est que le degré supérieur à l'idiotie, et les cas limites se confondent.

L'*idiotie amaurotique* est décrite plus loin.

Quant à la variété d'idiotie, elle s'établit d'une part au point de vue mental d'après le degré de perfectibilité de l'individu, d'autre part au point de vue physique et anatomique suivant les localisations des paralysies, atrophies, arrêts de développement et leur étendue.

A propos de diagnostic, un point de pratique essentiel : dans la famille, le médecin ne doit jamais porter, ou plutôt énoncer le diagnostic d'idiotie qui sonne mal ; l'enfant sera toujours qualifié de faible d'esprit, d'arriéré, de retardé.

Pronostic. — Le pronostic est d'une gravité que tempère seulement la possibilité de l'éducation du malade. L'idiotie peut être familiale.

Traitement. — Le traitement de l'idiotie est presque exclusivement pédagogique. Ce principe établi par Seguin a été développé en France par Bourneville ; pour celui-ci il n'y a pas pour ainsi dire d'idiots complets, tous sont plus ou moins perfectibles à la condition que l'éducation soit commencée tôt. « La première période du traitement médico-pédagogique consiste à donner des forces à ses membres (balançoire, tremplin, massage, saut), à enseigner à l'enfant à se tenir debout (barres parallèles), à marcher (chariot), à régulariser sa marche (échelles plates), et à lui apprendre à devenir propre par le placement sur le siège à des heures fixes. La seconde période consiste à éveiller son attention, à éduquer ses sens, en premier lieu le toucher ; son organe, la main ; puis le sens de la vue. C'est alors qu'on essaie, même l'enfant ne parlant pas, à lui faire désigner les différents objets usuels.... Bien qu'il ne parle pas ou ne connaisse que quelques mots, on l'exerce à reconnaître les mots imprimés.... Les enfants, même ne sachant pas syllaber, reconnaissent l'image du mot, comme ils reconnaissent l'image d'un chien, d'un chat.... » Peu à peu on apprend à l'enfant à se suffire à lui-même, on fait l'éducation de sa parole. On arrive enfin à lui donner des notions élémentaires, de lecture, d'écriture, de calcul, à lui apprendre un métier facile ; mais à ce point, il s'agit plutôt d'imbéciles que d'idiots.

Une telle éducation ne peut être donnée que dans des établissements spéciaux (V. Arriérés, Imbécillité). On ne saurait d'ailleurs trop engager les familles parfois aveuglées par un sentiment de devoir mal compris, à ne pas garder auprès d'elles des êtres dont la présence est une torture morale de tous les instants, et a de multiples inconvénients, si même elle n'est dangereuse surtout quand il y a d'autres enfants.

On demande souvent si l'idiot doit être interné. Je n'hésite pas à le conseiller dans tous les cas, sauf quand l'impotence rend le malade inoffensif.

L'habitude de laisser dans les campagnes les idiots errer au risque des accidents ou délits dont ils peuvent être les agents (viols, incendies) ou les victimes, est contraire au bon sens. Ce que j'ai observé personnellement m'a rendu plus que sceptique sur l'opportunité de leur placement dans les colonies familiales (v. c. m.).   *M. TRÉNEL.*

IDIOTIE AMAUROTIQUE FAMILIALE — (Warren Tay, Sachs). L'idiotie amaurotique familiale est l'une des maladies familiales les plus singulières, par ce fait qu'elle paraît affecter presque uniquement la race juive et plus spécialement les juifs polonais. Sur 86 cas connus, 61 ont trait à des enfants juifs, 7 à des enfants d'autre origine; dans 17 cas l'origine est inconnue (Heveroch). Les cas sont encore très rares en France malgré l'augmentation de l'immi-

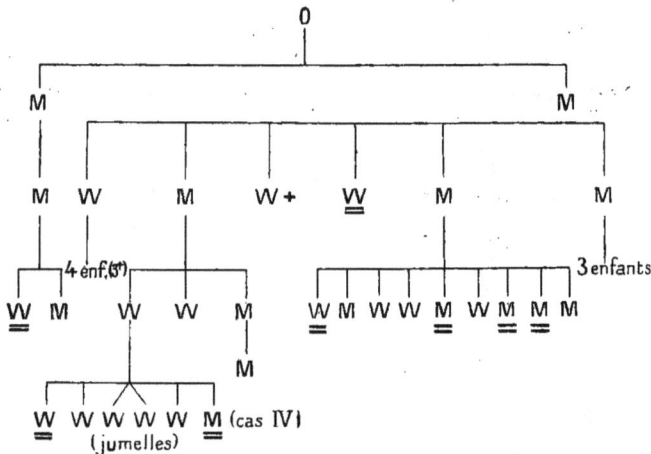

Fig. 257. — Arbre généalogique d'idiotie amaurotique familiale (Falkenheim, d'après Provotelle). W, sexe féminin ; M, sexe masculin. Les lettres soulignées sont les cas d'idiotie amaurotique.

gration des juifs polonais chassés par la persécution (un cas d'Apert et Dubois).

L'étiologie en est inconnue; la syphilis ne paraît pas en cause; la consanguinité, fréquente chez les juifs, ne semble pas suffisante à l'expliquer. Ce n'est pas une agénésie congénitale, mais une dégénération primitive due à une fragilité spéciale du système nerveux qui ne peut faire les frais de son développement (?). Ce serait une de ces maladies par surmenage et usure d'après la théorie d'Edinger (*Aufbrauchtheorie*).

Anatomie pathologique. — Sauf des anomalies des circonvolutions et parfois de l'adhérence des méninges, il n'y a pas de lésions macroscopiques. Mais on constate (Schaffer) une dégénération généralisée de toutes les cellules du système nerveux dans son entier, sauf peut-être du cervelet.

Il y a œdème de la cellule qui prend une forme globuleuse ou renflée, avec désintégration complète du réseau interne de Golgi, le réseau externe restant intact. C'est la substance interfibrillaire qui serait la première altérée. Le noyau se déforme, devient excentrique; les prolongements, et plus spécialement les prolongements apicaux présentent une dissociation de leurs fibrilles. Les fibres subissent une dégénérescence secondaire, mais qui ne paraît pas en rapport, par son intensité relativement faible, avec la généralisation des lésions cellulaires.

La rétine présente une dégénération intense de la couche moléculaire externe et des cellules ganglionnaires (Holden). La tache rouge centrale de la macule est due à l'absence, normale en ce point, de cellules nerveuses, de telle sorte que la couleur rouge de la choroïde reste visible, tandis qu'elle est voilée tout autour par l'opacité de la rétine dégénérée. Le nerf optique est atrophié.

Des états pathologiques des glandes à sécrétion interne (corps thyroïde, surrénales) ont été signalés dans quelques cas.

Symptômes. — Le mot idiotie amaurotique, universellement et définitivement admis, n'est pas absolument exact, car il ne s'agit pas d'une maladie congénitale. L'enfant, jusqu'à 6 mois en général, s'est développé normalement. A ce moment (quelquefois d'une façon plus précoce, à 2 mois, ou plus tardive 10 mois), les parents s'aperçoivent que l'enfant devient indifférent, qu'il paraît ne plus voir distinctement, qu'il s'affaiblit physiquement.

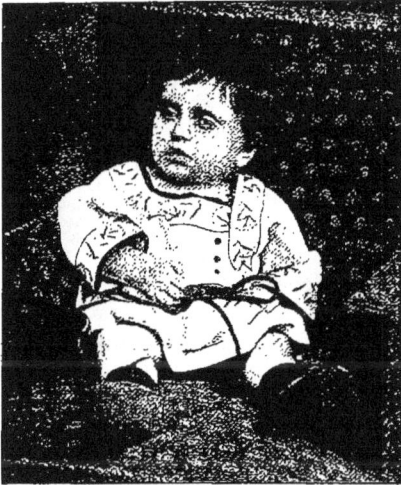

Le premier symptôme est l'*arrêt de développement*, l'*affaiblissement intellectuel*, l'enfant ne fait plus attention à ce qui se passe autour de lui, ne reconnaît plus sa mère, ne rit plus, ne gazouille plus, manifeste à peine le besoin de nourriture; puis apparaissent les *troubles moteurs*, c'est un affaiblissement progressif des muscles, une parésie, une flaccidité, une atonie généralisée plutôt qu'une véritable paralysie sans troubles notables de la contractilité élec-

Fig. 258. — Idiotie amaurotique (cas de Parhon et Goldstein, in *Revue neurologique* 1909).

trique, sauf un retard de la contraction faradique (Koplik), l'enfant, d'abord paresseux, n'exécute bientôt plus aucun mouvement volontaire; porté sur les bras, il laisse retomber sa tête passivement. Il n'y a pas de troubles constants des réflexes. L'existence du signe de Babinski n'a pas de valeur à cet âge. Dans le cas d'Apert et Dubois les réflexes étaient abolis.

En même temps, il devient manifeste que l'enfant ne fait plus aucune attention à ce qui se passe autour de lui; finalement il est devenu insensible à la lumière, l'*amaurose* est totale. L'examen ophtalmoscopique montre un aspect absolument caractéristique du fond d'œil (Warren Tay). « *La région maculaire présente une tache blanche avec un point rouge central.* La tache blanche ou blanc bleuâtre est circulaire ou ovale à grand axe horizontal; son étendue, d'abord supérieure à celle de la papille, devient peu à peu deux ou trois fois plus grande; ses contours se continuent insensiblement avec la couleur des régions voisines du fond de l'œil; dans d'autres cas, la tache est limitée par une zone étroite de dégradation rapide, de sorte que le contour en est assez net (Dupuy-Dutemps). Il n'y a en cette région aucune saillie appréciable. Au centre de la zone décolorée blanche, tranche vivement *une tache arrondie, très petite, punctiforme, de couleur rouge cerise correspondant au fond de la fovea.* Ces lésions sont exactement symétriques. Quelques mois plus tard, le nerf optique s'atrophie, et on constate les signes ophtalmoscopiques habituels de cette atrophie. » (Babonneix et Brelet). Le réflexe lumineux s'abolit. L'amaurose devient complète en peu de mois. Elle peut s'accompagner de *nystagmus*, de *strabisme*.

L'*hyperacousie*, que l'on a souvent notée, n'est sans doute qu'une hyperexcitabilité réflexe corrélative à l'abolition de la vision.

Peu à peu s'établit un *état spasmodique*. Tout d'abord le spasme musculaire, qui peut aller jusqu'à l'opisthotonos, n'apparaît que par des excitations périphériques et peut ne pas dépasser cette phase; dans d'autres cas, la raideur se généralise et devient continue, pouvant affecter finalement l'aspect des diplégies infantiles, sans aller cependant jusqu'à la véritable contracture. Les réflexes tendineux deviennent exagérés, et il peut se produire un léger clonus, mais seulement ébauché.

Des *crises convulsives* apparaissent, affectant surtout la forme de spasmes respiratoires, mais pouvant être épileptiformes, généralisées. Elles sont d'une fréquence variable, parfois ne surviennent qu'à la période terminale. On aurait noté une sorte de rire spasmodique.

L'examen du liquide céphalo-rachidien est négatif.

La mort survient dans le marasme. La survie ne dépasse pas deux ans. Les cas prolongés sont douteux.

Diagnostic. — Par sa marche caractéristique, par ses signes ophtalmoscopiques absolument pathognomoniques, enfin par la notion de la race de l'enfant, l'idiotie amaurotique familiale ne se confond avec aucune autre affection. Il suffit d'y penser pour la diagnostiquer. On connaît des cas d'*idiotie avec amaurose* (Bourneville), mais là il s'agit d'un état congénital, néanmoins des idiots peuvent être atteints d'amaurose plus ou moins tardive. La *myatonie congénitale* d'Oppenheim ne s'accompagne pas de troubles intellectuels ni d'amaurose.

La forme de *diplégie cérébrale infantile* décrite par Higier paraît devoir être distinguée de l'idiotie amaurotique, par son apparition plus tardive, par l'absence de la lésion de la macule, par ses lésions cérébrales, quoiqu'on ait voulu n'y voir qu'une forme tardive de cette affection (Higier, Vogt).

Nous ne citerons que pour mémoire l'*atrophie papillaire familiale* qui est tardive (20 à 30 ans), l'*atrophie optique essentielle familiale*, l'*embolie de la rétine*. Dans les *tumeurs cérébrales* la stase papillaire donne le diagnostic.

Traitement. — Tout traitement est impuissant. On se bornera à des soins hygiéniques. L'opothérapie (cérébrine, thyroïdine) n'a donné aucun résultat. Nous noterons, à titre de curiosité, que Hirsch a attribué la maladie à une sorte d'intoxication par le lait maternel, où passerait une toxine circulant dans le sang, d'où, d'après lui, la nécessité d'interrompre l'allaitement.   *M. TRENEL.*

ILEUS. — V. Intestinale (Occlusion).

ILIAQUE (PHLEGMON). — Le *plegmon de la fosse iliaque* ne doit plus être décrit aujourd'hui comme une affection spéciale, particulière, ainsi que le faisaient les anciens auteurs.

L'*appendicite et ses nombreuses complications* (v. c. m.) est de beaucoup la cause la plus fréquente de l'ancien phlegmon iliaque : depuis que l'on connaît mieux l'appendicite, le nombre des phlegmons iliaques primitifs diminue sans cesse. Une autre partie des abcès chauds de la fosse iliaque appartient aux *psoïtis* (v. c. m.), une autre enfin *au phlegmon de l'étage supérieur du ligament large* (v. c. m.). Ainsi démembré, l'abcès chaud de la fosse iliaque se réduit à fort peu de chose, à savoir, les cas très rares de suppuration des ganglions iliaques externes et les abcès sous-périostés provenant d'un foyer d'ostéomyélite de l'os iliaque (v. c. m.). Il n'y a plus là matière à une description spéciale et tout l'intérêt de la question se réduit au diagnostic et au traitement; le lecteur trouvera ces questions complètement traitées aux articles : *appendicite, psoïtis, phlegmon du ligament large* (v. c. m.). *P. LECÈNE.*

ILLUSIONS. — Les illusions sont l'aperception inexacte de perceptions réelles. C'est l'interprétation fausse d'une impression sensitive ou sensorielle dûment perçue. S'il est quelquefois difficile de distinguer l'illusion de l'hallucination (v. c. m.), dans les cas limites, la différenciation peut en être faite généralement d'une façon assez nette.

Tous les sens peuvent être sujets à l'illusion. L'*illusion des amputés* (v. c. m.) doit être mentionnée à part. Le phénomène est en effet bien complexe. On sait que l'irritation d'un nerf en un point quelconque de son trajet donne lieu à des sensations qui sont toujours réparties aux terminaisons de ce nerf. Les illusions des amputés qui consistent à percevoir (par crises généralement et souvent sous forme d'un spasme douloureux) la région amputée comme si elle existait réellement n'est qu'un cas particulier de ce phénomène général. Ce sont sans doute les processus d'organisation du névrome terminal qui jouent le rôle irritatif. Il ne semble pas qu'il y ait là un simple phénomène de mémoire sensitive, pour ainsi dire ; il y a bien projection en dehors d'une sensation organique réellement perçue, mais faussement interprétée.

Les *illusions de la vue* ont leur type simple, normal dirait-on, dans les phosphènes qui se produisent par pression de l'œil, ou apparaissent dans le champ visuel, les yeux étant fermés après une vive impression lumineuse. On conçoit que ces phénomènes primitifs soient élaborés d'une façon délirante chez les aliénés, particulièrement dans les délires toxiques où les illusions se fondent avec les hallucinations, dans l'alcoolisme, l'atropinisme, etc. Les illusions sont très fréquentes, multiples, dans la manie où la richesse du délire en dépend presque uniquement par les interprétations délirantes auxquelles elles donnent lieu.

Les *illusions de l'ouïe* ne sont pas moins communes, dans les délires toxiques, par exemple : pour l'alcoolique, le roulement d'une voiture devient une canonnade, un tremblement de terre; le sifflet du chemin de fer, des hurlements d'animaux, etc.

Les illusions de l'ouïe sont à la base des délires systématisés chroniques, précèdent les hallucinations, décelant l'éréthisme du centre auditif.

Illusions et hallucinations se confondent de façon inextricable dans les troubles du goût et de l'odorat.

La sensibilité tactile, la sensibilité générale et génitale, présentent des troubles d'une telle complexité qu'il est le plus souvent impossible d'y démêler l'illusion de l'hallucination, et c'est à ce mot que nous devrons renvoyer. Néanmoins, rappelons que le type de l'illusion tactile est donné par l'expérience bien connue de la double sensation qu'on éprouve en faisant rouler une bille sous l'index et le médius croisé (expérience d'Aristote). Chez les aliénés, les contacts d'objets donnent lieu à toutes sortes d'interprétations fausses où l'électricité joue le principal rôle. Toutes les sensations internes participent à la création d'illusions cénesthésiques (V. CÉNESTHÉSIE, DÉLIRE SYSTÉMATISÉ, HYPOCONDRIE).   *M. TRÉNEL.*

ILLUSION DU DÉJA VU. — Illusions du souvenir. Hallucinations de la mémoire. Ces termes désignent le même phénomène beaucoup plus fréquent qu'on ne pense, et qui consiste en ceci : l'individu a la certitude à un moment donné qu'il reconnaît le lieu où il se trouve, les idées qui lui passent actuellement par l'esprit, quoiqu'il sache pertinemment ne s'être jamais trouvé dans la situation actuelle. Il reconnaît comme déjà vécu le moment présent. Cette sensation (si ce mot est de mise ici), s'accompagne d'une angoisse parfois intense L'homme normal juge la fausseté de cette illusion, il l'analyse et la corrige. Chez l'aliéné, cette correction n'a pas lieu, et donne naissance à des interprétations délirantes, à des erreurs de personnalités, à des délires palingnostiques (rétrospectifs). Chez lui, l'illusion du déjà vu demande à être recherchée.   *M. TRÉNEL.*

IMBÉCILLITÉ. — L'imbécillité est la faiblesse mentale congénitale supérieure d'un degré à l'idiotie. Idiotie et imbécillité sont à ranger sous une même rubrique, et il y a toute une série de cas intermédiaires. De même, de l'imbécillité à la débilité mentale simple (v. c. m.), il n'y a qu'une différence de niveau intellectuel. L'imbécile diffère de l'idiot en ce que les facultés de la vie de relation sont suffisamment développées pour qu'il puisse jusqu'à un certain point se suffire à lui-même, du moins s'il est quelque peu guidé.

L'imbécillité se traduit dans le facies, les allures, le langage. Les traits sont laids, asymétriques. La physionomie est atone, mais cependant capable de manifester les sentiments extrêmes, la colère, la joie, etc., et souvent d'une façon exagérée ou immodérée. L'expression du visage est grossière, bestiale. Le crâne, la face, sont difformes, asymétriques ; les malformations cranio-faciales de l'idiotie (v. c. m.), s'y retrouvent, mais à des degrés moins marqués. Le strabisme est fréquent. En résumé toutes les anomalies qu'on est convenu de réunir sous le nom de stigmates physiques de dégénérescence se rencontrent chez l'imbécile.

L'imbécillité est profonde ou légère. Les imbéciles d'un degré très inférieur diffèrent peu des idiots ; cependant, plus conscients, ils sont capables de se rendre un certain compte de leurs actes, ont un peu de mémoire pour les faits de la vie journalière, sont accessibles aux réprimandes comme aux louanges. Ils sont très routiniers, et, dans les asiles où leur incapacité de se suffire à eux-mêmes oblige à les placer, ils sont susceptibles de s'occuper aux travaux qui ne demandent que de l'automatisme. Leurs notions sont plus ou moins bornées; en général, ils vivent insouciants, au jour le jour, pourvu qu'ils mangent à leur suffisance, et ils sont gloutons. Comme allure, les uns sont apathiques (fig. 239), les autres remuants, excités (fig. 240); ceux-là faciles à conduire, de caractère bon enfant, ceux-ci méchants, vindicatifs, sournois, pervers, brutaux, présentant des accès d'agitation avec impulsions violentes.

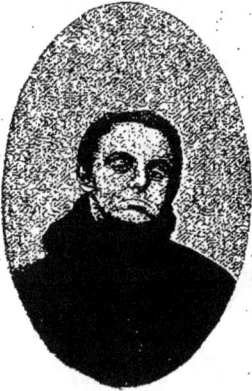

Fig. 239. — Imbécile.
Grimace stéréotypée (M. Trénel).

Il faut noter ici que parmi les imbéciles, les uns sont sujets à des troubles mentaux plus ou moins passagers qui ressortissent sans doute à la folie périodique (accès maniaques et mélancoliques); certains sont de véritables circulaires. D'autres présentent des délires hallucinatoires, soit aigus, soit chroniques, ne différant des psychoses analogues des gens d'un niveau intellectuel plus élevé que par la pauvreté et la monotonie des idées délirantes.

Les imbéciles sont enclins à commettre des délits sexuels, des actes contre nature, des crimes (viols, sodomie, nécrophilie, pyromanie, attentats contre les personnes). Les femmes se livrent à la prostitution.

Les imbéciles sont à divers degrés éducables; il en est à qui l'on arrive à faire apprendre les premiers rudiments d'instruction primaire; mais leur attention est difficile à fixer, leur mémoire courte et infidèle. La parole est souvent mal articulée parfois jusqu'à être peu compréhensible (sans compter la blésité, le bégaiement, etc.), le langage incorrect, le vocabulaire très restreint (parler nègre).

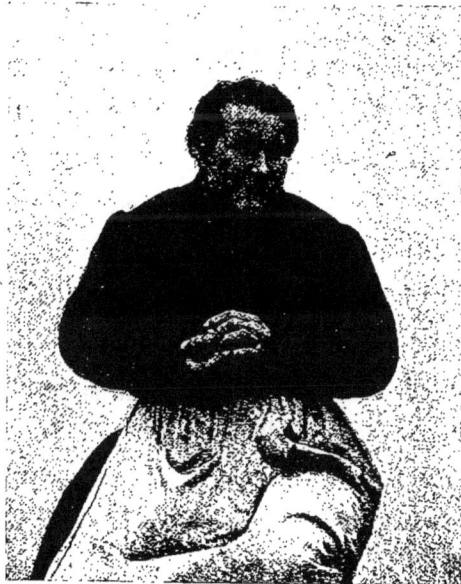

Fig. 240. — Imbécile agitée (M. Trénel).

Le développement physique est absolument variable : les uns sont tout à fait débiles, d'autres robustes. Les anomalies génitales sont fréquentes, les perversions sexuelles très habituelles. En outre des stigmates physiques

(fig. 241), les troubles somatiques consistent surtout en paralysies (hémiplégie, etc.), mais qui ne peuvent être considérés que comme des symptômes
surajoutés. L'épilepsie, dans ces cas, ac-
compagne souvent les troubles moteurs.

Diagnostic. — Le diagnostic se fait
en général de prime abord à l'aspect seul
du malade. La présence habituelle de
stigmates physiques permet déjà de différencier l'imbécillité des affaiblisse-
ments mentaux acquis; l'interrogatoire
décèle rapidement l'inintelligence originelle, tandis que dans les *démences* (la
démence précoce, en particulier ici en
cause), on retrouve les traces des connaissances antérieures. Mais il est des
cas de démence apathique où l'absence
de renseignements ne permet pas de diagnostiquer ferme, du moins immédiatement.

La *démence épileptique* prête aussi à la
confusion, et, de fait, elle se combine
souvent à l'imbécillité.

Les états aigus de *confusion mentale*,
de stupeur, présentent une série de signes
qui ne permettent pas l'erreur (v. c. m.).

Le degré d'imbécillité peut être apprécié au moyen de *test* (V. ARRIÉRÉS).

Pronostic. — Le pronostic dépend
uniquement du degré d'éducabilité, de
sociabilité de l'individu. Les imbéciles
les moins inférieurs peuvent vivre de
travaux de manœuvres, les autres sont
recueillis dans les asiles, échouent, les
plus jeunes dans les maisons de correc-

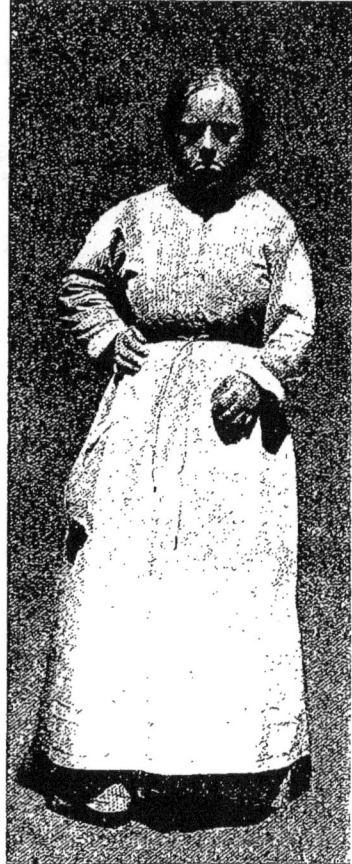

Fig. 241. — Imbécillité profonde
Arrêt de développement (M. Trénel).

tions, les adultes dans les prisons comme vagabonds ou voleurs, ou bien
encore à la suite de quelque délit sexuel ou de prostitution.

Traitement. — Le traitement ne peut consister qu'en un essai d'éducation; les imbéciles adultes calmes peuvent être à la rigueur conservés dans
les familles, mais souvent l'envoi à l'asile est la seule ressource mettant
l'imbécile à l'abri de la misère. Ceux qui n'ont pas de tendances perverses
peuvent être placés à la campagne, dans les colonies familiales. Les imbéciles des deux sexes sont des éléments antisociaux qu'il n'est que prudent
de mettre hors d'état de nuire et de faire souche.

Une loi récente (loi du 30 mai 1909) vient de légiférer sur les dispositions
à prendre pour l'éducation des enfants atteints d'infériorité intellectuelle.
N'ayant pu la rapporter à l'article sur les ARRIÉRÉS, nous en donnons
ici les principaux paragraphes. Les médecins sont appelés à jouer un rôle

important dans son application ; c'est à eux à en provoquer l'exécution.

Article premier. — Sur la demande des communes et des départements, peuvent être créés pour les enfants anormaux (arriérés et instables) des deux sexes :

1° Des classes de perfectionnement annexées aux écoles élémentaires publiques ;

2° Des écoles autonomes de perfectionnement qui pourront comprendre un demi-pensionnat et un internat.

Art. 2. — Les classes annexées recevront les enfants de 6 à 13 ans.

Les écoles autonomes pourront en outre continuer la scolarité jusqu'à 16 ans, donnant à la fois l'instruction primaire et l'enseignement professionnel.

Les élèves des classes annexées qui, vers 13 ans, seront reconnus incapables d'apprendre une profession au dehors, pourront être reçus dans les écoles autonomes.

Les enfants trop gravement atteints pour que leur éducation puisse se faire dans la famille, suivront de préférence le régime de l'internat.

Art. 11. — Les classes et écoles de perfectionnement seront soumises :

1° A l'inspection exercée dans les conditions prévues par l'art. 9 de la loi du 30 octobre 1886 ;

2° A *une inspection médicale* organisée par la commune fondatrice ou le département fondateur. Elle portera sur chacun des enfants qui seront examinés *au moins chaque semestre*. Les observations seront consignées sur un livret scolaire et sanitaire individuel.

Art. 12. — Une Commission composée de l'inspecteur primaire, d'un directeur ou maître d'une école de perfectionnement *et d'un médecin*, déterminera quels sont les enfants qui ne peuvent être admis ou maintenus dans les écoles primaires publiques et pourra autoriser leur admission dans une classe annexée, ou dans une école de perfectionnement, si l'enseignement ne doit pas leur être donné dans la famille.

Un représentant de la famille sera toujours invité à assister à l'examen de l'enfant.

Art. 13. — Un comité de patronage sera constitué auprès de chaque école de perfectionnement. Les membres seront nommés par le ministre de l'instruction publique, après avis du préfet et, si l'établissement est communal, après avis du maire.

Des dames en feront nécessairement partie. Un conseil d'administration nommé par le Conseil municipal, si l'établissement est communal, ou par le conseil général, si l'établissement est départemental, sera institué auprès de chaque école de perfectionnement ; il comprendra toujours un représentant du ministère de l'instruction publique, un représentant du préfet du département dans lequel est situé l'établissement et *au moins un médecin.*

M. TRÉNEL.

IMMINENCE MORBIDE. — V. Prodromes.

IMPÉTIGO. — Créé pour désigner des éruptions survenant par poussées (*ab impetu*), le mot *impétigo* a toujours été appliqué, depuis Willan et Bateman, à des dermatoses vésico-pustuleuses superficielles. Nombre d'auteurs englobent sous cette dénomination toutes les pyodermites superficielles d'origine exogène (inoculables) : c'est ainsi que l'école d'Unna distingue de l'impétigo « streptogène » un impétigo « staphylogène ». L'école française, au contraire, tend à réserver le nom d'impétigo à une dermatose bien déterminée : contagieuse et inoculable, elle est, dans ses formes typiques, caractérisée par la formation rapide de phlycténules superficielles limpides, éphémères, dont le contenu se concrète en croûtes mélicériques, et qui guérissent en peu de jours sans laisser de cicatrices. C'est l'*impetigo contagiosa* de Tilbury Fox (fig. 247), la « gourme » vulgaire de l'enfance. On sait actuellement que sa cause microbienne est une, et permet d'y rattacher maintes formes atypiques, auxquelles s'applique mal la définition descriptive donnée ci-dessus : toutes sont dues au *streptococcus pyogenes.*

L'*impétigo staphylococcique (impétigo de Bockhart)* est bien différent ; son élément est une pustulette, presque toujours péripilaire, toujours purulente d'emblée. La confusion entre les deux maladies s'explique par leur association extrêmement fréquente, le staphylocoque venant constamment envahir les lésions streptococciques.

L'impétigo de Bockhart, étant essentiellement (malgré ses quelques pustulettes non péripilaires) une *folliculite orificielle*, a été décrit avec les FOLLICULITES. Nous n'aurons en vue ici que l'impétigo vrai, celui de T. Fox.

Étiologie. — Bien que pouvant survenir à tout âge, l'impétigo est surtout une maladie de l'enfance. La saleté, la misère physiologique y prédisposent. Rangé par Bazin dans ses « scrofulides bénignes », il frappe avec une fréquence particulière les enfants présentant les attributs du « lymphatisme ». Nombre de ces attributs (blépharite, kératite, tuméfaction labiale, etc.) sont précisément des manifestations ou des séquelles impétigineuses : on peut se demander si la prédisposition ne consiste pas avant tout en une fragilité de l'épiderme, facilitant les inoculations. Quoi qu'il en soit, les récidives sont la règle. Les mêmes peaux qui les ont présentées semblent parfois aptes à faire plus tard de l'eczéma (Sabouraud).

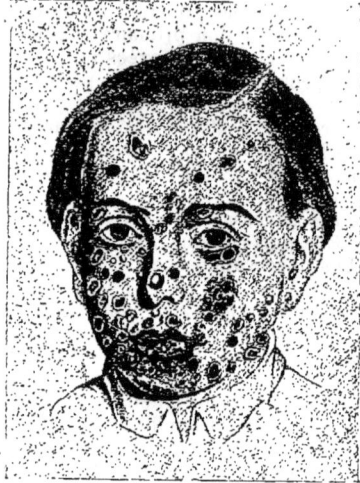

Fig. 242. — *Impétigo contagiosa.*
(D'après T. Fox.)

On a vu des poussées d'impétigo, chez l'adulte, suivre des excès de boisson (*impetigo a potu*). Mais ses causes occasionnelles sont surtout celles qui favorisent l'infection externe, et notamment le grattage (parasites, etc.).

C'est qu'en effet l'impétigo est *transmissible* et *inoculable*, comme T. Fox, Vidal et Douault l'avaient démontré expérimentalement, et comme la clinique le fait constater chaque jour : d'où les *épidémies* familiales et scolaires.

La *cause efficiente* de l'impétigo est l'inoculation épidermique sous-cornée du *streptocoque pyogène* (Leroux, Balzer et Griffon). « La lésion impétigineuse est streptococcique. Le liquide qu'elle contient, recueilli (une goutte) dans l'effilure d'une pipette contenant du bouillon-sérum, fournit à 57°, en 12 heures, une culture *presque* pure de streptocoques, qu'on purifie par dilutions et passage dans l'eau de condensation de plusieurs tubes successifs de gélose-urine sur lesquels la séparation définitive est obtenue... La suppuration secondaire des lésions impétigineuses résulte de leur infection par les staphylocoques blancs et dorés, qui en très peu d'heures y foisonnent. La culture directe sur gélose-peptone les met en évidence. Ils y dissimulent toujours et absolument les colonies streptococciques » (Sabouraud). Dans le sérum des phlyctènes impétigineuses récentes, les microbes sont trop rares pour qu'on puisse compter sur l'examen direct ; lorsqu'elles sont suffisamment durables, le résultat de celui-ci est positif. Mais, dès qu'elles commencent à se troubler, il montre des staphylocoques de plus en plus nombreux.

Impétigo.

Description. — La lésion primitive de l'impétigo débute par une tache érythémateuse de 3 à 4 millimètres, à peine saillante. En quelques heures, son épiderme se soulève en une phlyctène plate, molle, demi-gonflée par un liquide séreux. Contrairement aux pustules péripilaires staphylococciques, cette phlyctène est essentiellement fragile; c'est ce qu'explique sa *structure anatomique* : l'exsudation séreuse ne soulève que la couche cornée, qu'elle

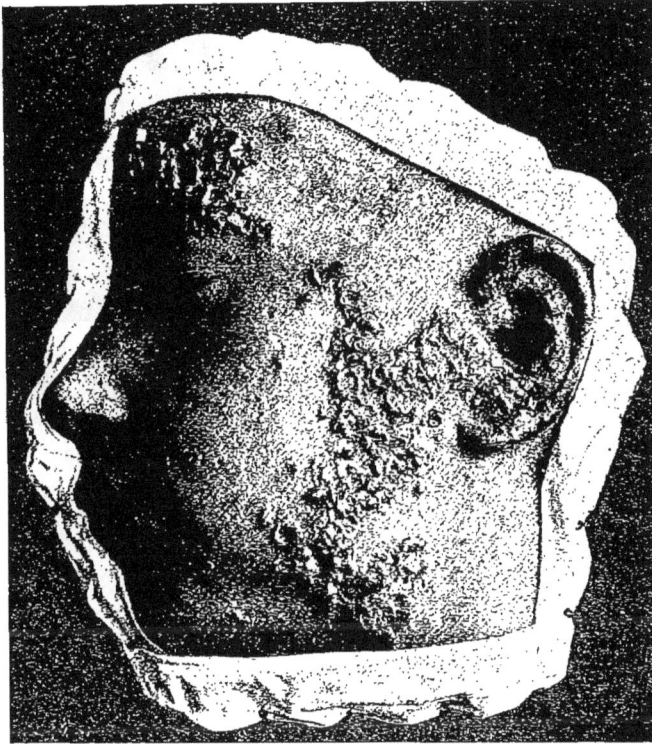

Fig. 243. — Impétigo. Musée de l'hôpital Saint-Louis, n° 1424 (Quinquaud).

décolle du stratum granulosum à peine entamé, au-dessous, l'épiderme et le derme sont simplement œdématiés.

Aussi n'est-ce que dans les régions à épiderme épais que les phlyctènes restent entières. Leur liquide ne tarde pas alors à devenir louche, par infection secondaire staphylococcique. D'ordinaire, elles sont vite ouvertes par le grattage, et leur contenu se concrète en gouttes ambrées qui, finalement, constituent une croûte nummulaire d'un jaune de miel, à bords relevés, à cassure cristalline. Cette croûte (fig. 243) est plus persistante que la phlyctène. Par ses fissures, continue à sourdre du sérum qui se concrète de même et lui donne un aspect rocheux. Fréquemment la lésion s'accroît excentriquement, la croûte s'ourlant d'une phlyctène louche qui se dessèche de même; d'où la formation de stries concentriques ostréacées. Si l'on décolle une croûte récente, on met à jour une érosion abondamment suintante, recouverte dès le 2e jour d'une couenne fibrineuse grisâtre, mince, sous laquelle transparaît l'épiderme lilas pâle.

Au stade de réparation, la couenne se détache avec la croûte; sous elle, s'est reformé un épiderme rose, vernissé, gardant l'empreinte circulaire de la croûte. La lésion guérit sans cicatrice, en moins de 15 jours.

Localisation et marche. Complications.

— L'impétigo procède par poussées de 5 à 50 lésions, évoluant successivement en 3, 4 semaines et plus. Son siège par excellence est la *face* : front, joues, oreilles, sont couverts de croûtes mélicériques d'âge différent, minces, sigillaires ou rocheuses; des croûtes semblables se voient çà et là dans les cheveux. On n'arrive guère à temps pour voir les phlyctènes, trop éphémères; tout au plus trouve-t-on exceptionnellement une petite vessie molle, distendue seulement à sa partie déclive; c'est là, quand le liquide se trouble, que le pus

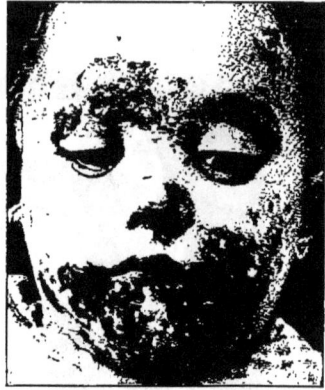

Fig. 244. — Impétigo vulgaire chez l'enfant(Darier, *Précis de Dermat.*).

se rassemble en un croissant jaune opaque, comme sous une cornée atteinte d'hypopyon. Cette infection secondaire est précoce. Entre les éléments impétigineux vrais, il est rare qu'on ne constate pas la pustulette staphylococcique, si bien qu'on l'a souvent prise à tort pour le début de l'impétigo. De même origine sont la blépharite ciliaire et les orgelets si fréquents. En revanche, la *kératite phlycténulaire* est un véritable impétigo cornéen. Le nez laisse couler sur la lèvre un liquide séreux qui, la nuit, se concrète en croûtes jaunâtres (*impétigo narinaire*) : il en résulte à la longue des lymphangites et l'état éléphantiasique bien connu. Sevestre et Gaston ont décrit une stomatite impétigineuse (plaques diphtéroïdes des lèvres, des joues, etc., mais non de la gorge) qui peut occasionner de fâcheuses erreurs de diagnostic. Si elle est rare, il n'en est pas de même de l'impétigo des commissures labiales : celles-ci présentent des lésions érosives en patte d'oie (*perlèche*). Derrière les oreilles existe une épidermite plus ou moins suintante et croûteuse, avec une fissure verticale au fond du pli (*intertrigo rétro-auriculaire*). Toutes ces lésions sont persistantes; elles sont le point de départ des *récidives* si fréquentes. Chez les enfants mal soignés, les croûtes peuvent se succéder pendant des mois, avec des poussées aiguës passagères.

L'impétigo des *extrémités* accompagne d'ordinaire celui de la face. Sous leur épiderme plus épais, les phlyctènes persistent davantage, leur suppuration est plus tardive. A la face palmaire des mains et des pieds, ce sont des ampoules dures, tendues, médiocrement douloureuses; à la face dorsale de la main et des doigts, elles sont plates et à demi vidées, en cocarde; parfois leur épiderme s'arrache. Certaines débutent sur le bord de l'ongle et en font le tour (*tourniole*); l'infection sous-unguéale peut faire tomber l'ongle.

Sur le reste du corps, les lésions sont rares, souvent abortives.

Formes diverses. — Dans certaines conditions de fatigue et de mauvais état général, l'impétigo des jambes peut prendre le caractère ulcéreux : il constitue alors l'*ecthyma* (v. c. m.) susceptible de se généraliser plus ou moins avec le même caractère.

Dans les plis cutanés, la dermite suintante qui constitue d'ordinaire l'*intertrigo* (v. c. m.) a pour agent le streptocoque, et présente les caractères des érosions impétigineuses non desséchées. Certaines *épidermites eczématoïdes* aiguës, débutant de même dans les plis, mais à tendance extensive, certaines *dermites chroniques* intertrigineuses, lichénifiées, apparaissent aussi à l'examen comme streptococciques (Sabouraud).

Il existe une *forme érysipélatoïde* de l'impétigo, établissant le passage entre cette dermatose et l'érysipèle bénin. En revanche, il existe des variétés atténuées. On peut y ranger la *forme circinée*, car les lésions y sont presque sèches et d'évolution brève. Plus intéressante est la *dartre volante* (*pityriasis alba faciei*), qui représente un impétigo streptococcique avorté (Sabouraud). On l'observe autour de la bouche, au front, au cou, isolée ou en concomitance avec l'impétigo typique : c'est une desquamation minime, sèche, furfureuse et mal délimitée.

Impétigos secondaires. L'impétiginisation. — L'impétigo fait partie des symptômes de diverses affections parasitaires, phtiriase (*impetigo granulata*), gale, teignes, etc. Il constitue en grande partie certaines dermites artificielles (V. Éruptions artificielles), comme la « gale des épiciers ».

Mais il peut encore se superposer à une dermatose préexistante (brûlure eczéma, traumatisme de grattage, etc.), qui est dite alors *impétiginisée* : l'affection se traduit par un suintement abondant, coagulable en croûtes ambrées sous lesquelles on peut retrouver la pellicule fibrineuse signalée plus haut.

Diagnostic. — Le diagnostic de l'impétigo est le plus souvent facile. Nous n'avons pas à revenir sur les caractères qui différencient de la pustulette para-folliculaire (*impétigo de Bokhardt*) l'impétigo vrai de T. Fox. On ne confondra pas ses phlyctènes avec celles que déterminent les *brûlures* ou les *applications vésicantes*, avec les éruptions de la *varicelle* ou de la *variole*, avec les *dermatoses bulleuses* ou l'*érythème polymorphe*. Les *papules syphilitiques* de la face, même croûteuses, se reconnaissent aisément; les syphilides ulcéreuses simulent plutôt l'ecthyma (v. c. m.).

Ce sont surtout les teignes qui peuvent prêter à l'erreur. Dans les *tondantes*, et particulièrement dans la trichophytie à grosses spores, il n'est pas toujours facile de trouver les poils malades sous les croûtes impétigineuses.

Dans le *favus*, les difficultés sont souvent grandes : « D'une façon générale, *une croûte impétigoïde qui demeure sur place depuis cinq ou six mois sur un cuir chevelu n'est pas un impétigo, c'est un favus.* » (Sabouraud.)

Sous les lésions impétigineuses, il ne faut pas manquer, le cas échéant, de retrouver la *gale*, la *phtiriase*, le *trauma professionnel* qui les occasionnent. Elles masquent parfois un *lupus* ou une *syphilide*.

Traitement. — Si un *traitement général* peut être utile, lorsque, sous un impétigo récidivant, se cache une autre dermatose, le traitement de l'impétigo lui-même est avant tout *externe*, aussi simple d'ailleurs qu'efficace.

1° Son premier acte consiste à *nettoyer* les lésions : enlever les croûtes, après les avoir au besoin ramollies sous des cataplasmes de fécule, de simples compresses humides ou des pulvérisations; ouvrir les phlyctènes, abraser leur enveloppe et en récliner les bords;

2° Aussitôt après, on combat l'infection par des badigeonnages ou frictions antiseptiques. On peut utiliser le nitrate d'argent (1/20 à 1/15). L'antiseptique de choix est la solution de sulfates dite eau d'Alibour, dont la formule classique (que l'on peut simplifier) est :

Sulfate de cuivre	7 grammes.
Sulfate de zinc	2 —
Safran	30 centigr.
Eau bouillie, camphrée à saturation et filtrée	200 grammes.

On l'emploie au 1/3 pour l'impétigo du visage (c'est-à-dire avec 600 d'eau bouillie au lieu de 200), — plus dilué s'il le faut, — en frictions légères, souvent répétées : 20 fois par jour et plus dans les formes extensives, que l'on arrête ainsi.

La nuit, on met une pommade couvrante (pâte de zinc).

3° A la période terminale, sur les lésions torpides, fongueuses, on applique avec avantage des pommades mercurielles, résorcinées, et surtout cadiques faibles; dans certains cas même des badigeonnages au pinceau avec l'huile de cade pure.

Le traitement varie peu, suivant la région. Les doigts peuvent être baignés dans l'eau d'Alibour étendue. Dans la perlèche, il est bon de pratiquer l'antisepsie buccale (eau chloralée au 1/1000, eau oxygénée). Le coryza impétigineux est combattu, outre les moyens ordinaires, par des badigeonnages intra-narinaires au nitrate d'argent (1/20), à l'ichtyol (1/10), et l'application d'une pommade au tanin et au calomel (āā 0,30 p. 50).

M. SÉE.

IMPÉTIGO HERPÉTIFORME. — Hébra a décrit sous ce nom une maladie qu'on observe presque exclusivement chez la femme enceinte, bien qu'on en ait observé quelques rares cas en dehors de la gestation et même chez l'homme. A part cette donnée, son étiologie est peu connue. Il s'agit probablement d'une sorte d'*infection purulente tégumentaire* (Hallopeau).

L'éruption se compose de pustules superficielles semées dru sur une base érythémateuse; les groupes s'étendent excentriquement, formant des cercles à centre croûteux ou suintant, et fusionnent en grands placards, qui dans les plis macèrent et deviennent fétides, parfois bourgeonnants. La maladie débute dans la majorité des cas par le ventre et la face interne des cuisses; puis elle s'étend, procédant par poussées; elle peut se généraliser, ne respectant ni la face, ni les extrémités et prédominant toujours dans les plis articulaires. Les muqueuses sont le siège d'ulcérations grisâtres, douloureuses.

Les phénomènes généraux sont toujours extrêmement accusés : poussées fébriles, précédées de frissons, anorexie, soif, délire, enfin prostration et coma final. La durée de l'affection varie entre 15 jours et 6 mois. La mort est la règle ; les cas qui guérissent sont surtout ceux qui ont duré un certain temps.

La première indication du **traitement** est de désinfecter les téguments par des lotions antiseptiques (solutions étendues de créoline, eau oxygénée, etc.), des pansements (1 d'acide salicylique pour 100 de talc), des bains continus. A l'intérieur, on donnera des toniques ; on pourrait essayer la levure de bière et les préparations similaires. Tommasoli avait employé les injections de liquide orchitique (Brown-Séquard).

L'utilité de l'accouchement prématuré est discutée.   *M. SÉE.*

IMPUISSANCE. — L'impuissance est l'impossibilité de pratiquer le coït. Il ne faut la confondre ni avec la *frigidité* ou *anaphrodisie*, qui est l'absence de désir, ni avec la *stérilité* ou *infécondité* qui est pour le spermatozoïde et pour l'ovule l'impossibilité d'assurer la pérennité de l'espèce. L'impuissance intéressera plus souvent l'homme, la stérilité s'observera plutôt chez la femme ; d'ailleurs ces différents états peuvent coexister, mais ils peuvent être également indépendants, d'où la légitimité de telles distinctions.

Tout ce qui empêchera l'érection et l'éjaculation normales chez l'homme, l'intromission de la verge chez la femme sera facteur d'impuissance ; on comprend donc que chez l'homme, *actif,* de tels facteurs soient beaucoup plus nombreux que chez la femme, *passive.*

Impuissance chez l'homme. — Elle peut dépendre de raisons locales, d'une lésion nerveuse, d'un état général.

Causes locales. — Les *malformations* de la verge sont une cause très fréquente d'impuissance ; elles sont congénitales et doivent être distinguées des *déformations* pathologiques, post-opératoires ou accidentelles, par rupture des corps caverneux, gommes ou sclérose de ces organes. Souvent, dans ces cas, les désirs demeurent normaux, mais ne peuvent naturellement être satisfaits. Des tumeurs, les hernies, l'hydrocèle vaginale vulgaire amènent une impotence semblable. Il est fréquent enfin de constater l'absence d'érection chez les anorchides, les castrats, mais seulement si l'atrophie ou l'absence du testicule est antérieure à toute puberté. L'impuissance des géants est bien connue (V. INFANTILISME). L'impuissance est au contraire exceptionnelle après orchite double chez l'adulte, si ce n'est après l'orchite ourlienne où elle peut persister longtemps, sinon toujours.

Affections nerveuses organiques. — Nous décrirons en bloc les troubles présentés, sans ranger séparément les viciations de l'érection ou de l'éjaculation. Dans la paralysie générale, dans le tabes, l'hémiplégie, dans les myélites, les contusions du cerveau ou de la moelle, l'impuissance est fréquente. Elle est précoce dans la *paralysie générale,* et peut être un indice précurseur de cette affection. Elle succède assez fréquemment à des crises d'excitation (V. SATYRIASIS). Il en est de même dans le *tabes* : dans ce dernier cas, l'impuissance peut dépendre également de l'anesthésie des muqueuses génitales. Parfois, il existe une érection incomplète, mais l'éjaculation se fait mal. Dans l'*hémiplégie,* il est ordinaire de voir la fonction sexuelle se rétablir parallèlement à la récupération des autres fonctions organiques. Enfin, dans les *paraplégies*, l'impuissance va de pair avec la flaccidité des membres inférieurs; quand la spasticité s'établit, les érections reviennent, mais incomplètes, insuffisantes en général. Les *névrites périphériques* déterminent quelquefois l'impuissance; il en est ainsi dans la lèpre.

Syndromes mentaux. — Le *neurasthénique* est fréquemment impuissant, et cela par peur de l'être. Nous n'insisterons pas sur ces faits bien connus, soit que l'on soit impuissant en interprétant comme cause possible d'entrave à la fonction normale un frein trop court ou un prépuce étroit, soit que la peur du ridicule ou la défiance de soi-même suffisent à réaliser les craintes. Quoi qu'il en soit, l'érection est alors incomplète ou même absente, l'éjaculation prématurée, au cas où elle se produit. Beaucoup de névropathes voient d'ailleurs dans une spermatorrhée passive, dans un écoulement prostatique ou uréthral chroniques, une menace et même une cause suffisante d'impuissance.

Les réflexions de l'*émotif* ou du *déprimé* sont peu effrayantes si elles demeurent épisodiques; leur répétition avec la constance corrélative des insuccès sexuels peut déterminer une hypocondrie véritable. De même, la *timidité* pure et simple est une cause fréquente d'impuissance, surtout chez les jeunes gens. L'*abus du coït*, spécialement encore chez l'adolescent, peut entraîner à sa suite une impuissance toujours passagère, mais parfois de longue durée.

Hystériques et *hystéro-traumatisés* présentent souvent, outre l'impuissance proprement dite, une absence complète de décision; il faut tenir compte ici, comme dans le tabes, des anesthésies du tégument. Enfin, chez les *épileptiques*, il est possible de constater une impuissance totale en dehors des phénomènes paroxystiques.

Tous ceux qui présentent des *perversions sexuelles* sont plus ou moins impuissants, non seulement parce que les exhibitionnistes, fétichistes, invertis, érotomanes, n'ont pas de désir sexuel à l'égard de la femme, mais aussi parce que l'érection leur fait défaut dans les circonstances normales.

Maladies et causes générales. — Bien que l'on connaisse certaines exceptions, l'impuissance est habituelle au cours des affections fébriles. Il en est de même dans l'inanition, les intoxications chroniques, la cachexie syphilitique, le scorbut, les anémies diverses, le diabète, l'alcoolisme, ainsi que par l'abus des bromures et même des iodures.

Le genre d'existence, sédentaire ou de plein air, le surmenage intellectuel ou physique, l'alimentation, végétale ou carnée, ont également une très grosse influence sur la capacité sexuelle de l'homme. Le sédentarisme, le végétarisme, les excès intellectuels sont essentiellement déprimants. On a signalé autrefois encore l'impuissance par abus de la bicyclette.

Impuissance chez la femme. — Ce que nous avons dit concernant l'homme nous permettra d'être bref ici. Les *malformations du vagin*, accessoirement de l'utérus, peuvent être congénitales ou dépendre d'opérations, d'accidents, être liées à la présence de tumeurs. Le *vaginisme* (v. c. m.) est une cause plus spéciale d'impuissance; mais les anesthésies dues à l'hystérie, aux affections de la moelle, aux psychopathies, ne peuvent être, comme dans l'autre sexe, un bien grand obstacle à la fécondation. En d'autres termes, les diverses causes, organiques ou psychiques, qui déterminent l'absence d'orgasme chez la femme, ne sauraient nous retenir ici.

Considérations médico-légales. — L'impuissance peut être invoquée comme raison de nullité de mariage. Elle peut intervenir dans des questions de divorce, de recherche de paternité, d'adultère. Son existence ferait évidemment tomber une inculpation d'attentat aux mœurs. Enfin, elle peut être corollaire d'accidents ou de blessures; elle figure dans l'étude judiciaire de beaucoup de syndromes mentaux.

Traitement. — On a proposé bien des traitements de l'*impuissance essentielle*, le renom de la plupart fut éphémère. La kola, le phosphore, le musc, le safran, les cantharides sont peu efficaces ou dangereux. L'opothérapie testiculaire s'est montrée bien anodine. On pourrait essayer les injections d'yohimbine à raison de 1 à 2 c. c. d'une solution au centième; l'yohimbine peut également être administrée *per os* à raison de 2 ou 3 tablettes de 0 gr. 005 par jour, ou de 3 fois X gouttes d'une solution au centième (X gouttes correspondant à 0 gr. 005); l'yohimbine détermine parfois des exanthèmes. L'ibogaïne ne semble pas absolument inutile. L'hydrothérapie peut donner de remarquables résultats (douches excitantes ou sédatives selon les cas).

En de certaines conditions, en s'entourant des précautions nécessaires, le médecin pourrait avoir recours à la fécondation artificielle. Enfin, on se souviendra que, dans les cas allégués d'impuissance conjugale, il est indispensable d'avoir, avec les *deux* conjoints, entrevue et explications, et de pratiquer, *si les intéressés veulent bien y consentir*, un examen minutieux de leurs organes. Les épreuves d'arbitrage en honneur au temps jadis sont à juste titre tombées en désuétude.

A côté de l'impuissance essentielle des mentaux, il est des *impuissances par malformations congénitales* ou *acquises*, *accidentelles* ou *opératoires*. Certaines sont *remédiables* : on peut en effet, par une intervention chirurgicale appropriée, réséquer des tumeurs vaginales ou utérines, ponctionner une hydrocèle, évacuer un abcès, pratiquer la cure radicale d'une hernie. D'autres sont *irrémédiables*, il en est ainsi lorsque les troubles s'observent chez des castrats, chez des femmes à vagin atrésié ou des hommes anorchides ou à verge rudimentaire.   *FRANÇOIS MOUTIER.*

IMPULSION. — L'impulsion est un syndrome caractérisé par une tendance irrésistible à l'accomplissement d'un acte. On admet généralement l'existence du syndrome, même quand cette tendance n'est suivie d'aucune réalisation.

D'après Pitres et Régis, les impulsions morbides présentent comme caractères généraux d'être endogènes (de causes internes, sauf peut-être lorsqu'elles sont dues à certaines aberrations sensorielles particulières), involontaires, rapides, violentes, aberrantes (en désaccord avec le caractère ou les besoins de l'individu ou avec les idées et les intérêts de la société), conscientes (dans ce cas elles s'accompagnent souvent d'anxiété et de lutte) ou subconscientes, ou inconscientes, mnésiques ou amnésiques, isolées ou répétées irrégulièrement par accès. On peut, comme ces deux auteurs, diviser les impulsions, qui sont « dans le domaine de l'activité volontaire, la tendance impérieuse et souvent même irrésistible au retour vers le pur réflexe », en 3 types principaux :

« 1° Les *impulsions motrices pures* ou à réflexe direct, dans lesquelles l'acte suit immédiatement et fatalement la stimulation, sans aucune action inhibitoire intermédiaire » (idiots, imbéciles, épileptiques);

« 2° Les *impulsions psycho-motrices* ou à réflexe retardé, dans lesquelles l'acte suit fatalement mais non toujours immédiatement la stimulation, avec intermédiaire émotif ou même idéo-émotif, mais sans action sérieuse d'inhibition » (dégénérés, hystériques, épileptiques en dehors des accès, maniaques);

« 3° Les *impulsions psychiques* ou à réflexe interrompu, dans lesquelles entre la stimulation et l'acte, qui n'est ni immédiat ni même fatal, s'interpose un intermédiaire idéo-émotif long, compliqué, douloureux, accompagné d'une lutte d'inhibition souvent victorieuse » (V. Obsession).

Les impulsions reconnaissent comme facteurs étiologiques toutes les causes d'infériorité psychique, notamment la dégénérescence (surtout des hérédo-alcooliques) et la démence. La contagion et l'imitation ont souvent une influence déterminante (folie à deux, crimes des foules). Enfin certains processus physiologiques de la vie génitale (puberté, menstruation, grossesse) paraissent jouer le rôle de causes prédisposantes.

Formes cliniques. — Les variétés d'impulsions sont naturellement innombrables; les plus importantes sont les impulsions au suicide, à l'homicide, au vol, à l'incendie, à la boisson (V. Dipsomanie), à la fugue (V. Automatisme ambulatoire), aux actes sexuels.

Les *impulsions au suicide* sont tantôt subites et suivies d'une exécution immédiate (épilepsie, manie aiguë, délires toxiques ou infectieux, raptus mélancoliques), tantôt conscientes plus ou moins combattues par les malades (dégénérés supérieurs). L'influence de l'hérédité (suicides se produisant dans plusieurs générations successives et chez plusieurs membres de la même famille, quelquefois au même âge et dans des conditions identiques), de l'imitation (suicides à deux, épidémies de suicides), des processus physiologiques de la vie génitale, des états passionnels, des grandes émotions est à signaler particulièrement.

Les *impulsions à l'homicide* peuvent se présenter sous les 3 types d'impulsions motrices pures (homicide caractérisé par son instantanéité, sa violence, son acharnement sur des personnes inconnues avec amnésie consécutive, — épilepsie convulsive ou larvée, alcoolisme aigu), psycho-motrices (états maniaques, paralysie générale, délires hystériques, délires alcooliques, — homicides commis par des enfants) et psychiques. Ces dernières, avec lutte prolongée et anxiété d'autant plus terrible que le malade a horreur de l'acte vers lequel il se sent poussé, présentent tous les intermédiaires depuis la simple phobie, jamais suivie d'effet, jusqu'à l'impulsion finissant par aboutir à l'acte homicide (V. Obsession). Généralement, dans ce dernier cas, il se joint à l'obsession impulsive un facteur d'aggravation : dégénérescence marquée, alcoolisme, épilepsie, etc. (Pitres et Régis).

Les *impulsions au vol* peuvent se traduire par des vols plus ou moins inconscients, stupides et souvent amnésiques (dégénérés inférieurs, déments séniles ou paralytiques, épileptiques); quelquefois elles se présentent comme des impulsions conscientes (*kleptomanie* proprement dite), contre lesquelles le malade lutte plus ou moins (épileptiques, hystériques, dégénérés supérieurs, obsédés neurasthéniques, pervertis sexuels). On trouve dans cette dernière variété, dont le vol à l'étalage et le vol dans les grands magasins (surtout hystériques, souvent au moment des époques menstruelles) constituent les types les plus fréquents, tous les intermédiaires entre le vol pathologique et le vol délictueux. Une catégorie de kleptomanes mérite une mention spéciale, ce sont les *collectionnistes* qui encombrent leur maison du produit de leurs vols, sans en faire aucun usage, les uns s'emparant de toutes sortes d'objets sans distinction, les autres ne se laissant tenter que par une seule catégorie d'objets; ces derniers sont, la plupart du temps, des pervertis sexuels (voleurs de tabliers, de bottines, coupeurs de nattes) qui utilisent ensuite l'objet volé pour pratiquer l'onanisme.

Les *impulsions à l'incendie* (*pyromanie*) sont signalées principalement chez les imbéciles, les mélancoliques, les déments; leur répétition s'observe surtout chez les dégénérés inférieurs et chez les épileptiques. « Toutes les fois qu'à la campagne, dans un village, dans une commune, des incendies se répètent à des intervalles rapprochés, c'est qu'il existe un garçon, une fille à développement intellectuel ou physique incomplet, idiot, imbécile ou épileptique; c'est sur cet infirme que doivent porter les soupçons » (Motet). La puberté, la menstruation paraissent avoir une certaine influence. Quelquefois on relève chez ces infirmes une idée de vengeance : dans ce cas, leur acte, quoique pathologique encore, devient discutable en tant que vraie impulsion.

Tel, le cas récent des incendies des voitures de paille à Paris, qui furent exécutés un très grand nombre de fois par le même individu.

Les *impulsions sexuelles* peuvent être divisées en *impulsions sexuelles proprement dites* ou tendances impulsives à la satisfaction du besoin génital, surtout caractérisées par l'irrésistibilité et par l'inassouvissement (maniaques et paralytiques généraux au début), quelquefois associées à de la masturbation (dégénérés inférieurs) et en *perversions sexuelles impulsives*. Ces dernières sont fort nombreuses; les principales sont : l'*exhibitionnisme* ou impulsion à montrer en public ses organes génitaux, qui se présente tantôt comme un acte démentitiel (alcooliques chroniques, épileptiques, déments, paralytiques généraux), tantôt comme une véritable obsession impulsive, intermittente et paroxystique ; le *fétichisme* ou perversion sexuelle obsédante et impulsive conférant tantôt à un objet auquel nos usages prêtent une signification sexuelle (fétichisme impersonnel), tantôt à une partie du corps (fétichisme corporel), le pouvoir exclusif de produire l'orgasme génital » (Garnier); le *sadisme* ou perversion sexuelle obsédante et impulsive, caractérisée par une dépendance entre la souffrance infligée ou mentalement représentée et l'orgasme génital ; le *masochisme*, perversion inverse du sadisme ; l'*uranisme* ou *inversion sexuelle*, ou direction exclusive de l'inclination amoureuse vers les personnes du même sexe. Toutes ces perversions (v. c. m.) relèvent surtout de la dégénérescence mentale.

Évolution. Pronostic. — La durée d'une impulsion est très variable ; on trouve tous les intermédiaires entre l'impulsion instantanée de l'épileptique et l'obsession impulsive qui peut se prolonger des mois ou des années avant d'aboutir à l'acte ou au contraire d'être repoussée. Ce phénomène demeure rarement unique, habituellement il se reproduit et se manifeste alors sous la forme intermittente, sous la forme rémittente ou par accès.

Le pronostic, variable avec la cause, est généralement grave.

Diagnostic. — Le diagnostic est surtout important en *médecine légale* où l'expert a non seulement à reconnaître l'impulsion, mais à déterminer son degré d'irrésistibilité. On ne confondra pas les impulsions avec les actes prémédités et voulus des aliénés, la caractéristique de ce phénomène étant de s'exécuter en dehors de la volonté ou malgré elle. Enfin on devra les rattacher à l'état morbide dont elles dépendent.

On retrouve chez les *dégénérés* toutes les variétés d'impulsions : motrices pures chez les dégénérés inférieurs (impulsions à l'incendie, au vol, à l'homicide, notamment au parricide, au viol, à la bestialité, au vampirisme), psychomotrices chez les dégénérés moyens (impulsions toxicomaniaques, sexuelles, au vol, à l'homicide), psychiques chez les dégénérés supérieurs (obsessions impulsives).

Chez les *épileptiques*, les impulsions liées aux accès ou les constituant elles-mêmes (impulsions à l'homicide, au suicide et à l'automutilation, au vol, à l'incendie ; automatisme ambulatoire, attentats publics à la pudeur) présentent les caractères suivants : « soudaineté d'apparition, violence aveugle et brutale ; rapidité et brièveté ; inconscience automatique ; amnésie ; réitération similaire, intermittente ou même périodique (Pitres et Régis). Ils se montrent avec beaucoup moins de netteté dans les impulsions qui se produisent chez ces mêmes malades en dehors des accès.

Toutes les formes d'impulsion sont signalées dans l'*hystérie*, mais beaucoup d'auteurs admettent qu'elles sont souvent plutôt imputables à un élément associé de dégénérescence qu'à la névrose elle-même. Elles sont fréquentes dans les *états maniaques* (actes de destruction) et *mélancoliques* (suicide), dans le *délire alcoolique* (parfois amnésie consécutive) : soudaines dans leurs apparitions, elles sont exécutées immédiatement. Elles sont plus rares dans les *folies systématisées*, généralement sous la dépendance d'hallucinations impératives de l'ouïe. Dans les états de *démence*, la *paralysie générale* au début (impulsion à la marche, à la boisson, au vol, impulsions sexuelles, exhibitionnisme), la *démence précoce* (fugues), ainsi que dans l'*alcoolisme chronique* (vols, exhibitionnisme, viols, violences), les impulsions ont un caractère d'absurdité et de niaiserie en rapport avec la déchéance intellectuelle du malade.

Il est nécessaire de signaler que de soi-disant impulsions ne sont que le symptôme dominant d'accès de folie périodique. Ce sont des actes impulsifs et non des impulsions proprement dites : telle par exemple la dipsomanie que nombre d'auteurs (Krafft-Ehring) considèrent à juste raison comme une folie périodique, tandis que d'autres y voient le type de l'obsession-impulsion, tels encore l'impulsion au suicide, certains cas de perversion sexuelle (V. Folie périodique).

Traitement. — Le traitement des impulsions varie avec la maladie causale.

Le traitement moral (traitement médico-pédagogique) est particulièrement important chez les jeunes dégénérés. La suggestion hypnotique, préconisée chez ces malades par plusieurs auteurs, ne paraît pas donner grands résultats; d'ailleurs les obsédés impulsifs, en dehors des cas d'association d'hystérie et de dégénérescence, ne sont généralement pas hypnotisables.

L'internement s'impose pour tous les impulsifs dangereux.

                                                BRÉCY-TRÉNEL.

INCAPACITÉS DE TRAVAIL (ÉVALUATION). — La loi de 1898 sur la réparation pécuniaire des accidents du travail classe ainsi les suites des blessures : 1° l'incapacité temporaire ; 2° l'incapacité permanente partielle ; 5° l'incapacité permanente totale ; 4° la mort.

L'incapacité temporaire est suivie de guérison complète après une période de traitement plus ou moins longue : l'ouvrier reprend son travail avec son salaire antérieur; il n'a droit qu'au demi-salaire et aux frais médicaux et pharmaceutiques pendant toute son incapacité temporaire.

Toute mutilation, toute lésion ou perturbation fonctionnelle incurables constituent des incapacités permanentes de travail. Suivant que le blessé peut encore travailler ou qu'il en est complètement incapable, on dit que l'incapacité est partielle ou totale. Dans les deux cas, le blessé a droit à une rente qui part du jour de la consolidation de la blessure (v. c. m.), c'est-à-dire du moment où l'état du blessé est définitif et ne peut être amélioré par aucun traitement.

Lorsqu'une blessure est « consolidée », le rôle du médecin n'est pas terminé. Il doit fournir au juge l'indication nécessaire pour réparer pécuniairement le dommage causé par l'accident. Voici sur quels principes repose cette évaluation.

La capacité ouvrière d'un blessé est représentée par son salaire. L'incapacité qui résulte d'une blessure est par suite représentée par la diminution de salaire que la mutilation doit entraîner. Comment exprimer cette réduction de salaire ? Par une fraction ou mieux par un chiffre choisi entre 0 et 100, 100 représentant le salaire normal de l'ouvrier avant l'accident, 0 l'impossibilité pour lui de tout travail rémunérateur. On dit ainsi qu'un blessé a subi une réduction de capacité ouvrière qui correspond à une diminution de salaire de 50 pour 100, de 55 pour 100, de 10 pour 100, etc.

Le médecin doit savoir (V. Accidents du travail, Blessures, Expertise, Simulation, Professions assujetties, Maladies professionnelles) que l'incapacité permanente totale (par abréviation I. P. T.) donne droit à une rente correspondant aux deux tiers du salaire annuel, soit à 66,66 pour 100. Un blessé gagnait 1800 francs par an. Devenu aveugle, et par conséquent atteint d'I. P. T., on lui accordera une rente viagère de 1200 francs.

Pour les incapacités permanentes partielles (I. P. P.), la loi accorde une rente correspondant à la moitié de la réduction que l'infirmité fait subir au salaire. Soit un blessé qui gagnait 2000 francs par an avant son accident et dont la capacité ouvrière est réduite de 25 pour 100. On le considère donc comme n'étant capable que de gagner 1500 francs au lieu de 2000, soit une diminution de salaire de 500 francs. La loi lui donne droit à une rente annuelle et viagère correspondant à la moitié de cette réduction, soit 250 francs.

- C'est en faisant ce calcul que le médecin arrivera le plus facilement à évaluer équitablement à quelle réduction de salaire il faut conclure et par suite le chiffre de l'indemnité que le juge accordera au blessé.

Les rentes inférieures à 100 francs peuvent être rachetées, moyennant le capital correspondant.

Incapacités permanentes totales. — Les principales incapacités sont :

1º La cécité ou l'abaissement de l'acuité physiologique au-dessous de 0,01 ; 2º l'amputation de deux membres (deux bras, deux jambes, un bras et une jambe) ; 3º une paraplégie par lésion médullaire ; 4º une hémiplégie ; 5º une lésion cardiaque non compensée ; 6º l'aliénation mentale ; 7º certaines névroses ou psychoses traumatiques avec troubles cérébraux graves.

En aucun cas, la perte d'un seul membre, même après désarticulation inter-scapulo-thoracique ou coxo-fémorale, ne peut être considérée comme constituant une I. P. T. De nombreux jugements, tous réformés en appel, ont fixé la jurisprudence à ce sujet. Mais si l'ouvrier est âgé, illettré et en trop mauvais état général pour pouvoir trouver facilement à travailler, les juges peuvent majorer le chiffre de la rente, en évaluant la perte d'un bras ou d'une jambe à 60, 70 et même 80 pour 100.

Évaluation des incapacités permanentes partielles. — Les I. P. P. sont innombrables. De plus, leur importance varie avec l'âge, la profession, le degré d'instruction et d'intelligence du blessé. L'amputation d'un pied n'aura pas la même importance chez un ouvrier à profession assise que chez un terrassier illettré. De même la perte d'un œil sera beaucoup plus grave pour un mécanicien de précision que pour un charretier. On ne peut donc faire un tarif qui serait non seulement très incomplet, mais surtout injuste par excès et par défaut. Mais il est possible de donner un chiffre minimum et un chiffre maximum pour chaque mutilation, en se basant sur les évaluations admises dans certains pays, comme l'Allemagne où les accidents sont indemnisés depuis 1884.

La table proposée par Georges Brouardel a l'avantage d'être simple et suffisamment complète pour les cas les plus fréquents. Elle est basée sur une division des professions en 4 classes : a) les ouvriers journaliers ; b) ceux qui utilisent surtout leurs membres inférieurs (ex. : facteur) ; c) ceux qui ont besoin surtout de leurs membres supérieurs (ex. : typographes) ; d) les ouvriers d'art dont les yeux et les mains sont les organes dont l'intégrité est presque toujours nécessaire (v. tableaux, p: 716).

Tableau de l'évaluation des incapacités permanentes de G. Brouardel.

(Les chiffres sont tels que 100 indique le maximum de la perte.)

NATURE DE L'INFIRMITÉ	ÉVALUATION DE L'INCAPACITÉ			
	I Journaliers.	II Professions intéressant surtout les membres supérieurs.	III Professions intéressant surtout les membres inférieurs.	IV Ouvriers d'art.
Perte complète de la vue	100	100	100	100
— de l'usage des deux membres quelle que soit la combinaison .	100	100	100	100
I. — Membres supérieurs.				
A. *Membre supérieur droit ou actif.*				
Perte de tout le membre	70 à 80	70 à 80	50 à 70	70 à 90
— de toute la partie au-dessous du coude	70 à 80	70 à 80	50 à 60	70 à 90
— de la main	60 à 75	65 à 75	45 à 55	70 à 90
— du pouce	25 à 35	25 à 35	15 à 25	40 à 55
— de l'index	10 à 15	10 à 25	10 à 15	25 à 35
— du médius	10 à 15	10 à 15	5 à 10	15 à 25
— de l'annulaire	5 à 10	5 à 10	5 à 10	15 à 20
— du petit doigt	5 à 10	5 à 10	5 à 10	15 à 20
Ankylose complète de l'articulation de l'épaule	40 à 50	40 à 50	25 à 35	40 à 65
— incomplète de l'épaule, suivant degré	10 à 40	10 à 40	10 à 25	30 à 40
— complète du coude	30 à 40	30 à 35	10 à 25	35 à 45
— incomplète du coude, suivant degré	10 à 30	10 à 30	0 à 10	20 à 35
— complète de l'articulation du poignet	20 à 35	20 à 30	5 à 15	30 à 45
— incomplète du poignet, suivant degré	5 à 20	5 à 20	0 à 5	10 à 30

B. *Membre supérieur gauche ou passif.*

Perte de tout le membre.	60 à 70	60 à 70	40 à 50	70 à 80
— de toute la partie au-dessous du coude.	60 à 70	60 à 70	40 à 50	70 à 80
— de la main.	55 à 65	55 à 65	30 à 40	70 à 80
— du pouce.	15 à 25	15 à 25	10 à 25	25 à 40
— de l'index.	5 à 15	5 à 15	5 à 15	15 à 25
— du médius.	5 à 10	5 à 10	5 à 10	15 à 20
— de l'annulaire.	5 à 10	5 à 10	0 à 5	10 à 15
— du petit doigt.	0 à 10	0 à 5	0 à 5	5 à 10
Ankylose complète de l'articulation de l'épaule.	40 à 50	30 à 45	40 à 25	35 à 55
— incomplète de l'épaule, suivant degré	10 à 40	10 à 30	0 à 10	10 à 35
— complète du coude.	25 à 35	25 à 35	5 à 15	25 à 40
— incomplète du coude, suivant degré	5 à 25	5 à 25	0 à 5	10 à 15
— complète du poignet.	15 à 20	15 à 20	5 à 10	20 à 30
— incomplète du poignet, suivant degré	5 à 15	5 à 15	0 à 5	5 à 20

II. — Membres inférieurs.

Perte complète d'un membre.	50 à 75	50 à 75	70 à 90	50 à 75
— du membre au-dessous du genou.	50 à 70	50 à 70	60 à 80	50 à 70
— du pied.	40 à 60	40 à 60	60 à 80	50 à 60
Amputation de tous les orteils.	25 à 35	20 à 30	40 à 60	25 à 35
Perte du gros orteil.	15 à 20	10 à 20	20 à 40	15 à 20
Grand raccourcissement d'un membre inférieur (plus de 5 centimètres).	25 à 35	20 à 30	45 à 60	25 à 35
Petit raccourcissement d'un membre inférieur (moins de 5 centim.), suivant degré	Jusqu'à 25	Jusqu'à 20	Jusqu'à 45	Jusqu'à 25
Ankylose complète de la hanche.	50 à 45	30 à 45	60 à 80	30 à 45
— incomplète de la hanche, suivant degré	10 à 50	10 à 30	40 à 60	10 à 30
— complète du genou.	20 à 50	20 à 30	40 à 60	20 à 30
— incomplète du genou, suivant degré.	10 à 20	10 à 20	30 à 40	10 à 20
— complète du cou-de-pied.	10 à 25	10 à 25	40 à 60	10 à 25
— incomplète du cou-de-pied, suivant degré	0 à 10	0 à 10	30 à 40	0 à 10

III. — Lésions diverses.

Perte d'un œil, l'autre étant intact.	20 à 40	20 à 40	20 à 40	20 à 40
— d'un œil, l'autre étant malade (voyez plus loin).	»	»	»	»
Hernies de force.	0 à 50	0 à 10	0 à 50	0 à 15

Évaluations des LÉSIONS de la MAIN (Rémy).

En ce qui concerne les membres supérieurs, on a désigné sous le nom de membre actif, celui auquel le blessé, d'instinct, accorde un rôle prépondérant (le bras droit chez les droitiers, le bras gauche chez les gauchers). — Dans certaines professions, les deux membres sont appelés à rendre des services identiques et doivent être considérés tous deux comme actifs.

AMPUTATION OU DÉSARTICULATION

ÉNUMÉRATION DES LÉSIONS OU MUTILATIONS	FONCTIONS OUVRIÈRES DE LA MAIN						DIMINUTION DE VALEUR résultant des lésions ou mutilations ci-contre		
	Anneau pollici-digital.	Pince.	Fourreau.	Roulement des doigts.	Direction.	Effort.	Pour la main considérée en elle-même et isolément.	Pour le blessé considéré au point de vue de son aptitude générale au travail.	
								Si la main active est atteinte.	Si la main passive est atteinte.
								p. 100	p. 100
Pouce (phalange unguéale).	diminué.	diminuée.	intact.	diminué.	diminuée.	diminué.	1/10	6	4,8
— (2e phalange).	0	0	id.	0	très diminuée.	très diminué.	1/3	20	16
— et son métacarpien.	0	0	id.	0	id.	diminué.	1/2	30	24
Index (phalange unguéale ou phalangette).	diminué.	diminuée.	diminué.	conservé.	diminuée.	conservé.	1/10	6	4,8
— (2e phalange ou phalangine).	id.	très diminuée.	id.	id.	id.	id.	1/8	7,5	6
— (phalange métacarpienne).	0	0	très diminué.	diminué.	id.	diminué.	1/5 à 1/4	12 à 15	10 à 12
Médius (phalange unguéale ou phalangette).	intact.	intacte.	à peine diminué.	intact.	intacte.	intact.	0	0	0

— (2e phalange ou phalangine).	id.	id.	id.	id.	id.	un peu diminué.	1/20	3	2,4
— (phalange métacarpienne).	id.	id.	id.	id.	id.	id.	1/15	4	3,2
Annulaire.	Même évaluation que pour le médius.								
Auriculaire (phalange unguéale ou phalangette).	intact.	intacte.	à peine diminué.	intact.	intacte.	id.	1/60	1	0,8
— (2e phalange ou phalangine).	id.	id.	affaibli.	id.	diminuée.	diminué.	1/10	6	4,8
— (phalange métacarpienne).	id.	id.	très affaibli.	id.	affaiblie.	id.	1/8	7,5	6
— et son métacarpien.	id.	id.	id.	id.	très affaiblie.	id.	1/6	10	8

1. Le chiffre 0 indique que la fonction est rendue impossible.

N. B. — Pour évaluer la perte de plusieurs doigts de la même main, il suffit d'additionner.

OBSERVATIONS

Ce qui domine dans la fonction du membre supérieur, c'est l'importance de la main.

La perte de la main entière équivaut à la perte de tout le bras ; telle est la solution simpliste donnée au problème, comme un axiome, dans quelques tableaux d'évaluation.

Ce principe constitue une exagération évidente : il reste certainement, suivant la longueur du membre qui a été conservé, un espoir d'en tirer parti ; nous l'avons indiqué plusieurs fois. Cette réserve faite, il n'est que trop vrai que les fonctions qui persistent dans un membre dépourvu de main sont très peu nombreuses et très peu importantes.

En tout cas, s'il s'agit de la main active, l'exercice de la profession devient impraticable.

L'appareil prothétique ne remplace jamais la main : il se borne à cacher la difformité, à rendre la traction possible grâce au point d'appui sur l'épaule et permet de fixer la matière à travailler, mais tous les ouvrages qui réclament de la force et de l'habileté se trouvent supprimés. La main intacte doit suppléer, par une nouvelle éducation, à la main détruite. Si l'accident intéresse le bras qui ne remplit pas le rôle actif, c'est-à-dire affecte la main passive, la perte est bien moindre, car l'organe atteint fonctionne plutôt comme agent de fixation et peut, dès lors, être remplacé par un poids métallique, par une épingle, etc.

Tout doigt de la main a sa valeur relative, car chacun d'eux, à des titres divers, possède des fonctions multiples, et véritablement utiles au travail. Mais, si nous acceptons 4 pour 100 pour un doigt quelconque de la main (médius ou annulaire), ce chiffre ne suffira plus pour un index ; nous devons l'élever à 12 pour 100, et il est même possible qu'on soit appelé à l'augmenter encore, parce que ce doigt est plus précieux dans certaines des professions auxquelles le blessé pourrait avoir à se livrer ; dans ce cas, il serait équitable d'atteindre 15 pour 100.

Toute autre majoration nous semblerait exagérée, et ce chiffre lui-même est une cote exceptionnelle applicable seulement à un ouvrier de valeur.

Evaluations des ANKYLOSES de la MAIN (Rémy).

ÉNUMÉRATION DES LÉSIONS OU MUTILATIONS	FONCTIONS OUVRIÈRES DE LA MAIN						DIMINUTION DE VALEUR RÉSULTANT DES LÉSIONS OU MUTILATIONS CI-CONTRE		
	Anneau pollici-digital.	Pince.	Fourreau.	Roulement des doigts.	Direction.	Effort.	Pour la main considérée en elle-même et isolément.	Pour le blessé considéré au point de vue de son aptitude générale au travail.	
								Si la main active est atteinte.	Si la main passive est atteinte.
								p. 100	p. 100
Pouce (articulation phalango-unguéale).	diminué.	diminuée.	conservé.	légèrement diminué.	conservée	conservé.	1/20	3	2,4
— (articulation de la phalange et du métacarpien).	très diminué.	id.	id.	id.	diminuée.	diminué.	1/15	4	3,2
— (articulation métacarpo-carpienne).	0	très diminuée.	id.	très diminué.	id.	très diminué.	1/10	6	4,8
- (perte de 2 articulations).	0	id.	id.	id.	id.	id.	1/4	15	12
— (perte des 3 articulations).	0	0	id.	id.	id.	id.	1/3	20	16
Index (articulation phalango-unguéale).	légèrement diminué.	conservée	un peu diminué.	conservé.	conservée	conservé.	1/20	3	2,4
— (articulation moyenne ou phalango-phalanginienne).	0	diminuée.	diminué.	géné.	diminuée.	diminué.	1/10	6	4,8
— (articulation phalango-métacarpienne).	0	0	très diminué.	très géné.	id.	id.	1/8	7,5	6
— (perte de 2 articulations).	0	0	conservé.	id.	id.	id.	1/3	12	10
— (perte des 3 articulations).	0	0	diminué.	id.	très diminuée.	id.	1/4	15	12

Médius et annulaire.									
		L'évaluation pour ces deux doigts est la moitié de celle de l'auriculaire.							
Auriculaire (articulation phalango-unguéale).	conservé.	conservée.	légèrement diminué.	conservé.	conservée.	conservé.	1/50	1,2	1
— (articulation moyenne ou phalango-phalanginienne).	id.	id.	diminué.	id.	diminuée.	diminué.	1/20	3	2,4
— (articulation phalango-métacarpienne).	id.	id.	très diminué.	id.	id.	très diminué.	1/15	4	3,2
— (perte de 2 articulations).	id.	id.	id.	id.	id.	id.	1/8	7,5	6
— (perte des 3 articulations).	id.	id.	id.	id.	très gênée.	id.	1/6	10	8

Le chiffre 0 indique que la fonction est rendue impossible.

N. B. — Pour évaluer la perte de plusieurs doigts de la même main, il suffit d'additionner.

OBSERVATIONS

C'est de la possibilité de former l'anneau ou la pince que dépend la gravité de l'ankylose du pouce ; si la consolidation s'est faite dans une flexion modérée, le cas est plus favorable que si la position anormale est en extension forcée.

Pour les autres doigts, l'incurvation, même prononcée, est la conséquence la moins grave, en tant qu'elle permet la préhension des outils ; l'expérience l'a définitivement démontré. Mais la position en extension forcée est déplorable ; elle doit être évaluée plus chèrement que la perte résultant d'une amputation ; le doigt mutilé est, en effet, non seulement inutile, mais encore nuisible, parce qu'il s'accroche à tout, dans chaque tentative de travail ; si la peau est atrophiée ou atteinte d'autres troubles trophiques ou vaso-moteurs, le cas s'aggrave d'autant. Un grand nombre de ces ankyloses, d'ailleurs, peuvent être améliorées par le traitement chirurgical.

L'ankylose d'un doigt est souvent plus gênante que l'amputation, et il n'est pas rare que les blessés nous demandent de les en délivrer par le bistouri.

Les forgerons, les cochers, atteints de la rétraction des deux derniers doigts de la main, affection qu'on appelle maladie de Dupuytren, ne sont pas obligés de cesser leur travail.

Que la raideur provienne d'une ankylose articulaire, de l'adhérence de tendons ou de l'induration cicatricielle des parties molles, le résultat est le même.

La *section des tendons* de la main constitue une perte de fonction moins gênante que leur adhérence.

Quand il s'agit d'un tendon extenseur, le doigt se rétracte et se cache au milieu des autres, sans grand inconvénient.

Si c'est, au contraire, les fléchisseurs qui ont été supprimés, le doigt reste en extension et gêne davantage.

Si c'est un tendon du pouce qui est blessé, la première phalange n'obéit plus, elle est comme supprimée ; l'anneau pollici-digital, la pince digitale, ne peuvent plus fonctionner ; on conçoit alors que l'importance de la perte augmente.

Celle-ci est donc proportionnée à ce qui subsiste de la fonction des tendons et, quand beaucoup de ces derniers sont coupés, l'atteinte peut être équivalente à la perte totale de la main.

Évaluations des **DÉFORMATIONS** de la **MAIN** (Rémy).

ÉNUMÉRATION DES LÉSIONS OU MUTILATIONS	FONCTIONS OUVRIÈRES DE LA MAIN[1]						DIMINUTION DE VALEUR RÉSULTANT DES LÉSIONS OU MUTILATIONS CI-CONTRE		
	Anneau pollici-digital.	Pince.	Fourreau.	Roulement des doigts.	Direction.	Effort.	Pour la main considérée en elle-même et isolément.	Pour le blessé considéré au point de vue de son aptitude générale au travail.	
								Si la main **active** est atteinte.	Si la main **passive** est atteinte.
2e métacarpien.	gêné[2].	possible.	gêné.	conservé.	possible.	diminué.	1/7	p. 100 8,5	p. 100 7
3e métacarpien.	possible[3].	possible.	id.	id.	gênée.	id.	1/7	8,5	7
Phalanges.	Équivaut à la raideur d'un doigt.								

1. Le chiffre 0 indique que la fonction est rendue impossible.
2. Réduit les dimensions de l'anneau préhenseur.
3. La saillie articulaire remonte dans la paume de la main.

Évaluations des **PARALYSIES** de la **MAIN** (Rémy).

ÉNUMÉRATION DES LÉSIONS OU MUTILATIONS	FONCTIONS OUVRIÈRES DE LA MAIN[1]						DIMINUTION DE VALEUR RÉSULTANT DES LÉSIONS OU MUTILATIONS CI-CONTRE		
	Anneau pollici-digital.	Pince.	Fourreau.	Roulement des doigts.	Direction.	Effort.	Pour la main considérée en elle-même et isolément.	Pour le blessé considéré au point de vue de son aptitude générale au travail.	
								Si la main active est atteinte.	Si la main passive est atteinte.
Du nerf radial.	0	0	0	0	0	0	totale.	p. 100 60	p. 100 48
Du nerf médian par section au-dessus du poignet.	très affaibli.	diminuée.	diminué.	diminué.	diminuée.	diminué.	3/4	54	36
Du nerf médian par section au bras.	0	0	id.	0	0	0	5/6	50	40
Du nerf cubital.	conservé.	conservée	très diminué.	conservé.	diminuée.	diminué.	1/5	12	10

1. Le chiffre 0 indique que la fonction est rendue impossible.

N. B. — La paralysie du nerf radial peut être améliorée, dans une certaine mesure, par un appareil qui redresse artificiellement le poignet et les doigts.

Incapacités de travail (Évaluation).

Évaluations admises par la jurisprudence française.

Le praticien trouvera dans les tableaux suivants des termes de comparaison pour évaluer la réduction de capacité ouvrière entraînée par une infirmité. Ces chiffres n'ont d'ailleurs qu'une valeur documentaire : on doit en effet tenir compte de l'âge, de la profession, du degré d'instruction du blessé pour évaluer équitablement sa diminution de capacité ouvrière.

Voici quelques évaluations admises par la jurisprudence française. Celles qui ne sont pas suivies de l'indication du tribunal ou de la cour sont des évaluations admises d'un commun accord par le blessé et le patron, dans les séances de conciliation présidées par M. Duchauffour, au tribunal de la Seine.

NATURE DE L'INCAPACITÉ	PROFESSION	RÉDUCTION DE CAPACITÉ OUVRIÈRE	RENTE ALLOUÉE	CAPITAL DE RACHAT	ACCORD, JUGEMENT OU ARRÊT
Tête et colonne vertébrale.					
Lésion cérébrale avec amnésie partielle.	Maçon.	44 1/2	300	"	Ac. Duchauffour, Paris (D.).
Surdité d'une oreille et gêne d'une épaule.	Cocher.	40	456	"	
Perte d'une partie de l'ouïe des deux oreilles.	Démolisseur.	6 1/2	74	1000	
Trépanation, avec troubles cérébraux sérieux.	"	66,66	"	"	Trib. C. Chambéry, 1900.
— paralysie du bras gauche, faiblesse dans la jambe gauche, troubles dans la parole	"	90	"	"	Trib. C. Chalon-s.-Saône, 1900.
Fracture mâchoire inférieure.	Couvreur.	15	100	1900	
— consolidée, mâchoire inférieure	Échafaudeur.	4	45	550	
Vives douleurs après traumatisme rachidien	Terrassier.	6 2/5	60	1075	
Arthrite rachidienne cervico-dorsale.	Maçon.	5 1/5	60	800	
Oblitération des narines par fracture du nez.	Aide-maçon.	4	50	500	
Perte de 5 dents.	Maréchal ferrant.	2 1/2	25	400	
Yeux.					
Perte 7/10 de la vision chez un borgne.	Apprenti verrier.	46	220	"	
Perte de la vision d'un œil.	Bijoutier.	55	400	"	
Id.	Forgeron.	55 1/5	305	"	
Id.	Maçon.	55 1/5	300	"	
Id.	Manœuvre.	30 3/4	200	"	
Id.	Serrurier.	12 2/5	100	1077	
Id.	Carrossier.	10	100	1700	
Perte des 9/10 de la vision d'un œil	Terrassier.	50	226	"	
— 7/8 —	Ajusteur.	20	240	"	
— 5/6 — (amél. probable). . .	Peintre.	17	180	"	

Perte de 1/3 de la vision d'un œil (amél. probable) . . .	Serrurier.	21	55	»	
— 1/10 — — . . .	Serrurier.	2 1/4	30	500	
Diminution des 5/10 de l'étendue du champ visuel. . . .	Ajusteur.	12	126		
Perte d'un œil	»	18	»	»	Tribunal Avesnes, 1900.
Id.	»	25	»	»	C. de Rennes, 1901.
Id.	»	30	»	»	C. d'Amiens et de Lyon, 1900.
Id.	»	55	»	»	Plusieurs Cours.
Id.	Terrassier.	18	»	»	Cour de Paris, 1903.
Id.	Piqueur de meules.	40	»	»	C. de Bordeaux, 1904.
Id.	»	20 à 25	»	»	Tribunal de la Seine et Cour de Paris.
Épaule droite.					
Fracture de la clavicule, gène et douleur dans l'épaule, impossibilité pour le bras d'atteindre la verticale. . .	»	15	»	»	C. Nancy, 1901.
Fracture de l'épaule droite, impossibilité de se servir longtemps de l'épaule comme levier ou point d'appui.	»	10	»	»	Tribunal Mende, 1900.
Fracture de l'épaule droite, impotence du membre supérieur.	»	25	»	»	Tribunal Trévoux, 1902.
Bras droit.	70 à 80				
Amputation du bras droit	»	80	»	»	Tribunal Laval, 1901.
— chez une femme.	»	75	»	»	C. Nancy, 1902.
—	Métallurgiste.	70	»	»	Id.
Désarticulation de l'épaule.	Déménageur, illettré et hernieux, 45 ans.	75	»	»	C. Orléans, 1900.
Perte de l'usage du bras.	»	50	»	»	C. Angers, 1901.
— presque complète de l'usage du bras.	Dragueur.	60	554	»	Accord Duchauffour.
Limitation des mouvements de l'épaule (fracture omoplate).	Charretier.	45	432	»	
Faiblesse et gêne des mouvements après luxation. . .	Maçon.	10	100	995	
Fracture du bras droit avec raccourcissement de trois centimètres, gène notable dans les mouvements du coude et de l'épaule, atrophie des muscles du bras et de l'avant-bras.		50	»	»	Tribunal Saint-Étienne, 1902.
Arthrite chronique scapulo-humérale.	Charretier.	15	96	856	
— sèche après fracture clavicule	Démolisseur.	8	100	1190	
— — épaule.	Chauffeur.	?	55	490	
Atrophie musculaire après phlegmon	Terrassier.	15	100	1500	
— — fracture	Marchand de bois.	9	100	1000	
Limitation des mouvements du coude.	Maçon.	11 1/4	84	1600	

NATURE DE L'INCAPACITÉ	PROFESSION	RÉDUCTION DE CAPACITÉ OUVRIÈRE	RENTE ALLOUÉE	CAPITAL DE RACHAT	ACCORD, JUGEMENT OU ARRÊT
Main droite.		65 à 75			
Amputation du poignet droit.	»	75	»	»	C. Dijon, 1900.
Id.	Scieur.	55	475	»	
Perte de l'usage de la main droite.	Chefouvrierarmurier	50	»	»	Tribunal Montpellier, 1900.
Impotence presque complète (fracture).	Charretier.	75	500	»	
— — (phlegmon).	»	60	400	»	
Faiblesse et gêne du poignet après fracture.	Terrassier.	25	220	»	
Id.	Couvreur.	20	150	»	
Id.	Charretier.	15	85	»	
Id.	Couvreur.	8 1/3	100	1642	
Id.	Cocher.	6 1/2	60	701	
Faiblesse par synovite et adhérence tendineuse	Charpentier.	5	50	800	
Pouce droit.		15 à 25			
Amputation.	»	16	»	»	Tribunal Lille, 1900.
Id.	»	12 1/3	80	1200	Accord Duchauffour.
Perte d'une phalange.	Lingère.	7 1/2	80	1200	
Id.	Caoutchoutier.	6 2/3	60	100	
Id.	Cocher.	4	25	650	
Perte de la moitié de la deuxième phalange	Tourneur.	1	12	250	
— de substance, à l'extrémité du doigt.	Ajusteur.	5	40	500	
	Homme de peine.	10	»	»	Tribunal Lyon, 1900.
Perte de l'usage du pouce (ankylose)	»	30	157	»	
Id.	Découpeuse.	6 1/3	60	750	
Raideur articulaire des deux articulations	Cordonnier.	8 1/2	90	1850	
Ankylose de l'art. interphalangienne.	Polisseur.	5	35	450	
»	Tourneur.	3	22	400	
Gêne légère des mouvements.	Maçon.				
Pouce et autres doigts.					
Ankylose du pouce, de l'index et du médius.	Couvreur.	45	500	»	

Perte d'une phalange du pouce et du médius. légère raideur articulaire des deux derniers doigts	Brocheur.	40	550	»	
Gêne légère du pouce et de l'index	Meunier.	16	165	»	
Index droit.					
Amputation totale	»	10 à 15	»	»	
Id.	Tourneur.	10	»	»	Tribunal Lille, 1900.
					C. Besançon, 1900, et C.
Id.	»	10	»	»	Nancy, 1901.
Id.	Imprimeur.	15	190	»	
Id.	Imprimeur.	8	92	1740	
Id.	Conducteur mécanicien.	12 1/2	450	» .	
Perte de deux phalanges	Aide mécanicien.	12	100	1550	
»	Charretier.	8	70	1200	
»	Manœuvre.	7 1/2	45	850	
Perte de la phalangette	Charretier.	10	90	1100	Accord Duchauffour.
Id.	Estampeur.	5	50	900	
Perte de la phalangette et ankylose partielle des articulations	Homme d'équipe Ouest.	12	85	1700	
»	Menuisier.	5	55	1000	
Section du tendon fléchisseur	Trieuse.	6	15	200	
Ankylose des deux dernières articulations	Employé P.-L.-M.	15	143	»	
»	Menuisier.	10	100	1200	
»	Ajusteur.	10	100	1400	
Ankylose de la dernière articulation	Manœuvrier.	6 1/2	43	700	
»	Menuisier.	4 1/4	55	600	
»	Dégauchisseur.	5	30	»	
Index droit et derniers doigts.					
Perte de l'index et du médius droits	»	30	»	»	Tribunal Lyon, 1900.
— de la 1re phalange index, et de trois autres doigts.	»	50	»	»	C. de Toulouse, 1900.
— partielle de l'usage des 4 derniers doigts (section des tendons)	Menuisier.	40	260	»	
Ankylose complète du médius et de l'index	Lithographe.	25	300	»	
Gêne légère des mouvements des 4 derniers doigts . . .	Blanchisseuse.	8	29	550	
Gêne très légère	Typographe.	3	38	750	
Médius droit.					
Perte du médius	» .	10 à 12	»	»	
Id.	»	10	»	»	Tribunal Lille, 1900.

NATURE DE L'INCAPACITÉ	PROFESSION	RÉDUCTION DE CAPACITÉ OUVRIÈRE	RENTE ALLOUÉE	CAPITAL DE RACHAT	ACCORD, JUGEMENT OU ARRÊT
Perte du médius.	Homme d'équipe.	12	82	1500	
Id.	Tailleur de pierre.	9	100	500	
Perte de la phalangette.	Divers ouvriers.	5	20 à 70	"	
— du tendon fléchisseur de la dernière articulation.	Zingueur.	1 1/2	"	200	
Médius droit et derniers doigts.					
Perte de l'usage des trois derniers doigts.	Scieur.	22	250	"	
Ankylose rigide du médius, gêne des derniers doigts .	Charretier.	12	100	1650	
Amputation des trois derniers doigts.		38,88	"	"	Tribunal Dunkerque.
Perte des trois derniers doigts.	Mécanicien.	50	"	"	C. Besançon, 1900.
Id.	id.	40	"	"	
Id., la main restant en griffe.	"	30	"	"	Tribunal Trévoux, 1902.
Ankylose de la dernière art. du médius et de l'annulaire.	Polisseur.	8	100	1500	
	Boulanger.	8	34	751	
Annulaire droit.					
Amputation.	"	8 à 12	"	"	
Id.	"	12	"	"	Tribunal Seine, 1900.
Id.	Fondeur.	8	90	1000	
Perte de deux phalanges.	Aléseur.	7	100	1500	Accord Duchauffour (D).
Perte de la phalangette.	Terrassier.	5	45	700	
Id.	Scieur.	5	30	500	
Id.	Mécanicien.	0	0	50	
Perte de la moitié de la phalangette, légère raideur articulaire	Fraiseur.	3 1/2	25	"	
Id.	Tourneur sur métaux.	1 2/3	"	300	
Arthrite de la deuxième articulation	Magasinier.	2	"	200	
Auriculaire droit.					
Amputation.	"	8 à 12	"	"	
Amputation totale	"	8	"	"	Tribunal Lille, 1900.
Id.	"	6,25	"	"	Tribunal Lille, 1900.

Perte de deux phalanges.	Ajusteur.	6 1/2	80	"	
Perte de la phalangette.	Charpentier.	0	72	1400	
Id.	Journalier.	4	38	500	
Id.	Fileur.	3	24	"	
Id.	Déménageur.	0	0	215	
Id.	Empl. chemin de fer.	0	0	0	
Ankylose de trois articulations.	Homme de peine.	6 2/3	40	500	
Id.	Couvreur.	40	20	261	
Ankylose des deux dernières articulations.	Menuisier.	5 1/2	50	1000	
Id.	Miroitier.	5	52	700	
Id.	Maçon.	2	21	400	
Ankylose de la dernière articulation	Mécanicien.	0	0	180	
Bras gauche.					
Amputation au ras ou près de l'épaule.	"	**56 à 70**	"	"	
Id.	"	66,66	"	"	Tribunal St-Étienne, 1900.
Id.	"	60	"	"	Tribunal Versailles, 1901.
Id.	"	68	"	"	Tribunal Lille, 1900.
Id.	"	58	"	"	C. Douai, 1901.
Id.	"	50	"	"	Tribunal Seine.
Id.	Briquetier.	65	316	"	
Amputation de l'avant-bras gauche.	"	50	"	"	C. Douai, 1900.
Id.	Puddleur.	60	550	"	
Perte de l'usage du bras (fracture compliquée)	Charretier.	60	576	"	
Perte partielle des mouvements du bras (paralysie du nerf radial).	Riveur.	45 1/3	550	"	
Gêne de l'épaule après fracture	Charretier.	11	66	450	
— — luxation	Maçon.	10 1/2	79	1500	
Arthrite guérissable de l'épaule	Coltineur.	2 1/2	28	480	
Limitation des mouvements du coude	Couvreur.	13 1/2	100	1800	
Id.	Menuisier.	10	90	1500	
Id. (amélioration certaine)	Plombier.	2 3/4	30	500	
Main gauche.					
Amputation.	"	**50 à 60**	"	"	
Id.	"	60	"	"	C. Besançon, 1900.
Perte de l'usage de la main	Couvreur.	50	375	"	
Id., par ankylose de tous les doigts.	Menuisier.	50	202	"	
Limitation des mouvements du poignet (fracture du radius; infirmité curable).	Terrassier.	13 1/3	100	704	

NATURE DE L'INCAPACITÉ	PROFESSION	RÉDUCTION DE CAPACITÉ OUVRIÈRE	RENTE ALLOUÉE	CAPITAL DE RACHAT	ACCORD, JUGEMENT OU ARRÊT
Gêne légère pour la même cause............	Peintre.	8	67	1300	
Id.	Journalier.	6	50	800	
Id.	Terrassier.	4	40	500	
Gêne des mouvements des doigts (brûlures)......	Miroitier.	9	100	1732	
Pouce gauche.					
Amputation...................	»	15 à 25	»	»	
Id.	Mécanicien.	25	»	»	Tribunal Grenoble, 1905.
Id.	»	16	»	»	Tribunal Valence, 1901.
Id.	Charretier.	15	110	1800	
Perte d'une phalange...........	Brocheur.	12	102	»	
Id.	Homme d'équipe.	10	68	»	
Id.	Mouleur.	8 1/2	82	»	
Id.	Forgeron.	5	50	»	
Perte de 1 cent. à l'extrémité du doigt.......	Homme de peine.	1 1/2	12	250	
Ankylose des deux articulations...........	Fraiseur.	12	90	1700	
Raideur —	Limousineur.	7 1/2	66	1250	
Ankylose de l'articulation interphalangienne......	Manœuvre.	10	100	»	
Légère raideur articulaire	Cordonnier.	5	55	800	
»	Terrassier.	2	15	250	
Gêne très légère qui disparaîtra............	Apprenti.	0	0	50	
Index gauche.					
Amputation...................	»	8 à 15			
Id.	»	12	»	»	Tribunal Lyon, 1900.
Id.	»	10	»	»	Tribunal Lille, 1900.
Perte de deux phalanges............	Tourneur.	15 1/2	200	»	Accord Duchauffour.
Id.	Aide-monteur.	8 1/4	70	1250	
Perte de la phalangette et demi-ankylose de la deuxième articulation...............	Peintre en voiture.	11	100	»	
Id.	Ajusteur.	8	96	1895	
Id.	Tubiste.	5	65	»	
Id.	Relieur.	3 1/2	40	800	
Id.	Employé au Métropol.	1 5/4	16	300	

Amputation de la dernière phalange	"	7	"	"	C. Besançon, 1900.
Id.	"	5	"	"	Tribunal Béthune, 1901.
Id.	Ajusteur.	5	"	"	Tribunal Montpellier, 1901.
Perte de substance sans raideur articulaire	Mécanicien.	1 2/3	15	300	
Ankylose des deux dernières articulations	Terrassier.	10	90	1100	
Id.	Serrurier.	9	71	1200	
Perte du tendon fléchisseur de la dernière phalange. . .	Bijoutier.	4 1/4	45	750	
Ankylose de la dernière articulation	Charretier.	4 1/2	30	500	
Index gauche et derniers doigts.					
Perte de deux phalanges de l'index et de la phalangette de l'annulaire.	Menuisier.	16 2/3	200	"	
Gêne légère de l'index, ankylosé des 5 art. du médius. .	"	9	100	1500	
Médius gauche.					
Amputation.	"	10 à 12	"	"	
Perte de l'usage du médius.	Débardeur.	8 1/2	80	1500	
— complète.	"	12	"	"	Tribunal Seine, 1901.
— de deux phalanges du médius g.	Ajusteur.	11	100	"	
— de la phalangette.	Cordonnier.	10	90	1000	
Id.	Charretier.	5	34	600	
Id.	Estampeur.	3	22	500	
Section des tendons fléchisseurs.	Homme d'équipe.	10	90	1717	
Ankylose des 3 articulations	Raffineur.	9	75	900	
Id.	Tonnelier.	5	35	500	
Ankylose de la 2e art.	Cocher livreur.	3 2/3	35	500	
— de la 3e art	Serrurier.	3	35	600	
Annulaire gauche.					
Amputation totale	"	10 à 12	"	"	
Id.	Ferblantier.	10	"	"	Tribunal Nantes, 1900.
Écrasement de l'annulaire, déformation de la 1re et abolition des mouvements de flexion.	Maçon.	10	"	"	Tribunal Seine, 1900.
Perte de deux phalanges.	Palefrenier.	6 1/2	60	"	
— de la phalangette.	Serrurier.	5	52	700	
Id.	Mécanicien.	4	50	1000	
Ankylose des 3 art	Briquetier.	6 1/2	55	1000	
— des 2 dernières.	Tonnelier.	8	75	950	
Id.	Charretier.	5 1/2	25	550	

NATURE DE L'INCAPACITÉ	PROFESSION	RÉDUCTION DE CAPACITÉ OUVRIÈRE	RENTE ALLOUÉE	CAPITAL DE RACHAT	ACCORD, JUGEMENT OU ARRÊT
Ankylose de la dernière art.	Tourneur.	5	40	850	
Auriculaire gauche.					
Amputation.	»	6 à 12	»	»	
Id.	Menuisier.	12,50	»	»	Tribunal Moulins, 1900.
Id.	Charpentier en fer.	3	25	500	
Perte de deux phalanges.	Imprimeur.	5	15	300	
— d'une phalange.	Charretier.	2	15	340	
Ankylose des deux dernières art.	Menuisier.	5	25	500	
Thorax.					
Contusions multiples du thorax	Terrassier.	10	68	1480	
Fractures de côte suivies de gêne respiratoire.	Manœuvre.	10	100	800	
Id.	Mécanicien.	8 2/3	100	»	
Id. très légère.	Frappeur.	2	15	300	
Pleurite adhésive suite de contusion.	Fondeur.	45	292	»	C. Montpellier, 1904.
Abdomen.					
Affaiblissement de la paroi abdominale (après laparo-tomie et ablation de la rate).	Charretier.	5 1/2	28	500	
Hernies.					
Hernie crurale.	Terrassier.	25	200	»	
— inguinale	Charpentier.	15 1/2	100	1300	
Id.	Maçon.	10	75	1400	
Hernie inguinale	Coltineur.	8 1/3	75	1500	Accord Duchauffour.
Id.	Tourneur sur métaux.	6 2/3	75	1200	
Id.	Chauffeur.	5	35	500	
Id.	»	5	»	»	C. Chambéry, 1900.
Id.	»	10	»	»	Nombreux arrêts et juge-ments.

Hernie de la ligne blanche et fracture de la pointe du sternum.	»	14,80	»	»	C. Limoges, 1901.
Hernie épigastrique.	»	16,66	»	»	Tribunal Chambéry, 1901.
— préexistante aggravée.	Démolisseur.	»	»	200	

Organes génitaux urinaires et bassin.

Perte d'un testicule.	Apprenti (16 ans).	20	»	»	C. Nancy, 1904.
Id.	Boucher.	8	76	850	
Rupture de l'urètre	»	40	»	»	C. Nancy, 1900.
Fracture du bassin, marche avec des béquilles	Terrassier.	89	800	»	Accord Duchauffour.
Fracture du bassin ayant laissé légère boiterie	Plombier.	12 1/3	100	1800	
Id.	Terrassier.	4	35	600	

Membres inférieurs. Amputations.

Désarticulation de la cuisse	Employé Ouest.	90	?	»	
Amputation de la cuisse au tiers supérieur	Camionneur.	75	525	»	
Id. au tiers inférieur.	Employé Nord.	65	560	»	
Amputation de la jambe gauche.	Garde-frein.	75	»	»	Tribunal Toulouse, 1901.
Id.	Terrassier.	72	»	»	Tribunal Bar-le-Duc, 1900.
Id.	Terrassier.	70	»	»	Tribunal Versailles, 1900.
Id.	Scieur de long.	70	»	»	Tribunal Castellane, 1901.
Amputation de la jambe droite.	»	75	»	»	Trib. Cherbourg et Auxerre, 1900.
Id.	Scieur.	83,33	»	»	C. Bordeaux, 1900.
Id.	Mineur.	62	»	»	C. Douai, 1901.
Amputation d'un pied.	Manœuvre (15 ans).	50	»	»	Tribunal Lorient, 1900.
— du pied droit	»	50	»	»	C. Lyon, 1902.
Id.	»	65	»	»	C. Dijon, 1900.
Amputation du gros orteil	»	10	»	»	Tribunal Le Havre, 1900.
Id.	Aide-plombier.	8	60	750	
Perte d'une phalange du gros orteil.	Charretier.	5	30	600	
Id.	Homme de peine.	3	25	300	
Perte d'une phalange du troisième orteil.	?	0	0	100	

Fractures vicieusement consolidées.

Fracture du col du fémur. Marche avec béquilles	Homme d'équipe.	60	500	»	
— de cuisse. Raccourcissement. Marche avec béquilles.	Bardeur.	50	450	»	
Fracture de cuisse consolidée avec raccourcissement. .	Couvreur.	20	150	»	

NATURE DE L'INCAPACITÉ	PROFESSION	RÉDUCTION DE CAPACITÉ OUVRIÈRE	RENTE ALLOUÉE	CAPITAL DE RACHAT	ACCORD, JUGEMENT OU ARRÊT
Raccourcissement et déformation (changement profession)......................	Couvreur.	50	300	"	
Fracture de jambe consolidée avec raccourcissement et atrophie musculaire..................	"	45	"	"	Tribunal Villefranche-sur-Rhône, 1901. Accord Duchauffour.
"	Homme de peine.	24	180	"	
"	Charretier.	14	98	1760	
"	Serrurier.	12	90	1760	
"	Cocher.	11	100	1000	
"	Maçon.	9	95	1687	
"	Mosaïste.	5	50	700	
Fracture bi-malléolaire, gène dans la marche......	Maçon.	56	450	"	
— double —	Charretier.	35	495	"	
Id.	Mécanicien.	15	200	"	
Fracture du calcanéum.................	Couvreur.	10	100	1600	
— de métatarsiens.................	Cimentier.	10	100	1600	
Ankyloses et raideurs.					
(Ne pas oublier que ces incapacités s'atténuent beaucoup).					
Ankylose du genou après fracture de la rotule.....	Homme de peine.	55	500	"	
— des articulations du gros orteil........	Terrassier.	20	200	"	
— d'une articulation du gros orteil.........	Terrassier.	1 1/5	18	300	
Gène du genou, suite de fracture............	Manœuvre.	12	100	2050	
Gène du genou, hydarthrose...............	Charpentier.	10	100	500	
Id.	Tourneur.	3	50	480	
Gène du genou, arthrite.................	Garçon de magasin.	2 1/4	20	400	
Raideur tibio-tarsienne.................	Aide-plombier.	26 2/5	200	"	
Gène de l'art. tibio-tarsienne..............	Terrassier.	7 1/2	45	700	
Id.	Maçon.	6	51	832	

Les incapacités portant sur les membres peuvent se réduire à sept variétés essentielles (Rémy) : 1° l'amputation; 2° l'ankylose; 3° le raccourcissement; 4° la déformation; 5° la paralysie; 6° la pseudarthrose; 7° l'atrophie musculaire. Plusieurs de ces variétés coexistent en général. Par exemple la déformation aggrave forcément une pseudarthrose ou un raccourcissement. C'est la pseudarthrose ou le raccourcissement qu'il faut évaluer. On s'efforcera d'apprécier exactement en recherchant : 1° quels sont les mouvements empêchés ou limités par une ankylose, une paralysie, une atrophie; 2° dans quelle proportion la force du membre est diminuée; 3° quelle réduction l'infirmité entraîne dans la capacité ouvrière du blessé au point de vue de ses facultés de travail en général et de sa profession en particulier.

L'évaluation des diverses lésions de la main, dont l'intégrité est nécessaire dans la plupart des métiers manuels, a été fort ingénieusement précisée par Rémy (v. les tableaux ci-dessus).

ÉVALUATION DES TROUBLES DE LA VISION.

A) **Diminution de l'acuité visuelle.** — 1° *Définition de l'acuité visuelle professionnelle.* — Un blessé a perdu la moitié, le tiers, le quart de son acuité visuelle monoculaire ou binoculaire. Comment évaluer la réduction de sa capacité de travail? On y parvient en précisant quelle est la diminution de l'acuité visuelle professionnelle subie par le blessé.

Il y a lieu en effet de distinguer l'acuité visuelle scientifique ou physiologique (V. S.) de l'acuité visuelle professionnelle (V. Pr.). La V. S. peut être fort diminuée sans que l'ouvrier soit gêné pour gagner son plein salaire : exemple : les tailleurs de pierre, les terrassiers, les laboureurs. Par contre, un mécanicien de précision est incapable d'exercer son métier avec une V. S. de 1/5. Il n'est pas aveugle. mais il est atteint, *pour sa profession*, d'I. P. T.

On appelle V. Pr. d'un métier déterminé le degré d'acuité visuelle physiologique nécessaire pour exercer ce métier. Il en résulte que la *limite supérieure* de l'acuité visuelle professionnelle d'une profession est fournie par le degré de V. S. le plus bas qui permet d'exercer cette profession sans entraves. La *limite inférieure* est le degré d'acuité physiologique le plus élevé qui ne permet plus du tout l'exercice de ce métier.

Chaque métier a son acuité professionnelle propre dont le degré ne peut être fixé que par l'observation. La V. Pr. est la seule dont on doive tenir compte pour évaluer l'incapacité de travail.

Dans le graphique suivant, Grœnouw a schématisé comment on peut trouver la V. Pr. d'un ouvrier lorsqu'on a mesuré, avec des échelles de Snellen, par exemple, sa V. S. Voici comment on doit lire ce graphique. Grœnouw distingue trois catégories de métiers : *a*) ceux qui nécessitent une acuité visuelle ordinaire; *b*) ceux qui nécessitent une acuité visuelle supérieure; *c*) les professions dites visuelles, pour lesquelles la vision doit être maxima. Ces trois catégories de métiers sont indiquées sur le graphique par les lignes inclinées AB, CF, CDF. Les chiffres portés sur la ligne horizontale marquent en dixièmes les différents degrés de la V. S.; ceux qui sont portés sur la ligne verticale marquent, également en dixièmes, les degrés de la V. Pr. Voici un cultivateur dont la V. S. est de 0,4. Quelle est son acuité professionnelle? Elle est indiquée sur le graphique de Grœnouw par l'intersection des deux lignes verticales 0,4 — 0,4, et oblique AB : par cette intersection passe la ligne 0,8 — 0,8. Donc la V. Pr. est pour cet ouvrier de 0,8.

On peut admettre, avec Sulzer, que la V. Pr. est égale, pour les métiers à exigences visuelles faibles, au double de la V. S., aussi longtemps que cette dernière ne tombe pas au-dessous de 0,15. Pour les professions visuelles, la V. Pr. se confond avec V. S.

Quand y a-t-il I. P. T. et comment en évaluer le degré? — Il y a I. P. T.

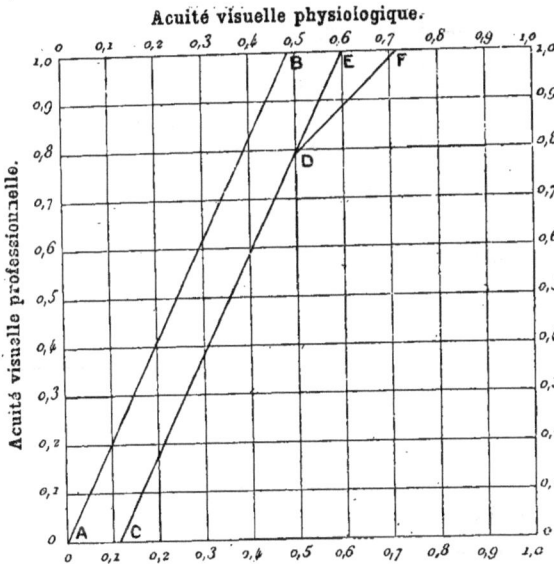

Fig. 245. — Graphique de Grœnouw : A, B, métiers qui nécessitent une acuité visuelle ordinaire ; G, E, métiers qui nécessitent une acuité supérieure ; C, D, F, professions visuelles.

lorsque la V. S. d'un ouvrier est au-dessous de la limite inférieure de la V. Pr. de son métier. Grœnouw donne 0,15, Trousseau et Truc 0,1 comme étant cette limite. Donc, sans être aveugle, un blessé dont la V. S. est tombée au-dessous de 0,1 doit être déclaré atteint, *pour sa profession*, d'I. P. T.

Quand y a-t-il I. P. P. et comment en évaluer le degré? — Il y a I. P. P. lorsque la V. S. d'un ouvrier est tombée au-dessous de la limite supérieure de la V. Pr. nécessaire pour exercer son métier.

Grœnouw, dans les deux tableaux suivants, a indiqué les différentes réductions de capacité entraînées par la réduction de la V. S. Les chiffres ou caractères gras de la colonne supérieure horizontale correspondent à l'acuité d'un œil; ceux de la colonne verticale de gauche indiquent la V. S. de l'œil congénère. Supposons un électricien dont la V. S. de l'œil droit soit de 0,5 pour l'œil gauche. Si nous cherchons dans le premier tableau (professions visuelles), nous trouvons que cette diminution de la V. S. correspond à une réduction de salaire de 60 pour 100. Pour un forgeron, nous chercherions dans le second tableau qui se rapporte aux professions à exigences visuelles peu élevées et nous y verrions que le préjudice doit être évalué à 40 pour 100.

Tableau I.

Quotité de la réduction de la capacité de travail pour 100 en chiffres ronds en cas de diminution de l'acuité visuelle des deux yeux, pour des professions qui demandent un degré élevé d'acuité visuelle.

Degré de L'ACUITÉ VISUELLE SCIENTIFIQUE		LA VISION PÉRIPHÉRIQUE EST CONSERVÉE					Avec perte totale de la vision centrale et périphérique d'un œil
		—	0.5	0.4	0.3	0.2	0.1 ou moins	
La vision périphérique est conservée.	1.0-0.6	1.0-0.6	—	5—10	10—15	10—20	10—25	20—33
	0.5		20	25	25—30	30—35	30—40	35—45
	0.4	5—10	25	40	40—45	45—50	50—55	50—60
	0.3	10—15	25—30	40—45	60	60—65	65—70	70—75
	0.2	10—20	30—35	45—50	60—65	80	80—85	85—90
	0.1 ou moins.	10—25	30—40	50—55	65—70	80—85	100	100
Avec perte totale de la vision centrale et périphérique d'un œil. . . .		20—33	35—45	50—60	70—75	85—90	100	100

Tableau II.

Quotité de la réduction de capacité de travail pour 100 en chiffres ronds en cas de diminution de l'acuité visuelle des deux yeux, pour des professions qui demandent un degré peu élevé d'acuité visuelle.

Degré de l'acuité visuelle scientifique		LA VISION PÉRIPHÉRIQUE EST CONSERVÉE							Avec perte totale de la vision centrale et périphérique d'un œil
		1.0-0.5	0.4	0.3	0.2	0.1	0.05	0.02 ou moins	
La vision périphérique est conservée	1.0—0.5	—	—	5—10	10—15	10—20	10—20	10—25	20—33 1/3
	0.4	—	20	25	25—30	30—35	30—40	30—40	40—50
	0.3	5—10	25	40	45—50	50	50—55	50—55	55—60
	0.2	10—15	25—30	45—50	60	65	65—70	65—70	70—75
	0.1	10—20	30—35	50	65	80	85	85	85—90
	0.05	10—20	30—40	50—55	65—70	85	90	95	95
	0.02 ou moins	10—25	30—40	50—55	65—70	85	95	100	100
Avec perte totale de la vision centrale et périphérique d'un œil.		20-33 1/3	40—50	55—60	70—75	8 —90	95	100	100

B) **Diminution de l'acuité visuelle des deux yeux, inégale pour chaque œil.** — La V. Pr. est constituée par *l'acuité visuelle binoculaire.* Voici le barème employé en Allemagne pour évaluer le degré d'acuité visuelle professionnelle dans les cas où la diminution de l'acuité est différente pour chaque œil.

		ACUITÉ SCIENTIFIQUE DE L'ŒIL DROIT								
	5 7.5 ou 1 à 2/3 0.66	5 10 ou 1/2 0.5	5 15 ou 1/3 0.33	5 20 ou 1/4 0.25	5 25 ou 1/5 0.2	5 35 ou 1/7 0.15	5 50 ou 1/10 0.1	5 75 ou 1/15 0.075	5 100 ou 1/20 0.05	0
Acuité scientifique de l'œil gauche. { 1 à 2/3 ou 0.06	0	0	5	10	10	15	15	20	20	25
1/2 ou 0.5	0	5	10	10	15	20	25	25	30	35
1/3 ou 0.33	5	10	25	25	30	30	35	40	45	55
1/4 ou 0.25	10	10	25	40	40	45	50	55	60	65
1/5 ou 0.2	10	15	30	40	55	60	65	70	75	80
1/7 ou 0.15	15	20	30	45	60	70	75	80	85	90
1/10 ou 0.1	15	25	35	50	65	75	85	90	95	105
1/15 ou 0.075	20	25	40	55	70	80	90	95	100	115
1/20 ou 0.05	20	30	45	60	75	85	95	100	110	125
0	25	35	55	65	80	90	105	115	125	125

Dans ce tableau, les portions de la colonne *horizontale* indiquent la V. S. de l'œil droit; les portions de la colonne *verticale* de gauche indiquent la V. S. de l'œil gauche. Les nombres des autres colonnes représentent en centièmes la diminution de la V. Pr. correspondant à cette diminution double de la V. S. Soit un blessé dont la V. S. de l'œil droit est de 0,5 et la V. S. de l'œil gauche de 0,1. Cherchez dans la deuxième colonne verticale, à la 7e ligne, et vous lisez 25/100. Le blessé a donc une acuité visuelle binoculaire de 1/4 ou de 0,25.

En Allemagne, comme le tableau le montre, la cécité est évaluée à 125 pour 100, à cause des soins particuliers dont l'aveugle a besoin.

Ces chiffres n'ont qu'une valeur documentaire. L'expert tiendra compte surtout de l'âge et de la profession du blessé.

C) **Évaluation de l'incapacité due à la perte d'un œil.** — On évalue en général la perte d'un œil à 33 pour 100. Mais il y a des professions où cette évaluation est trop faible, et l'on doit, chez les ouvriers qui exercent une profession visuelle, l'élever à 40 et quelquefois même à 50 pour 100.

D) **Évaluation de la valeur professionnelle d'un œil aphake.** — On doit se baser sur l'acuité *après correction* pour apprécier l'incapacité permanente partielle qui résulte de la perte du cristallin : les chiffres de 15 à 20 pour 100 constituent une évaluation équitable pour cette infirmité.

E) **Évaluation de la perte de l'œil sain chez un borgne.** — Le borgne qui perd l'œil restant est atteint d'I. P. T. La réduction déclarée doit donc être évaluée à 100 pour 100. Malgré qu'il soit illogique de faire supporter à l'entrepreneur les conséquences d'un accident qui rendent aveugle un ouvrier déjà borgne antérieurement, la Cour de cassation a déclaré qu'il devait en être ainsi. La Cour suprême s'est basée sur le texte même de la loi de 1898 qui ne tient compte, pour l'indemnisation des accidents, que de deux éléments : le salaire gagné avant la blessure, le salaire que peut gagner le blessé une fois mutilé. Or, pour un borgne, l'œil sain représente sa capacité totale de travail, c'est-à-dire son plein salaire. S'il le perd, il a droit à la rente correspondante à l'I. P. T.

Évaluation des incapacités aggravées par un état antérieur ou dues à une prédisposition. — Un albuminurique, un cardiaque, un tuberculeux, un syphilitique sont victimes d'un accident qui, chez un individu sain, entraînerait seulement une courte incapacité temporaire. Cet accident aggrave la maladie préexistante, en accélère l'évolution et aboutit soit à la mort, soit à une incapacité permanente. Le patron est-il intégralement responsable des suites attribuées à l'accident?

La jurisprudence, durant plusieurs années, est demeurée hésitante, cette question n'étant pas précisée dans la loi de 1898. Mais la Cour de cassation a tranché définitivement la question : elle a décidé qu'il n'y avait pas lieu, dans les conséquences d'un accident, de distinguer ce qui revient au traumatisme et ce qui résulte d'une maladie préexistante ou d'une prédisposition. Le salaire touché par la victime avant l'accident constitue la seule base pour fixer le chiffre de l'indemnité, qui doit représenter la moitié de la réduction de salaire occasionnée par la mutilation. La loi de 1898 ne porte pas, en effet, de restriction en ce qui concerne les « états antérieurs ». La seconde raison sur laquelle la Cour de cassation s'est appuyée pour statuer ainsi, c'est que l'indemnité accordée par la loi de 1898 est une indemnité transactionnelle et forfaitaire : sous le régime du droit commun, le blessé qui apporte la preuve que l'accident est de la faute d'un tiers, est dédommagé intégralement. Sous le régime de la loi de 1898, le blessé n'a plus à fournir la preuve de la faute de l'employeur, mais en revanche il ne lui est accordé que la moitié de l'indemnité correspondant au préjudice subi.

Cette doctrine a le grand avantage de réduire le nombre des litiges et de simplifier les difficultés, lorsque l'une des parties exige une expertise médicale.

Mais si l'on ne doit tenir compte ni des prédispositions, ni des maladies antérieures, ni des infirmités ou mutilations préexistantes pour réduire le chiffre d'une indemnité prévue par la loi, certaines conditions doivent être réunies pour qu'il y ait lieu d'accorder cette indemnité.

Il ne suffit pas qu'un hernieux ou un phtisique accusent un effort ou un choc d'avoir été la cause de leur maladie, pour que le juge leur accorde une rente de 10, 20 ou 40 pour 100 de leur salaire annuel. Il faut que l'ouvrier fasse la preuve : 1° *qu'il y a eu accident survenu au cours ou à l'occasion du travail*; 2° *qu'il y a un lien de causalité entre l'accident et les phénomènes morbides dont se plaint le blessé*. L'enquête faite par le juge de paix fournit les éléments de la première. C'est le médecin qui établira la seconde.

D'une manière générale, on peut dire qu'il y a un rapport de cause à effet entre un accident et une lésion lorsque les conditions suivantes se trouvent réunies : 1° *il faut que l'accident ait été nettement caractérisé* (choc violent, effort soudain et intense ou longtemps soutenu dans une attitude pénible, par conséquent différent de ceux que nécessite l'exercice habituel d'une profession), et particulièrement propre par sa nature à aggraver l'affection préexistante. Ainsi une entorse survenue pendant la marche ne peut être rendue responsable d'une tumeur blanche tibio-tarsienne ignorée de son porteur et qu'elle a révélée;

2° *Il faut que l'aggravation se manifeste par des symptômes très nets* et d'une nature telle que leur cause puisse se rattacher à l'accident, par exemple, une hémoptysie après une contusion sur le thorax;

3° *Il faut que les premiers symptômes se soient manifestés peu de temps* après l'accident, quelques jours au plus, si la maladie était en évolution;

4° *Il faut enfin que la maladie préexistante ne soit pas, au moment où survient le traumatisme, arrivée à sa dernière période, au point que la mort n'est qu'une question de jours.* Dans l'éventualité contraire, le décès du blessé a sa cause dans la maladie, mais non dans l'accident qui n'aura pu, au pis aller, qu'avancer la mort de quelques jours.

Évaluation des incapacités qu'on ne peut affirmer permanentes. — Les névroses traumatiques (hystérie, neurasthénie, hystéro-neurasthénie traumatiques) doivent-elles être considérées comme des incapacités temporaires ou des incapacités permanentes? Si le médecin conclut à une incapacité temporaire en présence d'une monoplégie hystéro-traumatique, il oblige le patron à payer au sinistré le demi-salaire pendant des mois et des années, et le blessé, préoccupé par le retard apporté au règlement de son affaire, condamné au chômage, verra constamment son état s'aggraver. D'autre part, si le médecin conclut à une incapacité permanente, le patron sera obligé de servir une rente viagère à un hystérique dont la paralysie pourra disparaître spontanément quelques jours après la fin du procès.

Ces cas sont embarrassants. Mais si la loi de 1898 n'a pas prévu les névroses traumatiques, elle a prévu les améliorations et les aggravations des incapacités permanentes, puisqu'elle permet la revision pendant une période de trois ans. Nous pensons — et la jurisprudence française s'établit en ce sens — qu'il est préférable de régler le litige le plus rapidement possible pour faciliter la guérison du blessé, ou tout au moins l'empêcher de s'aggraver tout en sauvegardant les intérêts pécuniaires de l'entreprise (ou de l'assurance).

Voilà donc la conduite à suivre dans une expertise pour névrose traumatique. Le médecin expert affirmera au patient qu'il n'a aucun organe sérieusement malade et qu'il guérira certainement. Puis il conclura à une I. P. P. et évaluera la réduction de capacité ouvrière du blessé à 2, 4, 6, 10 pour 100 et très rarement davantage, si le blessé est jeune et robuste. Mais il ajoutera toujours, pour se mettre à couvert, au cas où le blessé guérirait complètement quelque temps après le règlement du litige, la restriction suivante : « L'affection présentée par le blessé n'est pas due à une lésion organique, mais à un trouble de fonctionnement du système nerveux, dont il est impossible de prévoir les suites, mais qui peut disparaître spontanément, comme aussi persister indéfiniment et même s'aggraver, sans qu'il y ait lieu de soupçonner la simulation. »

Évaluation des difformités qui ne diminuent pas la capacité ouvrière. — La loi de 1898 n'indemnise que les conséquences des accidents qui peuvent réduire la capacité ouvrière du blessé et par suite avoir une influence sur son salaire. La perte d'une phalange chez un terrassier, d'un ou plusieurs orteils chez un mécanicien ; une cicatrice non gênante, etc., ne constituent donc pas des incapacités. Mais la défiguration ou même seulement la perte de dents chez une jeune femme peuvent être indemnisées, parce qu'elles constituent une dépréciation de la personne et sont susceptibles d'empêcher l'embauchage ou même le mariage.

Les mutilations génitales doivent-elles être considérées comme des incapacités de travail? — La jurisprudence française n'est pas encore fixée sur ce point. Si l'on veut conclure d'une manière équitable, il faut adopter les indications de M. Balthazard qui propose de distinguer 3 cas :

1º *L'accident entraîne à la fois l'insuffisance spermatique et l'insuffisance diastématique*. Le mutilé se trouve, au point de vue physique et intellectuel, dans un état intermédiaire à celui de l'homme complet et de la femme ; on doit admettre que son salaire sera également intermédiaire entre celui de l'homme et de la femme. Or, la femme a un salaire ordinairement inférieur de 25 pour 100 à celui de l'homme. En évaluant à 25 pour 100 la réduction de salaire due à la castration, le préjudice causé par l'accident sera équitablement compensé. Toutefois nous pensons que ce chiffre est insuffisant s'il s'agit d'un sujet jeune. Il faut l'élever à 40 pour 100.

2º *L'accident a laissé intactes les fonctions testiculaires*. Toutes les lésions localisées à un seul testicule n'exercent aucune influence sur la sécrétion de son congénère : ce dernier subit même une hypertrophie compensatrice. Donc, dit M. Balthazard, à moins que le testicule non traumatisé n'ait été antérieurement le siège d'une orchite atrophiante, les fonctions testiculaire, spermatique et diastématique restent assurées et la capacité du blessé pour le travail n'est diminuée en rien. Il n'y a donc pas d'I. P. P. et l'accidenté n'a pas droit à une rente.

3º *L'accident altère isolément la fonction spermatique*. Si, comme cela se voit chez les sujets exposés aux rayons X sans précautions spéciales, la sécrétion spermatique est abolie avec conservation de la fonction diastématique, il ne peut être question d'incapacité permanente. L'individu est momentanément infécond : il n'est pas impuissant. A plus forte raison n'est-il en rien diminué dans sa capacité ouvrière.

Le refus d'une opération sans danger, susceptible d'améliorer la capacité du blessé, a-t-il une influence sur le chiffre de l'indemnité? — Jusqu'à cette année, presque tous les tribunaux admettaient le droit pour l'ouvrier de se refuser à subir une opération, même non dangereuse, sans s'exposer à voir diminuer le montant de l'indemnité. Plusieurs jugements et arrêts [Tribunal civil de Marseille, (1er décembre 1903), Cour de Douai (10 avril 1905) et Cour de Grenoble (15 avril 1905)] ont décidé, au contraire, que le refus, par un blessé, d'une opération sans aléa devait entraîner une réduction de la rente à allouer.

Nous avons plusieurs fois fait des cures radicales de hernie à des ouvriers qui ont pu récupérer ainsi leur capacité totale de travail, alors qu'ils n'auraient obtenu qu'une rente insignifiante, s'ils avaient refusé cette intervention aussi peu périlleuse qu'efficace. On devra souvent persuader des blessés de l'utilité de leur amputer un doigt gênant ou de leur régulariser un moignon douloureux. L'amélioration ainsi obtenue dans leur capacité ouvrière vaudra cent fois la faible rente qu'on leur aurait accordée.

FORGUE et JEANBRAU.

INCONTINENCE D'URINE. — (V. Urine).

INDIGESTION. — Il convient d'examiner, dans l'indigestion, l'individu malade, et à la fois l'aliment rejeté. L'indigestion peut, en effet, dépendre d'un malaise passager, d'un excès alimentaire, ou d'un véritable empoisonnement. Elle acquiert parfois un intérêt particulier, précédant de quelques heures l'hémorragie ou le ramollissement cérébraux, une colique hépatique ou une colique de plomb. Mais nous voulons seulement parler ici de l'indigestion, accident éventuel au cours d'un état de bonne santé habituelle, et non du *vomissement* symptomatique de tant d'affections diverses, depuis la crise tabétique jusqu'à la tumeur cérébrale, de la sténose du pylore à la gastrite alcoolique, de l'appendicite aiguë ou chronique aux poussées de côlite.

L'indigestion présente habituellement des symptômes fort simples. Une couple d'heures, parfois moins, souvent davantage, après le repas, surviennent des nausées, des bâillements, de la céphalée, une pesanteur douloureuse à l'épigastre, des battements de cœur angoissants. Après quelques éructations, la peau se couvre de sueurs froides et le rejet a lieu, amenant en général un soulagement immédiat. Il est inutile d'insister sur les complications rarissimes : hernies, délire, hémorragie cérébrale, convulsions, coma, etc., que signalent complaisamment les auteurs. En général, l'évacuation obtenue, tout est terminé ; il n'y a même rien d'ordinaire qui ressemble à une convalescence.

Parfois, les vomissements ne libèrent point le malade, et d'abondantes évacuations alvines surviennent, extrêmement fétides. Assez souvent, le tube digestif s'exonère simultanément par les deux voies opposées, cependant que l'anxiété atteint son plus haut point. Il n'est pas rare d'observer alors de la lipothymie. Ces cas extrêmes sortent du cadre de l'indigestion banale et méritent à proprement parler la désignation des gastro-entérites toxiques aiguës ou suraiguës.

Le plus souvent, il n'y a pas de *traitement* de l'indigestion ; celle-ci est déjà un remède naturel à un état gastrique morbide. Il suffira donc de favoriser s'il y a lieu les évacuations, soit par l'ingestion d'eau tiède, soit exceptionnellement en administrant de l'ipéca. Si l'état nauséeux est faiblement accusé, on peut chercher à faire avorter l'indigestion imminente en faisant prendre de la glace, de l'eau chloroformée, du champagne étendu, de l'eau de Vichy et des boissons acidulées. Après le vomissement, le décubitus dorsal et le repos, puis la glace, le champagne, dissiperont s'il y a lieu les derniers malaises.

S'il s'agit d'un véritable empoisonnement [V. Alimentaires (Intoxications) et Poisons médicamenteux]. il peut devenir urgent de faire un lavage de l'estomac et de donner de suite un purgatif salin. Des cataplasmes laudanisés calmeront la douleur ; on combattra le refroidissement et la lipothymie. En tout cas, il est fréquemment indiqué de purger légèrement les malades à la suite des indigestions, même bénignes, et d'assurer ainsi l'antisepsie intestinale.   *FRANÇOIS MOUTIER.*

INERTIE UTÉRINE. — (V. Dystocie du travail et délivrance).

INFANTICIDE. — L'infanticide est qualifié par la loi « le meurtre d'un enfant nouveau-né ». La loi ne définit pas avec précision le terme nouveau-né, pas plus que les médecins d'ailleurs. Dans les expertises relatives à l'infanticide les principales questions posées sont les suivantes :

1° **L'enfant est-il né à terme?** — Les signes de maturité : poids (moyenne 3250 grammes), longueur (moyenne 50 centimètres), les dimensions des diamètres céphaliques (bipariétal moyenne 9 centimètres), présence d'un point d'ossification dans le cartilage de l'extrémité inférieure du fémur ou ailleurs, peau blanc rosé recouverte de duvet et d'enduit sébacé, longueur des ongles qui dépassent l'extrémité des doigts, présence des testicules dans les bourses, cloisonnement complet des alvéoles dentaires du maxillaire inférieur, n'ont aucune valeur absolue. « En réunissant en faisceau ces éléments, on n'arrivera jamais qu'à un certain degré de probabilités, mais on n'aura pas de critérium absolu. » (Pinard.)

2° **L'enfant est-il né vivant?** — C'est un point capital de l'expertise. La présence de l'air dans l'estomac et l'intestin, la disparition du bouchon muqueux de l'oreille moyenne, ne peuvent servir. Seule, la preuve anatomique que les poumons ont respiré pourrait servir de base à des conclusions précises. Cette preuve, on a coutume de la demander à la *docimasie pulmonaire hydrostatique.* Cette docimasie repose sur le fait suivant : les poumons qui n'ont pas respiré sont plus lourds que l'eau; ceux qui, ayant respiré, contiennent de l'air sont moins lourds que l'eau et surnagent.

Après avoir retiré en bloc l'appareil cardio-pulmonaire, on le plonge dans un vase plein d'eau. Il faut d'ailleurs refaire isolément l'épreuve pour chaque poumon entier, puis découpé en fragments. On peut ainsi reconnaître si oui ou non les poumons surnagent et s'ils surnagent en totalité ou en partie. En pressant les fragments de poumon, on peut également reconnaître s'il crépite et si la pression fait échapper sous l'eau des bulles gazeuses.

La surnatation prouve seulement qu'il y a des gaz dans le poumon.

Ce gaz est-il toujours de l'air? La putréfaction du poumon constitue une cause d'erreur, car les poumons putréfiés surnagent. Les seules données permettant, dans une certaine mesure, de se mettre à l'abri de cette cause d'erreur sont les suivantes : les poumons ne se putréfient pas avant l'apparition des signes extérieurs de la putréfaction; la putréfaction des poumons qui n'ont pas respiré est excessivement retardée.

D'autre part, le poumon qui a respiré peut tomber au fond de l'eau. Un séjour prolongé dans l'alcool, la coction dans l'eau bouillante, l'existence de foyers de broncho-pneumonie hémorragique empêchent la surnatation.

L'absence de respiration révélée par la docimasie hydrostatique ne prouve pas que l'enfant n'a pas vécu pendant quelques heures; on peut voir la vie persister sans respiration pendant un certain temps, surtout chez les enfants débiles, nés prématurément.

Toutes ces restrictions prouvent que, dans bien des cas, l'épreuve de la docimasie hydrostatique sera incapable de fournir au médecin expert des données suffisamment certaines pour lui permettre de poser des conclusions fermes.

5° **L'enfant était-il né viable?** — Il ne s'agit pas, dans les questions d'infanticide, de la viabilité dite légale fixée par la loi à 180 jours de vie intra-utérine (V. Viabilité), mais de viabilité vraie, c'est-à-dire de l'aptitude à vivre de la vie extra-utérine. Il faut donc, lorsqu'on est en présence d'un cadavre de nouveau-né, mettre à part les macérés morts pendant leur vie intra-utérine, les fœtus porteurs de malformations incompatibles avec la vie (monstruosités, malformations, maladies fœtales, etc.), les fœtus porteurs de lésions contemporaines de l'accouchement même spontané (hémorragies méningées, fractures du crâne), etc.

Restent les fœtus bien conformés, dont le poids est supérieur à 1 kilogramme et ne présentent aucune lésion d'origine intra-utérine ou obstétricale. Ces enfants seront considérés comme viables avec cette restriction qu'ils ont pu succomber, de mort naturelle, pendant ou après l'accouchement, sans présenter de lésions macroscopiques évidentes.

4° **Quelle est la cause de la mort?** — Les cadavres de macérés, de fœtus débiles ou malformés, inaptes à vivre de la vie extra-utérine sont mis à part.

L'autopsie complète et méthodique permettra de rechercher les lésions qui peuvent expliquer la mort. Au point de vue médico-légal on distingue diverses variétés d'infanticide. Nous ne pouvons que signaler les points les plus essentiels de leur étude, et renvoyer aux traités spéciaux de médecine légale.

a) *Infanticide par suffocation.* — Sauf le cas où l'enfant ayant été enfoui, des substances étrangères (terre, cendres, etc.) sont retrouvées dans la trachée ou l'œsophage, il est impossible de donner la preuve anatomique d'une suffocation criminelle. Les taches ecchymotiques sous-pleurales de Tardieu n'ont aucune valeur pathognomonique. L'existence d'érosions cutanées correspondant par leur forme à des empreintes d'ongles dans la peau de la région péribuccale ou laryngienne ne peut constituer qu'une présomption.

b) *Infanticide par fractures du crâne.* — La multiplicité des lésions et leur importance, lorsque les os craniens sont normalement ossifiés, constituent une présomption sérieuse.

En dehors de ce cas, le médecin expert sera d'une extrême prudence dans ses conclusions, car les os craniens incomplètement et irrégulièrement ossifiés peuvent, au cours de l'accouchement spontané, donner lieu à des fractures multiples; même normalement ossifiés, ils peuvent être le siège de fractures et d'enfoncements, surtout dans les accouchements de femmes ayant un bassin petit. Une fracture est également possible dans l'accouchement debout.

c) *Infanticide par plaies et mutilations.* — Les phlyctènes qui apparaissent après la mort intra-utérine de l'enfant, ou pendant le travail, le fœtus étant vivant (face ou siège), les fractures des membres d'origine intra-utérine, sont les principales causes d'erreur.

d) *Infanticide par strangulation.*

e) *Infanticide par submersion, par immersion dans les fosses d'aisances.*

f) *Infanticide par empoisonnement.*

g) *Infanticide par défaut de soins.* — Sauf des cas d'hémorragie par le cordon sectionné ou rompu et non lié (fait rare), hémorragie qui rend le cadavre absolument exsangue, il est impossible d'affirmer anatomiquement pareille cause de mort.   A. PINARD et A. COUVELAIRE.

INFANTILISME. — « L'infantilisme est une anomalie du développement caractérisé par la persistance, chez un sujet ayant atteint ou dépassé l'âge de la puberté, de caractères morphologiques appartenant à l'enfance. »

Telle est la définition de l'infantilisme que nous avons proposée en 1894, en nous basant uniquement sur l'examen des formes extérieures, en dehors de toute hypothèse pathogénique. De nombreux faits sont venus confirmer la réalité de ce type morphologique.

Le mot d'*infantilisme* avait été employé antérieurement par Lasègue, Brouardel, Féré, Lorain, et a été utilisé par la suite pour qualifier des états dystrophiques assez disparates. Pour éviter toute confusion, il importe de délimiter très exactement son sens.

D'abord, il s'agit d'un *état corporel*, dont le caractère essentiel est de rappeler la *conformation de l'enfant*. A cette constatation, tout objective, Brissaud a ajouté la notion suivante : *l'infantilisme est lié à une insuffisance de la fonction thyroïdienne.* C'est un état analogue au myxœdème, d'où le nom d'*infantilisme myxœdémateux*, créé par Brissaud.

Un autre état corporel avait été décrit par Brissaud, sous le nom d'*infantilisme du type Lorain*. Ce dernier, en effet, et son élève Faneau de la Tour, avaient qualifié d'infantiles certains sujets au développement retardataire ; mais c'est surtout par leur petitesse que ces sujets, chétifs, débiles, graciles, se rapprochent des infantiles proprement dits ; par ailleurs, ils en diffèrent notablement ; on ne retrouve pas chez eux les principaux caractères de la conformation de l'enfant qui sont le propre de l'infantilisme vrai.

Aussi bien, Brissaud lui-même conseilla de renoncer à la dénomination d' « infantilisme du type Lorain », car elle n'était pas toujours comprise et appliquée avec exactitude.

En réalité, un seul type clinique répond au sens du mot *infantilisme*. C'est celui où l'on retrouve les stigmates corporels de l'enfance, l'*infantilisme myxœdémateux*, qu'on appelle aujourd'hui, et à juste titre, l'*infantilisme de Brissaud.* C'est proprement l'*infantilisme.*

Signalement de l'infantile. — « Face arrondie, joufflue, lèvres saillantes et charnues, nez peu développé, visage glabre, peau fine et de couleur claire, cheveux fins, sourcils et cils peu fournis.

« Torse allongé, cylindrique, ventre un peu proéminent.

« Membres potelés, effilés de la racine aux extrémités, une couche adipeuse d'une assez grande épaisseur enveloppant tout le corps et masquant les reliefs osseux et musculaires.

« Organes génitaux rudimentaires, absence de poils au pubis et aux aisselles.

« Voix grêle et aigre, larynx peu saillant, corps thyroïde généralement petit. »

A ce signalement que nous avions donné, Brissaud ajoute : « Facies lunaire, yeux bouffis, lèvres épaisses, grosses joues rondes, tout simule le myxœdème. Les formes extérieures ne sont pas celles d'un adolescent ». Il note aussi les *proportions infantiles de la tête*, beaucoup plus grosse, par rapport au corps, que chez l'adulte.

Ce sont, dit-il, des « hommes à l'état de promesse ». Quant à la petitesse de la taille, elle n'est pas un caractère fondamental de l'infantilisme myxœdémateux, car il y a, comme on dit, de « grands enfants ». Il existe même des *infantiles gigantesques* (V. GIGANTISME).

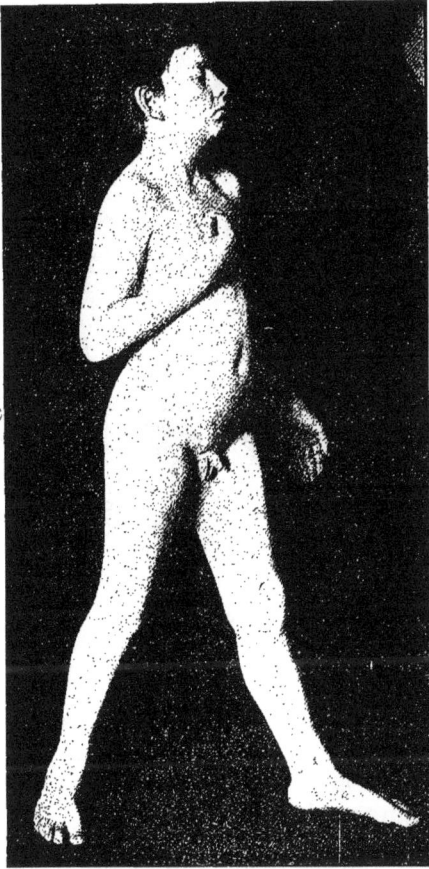

Fig. 246. — Infantilisme myxœdémateux de Brissaud (cas de H. Meige).

A ces caractères essentiels s'ajoutent d'autres signes moins constants, mais qui appartiennent encore à l'enfance, comme le *retard* ou l'*absence de la seconde dentition*. (Hertoghe, Marfan et Guinon). Les troubles de la croissance des cheveux ou leurs altérations sont fréquents, comme dans le myxœdème.

Chez la femme, l'infantilisme se produit par une morphologie où se retrouvent encore les caractères corporels de l'enfance. L'infantile-femme reste une fillette, à laquelle la puberté n'apporte pas ses modifications ordinaires : les règles n'apparaissent pas : les seins ne grossissent pas, le cou demeure « virginal », sans saillie thyroïdienne ; les poils ne poussent pas au pubis ni aux aisselles, le torse reste cylindrique, car les hanches ne subissent qu'un faible élargissement, et l'échancrure de la taille se dessine à peine.

Pour compléter le portrait de l'infantile, nous avons ajouté : « Enfant par le corps, l'infantile est aussi enfant par l'esprit. Chez lui, le retard du développement physique s'accompagne presque toujours d'un retard du développement psychique. Le stade dans lequel l'état mental reste figé correspond assez exactement à l'âge que semble n'avoir pas dépassé le corps. » Et en vérité, il existe un *infantilisme mental* : « légèreté, naïveté, versatilité, pusillanimité, pleurs et rires faciles, irascibilité prompte, mais fugace, tendresse excessive ou répulsion irraisonnée. » Telles sont ses dominantes psychiques qui sont aussi celles des enfants.

Avec de telles caractéristiques corporelles et mentales, l'infantilisme est aisément reconnaissable.

Un fait particulièrement intéressant dans l'infantilisme a été mis en évidence par Hertoghe, au moyen de la radiographie; dans la majorité des cas, les épiphyses des os longs ne se sont pas soudées à la diaphyse, et les cartilages de conjugaison persistent. Et ce ne sont pas seulement, du reste, les os longs qui sont atteints : les diamètres du crâne gardent les proportions qu'ils ont chez l'enfant, la seconde dentition tarde indéfiniment à remplacer les dents de lait, si l'infantilisme date des premières années.

Brissaud, et nous-même, avions d'abord pensé que la non-soudure des épiphyses était un caractère distinctif qui n'appartenait qu'à l'infantilisme myxœdémateux. Mais des observations ultérieures sont venues démontrer que la persistance des cartilages de conjugaison pouvait s'observer dans

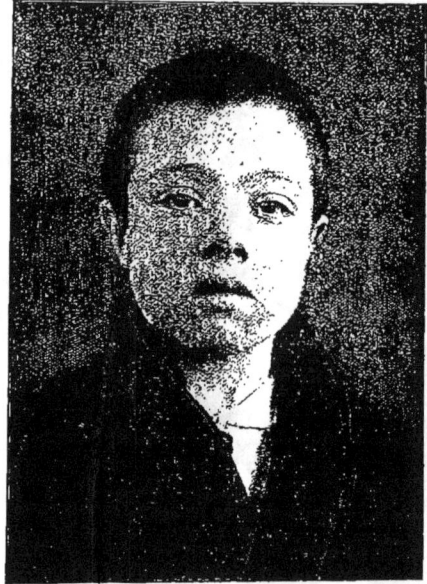

Fig. 247. — Facies lunaire.
Infantilisme du type Brissaud.

d'autres états corporels, notamment dans le type Lorain (E. Levi).

Le fait clinique qui justifie la description de l'infantilisme, c'est la constatation, chez des individus qui ont passé l'âge de l'enfance, d'une conformation particulière du corps, qui est justement celle de l'enfant. L'infantilisme est donc, et doit rester, avant tout, un syndrome morphologique.

Variétés cliniques. — Il convient d'abord de séparer de l'infantilisme proprement dit un certain nombre d'états, d'origine dysthyroïdienne, qui, morphologiquement, en diffèrent.

Le *myxœdème franc de l'adulte*, par ses caractères objectifs, offre assurément bien des analogies avec l'infantilisme, mais il en est comme la caricature (V. MYXŒDÈME).

Lorsque l'insuffisance thyroïdienne est congénitale et lorsqu'elle est complète, il en résulte des avortons qui, comme le « pacha de Bicêtre », conservent, jusque et après leur majorité, « les attributs repoussants d'une enfance monstrueuse, lentement flétrie par les années, nourrissons majeurs selon la loi, encore emmaillotés de langes, lorsque le recrutement militaire vient les immatriculer » (Brissaud). On a affaire alors à l'*idiotie myxœdémateuse* (Bourneville). Car il ne faut pas croire que l'infantilisme soit le myxœdème de l'enfant; il n'en est qu'une forme incomplète, fruste. Tout autre, en effet, est le véritable myxœdème de l'enfance qui se manifeste par des symptômes graves aboutissant, comme chez l'adulte, à la cachexie strumiprive (Brissaud).

Selon Brissaud, les variétés cliniques de l'infantilisme dépendent à la fois du *degré* de l'insuffisance thyroïdienne et de l'*âge* auquel elle est apparue. La dissociation des fonctions thyroïdiennes entraîne aussi certaines variantes. Mais la question d'âge est de beaucoup la plus importante. Lorsque la dysthyroïdie apparaît avant la puberté, l'infantilisme, avec ses caractères somatiques distinctifs, en est la conséquence. Si le trouble de la fonction thyroïdienne apparaît plus tardivement, on a affaire alors à ce qu'on a appelé *infantilisme réversif* (Gandy) ou mieux *infantilisme tardif* (Brissaud et Bauer), ou *myxœdème fruste acquis de l'adulte*.

On a décrit aussi des *infantilismes partiels*, qui s'expliqueraient par ce fait que, dans les nombreuses fonctions de la glande thyroïde, certaines pourraient être entravées isolément. On aurait affaire alors à des états dystrophiques où prédomineraient, tantôt des troubles squelettiques, tantôt des troubles intellectuels, tantôt des perturbations des fonctions sexuelles (Sante de Sanctis). De tels exemples s'observent assurément en clinique : mais il est regrettable, à notre avis, de leur appliquer le nom d'infantilisme, si le syndrome morphologique qui est la raison d'être de cette dénomination ne se trouve pas réalisé. D'ailleurs, d'une façon générale, il faut catégoriquement répudier les désignations nosographiques telles que : « acromégalie partielle », « myxœdème partiel », « infantilisme partiel », sous peine de rendre méconnaissables les grands syndromes cliniques représentés par l'acromégalie, le myxœdème, l'infantilisme.

Dans une série d'observations étiquetées infantilisme, on a signalé accessoirement : le prurigo, l'ichtyose, le psoriasis (qui a été traité avec succès, dans certains cas, par la méthode thyroïdienne), l'adénoïdie (qu'Hertoghe considérait comme constante), la neurofibromatose, le varicocèle, la hernie ombilicale, l'incontinence nocturne d'urine, des troubles de la marche, des palpitations, etc., etc. Tous ces phénomènes ont été regardés comme des manifestations d'hypothyroïdie. Mais ils n'appartiennent pas en propre à l'infantilisme, et leur origine dysthyroïdienne est contestable.

Dans ces dernières années, enfin, on a mis sur le compte de l'hypothyroïdie toute une série d'accidents dont la multiplicité et le polymorphisme laissent supposer que la fonction thyroïdienne retentit sur tout l'organisme sous les formes les plus disparates : des œdèmes transitoires pouvant siéger aux différents points de la face et du corps, la raréfaction du système pileux, notamment du tiers externe du sourcil, des troubles vaso-moteurs des extrémités, de l'hypothermie, des névralgies, des douleurs rhumatoïdes, la constipation, la fatigue matutinale, l'anorexie, la céphalée, la somnolence, la torpeur intellectuelle, les troubles dysménorréiques chez la femme, etc. (Léopold Lévi et H. de Rothschild). Il y a certainement quelque exagération à étendre de la sorte les méfaits de la dysthyroïdie, il serait, en tout cas, téméraire de conclure, d'après la constatation d'un de ces signes, à un trouble certain de la fonction thyroïdienne.

On a constaté également la coexistence, avec l'infantilisme, de l'hystérie,

de l'épilepsie (Féré, Meige), de vésanies diverses (Imoda), de la maladie de
Friedreich (Destrées), de la chorée variable (Patry), du bec-de-lièvre (P. Bi-
net), etc., et de la majorité des stigmates dits de dégénérescence. Maga-
lhaes Lemos a cru pouvoir en conclure que l'infantilisme n'était qu'une
sorte de manifestation dégénérative. Il n'y a pas lieu d'insister ici sur ces
associations.

Pathogénie. — Chez les sujets qui présentent la conformation corporelle de l'infantilisme, l'insuffisance thyroïdienne est, selon Brissaud,
constante; tantôt partielle, parfois complète, elle existe toujours à un
certain degré. Mais s'il n'y a pas d'infantilisme pur sans lésion thyroïdienne,
il serait inexact de dire qu'il n'y a pas de dysthyroïdie sans infantilisme.

L'insuffisance thyroïdienne, avons-nous vu, peut être acquise, *secondaire*
à des maladies aiguës, la rougeole par exemple, ou à des maladies chroniques, mais alors la dysthyroïdie et ses conséquences n'occupent plus que
le second plan et ne prennent qu'une part relative aux phénomènes dystrophiques.

L'infantilisme soulève un autre problème. La *dystrophie orchidienne*
n'est-elle pas, au moins dans un certain nombre de cas d'infantilisme, un
fait primitif au même titre que la lésion thyroïdienne? Et le mauvais fonctionnement de la glande génitale ne serait-il pas la cause même du
syndrome infantilisme? Cette hypothèse que nous avons émise autrefois
n'était pas acceptée par Brissaud, pour qui l'hypoorchidie représentait un
phénomène secondaire, l'hypothyroïdie demeurant toujours la lésion essentielle. Un certain nombre d'auteurs paraissent cependant envisager notre
hypothèse comme plausible. Il n'est pas douteux, en effet, qu'il existe, entre
les fonctions de la glande thyroïdienne et celles de la glande génitale, des
relations très étroites dont la preuve est fournie par un grand nombre de
faits cliniques. Richon et Jeandelize, Achard et Demanche, Vigouroux et
Delmas, Parhon et Goldstein, Dupré et Pagniez ont apporté une série de
faits qui viennent à l'appui de l'idée que nous avions suggérée. Mais il
serait prématuré, à l'heure actuelle, d'affirmer l'origine exclusivement
hypoorchidienne de l'infantilisme. On doit seulement prévoir que la glande
génitale, soit directement, soit indirectement, n'est pas étrangère à la production de cet état somatique.

Le rôle de l'hypophyse a été également incriminé : la coexistence de
l'infantilisme et du gigantisme autorisait cette hypothèse. D'autre part, on
sait, d'après les recherches d'Hallion et Carrion, que l'hypophyse et la
thyroïde exercent l'une sur l'autre une action réciproque; l'hypophyse, par
son action vaso-constrictive sur la thyroïde pourrait, lorsqu'elle hypersécrète,
engendrer l'hypothyroïdie (Halmagran).

On a envisagé aussi l'influence du thymus, mais la physiologie comme la
pathologie de cette glande sont encore trop mal connues pour qu'on puisse
en faire état au point de vue pathogénique.

Enfin, les glandes surrénales n'ont pas été oubliées. « Quelques faits, dit
Léon Bernard, tendent à montrer les sympathies morbides entre les surrénales et les glandes génitales, le corps thyroïde et l'hypophyse; mais c'est
surtout dans leurs rapports avec la croissance du corps que les synergies

fonctionnelles des glandes endocrines accusent la part des surrénales ; celles-ci paraissent intéressées dans certains cas d'infantilisme, de gigantisme, d'arrêt de développement. »

On aurait affaire alors à des syndromes complexes dans lesquels on peut supposer que les fonctions des diverses glandes endocrines sont simultanément troublées : « syndrome d'insuffisance pluriglandulaire », dit-on, sans

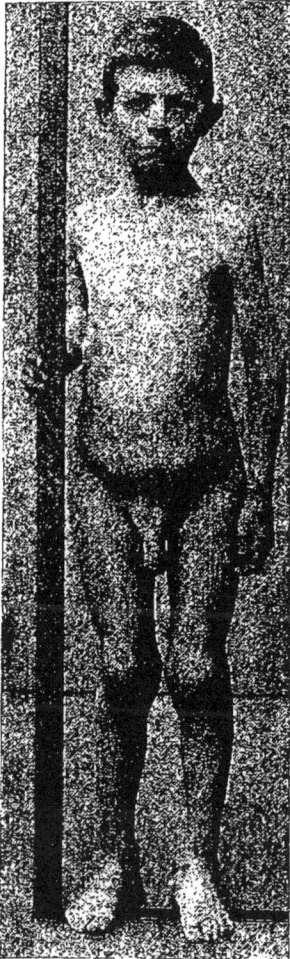 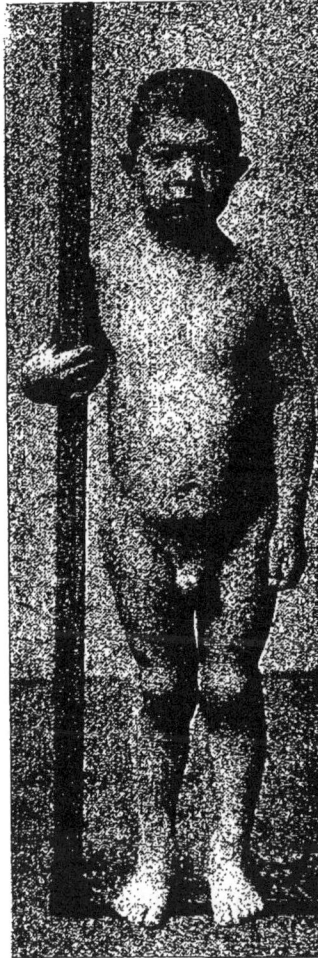

Fig. 248.   Fig. 249.

Infantilisme myxœdémateux.
Modifications survenues sous l'influence du traitement thyroïdien (d'après Hertoghe).

qu'il soit possible d'ailleurs de préciser encore la part exacte qui incombe à chacune de ces glandes dans les accidents dystrophiques observés.

Il était nécessaire de rappeler ces conceptions pathogéniques, mais il ne faut pas oublier qu'elles restent encore dans le domaine de l'hypothèse.

A l'heure actuelle, la seule conclusion qu'on puisse formuler est la suivante :

L'infantilisme est un *état somatique* que, seuls, des caractères morphologiques permettent de bien définir.

Cet état somatique paraît être sous la dépendance d'un trouble fonctionnel d'une ou de plusieurs glandes endocrines, parmi lesquelles la glande thyroïde semble toujours être intéressée, soit directement, soit indirectement.

Pronostic et Traitement. — Chez l'infantile myxœdémateux, le pronostic dépend à la fois de l'intensité de la dysthyroïdie et de l'âge auquel elle a fait son apparition. La radiographie renseigne d'une façon certaine sur la possibilité, pour un infantile, de grandir ultérieurement. Si le cartilage épiphysaire subsiste, l'os peut encore s'allonger, et le développement des autres systèmes, comme celui de l'intelligence, se font en général parallèlement. Dans certains cas, le traitement thyroïdien a donné des succès merveilleux qui ne doivent cependant pas faire oublier une grande prudence dans son administration.

Sans entrer ici dans tous les détails de la médication thyroïdienne (V. Opothérapie), on peut rappeler qu'elle est constituée par l'ingestion, soit de glandes thyroïdes de mouton fraîches, soit de pastilles ou de tablettes renfermant le principe actif de la glande, l'iodothyrine. Ces préparations sont les plus faciles à supporter.

Il est bon d'instituer des intervalles de repos de temps en temps. Il est indispensable de surveiller, avec la plus grande attention, l'état du cœur pendant toute la durée du traitement.

LE TYPE LORAIN OU CHÉTIVISME. — Brissaud avait d'abord donné le nom d' « infantilisme type Lorain » à un état corporel qui diffère notablement de celui de l'infantilisme myxœdémateux; mais il reconnaissait que le nom même d'*infantilisme* ne convenait pas exactement aux cas de ce genre. Et Brissaud, comme tous ceux qui étudièrent avec lui les sujets en question, jugèrent qu'il était préférable de renoncer à cette désignation pour éviter des confusions. A. Bauer a proposé de la remplacer par le terme de *chétivisme* (v. c. m.) qui mérite d'être adopté.

L'individu qui correspond à ce type est petit de taille, ce qui fait qu'au premier abord on peut le prendre pour un enfant; mais là s'arrête la ressemblance. Ses formes plastiques ne sont pas celles de l'enfance : « on dirait plutôt d'un adulte, mais d'un adulte vu par le gros bout d'une lorgnette; les épaules sont larges, le bassin étroit, les saillies osseuses bien marquées; les muscles sans être forts, sont bien « écrits », débarrassés de la gangue graisseuse de l'enfance; on lit aisément sous la peau leurs insertions, leurs faisceaux, leurs reliefs et leurs méplats qui les séparent. L'ensemble de ce *petit homme* représente plutôt une *réduction à l'échelle de l'adulte* qu'il devrait être normalement. »

Toutes les parties de son corps ont subi les transformations qui font passer de l'habitus extérieur de l'enfance à la morphologie de l'adulte, à cela près qu'elles n'ont pas obéi aux lois générales de la croissance. La métamorphose s'est opérée *in situ* : tout a cessé de croître; ce corps exigu est devenu un *homme en miniature*.

S'il lui manque la pilosité du mâle, — car souvent il n'a de poil ni sur le visage, ni sur le pubis, ni dans les aisselles, — il en a pourtant les attributs primordiaux : des organes sexuels bien conformés, peu volumineux sans doute, mais proportionnés au reste de l'organisme.

« Diminutif masculin où ne sont qu'ébauchés les stigmates de la virilité, on ne saurait y voir un être demeuré enfant passé l'âge. Car sa tête est petite ; elle a les mêmes proportions que chez l'adulte ; son tronc est presque proportionné ; plus de boule de Bichat arrondissant les joues, plus d'enveloppement adipeux masquant les reliefs des membres ; le thorax est dessiné, le ventre ne proémine pas. Cinq pouces de plus avec des poils où il en faut, et cet avorton pourrait être soldat. »

On voit par cette description, que nous donnions nous-même et qu'avait adoptée Brissaud, combien les sujets de cette catégorie diffèrent des vrais infantiles. Ce syndrome morphologique est essentiellement différent et mérite vraiment un nom spécial : celui de *chétivisme* lui convient parfaitement.

Chez la femme, les proportions, comme chez l'homme, sont celles de l'adulte ; il y a « de tout un peu », mais tout est mal venu chez ces « petits hommes » ou ces « petites femmes ». Il n'est pas rare de trouver chez eux une absence complète de manifestations sexuelles ; mais ici, comme l'a montré Brissaud, cette absence ne signifie rien autre chose qu'un trouble général de la nutrition. L'intelligence est à peu près normale dans les deux sexes. Mais

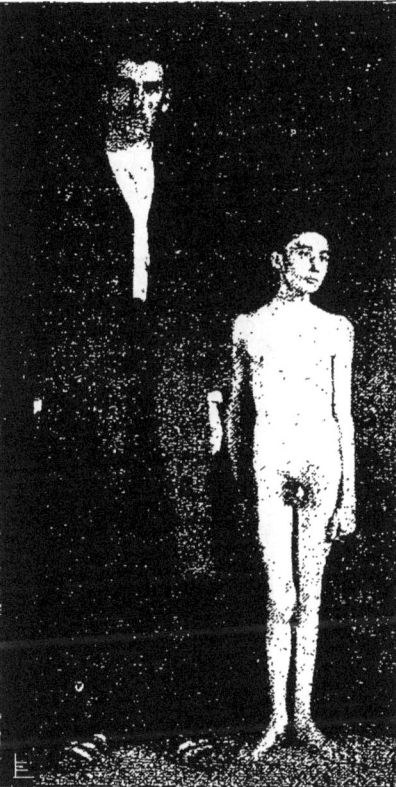

Fig. 230. — Chétivisme (A. Bauer) ou type Lorain (Brissaud).

toutes les fonctions mentales sont, elles aussi, plus ou moins *chétives*.

Les épiphyses peuvent être soudées, et le sont dans la plupart des cas ; mais ce signe, auquel nous avions cru pouvoir attribuer une réelle valeur diagnostique d'après nos premières observations, ne paraît pas absolument constant. Le véritable caractère distinctif est, ici, encore, d'ordre morphologique.

Les sujets en question sont des êtres débiles, graciles, des *chétifs*, produits d'une misère physiologique générale dont les facteurs étiologiques sont multiples. En première ligne, et à juste titre, on a incriminé la *tuberculose*, surtout la tuberculose héréditaire, et aussi l'*hérédo-syphilis*, l'*alcoolisme*.

Ces causes sont plus efficaces encore si elles sont réunies, et si elles agissent sur un sujet exposé à une vie dure et difficile, à une hygiène et à une alimentation défectueuses. Les « Seiglauds » de Sologne sont dans ce cas. Chez ces derniers le paludisme, signalé par Brissaud et Lancereaux, aggrave encore les prédispositions héréditaires.

Les intoxications (morphine, tabac, plomb, mercure, sulfure de carbone) ont été également incriminées.

Les malformations cardiaques congénitales, la persistance du trou de Botal, le rétrécissement mitral sont aussi considérés comme des facteurs étiologiques importants. On a même parlé d'un *nanisme mitral*. Mais d'abord nanisme et infanti- lisme ne sont pas synonymes, et de plus on doit considérer que ces malformations cardio-vasculaires peuvent n'être que des manifestations d'un trouble plus général du développement, portant sur tout l'appareil circulatoire. C'est pourquoi Brissaud a pu dire que l'*anangioplasie* était la cause immédiate, résumant toutes les précédentes, celles-ci n'exerçant leur influence que par l'intermédiaire de celle-là. Dès qu'il existe un certain degré d'angustie arté- rielle, les tissus et les organes, mal nourris, peu- vent se développer sans doute, mais ils restent petits, « chétifs ». L'individu « rabougri » qui en résulte parvient bien à son développement complet, mais à la croissance près.

A vrai dire, les cas de transition, les cas mixtes, ne sont pas rares. On rencontre des infantiles myxœdémateux ayant de l'anangioplasie. Il y a des « chétifs » avec lésions thyroïdiennes, au moins secondaires.

Brissaud admet que les sujets du type Lorain peuvent être améliorés par une hygiène appropriée ; mais plus ancienne est l'angustie artérielle, plus difficile est aussi le retour à une nutrition normale.

Hertoghe a obtenu, dans ces cas-là aussi, de bons résultats par l'emploi du traitement thyroïdien ; lorsqu'en effet, le corps thyroïde est lésé, cette médication achèvera le développement des organes que la dysthyroïdie avait atteints ; mais Hertoghe

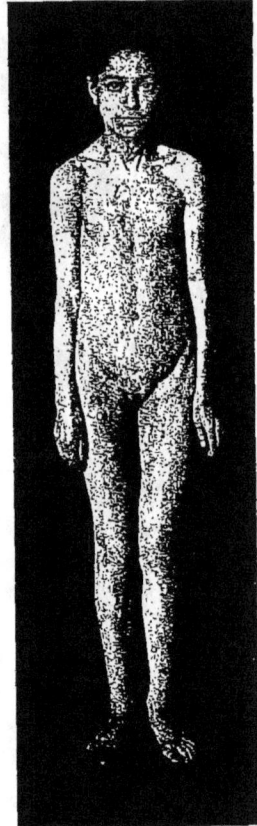

Fig. 251. — Chétivisme du type Lorain, chez une femme de 30 ans (H. Meige).

l'a dit lui-même : « La thyroïdine ne peut donner que ce qu'elle a ». Sur les cachexies causales, alcoolisme, syphilis, tuberculose, etc., la thyroïdisation ne peut rien ; chez les tuberculeux, la médication thyroïdienne semble même contre-indiquée.

Féminisme. — On peut rapprocher de l'infantilisme un autre syndrome morphologique décrit sous le nom de *féminisme*. Ce syndrome n'a d'ailleurs rien à voir avec l'hermaphrodisme proprement dit. On doit, en effet, con- server le nom d'*hermaphrodisme* à des malformations particulières des organes sexuels pouvant donner lieu à des erreurs ou à des équivoques sur le sexe. Les hermaphrodites antiques étaient, nous l'avons montré avec Paul Richer, des types de féminisme. Dans le féminisme, les formes extérieures et les caractères sexuels secondaires rappellent ceux du sexe féminin. Il peut être associé à l'infantilisme. *HENRY MEIGE.*

INFARCTUS. — V. Poumon (Apoplexie pulmonaire), Rate, Rein.

INFECTIONS. — V. Fièvre, Prodromes, etc.

INFECTION DU NOUVEAU-NÉ. — V. Nouveau-né et Prématurés.

INFECTION PUERPÉRALE. — V. Injections génitales.

INFECTION PURULENTE. — V. Pyohémie, Septicémie.

INFECTION URINAIRE. — V. Urinaire (Infection).

INFILTRATION D'URINE. — V. Urine (Infiltration).

INFIRMERIE RÉGIMENTAIRE. — Dès la création des troupes régulières, on eut l'idée, en France, de garder une ou plusieurs chambres du casernement, pour passer la visite des malades et traiter les hommes indisposés ou légèrement blessés. D'abord, réléguées dans les combles, ces chambres furent isolées, dans la suite, au bout d'un bâtiment, puis elles constituèrent ces pavillons indépendants avec jardin, qu'une grille sépare du reste du quartier.

Le plan des infirmeries modernes a été modifié, agrandi. Au rez-de-chaussée, on trouve de vastes salles d'attente, de visite, de consultation, de bains, de pansements, des lavabos, une tisanerie; au 1er étage, au lieu des grandes chambres collectives, une série de petites chambres à 2 ou 4 lits; au 2e étage le dortoir des infirmiers, un séchoir, un magasin pour le matériel de réserve et un autre pour celui du service courant.

A l'infirmerie, on traite presque tous les vénériens (les blennorragies simples et les syphilis primaires et secondaires), à l'exception des orchites, des bubons, des syphilis malignes, qui nécessitent des soins spéciaux.

Aux blessés, on traite les accidents légers des fantassins et des cavaliers, en un mot tous les traumatismes ou lésions locales susceptibles de guérir promptement.

Aux fiévreux, on soigne les affections bénignes des voies digestives et respiratoires (angines, laryngo-trachéites, courbatures, embarras gastriques sans fièvre, palpitations, diarrhée, etc.), affections apyrétiques ou rendues telles par un purgatif et la diète lactée.

En résumé, l'infirmerie est un lieu de traitement pour les malades bénins et un lieu « *d'observation* » pour les fébricitants du matin, dont tous les symptômes s'exaltent souvent l'après-midi. A la contre-visite du soir (qui devrait être rendue réglementaire, dans les infirmeries comme dans les hôpitaux militaires), ces malades sont dirigés d'urgence sur l'hôpital, soigneusement roulés dans des couvertures, avec une *bouillotte d'eau chaude aux pieds.*

Ce transport à l'hôpital mérite, en hiver, d'être spécialement surveillé, pour que les malades ne voient pas leur état s'aggraver par suite de refroidissement. En outre, si ce transport a lieu durant la nuit, ou si le malade est très gravement atteint, il est indispensable que le médecin l'accompagne et procède aux premiers soins.

Enfin l'infirmerie sert à mettre « en observation » les simulateurs ou plutôt les exagérateurs de certaines impotences ou de phénomènes douloureux, consécutifs à des traumatismes ou à des névralgies sciatique, intercostale, lombaire, etc., que les ventouses scarifiées, la diète lactée, le thermo-cautère et le séjour prolongé au lit guérissent promptement. (Dans l'armée moderne, les exagérateurs sont nombreux, mais les vrais simulateurs sont rares.)

Aucune maladie contagieuse ne doit être traitée à l'infirmerie, car l'isolement ne peut pas être assez rigoureux. Quant aux autres maladies, une délimitation très nette ne saurait être donnée ici; mais ce qu'il faut surtout éviter, c'est de garder *trop longtemps* dans ces établisssements des malades graves ou des processus fébriles mal définis, qui se prolongent. Les décès à l'infirmerie doivent être soigneusement évités.

Un personnel spécial d'infirmiers militaires a pour mission de soigner les malades et d'entretenir la propreté de cet immeuble, qui doit trancher dans un quartier par son confort et son hygiène. Chaque bataillon ou groupe d'artillerie a droit à deux infirmiers, l'un du service armé, l'autre du service auxiliaire; ces hommes couchent à l'infirmerie. Il faut les choisir avec soin, les interroger, consulter leur relevé de punitions sur leur livret-matricule. Un infirmier doit être intelligent, doux et sobre surtout, les alcooliques sont des brebis galeuses, qu'il faut soigneusement évincer.

Le gradé chargé des détails de ce service est un sous-officier, qui tient les registres et toutes les écritures se rapportant au service médical et à l'administration de l'infirmerie. Son rôle est important, car il doit surveiller son personnel, distribuer à chaque infirmier sa besogne, veiller à la propreté des locaux et enfin préparer, à jour fixe, les pièces périodiques à fournir. Le choix d'un bon gradé est essentiel (il faut arriver à en convaincre son colonel), car en dehors des heures de visite, c'est lui qui y fait régner l'ordre et la discipline.

Le gradé doit visiter souvent les malades, s'enquérir de leurs besoins, veiller à ce que les infirmiers soient convenables avec eux et voir si les prescriptions médicales ont été remplies, avant l'heure de la contre-visite. Cette surveillance il faut l'exiger, car beaucoup de gradés se figurent que leur rôle est celui d'un scribe toujours assis devant son bureau.

Enfin, il faut recommander aux gradés comme aux infirmiers une discrétion professionnelle absolue. S'ils ne sont pas tenus par la loi au secret professionnel, ils n'en commettraient pas moins une odieuse lâcheté, s'ils venaient à divulguer ou à plaisanter une misère ou une infirmité constatée chez un camarade, pendant un examen médical ou une visite d'incorporation.

Dès le réveil, les infirmiers nettoyent l'infirmerie, allument les poêles des salles d'attente, de visite, des pansements. Puis les malades arrivent : *les fiévreux font prendre leur température* (sage précaution qu'il faut toujours exiger et qui prévient certaines erreurs malencontreuses). Les cahiers de visite sont ouverts et placés sur la table du médecin; les bistouris, les ciseaux, la serviette, le stéthoscope, le ruban métrique, l'abaisse-langue, la serviette pour ausculter sont prêts, le médecin arrive, la visite commence.

Appelés par leur nom, les hommes *se présentent individuellement*, sont interrogés par le médecin, puis se déshabillent jusqu'à la ceinture et viennent se planter le torse nu, en pleine lumière, devant le praticien. Ce procédé favorise beaucoup l'examen du médecin, qui peut ainsi promener son regard sur le facies « tiré » d'un grippé ou le teint frais d'un paresseux, sur les lèvres rosées ou décolorées, sur la langue « ce miroir de l'estomac », sur les exanthèmes cutanés du torse, sur la région cardiaque que la pointe du cœur frappe normalement ou à coups répétés. L'examen se poursuit par l'auscultation méthodique des poumons en avant et en arrière et par l'inspection de la gorge, si souvent irritée en hiver.

Le diagnostic, ainsi posé, est écrit sur le cahier de visite, avec l'indication des prescriptions thérapeutiques et des mentions administratives, (entrant à l'infirmerie, à l'hôpital ou exempté de service, d'exercice, de cheval, de chaussure, etc.). En cas d'accident traumatique, prescrire l'établissement d'un certificat d'origine de blessure, qui est la pièce indispensable pour obtenir, s'il y a lieu, en cas de guérison incomplète, une gratification renouvelable ou une réforme n° 1 avec pension.

Les indisponibles exemptés de tout service sont groupés dans une *salle de convalescents*, où ils passent la journée, dans le repos le plus complet, autour d'un poêle allumé. En hiver, il est bon, dans l'après-midi, vers 2 heures, de les faire gargariser avec une solution chaude, très faible de permanganate de potasse (1/5 000), de leur faire inhaler de l'huile ou de la vaseline boriquée légèrement mentholée, pour calmer les irritations naso-pharyngiennes si fréquentes durant la froide saison. Puis une boisson chaude, aromatique, bien sucrée, leur sera distribuée vers 3 heures.

Après la visite des malades à l'infirmerie, il faut s'assurer que tous les médicaments et les solutions dangereuses ont été remises dans les armoires et qu'elles sont sous clef. Pour éviter les empoisonnements, la clef de l'armoire « *aux poisons* » d'après le Règlement, doit être constamment en la possession du médecin-major de service et jamais dans les mains d'un infirmier ou du gradé.

Quant au régime spécial des malades à l'infirmerie, il est fourni à tour de rôle par les cantinières du régiment. Le prix des divers aliments est affiché dans la salle de visite après entente avec les cantiniers. Ce régime doit être surveillé et contrôlé comme qualité et quantité. En hiver, si le boni le permet, il est bon d'ajouter à la portion entière un quart de vin, ce qui rend les aliments plus sapides et les convalescences plus promptes.

L'instruction des infirmiers doit être aussi l'objet d'une constante préoccupation de la part des médecins. Il faut leur apprendre à faire un massage, à poser des ventouses, à combattre une syncope (respiration artificielle, tractions rythmées de la langue) et à faire très proprement les divers pansements. Aussi pour exiger une propreté scrupuleuse de leurs mains, il est bon de doter les lavabos de salles de pansements de serviettes sans fin et de ces *râpes-savon*, aujourd'hui si utilisées dans tous les cabinets de toilette publics.

Les adresses des médecins du corps doivent être affichées à la salle de visite et au poste de police : tous les infirmiers doivent avoir reconnu leurs logements pendant le jour. Cette précaution est indispensable aux manœuvres, car le médecin de service doit pouvoir être trouvé sans retard, de jour comme de nuit.

D'ailleurs quand un médecin est appelé pour voir un malade, il doit tout quitter et se rendre en hâte auprès de lui, car tout retard, non motivé par un service commandé, est très défavorablement apprécié dans un régiment : aussi le cheval et la bicyclette sont pour le médecin militaire de précieux moyens de transport.

En résumé, le médecin doit être l'âme de son infirmerie. Il doit s'y refléter partout dans la propreté de l'immeuble, comme dans celle de son personnel et de ses malades. Aussi, suivant les sages conseils de Percy « il doit se persuader intimement *que rien n'est vil lorsqu'il s'agit de remplir un devoir sacré*, et que son mérite sera toujours assez rehaussé lorsque sa conscience lui témoignera continuellement que toutes ses actions ont pour but le soulagement de ses semblables ».   *BONNETTE.*

INFLAMMATION. — V. Lymphangite, Abcès, Plaies, Suppurations, etc.

INFLUENZA. — V. Grippe.

INGUINAL. — V. Aine, Hernie, Bubon.

INJECTIONS D'ALCOOL. — Depuis que l'on a su, par un dispositif spécial, et d'une stérilisation facile, porter à l'intérieur des tissus des substances destinées à modifier un trouble local ou un état général, la méthode des injections a rapidement étendu son champ d'action.

D'abord limitée au tissu cellulaire, l'injection a abordé bientôt le tissu musculaire, puis s'est enhardie à atteindre la cavité méningée ou encore l'espace épidural, l'espace pleural, et même a cherché à pénétrer jusqu'à l'intérieur des troncs nerveux.

C'est aussi dans le choix des substances à injecter que s'est révélée la diversité thérapeutique, depuis les sérums artificiels isotoniques, les toxiques sédatifs ou toniques, jusqu'aux solutions alcooliques, jusqu'aux injections gazeuses.

Les injections alcooliques et les injections gazeuses ont été employées contre la douleur, contre les algies. Les unes et les autres doivent être appliquées localement, au niveau des régions douloureuses. Mais chacune d'elles a ses indications.

Les injections alcooliques seront réservées aux nerfs *exclusivement* sensitifs, au nerf trijumeau, au nerf sous-occipital (deuxième branche cervicale postérieure d'Arnold). Et l'on se gardera de porter des solutions alcooliques au niveau des nerfs sciatiques ou de l'espace épidural. On trouvera à l'article Faciale (Névralgie) toute la technique de l'alcoolisation locale du trijumeau avec le taux de la solution alcoolique, en général 80°, et la quantité à injecter, en général 1 c. c. Si le domaine des injections alcooliques doit être ainsi restreint au seul territoire trigémellaire, c'est que l'on s'expose à de graves mécomptes en portant un liquide destructeur de la fibre nerveuse sur un nerf mixte comme le tronc du sciatique ou sur un nerf moteur comme le tronc du facial. Sans doute, dans la névralgie sciatique, on jugulera la douleur, mais cela aux dépens de la motricité du membre que l'on aura paralysée pour de longs mois, le malade étant ainsi frappé d'impotence, avec atrophie musculaire, steppage, etc.

Au cours de l'*hémispasme facial*, de ce singulier syndrome décrit par H. Meige, et par Babinski, Schlösser a préconisé l'injection alcoolique poussée au niveau même du tronc du nerf facial à son émergence stylo-mastoïdienne. La paralysie faciale ainsi déterminée amènerait la sédation spasmodique. Sans doute, le nerf facial paralysé, après l'injection, ne sera plus apte à provoquer des contractions, des palpitations musculaires, et comme une telle paralysie faciale guérit en trois à quatre mois environ, le résultat thérapeutique serait superbe, si avec la guérison de la paralysie ne renaissait parallèlement le spasme facial avec autant d'intensité qu'auparavant. Et si on essaie alors de nouvelles injections alcooliques, on peut, chez certains malades, provoquer un état morbide hybride de paralysie et de spasme, pire au point de vue esthétique, que l'hémispasme unique primitif.

Aussi, si l'on est autorisé dans quelques circonstances à tenter une injection alcoolique stylo-mastoïdienne contre le spasme facial, la récidive thérapeutique est-elle plus discutable? Pour notre part, sur ces sujets, nous avons renoncé à l'injection stylo-mastoïdienne qui porte ses effets sur le tronc lui-même, et il nous a paru plus rationnel d'alcooliser les branches périphériques à l'aide d'une solution à 60° à 70° ou mieux d'une solution de glycérine phéniquée à 25 pour 100.

Il faut bien avouer cependant que cette méthode inhibitrice du spasme facial ne donne jamais les beaux succès que l'on obtient toujours, au cours des prosopalgies essentielles, par l'alcoolisation du trijumeau. Comme l'alcool est une substance extrêmement hypertonique, même à l'état de solution diluée, on comprendra que de telles injections, en général, soient suivies d'une vive réaction locale, œdème, rougeur, vascularisation active, tous symptômes adéquats, du reste, au titre de la solution, à la quantité injectée, et à la région choisie. Aussi, si une minime quantité d'alcool, 1 c. c. par exemple d'un alcool titrant 90°, ne détermine après injection sous-cutanée qu'une vive réaction locale, 5 ou 4 c. c. de cette même solution alcoolique forte pourront donner naissance, après injection sous-cutanée en un même endroit, à une véritable plaque sphacélique de gangrène locale sèche. Il faut donc savoir manier les solutions alcooliques, et réserver l'alcoolisation, je le répète, en règle très générale, aux algies du trijumeau.

J.-A. SICARD.

INJECTIONS ÉPIDURALES. — L'espace cellulo-adipeux, situé entre la dure-mère et la paroi osseuse rachidienne est, comme je l'ai démontré en 1901, facilement et sûrement abordable chez l'homme par l'hiatus sacro-coccygien et la voie du canal sacré. Les saillies des cornes sacro-coccygiennes, servent de point de repère. Les liquides injectés à ce niveau fusent aisément vers la région lombaire et viennent baigner les troncs nerveux qui traversent la cavité épidurale. La dure-mère offre une barrière suffisante pour empêcher le passage de ces solutions dans la cavité sous-arachnoïdienne, c'est-à-dire au niveau du liquide céphalo-rachidien.

La solution novococaïnée, poussée par cette voie, est insuffisante à provoquer des symptômes d'anesthésie certaine, mais peut servir à calmer très efficacement les douleurs névralgiques du bassin et des membres inférieurs.

Ces injections sacro-coccygiennes, pratiquées même à dose élevée, d'un liquide non toxique, sont d'une innocuité absolue.

Nous employons au lit du malade la technique suivante.

Le malade est placé dans le décubitus latéral avec position en chien de fusil. On pratique l'antisepsie par la teinture d'iode de la région sacrococcygienne et l'on va à la recherche des points de repère : ce sont les tubercules latéraux du sommet du sacrum (cornes d'articulation sacro-coccygienne) qu'il faut aller chercher vers l'extrémité de la rainure interfessière. On les sent facilement presque à fleur de peau sous le doigt. L'espace limité par ces tubercules ou cornes est d'environ 1 centimètre à 2 centimètres.

Au niveau de la ligne transversale qui réunit les parties les plus saillantes de ces tubercules, on ponctionne d'arrière en avant et *très obliquement* de bas en haut, suivant le plan médian. On a la sensation de la pénétration de l'aiguille à travers le ligament sacro-coccygien. L'aiguille, à peu près capillaire, d'une longueur de 5 à 6 centimètres, est enfoncée de 1, 2, 3 centimètres dans le canal sacré. On pousse alors l'injection après s'être assuré que du sang ne s'écoule pas par l'aiguille. Ce léger contre-temps très rare n'est du reste jamais suivi d'aucun accident consécutif.

Voici le titre et la quantité de liquide que nous injectons dans un cas de sciatique par exemple.

Solution :

Chlorure de sodium.	1 gr.
Novocaïne	20 centigr.
Eau distillée	100 grammes.

A stériliser.

On remarquera que ce sérum novococaïné est légèrement hypertonique puisque son titre est de 10 pour 1000 au lieu des 8 pour 1000 isotoniques, et cette hypertonie est voulue de façon à provoquer une réaction osmotique plus forte.

De ce sérum nous injectons par voie épidurale 10 à 15 centimètres cubes, assez lentement et progressivement. Chez certains sujets cette dose injectée trop rapidement est douloureuse lors de sa pénétration.

On peut renouveler cette dose tous les deux ou trois jours suivant la sédation obtenue. Nous avons, du reste, reconnu que la guérison de « la sciatique » s'obtenait plus aisément si à ces injections épidurales on associait deux autres injections paranerveuses au niveau de la gouttière ischio-trochantérienne, et de la malléole péronière, celles-ci étant aussi poussées à la dose de 10 centimètres cubes environ de la solution précédente si bien qu'au total on injecte 30 centimètres cubes d'eau salée et six centigrammes de novocaïne.

J.-A. SICARD.

INJECTIONS DE SÉRUM. — V. Sérums.

INJECTIONS GAZEUSES. — Cordier a proposé la méthode des injections gazeuses, pour combattre les phénomènes douloureux de la sciatique, ou encore de la névralgie intercostale, fémoro-cutanée, etc.

Pour pratiquer l'injection une soufflerie de thermo-cautère et une aiguille de Pravaz suffisent. Pour éviter que l'air injecté ne contienne des poussières noires, il suffit de mettre un petit tampon de ouate devant la prise d'air, ou encore de filtrer l'air en interposant sur son passage un anneau intermédiaire en verre contenant de l'ouate.

Rien n'est donc plus simple que de pratiquer ces insufflations d'air. Nous empruntons à M. Desplats (de Lille), qui a une grande habitude de ce procédé, les lignes suivantes :

La quantité d'air injectée varie suivant la région, la laxité des tissus, l'intensité et l'étendue de la douleur. Le but à atteindre est de distendre le tissu cellulaire sous-cutané ou le tissu interstitiel profond; il faut que ce but soit atteint et il est facile d'en juger par l'œil et la main. En pratique on procède de la façon suivante : on actionne rapidement la soufflerie jusqu'à ce que le réservoir intermédiaire soit distendu, puis on attend que graduellement ce réservoir se vide dans le tissu cellulaire, ce qui se fait plus ou moins vite suivant la laxité des tissus. Si l'évacuation est trop lente on presse sur le réservoir.

Quand l'injection est faite dans le tissu cellulaire sous-cutané, sa distension est visible et se fait suivant plusieurs modes : tantôt l'air se répand concentriquement, et on voit, autour de la piqûre, se former un bourrelet qui se déplace régulièrement à mesure que la quantité d'air augmente; d'autres fois l'air semble rencontrer d'un côté une barrière infranchissable et se répand d'un seul côté avec plus ou moins de lenteur, quelquefois il semble arrêté un moment dans sa migration, puis la barrière cède et le bourrelet continue à progresser. Enfin, dans d'autres cas, il semble que la diffusion, au lieu d'être aréolaire est vasculaire, car l'air se répand le long des vaisseaux avec une grande rapidité, et on dirait vraiment que les vaisseaux sont injectés.

De quelque manière que se fasse la diffusion, elle est indolore.

En général, on se borne à injecter la quantité d'air renfermée dans le réservoir de la soufflerie distendu, rarement il faut redoubler si la douleur est très étendue, qu'elle occupe tout un membre, comme dans la sciatique, par exemple, on fait alors 2 ou 3 injections semblables en des points différents.

L'injection faite on pratique sur la région un peu de massage qui a pour effet d'obliger l'air à se déplacer, ce dont on juge par la crépitation qui se produit sous la main. Cette manœuvre, pas plus que les précédentes, n'est douloureuse et les malades l'acceptent sans aucune appréhension. Après l'injection, le sujet éprouve seulement un peu d'engourdissement. Quelquefois il est très vite soulagé (Desplats).

J'avoue, après avoir pratiqué, dans une vingtaine de cas, ces injections gazeuses, soit dans le tissu cellulaire, soit même dans le canal épidural (névralgie sciatique) n'avoir pas retiré de leur emploi les mêmes bénéfices thérapeutiques que ceux obtenus par les injections plus ou moins abondantes de sérum artificiel chloruré à 8, 10, 15 pour 1000. Il est prudent, en outre, dans les régions très vasculaires où l'on peut craindre que l'aiguille ne pénètre dans un vaisseau, d'enfoncer l'aiguille nue, pour être assuré de l'étanchéité de la région.

Injections gazeuses pleurales. — L'injection gazeuse pleurale (Potain, Vaquez, Achard et Grenet, etc.) a été conseillée surtout au cours des pleurésies *récidivantes*, pleurésies séro-fibreuses, ou même pleurésies purulentes. Cette injection gazeuse agit thérapeutiquement en venant combler le vide pleural laissé par l'évacuation du liquide et, grâce à une certaine pression, peut, au moins pendant un temps, obvier à l'exsudation trop rapide du plasma. On a cité des cas de guérison définitive de pleurésies séro-fibrineuses désespérément récidivantes, par l'emploi de ce procédé.

La technique est très simple. C'est la même que celle indiquée précédemment, avec les précautions *aseptiques* d'usage de filtration de l'air. On peut employer, en place de la soufflerie du thermo-cautère, la pompe aspirante et foulante de l'appareil Potain. Les tubes de caoutchouc qui serviront au passage de l'air doivent avoir été soigneusement soumis à l'ébullition. La quantité d'air atmosphérique à injecter pourra être déterminée suivant la quantité de liquide retirée. Dans la majorité des cas, 1/2 litre d'air paraît être le volume suffisant. Il suffit de connaître alors, d'après la capacité de la pompe foulante (capacité mesurable à l'aide d'une éprouvette remplie d'eau et renversée à la surface d'une cuve à eau), la quantité injectée à chaque course de piston.

Le pleurétique, au fur et à mesure de l'injection gazeuse, renseignera du reste l'opérateur sur les sensations qu'il éprouve, et il est prudent d'interrompre l'intervention s'il survient du malaise, de l'oppression, ou des phénomènes douloureux de tiraillement.

L'air peut ne se résorber qu'après un temps variable de 8 à 15 jours, et — remarque intéressante au point de vue pathogénique — on note rarement, à la suite, les signes classiques du pneumothorax.

Le tympanisme seul est reculé par la percussion.   *J.-A. SICARD.*

INJECTIONS GÉNITALES PENDANT L'ÉTAT PUERPÉRAL. — Pendant la grossesse, pendant l'accouchement ou pendant les suites de couches, on peut, dans un but thérapeutique, irriguer les voies génitales, à l'aide de liquides, agissant soit par leur composition, soit par leur température, soit par leur pression. Ces irrigations ou injections sont dites *vaginales* ou *intrautérines*.

INJECTIONS VAGINALES. — Quand on se propose de faire agir un liquide sur le vagin, il faut obtenir que ce liquide atteigne tous les points de la cavité vaginale. Or celle-ci, à l'état normal, ne présente qu'une cavité virtuelle : les parois antérieure et postérieure sont accolées l'une à l'autre, en séparant les parois latérales. Cet accolement des parois vaginales est d'autant plus complet que les organes de l'excavation pelvienne subissent une plus grande pression, soit par le poids de la masse intestinale, dans la situation verticale ou accroupie de la femme, soit sous l'effet de la constriction de l'abdomen par le corset.

Il est donc indispensable que la femme, qui reçoit une injection vaginale, soit couchée, et il est nécessaire que son ventre soit libre de toute constriction.

Le liquide peut être injecté à l'aide d'une seringue ou d'une poire, d'un irrigateur, soit enfin par l'effet de la pression atmosphérique; ce dernier procédé est le plus simple, le plus facile à graduer, et le plus communément employé.

Ce liquide peut être composé d'eau stérilisée par l'ébullition, ou bien il contient des substances pharmaceutiques. Il peut présenter des qualités physiques diverses de température et de pression. Pour procéder avec méthode, il sera décrit : la technique de l'injection vaginale, son action thérapeutique, ses indications, les accidents qu'elle peut entraîner.

Technique. — Il y a lieu d'examiner d'une part les ustensiles nécessaires, d'autre part le manuel opératoire.

Ustensiles. — L'instrumentation la plus simple et la plus usitée comprend un bock à injection, accompagné d'un tuyau en caoutchouc et d'une canule, un bassin plat.

Le bock à injection est un appareil tellement répandu, qu'il ne mérite pas de description spéciale. C'est un récipient portant à sa partie inférieure un orifice et un petit conduit auquel peut s'adapter un tuyau en caoutchouc. Le modèle en métal émaillé présente tous les avantages, il est facile à nettoyer, peu fragile, et ne s'altère pas sous l'influence des substances pharmaceutiques. Les modèles en verre seront écartés, à cause de leur fragilité qui les expose à être brisés au moindre choc, ou à se fendre sous l'action d'un liquide chaud. Les bocks en métal peuvent être attaqués chimiquement par les substances mises en dissolution dans l'injection. Le bock doit avoir une contenance de deux litres.

Au bock sera adjoint un tuyau en caoutchouc. Il n'est pas indispensable que ce tuyau soit muni de robinet ou de pince pour arrêter le cours du liquide. Il suffit pour obtenir ce résultat de pincer le tuyau avec les doigts ou d'abaisser le bock.

Les canules vaginales sont de différents modèles, elles varient par la forme et par la substance qui les composent. Il faut préférer la sonde en verre qui est la plus facile à aseptiser par ébullition, et qui ne subit aucune altération chimique.

L'extrémité de la canule est terminée, soit par un orifice unique, soit par un bout olivaire portant des orifices multiples. La canule à orifice unique est préférable pour les lavages gynécologiques au spéculum, alors qu'on peut conduire le jet et le diriger; mais dans les injections faites sans spéculum, et dans toutes les circonstances, au cours de la puerpéralité, le système à orifices multiples, envoyant le liquide dans toutes les directions doit être préféré.

On a construit des canules spéciales (canules d'Huguier) pour les injections chaudes. Ces canules ont pour but d'isoler l'orifice vulvaire très sensible, et de lui éviter le contact du liquide surchauffé. Le modèle courant est fait d'une pièce en porcelaine de forme conique, arrondie, s'introduisant dans l'orifice vulvaire. Cette pièce en porcelaine est percée de deux orifices superposés, l'un traversé par une canule en caoutchouc amenant le liquide de l'injection, l'autre traversé par un tube de caoutchouc conduisant le liquide à l'extérieur dans un récipient.

Le liquide de l'injection, après avoir traversé la cavité vaginale, doit s'écouler dans un bassin. *Le bassin*, plat en métal émaillé, de forme elliptique, couvert dans une de ses moitiés, est le modèle le plus commode.

Manuel opératoire. — Il comprend : 1° la préparation des instruments et du liquide, — 2° la disposition de la femme, — 3° l'administration de l'injection.

1° *Préparatifs.* — Le bock à injection doit être pour chaque injection soigneusement nettoyé à l'eau bouillante, et, même, si l'injection est destinée à une femme au cours du travail ou des suites de couches, il sera préférable de le flamber en enflammant dans sa cavité un peu d'alcool, qu'on évitera de faire sortir par l'orifice du bock ; pour cela, on inclinera celui-ci sur le côté opposé à son orifice inférieur. Le tuyau et la canule seront mis à bouillir. .

Ces préparatifs achevés, on adapte le tuyau au bock, et la canule au tuyau. Il n'est pas nécessaire de se laver les mains pour cette préparation, il suffit de prendre garde de ne toucher que l'extérieur du tuyau, et la canule seulement par celle de ses extrémités, qui ne sera pas en contact avec le vagin.

Le liquide à injecter sera très soigneusement titré, les doses de substances actives seront rigoureusement mesurées, et complètement dissoutes, la quantité du liquide sera très exactement évaluée ; enfin, à l'aide d'un thermomètre spécial on mesurera la température du liquide.

2° *Attitude de la femme.* — La femme sera couchée sur un plan horizontal, le siège un peu surélevé, les pieds reposant sur le plan du lit, les cuisses écartées et demi-fléchies. En aucune circonstance, l'injection ne doit être administrée dans une autre attitude.

3° *Injection.* — Pour administrer l'injection, il suffit de faire pénétrer avec douceur la canule dans l'orifice vulvaire et d'élever le bock pour faire écouler le liquide. Ces différents temps doivent être exécutés dans la période puerpérale avec certaines précautions. Il est bon, avant de faire pénétrer la canule dans le vagin, de procéder à un savonnage soigneux des parties génitales externes. Après avoir, au moyen de ouate hydrophile humide, enlevé le savon, on peut placer la canule.

Avant de faire pénétrer la canule dans le vagin, il est préférable d'amorcer le liquide, c'est-à-dire, de maintenir la canule verticale et de faire élever le bock, afin que le liquide sorte en chassant l'air. Ceci fait, la canule tenue au niveau de sa partie recouverte par le tuyau, on dirige son extrémité terminale vers l'orifice vulvaire et on la fait pénétrer doucement.

Le bock doit être élevé à 25 ou 30 centimètres au-dessus du plan du lit. Cette élévation donne une pression suffisante, et il faut se garder de porter le bock à bout de bras, ce qui aurait pour conséquence la formation d'un jet trop violent. Quand le liquide baisse dans le bock, et que l'injection est près d'être terminée, on pince le tuyau, on abaisse le bock et on retire la canule. On peut à ce moment appuyer avec la canule légèrement sur la commissure postérieure de la vulve, afin de permettre l'écoulement du liquide, qui pourrait rester retenu dans la cavité vaginale. On peut même à ce moment engager la femme à pousser un peu, ou à faire quelques efforts de toux.

Action thérapeutique. — Le liquide est lancé par l'injection avec plus ou moins de force, il est porté à des degrés de température différents, il peut enfin contenir des substances médicamenteuses ayant une action sur les tissus irrigués. Au point de vue thérapeutique, il est donc intéressant d'examiner : 1° les effets de la pression du liquide, 2° la température des injections, 3° les divers médicaments employés.

1° *Pression du liquide.* — La pression du liquide de l'injection varie avec le degré d'élévation qu'on donne au bock par rapport au point irrigué. Le jet de la canule peut arriver de la sorte à acquérir une certaine force, qui agit sur les tissus, comme un véritable traumatisme. En étudiant les effets d'un procédé de provocation de l'accouchement connu sous le nom de douche de Kiwisch, procédé aujourd'hui abandonné, Pinard put faire la constatation très nette, que ce n'était pas l'action de la température du liquide employé qui mettait en contraction l'utérus gravide, mais bien le seul effet du traumatisme produit par la pression du liquide envoyé sur la région du col de l'utérus avec une certaine force.

On voit donc la nécessité de s'abstenir de toute pression exagérée dans les injections vaginales, employées au cours de la grossesse, pendant les suites de couches, et même, pourrait-on ajouter, dans toutes les autres circonstances.

Un certain nombre d'états irritatifs du col et du vagin semblent relever de l'usage inconsidéré et quotidien d'injections vaginales, données sous forte pression, avec bock beaucoup trop élevé, à 1 mètre, ou plus haut encore, au-dessus du vagin qui reçoit l'injection.

Le bock, placé à 25 ou 30 centimètres au-dessus du plan du lit, donne une pression douce, très suffisante, qui permet au liquide de baigner les parties à irriguer, sans les traumatiser, ni les irriter.

L'action de la pression du liquide se fait plus ou moins sentir suivant le diamètre de l'orifice de la canule. La pression se trouve atténuée et le jet brisé dans les canules à orifices multiples en arrosoir; elle est, au contraire plus vive dans les canules à orifice unique.

Le liquide de l'injection dilate d'autant plus le vagin que les fibres musculaires de l'orifice coccy-pubien sont plus contractiles et ferment pour ainsi dire la cavité vaginale. Chez les femmes présentant une grande tonicité musculaire de cette région, il s'agit ordinairement de primipares, il est bon, en déprimant un peu la fourchette au moyen de la canule, d'assurer le libre écoulement du liquide.

Nous avons recherché, Pierre Cazeaux et moi, si le liquide de l'injection vaginale ne pouvait pas pénétrer dans l'utérus. Nous avons expérimenté sur des cadavres de femmes non enceintes, et nous avons pu constater, en injectant des liquides colorés, que le liquide ne pénétrait pas dans la cavité cervicale, même en exagérant la pression du liquide, et en obturant l'orifice vaginal.

2° *Température de l'injection.* — La température du liquide qui circule dans le vagin peut exercer une action sur la mise en jeu de la contractilité utérine. On a eu recours à l'action du froid pour obtenir la contraction vasculaire et un effet hémostatique. Mais l'usage de l'eau chaude s'est beaucoup plus répandu. L'eau portée à 50° C. jouit de propriétés hémostatiques en entraînant, soit la contraction directe des artérioles, soit en provoquant la contraction utérine, soit enfin en favorisant la formation de caillots.

En ce qui concerne l'effet de l'eau chaude sur la provocation de la contraction utérine, Pinard a pu noter que sous l'action seule de l'eau chaude l'utérus n'entrait pas en contraction.

D'après les expériences de Pinard, l'eau chaude portée de 46 à 48° et injectée toutes les deux heures, même pendant 24, 48, 72 heures, trois jours et deux nuits, n'a pu provoquer aucun travail. L'irrigation vaginale continue pendant 48 heures n'a pu non plus faire déclarer le travail.

Mais toutes ces irrigations ont été faites sous faible pression, et non avec le jet de Kiwisch, et c'est ce jet qui doit être rendu responsable des accidents aussi extraordinaires que « la perforation des culs-de-sac, la pénétration de l'air dans les sinus utérins, la congestion pelvienne, mort subite, etc.... »

Pour Pinard il faut, pour qu'elle agisse, que l'eau chaude pénètre dans le canal cervical, condition plus facile à voir se réaliser chez les multipares que chez les primipares, qui ont le col moins perméable, au cours de la grossesse.

« L'action de l'eau chaude sur l'utérus gravide serait, comme celle du seigle ergoté, beaucoup plus intense pendant le travail (tempestif ou intempestif) que pendant la grossesse, en dehors, bien entendu, des conditions qui permettent le contact sur une surface plus considérable. » (Pinard).

L'eau chaude n'agit donc sur l'utérus et réussit seulement à exciter la contraction que lorsque l'utérus a déjà commencé à se contracter. On voit alors, sous l'effet de l'eau chaude, les contractions se montrer avec plus de fréquence, et manifester une plus grande puissance. En un mot, l'eau chaude serait un excitateur, un accélérateur de la contraction utérine, non un agent provocateur de cette contraction.

On verra à propos des indications quel est le parti à tirer en thérapeutique de ces propriétés de l'eau chaude.

5° *Substances médicamenteuses.* — On fait entrer dans la composition des injections vaginales un grand nombre de substances pharmaceutiques, auxquelles on demande une action surtout antiseptique.

On peut prescrire différentes substances dans les injections au cours de la puerpéralité. Les substances les plus communément employées sont le sublimé, le biiodure de mercure, le permanganate de potasse, l'eau oxygénée à 12 volumes, l'aniodol, pour citer les principales. L'acide phénique très employé autrefois a été un peu délaissé à cause de son odeur.

Ces substances doivent être employées à doses suffisantes et rigoureusement titrées.

Le sublimé et le biiodure de mercure à 1/4000, le permanganate de potasse à 1/2000, l'eau oxygénée au 1/5, l'aniodol à 1/4000, ce titre doit être exactement établi, non seulement par l'évaluation exacte de la quantité du médicament, mais aussi par la mesure très soigneuse de l'eau de dissolution.

Il est indispensable aussi que ces substances soient complètement dissoutes, la recommandation a son importance, depuis l'usage fréquent des paquets dits de l'Académie :

Sublimé.	0 gr. 25
Acide tartrique.	2 grammes.
Carmin d'indigo.	Q. S.

Pour colorer.

Beaucoup de femmes supportent très mal, au cours de la puerpéralité, les substances antiseptiques et montrent très rapidement à la suite d'injections vaginales des accidents d'intoxication. Il est incontestable qu'il existe des susceptibilités particulières, tantôt aux sels de mercure, tantôt à d'autres substances. Ces idiosyncrasies peuvent souvent être évitées, si l'on suit le précepte depuis longtemps donné par J. Lucas-Championnière, de se servir des antiseptiques à dose active, mais de n'employer ces solutions actives qu'en petite quantité.

C'est ainsi qu'en pratique, on peut prescrire des injections de sublimé à la dose active, de 1/4000, en recommandant que ces injections soient de 1 litre, 1 1/2 litre, ou même 1/4 de litre, et non pas de 2 litres ou plus, comme on a le tort de le faire communément.

Indications. — Les injections vaginales sont prescrites au cours de la puerpéralité pour répondre à différents ordres d'indications : les principales sont les infections et les hémorragies.

1º **Infections.** — La cavité vaginale présente une riche flore bactérienne et constitue un milieu dans lequel il est difficile de réaliser une asepsie rigoureuse. Mais il est des circonstances où les microbes pathogènes prenant un développement excessif, il y a lieu de chercher à réaliser l'antisepsie du vagin. Ces circonstances se rencontrent, soit au cours de la grossesse, soit au cours de l'accouchement, soit pendant les suites de couches.

Au cours de la grossesse, on rencontre assez fréquemment la vaginite gonococcique, qui se présente avec plus ou moins d'acuité, et affecte particulièrement à ce moment une forme caractérisée par la présence de nombreuses saillies végétantes sur la surface du vagin, c'est « la vaginite granuleuse ». Il est très nécessaire d'instituer un traitement dans ces cas et de prescrire des injections vaginales.

Celles-ci seront faites, soit avec deux litres de la solution de permanganate de potasse à 0,25 ou 0,50 pour 1000, soit avec 2 litres d'eau tiède contenant deux cuillerées de potage de solution d'aniodol du commerce. Elles seront prescrites tièdes et sous une faible pression, le bock placé à 25 centimètres de hauteur. Elles seront prises matin et soir pendant une huitaine de jours.

En dehors de la vaginite granuleuse, on pourra avoir à traiter des leucorrhées produites par des sécrétions cervico-vaginales un peu abondantes, qui seront heureusement modifiées par l'emploi d'autres substances antiseptiques, telles que le sublimé à 1/4000, ou l'aniodol au même titre, etc. Mais quel que soit l'antiseptique employé, il est essentiel de ne le prescrire que pendant peu de jours afin de ne pas exercer une action trop prolongée sur les éléments de la muqueuse vaginale. Sans cette précaution on arrive, sans utilité, à créer des états d'irritation extrême du vagin, et cet organe arrive à ne plus supporter le contact des antiseptiques, dans la période où ils sont le plus utiles, c'est-à-dire lors du travail de l'accouchement.

En dehors de ces circonstances particulières, il est préférable de ne pas prescrire d'injections vaginales au cours de la grossesse.

Au cours du travail, l'emploi des injections vaginales antiseptiques se trouve tout à fait justifié. Une bonne pratique consiste à pratiquer au début du travail une première injection, toujours précédée d'une toilette vulvaire au savon.

L'injection sera faite avec une substance antiseptique à dose active, sublimé ou biiodure de mercure à 1/4000. L'injection terminée, on appliquera un large pansement sur la région vulvaire : carré d'ouate hydrophile stérilisée, ou de gaze stérilisée, maintenu par un bandage en T.

Au cours des diverses périodes du travail de l'accouchement cette injection ne sera renouvelée qu'après des examens vaginaux, qui, suivant la pratique moderne, seront aussi rares qu'il sera possible.

Aussitôt après l'expulsion de l'enfant, et avant la délivrance, on pratique une injection vaginale, et enfin une dernière injection est administrée après la délivrance. Cette dernière peut avec avantage être un peu chaude, surtout si l'utérus manifeste un peu de tendance à se ramollir et paraît manquer de tonicité.

Au cours des suites de couches, les injections vaginales doivent être prescrites sans y manquer, chez les femmes ayant présenté des pertes blanches plus ou moins suspectes à la fin de leur grossesse, ainsi que chez celles qui ont des lochies odorantes. Elles restent facultatives, chez les femmes qui n'ont rien présenté de particulier du côté du vagin. Cette pratique a donné de très bons résultats et l'on peut, sans inconvénient, si tout est normal, se dispenser des injections vaginales au cours des suites de couches. Il n'en est pas moins vrai qu'elles constituent un lavage utile, et que, lorsqu'elles peuvent être pratiquées avec tous les soins désirables, elles méritent d'être recommandées.

En cas d'infection des voies génitales, se traduisant par des élévations de température, l'injection vaginale seule constitue un traitement insuffisant. C'est souvent plus haut qu'il est nécessaire de porter l'antiseptique et de faire des lavages, il faut alors recourir à l'injection intra-utérine. Néanmoins de simples contusions et excoriations du vagin peuvent être le point de départ des phénomènes fébriles, surtout si les lochies sont fétides, il suffit dans ces cas de quelques injections vaginales à l'aniodol à 1/4000 ou à l'eau oxygénée au 1/4 pour voir cesser ces accidents. Les injections vaginales chaudes peuvent aussi être prescrites pour des utérus gros involuant mal.

2° **Hémorragies**. — L'injection vaginale peut être employée comme agent hémostatique à diverses périodes de la puerpéralité. Dans ces circonstances, c'est l'action de la chaleur qui est mise en œuvre.

Au cours de la grossesse, les injections vaginales chaudes peuvent être conseillées dans la thérapeutique de l'avortement. Mais encore faut-il distinguer les cas, et savoir l'heure à laquelle il convient de les prescrire.

L'injection chaude exerce son action hémostatique, soit en faisant contracter l'utérus, soit en resserrant la tunique des vaisseaux, soit en favorisant la formation d'un caillot.

Une femme enceinte, qui perd du sang, peut saigner pour des raisons différentes, le plus souvent très difficiles à diagnostiquer (placenta prævia, albuminurie, endométrite, môle, pour citer les principales causes d'hémorragie). Or il peut ne pas être avantageux d'exciter l'utérus à se contracter, car, en se contractant, il accentue le décollement de l'œuf, et augmente l'hémorragie tout en favorisant l'interruption de la grossesse. Nous savons, d'après les observations de Pinard, que l'utérus est excité à se contracter sous l'influence de l'eau chaude, quand il a déjà commencé à entrer en contraction.

Au lieu de prescrire l'injection chaude uniformément dans tous les cas, il serait plus rationnel de distinguer deux ordres de faits, suivant que l'utérus est ou n'est pas entré spontanément en contraction.

Si l'utérus n'est pas en contraction, l'injection chaude n'agira pas sur lui, mais pourra peut-être favoriser la formation d'un caillot; l'injection chaude, si elle est prescrite, n'aura pas tout au moins de gros inconvénients.

Mais si l'utérus est véritablement en contraction, à moins de vouloir franchement hâter l'évacuation de l'utérus, il vaut mieux s'abstenir des injections vaginales chaudes, et calmer les contractions utérines par les opiacés, le laudanum en lavements, la morphine, ou le viburnum prunifolium. Cette conduite doit être tenue aussi longtemps que l'on peut espérer voir la grossesse continuer. Mais si l'hémorragie est importante, si le pouls de la femme se maintient suivant la formule de Pinard à 100 pulsations ou au-dessus, on n'a rien à perdre à exciter l'utérus, à le laisser se vider, on doit faire des injections chaudes, avant d'en venir aux autres moyens hémostatiques, rupture large des membranes (Pinard), et introduction dans l'œuf d'un ballon Champetier de Ribes.

Au cours du travail, alors que les contractions utérines douloureuses reviennent d'une façon intermittente plus ou moins régulièrement, si la femme perd du sang, doit-on lui prescrire des injections vaginales chaudes? Si l'hémorragie tire son origine d'un décollement du placenta, chaque contraction accentue, il est vrai, ce décollement, mais aussi rapproche du terme de la dilatation. Aussi la conduite, pour être rationnelle, devrait être de parer d'abord au décollement placentaire par la rupture large des membranes avant d'exciter la contraction utérine par les injections chaudes. Au contraire, une fois cette déchirure artificielle des membranes effectuée, le décollement du placenta le plus souvent s'arrête, la fréquence des contractions est désormais sans inconvénients. L'accélération du travail dans ces circonstances est-elle avantageuse? oui, si l'hémorragie continue, et elle peut continuer par continuation du décollement de l'œuf non plus par l'intermédiaire des membranes rompues, mais par l'action directe de la partie fœtale chassant devant elle le placenta. Dans ces conditions il est avantageux d'accélérer le travail, et de hâter sa terminaison. Les injections vaginales chaudes doivent être prescrites.

Au cours des suites de couches, les injections vaginales, comme moyen hémostatique, ont de fréquentes et utiles indications. C'est surtout tout à fait au début des suites de couches, dans les heures qui suivent la délivrance, qu'il est nécessaire d'être en mesure de recourir, en cas d'hémorragie par atonie utérine, aux injections vaginales ou, si elles sont insuffisantes, aux injections intra-utérines à 48° C. Très rares sont les hémorragies plus tardives, mais néanmoins elles doivent être traitées par le même moyen.

La thérapeutique des hémorragies post-partum dans la pratique de Pinard est complètement faite à l'aide des injections chaudes, l'emploi de l'ergot de seigle ou de l'ergotine en étant complètement supprimé. Néanmoins, l'ergot de seigle ou l'ergotine, dont on a tant abusé, peuvent être utilisés, lorsque l'utérus, complètement évacué, tarde trop, même sous l'action de l'eau chaude, à reprendre sa tonicité normale.

Enfin, il est bon de savoir que, pendant la période des suites de couches, si l'involution de l'utérus se fait avec moins de facilité, en particulier, comme l'a signalé Pinard, chez les femmes qui n'allaitent pas, on peut, suivant cet auteur, remédier à ce retard dans l'involution en administrant des injections vaginales chaudes.

INJECTIONS INTRA-UTÉRINES. — L'injection intra-utérine a pour but de faire parvenir un liquide dans la cavité utérine. Ce moyen thérapeutique n'est employé qu'au cours des suites de couches, quand l'utérus a été vidé de son contenu. Les injections intra-cervicales qu'on peut faire au cours du travail, dans le but d'accélérer les contractions utérines, mériteraient plutôt d'être assimilées aux injections vaginales.

Technique. — Il y a lieu d'examiner, d'une part, les instruments, d'autre part, le manuel opératoire.

Instruments. — Les instruments nécessaires pour pratiquer une injection intra-utérine sont les mêmes que pour une injection vaginale, sauf que la canule vaginale doit être remplacée par une sonde intra-utérine.

Les sondes intra-utérines, pour être introduites dans l'utérus d'une accouchée à terme, doivent présenter une certaine longueur, qui est généralement de 28 centimètres.

Cette longueur de la sonde est une qualité nécessaire pour que le liquide puisse être porté jusqu'au fond de la cavité utérine.

De nombreux modèles de sondes ont été proposés; les plus usitées en France sont celles de Tarnier, de Pinard, de Budin, de Doléris.

La sonde de Tarnier est la plus simple, c'est une sonde plate, longue de 28 centimètres, terminée par un bout mousse, un peu incurvé et percé de deux orifices latéraux.

La sonde de Pinard n'est autre que la sonde de Tarnier en étain malléable, pour qu'on puisse lui donner une courbure répondant à la saillie du périnée.

La sonde de Budin est aussi la sonde de Tarnier, mais incurvée en une gouttière, qui créée une voie de retour pour le liquide de l'injection.

La sonde de Doléris a aussi pour but d'assurer le retour du liquide de l'injection, elle est formée de deux branches creuses réunies à l'une de leur extrémités, et pouvant, par l'effet d'un pas de vis, être éloignées l'une de l'autre, comme les branches d'un compas. La sonde introduite fermée peut être, une fois en place, ouverte, en faisant écarter les branches. Cette manœuvre a pour résultat, en dilatant le canal utérin, d'assurer une libre voie de retour au liquide entre les branches de la sonde.

On peut adopter l'un ou l'autre de ces différents modèles; la sonde de Tarnier, en verre ou en métal, présente l'avantage d'une grande simplicité de construction et peut répondre à toutes les indications.

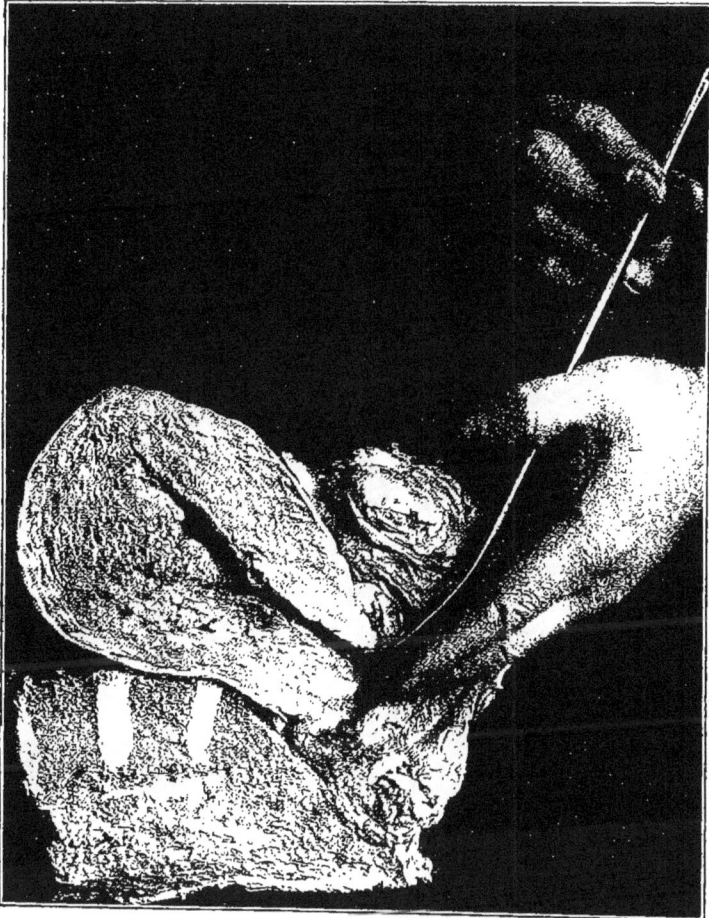

Fig. 252. — Deux doigts de la main gauche sont au contact de la partie contractée de l'utérus. On conduit à ce niveau le bec de la sonde. L'opération est simulée sur un utérus provenant d'une femme morte à la clinique Baudelocque après l'accouchement (Wallich).

Manuel opératoire. — Le manuel opératoire comprend quelques préparatifs, et l'administration même de l'injection.

Les *préparatifs* ont pour objet : la stérilisation des instruments, la préparation du liquide à injecter, et la disposition de l'opérée.

La stérilisation des instruments. — Le bock sera nettoyé, puis flambé : les tuyaux de caoutchouc et de la canule seront mis à bouillir dans de l'eau pendant au moins dix minutes.

Le liquide à injecter. — Le liquide de l'injection sera composé d'eau bouillie, le plus souvent chaude, portée à la température de 48° C (mesurés au thermomètre). Cette eau bouillie pourra contenir diverses substances actives, mais toujours employées à titre très faible dans la cavité utérine.

Disposition de l'opérée. — L'opérée sera plus avantageusement placée en position obstétricale au bord du lit, sur une toile cirée, aboutissant à un seau de toilette, les pieds de la femme reposant sur deux chaises. Mais avec un peu d'entraînement de l'opérateur, il est possible de laisser la malade couchée, comme d'ordinaire, et repo-sant sur un bassin à injections.

On pratiquera alors un savonnage et une toilette vulvaire, puis une injection vagi-nale.

L'*injection intra-utérine* pourra alors être pratiquée.

L'opérateur introduit deux doigts de la main gauche dans le vagin à la recherche de l'orifice utérin, formé, dans les jours qui suivent l'accouche-

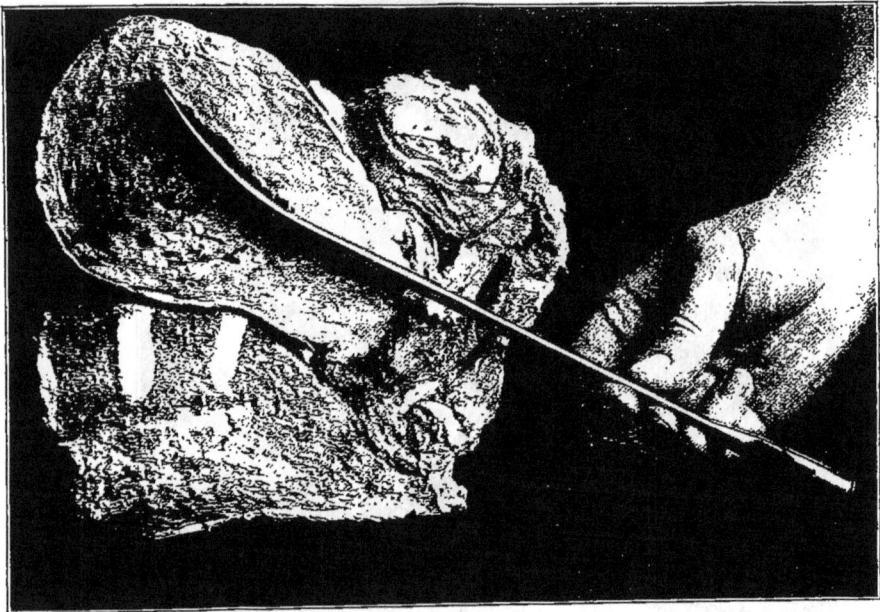

Fig. 255. — La sonde est abaissée et doucement poussée dans la cavité utérine (Wallich).

ment, de tissus lâches, dilacérés et flottants. Les doigts atteignent ainsi, sou-vent à une assez grande hauteur dans les voies génitales, une région de l'utérus, fermée plus ou moins par la tonicité ou la contraction utérine. C'est la partie inférieure de la portion contractée de l'utérus, située au-dessus du col et du segment inférieurs ramollis. C'est dans cet orifice que les deux doigts doivent pénétrer, pour y attendre l'arrivée du bec de la sonde intra-utérine.

La sonde, après avoir été amorcée (c'est-à-dire tenue verticalement, le bec dirigé en haut jusqu'à la sortie complète de l'air et l'arrivée intégrale du liquide de l'injection), est introduite dans le vagin. Elle va être dirigée sur la face palmaire de la main gauche, toujours restée en place, jusqu'au moment où le bec de la sonde, atteignant l'extrémité de l'index et du médius, pourra pénétrer à leur côté dans l'orifice de la partie contractile de l'utérus (fig. 252).

On pousse légèrement la sonde, et celle-ci doit être poussée doucement, aspirée par l'utérus. Mais en même temps qu'on fait pénétrer la sonde, il est indispensable d'abaisser d'une façon très accentuée sa partie extérieure ou pavillon, comme pour déprimer le périnée. Cet abaissement a pour but de diriger la sonde dans la direction de la cavité utérine, qui forme un angle avec la direction du vagin (fig. 253).

A partir de ce moment, les doigts vaginaux n'ont plus aucun rôle utile à remplir, la main gauche est retirée du vagin, et va saisir le fond de l'utérus à travers la paroi abdominale, pour sentir à ce niveau le choc du bec de la sonde introduite jusqu'au fond de la cavité utérine.

Ces manœuvres doivent être exécutées avec la plus grande douceur, et la sonde doit pénétrer sans le moindre effort.

Il ne reste plus qu'à faire couler le liquide, ce qui s'obtient en élevant le bock à injection, mais à une très petite hauteur, à 25 centimètres au maximum. On retirera la canule et on terminera l'injection dans le vagin, quand on verra le liquide arriver à la partie inférieure du bock.

Mode d'emploi. — L'injection intra-utérine, outre le lavage qu'elle exerce dans toute l'étendue de la cavité utérine, est destinée à agir, soit par sa température, soit par les substances antiseptiques qu'elle contient.

La pression employée doit toujours être faible (25 centimètres de hauteur). Comme nous le verrons plus loin, en traitant des accidents dus aux injections intra-utérines, l'excès de pression doit être soigneusement évité.

Température. — La température de l'injection a une action certaine sur la contraction utérine. L'eau portée à 50°C, mesurés au thermomètre, entraîne une contraction du muscle utérin, et par suite l'occlusion des vaisseaux qui traversent ce muscle. Elle est donc très hémostatique. Pinard a puissamment contribué à cette notion, il a pu supprimer dans sa pratique l'emploi de l'ergot de seigle ou de ses dérivés, pour arrêter les hémorragies post-partum.

Substances antiseptiques. — Les substances antiseptiques, qu'on emploie dans l'injection intra-utérine, deviennent facilement toxiques au contact d'une surface aussi absorbante que la cavité utérine dépouillée de sa muqueuse, telle qu'on la trouve après l'accouchement et dans la période des suites de couches. Aussi est-il nécessaire de n'employer les substances actives qu'à un titre très faible.

Les solutions de sublimé, même très diluées, sont le plus souvent mal supportées, et donnent lieu à des accidents d'intoxication. Aussi, vaut-il mieux renoncer définitivement à l'emploi de cette substance dans la cavité utérine.

Le biiodure de mercure à la dose de 1/8000e a été longtemps employé dans le service de Pinard, qui lui préfère maintenant l'aniodol à 1/4000e. A défaut de cette dernière substance, on peut recourir au permanganate de potasse, soit à 0,25 centigr. ou même à 0,50 centigr. par litre. L'acide phénique n'est plus usité, et l'emploi de l'eau oxygénée s'est peu répandu, à cause du dégagement gazeux auquel elle donne lieu au contact du sang.

Quantité du liquide de l'injection. — A côté de l'action de la pression, de la température de l'injection, et des substances médicamenteuses qu'on y incorpore, il y a lieu de faire une grande place dans le mode d'action de l'injection à un facteur très important, la durée de cette injection, ou la quantité de liquide mise en circulation dans la cavité utérine. On doit distinguer à ce point de vue deux variétés d'injection intra-utérine : les injections intra-utérines proprement dites, et l'irrigation continue.

Les *injections intra-utérines* se font communément à l'aide d'un bock à injection d'une contenance de 2 litres, ce qui fait, avec le liquide perdu pour amorcer la canule, environ 1 litre 1/2 de liquide employé. Dans certaines circonstances, afin de faire un lavage plus prolongé, on prépare à l'avance 10 ou 20 litres de liquide à injecter, que l'on introduit dans le bock au fur et à mesure que le liquide s'écoule, et avant que le bock soit complètement vidé. Ce lavage prolongé est-il bien nécessaire, et ne peut-on pas se contenter d'une irrigation plus courte, de 2 litres? La question a été résolue par l'affirmative, par un maître en matière d'antisepsie, par J. Lucas-Championnière, qui a préconisé les injections courtes avec un liquide contenant des substances moins diluées (acide phénique, 25 ou 50 pour 1000).

L'*irrigation continue*, procédé qui consistait à faire passer dans la cavité utérine de très grandes quantités de liquide, contenant des substances antiseptiques à un titre très faible, avait pour résultat certain un abaissement thermique, mais aussi un degré plus ou moins marqué d'intoxication. Ce procédé est, à l'heure actuelle, un peu délaissé à cause des difficultés d'exécution qu'il présente.

L'avenir est peut-être aux injections à l'eau bouillie en quantités suffisantes pour opérer un nettoyage mécanique, en les faisant suivre d'une injection intra-utérine très courte, d'une solution antiseptique suffisamment active sans être toxique.

Indications. — Ces indications peuvent être examinées : au cours du travail, pendant la période de délivrance, au cours des suites de couches.

Au cours du travail. — L'injection au cours du travail n'est pas, à proprement parler, intra-utérine, elle est intra-cervicale. Elle se pratique, en effet, dans la région inférieure de l'utérus entre le pôle inférieur de l'œuf et le segment inférieur de l'utérus. L'action excitante des injections chaudes ainsi pratiquées est à utiliser, et Pinard a nettement démontré cette action dans les cas où l'utérus est franchement en contraction.

« Pour pratiquer les injections intra-utérines, après avoir avec grand soin purgé le tube et la canule de verre, j'introduis cette dernière de 1 à 2 centimètres dans le col ou au delà de l'orifice, lorsque le col est effacé; dans ce dernier cas, entre les membranes et la paroi utérine, ou entre la paroi utérine et la région fœtale, lorsque les membranes sont rompues. » (Pinard).

D'après le même auteur, « les contractions qui suivent l'emploi des irrigations extra-utérines ont une amplitude plus marquée, une durée plus longue, mais ne sont pas plus fréquentes, au moins dans la pluralité des cas ».

Mais c'est surtout dans les périodes de la délivrance et des suites de couches que les injections intra-utérines ont leurs véritables applications.

Au cours de la période de délivrance. — L'injection intra-utérine mérite d'être utilisée, principalement immédiatement après l'évacuation complète de l'utérus, soit dans un but hémostatique, soit dans un but antiseptique.

L'injection intra-utérine « hémostatique » se montre très active, elle est promptement suivie de contractions énergiques de l'utérus, contractions qui ferment les vaisseaux comme par « des ligatures », suivant une expression devenue classique.

Cette injection doit être faite avec de l'eau portée à 48 ou même 50° C., autant que possible mesurés au thermomètre, et elle doit être prolongée jusqu'au durcissement de l'utérus et l'arrêt de l'hémorragie.

« Dès qu'une hémorragie survient, soit avant, soit après la délivrance, immédiatement une injection intra-utérine chaude doit être pratiquée et continuée jusqu'à ce que le liquide sorte de l'utérus aussi clair qu'il y est entré. » (Pinard).

Cette injection peut durer un quart d'heure, vingt minutes et même une demi-heure.

Il sera parfois nécessaire, pendant les préparatifs de l'injection, de pratiquer à travers l'abdomen la compression de l'aorte, que l'on sent battre au-devant de la colonne vertébrale, au-dessus ou sur les parties latérales de l'utérus. On comprime le vaisseau de l'extrémité des doigts d'une main, pendant que l'autre main, appuyant sur ces doigts, écrase le vaisseau, jusqu'au moment où l'on sent s'éteindre dans cette pression les battements artériels.

Ce procédé est peut-être moins brutal que le procédé récemment recommandé en Allemagne sous le nom de procédé hémostatique de Monburg, qui consiste à serrer autour de la taille un tube de caoutchouc quelconque, tel qu'un tuyau de gaz.

L'injection intra-utérine « antiseptique » au cours de la période de délivrance ne se trouve indiquée que dans les cas rendus suspects, soit quand il n'y a pas eu de soins antiseptiques au cours du travail, soit lorsque la femme a été soumise à des touchers pratiqués non aseptiquement, soit encore lorsque des interventions intra-utérines plus ou moins prolongées ont été pratiquées, soit, enfin, lorsque les membranes ont été rompues prématurément et qu'il y a une infection possible de l'œuf (Pinard et Wallich).

Au cours des suites de couches. — C'est à ce moment que se trouvent les principales indications d'injection intra-utérine. C'est un excellent moyen thérapeutique de l'infection utérine, auquel il ne faut pas manquer de recourir en cas de besoin.

Les indications doivent être trouvées dans le diagnostic d'infection utérine, que l'on établit par la constatation d'un état fébrile chez une nouvelle accouchée, alors que l'état fébrile ne peut être rattaché à aucune autre cause précise.

Même, en cas de doute, il vaut mieux considérer la femme comme une infectée et lui laver son utérus. Mais il est essentiel de retenir que ces indications de laver l'utérus ne se trouvent réalisées que dans les premières heures de l'infection, dans les premiers jours qui suivent l'accouchement. Passé le cinquième ou le sixième jour des suites de couches, l'infection a dépassé d'une façon certaine les limites de l'utérus, et alors l'injection intra-utérine ne procure aucun bénéfice à l'infectée. Bien au contraire, le traumatisme exercé sur les excoriations vaginales ou cervicales, au cours des manœuvres nécessaires pour l'introduction et le placement de la canule, s'accuse souvent par des réinoculations septiques et par de nouvelles ascensions thermiques, qui disparaissent, d'une façon immédiate, dès que l'on renonce à cette thérapeutique intempestive.

Le traumatisme, au contraire, est largement compensé par les bienfaits de l'injection dans les premières étapes de l'infection; l'injection peut alors entraîner mécaniquement de nombreux débris de caduque mortifiée, et agit directement sur la flore microbienne de l'utérus et du vagin. Cette action s'accompagne souvent d'une atténuation de la fétidité lochiale, et une atténuation plus ou moins marquée des phénomènes fébriles.

Il y a parfois avantage de répéter à plusieurs reprises l'injection intra-utérine; mais, on ne saurait trop le répéter, seulement dans les premiers jours de l'infection.

Accidents. — Les accidents peuvent être, dans la très grande majorité des cas, attribués à une exagération, à un abus des moyens d'action de l'injection intra-utérine : excès de pression, température trop élevée, intoxications ou manœuvres violentes. Ce sont des « phénomènes syncopaux », ou d'inhibition plus ou moins graves, des « brûlures », des « empoisonnements » par les substances antiseptiques, ou enfin, très exceptionnellement, des « perforations utérines ».

Phénomènes syncopaux. — C'est l'accident que l'on aura principalement à redouter au cours de l'injection intra-utérine.

La femme accuse du malaise, une sensation de goût métallique, puis bientôt elle dit qu'elle étouffe, qu'elle meurt. Elle pâlit, son visage se couvre de sueur, le pouls disparaît. Cette scène terrifiante se borne le plus souvent à ces symptômes qui s'atténuent, puis disparaissent, mais on a noté très exceptionnellement des accidents mortels.

Ces syncopes ont été expliquées par des phénomènes d'inhibition à point de départ utérin; elles ont été attribuées à la pénétration, dans le système circulatoire, de bulles d'air ou de liquide de l'injection. On a enfin pensé qu'on pouvait incriminer dans ces circonstances, le reflux du liquide dans le péritoine à travers les trompes.

Aucune de ces explications n'a pu être justifiée, mais ces syncopes se produisent dans des conditions cliniques particulières, surtout lorsque l'injection est administrée avec une pression excessive. Le bock à injection doit rester bas et n'être élevé que jusqu'à un niveau suffisant pour permettre le lent et doux écoulement du liquide; il ne doit pas être porté à plus de 25 ou 30 centimètres au-dessus du plan du lit.

On a souvent remarqué que, même avec cette faible pression, les accidents syncopaux peuvent se produire, surtout lorsque l'injection est continuée, alors que l'on sent l'utérus dur et contracté, ou bien quand l'on voit un peu de sang s'écouler le long de la sonde.

Ces accidents pourront donc être prévenus en n'employant qu'une faible pression pour donner l'injection, en surveillant d'une main l'utérus pour suspendre l'injection dès qu'on sent durcir cet organe, ou qu'on aperçoit un écoulement sanguin le long de la sonde. Il faut aussi, au moindre malaise signalé par la femme, à la moindre pâleur observée sur son visage, qu'on ne cesse de surveiller, arrêter instantanément l'injection, en abaissant le bock.

On s'occupera ensuite de lutter par les moyens ordinaires contre les phénomènes syncopaux : flagellation du visage avec un linge humide, frictions · alcoolisées, aération, inhalation d'oxygène, injections hypodermiques d'éther, etc.

Brûlures, empoisonnements, perforations. — Ces accidents peuvent et doivent être évités.

On ne donnera jamais une injection intra-utérine sans constater, au moins en faisant écouler du liquide sur la main, que ce liquide n'est pas brûlant. Il faudra dans cet essai attendre que ce soit l'eau du bock et non pas seulement celle du tuyau que l'on éprouve. Le mieux est de disposer d'un thermomètre pour mesurer exactement la température du liquide.

Intoxications. — Elles seront évitées en se servant d'antiseptiques peu toxiques, tels que le permanganate de potasse ou l'aniodol, à 1/4000. On fera bien de bannir de la pratique de l'injection intra-utérine les sels de mercure.

Quant aux perforations, elles ne sauraient résulter que de manœuvres mal dirigées et exécutées sans douceur.

Au cours de la puerpéralité, la pratique des injections, qu'elles soient vaginales ou intra-utérines, peut rendre de grands services, à condition que les indications en soient nettement posées. Il faut se souvenir que ces injections doivent toujours être administrées sous une faible pression, à une température connue et mesurée. Il faut qu'en toutes circonstances elles soient données par des mains rompues à la pratique de l'asepsie avec des instruments et un liquide aseptiques.

La négligence de ces précautions essentielles peut faire de moyens thérapeutiques utiles une source de complications et de dangers.

V. WALLICH.

INOSCOPIE. — L'inoscopie est une méthode imaginée par André Jousset en 1905, pour isoler le bacille de Koch dans les humeurs de l'organisme.

Quand il existe un caillot, ce caillot emprisonne les bacilles de Koch ; quand il n'y a pas de caillot, on en suscite la production, en ajoutant au liquide de la fibrine. Par condensation et expression du caillot, on concentre les bacilles. On fait digérer le caillot, aseptiquement, par du suc gastrique artificiel, à l'étuve. On soumet à la centrifugation le liquide de digestion, et ainsi les bacilles de Koch, d'abord épars dans un grand volume du liquide primitif, se trouvent réunis dans un faible volume de dépôt, où on les recherche par frottis soumis à des colorations appropriées.

Nous passons sur les détails de technique, et nous omettons les critiques auxquelles l'inoscopie, au moins dans sa technique première, a donné lieu (Bezançon et Griffon). C'est une méthode de laboratoire qui, dûment pratiquée, peut rendre des services quand les bacilles de Koch sont en très petit nombre.   *HALLION.*

INSOLATION. — L'insolation est l'ensemble des symptômes qui surviennent chez un sujet exposé, non pas exclusivement aux rayons du soleil (coup de soleil), mais à une chaleur atmosphérique exagérée, dont le degré, difficile à déterminer, peut être variable suivant les circonstances : Le « coup de chaleur » désigne encore ces accidents.

Ils peuvent se produire dans différentes conditions : quelquefois il s'agit d'ouvriers travaillant en plein air, au soleil ou à l'ombre, lors des heures les plus chaudes de la journée ; le plus souvent il s'agit de troupes en marche où les soldats victimes de la chaleur sont parfois nombreux. A l'arrivée à l'étape, ils n'y sont pas toujours soustraits ; de même dans les camps, c'est souvent au moment du repos, sous la tente, qu'ils éprouvent les phénomènes du coup de chaleur. Enfin la chaleur artificielle éprouve parfois d'une façon identique ceux qui y sont exposés (mécaniciens, chauffeurs, etc.).

•Le degré de température capable de provoquer ces accidents est très variable ; ceux-ci peuvent survenir lors d'une chaleur tempérée, grâce à l'humidité atmosphérique qui les favorise, en diminuant l'évaporation sudorale. On peut au contraire s'exposer à une chaleur plus intense, mais par un temps sec, sans en éprouver de dommages.

Ne sait-on pas que la fonction sudorale est le véritable régulateur automatique de la chaleur organique chez les homéothermes ?

Enfin ces accidents thermiques, en raison de leur gravité, doivent être promptement combattus et méritent au premier chef d'attirer l'attention des médecins de l'active et surtout ceux de la réserve, convoqués assez souvent pour accomplir « *une période* » durant les manœuvres.

Tableau clinique. — Le tableau clinique paraît varier suivant l'intensité du calorique auquel l'homme est exposé, comme aussi sa durée. Il faut tenir compte de l'état de santé habituel, de l'état fonctionnel des viscères, du rein en particulier, enfin du surmenage et du travail physique antérieur ou concomitant.

Les formes les plus bénignes se réduisent à un ensemble symptomatique assez restreint : l'homme éprouve une sensation de faiblesse générale, des bourdonnements d'oreille, un état vertigineux, accompagné de gêne respiratoire et d'angoisse précordiale. Le visage est vultueux et se couvre de sueur : les artères carotides et temporales battent vigoureusement. D'autres fois au contraire, le visage est pâle et une syncope se déclare. Par un traitement approprié, ces phénomènes ne tardent pas à disparaître. C'est dans ces formes légères que l'on assiste parfois à un délire professionnel (calenture).

Ces phénomènes se retrouvent dans les formes de moyenne intensité, dont ils sont les symptômes du début. Bientôt après leur apparition, le sujet marche comme un homme ivre, il chancelle, puis tombe brusquement sans connaissance : le coma se déclare en même temps que les membres s'animent de mouvements convulsifs, ou bien encore restent en résolution complète.

On note une respiration dyspnéique, suspirieuse ; des râles apparaissent, disséminés dans toute l'étendue du thorax. La face est rouge, congestionnée, et se couvre de sueur. Le pouls est vibrant et rapide. La température s'élève (39°, 39°,5) ; la peau est brûlante.

Le plus souvent ces phénomènes inquiétants s'amendent en quelques minutes ou quelques heures ; mais parfois aussi ils peuvent s'aggraver et se terminer rapidement par la mort.

Dans les cas graves, l'individu est comme sidéré par l'action néfaste de la chaleur. Presque sans prodromes, le visage devient pâle, l'homme tombe sans connaissance, et la mort survient en quelques instants (*insolés blancs*). Ces manifestations suraiguës sont relativement rares. Le plus souvent, elles sont précédées par les symptômes décrits plus haut, mais dont l'intensité s'accuse et s'accroît rapidement. Ce n'est plus alors une syncope qui emporte le malade, c'est une asphyxie progressive, ainsi qu'en témoignent la vultuosité et la cyanose de la face (*insolés bleus*), les râles de congestion ou même d'œdème pulmonaire que l'auscultation permet de percevoir. Les bruits du cœur battent d'une façon confuse, ils sont faibles et irréguliers. La peau devient sèche, brûlante. Les pupilles sont dilatées ou contractées : le coma absolu est la règle, et la terminaison fatale survient dans l'hyperthermie, qui peut persister après la mort.

Ce qui domine dans le syndrome dû au coup de chaleur, ce sont les phénomènes nerveux, qui semblent relever directement de l'auto-intoxication dont l'organisme paraît être le siège. A l'autopsie, on constate de l'hyperémie de tous les viscères, et principalement des méninges et du cerveau. On peut même constater des lésions de méningite ; cette altération est corroborée par la céphalée persistante qui suit fréquemment les cas de guérison, de même par les paralysies plus ou moins prolongées survenant en de telles conditions. La lymphocytose rachidienne souvent observée confirme ces données.

Traitement. — *Traitement prophylactique.* — Il est surtout applicable dans les troupes en marche, qui si souvent sont sujettes au coup de chaleur dans les périodes chaudes de l'année. Ces accidents peuvent être évités en prenant certaines précautions.

Il faut aérer les colonnes, marcher sur deux rangs en utilisant les accotements de la route, laisser les hommes marcher librement, *sans contrainte*, ne pas faire de halte en plein soleil ou dans les endroits resserrés, faire des pauses plus fréquentes, empêcher les hommes de se coucher sur le sol surchauffé. Le bidon doit être plein d'eau ou mieux de café léger plus tonique, plus désaltérant, car les hommes qui transpirent beaucoup doivent boire souvent pour remplacer la sueur évaporée. Il faut boire par petites gorgées et non à longs traits. Se méfier du vin qui grise, et du lait froid qui provoque des indigestions. Se rappeler que la chaleur humide, l'alcool et la fatigue sont les trois plus grands ennemis des marcheurs et constituent une trilogie morbide redoutable, parfois mortelle.

Avant le départ aux manœuvres, le médecin chef de service doit faire un choix méthodique des hommes qui pourront marcher. « Il faut laisser au dépôt, dit Hiller, tous les hommes qui, par leur constitution, leurs fonctions spéciales et certaines circonstances, sont particulièrement prédisposés aux coups de chaleur ». Tels sont les malingres, les convalescents de maladies graves (pleurésie, pneumonie, fièvre typhoïde, scarlatine, etc...), et les hommes sans entraînement suffisant.

En résumé, voici les conseils que l'un de nous a formulés dans une étude sur les coups de chaleur :

1° Une marche militaire bien conduite est la meilleure sauvegarde contre l'insolation.

2° Partir suivant l'étape, de telle façon qu'on soit le moins possible surpris par la grande chaleur. — Se rappeler pourtant que la privation de sommeil fatigue beaucoup les hommes. — Partir rarement avant 4 heures du matin.

3° Au cantonnement, ménager le soldat, lui recommander la sobriété et punir avec la dernière rigueur tout excès alcoolique.

4° Ouvrir les rangs, supprimer les liens constricteurs, faire des pauses fréquentes, prendre le couvre-nuque.

5° Aux manœuvres, empêcher les hommes de prolonger les veillées chez l'habitant.

6° Faire un choix méthodique des hommes qui doivent marcher.

7° Un long sommeil doit être le prélude obligé d'une longue marche.

8° Aux fontaines, il faut laisser boire par petites gorgées, car boire c'est assurer l'action du régulateur thermique.

9° Quand une troupe est fatiguée, il faut renoncer au pas accéléré.

10° A la fin des rudes étapes, le chef doit souvent longer la colonne, s'arrêter, voir défiler les hommes, interroger leurs faces vultueuses, qui lui diront leur entrain ou leur souffrance.

11° Et si, après une longue manœuvre, une troupe en marche donne des signes évidents de fatigue, en égrenant sur sa route de nombreux traînards, il faut la faire arrêter, la laisser reposer pendant une demi-heure et *préparer un café fortement sucré*. Cet énergétique musculaire, si rapidement assimilable, relèvera très vite le potentiel de ces énergies abattues, et la marche pourra être reprise alors sans incidents nouveaux. C'est donc avec raison que l'un de nous a pu regarder *le sucre* comme *l'antidote des coups de chaleur*.

Traitement curatif. — Dans les cas légers, faire transporter le malade à l'ombre, dans un endroit frais et aéré. Ouvrir ses vêtements, défaire la ceinture du pantalon. Le faire boire et pratiquer des affusions froides.

Dans les formes graves, ces indications thérapeutiques restent les mêmes. Employer la flagellation du visage avec une serviette mouillée, interpeller le malade à haute voix, lui faire respirer du vinaigre, de l'éther, de l'ammoniaque, lui frictionner vigoureusement la région cardiaque, les bras, les jambes. — Injections d'éther et de caféine.

Lui faire boire à la cuiller du thé, du café alcoolisé, de l'eau de menthe, titiller son nez avec une paille. — Éviter surtout que la foule ne fasse un cercle autour du malade, ce qui empêche l'air d'arriver jusqu'à lui.

Si ces moyens simples ne suffisent pas, il faut recourir *à la respiration artificielle, aux tractions rythmées de la langue et aux ventouses scarifiées*.

Enfin, si l'asphyxie semble continuer son œuvre, il ne faut pas hésiter *à faire la saignée* chez ces insolés « *bleus* », « *ivres de sang* » (Récamier), qui râlent avec des spumes sanguinolentes aux lèvres, dans une anhélation complète, dans un état comateux profond.

La saignée agit comme agent de désintoxication et d'excitation des centres hématopoiétiques. Mais son action déprime la tension sanguine et elle diminue l'hématose et l'activité des centres nerveux. Aussi faut-il la faire suivre d'une injection de sérum artificiel, qui remplace le liquide perdu, de sorte que l'excitation vitale est accrue, que les phénomènes d'oxydation intra-cellulaire sont augmentés, et que le rein « se débloque » rapidement.

Nous basant sur quelques résurrections obtenues par *la saignée-transfusion*, nous n'hésitons pas à conseiller cette thérapeutique, qui atténuera encore dans l'avenir la mortalité assez lourde du coup de chaleur. Si elle est possible, la ponction lombaire, en diminuant la tension du liquide céphalorachidien, amènera une notable détente.

Enfin, il faut surtout se rappeler que *les soins doivent être donnés sans retard*, car les accidents non soignés s'aggravent vite : aussi avons-nous proposé de placer dans le coffret de la giberne *une trousse de secours contre l'insolation*, construite sur nos indications et contenant deux tunnels horizontaux pour une *seringue de Pravaz* et un *thermomètre* et quatre trous cylindriques verticaux avec flacons bouchés à l'émeri pour *éther, caféine, spartéine, huile camphrée stérilisée*, ces amis du myocarde, enfin une lancette avec gaze et lien.

Aux médecins de réserve convoqués pour les manœuvres, nous ne saurions trop leur recommander d'emporter avec eux leur seringue de Pravaz, un thermomètre, une lancette, un flacon d'éther et quelques ampoules de caféine, actuellement règlementaires. Ainsi armés contre ces accidents thermiques, ils pourront souvent faire œuvre médicale utile et éviter ces morts lugubres, qui trouvent dans le pays un si douloureux écho.

CH. DOPTER et P. BONNETTE.

INSOMNIE. — On a coutume, depuis Marvaud (1881), de répartir les insomnies en trois groupes : on distingue celles qui relèvent de causes périphériques, celles que provoquent les intoxications et les maladies infectieuses, les insomnies nerveuses enfin. Cette classification n'ayant pas d'importance thérapeutique absolue, nous ne nous astreindrons pas à la suivre [V. également HYPNOTIQUE (MÉDICATION)].

Traitement général. — Les causes d'une insomnie donnée peuvent se diviser en deux catégories : d'une part ce qui dépend de la maladie, de la cause immédiate, et d'autre part ce qui dépend du terrain et des ambiances, des causes médiates. Pour répondre aux questions du malade qui ne dort plus, il faut donc tout d'abord examiner chaque viscère, analyser soigneusement les urines, — et cela *toujours*, quelle que soit l'hypothèse émise, — scruter enfin l'état moral et intellectuel, s'informer du genre de vie mental et physique. Aucun point ne doit être négligé, et certains détails, tels que les promenades du sujet ou la mollesse de son oreiller, doivent être envisagés sans négligence.

Il est donc certaines données générales applicables à tous les cas. La plus

importante de toutes concerne l'hygiène intellectuelle; on doit éviter les
émotions, les préoccupations, les veillées tardives, dangereuses par la fatigue
cérébrale et la viciation de l'air respiré. Il est bon de recommander parfois
les promenades *post prandium*; enfin, l'aération de la chambre à coucher
sera surveillée. On prohibera le feu qui brûle toute la nuit, l'oreiller trop
mou dans lequel s'enfonce et suffoque la tête, les rideaux qui font du lit une
alcôve insalubre. Enfin, l'hygiène alimentaire sera très stricte, au repas du
soir surtout; le dîner sera simple et pauvre en viande et en vins généreux;
l'on surveillera et limitera au besoin l'usage du tabac, du café, du thé.
Ajoutons que beaucoup de malades se trouvent parfaitement d'une pratique
facile : prendre avant le dîner, qui sera léger, un bain tiède un peu prolongé
(20 à 30 minutes et plus).

Au contraire des cas précités, il peut se présenter des malades non plus
suralimentés, mais inanitiés; l'insomnie est de règle dans ces cas, et si la
thérapeutique en est facile, on se rappellera toutefois à quel point il est
fréquent de voir l'insomnie être la cause et non pas l'effet de l'inanition. On
s'inquiétera toujours également des médications en cours chez le malade
qui vient nous consulter; un médicament (spartéine, digitale, cacodylate par
exemple) trop longtemps administré peut déterminer de l'insomnie, et cela
se verra particulièrement dans ces cas où le malade possède deux médecins
ou plus, chacun pouvant ignorer les formules de son confrère (Legendre).
Dans ce cas encore, il est facile à peu de compte d'obtenir quelque succès
thérapeutique en mettant le malade au repos.

On se rappellera enfin l'influence défavorable au sommeil des voyages,
des changements de climat et d'altitude.

Traitements particuliers. — Une insomnie dont la cause est évidente et saute aux yeux à proprement parler, est celle qui dépend des blessures, des *traumatismes*, des infections localisées telles que panaris, anthrax
ou phlegmon. Ici, supprimer la douleur sera rendre le sommeil. Aucun
médicament n'est supérieur à l'opium et surtout à la morphine. L'alcaloïde
sera administré selon le mode habituel; on s'efforcera de ne donner que les
doses strictement nécessaires, de façon à ne pas conduire irrémédiablement
à la morphinomanie. La crainte de celle-ci ne saurait évidemment nous
influencer dans le traitement d'un incurable quelconque, cancéreux ou
autre.

Dans les *fièvres* et infections en général, soigner la pyrexie sera le meilleur procédé de procurer des nuits paisibles au malade; à cet égard, les
bains constituent une médication incomparable. Il faut s'abstenir en général
des somnifères directs, sulfonal, uréthane, chloral, dont l'action nocive au
cœur peut être dangereuse. Quand l'alcoolisme joue un certain rôle dans
l'*agrypnie* (ά, privatif; ὕπνος, sommeil), les potions au Todd ou quelque
prescription analogue seront à essayer parfois. Dans la convalescence enfin,
l'irritabilité entretenant l'insomnie sera favorablement influencée par la
réalimentation. Notons l'action choisie de la quinine chez les paludiques
dormant peu ou point.

Nous étudierons dans un même ordre d'idées les troubles rencontrés chez
les *dyspeptiques*, les *rénaux* et les *cardiaques*. Chez tous ces malades, l'or-

ganisme est plus ou moins intoxiqué; aussi convient-il avant tout d'établir des régimes appropriés. Le meilleur hypnotique des rénaux et des artério-scléreux est le lait; et beaucoup de vieillards recouvrent le sommeil dès qu'ils sont au régime lacté. Chez les cardiaques, en dehors du régime, on se trouve bien de la digitale, seule ou associée au bromure.

Teinture de digitale.	X à XXX gouttes.
Bromure de potassium	2 à 4 grammes.
Eau de laitue.	120 —

On peut encore employer l'hédonal (2 à 3 gr. le soir, en cachets, dans un grog chaud), la paraldéhyde. Cette dernière sera contre-indiquée chaque fois que l'appareil respiratoire sera touché [dyspnée, emphysème (Pouchet)]. Elle est bien supportée par l'estomac, mais donne à l'haleine une odieuse odeur d'ivrognerie; on la prescrira dans une potion alcoolique, à la dose de 1 à 3 gr. en une fois.

Paraldéhyde.	2 grammes.
Teinture de vanille	XX gouttes.
Sirop de laurier-cerise	30 grammes.
Eau de tilleul.	70 —

(Yvon.)

On peut la donner également en lavements.

L'état du cœur, notamment dans l'insuffisance mitrale, doit faire rejeter l'opium, le chloral, la chloralose, le sulfonal, la plupart des nervins couramment employés. Quant aux affections aortiques et valvulaires à un stade aigu (endocardites), elles se trouvent bien de l'emploi de la morphine à petites doses, et c'est l'alcaloïde que nous conseillerons de prescrire, seul ou associé à la caféine, dans les cas où la dépression cardiaque serait trop intense.

Nous n'avons pas à insister de nouveau sur la nécessité d'un régime strict pour les dyspeptiques. Certains d'entre eux sont régulièrement réveillés entre minuit et 2 heures du matin par d'atroces brûlures; il s'agit ici du syndrome des douleurs tardives, lié le plus souvent à l'hyperchlorhydrie. Le bicarbonate de soude ingéré au moment du réveil amènera une sédation suffisante; mais c'est au régime, à l'usage prolongé des sels de bismuth, de la belladone, des solutions alcalines ou alcalino-terreuses, qu'il faudra demander la disparition de l'insomnie par atténuation de l'hyperacidité et du syndrome douloureux qui la traduit.

Quand il y a hypochlorhydrie, on recommandera l'usage des cachets suivants, à prendre au moment de se coucher :

Papaïne	aa 25 centigr.
Chloralose	

(Lemoine.)

Chez tous les agrypniques enfin, on régularisera, s'il y a lieu, les fonctions intestinales : les *constipés* étant essentiellement des intoxiqués.

Il est d'autres intoxiqués chez lesquels l'insomnie peut se rencontrer; ce sont les *goutteux* et les *diabétiques*. Chez ces malades comme chez les brightiques, l'insomnie peut acquérir une *valeur pronostique*, et annoncer l'imminence de l'urémie, de l'attaque goutteuse ou du coma. Chez les gout-

teux, on donnera surtout des diurétiques, et des alcalins chez les diabétiques, en dehors naturellement des régimes appropriés. (V. GOUTTE, DIABÈTE).

L'insomnie est encore tourment trop habituel chez les *tuberculeux*, et
l'accoutumance aux médicaments est, chez eux, tout particulièrement
rapide. On devra s'efforcer d'abord de calmer la toux, les névralgies, tout ce
qui, en un mot, entretient l'excitation du malade. A ce point de vue, les
opiacés sont excellents ; avant d'employer la morphine, on utilisera l'extrait
thébaïque à la dose de 1 centigr. à 5 centigr. par jour en 1 ou 2 pilules. Ces
préparations seront administrées dès 5 ou 6 heures de l'après-midi, car leur
action est lente, et de nombreux insuccès dépendent d'une ingestion beaucoup trop tardive du médicament. On retirera encore d'excellents résultats
du véronal, qui présente l'avantage de modérer la sécrétion sudorale des
phtisiques ; l'accoutumance y est peu sensible, et les doses nécessaires peu
élevées. On en donne chaque soir un cachet de 40 à 60 centigr. avec une
boisson chaude, il n'y a pas de contre-indication ; au contraire, les opiacés
sont peu recommandables quand il y a expectoration abondante, parce qu'ils
favorisent la rétention des sécrétions bronchiques.

Au début de la période secondaire, les *syphilitiques* présentent souvent de
l'insomnie ; celle-ci peut dépendre de deux causes, soit des douleurs ostéo-
copes, de la céphalée qui toutes présentent la classique exacerbation nocturne, soit d'une influence encore inconnue. Il s'agit alors d'une insomnie
pour ainsi dire idiopathique, sans raison, mais qui cède, comme la première
du reste, au traitement spécifique.

Le cours des *dermatoses prurigineuses* amène fatalement l'insomnie ;
celle-ci sera naturellement améliorée par la thérapeutique dirigée contre
l'élément périphérique, et à ce point de vue, les bains, ici comme dans les
brûlures, seront donnés tièdes et prolongés chaque fois que cela sera possible. D'une façon générale, on se défiera de la morphine à cause de l'accoutumance ; le trional, le véronal donneront quelque succès ; la ponction
lombaire (Thibierge et Ravaut) pourrait sans doute, en diminuant le prurit,
ramener le sommeil.

Il est enfin une série d'excitations spéciales qui troublent maintes fois le
sommeil, tant par elles-mêmes que par la douleur provoquée ; chez un blennorragique, par exemple, ce sont les *excitations génitales*, l'éréthisme des
organes sexuels. Nous avons ici à notre disposition une série de médicaments spéciaux : le lupulin, les bromures et notamment le bromure de
camphre, le chanvre indien. On formulera par exemple :

```
Lupulin. . . . . . . . . . . . . . . . . . . . . .  }
Sucre. . . . . . . . . . . . . . . . . . . . . . . }  āā 1 gramme.
Bromure de potassium . . . . . . . . . . . . . . .   2 grammes.
A prendre en un paquet le soir.                          (LYON.)

Bromure de camphre. . . . . . . . . . . . . . . . . 10 centigr.
Extrait de cannabis indica. . . . . . . . . . . . .  2  —
Extrait de jusquiame. . . . . . . . . . . . . . . .  5 milligr.
Excipient. . . . . . . . . . . . . . . . . . . . . . Q. S.
Pour une pilule. De 1 à 2 dans la soirée.

Lupulin. . . . . . . . . . . . . . . . . . . . . . . 40 centigr.
Poudre d'opium. . . . . . . . . . . . . . . . . . .  2  —
Pour un paquet. Avant de se coucher.
```

Il nous reste à étudier les insomnies nerveuses proprement dites, celles où aucune cause périphérique ou toxique, du moins appréciable en l'état de nos connaissances actuelles, n'entre en jeu. Mais auparavant, il convient de mentionner qu'il est une *insomnie essentielle* : certaines personnes dorment peu, quelques heures seulement. Le sujet n'est généralement pas incommodé de cette manière d'être. Très souvent au contraire, l'*insomnie dépend de causes légères*, névralgie, gastralgie, crises angoissantes d'aérophagie, malaises qui valent surtout par l'importance que leur accorde un organisme affaibli ou prédisposé. Dans ces conditions, on se trouve bien de l'administration, au cours de la journée, de quelqu'un des médicaments suivants. La codéine sera prescrite à la dose de 4 à 8 cuillerées à café de la formule suivante :

```
Codéine. . . . . . . . . . . . . . . . . . . . . .  40 centigr.
Eau de laurier-cerise. . . . . . . . . . . . . . .  20 grammes.
Eau distillée. . . . . . . . . . . . . . . . . . .  Q. s. p. 200.
Une cuillerée à café renferme 1 centigr. de codéine.        (MATHIEU.)
```

On peut encore associer la stovaïne et la morphine :

```
Stovaïne. . . . . . . . . . . . . . . . . . . . . }
Chlorhydrate de morphine. . . . . . . . . . . . . } āā   5 centigr.
Eau distillée. . . . . . . . . . . . . . . . . . .     150 grammes.
De 4 à 6 cuillerées à café par jour.
```

La dionine sera donnée seule ou avec l'héroïne.

```
Dionine. . . . . . . . . . . . . . . . . . . . . .  10 centigr.
Eau de laitue. . . . . . . . . . . . . . . . . . .  10 grammes.
X à XXX gouttes par jour.
```

```
Dionine . . . . . . . . . . . . . . . . . . . . . .  1 centigr.
Héroïne . . . . . . . . . . . . . . . . . . . . . .  1 milligr.
Pour une pilule; de 1 à 5 par jour.
```

On peut également, dans la formule précitée, remplacer la codéine par la dionine. On se rappellera que la dionine, parfois plus efficace que la codéine, constipe beaucoup plus que celle-ci et provoque parfois un état nauséeux que la codéine paraît bien ne provoquer jamais.

La narcéine (2 à 3 centigr. par jour en pilules), la solanine (2 à 5 cachets de 2 centigr. par 24 heures), le bromidia (1 ou 2 cuillerées à soupe le soir), pourront agir également soit en modifiant l'état général ou local, soit en influençant directement l'insomnie. A ce point de vue, le bromidia est assez efficace; nous donnons sa formule parce que sa tessiture permet, le cas échéant, de formuler des combinaisons médicamenteuses analogues.

```
Bromidia :
Bromure de potassium. . . . . . . . . . . . . . . }
Hydrate de chloral. . . . . . . . . . . . . . . . } āā 20 grammes.
Extrait de chanvre indien. . . . . . . . . . . . . }
  —    de jusquiame. . . . . . . . . . . . . . . . } āā 20 centigr.
Eau distillée. Q. s. pour . . . . . . . . . . . . .   500 c. c.
On voit que les calculs sont simples, le tout représentant 20 cuillerées à soupe.
```

Les somnifères proprement dits trouvent leur emploi le mieux spécifié dans l'insomnie des *neurasthéniques*. Ici, en plus de l'hygiène générale à observer, une médication est presque constamment nécessaire, et nous étudierons les principales substances qu'il est indispensable de connaître. Notons seulement que l'insomnie des psychopathes est fréquemment une *fausse insomnie*. Beaucoup de douleurs, d'obsédés, d'hypocondriaques, prétendent, de bonne ou de mauvaise foi, ne point dormir. On se méfiera donc des mentaux chez lesquels échouent par trop tous les médicaments.

Le sulfonal est à proscrire dans tous les états dépressifs, de même que les opiacés sont à interdire chaque fois qu'il y a congestion des centres. Le sulfonal se prend à la dose de 1 gr. à 1 gr. 50. Notons ici, comme pour les autres sels voisins, qu'il y a intérêt à prendre le premier soir une dose un peu forte, 1 à 2 gr., pour diminuer plutôt ensuite ; les sels seront pris en cachets, purs ou avec un peu de bicarbonate, afin de ménager l'estomac. Une tasse de tisane ou de bouillon chauds seront ingérés en même temps ; enfin, l'on aura intérêt à suspendre la médication tous les trois jours, par exemple pendant un jour ou deux, de façon à éviter les accoutumances si faciles chez les nerveux, et de façon à éviter les accidents toxiques, rares mais possibles. On pourrait encore alterner les médicaments et employer successivement le sulfonal, le trional, le véronal, etc.

Chacun des sels nommés a cependant quelque indication spéciale ; le sulfonal a une action un peu lente, et convient bien à ceux dont le premier sommeil est naturel mais court, et prend fin vers minuit ou 1 heure. Le trional (1 gr. à 50 centigr.), beaucoup moins toxique que le sulfonal, a une action rapide ; le sommeil est provoqué en une demi-heure en moyenne ; il convient donc à ceux que fuit d'emblée le sommeil. Quant au tétronal, il sied aux nerveux à nuits courtes (Brissaud) ; on l'emploie à doses un peu inférieures (30 centigr. à 1 gr.). Le véronal est, à côté de ces différents médicaments, tout à fait recommandable ; on en donne en général 40 centigr. le soir ; l'accoutumance est très faible. En général, les intolérances ou l'intoxication se révèlent par de la lourdeur, des vertiges, de l'ébriété ; il peut y avoir de l'hypothermie, de l'albuminurie, de l'ataxie (sulfonal), de l'hématoporphyrinurie (trional), des vertiges avec subdélire, vomissements, crampes et convulsions (véronal), divers troubles gastro-intestinaux.

Nous ne pouvons insister ici sur les innombrables médicaments hypnotiques ; beaucoup ont des partisans convaincus, beaucoup sont peu employés. Nous renverrons donc aux formulaires spéciaux pour la posologie de l'uréthane, de l'hypnal, de l'hydrate d'amylène, du somnol, du dormiol, pour ne citer que les principaux de ces produits [V. HYPNOTIQUE (MÉDICATION)].

Chez les nerveux enfin, il faut mettre en usage autant que possible les moyens physiques pour déterminer le repos. Les douches tièdes, les bains tièdes prolongés (1 heure parfois), l'enveloppement froid au drap mouillé sont d'excellents procédés. Pour administrer le drap mouillé, voici comment l'on procédera : un drap bien essoré est étendu sur une couverture de laine, et l'on y enroule le malade ; ou bien on peut, sur le malade étendu, répandre un peu d'eau. De toutes façons, l'application humide sera de 10 à

20 minutes. — Le maintien de compresses chaudes à l'épigastre agit avec succès chez certains dyspeptiques neurasthéniques.

Les *hystériques* pourront dormir par ces simples moyens; on peut leur donner également du véronal, du trional seul ou dissous dans la paraldéhyde; mais la valériane, les bromures seront employés de préférence quand les procédés physiques ou la persuasion auront échoué.

Les bromures constituent dans tous les cas d'*excitation cérébrale*, dans l'*épilepsie*, la médication la plus recommandable. On donne le bromure de potassium ou les mélanges tribomurés, associés parfois au chloral ou à la valériane. Quant aux *aliénés*, pour calmer leur agitation, la morphine est parfois le seul recours. Le bromhydrate d'hyoscine a donné quelques résultats; on en injecte de 1/10 à 1/2 milligr. par jour. La paraldéhyde réussit encore assez bien à la dose de 1 à 3 gr.

Quant aux manifestations dépendant de l'*alcoolisme chronique*, il n'est guère que la strychnine (1 à 2 milligr. par jour, et cela pendant des mois) qui donne quelque succès. Les bains, dans de semblables cas, donnent encore d'heureux résultats. L'opium, les boissons alcooliques seront prescrits s'il y a lieu.

L'insomnie du *vieillard* et de l'*enfant* réclame quelques considérations spéciales; on doit chez l'un comme chez l'autre s'attacher tout spécialement à dépister la cause vraie de la privation de sommeil. Normalement, l'homme âgé dort peu; mais quand cette insomnie normale s'exagère, l'artério-sclérose, le brightisme en sont fréquemment la cause, à moins qu'une pyrexie ignorée, pneumonie ou infection urinaire, n'évolue insidieusement. Il n'est pas d'hypnotiques spéciaux à prescrire. On emploiera peu les opiacés, trop capables de tarir les sécrétions bronchiques, comme nous l'avons déjà vu à propos de la tuberculose; mais certaines insomnies du vieillard sont justiciables de l'iodure.

Chez l'enfant, il faut s'assurer tout d'abord que l'alcoolisme de la nourrice n'est pas en cause; on se rappellera d'autre part, pour apprécier le degré de l'insomnie, que, jusqu'à 3 ans 1/2, l'enfant dort et doit dormir pendant la journée et pendant la nuit. Après cet âge, la cessation du sommeil diurne n'est plus une anomalie. L'insomnie de l'enfant peut dépendre de causes multiples; végétations adénoïdes tout particulièrement, puis fièvres éruptives, dentition, helminthiase, paludisme. Elle peut être l'avant-coureur des méningites et de crises d'épilepsie. Chez l'enfant plus âgé, elle relève souvent d'alimentation excessive ou impropre; les friandises, les vins médicamenteux toujours plus dangereux qu'indifférents, en sont parfois la cause. La constipation est également une cause très fréquente d'insomnie, surtout chez la jeune fille. Plus tard encore, l'adolescent surmené ne dormira point parce que sa vie se traîne entre ses livres, dans une atmosphère pauvre en oxygène, mais riche en oxyde de carbone.

Dans tous ces cas, il est des indications symptomatiques à remplir sur lesquelles nous n'avons pas à insister. Mais d'une façon générale, les bromures seront recommandables chez les petits nerveux, notamment lorsque l'épilepsie est plus ou moins probable, même sans être avérée (J. Simon). On peut d'ailleurs, comme chez l'adulte, reconnaître l'utilité de tel médi-

cament plutôt que de tel autre, et nous donnons en terminant un court
aperçu de posologie infantile.

Bromures .   20 centigr. à 1 gramme par année d'âge.
Trional . .   10   —   à 20 centigr. par année d'âge à partir de 2 ans.
Véronal. .   5   —   par année d'âge à partir de 2 ans.
Sulfonal. .   15   —   —   au-dessus de 3 ans.
Chloral . .   5   —   —   (Comby).
Codéine .   2 grammes de sirop par année d'âge.
Uréthane .   10 centigr. (assez recommandé chez l'enfant).

On peut formuler :

Uréthane . . . . 2 grammes.
Eau distillée. 100   —
Une cuillerée à café le soir ; elle renferme 10 centigr. de sel.

FRANÇOIS MOUTIER.

**INSUFFISANCE AORTIQUE, HÉPATIQUE, PULMONAIRE, RÉNALE, THYROÏDIENNE,
TRICUSPIDIENNE.** — (V. c. m.).

INSUFFISANCE PLURIGLANDULAIRE. — V. GLANDES VASCULAIRES.

INSUFFLATION. — V. NOUVEAU-NÉ (MORT APPARENTE).

INTERCOSTALE (**NÉVRALGIE**). — La névralgie intercostale siège dans le
domaine de l'une ou de plusieurs des branches antérieures des douze paires
dorsales. Quand elle atteint en même temps les branches postérieures, elle
est dite *dorso-lombaire.*

Plus fréquente chez la femme, elle reconnaît, comme toutes les NÉVRAL-
GIES (v. c. m.), des causes générales (anémie, chlorose, syphilis, impalu-
disme, etc.) et des causes locales (maladies de la plèvre et du poumon,
tumeurs du médiastin, fractures de côtes, lésions des vertèbres, des
méninges et de la moelle, etc.); quelquefois elle paraît liée à une affection
siégeant dans un organe plus ou moins éloigné (estomac, ovaires ou
utérus).

Symptomatologie. — La névralgie, presque toujours unilatérale,
serait plus fréquente du côté gauche ; elle frappe de préférence les 5e, 6e,
7e et 8e nerfs intercostaux et porte souvent sur plusieurs nerfs à la fois.

Le principal symptôme est une *douleur continue* sur les côtés du thorax,
d'intensité variable, avec *paroxysmes* sous forme d'élancements, dans toute
l'étendue de l'espace intercostal, survenant spontanément ou provoqués
par une inspiration profonde, la toux, le frôlement de la peau, etc. Ces
crises peuvent s'accompagner d'irradiations douloureuses dans le dos; la
mamelle, la région lombaire, la face interne du bras; on aurait même
observé de la dyspnée, des palpitations, de la tachycardie, des accès d'angine de poitrine (propagation au pneumogastrique).

Trois points sont particulièrement douloureux à la pression : *le point vertébral* ou postérieur, entre deux vertèbres, à l'émergence des branches
antérieures des nerfs dorsaux, au voisinage des trous de conjugaison; *le
point médian* ou latéral, au milieu de l'espace intercostal, sur la ligne axillaire pour les six premiers espaces, un peu en arrière pour les derniers

correspondant à l'origine du rameau perforant moyen ; *le point sternal* ou antérieur, entre le sternum et les articulations chondro-costales à la naissance du rameau perforant antérieur. On a décrit également des points apophysaire, épigastrique ou xiphoïdien, cardiaque, etc. : ce sont des points très inconstants.

L'hyperesthésie de la peau est plus fréquente que l'anesthésie. La pression large et progressive pratiquée avec la paume de la main calme parfois la douleur. Le ZONA (v. c. m.) est le seul trouble trophique observé dans cette névralgie ; il est à remarquer que l'éruption ne suit pas le trajet du tronc nerveux.

On a décrit sous le nom d'*épigastralgie* une névralgie des derniers nerfs intercostaux, localisée au creux épigastrique, avec hyperesthésie cutanée très accentuée, nausées et vomissements. La pression des espaces intercostaux, des points vertébral et médian n'est pas douloureuse.

Quelques auteurs ont rattaché à la névralgie intercostale la *mastodynie* ou *mamelle irritable*, caractérisée essentiellement par des douleurs lancinantes et paroxystiques, occupant un des seins ou les deux à la fois, et par une hyperesthésie très vive des téguments. Quelquefois, à la suite de violents accès, se développent de petites indurations du volume d'un pois à celui d'une noisette (*tumeur irritable du sein*).

L'évolution et le pronostic de la névralgie intercostale dépendent de l'affection causale.

Diagnostic. — On fera le diagnostic avec la *pleurodynie* ou rhumatisme des muscles de la paroi thoracique (douleur diffuse) ; avec les *fractures de côte*, les *lésions tuberculeuses* ou *syphilitiques* des côtes (localisation de la douleur), qui peuvent d'ailleurs s'accompagner de névralgie intercostale ; avec la *névralgie diaphragmatique* (points douloureux différents) ; avec l'*angine de poitrine* (brusquerie et courte durée des accès, angoisse) ; avec le *point de côté* de la pleurésie ou de la pneumonie (douleur continue, siège fixe et profond) ; avec les *douleurs pseudo-névralgiques* et les douleurs en ceinture des tabétiques (bilatéralité plus fréquente, élancements suivant rarement le nerf dans toute sa longueur). On ne confondra pas la névralgie avec une affection d'un organe sous-jacent : cœur, foie ou estomac.

Le diagnostic de la cause sera plus délicat et nécessitera un examen particulièrement soigneux du squelette, côtes et rachis, et des organes intra-thoraciques.

Ce n'est qu'après avoir éliminé les causes locales que l'on pourra rapporter la névralgie à un trouble de l'état général.

Traitement. — (V. NÉVRALGIES.)   *BRÉCY.*

INTERDICTION ET CONSEIL JUDICIAIRE DES ALIÉNÉS. — Aux termes de l'article 489 du Code civil, « tout majeur qui est dans un état habituel d'imbécillité, de démence ou de fureur *doit* être interdit, même lorsque cet état présente des intervalles lucides. » En fait, cet article n'est pas appliqué dans la majorité des cas : car les mesures préservatrices de la fortune de l'aliéné sont assurées par l'administrateur provisoire légal (loi du 30 juin 1838, art. 31) ou judiciaire (art. 32, 34, 35), par le curateur (art. 38) pour les affaires courantes; par le mandataire spécial (art. 55) au cas où il y a quelque procédure à engager ou à suivre (art. 35); par le notaire commis par le tribunal (art. 56) en cas d'inventaire, partage ou liquidation. C'est, pour ainsi dire, en contradiction avec cet article si impératif que la loi de 1838 a prévu ces divers mandataires pour les *aliénés non interdits*.

L'interdiction est d'ailleurs une mesure grave; les tribunaux en sont avares. Les aliénés placés dans les asiles publics sont rarement interdits, plus fréquemment ceux placés dans les maisons privées et plus encore ceux qui sont soignés dans leur famille. Pour ces derniers, en effet, il est plus nécessaire de les mettre à l'abri d'actes inconsidérés auxquels ils sont plus exposés. Nous dirons cependant que le Conseil judiciaire est souvent une mesure suffisante.

Le certificat médical est la pièce primordiale de toute poursuite d'interdiction; les faits d'imbécillité, de démence ou de fureur devront être énoncés en la requête présentée au président du tribunal (art. 890 du Code de procédure civile, art. 493 du Code civil): il est donc nécessaire que ce certificat soit en quelque sorte un rapport très explicite. Il sera rédigé dans la forme des certificats d'internement [V. ALIÉNÉS (INTERNEMENT)] ; il sera spécifié que « ce certificat est délivré sur la demande de X..., en vue de poursuivre l'interdiction du malade. » C'est à cela que se borne le rôle du médecin.

L'interdiction n'est provoquée que par l'époux ou les parents, ou le Procureur de la République (art. 401 du Code civil); elle est portée devant le tribunal de 1re instance (art. 402). Si les faits articulés ne paraissent pas de nature à caractériser la démence, le tribunal peut écarter la demande, sans être obligé d'ordonner préalablement la convocation du conseil de famille (Cour de cassation, 6 janv. 1829). En cas contraire, le tribunal interroge le défendeur en chambre du conseil; ou, si le malade ne peut se présenter, il sera interrogé dans sa demeure par un juge (C. civil, art. 496). Le médecin peut donc être appelé à spécifier par un certificat que « le malade est dans un état mental qui ne lui permet pas de se présenter en chambre du Conseil ».

La demande en interdiction doit être signifiée à la personne. Le dépôt entre les mains d'un aliéné d'un acte où sont exposées des appréciations médicales qu'il vaudrait mieux cacher au malade, risque de le troubler, d'aggraver son état par la divulgation du pronostic, d'occasionner un accès d'agitation, de le pousser à un acte de violence. Aussi une tradition s'était-elle établie dans les asiles de remettre la signification au médecin qui jugeait de l'opportunité de sa communication au malade. Mais par la raison, ou sous le prétexte qu'il faut que le malade puisse préparer sa défense, sur la réclamation des procureurs de la République, des ordres ministériels récents obligent les médecins de laisser les huissiers faire cette signification « parlant à la personne » de l'aliéné.

L'aliéné interdit a perdu l'exercice de tous ses droits civils; ses actes sont donc *nuls de plein droit* (tandis que ceux de l'aliéné non interdit peuvent être *seulement contestés*). Il ne peut être émancipé que par un jugement de main levée, le non-interdit rentre au contraire dans tous ses droits, dès le moment où il sort de l'asile. Il peut être demandé au médecin un certificat en vue de la levée de l'interdiction : il est prudent de faire un certificat très détaillé, une sorte de rapport.

Le Conseil judiciaire, mesure intermédiaire, peu appliquée aux aliénés proprement dits, est réglé par les articles 513 et seq. du Code civil. Il s'adresse surtout aux prodigues, pour lesquels, comme ce sont des débiles habituellement, il peut être fait appel au médecin en vue d'un certificat.

Les significations par huissier, autres que celle de la demande d'interdiction, peuvent être faites dans les formes légales au tuteur ou à l'administrateur judiciaire si le malade est en liberté ; dans un asile elles seront reçues par le directeur, transmises au médecin, qui juge si le malade est en état d'en prendre connaissance, puis elles sont adressées à l'administrateur provisoire. *M. TRÉNEL.*

INTERMITTENTE (FIÈVRE). — V. Paludisme.

INTERNEMENT. — V. Aliénés (Placement).

INTERPRÉTATIONS. — Les interprétations délirantes ou fausses interprétations sont le complément, parfois le point de départ des idées délirantes. Le terme se définit par lui-même. Elles sont aux idées délirantes ce que les illusions sont aux hallucinations : la transformation dans l'esprit du malade de faits réels, d'idées exprimées devant lui, dans un sens faux et en général péjoratif. Elles sont intimement liées aux illusions dont elles sont parfois difficiles à différencier, étant à la limite du domaine sensoriel et du domaine intellectuel. En effet, chez un individu qui dans la conversation de deux passants croit voir des gestes désobligeants, entendre des allusions, des injures à lui adressées, quelle part revient à la perception incomplète, quelle part à l'explication forgée par le malade?

Les fausses interprétations sont le propre surtout des paranoïaques et se retrouvent dans tous les délires systématisés; mais leur importance considérable, primordiale dans toute une catégorie de cas, a permis récemment à Sérieux, dans un livre qui fait date, de différencier de la masse des délires systématisés les délires d'interprétations (V. Folies raisonnantes), où partant d'un fait vrai ou faux, souvent infime, les malades échafaudent des systèmes souvent très compliqués.

A côté de ces faits où les interprétations sont toute la maladie, celles-ci existent à l'état sporadique ou en combinaison avec les idées délirantes dans un grand nombre d'affections.

Elles jouent un certain rôle dans la mélancolie, plus spécialement dans la mélancolie avec idées de persécution : toute parole entendue est une allusion aux fautes que se reproche le malade, tout bruit du dehors un préparatif d'exécution, une menace cachée, un bruissement d'appareil électrique, etc. Les faits sont à peu près les mêmes dans les diverses formes d'alcoolisme, et l'intrication des illusions et des interprétations délirantes y est plus manifeste encore. Les interprétations dominent le tableau clinique dans le délire de jalousie.

Dans la manie, au contraire, les illusions des sens l'emportent de beaucoup sur les fausses interprétations qui y existent cependant très nettement. Il en est de même dans la confusion mentale et dans les divers délires infectieux et fébriles.

Les interprétations portent soit sur des faits actuels ou récents, ce qui est le cas ordinaire, soit sur des événements éloignés, constituant alors le délire rétrospectif. Le trouble très particulier de la mémoire que l'on a appelé *hallucination, illusion du souvenir, falsification du souvenir,* est souvent une interprétation rétrospective, quand ce n'est pas simplement un phénomène de déjà vu (V. ILLUSION DU DÉJA VU), de déjà vécu.

La valeur pronostique du symptôme interprétations est variable : grave quand elles sont à l'origine d'un délire systématisé ou en évolution, bénin au contraire dans les cas aigus en raison de leur nature très superficielle et de la facilité avec laquelle le malade les corrige, spontanément ou sur les affirmations du médecin, de l'entourage.   *M. TRÉNEL.*

INTERTRIGO. — Sous le nom d'*intertrigo*, on désigne la dermite des plis, résultat des frottements et de la stase des sécrétions normales ou pathologiques, telle qu'on l'observe aux aines et dans l'angle génito-crural, au périnée, à l'anus et entre les fesses, — puis aux aisselles, sous les seins flasques, au-dessus du pubis des obèses, au cou des enfants gras, entre les orteils, etc., — partout enfin où s'adossent des surfaces cutanées. Les conditions de chaleur et d'humidité qui favorisent les pullulations microbiennes, en même temps que les frottements et la macération rendent l'épiderme plus vulnérable, expliquent que toutes les dermatoses prennent là des caractères spéciaux; que les affections parasitaires, les mycoses, notamment, y acquièrent une ténacité remarquable. Ces conditions suffisent en certains cas pour créer une dermite de cause externe, qui est l'intertrigo vrai. Affection fréquente dans les deux sexes, on comprend qu'elle soit favorisée par toutes les circonstances capables d'exagérer les sécrétions cutanées et leur stagnation : chaleur. obésité, œdème, malpropreté. On l'observe à tout âge : elle est d'une extrême fréquence chez les enfants, surtout gras et mal soignés (V. DERMITES INFANTILES). A l'âge mûr, elle atteint les sujets adipeux, séborrhéiques, hyperidrosiques : certains ne peuvent faire la moindre marche sans « se couper », suivant l'expression vulgaire : ce sont souvent de ceux que l'on qualifie d'*arthritiques*, et le mal se montre chez eux récidivant et rebelle. Il en est de même chez les *diabétiques* : l'intertrigo, entretenu par le contact des urines sucrées, se localise aux régions périgénitales, avec des caractères un peu particuliers (voir le chapitre consacré aux *diabétides*); on doit y rattacher la balanite diabétique. Plus commun encore chez l'homme que chez la femme, l'intertrigo n'épargne guère les porteuses de lésions génitales suintantes, écoulements, syphilides, pour peu que ne soit observée une propreté méticuleuse. On peut en rapprocher enfin les érythèmes périanaux des diarrhéiques et des gâteux, comme ceux que déterminent autour des narines les sécrétions du coryza.

Le premier **signe**, et fréquemment le seul, consiste en une rougeur nrythémateuse intense, accompagnée de cuisson et de prurit. Elle prend éaissance près du fond du pli, pour s'étendre sur les surfaces adjacentes et dessiner plus ou moins nettement la zone de contact. Souvent, dès le début, existe au fond même une fissure linéaire rosée. Au bout d'un certain temps, l'épiderme se macère, s'excorie superficiellement ; l'aire enflammée est le siège d'un suintement séro-purulent, d'odeur fade et parfois fétide ; la dermite déborde la zone de frottement.

L'intertrigo peut avoir une *marche* aiguë et ne durer que quelques jours. En général, provoqué par des causes persistantes, il récidive ou se prolonge pendant des mois, des années, tantôt sous la forme humide, tantôt sous forme de placards secs, écailleux. Il est alors fréquent de voir la peau, sous l'influence des grattages, se pigmenter et s'épaissir, se lichénifier. Souvent encore, chez les sujets prédisposés, l'eczéma vrai, vésiculeux et envahissant, vient compliquer l'intertrigo. Enfin, les follicules et glandes peuvent s'infecter, sous forme de pustulettes impétigineuses, de furoncles et d'hidrosadénites.

Dans les nappes suintantes, la culture en pipettes de sérum permet d'isoler parmi de nombreuses espèces le streptocoque, véritable agent de l'intertrigo. Les formes sèches, écailleuses, semblent en général le fait du *staphylococcus cutis communis*. Enfin, les formes pustuleuses accusent l'infection par le staphylocoque doré.

Nous n'insisterons pas sur le **diagnostic**, d'ailleurs facile, de l'intertrigo, soit avec l'*eczéma* vrai, qui s'y ajoute souvent, soit avec les *mycoses* cutanées et surtout l'*érythrasma*, dont les caractères sont décrits ailleurs ; soit enfin avec les nappes saillantes, polycycliques, que peuvent former les *syphilides* des plis.

Traitement. — Il importe d'écarter d'abord les *causes* du mal, en soignant, s'il y a lieu, les affections préexistantes, écoulements, diabète, etc. ; puis en préservant la peau des contacts nocifs. On instituera une *hygiène prophylactique* sévère, consistant surtout en soins de propreté et d'*asepsie*, continués même après la guérison : 1° *Bains* simples ou alcalins, deux fois par semaine. — 2° *Toilette* locale soigneuse, au moins trois fois par jour. On emploiera pour les lotions de l'eau bouillie tiède ; elle peut être alcalinisée légèrement, ou additionnée de substances faiblement astringentes (eau blanche, tanin, alcool), d'antiseptiques en petite quantité (biborate de soude, eau d'Alibour, sublimé à 1/2000 au plus), d'ichtyol. Sabouraud recommande, en l'absence de suintement, les applications de :

Ichtyol	5 grammes.
Résorcine.	1 gramme.
Eau distillée	100 grammes.

suivies, après dessiccation, de l'application de pommade (ou mieux de pâte de zinc, à enlever lors des pansements avec de l'huile). Mais les antiseptiques forts, irritants, sont plus nuisibles qu'utiles. Les savonnages ne doivent être faits qu'avec des savons très doux. — 3° *Assèchement* à l'aide de poudres non fermentescibles (poudres minérales), inertes et fines, isolement des surfaces au moyen de coton ou de gaze aseptique.

A ces moyens purement hygiéniques, il est bon d'associer, tous les deux ou trois jours, des badigeonnages modificateurs et bactéricides : teinture d'iode étendue de trois à dix volumes d'alcool, nitrate d'argent en solutions diversement concentrées (1/100 à 1/5).

. Si l'inflammation est très intense, il peut être utile de la calmer par des pansements humides. Dans certains cas, au contraire, les applications humides, les lavages même, sont mal supportés; on se trouve mieux alors de nettoyer et de panser uniquement au liniment oléo-calcaire.

La présence d'eczéma doit rendre circonspect sur l'emploi des modificateurs actifs. Les lésions anciennes, épaissies, peuvent au contraire indiquer l'application de pommades plus ou moins fortes, salicylées, mercurielles, cadiques, soufrées.   *M. SEE.*

INTESTIN. — V. Entérites, Gastro-entérites, Duodénum, Appendicite, Rectum, etc. V. aussi Nouveau-né (Pathologie).

INTESTIN (CORPS ÉTRANGERS). — Nous n'aurons en vue dans ce chapitre que les corps étrangers de l'intestin grêle, du cæcum, des côlons ascendant et transverse.

Les corps étrangers de l'appendice iléo-cæcal seront étudiés à l'article appendicite (v. c. m.) et ceux de l'S iliaque à l'article rectum [V. Rectum (Corps étrangers)].

Origines. Variétés. — Les corps étrangers de l'intestin ont très exceptionnellement pénétré dans l'intestin par une plaie extérieure.

Le plus souvent, un objet, avalé par mégarde, gagne l'intestin en descendant le tube digestif.

Les calculs biliaires qui ont pu passer dans le duodénum par le canal cholédoque ne doivent pas être considérés comme de véritables corps étrangers de l'intestin, puisque leur petite taille leur permet une facile migration dans le tube intestinal. Il n'en est pas de même pour les calculs de la vésicule, trop volumineux pour pénétrer dans le cholédoque et qui ne sont expulsés par l'intestin qu'après la formation d'adhérences entre les parois de la vésicule biliaire et celles de l'intestin et l'ouverture secondaire de la vésicule dans l'intestin. Ces calculs, du fait de leur volume, peuvent être la cause d'une attaque d'occlusion intestinale aiguë ou chronique.

Le corps étranger qui, après avoir franchi le pylore, arrive dans l'intestin, parcourt, le plus souvent, le tube digestif jusqu'à sa terminaison, sans causer d'accidents. Les sécrétions de la muqueuse intestinale favorisent le glissement du corps étranger, et le cheminement de celui-ci est hâté par les mouvements péristaltiques de l'intestin.

Mais un volume trop considérable du corps étranger, une paresse excessive de l'intestin ou encore un trouble de sécrétion intestinale dû à une mauvaise alimentation, voilà autant d'entraves à la marche du corps étranger qui pourra s'arrêter en un point quelconque de l'intestin, mais de préférence au niveau d'un coude (angle du côlon), d'un éperon (valvule iléo-cæcale), d'un rétrécissement accidentel (bride cicatricielle), d'un cul-de-sac naturel (cæcum et appendice iléo-cæcal), d'une inflexion de l'intestin (S iliaque).

Essentiellement variables en nombre, les corps étrangers sont habituellement constitués par des substances sur lesquelles les sucs digestifs n'ont pas d'action (noyaux de fruits, par exemple).

S'ils restent un certain temps en place sans progresser, ils augmenteront de volume, par les couches successives de sels calcaires (phosphate, oxalate, carbonate de chaux), qui viendront entourer le noyau primitif (entérolithes). Le centre de l'entérolithe peut être une masse fécale durcie, un calcul biliaire.

Ces entérolithes sont uniques ou multiples; uniques, ils atteignent souvent un volume assez considérable.

Symptômes. — La symptomatologie des corps étrangers de l'intestin peut se réduire, dans certains cas, à quelques coliques légères au moment du passage des détroits naturels de l'intestin.

Dans d'autres cas, ce n'est que par saccades que la progression se fait; et chaque arrêt est indiqué, en un point fixe, par une douleur dont l'intensité varie d'une simple pesanteur à des coliques telles qu'elles occasionnent une syncope. La muqueuse intestinale étant irritée par le contact de ce corps étranger, souvent pointu et allongé (fourchette, couteau), on voit apparaître des signes d'entérite aiguë (vomissements, hoquets, diarrhée sanguinolente) ou une constipation rebelle.

La muqueuse intestinale a-t-elle été ulcérée par le corps étranger, on assiste parfois, plusieurs semaines ou même plusieurs mois après l'expulsion du corps étranger, au développement progressif d'un rétrécissement intestinal, dû à la rétraction du tissu de cicatrice.

Mais si un corps étranger volumineux s'arrête définitivement en un point de l'intestin, cet arrêt peut déterminer des accidents beaucoup plus graves; il en sera de même si le corps étranger, bien que de petit volume, se fixe dans un diverticule intestinal, comme l'appendice iléo-cæcal; ou s'il s'agit d'une arête de poisson, d'un fragment de verre, tous objets piquants ou coupants.

Le corps étranger de très gros volume pourra donner naissance à une occlusion intestinale aiguë (v. c. m.).

Mais la perforation intestinale avec péritonite aiguë généralisée par irruption des matières fécales dans l'abdomen est une terminaison beaucoup plus fréquente.

La perforation qui se fait rapidement (corps pointus) est suivie d'une péritonite généralisée. Si, au contraire, le corps étranger ne perfore l'intestin qu'après y avoir séjourné un certain temps, c'est une péritonite enkystée qui se déclare, du fait d'adhérences protectrices entre l'anse intestinale et le péritoine pariétal. L'abcès peut s'ouvrir à la peau ou dans les organes avoisinants (vagin, vessie).

Ce n'est parfois que longtemps après l'absorption du corps étranger que les accidents apparaissent.

Diagnostic. — Seuls les commémoratifs permettront de faire le diagnostic.

Pronostic. — Les corps étrangers de petit volume, de forme assez régulière, arrondis, comportent un pronostic sans gravité.

Les corps étrangers volumineux, de forme irrégulière ou pointus, ont le pronostic des maladies qu'ils peuvent provoquer (occlusion intestinale, péritonite généralisée ou enkystée (v. c. m.).

Traitement. — Il faut aider la progression du corps étranger en alimentant le malade de substances épaisses à résidu considérable (pommes de terre, panade, riz, etc.). Les purgatifs doivent être prescrits, sauf s'il s'agit d'un corps étranger *régulier*, incapable de blesser la muqueuse. L'électricité (V. Occlusion) pourrait être employée également pour les cas d'obstruction intestinale par amas de matières fécales, noyaux de fruit, etc.

Si les accidents sont dus au volume du corps étranger ou si le corps étranger est tel que son passage dans l'intestin ne puisse se faire sans danger pour la muqueuse (couteaux, morceaux de bois pointus, etc.), on doit pratiquer une laparotomie médiane.

Cette laparotomie sera suivie d'un anus contre nature (v. c. m.) si l'on constate de graves lésions des tuniques intestinales. Dans ce cas, on pourrait pratiquer la résection des parties malades, résection suivie d'une entérorrhaphie circulaire.

Les statistiques sur la taille intestinale pour extraction de corps étrangers, peu nombreuses d'ailleurs, comprennent de beaux résultats.   *P. DUVAL.*

INTESTIN (**LAVAGE**). — Le lavage de l'intestin est un procédé thérapeutique qui peut causer autant de méfaits lorsqu'il est mal réalisé, qu'il peut faire de bien lorsqu'il est exécuté dans des conditions favorables. Nous préciserons ici les quelques points de technique qu'il est important de connaître.

L'*appareil* nécessaire comprend : 1° un *récipient* stérilisable, ayant au minimum une capacité de deux litres, *bock* en verre ou bock en métal muni d'un niveau d'eau avec flotteur et d'un thermomètre; — 2° un *tube de caoutchouc* de 1 m. 50 à 2 mètres pourvu d'un robinet ou d'une pince permettant de régler l'arrivée du liquide; — 3° une *canule*, courte pour le lavage du rectum seul; *longue* pour le lavage du gros intestin et de l'intestin grêle. Cette canule doit être assez longue pour dépasser l'ampoule rectale, assez rigide pour pénétrer facilement sans se courber, mais assez souple et parfaitement lisse pour éviter tout traumatisme. On emploie le plus souvent la canule en caoutchouc rouge, à parois fermes, longue de 25 à 35 centimètres, ayant un calibre de 5 millimètres à 1 centimètre de diamètre et plutôt plus que moins. Dans quelques cas particuliers, on utilise des canules à double courant; — 4° une quantité déterminée de *liquide*, simple ou médicamenteux, à température correspondant aux besoins du traitement. Pour le grand lavage simple chez l'adulte, on emploie couramment *un litre et demi de décoction de guimauve maintenue entre* 35° *et* 40°. Trois litres de liquide, correspondant en général à la réplétion du gros intestin (dont un litre pour le rectum), on ne dépassera pas cette quantité pour le lavage du côlon.

D'ailleurs, elle ne pourrait être employée d'emblée qu'avec un intestin tolérant; plus souvent, surtout au début, on ne peut utiliser qu'une quantité beaucoup moindre. Chez le *nouveau-né*, selon le poids, on peut injecter de 200 à 300 gr. (au-dessous de 3 kg), de 300 à 500 gr. (au-dessus de 3 kg). Au delà de 4 mois, la quantité peut varier de 600 gr. à un litre.

Manuel opératoire. — Le malade est placé dans le *décubitus dorsal*, la *hanche gauche légèrement surélevée*, reposant sur un coussin; de cette manière l'eau pourra gagner facilement le cæcum tandis que les gaz seront refoulés vers le côlon et le rectum. Après avoir placé le bock à une hauteur de 30 à 50 centimètres au-dessus du plan du lit, et *pas davantage*, on introduit la canule préalablement enduite d'un corps gras. La canule pénètre lentement, d'une façon progressive et continue, dirigée tout d'abord (4 à 5 centimètres) d'arrière en avant, vers l'ombilic, puis redressée et poussée parallèlement à l'axe du corps, en lui imprimant un petit mouvement de rotation.

Lorsqu'un spasme douloureux du sphincter (en cas d'hémorroïdes congestionnées, de fissure anale ou d'irritabilité particulière de l'anus) empêche l'introduction de la canule, on anesthésie la muqueuse à l'aide de la cocaïne. Un obstacle intestinal, entravant la progression de la canule déjà bien introduite, est habituellement franchi si l'on a soin d'exercer une pression lente et continue, en modifiant doucement la direction de la canule par des mouvements de rotation et en essayant de la faire glisser contre la paroi postérieure du rectum.

Un doigt introduit dans le vagin lèvera un obstacle utérin; souvent il est nécessaire, avant l'introduction de la canule, d'administrer un lavement simple, ou même une purgation, pour vider le rectum et éviter la gêne que pourraient opposer des matières fécales dures.

La canule étant en place, à l'aide d'un raccord on l'adapte au tuyau du bock. On ouvre lentement le robinet; l'écoulement se fait avec régularité et, quand le liquide est épuisé, la canule est retirée et le malade se présente à la garde-robe. Si l'écoulement est irrégulier, le flotteur descendant par saccades, il arrive souvent que le malade ressent quelque colique : si la colique est violente, on ferme le robinet et, quand la douleur est calmée, on reprend l'opération; si la douleur ne cède pas, il faut retirer la canule et le malade laisse échapper le liquide injecté.

Quand l'arrêt du liquide ne s'accompagne pas de douleurs, l'orifice de la canule est obstrué; il suffit, pour rétablir le courant, de déplacer un peu la canule ou d'augmenter momentanément la pression en élevant le bock. La durée du lavage doit être environ de *dix minutes à un quart d'heure* pour un litre et demi de liquide.

La technique du *lavage de l'intestin grêle* est un peu différente : le récipient qui contient 8 à 10 litres est placé à 20 ou 50 centimètres au-dessus du plan du lit. On fait passer tout doucement les trois premiers litres; à ce moment le liquide pénètre dans l'intestin grêle et le malade ressent quelques coliques. Ces coliques passées on peut, s'il est nécessaire, augmenter faiblement la pression. Peu à peu, lorsqu'on procède avec lenteur et beaucoup de précautions, l'intestin grêle se remplit; il donne un son mat à la percussion et, autour de l'ombilic, quelques anses distendues par les gaz refoulés forment un coussinet aérien préombilical. En général, à partir du sixième litre, des nausées et des vomissements se produisent, annonçant l'entrée du liquide dans l'estomac.

Modes d'action. — Le lavage de l'intestin, pratiqué dans les conditions que nous avons indiquées, a une action physiologique considérable. Tout d'abord, il agit mécaniquement par la simple présence de l'eau, en provoquant l'*évacuation du contenu intestinal*; par là-même, il facilite l'*antisepsie intestinale* et *diminue les causes d'auto-intoxication*. Selon la *température du liquide* les lavages sont dits très froids de 8 à 12°; froids de 12 à 16°; frais de 16 à 20°; dégourdis de 20 à 26°; tempérés de 26 à 30°; chauds de 30 à 40°; très chauds 40 à 50° (ces lavages très chauds sont facilement supportés par la muqueuse). Le lavage de l'intestin agit : 1° *sur l'intestin* en modifiant à la fois la *tonicité des fibres musculaires* et la *circulation de l'organe* (la grande chaleur est un bon excitant de la fibre musculaire lisse. Elle dilate fortement les capillaires, provoque donc un appel sanguin dans les vaisseaux de l'intestin et par contre-coup une anémie plus ou moins marquée dans les territoires voisins et parfois dans le domaine de la circulation générale); — 2° *sur les viscères voisins* et en particulier sur les annexes du tube digestif, en jouant un rôle dérivatif et révulsif. De la sorte, il a même une *action générale* sur la circulation et sur le système nerveux. Si l'on ajoute à ces divers effets les *actions médicamenteuses* (purgatives, astringentes, émollientes, calmantes, antiseptiques, etc.), on conçoit aisément tout le parti qu'il y a à tirer en thérapeutique de la multiplicité et de l'importance des actions du lavage de l'intestin.

Mais une condition de succès, quel que soit le but poursuivi, est de *ne pas injecter le liquide à forte pression* — de manière à éviter les spasmes violents et douloureux de l'intestin — et d'étudier le *mode de réaction propre à chaque malade*, de manière à utiliser le liquide en quantité et à température favorables à l'action thérapeutique recherchée.

Indications. — Les lavages sont souvent indiqués dans la constipation aiguë, dans la constipation symptomatique (un litre et demi d'eau tempérée ou chaude), dans la constipation habituelle atonique (au maximum deux litres d'eau très chaude) et spasmodique (au maximum deux litres d'eau de 15° à 35° suivant les malades), dans certaines diarrhées nerveuses et diarrhées infectieuses (fièvre typhoïde, dysenteries, choléras, diarrhée de Cochinchine et diarrhées vertes), dans quelques rares cas d'obstruction intestinale par volvulus pendant les toutes premières heures qui suivent l'accident. On utilise encore avec profit les lavages très chauds dans le traitement des inflammations aiguës ou chroniques des organes pelviens, dans le traitement des hématémèses de l'ulcère de l'estomac et du duodénum; froids ou chauds, ils sont parfois employés pour modifier les conditions de la circulation des organes annexes du tube digestif, du foie en particulier.

Contre-indications. — Les affections ulcéreuses de l'intestin ne sont pas toujours une contre-indication au lavage, mais il est nécessaire dans ces cas de les utiliser avec beaucoup de prudence. Chez les malades atteints de cardiopathie, d'artério-sclérose accusée, chez certains nerveux à réactions par trop vives, les lavages ne peuvent être employés qu'avec circonspection.

A. BAUER.

INTESTIN (**LITHIASE INTESTINALE**). — La lithiase intestinale (sable intestinal) est caractérisée par la présence de calculs ou de petites concrétions dans l'intestin et dans les matières fécales. Cette affection s'observe surtout chez les arthritiques, les goutteux, les constipés; elle paraît plus fréquente chez la femme que chez l'homme; elle coexiste presque toujours avec l'entérite muco-membraneuse, mais elle peut toutefois en être indépendante (Hayem, Robin).

Le *sable intestinal* se présente sous l'aspect de grains jaunes, bruns ou noirâtres, de dimensions très variables, atteignant quelquefois la dimension d'une noix et même d'une orange; il s'agit alors de véritables *entérolithes*. Les calculs sont tantôt de forme cristalline, tantôt amorphes. On y trouve parfois des débris de tissus végétaux (Laboulbène); ils sont constitués surtout par du phosphate de chaux, du phosphate de magnésie, du carbonate de chaux; lorsqu'ils sont très gros ou anguleux, ils peuvent provoquer des ulcérations de l'intestin.

Symptômes. — Le seul signe caractéristique de la lithiase intestinale est le rejet de calculs ou de sable dans les garde-robes. Les malades peuvent n'avoir à ce moment aucune douleur, n'éprouver qu'une sensation spéciale de matières terreuses au moment de la défécation; souvent se produisent des crises douloureuses, analogues de tous points aux paroxysmes de l'entéro-colite : dans la débâcle diarrhéique qui termine la crise, on trouve des calculs, des glaires et des fausses membranes; quelquefois les calculs et le sable intestinal existent seuls, sans fausses membranes. L'examen de l'abdomen révèle d'ordinaire des signes de spasme intestinal.

La marche de la maladie est chronique.

Les complications sont rares; on a cité dans quelques cas des hémorragies, la dilatation du cæcum, voire même l'appendicite chronique; mais ici, comme à propos de l'entéro-colite, on peut se demander si l'appendicite n'est pas la cause provocatrice plutôt que la conséquence de la lithiase. D'ailleurs, d'après Dieulafoy, appendicite et lithiase s'excluent presque complètement.

Diagnostic. — Les crises douloureuses de la lithiase intestinale peuvent être prises pour des coliques hépatiques, et il faut éviter de confondre les calculs intestinaux avec les calculs biliaires : l'examen attentif et l'analyse chimique des concrétions permettent le diagnostic.

La lithiase intestinale coexistant presque toujours avec l'entéro-colite, nous renvoyons à l'étude de cette affection pour le diagnostic entre les crises entéralgiques et les diverses maladies abdominales.

Traitement. — Contre les crises douloureuses, on usera surtout des préparations de belladone. Le traitement même de la maladie est avant tout hygiénique et se confond avec le traitement de l'entéro-colite : l'alimentation bien réglée (dont on doit exclure surtout les condiments, les viandes fortes ou faisandées, les boissons alcooliques), les purgatifs à petite dose, et, suivant les cas, la cure de Châtel-Guyon ou de Plombières, doivent constituer les bases du traitement; Oddo a tiré de bons effets de l'emploi du benzonaphtol.

H. GRENET.

INTESTIN (PERFORATION). — V. Abdomen (Plaies), Typhoïde, Appendicite, etc.

INTESTIN (RÉTRÉCISSEMENTS ET TUMEURS).

RÉTRÉCISSEMENTS — Les rétrécissements de l'intestin occuperaient la quatrième place comme fréquence parmi les causes d'occlusion intestinale.

Nous aurons en vue, dans ce chapitre, deux variétés de rétrécissements : 1° les *rétrécissements simples* de l'intestin (rétrécissements congénitaux siégeant en général à la fin de l'iléon; et rétrécissements acquis, cicatriciels, fibreux, dus à des ulcérations cicatrisées, à des adhérences péritonéales avoisinantes, et pouvant occuper un point quelconque du tube intestinal) (V. Rectum). On aurait rencontré, dans l'intestin grêle, des rétrécissements d'origine syphilitique; — 2° *certaines tumeurs inflammatoires* de l'intestin, s'accompagnant le plus souvent, mais non toujours, de rétrécissements de l'intestin, et bien distinctes, par conséquent, de la tuberculose et du cancer. Ces tumeurs siègent le plus fréquemment dans la région pylorique: elles occupent quelquefois le rectum.

Étiologie. — Les rétrécissements du gros intestin, occupant de préférence la région iléo-cæcale, du fait même des causes qui leur donnent-naissance, peuvent être divisés, au point de vue étiologique, en deux grandes classes : ceux consécutifs à des inflammations iléo-cæcales (valvule de Bauhin) et ceux qui font suite à des inflammations péri-cæcales.

Les premiers sont des rétrécissements fibreux : le point de départ de la sténose a été la cicatrisation d'une ulcération (fièvre typhoïde, dysenterie, corps étrangers de l'intestin, entéro-colite chronique); la cicatrisation de la peau produite par l'élimination spontanée de boudins invaginés pourrait être suivie de rétrécissement. L'inflammation du cæcum ulcéré, gangrené (typhlite) a été reconnue comme cause de sténose intestinale.

Les seconds sont des rétrécissements dus à des tumeurs inflammatoires de la région.

Les pérityphlites, quelle qu'en soit l'origine (inflammation péri-rénale, péri-uréthrale, salpingite droite, phlegmon péri-cæcal, appendicite, etc.) peuvent amener une sténose intestinale plus ou moins étroite de deux façons différentes : soit en englobant, en enserrant le cæcum de masses inflammatoires volumineuses, soit en laissant autour de celui-ci, comme reliquat, des brides fibreuses cicatricielles.

Lésions. — Avec Gérard-Marchand, nous signalerons trois variétés de lésions anatomiques : 1° les coudures par brides; 2° les rétrécissements sans tumeur cliniquement spéciale; 5° les tumeurs inflammatoires.

Des brides péri-cæcales, de nombre et de volume variables, établissent des adhérences entre le cæcum et la paroi abdominale, ou entre le cæcum et des anses grêles : il peut y avoir striction de l'intestin, mais, le plus souvent, il y a *coudure* (au niveau de l'iléon, tout près du cæcum). Ces adhérences sont extrêmement vasculaires. L'appendice est volumineux, enflammé, ou, au contraire, transformé en un petit cordon fibreux cicatriciel.

Les tumeurs *inflammatoires* sont de très petit volume, ou forment, au contraire, des masses énormes.

L'inflammation débute, dans la grande majorité des cas, au niveau de la valvule de Bauhin, puis gagne l'iléon et le cæcum.

Les parois de l'intestin sont considérablement épaissies : cet épaississement, constitué par du tissu fibreux ou lardacé, est inégal, bosselé, de consistance ligneuse.

La muqueuse est saine, épaissie, ou ulcérée, et elle peut même disparaître complètement.

Le péritoine est sain, dans quelques cas rares ; mais le plus souvent, on trouve des adhérences avec les anses intestinales, le grand épiploon ou les parois. Ces adhérences sont parfois si nombreuses que la tumeur, immobilisée par des adhérences péritonéales postérieures, se présente sous l'aspect d'une masse informe, où cæcum, iléon et côlon ne font qu'un. Cependant, au milieu de cette masse, l'appendice est sain habituellement.

Le gros intestin, au-dessus de la tumeur, est indemne ; l'iléon est très dilaté, ses parois sont si amincies parfois que la suture intestinale en est rendue très difficile.

La sténose progressant, on verra la création de poches accidentelles, dues à la dilatation exagérée et inégale des tuniques de l'iléon ; et de fistules entre deux ou plusieurs anses intestinales, ou entre l'intestin et la paroi abdominale.

Ces notions nous expliquent qu'en clinique ces tumeurs inflammatoires présenteront les signes de l'occlusion intestinale chronique, c'est-à-dire d'une obstruction intestinale lente et progressive, tout comme le cancer et la tuberculose de l'intestin. Aussi, et nous le verrons plus loin, le diagnostic des hypertrophies inflammatoires d'avec le cancer ou la tuberculose du gros intestin est-il souvent fort difficile : début insidieux, crises de constipation plus ou moins complète alternant avec des crises de diarrhée intense, véritable débâcle intestinale, signes d'entéro-colite avec parfois hémorragies.

Pronostic. — La durée des tumeurs inflammatoires du gros intestin est très longue (plusieurs années, à moins de complications aiguës). Le pronostic de la maladie livrée à elle-même est très grave ; bien que la guérison spontanée soit cependant possible. Mais, en tout cas, la guérison définitive est assurée par une intervention chirurgicale bien conduite.

CANCER DU GROS INTESTIN.

Étiologie. — Le néoplasme (épithéliome cylindrique, le plus souvent) peut se développer en un point quelconque du tube intestinal, intestin grêle ou gros intestin ; mais il affecte une prédilection toute spéciale pour le gros intestin, y compris le rectum [V. RECTUM (CANCER)]. Le cancer du gros intestin, depuis quelques années, avec Czerny, König, Körte, etc., en Allemagne, et de nombreux chirurgiens en France, est d'ordre chirurgical.

Au point de vue de la fréquence, le gros intestin serait atteint de cancer presque aussi fréquemment que le rectum, et 20 fois moins que l'estomac. Le cancer de l'intestin grêle serait exceptionnel, puisqu'il est déjà très rare par rapport à celui du gros intestin.

L'homme, et surtout l'homme de 40 à 60 ans, serait un peu plus exposé, que la femme (54 hommes contre 46 femmes pour 100). Dans l'enfance, les tumeurs du gros intestin seraient fréquemment de nature sarcomateuse. D'après les statistiques, si le cancer apparaît avant l'âge de 50 ans, il frappe plus la femme que l'homme.

L'hérédité joue ici son rôle habituel. La fièvre typhoïde, la colite ulcéro-membraneuse, l'appendicite, la dysenterie, toutes les maladies s'accompagnant de lésions plus ou moins profondes des tuniques intestinales, ont souvent été relevées dans les antécédents personnels du malade.

Le cancer primitif du gros intestin siège le plus fréquemment au niveau de l'S iliaque ou du cæcum. Dans les cancers du tube digestif, le cancer du côlon pelvien viendrait en troisième ligne, comme fréquence, après celui de l'estomac et du rectum. Le cancer secondaire peut apparaître en un point quelconque de l'intestin.

Le cancer primitif est habituellement unique; c'est un noyau qui peut revêtir un des trois aspects suivants : virole sténosante (forme commune); plaque latérale (forme rare); champignon végétant.

Le squirrhe constitue la virole annulaire; très courte généralement, sa hauteur variant de quelques millimètres à 2 ou 3 centimètres : le rétrécissement de l'intestin est très serré.

L'encéphaloïde (champignons végétaux) est une tumeur atteignant le volume d'une orange, du poing. Ce néoplasme étant très mou, à l'inverse du précédent, le rétrécissement n'est jamais aussi complet et le cours des matières est moins entravé. Le plus souvent, les tumeurs de la portion droite du gros intestin (côlon ascendant et angle hépatique) sont volumineuses (encéphaloïdes); au contraire, celles de la portion gauche (côlon descendant iliaque et pelvien) sont habituellement petites (squirrhe). Le cancer du côlon pelvien se présente fréquemment sous l'aspect d'un anneau dur, rétracté, si petit, qu'il a pu ne pas être découvert, au cours de l'opération. Au niveau du cæcum, le squirrhe est très rare; l'encéphaloïde, la règle. Le début par la valvule de Bauhin est fréquent, et la propagation se fait souvent sur une longue distance aussi bien du côté du grêle que du côlon ascendant. La valvule est rétrécie au début, mais la lumière de l'intestin n'est obstruée que peu de temps, rétablie qu'elle est rapidement par la disparition de la valvule qu'envahit le cancer.

Le néoplasme gagne la muqueuse qui s'ulcère. Si la tumeur est volumineuse, elle exerce par son poids des tractions sur le mésentère; aussi cette tumeur est-elle parfois très mobile. Mais la mobilité des tumeurs coliques dépend surtout de leur siège, c'est-à-dire de la longueur de leur méso : les néoplasmes des côlons ascendant, descendant et iliaque, se développant sur un segment intestinal accolé à la paroi abdominale postérieure, sont des *tumeurs immobiles*: ceux des côlons transverse et pelvien sont au contraire des *tumeurs mobiles*.

Les ganglions mésentériques et ceux situés sous le péritoine pariétal peuvent être envahis par le néoplasme; mais l'absence d'adénopathie a été relatée dans plusieurs observations. Ce fait est très important à connaître au point de vue du pronostic post-opératoire : il explique pourquoi la récidive n'est pas aussi fréquente que dans les cancers des autres organes.

Au-dessus de la portion rétrécie, l'intestin se dilate et sa paroi s'hypertrophie plus ou moins; au-dessous du rétrécissement, l'intestin est affaissé, aplati, vide presque complètement.

Peu à peu, au fur et à mesure des progrès du mal, le péritoine se laisse envahir et l'ascite apparaît quelquefois. Mais la réaction péritonéale la plus fréquente se manifeste par la formation d'adhérences multiples entre le néoplasme et les organes avoisinants; l'épiploon adhère de bonne heure à la tumeur, puis les anses grêles, et, suivant le siège de la tumeur, tel ou tel viscère (foie, pancréas, vessie, etc., chez la femme et chez l'homme; utérus, chez la femme).

La généralisation est tardive, comme le laissait prévoir l'absence possible de toute adénopathie.

Mais l'évolution du cancer est compliquée et la terminaison fatale hâtée par ce fait que le cancer se développe dans un milieu doublement septique : l'intestin est, en effet, septique par lui-même et l'est encore du fait de la stagnation du bol fécal au-dessus du rétrécissement. Nous citerons les abcès des tuniques intestinales, abcès suivis d'ulcérations, de gangrène avec ouverture de l'intestin dans la tumeur : des foyers de péritonite localisée apparaissent, car des adhérences antérieures ont créé de véritables loges au pourtour du néoplasme. La tumeur entière peut être traversée par ces véritables clapiers, et il en résulte la formation d'un abcès simple ou d'un abcès stercoral avec fistule consécutive et ouverture à la peau (ombilic) ou dans un organe avoisinant.

L'absence d'adhérences entraînerait nécessairement la mort rapide par péritonite septique généralisée.

L'adénopathie apparaît alors nécessairement, et le *microscope seul* peut en déceler la nature cancéreuse ou simplement inflammatoire.

On a cité la fréquence des déplacements de la tumeur, son invagination possible par l'anus.

L'occlusion de l'intestin par cancer est une occlusion chronique; mais une complication peut la rendre aiguë.

Pronostic. — La mort, au bout d'une année environ, est la terminaison du cancer de l'intestin, compliqué des lésions septiques précédemment décrites, mais certaines opérations palliatives dirigées contre ces mêmes lésions peuvent prolonger la durée du cancer de 4 à 7 ans : c'est, d'ailleurs, la durée de ces cancers à sténose peu marquée, s'accompagnant de lésions septiques minimes. Enfin, l'ablation complète est rarement suivie de récidive locale ou de généralisation.

TUBERCULOSE INTESTINALE. — La tuberculose intestinale revêt deux formes assez distinctes, suivant qu'elle siège au niveau de l'intestin grêle ou du gros intestin.

La *tuberculose de l'intestin grêle*, tuberculose secondaire, se caractérise par des lésions ulcéreuses, plus ou moins étendues, surtout fréquentes à la fin de l'iléon. La tuberculose de l'intestin grêle succède habituellement à une tuberculose pulmonaire, et présente les symptômes des entérites chroniques (V. ENTÉRITES TUBERCULEUSES).

Cette maladie médicale ne deviendra chirurgicale que si la cicatrisation de guérison des ulcérations aboutit au rétrécissement de l'intestin (v. c. m.).

La multiplité de ces rétrécissements obligera à réséquer de longs segments d'intestin.

La *tuberculose du gros intestin* (non compris anus et rectum), tuberculose primitive locale, est une tuberculose hypertrophique. Le rétrécissement de l'intestin est dû, comme pour le cancer, au volume de la tumeur.

Cette tuberculose peut atteindre un point quelconque du gros intestin, mais c'est au niveau de la région iléo-cæcale qu'on la rencontre de beaucoup le plus souvent.

Étiologie. — Comme pour le cancer, on a parfois relevé, dans les antécédents personnels des malade atteints de tuberculose du gros intestin, une affection susceptible de blesser la muqueuse intestinale (entéro-colite, fièvre typhoïde, mais surtout dysenterie). L'existence de corps étrangers, de constipation opiniâtre avec scybales, pourrait faire de la muqueuse un lieu de moindre résistance.

La tuberculose iléo-cæcale, coïncidant avec une appendicite tuberculeuse, serait une tuberculose par propagation.

La bacille de Koch pénètre dans le gros intestin avec les ingestions (surtout viande et lait). La tuberculose du gros intestin étant une tuberculose primitive, les crachats avalés ne peuvent être incriminés dans l'étiologie de la maladie comme ils le sont dans celle de la tuberculose de l'intestin grêle. Les bacilles, arrêtés par la valvule de Bauhin, infecteront la muqueuse aux endroits ulcérés.

Lésions. — La lésion débute presque toujours sur la valvule iléo-cæcale qui s'épaissit.

La tuberculose iléo-cæcale se présente sous l'aspect d'une véritable tumeur cæcale. Celle-ci ne remonte que de 8 ou 10 centimètres sur l'intestin grêle ; mais descend, au contraire, souvent très loin sur le côlon.

Il existe un rétrécissement de l'intestin, d'étroitesse et d'étendue très variables.

La muqueuse ressemble comme aspect à celle du cancer : on y voit une quantité de petites saillies molles, verruqueuses (*lupus du cæcum*), à tel point souvent que la surface interne du cæcum est recouverte de très nombreuses végétations ; et des ulcérations à tous les degrés (la valvule de Bauhin peut être détruite par celles-ci).

La paroi cæcale présente une hypertrophie énorme (de 4 à 5 centimètres) au toucher ; la consistance de la paroi est assez dure.

Le péritoine cæcal, dépourvu d'adhérences, est soulevé par les bosselures inégales de la tumeur. La tuberculose gagnant l'épiploon, on voit, appendues à la masse, des franges hypertrophiées.

Il existe parfois une véritable pérityphlite tuberculeuse : le cæcum disparaît dans une gangue scléro-adipeuse qui le fixe aux anses grêles voisines ou à la paroi.

L'appendice est sain ou hypertrophié et ulcéré.

Les ganglions du mésentère sont envahis par la tuberculose. Les chaînes ganglionnaires prévertébrales, inguinales ou iliaques elles-mêmes peuvent être prises.

La formation possible d'abcès péricæcaux donnera naissance à des fistules à trajet variable (entre le cæcum et l'intestin grêle, entre la tumeur et la paroi, etc.).

Si l'on examine ces lésions au microscope, on s'aperçoit que la muqueuse presque entièrement détruite au niveau des ulcérations, est, par contre, extrèmement hypertrophiée au niveau des végétations : cette infiltration embryonnaire du chorion gagne la sous-muqueuse.

De plus, il y a hypertrophie de la couche musculaire et épaississement très notable de la sous-séreuse qui renferme des tubercules massifs ; les tubercules sont toujours entourés de tissu scléro-adipeux, tissu fibreux, de réaction et de guérison, par l'obstacle que sa présence apporte à la propagation du tubercule.

Pronostic. — La tuberculose du gros intestin évolue lentement ; elle amène la mort, en quatre à cinq ans, par occlusion intestinale, par une des complications locales signalées plus haut ou par tuberculose pulmonaire et généralisation tuberculeuse.

Les quatre variétés de rétrécissements de l'intestin précédemment décrites (*tumeur, inflammation, cancer, tuberculose*) affectant de grandes ressemblances, nous les étudierons ensemble aux points de vue *symptomatologie, diagnostic et traitement.*

Symptômes des tumeurs et rétrécissements du gros intestin.

— Les tumeurs et rétrécissements de l'intestin évoluent le plus souvent pendant une période d'assez longue durée, sans se révéler par aucun signe appréciable. Dans d'autres cas, le début peut coïncider avec une crise d'occlusion aiguë.

La symptomatologie des tumeurs et rétrécissements de l'intestin, d'une façon générale, est celle d'une occlusion chronique, d'une obstruction de l'intestin ; c'est-à-dire qu'elle se caractérise par des périodes de constipation alternant avec de véritables débâcles intestinales, les périodes de constipation devenant de plus en plus fréquentes et la constipation de plus en plus rebelle, à mesure des progrès de la maladie (V. OCCLUSION INTESTINALE CHRONIQUE). Mais nous voudrions cependant indiquer quelques signes particuliers aux tumeurs et rétrécissements du gros intestin.

C'est ainsi, par exemple, qu'il existe une symptomatologie différente pour le cancer du gros intestin suivant le siège de la tumeur. Le cancer des côlons s'accompagne le plus souvent d'une sténose très marquée, apparaissant rapidement : aussi l'occlusion intestinale est-elle toujours précédée d'une période d'obstruction intestinale, caractérisée par des troubles de la fonction colique. Le médecin pourra songer au diagnostic de cancer avant l'apparition de la tumeur. Cette première période de subosbstruction ne sera pas retrouvée dans l'évolution du cancer du cæcum, où la sténose n'est jamais aussi prononcée.

On pourra diviser, un peu schématiquement, l'évolution de la maladie en deux périodes : période précédant l'apparition de la tumeur, et période où la tumeur devient appréciable ; bien que les signes de celle-là, si l'on en excepte ceux fournis par la tumeur, ne soient que les signes exagérés de la période de début.

Première période. — Cette période serait spéciale aux tumeurs des côlons. Les tumeurs des côlons ne débutent que rarement par une crise d'occlusion aiguë. Celle-ci est toujours précédée d'obstructions coliques passagères, véritables crises coliques. Le malade accuse, au début, une sensation de pesanteur abdominale. Peu à peu, la sensation de simple gêne du début se transforme en véritables douleurs abdominales. La douleur est spontanée et provoquée; passagère ou permanente. Localisée en un même point et spontanée, elle a une grande valeur diagnostique. — Cette douleur, qui est celle de la tumeur, est accompagnée parfois de douleurs irradiant à distance du néoplasme, véritables coliques intestinales dues au spasme de l'intestin luttant contre l'obstacle.

Le malade se plaint de crises douloureuses et spéciales, crises de *coliques paroxystiques*, qui reviendront assez régulièrement dans la suite.

La crise colique débute, le plus souvent, après le repas, coïncidant avec des efforts de défécation. La douleur est comparable en acuité à celle des coliques hépatiques ou néphrétiques, accompagnées ou non de vomissements.

Lorsque la douleur diminue pour disparaître, le malade perçoit un bruit de glou-glou et sent « filtrer quelque chose » au point douloureux. Le spasme colique se manifeste chez certains malades par une onde péristaltique visible sous la peau de l'abdomen. Une constipation de un ou deux jours avec malaise général, légère élévation thermique, suit habituellement la crise. Les symptômes disparaissent avec l'émission d'une selle le plus souvent diarrhéique. — Cette crise colique est symptomatique de la sténose colique.

Entre ces crises de coliques paroxystiques, la constipation augmente toujours; les matières rendues ont une forme particulière et variable, due à leur passage à travers le rétrécissement : elles sont tantôt petites, *ovillées*; tantôt *laminées*; on peut y trouver du pus, des glaires et même du melœna.

La constipation est parfois très opiniâtre, durant 6 à 8 jours, et s'accompagne de stercorémie; la diarrhée est rare et alterne souvent avec la constipation; son caractère principal est de résister à toute médication. Les selles liquides sont teintées ou non de sang. — Ces diarrhées incoercibles comportent un pronostic grave.

Si l'on examine l'abdomen, au moment d'une période de constipation, on constate qu'il est tendu, saillant, et que les anses intestinales se dessinent sous la peau. La percussion accuse un tympanisme assez net.

Le même examen, pratiqué sur un malade en période de débâcle intestinale, fait trouver un abdomen affaissé et sensible à la pression, surtout au niveau de la région ombilicale. Les anses intestinales sont très distendues, comme permet de le reconnaître la percussion.

Ces signes d'obstruction intestinale durent ainsi un temps plus ou moins long (trois à quatre ans dans les tumeurs inflammatoires ou tuberculeuses, un an environ dans le cancer).

Deuxième période. — Les périodes de constipation augmentent de durée (certains malades ne rendent aucune matière fécale pendant une ou deux semaines).

La *présence d'une tumeur* n'est pas toujours facile à constater, à cause du météorisme excessif de l'abdomen. Ce n'est qu'après une période de débâcle qu'on peut espérer la sentir. Mais il faut bien savoir que, dans nombre de cas, la mort arrive sans qu'on ait pu constater la présence de la moindre induration sur les côlons.

Si la tumeur siège au niveau de la région iléo-cæcale, les doigts qui s'enfoncent dans la fosse iliaque sont arrêtés par une masse de la grosseur moyenne du poing, d'une forme plutôt arrondie ou allongée de bas en haut, à *surface irrégulière, bosselée*, à limites indécises, de consistance dure, sans adhérence avec la paroi abdominale. En glissant les doigts au ras de l'arcade crurale, on peut parfois mobiliser légèrement la tumeur. La mobilisation de la tumeur dépend de son siège ; les tumeurs développées sur les segments fixes du gros intestin étant d'emblée immobiles, à l'inverse des tumeurs des côlons transverse et pelvien, qui présentent une mobilité plus ou moins complète, pendant une période d'une durée variable.

Lorsqu'il s'agit d'une tumeur des côlons ascendant et descendant, on peut constater le phénomène du ballottement. A la percussion de la tumeur, on note une submatité plus ou moins nette, suivant l'interposition ou la non-interposition au-devant d'elle d'anses grêles. L'iléon distendu à sa terminaison, donne à la palpation la sensation d'un boudin transversal et, à la percussion, un tympanisme assez net en dedans de la tumeur.

On observe souvent des varations dans le volume de la tumeur, par contraction colique au-dessus du néoplasme. — Enfin la constatation des tumeurs mobiles peut être intermittente, du fait même de leur mobilité.

Le cancer cæcal est très mobile au début : c'est une tumeur iliaque, grosse, bosselée, bien limitée en dehors, diffuse en dedans. C'est dans le cancer du cæcum qu'on rencontre ces énormes tumeurs de la fosse iliaque, pouvant atteindre le volume d'une tête de fœtus.

Certaines complications, véritables maladies par elles-mêmes, peuvent modifier ce tableau clinique : occlusion intestinale aiguë ; péritonite suraiguë perforante ; abcès, phlegmons s'ouvrant à la paroi avec fistules consécutives possibles.

La maladie continuant à évoluer, apparaissent les signes d'une déchéance profonde de l'organisme : amaigrissement progressif, coloration terreuse de la peau, cachexie extrême avec fièvre hectique.

Diagnostic des tumeurs et des rétrécissements du gros intestin. — Le diagnostic en est parfois très difficile, deux cas sont à considérer ; on constate ou ne constate pas la présence d'une tumeur.

1° *On ne constate pas la présence d'une tumeur.* — Certains malades, des neurasthéniques de préférence, souffrent *d'une constipation opiniâtre* : ils ne peuvent aller à la selle qu'à l'aide d'un lavement, l'abdomen se météorise peu à peu et si, à ces signes, se joignent quelques coliques, une légère sensibilité à la palpation, on pourrait songer à un rétrécissement intestinal. Mais ces malades ont des selles de volume, de forme normales ; les malades qui souffrent d'une sténose intestinale les ont petites, ovillées ou laminées, déformées en un mot.

La palpation et la percussion de l'abdomen peuvent aider le diagnostic. Une certaine résistance de la paroi dans une région quelconque de l'abdomen (fosses iliaques ou hypogastre) coïncidant avec, à la pression, une douleur manifeste, et localisée en un point, indiqueraient le siège topographique de l'occlusion.

Quelle est la cause de cette occlusion ? Est-ce une tumeur ? Est-ce un rétrécissement du gros intestin ?

La *péritonite tuberculeuse* (forme fibreuse), susceptible d'ailleurs d'occasionner un rétrécissement (v. c. m.) se reconnaîtrait aux signes suivants : âge relativement jeune du malade ; à la palpation, présence antérieure d'ascite, constatation de plusieurs zones douloureuses, de noyaux indurés, d'adhérences dans la cavité abdominale ; à la percussion, des zones mates ou submates alternant irrégulièrement ou des zones franchement sonores, etc.

L'occlusion de l'intestin grêle est beaucoup plus rare que celle du gros intestin ; pour reconnaître le siège de l'obstacle on peut recourir à plusieurs modes d'exploration (V. Occlusion intestinale).

Le diagnostic de rétrécissement étant posé, on doit rechercher si c'est un rétrécissement sans tumeur ou une occlusion par tumeur néoplasique. L'âge du malade, ses antécédents morbides (péritonite ancienne) doivent être pris en considération. C'est au cancer qu'on songe avant tout, vu sa fréquence.

2° *On constate la présence d'une tumeur.* — Cette tumeur abdominale dépend-elle de l'intestin ? [V. Rein, Hydatiques (Kystes), Salpingites, etc.]

Après avoir éliminé les néoplasmes de l'estomac, du pylore, les kystes du mésentère, du pancréas, l'appendicite chronique (v. c. m.) et avoir constaté que la tumeur siège au niveau du gros intestin, on doit rechercher la nature de cette tumeur.

L'hémorragie intestinale (sang rendu par l'anus, liquide ou en caillots) est un symptôme rare (1 fois sur 5) du cancer du gros intestin ; mais les selles noirâtres ou striées de sang se rencontrent beaucoup plus fréquemment. La recherche microscopique des globules rouges dans les selles peut aider au diagnostic, bien que, le plus souvent, la destruction globulaire soit complète. L'examen chimique des selles, au contraire, et la recherche de la réaction de Weber, en particulier, donnent des résultats constants.

La radiographie après ingestion de bismuth a permis de diagnostiquer, dans certains cas, la forme et le siège de tumeurs du gros intestin.

Les *tumeurs stercorales*, mobiles, à consistance assez ferme, mais gardant l'empreinte du doigt, si la pression a été forte et maintenue suffisamment, sont d'un diagnostic relativement facile.

Il en est de même pour les *invaginations chroniques*, surtout fréquentes avant la cinquième année (V. Occlusion intestinale chronique).

Le diagnostic de tumeur du gros intestin étant posé, l'absence de rétrécissement, l'intégrité de l'état général, la longue durée de la maladie, feront songer à une *tumeur bénigne* (fibromes, lipomes, myomes).

Le diagnostic différentiel entre le *cancer* et la *tuberculose* est très délicat : la tuberculose évolue plus lentement que le cancer, qui peut amener la mort au bout d'une année.

Dans la tuberculose on constate la présence de la tumeur avant que n'apparaissent les signes de rétrécissement ; c'est l'inverse, dans le cancer ; dans la tuberculose, il y a toujours pérityphlite concomitante : dans le cancer, le cæcum est le plus souvent pris seul ; dans la tuberculose, le cæcum est peu déformé ; dans le cancer, au contraire, on sent à la palpation une masse irrégulière, déformée.

Enfin, pour terminer ces différents diagnostics, il nous faut signaler l'extrême difficulté qu'il y a à reconnaître les *tumeurs inflammatoires*, qu'on ne peut guère soupçonner.

Traitement des tumeurs et rétrécissements du gros intestin. — *Indications opératoires.* — *La laparotomie exploratrice* est indiquée pour un malade présentant depuis quelques semaines des symptômes de rétrécissement intestinal, lorsque les troubles persistent malgré l'emploi des purgatifs.

Cette laparotomie pourra n'être que le premier temps d'une opération plus complète.

Si l'état général du malade est relativement bon, malgré les troubles dus à la sténose intestinale, le chirurgien a l'avantage d'opérer à froid et doit essayer de pratiquer l'exérèse du segment intestinal malade.

La présence d'adhérences solides et multiples, immobilisant la tumeur, ou la généralisation viscérale (cancer) seraient autant de contre-indications opératoires.

Mais la laparotomie, dans ce cas encore, deviendrait palliative en rétablissant par une entéro-anastomose le cours des matières.

L'opération d'urgence s'impose lorsque surviennent des accidents d'occlusion aiguë (V. OCCLUSION INTESTINALE). L'anus contre nature est indiqué, lorsque l'antéro-anastomose serait par trop difficile à cause de la disproportion comme calibre des deux anses à anastomoser.

Résection. — La résection n'est possible que si l'intestin est facilement reconnaissable et non perdu au milieu de masses scléro-adipeuses. On doit réséquer la totalité du segment malade, et au besoin faire remonter l'incision jusqu'en tissu sain.

Si les deux anses sont de calibre différent, on exécutera une entérorraphie circulaire.

Quand la longueur du segment à réséquer est telle qu'après la résection on ne peut amener les deux bouts en contact, on ferme l'extrémité de chacun de ces deux segments et on pratique une entéro-anastomose entre deux anses aussi rapprochées que possible (terminaison de l'iléon, par exemple, avec côlon pelvien, ou iléo-sygmoïdostomie).

Entéro-anastomose. — Lorsque la résection est impossible, l'opération de choix est l'entéro-anastomose (v. c. m.) avec *exclusion incomplète*. On pratique une entéro-anastomose et on abouche à la peau l'une ou l'autre des extrémités de l'anse intestinale : on obtient ainsi un anus qui ne livre passage qu'aux produits de sécrétion de l'intestin. Si l'entéro-anastomose a été faite pour une tumeur inflammatoire, la guérison de l'anus se fait rapidement par atrophie de l'anse exclue.

On doit absolument proscrire, dans la chirurgie du gros intestin, l'emploi des boutons anastomotiques et ne se servir que des sutures.

Pronostic opératoire. — La résection de l'intestin et l'anastomose avec exclusion incomplète sont deux opérations graves, mais qui doivent être tentées, surtout depuis les progrès de la chirurgie.

Les tumeurs inflammatoires et la tuberculose sont guéries définitivement par la résection. Celle-ci donne au cancéreux une survie de trois ans environ, mais souvent davantage.

Les anastomoses auraient été (Lardennois) suivies de mort 5 fois sur 29 opérations.

Anus contre nature (v. c. m.). — On doit pratiquer l'ouverture au-dessus du rétrécissement; aussi l'anus portera-t-il, le plus souvent, sur la région iléo-cæcale. Cette opération, sans danger par elle-même, doit être tentée dans les cas d'occlusion aiguë, ou lorsqu'on se trouve en présence d'un malade dont l'état général est si mauvais qu'il ne supporterait pas une opé- ration plus compliquée.   *DUVAL.*

INTESTIN (TUBERCULOSE). — La tuberculose peut frapper soit l'*intestin grêle*, dont les lésions, étendues sur une grande hauteur, sont surtout ulcéreuses (*entérite tuberculeuse*), soit *le gros intestin*, dont les lésions, ordinairement *localisées*, aboutissent presque toujours à la sclérose hypertrophique, et déterminent des signes de sténose. La tuberculose de l'intestin grêle et la tuberculose du gros intestin diffèrent donc par leur anatomie pathologique, leur symptomatologie, leur pronostic, et leur traitement; aussi les décri- rons-nous séparément.

I. — TUBERCULOSE DE L'INTESTIN GRÊLE (Entérite tuberculeuse). —
L'entérite tuberculeuse s'observe à tous les âges. *Chez l'adulte*, elle survient presque toujours au cours d'une phtisie vulgaire, dont elle est une compli- cation fréquente et grave. *Chez l'enfant*, elle peut apparaître dans les mêmes conditions; mais, assez souvent, elle évolue pour son propre compte, et semble primitive. Elle est favorisée dans son développement par l'exis- tence antérieure de lésions intestinales non tuberculeuses (entérites banales, diarrhée, fièvre typhoïde, dysenterie, hernies, etc.).

Ce ne sont là que des causes prédisposantes; mais il faut, pour déter- miner la maladie, que le bacille de Koch arrive et se localise au niveau de l'intestin. Il peut y être apporté directement par les aliments : lait de vaches tuberculeuses, viande mal cuite, provenant d'animaux contaminés, et ainsi s'explique la possibilité d'une tuberculose primitive de l'intestin. En réalité, cette tuberculose primitive est rare; elle n'existe guère que chez les enfants; et, même en pareil cas, les autopsies complètes montrent le plus souvent, en dehors des lésions intestinales, des lésions pulmonaires ou ganglionnaires; celles-ci, parfois minimes et latentes, semblent pourtant être la première localisation de l'infection tuberculeuse, qui, de là, gagne l'intestin par une voie différente selon les cas : tantôt, en effet, ce sont des crachats déglutis qui arrivent au contact de l'intestin (et ce mode de con- tamination est le plus habituel chez l'adulte phtisique; il est fréquent aussi chez l'enfant qui avale ses crachats); tantôt la déglutition des crachats ne peut être invoquée, et il faut admettre que les bacilles sont apportés à l'in- testin par le courant sanguin.

Les *lésions* de la tuberculose de l'intestin grêle sont rares dans le duo- dénum; elles sont abondantes surtout dans les dernières portions de l'iléon et au voisinage du cæcum.

Elles consistent en granulations et en ulcérations. Les granulations sont arrondies, semi-transparentes, disséminées ou groupées en amas; elles se rencontrent dans toute l'épaisseur de la paroi intestinale.

Bientôt elles dégénèrent et s'ulcèrent. Les ulcérations ont des bords irréguliers, tuméfiés, infiltrés de granulations jaunâtres; leur fond est rugueux. Elles peuvent occuper les plaques de Peyer : alors elles sont ovalaires, et ont leur grand axe parallèle à celui de l'intestin dont elles occupent le bord libre; mais plus souvent, et en plus grand nombre, on trouve des ulcérations *transversales*, complètement ou incomplètement annulaires, occupant surtout le bord adhérent, mésentérique, de l'intestin; cette disposition spéciale est attribuée à ce fait que les tubercules se développent le long des vaisseaux sanguins et lymphatiques; elle est très importante pour établir le diagnostic anatomique entre la tuberculose intestinale et la fièvre typhoïde.

Outre ces grandes ulcérations, on observe aussi des ulcérations lenticulaires, nombreuses surtout au niveau des plaques de Peyer.

De plus, on constate toujours de la tuberculose des ganglions mésentériques, et parfois de la péritonite tuberculeuse, surtout chez l'enfant; pourtant la coexistence de péritonite et d'entérite tuberculeuse n'est pas aussi fréquente qu'on l'a souvent prétendu; et il faut remarquer, avec Delpeuch, Spillmann, Marfan, la rareté relative des ulcérations de l'intestin chez les sujets morts de péritonite tuberculeuse *généralisée*. Par contre, le péritoine présente toujours des lésions inflammatoires, et très souvent des lésions tuberculeuses *au voisinage immédiat* des anses intestinales malades. Bérard et Patel signalent dans certains cas l'association des lésions tuberculeuses de l'intestin, du péritoine, et des ganglions mésentériques (tuberculose entéro-péritonéale). La tuberculose du foie et des voies biliaires est fréquente au cours de l'entérite tuberculeuse.

Lorsque le patient survit assez longtemps, les ulcérations évoluent d'une manière différente suivant les cas. Tantôt elles s'étendent peu à peu en profondeur, et aboutissent à la perforation : celle-ci est plus rare chez l'enfant que chez l'adulte; elle est unique d'ordinaire, siège sur les dernières parties de l'iléon, et s'ouvre, non dans la grande cavité abdominale, mais dans une poche circonscrite

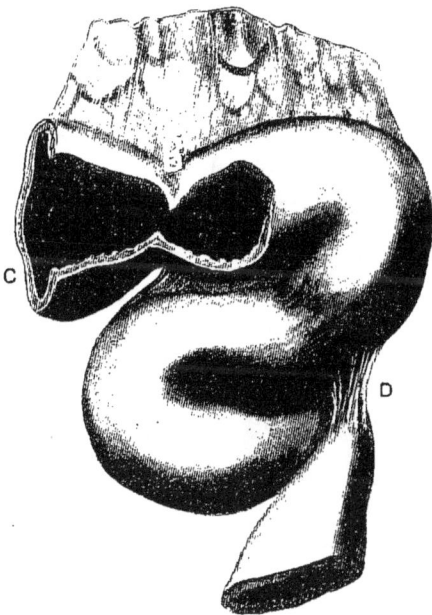

Fig. 254. — Deux sténoses tuberculeuses rapprochées portant sur l'intestin grêle (d'après Bérard et Patel). — A, Sténose cicatricielle éteinte ; B, Sténose scléro-cicatricielle encore en évolution : C. Intestin dilaté en amont des sténoses ; D, étranglement avec couture de l'intestin, au-dessous du rétrécissement B, par des adhérences parties de ce rétrécissement.

par des adhérences péritonéales; parfois, une ulcération s'ouvre dans une anse intestinale voisine. Signalons encore les cas plus rares de fistule stercorale, de fistule iléo-utérine, etc. Tantôt, les ulcérations se cicatrisent; alors, lorsque le tissu cellulaire sous-muqueux a été atteint par le processus ulcératif, un *rétrécissement cicatriciel* peut s'établir.

Les *sténoses tuberculeuses de l'intestin* ne s'observent guère que sur le jéjuno-iléon, surtout au voisinage du cæcum. On peut, avec Bérard et Patel, les classer en deux groupes :

1° Les *sténoses cicatricielles ou ulcéro-cicatricielles*, très fréquentes, souvent multiples, observées dans les tuberculoses guéries ou en voie d'évolution (fig. 254); vue extérieurement, la sténose a l'aspect d'une ligature placée sur l'intestin; elle est plus ou moins serrée, peu dilatable; au-dessus du rétrécissement, l'intestin est dilaté. Dans la forme cicatricielle pure, la muqueuse est décolorée, unie, presque atrophiée; c'est en pareil cas que Darier, Sachs, admettent qu'il s'agit d'une tuberculose sous-muqueuse, se produisant d'emblée sans ulcération préalable de la muqueuse. Dans la forme ulcéro-cicatricielle, la muqueuse est congestionnée, irrégulière : il persiste par places quelques ulcérations;

2° Les *sténoses hypertrophiques*, assez rares sur l'intestin grêle, affectent le type du tuberculome, qui sera décrit à propos de la tuberculose du gros intestin.

Symptômes. — Nous devons signaler rapidement la *tuberculose aiguë, granulique, de l'intestin.* Le plus souvent, les signes digestifs sont perdus au milieu de la symptomatologie générale de la granulie; pourtant, dans certains cas, les phénomènes digestifs prédominent, et, chez un malade profondément abattu, atteint d'une diarrhée intense, on songe à la fièvre typhoïde; on peut y penser d'autant plus que, parfois, des hémorragies intestinales abondantes se produisent. Cependant l'absence habituelle de taches rosées, la dyspnée, l'accélération extrême du pouls peuvent mettre sur la voie du diagnostic.

Mais les formes les plus fréquentes et les plus importantes sont les formes chroniques.

Entérite tuberculeuse. — Chez un phtisique avéré, l'entérite tuberculeuse se caractérise essentiellement par une diarrhée abondante et incoercible : c'est un accident apparaissant en même temps que la fièvre hectique (Grisolle), et précédant de peu la mort.

C'est chez l'enfant surtout que l'entérite tuberculeuse peut évoluer pour son propre compte, comme une affection autonome, car les lésions pulmonaires ou ganglionnaires primitives restent souvent latentes, et la symptomatologie est alors presque uniquement intestinale.

La maladie débute par des douleurs, plus continues que les coliques vulgaires, et par des modifications des selles qui deviennent plus fréquentes; les matières fécales, tout en restant solides, se recouvrent de mucus (Pidoux).

Mais bientôt s'établit la diarrhée, qui est le grand symptôme de l'entérite tuberculeuse. C'est une diarrhée chronique, *de long cours*, généralement abondante; les selles, qui sont au moins au nombre de trois ou quatre par jour, peuvent atteindre le chiffre de 10 à 15; elles sont liquides et grumeleuses, contiennent des masses glaireuses striées de sang; on y peut souvent déceler le bacille de Koch, surtout si l'on a le soin de donner auparavant de l'opium aux malades (Rosenblatt); elles sont grisâtres ou noirâtres, par suite du mélange du sang aux matières fécales; elles sont extrêmement fétides.

Nous disons que du sang se mélange aux matières fécales : toutefois la véritable hémorragie intestinale, très abondante, est rare, sans doute en raison du processus d'endartérite oblitérante qui atteint les artères au voisinage des ulcérations.

Chaque fois qu'il va à la garde-robe, le malade souffre d'épreintes fort pénibles; en outre, il ressent des douleurs spontanées, continues ou survenant sous forme de coliques, ou provoquées par la palpation, et ayant leur maximum dans la fosse iliaque droite.

Le ventre est ordinairement déprimé, mou à la palpation, donnant la sensation d'un paquet de linge mouillé ou du ventre de cadavre. Exceptionnellement, l'adénopathie mésentérique est assez volumineuse pour que l'on arrive à sentir les ganglions tuméfiés. Dans quelques cas se produisent des ueurs localisées à l'abdomen (Guéneau de Mussy). Guéneau de Mussy signale encore l'existence relativement fréquente de taches pigmentaires au niveau de la face et des mains.

L'*état général* s'aggrave progressivement; le malade ne s'alimente plus, parce que l'ingestion des aliments augmente ses douleurs et sa diarrhée, et parce que son appétit finit par disparaître complètement; la fièvre s'allume et prend le caractère de la fièvre hectique, et le malade meurt au bout d'un temps très variable (de deux à trois mois en moyenne).

Formes cliniques. — Nous signalerons rapidement les formes caractérisées par des symptômes anormaux : *hémorragies intestinales* très abondantes, foudroyantes même (Hanot), favorisées par des altérations hépatiques (Monneret, Moizard et Grenet); — *constipation*, pouvant faire croire à une occlusion intestinale (Girode); cette forme est exceptionnelle, la diarrhée étant le symptôme le moins inconstant de l'entérite tuberculeuse.

Enfin, bien que le fait ne soit pas très fréquent, l'entérite tuberculeuse coexiste parfois avec la *tuberculose péritonéale* (forme entéro-péritonéale), et l'on observe alors, avec des signes physiques de péritonite tuberculeuse (v. c. m.), une diarrhée abondante, symptomatique des lésions intestinales.

Lorsque la mort ne survient pas, la *sténose* intestinale succède aux ulcérations; plus rarement, elle s'établit d'emblée. On ne note d'abord que quelques signes d'obstruction légère (météorisme après les repas, constipation); puis les symptômes s'accentuent, et l'on observe un *syndrome douloureux abdominal*, très spécial, et que König a bien décrit : deux ou trois heures après le repas, se produisent des douleurs violentes, localisées au voisinage du point de Mac Burney, le ventre se ballonne à ce niveau; puis brusquement la tuméfaction abdominale s'affaisse, et l'on entend une série de bruits musicaux, par lesquels se termine la crise, qui sont dus au spasme intestinal chassant les gaz et les liquides dans la partie sous-jacente au rétrécissement, et que l'on a comparés au miaulement d'un chat, au glouglou de l'eau s'échappant du goulot d'une bouteille, etc.

La *tuberculose sténosante* de l'intestin grêle a toujours une marche chronique. Elle évolue, d'après Borchgrewink, en quatre phases : formation des ulcérations, phase de compensation avec accès douloureux, période d'atonie intestinale, période de cachexie. La durée est indéfinie lorsque les lésions sont éteintes; la cachexie est beaucoup plus rapide quand elles sont encore en évolution (Bérard et Patel).

Complications. — Nous avons déjà étudié les hémorragies et la sténose intestinale qui, par son importance, justifie la création d'une forme spéciale. Il nous reste à signaler :

L'*occlusion intestinale*, soit chronique et due à un rétrécissement, soit aiguë et due au spasme ou à la paralysie de l'intestin, ou à une invagination; elle entraîne la mort rapide;

La *perforation intestinale*, entraînant exceptionnellement la péritonite généralisée, mais plus souvent une péritonite enkystée avec *phlegmon stercoral* s'ouvrant à l'ombilic, ou la *lientérie* lorsqu'il y a communication de deux anses intestinales;

Enfin, le malade peut être emporté rapidement par la *généralisation* de la tuberculose.

Pronostic. — Le pronostic est toujours extrêmement grave. Dans la forme commune, des rémissions parfois assez longues peuvent être obtenues; mais la guérison est exceptionnelle; même si les lésions s'arrêtent dans leur évolution, le malade reste exposé aux dangers d'une sténose cicatricielle.

Diagnostic. — Une diarrhée abondante, noirâtre, incoercible, survenant chez un phtisique, est presque un symptôme pathognomonique de l'entérite tuberculeuse. Dans la forme primitive, le diagnostic est plus difficile : c'est encore à la chronicité et à l'abondance de la diarrhée, à l'amaigrissement progressif du malade, et à l'apparition fréquente de signes de tuberculose pulmonaire au cours de l'affection, qu'il faut attacher la plus grande importance.

Traitement. — Dans l'entérite tuberculeuse commune, avec diarrhée abondante, le traitement est exclusivement médical. Il faut accorder une grande importance au régime, composé surtout de lait, d'œufs, de viande crue, et dont on exclura le bouillon et les graisses.

Les médicaments les plus utiles sont les préparations opiacées, et particulièrement le laudanum et l'élixir parégorique, qui agissent à la fois sur la douleur et sur la diarrhée. A l'opium, on devra associer les poudres absorbantes (craie préparée, charbon). Le bleu de méthylène (en paquets de 0 gr. 05 centigr.) a été préconisé par Rénon : grâce à son action directe sur les ulcérations, il diminue souvent la diarrhée; mais ses effets paraissent assez inconstants.

Lorsque s'observent des signes manifestes de sténose, ou en cas de phlegmon stercoral, une intervention chirurgicale peut s'imposer.

II. — TUBERCULOSE DU GROS INTESTIN. — La tuberculose du gros intestin peut affecter une *forme ulcéreuse*, semblable à celle de l'intestin grêle : ulcérations irrégulières, anfractueuses, parfois recouvertes d'un exsudat membraneux (colite diphtérique de Lebert). Mais, dans la très grande majorité des cas, il s'agit de lésions localisées, presque toujours hypertrophiques, et souvent accessibles à la chirurgie.

Les *tuberculomes hypertrophiques* du gros intestin occupent surtout le cæcum et l'angle iléo-cæcal (fig. 255), le côlon et l'S iliaque, la région ano-rectale. D'ordinaire la lésion est unique ; mais on trouve quelquefois signalée la multiplicité des tumeurs tuberculeuses : ainsi Méry et Babonneix ont observé chez un même sujet trois tuberculomes, développés l'un au niveau du cæcum, l'autre à l'angle gauche du côlon et le dernier sur l'anse sigmoïde.

Le tuberculome, enveloppé dans une gangue scléro-lipomateuse qui peut à elle seule doubler le volume de la tumeur, infiltre toutes les tuniques intestinales, qui ont à la coupe un aspect lardacé, et dont l'épaisseur atteint parfois jusqu'à 3 ou 4 centimètres ; le calibre de l'intestin est rétréci à ce niveau.

Une lésion tuberculeuse discrète, *larvée*, du cæcum ou de la valvule iléo-cæcale, peut donner naissance à

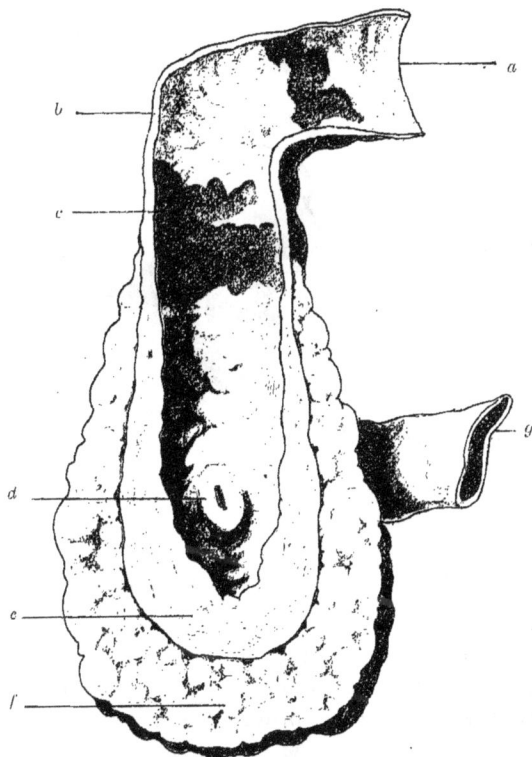

Fig. 255. — Tuberculome hypertrophique du cæcum. Coupe longitudinale (d'après Dieulafoy). — *a*, côlon transverse ; *b*, angle du côlon ; *c*, ulcération tuberculeuse du côlon ascendant ; *d*, valvule iléo-cæcale ; *e*, paroi indurée et épaissie du cæcum ; *f*, gaine scléro-lipomateuse ; *g*, iléon.

une adénite tuberculeuse précæcale, développée au voisinage de l'abouchement du cæcum dans l'intestin grêle, et susceptible d'évoluer pour son propre compte (fig. 256).

La tuberculose *de l'appendice* n'est pas très fréquente : tantôt l'appendice est gros et d'aspect lardacé ; tantôt il est scléreux et rétracté : il présente souvent des granulations ou de petits foyers caséeux, situés sous le péritoine ; sa muqueuse est ulcérée, surtout au voisinage de l'extrémité libre.

La tuberculose strictement localisée à l'appendice n'est pas fréquente ; mais l'appendicite tuberculeuse coexiste assez souvent avec d'autres lésions bacillaires de l'intestin.

Symptômes. — Nous passerons rapidement en revue les principales localisations de la tuberculose du gros intestin.

1. **Tuberculose du cæcum.** — La tuberculose du cæcum se présente le plus souvent sous une forme franchement hypertrophique, étudiée d'abord

par Hartmann et Pilliet, et décrite par Dieulafoy, sous le nom de *tubercu-lome hypertrophique du cæcum*.

Au début, il n'existe que des troubles fonctionnels souvent assez vagues : *douleurs* ayant leur maximum dans la fosse iliaque droite, provoquées par le froid, par la constipation, accompagnées parfois de contracture de
la paroi ; — *troubles digestifs* variables en intensité ; — *constipa-*
tion pouvant aller jusqu'à l'occlusion intestinale ; exceptionnellement, la constipation est remplacée
par de la diarrhée. A cette période,
les selles contiennent quelquefois
un peu de sang ; l'état général reste
satisfaisant.

Au bout d'un temps, atteignant
souvent deux à trois ans, se développe une tumeur accessible à la
palpation : elle occupe la fosse
iliaque droite ; a la forme d'un
boudin allongé verticalement ; est
bosselée, irrégulière, de consistance ferme, un peu douloureuse ;
elle est mate en son centre, est
entourée d'une zone de submatité,

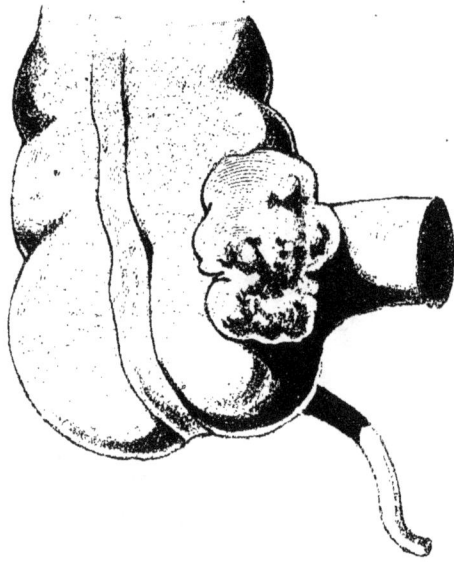

Fig. 256. — Adénite tuberculeuse précæcale.
(D'après Dieulafoy.)

puis de sonorité franche. Les signes fonctionnels sont les mêmes qu'à la
première phase ; mais l'état général commence à s'altérer et, peu à peu, la
fièvre s'allume, le malade s'amaigrit et succombe aux progrès de la cachexie
tuberculeuse.

Si le malade survit, des abcès finissent par se produire (abcès stercoraux
et fistules pyostercorales). La mort survient alors rapidement.

Dans certains cas, les lésions, au lieu d'envahir le cæcum dans sa totalité,
se cantonnent à l'*angle iléo-cæcal*, et l'on ne constate alors qu'une petite
tumeur dure, provoquant des poussées douloureuses. L'état général se
maintient longtemps satisfaisant, et la durée de la maladie est encore plus
longue que dans le cas de tuberculome hypertrophique du cæcum, si
des accidents d'obstruction intestinale ne viennent pas emporter le malade.

L'*adénite tuberculeuse précæcale* donne lieu à une tumeur de la fosse
iliaque droite et à des poussées douloureuses tout à fait comparables à
celles de l'appendicite chronique. Ce n'est d'ordinaire qu'au moment de
l'opération qu'on la reconnaît : jusque-là, elle est presque toujours confondue avec le tuberculome du cæcum ou avec l'appendicite chronique.

II. **Tuberculose de l'appendice**. — La tuberculose de l'appendice a
presque toujours une marche chronique, et aboutit à la formation d'un
abcès froid précæcal. Parfois, il s'agit d'appendicite avec poussées inflammatoires et récidives fréquentes : à la suite de l'opération, s'établit souvent

une fistule pyostercorale. La mort est très souvent le fait de la tuberculose pulmonaire.

III. **Tuberculose du côlon et de l'S iliaque.** — La localisation de la tuberculose à l'un des angles du côlon ou à l'S iliaque n'est pas rare; on observe surtout alors une tumeur localisée et des signes d'obstruction intestinale chronique. Des ulcérations du gros intestin peuvent donner des symptômes dysentériformes (Spillmann).

IV. **Tuberculose ano-rectale.** — Nous rappellerons seulement la nature souvent tuberculeuse des *rétrécissements du rectum* (v. c. m.), des *abcès et des fistules de la marge de l'anus* (v. c. m.). Enfin, à la région anale peuvent se développer un lupus ou une tuberculose verruqueuse de la peau, ou encore des ulcérations tuberculeuses à cheval sur la peau et sur la muqueuse.

Complications. — Les principales complications locales sont ici l'obstruction intestinale chronique et le phlegmon pyostercoral (ce dernier observé surtout en cas de tuberculose cæcale); la perforation est exceptionnelle. La mort survient le plus souvent du fait du développement de lésions pulmonaires.

Évolution. Pronostic. — L'évolution est beaucoup plus lente que dans le cas de tuberculose ulcéreuse de l'intestin grêle; et, si les accidents d'occlusion sont tardifs, la maladie se prolonge pendant plusieurs années. Le pronostic est toujours grave, en raison des complications qui peuvent survenir et de la coexistence fréquente de tuberculose pulmonaire; cependant, les lésions sont d'ordinaire accessibles à la chirurgie, grâce à laquelle on peut obtenir parfois une guérison radicale, et plus souvent une amélioration de longue durée.

Diagnostic. — Dans ces formes, le diagnostic ne peut guère se faire que lorsqu'il existe une tumeur accessible à la palpation: les principaux éléments en faveur de la tuberculose sont la longue durée de la maladie, la conservation d'un bon état général (signes permettant le diagnostic avec le cancer), et souvent la constatation de lésions tuberculeuses d'un autre organe.

Dans le cas particulier de tuberculose hypertrophique du cæcum, il faut éviter la confusion avec l'adénite iliaque chronique, avec l'actinomycose iléo-cæcale (la tumeur prend alors une dureté ligneuse: s'il y a une fistule, on peut recueillir les grains jaunes caractéristiques et constater le parasite par l'examen bactériologique), avec le cancer du cæcum (cachexie plus rapide), avec l'appendicite chronique.

L'appendicite tuberculeuse, avec poussées subaiguës, est très difficile à distinguer de l'appendicite chronique vulgaire : ce n'est souvent qu'à l'examen de la pièce après l'opération que le diagnostic peut être porté.

Traitement. — Le traitement médical est ici à peu près nul, et ne peut avoir d'autre but que de calmer les crises douloureuses et de soutenir l'état général.

Lorsque le malade n'est pas encore trop cachectique, il faut intervenir chirurgicalement, en pratiquant soit l'ablation des parties malades, soit l'exclusion de l'anse intestinale tuberculisée. *H. GRENET.*

INTESTINALE (HELMINTHIASE). — V. Parasites, Ascarides, Oxyures, Tænias, etc.

INTESTINALES (HÉMORRAGIES). — L'hémorragie intestinale, mis à part quelques cas où elle ne se manifeste que par des symptômes d'hémorragie interne, a pour signe caractéristique la présence de sang dans les garde-robes. Le sang évacué n'a pas toujours le même aspect : 1° il est *rouge*, liquide ou sous forme de caillots, facile à reconnaître, quand il n'a pas long-temps séjourné dans l'intestin; épanché *en petite quantité*, enrobant les matières fécales ou mêlé à du mucus, à du pus, il a pour point de départ probable le *gros intestin* ou le *rectum*; évacué *en grande quantité*, presque pur et inondant le malade, il peut provenir soit encore de la portion termi-nale de l'intestin, soit de l'intestin grêle, si l'hémorragie, abondante, a pro-voqué une évacuation rapide; 2° il est *noir* (*melæna*) et donne aux selles tantôt l'apparence de la poix ou du goudron, tantôt celle de la suie ou du marc de café délayés dans l'eau, quand il est resté en présence du contenu intestinal. Bien mélangé aux matières fécales, il a pour origine l'intestin grêle (ou les parties sus-jacentes du tube digestif); il provient du gros intestin quand le mélange est imparfait et quand, par exemple, il recouvre simplement des scybales.

Abondante et répondant à l'ouverture d'un gros vaisseau, l'hémorragie s'accompagne souvent de coliques intestinales et donne lieu aux symptômes habituels des grandes déperditions sanguines; bien rarement elle est cause immédiate de la mort. Minimes et répétées, ces hémorragies peuvent n'atti-rer l'attention qu'après avoir déterminé progressivement une anémie plus ou moins grave. Ces dernières années on s'est particulièrement occupé des hémorragies occultes du tube digestif, et de nombreux observateurs ont montré l'importance de la recherche chimique de quantités minimes de sang dans les fèces pour le diagnostic de l'ulcère et du cancer de l'estomac (v. c. m.).

Diagnostic. — Sans évacuations sanglantes, l'hémorragie intestinale ne peut être que soupçonnée. S'il y a des selles sanglantes, rouges, elles doivent quelquefois être distinguées du produit de la digestion incomplète de fruits rouges : plus souvent, noires, elles pourraient être confondues avec les selles brun foncé de certains constipés, les selles bilieuses d'un vert noirâtre, les selles colorées en noir par l'ingestion de bismuth, de ratanhia et de préparations ferrugineuses. En cas d'hésitation, il suffit, pour lever les doutes, de constater que le lavage des selles donne à l'eau une teinte sanguinolente. D'ailleurs, il est toujours facile et maintes fois néces-saire de s'assurer de la présence du sang par les examens microscopique, spectroscopique et chimique.

Au *microscope*, on reconnaît parfois les globules rouges plus ou moins déformés; mais, bien souvent les globules ont été détruits par les sucs digestifs; dans ce cas, on peut, de la façon suivante, chercher à mettre en évidence les *cristaux d'hémine* (cristaux rhomboïdaux ou lancéolés jaunes ou bruns de chlorhydrate d'hématine) : sur une lame on fait sécher à la flamme une goutte du liquide évacué; on ajoute quelques parcelles de sel marin cristallisé, deux ou trois gouttes d'acide acétique glacial, et on recouvre d'une lamelle; on chauffe en évitant l'ébullition de l'acide que l'on remplace au fur et à mesure de son évaporation, et on voit bientôt apparaître sur la lame de petites taches brunes où l'on distingue les cristaux. L'examen direct du liquide au *spectroscope* permet parfois d'observer les *bandes d'absorption* de l'oxy-hémoglobine (entre D et E) ou la bande d'absorption de l'hématine en solution acide (entre C et D). En général, il est nécessaire d'utiliser le procédé suivant : une partie des matières évacuées est délayée dans de l'eau acidulée de dix à douze gouttes d'acide acétique; cette dilution est traitée par de l'éther (1/5 du volume) et on agite; s'il y a du sang, l'éther se colore en brun rouge et l'on voit au spectroscope quatre raies d'absorption : la plus nette et la plus foncée dans le rouge, les trois autres dans le jaune, entre le jaune et le vert, entre le vert et le bleu.

Lorsque le sang est en quantité minime, lorsqu'on soupçonne la possibilité d'une hémorragie occulte du tube digestif, le procédé suivant, très facile à exécuter, donne des résultats satisfaisants (*réaction de Weber à la teinture de gaïac*) : une partie de la matière à examiner est délayée dans de l'eau acidulée de 1/3 de son poids d'acide acétique glacial, puis agitée avec un peu d'éther. Cinq centimètres cubes de l'extrait éthéré ainsi obtenu sont traités par 10 gouttes de teinture fraîche de gaïac et 25 gouttes de térébenthine ozonisée (ou la même quantité d'eau oxygénée). Le mélange prend une teinte d'un bleu violacé parfois très foncé, s'il y a du sang, rouge ou brune s'il n'y en a pas. Ce procédé a une grande valeur au point de vue pratique, car il est aisé d'avoir en réserve aussi bien de la térébenthine ozonisée (térébenthine obtenue en laissant débouché pendant quelques semaines un flacon d'essence de térébenthine) que de la résine de gaïac avec laquelle on prépare, au moment de l'emploi, une petite quantité de teinture fraîche (faire dissoudre une pincée de poudre de gaïac dans un ou deux centimètres cubes d'alcool à 90°).

Mais l'usage de ce procédé nécessite quelques précautions : deux jours avant l'examen des fèces, mettre le malade à un régime de lait, de farineux et de légumes cuits (la viande, certains légumes verts crus donnent la réaction) — supprimer les médicaments tels que sels de mercure, de fer, de cuivre — tenir compte de la présence possible dans l'intestin de trichocéphales qui donnent lieu souvent à de petites hémorragies.

A défaut de gaïac, on peut utiliser, avec les mêmes précautions, une solution alcoolique de *benzidine* concentrée fraîchement préparée.

La présence du sang pouvant être affirmée, il s'agit alors de déterminer le point de départ de l'hémorragie. Après avoir écarté quelques causes d'erreur telles qu'hématurie ou métrorragie, on recherche tout d'abord si l'hémorragie n'a pas pour origine le nez, le pharynx, l'œsophage ou l'estomac (succion du sang issu d'une gerçure du sein, épistaxis déglutie, gastrorragie, etc.).

Si l'hémorragie semble venir de l'intestin, le mal en cause et son siège sur le tractus intestinal restent à préciser. Nous avons vu que l'aspect des selles sanglantes donne souvent à lui seul d'utiles indications; d'autre part, les circonstances dans lesquelles apparaît l'hémorragie permettent parfois de présumer de son siège (gros intestin dans la dysenterie, région iléo-cæcale dans la fièvre typhoïde, duodénum dans les brûlures, etc.), toujours elles orientent le diagnostic étiologique.

Variétés étiologiques. — Les hémorragies intestinales sont dues à des causes si nombreuses et si variées, leurs conditions cliniques sont si disparates que nous ne pouvons indiquer ici les différentes variétés étiologiques que dans un ordre purement artificiel.

Dans un certain nombre de cas l'hémorragie est *traumatique* : elle résulte d'une *contusion* de l'abdomen, d'une *plaie* pénétrante, d'une tentative de réduction d'anses intestinales, d'une opération sur l'intestin, ou succède à l'introduction de *corps étrangers* (os, etc.), ou de liquides caustiques dans l'intestin soit par la voie buccale, soit par la voie rectale.

Plus souvent l'hémorragie est *spontanée* et causée par une *lésion localisée à l'intestin* (hémorroïdes, ulcères, cancer, etc.). Le melæna est un des signes essentiels, parfois même le signe le plus caractéristique de l'*ulcère du duodénum*. Certains ulcéreux n'ont que de petites hémorragies répétées ; les autres, la majorité, ont des hémorragies abondantes et soudaines ; elles se produisent peu après le repas, s'accompagnent de malaise, de coliques et des symptômes ordinaires des grandes hémorragies ; les selles sont généralement noires, analogues au goudron.

Le *cancer de l'intestin* compte l'hémorragie intestinale parmi ses symptômes habituels. Le sang apparaît dans les selles, tantôt au début de la maladie, tantôt aux périodes ultimes, rouge en général, — car le cancer occupe de préférence le gros intestin ou le rectum, — en petite quantité, mal mélangé aux matières fécales et souvent évacué avec des masses muco-purulentes. Les *néoplasmes bénins*, bien plus rares que le cancer et parmi eux les *polypes*, surtout chez l'*enfant*, provoquent tantôt des hémorragies fort abondantes, capables de causer rapidement une grave anémie, tantôt des hémorragies qui donnent aux selles muqueuses l'aspect de la gelée de groseille. Dans l'*invagination intestinale* aiguë, en particulier dans l'invagination iléo-colique, le melæna n'est pas exceptionnel. Les *hémorroïdes* sont le point de départ très fréquent d'hémorragies faciles à reconnaître ; peu abondantes en général, elles peuvent parfois déterminer une cachexie hémorroïdaire qui rappelle la cachexie cancéreuse. Quelquefois, chez les malades atteints de *constipation* opiniâtre, les selles sont teintées de sang provenant des blessures que font sur la muqueuse du gros intestin des matières fécales dures et volumineuses. Parmi les vers intestinaux, l'*ankylostome duodénal* est celui qui provoque le plus facilement des entérorragies ; peu fréquentes dans nos pays, elles ne sont pas rares dans les pays tropicaux. Les *entérites aiguës et chroniques*, en particulier celles qui succèdent à l'abus des purgatifs drastiques, surtout chez le vieillard, ont souvent pour conséquence des entérorragies de peu d'importance.

Nombre de *maladies infectieuses*, aiguës ou chroniques, comprennent les hémorragies intestinales parmi leurs symptômes ou parmi leurs complications. De ces hémorragies les unes ont pour cause des lésions ulcéreuses spécifiques de la muqueuse intestinale (*fièvre typhoïde, dysenterie, tuberculose et syphilis intestinales*), les autres, souvent accompagnées d'autres

hémorragies et n'apparaissant que comme épiphénomènes, ont une pathogénie complexe mal élucidée (*fièvres éruptives* à forme hémorragique, *paludisme, typhus, choléra, purpura, fièvre jaune, ictère grave, pyohémie, endocardite infectieuse, érysipèle*).

Les selles hémorragiques de la *fièvre typhoïde* sont généralement noires :
grumeaux noirâtres ou matière pulvérulente brune nageant dans une selle
diarrhéique. Ces hémorragies, dont la fréquence varie suivant les épidémies, sont précoces ou tardives. Précoces, elles sont peu inquiétantes ; tardives (2e ou 3e septénaire), elles s'accompagnent de phénomènes généraux
graves et assombrissent le pronostic. Les selles de la *dysenterie* sont presque
toujours plus ou moins sanglantes. Au milieu de souffrances très pénibles,
d'épreintes et de ténesme, les malades ont des évacuations incessantes de
matières glaireuses et de fausses membranes teintées de sang ; elles ont un
aspect rouillé, qui les a fait comparer aux crachats pneumoniques, ou à la
raclure de boyaux.

A côté d'entérorragies légères on observe de temps à autre dans la *tuberculose intestinale*, surtout au cours de la phtisie aiguë, ou encore à la
période ultime de la tuberculose chronique, des hémorragies (diarrhée
noire), assez abondantes pour provoquer des symptômes graves immédiats.
Comme les grandes infections, les grandes *intoxications*, d'origine exogène
ou endogène, et les maladies dyscrasiques sont susceptibles de se compliquer d'hémorragies intestinales (*empoisonnements divers, scorbut, maladie
de Werlhof, urémie, hémophilie, leucémie*, etc.). Les grandes *brûlures cutanées* peuvent aussi occasionner des entérorragies qui relèvent d'ulcérations
d'origine infectieuse ou toxique.

Des troubles dans la circulation sanguine de l'intestin sont assez souvent
la cause d'hémorragies. Tantôt, il s'agit de *dégénérescence amyloïde* des
capillaires, artérioles et veinules de l'intestin, tantôt d'*embolies* des artères
mésentériques, tantôt de violentes congestions dans le système porte, avec
ruptures vasculaires (dans les *affections chroniques du foie*, cirrhoses et
cancer), tantôt enfin de stase veineuse abdominale (dans les *maladies chroniques du cœur et du poumon*).

Le nouveau-né peut être atteint d'une forme particulière de melæna (v. c. m.).

Pronostic. — A part quelques rares exceptions (par exemple les hémorragies du début de la fièvre typhoïde, les hémorragies hémorroïdaires
bénignes), le pronostic des entérorragies doit toujours être réservé. Si l'hémorragie par elle-même n'est pas toujours inquiétante, elle indique tout au
moins l'existence de lésions ou de troubles de haute gravité.

Traitement. — Le traitement est subordonné à la cause de l'hémorragie et nous ne pouvons donner ici que des indications symptomatiques
générales. Ce sont d'ailleurs à peu de chose près celles que nous avons
signalées au chapitre *hématémèse* (Repos absolu au lit. Lait glacé et boissons froides en petites quantités. Applications de glace sur l'abdomen).
Dans certains cas (ulcère du duodénum) lavages intestinaux très chauds.
Injections de morphine ou pilules d'extrait thébaïque — injections d'ergotinine. Chlorure de calcium ou perchlorure de fer en potions. En cas de collapsus, injections d'éther et de sérum (V. HÉMORROÏDES). A. BAUER.

INTESTINALE (OCCLUSION). — On désigne par ce mot « un ensemble remarquable d'accidents résultant d'un obstacle mécanique quelconque au cours des matières intestinales, sous cette réserve que l'obstacle n'est pas constitué par un orifice normal ou accidentel des parois abdominales ».

Il est classique de diviser les occlusions intestinales d'après leurs causes, en quatre classes :

1° Les *vices de position* : *invaginations* (aiguës ou *chroniques*), *volvulus* et *torsions, coudures* ;

2° Les *compressions* : *larges* (tumeurs diverses) ou *étroites* (brides, hernies internes, diverticules, etc.);

5° Les *obturations* (polypes, corps étrangers, masses fécales durcies, etc.);

4° Les *rétrécissements* (*rétrécissements* simples, tuberculeux, cancéreux).

A. — VICES DE POSITION DE L'INTESTIN.

1° **Invagination**. — On entend par *invagination* « un mode de déplacement du canal intestinal qui consiste dans l'introduction ou intussusception d'une portion d'intestin dans la portion qui lui fait suite, de telle sorte que la première portion est engainée dans la deuxième, à la manière d'un doigt de gant ».

Une portion d'intestin s'invaginant ainsi dans la portion intestinale qui lui fait suite, à la manière des tubes d'un télescope qu'on fait rentrer les uns dans les autres, une coupe longitudinale montre trois cylindres étroitement emboîtés :

Le cylindre *extérieur* (couche invaginante) se continuant, par un repli à concavité inférieure ou *collier*, avec le cylindre moyen; le cylindre *moyen* (couche invaginée) répondant par sa face externe muqueuse à la face interne également muqueuse du premier cylindre, et se continuant, à son extrémité inférieure, par un repli à concavité supérieure, ou tête de l'invagination, avec le cylindre *central*, qui remonte vers la partie supérieure de l'intestin invaginé, à laquelle il fait suite. Le cylindre moyen répond par sa face interne, séreuse, à la séreuse du cylindre central.

Cette succession, de dehors en dedans, d'une séreuse, de deux muqueuses accolées, de deux séreuses accolées et d'une muqueuse, permet de comprendre les phénomènes de réaction inflammatoire qui se passent entre le cylindre extérieur (gaine invaginante) et le cylindre moyen (cylindre invaginé) et entre les deux feuillets du boudin invaginé.

Le mésentère suit la descente de l'intestin; il s'insinue entre le cylindre moyen et le cylindre intérieur; il est fortement plissé et tassé au niveau du collier : c'est à ce niveau qu'aura lieu la striction vasculaire, c'est, au pourtour du collier, que se trouvent les troncs mésentériques, commandant la circulation presque totale du boudin invaginé.

Le mésentère exerce une traction sur toute la longueur du boudin invaginé, qu'il plisse sur lui-même et dont il arrête plus ou moins la descente.

Mais si, le plus souvent, l'intestin s'invagine de haut en bas par une *invagination descendante*, l'*invagination ascendante* est possible.

Il peut arriver, mais exceptionnellement, qu'une invagination déjà formée vienne à s'enfoncer dans la portion intestinale qui fait suite : d'où la production d'une *invagination double* ou même *triple*, variété à cinq ou sept cylindres.

L'invagination siège presque toujours au niveau du gros intestin ou de la dernière portion de l'intestin grêle : sur 100 cas, Leichtenstern a trouvé :

44	invaginations iléo-cæcales.	
30	—	de l'iléon.
18	—	coliques.
8	—	iléo-coliques.

Les trois principales variétés d'invagination sont donc : l'intussusception du grêle dans le grêle ; l'invagination iléo-cæcale, où le grêle pénètre dans le gros intestin ; l'intussusception du gros intestin dans le gros intestin. Deux variétés très rares d'invagination sont l'intussusception de l'appendicite cæcale et l'invagination du diverticule de Meckel.

La longueur de l'invagination diffère suivant le siège ; l'invagination iléo-cæcale varie en étendue de quelques centimètres à presque toute la longueur du gros intestin, la tête de l'invagination pouvant, dans certaines variétés iléo-coliques, apparaître à l'anus.

Les autres variétés (invagination de l'intestin grêle, invagination iléo-colique) sont rarement très étendues.

L'invagination, qui constitue un peu plus du tiers des occlusions intestinales (37 pour 100), s'observe beaucoup plus souvent chez l'enfant, et surtout le jeune enfant, du quatrième au sixième mois, que chez l'adulte. D'après la statistique de Trèves, 53 pour 100 des invaginations aiguës se produiraient avant l'âge de dix ans et, sur ces 50 cas, la moitié dans la première année.

Les garçons sont beaucoup plus fréquemment atteints que les filles (deux garçons pour une fille).

L'âge, le sexe, voilà les causes prédisposantes de l'invagination. Quelles en sont les causes déterminantes ? A ce point de vue, l'invagination comprend deux variétés : l'*invagination secondaire* (tumeur intestinale, polype, cancer annulaire, corps étrangers, appendicite chronique) et l'*intussusception primitive*. Les causes de cette variété ne sont pas nettement établies. On a incriminé l'entéro-colite chronique, occasionnant des contractions de la fin de l'iléon, les efforts, les quintes de toux, l'abus des purgatifs, les violences extérieures exerçant une pression sur l'abdomen. Quoi qu'il en soit, l'invagination est toujours consécutive à un spasme localisé de l'intestin faisant pénétrer un segment de l'intestin à calibre diminué par le spasme dans le segment qui lui fait suite.

Une invagination se produit. Les tuniques de l'intestin réagissent de deux manières différentes à la striction :

Elles peuvent s'enflammer et s'étrangler presque aussitôt : c'est l'*invagination aiguë*; ou, au contraire, supporter, pendant un temps plus ou moins long, une gêne circulatoire qui n'aboutit qu'à un rétrécissement du tube intestinal : c'est l'*invagination chronique*.

Ces deux formes d'invaginations, bien différentes au point de vue anatomo-pathologique, le sont également au point de vue clinique.

a) *Invagination aiguë.* — Des adhérences s'établissent entre les feuillets des séreuses; le boudin invaginé, où la circulation est entravée, se tuméfie, devient œdémateux; le *collier*, qu'on a comparé à l'anneau constricteur des hernies étranglées, augmente encore la gêne circulatoire du boudin invaginé, qui s'ulcère peu à peu et se mortifie.

Le cylindre invaginant ne subit pas, en général, de profondes altérations; parfois, des traces de péritonite au niveau de la séreuse, et quelques ulcérations de la muqueuse.

Il n'en est pas de même du côté du boudin invaginé, qu'on a vu présenter des plaques noires de sphacèle trente heures après le début des accidents.

Les phénomènes de mortification n'apparaissent, en général, qu'au bout de deux à trois jours.

La muqueuse est, le plus souvent, rouge, violette, avec des taches brunes, noires ou verdâtres, s'il y a sphacèle.

C'est au niveau du collier que les lésions sont le plus accusées. La gangrène totale du boudin invaginé, suivie de son élimination, est l'évolution normale de l'invagination. La masse du boudin avec son mésentère tombe dans l'intestin.

Le sphacèle peut être un mode de guérison, lorsqu'il s'est produit des adhérences intimes entre les séreuses du collier et du cylindre interne, et qu'il y a gangrène totale du boudin invaginé, s'évacuant par le rectum.

Mais ce processus de guérison naturelle peut être la cause, plusieurs années après, d'un rétrécissement cicatriciel et inflammatoire de l'intestin.

Lorsque l'élimination du boudin invaginé n'est que partielle, il peut se faire une cicatrice latérale avec déviation du tube intestinal, siège d'un ulcère trophique pouvant aboutir à une perforation.

Si la soudure entre le collier et le bout supérieur n'est pas parfaite, l'élimination de l'escarre produit une perforation intestinale, d'où péritonite par irruption des matières dans l'abdomen.

Les perforations dans le segment d'invagination ou au-dessus se produiraient dans 1/6 des cas, d'après Leichtenstern. La gangrène et l'élimination seraient plus fréquentes dans les invaginations du grêle que dans celles du côlon.

b) *Invagination chronique.* — D'après Rafinesque « cette dénomination s'appliquerait aux cas dans lesquels les phénomènes d'étranglement n'apparaissent qu'au bout d'un certain temps, ou même n'apparaissent pas ».

On la rencontre surtout de 20 à 40 ans.

Les lésions du cylindre invaginant, rares chez les enfants, consistent, chez l'adulte, en grandes ulcérations.

Le boudin invaginé se tuméfie, s'œdématie plus encore que dans la forme aiguë.

On a comparé l'évolution de l'invagination chronique à celle de la hernie réductible ou non, qui, pendant un certain temps, n'apporte pas un obstacle complet au passage des matières et des gaz et qui vient à s'étrangler.

Pendant toute la première période de l'invagination chronique, en effet, le boudin invaginé n'est tuméfié qu'assez, pour rétrécir, mais non obstruer complètement, le tube intestinal (le passage des matières et des gaz est encore possible). L'étranglement avec perforation et sphacèle ne se produit qu'à une seconde période de la maladie.

2° **Volvulus et torsions.** — C'est la torsion d'une anse intestinale ayant comme axe le mésocôlon ou le mésentère.

Le volvulus est plus ou moins compliqué, simple, double, triple, suivant le nombre des tours faits par l'anse intestinale.

La longueur anormale du mésentère ou du mésocôlon y prédispose.

Cette torsion de l'intestin s'observe surtout à l'S iliaque. Très fréquente en Russie, on y incriminerait une alimentation trop exclusivement végétale.

Le volvulus de l'S iliaque représenterait la quarantième partie de tous les cas d'occlusion intestinale. Le volvulus, sauf celui de l'intestin grêle, se rencontre surtout chez les adultes déjà âgés et davantage chez l'homme que chez la femme (16 hommes pour 4 femmes).

Sur 34 cas, Leichtenstern en trouve 20 entre 45 et 60 ans; sur 14 observations, Liébault relève 7 cas entre 25 et 59 ans et 4 entre 49 et 60 : ce qui tendrait à prouver que la question d'âge n'est pas d'une grande importance dans l'étiologie du volvulus.

La véritable cause du volvulus du côlon pelvien réside dans une longueur anormale du côlon et de son méso. Il existe, en ce sens, chez certains individus, une sorte de malformation congénitale. Il en est de même pour le volvulus du cæcum.

Il est facile de comprendre qu'un segment du gros intestin, plus long que normalement, et relié à la paroi abdominale postérieure par un repli séreux distendu, entrera facilement en torsion sur son axe, à l'occasion d'un effort, d'un mouvement brusque, provoquant un déplacement soudain des organes abdominaux.

Il faut signaler, à côté du volvulus proprement dit, la torsion simple de l'intestin sur son axe et l'enroulement en forme de nœud.

L'anse où siège le volvulus est rapidement distendue par les gaz (l'anse sigmoïde aurait atteint, dans une observation, 40 centim. de circonférence). L'anse ainsi distendue refoule en arrière le paquet intestinal; puis elle subit les altérations dues à la gêne circulatoire, altérations pouvant aboutir à la gangrène et à la perforation. La péritonite accompagne très fréquemment cette variété d'occlusion intestinale (15 fois sur les 20 observations de Trèves).

3° **Coudures.** — C'est une flexion simple mais permanente de l'intestin sur son bord mésentérique. Ces coudures sont produites par l'adhérence des deux parties d'une anse entre elles ou par la fixation du bord convexe d'une anse à la paroi abdominale : la partie ainsi fixée ne peut suivre les déplacements du reste de l'intestin (reliquats fréquents de péritonite).

B. — COMPRESSIONS.

a) *Compressions larges*. — Des tumeurs abdominales, à quelque organe qu'elles appartiennent, peuvent, en comprimant l'intestin, donner naissance à une occlusion intestinale. On a cité plusieurs cas d'occlusion par grossesse extra-utérine.

b) *Compressions étroites*. — C'est, avec l'invagination, une des causes les plus fréquentes d'occlusion. Il se produit un véritable étranglement intestinal, analogue à l'étranglement herniaire.

Les causes principales sont de trois ordres :

1° Les anneaux des *hernies intraabdominales*, réduction en masse dans la grande majorité des cas d'une hernie antérieure. Telles les *hernies propéritonéales*. Dans certains cas, l'occlusion proviendrait de hernies internes étranglées dans un sac péritonéal diverticulaire (Duplay). Telles la *hernie de Rieux, variété de hernie iliaque,* où l'intestin était enfermé dans un diverticule péritonéal rétro-cæcal ; — la *hernie mésocolique ;* — la hernie *rétro-péritonéale de Treitz* (hiatus de Winslow), certaines hernies du ligament large ; la *hernie diaphragmatique.*

2° Un orifice accidentel peut laisser passer une portion d'anse intestinale : c'est une *bride péritonéale* ou *épiploïque,* reliquat d'une inflammation péritonéale, étendue entre deux viscères ou deux points de la paroi abdominale.

Une déchirure du mésentère ou de l'épiploon qui livrerait passage à une portion d'une anse intestinale jouerait le même rôle. L'ovaire, la trompe, le ligament rond ont été reconnus dans certaines observations comme agents d'étranglement.

3° Enfin, certains diverticules intestinaux (restes du conduit omphalo-mésentérique, appendice cæcal) peuvent enserrer d'un véritable nœud (*nœud diverticulaire de Parise*) une portion d'intestin.

C. — **OBTURATIONS.** — Les corps étrangers de l'intestin [V. INTESTIN (CORPS ÉTRANGERS)] peuvent être, par leur présence, la cause d'une occlusion.

Tels les corps étrangers avalés par mégarde ; exceptionnellement, ceux introduits par l'anus ; — ceux formés dans l'économie (calculs biliaires, calculs intestinaux et principalement les matières fécales durcies, surtout chez les femmes âgées, matières fécales s'accumulant dans le cæcum, l'S iliaque ou l'ampoule rectale).

D. — **RÉTRÉCISSEMENTS.** — 1° *Rétrécissement simple.* — L'occlusion par rétrécissement simple est moins fréquente que l'occlusion par cancer.

Ces rétrécissements sont congénitaux ; — acquis : ces derniers sont cicatriciels, fibreux et reconnaissent comme étiologie une affection ulcéreuse de l'intestin (entérites chroniques, dysenterie, fièvre typhoïde, etc.).

Enfin, on rencontre, au niveau de l'intestin, des rétrécissements tuberculeux (v. c. m.).

2° *Cancer.* — Le cancer intestinal (épithéliome cylindrique de la muqueuse, le plus souvent) peut exister en un point quelconque du tube intestinal. Mais, d'après Leichtenstern, il occuperait 96 fois sur 100 le gros intestin, 80 fois le rectum, 12 le côlon, 4 le cæcum ; et seulement 4 fois l'intestin grêle.

E. — **OCCLUSION SANS OBSTACLE MÉCANIQUE.** — Il peut y avoir arrêt des matières et des gaz, sans qu'on trouve de cause à l'occlusion intestinale. C'est ainsi qu'après la réduction d'une hernie étranglée, on voit quelquefois persister des signes d'étranglement (*pseudo-étranglement*) ; de même certaines inflammations péritonéales reproduisent le tableau complet de l'occlusion intestinale.

L'occlusion sans obstacle mécanique, à laquelle Gübler a donné le nom de *péritonisme*, serait due à une paralysie d'origine réflexe d'un segment du tube intestinal.

Symptômes de l'occlusion intestinale. — L'occlusion intestinale se présente sous deux aspects cliniques bien distincts : tantôt les accidents éclatent subitement en pleine santé, et l'état du malade devient rapidement très grave : c'est l'*occlusion aiguë* ou *étranglement* interne ; tantôt, au contraire, l'obstruction intestinale est progressive, irrégulière et l'occlusion ne s'établit que peu à peu : c'est la *forme chronique*, encore désignée sous le nom d'obstruction intestinale.

L'invagination appartient à l'occlusion aiguë et le cancer intestinal à l'occlusion chronique.

A) Forme aiguë. — L'occlusion aiguë est parfois précédée pendant quelques jours de troubles digestifs plus ou moins marqués, de coliques ; mais, le plus fréquemment, l'occlusion éclate brusquement, sans prodromes.

Un individu éprouve tout à coup une douleur vive, parfois atroce dans un point de l'abdomen. Aussitôt après, apparaissent des nausées, puis des vomissements qui, d'abord alimentaires, deviennent bilieux et enfin fécaloïdes. Le visage du malade s'altère ; les yeux s'excavent, le nez se pince, le pouls est petit et fréquent ; la température s'abaisse. — La constipation est complète : il y a arrêt absolu des matières et des gaz. — Le ventre, souvent rétracté au début, se ballonne, après un jour ou deux. La prostration du malade, son angoisse augmentent. Le visage s'altère de plus en plus, le pouls devient incomptable, les extrémités se recouvrent de sueurs froides, visqueuses, la voix s'éteint et les vomissements, qui n'ont pas disparu, sont coupés d'un hoquet persistant qui présage la fin prochaine : le malade meurt, ayant conservé le plus souvent son intelligence intacte jusqu'à la fin.

Mais ce tableau classique est variable nécessairement, suivant la cause de l'occlusion, la résistance du malade, son âge, etc. Tel signe prendra, dans un cas, une importance toute particulière, alors qu'il sera plus ou moins effacé dans l'autre. Le pronostic même n'est pas nécessairement fatal : et dans un nombre très restreint de cas, il est vrai, le malade guérirait spontanément.

L'occlusion intestinale peut évoluer sans douleur, ni ballonnement du ventre. Vomissements et suppression des selles et des gaz ont été parfois les deux seuls signes d'un étranglement interne terminé par la mort.

Les vomissements eux-mêmes sont parfois rares et peu abondants.

Mais, comme nous l'indiquerons plus loin, après avoir repris un à un chacun des symptômes, il y a un de ces symptômes qui ne fait, pour ainsi dire, jamais défaut, c'est l'*arrêt absolu des matières et des gaz*.

1° *Douleur*. — La *douleur spontanée* manque très rarement dans les formes aiguës ; elle est presque toujours le phénomène initial (Damaschino). Localisée au début, la douleur se généralise bientôt à tout l'abdomen, mais souvent en un point maximum, qu'indique le malade et qui correspond quelquefois au siège de l'obstacle. Cette douleur est si vive, dans certains cas, que le malade se roule sur son lit, en poussant des cris déchirants (colique de miserere). Le moindre mouvement l'exaspère. Elle témoigne, par son intensité, de la souffrance et de l'irritation du grand sympathique et peut aller jusqu'à la mort (Le Fort). D'après Trèves, la souffrance si fréquemment accusée par le malade au niveau de l'ombilic est due à l'irritation du plexus solaire en rapport avec cette région.

La douleur est continue, avec des exacerbations, ou intermittente, avec des moments d'accalmie plus ou moins complète. Elle est due à la striction et aux contractures péristaltiques et antipéristaltiques de l'intestin ; aussi sa cessation brusque est-elle d'un très mauvais augure, car elle correspond à la disparition de la striction et des contractures intestinales, due à la gangrène ou à la perforation de l'intestin.

La *douleur à la pression* est variable en intensité ; parfois le simple contact du drap l'exaspère. La constatation, par la pression, d'une certaine sensibilité, toujours à la même place, permet souvent de diagnostiquer le siège de l'obstacle, surtout si c'est en ce point qu'a débuté la douleur spontanée.

2° *Vomissements.* — C'est un phénomène constant, mais variable en intensité. Les matières vomies sont d'abord alimentaires, puis muqueuses, bilieuses et enfin *fécaloïdes*. Tel malade n'aura des vomissements qu'au bout de vingt-quatre ou trente-six heures ; tel autre vomira au début de l'occlusion, puis les vomissements pourront cesser complètement ; tel autre encore vomira immédiatement ce qu'il aura pris ; tel autre enfin gardera un certain temps les aliments avant de les rendre.

Ces différences tiennent au siège de l'obstacle, au degré de la striction, et aux susceptibilités individuelles particulières. Le symptôme vomissement, pris en lui-même, de par sa grande variété, n'est pas un signe d'une importance absolue pour le diagnostic ; il n'en est pas de même du vomissement de *matières fécaloïdes* qui indique l'occlusion intestinale complète.

3° *Constipation et météorisme.* — La constipation absolue, avec l'*arrêt complet des matières et des gaz*, voilà le signe capital de l'occlusion intestinale. La constipation, les premières heures, n'est pas toujours absolue, car la portion intestinale qui fait suite à l'obstacle peut se vider des matières qu'elle renferme.

Mais bientôt, rien ne passe plus par l'anus, ni matières, ni gaz. C'est à plusieurs reprises qu'on doit demander au malade s'il a rendu ou non des gaz, car l'*absence d'émission de gaz par l'anus* est pathognomonique de l'occlusion intestinale.

Le *météorisme* est la conséquence naturelle du symptôme précédent. La dilatation abdominale, localisée au début, se généralise ensuite. D'après Laugier, on peut en reconnaître deux variétés : la dilatation péri-ombilicale du ventre, globuleux, saillant en avant et flancs aplatis (occlusion siégeant au niveau des dernières anses grêles) ; et dilatation, en cadre, dans les flancs et l'épigastre (obstacle colique bas placé).

La dilatation intestinale débute toujours sur l'anse immédiatement susjacente à l'obstacle, donnant l'impression d'un cylindre membraneux, tendu, rempli d'air (von Wahl) ; à la percussion elle est d'une sonorité exagérée, sauf lorsqu'elle est distendue par des liquides ; à l'auscultation (Rehn) elle laisse entendre un véritable gargouillement.

Cette dilatation présente parfois des mouvements péristaltiques spontanés ou provoqués par une excitation pariétale cutanée.

La dilatation se généralise peu à peu à tout l'abdomen, le ventre devient énorme « en tonneau », et le météorisme est tel parfois que le diaphragme est repoussé en haut, les espaces intercostaux élargis : d'où une très grande gêne respiratoire.

Mais le météorisme, dans certains cas, est à peine apparent : ces différences tiennent au siège de l'obstacle, comme nous le verrons au diagnostic.

4° *Symptômes généraux*. — Ceux-ci apparaissent dès le début de l'occlusion ou ne surviennent qu'au bout de quelques heures, vingt-quatre ou trente-six heures.

Ce sont des phénomènes de prostration : l'irritation, produite par la striction des nerfs mésentériques et intestinaux, provoque, par action réflexe, celle du sympathique, du bulbe et de la moelle. Les phénomènes de dépression sont plus accusés pour les étranglements par brides ou hernies internes que pour l'invagination et le volvulus, parce que la bride de l'étranglement ou l'anneau de la hernie exerce une striction plus complète sur les tuniques intestinales que le collier de l'invagination ou le nœud du volvulus.

Il y a presque toujours *apyrexie* complète et même *hypothermie* (36 degrés, 35°,5). Le pouls est fréquent, petit, dépressible, abdominal. La peau est froide et les extrémités cyanosées se recouvrent de sueurs froides, visqueuses.

Le facies est profondément altéré (facies grippé), traits tirés, les yeux excavés, le nez pincé, les lèvres cyanosées. Il existe une dyspnée souvent intense, due au météorisme excessif. Si l'occlusion évolue rapidement vers la mort, les urines sont supprimées, la voix s'éteint, des crampes surviennent dans les membres inférieurs et la mort, dans les formes très graves, peut arriver en vingt-quatre ou quarante-huit heures.

En général, ce n'est qu'au bout de six à huit jours.

La péritonite suraiguë par perforation est un des modes de terminaison fatale : l'élévation de la température pourrait y faire songer.

Il y a parfois des périodes d'accalmie pendant l'évolution de l'occlusion. Mais cette accalmie est trompeuse, car, à l'approche de la fin, il y a presque toujours discordance absolue entre l'état du pouls petit, filiforme, incomptable et le bien-être accusé par le malade. Il y a également discordance, à la période ultime, entre le pouls et la température (36°,5, 150 pulsations).

B) **Forme chronique.** — [V. INTESTIN (RÉTRÉCISSEMENTS, CANCER)]. — Cette forme débute d'une façon lente, insidieuse. On assiste à l'obstruction progressive, mais intermittente du tube intestinal. On constate des troubles digestifs mal définis (flatulence, difficultés de la digestion, constipation opiniâtre pendant plusieurs jours, à laquelle fait suite une débâcle intestinale).

Peu à peu, cependant, les périodes d'accalmie, entre les crises d'obstruction, deviennent plus courtes et plus rares. Le ventre se ballonne, et après une série de crises de constipation suivies de débâcle, survient l'obstruction complète et définitive de l'intestin, c'est-à-dire l'occlusion intestinale.

La *douleur* est peu intense, intermittente.

La *constipation* n'est absolue qu'à la première crise d'occlusion. Suivant la cause du rétrécissement, les selles seront diarrhéiques, sanglantes (cancer); suivant la forme de ce même rétrécissement, rubanées, aplaties, effilées, etc. Le *météorisme* n'est pas très accusé.

Les *vomissements*, rares et tardifs, ne sont fécaloïdes qu'à la période d'occlusion.

Les *symptômes généraux* peuvent ne faire leur apparition qu'à la période ultime de la maladie.

Le tableau de la forme chronique de l'occlusion intestinale variera nécessairement suivant la cause qui l'a produite [V. INTESTIN (CANCER, RÉTRÉCISSEMENTS, CORPS ÉTRANGERS)]. On peut classer les symptômes de cette forme en deux groupes : symptômes de diminution progressive du calibre de l'intestin, auxquels font suite des symptômes d'arrêt complet des matières.

La terminaison de l'occlusion chronique est variable suivant la cause.

Diagnostic de l'occlusion intestinale. — Lorsque le chirurgien se trouve en présence d'un ensemble de signes lui faisant penser à une occlusion intestinale, il doit, avant tout, explorer attentivement, les unes après les autres, les régions herniaires, pour s'assurer qu'il ne s'agit pas d'une *hernie étranglée*.

Le toucher rectal lui permettra de reconnaître qu'il n'y a pas d'obstacle à ce niveau.

Le diagnostic de l'occlusion intestinale comprend la réponse aux trois questions suivantes : 1° Les signes d'occlusion dépendent-ils d'un obstacle mécanique? — 2° Où siège cet obstacle? — 3° Quel est cet obstacle ?

1° Le diagnostic positif d'occlusion intestinale se fera par les signes suivants : douleurs abdominales atroces, vomissements fécaloïdes, arrêt absolu des matières et des gaz, météorisme abdominal, avec des signes généraux très graves de dépression.

Quelques maladies, dont le *choléra*, les *coliques hépatiques*, *néphrétiques*, *appendiculaires*, certains *empoisonnements*, ont plusieurs signes communs (vomissements, douleurs, phénomènes de dépression) avec l'occlusion aiguë, mais ces maladies s'accompagneraient-elles de constipation, jamais celle-ci ne serait *absolue* comme dans l'occlusion intestinale.

Le diagnostic d'occlusion d'avec certaines *péritonites aiguës* et *chroniques* est parfois très difficile. Dans la péritonite, l'arrêt des matières et des gaz n'est pas absolu, les malades rendant habituellement quelques gaz, le ventre est plus dur, la dilatation abdominale non localisée, et il n'y a jamais de contractions péristaltiques spontanées ou provoquées de l'intestin.

Une erreur, bien souvent commise, consiste à prendre une *péritonite aiguë*, par *perforation*, pour une occlusion intestinale aiguë : mêmes symptômes (douleur abdominale excessive, vomissements, météorisme, constipation, phénomènes de dépression très accusés).

En faveur de la péritonite, on peut invoquer : la rareté des vomissements fécaloïdes, une constipation moins complète, une généralisation beaucoup plus rapide de la douleur, parfois la possibilité de constater un épanchement, un frisson initial, suivi habituellement d'une élévation de la température.

Mais ces différences ne sont souvent que des nuances difficiles à saisir et, entre l'occlusion intestinale vraie par obstacle mécanique et celle de la péritonite (par péritonisme), le diagnostic est extrêmement délicat.

L'*entérite* et l'*entérocolite*, l'*inflammation du cæcum* et de l'*appendice*, s'accompagnant de signes d'occlusion, sont également d'un diagnostic très difficile (V. APPENDICITE).

Dans l'entérocolite, les vomissements sont très rarement fécaloïdes; le maximum de la douleur se trouve au niveau de l'anse enflammée; le malade l'accuse en ce point et le chirurgien la provoque par la pression. Par l'interrogatoire du malade, le chirurgien apprend que ce dernier a déjà, antérieurement, éprouvé des crises semblables et que ces crises n'ont duré que quelques heures pour se terminer spontanément, qu'il souffre depuis longtemps de troubles intestinaux (colite chronique).

La ressemblance clinique de l'*occlusion chronique* avec certaines péritonites chroniques (tuberculeuse ou cancéreuse) expose à des erreurs fréquentes de diagnostic (V. PÉRITONITES TUBERCULEUSES).

2º Le diagnostic d'occlusion intestinale étant posé, il faut rechercher où siège l'obstacle.

En règle générale, dans l'occlusion aiguë, l'obstacle siège au niveau de l'intestin grêle; dans l'occlusion chronique, au niveau du gros intestin.

La région de l'abdomen où siège l'affection est parfois indiquée dans l'occlusion aiguë par la *fixité de la douleur en un point* (Besnier), surtout si ce point correspond à celui par où la douleur a débuté, et si la palpation fait découvrir à ce niveau, avant l'apparition du météorisme, une induration ou une tuméfaction.

Dans quelques observations d'occlusion chronique, les malades percevaient en un point de leur abdomen une *sensation d'arrêt* en rapport avec le siège maximum des contractions intestinales.

La constatation d'une tuméfaction limitée indiquerait le siège de l'obstacle; mais cette tuméfaction, quand on la rencontre, est masquée de bonne heure par le ballonnement.

Le siège de l'obstacle pourrait encore être déduit de la forme du ventre : il y aurait un certain rapport entre le sens du développement abdominal et la situation de l'obstacle.

Lorsque, les flancs restant aplatis, la région ombilicale fait saillie en avant sous une forme globuleuse, on peut penser à une occlusion de la fin de l'intestin grêle. Au contraire, quand le ballonnement, très marqué au niveau des flancs, provoque l'élargissement de l'abdomen, on doit songer à une occlusion du gros intestin. Le flanc gauche étant déprimé et le flanc droit très ballonné, peut-être l'obstacle siège-t-il au niveau du côlon transverse.

L'occlusion produit un rétrécissement de l'intestin au-dessous de l'obstacle, et s'accompagne d'une dilatation au-dessus. Aussi, suivant qu'on constate ou non la dilatation du cæcum, on pensera à un obstacle du gros intestin ou de l'intestin grêle.

Le caractère des vomissements pourrait aider à ce diagnostic : vomissements précoces fécaloïdes : obstacles occupant la fin de l'intestin grêle; — vomissements tardifs, rares : obstacle occupant le gros intestin.

Le gros intestin, ayant une capacité de 2 litres environ, la possibilité de
faire une injection rectale de 2 litres indique que l'on se trouve en présence
d'une occlusion siégeant au niveau du cæcum ou plus haut. Si, pendant
l'injection, l'auscultation du gros intestin permet d'entendre le liquide arrivant dans le cæcum, c'est une occlusion de l'intestin grêle. Enfin la constatation, par la palpation, d'une anse intestinale volumineuse et fixée serait
d'un précieux secours pour le diagnostic du siège de l'occlusion. Seul le
signe de von Wahl, c'est-à-dire la dilatation localisée de l'anse sus-jacente
à l'occlusion, a une réelle valeur pour déterminer le siège de l'obstacle.
« Dans tout obstacle, l'anse étranglée ou l'anse sus-jacente à l'occlusion se
dilate d'abord isolément. La constatation d'une anse dilatée, distendue,
immobile dans l'abdomen, impose la nécessité d'un obstacle quelconque à
son pied. »

5° Le nombre des procédés préconisés pour diagnostiquer le siège d'une
occlusion reconnue indique assez les difficultés de la chose. On rencontre
les mêmes difficultés, lorsqu'il s'agit de déterminer la cause de l'occlusion.

A) **Occlusion aiguë.** — (*Invagination étranglée, volvulus, étranglement
par un anneau accidentel,* une *bride,* un *diverticule,* un *collet de hernie
interne, entérite, péritonite*).

S'agit-il d'un *enfant,* c'est à l'*invagination aiguë* qu'on doit penser tout
d'abord. Avant quatre ans, on ne rencontre guère d'autres occlusions.

L'invagination aiguë revêt une forme spéciale chez le nouveau-né.
« Chez le nourrisson, le début est soudain avec des cris et des mouvements
de jambes, la douleur est intermittente, et, par intervalle, l'enfant tranquille
ne paraît pas malade. Le ballonnement du ventre est peu accentué ; le ventre
peut même être aplati et mou. Très vite il se produit une évacuation de
mucosités sanglantes. Si on explore le ventre, on sent presque toujours sans
difficulté une tumeur qui siège le plus souvent sur le gros intestin ; au bout
de quelque temps on sent la tumeur en forme de boudin ou sur la ligne
médiane ou dans le flanc gauche ; alors le toucher rectal permet de sentir
la tumeur, et on retire le doigt couvert de mucosités sanglantes à odeur de
poisson. » (Barker.)

Chez le nouveau-né, les deux signes primordiaux de l'invagination aiguë
sont donc la présence d'une tumeur abdominale, revêtant la forme d'un
boudin cylindrique plus ou moins allongé, siégeant d'habitude sous le foie ;
— et le melæna qui ne manquerait que dans 7 pour 100 des cas (sang pur
ou mucosités sanguinolentes).

Les invaginations occupent ordinairement le gros intestin, 70 fois sur 100
(Leichtenstern).

La palpation de l'abdomen permet de découvrir, dans le flanc droit, le
plus souvent, une tuméfaction en forme de boudin, mobile parfois : c'est
l'intestin invaginé. La vacuité du flanc gauche est remarquable (Dance).
Les vomissements sont exceptionnellement fécaloïdes ; la constipation n'est
pas absolue ; il y a très souvent des selles diarrhéiques, muco-sanguinolentes, contenant parfois des portions de l'intestin sphacélé. Il existe, dans
de nombreux cas, des épreintes anales, du ténesme.

Mais l'invagination est souvent confondue avec une perforation de l'appendice (V. APPENDICITE) ou inversement.

S'agit-il d'un *adulte*, si l'occlusion débute brusquement et évolue très rapidement, on soupçonnera un *volvulus* ou un *étranglement interne*.

Le volvulus siège souvent à l'S iliaque. L'absence de tout antécédent personnel morbide (intestinal) est en faveur du volvulus. Le ballonnement, souvent énorme, a débuté par le côté gauche. La palpation permettrait parfois de délimiter l'anse distendue. « Dans le volvulus du côlon pelvien, le ventre du malade semble refoulé dans sa moitié supérieure vers la gauche, et dans sa moitié inférieure, vers la droite. » (Bayer.)

Des troubles digestifs anciens, une péritonite antérieure sont en faveur d'un *étranglement interne* par brides péritonéales. Dans les étranglements (brides, anneaux accidentels, hernies internes, diverticules) les symptômes sont d'une gravité exceptionnelle : coliques atroces, vomissements rapidement fécaloïdes, état de dépression très marqué, anurie presque absolue.

Les calculs biliaires ayant migré dans l'intestin pourraient donner naissance à une occlusion aiguë. Il s'agit, le plus souvent, de femmes âgées, ayant eu des attaques de coliques hépatiques. Il en est de même des autres causes de l'occlusion chronique (cancer, tuberculose, etc.).

B) **Occlusion chronique.** — Après avoir éliminé les *tumeurs abdominales* et *pelviennes*, susceptibles de comprimer l'intestin, les *péritonites tuberculeuses* et certaines *affections du rectum*, produisant l'occlusion intestinale chronique (V. RECTUM), on tentera d'établir un diagnostic entre les causes suivantes d'occlusion : l'occlusion par masses fécales, par corps étrangers, par adhérences cicatricielles d'anses intestinales, l'invagination chronique, les divers rétrécissements de l'intestin.

L'occlusion par *masses fécales* durcies se rencontre, surtout, chez les aliénés et les femmes adultes hystériques. Depuis longtemps déjà, la malade souffrait de constipation rebelle. C'est peu à peu, très lentement, que le ventre augmente de volume ; les douleurs vraies n'apparaissent qu'à une période très avancée. Les vomissements, très rarement fécaloïdes, sont tardifs. La constipation n'est pas absolue, car la malade parvient, après de grands efforts, à évacuer quelques matières dures, ovillées.

L'occlusion n'étant pas complète, il peut même arriver que la malade évacue des matières semi-liquides, ayant réussi à franchir le bol fécal entre celui-ci et la paroi de l'intestin. On reconnaît, par la palpation du gros intestin, une tuméfaction en forme de boudin, de volume variable, pâteuse, gardant l'empreinte du doigt, ou une série de masses dures, arrondies, mobiles.

On doit toujours interroger la malade sur la nature des aliments qu'elle aurait pris.

Mais cette obstruction intestinale (occlusion chronique) est susceptible, à une période quelconque de la maladie, de se transformer en occlusion aiguë.

Si, en interrogeant le malade, on constate qu'il a eu ou qu'il a une appendicite, une inflammation péritonéale (péritonite tuberculeuse, pelvi-péritonite) ; qu'il a subi quelque opération abdominale, susceptible de laisser comme reliquat une bride cicatricielle (cure radicale de hernie étranglée, hystérectomie, ovariotomie, etc.), on pourra admettre l'occlusion chronique par *adhérences larges, cordons* ou *flexions.*

L'*invagination chronique* est d'un diagnostic très délicat. Rafinesque donne comme éléments de diagnostic : une douleur intermittente ou paroxystique; des selles muco-sanguinolentes, accompagnées de ténesme; la présence d'une tumeur cylindrique, mollasse, accessible par le toucher rectal combiné à la palpation, et faisant quelquefois issue par l'anus.

Le *cancer* et les divers *rétrécissements* de l'intestin (v. c. m.) sont souvent fort difficiles à différencier.

Pronostic. — a) *Occlusion aiguë.* — Si le cours des matières ne se rétablit pas, la mort est certaine dans l'occlusion par obstacle mécanique.

Dans l'*invagination aiguë,* on observerait, d'après Leichtenstern, la guérison, par désinvagination du boudin invaginé, ou par élimination de ce boudin gangrené, dans un peu plus du quart des cas.

Dans les occlusions aiguës par brides, volvulus, anneaux, etc., le pronostic est presque toujours fatal, à moins d'un traitement médical ou d'une intervention chirurgicale précoce.

Dans certains cas, l'occlusion suit une marche suraiguë, et tue en vingt-quatre ou quarante-huit heures. Plus souvent, le malade ne succombe qu'au bout de quelques jours, par péritonite ou perforation de l'intestin, ou même simplement par un affaiblissement progressif de son organisme.

b) *Occlusion chronique.* — Le pronostic de l'occlusion chronique, prise en elle-même, est moins sombre que celui de l'occlusion aiguë.

Dans les rétrécissements (tuberculose, cancer), ce n'est pas tant l'occlusion qui fait porter un pronostic presque sûrement fatal, que la tuberculose ou le cancer ayant amené cette occlusion. L'intervention chirurgicale, si elle ne permet pas la guérison du malade, prolonge souvent beaucoup son existence.

L'invagination chronique est grave, et seule l'intervention chirurgicale, pour une invagination chronique datant d'un certain temps, peut sauver le malade.

L'occlusion par masses fécales est la moins dangereuse des occlusions.

TRAITEMENT DE L'OCCLUSION AIGUË. — Les grandes difficultés du diagnostic de l'occlusion aiguë, prise en elle-même, et surtout de la cause de l'occlusion, font comprendre les hésitations du praticien, lorsqu'il doit décider du traitement.

En effet, le pronostic dépend, en grande partie, de la nature de l'obstacle, et, dans les nombreux cas où ce dernier diagnostic reste en suspens, il est permis d'hésiter avant de se décider pour une intervention chirurgicale, toujours dangereuse, et parfois inutile, car le traitement médical seul guérirait, suivant la statistique, un quart ou même un tiers des malades.

Il semble donc qu'on ne puisse préconiser l'intervention chirurgicale d'emblée, mais il faut bien savoir, cependant, que celle-ci a d'autant plus de chance de réussir qu'elle est plus précoce.

Il est impossible de formuler des règles précises pour l'intervention ou la non-intervention, sauf s'il s'agit d'une occlusion suraiguë où l'intervention d'urgence s'impose. Dans les autres cas, c'est au praticien de se décider pour une intervention chirurgicale immédiate, ou pour une intervention chirurgicale précédée d'un traitement médical.

A) **Traitement médical**. — Avant tout, ne *jamais ordonner un purgatif*, médication qui n'a d'autre effet que d'augmenter les souffrances du malade et de hâter sa fin.

La thérapeutique doit avoir pour objet de calmer la douleur, de modérer l'exagération des mouvements péristaltiques, de diminuer la tension abdominale et de soutenir les forces du malade (Ashurst).

Il existe un médicament répondant complètement à ces desiderata : c'est l'opium.

On l'administrera par pilules d'extrait thébaïque d'un centigramme, prises d'heure en heure, jusqu'à la dose de 15 à 20 centigrammes, au maximum, en vingt-quatre heures pour un adulte.

Mais le danger de ce traitement, c'est qu'il peut masquer la gravité de l'état du malade par l'atténuation qu'il apporte à tous les symptômes de l'occlusion. Aussi doit-on l'abandonner si le pouls devient fréquent, petit, et que l'état général s'altère progressivement.

Comme adjuvants du traitement opiacé, nous signalerons les grandes injections rectales d'eau et les insufflations d'air ou de gaz, tel que l'hydrogène. Mais il faut se méfier des injections forcées, à haute pression et du massage, manœuvres capables, et on en connaît déjà des observations, de · faire éclater un intestin à parois amincies par la distension. Une thérapeutique à recommander, en ce sens qu'elle n'expose le malade à aucun danger, qu'on peut la renouveler, tant qu'il persiste des nausées et qu'elle a non seulement une influence sur les signes locaux (douleur, vomissements, météorisme), mais encore sur les signes généraux d'intoxication, c'est l'évacuation à la sonde de l'estomac (Küssmaul).

Enfin l'électricité, appliquée avant toute complication inflammatoire, aurait donné et peut donner d'excellents résultats. On l'emploie sous forme de lavements électriques, soit qu'on ait recours, avec Bucquoy (1878), aux courants induits, ou, avec Boudet de Paris, aux courants continus.

« L'excitateur rectal se compose d'une grosse sonde en gomme, qu'on introduit dans le rectum, aussi profondément que possible ; cette sonde est armée d'un mandrin métallique tubulaire, dont l'extrémité n'atteint pas le niveau de l'œil de la sonde ; ce mandrin est rattaché, par un fil conducteur, à l'un des fils de la batterie, et, au moyen d'un tube de caoutchouc, on le raccorde avec la canule d'un irrigateur ordinaire plein d'eau salée. Cette eau traverse le mandrin, s'y électrise et remplit l'intestin, en portant l'électricité sur tous les points où elle entre en contact avec la muqueuse ; elle joue, par le fait, le rôle d'un excitateur liquide très étendu » (Boudet de Paris).

De plus, on se sert d'une large plaque recouverte de peau de chamois mouillée, qu'on applique comme second excitateur au niveau des régions dorsale ou abdominale.

Ce traitement par l'électricité donne des résultats d'autant meilleurs qu'on l'emploie plutôt après le début des accidents.

835   **Intestinale (Occlusion).**

S'il n'y a pas pseudo-étranglement (péritonisme), une seule séance suffit pour triompher de l'obstacle; s'il y a occlusion véritable, et qu'on n'obtienne aucun résultat, après plusieurs séances, il faudra recourir à l'intervention chirurgicale.

L'affaiblissement des battements cardiaques avec menace de syncope serait une contre-indication à l'emploi des lavements électriques.

En résumé, si l'on excepte les cas d'occlusion suraiguë où l'intervention chirurgicale s'impose d'urgence, il semble qu'on puisse tenter tout d'abord le traitement opiacé, tout en surveillant très attentivement l'état général du malade; les injections rectales pourraient être utiles, si l'obstacle siégeait sur le gros intestin. On administrerait enfin un lavement électrique, et si, après deux ou trois séances, le cours des matières n'était pas rétabli, il faudrait recourir à une intervention chirurgicale.

B) **Traitement chirurgical.** — Le chirurgien a le choix entre deux opérations : la *laparotomie*; exploratrice d'abord, et curative ensuite, pour aller lever l'obstacle; — L'*entérotomie*, opération palliative, qui consiste à ouvrir, au-dessus de l'obstacle, une voie d'échappement pour les matières intestinales, mais qui ne touche pas à l'obstacle.

La majorité des chirurgiens préconise la laparotomie. Si, celle-ci étant faite, on ne peut lever l'obstacle, on établit alors un anus en bon lieu et non au hasard, comme lorsqu'on pratique une entérotomie d'emblée. Il est certain que la laparotomie est l'opération de choix dans l'occlusion intestinale aiguë. Mais, en pratique, dans certains des cas, on est obligé d'abandonner l'opération de choix pour recourir à l'opération de nécessité (entérotomie).

a) **Laparotomie dans l'occlusion intestinale aiguë.** — Nous ne parlerons pas des préliminaires, et du premier temps de l'opération.

L'incision de la paroi abdominale étant faite, l'opération comprend la recherche de l'obstacle, et le rétablissement de la perméabilité du canal intestinal.

1er *Temps. — Incision de la paroi abdominale.*

2e *Temps. — Recherche de l'obstacle.* — Après l'ouverture du péritoine, on déroule successivement et méthodiquement les anses intestinales, en les attirant dans la plaie, de la façon suivante :

On reconnaît le cæcum avec la main : est-il vide, l'obstacle siège au-dessus, c'est-à-dire sur l'intestin grêle; est-il distendu, l'obstacle siège au-dessous, c'est-à-dire sur le gros intestin.

Dans le premier cas, la main, ayant reconnu le point d'abouchement de l'intestin grêle dans le cæcum, attire dans la plaie les anses intestinales qu'elle dévide *rapidement* et *méthodiquement*, à partir du point précédemment indiqué, jusqu'à ce qu'on rencontre l'obstacle. Les anses intestinales ne doivent pas sortir de la cavité abdominale.

Dans le second cas, la main suit le côlon ascendant, puis le côlon transverse et le reste du gros intestin jusqu'à l'obstacle. Si l'obstacle siège au niveau du côlon transverse, il est difficilement accessible, si on n'a pas pratiqué une grande incision abdominale, car le paquet des anses grêles dilatées le refoule en haut sous les fausses côtes.

Quelle doit être la longueur de cette incision? — Il n'y a pas de règle fixe à ce sujet.

Il est certain qu'une incision très longue, sans aller cependant jusqu'à l'incision préconisée par Kümmel (de l'appendice xyphoïde au pubis), facilite la tâche du chirurgien, en rendant moins pénible la découverte de l'obstacle; mais une telle incision offre le danger d'exposer au contact de l'air le paquet des anses intestinales qui peut faire irruption en masse par la large plaie béante.

Aussi, en France, préconise-t-on une incision de longueur moyenne; on l'agrandit au besoin, par une seconde incision, suivant les circonstances, mais en prenant la précaution de fermer, par quelques larges points de suture, la première incision : on évite ainsi l'issue de l'intestin au dehors.

Si les anses sont rendues irréductibles par leur trop grande distension, la recherche de l'obstacle devient impossible. Dans ce cas, on fend une anse intestinale qu'on fixe au dehors de l'abdomen. On la laisse ouverte environ un quart d'heure, temps nécessaire pour qu'elle ait évacué une quantité suffisante de gaz et de matières fécales. On ferme l'incision par des points de suture et, après avoir mis une double ligature provisoire au-dessus et au-dessous, on fixe cette anse au dehors. On recherche alors l'obstacle. Le trouve-t-on, on le lève et on rentre dans l'abdomen l'anse suturée.

Si on ne parvient pas à découvrir l'obstacle, ou que, l'ayant découvert, on ne puisse le lever, on referme l'incision autour de l'anse sectionnée : on établit ainsi, en enlevant les sutures, un anus contre nature.

5e *Temps.* — *Rétablissement de la perméabilité du canal intestinal.* — Ce temps variera nécessairement suivant la nature de l'obstacle.

Pour une *invagination*, on tentera la réduction du déplacement, en refoulant de bas en haut, par des pressions douces, le boudin invaginé : il peut quelquefois être nécessaire d'ouvrir l'intestin au-dessous de l'invagination, afin d'introduire un doigt pour repousser directement le boudin invaginé (Ashurst).

S'agit-il d'un *volvulus*, on cherchera à le détordre; d'un *étranglement* par *bride*, on sectionnera celle-ci entre deux ligatures, etc.

Trouve-t-on un obstacle par *corps étranger* ou *calculs biliaires*? On ouvrira l'intestin qu'on suturera ensuite.

L'occlusion intestinale par *rétrécissements (cancéreux* ou autre) nécessitera la résection suivie de l'entérorraphie circulaire ou l'établissement d'un anus contre nature.

La tumeur n'est-elle pas extirpable, on traitera l'occlusion par un *anus contre nature* (v. c. m.) ou une *entéro-anastomose.*

Quand il y a gangrène, perforation ou même simplement menace de perforation de l'intestin, on pratiquera une *entérectomie*; on agira de même dans les cas d'invagination irréductible. L'entérectomie sera suivie d'une *entérorraphie* ou de l'établissement d'un anus contre nature.

Les parois de l'intestin dans l'occlusion sont amincies par leur distension et rendues friables par leur mauvaise nutrition qui peut aller jusqu'à la gangrène : aussi la plus grande douceur est-elle de rigueur, pour le chirurgien, s'il veut éviter une rupture de l'intestin.

Statistique opératoire de la laparotomie pour occlusion intestinale aiguë. —
La laparotomie est une opération grave et comporte un pronostic d'autant
plus funeste qu'elle est pratiquée plus tardivement après le début des accidents d'occlusion et qu'elle est faite moins rapidement.

D'après la statistique de Curtis, la mortalité serait de 62 pour 100, si l'on
ne compte que les malades opérés dans les premières vingt-quatre heures;
de 70 pour 100 sur les opérés du deuxième jour; de 75 pour 100 sur ceux
du troisième.

L'état général de l'opéré est encore un facteur très important pour le pronostic.

Plus l'opération est courte, plus elle a de chances de guérison. Curtis
relate 186 cas où l'obstacle fut levé dès le ventre ouvert et où on a obtenu
81 guérisons (soit 56,3 pour 100).

Ainsi comprend-on que le pronostic opératoire variera avec chaque variété
d'occlusion.

La désinvagination simple par laparotomie donne une mortalité générale
de 40 pour 100. La mortalité est d'autant plus grande que la désinvagination
est faite plus tardivement; de 78 pour 100 au quatrième jour.

Les résultats opératoires sont chaque jour meilleurs, grâce aux progrès
de la chirurgie qui permettent une plus grande rapidité opératoire, et surtout
grâce à cette croyance absolue en la nécessité d'une intervention précoce.

C'est en pratiquant la laparotomie d'urgence, pourrait-on dire, comme
s'il s'agissait d'une hernie étranglée, qu'on évite l'entérectomie, d'une gravité extrême, surtout chez les enfants,

Pour le *volvulus*, la mortalité serait de 71,4 pour 100 (Ashurst); — de
82,2 pour 100 (Curtis). Le volvulus une fois réduit a tendance à se reproduire.

Afin d'éviter la récidive, on peut raccourcir le méso-côlon en le plissant
et en fixant les plis par des sutures (Senn); — réséquer une portion de
l'anse (Obalinski); — fixer le côlon transverse à la paroi abdominale au
niveau d'un plan passant par la grande courbure de l'estomac (Villars).

Pour les *étranglements* (brides, diverticules), la statistique de Curtis
donne 59 pour 100, et pour les incarcérations internes 60,7 pour 100.

b) **Entérotomie**. — Cette opération consiste à inciser une anse intestinale
après l'avoir fixée à la plaie abdominale.

On a recours à cette opération, lorsque, après l'incision abdominale, premier temps de la laparotomie pour occlusion intestinale, les anses intestinales sont tellement distendues qu'il faut évacuer une partie de leur contenu
avant de procéder à la recherche de l'obstacle.

On se décidera encore pour l'entérotomie si le malade est dans un état de
dépression très accusée (pouls fréquent, petit, aspect misérable) du fait d'un
trop long temps écoulé depuis le début des accidents.

Une laparotomie tentée, dans ces conditions, ne ferait que hâter la terminaison fatale : seule l'entérotomie, grâce à la grande rapidité avec laquelle
on la pratique, et grâce aussi au minimum de choc opératoire qu'elle comporte, pourrait peut-être sauver le malade.

C'est Nélaton qui a précisé les indications de l'*entérotomie*, pratiquée pour
la première fois à Paris en 1838 par Gustave Monod.

On incise, du côté droit ou du côté gauche suivant le cas, au-dessus de l'arcade crurale et parallèlement à elle, sur une étendue de 7 centimètres à peu près.

Après avoir fendu le péritoine sur une longueur de 4 centimètres, on fixe l'anse intestinale qui se présente et on l'ouvre.

Habituellement l'anse qui se présente appartient à la fin de l'iléon (*entérotomie*) ; mais parfois c'est le cæcum qu'on a sous les yeux : dans ce cas, l'obstacle siégeant plus bas, on pratique une *cæcotomie*.

Cette opération, d'une pratique très simple, peut être exécutée en quelques minutes, sans anesthésie ou avec une anesthésie locale à la cocaïne.

Ce n'est pas une opération curative, mais palliative. Et cependant, l'évacuation des matières a été suivie, dans plusieurs observations, de la guérison de l'occlusion (élimination du boudin invaginé, redressement d'un volvulus, etc.).

Lorsque l'opéré ne succombe pas à une complication tenant à la persistance de l'étranglement, comme la perforation et la gangrène, et que l'anus contre nature fonctionne régulièrement. l'amélioration de l'état général est possible, et une opération curatrice, ultérieure, aura beaucoup plus de chance de succès que si elle avait été entreprise primitivement (Schede).

La mortalité opératoire serait de 68,9 pour 100 (Curtis).

Résumé du traitement de l'occlusion aiguë. — Pour une occlusion suraiguë (nœud diverticulaire, étranglement par bride), lorsque le traitement électrique échoue, on doit pratiquer sans hésiter la *laparotomie*.

Pour les cas aigus, où le diagnostic reste en suspens, on se comportera de même, si le lavement électrique ne réussit pas à rétablir le cours des matières et si les symptômes deviennent inquiétants.

C'est encore à la laparotomie que le chirurgien aura recours s'il a fait d'une façon presque certaine le diagnostic d'occlusion par invagination ou par bride.

L'*entérotomie* est indiquée quand l'état général est trop mauvais pour qu'on puisse tenter la laparotomie, lorsque le chirurgien est appelé trop longtemps après le début des accidents et que les forces du malade sont par trop affaiblies.

En somme, la laparotomie serait indiquée dans les cas aigus, avec bon état général ; et l'entérotomie, toutes les fois que l'état général est trop mauvais pour qu'une laparotomie ait chance d'être suivie de guérison.

L'*entéro-anastomose* et l'*entérectomie* seraient réservées pour certains cas d'occlusion chronique, « non seulement parce que l'état général du malade dans l'occlusion aiguë commande le minimum de durée de l'opération, mais encore parce que, avec un intestin surdistendu par les matières et les gaz, souvent friable, il est bien difficile de ne pas souiller le péritoine et bien aléatoire de compter sur les sutures » (Chaput).

La résection d'une portion de l'intestin (entérectomie) est cependant parfois indiquée pour certaines formes d'occlusion aiguë (rétrécissement ou cancer, intestin gangrené, invagination irréductible) ; mais encore ne la tentera-t-on que si elle est rendue nécessaire (perforation ou gangrène de l'intestin) et qu'on puisse la faire facilement ; autrement on aura recours à l'anus contre nature. Ce n'est que plus tard qu'on pratiquera l'entérectomie.

Si celle-ci est cependant absolument nécessaire, voici les procédés de résection employés dans l'invagination :

L'état de la gaine commande le procédé; gaine nettement altérée ou même suspecte : entérectomie totale ; gaine saine : résection du boudin par une incision longitudinale faite à la gaine.

Par le *procédé de Widenham Maunsell*, on fait une incision longitudinale sur le fourreau; on attire à travers celle-ci le boudin jusqu'à ce qu'on voie le collier. On transfixe la base du boudin par deux aiguilles droites munies de fil et on ampute les cylindres à un quart de pouce au-dessous de ces aiguilles.

Les fils étant passés au travers, on coupe chaque fil en son milieu, de façon à pouvoir nouer quatre points de suture. Le moignon est alors remis en place et l'incision longitudinale suturée.

TRAITEMENT DE L'OCCLUSION CHRONIQUE.

Obstructions fécales. — Le traitement est plutôt médical que chirurgical. C'est le seul cas d'occlusion où l'on puisse et où l'on doive même employer les purgatifs : huile de ricin, par cuillerées à café, d'heure en heure. On ordonnera, en même temps, avec un bock, de grands lavements d'eau chaude, ou mieux d'huile chaude. Enfin le lavement électrique guérirait presque toutes les occlusions intestinales par masses fécales.

Le massage abdominal, l'application de glace sur le ventre réussiraient dans certains cas.

Les *obstructions* par *larges compressions* (tumeurs abdominales et utérines) seront traitées par l'ablation de la tumeur ou, si la tumeur est inopérable, par l'établissement d'un anus artificiel.

Rétrécissement. — Pendant un temps, parfois fort long, le malade atteint de rétrécissement intestinal (tuberculeux ou cancéreux) peut éviter, par un traitement médical approprié, un accès d'occlusion aiguë. Ce traitement consistera à ordonner au malade des laxatifs doux, des lavements d'huile. L'alimentation sera presque exclusivement liquide, et composée d'aliments de facile et complète digestion.

Quand l'occlusion arrive, c'est au traitement chirurgical qu'il faut avoir recours.

Entérectomie. — On pratiquera une laparotomie suivie d'entérectomie pour un rétrécissement simple ou tuberculeux, lorsque l'intestin est libre de toute adhérence inflammatoire; pour un rétrécissement cancéreux, si le mal n'est pas trop étendu ; mais dans les deux cas il faut que l'état général du malade ne soit pas altéré au point de ne pouvoir supporter une opération longue et pénible. Si le patient est trop affaibli pour résister au choc opératoire, on se contentera d'une opération palliative (anus artificiel) qu'on fera suivre, au besoin, au bout d'un certain temps, d'une opération curative.

Manuel opératoire. — Un premier point d'une importance capitale pour la réussite opératoire, c'est de s'assurer, avant de faire la suture des deux extrémités de l'intestin réséqué, de la vitalité, c'est-à-dire de l'irrigation suffisante des parois intestinales.

Voici, d'après Kocher, les 6 temps de l'entérectomie :

1er *Temps*. — On attire hors de l'abdomen la portion d'intestin où siège le rétrécissement, et on l'entoure de compresses trempées dans de l'eau salée stérilisée (7 gr. 5 de sel par litre).

2e *Temps*. — On place deux pinces modérément serrées et on les oriente de façon qu'on ait à enlever plus d'intestin du côté de la convexité que du côté de la concavité (insertion mésentérique).

3e *Temps*. — On coupe l'intestin entre les pinces et on désinfecte les surfaces de section avec une solution de sublimé à 1/1000e. Après avoir pincé la portion correspondante du mésentère, on la sectionne.

4e *Temps*. — On vide, par compression, en commençant par le point où sont mises les pinces, les deux segments d'intestin maintenus et comprimés à une certaine hauteur par les deux doigts d'un aide. Les pinces sont alors enlevées et les deux extrémités sont nettoyées avec de la gaze stérilisée.

5e *Temps*. — Deux points de fixation, mis, le premier, à l'insertion mésentérique et, le second, au niveau de la convexité, affrontent les deux tubes intestinaux. On fait ensuite une suture continue (suture de fixation) qui prend toutes les couches de la paroi (le plus possible de séreuse et le moins possible de muqueuse).

6e *Temps*. — La ligne de suture ayant été désinfectée et l'instestin lavé d'abord avec du lysol à 1 pour 100 et après avec une solution saline chauffée à 37°, on fait une deuxième suture (*suture d'union*). Les aiguilles doivent être très fines; la soie également, mais solide cependant. Dans la suture on ne prend presque uniquement que la séreuse et un peu de musculeuse, pour que les séreuses renversées adhèrent l'une à l'autre sur une grande étendue (suture de Lembert). La suture d'union circulaire contournant sans interruption le tube intestinal, l'extrémité terminale du fil peut être liée avec le commencement. Après nouvelle désinfection, il n'y a plus qu'à réduire l'anse intestinale.

Résultats opératoires. — L'entérectomie pour rétrécissement tuberculeux donne naturellement de meilleurs résultats post-opératoires et surtout éloignés que celle pour rétrécissement cancéreux.

La statistique de Wölfler (1896) donne 75 pour 100 de guérison pour les rétrécissements tuberculeux (24 cas); 65 pour 100 de guérison pour les rétrécissements cicatriciels (20 cas); 46 pour 100 pour des tumeurs récentes (114 cas), cancéreuses pour la plupart. Pour les tumeurs, l'entérectomie donnerait, d'après lui, 54 pour 100 de mortalité; et l'anus artificiel 22 pour 100.

Enfin, le même chirurgien relate des cas de survie, ou même de guérison qu'on peut considérer comme complète, chez des cancéreux : un opéré de Gussen Bauer guéri depuis 16 ans, un de Mikulicz depuis 8 ans 1/2, de Czernes depuis 6 ans, 7 cas de carcinome intestinal sans récidive après 4 ans.

L'entérectomie pour tuberculose cæcale donnerait des résultats encore plus satisfaisants.

Quoi qu'il en soit, l'entérectomie, prise en elle-même, est une opération grave. Et si, pour les raisons indiquées précédemment, elle ne peut être pratiquée, le chirurgien pourra recourir soit à l'établissement d'anus artificiel, soit à une *entéro-anastomose*, c'est-à-dire à l'abouchement latéral de deux anses intestinales, sans résection préalable.

Entéro-anastomose. — « L'absence de résection donne à cette opération une bénignité si particulière, qu'il importe de considérer ce fait comme une des caractéristiques les plus importantes de ce procédé opératoire... C'est un anus contre nature qui débouche, non pas à la peau, mais dans une autre anse d'intestin. »

L'entéro-anastomose peut porter sur les divers segments du tube intestinal; et suivant les deux segments du tube intestinal entre lesquels on établit la communication, on pratique une *iléo-iléostomie* (deux anses grêles); une *iléo-colostomie* (intestin grêle et gros intestin); une *colo-colostomie* (deux anses du gros intestin); une *colo-rectostomie* (S iliaque et rectum).

La mortalité opératoire de l'entéro-anastomose pour cancer est de 25 pour 100, alors que celle de l'entérectomie pour cancer est de 54 pour 100 (Wölfler).

Seule l'entérectomie, large et totale, semblerait ne devoir être pratiquée que pour les cancers où l'absence d'envahissement constatable peut faire espérer que l'opération ne sera pas suivie de récidive. Quant à l'entéro-anastomose, c'est l'opération de choix pour les rétrécissements non cancéreux de l'intestin; car la mortalité opératoire est peu élevée, et les opérés recouvrent, au bout d'un temps variable, l'intégrité des fonctions digestives.

Pour les occlusions intestinales produites par une *invagination chronique*, après avoir ordonné de simples lavements à haute pression, des lavements électriques, et pratiqué le massage abdominal (manœuvres qui, tout en étant dangereuses du fait de la distension intestinale, le sont cependant moins que dans l'invagination aiguë), on aura recours à une des deux opérations déjà décrites : *entérotomie* ou *laparotomie*.

La laparotomie, pour invagination chronique, est souvent assez difficile. Pour ne pas déchirer l'intestin, en essayant la désinvagination, après avoir reconnu la partie inférieure du boudin invaginé, il ne faut pas chercher à extraire directement l'anse invaginée, mais exprimer le cylindre ou tirer sur sa gaine.

L'entérectomie est indiquée dans le cas d'invagination irréductible, ou d'invagination avec sphacèle, ou perforations.

Pratiquée à froid, l'entérectomie est d'un pronostic beaucoup meilleur pour les invaginations chroniques que pour les invaginations aiguës.

On pourrait recourir à une entéro-anastomose établie par-dessus la portion invaginée, si des adhérences trop courtes ou trop étendues empêchaient la réduction de l'invagination.   *P. DUVAL.*

INTOXICATIONS. — (V. en général POISONS CORROSIFS, MINÉRAUX, MÉDICAMENTEUX ; V. aussi ALCOOLISME, ALIMENTAIRES, ANILINE, ARSÉNICISME, BENZINE, CARBONE (OXYDE, SULFURE), CHAMPIGNONS, COCAÏNE, ERGOTISME, HYDROGÈNE SULFURÉ, MERCURE, MORPHINE, MOULES, OPIUM, PHOSPHORE, SATURNISME, TABAGISME, VAPEURS IRRITANTES, etc.

INTUBATION. — V. TUBAGE.

INVAGINATION. — V. INTESTINALE (OCCLUSION).

INVERSION. — V. UTÉRUS, TESTICULE.

INVERSION SEXUELLE. — V. PERVERSIONS.

INVOLUTION UTÉRINE. — V. COUCHES.

IODE ET IODURES. — L'iode est par excellence un stimulant du tissu lymphoïde ; il agit spécialement sur la nutrition ; il a une influence très marquée sur les vaisseaux. En pratique, c'est plutôt à l'iode métallique que l'on s'adresse pour modifier le système lymphatique et glandulaire ; dans les affections de l'appareil circulatoire, on a recours aux iodures alcalins. L'accélération de la nutrition est évidente dans les deux cas.

Iode. — Il se présente en lames d'un gris violacé, à reflets métalliques ; il possède une odeur forte et une saveur très âcre ; il est peu soluble dans l'eau qu'il teint cependant en jaune ; il est très soluble dans l'alcool et dans le soluté concentré d'iodure de potassium (coloration brune).

Usage interne. — Depuis plusieurs siècles, les préparations iodées sont utilisées dans le traitement du goitre, des adénopathies, du lymphatisme, de la scrofule, etc. ; il a été récemment établi avec certitude que l'iode renforce les défenses naturelles de l'organisme dans les processus infectieux.

Préparations à base d'iode métalloïdique. — Les plus usitées sont la teinture d'iode et les solutions d'iode dans l'iodure de potassium.

Teinture d'iode.		*Solution iodo-iodurée.*	
Iode.	10 grammes.	Iode.	0 gr. 20
Alcool à 95⁰	90 —	Iodure de potassium .	0 gr. 40
		Eau distillée	150 grammes.

La teinture d'iode du Codex de 1908 est à 1/10, alors que celle du Codex de 1884 était préparée à 1/15 ; elle est donc plus active d'environ 1/4 ; elle donne 61 gouttes au gramme. On en prescrira de II à VII gouttes matin et soir, aux repas, dans un peu de liquide.

Chaque cuiller à soupe de la solution iodo-iodurée formulée ci-dessus renferme 0 gr. 02 d'iode et 0 gr. 04 d'iodure de potassium ; on en prescrit une ou plusieurs cuillerées dans un demi-verre d'eau.

Albumines iodées artificielles. — Les produits spécialisés de ce genre sont nombreux. Une albumine iodée est facilement réalisable : il suffit de faire prendre de la teinture d'iode dans du lait.

Huile iodée. — Préparée avec l'huile de sésame en Allemagne (Iodipin), avec l'huile d'œillette en France (jusqu'à 40 pour 100 d'iode). Le médicament, très stable, abandonne lentement son iode qui se trouve, pour ainsi dire, mis en réserve dans le tissu adipeux de l'organisme.

Pour administrer l'huile iodée, on utilise le plus souvent la voie hypodermique et l'on injecte 5 à 10 gr. de la préparation à 25 pour 100. On peut prendre l'huile iodée par voie buccale, dans du café ou de la bière.

Tannoïdes iodés. — Les tanins, comme les graisses et les albumines, absorbent l'iode et le dissimulent. Les préparations iodo-tanniques combinent les propriétés générales de l'iode aux effets toniques du tanin; elles ne donnent que très rarement lieu à des accidents d'iodisme et constituent la médication iodée de choix pour les enfants scrofuleux. Le sirop iodotannique et le sirop de raifort sont les types du genre.

Sirop iodotannique
(Codex).

Iode. . . . .   2 grammes.
Tanin.   4   —
Eau distillée.   560   —
Sucre blanc.   640   —

20 gr. de ce sirop correspondent à 4 centigr. d'iode.

Sirop iodotannique phosphaté
(Codex).

Sirop iodotannique. . 980 grammes.
Phosphate monocal-
cique.   20   —

20 gr. de ce sirop contiennent 4 centigr. d'iode et 40 centigr. de phosphate monocalcique.

Sirop de raifort iodé (Codex).

Teinture d'iode. . . . 10 grammes.
Sirop de raifort com-
posé.   990   —

20 gr. de ce sirop renferment 2 centigr. d'iode.

Vin iodotannique phosphaté (Codex).

Iode. . . . .   2 grammes.
Tanin.   2   —
Alcool à 95°.   20   —
Sirop simple   100   —
Phosphate monocal-
cique officinal. . . .   20   —
Vin de Malaga   856   —

20 gr. de ce vin contiennent 4 centigr. d'iode et 40 centigr. de phosphate monocalcique.

Usage externe. — La teinture d'iode, employée en badigeonnages, est un révulsif d'usage courant employé contre les adénites, les épanchements articulaires, la pleurésie sèche, les douleurs musculaires, etc. Son pouvoir antiseptique et antiparasitaire explique son efficacité dans la furonculose, les trichophyties et l'érythrasma, dans le traitement des ulcérations buccales, de la métrite du col, etc. (V. Asepsie, Opérations, Pansements.)

Injections d'iode dans les cavités séreuses ou pathologiques. — L'iode est employé en injections comme topique dans des circonstances diverses (kystes, pleurésies, hygroma, etc.), et surtout dans le traitement de l'hydrocèle (v. c. m.). La teinture d'iode est injectée pure ou étendue; les chirurgiens préfèrent souvent se servir de solution d'iode dans l'iodure de potassium :

Solution de Lugol.

Iode . . . . 1 partie.
Iodure de potassium. . . . . 2 parties.
Eau distillée. 30   —

On pratique aussi des injections intradermiques et intraparenchymateuses d'iode autour des pustules malignes et dans les goitres (méthode discutée) (v. c. m.).

Iodures alcalins. — L'iodure de potassium et l'iodure de sodium sont utilisés en thérapeutique.

L'iodure de potassium pur contient, pour 100 parties, 76,51 d'iode et 23,49 de potassium. Il se présente en gros cristaux cubiques incolores très solubles dans l'eau, moins solubles dans la glycérine et l'alcool. La saveur de ses solutions, qui s'altèrent à l'air et à la lumière, est salée, âcre et amère.

L'iodure de potassium est rarement pur; le Codex autorise un maximum de 2 pour 100 d'impuretés. Au delà, le produit est à rejeter, car il déterminera d'autant plus facilement des accidents d'iodisme qu'il est moins pur.

L'iodure de potassium est utilisé comme vaso-dilatateur et dépresseur de la tension artérielle; il active la circulation périphérique et la circulation viscérale, pulmonaire et cardiaque en particulier. De là son utilisation dans toute une série d'affections cardio-vasculaires [sclérose cardiaque, artériosclérose, etc. (v. c. m.)] et pulmonaires, l'asthme en particulier (v. c. m.).

Il est enfin deux affections parasitaires dans lesquelles l'iodure de potassium apparaît doué d'une véritable action spécifique. Ce sont l'actinomycose et la syphilis (v. c. m.).

L'iodure de sodium, constitué par de gros cristaux blancs déliquescents, peut être substitué au sel précédent dans le traitement des maladies cardio-vasculaires, lorsqu'il y a lieu de redouter l'action propre du potassium sur le cœur; l'iodure de sodium est aussi moins irritant pour le tube digestif. Il est employé aux mêmes doses que l'iodure de potassium.

Mode d'administration des iodures. — Les iodures s'administrent par la voie buccale. Lorsque la médication doit être prolongée, et c'est le cas habituel, on a soin d'interrompre le traitement à des intervalles réguliers, une semaine par mois, par exemple.

La forme habituelle est la solution aqueuse dont le titre variera suivant la dose journalière que l'on veut faire prendre au malade. La solution à 1/15 donne 1 gr. par cuillerée à soupe. On pourra dans une certaine mesure masquer le goût de l'iodure par le sirop d'écorces d'orange.

Solution.	*Sirop d'iodure de potassium* (Codex).
Iodure de potassium . 20 grammes.	Iodure de potassium
Eau distillée . . . . . 300 —	pulvérisé . . . . . . 25 grammes.
Une cuillerée à soupe de cette solution renferme 1 gr. d'iodure.	Sirop d'écorces d'oranges amères . . . . 975 —
	Une cuillerée à soupe de ce sirop contient 50 centigr. d'iodure.

Les doses à prescrire dans les maladies vasculaires varient de 50 centigr. à 2 gr. par jour; dans l'asthme on donne 1 gr. 50 ou 2 gr. d'iodure, et de 2 à 6 gr. dans la syphilis.

L'intolérance peut se manifester déjà à des doses peu élevées par le larmoiement, le coryza, surtout chez les sujets dont les reins ne sont pas en parfait état. Il faut donc commencer par éprouver la susceptibilité des malades.

Associations thérapeutiques. — L'iodure s'associe à de nombreux médicaments dont il renforce l'action. Ainsi, dans certains cas d'anémie avec tendance à la dénutrition, Martinet a obtenu des succès par la substitution des formules binaires aux formules primaires (arséniate de soude, méthyl-arsinate) qui avaient échoué.

Solution.	*Solution.*
Arséniate de soude. . 0 gr. 10	Méthyl-arsinate de
Iodure de sodium. . . 5 grammes.	soude. . . . . 0 gr. 50
Eau distillée F. S. A. 100 —	Iodure de sodium. . . 5 grammes.
Une cuiller à café renferme un 1/2 centigr. d'arséniate et 25 centigr. d'iodure. On en prescrira 1 à 3 dans les 24 heures.	Eau distillée . . . . . 100 —
	Une cuiller à café renferme 2 centigr. 1/2 ou 25 milligr. de méthyl-arsinate et 0 gr. 25 d'iodure. On en prescrira 1 à 4 dans les 24 heures.

Ailleurs l'association sera synergique; il peut être, par exemple, indiqué de stimuler le cœur tout en abaissant la pression artérielle, ou de désencombrer les poumons d'un asthmatique.

Potion (Cardiopathie
au cours de l'artériosclérose).

Sulfate de spartéine. .   0 gr. 10
Iodure de potassium. .   1 gramme.
Julep gommeux . . . .   80 grammes.
Sirop d'écorces d'oranges amères. F. S. A .   40   —

A prendre dans les 24 heures, par cuiller à soupe de deux heures en deux heures.

Potion (Asthme).

Extrait thébaïque .   0 gr. 10
Iodure de potassium. . . . . . .
Teinture de lobélie.   āā 10 grammes.
Teinture de polygala. . . . . . .
Eau distillée . . .   500   —

2 à 4 cuillers à soupe dans les 24 heures.

Le sirop d'iodure de fer réalise l'association, souvent si utile, de l'iode aux ferrugineux. Enfin, dans le traitement de la syphilis (v. c. m.) l'association au mercure (v. c. m.) sera obtenue au moyen de formules variées.

E. FEINDEL.

IODOFORME. — Dérivé iodé du méthane correspondant au chloroforme, l'iodoforme (méthane tri-iodé) renferme, pour 100 parties, 96,70 d'iode.

Ses cristaux, d'un jaune de soufre et d'une odeur désagréable, sont insolubles dans l'eau, mais solubles dans l'alcool, le chloroforme, les huiles grasses, et très solubles dans l'éther.

L'iodoforme doit à l'iode à l'état naissant, qu'il dégage avec facilité, son pouvoir antiseptique; de plus la poudre d'iodoforme est absorbante et constitue à la surface des plaies un enduit protecteur. Il sera utilisé pour le pansement des chancres mous (v. c. m.), des ulcérations tuberculeuses ou syphilitiques, des escarres, des plaies anfractueuses ou voisines des cavités naturelles (vagin, rectum). Diverses substances ont été préconisées pour désodoriser l'iodoforme (poudre de café, coumarine, vanilline, essence de menthe, etc.).

L'éther iodoformé est employé *en injections* dans le traitement des abcès froids et des tuberculoses locales (ganglionnaires, articulaires). L'émulsion huileuse peut servir dans les mêmes conditions. *A l'intérieur*, l'iodoforme paraît calmer la toux pénible et diminuer l'expectoration; il est administré dans les formes torpides de la tuberculose pulmonaire (v. c. m.), dans la bronchite fétide, dans la gangrène pulmonaire. L'iodoforme étant toxique, les doses journalières de 20 à 50 centigr. sont rarement dépassées.

Poudre absorbante et désinfectante.

Iodoforme . . . . . .   40 grammes.
Acide salicylique. . . .   20   —
Camphre.   15   —
Craie préparée.   25   —

Pulvériser finement et mélanger très exactement.

Poudre de Lucas-Championnière.

Iodoforme pulvérisé.
Benjoin pulvérisé. .
Quinquina pulvérisé.   āā 10 grammes.
Carbonate de magnésium. . . . . . .
Essence d'eucalyptus. . . . .   1 gramme.

Pommade d'iodoforme (Codex).

Iodoforme porphyrisé .   10 grammes.
Vaseline   90   —

Crayons d'iodoforme (Codex).

Iodoforme pulvérisé. .   10 grammes.
Poudre de gomme . .   0 gr. 50
Eau. . . . .
Glycérine. . . . . . .   P. E. Q. S.

Suppositoires.

Iodoforme. . . . . . .   0 gr. 20
Extrait de jusquiame . .   0 gr. 05
Beurre de cacao. . . . .   5 grammes.

Pour un suppositoire. (Fissure à l'anus).

Éther iodoformé.

Iodoforme . . . . 5 grammes.
Éther sulfurique. . . . 100 —

Émulsion huileuse.

Iodoforme . . . . 1 gramme.
Huile d'amandes dou-
    ces. . . . . 10 grammes.

Cachets.

Iodoforme pulvérisé. . . } āā 0 gr. 05
Café pulvérisé. . . . . . }
Pour un cachet.

Pilules.

Iodoforme. . . . . 0 gr. 01
Créosote de hêtre. . . . . 0 gr. 10
Poudre de réglisse . . . . Q. S.
Pour une pilule.

Capsules.

Iodoforme . . . . . } āā 5 grammes.
Eucalyptol . . . . . }
Gaïacol. . . . . . . }
Huile d'amandes } āā 10 —
douces . . . . . . }

F. S. A. Diviser en capsules gélatineuses
contenant chacune 25 centigr. ; de 4 à 8
par jour.

                       E. F.

IPÉCA. — La sorte officinale ou ipécacuanha annelé mineur est la racine de l'*Uragoga Ipecacuanha* (Rubiacées). Le parenchyme cortical, très épais, contient les principes médicamenteux; le cylindre central, très réduit, est à rejeter.

L'ipéca agit sur les centres bulbaires, et c'est un irritant des muqueuses. De là ses applications comme vomitif, expectorant, purgatif et cholagogue (dysenterie) (v. c. m.). Ses effets hypotensifs justifient son utilisation dans les hémoptysies. L'action dépressive de l'ipéca sur le cœur et sur le système musculaire est moins intense que celle des autres vomitifs, de l'émétique en particulier; aussi l'ipéca, d'action plus lente, est-il particulièrement indiqué chez les enfants, les affaiblis, les vieillards.

Vomitif (Enfants).

Sirop d'ipéca. . . . . . 30 grammes.
Poudre d'ipéca. . . . . 0 gr. 50
Par cuillerées à café de 5 en 5 minutes jusqu'à effet vomitif.

Vomitif (Adultes).

Poudre d'ipéca. . . . . 1 gr. 50
Sirop d'ipéca. . . . . . 50 grammes.
A prendre en 2 à 3 fois, à 1/4 d'heure d'intervalle; boire un peu d'eau tiède aux premières nausées.

Vomitif (Empoisonnements).

Poudre d'ipéca . . . . 1 gr. 50
Tartre stibié. . . . . 0 gr. 05
A diviser en 2 paquets à prendre à 1/4 d'heure d'intervalle, en suspension dans un peu d'eau tiède.

Ipéca à la brésilienne (Dysenterie).

Poudre d'ipéca . . . . 3 grammes.
Eau bouillante . . . . 500 —
Jeter l'eau bouillante sur l'ipéca et laisser infuser pendant 12 heures. L'infusion ainsi obtenue est prise par demi-verres au cours de la journée.

Potion expectorante.

Sirop d'ipéca . . . . 20 grammes.
Sirop de polygala. . . 30 —
Eau de tilleul. . . . 120 —
A prendre par cuillerées à soupe.

Sirop expectorant, sirop de Desessarts
(Codex).

Racine d'ipécacuanha
    concassée . . . . . 30 grammes.
Folioles de séné . . . 100 —
Serpolet . . . . . . 30 —
Fleurs de coquelicot. 125 —
Sulfate de magnésium. 100 —
Vin blanc. . . . . . 750 —
Eau de fleur d'oranger. 750 —
Eau distillée bouil-
    lante . . . . . . 3000 —
Sucre blanc. . . . . Q. S.
20 à 30 gr. par jour chez les adultes, 1 à 4 cuillerées à café chez les enfants.

Potion (Hémoptysies, adultes).

Poudre d'ipéca . . . 2 à 3 grammes.
Julep gommeux . . . 60 —
Sirop de morphine. . 40 —
Cuillerée à soupe toutes les demi-heures.

                       E. F.

IRIS ET CHOROIDE.

AFFECTIONS CONGÉNITALES.

Ectropion congénital de l'uvée. — Cette malformation est caractérisée par l'empiètement de la couche de pigment sur la surface antérieure de l'iris. La pupille paraît déformée, irrégulière, parce que la région pigmentée semble faire partie de la pupille. La pupille se contracte sur toute sa circonférence, mais surtout au niveau de la région intacte. Le pigment est en continuité avec le bord pupillaire. Les simples taches pigmentaires diffèrent de cette anomalie parce qu'elles sont situées sur un point quelconque de l'iris.

Colobome de l'iris. — Malformation assez fréquente. Les formes du colobome sont variées; il s'agit tantôt d'une simple échancrure du bord pupillaire ou simplement d'une pigmentation anormale selon l'un des rayons (pseudo-colobome; colobome atypique), tantôt d'une division réelle du tissu irien, et cette dernière forme est la plus habituelle. L'intervalle entre les lèvres de l'iris est rond ou ovale et ressemble au colobome qui résulte de l'iridectomie. La division part du bord irien pour se prolonger plus ou moins loin et les lèvres restent libres ou bien sont exceptionnellement réunies par des brides transversales. Le siège est de préférence en bas et en dedans. En général, le colobome est bilatéral.

Les complications oculaires sont le colobome choroïdien, le colobome des paupières, la microphtalmie et les altérations cristalliniennes, le nystagmus.

Les troubles visuels sont en rapport avec l'étendue du colobome et les complications oculaires.

Aniridie. Iridérémie. — L'iris peut faire défaut dans sa totalité ou partiellement. Les deux yeux sont plus souvent atteints. Cette malformation peut exister seule, et alors la vision reste bonne, surtout si l'iridérémie est partielle; mais elle se complique fréquemment d'autres malformations ou lésions oculaires, notamment des lésions cornéennes et cristalliniennes.

Persistance de la membrane pupillaire. — La membrane pupillaire disparaît vers le 7e mois; mais elle persiste parfois entièrement, ce qui est très rare, ou laisse seulement quelques tractus de membrane qui partent de la ligne limitant en dehors les fibres circulaires de l'iris. Ces filaments peuvent aller s'insérer sur des dépôts excentriques, blancs (débris de la membrane pupillaire) et passent devant l'ouverture pupillaire en adhérant ou non à la cristalloïde. On peut retrouver ici encore les malformations oculaires habituelles.

Les troubles fonctionnels sont nuls ou minimes, s'il n'y a que quelques filaments ténus sans autre complication.

Polycorie. — L'iris présente plusieurs ouvertures; mais les pupilles supplémentaires ne sont pas toujours contractiles; toujours ou presque toujours il y a au centre une pupille normale.

Corectopie (anomalie de siège). — A l'état normal, la pupille n'occupe pas exactement le centre de l'iris; elle est un peu en dedans et au-dessus de ce point.

Il y a corectopie lorsque le déplacement est accentué.

Anisocorie. — La largeur inégale de la pupille n'est pas toujours le fait d'un état pathologique, elle peut être congénitale. ·

Adhérence congénitale de l'iris avec la cornée. — La soudure est complète. Dans un cas de Fraser, la région interne était libre.

Nous citerons enfin pour mémoire les *taches pigmentaires de l'iris* ou de la choroïde, l'*hétérochromie*, l'*albinisme* et la *mélanose*.

IRITIS. CYCLITES. CHOROIDITES. RÉTINO-CHOROIDITES. — Si la description séparée des maladies de l'iris, du corps ciliaire et de la choroïde a pour avantage de bien faire ressortir des types cliniques de lésions du tractus uvéal et de schématiser ainsi des tableaux symptomatiques suivant que telle ou telle partie de ce tractus est atteinte, elle a l'inconvénient d'établir des divisions trop absolues, car les diverses régions du tractus uvéal (iris, corps ciliaire, choroïde) ont, au point de vue embryologique et anatomique, une dépendance qui les réunit pour en faire une seule membrane, dépendance qui se retrouve en face d'un processus pathologique, bien que dans des proportions différentes, et c'est ce que désignent les appellations d'irido-cyclite, d'irido-choroïdite et aussi de rétino-choroïdite, des lésions rétiniennes compliquant souvent des lésions de la choroïde.

L'œil atteint d'**iritis** est rouge, larmoyant, un peu moins ouvert que l'autre, plus ou moins douloureux, photophobe. La rougeur est toute spéciale, elle est sous-conjonctivale et forme autour de la cornée un large anneau, le *cercle périkératique*. Ce cercle a une grande importance diagnostique. La pupille est étroite, réagit peu ou pas du tout à la lumière et à l'accommodation. Ce ne sont là que de simples phénomènes d'hypérémie qui peuvent s'accentuer en déterminant des ruptures vasculaires avec épanchement de sang dans la chambre antérieure. Il est rare que le processus s'en tienne à ce stade hypérémique, auquel cas tout peut encore rentrer dans l'ordre. Le plus souvent le mal va en s'aggravant, l'iris change de couleur, s'épaissit, s'infiltre. Les cellules exsudatives se répandent à sa surface antérieure, au niveau du petit cercle, à sa face postérieure et dans la chambre antérieure, d'où synéchies partielles ou totales et trouble de l'humeur aqueuse. L'atropine en dilatant inégalement la pupille indique l'emplacement des synéchies. Toute la surface postérieure de l'iris peut être adhérente à la cristalloïde antérieure; il y a alors *synéchie postérieure totale* et, si le bord pupillaire seul est adhérent à cette cristalloïde, la *synéchie est dite postérieure annulaire*; elle intercepte toute communication entre les chambres antérieure et postérieure (*séclusion pupillaire*) et devient ainsi une menace de troubles graves de nutrition de l'œil et d'accidents glaucomateux.

A moins d'infection de la cornée concomitante, l'hypopyon est rare; moins rare est l'épanchement de sang dans la chambre antérieure (hypohéma), épanchement qui constitue une simple complication insuffisante toutefois à créer une forme d'iritis hémorragique, mais qui a cependant une certaine importance sémiologique puisqu'elle signifie une altération vasculaire. Et s'il ne s'agit pas seulement d'une hypérémie très accentuée capable de déterminer un hypohéma, comme certaines conjonctivites peuvent, par le même mécanisme, se compliquer d'hémorragies sous-conjonctivales, on aura le droit de penser à des altérations préalables de l'iris jouant le rôle de causes prédisposantes. Ces causes prédisposantes détermineront un hypohéma à l'occasion d'une opération sur l'iris ou d'une phlegmasie de l'iris.

Les médecins non familiarisés avec l'ophtalmologie confondent facilement l'iritis avec la simple conjonctivite, erreur de diagnostic qui entraîne une erreur de thérapeutique, le sulfate de zinc intervenant ici aussi hors de propos que possible, alors que l'atropine employée dès le début est capable souvent d'éviter bien des mécomptes que créent les exsudats. Dans les cas très légers le doute est permis au début, mais l'iritis ne tarde pas à paraître évidente grâce au changement de coloration de l'iris, à son absence de contraction, aux modifications de ses caractères, au trouble de l'humeur aqueuse et à la *diminution de l'acuité visuelle*.

Le glaucome inflammatoire se distingue par l'hypertonie et la largeur de la pupille.

Dans la **cyclite** (inflammation du corps ciliaire) aux symptômes de l'iritis qui l'accompagne souvent (**irido-cyclite**) s'ajoutent des troubles du vitré, des exsudats qui se précipitent à la face postérieure de la cornée, un léger œdème du bord palpébral de la paupière supérieure, de la douleur à la pression au niveau du corps ciliaire. Au début le tonus est un peu élevé; l'hypotonie arrive plus tard. Les douleurs et les réactions inflammatoires varient selon la nature de la maladie, c'est ainsi que nous verrons évoluer presque sans douleur l'irido-cyclite tuberculeuse. Et, en règle générale, l'intensité des symptômes varie avec la forme aiguë ou chronique de l'affection. Dans la forme chronique les réactions inflammatoires comme les douleurs sont peu accentuées et même nulles; seul l'abaissement de la vision attire l'attention des malades. L'irido-cyclite peut se terminer par quelques synéchies qui apporteront peu d'entrave à la vision ; mais les récidives sont fréquentes et aggravent le pronostic, parce que les exsudats, en se répandant dans la chambre antérieure autour du cristallin, compromettent du même coup et la vision et la nutrition de l'œil exposé ainsi à la cataracte, à la protrusion du cristallin avec myopie persistante, au glaucome secondaire et au décollement de la rétine.

L'irido-cyclite est une affection très fréquente. Elle reconnaît souvent pour cause la syphilis, la blennorragie (v. c. m.), le rhumatisme, la goutte, l'arthritisme, la tuberculose, le diabète (v. c. m.), l'infection d'origine urétro-vésicale, l'infection d'origine utérine (iritis métritique), l'infection d'origine gastro-intestinale et en général toute infection (pneumonocoque, méningite à méningocoques (Morax), variole, fièvre typhoïde, etc.). C'est une complication rare des oreillons (Burtreff, Péchin), rare également dans la fièvre palustre (trois observations de Tartavey et une de Péchin). Enfin, on l'observe dans le traumatisme oculaire et cranien, les kératites traumatiques et infectieuses, les infections d'origine nasale (iritis ozéneuse), l'empyème de l'antre d'Higmore, et dans le cas d'irido-cyclite de l'autre œil. Morax a observé un cas d'iritis psoriasique.

Malgré cette énumération étiologique déjà longue, il faut reconnaître
que bien souvent la cause reste obscure, ce qui signifie que certaines infections sont encore inconnues.

Traitement. — Il consiste dans le traitement de l'affection générale. En
outre faire des instillations d'atropine et des injections de pilocarpine. Dans
certains cas l'iridectomie pourra augmenter la vision.

Iritis rhumatismale. — Le début est ordinairement insidieux, légère
hyperémie conjonctivale, puis apparition des symptômes de l'iritis. Les
phénomènes réactionnels peuvent être intenses, et s'accompagner de
vives douleurs, mais c'est plutôt exceptionnel. Les récidives sont fréquentes.

Iritis blennorragique. — (V. BLENNORRAGIE).

Iritis séreuse. — Cette variété d'iritis est caractérisée par une exsudation
séreuse de la partie antérieure du tractus uvéal antérieur. On devrait par
conséquent la dénommer plutôt irido-cyclite séreuse. Cette exsudation se
traduit surtout par des dépôts fins, pointillés, fixés sur la membrane de
Descemet, d'où le nom de *kératite ponctuée ou pointillée profonde* qui lui a
été donné à tort, car il ne s'agit pas de kératite proprement dite. Ces dépôts
(éléments inflammatoires) siègent à la face postérieure de la cornée et
parfois sur la face antérieure de l'iris. A une période avancée la cornée peut
s'infiltrer et se vasculariser et présenter une surface dépolie par exfoliation
de l'épithélium.

L'iris paraît en général peu touché ; on observe parfois quelques adhérences et quelques dépôts pigmentaires sur la cristalloïde antérieure.

La chambre antérieure est agrandie, le tonus un peu élevé avec tendance aux accidents glaucomateux. Le vitré est trouble, poussiéreux,
la papille hyperémiée et même gonflée, œdémateuse. Grâce au trouble
vitréen et à la lésion papillaire l'acuité visuelle est diminuée. Les phénomènes réactionnels sont réduits au minimum : pas de douleurs, pas ou peu
de rougeur, pas de photophobie, pas de larmoiement. L'iritis se développe
à froid.

Cette affection est fréquente chez les femmes à l'époque de la ménopause,
les rhumatisants, les syphilitiques, les tuberculeux. C'est aussi une forme
de l'ophtalmie sympathique.

Traitement. — On instillera des collyres d'atropine, mais en surveillant
le tonus de l'œil, car cette affection est sujette à l'hypertonie. La paracentèse donne de bons résultats, on peut au besoin la renouveler. On doit
être très réservé pour l'iridectomie, car elle est capable de déterminer un
abaissement considérable de la vision dans ces yeux qui sont déjà dans un
état précaire.

Iritis, rétinite d'origine goutteuse. — Les arthritiques, les goutteux
sont sujets à des attaques d'iritis. On observe fréquemment chez ces malades
une rétinite goutteuse qui se manifeste, à l'ophtalmoscope, par la présence
de petites taches blanches, nombreuses, analogues à celles que l'on voit
dans la rétinite diabétique. Ces taches s'accompagnent parfois d'hémorragies rétiniennes. La vision est abaissée et l'examen campimétrique dénote
souvent un scotome central (Hirschberg).

Irido-choroïdite et rétinite diabétiques. — (V. Diabète).

Iritis albuminurique. — A été constatée rarement. Cela tient à deux raisons, à la légèreté des symptômes qui passent facilement inaperçus et au petit nombre d'examens anatomo-pathologiques qui ont été pratiqués. Ces derniers ont toujours démontré des lésions du tractus uvéal dans les diverses formes de néphrites. L'iritis est bilatérale; c'est une iritis séreuse très atténuée, avec légère décoloration de l'iris et un peu de chémosis. Elle donne lieu rarement à des synéchies.

Chorio-rétinite pigmentaire, rétinite pigmentaire, dégénérescence pigmentaire de la rétine (fig. 257). — Elle est caractérisée par la présence sur la rétine de petites taches noires (rétine tigrée), à forme étoilée, anastomosées entre elles et rappelant les corpuscules osseux. C'est une voie lactée noire. Ces taches siègent particulièrement dans la région de l'ora serrata; mais elles peuvent être disséminées sur toute la rétine. Elles sont parfois invisibles (rétinite pigmentaire anormale), mais pour être invisibles elles n'en existent pas moins, et dans ces cas le pigment n'est pas arrivé au delà du plexus basal. En l'absence de pigment, on fondera le diagnostic sur les autres symptômes : héméralopie, atrophie jaune de la papille et rétrécissement du champ visuel.

L'héméralopie a une valeur séméiologique très importante, elle est caractéristique de l'affection, mais elle n'est pas d'une constance absolue. On ne confondra pas l'amblyopie avec l'héméralopie. L'amblyope voit moins bien et dans le jour et le soir ; l'héméralope

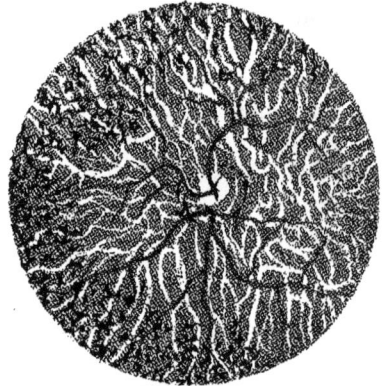

Fig. 257. — Rétinite pigmentaire.

voit bien le jour, mais au déclin du jour son acuité visuelle diminue rapidement; il y a disproportion entre la vision diurne et la vision nocturne, et cette vision mauvaise reste telle même à la clarté de l'électricité nocturne ou du gaz.

Le disque optique est jaune (atrophie jaune), rose thé; parfois blanc grisâtre. Les vaisseaux sont réduits de volume.

L'acuité visuelle est intacte ou plus ou moins diminuée, mais la sensibilité lumineuse périphérique est abolie, le champ visuel rétréci concentriquement, ou seulement aboli dans la partie moyenne (scotome annulaire moyen ou mieux zonulaire), d'où grande difficulté pour les malades à se conduire, privés ainsi de la vision périphérique. L'acuité visuelle peut diminuer progressivement jusqu'à la cécité. Ces yeux sont plutôt hypertones, avec tendance à l'état glaucomateux se traduisant en outre par un trouble de la vue survenant périodiquement.

Dans certains cas, les symptômes sont très différents : il y a nyctalopie et non héméralopie, pas de rétrécissement du champ visuel ; les taches, au lieu d'être à la périphérie, occupent la région centrale et ne présentent pas l'aspect habituel de corpuscules osseux; elles sont en outre très petites, à peine visibles (Dujardin).

Les deux yeux sont atteints.

L'affection est congénitale, mais les symptômes peuvent n'être que très légers à la naissance, s'accentuer avec le temps, apparaître dans l'enfance et l'adolescence. On l'a constatée sur plusieurs membres de la même famille.

Le diagnostic différentiel devra être fait avec certaines choroïdites ou chorio-rétinites syphilitiques pigmentaires, avec des rétinites pigmentaires d'origine rénale ou hépatique.

En dehors de la syphilis héréditaire on a surtout signalé comme cause la consanguinité.

Ophtalmie sympathique. — Appelée aussi **irido-cyclite sympathique**, parce que les accidents oculaires dits sympathiques apparaissent surtout sous cette forme. Le nom d'ophtalmie migratrice (Deutschmann) est d'une mauvaise terminologie, car il préjuge d'une pathogénie qui est loin d'être démontrée, du moins pour tous les cas. Ces accidents multiples qui vont des troubles fonctionnels les plus légers aux troubles trophiques les plus graves et qui reconnaissent pour cause une lésion quelconque, mais le plus souvent d'origine traumatique de l'autre œil, constituent l'ophtalmie sympathique, qui est par conséquent polymorphe.

Elle est due surtout aux blessures de la région scléro-cornéenne (région ciliaire) et à la présence de corps étrangers dans l'œil. Les tumeurs intra-oculaires peuvent aussi lui donner naissance. On l'a vue se déclarer à la suite de l'irritation d'un moignon oculaire et même à la suite de phéno-mènes inflammatoires ou irritatifs dans un orbite privé de son globe ocu-laire.

On ne connaît actuellement rien de positif sur la pathogénie de cette affection. Les plaies septiques comme les non septiques peuvent la déve-lopper; on ne la voit pas apparaître après la panophtalmie, aussi la théorie infectieuse métastatique est-elle sujette à bien des critiques, au moins en tant qu'elle prétendrait s'appliquer à tous les cas. La migration des microbes ou des toxines d'un œil malade à l'autre par les voies nerveuses, veineuses ou lymphatiques sont sujettes à tellement de critiques, sont en désaccord avec tant de faits expérimentaux et cliniques que la théorie purement ner-veuse apparaît la plus vraisemblable. Elle a pour elle les examens anatomo-pathologiques de Czerny (1867) qui a constaté la névrite des nerfs ciliaires. Et il est naturel d'admettre que la lésion des nerfs ciliaires exerce sur un centre nerveux qu'il reste à préciser, une irritation réflexe, qui à son tour, provoquera dans l'autre œil des accidents sympathiques. Ce serait alors une névrite ascendante qui aboutirait à un centre pour ensuite se manifester de l'autre côté. Et l'on explique alors avec cette théorie non seulement tous les cas d'ophtalmie sympathique, mais encore la *cessation* de ces accidents après l'énucléation de l'œil sympathisant (primitivement malade), cessation qui ne s'expliquerait plus si l'on admet une invasion microbienne qui n'a pas de raison de disparaître dès que l'autre œil, siège de l'origine infec-tieuse, a été enlevé. Et puis comment expliquerait-on une ophtalmie sympalhique développée à la suite de la pénétration dans le corps ciliaire d'un corps étranger qui n'a pas déterminé dans cet œil blessé le moindre accident septique?

Dans un cas de ce genre que j'ai observé, il s'agissait d'un très petit fragment de silex situé dans le corps ciliaire. Ce corps avait pénétré par la cornée où il avait laissé à peine trace de son passage. On pouvait l'ignorer, car rien n'était apparent. La vision était bonne, il y avait seulement des douleurs qui s'accentuaient pendant la nuit. Au bout de plusieurs semaines apparut une ophtalmie sympathique très sérieuse sous forme d'iritis avec synéchies nombreuses et fines précipitations sur la face postérieure de la cornée. L'énucléation mit fin à ces accidents et l'œil sympathisé resta bon. Dans l'œil énucléé il n'y avait pas trace apparente d'inflammation; tous les tissus et le corps vitré avaient un aspect normal et pas le moindre exsudat autour du petit fragment de silex. Des examens histologiques complétèrent cette observation; mais d'ores et déjà ne paraît-il pas évident qu'il ne saurait être question d'accidents infectieux, mais bien d'une névrite ascendante avec répercussion sur l'autre œil sous forme de lésions d'ordre trophique?

L'époque d'apparition est très variable; rare avant le quinzième jour elle survient quelques semaines, ou quelques mois et même plusieurs années après l'accident. Et après l'énucléation de l'œil primitivement malade, on peut admettre que, passé le délai d'un mois, l'ophtalmie sympathique n'est plus à craindre, à moins d'accidents inflammatoires dans le moignon ou dans l'orbite du côté énucléé.

On a décrit peut-être avec trop de complaisance les accidents sympathiques, aussi doit-on admettre avec quelques réserves tous les troubles fonctionnels de sécrétion, de mouvement (spasme, nystagmus) d'accommodation, de perception, etc., et s'en tenir aux phénomènes irritatifs du début, aux douleurs névralgiques, et à l'irido-cyclite plastique ou séreuse (ophtalmie sympathique du segment antérieur. La chorio-rétinite serait une forme d'ophtalmie sympathique du segment postérieur. On a signalé une atrophie partielle du nerf optique (amblyopie sympathique) et qui serait due à une atrophie des fibres optiques propagée au côté sain.

Il est tout à fait exceptionnel qu'une ophtalmie sympathique s'arrête spontanément au début et ne détermine que des lésions insignifiantes. On ne doit pas y compter. La marche est progressive et la cécité est la conséquence de l'évolution des lésions.

Traitement. — Lorsque l'œil blessé est totalement perdu pour la vision et non douloureux, et que le malade réclame l'*énucléation* comme sauvegarde, on doit la faire. S'il y a blessure et surtout blessure ciliaire, mais sans pénétration d'un corps étranger, on sera conservateur, on s'attachera particulièrement à éviter toute infection et une fois la guérison obtenue, si l'œil reste indolore, on s'abstiendra d'énucléer. Dans le cas de pénétration de corps étrangers dans l'œil (grains de plomb, éclats métalliques, morceaux de silex), on s'abstiendra d'énucléer hâtivement, préventivement, à moins d'avoir affaire à un malade qu'on ne peut surveiller. Il est bien entendu qu'il s'agit d'un corps étranger, qui a pénétré dans l'œil certainement, qui y est resté et qu'on ne peut enlever. Dans ce cas, si l'œil n'est pas douloureux on se bornera à surveiller le malade, et tant qu'aucun danger n'apparaîtra, l'énucléation est une mutilation inutile. Il est vrai que cette surveillance et ce danger possible constituent un état d'inquiétude et d'insécurité qui détermineront surtout le malade à réclamer une intervention à laquelle on agira sagement en y faisant droit. Mais si le malade est récalcitrant et qu'il tienne à son œil pour n'importe quelle raison (raison d'esthétique ou de situation) on attendra et on pourra ainsi attendre indéfiniment. Ce sera toujours autant de gagné. Et puis si le corps étranger n'est pas visible, rien n'indique qu'il soit réellement dans l'œil ; un grain de plomb a pu frapper un œil très obliquement et ne pas pénétrer, le simple phénomène de contusion suffira à provoquer une hémorragie, une irido-dialyse, des lésions quelconques qui pourront ou guérir avec restitution de la vision ou se terminer par la cécité ; ou bien encore le grain de plomb ou tel autre corps étranger traversera l'œil de part en part et se logera dans l'orbite ou les cavités voisines. La radiographie donnera des renseignements utiles à cet égard, et s'ils sont muets étant donné la petitesse du corps, on sera dans le doute. De toute façon, il n'y a nulle nécessité d'énucléer. Il en sera ainsi surtout si l'œil blessé a conservé une vision utile.

Mais *aussitôt* que l'œil blessé deviendra douloureux, *aussitôt* que le moindre trouble irritatif ou autre apparaîtra à l'autre œil, *il faut énucléer immédiatement* ; il n'est pas trop tard, et il est inexact de soutenir qu'une fois l'ophtalmie sympathique commencée, l'énucléation est impuissante à l'arrêter. Il est entendu qu'il faut agir de suite et sans délai et ne pas perdre un temps précieux par un traitement médical.

Chorio-rétinites. — L'étiologie est à peu près la même que celle des irido-cyclites : des infections et des intoxications de toute nature (syphilis, hérédo-syphilis, fièvre typhoïde ou autre maladie infectieuse chez la mère, variole). Il n'est pas toujours facile de découvrir le mode de pénétration de l'agent infectieux, pas plus que d'en déterminer la nature, aussi l'étiologie est-elle souvent obscure, sans qu'il soit possible pour établir le diagnostic causal de pouvoir, avec quelque certitude, se baser sur les aspects cliniques des taches de choroïdites, leur coloration, leur siège et leur mode d'évolution. Ces formes sont variées à l'infini. Les plaques sont plus ou moins nombreuses, diversement colorées, plus ou moins pigmentées, parfois blanches et atrophiques. Dans certains cas les taches n'ont pas de contours définis, il s'agit plutôt de teintes grisâtres donnant à la rétine un aspect plus ou moins ombré par places. Ces taches ou teintes sont considérées comme des exsudats, d'où le nom de *choroïdite exsudative.*

Lorsque la plaque exsudative est unique et siège dans la région maculaire, la choroïdite est dite *maculaire, centrale.* Cette forme, ainsi que la *choroïdite postérieure* est fréquente dans la myopie forte. On trouve aussi chez les vieillards une forme de choroïdite maculaire caractérisée par une teinte grisâtre de la région maculaire (choroïde sénile). La choroïdite postérieure myopique, encore appelée *staphylome postérieur,* a l'aspect d'un croissant péripapillaire externe unique ou à plusieurs zones qui marquent les étapes de l'évolution de la lésion ectatique. Le croissant s'étend parfois autour de la papille (choroïdite annulaire). Le croissant myopique et la choroïdite annulaire devront être différenciés l'un du croissant blanc congénital inférieur et non latéral, et l'autre du halo glaucomateux.

L'œil présente un aspect normal et l'abaissement de l'acuité visuelle est le seul symptôme subjectif. Cet abaissement n'est nullement en rapport avec les lésions apparentes à l'ophtalmoscope, celles-ci, très nombreuses, disséminées sur toute la surface chorio-rétinienne (excepté dans la région maculaire), pouvant se concilier avec une bonne vision, de même qu'une petite lésion confinée dans la région maculaire cause un affaiblissement considérable de la vision avec scotome central, et même la cécité malgré l'intégrité de tout le reste de la chorio-rétine. Et d'autre part, il suffit de lésions choriorétiniennes, disséminées, peu apparentes pour abaisser beaucoup la vision.

Le trouble du vitré et une cataracte partielle (cataracte par lésions choriorétiniennes, cataracte non sénile) sont des complications fréquentes, ainsi que l'*atrophie optique* (atrophie optique d'origine intra-oculaire, choroïdienne).

Le pronostic est grave, d'autant plus grave que toutes les médications restent généralement inefficaces.

Choroïdite suppurative. — C'est l'infection métastatique oculaire que l'on peut trouver dans toutes les infections généralisées : pleurésies, pneumonies, méningite cérébro-spinale, érysipèle, influenza, scarlatine, variole, infection staphylococcique (analogie avec l'ostéopériostite, l'ostéomyélite staphylococciques), infection streptococcique, pneumococcique ; infection puerpérale par embolie et thrombose soit de la rétine, soit de la choroïde (ophtalmie métastatique puerpérale) ; infection utérine non puerpérale ; infection d'origine viscérale (estomac, foie, etc.), infection à la suite d'angines ; infection d'origine otitique, urineuse ; phlegmon de l'orbite et thromboses des veines orbitaires.

La panophtalmie n'est plus métastatique, n'est plus d'origine endogène lorsque l'infection provient d'un traumatisme oculaire (*bacillus perfringens* ou autres agents septiques). Les traumatismes accidentels ou opératoires y donnent lieu.

Ici l'infection ne procède plus comme dans les chorio-rétinites exsudatives, le tableau symptomatique est tout différent, c'est celui de la suppuration oculaire se manifestant par les plus grands désordres : les paupières sont rouges, tuméfiées, œdémateuses, la cornée encadrée par une conjonctive chémotique. La cornée à son tour participe au processus suppuratif, elle se perfore, le tractus uvéal suppure, ainsi que le vitré, et si les troubles généraux sont graves : insomnie, fièvre, douleurs, on doit y mettre un terme par l'énucléation.

La marche des symptômes peut être moins violente, moins aiguë, un peu traînante et l'œil va en s'atrophiant progressivement.

Dans certains cas très exceptionnels, la panophtalmie prend une allure toute spéciale : il n'y a pour ainsi dire pas de symptômes inflammatoires ; ce sont ces cas qui ressemblent aux néoplasmes du globe avec apparence de gliome (pseudo-gliome) ou de sarcome choroïdien.

Ici également l'énucléation est le meilleur traitement et, s'il s'agit de jeunes enfants, on y aura recours d'autant plus hâtivement qu'en les débarrassant d'un œil inutile, on peut avoir la chance de les soustraire aux conséquences d'un vrai gliome.

Infiltration vitreuse de la choroïde. — Chez les vieillards, exceptionnellement chez les personnes jeunes, la membrane vitreuse de la choroïde peut donner lieu à des productions verruqueuses de forme arrondie, non régulière, à bords limités par une ligne nette, un peu sinueuse. En dedans de cette ligne vient une zone claire, miroitante. Le centre de la verrucosité est légèrement et inégalement ombré. Suivant que ces verrucosités sont plus ou moins profondes, elles ont une coloration blanche ou rosée, et suivant qu'elles écartent ou refoulent les cellules de la couche pigmentaire de la rétine, ou s'en coiffent, elles se pigmentent plus ou moins. Leur volume est constant, leur diamètre n'excède pas en général la largeur d'un gros vaisseau rétinien, et si elles paraissent parfois larges et étendues, elles doivent cette apparence à une accumulation de petites verrucosités. Elles siègent de préférence dans la papille et sur son pourtour, dans les régions équatoriales de l'œil, rarement au niveau de la région maculaire.

Lorsque l'infiltration est primitive, elle est presque constamment bilatérale; il n'en est plus de même lorsqu'elle accompagne d'autres affections du fond de l'œil, telles que la dégénérescence pigmentaire de la rétine ou des chorio-rétinites congénitales voisines de la dégénérescence pigmentaire.

Quelques cas de glaucome coïncidant avec l'infiltration vitreuse péripapillaire ont fait penser à une concordance probable entre cette lésion et les troubles glaucomateux qui dériveraient d'une gêne dans la filtration postérieure de l'œil.

L'acuité visuelle est bonne, à moins que les verrucosités n'aient atteint la région maculaire.

Le diagnostic est facile, lorsque les verrucosités sont nombreuses, apparentes; difficile, lorsqu'elles sont rares, petites, peu proéminentes et par conséquent peu apparentes. On évitera de les confondre avec une papillite ou avec des dépôts graisseux papillaires consécutifs à d'anciennes papillites, à des papillites régressives. Les verrucosités doivent être recherchées chez les personnes âgées; on les découvre fortuitement, car nul symptôme subjectif n'appelle l'attention.

Dégénérescence familiale de la région maculaire. — Les lésions chorio-rétiniennes désignées sous le nom de chorio-rétinite, de dégénérescence pigmentaire sont situées surtout à la périphérie de la rétine; dans la dégénérescence familiale, les lésions sont circonscrites à la région maculaire. L'affection survient dans le jeune âge vers 9, 10 ans, chez des sujets qui avaient joui jusque-là d'une excellente vision. La vision directe baisse progressivement au point de devenir nulle, et il ne subsiste plus que la vision périphérique. Au début, on constate à l'examen un scotome central pour les couleurs (le vert et le rouge notamment).

La région maculaire est le siège d'une pigmentation irrégulière avec petites taches gris jaunâtre ou jaune orangé. Ces lésions s'étendent, et finalement la région maculaire s'atrophie.

On ne sait rien de l'étiologie et de la pathogénie de cette affection; rien également de l'anatomie pathologique.

Iridodialyse. — On entend sous ce terme l'arrachement, la désinsertion de l'iris du corps ciliaire. Elle peut être congénitale (*aniridie*) ou spontanée, et dans ce dernier cas elle est due à l'ectasie de la sclérotique ou aux néoplasmes du corps ciliaire, et notamment au sarcome qui, en envahissant la chambre antérieure, détruit l'adhérence périphérique de l'iris. Mais la cause principale de l'iridodialyse est le traumatisme [V. IRIS (TRAUMATISMES)].

Kystes de l'iris et de la choroïde. — Sans cause connue, mais le plus souvent après un traumatisme accidentel ou opératoire [V. IRIS (TRAUMATISMES)] ou par fermeture spontanée d'une crypte irienne, apparaissent sur la face antérieure de l'iris une ou plusieurs petites tumeurs translucides (*kystes simples, séreux de l'iris*) ou de petites tumeurs blanches, nacrées, arrondies ou ovoïdes, renfermant des cellules épidermiques, des cristaux de cholestérine et souvent un cil (*tumeurs perlées, kystes perlés de l'iris, kystes épidermoïdaux*).

On a observé des kystes séreux congénitaux.

Comme ces derniers, les *kystes* ou *tumeurs* sont rares; on les a trouvés dans l'iris et aussi dans la choroïde.

L'iris peut en outre être le siège de *kystes à entozoaires* (cysticerques).

Traitement. — On doit pratiquer l'excision du kyste avec la partie attenante de l'iris, afin d'éviter la perte de l'œil par iritis ou iridochoroïdite.

Angiome de l'iris et de la choroïde. — Petite tumeur vasculaire implantée sur l'iris, pouvant se compliquer d'hyphéma. Cette télangiectasie de l'iris est rare comme celle de la choroïde. Elle est due à la dilatation des vaisseaux préexistants et aussi à la formation d'autres vaisseaux, mais elle est distincte de l'angio-sarcome. L'angiome irido-choroïdien s'accompagne de décollement rétinien, de phénomènes glaucomateux et d'iridocyclite.

Quelques observations établissent l'existence du **myome de l'iris et de la choroïde**.

Sarcome de la choroïde. — Tumeur née dans les couches externes de la choroïde, composée de cellules arrondies ou fusiformes ou de ces deux variétés de cellules, avec le plus souvent de nombreux vaisseaux, habituellement pigmentée (sarcome mélanique), survenant à tout âge, mais toutefois rare dans l'enfance et ayant son maximum de fréquence de 40 à 60 ans. L'étiologie est obscure comme celle de tous les cancers en général, mais le traumatisme semble bien jouer un rôle. Il est presque toujours unilatéral.

La symptomatologie varie avec l'emplacement et les réactions que détermine une tumeur dont l'évolution peut se faire très lentement ou rapidement. Au début, les malades se plaignent d'un abaissement de la vision qui s'explique par un décollement ou un soulèvement de la rétine. C'est à ce moment qu'il importe de bien étudier les caractères du décollement

rétinien d'origine néoplasique et de le différencier du décollement dit séreux.
Le décollement sarcomateux a une forme bosselée, bien circonscrite; les
vaisseaux n'ont ni le nombre, ni la forme de ceux qu'on voit dans la rétine
flottante du décollement séreux. Toutefois, il peut arriver qu'une petite
tumeur produise un large décollement et les difficultés du diagnostic seront
grandes à cette période.

Cette première période dure plus ou moins longtemps, des années, quelquefois, mais c'est rare, sans autres accidents que des troubles sympathiques de l'autre œil, et c'est alors que le diagnostic se précise et que
l'abaissement de la vision et même la cécité dans un œil, peu ou pas éclairable, s'explique par un néoplasme possible; mais le plus souvent la tumeur,
continuant à évoluer, fait comme le gliome, elle détermine de l'hypertonie
non par son envahissement et par pression excentrique, mais par stase
sanguine; l'œil devient dur, douloureux, injecté, difficilement éclairable, le
cristallin s'altère, se cataracte. Au lieu de suivre cette marche glaucomateuse, l'œil peut au contraire devenir mou et présenter les symptômes
d'une iritis plastique. Encore comme le gliome, le sarcome va cette fois
sortir de l'œil, non pas toujours par perforation proprement dite, mais par
infiltration cellulaire dans la sclérotique, à travers les nerfs et les vaisseaux.
C'est la période de propagation qui commence. Le globe présente des
bosselures noires, ardoisées dans le segment antérieur, l'exophtalmie apparaît, trahissant l'exode de la tumeur par le segment postérieur, puis,
ce premier effort fait pour vaincre la coque oculaire, la circulation est
moins gênée et les nerfs moins comprimés et les douleurs s'apaisent.
Cette accalmie est le prélude de la dernière période, celle de la propagation du néoplasme à l'orbite, au cerveau et aux diverses métastases
par embolie. Voilà le tableau schématisé de la marche du sarcome
choroïdien, mais le fait suivant montrera à quelles variétés cliniques on peut
avoir affaire.

J'observe un malade âgé de 64 ans, opéré par un confrère de cataracte
il y a dix ans. Peu de temps après cette opération on dut faire l'énucléation
de cet œil qui renfermait un sarcome choroïdien. La cataracte avait été
sans doute prématurée et la bonne orientation lumineuse compatible
avec une tumeur de petite dimension qui a dû, à cette époque, soulever à
peine la rétine, ont légitimé l'opération. Mais la tumeur a évolué et
l'œil fut enlevé. Actuellement, il reste sur le plancher de l'orbite un
très gros noyau induré, de coloration brunâtre qui est le seul vestige du
sarcome oculaire. La propagation s'est faite à l'orbite, s'y est cantonnée;
elle est stationnaire depuis des années et l'état général reste excellent.
Nombreux oculistes et chirurgiens ont conseillé l'exentération de l'orbite
qui a été refusée.

L'appréciation du tonus est un bon élément de *diagnostic*. Dans le décollement rétinien séreux simple, la pression oculaire est ordinairement diminuée de bonne heure. Dans le décollement par tumeur, la pression oculaire
est normale au début et plus tard il y a même hypertonie. Les caractères
du décollement rétinien sont également très importants; d'une façon générale on opposera l'aspect d'une rétine flottant librement entre un liquide

séreux et le vitré à celui d'une rétine appliquée sur une tumeur qui la
soulève et la vascularise. Le décollement sanguin de la choroïde survient
après un traumatisme; l'œil est mou et s'atrophie. Le diagnostic avec le
glaucome inflammatoire peut présenter de grandes difficultés; dans ce cas
on recherchera avec soin à établir la chronologie des accidents, à quelle
date a commencé la cécité, si elle a précédé ou suivi les phénomènes
glaucomateux.

Enfin dans le glaucome, les deux yeux sont fréquemment intéressés.
Au début, si la tumeur est située vers l'ora serrata, la diminution du champ
visuel peut être le seul symptôme [V. OEIL (EXAMEN)]. Dans ces cas de
tumeurs au début et siégeant dans le corps ciliaire, la vision est encore
excellente et le malade ne se plaint que d'un trouble en apparence insignifiant. On comprend alors que le diagnostic risque fort de n'être pas posé
à ce moment. De là ressort l'utilité qu'il y a à prendre avec soin le champ
visuel. Un tout petit rétrécissement, un scotome positif à l'extrême périphérie du champ visuel donnera une indication précieuse. Guidé par cette
lacune on dilatera la pupille au maximum afin d'avoir un champ d'observation aussi grand que possible, et l'examen au miroir à l'ophtalmoscope,
puis l'éclairage transcléral rendront manifeste la petite tumeur.

Traitement. — Énucléation de bonne heure ou exentération de l'orbite
suivant que la tumeur est intra ou extra-oculaire.

Leuco-sarcome choroïdien. — Plus rare que le mélano-sarcome. Siège
surtout à la moitié antérieure de la choroïde et au voisinage de la papille.
Lorsqu'il est maculaire, le symptôme important du début sera le scotome
central.

Le myxo-sarcome et l'angio-sarcome sont des variétés de sarcomes
dégénérés.

Sarcome et leuco-sarcome de l'iris et du corps ciliaire. — Comme
pour la choroïde, le leuco-sarcome constitue une rareté; le leuco-sarcome
du tractus uvéal est même nié. Généralement la tumeur est pigmentée. Le
sarcome du cercle ciliaire peut rester longtemps caché, il n'apparaît que
lorsqu'il arrive au niveau de la pupille ou lorsqu'il a franchi la base de
l'iris, dans l'angle irido-cornéen.

Il est rare que le sarcome de l'iris soit primitif; généralement il n'est
qu'une émanation d'un sarcome du corps ciliaire ou des régions voisines de
la choroïde. Son développement est plus ou moins rapide, il envahit la
chambre antérieure, la remplit, désorganise les membranes qui s'opposent
à son extension au dehors, s'accompagne d'hypertonie, de cataracte,
d'œdème de la rétine.

Traitement. — Lorsqu'on peut avoir la certitude que la tumeur est limitée
à l'iris, on se contentera d'en faire l'ablation avec la partie irienne attenante,
sinon on doit énucléer.

Diagnostic. — Pour établir la nature d'une tumeur du tractus uvéal, on
ne peut s'appuyer uniquement sur l'aspect cellulaire, car toutes les infections peuvent donner lieu à des lésions hyperplasiques et notamment à des
lésions ressemblant au type sarcome. C'est par l'inoculation qu'on arrivera
à un diagnostic certain.

Cancer métastatique. — A la suite de manifestations cancéreuses dans d'autres régions (cancer du sein, de l'estomac, pulmonaire, etc.), la choroïde et la rétine peuvent être envahies à leur tour. Ce cancer métastatique se fait par embolies, il prend généralement la forme de plaque et siège de préférence sur la moitié postérieure du globe. La marche des accidents est rapide, elle se fait sans douleur et sans phénomènes réactionnels. Le pronostic est très grave, puisqu'il indique la généralisation du cancer.

PÉCHIN.

IRIS (OPÉRATIONS). — **Iridectomie.** — Cette opération, qui consiste à enlever un lambeau d'iris, est indiquée dans les opacités étendues mais limitées de la cornée, les exsudats épais occupant tout le champ pupillaire, la membrane pupillaire, la cataracte congénitale, la cataracte sénile comme procédé d'extraction, la cataracte traumatique, la cataracte secondaire, la subluxation du cristallin afin de placer la pupille devant la partie privée du cristallin, dans la discision sur un œil atteint de synéchies postérieures, dans certains cas d'irilis, dans les corps étrangers de l'iris, dans le glaucome et enfin dans certains processus ulcératifs de la cornée avec contraction douloureuse de l'iris.

Elle est contre-indiquée sur des yeux dont la perception lumineuse est défectueuse ou nulle ou atteints d'iridocyclite avec exsudats. Dans de pareils cas, le but optique ne peut être atteint ou bien les adhérences iriennes sont telles qu'on détache avec peine le moindre lambeau irien.

La technique opératoire varie selon qu'il s'agit de l'iridectomie optique, de l'iridectomie dans l'opération combinée de la cataracte ou de l'iridectomie antiglaucomateuse.

Iridectomie optique. — Incision de la cornée faite avec la pique (fig. 258). Avec le couteau la plaie peut rester béante, se coapter moins facilement. D'ailleurs la pique est indiquée en général lorsque la chambre antérieure est conservée. L'incision sera courte, un peu en dedans du limbe. L'emplacement est subordonné à celui de la région cornéenne transparente que l'on veut utiliser. En bas et en dedans; en haut et en dehors, sont deux bons emplacements; dans le premier cas on facilite la vision rapprochée et dans le second on étend le champ visuel. L'iris est saisi avec une pince (fig. 259) à son bord libre attiré au dehors et coupé avec des pince-ciseaux tenues de

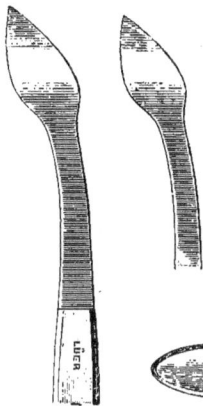

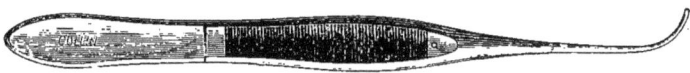

Fig. 258.

Fig. 259. — Pince à iris.

telle façon que les branches soient dans le plan vertical $\vee$ et non horizontal $>$. On obtient ainsi un petit colobome (fig. 260). Au lieu de se servir de la pince à iris, on pourra utiliser un crochet mousse (fig. 261), qui est un excellent instrument et avec lequel on évite le pincement douloureux de l'iris.

Iridectomie dans l'opération de la cataracte.
— Elle constitue le deuxième temps de l'opération de la cataracte (après la kératotomie).
On renverse le lambeau conjonctival sur la
cornée afin d'éviter de le sectionner. Après la
sortie du cristallin on dégage les
lèvres de la plaie cornéenne pour
que la cicatrisation se fasse sans
interposition de tissu irien ou capsulaire.

Dans l'iridectomie préparatoire
(opération combinée), on appliquera
le procédé de l'iridectomie optique.

Iridectomie antiglaucomateuse.
— L'anesthésie générale est néces-
saire s'il s'agit de glaucome irritatif, douloureux. Incision en arrière
du limbe et faite avec un couteau de de Graefe étroit, ou avec la
pique.

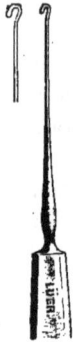

Fig. 260. — Iridectomie optique.
ab, incision de la cornée.
Colobome étroit (Péchin).

Laisser écouler lentement l'humeur aqueuse afin d'éviter
une décompression brusque et une hémorragie intraoculaire.

L'iris saisi un peu plus haut que son bord interne est
coupé par petits coups au fur et à mesure que la pince à
iris l'attire au dehors. La section est faite avec des pinces-
ciseaux dont les branches sont tenues horizontalement (>).

Le colobome doit être très
large (fig. 262 et 263).

Il est parfois difficile d'extraire un lambeau d'iris, et
notamment lorsque
la chambre anté-
rieure est effacée et
que l'iris est adossé
à la cornée. Dans
ces cas, on aura re-
cours au procédé
de Streatfield. La
technique est la sui-
vante : incision de
la cornée avec cou-
teau de Daviel ou
de Beer (fig. 264),

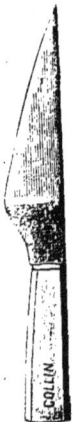

Fig. 261.

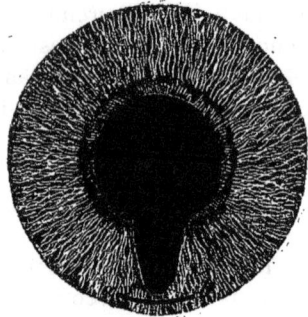

Fig. 264.

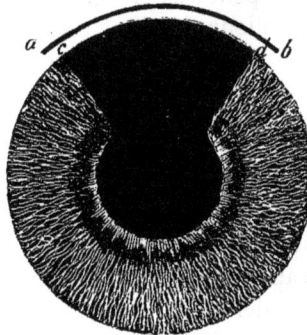

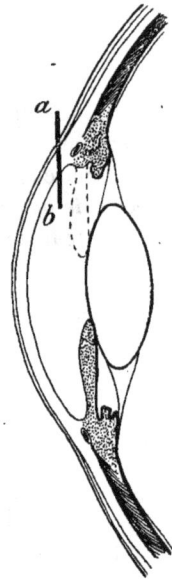

Fig. 262.   Fig. 263.

Fig. 262. — Iridectomie antiglaucomateuse. — *ab*, lèvre
extérieure, périphérique de la plaie ; *cd*, lèvre intérieure,
centrale de la plaie. Large colobome (Péchin).
Fig. 263. — Iridectomie antiglaucomateuse. — *a*, lèvre périphérique ; *b*, lèvre centrale (Péchin).

ou scarificateur cornéen; agrandissement de la boutonnière cornéenne avec ciseaux mousses, ou couteau boutonné et iridectomie. Il peut arriver que la pince à iris ne puisse avoir prise, alors
on pénétrera avec un couteau de de Graefe dans le corps vitré à travers une

petite incision dans le limbe et on incisera l'iris d'arrière en avant. Avec la pince à iris on dégagera autant que possible la partie postérieure de la cornée. Ce dernier procédé est applicable dans les cas de blessure de l'œil, d'ulcères graves de la cornée ayant amené la disparition du cristallin.

Les complications de l'iridectomie sont : les lésions de l'iris et du cristallin, l'iridodialyse, les inconvénients d'une double pupille par conservation du sphincter, le prolapsus du vitré et enfin les complications tardives qui résultent d'une asepsie insuffisante.

Il peut arriver que l'ablation de l'iris ne soit pas suivie d'un bon résultat parce que le feuillet pigmentaire est resté accolé à la cristalloïde.

L'iridectomie antiglaucomateuse expose plus particulièrement aux hémorragies dans la chambre antérieure et rétro-choroïdienne et à la blessure du cristallin.

Iritomie. — Cette opération consiste dans une simple incision de l'iris; on ne fait pas d'excision de lambeau. Après kératotomie avec le couteau lancéolaire, l'iris est attiré au dehors, sectionné dans une direction radiée puis rentré dans la chambre antérieure. On réduit les bords de l'iris avec la spatule. On obtient ainsi un colobome très étroit, les lèvres de la section s'écartant en V par rétraction du sphincter. Cette opération se pratique sur l'œil ayant son cristallin. C'est l'*iritomie extraoculaire*.

Dans l'*iritomie intraoculaire* (irido-capsulotomie) on sectionne un diaphragme qui obstrue la pupille et qui est formé par l'iris, l'exsudat et la cataracte secondaire. La section se fait avec des pinces-ciseaux dont la branche pointue pénètre à travers la membrane.   *PÉCHIN.*

IRIS (TRAUMATISMES). — **Iridodialyse traumatique**. — La contusion du globe, la rupture scléroticale, les traumatismes opératoires en sont les causes habituelles. C'est un accident fréquent dans l'iridectomie, provoqué par un mouvement brusque de la tête ou de l'œil lorsque l'iris est saisi et attiré au dehors pour être sectionné. La chambre antérieure est inondée de sang. Dès le lendemain le sang peut être résorbé, et c'est alors qu'on constate l'iridodialyse. Si l'iridodialyse est partielle après l'iridectomie on constate fréquemment des symptômes d'iritis ou de névralgie ciliaire 24 heures après. Si l'iridectomie a été faite en vue d'une opération de cataracte, on attendra pour l'extraction du cristallin que tout symptôme inflammatoire ait disparu. L'iridodialyse peut être la conséquence de tractions sur un iris adhérent, aussi doit-on éviter de tirer sur l'iris aussitôt que ce dernier est saisi, et ne faire des tractions même modérées qu'après avoir détaché l'iris par des mouvements latéraux, sans quoi on s'expose à voir l'iridodialyse se faire dans une région opposée au sens de la traction.

On a vu l'iridodialyse apparaître à la suite de contusion de la face, ou du crâne.

Description. — L'iridodialyse est complète ou partielle. Dans le premier cas (iridérémie), la pupille a l'étendue de la cornée; de fines fibrilles, vestiges de l'iris, libres, flottantes, apparaissent à l'examen au miroir sur le fond rouge de l'œil, s'il n'y a pas d'hémorragie intra-oculaire; parfois l'iris détaché se pelotonne et occupe la partie inférieure de la chambre antérieure. S'il y a en même temps rupture de la sclérotique, l'iris peut être expulsé de l'œil, et généralement il a été suivi dans cet exode par le cristallin.

Dans le second cas (iridodialyse partielle) on constate, après la résorption, de l'hypohéma qui coexiste le plus souvent avec une déformation pupillaire. Du côté de l'iridodialyse, le bord pupillaire perd sa forme d'arc pour se tendre en ligne droite et former la corde d'un arc représenté par le limbe. L'espace devenu ainsi libre apparaît noir comme une autre pupille de forme spéciale et devient lumineuse, éclairable, à l'examen au miroir. A travers cet espace, on voit le bord du cristallin et même les procès ciliaires. La partie de l'iris iridodialysée peut rester dans l'œil ou être expulsée de l'œil, parfois logée sous la conjonctive (colobome traumatique) ou bien enclavée dans la plaie. L'étendue de la déchirure est variable, elle peut être à peine visible. La partie de l'iris demeurée dans l'œil est habituellement repoussée en arrière, aussi la chambre antérieure est-elle plus grande.

L'iridodialyse après contusion oculaire siège généralement en haut, c'est là que cède généralement la sclérotique.

L'acuité visuelle peut n'être pas compromise. Théoriquement chaque ouverture pupillaire donne lieu à une image, mais cette diplopie monoculaire n'est pas toujours gênante, l'une des images étant trop périphérique.

Les complications de l'iridodialyse sont celles du traumatisme : déchirures radiaires de l'iris, renversement de l'iris, paralysie de l'iris (mydriase) avec ou sans paralysie de l'accommodation, rupture de la sclérotique et de la choroïde, décollement ou déchirure de la rétine, subluxation, luxation, expulsion du cristallin, issue du vitré, hémorragies intra-oculaires, kératite traumatique.

Pronostic. — Toute réunion ultérieure est impossible, la lésion est définitive. Après une rupture scléroticale, il est rare qu'une vision utile subsiste, et si une infection survient, l'œil est perdu. La gravité du pronostic augmente encore s'il y a un corps étranger intra-oculaire. Toutefois, il ne faut pas désespérer d'un œil, même avec iridérémie complète, rupture scléroticale et expulsion du cristallin. Fuchs rapporte dans son manuel le cas d'un blessé par coup de corne de vache, qui après un traumatisme semblable des deux yeux, recouvrit une vision parfaite comme s'il avait été opéré habilement de la cataracte. J'ai publié deux observations analogues. Dans un troisième cas l'œil se perdit au bout d'un an par décollement de la rétine.

Diagnostic. — On établira l'origine de l'iridodialyse. En médecine légale surtout, il importe de savoir s'il s'agit d'une iridodialyse congénitale, spontanée ou traumatique. Le traumatisme peut être facile à établir dans certains cas, mais dans d'autres, la contusion peut n'avoir laissé aucune trace extérieure. Si l'accident est récent on aura pour se guider la résorption des hémorragies intra-oculaires et en cas d'iridérémie traumatique, les fibrilles qui flottent dans la chambre antérieure.

Traitement. — S'il y a rupture de la sclérotique on s'attachera à faire une asepsie soignée de l'œil afin d'éviter l'infection. Les hémorragies se résorbent spontanément.

Kyste séreux de l'iris. — Consécutif à des plaies perforantes du globe. Il se développe dans le stroma de l'iris. Les parois sont constituées par du tissu irien raréfié et tapissées soit par de l'épithélium (kystes épithéliaux, épiblastiques), soit par de l'endothélium (kystes endothéliaux, mésoblastiques). La poche est transparente, translucide, grisâtre. Le kyste se développe lentement et finit par envahir la région pupillaire et déterminer des troubles de la cornée lorsqu'il arrive au contact de cette membrane, ou des troubles et des lésions du cristallin (subluxation, opacification) lorsqu'il s'étend en arrière. Des accidents glaucomateux peuvent survenir. Le traitement consiste dans l'excision de la paroi de l'iris correspondant au kyste, et si l'iridectomie par le procédé ordinaire ne peut suffire, on pratiquera cette opération par le procédé du renversement cornéen.

Kyste perlé de l'iris. — Presque toujours consécutif à une plaie pénétrante de la cornée et à la pénétration d'un bulbe pileux dans la chambre antérieure. C'est une inclusion épithéliale dans le tissu irien. Le kyste apparaît d'habitude longtemps après le traumatisme sous la forme d'une petite saillie blanchâtre, nacrée, perlée, évoluant comme le kyste séreux et justiciable du même traitement.

Iritis traumatique. — S'observe après les traumatismes opératoires ou accidentels, la pression des masses cristalliniennes, la subluxation et la luxation du cristallin, les traumatismes du globe oculaire, les corps étrangers et les blessures de la cornée. L'inflammation peut se propager au corps ciliaire et à la choroïde.

Sous le nom d'*iritis toxique* on comprend une inflammation spéciale de l'iris. Elle survient dans un œil dont le segment antérieur a été irrité par un agent chimique, sans qu'il y ait blessure proprement dite; à la suite de brûlure de la conjonctive bulbaire, de brûlure superficielle de la cornée.

Déchirures du bord interne de l'iris. — Ces déchirures sont souvent très petites et ne s'observent qu'avec une loupe de 20ᵈ. La pupille est élargie, mydriatique. Cette mydriase ne doit pas être confondue avec l'iridoplégie traumatique. Il est rare que les ruptures iriennes aillent jusqu'au bord ciliaire (ruptures radiaires).

Renversement de l'iris. — Le traumatisme peut déterminer le renversement de l'iris en arrière; l'iris vient s'appliquer sur les procès ciliaires. Ce renversement simule un colobome ou une iridectomie.

Hypohéma. — A la suite de contusions du globe, de blessures accidentelles ou opératoires de l'iris, du sang peut s'épancher dans la chambre antérieure et se collecter à la partie inférieure (hypohéma). Les dyscrasiques qui subissent une opération oculaire y sont prédisposés. La résorption se fait en général spontanément.

Hémorragies chorio-rétiniennes. — Elles surviennent à la suite de traumatismes crâniens, de traumatismes du globe, traumatismes accidentels ou opératoires. Les degrés sont variables; l'hémorragie peut être assez abondante pour repousser la membrane chorio-rétiniennes, remplir le globe et se faire jour à travers la plaie du globe (hémorragie expulsive).

Hernie de l'iris. — Elle est la conséquence de certaines plaies pénétrantes de la cornée ou du limbe. Lorsque l'iris reste entre les lèvres de la plaie, ne la dépasse pas ou à peine, il y a simplement pincement de l'iris ; s'il la dépasse et fait une saillie brunâtre ou noirâtre, il y a hernie de l'iris.

Traitement. — Si la plaie est toute récente, remonte à quelques instants, si les probabilités de l'asepsie de la plaie sont très grandes, on peut se borner à la réduction de l'iris avec la spatule et faire des instillations d'atropine ; mais si la plaie n'est plus toute récente et si l'on a quelque raison de penser qu'elle peut déjà être infectée, il faut exciser la hernie et cautériser avec le thermocautère.

Mydriase. Myosis. — Après les contusions du globe on observe parfois la mydriase ou le myosis (V. Pupille).

Traumatismes de la choroïde. — V. Sclérotique.   *PÉCHIN.*

ISCHÉMIE. — V. Ramollissement cérébral.

ISCHIO-PUBIOTOMIE (OPÉRATION DE FARABEUF). — Opération ayant pour but l'agrandissement momentané du bassin oblique ovalaire avec ankylose sacro-iliaque unilatérale.

L'opération consiste à scier verticalement la branche pubienne et la branche ischiatique du côté ankylosé en sectionnant les parties fibreuses qui pourraient s'opposer à l'écartement.

Elle n'a été pratiquée qu'une fois sur la femme vivante (avec succès pour la mère et l'enfant) par Pinard en 1892.   *A. COUVELAIRE.*

ISOLEMENT (HYGIÈNE). — L'isolement de tout malade atteint d'une affection contagieuse est la première des mesures prophylactiques à prendre pour éviter la diffusion de la maladie. Il existe différentes méthodes d'isolement.

Isolement à l'hôpital. — L'*isolement individuel*, dans l'hôpital, nécessitant un local spécial pour chaque malade, est le plus parfait des moyens d'isolement, à condition qu'il soit rigoureux, ce qui, dans les circonstances ordinaires, est assez difficile à réaliser. Il n'en est pas de même de l'*isolement collectif dans une salle distincte*, séparée du reste de l'hôpital, de malades atteints d'une même affection.

On peut encore procéder à l'*isolement hors de l'enceinte des hôpitaux généraux*, en dirigeant les malades, soit sur des hôpitaux spéciaux pour chaque maladie transmissible, soit sur des établissements réunissant plusieurs de ces maladies transmissibles.

L'*isolement dans l'enceinte des hôpitaux généraux* est actuellement réalisé dans la plupart des hôpitaux d'enfants. Des pavillons construits dans l'enceinte des hôpitaux généraux sont destinés à une maladie contagieuse. Chaque pavillon a son escalier, son entrée, son jardin, sa literie, sa lingerie. Nous ne traiterons ici que de l'isolement individuel, à l'hôpital, et à domicile.

L'*isolement individuel à l'hôpital* présente des difficultés pratiques telles, qu'il ne faut le réclamer que dans les cas de nécessité absolue, c'est-à-dire :

1º Dans les cas accidentels et toujours rares d'une maladie grave et transmissible ;

2º Lorsqu'il y a coïncidence, chez un même sujet, de deux maladies transmissibles : la scarlatine et la diphtérie, la rougeole et la broncho-pneumonie, ou celle-ci et la coqueluche, par exemple ;

3° Lorsqu'une maladie suspecte, probablement transmissible, est à son début et qu'on ne sait encore dans quel service ou quel hôpital doit être transporté le malade ;

4° L'isolement individuel est enfin le seul applicable aux malades atteints de septicémies chirurgicales ; il a été également adopté dans les maternités de Paris, pour les parturientes infectées.

Isolement individuel à domicile. — Dans les villes qui possèdent un hôpital, on devra de préférence, si les circonstances le permettent, évacuer le plus vite possible tout malade atteint d'une affection contagieuse à l'hôpital spécial des contagieux, et désinfecter le logement du malade avec les objets lui ayant servi ou appartenu.

Mais, dans un grand nombre de cas, le transport est impossible, soit qu'il n'existe pas d'hôpital à proximité, comme dans les campagnes, soit que le transfert ne soit pas accepté par le patient ou par son entourage. Le malade peut, d'ailleurs, n'être pas transportable.

Il faut donc pratiquer, du mieux que l'on peut, l'isolement à domicile.

L'isolement doit porter sur le malade et les personnes qui le soignent ; sur les objets à proximité du malade ou sur ceux qui auront été souillés par lui. Au cours de la maladie, l'isolement doit être combiné avec la désinfection ; enfin, l'isolement doit être maintenu du début de la maladie jusqu'à la fin de la convalescence, où seront alors appliquées les mesures de désinfection proprement dite.

Il y a différents cas à examiner, suivant la condition sociale des malades :

1° **Familles riches**. — Supposons un cas de diphtérie survenant soit dans un vaste appartement, soit dans une maison particulière. S'il y existe une chambre de malade, on devra immédiatement y transférer le malade.

La chambre de malade. — Voici les principales dispositions que l'on adoptera : deux pièces contiguës sont indispensables pour l'établissement d'une chambre de malade. Un cabinet de toilette servant d'entrée, et la chambre proprement dite, formant cul-de-sac, c'est-à-dire munie d'une porte unique qui la fait communiquer avec le cabinet de toilette. Ces deux pièces seront situées à l'écart, le plus loin possible des chambres à coucher et des pièces de réception, à proximité de l'escalier de service et des cabinets d'aisances.

La chambre de malade devra être munie d'une cheminée, être bien aérée et éclairée. Les murs à angles arrondis et le plafond seront peints au ripolin blanc ou crème. Les fenêtres à deux vantaux n'auront pas de rideaux et seront garnies de volets intérieurs qui garantiront du soleil.

Le parquet, dallé en faïence de choix, sera recouvert en linoléum. Il en sera de même pour le cabinet de toilette.

L'ameublement de la chambre se composera d'un lit de fer, sans rideaux, placé en lit de milieu, d'un guéridon et d'une table en fer sans tiroirs et de 1 ou 2 chaises cannées ou en bois courbé. On pourra y joindre un fauteuil en moleskine ou rocking-chair pour le garde-malade.

Cabinet de toilette. — Au point de vue du gros œuvre, tout ce qui a été dit pour la chambre de malade peut s'appliquer au cabinet de toilette aussi bien qu'au water-closet.

Le mobilier du cabinet de toilette se composera d'une longue table en fer, sans tiroirs, et de 2 ou 3 chaises en fer ou en bois verni et cannées ; de nombreuses patères seront fixées aux murs. Il contiendra également les récipients (cuvettes, seaux, bassin, brocs) destinés aux soins du malade et à la désinfection. Dans les villes où le tout-à-l'égout est pratiqué, c'est-à-dire où il y a une chasse d'eau suffisante, un water-closet sera placé dans le cabinet de toilette de la chambre de malade. Une baignoire en fonte émaillée pourra également y être annexée.

S'il n'y a pas de chambre de malade, le médecin devra de suite faire choix d'une pièce, retirée ou indépendante, à la condition expresse que cette chambre soit attenante à un cabinet de toilette ou à toute autre pièce qui servira d'*entrée unique*. En réalité, il faut non pas une, mais deux pièces. La chambre choisie pour y coucher le malade devra être spacieuse et munie d'une cheminée. On enlèvera tout meuble inutile : tentures, rideaux, tapis, meubles capitonnés, tableaux, objets d'art. Les murs devront être absolument nus. S'il existe des objets mobiliers on les recouvrira d'une cotonnade grossière, qu'on pourra, s'il est nécessaire, imbiber d'une solution antiseptique. S'il y a des tapis cloués, mêmes précautions. S'il n'y a pas de tapis on mettra du linoléum ou des toiles cirées sur le parquet.

Le mobilier, limité au strict nécessaire, sera analogue à celui indiqué à propos de la chambre de malade.

Dans la pièce voisine, transformée, si besoin est, en cabinet de toilette, on aura également enlevé tout le superflu, et nettoyé tout de fond en comble. On retire les tablettes, on vide et on lave les tiroirs ; on ne laisse rien que les objets nécessaires : seaux, cuvettes, brocs à solutions antiseptiques en porcelaine ou en grès, grosses brosses à mains, savons et cure-ongles. La brosse à dents, la brosse et le peigne du malade tremperont dans une solution antiseptique.

Sur une table spéciale, recouverte de linges, on placera les serviettes et le linge de rechange pour le malade et son lit. Les sarraux, les blouses destinés au médecin ou au garde-malade seront pendus à des crochets.

Il y aura également les outils de nettoyage, balai, de crin de préférence, et morceaux de toile de coton pour garnir le balai, brosses et éponges, qui ne devront jamais sortir du cabinet de toilette. Deux seaux, contenant une solution antiseptique, seront destinés, l'un au linge, l'autre aux déjections du malade.

Il y aura aussi des chaussures de chambre pour la garde. Elle les mettra, en même temps que son sarrau et que le bonnet couvre-tête, avant de pénétrer dans la chambre d'isolement.

Tout linge, tout objet sortant de cette chambre ou du cabinet de toilette devront être désinfectés. De même les latrines devront être tous les jours désinfectées. On placera dans les cabinets d'aisances des brocs remplis d'une solution antiseptique forte, dont on versera une forte quantité dans le seau contenant les matières ; on attendra un quart d'heure avant de vider le seau dans la fosse d'aisances.

Gardes-malades. — On affichera dans le cabinet de toilette une instruction pour les gardes-malades, leur enjoignant de laisser dans l'antichambre tout vêtement superflu, et de n'entrer qu'avec le strict nécessaire dans le cabinet de toilette. Là ils devront passer un sarrau ou une grande blouse fermée au col et aux poignets. Les femmes se couvriront les cheveux d'un bonnet. Les hommes porteront un calot. Ils devront mettre des chaussures de chambre. Avant d'entrer, ils se laveront les mains avec soin, à l'aide d'un savon antiseptique et se cureront les ongles.

A la sortie de la chambre d'isolement, ils se laveront les mains ; leurs chaussures, semelles et empeignes, seront essuyées avec un chiffon mouillé d'une solution antiseptique. Ils se laveront la barbe et passeront une brosse avec une solution antiseptique dans leurs cheveux. Les femmes quitteront leur bonnet. Les dents seront également lavées et la bouche sera rincée soigneusement avec une solution antiseptique, telle que le thymol (¹). Le garde-malade devra sortir une à deux heures par jour.

Médecin et visiteurs. — Toute visite devrait être prohibée. En tous cas, il y aura le moins possible de visiteurs. Comme le médecin, ils devront laisser leurs vêtements de dessus dans l'antichambre, ainsi que leurs chapeaux et leurs gants. Ils revêtiront un sarrau dans un cabinet de toilette et ne toucheront à rien dans la chambre. En sortant, ils prendront les mêmes soins que les gardes. Ils se laveront la figure et les mains, et se désinfecteront la bouche. On passera un chiffon mouillé sur leurs chaussures.

2º **Hôtels de voyageurs. — Garnis.** — On y prendra les mêmes précautions que dans une maison particulière, en choisissant deux chambres, les plus retirées possible ; il faut, bien entendu, qu'il n'y ait qu'un seul accès par le cabinet de toilette, sans quoi toute précaution prise devient illusoire. Le mieux est de faire transférer le malade, s'il est transportable, dans une maison de santé et de faire tout désinfecter, aussitôt que possible.

3º **Familles pauvres.** — Supposons que le domicile se compose d'une pièce unique. Dans ce cas, si fréquent à la ville et à la campagne et qui constitue un problème en apparence insoluble, on peut faire un isolement relatif et *il faut le faire quand même*.

Voici comment on doit procéder. On éloigne les enfants, dans la mesure du possible, en les envoyant chez des parents ou chez des voisins. On place le lit en dehors des allées et venues, et on l'isole du reste de la chambre, en tendant des cordes tout autour, sur lesquelles on placera des draps tombant jusqu'à terre, le lit sera placé ainsi au centre d'une petite chambre intérieure.

On pourra asperger d'une solution antiseptique les draps ainsi disposés qui sépareront les deux lits, s'il en existe un second. Dans l'intervalle réservé il y aura un seau avec un broc rempli d'une solution antiseptique. Une seule personne de la famille doit rester pour veiller le malade. Si la maladie dont il s'agit est une de celles où la récidive est très rare ou exceptionnelle, on choisira de préférence une personne ayant déjà eu cette maladie. Elle devra passer par-dessus ses vêtements un sarrau en tissu de

---

¹. Quelques gouttes d'une solution alcoolique saturée de thymol dans un demi-verre d'eau constituent un des meilleurs antiseptiques buccaux.

fil ou de coton (une grande blouse, par exemple), qu'elle quittera quand elle sortira. Elle se lavera les mains dans une solution antiseptique. Le plancher sera lavé au moins une fois par jour en passant dessus un balai recouvert d'un torchon imbibé d'une solution antiseptique. Le balayage à sec devra être proscrit. Un bon procédé de balayage consiste à répandre de la sciure de bois mouillée ou de l'herbe verte coupée menu, imbibés d'une solution antiseptique. On brûle les balayures quand elles ont passé sur le plancher. On passera une éponge sur les murs.

Aucune provision de bouche ne devra rester dans la chambre. Les récipients contenant des liquides, tels que bouillon, tisanes, destinés au malade seront bouchés avec un tampon d'ouate renouvelé tous les jours.

Il ne faudra pas manger dans la chambre et, autant que possible, ne pas y faire cuire d'aliments.

L'isolement est un acte de préservation, de défense sociale. Il a pour but d'empêcher l'extension d'une épidémie, la propagation d'une maladie contagieuse. Or, ce n'est pas seulement en empêchant, dans la mesure du possible, tout contact entre la personne infectée et les individus sains qu'on peut atteindre ce but. Les soins donnés au malade, une propreté minutieuse, la destruction des germes pathogènes contenus dans les déjections, les crachats, etc., concourront d'une façon efficace à l'œuvre de prophylaxie que l'on se propose d'accomplir.

Le malade sera donc lavé au réveil, il se rincera la bouche avant et après chaque repas. L'anus et le siège seront nettoyés après chaque selle, avec une solution antiseptique. On se servira de tampons d'ouate hydrophile que l'on jettera, après immersion dans une solution antiseptique. Si l'on se sert d'une éponge, elle sera désinfectée après chaque opération et mise dans un bocal spécial. Les crachoirs, les vases de nuit seront tenus dans un état de parfaite propreté et garnis d'une solution antiseptique. Le malade ne devra jamais cracher dans un mouchoir.

La durée de l'isolement est variable, suivant les maladies. Les soins de désinfection devront, dans certains cas, persister pendant la convalescence, en particulier pour les selles des typhiques qui ne devront pas être déversées dans des latrines communes encore, longtemps après que le malade sera sorti du lit; il en est de même dans la scarlatine et la diphtérie.

Pour les scarlatineux, un isolement de 50 jours semble un minimum. A l'hôpital, on ne doit autoriser la sortie d'un convalescent de diphtérie, qu'après s'être assuré par un examen bactériologique que sa gorge et son nez ne contiennent plus de bacille de Löffler.

La période de contagiosité, pendant la convalescence, est d'environ sept semaines pour la variole, la scarlatine, la fièvre typhoïde et la diphtérie; de 2 à 3 semaines pour le choléra, les oreillons et la rougeole.

Isolement d'office de malades atteints de maladies contagieuses. — Une des prescriptions les plus essentielles du règlement sanitaire est celle qui a trait à l'isolement d'*office* des maladies contagieuses. Elle se trouve formulée à l'article 55 du règlement modèle A, élaboré par le Comité consultatif d'hygiène de France.

Art. 55. — Tout individu atteint d'une de ces maladies prévues aux articles qui précèdent sera isolé de telle sorte qu'il ne puisse propager cette maladie par lui-même ou par ceux qui sont appelés à le soigner. L'isolement sera pratiqué soit à domicile, soit dans un local spécialement aménagé à cet effet, soit à l'hôpital.

Partout où cette disposition aura été insérée dans le règlement sanitaire pris par le maire, en exécution de l'article 1er de la loi sur la santé publique, il sera facile de parer au danger signalé en appliquant l'article 3 de cette loi.

Cet article est ainsi conçu :

Art. 3. — En cas d'urgence, c'est-à-dire en cas d'épidémie ou d'un autre danger imminent pour la santé publique, le préfet peut ordonner l'exécution immédiate, tous droits réservés, des mesures prescrites par les règlements sanitaires prévus par l'article 1er. L'urgence doit être constatée par un arrêté du maire et, à son défaut, par un arrêté du préfet, que cet arrêté spécial s'applique à une ou plusieurs personnes ou qu'il s'applique à tous les habitants de la commune.

Toutefois une remarque s'impose : le maire seul n'est pas compétent pour ordonner la mesure dont il s'agit. Étant donnée la gravité de la mesure, au point de vue de la liberté individuelle, la loi a réservé au préfet le droit de statuer en pareil cas.   *WURTZ et BOURGES.*

SOLEMENT (**THÉRAPEUTIQUE**). — L'isolement, ou éloignement du malade de son entourage habituel, du milieu dans lequel sa maladie a pris naissance et s'est développée, joue un grand rôle dans le traitement de toutes les affections où l'élément mental occupe une place prépondérante. Charcot en a maintes fois indiqué les multiples avantages.

Le malade, dont la vie se trouve simplifiée et régularisée, est soustrait à toutes les causes d'excitation ou de dépression qui résultent de ses occupations et de ses habitudes ; il cesse d'être en contact avec un milieu où tout, jusqu'aux choses les plus minimes, lui rappelle constamment ses souffrances, ses idées fixes ou ses idées délirantes. En allant dans un nouveau séjour, il « renouvelle en quelque sorte son imagerie mentale » (Ballet).

Le psychopathe a toujours une tendance fâcheuse à rechercher ses pareils ; mais, même quand il s'agit d'individus bien équilibrés, l'éloignement du malade de son entourage habituel, parents et amis, n'en est pas moins très important. Avec les meilleures intentions, ils exercent, par leur inexpérience, une influence généralement nuisible : les uns font preuve d'une tendresse exagérée et, toujours prêts à excuser toutes les fantaisies du malade, cultivent et aggravent inconsciemment ses troubles psychiques ; les autres, ne comprenant rien à ses lamentations ou à ses angoisses, le considèrent comme un malade imaginaire et l'exaspèrent par leur indifférence ; d'autres, trop zélés, en luttant à faux contre ses idées délirantes ou ses manies, les enracinent davantage et, agacés de le trouver insensible aux arguments les plus logiques, se lancent dans des discussions aussi irritantes que nuisibles. Tous enfin manquent de l'autorité et de l'énergie nécessaires pour lui imposer une règle de conduite indispensable.

Parfois, il arrive que des aliénés devenus à charge à la famille, traités en parias par elle, sont l'objet d'un manque de soins révoltant (séquestration dans les familles).

L'isolement doit également être considéré comme une mesure de protection non seulement contre les violences auxquelles peut se livrer sur son entourage ou sur lui-même tout aliéné dangereux ou ayant des idées de suicide (V. INTERNEMENT), mais surtout contre l'influence si pernicieuse qu'exerce tout psychopathe sur la mentalité des personnes qui vivent avec lui : la contagion n'est pas rare chez les sujets prédisposés. « Il n'est souvent point de succès possible, dit Weir Mitchell à propos du traitement de la neurasthénie féminine et de certaines formes d'hystérie, que l'on n'ait arrêté ce drame quotidien qui se joue dans la chambre de la valétudinaire, que l'on n'en ait fini avec cet égoïsme et ce besoin impérieux de sympathie et de tolérance. Insistons donc sans hésitation pour obtenir ce changement, car non seulement nous agissons dans le plus grand intérêt de la malade, mais encore dans l'intérêt de son entourage. Une jeune hystérique... est un vampire qui suce le sang des personnes en bonne santé qui l'entourent ; et j'ajouterai que là où se trouve une jeune hystérique se trouveront probablement tôt ou tard deux femmes malades. »

Enfin l'isolement bien compris met le malade sous l'autorité exclusive du médecin. Il est utile qu'il se sente dirigé, et plus il sera soustrait aux influences extérieures, plus il sera sensible au *traitement moral*. L'isolement, dans beaucoup de cas, est le complément nécessaire de la *psychothérapie* (v. c. m.).

Cette séparation peut être réalisée de différentes façons. Pratiquée dans la maison même du malade, elle est incomplète et, sauf pour la chorée, pour certaines confusions mentales, donne rarement de bons résultats. Les voyages avec un compagnon choisi ou avec un médecin ne conviennent qu'à un petit nombre de cas (convalescences ; neurasthénie à forme cérébrasthénique) et sont contre-indiqués dans la plupart, en particulier dans la mélancolie où les pérégrinations ne font que fatiguer un malade qui n'aspire qu'au repos. Un séjour à la campagne est parfois suffisant ; malheureusement l'isolement est difficile à réaliser convenablement dans une maison particulière, et les soins et surtout la direction médicale laissent souvent à désirer. Le placement familial individuel, utilisé pour les aliénés convalescents et pour les aliénés chroniques inoffensifs, est à rapprocher de ce mode de traitement. Le plus souvent, il sera préférable d'avoir recours à un établissement spécial, placé sous une surveillance médicale constante, c'est-à-dire de conseiller, suivant les cas, un séjour dans un établissement hydrothérapique ou l'internement (v. c. m.) dans une maison de santé (asile d'aliénés ou succédanés : colonie agricole, colonie familiale).

La rigueur et la durée de l'isolement sont des plus variables ; la nature de la maladie, son intensité et son étiologie, le caractère du malade et de son entourage, sa position sociale même, sont autant d'éléments à considérer : on se gardera, aussi bien pour les névroses et les psychoses que pour toutes les maladies en général, des traitements trop systématiques.

Indications. — Il est souvent indiqué de recourir à l'isolement dans le cours des *névroses* et des *psycho-névroses* : malgré les craintes des familles, il est parfaitement supporté par la plupart des malades qui s'habituent très rapidement à leur nouvelle existence. Weir Mitchell a montré tout le parti qu'on pouvait en tirer pour le traitement de la neurasthénie féminine et de certaines formes d'hystérie, « de ce groupe considérable et si difficile à manier de femmes émotives, à sang trop clair, pour lesquelles un mauvais état de santé est une habitude ancienne, on pourrait presque dire chérie ». Dans la *cure de Weir Mitchell*, l'isolement, combiné au repos complet (V. Alitement), au massage, à l'électrisation faradique des muscles et à un régime alimentaire spécial (régime lacté, puis suralimentation), est rigoureux, la malade étant réduite à la société de son infirmière et ne recevant que les visites de son médecin ; sa durée est de deux ou trois mois. Cette cure, plus ou moins modifiée, rend les plus grands services chez les malades amaigris et très déprimés.

L'isolement est surtout utile dans le traitement de l'*hystérie* : il en serait même l'élément principal pour Charcot. « Le fait seul d'avoir obtenu l'isolement constitue une sorte de victoire morale qui place l'hystérique sous la domination exclusive du médecin. Celui-ci n'a plus qu'à profiter de ce premier succès en faisant suivre avec une rigoureuse exactitude le traitement qui lui paraît indiqué » (Pitres). L'isolement, absolu dès le début, sera prolongé le nombre de semaines et au besoin de mois nécessaires ; les lettres, les visites, puis les sorties dans la famille ne seront autorisées que progressivement. Sans recourir à une cure de Weir Mitchell intégrale, il est souvent indiqué de prescrire le repos au lit pendant un temps variable, quinze jours, un mois ou plus suivant les cas.

On ne saurait trop insister sur l'importance de l'isolement dans l'*anorexie mentale*, qu'il s'agisse d'une hystérie monosymptomatique ou d'un trouble mental d'autre nature. L'éloignement de l'entourage et du milieu suffit parfois à lui seul pour amener une guérison rapide.

Dans la *neurasthénie* (en dehors de la forme dite « féminine », surtout remarquable par l'intensité de l'asthénie, de l'atonie gastro-intestinale et des troubles de nutrition et qui est justiciable d'une cure rigoureuse d'isolement et de repos), un abattement moral trop profond, des préoccupations hypocondriaques persistantes, des phobies, des crises d'anxiété, la présence d'un entourage trop compatissant ou au contraire trop indifférent, sont autant d'indications pour conseiller un isolement dont la durée et la rigueur varieront avec chaque cas.

Enfin chez les *tiqueurs*, les choréiques (V. Chorée) (généralement isolement relatif dans la maison du malade), les malades atteints de goitre exophtalmique avec troubles psychiques, la séparation d'avec la famille sera souvent un adjuvant très utile pour le traitement.

Chez les *obsédés*, l'isolement est parfois nécessaire, surtout pendant les paroxysmes. Par contre l'internement dans la maison d'aliénés est plutôt mauvais ; en dehors de quelques cas où le malade, épouvanté par ses obsessions impulsives, ne se sent rassuré contre lui-même que par la claustration, on le réservera aux malades atteints d'obsessions impulsives à caractère grave (dipsomanie, pyromanie, obsession homicide, obsession suicide, etc.).

Dans les *psychoses*, l'isolement devra être pratiqué le plus tôt possible, dans l'intérêt même du malade, toutes les fois qu'il s'agira d'une forme aiguë et curable (manie, mélancolie, par exemple). Dans les psychopathies chroniques et incurables, son utilité est moins nette au point de vue thérapeutique et ce seront d'autres considérations, telles que l'impossibilité pour la famille de s'occuper suffisamment du malade, et surtout le caractère dangereux de ses tendances morbides, qui nécessiteront l'internement. Sauf dans les cas de très grande agitation, dans lesquels il pourra être indiqué de recourir, pendant un temps aussi court que possible, à un isolement rigoureux dans une chambre spéciale, il ne s'agira le plus souvent que d'un isolement relatif.

L'isolement est inutile dans les délires toxiques accidentels et transitoires (autres que le délire alcoolique, la morphinomanie) ; il est absolument contre-indiqué dans les délires des affections fébriles. Son opportunité dans la *confusion mentale* est très discutée. « Le changement de milieu ne peut agir que défavorablement en augmentant la désorientation, la confusion des idées, qui s'accroît tout naturellement lorsque le malade est transporté brusquement loin des choses et des personnes qui lui sont familières. Cela n'empêchera pas de prescrire, comme dans une maladie ordinaire, le repos le plus complet, l'isolement et la suppression des visites, mais il faut maintenir le malade en contact avec sa famille. Cela est important pour les intervalles lucides, plus ou moins marqués ou fréquents suivant la forme, et surtout pour la période où le malade, cherchant spontanément à s'orienter, est remis peu à peu dans la bonne voie par la vue des objets qu'il connaissait (Chaslin) ». Néanmoins, quand le confusionnel est trop agité, quand la famille est dans l'incapacité de lui donner les soins nécessaires, le placement dans une maison de santé devient indispensable. L'isolement, très relatif, sera aussi court que possible.

Par contre, son utilité est incontestable pour le traitement des *toxicomanies* et des *intoxications chroniques* (alcoolisme, morphinomanie, cocaïnomanie, etc.), et ce n'est le plus souvent que dans un établissement spécial que le malade pourra trouver la surveillance et la direction nécessaires à la réussite de sa cure.

En ce qui concerne les aliénés proprement dits, le mot isolement a deux sens : il signifie d'abord éloignement du milieu familial, généralement nécessaire, et ensuite isolement dans l'intérieur de l'asile qui doit être le plus possible évité. Les malades placés des mois et des mois dans des cellules, même décorées du nom de chambres d'isolement, y deviennent farouches, inaccessibles, hostiles, malpropres. Dans certains services, depuis l'emploi systématique de l'alitement, on est parvenu à ne plus utiliser les chambres d'isolement. Mais c'est là une question de nombre et de valeur du personnel d'infirmiers. Enfin, il est des malades tellement impulsifs que pendant de longues périodes le médecin est parfois, malgré lui, obligé de les séparer des autres, mais ce n'est plus là du traitement, c'est une question de sécurité.   *BRÉCY-TRÉNEL.*

IVRESSE. — V. Alcoolisme.

IXODE OU TIQUE. — V. Dermatozoaires.

J

JABORANDI. — V. Pilocarpine.

JACKSONNIENNE (ÉPILEPSIE). — V. Épilepsie partielle.

JALAP. — V. Purgatifs.

JAMBE (AMPUTATION). — L'amputation de la jambe est habituellement néces-sitée soit par un traumatisme du membre inférieur ne permettant pas de conserver au malade une partie du pied sur laquelle il puisse s'appuyer, soit par une tuberculose du pied ou de l'articulation tibio-tarsienne pour laquelle l'immobilisation ou la résection ne peuvent être pratiquées à cause de l'étendue des lésions ou de l'état général du sujet. Plus rarement l'amputa-tion de jambe est pratiquée pour des tumeurs du pied, des lésions tro-phiques variées, des gangrènes, des cicatrices vicieuses.

Dans certains cas, à la suite d'un traumatisme par exemple, le chirurgien n'est souvent pas libre de choisir le point où doit porter l'amputation; il ampute alors où il peut et comme il peut, en basant sa conduite sur les règles générales de la médecine opératoire. Au contraire, dans la plupart des cas d'affection organique, par exemple dans le cas fréquent de tumeur blanche de l'articulation tibio-tarsienne, l'opérateur peut à son gré faire porter la section sur toute la hauteur du tibia; dans ce cas, quel lieu doit-il choisir de préférence? Avant la période d'antisepsie on amputait toujours au lieu dit d'élection situé à quatre travers de doigt au-dessous de la tubé-rosité antérieure du tibia, et le blessé prenait point d'appui sur le genou pour marcher avec un pilon de bois; en effet, la cicatrice adhérente et dou-loureuse qui succédait à une suppuration prolongée n'aurait pu servir de point d'appui à un appareil. Aujourd'hui que les suppurations sont rares, et les cicatrices plus solides, non adhérentes et non douloureuses, la plu-part des chirurgiens conseillent d'amputer très bas, au-dessus des malléoles, de façon à conserver un segment de membre aussi long que possible, sur lequel on applique non plus un pilon mais une bottine articulée. Ce pro-cédé a l'immense avantage de conserver les mouvements du genou et de masquer infiniment mieux la difformité; toutefois le pilon a l'avantage d'être plus léger, plus solide et beaucoup moins cher : un grand nombre d'amputés, obligés de travailler, fatiguent beaucoup plus avec une bottine articulée et préfèrent un pilon qui s'adapte mieux sur le moignon court

donné par l'amputation au tiers supérieur. Les deux procédés nous paraissent donc avoir leurs indications : chez les malades qui ne sont pas obligés
de faire un métier fatigant et qui tiennent à cacher leur difformité, amputez
au-dessus des malléoles et faites porter une bottine articulée; chez les
malades qui sont obligés de faire un travail pénible, amputez au lieu d'élection et faites porter un pilon adapté sous le genou.

Quel que soit le lieu d'amputation, plusieurs méthodes peuvent être
employées; bien que la méthode circulaire et la méthode à lambeau
externe, conseillées par la plupart des chirurgiens, donnent souvent de très
bons résultats, nous croyons que l'amputation à grand lambeau postérieur
constitue la méthode de choix, le moignon étant plus épais et mieux garni
de muscles par ce procédé.

Les instruments nécessaires sont : Une bande d'Esmark, un couteau à
lame de 12 à 15 centimètres, des ciseaux, une pince à disséquer, une paire
d'écarteurs, vingt pinces hémostatiques, une sonde cannelée, un davier, une
scie, une rugine, une pince coupante, une aiguille
de Reverdin.

Des catguts 1 et 2, des crins de Florence, un drain.

Des compresses aseptiques, de l'ouate hydrophile
et ordinaire, des bandes de tarlatane ou de crêpe
Velpeau.

L'anesthésie générale est nécessaire; il est bon,
pour ne pas être gêné par le sang, d'appliquer la
bande d'Esmark, puis un lien élastique fortement
serré au-dessus du genou. Le sujet est étendu sur le
dos, la jambe et le genou dépassant la table. Le
pied, la cuisse et le genou sont entourés de grandes
compresses stérilisées laissant la jambe à découvert.
L'opérateur se place de façon à avoir le bassin du
sujet à sa gauche; il sera donc en dehors de la jambe
droite, en dedans de la jambe gauche; l'aide principal se place en face de lui, un autre aide se place au-
devant du membre.

1° *Mesure des lambeaux*. — On doit faire deux
lambeaux, un grand lambeau postérieur et un petit
lambeau antérieur : ayant donc marqué le point où
on pratiquera la section osseuse, on évalue à ce
niveau le diamètre antéro-postérieur du membre et
l'on donne au lambeau postérieur une longueur égale
à ce diamètre, le lambeau antérieur sera trois fois
moins long. Quant à la base des lambeaux, elle
devra avoir comme largeur la demi-circonférence du
membre.

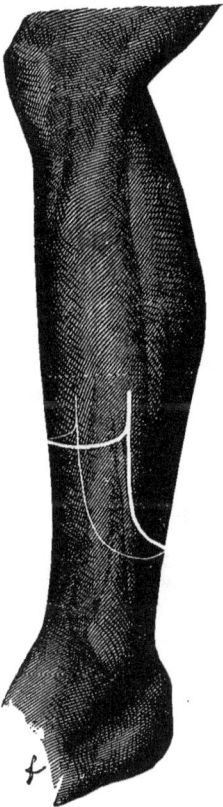

Fig. 265 — Amputation de
jambe à lambeau posté-
rieur. Tracé de l'incision
(Farabeuf).

2° *Tracé des lambeaux*. — L'opérateur tient l'avant-
pied avec la main gauche; la main droite, armée
du couteau, passe sous la jambe et fait une incision qui commence à un
grand doigt au-dessous du point marqué pour la section osseuse, descend

verticalement derrière le bord postérieur du tibia (jambe droite), derrière
le péroné (jambe gauche) jusqu'au point marquant la limite inférieure du
lambeau ; arrivé là, l'opérateur recourbe son incision pour croiser transversalement la face postérieure de la jambe et remonte verticalement derrière
le péroné (jambe droite), derrière le tibia (jambe gauche), pour se terminer
à la hauteur de son point de départ. Laissant alors le pied à l'aide, l'opérateur passe le couteau en avant de la jambe et fait une incision transversale
très légèrement convexe qui trace au point déterminé à l'avance la limite
inférieure du lambeau antérieur. On repasse dans les incisions, de manière
à bien mobiliser les téguments : on peut même, en arrière, disséquer légèrement le bord du lambeau cutané en entamant un peu l'aponévrose.

3° *Section des muscles.* — L'aide, pliant la jambe sur la cuisse, rejette le
genou en dehors, et fléchit fortement le pied de façon à tendre les muscles
postérieurs que l'on va couper. Deux coups de bistouri ayant fendu en
dehors et en dedans l'aponévrose des jumeaux, ceux-ci sont pincés et soulevés entre le pouce et l'index, puis sectionnés en biseau au ras de la peau
rétractée : de même pour les muscles profonds, deux incisions verticales,
l'une derrière le bord interne du tibia, l'autre derrière les muscles péroniers,
créent des fentes latérales dans lesquelles les doigts et le pouce s'insinuent,
et soulèvent les muscles profonds, qui sont sectionnés transversalement un
peu au-dessus de la section des jumeaux. La jambe étant alors élevée, on
décolle ces muscles des surfaces osseuses qui limitent la gouttière inter-
osseuse et du ligament interosseux lui-même jusqu'au niveau de la future section osseuse. En avant, on incise de même l'aponévrose en dehors de la
crête tibiale et, pinçant les chairs entre le pouce et l'index, on les coupe au
ras de la peau rétractée, et on les décolle de l'espace interosseux en remontant aussi haut que possible.

4° *Section osseuse.* — Avec la rugine, décollez le périoste et les fibres musculaires qui ont pu rester adhérentes au tibia, au péroné et au ligament
interosseux, puis sectionnez ce ligament au niveau de la future section
osseuse.

Prenez ensuite trois compresses stérilisées, l'une est introduite entre les
deux os, l'autre étalée et appliquée sur les muscles du lambeau postérieur,
la troisième sur ceux du lambeau antérieur ; l'aide rétracte toutes les parties
molles en tirant fortement sur ces compresses. Sectionnez alors à la scie le
tibia et le péroné, commencez la section par le tibia, sectionnez la totalité
du péroné, puis achevez la section du tibia. Il est bon de faire d'abord sur
la partie antérieure du tibia une section oblique de façon à supprimer
l'extrémité pointue du bord antérieur de cet os.

Lorsqu'on fait une amputation basse dans le but de faire marcher le
malade avec un appareil prothétique prenant point d'appui sur l'extrémité
du moignon, il est préférable, au lieu de sectionner simplement les os, de
faire une amputation ostéo-plastique. Pour cela, on coupe d'abord les deux
os au-dessous du point marqué pour la section définitive et à une distance
de ce point un peu supérieure à la largeur du squelette jambier.

Cette première section étant faite, on détache le ligament interosseux
jusqu'au niveau de la section définitive, puis le tibia étant solidement main-

tenu avec un davier, on le scie de bas en haut, parallèlement à sa face interne de façon à séparer le long de cette face une lame osseuse épaisse de 7 à 8 millimètres. Le trait de scie est arrêté à 1 centimètre au-dessous de la section définitive, puis introduisant à ce niveau la lame dans l'espace inter-osseux, on scie le tibia de dehors en dedans, de façon à tomber perpendiculairement sur l'extrémité supérieure du premier trait de scie (fig. 266, 267).

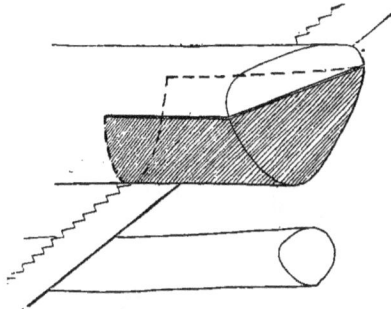

Fig. 266. — Le tibia est scié de façon à laisser le long de sa face interne une lame osseuse épaisse de 7 à 8 mm.

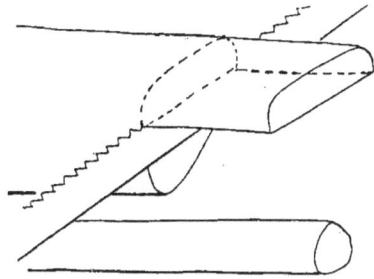

Fig. 267. — La lame osseuse ramenée à la face interne du tibia est sciée à sa base jusqu'au périoste.

(G. Labey, in *Précis de technique opératoire*.)

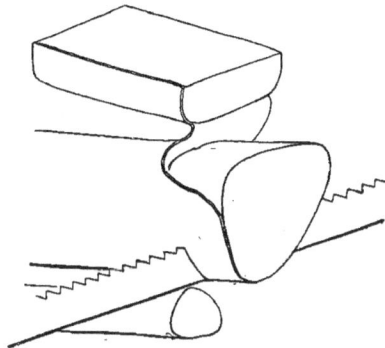

Lorsque le fragment osseux délimité par cette section transversale et par la section longitudinale est tombé, on continue à scier en attaquant la base de la lame osseuse interne, puis, lorsque cette lame est presque sectionnée, on la renverse sur la face du tibia en conservant soigneusement le périoste qui se replie à la façon d'une charnière, et on décolle ce périoste de la face interne du tibia sur une hauteur de 8 à 10 millimètres.

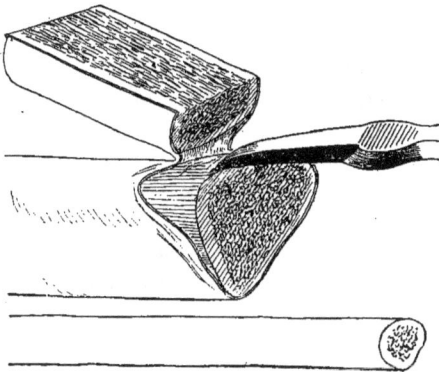

Fig. 268. — Le lambeau osseux détaché du tibia ne tient plus que par son périoste qui lui forme une sorte de charnière. On décolle ce périoste de la face interne du tibia sur une hauteur de 8 à 10 mm.

Fig. 269. — Section définitive du tibia.

(G. Labey, in *Précis de technique opératoire*.)

On pratique alors, au point marqué, la section définitive du péroné et du tibia, cette section n'enlevant sur le tibia qu'une rondelle de 1 centimètre d'épaisseur. Ensuite, la lamelle osseuse tournant sur sa charnière périostique est rabattue sur la surface de section du tibia et du péroné, et fixée par un ou deux points de suture (fig. 268, 269, 270).

5° *Hémostase et suture.* — Placez des pinces sur les gros vaisseaux que vous voyez facilement, en particulier sur les trois pédicules, tibial antérieur, tibial postérieur et péronier, faites ensuite enlever le lien hémostatique et pincez, puis liez tout ce qui paraît saigner. L'hémostase terminée, réséquez les nerfs tibial antérieur et postérieur sur une longueur de 4 à 5 centimètres. Suturez au catgut les muscles antérieurs et postérieurs, placez un drain transversal et suturez la peau en ayant soin d'assurer la solidité des sutures et d'éviter tout espace mort au moyen de quelques fils profonds passés dans l'épaisseur de la masse musculaire. Appliquez un pansement aseptique doublé d'une épaisse couche d'ouate maintenue par des bandes soigneusement enroulées de façon à comprimer également toutes les parties du moignon et à bien ramasser les parties charnues au-devant des extrémités osseuses. Un bon moyen de bien

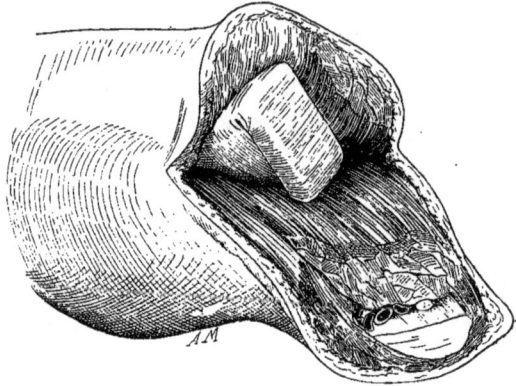

Fig. 270. — Amputation terminée, le lambeau osseux est rabattu sur le tibia et le péroné sectionnés (G. Labey).

maintenir le pansement est de coiffer le moignon largement entouré d'ouate avec un bonnet de coton par-dessus lequel on enroulera une ou plusieurs bandes assez fortement serrées. Le moignon devra être maintenu un peu élevé, appuyé sur un coussin par exemple.

S'il n'y a ni fièvre ni écoulement par le drain, celui-ci sera enlevé au bout de 48 heures. Les fils seront enlevés au bout de huit à dix jours.

Lorsque la guérison sera complète, on fera porter un appareil prothétique ; en cas d'amputation au lieu d'élection, l'appareil le plus pratique est un simple pilon fixé sur un embauchoir destiné à recevoir le genou, le tout maintenu par une sangle qui entoure la partie inférieure de la cuisse et par une attelle externe qui monte s'attacher à une ceinture en cuir. Cet appareil est très solide, léger et peu coûteux ; son grand inconvénient est sa rigidité absolue qui rend la position assise très incommode, aussi préfère-t-on souvent un pilon articulé sur un embauchoir de cuisse avec genou permettant de le fixer en flexion ou en extension, mais cet appareil est déjà plus lourd et permet moins aisément une longue marche. Quant aux jambes artificielles avec genou et pied articulés, elles sont assez peu pratiques dans les cas d'amputation au lieu d'élection où le point d'appui doit être pris sur le genou ; en effet, d'une part le moignon forme en arrière une saillie difficile à dissimuler ; d'autre part, le membre artificiel est lourd, difficile à manier et permet beaucoup moins bien la marche qu'un simple pilon.

En cas d'amputation au tiers inférieur ou même au tiers moyen, le point d'appui de l'appareil peut être pris sur l'extrémité inférieure du moignon, les tubérosités du tibia, le bord inférieur de la rotule et la cuisse, le membre restant dans la position normale : dans ces conditions, une jambe artificielle est beaucoup plus pratique que précédemment, car, d'une part, il n'y a aucune saillie anormale, d'autre part, le moignon suffisamment long permet au malade de diriger et de mouvoir le membre artificiel sans trop de fatigue. Avec un appareil léger et bien appliqué, la plupart des malades arrivent à marcher presque sans claudication, mais presque toujours la marche est plus fatigante qu'avec un simple pilon.   *PIQUAND.*

JAMBE (FRACTURES). — Les deux os de la jambe peuvent être fracturés séparément, ou simultanément. La fracture peut siéger à l'une des deux extrémités, ou à la diaphyse. Nous insisterons particulièrement sur les *fractures de jambe* proprement dites ou fractures des deux os au 1/3 moyen, et sur les *fractures du péroné* (fracture bimalléolaire et fracture de Dupuytren); les *fractures isolées du tibia* sont plus rares.

I. — FRACTURES DU CORPS DES DEUX OS. — **Fractures de jambe proprement dites.** — Ce sont les fractures les plus fréquentes de la région; elles sont rares chez l'enfant et le vieillard, habituelles chez l'adulte, chez l'homme exposé aux traumatismes. Les unes sont *directes*, résultant d'un choc violent, coup de bâton, coup de pied de cheval, ou d'une pression considérable, passage d'une roue de voiture; l'os se brise au lieu du traumatisme, mais il peut aussi se fracturer à distance, surtout s'il porte à faux; la fracture siège alors au point faible du tibia comme dans les fractures *indirectes*. Celles-ci résultent parfois d'un mouvement de torsion, le pied étant retenu immobile, tandis que le reste du corps subit un mouvement de rotation; le plus souvent dans ce cas on a une fracture bimalléolaire avec diastasis ; mais, si le cou-de-pied résiste, c'est la jambe qui se brise. La fracture indirecte résulte en général d'une flexion exagérée de l'os; ainsi, quand le membre est pris entre les deux barreaux d'une échelle, et que l'extrémité supérieure de la jambe est entraînée par la chute du corps. Elle peut être due à la chute d'un lieu élevé, qui exagère, semble-t-il, la courbure normale du tibia. Le tibia peut être seul brisé, mais la faible attelle naturelle que lui constitue le péroné se fracture quand le blessé cherche à se relever.

Lésions. — Variable dans la majorité des fractures par écrasement, le *siège* des fractures indirectes est le plus fréquemment localisé au 1/3 inférieur du tibia, tandis que le péroné se brise à un niveau généralement *supérieur*, auquel conduit l'obliquité du trait de fracture du premier os. Ce siège d'élection est dû au changement de forme du tibia dont le corps est triangulaire à la coupe, tandis que l'extrémité inférieure est quadrangulaire; il y a un point faible au lieu de transition, d'autant que la structure de l'os montre un changement de direction des travées du tissu spongieux, dirigées pour supporter le maximum d'effort. Le *trait de fracture* peut être transversal; il est plus souvent oblique de haut en bas, d'arrière en avant et de dehors en dedans. Le fragment tibial supérieur est taillé en bec de flûte dont la pointe menace l'unique couche de peau qui le sépare de l'extérieur, tandis que le fragment inférieur remonte dans la masse musculaire du mollet; de plus le fragment inférieur est déplacé en arrière et tourné en rotation externe. — Il existe enfin une variété toute particulière de fracture, caractérisée par un trait en pas de vis, hélicoïdal, spiroïde, et par une fissure du fragment tibial inférieur : le fragment supérieur est taillé très obliquement en avant et en dedans de manière à prendre la forme d'un V à pointe inférieure, tandis qu'en arrière il forme un V à pointe supérieure ; le fragment inférieur taillé en sens opposé, reçoit et maintient le fragment supérieur. Cette fracture est souvent consécutive à un mouvement de torsion ; la pointe du fragment inférieur fait effort dans l'encoche où elle est reçue et tend à écarter ses lèvres, d'où la fissure du fragment inférieur : celle-ci part en avant de la pointe inférieure du V qui forme encoche, descend en contournant la face interne du tibia, arrive à la face postérieure de l'extrémité inférieure de l'os, pénètre dans l'article et remonte, puis se perd en avant (fig. 271 et 272).

Dans certains cas, en particulier dans les fractures directes, il peut y avoir écrasement de l'os, fragment intermédiaire et esquilles.

Symptômes et **Diagnostic.** — Ces fractures sont faciles à reconnaître ; la mobilité anormale, l'impotence fonctionnelle, la crépitation, la douleur exquise au point fracturé, quand on longe progressivement avec le doigt la crête du tibia, suffisent à faire reconnaître une fracture *sans déplacement*, variété habituelle dans les cas de trait transversal, quand le traumatisme n'a point été violent, enfin quand le péroné est intact. On reconnaîtra l'état du péroné, en explorant la face externe de la jambe. — Quand il y a déplacement, le gonflement, la contusion, l'ecchymose sont toujours fort marqués ; un œdème de toute la région gêne la palpation. Mais la déformation est alors caractéristique ; au niveau de la crête

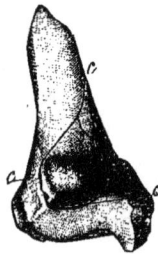
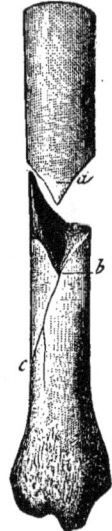

Fig. 271.   Fig. 272.

Fig. 271. — Fissure pénétrant dans l'articulation.

Fig. 272. — Fracture en V du tibia. *a*, V au fragment supérieur ; *b*, fragment inférieur à V ouvert en haut ; de son sommet part une fêlure en spirale qui contourne le tibia et pénètre dans l'articulation.

(Ricard et Demoulin, in *Traité de Chirurgie*).

tibiale la pointe du fragment supérieur fait une saillie antéro-interne, soulève des téguments souvent amincis, violacés et prêts à s'ulcérer et à faire de la fracture une fracture compliquée. La jambe est raccourcie et son volume contraste avec le membre sain ; la pointe du pied est renversée en dehors, et le pied est en extension.

Les *phlyctènes* sont très fréquentes et constituent un bon élément de diagnostic ; elles siègent sur la face antéro-interne du tibia, prédominant autour du foyer de fracture, quelquefois sur le mollet ; apparaissant dès le deuxième jour, elles se réunissent les unes aux autres et constituent de larges bulles remplies d'un liquide séreux, roussâtre, brun foncé suivant leur ancienneté ; l'épiderme mince, qui les recouvre, se déchire au moindre traumatisme, et la phlyctène peut être le point de départ d'une lymphangite, d'un érysipèle, si la région n'a point été aseptisée.

Pronostic. — Cette fracture est sujette aux nombreuses *complications* des fractures des os de la jambe, que nous étudierons plus loin. De plus, elle est fréquemment compliquée d'*ouverture de la peau* par la pointe du fragment supérieur ; la perforation ayant pu se faire au moment du traumatisme, ou les jours suivants à la suite d'un mouvement intempestif du blessé, ou dans l'appareil, quand la réduction n'est point parfaite ; la gravité de cette complication tient à l'état de septicité de la peau, état qui peut être prévenu, dans les cas d'ouverture secondaire, par un pansement approprié.

Enfin dans les fractures en V, avec fissure du fragment inférieur, fissure qu'on reconnaîtra à la douleur localisée se prolongeant jusqu'au cou-de-pied, à l'épanchement séro-sanguin de l'articulation tibio-tarsienne, des phénomènes d'*arthrite*, de raideur articulaire et d'ankylose consécutifs, peuvent rendre précaire le retour aux fonctions du membre.

La *guérison* survient en 40 jours dans les fractures transversales sans déplacement de l'adulte ; en deux mois, et avec souvent un léger raccourcissement, dans les fractures obliques, difficiles à réduire et à maintenir. Un mois de convalescence est nécessaire pour le rétablissement complet de l'usage du membre.

Traitement. — 1° **Relèvement du blessé.** Il faut agir avec prudence, lenteur et soin ; un aide saisira et maintiendra le membre blessé, car deux choses sont à éviter : la fracture du péroné, si cet os est intact, et la perforation secondaire de la peau par le fragment pointu. Avant toute réduction et contention, on aura soin de percer les phlyctènes, d'aseptiser la peau, de toucher à la teinture d'iode les éraflures, pour éviter toute lymphangite sous l'appareil.

2° **Réduction.** — Dans les fractures transversales sans déplacement, il est inutile de réduire si la *radiographie*, systématiquement pratiquée pour toute fracture, et cela dans deux positions, le membre vu de face et de profil, montre une concordance parfaite et un engrènement des surfaces osseuses ; l'application immédiate d'un appareil plâtré est seule de mise ; ce sont les cas favorables. Dans les fractures obliques avec déplacement la réduction est difficile ; elle doit être faite par des tractions sur le membre en extension. L'aide fait la contre-extension en maintenant le genou ; le chirurgien se place au bout du pied, saisit de sa main gauche l'extrémité postérieure du talon, de sa main droite le pied, pouce sous la plante, doigts sur le dos, et tire à lui en se guidant sur la crête du tibia qui, rectiligne, doit se prolonger à l'œil sur le deuxième orteil, le pied étant à angle droit sur la jambe, le bord interne relevé, l'axe antéro-postérieur tombant verticalement sur le plan du lit (position indiquée dans les fig. 6 et 12). Souvent le chloroforme est nécessaire pour vaincre la contracture musculaire. L'anesthésie générale a toutefois un inconvénient : chez les alcooliques, les nerveux, la période d'excitation fait faire au blessé des mouvements intempestifs qui augmentent les lésions et entraînent, si on n'y prend garde, la perforation secondaire de la peau ; aussi un aide spécial doit se consacrer au maintien solide du membre fracturé. On a proposé récemment de remplacer l'anesthésie générale par l'anesthésie locale. Après asepsie *parfaite* des téguments, on injecte en plein foyer, et sur la périphérie des extrémités osseuses fracturées. trois à six centigrammes de stovaïne en solution à 1 pour 200. Du fait de l'anesthésie des fragments, la contracture cesse et la réduction se fait sans douleur. Dans les fractures obliques de jambe, on voit souvent, aussitôt qu'on abandonne la réduction, le déplacement se reproduire, en sorte que si la réduction est difficile, la contention l'est plus encore; aussi plusieurs appareils cherchent à la réaliser.

5° **Contention**. — Nous décrirons l'appareil de Scultet, l'appareil plâtré simple, l'appareil de marche de Reclus et l'appareil à traction continue de Hennequin.

A) *Appareil de Scultet*. — Il rend de grands services : son avantage est de permettre une surveillance incessante du foyer de fracture et de modifier la compression; il s'adapte au changement de volume d'un membre qui présente toujours les premiers jours un gonflement marqué. Dans les fractures obliques à déplacement

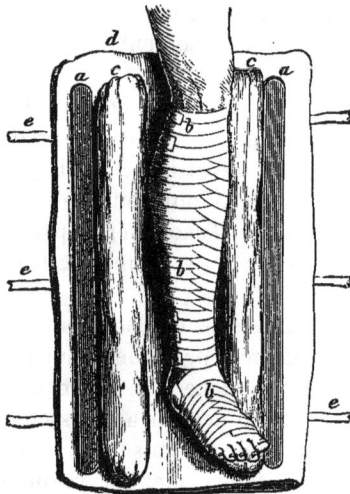

Fig. 273. — Appareil de Scultet.   Fig. 274. — Appareil de Scultet.

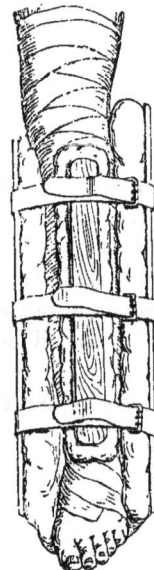

difficile à corriger et à réduction difficile à maintenir, il est excellent, *combiné à la traction continue sur le pied*; il remplace avantageusement l'appareil de Hennequin, d'un prix très élevé.

Il se compose d'une double série de bandelettes qui entourent circulairement la jambe et le pied en se recouvrant les unes les autres comme les tuiles d'un toit (*b* fig. 273); on a avantage à imbiber d'eau alcoolisée ou d'alcool camphré la deuxième couche de bandelettes; pour rendre la coaptation plus exacte, on applique les bandelettes les unes après les autres en commençant par le pied. Ces bandelettes sont préparées à l'avance sur le drap fanon, on glisse l'appareil sous la jambe et on enroule chaque bandelette l'une après l'autre, de telle sorte qu'elles soient imbriquées. Quand on peut faire l'extension continue en même temps, on commence par appliquer les bandes de diachylon sur le segment de membre sous-jacent à la fracture [V. FÉMUR (FRACTURES)], et sur elles on applique les bandelettes. Sur la jambe entourée des bandelettes, on dispose longitudinalement des attelles (*a*) et des coussins (*c*), les premiers pour immobiliser le membre, les seconds pour exercer les pressions nécessitées par les chevauchements des saillies osseuses ; les attelles sont maintenues par un drap-fanon (*d*) ficelé sur la jambe par des courroies (*e*). L'appareil doit être préparé à l'avance ; on pose le membre sur les bandelettes étalées, puis on commence à les enrouler en allant de bas en haut ; on dispose ensuite les attelles garnies d'ouate et les coussins ; on rabat par-dessus le drap-fanon et on en noue les courroies qui maintiennent le tout (fig. 273 et 274).

B) *Gouttière plâtrée simple.* — Elle est de mise dans toutes les fractures non déplacées ou faciles à réduire et à maintenir. La tarlatane empesée doit être pliée en 14 et 16 feuillets suivant la puissance musculaire du blessé ; elle doit être toujours taillée un peu plus grande que ce que l'on veut obtenir, étant donnée la rétraction qu'elle subit après imbibition par le plâtre. La gouttière doit remonter jusqu'au 1/3 moyen de la cuisse, pour immobiliser le genou ; en avant elle doit laisser la crête du tibia libre. En bas elle est plus étroite qu'en haut ; on l'y divise en trois bandelettes

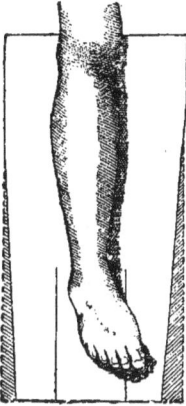

Fig. 275. — Patron de la gouttière d'Hergott.

longitudinales qui partent du niveau du talon (au bord supérieur du calcanéum) et sont d'une longueur égale à celle de la plante du pied (fig. 275). La bandelette médiane est relevée contre la plante ; les deux bandelettes latérales, dont le plan est perpendiculaire à la première quand la gouttière entoure la jambe, se croisent sous la précédente, et leurs extrémités s'enroulent sur le bord opposé du

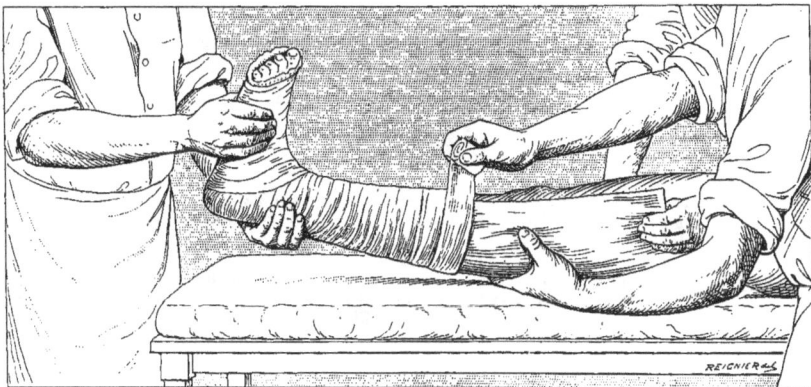

Fig. 276. — Application de la gouttière plâtrée.

pied. Le pied doit être à *angle droit* sur la jambe plutôt à angle aigu qu'à angle obtus ; le bord interne du pied doit être relevé (fig. 276).

En raison de la diminution du gonflement, il est souvent utile de refaire l'appareil au bout de huit jours..

C) *Appareil de marche de Reclus.* — Il a l'avantage de permettre au blessé de vaquer à ses occupations, et d'éviter les raideurs articulaires du genou, mais il ne doit être appliqué que dans les fractures faciles à contenir, c'est-à-dire dans les fractures transversales engrenées. Il se compose d'une gouttière plâtrée peu épaisse, qui remonte jusqu'au-dessous du pli du jarret, de manière à permettre la flexion de cette articulation, et d'une tige

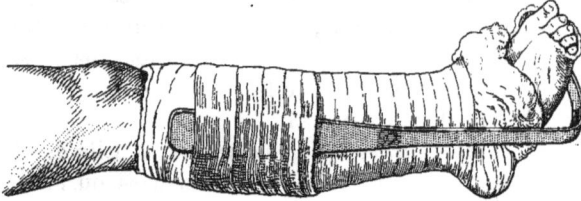

Fig. 277. — Appareil de marche.

de fer recourbée en U, dont les deux branches s'appliquent par leur extrémité, sur les côtés de la gouttière à son 1/3 supérieur; elles longent le côté correspondant de la jambe séparées par un léger intervalle du reste de la

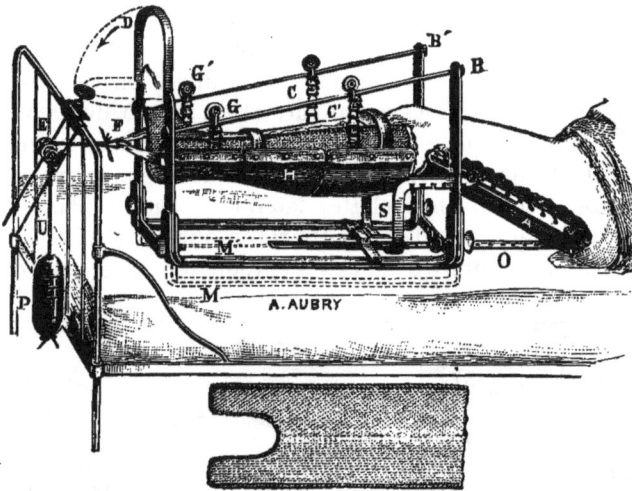

Fig. 278. — H, hamac jambier formé de trois lacs mobiles. — A, hamac crural facilitant la contre-extension et donnant à la cuisse l'inclinaison voulue au moyen du guide O percé de trous. — S, supports à coulisse et à crémaillère du hamac crural. — GG, galets mobiles armés de chape à points d'arrêt roulant sur tringles formant plan incliné. — CC, Chaînettes en échelle pour élever. incliner la jambe dans toutes les positions désirées. — MM, cadre rectangulaire à base mobile M dans le sens vertical afin de pouvoir rectifier le plan du lit. — D, cerceau articulé pour protéger le pied. — P, poids cylindro-conique composé de disques s'emboîtant, de 1 kilogramme et 500 grammes. — E, étrier fixé à la guêtre plâtrée et donnant attache à la corde qui supporte le poids. — Sous l'appareil est représenté un modèle de gouttière plâtrée.

gouttière, et s'unissent en anse sous la voûte plantaire recouverte par la gouttière plâtrée, à une distance de 5 travers de doigt; c'est sur cette anse que le blessé s'appuie et marche; l'extrémité supérieure élargie des branches est maintenue sur la gouttière par quelques tours de bandes plâtrées (fig. 277). En résumé, la gouttière maintient la fracture et sert de point d'appui par son 1/3 supérieur seulement à la tige de fer qui sert à la marche.

D) *Appareil à traction continue de Hennequin*. — Il est utilisé dans les fractures difficiles à maintenir réduites; la traction continue s'oppose au chevauchement mieux qu'un appareil plâtré souvent difficile à appliquer exactement.

Il se compose d'un hamac mobile qui reçoit la jambe, d'un support qui fait la contre-extension sur la face inférieure de la cuisse, et d'une bottine plâtrée destinée à servir de point d'appui à l'appareil d'extension. Une gouttière plâtrée allant du pli du jarret aux malléoles maintient la fracture; elle se prolonge de chaque côté du pied sous forme de deux petites attelles destinées à maintenir une bonne direction (fig. 278).

4° **Traitement sanglant.** — Certaines fractures ne peuvent être réduites, soit qu'il y ait embrochement musculaire, soit qu'une esquille s'interpose aux fragments. Il faut alors recourir à l'**intervention sanglante** et libérer les fragments : on ampute les extrémités pointues, on enlève les esquilles libres, on régularise les saillies osseuses, et on pratique la suture métallique. Le traitement se termine par la mise en place d'une simple gouttière plâtrée immédiatement après l'intervention. C'est le traitement rationnel des fractures **ouvertes** dont la désinfection d'**urgence** sous **anesthésie générale** est le premier temps indispensable.

II. — FRACTURES DE L'EXTRÉMITÉ SUPÉRIEURE.

1° **Fracture des deux os au-dessous de la tubérosité antérieure du tibia.** — Elles sont *rares*; tantôt directes, dues à un traumatisme violent, tantôt indirectes, résultant de la pression combinée à l'arrachement des extrémités osseuses. Elles se voient surtout à l'âge adulte.

Le *trait de fracture* du tibia peut être transversal ou oblique, le plus souvent oblique en bas et en avant, et légèrement en dehors; celui du péroné continue la direction de celui du tibia. Dans les cas de plaies par balle, les fissures et les esquilles sont fréquentes. *Le déplacement* le plus habituel est la saillie en avant du fragment supérieur, attiré en extension par le tendon rotulien; le fragment inférieur au contraire fait saillie dans la masse musculaire du mollet et peut blesser les nombreuses branches de division des vaisseaux du creux poplité.

Ce qui frappe dans cette fracture c'est l'énorme *gonflement* du 1/3 supérieur de la jambe; l'épanchement sanguin, qu'expliquent les blessures vasculaires plus haut signalées et la vascularisation abondante de l'épiphyse supérieure du tibia, distend les téguments, et la *gangrène* en est la complication la plus redoutable.

Le *diagnostic* est facile par tous les signes de fracture, crépitation, douleur localisée, impotence fonctionnelle, mobilité anormale; on aura bien soin de préciser le siège exact de ces signes pour éviter la confusion avec l'entorse et la luxation en arrière du genou, et les fractures du tibia plus haut situées, lesquelles retentissent sur l'articulation.

Le *pronostic* est rendu sérieux par la fréquence des pseudarthroses et par la lenteur de la consolidation, sans parler de la gangrène déjà signalée. Il faut compter avec quatre mois au moins d'immobilisation, d'où facilité de raideur du genou quand le blessé reprend l'usage de son membre.

Le *traitement* consiste dans la réduction et la contention au moyen de l'appareil de Scultet, combiné à l'extension continue.

2° **Fracture de l'extrémité supérieure du tibia.** — Les fractures *complètes* siègent immédiatement au-dessus de la tubérosité antérieure de l'os, et n'intéressent point le péroné; elles sont surtout fréquentes dans l'âge mûr et la vieillesse, car les mouvements d'arrachement et de torsion qui les amènent entraînent plutôt l'entorse grave du genou chez les adultes sains.

La fracture peut être sous-condylienne ou inter-condylienne; quelquefois elle sépare simplement le plateau tibial; ou bien elle est cunéiforme et le fragment épiphysaire se termine en pointe saillante sur la crête tibiale. — La jambe est en totalité portée en arrière, et avec le signe de la dépression sous-rotulienne, on pourrait penser à une luxation en arrière du tibia; mais l'ecchymose est très étendue, le gonflement énorme, [les phlyctènes fréquentes. Le retentissement articulaire est plus marqué que dans les fractures précédentes, et il faut poser le diagnostic avec l'entorse du genou, la fracture de la rotule et la fracture des condyles du fémur (v. c. m.). — C'est une fracture qui expose aux mêmes complications que la fracture sous-tubérositaire. Le même traitement lui est applicable; on aura souvent à ponctionner l'articulation pour lutter contre l'hémarthrose; dans quelques cas graves, l'intervention sanglante, l'ablation des esquilles, la régularisation du foyer de fracture sont nécessaires.

5° **Fracture d'un des condyles du tibia.** — C'est une fracture extrêmement rare, presque toujours de cause directe. Aussi le trait est-il irrégulier. Ses signes rappellent ceux de la fracture totale de l'extrémité supérieure de l'os, mais les signes propres en sont localisés à un côté, plus souvent en dedans qu'en dehors. Il se produit quelquefois une déviation latérale de la jambe du côté atteint, qui donnera, si elle n'est réduite, un genu valgum ou varum traumatique. Le gonflement est moins considérable que dans la fracture sous-tubérositaire, mais l'hémarthrose est toujours très marquée.

La raideur et l'ankylose sont surtout à craindre; aussi le traitement doit-il les viser avant tout. Après ponction de l'articulation et compression, on prescrit le repos pendant une huitaine de jours, puis on commencera régulièrement les séances de massage et de mobilisation, en laissant la jambe tantôt en demi-flexion, tantôt en extension dans leur intervalle.

4° **Arrachement de la tubérosité antérieure du tibia.** — Il est dû à une *violente contraction du quadriceps*, soit pour prévenir une chute en arrière, soit dans le cas d'une chute sur la jambe fléchie; cette lésion est la plus rare de la série des accidents qui résultent de l'extension brusque de la jambe : fracture transversale de la rotule, rupture du tendon rotulien, rupture du tendon inférieur du quadriceps, et arrachement de la tubérosité antérieure du tibia. Il se voit chez les hommes *jeunes*, entre 18 et 20 ans, quand le noyau osseux qui forme la tubérosité est encore mal soudé au reste de l'os.

Une douleur violente au moment du traumatisme, avec parfois la sensation de craquement, l'impotence de la jambe qui ne peut plus être étendue sur la cuisse, le gonflement, l'ecchymose, la douleur localisée au point blessé, enfin parfois l'épanchement articulaire en sont les premiers signes.

En saisissant le fragment entre deux doigts, on peut le mobiliser, sentir la crépitation et éviter ainsi l'erreur de diagnostic avec la rupture du tendon rotulien. Le pronostic est bon, et la consolidation obtenue en six semaines ; on obtient la restitution ad integrum des fonctions, si on a soin de bien mettre le fragment en contact avec son point d'implantation sur l'os, et de faire la contention au moyen d'un bandage compressif, dans l'extension de la jambe avec flexion de la cuisse ; par contre, si la soudure se fait en lieu anormal, en un point plus élevé, les fonctions du membre peuvent être compromises, en particulier l'extension. La raideur articulaire sera à surveiller et à traiter par la mobilisation et le massage.

Quand le fragment ne peut être réduit, ou que la contention en est impossible, le plus simple est d'intervenir activement et de pratiquer la *suture* osseuse ou l'*enchevillement* ;

5° **Décollement traumatique de l'épiphyse supérieure du tibia.** — Cette affection se produit avant 20 ou 22 ans, moment où se fait la soudure de l'épiphyse à la diaphyse. Elle est rare, surtout si on la compare à la fréquence du décollement de l'épiphyse inférieure du fémur. Il faut une force assez puissante pour opérer le décollement et qui agisse d'une manière indirecte, par des mouvements de torsion et d'arrachement. Le diagnostic du décollement est difficile et seul le jeune âge des sujets peut mettre sur la voie ; il s'accompagne de phénomènes articulaires, de douleur très haut située et de mobilité anormale. La réduction et l'immobilisation doivent être rigoureuses ; malgré une bonne contention, le pronostic n'en reste pas moins grave à cause des troubles possibles, tardifs, de l'ostéogenèse : arrêt d'ossification et raccourcissement du membre, irrégularité de l'ossification, et déviation de la jambe en varus ou en valgus suivant le côté. — Enfin on peut observer l'ankylose du genou ;

6° **Fracture de l'extrémité supérieure du péroné.** — Les fractures isolées de cette portion de l'os sont dues à l'*arrachement* par une contraction violente du biceps, dans un mouvement de latéralité et d'extension de jambe sur la cuisse. Plus rarement, elles sont dues à un choc direct que rend possible la saillie de la tête de cet os. — Elles se traduisent par une *dépression* à la place où devrait être située l'extrémité supérieure du péroné, et par la présence d'une *tumeur* mobile à la partie externe du creux poplité, tumeur qui s'écarte du péroné et remonte dans l'extension de la jambe sur la cuisse.

Ce qui fait l'intérêt de ces fractures, et assombrit leur pronostic, c'est la fréquence d'une *blessure du nerf sciatique poplité externe* au moment où il contourne le col du péroné ; blessure immédiate par contusion ou élongation au moment du traumatisme, déchirure par un des fragments, enfin enclavement entre eux ; compression ou englobement tardif par le cal, — voilà ses causes. Il y a hyperesthésie sur le trajet du nerf, anesthésie du dos du pied et des orteils, paralysie des fléchisseurs du pied, extenseurs des orteils et péroniers latéraux ; le malade marche en traînant la pointe du pied sur le sol.

Pour *traiter* cette fracture, il peut être dans certains cas suffisant de maintenir la tête du péroné par un bandage, la jambe étant fléchie à angle droit ; mais au moindre signe de blessure du nerf ou dans une fracture difficile à réduire, le traitement de choix est l'intervention sanglante, la libération du sciatique poplité externe, et la suture du fragment au corps de l'os. Pour les fractures anciennes, il faudra libérer le nerf, et réséquer le cal exubérant.

III. — FRACTURES DE L'EXTRÉMITÉ INFÉRIEURE DES DEUX OS. —

Fractures sus-malléolaires. — Ces fractures, moins fréquentes que celles du tiers moyen, sont dues le plus souvent à un mouvement forcé d'adduction du pied (Tillaux). Ce mouvement amène en général un arrachement de la malléole externe (V. FRACTURE DU PÉRONÉ) et, s'il continue, une fracture de la malléole interne, réalisant la fracture bi-malléolaire par adduction ; mais si la malléole externe résiste, et si l'articulation péronéo-tibiale supérieure maintient solidement le péroné, cet os se brise là où il est le plus faible, c'est-à-dire au-dessus des ligaments péronéo-tibiaux inférieurs. Que le mouvement d'adduction du pied continue, l'extrémité inférieure du tibia est arrachée par les ligaments, et la fracture sus-malléolaire des deux os est constituée.

Le trait de fracture peut être *transversal* et siéger immédiatement au-dessus de la surface articulaire du tibia, ou mieux à deux ou trois travers de doigt plus haut. Plus souvent il est *oblique* de haut en bas et d'arrière en avant, de telle sorte que le pied remonte et se porte en arrière par l'action du tendon d'Achille, tandis que le fragment supérieur pointe en avant et que les tendons du dos du pied se tendent sur lui comme une corde sur un chevalet. Il y a parfois *éclatement du fragment inférieur* par le fragment supérieur qui y pénètre en coin ; les désordres articulaires sont alors marqués ; ils sont plus considérables encore s'il y a un véritable *broiement* de l'extrémité inférieure des os de la jambe.

Symptômes. — La fracture oblique en avant se traduit par une déviation caractéristique : l'avant-pied est raccourci ; le talon fait une saillie postérieure, s'accentue et remonte ; la pointe du pied est abaissée, l'axe du tibia tombe sur le milieu du dos du pied. Il y a souvent déviation latérale (fig. 279). — Les mouvements anormaux de latéralité sont très marqués ; le diamètre antéro-postérieur de la région sus-malléolaire est augmenté ; on peut sentir en avant la saillie du fragment supérieur, sur laquelle les tendons forment corde. Les malléoles accompagnent le pied dans son déplacement, ce qui distinguera cette fracture de la *luxation du pied en arrière*.

Dans les fractures avec pénétration, ou broiement, les désordres peuvent être considérables, et le diagnostic plus difficile avec les fractures des malléoles, en particulier avec la *fracture de Dupuytren* (v. c. m.) si la déviation du pied en dehors existe. La crépitation est très marquée, les mouvements anormaux étendus ; le gonflement énorme, l'ecchymose large et précoce, l'hémarthrose importante.

Le **pronostic** de cette dernière variété est particulièrement grave en raison des désordres articulaires et des ankyloses en mauvaise position, qui sont possibles après consolidation osseuse.

Traitement. — La fracture transversale, sans déplacement, relativement bénigne, se traitera par l'appareil de marche, comme les fractures analogues du corps des os de la jambe. Quand il y a déplacement, il faut réduire en fléchissant le genou, pour relâcher les muscles du mollet, et au

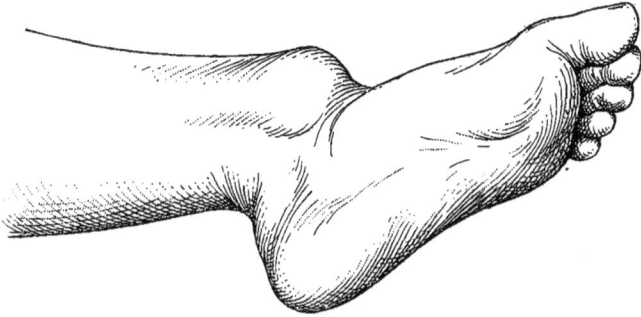

Fig. 279. — Fracture sus-malléolaire.

besoin administrer le chloroforme. Une gouttière plâtrée sera laissée six semaines en place, après quoi on pratiquera activement le massage et la mobilisation de l'articulation.

Complications des fractures de jambe. — Elles sont fréquentes et graves.

1° **Fractures ouvertes.** — L'obliquité du trait de fracture, la situation superficielle du tibia, la violence du traumatisme y prédisposent. Elles ont ici comme partout ailleurs leur gravité en raison de l'infection du foyer de fracture et nécessitent d'urgence, sous anesthésie générale, la *désinfection large de ce foyer*. Comme l'ouverture de la peau peut se faire secondairement par ulcération compressive, même après mise en appareil de la jambe, · on fera bien d'aseptiser la peau au niveau du foyer, et d'interposer entre la gouttière et le membre une compresse aseptique;

2° **Complications vasculaires.** — Des *artères* volumineuses, tibiale antérieure, poplitée, tronc tibio-péronier, peuvent être blessées et donner lieu à la formation d'un anévrisme faux primitif. L'apparition d'une tuméfaction diffuse, fluctuante et pulsatile le fera craindre, et l'examen de la pédieuse ou de la tibiale postérieure derrière les malléoles est à faire. On pratiquera la ligature de la fémorale si la compression seule ne suffit point à provoquer la formation du caillot. En effet, la *gangrène* est à craindre, et elle a souvent nécessité l'amputation du membre.

Les *thromboses* et *embolies veineuses* sont plus fréquentes dans les fractures de jambe que partout ailleurs; les *embolies graisseuses* s'y voient aussi. L'oblitération des veines, l'hémarthrose et le gonflement considérables qui compriment les vaisseaux expliquent les *troubles circulatoires*, l'œdème chronique, les accidents trophiques, qui persistent longtemps après guérison de la fracture. La circulation lymphatique elle-même est troublée; les *kystes lymphatiques* en sont le témoin, siégeant sur la surface interne du tibia, devant la malléole interne, dans le tissu cellulaire sous-cutané, et entourés d'un œdème dur et persistant;

5° Les **retards de consolidation** sont presque de règle dans les fractures de l'extrémité supérieure du tibia en raison de la difficulté de la réduction, de l'épanchement sanguin, de l'interposition musculaire. On peut les traiter par la méthode de Bier : on cherche à obtenir la congestion du foyer de fracture en comprimant le membre avec des bandes au-dessous et au-dessus. Ces retards de consolidation ne font souvent que précéder l'établissement d'une *pseudarthrose* : celle-ci est fréquente dans les fractures obliques avec embrochement des muscles et interposition musculaire. Elle se complique de raccourcissement et de déviation du membre, de déviation du pied, de raideurs et contractures, et réclame une *thérapeutique active* : dégager les extrémités osseuses, réséquer la partie saillante, aviver les fragments et suturer; la consolidation est longue, et le membre doit être mis dans le plâtre.

4° Les *cals vicieux* enfin se voient dans les fractures à grand *déplacement* mal réduites et vicieusement contenues; il y a cal angulaire du tibia, à pointe généralement saillante en avant et en dedans, accompagné de rotation externe du fragment inférieur sur le supérieur et d'incurvation du péroné ou de sub-luxation de la tête de cet os. On les traitera par l'ostéotomie et la résection angulaire disposée en sens opposé au déplacement.

IV. — FRACTURES DE L'EXTRÉMITÉ INFÉRIEURE DU PÉRONÉ, ET FRACTURES BI-MALLÉOLAIRES.

— Nous ne dirons qu'un mot des variétés rares de ces fractures (fracture *marginale*, fracture *bi-malléolaire par adduction*, fracture par *diastasis*), pour décrire particulièrement deux types cliniques bien distincts : la fracture par *arrachement de la malléole externe*, et la fracture de *Dupuytren*.

1° **Fracture de la base de la malléole externe et fracture bi-malléolaire par adduction.** — Le trait de fracture, *transversal*, siège à 3 *centimètres au-dessus du sommet de la malléole externe* ou péronière; il n'y a *pas de déplacement*, et quelquefois même le périoste est intact.

Cette fracture se produit dans un mouvement forcé d'*adduction* du pied : le ligament latéral externe est distendu, tire sur le péroné et le brise; quelquefois le sommet seul de la malléole est arraché, très rarement le ligament cède. En général les lésions se bornent là, mais quand le mouvement d'adduction continue, l'astragale fait effort de dedans en dehors contre la face articulaire de la malléole tibiale qui se brise par pression; on a alors une *fracture bi-malléolaire par adduction*. C'est dans un faux pas, dans une torsion du pied, que cette fracture se produit.

Symptômes et Diagnostic. — Peu de gravité apparente, voilà le point important; souvent le blessé a pu marcher après le traumatisme. Il n'y a *pas de déviation du pied*, la forme du cou-de-pied est conservée; tout se borne à un peu de gonflement autour de la malléole externe, et à une ecchymose localisée à ce niveau. La palpation localisée décèle une douleur limitée exactement au trait de fracture ; quelquefois, en forçant l'adduction, on peut sentir la rainure qui sépare la malléole du reste de l'os. La mobilité anormale, bien que peu marquée, est à peu près constante. Pour la rechercher, on fléchit la cuisse sur le bassin et la jambe sur la cuisse ; l'aide soutient le genou. D'une main on saisit fortement le 1/3 inférieur de la jambe, le pouce appuyant sur le péroné au-dessus du lieu supposé de la fracture ; de l'autre on embrasse la voûte plantaire en ramenant le pouce sur la pointe de la malléole supposée brisée ; en appuyant sur cette pointe on détermine un mouvement de bascule de la malléole, caractéristique de sa fracture.

On complétera l'examen en interrogeant la sensibilité au niveau de la malléole interne. Si elle est fracturée, le cou-de-pied est un peu plus volumineux, l'ecchymose plus étendue, et les mouvements de translation latérale du pied sur la jambe peuvent être recherchés doucement. Mais il n'y a pas de déviation du pied, ou bien elle est à peine marquée ; et la fracture bi-malléolaire par abduction est absolument distincte à ce point de vue, comme pour son pronostic, de la fracture bi-malléolaire par abduction.

Le diagnostic est facile ; cependant l'*entorse grave* peut donner le change. L'entorse a des symptômes plus sérieux en apparence que la fracture simple ou double ; la marche est impossible ; la douleur plus vive, plus diffuse, siège aux points d'insertion des ligaments sur le dos du pied, tandis qu'elle manque à la base de la malléole externe. (Pour le diagnostic avec la fracture marginale, v. plus loin.)

L'*évolution* de cette fracture est généralement *bénigne* et au bout de trois semaines dans la fracture du péroné, au bout d'un mois dans la fracture bi-malléolaire, la consolidation est achevée.

Traitement. — Le *repos* avec une légère compression et le *massage* pendant 15 jours, puis la *mobilisation* pendant 8 jours, suffisent dans les cas simples. S'il y avait une légère déviation, en particulier si la malléole interne est fracturée, l'*appareil de marche de Reclus* est de beaucoup le meilleur traitement à lui opposer (V. plus haut). Les raideurs du cou-de-pied ne sont pas à craindre.

2° **Fracture de Dupuytren et fracture par diastasis.** — La fracture de Dupuytren est une fracture *grave* ; c'est une *fracture bi-malléolaire par abduction*.

Il y a trois fragments (fig. 280).

a) *Fragment péronéen.* — Le trait de fracture siège sur le péroné à 6 ou 8 centimètres au-dessus de la pointe de la malléole externe ; il est oblique de haut en bas, d'arrière en avant, et de dedans en dehors. Le péroné reste en place faisant saillie en avant et en dehors sous les téguments ; le fragment inférieur de cet os se déplace en totalité en arrière, de plus l'extrémité supérieure butte contre le tibia, tandis que la malléole est projetée en dehors.

b) *Fragment malléolaire interne.* — La malléole interne est détachée à sa base, le trait de fracture transversal est au niveau de la face articulaire du tibia ; parfois cependant la pointe seule de l'os est arrachée par le ligament latéral interne; exceptionnellement c'est le ligament qui est déchiré, tandis que la malléole est intacte. Le déplacement se fait en bas et en dehors, la malléole disparaissant sous la surface articulaire du tibia.

c) *Fragment tibial*. — Souvent le bord antérieur de la face péronéenne du tibia est détaché, sous forme d'un fragment triangulaire à pointe supérieure remontant à 3 à 5 centimètres au-dessus de l'interligne articulaire tibioastragalien. Le fragment tibial tient au fragment péronéen par le ligament péronéo-tibial antérieur; il est écarté du tibia et entraîné en dehors et en arrière. Parfois le tibia est intact, et le ligament susdit est déchiré, il y a diastasis péronéo-tibial.

Mécanisme. — Cette fracture se produit dans un mouvement forcé d'*abduction* du pied combiné ou non à la torsion du pied en dehors. Le cas le plus fréquent est réalisé quand le pied est maintenu fixé entre des rails, par exemple et que le corps tombe du côté du membre blessé. Il se produit un arrachement de la malléole interne à la base, à son sommet ou une déchirure du ligament latéral interne; le pied n'étant plus retenu fait effort de dedans en dehors et de bas en haut, par l'intermédiaire du calcanéum sur la face articulaire de la malléole externe; alors tantôt l'articulation

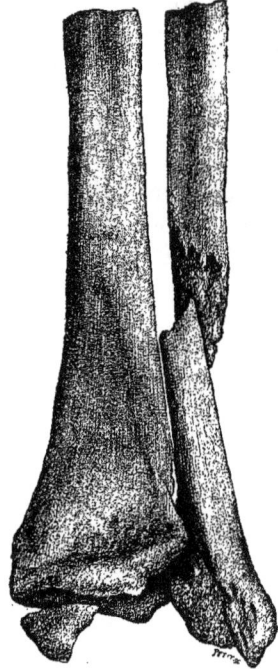

Fig. 280. — Type de la fracture de Dupuytren.

péronéo-tibiale inférieure résiste, l'extrémité inférieure du péroné bascule et la fracture se produit au-dessus des ligaments. c'est-à-dire à 6 ou 8 centimètres de la pointe de la malléole, puis, si le mouvement continue, les liga-

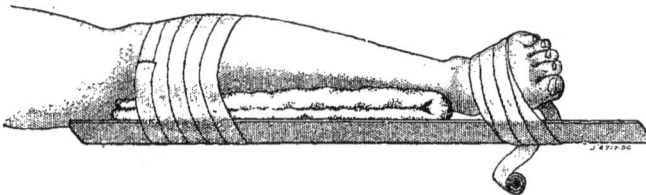

Fig. 281. — Appareil de Dupuytren pour les fractures bi-malléolaires.

ments se déchirent ou bien arrachent le fragment tibial; — tantôt il se produit d'abord un diastasis de l'articulation péronéo-tibiale ou une fracture marginale du tibia, et ensuite le péroné qui n'est plus maintenu se fracture.

Symptômes. — Impotence fonctionnelle absolue, gonflement très marqué, hémarthrose volumineuse, ecchymose étendue, tous signes qu'on peut opposer à la fracture bi-malléolaire par adduction.

La déviation du pied est si caractéristique, que le diagnostic de cette fracture saute aux yeux. En avant, le dos du pied est raccourci, la pointe est abaissée, l'axe du tibia tombe en avant de l'articulation du cou-de-pied. En arrière, le talon est allongé et relevé, le tendon d'Achille forme une courbe exagérée à concavité postérieure et supérieure. En dedans, l'axe du tibia tombe en dedans du bord interne du pied ; le tibia se termine brusquement par un bord net et tranchant qui amincit et menace les téguments ; sous lui le bord interne du pied a fui, on sent difficilement la malléole interne entraînée au dehors et séparée par une rainure de l'extrémité tranchante du tibia. En dehors, les signes sont encore plus marqués ; le pied est transporté en masse de ce côté, il est comme subluxé en arrière et en dehors ; la malléole externe est intacte, mais à 6 ou 8 centimètres au-dessus de sa pointe on voit une dépression *en coup de hache* surmontée de la saillie du fragment supérieur. En bas enfin, la voûte plantaire est effacée, le bord interne du pied est abaissé, le bord externe est relevé, et la plante regarde en dehors.

On pourra accessoirement rechercher les points douloureux aux traits de fracture, interroger l'articulation péronéo-tibiale pour déterminer l'existence du fragment tibial, enfin rechercher la mobilité anormale. Elle est considérable ; le pied peut être facilement ramené en dedans, mais aussitôt abandonné à lui-même, la déviation se reproduit ; on peut, en l'exagérant, rendre plus marqué le coup de hache.

Diagnostic. — Seule la *fracture sus-malléolaire* avec déviation du pied en dehors, et écrasement du fragment tibial pourrait en imposer, mais une étude attentive du lieu de fracture, et l'absence du coup de hache permettront de la différencier.

La **fracture par diastasis** de Maisonneuve se rapproche par plusieurs points de la fracture de Dupuytren ; elle est due principalement au mouvement de *torsion du pied*, la pointe en dehors, le talon en dedans ; les deux malléoles s'écartent l'une de l'autre, les ligaments péronéo-tibiaux se déchirent, il y a diastasis péronéo-tibial, ou bien le ligament antérieur arrache un fragment du tibia comme dans la fracture de Dupuytren ; il y a *divulsion* du cou-de-pied. En dehors des symptômes très marqués de gonflement, d'ecchymose et de douleur localisés à l'interligne péronéo-tibial, c'est le *ballottement astragalien* qui en est le signe capital ; il est plus marqué que dans n'importe quelle autre fracture de la région. On le cherchera en maintenant d'une part l'extrémité inférieure des os de la jambe, en saisissant de l'autre le talon auquel on imprime des mouvements de latéralité ; l'astragale vient heurter successivement chaque malléole, et donne un choc caractéristique, signe différent de la translation en masse du pied avec les malléoles de la fracture de Dupuytren. Mais les lésions de diastasis sont rarement isolées ; souvent il y a fracture du péroné, soit au même niveau que dans le Dupuytren, soit au 1/5 moyen, soit au 1/5 supérieur de l'os ; la fracture du col du péroné devra toujours être recherchée en raison des complications nerveuses qu'elle peut entraîner (v. plus haut). Enfin à la fracture du péroné peut se joindre une fracture de la malléole interne ou une entorse grave, de telle sorte que tous les intermédiaires existent entre les fractures de Maisonneuve et de Dupuytren; seul le mécanisme en est variable.

Pronostic. — Le pronostic est sérieux, surtout dans la fracture de Dupuytren,

Les lésions des parties molles sont très marquées, rupture des fibres musculaires et des tissus aponévrotiques péri-articulaires, tiraillement et déviation des tendons, mais surtout ulcération de la peau; c'est une fracture souvent *compliquée*, l'extrémité inférieure tranchante du tibia coupant la peau au moment du traumatisme, sur la face interne du cou-de-pied, ou l'ulcérant dans la suite. L'infection qui peut en résulter est d'autant plus grave que c'est une articulation traumatisée qui est ouverte.

L'*atrophie musculaire* est considérable et rapide, et le pronostic futur au point de vue de la fonction du membre en est précaire, d'autant que les lésions intra-articulaires sont lentes à disparaître, que l'arthrite laisse après elle des *raideurs* et des *ankyloses* difficiles à traiter et à guérir.

Enfin le cal est souvent insuffisant, fibreux, et les *déviations secondaires en valgus*, même après une réduction bonne en apparence, même après une consolidation qui semble parfaite, se produisent quelque temps après que le malade a posé le pied à terre et a essayé de marcher. Le cal est fibreux, car la fracture malléolaire interne est intra-articulaire, le fragment est petit, difficile à maintenir en place, mal nourri; les muscles atrophiés se rétractent, aussi bien les muscles postérieurs que les péroniers latéraux; enfin les troubles trophiques réflexes si marqués sur les muscles atteignent aussi probablement les ligaments et les os qui deviennent insuffisants à la statique d'une articulation supportant le poids du corps.

Traitement. — La *correction de la déviation est facile; la contention en est toujours difficile.*

La réduction se fait en portant le pied en dedans et en avant, et en abaissant le bord externe; il est inutile de tirer sur le pied, car l'astragale autour duquel on le fera pivoter prend point d'appui sur la surface tibiale. Le chloroforme ou l'anesthésie locale péri-osseuse et intra-articulaire rendront de grands services pour lutter contre la contraction musculaire. — En cas d'irréductibilité, par fragment osseux interposé, on recourra à l'*intervention sanglante.*

L'*attelle interne de Dupuytren* (fig. 11) a rendu des services et pourrait encore servir si l'on ne pouvait se procurer du plâtre pour construire un appareil; mais si elle réduit le valgus, elle n'agit point sur la subluxation du pied en arrière, et perd ainsi ses bons effets. Elle se compose d'une planchette rigide qui en haut atteint le genou, en bas dépasse le bord du pied; on l'applique sur la face interne de la jambe en interposant un coussin dur *au-dessus* de l'extrémité inférieure du tibia; des bandes circulaires la maintiennent à la moitié supérieure de la jambe. Ainsi placée, et la réduction étant faite, on fixe le pied contre la partie de l'attelle qui dépasse le coussin, en le ramenant en dedans au moyen de bandes de toile enchevêtrées. L'appareil se déplace facilement, et doit être surveillé.

L'*appareil plâtré* (les appareils de marche doivent être proscrits) est le traitement de choix. Il doit être renforcé en arrière et en dehors, pour s'opposer à la reproduction de la déviation. On le taillera comme il est indiqué aux « fractures de jambe ». Il faut avoir grand soin que le pied soit porté en avant, que le pied soit à angle droit, presque à angle aigu sur la jambe, que l'axe du tibia tombe sur le milieu du cou-de-pied, que la crête tibiale se trouve dans le prolongement du 2e orteil, enfin que le bord interne du pied soit très fortement relevé et le bord externe abaissé. Pour ce faire, l'aide se tient au bout du lit, devant la plante; de la main gauche il embrasse la face postérieure du 1/3 inférieur de la jambe, de la main droite il saisit à pleine main le pied, pouce sur le bord gauche (par rapport à l'aide) doigts sur le dos; il tire sur le pied, le porte en avant, le met en angle droit, relève le bord interne et de l'œil cherche le prolongement de la crête tibiale sur le 2e orteil. Pendant que la gouttière est appliquée, il lâche alternativement l'une et l'autre main; il réduit à nouveau en saisis-

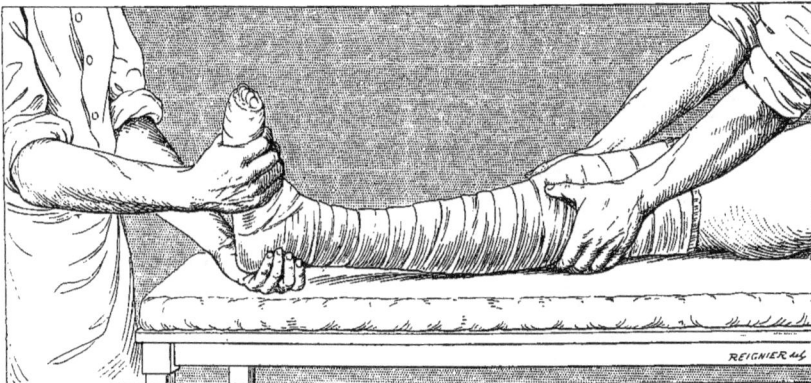

Fig. 282. — Gouttière plâtrée de jambe. Maintien de la réduction jusqu'à dessication complète.

sant le pâtre, pendant qu'on applique les bandes; le plâtre est glissant, mais les bandes offrent un solide point d'appui; elle ont laissé les orteils à découvert. L'appareil fini, l'aide rétablit la position et reste immobile jusqu'à entière dessiccation (fig. 276 et 282). Une *radiographie* sous le plâtre permettra de vérifier l'exactitude de la réduction. L'appareil plâtré doit être laissé au minimum 40 jours en place, après quoi on commencera le massage et la mobilisation. La marche ne doit être reprise que progressivement, le pied étant maintenu par une semelle surélevée en dedans et un contrefort externe.

Les *déviations consécutives en valgus* ne peuvent se traiter que par l'opération sanglante; la résection, l'ostéotomie, la reproduction de la fracture avec enchevillement, ont été tentées avec divers succès. Le traitement sera toujours long et les fonctions du membre resteront précaires.

5° **Fracture marginale antérieure de la malléole externe**. — C'est une lésion rare, qui se produit dans un mouvement complexe d'adduction, de rotation interne du pied et d'extension; le ligament péronéo-astragalien antérieur arrache la moitié antérieure de la malléole externe.

Le *trait de fracture* naît en haut immédiatement au-dessus de l'insertion du ligament péronéo-tibial antérieur, descend verticalement à l'union du

1/3 antérieur et du 1/3 moyen de la malléole péronière, et aboutit au sommet de l'os, en arrière de l'insertion du ligament péronéo-calcanéen.

La douleur est vive, le gonflement et l'ecchymose *se limitent à la malléole*, sans atteindre le bord externe du pied; ils apparaissent *dès le 2e jour*. La douleur dessine le trait de fracture, et à la palpation la malléole paraît légèrement élargie si on la compare au côté sain. Le *diagnostic* est facile, et l'entorse du cou-de-pied et la fracture de la base de la malléole externe sont aisées à distinguer. Seule l'entorse tibio-péronière doit être soigneusement éliminée par la recherche exacte du point douloureux.

C'est une fracture *bénigne*, qui se traite par le simple repos pendant 8 à 10 jours, le massage et la mobilisation.   *AMÉDÉE BAUMGARTNER*.

JOUES (AFFECTIONS CHIRURGICALES). — La plupart des maladies chirurgicales de la joue n'offrent pas d'intérêt spécial. Les *plaies* y sont assez rares et la seule particularité qu'elles présentent est la possibilité de la blessure du canal de Sténon, qui laisse parfois après elle une *fistule salivaire* (v. c. m.).

Les petits *ganglions géniens*, inconstants, mais fréquents, qu'on trouve au-devant du masséter, le long des vaisseaux faciaux, sont quelquefois le siège d'*adénites aiguës* ou *chroniques* (tuberculeuse, syphilitique ou cancéreuse), dont la porte d'entrée est au niveau de la joue, du nez, des lèvres, et surtout des dents et des gencives; les caractères cliniques de ces *adénites géniennes* sont les mêmes que partout ailleurs; il faut connaître leur existence pour éviter de confondre l'adéno-phlegmon avec une fluxion dentaire et l'adénite chronique avec un kyste sébacé ou quelque autre tumeur bénigne.

Les *tumeurs* de la joue sont assez variées. Les plus fréquentes sont le *cancroïde cutané*, les *kystes sébacés* et les *angiomes*, qui présentent d'ailleurs ici leur aspect habituel. A titre de raretés, il faut signaler les *lipomes* et les *sarcomes* développés dans l'épaisseur même de la joue, aux dépens de la boule graisseuse de Bichat, et les néoplasmes provenant du prolongement antérieur de la parotide (adénome, tumeur mixte, épithéliome), lesquels ne diffèrent que par leur siège des tumeurs proprement dites de cette glande.

Enfin la muqueuse qui revêt la face interne de la joue peut être le siège d'un *épithéliome pavimenteux*, analogue à celui du reste de la bouche, et qui, relativement fréquent, mérite une courte description.
                                                         CH. LENORMANT.

JOUE (CANCER). — Il ne s'agit ici que du cancer de la muqueuse; le cancroïde cutané, je l'ai dit, ne doit à son siège jugal rien de particulier.

Étiologie. — L'*âge* et le *sexe* ont la même influence que pour les autres cancers de la bouche : l'homme est atteint dans la proportion de 11 fois sur 12 (Morestin), surtout de 40 à 60 ans.

Comme à la langue, on a incriminé, à juste titre, les lésions dentaires et la leucoplasie, peut-être aussi le tabac, agissant comme cause de leucoplasie.

Lésions. — Le *siège d'élection* du cancer est le cul-de-sac gingivo-génien inférieur (Morestin); plus rarement il débute au niveau de la ligne interdentaire; jamais il n'envahit le cul-de-sac gingivo-génien supérieur.

Le néoplasme remonte peu vers la partie supérieure de la joue, mais il envahit rapidement, en dedans, la gencive et le maxillaire inférieur, en dehors, toute l'épaisseur de la joue jusqu'à la peau, aboutissant parfois à la *perforation* complète.

Les *ganglions* sous-maxillaires, puis ceux de la fosse ptérygoïdienne (Partsch) sont précocement envahis.

Symptômes. — Le début est souvent latent, et les malades qui ne souffrent guère, ou même pas du tout, ne viennent consulter que quand l'envahissement de la mâchoire les a rendus inopérables (Morestin).

L'intégrité du plancher buccal, la conservation d'une bande de muqueuse saine au niveau du cul-de-sac gingivo-génien supérieur, permettent à la phonation, à la mastication et à la déglutition de rester d'abord possibles.

Plus tard, la joue devient entièrement rigide et le malade ne peut plus ouvrir la bouche ; les phénomènes inflammatoires (abcès, périostite du maxillaire, érysipèle), qui sont fréquents au voisinage du néoplasme (Morestin), et les compressions nerveuses par les ganglions ptérygoïdiens envahis expliquent la violence des douleurs.

L'alimentation est alors impossible, le cancer ulcéré empoisonne le malade et la cachexie ne tarde pas à arriver. La perforation de la joue, avec l'écoulement continuel de salive qui en résulte, est l'indice d'une fin prochaine.

L'*examen local* par la vue et par le toucher est quelquefois difficile, en raison de la constriction des mâchoires. Il révèle l'existence d'une tumeur dure, ligneuse, ulcérée et saignante, présentant les mêmes caractères que les autres cancers de la bouche. Plus tard, la joue tout entière est transformée en une masse rigide, adhérente au squelette, recouverte d'une peau violacée, prête à s'ulcérer elle-même.

Les *ganglions sous-maxillaires* sont indurés et présentent parfois des poussées aiguës infectieuses, analogues à celles qui sont décrites dans l'adénopathie du cancer de la langue (v. c. m.).

Le *diagnostic* est toujours facile, car on n'observe guère d'ulcérations de la muqueuse de la joue en dehors du cancer : la tuberculose y est exceptionnelle, et je ne crois pas qu'on y ait jamais rencontré d'ulcération gommeuse.

Pronostic. — Il est extrêmement grave. La mort est fatale et survient rapidement.

La chirurgie n'améliore guère ce pronostic : plus de la moitié des malades sont inopérables lorsqu'ils viennent consulter (Morestin) et, sauf une survie de 3 ans dans un cas de Peyrot, toutes les opérations publiées ont été suivies de récidive dans le cours de la première année.

Traitement. — Lorsque l'ablation complète du mal est possible, il faut cependant la tenter. L'opération est toujours complexe et il faut parfois réséquer une partie du maxillaire. La brèche laissée par cette large exérèse sera comblée par une autoplastie à double plan de lambeaux (génoplastie).

La gravité immédiate de ces opérations est considérable et leurs résultats éloignés, je l'ai dit, ne sont pas en rapport avec les efforts du chirurgien.

CH. LENORMANT.

JUJUBES. — Fruits du *Zisyphus vulgaris* (Rhamnées), arbre cultivé dans toute la région méditerranéenne : béchique employé en infusion ou en pâte.

E. F.

JUMEAUX. — V. Grossesse gémellaire.

K

KALA-AZAR. — Le kala-azar est une maladie parasitaire à caractère chronique, se manifestant par une fièvre irrégulière, de l'hypersplénie, souvent de l'hypertrophie hépatique : ces phénomènes s'accompagnent d'anémie et d'amaigrissement.

Répartition géographique. — Le kala-azar se rencontre dans les Indes, surtout dans l'Inde orientale, à Ceylan, en Chine, en Arabie. On le retrouve en Égypte, en Tunisie, en Algérie.

Étiologie. — Cette affection est causée par la présence dans le sang et dans les viscères d'un parasite spécial découvert par Leishman. On le perçoit surtout dans les cellules endothéliales des vaisseaux et des lymphatiques. Dans le sang, il est le plus souvent inclus dans les leucocytes polynucléaires et grands mononucléaires. La rate, le foie, le poumon, la moelle osseuse, les ganglions mésentériques, les ulcères de la peau le contiennent en abondance.

Le parasite spécifique (*corpuscule de Leishman*) est un organisme ovoïde de 2 à 4 μ de diamètre, présentant à l'intérieur du protoplasma un noyau ovale ou allongé, et un bâtonnet constitué par des grains chromatiques amassés.

Une connaissance exacte du parasite et de sa morphologie est d'une grande utilité pour assurer, comme on le verra, le diagnostic de la maladie.

Tableau clinique. — Le kala-azar débute par une température élevée (39°,5 à 40°) parfois accompagnée de vomissements. Cette fièvre à caractère le plus souvent rémittent, dure en général plusieurs semaines, sans qu'aucun agent thérapeutique puisse la faire céder. En même temps et au fur et à mesure qu'elle évolue, on constate de l'hypertrophie de la rate et du foie. L'hypertrophie de ces organes présente ce caractère de n'être pas constante; elle présente des rémissions et des exacerbations qui sont en relation directe avec les accalmies et les paroxysmes fébriles.

Au bout de deux à six semaines de cet état fébrile, survient une période d'apyrexie : en même temps la rate et le foie reprennent leur volume habituel; l'état général s'améliore parallèlement. Puis les mêmes symptômes surviennent à nouveau pour se calmer et récidiver ensuite un certain nombre de fois. Enfin, la fièvre devient permanente, mais son intensité est moindre qu'à la période initiale (38°,5); on observe en même temps des sueurs profuses, parfois des frissons; les myalgies et arthralgies ne sont pas rares; l'amaigrissement et l'anémie s'accusent. Les chevilles s'œdématient, l'anasarque peut survenir. La peau prend une teinte terreuse spéciale, parsemée parfois de pétéchies. Des épistaxis, des hémorragies gingivales accroissent encore l'anémie. On observe parfois de la diarrhée et même des phénomènes dysentériformes, dus à la production d'ulcérations intestinales causées par le parasite lui-même.

Cette affection peut durer de longs mois, voire même de longues années. Dans la plupart des cas, le malade est emporté par une complication intercurrente.

Diagnostic. — Le diagnostic clinique est en général peu aisé : les symptômes essentiels, fièvre et hypertrophie de la rate et du foie, ne sont pas spéciaux au kala-azar, on les retrouve dans maintes affections des pays chauds avec lesquelles on le confond facilement : le paludisme, la trypano-

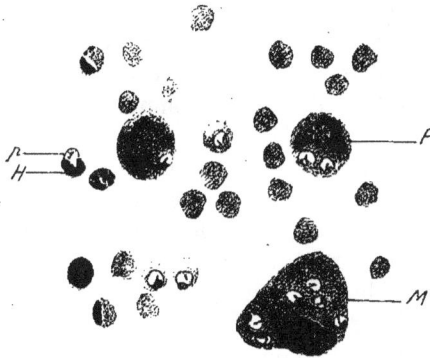

Fig. 283. — Ce que peut voir le praticien dans une préparation de sang où les parasites p sont très abondants : hématies H ; polynucléaires P ; grands mononucléaires M ; parasites p.

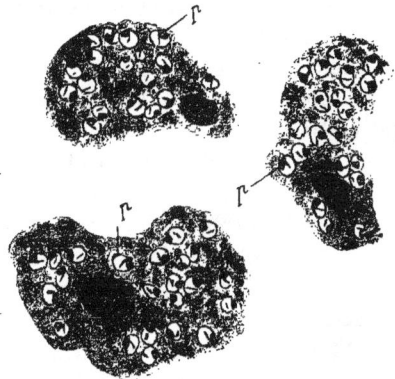

Fig. 284. — Macrophages bourrés de parasites p. Ces éléments proviennent d'un frottis avec la pulpe splénique.

somiase, en certains cas, donnent le change. De même, on peut confondre la maladie de Banti avec le kala-azar; elle peut se manifester d'une façon identique.

En réalité, l'examen bactériologique seul permet d'affirmer le diagnostic de « kala-azar ».

Il sera pratiqué de la façon suivante :

1° Prélever aseptiquement une goutte de sang par piqûre de l'extrémité d'un doigt. L'étaler sur lames. Fixer et colorer au bleu de Giemsa, comme pour la coloration de l'hématozoaire du paludisme (v. c. m.). Examiner à l'objectif d'immersion ; on percevra, dans la préparation, les éléments du sang ; on portera tout particulièrement l'attention sur les leucocytes qui contiennent le parasite spécifique sous la forme d'un petit corps ovoïde muni d'un noyau et d'un bâtonnet (fig. 283);

2° Si l'examen du sang est resté négatif, il faut recourir à l'examen de la pulpe splénique ou de la pulpe hépatique. Pour cela : faire une ponction de la rate ou, de préférence, du foie quand ce dernier est hypertrophié, à l'aide d'une aiguille montée sur une seringue. Toute cette instrumentation demande à être rigoureusement aseptique. Après avoir pratiqué la piqûre dans l'organe choisi, on aspire à l'aide de la seringue : aucun produit ne peut faire issue dans la seringue, mais l'aiguille contient en son intérieur assez de pulpe du viscère pour pouvoir faire une préparation. Dans ce but, on souffle dans l'aiguille et l'on étale sur lames la pulpe qui sort. On colorera comme pour l'examen du sang. Le parasite revêt le même aspect que précédemment; il est habituellement inclus dans les cellules endothéliales mêlées au tissu ponctionné (fig. 284).   *C. DOPTER.*

KÉFIR. — Le kéfir est le produit d'une fermentation spéciale du lait. Dans les établissements où cette boisson se prépare en grand, on ensemence du lait, préalablement pasteurisé, avec ce qu'on appelle le « grain » de kéfir. Ce grain provient du Caucase, où le kéfir trouve sans doute des conditions climatériques particulièrement propices, et représente en quelque sorte un produit naturel; de même, certains fromages se réalisent d'eux-mêmes dans certaines régions. Chez nous, la préparation de ce produit exige des soins méthodiques, des conditions de culture qui ressortissent à la technique bactériologique, faute de quoi la fermentation dévie, se complique et se pervertit.

Le grain de kéfir est, en réalité, un aggloméré formé essentiellement par un feutrage de bacilles englobant des cellules de levure. Les agents spécifiques de la fermentation sont : *bacillus caucasicus* (Blanchard) et *saccharomyres kefir*, espèce de levure tout à fait analogue aux levures de bière et de raisin. Ces microorganismes vivent en symbiose.

Mode d'action. — Le lait, devenu kéfir, acquiert des propriétés spéciales que l'hygiène et la thérapeutique utilisent, et dont on peut trouver la raison dans la composition même du produit.

1º Le kéfir est peuplé par des myriades d'organismes très résistants, que leur accoutumance naturelle pour un milieu acide garantit d'une action destructive lorsqu'ils parviennent dans l'estomac. Ces germes se déversent donc, *vivants*, dans l'intestin, où ils entrent en lutte pour la vie avec les bactéries qu'ils y trouvent. Agents de fermentation lactique, ils sont tout particulièrement hostiles aux agents de fermentation putride. Rovighi (cité par Metschnikoff) a démontré que l'usage du kéfir fait précisément disparaître de l'urine certains produits dérivés de l'indol, qui résultent de la putréfaction des aliments de l'intestin.

On sait que Metschnikoff attribue aux processus putrides un rôle des plus néfastes, non seulement dans des circonstances pathologiques diverses, mais même chez le sujet normal; d'après lui, la longévité naturelle est, de ce fait, considérablement abrégée chez tous les hommes.

Destructeurs des microbes qui nous imprègnent de leurs poisons et nous menacent de leurs invasions, destructeurs de toxines microbiennes, les germes du kéfir réalisent l'*antisepsie intestinale* sans produire, par eux-mêmes, aucun effet nuisible. L'hygiène donc les utilise à titre prophylactique, la médecine à titre thérapeutique.

2º Le kéfir est un *aliment* dont la composition diffère, par quelques particularités intéressantes, de celle du lait. Le lait introduit dans l'estomac s'y coagule d'abord ; ensuite le caillot, constitué par la caséine, se désagrège, se porphyrise, se dissout, se transforme en peptones absorbables. Or, dans le kéfir, sous l'influence de ses ferments figurés et solubles, le lait a subi exactement les mêmes transformations, *in vitro*; l'estomac est, par là, aidé dans sa tâche quand il est sain, suppléé dans sa fonction digestive lorsqu'il est malade. L'expérimentation a montré que le kéfir ingéré est évacué par l'estomac plus vite que le lait (Gilbert et Chassevant).

5° La fermentation kéfirique développe, en outre, de l'acide lactique dont on sait l'efficacité propre dans les diarrhées, de l'acide carbonique, de l'alcool, — si peu d'alcool, il est vrai, qu'on ne peut guère en tenir compte : cinq à dix fois moins qu'il n'y en a dans la bière.

Qualités physiques et organoleptiques du kéfir. — Le kéfir est acide, un peu mousseux, de consistance crémeuse et se sépare, au repos, en deux couches : l'agitation lui rend son homogénéité. Sa saveur est acide, un peu spéciale.

Les trois numéros du kéfir. — Suivant le temps que dure la fermentation, on obtient successivement, d'un jour à l'autre, des kéfirs dits n° 1, puis n° 2, enfin n° 3. Naturellement le n° 3 est le plus acide.

Le n° 1 est très légèrement laxatif; le n° 2 n'agit pas sur la fréquence des selles (hormis le cas de diarrhée préalable); le n° 3 est un peu constipant.

Le kéfir n° 2 est employé le plus communément.

Le kéfir, chose *vivante*, passe d'un numéro à l'autre en 24 heures; à moins qu'on ne l'expose au froid, qui ralentit la fermentation et maintient le *statu quo*. En conséquence, on aura demain du kéfir n° 2, soit en conservant au froid le kéfir n° 2 d'aujourd'hui, soit en laissant à la température de 15° à 20° le kéfir n° 1 d'aujourd'hui.

Mode d'emploi. — On commence par de faibles doses (une à deux bouteilles de 250 gr. environ pour une journée). Assez souvent, en effet, il faut créer d'abord une *accoutumance* du goût, comme pour la plupart des aliments d'une saveur non familière; maint sujet, à qui le kéfir a déplu d'abord, en deviendra friand. — On peut sucrer le kéfir ou le donner tiède (non pas chaud, ce qui l'altérerait). — Recommandation importante : on évitera d'en boire plusieurs verres coup sur coup, et l'on boira *lentement, à petites gorgées*.

Prévenir le malade que le kéfir, comme le lait, est un aliment et tient lieu et place d'une certaine quantité d'autre nourriture. L'accoutumance une fois établie, on instituera tantôt le régime kéfirique exclusif (nécessaire à certains malades, qui vomissent tout, hormis le kéfir), tantôt, et plus souvent, un régime mixte. Dans ce dernier cas, le kéfir est pris soit au repas, soit entre les repas.

Régime de kéfirothérapie. — Ce que nous venons de dire implique que le kéfir, comme le lait, peut se prendre à des moments variés, suivant les commodités ou les goûts. Nous indiquerons, à titre d'exemple, les façons de faire de Hayem et de Dimitrieff.

Hayem tantôt fait prendre le kéfir aux repas, tantôt le répartit en trois portions : la première entre les deux premiers déjeuners, la seconde vers 4 heures, la troisième le soir. On augmente progressivement les doses. A partir de 6 bouteilles (environ 1 litre et demi), une partie est consommée aux repas.

Dimitrieff indique comme dose usuelle 1 litre et demi à 2 litres (6 à 8 bouteilles) : 2 bouteilles à jeun, 2 ou 3 dans la matinée, 2 ou 3 dans l'après-
midi.

Indications du kéfir. — Les *maladies du tube digestif*, en général, sont
des indications de la kéfirothérapie ; mais l'indication la plus formelle est
la *dyspepsie hypopeptique* (hypochlorhydrie), tandis que l'hyperpepsie est
plutôt une contre-indication. Les *entérites* catharrales, les *diarrhéees chroniques* sont justifiables du kéfir. Enfin cette boisson fait souvent cesser,
comme par enchantement, les *vomissements*, ceux mêmes des *tuberculeux.*
La *tuberculose pulmonaire* est peut-être la maladie où l'utilité du kéfir a été
la plus proclamée, si bien que certains auteurs ont pensé qu'il y avait dans
cette boisson quelque substance douée à cet égard d'une propriété spéciale.
Mais les qualités alimentaires du kéfir donnent une explication suffisante
des résultats, d'autant plus que d'autres états, où la nutrition est plus ou
moins languissante, ne sont pas moins heureusement influencés par le même
régime : *anémies, infections chroniques, convalescence* de maladies graves.

Dans les *maladies des reins* le kéfir se substitue, totalement ou partiellement, au régime lacté, dont l'observance rigoureuse et prolongée est souvent si pénible. Les urines, loin d'être rendues plus acides, sont alcalinisées.

Chez l'*enfant*, le kéfir, pur et coupé d'eau, rend fréquemment des services,
dans les cas d'intolérance gastrique et surtout de *diarrhée.*

En dehors de ces indications parfaitement et spécialement reconnues, il
en est d'autres : les catarrhes chroniques de différentes muqueuses, la
coqueluche, l'arthritisme, où le kéfir a été recommandé par divers auteurs.

Le *kéfir maigre.* — Le professeur Gilbert a introduit dans la thérapeutique
le kéfir maigre, d'où la crème est absente ; ce produit est plus digestible
encore que le kéfir ordinaire, mais, naturellement, moins nutritif. On le
prescrit aux malades qui digèrent mal les graisses, ce qui est notamment le
cas dans les maladies du foie.

Préparation domestique du kéfir. — Pour préparer soi-même le kéfir (ce
qu'on est amené à faire loin des centres) on utilise une poudre où les microorganismes sont à l'état sec, mais vivants : avec cette poudre on provoque
la fermentation kéfirique du lait au fur et à mesure des besoins journaliers.

                                                       HALLION et CARRION.

KÉRATECTASIES. — **Staphylome pellucide.** — La forme du staphylome est
conique (kératocone) (fig. 285), ou sphérique (kératoglobe) (fig. 286).

Kératocone. — Distension conique de la cornée. Le sommet du cône est
mousse, arrondi. Ce n'est pas le centre de la cornée qui est développé en
orme de cône, mais une zone voisine, paracentrale presque toujours située
dans le rayon inféro-temporal. Le sommet, d'abord transparent comme le
reste de la cornée, s'opacifie à la longue. La courbe du kératocone est une
hyperboloïde.

Les troubles visuels proviennent de l'allongement de l'axe antéro-postérieur.
La réfraction varie du sommet à la base de la cornée ; l'œil est myope et
astigmate. Le kératocone se développe progressivement, s'arrête à un
moment donné et arrive exceptionnellement à la perforation. Le kératocone

peut rétrocéder. On a émis bien des hypothèses pour expliquer cette affection ; aucune d'elles n'est justifiée. La pathogénie reste inconnue.

Facile à reconnaître lorsqu'il est complètement développé, il n'en est plus ainsi au début. Et c'est parce que les degrés faibles sont méconnus que le kératocone passe pour être rare. Les malades se plaignent de la diminution récente de la vision qu'on ne peut corriger par aucun verre. Le kératoscope donne des reflets cornéens spéciaux, l'examen au miroir fait apparaître une ombre qui tourne autour du centre de la cornée, l'ophtalmoscope montre une image déformée de la papille et des vaisseaux, enfin l'ophtalmomètre le rend évident en même temps qu'il le mesure. La kératoscopie avec fente sténopéique, qui montre dans le kératocone une bande rétrécie au milieu et qui s'élargit progressivement vers la périphérie au lieu d'une bande régulière, ne peut faire reconnaître, pas plus d'ailleurs que l'éclairage oblique, un kératocone au début. A l'examen avec l'ophtalmomètre on constate une différence très grande entre les

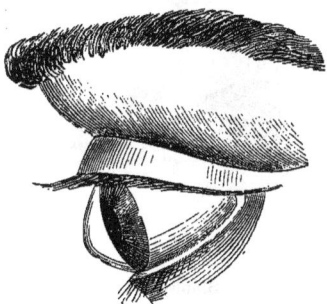

Fig. 285. — Kératocone. (E. Delens.)

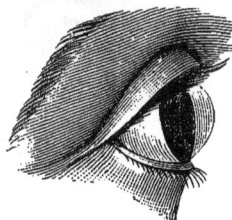

Fig. 286. — Kératoglobe.

rayons de courbure du centre trop courts et les rayons de courbure de la périphérie trop longs. Il y a décentration du centre de la cornée.

Traitement. — Si la vision est encore assez bonne, s'en tenir au traitement optique et médical. La compression, les myotiques, les verres correcteurs, la fente sténopéique, le verre plan traversé par un trait noir horizontal et qui intercepte les rayons qui auraient traversé la partie conique de la cornée, les verres de contact, l'hydrodiascope ont donné de bons résultats.

Si la vision est mauvaise on aura recours au traitement chirurgical (paracentèse, drainage de la chambre antérieure, cautérisation au thermo- ou galvano-cautère, cautérisation au nitrate d'argent, excision d'un lambeau cornéen, régularisation de la courbure cornéenne par une kératomie suivie de suture du lambeau conjonctival, sclérectomie).

Kératoglobe. — Souvent congénital, peut provenir dans certains cas de la diminution de résistance de la cornée à la suite d'un processus inflammatoire. La distension est générale, la cornée est sphérique, plus ou moins transparente. Souvent la sclérotique participe à l'ectasie. Les lésions ne se cantonnent pas à la cornée, l'iris est large, distendu, parfois tremblotant (irido-donésis), le cristallin est subluxé, porte des traces d'inflammation (synéchies). La chambre antérieure est profonde. L'hypertonie se complique quelquefois d'excavation glaucomateuse. Toutes ces lésions se développent lentement, progressivement et peuvent aboutir à la buphtalmie.

Staphylome opaque. — C'est moins un staphylome de la cornée qu'une procidence de l'iris avec formation de tissu cicatriciel; le prolapsus iridien est consécutif à une perforation cornéenne et le staphylome peut se constituer aussitôt après la perforation ou plus tard, alors que l'aplatissement de la cornée, après la perforation, avait pu faire espérer une guérison sans ectasie.

La staphylome opaque est partiel ou total. Lorsqu'il est partiel (fig. 287) l'ectasie est formée seulement par la cicatrice du tissu cornéen, et s'il y a eu prolapsus de l'iris, la partie herniée de ce dernier fait partie du staphylome et donne naissance à des taches noirâtres caractéristiques. Des vaisseaux parcourent le staphylome. L'hypertonie est une complication fréquente, elle augmente l'ectasie, provoque l'excavation glaucomateuse et amène la cécité; aussi l'iridectomie est-elle considérée comme le meilleur traitement.

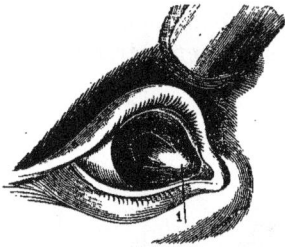

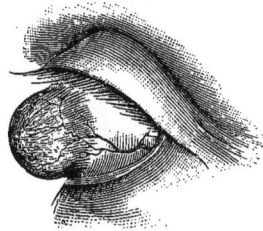

Fig. 287. — Staphylome partiel latéral.   Fig. 288. — Staphylome total.

Grâce à elle l'hypertonie disparaît, parfois l'ectasie diminue, et en outre elle peut rendre la vision s'il subsiste une partie cornéenne suffisamment transparente.

Dans le staphylome opaque total la saillie est très prononcée (fig. 288), tantôt conique, tantôt sphérique et repose sur la sclérotique lorsqu'elle n'en est pas séparée par une mince bandelette de tissu cornéen. La paroi du staphylome est d'abord mince ; elle s'épaissit avec le temps. Elle est formée par l'iris recouvert de tissu cicatriciel, d'où sa teinte grisâtre ou bleuâtre qui fait ressembler ce staphylome à un grain de raisin (σταφυλή, raisin).

Dans les staphylomes récents, minces, l'incision suffit parce qu'elle permet l'écoulement de l'humeur aqueuse et facilite la formation d'une cicatrice plate. Dans les cas anciens et surtout lorsque le staphylome est douloureux, hypertone, le mieux est de faire l'énucléation.

Ectasie inflammatoire. — La cornée peut devenir ectasique sans qu'il y ait perforation de la cornée. Ce n'est plus une ectasie irienne comme dans le staphylome total opaque, mais une véritable ectasie cornéenne. Le processus inflammatoire détermine l'ectasie par amincissement de la cornée. Cet amincissement peut être plus ou moins accentué et parfois, de toutes les lames de la cornée, il ne reste plus que la membrane de Descemet qui fait hernie (kératocèle). A la suite de pannus, de kératite parenchymateuse, il s'agit non plus d'amincissement, mais plutôt de ramollissement qui favorise l'ectasie.   *PÉCHIN.*

KÉRATITES.

Kératite parenchymateuse. — Cette kératite a une *étiologie* variée; elle n'est pas propre à la syphilis. La syphilis héréditaire en est une cause fréquente (V. SYPHILIS OCULAIRE), mais non unique. Et il semble bien qu'elle agit comme cause dystrophique au même titre que la tuberculose, la scrofule, l'arthritisme, le rhumatisme, et en général toutes les infections et intoxications. Les malades sont surtout des dystrophiques et, s'ils sont le plus souvent des hérédo-syphilitiques, cela tient à la grande fréquence de la syphilis. Le traumatisme joue un rôle évident dans certains cas; il intervient comme cause occasionnelle pour réveiller un état diathésique et le localiser. Les malades sont généralement des enfants ou des jeunes gens; l'affection est rare après 30 ans. Le sexe féminin paraît plus souvent atteint.

Le début est insidieux; sans douleur l'œil devient larmoyant et s'injecte au niveau du limbe. Cette injection périkératique est légère et témoigne de l'existence d'un processus inflammatoire déjà en évolution dans le tractus uvéal. Aussi la kératite n'est-elle pas le symptôme primitif et, si elle a donné son nom à la maladie, c'est par un privilège non justifié. En effet, dans ce qu'on appelle kératite parenchymateuse, qu'elle qu'en soit la nature, l'infiltration leucocytaire et la division des corpuscules cornéens, qui se traduisent

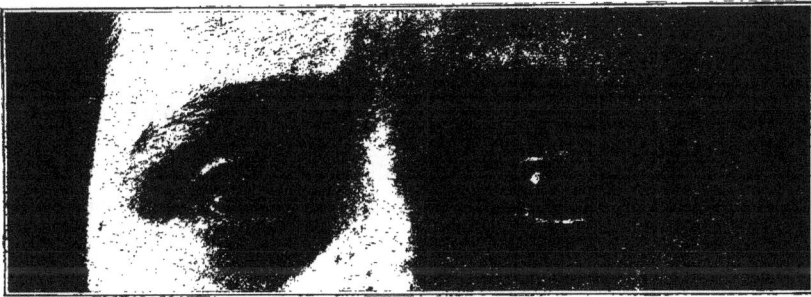

Fig. 289. — Kératite parenchymateuse (Péchin).

par l'aspect terne et grisâtre de la cornée (fig. 289), ne constituent pas le trouble initial, c'est le symptôme le plus apparent et cette objectivité en a fait un symptôme fondamental, alors que les troubles importants profonds évoluent dans le tractus uvéal et la partie scléroticale adjacente. Et il se peut néanmoins que ces derniers ne se *compliquent pas d'accidents cornéens*.

Annoncées par l'injection périkératique, les lésions cornéennes ne tardent pas à apparaître. Elles sont variables dans leur aspect, le trouble est général ou partiel; la transparence de la cornée est plus ou moins compromise et sur un fond légèrement grisâtre apparaissent de petites taches plus foncées : la région du limbe est surtout atteinte. Ces défauts de transparence de la cornée à la périphérie sous forme d'opacité qui semble s'avancer du bord sclérotical vers le centre sont le propre des processus inflammatoires graves du tractus uvéal. La cornée ne s'ulcère pas, mais l'épithélium peut se soulever par places (kératite bulleuse): l'aspect cornéen varie au gré des phases de l'infiltration et de la vascularisation. Parfois légère, à peine décelable à la loupe et à l'éclairage latéral, le plus souvent formée par des pinceaux de vaisseaux qui partent du limbe pour parcourir la cornée en tous sens, la vascularisation est quelquefois complète et intense. Tant qu'elle dure, l'affection est en évolution et l'on ne sait exactement à quoi se réduiront les troubles cornéens, mais une fois la vascularisation passée, le stade de réparation qui est intimement lié avec elle est également terminé et les taches sont persistantes, définitives, peut-être, tout au plus capables de s'améliorer un peu sous l'influence du traitement et de l'âge.

Ce processus évolue le plus souvent sans douleurs; mais il n'en est pas toujours ainsi et il peut arriver que les malades soient tourmentés par de véritables crises de photophobie et de blépharospasme.

L'acuité visuelle baisse au prorata des lésions cornéennes; cet abaissement est subordonné en outre aux lésions du tractus uvéal (choroïdite, chorio-rétinite, irido-cyclite, hémorragies rétiniennes), qui sont moins des complications que la maladie elle-même.

Le tonus diminue à un moment donné au plus fort du développement des lésions du tractus uvéal; bien rarement il y a hypertonie et, dans ce dernier cas, elle peut se compliquer d'ectasies scléroticales.

Les deux yeux sont généralement atteints ensemble ou l'un après l'autre.

La maladie dure plusieurs semaines; elle se termine en laissant une vision plus ou moins diminuée.

Le *traitement* général variera avec la nature de la maladie. Le traitement local consistera en instillations d'atropine afin de s'opposer le plus possible aux adhérences de l'iris avec la capsule du cristallin. Dans les cas heureux, les mydriatiques agissent; leur action est nulle dans les cas graves où l'iris et les procès ciliaires sont profondément atteints. On voit alors apparaître autour du limbe, dans la zone ciliaire, un cercle légèrement bleuâtre avec une dépression à ce niveau qui est l'indice de la sclérose des tissus.

Les compresses chaudes favoriseront l'action de l'atropine et celle de la vascularisation. La pommade jaune et le massage seront utiles contre les opacités cornéennes. Dans quelques cas, une iridectomie pourra augmenter la vision.

Herpès fébrile de la cornée. — Se développe à la suite des affections fébriles qui s'accompagnent d'herpès de la lèvre, du nez, et acquiert ainsi l'importance d'une manifestation d'un état général. Comme l'herpès de la face, celui de la cornée est habituellement unilatéral et siège du même côté. Au début apparaissent sur la cornée de petites vésicules en traînées moniliformes, se dichotomisant et prenant des aspects variés, arborescents ou étoilés (kératite ramifiée, étoilée, dendritique, racémeuse, etc...). Ces vésicules sont de courte durée, et laissent après elles de petites ulcérations qui restent isolées ou se rejoignent. Généralement superficielles, elles disparaissent sans laisser de traces; il n'en est pas ainsi lorsque l'ulcère a été profond, et dans tous les cas la période de réparation est longue.

Ces vésicules sont analogues à celles qui se développent également sur le front, les lèvres, les paupières. Et quand il y a ainsi concomitance de lésions cornéennes et cutanées dans la zone du nerf ophtalmique, l'affection a les caractères du zona ophtalmique. La sensibilité cornéenne est diminuée ou abolie.

L'évolution de cette kératite s'accompagne de larmoiement, de douleurs, de photophobie, d'injection conjonctivale et souvent d'hypotonie. Le pronostic est subordonné aux taies que peuvent laisser après elles les ulcérations de la cornée.

Traitement. — Lotions fréquentes avec solutions antiseptiques (V. Conjonctivites): traitement de l'ulcère de la cornée et bandeau compressif.

Kératite ponctuée superficielle. — Cause inconnue. Fréquente chez jeunes sujets atteints d'affections inflammatoires aiguës des voies respiratoires.

Au début, conjonctivite, puis apparaissent sur la cornée de nombreuses petites taches grises. irrégulièrement dispersées qui donnent à cette membrane un aspect mat et pointillé. Les phénomènes irritatifs sont de courte durée; il n'en est pas de même des taches qui peuvent persister longtemps. et finissent par disparaître.

Cette kératite a les allures de l'herpès corné, mais elle s'en distingue par l'absence d'ampoules, de vésicules et par conséquent d'ulcères consécutifs. Les lésions sont superficielles, on ne saurait donc la confondre avec une kératite ponctuée profonde (iritis séreuse: précipités de cyclite).

Les douleurs, la longue durée possible des lésions cornéennes, donnent un caractère sérieux à cette affection; mais la cornée finit par reprendre sa transparence.

Le traitement consistera en lotions chaudes avec la solution boratée à 1 pour 100, en instillation d'un collyre au nitrate d'argent faible 1 pour 100. On fera usage de collyres calmants (cocaïne, dionine, acoïne) contre la douleur.

Kératite bulleuse, vésiculeuse. — Sur des yeux généralement atteints d'affections chroniques, d'iridocyclites, de choroïdites, de glaucome, de kératites avec ectasies et plus rarement sur des yeux sains à la suite de légers traumatismes, on voit survenir de petites vésicules ou une grosse bulle remplie de sérosité. L'épithélium est soulevé. Ces vésicules se rompent et l'ulcère se cicatrise. Cette affection s'accompagne d'injection péricornéenne. d'infiltration du stroma, de douleurs ciliaires. Elle est sujette à récidives.

Traitement. — Excision des vésicules, des bulles et cautérisation de la région ulcérée avec une solution de nitrate d'argent à 2 pour 100 ou avec la teinture d'iode. Ces yeux étant généralement perdus pour la vision, le mieux est de les énucléer si les récidives sont fréquentes et s'accompagnent de phénomènes irritatifs violents.

Kératite filamenteuse. — A la suite de kératite vésiculeuse ou bulleuse. de traumatismes cornéens, d'irritations chimiques (collyres d'atropine). on voit se développer sur la cornée une ou plusieurs petites saillies arrondies. brillantes. analogues à des vésicules d'herpès. La saillie s'élève progressivement et bientôt reste attachée à la cornée par un filament qui flotte au-devant de la cornée. A son point d'insertion la cornée est un peu déprimée. Le filament finit par se détacher et laisse une ulcération qui se cicatrisera ou bien donnera naissance à un nouveau filament. Cette évolution dure de 24 à 48 heures et s'accompagne de photophobie, de larmoiement, de blépharospasme, de douleurs irradiées dans la sphère du trijumeau, et d'une légère injection conjonctivale.

Exceptionnellement une série de vésicules peuvent siéger sur la conjonctive bulbaire. Les filaments ont une structure fibrillaire ou cellulaire et dérivent de l'épithélium dégénéré.

Cette affection est tenace, sujette aux récidives.

Le *pronostic* n'est pas grave parce que la guérison a lieu le plus souvent sans traces cornéennes appréciables et sans diminution de la vision. Mais on doit tenir compte de la ténacité de l'affection, de sa longue durée, des récidives et des douleurs qui obligent les malades à s'abstenir de toute occupation et aussi des infections secondaires possibles.

Le *diagnostic* est facile. On reconnaît à l'œil nu et surtout à la loupe les filaments caractéristiques.

Traitement. — Abrasion du filament au ras de la cornée. Instillation de collyre de violet de méthyle à 1 pour 1000. On accélérera l'exfoliation des cellules épithéliales en faisant plusieurs fois par jour des instillations d'un collyre au chlorhydrate d'ammoniaque à 2 pour 100 (Nuel). On s'abstiendra de collyre à la cocaïne et à l'atropine.

Kératite par lagophtalmie. — Tout obstacle à l'occlusion palpébrale, qu'il s'agisse du raccourcissement des paupières par du tissu cicatriciel (plaies, brûlures) ou de paralysie de l'orbiculaire par lésion de la 7e paire, ou de protrusion de l'œil (exophtalmie), peut déterminer le dessèchement de la cornée. La conjonctive s'hypérémie, se gonfle, sécrète, puis la cornée se trouble et s'opacifie. Les lésions dystrophiques sont surtout accentuées à la partie inférieure, et si l'on n'intervient pas de bonne heure en fermant les paupières par une tarsorraphie, qui peut seule, dans les cas sérieux, assurer l'occlusion palpébrale, la cornée ne tarde pas à se perforer et la vision est définitivement perdue.

Kératite neuro-paralytique. — La kératite neuro-paralytique est due à une lésion du trijumeau, que la lésion siège dans le noyau d'origine, dans le ganglion de Gasser ou sur le trajet. Les plus fréquentes de ces lésions sont les tumeurs de la base du crâne, de nature syphilitique ou tuberculeuse. Le processus anatomique consiste dans une méningite sclérogommeuse de la base, englobant dans le cavum de Meckel le ganglion de Gasser et les branches du trijumeau et pouvant s'étendre à d'autres paires craniennes. La tuberculose du rocher est fréquente. Viennent ensuite les périostites, les exostoses et les tumeurs malignes de la base du crâne, les néoplasmes du 4e ventricule. Les traumatismes chirurgicaux, tels que l'ablation du ganglion de Gasser ou la résection du maxillaire supérieur et les traumatismes accidentels craniens et l'exophtalmie pulsatile, peuvent donner lieu au syndrome neuroparalytique. Le noyau de la 5e paire peut être atteint dans certaines lésions bulbo-protubérantielles et, dans ces cas, on observe des troubles de syringomyélie, de l'asynergie cérébelleuse et de l'hémiasynergie avec hémitremblement d'origine cérébello-protubérantielle. Dans quelques cas, il s'agit de névrite infectieuse de la 5e paire, de tumeur de l'orbite, de lésion du ganglion ciliaire, d'affections du sinus frontal et du sinus ethmoïdal et d'absence congénitale de la 1re et de la 2e branche du trijumeau. Enfin on a signalé la kératite neuro-paralytique par paralysie du trijumeau dans le diabète.

Von Grosz place la lésion dans le ganglion ciliaire (dégénérescence des cellules ganglionnaires), mais cette opinion a contre elle l'absence de kératite neuro-paralytique dans les cas d'extirpation de ce ganglion.

De toutes les théories invoquées : théorie trophique (Magendie, Mathias Duval, Laborde); théorie traumatique (Snellen); théorie vaso-motrice (Cl. Bernard, Schiff); théorie par desséchement de la cornée (Feuer, Bockmann, Von Hippel); théorie trophique et traumatique (Büttner, Meissner, Decker), théorie vaso-motrice et traumatique (Schiff), théorie traumatique et microbienne (Ollendorf, Balogh), théorie microbienne avec desséchement et anesthésie cornéenne (Grosz, Snellen, Eberth), on ne peut retenir que l'influence de la trophicité et de l'infection favorisée par le desséchement et l'anesthésie de la cornée.

Unilatérale; exceptionnellement bilatérale.

Les accidents débutent ordinairement par la conjonctive et la cornée, parfois par la chambre antérieure et l'iris, la cornée se prenant, s'infiltrant consécutivement. La conjonctive devient légèrement rose, quelquefois rouge, chémotique : elle est anesthésique. La cornée devient terne, mate, elle est recouverte de petites taches grisâtres qui s'agrandissent et se réunissent ensuite pour former l'ulcère: l'épithélium s'exfolie, l'ulcère progresse du centre à la périphérie, sans atteindre le limbe dont il reste séparé par une bandelette étroite de cornée saine; de grisâtre, l'ulcère devient jaunâtre. l'hypopyon apparaît. Le processus aboutit, en progressant, à la perforation, à la panophtalmie et à l'atrophie du globe, il peut s'arrêter à la période d'opacité, mais le plus souvent l'ulcère se cicatrise avec enclavement de l'iris et aplatissement de la cornée leucomateuse.

La kératite est un signe de trouble neuro-paralytique, mais il n'est pas la seule manifestation de ce trouble. Outre les complications oculaires et dépendant de la paralysie de la 5e paire, on pourra observer d'autres troubles sensitifs et vaso-moteurs sur le territoire des 3 branches terminales du trijumeau ou simplement moteurs et n'intéressant que les muscles masticateurs. Les lésions du sympathique peuvent se traduire par de l'énophtalmie, du ptosis et du myosis.

Parfois, il y a anosmie complète, bien que le nerf olfactif, nerf spécial de la sensibilité olfactive, soit indemne, et alors l'anosmie est due à l'altération de la sensibilité générale (5e paire) de la membrane pituitaire, altération qui compromet le fonctionnement normal de l'odorat. D'autres complications ne seront que les conséquences de l'affection causale.

La kératite neuro-paralytique peut revêtir la forme du zona ophtalmique, et dans ce cas la maladie débute par des douleurs violentes périorbitaires et céphaliques auxquelles succède une éruption sur la moitié de la face, le front, le cuir chevelu et sur le lobule du nez.

Diagnostic. — L'aspect de la lésion et son évolution sans douleur et sans larmoiement, excepté dans la forme de zona ophtalmique, avec anesthésie conjonctivale et cornéenne, sont assez caractéristiques pour ne pas permettre d'erreur, surtout si l'on y joint d'autres troubles concomitants relevant de la lésion des 5 branches du trijumeau. On évitera facilement toute confusion avec la kératomalacie, qu'on rencontre surtout chez les enfants athrepsiques, une érosion cornéenne avec infection sur une cornée anesthésiée, l'ulcus serpigineux, l'ulcère infectieux et la kératite par lagophtalmie qui est due au simple dessèchement de la cornée.

Pronostic. — Il est très grave parce qu'il est rare que le processus suppuratif s'arrête, et en général l'œil est perdu pour la vision. Le pronostic pour l'état général varie avec la nature de l'affection de la 5e paire.

Traitement. — On fera des lavages fréquents avec des solutions antiseptiques ou mieux encore, une asepsie soignée. On appliquera un bandeau pour soustraire l'œil aux influences atmosphériques, à la dessiccation et aux infections. Si, malgré ces mesures, l'ulcère se déclare et progresse, on fera le traitement de l'ulcère serpigineux [V. CORNÉE (ULCÈRES DE LA)]. Enfin, soit préventivement, soit lorsque l'ulcère aura rétrocédé, on assurera la protection de la cornée par la fermeture des paupières, la tarsorraphie [V. PAUPIÈRES (OPÉRATIONS, CONJONCTIVITES)] et l'on fermera l'œil par une tarsorraphie. Dans le cas de syphilis, le traitement ioduré et surtout hydrargyrique a donné de bons résultats.

Kératomalacie. Ramollissement de la cornée, xérophtalmie. — Affection commune chez les enfants du premier âge et surtout âgés de 5 à 10 mois. Elle provient de toutes causes d'affaiblissement grave et prolongé, de la mauvaise alimentation, d'une nutrition défectueuse se compliquant de vomissements et diarrhée, affections gastro-intestinales, amaigrissement (athrepsie) et en général de tout état constitutionnel mauvais et notamment de l'hérédo-syphilis. On l'a observée dans les rougeoles et dans les scarlatines graves, dans les dernières périodes de la méningite tuberculeuse. Toutes ces causes agissent par insuffisance de nutrition de la cornée.

Elle est bilatérale. La conjonctive se sèche, se cutise (xérosis), puis apparaît une légère hyperémie périkératique qui est le prélude des troubles cornéens. A cette légère hyperémie se bornent les troubles circulatoires et les phénomènes de réaction qui contrastent avec la gravité des lésions qui vont amener la perforation, et finalement la fonte de l'œil comme cela se produit dans la kératite neuro-paralytique avec laquelle ce processus destructif n'est pas sans présenter quelque analogie.

Xérosis héméralopique. — Les lésions peuvent se limiter à la conjonctive, qui présente de petites plaques blanchâtres, brillantes, nacrées, et être précédées d'un trouble visuel consistant dans la diminution de l'acuité visuelle lorsque la clarté du jour baisse (crépuscule). Les malades ne peuvent se conduire à ce moment, mais recouvrent toute leur vision en plein jour (héméralopie). Ce trouble visuel est l'expression d'une nutrition insuffisante de la rétine. Bitot a observé cette affection à l'état épidémique (Hospice des Enfants-Trouvés de Bordeaux, 1863).

A côté de ce *xérosis conjonctival* se compliquant d'héméralopie et relevant d'une cause générale, le plus souvent d'une nutrition insuffisante, viennent se grouper diverses variétés de xérosis provenant de causes locales : ectropion, lagophtalmos, trachome, brûlure, conjonctivite chronique (cutisation conjonctivale de Travers), action de la chaleur rayonnante (verriers), diphtérie et psoriasis de la conjonctive.

Traitement. — Dans les cas de kératomalacie et de xérosis conjonctival avec héméralopie, le traitement local consistera en applications de compresses chaudes sur les yeux et d'un pansement occlusif. On s'attachera surtout à relever l'état général. Dans le xérosis de cause locale, on se conformera aux indications étiologiques (traitement de l'ectropion, du trachome, tarsorraphie).

Érosions de la cornée. — Les érosions, les fissures de la cornée ne sont pas toujours d'origine traumatique; on peut les constater dans les maladies éruptives, le trachome et dans tous les cas où il y a un trouble trophique d'origine nerveuse. La lésion est parfois si minime que pour la découvrir on devra recourir à l'instillation de fluorescéine. Cette lésion, qui paraît d'abord de peu d'importance, peut se compliquer d'un état irritatif, douloureux avec myosis qui ne cède pas aux mydriatiques. Cet état semble dû à un spasme du sphincter irien. En cas d'accident du travail, on devra tenir compte de cet état pour la fixation de la date de consolidation de la blessure. Au besoin on pourrait être amené à une iridectomie pour faire cesser ce spasme. Pour les érosions non compliquées de spasme, on se bornera à des soins de propreté minutieuse, à quelques instillations d'atropine et au bandeau occlusif.

Ulcères de la cornée. — L'ulcère de la cornée est caractérisé par une perte de substance intéressant l'épithélium ou plus profondément les lames cornéennes, perte qui tend à persister ou à s'accroître et n'a pas de tendance à se cicatriser normalement.

Étiologie. — Toutes les kératites infectieuses, le trachome, la kérato-conjonctivite eczémateuse, peuvent se compliquer d'ulcères; ces derniers sont les plus fréquents. Viennent ensuite l'ulcère de nature herpétique, l'ulcère athéromateux et qui ont pour siège d'anciennes cicatrices de la cornée, l'ulcère marastique, enfin l'ulcère qui complique la kératite glaucomateuse, la protrusion oculaire dans la lagophtalmie et l'exophtalmie, la maladie de Basedow, la kératite neuroparalytique et la kératomalacie. Nous étudierons à part l'ulcère traumatique [V. CORNÉE (TRAUMATISMES)], l'ulcère dans la kératite marginale et l'ulcère rongeant.

Description. — L'ulcère spontané peut survenir à la suite d'un abcès de la cornée, et en ce cas il est précédé d'une infiltration qui persistera autour de lui. Il peut débuter d'emblée par une ulcération superficielle. Il est stationnaire ou progressif et s'étend en surface ou en profondeur. L'ulcère superficiel à forme serpigineuse est propre à la kératite due au pneumocoque et au diplobacille de Petit. Il peut s'étendre sous l'épithélium qui se décolle au fur et à mesure que s'étend sous lui le processus infectieux comme dans l'ulcère rongeant, véritable ulcère sous-épithélial.

L'ulcération n'a pas toujours pour point de départ les couches superficielles de la cornée, elle peut naître à la face postérieure, dans la membrane de Descemet, et dans ce cas l'hypopyon serait la lésion primitive.

L'ulcère s'accompagne de larmoiement, de photophobie, de douleurs oculaire et périorbitaire et, si ces phénomènes viennent à manquer, l'ulcère est dit torpide, asthénique. Dans les cas graves, l'ulcère se complique d'hypopyon; c'est le cas, notamment, dans la forme serpigineuse. L'irritation de la cornée retentit sur les vaisseaux de l'iris et du corps ciliaire qui laissent transsuder de la fibrine et des globules blancs du sang. La fibrine tapisse les parois de la chambre antérieure et les leucocytes s'amassent dans la région déclive de la chambre antérieure. Cet amas de leucocytes privés de microorganismes constituent l'hypopyon. Cette physiologie pathologique de l'hypopyon explique qu'on retrouvera cet amas leucocytaire dans certains cas d'iritis, sans lésions cornéennes. La cicatrisation se fait sur certains points, mais malgré cela les lames cornéennes continuent à être envahies par les leucocytes et se nécrosent. D'autre part, des leucocytes pénètrent à la face postérieure de la cornée et s'infiltrent dans les lames. La cornée ainsi envahie en avant et en arrière se perfore. Lorsque la partie antérieure de la cornée est seule atteinte, la perforation s'annonce parfois par la hernie de la membrane de Descemet (kératocèle). Le malade éprouve une sensation de détente au moment de la perforation, la douleur cesse, il remarque qu'un liquide chaud s'est échappé de l'œil (issue de l'humeur aqueuse). La chambre antérieure disparaît, l'iris vient s'adosser à la face postérieure de la cornée, contractera plus ou moins des adhérences avec le tissu cornéen au niveau de la perforation (plus tard leucome adhérent). Le cristallin suivra l'iris. A ce moment, l'œil est à la merci des accidents de cataracte et de luxation cristallinienne, et, ce qui est plus grave, de l'infection intraoculaire.

Le *pronostic* des ulcères varie avec l'agent infectieux et le terrain sur lequel il évolue, mais il est en général très grave et surtout lorsqu'il s'agit de l'ulcère à forme serpigineuse et à hypopyon. Le traitement, appliqué de bonne heure, en arrête souvent l'évolution.

Traitement. — En raison des diverses causes de l'ulcère et de la variété des agents infectieux qui peuvent lui donner naissance, on comprend que les cas doivent être individualisés. On assurera d'abord l'asepsie des voies lacrymales (V. DACRYOCYSTITE). La cautérisation au thermo ou galvanocautère est excellente à condition de l'appliquer avec mesure. On peut s'abstenir de cautériser directement et agir en tenant le thermocautère à distance; l'action se fait ainsi par la chaleur rayonnante, la reverbération, l'air chaud. Une bonne méthode consiste à racler, à curetter l'ulcère, au besoin ouvrir un abcès cornéen avant la formation de l'ulcère et de faire une détersion et une asepsie complète. On cautérisera l'ulcère avec l'une des préparations suivantes, qui toutes ont du succès à leur actif : eau oxygénée à 20 volumes, solution alcoolique d'acide phénique à 20 pour 100, alcool absolu, acide lactique pur, solution de nitrate d'argent à 2-3 pour 100, de sulfate de zinc à 20 pour 100, teinture d'iode, glycérolé de sulfate de cuivre. Plusieurs de ces préparations très actives seront appliquées avec soin, afin de bien limiter leur action à l'ulcère; à cet effet, un stylet en bois, en osier est utile. A recommander aussi la poudre d'iodoforme, la pommade iodoformée. Les injections sous-conjonctivales d'hétol (cinnamate de soude), d'eau salée donnent des résultats favorables. S'abstenir de préparations à base de plomb. On fera des lavages abondants avec du sérum artificiel. La sérothérapie paraît être une bonne méthode. On instillera, bien entendu, de l'atropine, mais en surveillant le tonus de l'œil et seulement si l'iris répond à son action. Tous ces moyens pourront être combinés.

L'hypopyon n'est pas toujours justiciable d'une intervention chirurgicale; il peut disparaître spontanément. Lorsque l'amas leucocytaire s'organise et reste stationnaire, il y aura lieu ou de faire le drainage capillaire de la chambre antérieure (Rollet) ou l'évacuer par une kératocentèse suivie de lavage de la chambre antérieure avec du sérum artificiel.

La transplantation de la conjonctivite vient à bout des fistules cornéennes qui compliquent souvent l'ulcère.

Enfin, dans certains cas, on obtient d'excellents résultats avec un pansement occlusif. Knapp allait même jusqu'à faire l'occlusion palpébrale au moyen de sutures latérales.

Ulcère marginal de la cornée. — Les ulcérations marginales de la cornée forment un groupe clinique bien défini, mais dont l'étiologie est mal connue. Elles sont fréquentes chez les personnes âgées (kératite marginale des vieillards). On a fait intervenir la goutte, le rhumatisme, la diathèse urique, un état dyscrasique quelconque.

La symptomatologie est celle des ulcères en général. En raison de leur siège périphérique, elles peuvent passer inaperçues, parce qu'elles sont cachées au niveau du limbe par un bourrelet conjonctival.

Ulcère rongeant de la cornée. — Depuis que Mooren a décrit cet ulcère, aucun élément étiologique ou pathogénique n'est venu en éclairer la nature. On en est resté à la simple description de cette affection grave caractérisée par un ulcère qui prend naissance à la périphérie de la cornée pour s'étendre lentement et progressivement. L'ulcère reste superficiel; il est limité du côté du centre de la cornée par une ligne blanchâtre plutôt droite qu'onduleuse et jamais irrégulière comme dans l'ulcus serpens. L'épithélium recouvre une partie de l'ulcère qui s'étend sous lui (ulcère sous-épithélial). Il est unilatéral; dans un cas de Holden il était bilatéral et symétrique. On s'oppose difficilement à son extension. C'est dire combien le pronostic est grave, car la cornée reste toujours plus ou moins leucomateuse lorsque l'évolution est terminée. Il ne se complique pas d'hypopyon.

Bien que le traitement ait donné jusqu'à présent des résultats peu encourageants, on devra aseptiser l'œil et les voies lacrymales et administrer des toniques généraux et faire aussitôt que possible des applications de thermocautère. On pourra se servir de la teinture d'iode, de l'acide lactique pur, de la solution alcoolique d'acide phénique à 20 pour 100.   *PÉCHIN.*

KÉRATITES INFECTIEUSES. — Elles sont la manifestation d'une infection primitive ou secondaire; primitive lorsqu'elle débute dans la cornée, soit qu'une lésion préexistante, le plus souvent minime, une simple érosion de l'épithélium, ait favorisé l'infection, soit que la cause de la lésion cornéenne ait été elle-même la cause de l'infection (traumatisme avec infection simultanée). Il s'agit généralement de traumatismes variés, blessures, corps étrangers de la cornée, brûlures, lésions par des caustiques, irritation par des cils déviés, entropion. L'infection exogène peut être favorisée par une nutrition défectueuse de la cornée (glaucome absolu, anciennes cicatrices ulcérées, kératite neuroparalytique, etc.).

L'infection est secondaire lorsqu'elle provient de la conjonctivite, ou du bord des paupières. Toutes les conjonctivites et blépharites infectieuses sont donc susceptibles de se compliquer de kératite. Il en est de même des suppurations des voies lacrymales. Les ouvriers exposés aux poussières sont particulièrement atteints, surtout les ouvriers des champs (kératites des moissonneurs et kératites aspergillaires). Aux infections et aux irritations conjonctivales il y a lieu d'ajouter dans certains cas le peu de résistance des tissus, leur hypotrophie ou leur dystrophie soit dans les convalescences, soit par la sénilité (kératite marginale des vieillards). Enfin la kératite peut se développer à la suite d'infection endogène (variole, rougeole, scarlatine, fièvre typhoïde, etc.); c'est la kératite métastatique.

Les examens bactériologiques ont montré dans ces kératites outre les pyogènes ordinaires des microorganismes spécifiques : gonocoques, bacille de Loeffler, diplobacille, pneumocoques, bacillus pyocyaneus, bacterium coli, aspergillus fumigatus, streptocoque, staphylocoque, méningocoque, agent de l'infection grippale.

La région cornéenne atteinte devient trouble, mate; elle est *infiltrée*; l'épi_ thélium s'exfolie, puis un ulcère apparaît, reste localisé ou se propage sur la cornée (ulcère serpigineux). Des vaisseaux sanguins apparaissent, l'ulcère se déterge et se cicatrise en laissant une taie légère susceptible de s'atténuer avec le temps si les lames superficielles seules ont été atteintes ou une taie opaque, un leucome si l'ulcère a été profond. Le tissu cicatriciel lui-même sera exposé à subir la pression intra-oculaire; s'il cède on aura la cicatrice ectatique; il sera, en outre, un danger perpétuel pour l'œil parce qu'il pourra s'enflammer facilement et s'infecter, ou devenir fistuleux (kératite fistuleuse).

L'ulcération se complique fréquemment d'hypopyon, d'iritis et de perforation de la cornée. Cette perforation est une complication qui survient spontanément ou à la suite d'efforts, de toux. Dans certains cas, lorsque le processus ulcératif est arrivé jusqu'à la face profonde, la membrane de Descemet ne cède pas, mais fait hernie à travers l'ouverture ulcéreuse (kératocèle) et peut rester ainsi fort longtemps, indéfiniment ou finir par se rompre. La perforation entraîne la disparition de la chambre antérieure avec accolement de l'iris à la face postérieure de la cornée et consécutivement un leucome adhérent (synéchie antérieure), ou avec accolement du cristallin contre la cornée lorsque la perforation est centrale et cataracte pyramidale antérieure, et se complique parfois à son tour de luxation du cristallin, d'hémorragies intra-oculaires, d'irido-cyclite et de panophtalmie.

L'inflammation suppurative de la cornée peut être d'emblée intra-cornéenne, c'est l'abcès de la cornée qui apparaît sous la forme d'une opacité gris jaunâtre plus foncée à la circonférence qu'au centre (abcès annulaire). L'abcès de la cornée, et surtout dans cette forme annulaire, peut n'être qu'apparent. Il n'y a pas collection purulente intra-lamellaire, mais seulement infiltration leucocytaire, la prolifération microbienne se faisant non pas dans la cornée, mais dans la chambre antérieure et dans la région ciliaire et se compliquant rapidement d'hypopyon et d'iritis.

L'ulcère comme l'abcès s'accompagnent généralement de phénomènes réactionnels intenses; les conjonctivites sont très hypérémiées, injectées, le bord des paupières est œdématié; les malades se plaignent de douleurs oculaires et périorbitaires; ils sont photophobes.

Traitement. — Il variera suivant les cas et suivant les complications. D'une façon générale on fera l'asepsie de la conjonctive (V. Conjonctivites), on traitera les voies lacrymales et nasales, en un mot on tarira toutes les sources d'infection exogène. En cas d'infection endogène on adjoindra un traitement général approprié. On suivra attentivement la marche de l'ulcère et pour peu qu'il résiste aux pommades et aux collyres antiseptiques, on se hâtera de cautériser l'ulcère au thermo-cautère. C'est le moyen efficace de prévenir la perforation de la cornée et ses graves complications qui entraînent presque toujours la perte de la vision.

Kératite à pneumocoques. — Cette kératite est due à la pénétration du pneumocoque dans les lames de la cornée. Le pneumocoque peut exister sur la conjonctive sans y déterminer d'accidents; mais qu'un traumatisme, si léger soit-il, vienne à se produire (égratignure avec un corps rigide, coup d'ongle, épi de blé, frottement d'un cil, etc.), et la kératite se déclare. Aussi en voyons-nous le plus souvent atteints les sujets dont les voies lacrymales sont en mauvais état. Les ouvriers des champs sont très exposés aux traumatismes oculaires (kératite des moissonneurs).

L'infection est grave, elle se traduit par des symptômes généraux : fièvre, frissons, courbature, anorexie et par une lésion cornéenne importante, une ulcération d'abord minime à bords irrégulièrement arrondis, circonscrite par un bord mince jaunâtre ou blanchâtre et adjacente à une zone d'infiltration opalescente, diffuse, qui est la voie tracée d'avance, indiquée pour l'invasion microbienne. Le point de pénétration est variable. L'œil réagit par de la douleur, de la photobobie, du larmoiement; il est rouge, surtout vers le limbe (cercle périkératique); le malade tient son œil fermé et un flot de larmes s'échappe si l'on soulève la paupière.

L'ulcère s'étend en profondeur seulement ou en surface (ulcère serpigineux), ce qui est le plus fréquent; il est progressif, rarement il s'arrête spontanément. Il s'accompagne toujours d'hypopyon (pus stérile) et le plus souvent d'iritis. Si l'ulcère gagne les lames les plus profondes de la cornée, une perforation se produit exposant l'œil aux plus graves complications (issue du cristallin, du vitré, panophtalmie). Souvent il persiste un leucome avec enclavement de l'iris qui se complique plus tard d'hypertonie et de staphylome opaque partiel ou total.

Diagnostic. — L'examen bactériologique montrera le pneumocoque et différenciera ainsi l'affection de l'ulcère serpigineux dû au diplobacille de la conjonctivite subaiguë ou au diplobacille de Petit. La conjonctivite diplobacillaire de Petit est peut-être moins douloureuse.

Le *pronostic* est très réservé. Il dépend du moment où le traitement approprié a été institué.

Traitement. — Au début, alors que les lésions sont minimes, la cautérisation au thermo ou galvano-cautère est indiquée; elle est susceptible d'arrêter l'infection sans produire de graves désordres par elle-même; il n'en est plus de même lorsque l'infection s'est étendue. Dans ce dernier cas, on fera l'opération de Saemisch (transfixion de l'ulcère). Soigner les voies lacrymales. Le sérum antipneumococcique, en injections sous-cutanées ou sous-conjonctivales, a donné de bons résultats, au début.

Kératite aspergillaire. — Due à la pénétration de l'aspergillus fumigatus dans la cornée. Cette pénétration se fait à l'occasion d'un traumatisme et notamment des blessures auxquelles sont exposés les ouvriers des champs (variété de kératite des moissonneurs), blessures par épi de blé, projection de terre, de farine, graines de fruits, piquants de châtaigne, etc.... On la trouve aussi chez les peigneurs de cheveux qui dégraissent les cheveux en les recouvrant de farine de seigle.

Description. — Au début il y a une infiltration partielle, mais bientôt apparaît une ligne grise ou jaunâtre qui délimite l'infiltration arrondie. Cette infiltration a la forme d'un petit bouton sec, dur, friable, grumeleux. On dirait un corps étranger incrusté dans les couches superficielles de la cornée. Ce corps étranger peut s'éliminer spontanément. Si l'on intervient promptement on évitera que l'infiltration ne s'étende. Les complications telles que conjonctivite, iritis, cercle périkératique, hypopyon existent, mais à un faible degré.

Traitement. — Il faut enlever le mycélium aussitôt que possible.

Abcès annulaire de la cornée. Kératite annulaire. — Dans certains cas d'infection de la chambre antérieure et du corps ciliaire, la cornée peut prendre un aspect spécial d'infiltration annulaire. La cornée paraît saine dans la région centrale, mais la périphérie a une teinte qui peut faire croire au premier abord à un abcès; les lames cornéennes sont infiltrées dans cette zone. Il s'agit d'une infiltration leucocylaire. D'ailleurs cet aspect ne révèle qu'une phase de la kératite, car les parties centrales, qui au début semblent être normales, ne tardent pas à être envahies. L'infection est endogène ou exogène et survient souvent après un traumatisme oculaire.

Les lavages aseptiques et l'atropine sont indiqués, mais l'œil est perdu pour la vision.

Kératite syphilitique et hérédo-syphilitique. — V. Syphilis oculaire.

Kératite tuberculeuse. — V. Tuberculose oculaire.

Kératite lépreuse. — V. Lèpre oculaire.

Kératite gonococcique. — V. Blennorragie oculaire.

Kératite phlycténulaire impétigineuse. — V. Conjonctive.

Kératite diabétique. — V. Diabète oculaire.

Gerontoxon. Cercle sénile (v. c. m.).   *PÉCHIN.*

KÉRATODERMIES SYMÉTRIQUES. — Les *kératodermies symétriques palmaires et plantaires* sont des affections caractérisées par l'épaississement de la couche cornée de l'épiderme de la paume des mains et de la plante des pieds. La structure spéciale de la peau en ces régions y prédispose.

Étiologie. — L'hyperkératose n'est qu'un symptôme, que l'on constate dans des conditions très variées.

a) *Kératodermies symptomatiques*. — La plupart des dermatoses, lorsqu'elles siègent aux extrémités, ont une tendance hyperkératosique ; telles sont la syphilis, l'eczéma, le psoriasis, les névrodermites, le lichen plan, le pityriasis rubra pilaire, etc. Ces manifestations kératosiques rentrent dans l'étude des dermatoses qu'elles accompagnent.

L'hyperkératose peut se développer à la suite d'irritations extérieures, de contacts incessants et prolongés, comme chez les personnes qui se livrent à des travaux manuels pénibles (*kératodermies professionnelles*).

L'administration prolongée de l'arsenic provoque aussi parfois l'hyperkératose, sans doute par l'intermédiaire de lésions du système nerveux (*Kératodermie arsenicale*).

b) Mais il existe aussi des *kératodermies* pour ainsi dire **essentielles**, indépendantes de toute cause locale ou générale connue, de toute dermatose et qu'on peut ramener à trois types :

1° La *kératodermie* familiale, congénitale et héréditaire ;

2° La *kératodermie commune symétrique des extrémités*, qui se développe d'ordinaire dans la seconde enfance, mais peut aussi apparaître tardivement, chez l'adulte, érythémateuse, irritable, peut-être en rapport avec une névrose centrale ;

3° La *kératodermie en foyers des extrémités*, qui se développe en îlots isolés et multiples aux paumes et aux plantes, et qui est sans doute une trophonévrose d'origine centrale.

Symptômes. — Les kératodermies, quand elles n'accompagnent pas une dermatose, débutent en général par un stade d'érythème et de desqua-

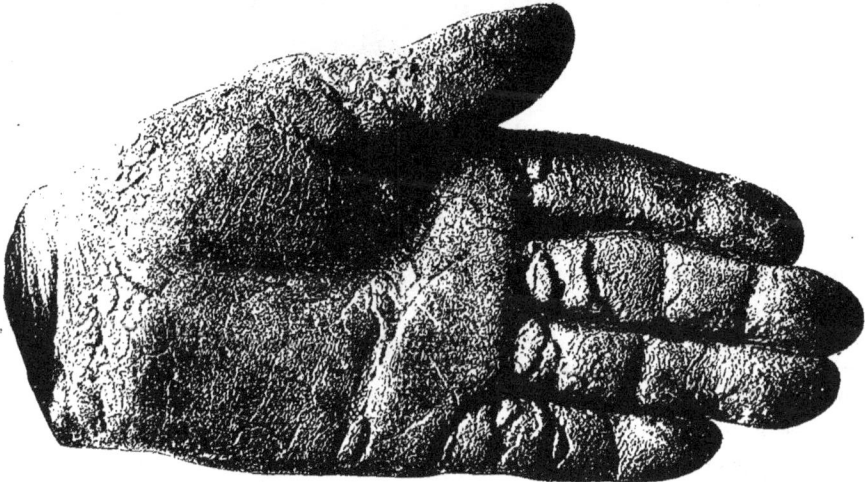

Fig. 290. — Kératodermie congénitale symétrique. Musée de Saint-Louis, 1173. (D'après E. Besnier.)

mation plus ou moins prolongé. Une hyperidrose locale serait, pour Lenglet, le phénomène primordial.

Quand la maladie est constituée, les régions atteintes sont couvertes d'une carapace cornée, jaune, jaunâtre ou tirant sur le gris et dont l'épaisseur varie de deux millimètres à plus d'un centimètre. Dans certains cas, la couche cornée est compacte et ressemble à un durillon diffus, sillonné de quelques fissures et creusé, aux plis de flexion, de quelques rhagades profondes. Plus souvent, elle est découpée par des crevasses irrégulières en champs polygonaux de quelques millimètres à un ou deux centimètres de large, de sorte que la surface palmaire ou plantaire ressemble à un pavé, à une mosaïque.

Dans les cas extrêmes, les productions hyperkératosiques s'allongent en tiges prismatiques résistantes, longues de plusieurs centimètres, insérées sur une base cornée (Dupré et Mosny).

Dans certains cas, les lésions cornées sont disposées en plaques limitées ou forment d'épais tractus longitudinaux.

L'hyperkératose peut occuper toute la face palmaire de la main et des doigts, toute la face plantaire des pieds ; parfois même, elle s'étend sur la face dorsale des doigts.

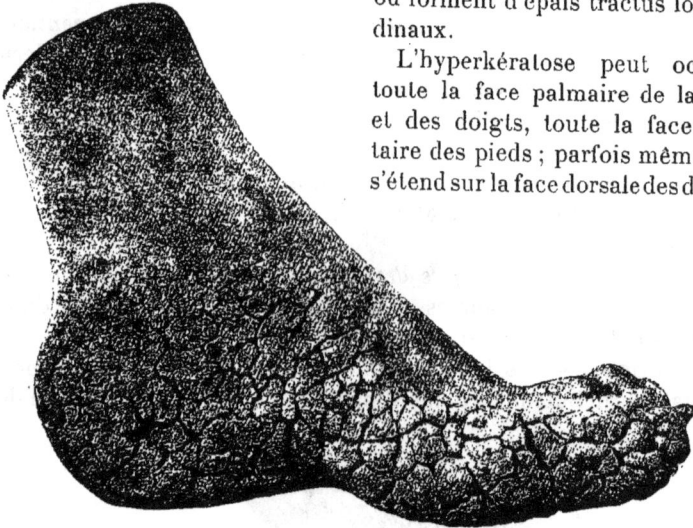

Fig. 291. — Kératodermie plantaire. Musée de Saint-Louis, 1833. (D'après A. Fournier.)

Elle peut aussi prédominer ou se montrer exclusivement en certaines régions : ses sièges d'élection sont alors, à la main, la région palmaire, au pied, le talon ou le point qui répond à la tête des métatarsiens.

L'hyperkératose s'étend parfois à d'autres parties du corps, aux coudes et aux genoux, par exemple.

La limite entre les plaques kératosiques et la peau saine est souvent marquée par une bordure érythémateuse résultant du froissement du tégument normal contre le bord de la production cornée.

Au-dessous des amas épidermiques, le derme est un peu sensible, quoique d'aspect presque normal. Les épaississements kératosiques peuvent coïncider avec une rougeur marquée des téguments.

Quelques troubles fonctionnels accompagnent les kératodermies. Les mouvements sont d'ordinaire gênés, surtout quand les fissures, entamant le derme, deviennent douloureuses. Les malades ne peuvent exercer aucun travail exigeant des mouvements souples ou un toucher délicat. On a parfois noté un prurit, d'intensité variable.

La sensibilité est toujours intacte ; elle est seulement un peu émoussée en raison de l'épaississement du derme, de sorte que la piqûre n'est ressentie que quand l'épingle a pénétré assez profondément la couche cornée.

Il existe souvent de l'hyperidrose plantaire ; la sueur croupit alors dans les fissures, macère la couche cornée, enflamme le derme sous-jacent ; une odeur fétide se dégage des lésions.

Évolution. — L'évolution des kératodermies varie avec leurs causes.

Quand l'affection est congénitale, elle est sérieuse par la gêne qu'elle occasionne et son incurabilité.

La kératodermie érythémateuse, au contraire, a une marche rapide et cède facilement à un traitement approprié.

La kératodermie arsenicale ne guérit que lentement, quand on interrompt l'usage de l'arsenic ; elle donne parfois naissance à un épithélioma à marche très rapide.

Quant aux kératodermies, qui ne sont que la localisation palmaire ou plantaire de dermatoses généralisées ou de siège variable, eczéma, psoriasis, lichen plan, etc., nous renvoyons, pour leur étude, aux affections qu'elles représentent.

Formes. — Les aspects que nous venons de décrire appartiennent surtout aux kératodermies congénitales.

La *kératodermie commune* est une maladie acquise et subaiguë ; l'érythème précède l'hyperkératose et forme une bordure très accusée autour des placards cornés ; ceux-ci tendent à s'écailler plutôt qu'à se crevasser et la maladie guérit en quelques semaines.

La *kératodermie arsenicale* est également acquise ; elle est précédée de congestion des extrémités et de fourmillements et souvent accompagnée d'hyperidrose. La couche cornée est uniformément épaissie, sans crevasses ni desquamation, d'une transparence ambrée et simplement accidentée par la saillie exagérée des crêtes papillaires et par la présence de nodules cornés qui sont presque caractéristiques.

Diagnostic. — On ne peut pas confondre avec les kératodermies symétriques des *durillons professionnels*, qui forment des plaques limitées dont le siège est en rapport avec les pressions ou les frottements exercés par certains outils.

Dans l'*ichtyose vraie*, à laquelle certains auteurs ont rattaché l'acrokératodermie héréditaire, il y a toujours un certain degré d'hyperkératose ; mais celle-ci est toujours très modérée, l'épiderme est souple, sans desquamation ni crevasses, et son épaississement est plus appréciable au toucher qu'à la vue.

L'*eczéma kératosique* est le plus souvent partiel, forme des placards à contours dégradés, mal délimités. S'il est quelque peu ancien, il a présenté des rémissions, des guérisons temporaires. Des lésions eczémateuses simples existent en d'autres points du corps, aux ongles en particulier.

Des caractères analogues permettent de reconnaître le vrai *psoriasis palmaire* et le *lichen plan*.

Quant aux *syphilides palmaires* et *plantaires*, lorsqu'elles sont secondaires, elles offrent l'aspect d'éléments arrondis, isolés ou confluents ; quand elles sont *tertiaires*, elles ont des bords circinés sur lesquels on distingue parfois des éléments tuberculeux et elles s'accompagnent de rougeur psoriasiforme très accentuée du derme.

Traitement. — La *kératodermie symétrique congénitale* est une affection des plus rebelles.

Brocq conseille de ramollir d'abord les couches épidermiques par des bains prolongés, des cataplasmes, des gants de caoutchouc, des compresses imbibées d'eau chaude et recouvertes de taffetas gommé, puis de les enlever avec un couteau, une lime, un racloir, une curette. On applique ensuite des emplâtres de savon noir jusqu'à ce que l'on soit arrivé à détacher tout l'épiderme corné ou à irriter les téguments. On fait alors des frictions bi-quotidiennes avec du glycérolé d'amidon renfermant un vingtième d'acide salicylique ou tartrique.

On peut aussi faire desquamer les masses cornées par l'emploi d'emplâtres salicylés forts :

Emplâtre diachylon.   100 grammes.
Cire jaune. . . . .) $\overline{aa}$ 20   —
Acide salicylique . . . .)

                                         (W. Dubreuilh).

ou en badigeonnant les parties malades avec une solution éthérée d'acide salicylique à 10 pour 100 additionnée d'un peu de graisse (Unna).

Dans la *kératodermie commune symétrique*, Brooke a donné de l'ichtyol à l'intérieur et appliqué une pommade à l'ichtyol et à l'acide salicylique.

Brocq préconise le savon noir et des pommades renfermant : soit 1 gr. d'acide salicylique et de calomel pour 20 gr. de glycérolé d'amidon ; soit 1 gr. de résorcine, d'acide tartrique et d'acide salicylique et 50 centigr. d'acide phénique, pour 18 gr. de lanoline et 7 gr. de vaseline.

Contre la *kératodermie arsenicale*, après avoir supprimé la médication nocive, on prescrira des applications desquamantes, telles que : emplâtres salicylés forts (voir ci-dessus), emplâtres de savon vert et décapage mécanique des masses cornées avec la pierre ponce.

Darier conseille de tenter la radiothérapie dans le cas de kératodermie essentielle.   *FERNAND TRÉMOLIÈRES.*

KÉRATOSE PILAIRE. — Caractérisée par de minimes papules cornées péripilaires, qui aboutissent après de longues années à l'atrophie cicatricielle du follicule, la *kératose* ou *xérodermie pilaire* (*lichen pilaire* de Bazin) est une dermatose des plus banales, puisque plus des deux tiers de gens pris au hasard la présentent à quelque degré. Héréditaire et familiale, elle coïncide fréquemment avec les caractères physiques attribués au tempérament strumeux, et se développe sur des peaux froides, à circulation médiocre. Elle diffère de l'ichtyose vraie, avec laquelle elle est restée longtemps confondue (*ichtyose folliculaire, ichtyose ansérine*), mais n'en présente pas moins avec elle une parenté indiscutable. Elle apparaît sur les membres entre deux et cinq ans, plus tard à la face, a son maximum entre quinze et vingt ans et s'efface à l'âge mûr. Sans doute doit-elle être considérée comme un vice ou un arrêt dans l'évolution des glandes pilo-sébacées. L'*histologie* montre la masse cornée péripilaire faite de cellules imbriquées, qui dilatent et

obturent l'orifice folliculaire, amenant la rétention du poil ; la glande séba-
cée est atrophiée, et alentour se voient des cordons épithéliaux représentant
peut-être des follicules avortés (Jacquet).

L'affection, toujours symétrique, a son maximum sur la face postérieure
et externe des bras, puis aux coudes et à la face postérieure des avant-bras ;
elle atteint encore les régions externes et postérieures des cuisses, les
fesses, les mollets et le bas des jambes ; dans les cas extrêmes elle s'étend
au tronc. A la face, elle siège aux sourcils et à la région maxillaire.

C'est sur les *membres* (fig. 292) que la lésion élémentaire présente ses

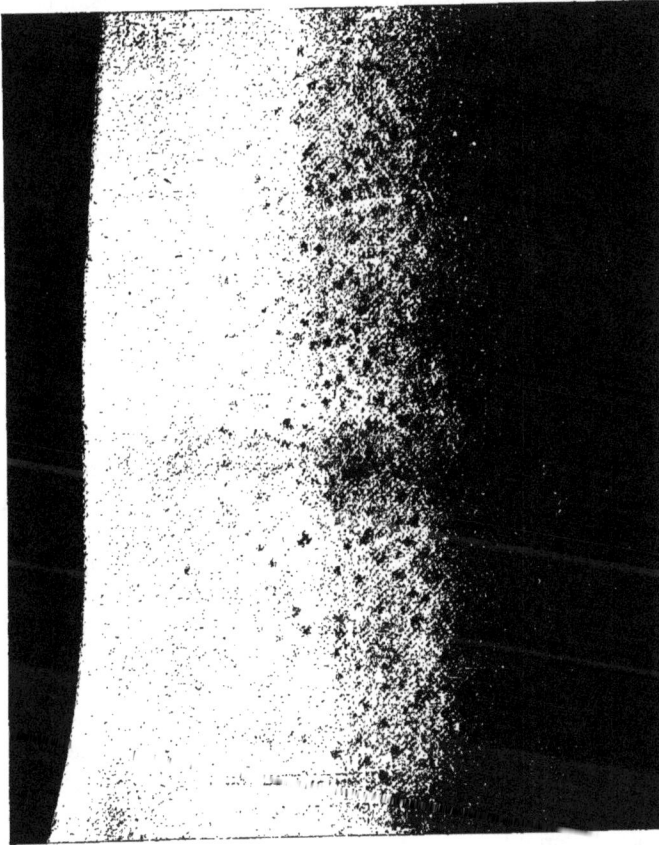

Fig. 292. — Kératose pilaire du bras. (Malade de Brocq. Photographie de Sottas.)

caractères les plus nets : papule conique sèche, dure, cornée, surmontée
souvent d'une petite squame, et dont la grosseur varie autour de celle d'une
forte tête d'épingle. Elle correspond à un poil atrophié, frisottant, parfois
cassé ras à son émergence ou enroulé dans l'épaisseur de l'amas corné. Les
papules serrées donnent à la main la sensation d'une râpe, à l'œil l'aspect
de la « chair de poule » (*ichtyose ansérine*). Petites, elles conservent la teinte
de la peau (*kératose blanche*), souvent colorée en gris sale par la crasse ; plus
grosses, elles sont d'ordinaire roses ou rouges (*kératose rouge*) et le tégu-

ment participe plus ou moins à cette coloration, que la loupe permet de rapporter à une dilatation des petits vaisseaux superficiels. Leur évolution dure des années, et les réduit finalement à de minuscules points d'un blanc mat, déprimés, cicatriciels. Dès la période d'état on trouve entre les grains visibles de semblables cicatricules; lorsque la maladie est ancienne, elles constituent la seule trace des lésions passées, et l'attention n'est guère attirée que par la disparition des poils.

A la *face*, où la kératose est également fréquente, son aspect est un peu différent. Les papules, extrêmement petites et serrées, forment un granité perceptible seulement à la lumière oblique. La télangiectasie, par contre, prend une plus grande importance, et les lésions apparaissent surtout sous forme de plaques érythémateuses symétriques, avec atrophie pilaire. Elles occupent principalement la partie externe des sourcils, y déterminant une alopécie qu'il ne faudrait pas confondre avec celle de la syphilis; aux *plaques sourcilières* s'ajoutent souvent deux *plaques frontales* situées au-dessus de leur partie interne. D'autres plaques érythémateuses (*plaques préauriculaires*) se voient sur les parties latérales des joues, formant deux bandes qui descendent respectivement de la tempe et de la pommette, pour se rejoindre à l'angle de la mâchoire. L'espace intersourcilier, le menton, les oreilles ne sont pris que dans les cas très accentués.

La kératose peut déterminer au *cuir chevelu*, chez l'homme adulte, de minuscules clairières, irrégulières et cicatricielles, occupant surtout le sommet de la tête (V. Alopécies). Elle accompagne presque constamment le monilethrix (V. Poils).

Diagnostic. — La kératose pilaire se reconnaît facilement, ne fût-ce que par ses localisations, des affections d'ailleurs beaucoup plus rares qui la simulent de plus ou moins loin : aux membres, il n'y a guère que le *pityriasis rubra pilaire* (v. c. m.); au tronc, le *lichen scrofulosorum*, les *syphilides* cornées, les affections peu connues dites *acnés cornées* (V. Acné) ne peuvent guère prêter à confusion. Il faut distinguer la kératose faciale de la *couperose*, et ses reliquats atrophiques du *lupus érythémateux*.

Traitement. — Les mêmes médicaments internes (huile de foie de morue, arsenic, sirop iodo-tannique) conviennent aux kératosiques et aux ichtyosiques. Le traitement est surtout externe; il ne donne guère, d'ailleurs, de résultats permanents. Dans les cas légers, il se réduit à un entretien de la peau au moyen de bains, de savonnages, d'onctions grasses. Les cas accentués réclament une médication plus énergique : on emploiera le savon noir, les pommades soufrées, résorcinées, salicylées fortes, appliquées jusqu'à cuisson vive, de manière à provoquer l'*exfoliation* (V. Acné); dans l'intervalle, on calme au moyen de crèmes ou de pâtes. Contre les rougeurs, Veyrières applique des compresses imbibées d'une solution très chaude de chlorhydrate d'ammoniaque à 1/50, laissées en place un quart d'heure, trois fois par jour. Le même auteur préconise les douches locales filiformes à haute pression et très chaudes. Enfin, comme dans les autres télangiectasies, on peut être amené à employer les scarifications linéaires (v. c. m.) ou l'ignipuncture fine.   *M. SÉE.*

KERMÈS MINÉRAL. — V. Antimoine.

KLEPTOMANIE. — C'est l'*impulsion obsédante au vol*. Elle apparaît en général par accès.

Son caractère psychopathique est démontré par ce fait que, dans la plupart des cas, les vols sont dépourvus de tout mobile raisonnable : il s'agit souvent de sujets riches, cultivés, d'habitudes morales tout à fait correctes, pour qui les objets dérobés n'ont pas de valeur ni d'utilité. Quand ils s'en sont emparés, ils les jettent, les donnent, ou les entassent dans leur appartement et ne s'en occupent plus. « L'acte délictueux étonne, dit Lasègue, parce qu'il n'a ni aboutissant ni précédent. » Sous sa forme obsédante, la kleptomanie s'accompagne d'une anxiété extrême ; la satisfaction consécutive à l'exécution de l'acte est assez rare.

Pris sur le fait, ces malades ne cherchent pas à se disculper ; ils ont le sentiment de leur faute et de ses conséquences ; la plupart en sont très humiliés. Quelques-uns cependant restent complètement indifférents au moment de leur arrestation. Ils se contentent d'avouer leur vol sans émotion apparente, mais aussi sans explication ni excuse.

La kleptomanie est plus fréquente chez la femme ; les accès coïncident parfois avec l'époque des règles, de la grossesse, de l'allaitement. Le vol s'accompagne assez souvent d'une excitation génitale.

Les étalages des grands magasins favorisent certainement la kleptomanie, en multipliant les causes de tentation. Mais l'impulsion au vol est toujours le résultat d'une prédisposition psychopathique qui s'accompagne d'autres signes de déséquilibration, manies, obsessions diverses, etc.

On l'observe d'ailleurs dans une foule d'affections mentales, chez les débiles, les paralytiques généraux, les ramollis, etc. ; mais les conditions du vol sont alors très différentes de celles qui caractérisent l'impulsion obsédante kleptomaniaque. De là parfois des problèmes médico-légaux de solution délicate exigeant un examen mental méticuleux.

HENRY MEIGE et E. FEINDEL.

KOLA. — V. Café, Caféiques, Caféine.

KOUMYSS. — Le koumyss est une boisson que l'on prépare dans certaines régions de la Russie, en soumettant à une fermentation spéciale le lait des juments, de race particulière, qui paissent dans la steppe.

Le koumyss ressemble assez au kéfir (v. c. m.), dont il partage les propriétés. Il est toutefois moins nourrissant.

On prépare en France, sous le nom de koumyss, une boisson non pas exactement pareille, mais analogue au koumyss russe, en utilisant non plus le lait de jument, mais le lait de vache comme matière première. (Sur les indications thérapeutiques, voir l'article Kéfir.) *HALLION et CARRION.*

KRAUROSIS VULVAE. — V. Vulve.

KYSTES. — V. Tumeurs en général, Foie, Échinococcose, Ovaire, Mamelle. Voir aussi Cou, Poplité, Épidermiques, Sébacés, etc.

67481. — Imprimerie Lahure, rue de Fleurus, 9, à Paris.

www.ingramcontent.com/pod-product-compliance
Lightning Source LLC
Chambersburg PA
CBHW060712220326
41598CB00020B/2067